消化系统疾病

鉴别诊断与治疗学

XIAOHUA XITONG JIBING
JIANBIE ZHENDUAN YU ZHILIAOXUE

（第2版）

主编 池肇春 毛伟征 孙方利 王正根 王浩文

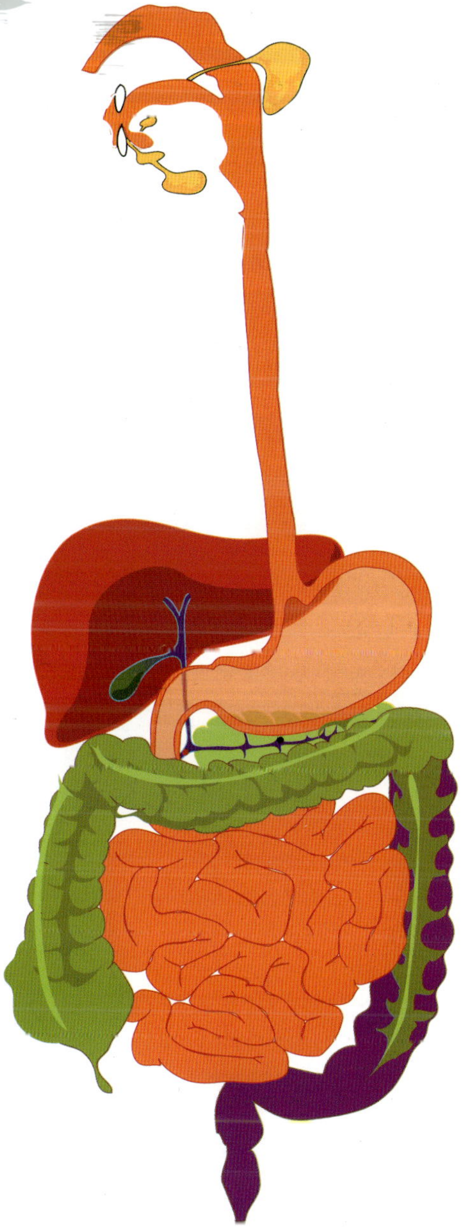

山东科学技术出版社

内容提要

《消化系统疾病鉴别诊断与治疗学》(第2版)的特色突出在基础与实用上,主要介绍常见消化系统疾病的鉴别诊断与治疗,包括方法、步骤、经验,还增添一些进展和新概念。全书分上、下两卷,上卷为总论,重点阐述消化系统疾病的诊疗基础;下卷为各论,论述消化系统疾病的鉴别诊断与治疗。本书内容精简实用,可为消化科、普外科、肿瘤科、感染科、影像科、介入科医师工作中的参考用书。

图书在版编目(CIP)数据

消化系统疾病鉴别诊断与治疗学/池肇春等主编.—2版.—济南:山东科学技术出版社,2017.7

ISBN 978-7-5331-7993-9

Ⅰ.①消… Ⅱ.①池… Ⅲ.①消化系统疾病—鉴别诊断 ②消化系统疾病—治疗 Ⅳ.①R57

中国版本图书馆CIP数据核字(2017)第188415号

消化系统疾病鉴别诊断与治疗学(第2版)

池肇春等主编

主管单位:山东出版传媒股份有限公司

出 版 者:山东科学技术出版社

地址:济南市玉函路16号

邮编:250002 电话:(0531)82098088

网址:www.lkj.com.cn

电子邮件:sdkj@sdpress.com.cn

发 行 者:山东科学技术出版社

地址:济南市玉函路16号

邮编:250002 电话:(0531)82098071

印 刷 者:山东新华印刷厂潍坊厂

地址:潍坊市潍州路753号

邮编:261031 电话:(0536)2116806

开本: 890mm×1240mm 1/16

印张: 48.75

字数: 1540千

印数: 1-800

版次: 2017年7月第1版 2017年7月第1次印刷

ISBN 978-7-5331-7993-9

定价:148.00元

主编简介

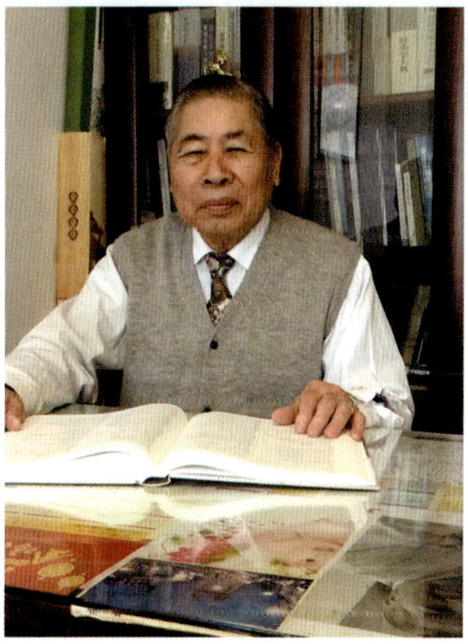

池肇春，男。1958年毕业于青岛医学院(原山东大学医学院)。现为青岛市市立医院消化内科主任医师，青岛大学医学院内科教授，青岛市著名医学专家会诊中心教授。曾担任国际肝病研究与学术交流中心学术委员、英国剑桥国际传记中心(IBC)咨询委员会委员、美国传记研究所(ABI)顾问、加拿大现代医学研究会理事兼顾问、香港中华中医药学院客座教授、香港世界传统医学研究会国际学术顾问、香港中华名医协会理事、中华临床医学会副理事长、中华名医协会理事、山东省消化学会委员、青岛市医学会理事。曾担任《临床肝胆病杂志》《中国医师进修杂志》《中西医结合肝病杂志》《中国消化病学杂志》《世界华人消化杂志》《青岛医药卫生杂志》《中华临床内科杂志》《今日世界医学杂志》等12家杂志编委或顾问，第三届国际肝病学术会议组织委员。获"青岛市科技拔尖人才""青岛市卫生局技术拔尖人才""世界名医"称号。从事消化内科的教学、科研和临床工作近60年，在消化专业尤其在肝病研究与临床方面卓有成就，在国内外享有一定声誉。《148例慢性胃病念珠菌感染的前瞻性研究》获第八届全国发明展览银奖、青岛市科技进步二等奖。共获国家、省、市科研成果奖12项，主编医学专著27部，包括：《新编实用肝病学》《实用临床肝病学》(1版、2版)《简明肝病诊疗手册》《实用临床胃肠病学》(1版、2版)《钙磷代谢与临床》《内科临床问答》(1版、2版)《胃肠及肝胆胰疾病鉴别诊断学》《消化系统疾病鉴别诊断与治疗学》(1版、2版)《胃肠病水电解质和酸碱失衡的诊断与治疗》《现代消化道出血诊治指南》《黄疸的鉴别诊断与治疗》《腹痛的鉴别诊断与治疗》《腹水的鉴别诊断与治疗》《排便异常的鉴别诊断与治疗》《消化道出血的鉴别诊断与治疗》《昏迷的鉴别诊断与治疗》《幽门螺杆菌感染及其相关疾病的诊断与治疗》《非酒精性脂肪性肝病》《药物性肝病》《现代临床医学英汉缩略语词典》《消化系统疾病癌前病变与肿瘤》等。担任副主编的医学专著3部，为《胃肠道疾病治疗学》《临床急症》《内分泌疾病门诊手册》。参加编著的有《临床肝胆病学》《肝病治疗学》《肝炎学大典》《肝胆病诊断学》《临床脑病》《急性中毒》《急诊学》等巨著和专著10余部，共计2000多万字。发表论著279篇。业绩载入《国际名人字典(IBD)》《成就名人录(*Men of Achievement*)》《亚太世界名人录(*Asia/Pacific - World Who's Who*)》、*Biography Today*和国内10余部名人录中。虽已步入年迈，但仍勤奋耕耘，除编著外继续为多家杂志撰稿，坚持专家门诊工作和户外锻炼，全心全意不断为祖国的卫生事业与大众的健康献出自己的毕生精力。

《消化系统疾病鉴别诊断与治疗学》编委会

主　编　池肇春　毛伟征　孙方利　王正根
王浩文

副主编　池一凡　李瀚旻　张翠萍　惠　波
崔春吉　沈雄虎　史光军　董丽丽
徐延光　王　博　张　琪　许崇德

编　委　（按出现先后排序，不分名次）
池肇春　宋佳熹　许崇德　王正根
王宇明　王　博　沈雄虎　张为忠
李方儒　惠　波　张　蓉　唐　华
王景杰　王浩文　耿长新　戴　菲
毛立娟　杨　娟　罗金燕　朱珊珊
张翠萍　张　超　罗学来　杨传永
杨士民　孙方利　吴　军　黄　丹
崔春吉　董丽丽　朱良润　孙修勇
毛伟征　李忠廉　刘军舰　王海博
陈林昊　陈贻胜　陈梦诗　庄　莹
李　旭　张振华　谢琴秀　池一凡
陈增银　史光军　王欣璐　尹吉林
罗建平　庄阳辉　曾冠男　王昭月
马　雄　李瀚旻　张裕民　张宇一
王介非　吴　娜　陆伦根　蔡晓波
张　琪　徐延光

前　言

诊断是治疗的依据，如要得到正确的诊断，则应排除其他疾病的可能，因此鉴别诊断可为诊断提供更多的有力证据，只有准确的诊断，才会有合理和有效的治疗。

《消化系统疾病鉴别诊断与治疗学》第1版于2008年出版后，给广大从事消化疾病的临床工作者及相关影像科、感染科、检验科、肿瘤科等医师成了良师益友，带来了精神食粮，尤其是受到基础医务工作者的关爱，发挥了本书的积极作用。从《消化系统疾病鉴别诊断与治疗学》第1版出版至今已经历了10个年头，在此期间消化系统疾病的诊治有许多进展和新的认识，首版的部分内容已有昨日黄花之感，应当去旧添新。有鉴于此，决定出第2版，通过修订和更新，使之继续为广大读者服务。

《消化系统疾病鉴别诊断与治疗学》一书的特色为突出在基础与实用上，主要介绍常见消化系统疾病的鉴别诊断与治疗，包括方法、步骤、经验，还增添一些进展和新概念，使之成为广大读者名副其实的参考用书。

由于国际和国内对某些单位尚未统一规范，因此书中分别作了标明，如mmHg(kPa)、kcal(kJ)等。另外有些专题内容有重叠，如间质瘤、幽门螺杆菌感染、放疗与化疗、门脉高压、静脉曲张、自身免疫、免疫治疗、手术治疗、介入治疗等，在个别问题上各作者之间认识也尚不一致，在此前提下本书也保留了各自的意见，贯彻百家争鸣的方针。

两版的作者队伍也有较大变动，原作者有的去世，有的离退休已不能胜任编著，因此，第2版时除继续发挥老专家的作用外，吐故纳新，在全国范围内吸收了一大批工作在医疗、科研、教学第一线的骨干力量和部分年轻的优秀医师参编，充分显示了老、中、青三结合的写作团队。内容上做到新颖、实用，具有现代性和进展性，具有理论，更有自己临床经验的总结。由全国30多个医疗单位、医学院校和肝病研究院(中心)的知名专家教授集体执笔撰写。呈现出本书的新面貌和活力，保持了本书的一流水平。

近几年来随着大数字网络时代的到来，显著改变了广大人群的生活和工作方式，医学工作也不例外，在错综复杂的医疗环境中，随着医学科学技术的迅猛发展，人的思维也在不断变迁，在医学领域产生了各种的交叉，如老年医师与中青年医师交叉，前者守旧后者敢于创新，各持己见；中西医交叉，在某些情况下造成对峙；医患交叉，往往彼此不是携起手来共同攻克病魔，而是站在各自立场，因此医患纠纷时有发生；传统与网络交叉，有相当一部医师或患者喜欢上网查阅，就当前而言，网上内容的规范性、科学性有待加强管理，更不能代替书本专著。

迄今为止我已完成27部医学编著，其中4部再版。在《消化系统疾病鉴别诊断与治疗学》即将再版之际，我要深深感谢无私奉献、积极参编的同仁，并向多年合作、为我们编著出版提供支持的山东科学技术出版社也致以深深的谢意。人的一生非常短暂，春来冬去，总是忙忙碌碌不觉我已度过了 82 个春秋。自进入医学门槛也是 61 个年头了。回首往事和艰难曲折的人生道路，只知道认认真真做学问，全心全意为病人，一生中并未做出任何惊天动地的事，只是平平淡淡过一生。老骥伏枥奋斗不息，惜时光，演绎精彩人生，我依心而行，无憾今生。

由于参编作者较多，风格和阅历不一，因此内容的深浅体会有异。本着百家争鸣的方针，基本保持了原作者的观点和看法。由于科技的迅速发展，如在内容和认识上存在不妥之处，敬请提出批评指正。

池肇春

2017 年元旦于青岛

目　录

上卷　总论

第一篇　诊疗基础

下卷　各论

第二篇　食管疾病

第三篇　胃疾病

第四篇　小肠疾病

第五篇　大肠疾病

第六篇　胆系疾病

第七篇　胰腺疾病

第八篇　消化道激素肿瘤

第九篇　腹膜疾病

第十篇　肝脏疾病

第十一篇　内分泌代谢与消化系疾病

上卷　总论

第一篇

诊疗基础

第一章　肝胆胰与胃肠生理学

第一节　肝脏生理学与生物化学

肝脏具有摄取、代谢、生物转化、贮存、合成和分泌等复杂的功能，通过血液循环为脑、内脏、肌肉等器官提供营养物质。肝脏是体内最大的代谢器官，体内有上千种化学反应在肝中进行。肝脏的代谢功能包括能量代谢，如糖、蛋白、脂肪的代谢，肝脏的物质包括胆固醇、胆汁酸、磷脂、脂蛋白、氨和维生素代谢等。

肝细胞是肝脏物质代谢的中心，也是最重要的解毒器官。它能担当这样的中心作用是因为：①肝细胞含有丰富的线粒体，为肝细胞的活跃代谢提供足够的能量（ATP）供应；②肝细胞含有丰富的内质网，包括粗面内质网、滑面内质网和高尔基复合体，使肝细胞具有合成蛋白和物质代谢有关酶类合成的能力；③肝细胞有着丰富的溶酶体，含有大量的水解酶类和其他酶类，对细胞内物质的更新和细胞外破损组织细胞、代谢废物等的清除都有密切关系；④肝细胞含有大量过氧化物酶体，包括过氧化氢酶、过氧化物酶及氧化酶类，使肝细胞具有解毒功能。

一、蛋白的代谢

肝脏是合成与分泌蛋白的场所，不仅蛋白含量高，代谢极为活跃，而且更新速度也很高。人肝脏蛋白的半寿期为7～19天。

（一）肝脏的蛋白合成与分泌

肝细胞是血浆蛋白合成的主要场所。组成血浆蛋白的氨基酸为甘氨酸、丙氨酸、缬氨酸、亮氨酸、异亮氨酸、丝氨酸、苏氨酸、半胱氨酸、蛋氨酸、门冬氨酸、谷氨酸、门冬酰胺、谷氨酰胺、精氨酸、赖氨酸、苯丙氨酸、酪氨酸、色氨酸和异亮氨酸。必须靠食物蛋白（或其他组织蛋白分解）来供应。蛋白的生物合成是一个非常复杂的过程，它不但需要充足的氨基酸作为原料，需要供给充足的能量，而且还需要一整套极为复杂的合成装置和合成蛋白的“图纸”。根据现代分子生物学研究，细胞内合成蛋白的装置就是附着在内质网上的多核蛋白体和游离的多核蛋白体。前者主要是合成专供分泌到细胞外的蛋白（如血浆蛋白），后者则合成细胞内的结构蛋白和酶类。

细胞内蛋白合成的过程，经过DNA的复制，将蛋白合成的遗传信息，通过转录过程转录到mRNA，通过它将信息传递到核外的蛋白体上，再经过tRNA（转运核糖核酸）参与的翻译过程，使氨基酸按照mRNA上的信息，装配成具有一定氨基酸顺序的多肽链，最后再经过适当的修饰加工，即可构成具有一定结构与功能的蛋白（或酶）。

（二）血浆蛋白在肝细胞的运转及其向肝细胞外分泌

肝细胞合成的血浆蛋白属于外输性或分泌性的蛋白，它们是在粗面内质网上的多核蛋白体上合成，合成后沿着内质网内的腔道向下移动，经滑面内质网到达高尔基复合体，在那里形成分泌囊泡，并向细胞膜方向移动，最后与质膜融合，囊泡破裂而将合成的蛋白向细胞外释放。

（三）肝脏在氨基酸代谢中的作用

肝脏是氨基酸代谢的重要场所。体内的氨基酸主要来源于两部分，即各组织内蛋白水解产生的氨基酸和消化吸收的食物蛋白分解的氨基酸。正常成人身体各组织和体液所含蛋白总量约占体重的1/5，这些蛋白都需要经常更新，大约每天全身要有300 g蛋白被水解为氨基酸，同时又要有300 g氨基酸被组织利用来合成新的蛋白作为补充。

氨基酸分解代谢方式很多，归纳起来主要包括脱氨基作用、脱羧基作用和碳链氧化分解三大类。脱氨基是氨基酸代谢的最主要方式，有氧化脱氨基、结氨基和联合氨基等。氨是脱氨基的主要代谢产物，对机体有毒，需在肝脏通过鸟氨酸循环合成尿素而排出。氨基酸脱氨后产生的丙酮酸除直接氧化成水和二氧化碳外，还可转变成糖和脂肪等。体内的氨基酸还可在肝脏被用来合成其他的含氮的重要生物物质，如嘌呤、嘧啶、谷胱甘肽等。

芳香族氨基酸（AAA）在肝脏代谢，支链氨基酸（BCAA）在骨骼肌进行分解代谢。两者在通过血脑屏障时均由同一载体运转，彼此间存在竞争载体的作用。BCAA/AAA正常比值是3.0～3.5。

肝脏发生病变时可出现氨基酸代谢障碍，急性肝炎，特别是急性重型肝炎患者血浆BCAA虽正常，但其余氨基酸包括AAA在内均升高，血浆BCAA/AAA比值仍显著降低。肝硬化时血浆苯丙氨酸、酪氨酸、谷氨酸、天门冬氨酸和蛋氨酸增高，BCAA降低，BCAA/AAA比值降低更明显。BCAA/AAA比值与肝功能密切相关，BCAA/AAA比值愈低，提示肝功能愈差。蛋氨酸明显上升常提示肝细胞坏死。游离型氨基酸可通过血脑屏障，干扰脑组织的正常代谢，可诱发肝性脑病发生。

（四）肝与脂蛋白代谢

血浆中的脂类同蛋白结合，以可溶于水的脂蛋白形式存在于血浆中。脂类物质包括三酰甘油、磷脂、胆固醇及其酶和少量脂肪酸。血浆脂蛋白所含的蛋白，称为载脂蛋白。它可分为A、B、C和E组，A和C还可分为若干亚组，如A－Ⅰ、A－Ⅱ；C－Ⅰ、C－Ⅱ和C－Ⅲ等各种载脂蛋白，不但组成的氨基酸种类与顺序不同，而且它们的功能也不同。如载脂蛋白B是与三酰甘油运输有关的蛋白。

乳糜微粒是在小肠黏膜上皮细胞中形成，是三酰甘油的运输形式，还含有小量磷脂和胆固醇。乳糜微粒在循环中最后形成的残余颗粒，由肝细胞吞饮，在肝细胞内彻底处理。极低密度脂蛋白（VLDL）是主要由肝脏合成的脂蛋白，它是内源三酰甘油的主要运输形式。在血液中的VLDL含载脂蛋白C达55%～60%，其余主要为载脂蛋白B，只有少量载脂蛋白E。高密度脂蛋白（HDL）也是由肝合成的脂蛋白，它含蛋白约占50%，主要是载脂蛋白C、E和少量A－Ⅰ，但在进入血液后，它的载脂蛋白A含量显著增高，约达总蛋白的85%，它可能是由乳糜微粒转移而来。VLDL和HDL的三酰甘油可来自肝内合成，也可来自处理的其他脂蛋白。

二、糖类的代谢

（一）糖原的合成与分解

1. 糖原的合成　进食后有较多的葡萄糖输入肝脏和其他组织，可在这些组织中合成糖原。这些组织将小分子葡萄糖转变成糖原，不但有利于储存能源，而且还可调节血糖浓度，除葡萄糖，其他单糖如果糖、半乳糖等也能合成糖原。由单糖合成糖原的过程为糖原合成。葡萄糖合成糖原，包括以下四步反应：

（1）葡萄糖 + ATP $\xrightarrow[\text{葡萄糖激酶(肝)(GK)}]{\text{己糖激酶(HK)}}$ 6－磷酸葡萄糖 + ADP

（2）6－磷酸葡萄糖 $\xrightarrow{\text{磷酸葡萄糖变位酶}}$ 1－磷酸葡萄糖

（3）1－磷酸葡萄糖 + UTP $\xrightarrow{\text{UDPG 焦磷酸化酶}}$ UDP葡萄糖 + PPi（焦磷酸）

（4）UDPG + 糖原（Gn）$\xrightarrow{\text{糖原合成酶}}$ UDP + 糖原（G_{n+1}）

式中的G代表葡萄糖，G_n代表原有的糖原分子，G_{n+1}代表多一个葡萄糖残基的糖原分子。第三步反应所需要的DTP可由UDP和ATP通过转磷酸基因作用而合成。UTP代表三磷酸尿苷，UDP代表二磷酸尿苷。

2. 糖原的分解　见图1－1。

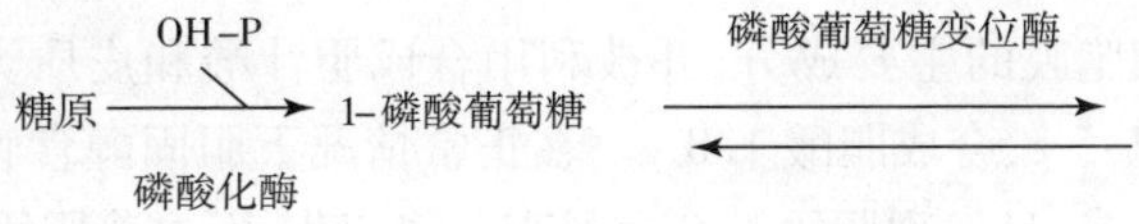

图1－1　糖原的分解

6－磷酸葡萄糖在肝脏中至少有4条去路(图1－2)。

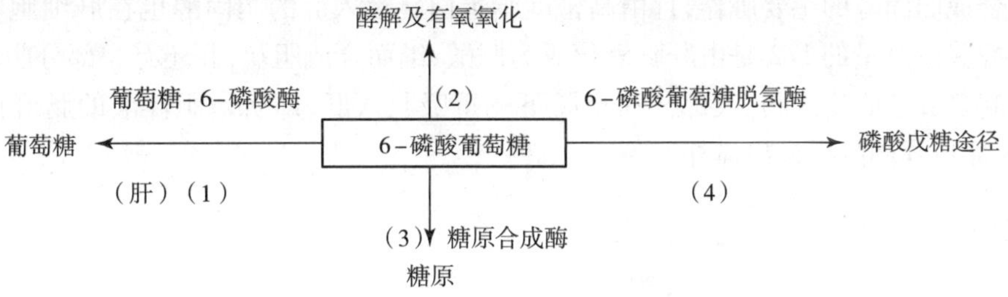

图1－2　肝脏6－磷酸葡萄糖去路

(二)糖的异生作用

由非糖物质转变为葡萄糖和糖原的过程称为糖异生作用。这些非糖物质主要是成为糖氨基酸、乳酸、甘油和丙酮酸。在生理情况下,肝脏是糖异生的主要器官;饥饿和酸中毒时,肾脏也成为异生的重要器官。糖异生的途径基本上是糖酵解的逆行过程,糖异生的三种主要原料是乳酸、甘油和氨基酸。乳酸在乳酸脱氢酶作用下转变为丙酮酸,经羧化支路变成磷酸烯醇式丙酮酸,而后生成葡萄糖。甘油被磷酸化成磷酸甘油后,氧化为磷酸二羟丙酮,再循糖酵解逆行过程合成糖。氨基酸通过多种糖酵解代谢中的中间产物,如丙氨酸变为丙酮酸,天门冬氨酸成草酰乙酸等,然后生成糖。

三、肝脏在脂类代谢中的作用

脂肪与脂类(磷脂、糖脂、胆固醇和胆固醇酯等)总称为脂类。肝脏是脂类代谢的主要器官,包括脂类的消化、吸收、运输、分解代谢和合成代谢,都与肝脏有密切关系。

(一)肝脏在血浆脂蛋白代谢上的作用

乳糜微粒(CM)是食物脂类消化吸收后的主要运输形式。肝细胞在引入乳糜微粒残骸(rCM)后,通过肝脏脂肪酶催化剩余三酰甘油的水解,胆固醇酯(EC)被酯酶催化其水解成胆固醇(UC),或进一步变为胆汁酸盐(BA),与UC一道从胆汁中排出。水解生成的脂肪酸等也供三酰甘油的合成,供肝脏生产新的脂蛋白的需要。脂蛋白主要在肝与小肠合成,因此,脂蛋白的动态受肝与小肠的制约。脂质通过脂蛋白脂酶和卵磷脂胆固醇酰基转移酶(LCAT)进行代谢。血浆脂蛋白几乎是肝的合成产物。血浆脂蛋白几乎全由肝合成。在肝细胞内,首先引起脂质与蛋白结合。蛋白部分主要在粗面内质网,脂质的合成酶在粗面内质网与滑面内质网均含有。Hamilton报告,磷脂和多肽在滑面内质网组成,成为磷脂蛋白复合体,此复合体向滑面内质网移动,在滑面内质网将TG摄取形成脂蛋白,并向Golgi装置移动,在分泌泡内浓缩后被释放入血,此即为极低密度脂蛋白。高密度脂蛋白也在肝合成被分泌,低密度脂蛋白是极低密度脂蛋白的代谢产物。

(二)肝脏在脂质代谢上的作用

肝脏有合成脂肪酸作用。乙酰辅酶A(CoA)羧化酶是合成脂肪的加速酶,这个酶体系需要乙酰CoA、CO_2、NADPH(还原型辅酶Ⅱ)和生物素等参加。

在人类胞液的脂肪酸合成酶系统是一个多酶复合体。在这个复合体中以脂肪酰载体蛋白为核心,周围排列脂肪酰转移酶、β－酮脂肪酰酶合成酶、β－酮脂肪酰酶还原酶和α,β－烯脂肪酰酶还原酶等多种酶蛋白。

肝脏不仅合成脂肪酸,同时又进行脂肪酸的β氧化。Mayes等用肝灌流实验发现空腹时FFA的氧化亢进，为饱餐状态时 FFA 氧化的 2 倍。

（三）肝脏的胆固醇代谢

胆固醇主要在肝被合成，作为细胞膜的主要成分，并被利用合成胆汁酸和皮质类固醇。肝的胆固醇库为 3～5 g，肝每日合成胆固醇 1.0～1.5 g，合成胆酸 1.8 g。在正常情况下胆固醇食物能抑制肝中胆固醇的合成，胆汁引流则促进肝中胆固醇合成，且发现胆固醇合成昼夜节律变化，而血浆胆固醇水平呈季节变化。

食物抑制人及动物肝脏的胆固醇合成为一负反馈调节过程，这可能是胆固醇抑制甲基羟戊二酰 CoA 还原酶的生物合成和影响鲨烯转变为羊毛胆固醇有关。饥饿可明显降低胆固醇的合成，此也可能与甲基羟戊二酰 CoA（HMG－CoA）还原酶的活性降低有关。胆汁盐反馈抑制胆固醇的合成。

肝脏是体内合成胆固醇的主要脏器，且由高密度脂蛋白转运入肝的胆固醇也在肝细胞转化和排出。每日约占全身胆固醇代谢总量的 1/2 是由肝脏氧化成为胆酸，继而合成胆盐，并还有一部分胆固醇直接作为胆汁成分与胆盐一起自肝经胆道入肠、大部分在小肠下端重吸收入肝，即所谓胆汁酸的肠肝循环。其余在肠道受细菌作用，还原成粪固醇而排出体外。

四、酶类代谢

（一）转移酶类

1. γ－谷氨酰转移酶（γ－GT，GGT）　GGT 由微粒体合成，广泛分布于人体各组织中，依次为肾＞胰＞肝，三种脏器中 GGT 活性比约为 100∶8∶4。GGT 为膜结合酶，主要分布在分泌或吸收能力强的细胞膜，如肝内 GGT 活性主要集中于胆小管及胆管上皮细胞的管腔缘。胆汁中含高浓度 GGT。分泌入胆汁的 GGT 主要有两型，一型相当于胆道碱性磷酸酶的颗粒碎片，另一型相当于与脂蛋白结合物胆道碱性磷酸酶。正常人血浆 GGT 活性甚低，主要来自肝脏。其活性与年龄、性别有关，男性高于女性，成人随年龄而增高；新生儿则高于成人 5～8 倍。在 Sephacryl S－300 柱层析中，血清 GGT 活力可分为三大类，即高分子组分（分子量＞1000 kD）、中分子组分（分子量 250～500 kD）和低分子组分（分子量 120 kD）。在正常血清中仅有少量高分子组成，而在阻塞性黄疸时高分子 GGT 则显著升高。

GGT 总活性正常值 0～40 U（Orlowski 法）。结石或癌肿引起的肝外胆道梗阻，病毒、药物、自身免疫等原因所致肝内胆汁淤积、病毒性肝炎急性期和慢性肝炎活动期、肝炎后肝硬化活动期及原发性肝癌时增高。同工酶高分子 GGT（HM－GGT）主要用于诊断胆汁淤积，正常值＜4 U/L。GGT－Ⅱ诊断肝癌。用聚丙烯酰胺凝胶梯度电泳可分出肝癌特异区带——GGT－Ⅱ，诊断阳性率 90% 左右。

2. 谷胱甘肽 S－转移酶（glutathione－s－transferase，GST）　GST 可在多种化合物的亲电中心催化谷胱甘肽的亲核加成，还有清除体内有机自由基作用。GST 还与亲脂性化合物如胆红素、胆酸、类固醇、药物等结合，可看成是细胞内一种结合与运转蛋白。肝内 GST 含量丰富。正常人肝内 GST 主要定位于细胞核，当肝细胞新生或增生活跃阶段 GST 含量增高，GST 活性显著增高，常反映有肝细胞损伤。

同工酶分 GST－α、GST－μ、GST－π。GST－α 和 GST－μ 主要存在于成人肝脏，GST－π 消化道肿瘤时如结肠癌、胃癌时明显升高，因此认为 GST－π 是消化系恶性肿瘤的标记物。

3. 门冬氨酸转氨酶（aspartate aminotransferase，AST）　以磷酸吡哆醛或磷酸吡哆胺为辅酶，催化天门冬氨酸和 α－酮戊二酸转氨生成草酰乙酸和谷氨酸。此外，AST 还在尿素合成、腺苷酸循环脱氨、苹果酸穿梭和嘌呤核苷酸合成中起重要作用。

AST 广泛分布于人体各组织器官，部分来自线粒体，以心和肝脏含量最丰富。正常情况下血液循环中 AST 的确切来源尚不清楚。血清 AST 以全酶和酶蛋白两种形式存在，半寿期为（17±5）小时。

同工酶有 ASTm 和 ASTs 两种，都由通过 S－S 链相连的两个亚基组成，但两者的酶蛋白组成不同，ASTs 由 412 个氨基酸组成多肽链，而 ASTm 的多肽链含 401 个氨基酸。且两者氨基酸排列上仅有 48% 雷同。用胃蛋白酶水解后，ASTs 的 N 末端为丙氨酸，ASTm 为丝氨酸。体内 ASTm 和 ASTs 总活力之比为 1∶1。正常人血清 AST 有四种不同形式，即 ASTm 全酶和酶蛋白，以及 ASTs 的全酶和酶蛋白。

肝内 ASTm 参与三羧酸循环，ASTs 参与糖酵解和糖异生。ASTm 的作用与尿素合成有关。线粒体内的草酰乙酸不能通过线粒体内膜透出，需在 ASTm 作用下，生成大量门冬氨酸，其中一部分透出线粒体，单向转入胞质，再在 ASTs 催化下重新生成草酰乙酸；另一部分参与鸟氨酸循环，最终生成尿素。DEAE - Sephadex A - 50 柱层分析法测定，正常值 <5 U。以线粒体损害为主的肝病，如酒精性肝病、Reye 综合征等血清 ASTm 明显升高，有助于诊断。AST 增高常见于肝、胆、胰疾病，一些心血管疾病如急性心肌梗死、急性心肌炎、肌病和一些传染病如伤寒、败血症、出血热等 AST 也可增高。

4. 丙氨酸转氨酶（alanine amino - transferase，ALT）　为体内主要的氨基转移酶之一。在 ALT 催化下，肝脏将丙氨酸转变为丙酮酸，再经糖异生作用生成糖。在肌肉和肠黏膜等组织中，ALT 又可催化糖或其他氨基酸代谢产物的丙酮酸生成丙氨酸，然后将之释放到血液中。AST 广泛分布于各器官组织中，其中以肝内最多。正常肝内 ALT 活性为血清内该酶总活性的 1000 ~ 10 000 倍。

同工酶也有 ALTm 和 ALTs 两种，两者之比为 0.14 ~ 0.15。

由于肝内转氨酶是血中含量的 100 倍，如果释放的酶全部保持活性，只要 1% 肝细胞坏死，便足以使血清中酶活力增加 1 倍；又由于肝细胞内转氨酶浓度比血清高 1 000 ~ 5 000 倍，在肝细胞膜通透性增加时，即使无坏死，细胞内转氨酶也可泄漏入血中，致使血中 ALT 增高。任何原因引起的肝细胞损害均可导致血清转氨酶升高，包括各种炎症、胆道梗阻、心血管疾病、肌病、药物、中毒等。

正常 ALT <30 U、AST <40 U。ALT/AST 比值正常人平均比值 1.15，急性肝炎时降至 0.56，至恢复期比值逐渐上升。病毒性肝炎时该比值为 0.31 ~ 0.63 者预后佳，1.20 ~ 2.26 者多死亡。该比值在肝硬化为 1.7 ~ 1.8，肝癌患者约半数 >3.0，酒精性肝病时比值 >2.0。

5. 其他　尚有己糖激酶（hexokinase，HK）、卵磷脂胆固醇酰基转移酶（LCAT）、鸟氨酸氨基甲酰转移酶（OCT）等。OCT 与鸟氨酸循环生成尿素有关。LCAT 与血浆游离胆固醇转化为胆固醇酯有关。己糖激酶在 ATP 存在下催化葡萄糖转化为 6 - 磷酸葡萄糖，也可使果糖、甘露糖及其他己糖磷酸化。

（二）氧化还原酶类

1. 乙醇脱氢酶（alcohol dehydrogenase，ADH）　ADH 为含锌酶，以 NDH^+ 为辅酶，人体内以肝脏含量最丰富，主要参与肝脏对乙醇的代谢。乙醇氧化生成乙醛，可在体内进一步氧化为乙酸或生成乙酰 CoA，经三羧酸循环彻底氧化供能，或成为合成脂肪酸、胆固醇的原料。

2. 乳酸脱氢酶（lactate dehydrogenase，LDH）　为一种含锌的细胞内可溶性酶，可催化 L - 乳酸氧化为丙酮酸。LDH 广泛分布于人体各组织中，以心肌、肾、横纹肌、肝、脑、肺等组织内含量较多，红细胞内及肿瘤组织内亦可测得 LDH。任何原因引起肝细胞损伤均可因 LDH 逸出引起 LDH 活性增高，病毒性肝炎血清 LDH 仅轻度升高，肝癌 LDH 测定缺乏特异性，当富含 LDH 的心肌、肾、血细胞和肺等组织损伤时，LDH 也会升高，如见于急性心肌梗死、肺梗死、进行性肌营养不良、肌炎、溶血性贫血、白血病、肝以外恶性肿瘤等。

LDH 是由 H 型（心肌型）和 M 型（骨骼肌型）两种不同亚基组成的四叠体，这两种亚基可以五种方式结合，形成 LDH 1 ~ 5 五种同工酶。AAAA 型即 LDH_5，主要存在于肝组织和横纹肌内，故也称 M 型；BBBB 型即 LDH_1，主要存在于心肌组织内，亦称 H 型。因此，LDH_1 升高反映心肌病变，LDH_5 升高反映肝损害。

3. 单胺氧化酶（monoamine oxidase，MAO）　MAO 广泛分布于体内各组织器官，尤以肝、肾、胃和小肠内含量丰富。不同组织内的 MAO 生理功能不同。肝组织 MAO 对各种胺类生物转化有重要作用，结缔组织 MAO 参与胶原纤维成熟最后阶段的架桥过程，即催化胶原分子上的赖氨酰或羟赖氨酰残基的 ε - 氨基氧化脱氨成醛基，促进胶原分子内和分子间的共价交联，形成稳定的胶原纤维。MAO 伊藤法正常值 <30 U。肝纤维化向肝实质内侵入时，约半数病例 MAO 增高。

4. 谷氨酸脱氢酶（glutamate dehydrogenase，GDH）　GDH 催化 L - 谷氨酸脱氢生成相应的亚氨酸，后者再自发水解为 α - 酮戊二酸。GDH 还可使缬氨酸、γ - 氨基丁酸和亮氨酸等脱氢。上述这些反应是体内大多数氨基酸联合脱氨基的关键步骤，也是逆向反应生成非必需氨基酸的重要反应，又是连接氨基酸代谢，三羧酸循环和鸟氨酸循环的中心环节。GDH 活性以肝内最高，其次为小肠、心肌、肾、骨骼肌、肺等。其细胞内定位 60% ~ 80% 位于线粒体，在肝细胞几乎全部存在于线粒体内。

测定血清中 GDH 活力可作为肝损害较特异的指标。正常值 4.5 U/L。急性肝炎极期明显上升，急性肝炎恢复期、慢性肝炎活动期和肝癌时也上升。酒精性肝病时因以线粒体损害为主，故常明显升高。肝外阻塞性黄疸时 GDH 常明显增高。肝外疾病如血液病、胰腺疾病、进行性肌营养不良、手术、人工透析后等血清

GDH 也可升高。

（三）水解酶类

1. 碱性磷酸酶（alkaline phosphatase，ALP，AKP）　为一组生化特性不同、底物特异性广泛重叠的酶类，存在于人体肝、肠、胎盘、肾和白细胞等，定位于胞质膜。ALP 可能与脂肪吸收和运输有关，另一作用为与骨钙化有关。ALP 同工酶均为糖蛋白，分子量约为 160KD，由两个亚基组成二聚体，两个亚基之间互为负反馈抑制，用聚丙烯酰胺凝胶梯度电泳（polyacrylamide gel，PAG）可分出 ALP 同工酶Ⅰ～Ⅶ。

2. 胆碱酯酶（cholinesterase，ChE）　人和动物组织中有真性胆碱酯酶 AChE 存在于红细胞和神经组织中，假性胆碱酯酶（PChE）存在于血浆及肝、胰、子宫等许多非神经组织中。急性有机磷中毒时胆碱酯酶活性常低于 30% 以下。约 30% 急性病毒性肝炎和中毒性肝炎病例血清 ChE 下降，脂肪肝时 ChE 常上升，血清 ChE 降低也见于营养不良、急性感染、贫血、心肌梗死、皮肌炎等。

3. 5'核苷酸酶（5'nucleotidase，5'NT）　5'NT 存在于肝、小肠、脑、心脏、血管，可催化磷酸戊糖核苷酸类水解。5'NT 主要存在于肝内小胆管和窦状间隙内。阻塞性黄疸及肝癌时其活力增高，肝细胞黄疸时正常或轻度升高。

4. 亮氨酸氨基肽酶（leucine aminopeptidase，LAP）　LAP 主要催化蛋白和多肽 N 末端氨基酸水解为一种蛋白水解酶。广泛分布于人体内，以肾、小肠、肝、胰、心含量最多，胆汁中也有存在。在肝内主要存在于胆管和胆管上皮细胞，肝实质细胞内 LAP 活性较弱。正常值 <50 U，胆汁淤积或肝癌时 LAP 明显增高，61%～85% 的肝炎或肝硬化患者是轻度或中等度增高。

5. 腺苷脱氨酶（adenosine deaminase，ADA）　ADA 是一种氨基水解酶，广泛分布于人体内。盲肠、小肠黏膜和脾中含量最高，其次为肝、肾、肺、心、肌肉等组织。测定 ADA 能反映急性肝病残余病变或慢性肝损害，慢性肝病致肝硬化时 ADA 阳性率高于 ALT 阳性率。急性病毒性肝炎 80% ADA 活性增高。慢性肝炎活动期 ADA 增高。向肝硬化过渡时 ADA 多数升高。肝炎后肝硬化、原发性肝癌 ADA 活力常明显增高，肝细胞性黄疸时 ADA 增高的阳性率为 57.3%～80.9%，阻塞性黄疸时阳性率为 16.1%～21.0%，因此对两种黄疸的鉴别有一定意义。但重叠很大。

五、胆红素代谢

胆红素是人类胆色素的主要成分，由血红蛋白和其他含血红蛋白中卟啉部分正常分解代谢的最终产物。正常成人每日形成 3420～5130 μmol 的胆红素，一日最高量可达 25650 μmol 的胆红素，其中 80%～85% 来自衰老红细胞破坏所释出的血红蛋白。大部分红细胞的破坏主要在脾网状内皮细胞内进行。小部分红细胞则在循环系统被破坏。胆红素形成后，部分在血清中和蛋白结合，因此分成游离型和结合型两种胆红素，前者大部分由肝细胞摄取，在肝细胞内与葡萄糖醛酸结合，然后再被释放至血中。在血浆中每一白蛋白分子有 1 个高亲和力胆红素结合部位，以及 1～2 个弱亲和力结合部位，正常时 1 g 白蛋白往往附着 27.4 μmol 胆红素，正常时 1 L 血清中有 1026 μmol/L 左右的胆红素被输送；另外一部分胆红素和球蛋白结合，主要与 β 脂蛋白结合。

（一）胆红素在血液中转运

胆红素释入血浆，立即与白蛋白结合，与胆红素结合的氨基酸残基主要为赖氨酸残基，其次是丝氨酸和苯丙氨酸残基。胆红素以结合状态转运，可有效防止其穿过细胞膜，进入组织中，避免产生毒性作用。

在正常生理条件下，胆红素与白蛋白结合主要为非共价的可逆结合，但在肝性黄疸高胆红素血症患者，大部分血浆胆红素以共价键与白蛋白紧密结合，形成 δ 胆红素，有两种形式，一是酯型 δ 胆红素，是一个丙酸基的侧链与白蛋白结合，另一个丙酸基的侧链与糖醛酸结合。血清 δ 胆红素半衰期（$t_{1/2}$）为 12～14 天，与白蛋白半衰期（17～23 天）相接近，δ 胆红素不能被肝摄取，也不能被肾小球滤过，因此在血循环中停留时间较长。这就是在长期的胆汁淤积解除后，尿胆红素很快消失而血浆胆红素仍保持较高水平的原因。

（二）肝细胞对胆红素的摄取

胆红素进入肝细胞内，主要与一种能结合有机阴离子的胞液蛋白，连接蛋白（ligandin）结合，目的是防止胆红素从肝细胞扩散出去或防止进入其他细胞结构区域。进入肝细胞胆红素 70%～80% 与葡萄糖醛酸酯结合,20%~30%与单葡萄糖醛酸酯结合,仅少量与葡萄糖或木糖结合。在内质网中,葡萄糖酸残基(GA)与胆红素的丙酸侧链结合。胆红素与葡萄糖醛酸酯的结合,必须有尿嘧啶核苷二磷酸葡萄糖醛酸(UDPGA)作为葡萄糖醛酸的供体,由葡萄糖醛酰基转移酶催化进行,胆红素分子中加入糖基后,胆红素的水溶性增大,与白蛋白的结合力则明显降低,从而可被排入胆道系统。反应步骤如下:

1. $\text{UDPG}+2\text{DPN}\xrightleftharpoons{\text{UDPG 脱氧酶}}\text{UDPGA}+2\text{DPNH}$

2. $\text{UDPGA}+\text{胆红素}\xrightleftharpoons{\text{葡萄糖醛酰基转化酶}}\text{UDP}+\text{胆红素葡萄糖醛酸酯}$

注:UDPG:二磷酸尿嘧啶核苷葡萄糖;UDPGA:尿嘧啶核苷二磷酸葡萄糖醛酸;DPN:辅酶Ⅰ;DPNH:还原型辅酶Ⅰ;UDP:二磷酸二氧嘧啶核苷

目前认为肝细胞摄取胆红素与Y、Z蛋白有密切关系。提出这是胆红素转送的重要因子。Y蛋白在细胞内可起到与多种底物结合的作用,它与偶氮基致癌物结合蛋白Ⅰ和氢化可的松代谢产物结合蛋白Ⅱ有同样的性质,故又称为连接蛋白(配合基素,ligandin)。还可与肝内谷胱甘肽结合,对非结合、结合胆红素都有高亲和力。免疫学的研究证明,连接蛋白主要存在于肝细胞的细胞液、小肠黏膜的非杯状细胞和近端肾小管的细胞。Z蛋白是一种可溶性酸性蛋白,PK为57,分子量为12KD,是一个主要为β-螺旋形二级结构无糖基。它对胆红素的亲和力与Y蛋白相同,但其在肝内的浓度较低,以至结合容量也低。总之,Y、Z蛋白在肝细胞对胆红素的转送中起到重要作用,Y蛋白和胆红素结合力强,其结合不受任何药物的抑制,但见到Z蛋白竞争,这意味着Y蛋白为第一受体,Z蛋白为选择受体可能。

(三)肝细胞对胆红素的转送

肝细胞内胆红素的摄取至胆管被排泄的途径尚不明了。胆红素的运输从肝细胞经过胆小管膜而进入胆汁是一个浓缩的、由载体促成的能量依赖的过程。在活体内对鼠肝在荧光显微镜下观察,当静脉注射荧光素或铀后15~30秒在肝细胞中出现,20~70秒在毛细血管中出现,而用^{3}H胆红素注射后发现大部分是分布在肝微粒体中。目前一致认为胆红素被肝细胞膜吸收,到达肝细胞膜的微绒毛,胆红素经微绒毛吸入到细胞质内,并依靠饮液泡将胆红素运输到细胞质的内质网处起结合作用,然后再依靠溶酶体将结合胆红素运到毛细胆管部排出。肝细胞只能排泄结合胆红素,而不能排出游离的胆红素,故胆汁中的胆红素几乎是结合型的。

结合胆红素排入胆汁后,胆汁中双葡萄糖醛酸胆红素(dBc)占85%~90%,单葡萄糖醛酸胆红素(mBc)占10%~15%。胆汁中尚有少量的葡萄糖苷胆红素、木糖苷胆红素以及游离胆红素存在。结合胆红素通过肝胆管和胆总管进入肠道。在小肠末端和结肠末端,dBc和mBc中的葡萄糖醛酸残基(GA)被厌氧菌水解,脱下,胆红素大部分变为粪胆素,经还原为原粪胆原从粪便中排泄,小部分由肠道重吸收,形成肠肝循环,重吸收的粪胆原90%以上被肝细胞摄取,重新变为直接胆红素(结合胆红素),并重新排入胆汁,其余部分则进入体循环,经肾脏过滤形成尿胆原,从尿中排出。但在接触空气后可自发氧化,生成相应的尿胆素。

第二节　胆汁与胆汁酸代谢

一、胆汁酸(bile acids)代谢

胆汁酸是胆汁中的净化因子,由肝细胞从胆固醇经复杂过程而形成,主要在肝细胞的微粒体中进行生成(图1-3)。

正常胆汁中的胆汁酸有游离型胆汁酸和结合型胆汁酸两大类,以后者为主。游离胆汁酸主要有胆酸(cholic acid)、鹅脱氧胆酸(chenodeoxycholic acid)、脱氧胆酸(deoxycholic acid),尚有少量熊脱氧胆酸(ursodeoxycholic acid)和石胆酸(litholic acid)。前两者在肝内由胆固醇转化而来,后三者在肠道下部由肠道细菌将上述两种胆汁酸还原而成。它们分别与甘氨酸或牛磺酸结合形成各种结合型胆汁酸,后者再与K^+、Na^+结合而形成胆盐。胆酸与鹅脱氧胆酸因为是未结合的称为一级胆酸,与牛磺酸或甘氨酸结合的称为二级胆酸(胆盐),一级胆酸1/4与牛磺酸结合,3/4与甘氨酸结合,胆盐占胆汁中固体成分的一半以上。在正常情况下,二级胆酸进入肠道,通过肠道细菌7α脱氢酶的作用分解成脱氧胆酸与石胆酸。二级胆酸(胆盐)

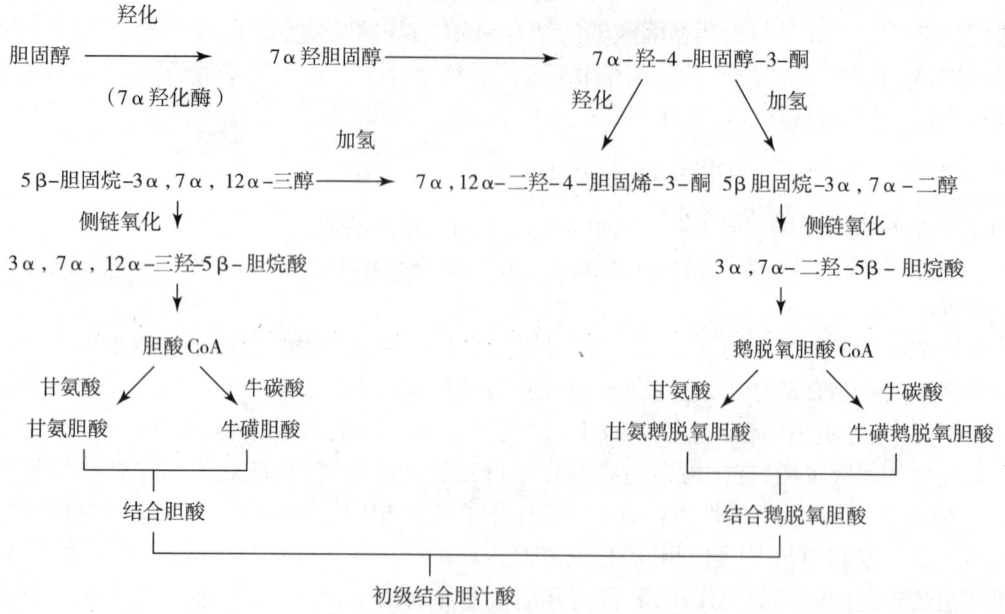

图1-3　初级胆汁酸的生成途径

可增强胰腺脂肪酶分解脂肪作用;乳化脂肪酸和甘油单酯成为水溶性清液;刺激肠细胞摄取脂肪酸,促进脂肪酸酯化为三酰甘油,此外,胆盐与脂肪酸和三酰甘油结合成为混合性微胶粒。肝脏每天合成200~600 mg的胆汁酸。排入肠道的胆盐在完成脂肪吸收之后,有95%~98%的结合性,胆盐到达回肠末端被重吸收,经门静脉进入肝脏再利用,肝细胞将游离型再合成为结合型,称为胆盐的肠肝循环。在回肠末端结合型胆汁酸被主动重吸收。肠道里的石胆酸多以游离型存在,故大部分不被吸收而排出。由于胆盐的肠肝循环,因之大部分胆汁酸保存于体内,每天仅有2%~5%(200~600 mg)随粪便排出于体外。在肠肝循环中的总胆汁酸为2~4 g,每天可循环6~12次,每天有12~18 g胆汁酸通过胆道系统、小肠、门静脉循环回到肝脏。

随胆汁流入肠道的初级胆汁酸在协助脂类物质消化吸收的同时,又在小肠下端及大肠受到肠道细菌作用,有一部分转变成次级胆汁酸。在肠道各种胆汁酸平均95%被肠壁重吸收。结合型初级胆汁酸在回肠被主动重吸收,游离型次级胆汁酸在小肠各部和大肠被动重吸收(图1-4)。

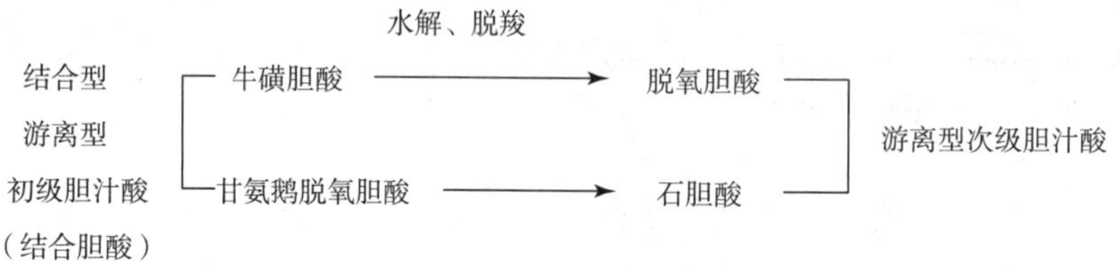

图1-4　次级胆汁酸形成

胆汁胆固醇是胆汁的重要成分。它约占正常胆汁中脂质的8%。胆固醇的来源不清楚,可能代表过多物质的排泄,或者可能是肝细胞膜更新的结果。胆汁郁积时血清游离胆固醇浓度高。慢性胆汁郁积时除胆固醇合成增加外,还有低密度脂蛋白的大量增加,后者部分是由于脂蛋白LP-X异常所致。

新近研究指出,胆汁变为胆汁流,与三种因素有关:①依赖胆盐的因素:胆汁流的形成有赖于胆盐的分泌。当胆盐分泌时造成一定的渗透压,使胆汁排泄。称为胆盐依赖性胆汁流。②依赖 Fa^+ 的因素:与 Na^+ 的排泄及依赖钠的酶系统(Na^+-K^+ATP)有关。所以又称非胆盐依赖性胆汁流。③胆管分泌的因素:某些激素如胃泌素、缩胆囊素、胰泌素、高糖素等有促进毛细胆管胆汁流的作用。

二、胆汁的分泌及生理作用

胆道系统的主要生理功能是输送和调节肝脏分泌的胆汁进入十二指肠。胆汁是一种较浓的具有苦味的有色混合液体。由肝细胞分泌的称为肝胆汁，相对较稀薄，色金黄或橘棕色，比重接近于1.009，呈弱碱性（pH=7.4）。在胆囊内储存过的胆汁称为胆囊胆汁，经过胆囊的浓缩吸收后，相对较浓稠，颜色变深，比重为1.032，因碳酸氢盐被胆囊吸收而呈弱酸性（pH=6.8）。胆汁的颜色取决于所含胆汁色素的种类及浓度，人和肉食类动物以含胆红素为主，而草食动物则主要含胆红素的氧化物——胆绿素。由于胆管系统的细胞间隙对水分是自由通透的，所以肝胆汁和胆囊胆汁总是等张的，胆汁的渗透压约为300 mOsm/kg，与血浆相同。

胆汁的成分很复杂，无机成分有水分和无机盐，如钠、钾、钙、镁、氯和碳酸氢盐等；有机成分包括胆汁酸及胆盐、胆固醇、卵磷脂、胆汁色素和黏蛋白等。正常人胆汁中有机物的组成比例为胆汁酸及胆盐67%，胆固醇4%，卵磷脂22%，胆色素0.3%，蛋白4.5%。胆汁的有机成分与胆汁的功能密切相关，有机物含量失常，往往引起肝胆系统发生疾病，如胆固醇含量过多或胆固醇与胆汁酸、磷脂的比例失常，都可能导致胆固醇结石的形成。胆汁中不含消化酶。

胆汁具有多种重要的生理作用：

1. 中和胃酸　正常生理条件下，尽管有幽门括约肌的存在，十二指肠胆汁的胃反流持续发生，使胃窦部的胆汁酸浓度为0.05~0.17 mmol/L。这样可以中和一部分胃酸，使胃和十二指肠的浓度梯度不至于相差过大。幽门成形术后，胆盐的浓度升高到足以溶解胃黏膜上皮细胞细胞膜脂肪形成混合微胶粒，从而损害正常胃黏膜屏障。

2. 促进脂肪的消化和吸收　胆汁酸、胆固醇和卵磷脂都可作为乳化剂以乳化脂肪，降低脂肪的表面张力，使大分子的脂肪乳化为3~10 μm的微滴，从而增加胰脂肪酶的作用面积。胆汁可以激活胰脂肪酶，使其分解脂肪的作用加速。胆汁中和胃酸，使肠道环境偏碱，为胰脂肪酶提供更合适的作用条件。胆汁酸、胆固醇和卵磷脂可以与脂肪酸结合，形成水溶性复合物——微胶粒，通过微胶粒溶解的过程将脂溶性物质溶解于微胶粒的脂溶性内核中，加速吸收。胆盐对于三酰甘油的正常消化和吸收并非必需。

3. 促进胃肠运动　在消化间期，胆汁的分泌高峰与胃移行性复合运动（migrating motor complex，MMC）Ⅲ相收缩相同步。胆汁是十二指肠Ⅲ相诱发的一个重要因素，其机制可能不需胃动素参与。

4. 脂溶性维生素的吸收　微胶粒的疏水性内核便于脂溶性维生素，如维生素A、维生素D、维生素E和维生素K的溶解，促进小肠黏膜对脂溶性维生素的吸收。

5. 参与胆固醇代谢的调节　胆盐微胶粒可作为胆汁中胆固醇代谢的稳定载体，便于其吸收或排泄。胆固醇变成胆汁酸是机体排除胆固醇的主要途径；另外，胆固醇本身亦可经胆汁排出。胆汁中胆固醇和卵磷脂的分泌受胆汁酸分泌的影响。其分泌耦联机制与肝细胞管面膜的超微结构受到微胆管腔内的胆汁酸的增溶作用影响有关。

6. 促进肝分泌胆汁　胆汁酸可刺激肝胆汁分泌，称为利胆作用。各种胆汁酸的利胆作用不同，以鹅脱氧胆酸（chenodeoxycholic acid，CDCA）的作用最强。胆汁酸促进磷脂的分泌，磷脂的存在消除了胆汁的细胞毒性作用并促进了混合微胶粒的形成。通过肠肝循环返回肝的胆盐有刺激肝胆汁分泌的作用，实验证明，当胆盐通过胆瘘流失至体外后，胆汁的分泌将比正常时减少数倍。胆汁酸还能刺激肝小管分泌碳酸氢盐，从而增加胆汁的分泌量。

7. 排泄功能　机体的代谢产物如胆红素，肝脏解毒作用产生的有机物如乙醛、谷甾醇等，以及某些脂溶性药物或其代谢产物都可随胆汁排出。通常这些化学物质在胆汁中是以谷胱甘肽、葡萄糖醛酸或硫酸盐的结合形式排泄，不易被胰酶水解，因此不会被小肠重吸收。

胆汁酸功能：胆汁酸具有多种生理功能。胆汁酸分子内既含亲水性的羟基，同时又含疏水性的甲基、烃核及脂酰链，羧基的空间配位又全属α型，故胆汁酸的立体构型具有亲水与疏水两个侧面，使分子具有界面活性的特征，能够降低油/水两相之间的表面张力，使疏水的脂类在水中乳化成3~10 μm的微团，促进脂类物质的活化吸收和维持胆固醇在胆汁中呈溶解状态。如胆汁中胆酸盐减少胆固醇增高或胆汁中胆汁酸盐及卵磷脂与胆固醇的比值降低（<10∶1），则导致胆汁中出现胆固醇结石。

胆汁酸对结肠黏膜上皮细胞有促进cAMP形成作用，使结肠分泌水增多。如有胆汁酸盐肠肝循环障碍，则过多的胆汁酸进入结肠，可导致胆盐性腹泻。胆汁酸盐可促进肠道铁的吸收，这是由于胆汁酸盐结构中7α－羟基和（或）12α－羟基对Fe^{2+}有高亲和力之故。

Sung 体外实验证明,胆汁酸盐有细胞毒及抑菌作用。疏水性强的胆汁酸盐,如牛磺脱氧胆酸及脱氧胆酸的钠盐比亲水性较强的胆汁酸盐如牛磺胆酸钠,对大肠埃希菌及肠道球菌的抑菌作用更明显。

第三节 胰腺的生理功能

一、胰腺的外分泌与内分泌

胰腺具有外分泌和内分泌功能。所谓外分泌是指胰腺分泌的胰液通过胰管排入十二指肠,参加食物的消化。外分泌组织包括腺泡及腺管(主胰管和副胰管),约70%以上的主胰管与胆总管汇合成壶腹,成为胆汁和胰液的"共同通路",并开口于十二指肠乳头。少数情况下两者分别开口于十二指肠。副胰管开口位于主胰管开口上方约2.5 cm处。每日胰液分泌量为750~1000 ml,其中主要成分是碳酸氢盐和多种消化酶。胰液为无色、无臭、透明的碱性液体。pH值为7.8~8.4,含有多种消化蛋白、脂肪和糖类的酶及各种无机盐,对食物的消化起主要作用。一般认为,电解质主要由导管细胞分泌,而腺泡细胞分泌消化酶。其分泌受神经、食物、药物的影响。迷走神经兴奋时,分泌量增加;阿托品、普鲁本辛、颠茄类等抗胆碱药物能抑制其分泌。酸性食物进入十二指肠,可刺激小肠上段黏膜分泌促胰液素,使胰液碳酸氢盐增加,以中和胃酸。食物中含多量氨基酸和脂肪酸时,肠壁分泌胆囊收缩素,使胰液中消化酶含量增加,同时胆囊收缩、Oddi括约肌松弛排出胆汁、胰液以消化食物。

内分泌是指胰腺可以同时产生多种具有生理功能的激素。激素由胰腺腺细胞直接释放进入血液或淋巴液,然后运输到全身各处。胰腺的内分泌,来源于胰岛。胰岛主要由α、β、δ三种细胞组成,其中以分泌胰岛素的β细胞数最多,约占整个胰岛细胞的75%;α细胞次之只占20%,分泌胰高血糖素;δ细胞较少只占5%,可分泌胃泌素。

胰腺内外分泌之间有互相影响和调节的密切关系。扫描电镜已发现胰岛细胞与胰腺腺泡之间有微血管相通,称之为"胰岛-腺泡门脉血管系统"。在胰腺腺泡上发现有胰岛素受体。胰岛素有刺激胰腺外分泌的作用,也可加强CCK和促胰液素对胰腺的促分泌作用。影响胰腺外分泌的激素也可影响胰岛素的释放。20世纪30年代就有人提出过肠-胰岛素轴(entero-insular-axis)的概念。进食后引起胰岛释放胰岛素不单是餐后高血糖的作用,也有进餐后引起某些胃肠激素释放的影响。这种肠道刺激因素除了消化的营养物质外主要是餐后某些胃肠激素(如CCK、胃泌素和促胰液素等)的释放对胰岛的刺激作用。胰腺胰岛内分泌细胞除了分泌胰岛素外,还分泌胰高血糖素、生长抑素和胰多肽等,这些激素对胰腺外分泌都有抑制作用。胰腺内外分泌是互相影响的,且有相互调节作用,以共同维持体内稳定的代谢环境。

二、胰腺外分泌的神经和激素调节

(一)胰腺外分泌的神经调节

迷走神经兴奋促进胰酶和碳酸氢盐分泌,以胰酶的分泌为主。胆碱能神经可被中枢的活动(头期)或迷走-迷走反射(胃期、肠期)而激活。支配胰腺的胆碱能神经释放的乙酰胆碱通过直接作用在胰腺腺泡(或同时作用在导管细胞)的毒蕈碱受体上,增加三磷酸肌醇和二酰基甘油的浓度,导致细胞内钙增加,刺激胰酶及碳酸氢盐的分泌;还可促进胃酸分泌和胃排空,使十二指肠酸化,促进小肠内胃肠激素的释放;同时扩张肠系膜血管,强化胰对刺激肽的反应。肾上腺素能神经可通过两条途径发挥作用:引起胰内血管收缩,减少胰内血流,减少胰分泌;另一方面胰管收缩,直接抑制腺泡细胞分泌酶原颗粒,减少胰酶的分泌。

近端小肠内理化因素启动十二指肠-胰反射,促进胰分泌,当迷走神经的传入功能丧失后肠胰反射起代偿作用。在食糜刺激下,黏膜局部释放5-羟色胺,通过旁分泌方式直接刺激迷走传入神经末梢,通过迷走胆碱能神经反射促进细胞释放增加,胰腺分泌增加。

(二)胰腺外分泌的激素调节

促进胰液分泌的激素主要有促胰液素。促胰液素系由十二指肠和上段空肠黏膜的S细胞所分泌的27肽,可刺激胰腺分泌水分、碳酸氢盐,从而使胰液量增加。促胰液素刺激胰酶分泌的作用较弱。

引起促胰液素释放的因素有盐酸、蛋白分解产物、脂肪酸及迷走神经兴奋等。由小肠上皮细胞分泌和存在于胰液中的促胰液素释放肽(secretin releasing peptide, SRP),可刺激促胰液素释放,在胰腺外分泌的正反馈调节中起重要作用。当肠道的 pH <4.5 时,促胰液素释放增加。

胆囊收缩素(cholecystokinin, CCK)主要由小肠上皮 I 细胞分泌,人体内主要有 CCK - 33。它刺激胰酶分泌,并轻度刺激水和碳酸氢盐的分泌。一般认为 CCK 是通过 CCK - A 受体介导胰酶的分泌。CCK 的激活途径有:①对胰腺腺泡有直接刺激作用,CCK 通过 CCK - A 受体,激活腺泡细胞膜上的鸟苷酸环化酶,从而生成 cGMP,cGMP 作为第二信使,促使腺泡细胞分泌胰酶。在 CCK 对胰腺泡的直接刺激作用中,钙离子也可作为第二信使,促使胰酶分泌。②作用于迷走神经传入纤维上的 CCK - A 受体,增加迷走传入神经的冲动,促进乙酰胆碱的释放,刺激胰酶分泌。此冲动的潜伏期短,阿托品可抑制内源性 CCK 刺激的胰外分泌的80%,因此在生理条件下,CCK 调节胰酶分泌的靶细胞主要是迷走神经而不是胰腺腺泡细胞。CCK 释放的调节因素除食物外,还有迷走神经及小肠内酸化。CCK 释放肽(CCK releasing peptide, CCK - RP)存在于十二指肠黏膜和胰液中,可直接刺激 CCK 释放,蛋白、蛋白水解产物及脂肪、乙醇可刺激 CCK - RP 的释放,增加血循环中的 CCK 水平。阿托品可抑制 CCK - RP 的释放。胰蛋白酶可使该肽失活。生长抑素可抑制 CCK - RP刺激的 CCK 的释放。小肠内胰酶如胰蛋白酶、糜蛋白酶、弹性硬蛋白酶等含量增加,CCK 分泌量减少,负反馈调节胰酶分泌。给予 CCK - A 受体阻断剂或抗促胰液素血清可抑制胰液外流所致的高分泌。故负反馈调节与促胰液素和 CCK 直接相关。外源性促胰液素和 CCK 对碳酸氢盐和胰酶的分泌具有相互强化作用,联合应用这两种激素时,可使碳酸氢盐和胰酶的最大分泌反应超过这两种激素分别应用时最大反应的总和。

血管活性肠肽(vasoactive intestinal peptide, VIP)是胰腺内神经末梢含有 VIP 神经递质。盐酸、脂肪、乙醇可促进 VIP 的释放。VIP 对胰腺的作用类似促胰液素。VIP 与相应受体结合,可增加腺苷酸环化酶的活性,导致 cAMP 合成增加,促进碳酸氢盐的分泌。它可强化小剂量促胰液素引起的胰液量及碳酸氢盐的分泌增加,对大剂量促胰液素的作用则发生竞争性抑制。

一氧化氮(nitric oxide, NO)是位于中枢和外周神经系统的非胆碱能非肾上腺能神经元的神经递质,在促胰液素和 CCK 引起的胰液分泌中,NO 作为内皮血管舒张因子,可增加胰腺的血流量,还可调节胰腺泡 cGMP 合成和 Ca^{2+} 内流。硝普钠是 NO 的供体,可剂量依赖性的增加胰腺淀粉酶的分泌。L - NAME(nitro - L - arginine - methyl ester, N^G - 硝基 - L - 精氨酸甲酯)是 NO 合成酶的抑制剂,可减少胰腺的血流量,降低胰蛋白酶、糜蛋白酶、淀粉酶、脂肪酶的浓度。L - 精氨酸是 NO 合成酶的底物,它减少了胰腺生长抑素样免疫活性物质的浓度及胰腺泡上生长抑素受体的数量,拮抗生长抑素的作用,刺激胰分泌。

抑制胰液分泌的激素分为四类:①抑制性神经递质,如 P 物质、降钙素基因相关肽(calcitonin gene related peptide,CGRP)、神经肽 Y(neuropeptide Y,NPY)、甘丙肽及儿茶酚胺。它们通过旁分泌和内分泌起作用。②为胰腺内分泌细胞释放的抑制性肽,如胰高血糖素、胰多肽、生长抑素等。它们通过抑制激素的释放和胰内神经系统的神经递质和/或减少胰内血流起作用。③"真正抑制性激素",它们的抑制性作用不受迷走神经和内脏神经所影响,如酪酪肽(peptide YY,PYY)。④胰腺分泌的潜在抑制剂,为循环中的抑制性物质如血管加压素、促甲状腺激素释放激素(thyrotropin releasing hormone,TRH)。它们可直接抑制胰腺分泌水和碳酸氢盐。

生长抑素抑制促胰液素和 CCK 刺激的胰腺基础分泌,使基础胰液分泌减少,胰液量、碳酸氢盐、胰蛋白酶排出量明显减少。生长抑素抑制胰酶分泌的作用较其抑制碳酸氢盐的作用更强。生长抑素一方面直接作用于生长抑素受体,减少胰液分泌;另一方面通过抑制 G 蛋白,阻断 CCK - RP 刺激的 CCK 的释放。胰多肽是由 PP 细胞所分泌的 36 肽,进食、低血糖、胃扩张、小肠内酸化等可引起 CCK 的释放及迷走胆碱能神经兴奋,导致血中的胰多肽上升。胆碱能受体阻断剂阿托品可抑制胰多肽的分泌。小剂量胰多肽促进胰酶和电解质的分泌,大剂量胰多肽对于促胰液素、CCK 和迷走神经所刺激的胰腺分泌呈现抑制作用,它通过减少乙酰胆碱的释放和促进生长抑素的释放及减少胰腺血流量实现上述作用。胰高血糖素抑制胰蛋白酶、胰脂肪酶和碳酸氢盐分泌,剂量越大,抑制越明显,其作用机制是通过促进生长抑素释放及降低迷走胆碱能神经的兴奋性而起抑制作用。去甲肾上腺素可导致胰血管收缩,抑制胰外分泌。降钙素、PYY 也可抑制胰酶和碳酸氢盐的分泌。

神经系统与激素对胰液分泌调节并不是分别地、单独地起作用，两者常互相依存，共同执行复杂的调节功能。局部的肠－胰神经通路在迷走神经传入功能丧失后，可代偿性地调节胰酶的分泌。

无论人或动物，胆汁对胰腺外分泌功能均具有重要的调节作用。实验证明，胆汁酸能诱导正离子电流，导致胰腺腺泡细胞去极化，并增加细胞内钠离子浓度，从而促进胰液分泌和胰酶原的转运。胆汁或胆盐刺激分泌的脑肠肽在胆汁对胰腺外分泌的调节中起到重要的调节作用。

第四节　胃与小肠生理功能

一、胃与小肠运动

胃肠道是一条由口腔到肛门的中空肌性管道，由食管、胃、小肠、大肠、直肠及肛门组成。通过食管及胃肠平滑肌的蠕动，把食物自上向下输送，并在胃肠腔中将食物混合、碾磨，最终与消化液一起将食物转化为可被吸收的营养物质，通过消化吸收后剩余的食物残渣形成粪便排于体外，因此它是一个吐故纳新的中空管道。胃肠道是营养物质消化吸收的场所，吸收的各种营养物质为体内组织器官的代谢提供能量需要，借以维持各器官的正常活动和生命活动。

食物在胃肠道内分解为小分子并为人体所吸收的过程称为消化，包括机械消化和化学消化。消化后的各种营养物质、水、盐和维生素通过黏膜细胞进入血流和淋巴的过程称为吸收。消化系统能分泌各种消化液如胃液、胰液、胆汁、小肠液等进入管腔，以进行化学消化，同时又通过管壁肌肉组织的收缩或舒张以推动和研磨腔内的食物。食物首先在口腔内进行粗加工，包括化学的和机械的加工过程，还能反射地引起胃、胰、肝、胆囊等器官的始动活动以及物质代谢活动的增加。胃内消化是对食物的第二道加工，也包括机械运动和化学作用两种。小肠内消化是对食物的第三道加工。大肠的主要功能是贮存粪便，食物残渣在大肠停留的时间可达48小时。近年来认为大肠也是内分泌器官，可分泌激素参与胃肠功能的调节。

（一）胃的运动类型

1. 消化期胃的运动类型　在进餐后1.5～2小时，被消化食物已通过远端小肠，胃即停止运动，随之出现静息和运动循环往复的空腹运动类型，称为消化间期移行性复合运动（interdigestive migrating motor complex，MMC）。MMC的生理作用：①起胃肠道“清道夫”作用。在下次进餐前清扫胃肠黏膜、脱落上皮细胞，并把未被消化的固体食物迅速排空。②促进胃、肠、胆囊及Oddi括约肌运动的协调性。③MMC Ⅲ相蠕动波出现与胰、胆汁分泌高峰同步，为迎接新的进餐做准备。④保持胃和小肠不淤滞，因而可防止胃肠道细菌过度生长。⑤发出“饥饿”信号。胃动素是启动MMC的重要激素，同时有5－HT和乙酰胆碱参与。

2. 餐后期胃运动类型　此时MMC消失，代之以近端胃和胃远端独立的协调运动。①餐后近端胃的运动模式：近端胃舒张以容纳来自食管的食物，称为容受性舒张。由于食物吞入胃近端胃产生进一步较长时间的舒张，这一过程称为顺应性舒张。上述两种舒张一方面完成储存食物作用，另一功能是利用其张力性收缩把食物从胃体输送至胃窦部。②餐后远端胃的运动模式：进餐开始胃窦部即开始持续和有规律的蠕动性收缩，小肠产生不规则运动，和MMC Ⅱ相的运动形式类似，称为餐后运动或消化，它与MMC不同之处是没有位相活动和向远端传播的特点。

人进餐后，食物从胃进入十二指肠，开始了小肠内消化。从外界摄入的营养物质的消化与吸收主要靠小肠运动来完成，把复杂的食物成分变为简单的葡萄糖、氨基酸和脂肪酸，经过上皮细胞吸收入血液和淋巴，为人体所利用。小肠非常有规律地昼夜运动，一旦小肠运动减弱或停止，就会出现小肠动力障碍性疾病，如慢性假性肠梗阻等。肠道运动主要表现为三个方面：①将食物与消化酶混合；②促使小肠内容物运转以最大限度与黏膜吸收细胞接触，扩大吸收面积；③把肠内经过消化的食物（食糜）向远端推进。

（二）小肠的运动类型

1. 消化期小肠的运动类型　在食物的消化期，肠腔内的营养物质通过小肠的分节的稳定收缩与小肠分泌液混合。分节运动是小肠的主要运动类型，分节运动是由环形肌收缩产生，其结果把腔内容物分成许多

节。在下一瞬间这些节被其他环形肌分开，又产生新的节，这样周而复始地运动混合了肠的内容物。消化期营养物质的推进是由小肠单个移行性收缩群完成。在人的空肠这种单个移行性收缩群约每隔2分钟重复出现，其传播速度每秒2 cm，扩布距离为40～60 cm，起着从小肠近端至远端推进营养物质的作用。

2. 消化间期小肠的运动类型　是移行性复合运动（MMC），在整个小肠都可以发生，并由4个时相组成一个周期，周而复始地进行，直至进餐后，MMC才被破坏停止。小肠MMC发源于胃、十二指肠，并沿着空肠慢慢往下移行到回肠，接着下一个MMC周期又从胃开始。MMC频率为每分钟10～12次有规律的收缩，可持续数分钟，其离口移动速度为每分钟7～10 cm。人小肠MMC周期过程变化很大，平均为55～180分钟。MMC的生理功能为起到“清道夫”作用，清扫肠黏液及脱落上皮细胞，排空未被消化的食物，防止肠淤滞和细菌过度生长，促进胆汁和胰液的分泌，为下一次进餐做准备。

现已证明，Cajal间质细胞（interstitial cell of Cajal，ICC）为一种带核的星状细胞，存在于胃肠纵肌与环肌之间，是小肠慢波电位的启动者。这些细胞具有周围环绕原生质的单核，含有大量具有高代谢能力的线粒体。细胞表面有丰富的小窝及内质网，可能与膜离子运输作用有关。ICC与纵环二层平滑肌细胞形成紧密的接点，有着广泛的神经支配。ICC可能由肠神经系统的神经递质介导其效应。

MMC的调节：MMC周期的启动包括神经和激素机制。目前认为MMC受控于肠神经系统。肠神经系统如同电脑系统的终端。整合环路如同微处理机，位于接近效应器平滑肌处，并对胃平滑肌收缩活动进行调控。这种局部的控制系统可以启动MMC周期，自动处理来自肠腔黏膜感受系统传递来的信息，使其活动程序化。胃动素是启动MMC Ⅳ相的重要激素。实验显示，血浆胃动素波动与胃MMC同时发生，胃动素释放的峰值与MMC Ⅲ相出现相一致。最近研究表明，在胃动素启动MMC Ⅲ相的调节机制中有5－HT、Ach参与。胃轻瘫，功能性消化不良，便秘，不明原因恶心、腹胀、腹痛，慢性特发性假性肠梗阻，慢性胃炎和十二指肠溃疡等胃肠动力疾病均可引起MMC周期延长，MMC时相的紊乱以及MMC Ⅲ相的缺失。

二、食物消化与吸收

前面已提到消化包括机械消化和化学消化。机械消化是通过消化道的运动，将食物磨碎，搅拌，与消化液充分混合，并向消化道远端推进的过程；化学消化指通过消化液中各种消化酶的作用，使大分子营养物质分解为可吸收的小分子物质的过程。胰液和胆汁在消化道管腔内进行消化，称为腔内消化，小肠本身对食物的消化，是在小肠上皮细胞的刷状缘和上皮细胞内进行的，称为黏膜表面消化（膜消化）或细胞内消化。

除糖、蛋白分别在口腔与胃进行初步消化外，食物的消化与吸收主要是在小肠进行的。三大营养物质在小肠上部基本上已吸收完毕，但维生素B_{12}与胆盐主要在回肠吸收，大肠主要吸收水分和盐类。

小肠长6～8 m，占消化管总长的2/3，其黏膜面有许多环形皱襞，皱襞表面有许多指状突起的绒毛，使吸收面积增大30倍，绒毛外层的柱状上皮细胞表面还有微绒毛，又使小肠的吸收面积增加20～24倍。这些结构特点使小肠拥有巨大的吸收面积，较同样大小圆筒的面积增加600倍，高达200 m^2。消化道内的营养物质被黏膜上皮所摄取，参与上皮细胞内的代谢过程，由上皮细胞进入血液和淋巴。营养物质由肠腔进入血流和淋巴的方式有三种：①被动转运：包括扩散、渗透和滤过三种类型。②主动转运：这是物质逆着电化学递度进行的转运过程，需要耗能。③吞饮作用：它是主动转运的另一种形式。蛋白等大分子物质主要通过吞饮作用被吸收。吸收的途径有2条：一为跨膜细胞途径，即通过绒毛柱状上皮细胞的腔面膜的脂质双层进入细胞内，再通过细胞的底－侧面膜进入血液或淋巴；另一为旁细胞途径，即通过细胞间的紧密连接进入细胞间隙，然后再进入血液或淋巴。

（一）糖的消化与吸收

糖是食物中主要成分，是机体能量储存和利用的主要来源，是机体组织细胞的组成成分之一。人类膳食中的糖主要来自植物，一种为淀粉，另一种为寡糖（如乳糖、果糖、蔗糖），它们必须被水解为单糖后方可被吸收。

1. 淀粉的腔内消化　唾液中含有唾液淀粉酶，可水解淀粉，食团进入胃后胃酸使唾液淀粉酶失活，但食团内部酶的一些活性仍可持续一定时间。淀粉在十二指肠主要是通过胰淀粉酶作用可完全水解，当食物中淀粉到达空肠时已消化完毕。膳食中约20%淀粉可进入结肠，大部分被结肠的细菌分解后，产生容易被机体吸收的短链脂肪酸。

2. 寡糖的小肠黏膜表面消化　寡糖的消化是在肠黏膜吸收细胞表面的刷状缘中进行。刷状缘内含有多种能水解寡糖的酶，主要有麦芽糖酶、蔗糖酶、异麦芽糖酶、乳糖酶与海藻糖酶。在空肠上部寡糖全部变为单糖而被吸收。

3. 单糖的吸收　葡萄糖、半乳糖与果糖为膳食中的三种主要单糖，通过刷状缘上的载体介导的转运系统进入吸收。葡萄糖的主动转运是由 Na^+ 所驱动。转运的能量来自钠泵。葡萄糖或果糖一旦进入细胞间隙，即可通过扩散进入门脉循环。

（二）蛋白的消化和吸收

蛋白必须在消化道内水解成氨基酸或小分子肽后才能被吸收，膳食中的蛋白是氨基酸的主要来源。消化道每天接受 60～100 g 的食物蛋白，还有约 60 g 蛋白是内源性的。

1. 蛋白的腔内消化　蛋白消化从胃开始，胃蛋白酶可水解蛋白分子内部的肽链，产生多肽与少量的氨基酸。胃中蛋白的水解与胃排空、胃内 pH 值及摄入蛋白的种类有关。在肠内，蛋白经胰液和肠黏膜细胞分泌的肠液作用，可完全水解为氨基酸及可吸收的小肽。胰酶内胰腺分泌的蛋白水解酶，包括内肽酶如胰蛋白酶、糜蛋白酶和弹性蛋白酶，它们可分解不同的肽链；另一种胰酶为外肽酶，可将肽链末端的肽链逐个裂解。

2. 蛋白的小肠黏膜表面消化　小肠黏膜细胞的刷状缘肽酶，它能从肽链的氨基端逐一水解肽链。90% 二肽酶与 60% 三肽酶活性存在于胞质中，而水解四肽酶与更长肽链的寡肽酶活性存在于刷状缘上。二肽和三肽可被胞质内与刷状缘的二肽酶与三肽酶将它们分解为氨基酸，可直接摄入细胞。四肽以上的寡肽一般不能被黏膜细胞直接摄取，而先被刷状缘的酶分解为二肽或三肽，然后再按上述途径进一步分解为氨基酸。

3. 氨基酸与肽的吸收　蛋白既可通过氨基酸吸收，也可以二肽或三肽的形式吸收。氨基酸的吸收是通过与 Na^+ 吸收相耦连的载体介导的主动吸收过程。小肠的刷状缘上存在二肽和三肽的转运系统，也是 Na^+ - 依赖性的主动转运过程：①二肽和三肽被肽转运系统转运到细胞内，在胞质内的二肽酶和三肽酶的作用下水解为氨基酸，然后进入门脉循环；小部分的二肽和三肽被刷状缘的二肽酶和三肽酶水解为氨基酸再进入黏膜细胞。②四肽或更长的肽须先在刷状缘上水解为氨基酸后方能摄入细胞。③小部分二肽可直接进入门脉循环。

（三）脂肪的消化和吸收

1. 脂肪的消化　脂肪的消化是从胃内开始，胃的蠕动使脂肪乳化成细小的微粒，分散在水相中，在舌后腺分泌的舌脂肪酶与胃底部黏膜分泌的胃脂肪酶作用下，甘油三酯被分解为脂肪酸、甘油二酯及少量的甘油一酯和甘油。食物中的脂肪经过胃后有 10%～30% 被水解，其余脂肪进入小肠，通过胰脂肪酶和胰辅脂酶、磷脂酶 A_2、胆固醇酯酶的作用下进行水解。胰脂肪酶可作用于甘油三酯的第一和第二酯键，生成一分子 β - 甘油一酯和两分子脂肪酸。磷脂酶 A_2 主要作用于磷脂第二位上的酯键，形成一分子脂肪酸和一分子溶血性磷脂。

2. 脂肪的吸收　脂肪的分解产物部分通过胆盐形成混合微胶粒，然后通过肠腔转运到黏膜的刷状缘，其他一些含有脂类的小颗粒也参与脂类向黏膜的转运。混合微胶粒通过扩散的方式穿过在肠上皮细胞表面附着的一层不流动水层，到达黏膜细胞的刷状缘，其中的脂肪消化产物便离开微胶粒而溶于细胞膜的脂质双层中，并被转运至细胞内，剩下的胆盐微胶粒则留在肠腔被重新利用或在回肠被重吸收入血。脂肪的消化产物一旦进入肠黏膜细胞后，脂肪酸即与特异的脂肪酸结合蛋白相结合，自刷状缘膜转运到滑面内质网。这种蛋白主要存在于空肠的绒毛中，对长链不饱和脂肪酸的亲和力较高。在滑面内质网中甘油三酯再合成。磷脂和胆固醇也在滑面内质网中再合成。再合成的甘油三酯转变为水溶性后，通过乳糜微粒与极低密度脂蛋白形式转运入淋巴。乳糜微粒中间以甘油三酯为核心，外壳 80% 以上为胆固醇与磷脂，小部分为载脂蛋白 B，载脂蛋白的合成是乳糜微粒形成和分泌的关键步骤。乳糜微粒在滑面内质网中形成后，即转运到高尔基体，然后被包装为分泌小泡，小泡与基底外侧膜融合，通过出胞作用进入淋巴管。

食物中的胆固醇有 10%～20% 是酯化的，必须经胰胆固醇酯酶分解为自由胆固醇才能掺入混合微胶粒。

胆固醇的吸收依赖于胆盐。进入肠上皮细胞的胆固醇大部分重新酯化，再与部分游离胆固醇掺入乳糜微粒，经由淋巴系统进入血液循环。

（四）维生素的吸收

维生素是维持细胞正常功能所必需的一组有机化合物，由于机体不能自身合成，因此能通过膳食补充。

1.水溶性维生素吸收　水溶性维生素包括维生素 B 复合物和维生素 C。

（1）维生素 C：必须从食物中摄取。维生素 C 转运过程是 Na^+ －依赖性的主动转运过程。每日吸收 10 mg 的维生素 C 即可防止坏血病的发生。

（2）叶酸：食物中的叶酸一般以多谷氨酸盐的形式存在，它转运入胞质后，刷状缘膜的 γ－L－谷氨酸－羧基肽酶对其进行水解，生成的自由型叶酸在小肠上部被吸收，也是 Na^+ －依赖性主动转运过程。叶酸可促进正常活细胞的生成，缺乏时可引起大细胞性贫血。

（3）维生素 B_{12}：食物中维生素 B_{12} 大部分以羟钴胺素、甲基钴胺素及腺苷钴胺素的形式存在，它参与 DNA 的合成，缺乏时红细胞的发育和成熟发生障碍，导致巨细胞性贫血。

食物中的维生素 B_{12} 与蛋白结合而存在。胃酸使食物中的维生素 B_{12} 迅速从食物蛋白中释放出来，在胃内 pH 为 3 时唾液分泌的 R 蛋白与维生素 B_{12} 的亲和力较壁细胞分泌的内因子强 50 倍。到达十二指肠，当 R 蛋白被胰酶水解后，内因子才与维生素 B_{12} 特异性结合，此结合物到达回肠末端时，即可与回肠黏膜细胞的微绒毛膜上的受体结合，与受体结合后，维生素 B_{12} 便与内因子分离，穿过基底外侧膜与回肠池的运钴胺素Ⅱ结合，将其转运入门脉循环。

其他维生素 B 族，维生素 B_1、维生素 B_2、泛酸与生物素也是通过特异性的 Na^+ －依赖性主动转运机制而吸收。维生素 B_1 在黏膜中以辅酶形式存在，因此在刷状缘膜水解后方能进入细胞，通过磷酸化作用，形成黄素单核苷酸（FMD）被小肠吸收。胆盐可促进维生素 B_2 的吸收，维生素 B_6 通过单纯扩散吸收。

2.脂溶性维生素吸收　脂溶性维生素包括维生素 A、维生素 D、维生素 E、维生素 K 四种，可溶于脂肪中。食物中的脂溶性维生素与脂类共存，进入肠黏膜细胞后，依靠微胶粒的溶解才能被吸收。

（五）矿物质与微量元素的吸收

1.钙的吸收　体内钙主要来自食物。食物钙进入消化道后，主要在酸度较大的小肠上段，特别在十二指肠以主动和被动吸收的形式被吸收。健康成人从食物中摄入的钙量每日约 1000 mg，从细胞外液分泌到肠腔内的钙量约为 600 mg，故存在于肠腔内的钙总量为 1600 mg，吸收 700 mg，其余的 900 mg 从粪中排泄成为粪钙。每日经肾小球滤过的钙约为 10000 mg，其中 98%～99% 被肾小管重吸收，故尿中每日仅排泄 100～150 mg 的钙。病理情况下有两种钙吸收异常：①钙吸收亢进：见于高维生素 D 血症、原发性甲状旁腺亢进，可能是 PTH 直接在钙吸收上作用，或是低磷血症时激活 $1,25-(OH)_2-D_3$ 的产生所致。特发性高钙血症患者也有钙吸收增加，这主要是由于肠对钙的扩散与渗透增加的结果。②钙吸收不良：见于老年人维生素 D 缺乏、慢性肾衰竭、尿毒症或酸中毒、甲状腺功能减退、毒性甲状腺肿等。吸收不良综合征患者钙吸收不良，可能与肠道吸收功能减退、维生素 D 吸收不良、脂肪复合钙等一种因素或多种因素作用的结果有关。

2.镁的吸收　镁广泛存在于体内各组织中，多与许多生物过程，尤其是对酶的活性、能量代谢及神经肌肉传递方面起着重要作用。正常人食物中的镁 30%～40% 被肠道吸收，主要由空肠、回肠吸收，结肠也有部分吸收镁的能力。由主动转运过程和被动扩散过程吸收，即有部分镁是由浓度和电化学梯度决定而扩散吸收的。

3.铁的吸收　铁大部分在近端小肠吸收，低铁（Fe^{2+}）比高铁（Fe^{3+}）容易吸收，胃酸可使铁溶解并使高铁易于变为低铁，食物中的维生素 C 和其他还原性物质也有利于高铁变为低铁。食物中的糖类及氨基酸也有利于高铁的吸收。一些阴离子如草酸盐、磷酸盐、植酸可妨碍铁的吸收。

铁的吸收包括黏膜摄取和向血浆转运，小量的铁通过旁细胞转运，另一转运方式为跨细胞途径，非必需氨基酸有助于此过程。吸收入黏膜细胞的铁可与细胞质中的铁结合蛋白结合而被储存起来，也可迅速运至浆膜侧并与载铁蛋白结合。

4.微量元素的吸收　微量元素是重要的不可缺的营养物质，包括铜、锡、锌、镉、硒、碘等，对它们的吸收机制还未进行系统的研究。铜是许多酶的成分，直接参与组织细胞的酶化过程，其中最重要的是线粒体的细胞色素C氧化酶,铜缺乏时此酶活性丧失可导致线粒体水肿和破坏,如见于肠上皮细胞和肝细胞。硒的主要生理功能为:①抗氧化作用:硒是谷胱甘肽过氧化物酶(GSH－P_X)的必需组成成分。GSH－P_X能催化还原型谷胱甘肽变成氧化型谷胱甘肽(GSSG)。GSSG有保护膜脂类、蛋白和核酸抗氧化作用,保护组织不受毒性氧的损害。因此,保护了细胞膜的结构和功能。②硒与重金属相互作用:在体内硒与许多金属如砷、镉、汞、铜、银和铅相互作用,具有解毒作用,防止组织损伤。③生殖系统L促进精子生成。④刺激抗体产生:可增强机体的抗病能力。

(池肇春　宋佳熹)

参考文献

[1] Faraone－Mennella MR. Past and current topics on ADP－ribosylation reactions[J]. Front Biosci(Landmark), 2015;20:431－439.

[2] Akinyele IO, Shokunbi OS. Comparative analysis of dry ashing and wet digestion methods for the determination of trace and heavy metals in food samples[J]. Foo Chem, 2015;173:682－684.

[3] Goncalves A, Roi S, Nowicki M, et al. Fat－soluble vitamin intestinal absorption: Absorption sites in the intestine and interactions for absorption[J]. Food Chem, 2015;172:155－160.

[4] Zuo T, Li X, Chan G, et al. Dietary fucoidan of acaudina molpadioides and its enzymeatically degraded fragments could prevent intestinal mucositisinduced by chemotherapy in mice[J]. Food Func, 2015;6:415－442.

[5] 池肇春. 肝脏代谢功能[M]//池肇春,马素真主编. 消化系统疾病鉴别诊断与治疗. 北京:人民军医出版社,2006:8－21.

[6] 池肇春. 胆红素代谢. 池肇春主编. 黄疸的鉴别诊断与治疗. 北京:中国医药科技出版社,2006:20－34.

[7] 姚光弼. 肝脏的生理和生化[M]//姚光弼主编. 临床肝脏病学. 上海:上海科学技术出版社,2010:18－37.

[8] Gao X, Zeng Y, Liu S, et al. Acute stress show great influences on liver function and the expression of hepatic genes associated with lipid metabolism in rats[J]. Lipids Health Dis, 2013, 12:118.

[9] Takata A, Otsuka M, Yoshikawa T, et al. MicroRNAs and liver function[J]. Minerva Gastroenterol Dietol, 2013, 59:187－203.

[10] Tong X, Yin L. Circadian rhythms in liver physiology and liver diseases[J]. Compr Physiol, 2013;3:917－940.

[11] Cascy G. Jaubdice: an excess of bilirubin[J]. Nurs N Z, 2013;19:20－24.

[12] Hudson BH, Frederick JP, Drake LY, et al. Role for cytoplasmic nucleotide hydrolysis in hepatic function and protein synthesis [J]. Proc Natl Acad Sci U S A, 2013;110:5040－5045.

[13] 池肇春. 钙磷代谢与临床[M]. 上海:上海科学技术出版社,1986:63－65.

[14] 池肇春. 肝性骨营养不良[M]//池肇春,马素真主编. 胃肠及肝胆胰疾病鉴别诊断学. 北京:军事医学科学出版社,2003:475－481.

第二章　消化系统疾病常用治疗药物

第一节　利胆剂、胆石溶解剂

一、托尼萘酸(tolynicate and naphthylacetic，calledonau，加诺)

托尼萘酸商品名加诺，每片含 α,4－二甲基苯甲醇烟酸酯 37.5 mg，α－萘乙酸 75 mg。

【药理作用】

本品有促进胆汁分泌和生成作用，促进生理性胆汁分泌，保护肝脏，并能迅速改善消化道症状。α,4－二甲基苯甲醇与烟酸的酯化可缓解胆道痉挛所致的疼痛。α－萘乙酸为一有机弱酸，它除了能促进生理性胆汁分泌作用外，尚有极强的抗炎作用，能有效消除胆道的炎性水肿，保持胆道通畅。此外，本品还有促进肝细胞再生，改善肝功能的作用。托尼萘酸可明显增强胆囊造影的显影效果，促进肝脏对造影剂的清除。托尼萘酸也可提高胆汁内抗生素浓度。总之，两种活性成分协同作用，发挥强力消炎、利胆、护肝效应。

【适应证】

本品适用于整个胆管系统的急性、亚急性和慢性炎症性疾病，以及各种阻断肝脏胆汁分泌的疼痛，如肝炎、胆管炎、胆囊炎、胆石症、胆汁性绞痛、肝内胆汁淤积及黄疸；胆囊术后综合征，以及因胆汁分泌功能不良、进食脂肪或饱食后引起消化吸收不良性疼痛的预防性治疗；肝炎的辅助治疗。

【用法用量】

常用量 1～2 片，3 次/d，饭前服用。对严重的消化不良者，单剂服用量可增加至 3～4 片。用于胆道静脉造影量，注射造影前口服 5 片，注射 20 分钟后再口服 5 片，注射 50 分钟后再口服 5 片。

【禁忌证】

对本品有过敏者和严重胃功能损害者禁用。胆道梗阻性疾病（如结石嵌顿）、严重肝功能衰竭、肝性脑病、肠梗阻者禁用。

【不良反应】

耐受性良好，不良反应轻微。少数敏感者可能发生腹泻、恶心、呕吐、上腹不适、消化不良，罕见食欲减退、腹痛。产生不良反应时应减量或暂停给药。偶见过敏如皮疹瘙痒，应中止给药，停药后可消退。

【注意事项】

孕妇、哺乳期妇女及肝肾功能不良者慎用。

二、保胆健素(dyskinebyl)

【药理作用】

本品成分为二羟基二丁醚。具有利胆、消炎、解痉、护肝、降脂、排石的作用。

1. 利胆　本品促进胆汁迅速、强烈、持久的分泌。起效时间快，用药 10～20 分钟起效，30～60 分钟达胆汁分泌高峰。胆汁有形成分如胆固醇胆盐、磷脂、胆红素等较用药前增加 70%～220%。药效持续 180 分钟以上。

2. 消炎　可有效减轻炎性水肿及其所致的胆汁反流，从而恢复胆汁的畅通，起到消炎利胆、祛黄的作用。

3. 解痉作用　保胆健素有松弛 Oddi 括约肌作用，有助于胆汁排入小肠，而无促胆囊收缩作用。对幽门括约肌有收缩作用，这对防止十二指肠内容物反流至胃内是一种保护性反应。

4. 护肝作用　促进肝代谢及防止细胞损伤，动物实验证明有明显的护肝作用。

5. 排石作用　由于高效的分泌胆汁作用，胆道系统内胆汁不断更新，使胆道结石的形成系数降低，结石不易形成，胆酸的增加使胆固醇酯化增加，减少了胆固醇结石的效果。

6. 降脂作用　对血清胆固醇，有促进排出及分解代谢的作用，使高胆固醇血症患者下降恢复到正常胆固醇。

【临床应用】

1. 对急性、亚急性、慢性胆囊炎、胆管炎、胆石症、胆汁性肝硬化、肝炎、肝炎后综合征、胆道手术后综合征通过保胆健素的强促胆汁分泌及解痉作用，可明显减轻上述疾病的上腹痛、恶心、呕吐、发热、食欲减退等症状。

2. 功能性胆囊运动障碍、胆囊憩室、畸形等，保胆健素通过它的利胆消炎作用可使右上腹疼痛不适、饱胀、恶心、呕吐、食欲减退等症状改善。

3. 对肝原性或胆原性血清胆红素、ALT、AKP 等升高有降低作用。

常用量 1 粒，3 次/d，饭前口服。可酌情增加至每日 4～6 粒，起效迅速，一般服药 6～10 天即显效，总疗程依病情而确定。

【不良反应】

一般对心、肺、肝基本无影响，偶见尿频、尿量增多及尿色加深，此与尿胆红素排出增加有关。严重肝功能不全、肝性脑病、胆道完全梗阻、胆囊气肿患者禁用。

【制剂】

胶囊：500 mg/粒。

三、胆维他（trithioanethol，茴三硫）

【药理作用】

胆维他增强肝细胞活力，促进胆汁分泌；保护肝细胞，增强解毒功能；促进唾液分泌，调节胃肠功能，促消化作用。

【临床应用】

用于胆囊炎、胆管炎、胆石症及高胆固醇血症治疗；急慢性肝炎以及因消化不良引起的腹胀、便秘、厌食、恶心等消化不适症。成人每次 1 片，3 次/d，胆道完全梗阻者禁用。甲亢病患者慎用。

【不良反应】

偶有荨麻疹样红斑，停药即消失。

四、思美泰（transmetil）

思美泰又称腺苷蛋氨酸，有口服和注射剂两种。

【药理作用】

腺苷蛋氨酸是存在于人体所有组织和体液中的一种生理活性分子。思美泰作为甲基供体（转甲基作用）和生理性巯基化合物（如半胱氨酸、牛磺酸、谷胱甘肽和辅酶 A 等）的前体（转硫基作用）参与重要的生化反应。且通过膜磷脂甲基化而调节肝脏细胞质膜的流动性，而且通过转硫基反应可以促进解毒过程中硫化产物的合成。肝硬化时肝腺苷蛋氨酸合成酶（催化必需氨基酸蛋氨酸向腺苷蛋氨酸转化）的活性显著下降，因而削弱了防止胆汁淤积的正常生理过程。腺苷蛋氨酸抗胆汁淤积机制：①促进腺苷蛋氨酸－依赖性质膜磷脂的合成（降低胆固醇/磷脂的比例）而恢复细胞质膜的流动性。②克服转硫基反应障碍，促进内源性解毒过程中硫基的合成。

静脉注射本品后 45 分钟，血浆腺苷蛋氨酸达峰值，血浆半衰期为 1.5 小时。

【临床应用】

主要用于治疗各种原因所致肝内胆汁淤积症。初始治疗：500～1000 mg/d，肌内或静脉注射，应用 2～4 周。维持治疗每次 1 片，1～2 次/d，口服；另一种方法为口服治疗每次 1 片，3 次/d，口服时应整片吞服，不得嚼碎。为提高疗效应于两餐之间服用为好。

【不良反应】

长期大量服用未见严重不良反应，个别患者出现胃灼热、上腹痛。

【注意事项】

本品肠溶片在十二指肠内崩解，须在临服前从包装中取出，必须整片吞服，不得嚼碎。为了使本品更好地吸收和发挥疗效，建议在两餐之间服用。

【孕妇及哺乳期用药】

本药可用于妊娠期和哺乳期。

【制剂】

片剂：500 mg/片。

粉制剂：500 mg/支。

五、滔罗特（taurolite，牛磺熊去氧胆酸）

【适应证】

溶解胆固醇结石：在胆囊或胆囊管存在直径小于2 cm的胆固醇结石，拒绝手术治疗或不适合手术治疗者。

【用法用量】

溶解胆固醇结石，常用剂量：5～10 mg/(kg·d)，可分2～3次（相当于50 mg一日2～3次）于饭后服用。治疗时间不应少于3～4个月。

【不良反应】

本药在推荐剂量范围内有良好耐受性，偶有肠道功能紊乱发生，通常在继续进行治疗后消失。出现恶心、呕吐、上腹不适、隐痛、水样泻少见。

【禁忌】

对药物成分过敏者、消化道溃疡活动期患者、孕妇及哺乳期妇女禁用。

【注意事项】

有下列情况者不推荐使用：频繁发作的胆绞痛、胆道感染、严重胰腺疾病及小肠疾病、回肠切除、回肠造口、节段性回肠炎等。治疗半年结石大小未见减小者应终止治疗。在结石溶解后立即中断治疗可引起复发。

六、熊去氧胆酸（ursodeoxycholıc acid，UDCA）

【药理作用】

本品可增加胆汁酸的分泌，同时导致胆汁酸成分的变化，使本品在胆汁中的含量增加，本品还能显著降低人胆汁中胆固醇的饱和指数，从而有利于结石中胆固醇逐渐溶解。

【药代动力学】

口服后主要由回肠吸收，通过肝脏时被摄取50%～60%，仅少量的药物进入体循环，口服后1小时和3小时分别出现血药浓度峰值。UDCA的作用取决于胆汁中的药物浓度。半衰期为3.5～5.8天。

【适应证】

主要适用于胆固醇型胆结石形成及胆汁性缺乏性脂肪泻，也可以用于预防药物性结石形成及治疗脂肪泻。优思弗联合促动力学药物治疗反流性食管炎效果显著。对胆汁淤积症也有显著疗效。

【用法用量】

成人口服每日8～10 mg/kg，早晚进餐时分次给予。6个月为1个疗程。6个月后B超检查无复发者可停药；如结石已有部分溶解则继续服药直至结石完全溶解。

【不良反应】

一般使用安全，偶见便秘、过敏、头痛、头晕、胰腺炎和心动过速等。

【禁忌】

胆道完全梗阻和严重肝功能减退者禁用。

【注意事项】

长期使用本品可增加外周血小板数量。如治疗中出现反复胆绞痛发作，症状无减轻甚至加重，则宜中止治疗，并进行外科手术。孕妇及哺乳期妇女慎用。

七、优思弗(ursofalk，熊去氧胆酸)

【药理作用】

利胆：促进内源性胆汁酸的分泌并抑制其重吸收，治疗胆汁淤积；保肝：拮抗疏水性胆酸的细胞毒作用，保护肝细胞。溶石：抑制肝脏胆固醇的合成，促进其转化和排泄，溶解胆固醇性结石。化瘀：免疫力调节、抑制细胞凋亡、抑制炎症、清除自由基抗氧化。

【适应证】

本品适用于胆固醇性胆囊结石；胆汁淤积性肝病；胆汁反流性胃炎。

【用法用量】

胆汁淤积性肝病患者早晚各服 1 粒。溶石治疗一般需 6～24 个月。胆汁反流性胃炎每日 1 次，晚上睡前服用。

【不良反应】

治疗胆结石期间可能发生胆结石钙化，极少病例出现风疹及稀便。治疗晚期胆汁性胆管炎时，偶见且感化失代偿发生，停止治疗后恢复。治疗原发性胆汁性胆管炎时，极少病例可发生极严重的右上腹痛。

【禁忌】

急性胆囊炎、胆管炎的发作期、胆道完全阻塞、胆结石钙化、妊娠早期(前 3 个月)禁用。

【注意事项】

治疗的前 3 个月每周检查 1 次肝功能，以后每 3 个月检查 1 次。溶石治疗期间定期做 X 线检查。

第二节 肝病治疗药

一、易善力(易善复，essentiale，肝得健)

【药理作用】

易善力是从大豆中提纯的必需磷脂(EPL)，易善力由于含有大量亚油酰胺磷脂酰胆碱，对肝细胞有如下作用：①构成所有生物膜结构的最重要成分，保持和促进多种膜蛋白的生物活性；②激活膜蛋白酶，包括 β－羟丁酸脱氢酶、腺苷环化酶、Na^+-K^+－ATP 酶、琥珀酸氧化酶、糖基转移酶、磷酸化酶等，对分子跨膜通道起重要作用，还调节细胞内外的膜依赖性代谢过程；③不饱和脂肪酸如亚油酸是合成 PG 前体，使 PGE 合成增加；④EPL 是胆汁的重要乳化剂，促进胆汁代谢；⑤EPL 为脂蛋白的结构和功能成分，从而达到保护肝窦内皮细胞和细胞生物膜免受损伤，修复膜损伤、促进膜再生、促进肝细胞再生；通过抑制胶原生成，降低胶原/DNA 比率和肝脏羟脯氨酸生成而降低结缔组织形成，减少纤维化发生。易善力胶囊含 EPL(70% 为亚油酸)300 mg，维生素 B_1、维生素 B_2、维生素 B_6 各 6 mg，维生素 B_{12} 6 μg，烟酰胺 30 mg，维生素 E 6 mg。针剂每剂含 EPL 250 mg，维生素 B_6 2.5 mg，维生素 B_{12} 10 μg，烟酰胺 25 mg，泛酸钠 1.5 mg。单剂口服后 6 小时达到最高血药浓度，高浓度的 EPL 主要出现在肝脏、肾脏和肠黏膜。

【临床应用】

本品主要用于急性或慢性肝炎、肝硬化、肝性脑病、中毒性肝病，由各种原因引起的肝脏脂肪变性、胆汁淤积。

口服胶囊 1～2 粒，3 次/d，可用少量温开水整粒吞服。针剂通常每日 1～2 安瓿，在严重病例每日可注射 2～4 安瓿，两安瓿之内溶液可同时作一次缓慢注射。此药液应作缓慢静脉注射。不可与电解质溶液(生理盐水，林格液等)合并使用。有报告对 32 例糖尿病脂肪肝患者进行研究，治疗组 17 例，对照组 15 例，结果治疗组服用 EPL 6 个月后，在肝脏肿大消失、γ－GT 及脂肪细胞退化方面(下降 50%)都较对照组明显改善。

【不良反应】

未发现任何不良反应和禁忌证，也尚未观察到有药物相互作用。

【制剂】

胶囊：24 粒/盒。

针剂：5 ml /支，5 支/盒。

二、肌苷及肌苷酸钠（inosine，natrium - inosine）

【药理作用】

肌苷及肌苷酸钠的前体为腺嘌呤，两者药理作用大致相同。肌苷能直接进入细胞，活化丙酮酸氧化酶，提高辅酶 A 的活性，后两者均为丙酮酸转变为乙酰辅酶 A 的催化酶系，肝脏生化反应时，需要大量耗能耗氧，肝损伤时代谢障碍，产能底物和氧供缺乏，主要供能的葡萄糖代谢受到严重影响，糖呈无氧酵解，乳酸堆积，致细胞酸中毒，使肝受损加重。若此时给予肌苷就能使处于低能、低氧状态下的肝细胞继续进行三羧酸循环，从无氧酵解中争夺丙酮酸进入有氧氧化糖代谢途径，从而使机体低氧状态迅速恢复正常，使细胞呼吸顺利进行。

【临床应用】

本品主要用于急、慢性肝炎、中毒性肝炎、各种原因缺氧、低血压、中毒等所致肝损害，脂肪肝和肝硬化等。肌苷用量口服每次 200～600 mg，3 次/d；静滴 200～600 mg 加入液体中静滴，1～2 次/d。不能与氯霉素、双嘧达莫、硫喷妥钠等注射液配伍。肌苷酸钠片剂 0.1～0.2 g，3 次/d，肌内注射 0.1～0.2 g，2 次/d。

三、三磷酸腺苷（ATP）

【药理作用】

ATP 为一种辅酶，是体内能量的主要来源，有改善机体代谢作用，参与体内脂肪、蛋白质及核苷酸合成。动物实验证明，ATP 对改善机体能量代谢及维持线粒体正常结构有一定效果。但 ATP 酶不易通过细胞膜，能否发挥其生理效应，值得怀疑。

【临床应用】

已往 ATP 于机体在休克、缺氧状态作为代谢促进剂广泛应用于临床，在肝病方面用于治疗急慢性肝损伤、肝炎、脂肪肝、肝硬化等。由于疗效不确切，临床上应用已逐渐减少。ATP 肌注 20 mg，每天 1～3 次，也可静滴，20～40 mg 加入液体中静滴，或用 5% 葡萄糖稀释后缓慢静注。

【不良反应】

肌注 ATP 剂量较大时有局部疼痛。静注时可引起头晕、胸闷及低血压等，偶见引起过敏性休克。

【制剂】

针剂：10 mg /支。

四、还原型谷胱甘肽（GSH）

【药理作用】

GSH 的全称是 γ - 谷氨酰 - 半胱氨酰 - 甘氨酸（泰特，TAD），为谷氨酸、半胱氨酸和甘氨酸构成的三肽化合物。其分子中含有两个游离的羧基，一个游离氨基和一个巯基（SH），其巯基是 GSH 最重要的功能基因。

GSH 半胱氨酸部分之巯基有很强的亲和力，可与化学物质及其代谢产物结合，从而使细胞免受损害。药物在体内通过含有细胞色素 P_{450} 的代谢酶系，经氧化、羟化等反应后，与 GSH 的巯基结合成为硫醇尿酸而排出体外。GSH 是谷胱甘肽过氧化物酶的底物，此酶可清除体内有害的 H_2O_2，此酶与超氧化物歧化酶（SOD）共同作用，清除体内的超氧离子及其他自由基，防止细胞损害。

【临床应用】

GSH 作为保肝药物用于临床，具有促进分解代谢清除自由基而达到保护肝细胞免受损伤作用，可用于各种原因所致的肝功能受损患者。

TAD 用量,轻症:TAD 300 mg,一日 1～2 安瓿,肌注或静脉缓注。重症:TAD 600 mg,肌注或静脉缓注。

【不良反应】

可有药疹、恶心、呕吐,停药或对症处理后可消失。注射局部可有疼痛。

五、水飞蓟素(Silymarin)

【药理作用】

水飞蓟素为菊科草本植物,其主要药理作用为对细胞膜结构及细胞代谢有稳定作用,能对抗肝细胞坏死,减轻脂肪变性,抑制 ALT 的升高,对肝细胞起保护作用。

【临床应用】

主要用于急慢性肝炎和脂肪肝治疗。益肝灵 2 片,3 次/d,利肝隆 2～4 丸,3 次/d,连服至少 5～6 周,待病情改善后服用维持量,1～2 丸,3 次/d。水飞蓟葡甲胺片 50～100 mg,3 次/d。复方益肝灵4 片,3 次/d。水飞蓟宾邻苯二甲酸单酯钠由水飞蓟素与葡萄糖甲胺合成而得,25～50 mg,肌注,每天1 次。以上药物 1 个月为 1 个疗程。必要时可连续用 2～3 个疗程。

【不良反应】

不良反应不明显,个别病例有上腹不适、恶心,对症处理后可消失。

【制剂】

片剂:益肝灵每片含水飞蓟素 38.5 mg,复方益肝灵每片含水飞蓟素 21 mg,水飞蓟葡甲胺每片为 50 mg,100 mg 两种。

丸剂:利肝隆。每丸含水飞蓟素 35 mg。

针剂:水飞蓟宾邻苯二甲酚单酯钠 25 mg/支。

六、甘利欣(glucyrrhizic acid)

【药理作用】

甘利欣为甘草酸的第三代产品。作用机制有:①抗肝脏毒物作用:可降低四氯化碳、鬼笔碱等多种肝脏毒物引起的转氨酶升高,同时又能减轻肝脏病理损伤,增强肝脏的解毒功能;②抗炎作用:通过抑制磷脂酶 A2(PL－A2)活性和 PGE2 的生成;③抑制钙离子内流:避免因 Ca^{2+} 在细胞内过量而产生损害;④免疫调节和抗病毒作用:甘利欣能提高 IFNγ 和 NK 细胞活性;⑤抗生物氧化:甘利欣能清除氧自由基,抑制脂质过氧化作用,从而起到保肝解毒作用。

【临床应用】

目前已用甘利欣治疗各种肝炎,尤其是慢性重型肝病患者的治疗。对于肝纤维化、酒精及药物性肝病,流行性出血热、银屑病、带状疱疹、过敏性皮疹等病治疗,也有较好的疗效。

常用量口服 150 mg,3 次/d。静脉滴注时用甘利欣开始 150～200 mg(30～40 ml)加入 5%～10% 葡萄糖液 250 ml 中静滴,7～10 天后改为 100～150 mg/d 静滴。1 次/d,2 个月为 1 个疗程。

【不良反应】

一般无不良反应,停药后有部分患者出现肝酶反跳。偶见下肢水肿。严重低血钾、高血钠、心力衰竭、肾衰竭患者禁用。

【制剂】

片剂:50 mg /片。

针剂:50 mg /支。

七、天晴甘平(diammonium glycyrrizinate entericoated capsules,甘草酸二胺磷脂酰胆碱复合物肠溶胶囊)

【药理作用】

天晴甘平是 α 甘草酸二胺 50 mg 与磷脂酰胆碱 50 mg 的复合物,具有抗炎、降酶、抗氧化、抗肝纤维化、免疫调节、直接修复肝细胞膜等作用。通过抑制氧化应激、稳定肝细胞质膜、抑制脂质过氧化来改善肝细胞脂肪变性，具有较强的抗炎、保护肝细胞膜及改善肝功能的作用。

【临床应用】

改善和治疗各种原因导致的肝功能损害，适用于伴有转氨酶升高的各种肝病，如病毒性肝炎、脂肪酸性肝炎、药物性肝病、自身免疫性肝病、中毒性肝病等。口服，一次 3 粒，3 次/d。

【不良反应】

主要有纳差、恶心、呕吐、腹胀，以及皮肤瘙痒、荨麻疹、口干和水肿、头痛、头晕、胸闷、心悸及血压升高，以上症状一般较轻，不必停药。

八、天晴甘美(magnesium isoglycyrrizinate，异甘草酸镁)

【药理作用】

主要成分为异甘草酸镁，它是一种肝细胞保护剂，具有抗炎、保护肝细胞膜及改善肝功能的作用，可阻止血清转氨酶升高，减轻肝细胞变性、坏死及炎性细胞浸润，降低 NO 水平，减轻肝组织炎症活动度及纤维化程度，对免疫性肝损害也有保护作用。

【临床应用】

本品适用于慢性病毒性肝炎，脂肪性肝炎、中毒性肝病和自身免疫性肝病。1 次/d，每次 100～150 mg，加入 10% 葡萄糖注射液 250 ml 中稀释后静脉滴注，4 周为 1 个疗程，依病情需要可连用 2 个疗程。严重低钾血症、高钠血症、高血压、心力衰竭、肾衰竭患者禁用。

【不良反应】

少数患者有心悸、眼睑水肿、头晕、皮疹、呕吐，不出现血压升高和电解质改变不良反应。

九、复方二氯醋酸二异丙胺(diisoproplylamine dichloroacetate，甘乐)

【药理作用】

甘乐为机体提供甲基，促进卵磷脂生成，修复肝细胞。卵磷脂与肝脂肪、胆固醇、载脂蛋白结合成脂蛋白，从而将脂肪由肝内转移到肝外，减少肝内脂肪积聚。甘乐促进膜磷脂序贯甲基化，增强活力肝细胞膜的流动性，提高 Na^+-K^+-ATP 酶的活性，促进受损肝细胞的功能恢复。通过激活丙酮酸脱氢酶复合物，促进三羧酸循环，改善肝细胞能量代谢。甘乐通过柠檬酸裂解酶，使线粒体的柠檬酸裂解生成的乙酰 CoA 减少，从而抑制脂肪酸和胆固醇的合成。

【临床应用】

用于脂肪肝，肝内胆汁淤积，各种原因引起的肝功不良，急、慢性肝炎，肝脏肿大，早期肝硬化。口服 2 片/次，每天 1～2 次，静脉注射 40～80 mg，用 5%～10% 葡萄糖或 0.9% 氯化钠 50～100 ml 静脉滴注。

【不良反应】

偶见眩晕、口渴、食欲减退等。妊娠期未见不良影响，哺乳期也不受影响。无特殊禁忌。

十、门冬氨酸鸟氨酸(L－ornithine－L－aspartate，瑞甘)

【药理作用】

瑞甘可提供尿素和谷氨酰胺合成的底物。谷氨酰胺是氨的解毒产物，同时也是氨的储存与运输形式，在生理和病理条件下，尿素的合成及谷氨酰胺的合成会受到鸟氨酸、门冬氨酸和其他二羧基化合物的影响，鸟氨酸参与尿素的循环的活化和氨的解毒全过程。门冬氨酸参与肝细胞内核酸的合成，以利于修复被损伤的肝细胞。另外，由于某种原因门冬氨酸对肝细胞内三羧酸循环代谢过程的间接促进作用，促进了肝细胞内的能量生成，有利于肝细胞功能的恢复。

【临床应用】

治疗因急、慢性肝病如肝硬化、脂肪肝和肝炎所致的高氨血症，常用于肝性脑病的抢救。急、慢性肝炎口服 3 g/次，1～3 次/d，或 10～20 g，加入 10% 葡萄糖液中静滴，每天 1 次，10 天为 1 个疗程。肝胆外科手术、肿瘤放、化疗手术于术前或化疗前3天开始使用，每日5～10 g，静脉滴注。脂肪酸肝、酒精肝、中毒性肝病时期5～10 g，静脉滴注10天为1个疗程。或口服3 g，1～3次/d。

【不良反应】

静脉用药可有轻至中度恶心、呕吐或腹胀等，减少剂量或减慢滴速时可使以上反应迅速减轻。口服引起的上述不良反应，停药后自动消失。对严重肾衰竭患者禁用。

【禁忌】

对氨基酸类药物过敏者及严重的肾功能衰竭（血清肌酐＞3 mg/100ml）患者禁用。

十一、天晴复欣（苦参素）

【药理作用】

天晴复欣有抗病毒、抗炎、保护肝细胞、间接抑制肝纤维化形成；抑制TGF－RNA的表达，直接抑制胶原合成；调节肝细胞外基质（extracellular matrix，ECM）代谢酶，促进ECM降解。

【临床应用】

本品明显抑制细胞分泌HBsAg及HBeAg，显著降低HBV DNA水平。用于治疗慢性乙型病毒性肝炎和各种慢性肝病。600 mg静脉滴注，每天1次。口服300 mg，3次/d，6个月为1个疗程。

【不良反应】

个别患者出现头晕、恶心、胸闷，不需治疗可自行消失。

十二、促肝细胞生长因子（PHGF）

【药理作用】

PHGF是由6个组分组成的小分子活性肽。药理作用：①促进肝细胞DNA合成和细胞增殖。②保护肝细胞及防止肝坏死。③增强库普弗细胞功能，降低内毒素血症。④减少肝内胶原纤维合成，抗肝纤维化作用。⑤降低TNF的活性。⑥促进被损害肝细胞的修复。⑦增强单核－吞噬细胞系统功能，降低内毒素水平。⑧诱导淋巴细胞表达膜IL－2受体（mIL－2R），而降低可溶性IL－2受体（sIL－R）水平，还可增强NK细胞杀伤K562细胞活性，从而达到降低肝脏损害因子的水平，促进肝细胞再生，减少肝纤维化。增强肝细胞的生物氧化功能，进而修复损害的肝细胞。

【临床应用】

本品临床上用于治疗病毒性肝炎和肝硬化。治疗肝炎用PHGF 40～80 mg，加入10％葡萄糖溶液100～250 ml中静滴，每天1次，3个月为1个疗程。治疗肝硬化用PHGF 100～160 mg加入5％葡萄糖溶液中静滴，每天1次，1个月为1个疗程。一般适用2～3个疗程。一组治疗肝炎的报告ALT显效率84.8％，降低总胆红素显效率为92.3％，治疗肝硬化不仅具有降酶、退黄作用，而且能提高血清白蛋白（ALB）和消除腹水。过敏体质者应慎用。

【不良反应】

治疗后不良反应很少，约为1％，表现皮疹、低热、轻微头痛。

【制剂】

针剂：20 mg /安瓿。

十三、丹参（salvia mitiorrhiza Bge）

【药理作用】

丹参系唇形科鼠尾草属植物的根。丹参对四氯化碳（CCl_4）所致肝损害有明显保护作用，且有改善肝脏微循环，防治肝纤维化及促进肝细胞再生的作用。丹参通过减少体内免疫复合物（IC）和抗体数量，减轻免疫损害，从而终止免疫因素诱发的肝纤维化的启动环节，还可改善氨基酸代谢，减少芳香氨基酸的产生，使BCAA/AAA比值增高。抑制成纤维细胞的生长和增殖，促进胶原纤维的降低，肝纤维重吸收，达到抗肝纤维化作用。

【临床应用】

临床上用于病毒性肝炎和肝硬化的治疗。常用丹参注射液 15～20 ml（1 ml 含丹参 1.5～2.0 g）加入 10% 葡萄糖液 250 ml 中静滴，1 次/d，30 天为 1 个疗程。

【不良反应】

个别患者出现过敏反应。早孕者不宜注射丹参，因可引起出血、流产等。

十四、护肝片

护肝片主要由五味子、柴胡、茵陈、板蓝根、猪胆汁粉、绿豆组成。具有疏肝理气，健脾消食作用，起到保肝、降酶作用。通过提高免疫细胞活性有增强免疫功能作用。用于治疗肝炎、肝硬化。本品为糖衣片，每片重 0.36 g，3 次/d，4 周为 1 个疗程，连用 2～3 个疗程。本品无明显毒副作用。

十五、胰高糖素－胰岛素疗法（glucagon－insulin 疗法，G－I 疗法）

胰高糖素与胰岛素对肝细胞再生有协同作用，尚有保护肝细胞代谢功能，降低高氨血症和促进利胆作用。用于治疗慢性重型肝炎、肝性脑病。常用胰高糖素 1 mg，胰岛素 10 U 加入 5%～10% 葡萄糖溶液250 ml 中静滴，每天 1～2 次，要求在 4 小时左右滴完。不良反应有低血糖和低血钾，前者发生于输液后 3～6 小时，应注意观察，一旦发生低血糖可静推 25% 葡萄糖 60～80 ml 以纠正之。

十六、辅酶 Q10（能气朗，nequinon）

【药理作用】

辅酶 Q10 又名癸烯醌，是维持生命的必需物质。生物体的能量主要来自电子传递体系，在电子传递过程中氧分子完全还原成水，同时释放能量。辅酶 Q10 是能量转换的一个辅助因子，它在呼吸链中质子移位及电子传递中起作用。如果缺氧，辅酶 Q10 不足等原因造成氧分子还原不完全则形成氧自由基（OFR）。OFR 主要通过产生一系列过氧化反应以及与细胞内某些成分共价结合，从而影响到细胞的机能代谢，甚至细胞的结构。辅酶 Q10 可使肝组织获得高浓度 ATP 供给，可调节患者的免疫功能，改善症状和肝功能。

【临床应用】

辅酶 Q10 作为免疫调节剂用于肝病的治疗，包括各种肝炎、脂肪肝和肝硬化。常用辅酶 Q10 5～10 mg，每天 1 次，肌内注射。口服 10 mg，3 次/d。30 天为 1 个疗程。

【不良反应】

不良反应轻，可有恶心、厌食、上腹部不适等。偶见荨麻疹、一过性心悸和过敏性休克。

十七、思美泰（transmetil）

思美泰又称腺苷蛋氨酸，有口服和注射剂两种。参见本章第一节。

十八、氨基酸输液

慢性肝损害患者血浆氨基酸共同特点为丙氨酸升高及支链氨基酸/芳香氨基酸比值下降。为肝性脑病的发生机制之一。因此，提倡用支链氨基酸治疗肝性脑病和低蛋白血症。

【药理作用】

1. 提高血浆 BCAA 浓度，通过和其他中性氨基酸竞争运转促血浆 AAA 通过血脑屏障减少，阻止或减少假性神经递质的产生。

2. 肝功能障碍能量不足时，BCAA 为主要供能形式，保护机体。当能源充沛时，减少蛋白质的分解，促进或加强肝内蛋白合成，减少或抑制肌蛋白质分解，使血浆 AAA 下降。

3. BCAA 占人体必需氨基酸的 40%，主要在骨骼肌内代谢。正常人动脉血氨约 50% 由骨骼肌处理。BCAA 进入肌肉组织后可促进氨的清除。

4. 由于氨基酸溶液的组成是以 BCAA 为主，较常规氨基酸溶液产氨量减少。故认为 BCAA 治疗可降低

AAA 浓度，提高 BCAA/AAA 比值，使氨基酸正常化，能改善肝硬化肝功能障碍所造成的低蛋白血症。

【临床应用】

常用制剂见表 2－1。一般 15～30 天为 1 个疗程。

1. FO－80　每升溶液中含亮氨酸 5.5 g，异亮氨酸 4.5 g，缬氨酸 4.2 g，盐酸赖氨酸 3.8 g，苏氨酸 2.25 g，甲硫氨酸 0.50 g，苯丙氨酸 0.5 g，色氨酸 0.3 g。500 ml 于 2～4 小时内静脉输入，1～2 次/d。治疗肝性脑病神志清醒率 93.0%。

表 2－1　国内外常用氨基酸制剂的组成(g/L)

	FO－800 (Fischer)	14AA－800 (上海)	BCAA－3H (天津)	六合氨基酸 (沈阳)	肝安 (广州)	Falkamin* (西德)
	5.5	11.0	16.5	16.6	11.0	15.0
异亮氨酸	4.5	9.0	13.5	11.0	9.0	12.0
缬氨酸	4.2	8.4	12.75	12.2	8.4	13.0
色氨酸	0.38	–	–	–	–	1.2
苯丙氨酸	0.5	1.0	–	–	1.0	3.8
酪氨酸	–	0.76	–	–	0.66	–
赖氨酸	3.8	6.08	–	–	6.1	–
蛋氨酸	0.5	1.0	–	–	1.0	2.8
苏氨酸	2.25	4.5	–	–	4.5	–
丙氨酸	3.75	7.5	–	–	7.7	–
精氨酸	3.0	6.0	–	22.0	6.0	–
组氨酸	1.2	2.4	–	–	2.4	–
脯氨酸	4.0	8.0	–	–	8.0	–
丝氨酸	2.5	5.0	–	–	5.0	–
甘氨酸	4.5	9.0	–	–	9.0	–
门冬氨酸	–	–	–	4.0	–	–
谷氨酸	–	3.0	–	–	18.6	–
鸟氨酸	–	1.0	–	–	–	–
半胱氨酸	0.2	–	–	–	<0.2	–
BCAA 浓度	1.42%	2.84%	4.26%	3.98%	2.84%	40 g
总量	40.78	79.92	42.6	84.4	79.96	100 g
给药途径	静脉	静脉	静脉	静脉	静脉	口服

※Falkamin(肝活命)：另含脂肪 0.1 g，各种维生素 0.053 g，微量元素 0.0116 g，矿物质 1.14 g

2. 14AA－800　本品含亮氨酸 11.0 g，异亮氨酸 9.0 g，缬氨酸 8.4 g。250 ml 与等量 10% 葡萄糖溶液混合滴注，每天 2 次。治疗肝性脑病清醒率 84.6%。

3. 六合氨基酸注射液　本品含亮氨酸 16.6 g，异亮氨酸 11.0 g，缬氨酸 12.2 g。250 ml 与等量 10% 葡萄糖混合或单独缓慢静脉输入。每天 1～2 次。

4. 肝安注射液(HEP)　本品含亮氨酸 11.0 g，异亮氨酸 9.0 g，缬氨酸 8.4 g。250～500 ml 静脉缓慢输入，每天 1 次。治疗肝性脑病清醒率 53%，病死率 17%。

5. BCAA3H　每升中含亮氨酸 16.5 g，异亮氨酸 13.5 g，缬氨酸 12.75 g。常用 250～500 ml 静脉缓慢输

入,1 次/d。

6. Falkamin(肝活命) 主要含 BCAA,包括每升中含亮氨酸 15 g,异亮氨酸 12 g,缬氨酸 13 g,含少量 AAA。为最新生产的口服 BCAA 制剂。每包 26.7 g,每天 2~3 包(相当 27~40 g 蛋白质),每包温开水 100 ml 搅匀作为糖饮料服用。治疗肝性脑病,尚有促进蛋白质合成作用。

7. 肝安干糖浆 主要含三种 BCAA,每次 2~3 袋,3 次/d,口服。肝性脑病清醒有效率 91.2%。

【不良反应】

静滴过快可引起恶心、头晕、头痛、面红等不良反应。

第三节 制酸剂、抗反流和治疗消化性溃疡药

一、质子泵抑制剂

(一)奥美拉唑(omeprazole,OME),商品名洛赛克(losec)

【药理作用】

1. 质子泵抑制与 H^+-K^+ ATP 酶结合 胃壁细胞上存在 H^+-K^+ ATP 酶,胃酸分泌的最后步骤,由壁细胞分泌膜上的 H^+-K^+ 阳离子泵实施 K^+-H^+ 变换,H^+ 分泌入(分泌小管)腺腔内,此过程需 H^+-K^+-ATP 酶参与。奥美拉唑可与此酶结合使其失去活性,致使 H^+ 不能分泌,胃酸分泌受抑。奥美拉唑抑酸时间长短与剂量大小有关,口服 20 mg 后胃液 pH≥3.0 的持续时间为 16~18 小时,口服 60 mg 可持续 21 小时。口服 OME 单剂 30 mg 抑制 BAO 抑制率为 66.0%,高峰胃酸排泌量(PAO)71.2%,若连服 1 周,抑制率分别为 99.0% 和 98.4%,口服 60 mg 则其抑制率分别可达 91.7% 和 95.3%;超过 60 mg/d 抑酸强度并不增高。此外,对胃蛋白酶原的分泌则无明显影响。

2. 增加胃黏膜血流量,保护黏膜 口服 OME 4 周,胃黏膜血流增加 23%,服药 6 周增加 40%,此血流增加可能与胃泌素分泌增加及黏膜合成内源性前列腺素增加有关。十二指肠溃疡患者连服 4 周 OME,血清胃泌素由治疗前的 43.13 pg/ml,升至 95.4 pg/ml;胃溃疡患者由治疗前的 44 pg/ml,治疗 6 周后升至 103.33 pg/ml。也有报道治疗前胃泌素 20 pg/ml,治疗 6 个月后达 55 pg/ml,治疗 2 年后为 69 pg/ml。G 细胞数轻度增加。OME 的上述作用必须在迷走神经作用下。提示 OME 有胃黏膜局部保护作用,对于溃疡可促进其愈合。

3. 增加胃黏膜电位(PD) PD 由细胞膜内外正负离子差异造成,若细胞膜受损,则膜外阴离子进入细胞内,使 PD 降低,故 PD 值反映细胞膜的完整性。OME 在细胞膜稳定上有积极作用,可加速溃疡的愈合。

4. 增加胃黏液分泌量 服 OME 可使胃黏液量增加,起到保护胃黏膜作用,防止胃黏膜受损。

5. 抑制幽门螺杆菌(*H. pylori*) *H. pylori* 是慢性胃病发生的关键性因子。OME 可直接抑制 *H. pylori* 的尿素酶、尿素分解及氨生成减少,其次由于 OME 的使用提高了胃内 pH 值使 *H. pylori* 不宜于生长,抑制 *H. pylori* 的 pH 阈值为 5。此外,在 pH 为 5 或更高情况下,能使抗生素在胃内长时间保护活性,而不被破坏,从而更有效地杀灭 *H. pylori*。有报告用 OME 治疗 *H. pylori* 阴转率与西咪替丁作比较,OME 组为 58.6 %,西咪替丁对照组 22.4%,差异有非常显著性($P<0.005$)。

【临床应用】

OME 在临床上广泛用于治疗消化性溃疡、反流性食管炎、消化性溃疡病并上消化道出血和卓-艾综合征。常用剂量 20 mg 每日早晨吞服,症状较轻的患者可考虑用 10 mg,每日早晨吞服。治疗清除 *H. pylori* 一般为 20 mg,2 次/d,用 7~14 天。治疗症状较重的反流性食管炎一般用 40 mg/d, 分 2 次服。一般以 4~8 周为 1 个疗程。OME 治疗 GERD 有症状缓解迅速、使用方便、预防复发有效等优点。近来提出对非糜烂性反流性食管病(NERD)可用 OME 作为诊断性治疗,即服用 OME 20 mg,2 次/d,用 5~7 天。治疗后胃灼热、胸骨后痛、嗳气等症状明显缓解即可诊断。十二指肠溃疡,4 周为 1 个疗程,胃溃疡 4~8 周为 1 个疗程。疗程结束后十二指肠溃疡愈合率为 80.8%~97.8%,胃溃疡愈合率为 77.6%~97.7%。愈合率不受性别、年龄、吸烟、饮酒及溃疡大小的影响。OME 治起效快,约 1/3 患者当日即止痛,80% 患者 3 天内止痛。

消化性溃疡并发出血时常用 OME 首剂 80 mg 静脉推注，每天 1 次，连用 5 天，以雷尼替丁 400 mg/d 静脉推注连用 5 天作对照，结果 OME 组止血率 84.2%，雷尼替丁组止血率 15% 如果 OME 80 mg 冲击静脉推注 +8 mg/小时，持续静滴能降低患者的输血量、减轻出血的程度、减少出血时间和降低外科手术率。如果 OME 80 mg 冲击静脉推注 +40 mg/12 小时静滴能减少再出血发生率和外科手术率。有一组报告雷尼替丁 50 mg/4 小时静推，OME 80 mg 冲击剂量静推 +40 mg/12 小时静滴，手术率分别为 22.7% 与 3.8%。OME 唑比西咪替丁起效更迅速可靠（分别为 0.6 和 1.7 小时），且比西咪替丁能显著预防消化性溃疡再出血。此外，OME 还有预防颅脑损伤引起的应激性溃疡的发生。

目前认为 OME 是治疗胃泌素瘤并发溃疡治疗的最佳药物。卓 - 艾综合征时首次用量 60 mg，以后每日酌情调整在 20~180 mg，若能达到理想的抑酸标准（胃酸降至 10 mmol/L 以下），数日内症状迅速消失，治疗 1 个月至数年病例 100% 溃疡愈合。对 H_2 受体阻滞剂无效的本病病例用 OME 治疗仍有效，2 周溃疡愈合率 50%~70%，4 周 80% 以上，8 周 94%~100%。

【注意事项】

1. 注射用者只可用所附之专用溶媒溶解，其他溶媒一概不可使用，经溶解后的静脉注射液必须在 4 小时内使用。口服 OME 时勿咬碎，应吞服。

2. 治疗卓 - 艾综合征，在长期用药过程中应调整用药剂量，调整的剂量取决于重新测定用药前 1 小时的胃酸排出量。

3. 当怀疑胃溃疡时，应首先排除胃癌的可能性，因用本品可减轻其症状，从而延误诊断。

4. 尚无儿童用药经验。

5. 肝、肾功能不全者慎用。孕妇和哺乳期妇女一般不用。

【不良反应】

仅少数患者出现不良反应，且不重，一般均不影响继续治疗。消化系统不良反应可有腹泻、便秘、恶心或呕吐、腹胀、口干、口臭等。神经系统不良反应有头痛、头晕、失眠。因有抗雄性激素作用可有男性乳房发育、阳痿，女性月经延长。偶见心动过缓、右束支传导阻滞。

【药物相互作用】

本品干扰肝脏药物代谢酶系统，影响一些药物的体内代谢，如地西泮、苯妥英钠、华法林、硝苯地平。因此用上述药物时应酌情减量，以免用药过量引起不良反应。

【制剂】

OME 胶囊：20 mg / 粒。

OME 静注剂：40 mg / 瓶。

OME 静滴剂：40 mg / 瓶。

（二）艾司奥美拉唑镁肠溶片（esomeprazole，耐信，nexium）

【药理作用】

为第二代质子泵抑制剂。埃索美拉唑是唯一的单 S 型异构体而其他 PPI 制剂均为 R 型和 S 型异构体的混合物，通过特异性的靶向作用机制减少胃酸分泌为壁细胞中质子泵的特异性抑制剂。埃索美拉唑呈弱碱性，在壁细胞泌酸微管的高酸环境中察觉浓集并转化为活性形式，从而抑制该部位的 $H^+ - K^+$ ATP 酶，对基础胃酸（BAO）分泌和刺激胃酸分泌均产生抑制。口服埃索美拉唑 20 mg 和 40 mg 后，在 1 小时内起效。重复给以 20 mg 每天 1 次连续 5 天，在第 3 天服药后 6~7 小时测定，五肽胃泌素刺激引起的平均高峰泌酸量降低 90%。症状性 GERD 患者每天口服埃索美拉唑 20 mg 和 40 mg，5 天后 24 小时胃内 pH >4 的时间平均分别为 13 小时和 17 小时。埃索美拉唑 20 mg 每日 2 次，与抗生素联用 10~14 天，幽门螺杆菌根除率85%~90%，对没有并发症的十二指肠溃疡患者再单用抑酸剂作愈合溃疡和消除症状的后续治疗。

【药代动力学】

埃索美拉唑在小肠迅速吸收，于摄入后 1~2 小时达到血浆高峰值，单剂量 40 mg 给药后的绝对生物工程利用度为 64%，而每日 1 次重复给药后的绝对生物利用为 89%。埃索美拉唑完全经细胞色素 P450 酶系统（CYP）代谢。埃索美拉唑的大部分代谢依靠 CYP2C19，生成埃索美拉唑的羟化物和去甲基代谢物，剩余部分依靠另一特殊异构体 CYP3A4 代谢生成埃索美拉唑砜,后者为血浆中的主要功能代谢物,口服后 80% 以代谢物形式从尿中排出,其余的从粪便中排出。

埃索美拉唑在肝脏中的"首过"代谢较低,机体内清除率降低,因此,有更多的药物潴留于血循环中,到达质子泵起作用的药物更多,抑制 H^+-K^+ATP 酶的作用增强,达到更强的抑酸效果。正是这个优势,致使血浆浓度-时间曲线下面积(AUC)值更大,每个异构体到达质子泵的绝对数量增加,一旦到达壁细胞在泌酸微管中有酸存在的情况下,埃索美拉唑即转变为活性形式,对质子泵发挥抑酸作用。

【适应证】

主要用于反流性食管炎控制症状和防止复发,慢性胃炎和消化性溃疡时根除幽门螺杆菌,治疗消化性溃疡和防止其复发。也用于应激性溃疡的治疗。

【用法用量】

1. *反流性食管炎* 糜烂性反流性食管炎 20 mg,每天 2 次,连用 4 周。对未治愈或持续有症状的患者再服药治疗 4 周,1 个疗程最多不宜超过 8 周。对治愈的患者为了防止复发,用 20 mg,2 次/d。无食管炎,但有反流症状,用 20 mg,2 次/d,如果用药 4 周症状未获控制,就对患者作进一步检查。

2. *消化性溃疡* 尤其是十二指肠溃疡或并发幽门螺杆菌感染的患者,用埃索美拉唑 20 mg +阿莫西林 1 g+克拉霉素 500 mg,7~14 天为 1 个疗程。*H. pylori* 根除率高达 91%。

【不良反应】

不良反应发生率在 0.1%~10% 之间,可有头痛、腹痛、腹泻、腹胀、恶心、呕吐、便秘,少见不良反应在 0.1%~1%,有皮炎、瘙痒荨麻疹、头晕;中枢和外周神经表现为感觉异常、嗜睡、失眠、眩晕、可逆性精神错乱、激动、抑郁和幻觉;男子女性乳房发育;红细胞、血小板、粒细胞或全血细胞减少症;肝转氨酶升高脑病、黄疸、肝衰竭;关节炎病、肌无力和肌病;皮疹、光敏、多形性红斑;血管神经过敏性水肿、过敏反应、过敏性休克;外周水肿、视力模糊等。

【注意事项】

根除幽门螺杆菌治疗时,应考虑三联疗法中所有药物可能性的相互作用,克拉霉素是 CYP3A4 的有效抑制剂,因此当三联或四联疗法的患者同时服用其他也经 CYP3A4 代谢的药物,如西沙比利时,应考虑克拉霉素的禁忌和相互作用。对于肝功能有严重损害的患者埃索美拉唑应用不应超过 20 mg。妊娠期妇女慎用。

(三)雷贝拉唑(rabeprazole,波利特,瑞波特)

【药理作用】

为第二代质子泵抑制剂。雷贝拉唑通过胃壁细胞进入高度酸性的分泌小管中,在酸的诱导下活化,从而对质子泵尤其是活性泵发挥抑制作用,提高胃液的 pH 值。雷贝拉唑与 OME、兰索拉唑质子泵抑制剂(PPI)的不同点有:①起效快。雷贝拉唑在体内迅速转化为活性药物,在 5~10 分钟时对 PPI 作用即可接近 100%。雷贝拉唑在 pH=5.1 环境中的起效时间为 7.2 分钟,而 OME、兰索拉唑 pH≤4 的起效时间为 84~282 分钟,为雷贝拉唑的 10 倍以上。雷贝拉唑在 pH=1.2 的环境中的起效时间为 1.3 分钟,而 OME,兰索拉唑为2.8~4.6 分钟,为雷贝拉唑的 2~3 倍。雷贝拉唑与 OME 同样的剂量(20 mg/d),前者第 1 天即可达到最大胃酸抑制的 88%,而后者为 42%。患者用雷贝拉唑 1 天即可达到 60%~70% 的症状得到完全缓解。②有独特的非酶代谢途径。通过磺基化作用形成硫醚雷贝拉唑,只有极少部分经 CYPZC19 代谢形成去甲基雷贝拉唑,使药动学及疗效更稳定。OME、兰索拉唑在体内主要经两种细胞色素 P450 酶代谢即 CYPZC19 和 CYP3A4,由于人群中 CYPZC19 的基因型不同,容易导致药物的代谢差异和疗效的个体差异,而服用雷贝拉唑者胃内的 pH 值受 CYPZC19 基因多态的影响不显著,因此对于雷贝拉唑代谢的非酶依赖性大大减少了与其他药物的相互作用。实验显示,雷贝拉唑与华法林、苯妥英和茶碱之间不发生相互作用,这就增加了患者用药安全性。③药理作用强,较小剂量雷贝拉唑就可以达到较大剂量传统 PPI 的疗效。④体外研究发现,雷贝拉唑本身具有较强的抗菌作用。对 H. pylori 有一定的灭菌效果。

口服雷贝拉唑起效时间在 1 小时内,达峰时间 2~4 小时,半衰期约 1 小时。体外实验表明,抑制 H^+-K^+-ATP 酶的速度依次为雷贝拉唑>兰索拉唑>奥美拉唑>泮托拉唑。雷贝拉唑使人 pH 升高≥1 单位时间最短。服用雷贝拉唑胃内的 pH(3.4)以及 24 小时内 pH>4 的时间(8 小时)较兰索拉唑(30 mg,pH=

2.4)、泮托拉唑(40 mg,pH = 2)、奥美拉唑(20 mg,pH = 1.9)有明显的差异,使雷贝拉唑更能保护其活性,不被破坏,延长药物作用时间,可提高其抗 H. pylori 的疗效。此外,雷贝拉唑同样有抑制 H. pylori 尿素酶的作用,致 H. pylori 繁殖减少。

【临床应用】

临床上雷贝拉唑适用于胃及十二指肠溃疡、吻合口溃疡、溃疡所致上消化道出血、反流性食管炎、卓－艾综合征等。通常成人 10 mg,2 次/d, 病情较重者用量增加至 20 mg,分 2 次服。一般情况下胃溃疡、吻合口溃疡、反流性食管炎以 8 周为 1 个疗程、十二指肠溃疡 6 周为 1 个疗程、卓－艾综合征初始量 30 ~ 40 mg,以后以病情增加剂量,且需长期用药。

【不良反应】

罕见过敏反应或休克。总的不良反应少,可有便秘、腹泻、腹胀、头痛。也有视力障碍的报告,偶见血细胞减少、血小板减少、粒细胞减少。此药物过敏者、肝功不良、高龄患者慎用。孕妇、哺乳期妇女也应慎用。

(四)达克普隆(takepron,兰索拉唑,lansoprazole)

【药理作用】

为第一代质子泵抑制剂。药理作用同 OME。能特异地抑制胃壁细胞 H^+－K^+－ATP 酶,兰索拉唑由血液吸收入壁细胞内后,分泌到酸分泌细管,在酸性条件下变为活化体,兰索拉唑与 H^+－K^+－ATP 酶 SH 基结合使其失去活性,从而阻断胃酸分泌的最后环节。主要作用有:①兰索拉唑显著地抑制 BAO 分泌以及由各种刺激如组胺、五肽胃泌素等产生的酸分泌。②胃黏膜保护作用,抗溃疡产生和促进溃疡愈合。③抗 *H. pylori*作用比 Ome 强 4 倍。不论是早晨或晚上服药,pH≥3 的保护时间为 65% 以上。在兰索拉唑治疗过程中血清胃泌素值升高,停止服药 3 个月后恢复到正常,胃泌素升高的机制是由于低酸状态的持续使得负反馈系统发挥作用,从而提高了二级性胃泌素的分泌。治疗过程中并无亚硝胺产生增加。服本品 30 mg 血浓度达峰时间为 2 小时,血浆清除半衰期 1.3 ~ 1.7 小时,严重肝病患者有明显延长。

【临床应用】

1. 消化性溃疡 十二指肠溃疡时兰索拉唑常用量 30 mg,每天 1 次,一般 4 周为 1 个疗程。兰索拉唑与雷尼替丁 300 mg,每天 1 次作对照。治疗 2 周后治愈率分别为 77% 和 46%,治疗 4 周后分别为 95% 和 74%,疗效明显高于雷尼替丁。兰索拉唑与 OME 相比,治疗 2 周时治愈率分别为 74% 和 58%,治疗 4 周时治愈率均为 94%,6 周治愈率 90%~100%。两者无差别。上腹痛等症状 63%~75% 3 天内消失,2 周末消失率为 80%~100%。胃溃疡 30 mg/d,4 周溃疡愈合率 50%~79%,8 周为 80.1%~96%。对难治性溃疡也有很高疗效。

2. 反流性食管炎 30 mg,每天 1 ~ 2 次,连续服用 6 ~ 8 周,治愈率 84%~92%。

3. 卓－艾综合征 开始剂量为 60 mg / d,当日量增至 120 mg(每日 1 次)无效时,调整为每天 2 次分服。90% 病例每天 1 次即可。长期用药(平均 18.5 个月),25% 病例需增加药量,25% 病例需每日 2 次用药。本品能有效控制卓－艾综合征的高酸,且安全。

【不良反应】

兰索拉唑不良反应少见,发生率 2.2%,包括头痛、腹痛、腹泻、喉炎、恶心、眩晕、鼻炎、便秘、口渴等。2.7% 病例出现肝酶如 AST、ALT、ALP、LDH 或 γ－GT 升高。偶见皮疹、血小板、白细胞减少等。如出现皮疹、肝酶升高或血液学检查异常时应停药。

【注意事项】

在治疗过程中,应充分观察,按其症状使用所需剂量。有药物过敏史、肝功能障碍和胃癌患者慎用。本品不适用于孕妇和哺乳期妇女,对儿童用药的安全尚未确立。

(五)泮托拉唑(pantoprazole,PAN;潘妥洛克,泰美尼克)

【药理作用】

本品为第一代质子泵抑制剂。与 OME、兰索拉唑比较有以下优点:① H^+－K^+－ATP 酶具有高度选择性,作用很强;②耐受性好;③安全性高,有肝肾功能障碍的患者及老年人亦可应用;④药物相互作用小。与同时使用的抗酸药未见相互作用,一些药物如地西泮、避孕药、茶碱、华法林、苯妥英、地高辛无明显相互作用。

泮托拉唑在体内集中分布于胃壁细胞的酸性分泌小管内，在此酸环境中转化为有活性的亚硫磺酰胺，与分泌小管黏膜面的 H^+-K^+ ATP 酶半胱氨酸 SH 结合成二硫化合物而产生不可逆性失活，从而抑制胃酸分泌。由于本品对分泌小管有高度组织选择性，可显著降低对胃壁细胞以外的 SH 基蛋白发生反应。

【临床应用】

泮托拉唑主要用于十二指肠溃疡、胃溃疡和中重度反流性食管炎的治疗，此外配合克拉霉素、阿莫西林或甲硝唑可根除 H. pylori 感染。

对于 H. pylori 阳性的消化性溃疡患者可采取下列其中一种方案治疗：① 泮托拉唑 40 mg，2 次/d + 阿莫西林 1000 mg，2 次/d + 克拉霉素 0.5 g，2 次/d；② 潘托拉唑 40 mg，2 次/d + 甲硝唑 0.4 g，2 次/d + 克拉霉素 0.5 g，2 次/d；③泮托拉唑 40 mg，2 次/d + 阿莫西林 1.0 g，2 次/d + 甲硝唑 0.4 g，2 次/d。个别病例泮托拉唑剂量可增加至 80 mg/d。一般 14 天为 1 个疗程。有严重肝功能受损的患者，泮托拉唑的剂量应减少到隔日 1 片（40 mg）。若有肝酶增高则应停止用药。老年或肾功能受损的患者，每日泮托拉唑的剂量不应超过 40 mg。泮托拉唑肠溶片应在早餐前 1 小时配水完整吞服，每日用 2 次药者，第 2 次应于晚上睡前服。*H. pylori*阴性的十二指肠溃疡单剂潘托拉唑 40 mg，1 次/d，2～4 周为 1 个疗程。胃溃疡、反流性食管炎 4～8 周为 1 个疗程。

【不良反应】

本品耐受性良好，不良反应少见。偶见头痛与腹泻。极少发生恶心、上腹痛、腹胀、皮肤瘙痒及头晕，个别病例出现水肿、发热、抑郁及视力模糊。

【药物相互作用】

本品分子中的结构虽有吲哚环，但对肝药酶的影响却较 OME、兰索拉唑小很多，因此对主要经肝细胞色素 P450 代谢的药物如地西泮、华法林、苯妥英、茶碱、地高辛和口服避孕药却未见有明显的相互作用，本药与同时使用的抗酸剂也无相互作用。

二、胃黏膜保护剂

（一）替普瑞酮（teprenone），别名施维舒（selbex）

【药理作用】

替普瑞酮为萜烯类的一种，本品不影响胃液分泌及胃运动，对各种实验性溃疡及各种实验性胃黏膜病变均具有广谱抗溃疡作用。本药可促进胃黏膜、胃黏液中主要的再生防御因子、高分子糖蛋白、磷脂的合成与分泌，以提高胃黏液中的重碳酸盐，达到加强胃黏膜防御功能，保护细胞增殖能力。提高胃黏膜中前列腺素生物合成能力，改善胃黏膜血流，故可促进胃黏膜损伤的治愈。实验证明本品对盐酸、阿司匹林所致的溃疡、酒精性溃疡具有细胞保护作用。服用施维舒后出现 2 个血药浓度峰值，一个在服药后 5 小时、一个在服药后 10 小时，这是由于达峰浓度的时间散乱所造成的。

【临床应用】

施维舒用于治疗急性胃炎、慢性胃炎的急性加重期、胃溃疡。可改善胃黏膜的糜烂、出血、充血和水肿。胶囊制剂 50 mg，3 次/d 或 10% 细粒制剂 0.5 g，3 次/d，饭后 30 分钟内口服。

【不良反应】

有时出现便秘、腹胀、腹泻、口渴、恶心、腹痛等症状，偶有肝酶轻度增高，此外头痛、皮疹、全身瘙痒均属少见，如遇过敏情况应停止用药。

【药物相互作用】

本药与 H_2 受体阻滞剂合用可提高疗效。与其他药物少见有相互作用。

（二）达喜（铝碳酸镁，hydrotalcite，威地美）或胃喜（tisacid，碱式碳酸镁铝）

【药理作用】

达喜只作用于病灶部位，并不吸收入血流，可持续阻止胆酸和胃蛋白酶对胃的损伤，迅速中和胃酸，并可增强胃黏膜保护因子的作用。达喜具有独特的网状结构，既可中和胃酸，又可在酸性环境下结合胃内胆汁酸，当结合胆汁酸进入肠内碱性环境时又将胆汁酸释放，而不影响肠肝循环。

达喜活性成分为含有水羟基碳酸铝镁的无机化合物，具有持续酸中和能力。内镜观察证实，药片进入胃后，在1分钟内溶解和黏附在胃黏膜表面，使胃液的pH值不超过5。在正常剂量下，不引起磷酸盐的耗竭，也不会使血清铝含量增加。

【临床应用】

适用于急、慢性、胃、十二指肠溃疡、胃灼热、十二指肠胃反流、胃食管反流、双重反流（即有胃食管反流又有十二指肠胃反流）。常用量达喜成人1～2片，3次/d，饭后服。用于治疗胃和十二指肠溃疡时，需用药4周以上。长期使用应定期监测血中镁和铝的含量。严重肾功能障碍者慎用。达喜成人1～2片，3次/d，饭后1片，可吞服或嚼碎服，症状重时可在两餐之间和晚上睡觉前加服1～2片。

【不良反应】

大剂量服用可导致胃肠道不适，如消化不良和软糊状便。偶有嗳气和便秘。

【药物相互作用】

不能与四环素同时服用，因为两者会形成螯合物而降低抗菌作用。由于本药改变胃液的pH值，故服用其他药物必须间隔2小时。

（三）硫糖铝（sucralfate，ulcerlmin，胃溃宁）

【药理作用】

1. 抗酸作用和抑制胃蛋白酶作用　硫糖铝是一种不吸收的蔗糖硫酸酯的铝盐（8硫酸蔗糖的氢氧化铝盐）在胃酸中水解释放出氢氧化铝和硫酸化蔗糖，前者以凝胶形式发挥抗酸作用；后者能与胃蛋白酶形成复合物，抑制胃蛋白酶的作用，并与胃黏膜的黏蛋白络合形成保护膜，覆盖于溃疡面，促进溃疡愈合。

2. 结合胆盐、吸附胆汁酸　可防止反流的十二指肠液对胃黏膜的损害作用，减少胆汁反流性胃炎的发生。

3. 对表皮生长因子作用　能吸附表皮生长因子（EGF）使之在溃疡处浓集，亦能刺激EGF的分泌，加强细胞的再生和修复功能，促进溃疡愈合。

4. 黏液疏水性基因作用　可刺激黏膜细胞分泌碳酸氢，加强黏液碳酸氢盐屏障功能。

5. 增加PGE的合成与释放　增加胃内源性PGE_2和6－酮基$PGF1_2$的合成与释放，改善黏膜血流。

6. 提高胃黏膜膜电位　正常人胃黏膜膜电位：胃体部＞胃角部＞窦部＞十二指肠环部。萎缩性胃炎患者上述各部的电位差降低1/2～1/3，黏膜内pH值及HCO_3^-降低，引起位差降低，使细胞内缓冲能力下降，中和及清除逆弥散H^+能力降低，容易发生胃损伤。

7. 降低壁细胞敏感性　故能有效地抑制胃酸分泌。

【临床应用】

活动性十二指肠溃疡1 g，4次/d，饭前0.5～1小时和晚上饭后2小时服用。用药4～8周。亦可每次2 g，2次/d，疗效相同。嚼碎后吞服疗效较好。对十二指肠溃疡，用药4周愈合率59%～85%，8周为79%～91%。胃溃疡4周愈合率36%～61%，8周为75%～94%。预防十二指肠溃疡复发1 g，2次/d于早餐前0.5～1小时和晚餐之后2小时服用，也可2 g，1次/d，于晚餐前0.5～1小时或晚餐后2小时服用。本品在酸性环境中才能发挥药效，故不能与抗酸剂同服，必须合用时应间隔1小时以上。

【不良反应】

不良反应可有恶心、消化不良、腹部不适、眩晕和头痛，发生率5%。便秘较多见。本品在肠道内可与磷结合，长期口服可能出现低磷血症。

【药物相互作用】

硫糖铝可降低抗凝药、地高辛、苯妥英和喹诺酮类药物等在消化道吸收，需合并用药时必须间隔2小时以上服用。

（四）胶态次枸橼酸铋（CBS、枸橼酸铋钾，De－Nol，得乐，德诺）

【药理作用】

1. 抗溃疡作用　CBS促进胃上皮细胞分泌黏液，与胃蛋白酶具有螯合作用，使其失去活性。

2. 溃疡隔离作用　CBS 具有很高的水溶性和良好的胶溶性，胶体粒子 20～120 μm。在胃内酸性环境下铋与枸橼酸之间的键开放，在溃疡底部与蛋白质和黏液糖蛋白形成铋肽复合物，覆盖溃疡底，防止酸－蛋白酶的损害。

3. 促进溃疡愈合　CBS 能使黏膜内源性 PGE 合成增加，并能吸附表皮生长因子在溃疡处浓集，可加速溃疡的愈合。同时 CBS 使中性/酸性黏液成分比例向有利于溃疡愈合方面转化。

4. 抗 *H. pylori* 作用　实验证明 CBS 具有杀菌作用。与羟氨苄青霉素和甲硝唑三联用药，根除 H. pylori 效果更佳。

【临床应用】

1. 消化性溃疡　CBS 治疗消化性溃疡的疗效与西咪替丁相似，常用量 120 mg，4 次/d，三餐前 0.5 小时及晚睡前各服 1 次或 240 mg，2 次/d。口服。丽珠得乐 110 mg，4 次/d 或 220 mg，2 次/d。4～8 周为 1 个疗程，2 个疗程之间要间歇 4 周。十二指肠溃疡 4 周溃疡愈合率 78%～90%。胃溃疡的 4 周愈合率 68%～75.9%；8 周为 64%～90%。

2. 慢性胃炎　CBS 治疗慢性胃炎，其 *H. pylori* 清除率、症状缓解率及病理好转率分别为 81%、80% 和 75.9%，明显高于对照组。

3. 根除幽门螺杆菌　与 PPI 联用可延长抗菌作用时间，提高抗 H. pylori 疗效。

【不良反应】

由于硫化铋的形成而出现黑便，其他不良反应有恶心、呕吐、便秘和腹泻，偶见一些轻度过敏反应。罕见大剂量铋剂可引起脑病，肾功能不全慎用并依功能状况减小用药剂量，以免发生铋中毒。本品不能与抗酸剂同服，应间隔 1 小时以上。

【药物相互作用】

CBS 和四环素同时服用会影响四环素的吸收。服用本药期间不得服用其他含铋制剂，服用本品前后 0.5 小时内禁食，不得服其他饮料和药物。不能与 OME 合用，因 pH 值降低增加铋吸收可致急性铋中毒。

【制剂】

德诺：每片 120 mg。

丽珠得乐（枸橼酸铋钾胶囊）：每胶囊含 110 mg。

胶体次枸橼酸铋钠：每片 120 mg。

先瑞（枸橼酸铋钾胶囊）：每片 110 mg。

（五）盖世龙（gaslon，马来酸伊索拉定，irsogladine maleate）

【药理作用】

本药通过强化胃黏膜上皮细胞间的结合，增强黏膜细胞本身的稳定性以发挥细胞防御作用，同时具有增加胃黏膜血流供应的作用。口服后经消化道吸收迅速，用药后 3.5 小时达血浆峰浓度，血中半衰期为 150 小时。

【临床应用】

本品主要用于治疗胃溃疡，改善急慢性胃炎，胃黏膜病变，包括糜烂、出血、充血、水肿。常用量 2 mg，2 次/d，口服。

【不良反应】

可见便秘、腹泻、恶心、呕吐及肝酶轻度增高，皮疹少见，孕妇及儿童慎用。

（六）前列腺素类

1. 恩前列腺素（enprostilum，苯氧前列腺素，enprostil）　本品能抑制胃酸分泌；促使上皮细胞分泌碳酸氢盐中和胃酸；增加胃液中糖蛋白含量，增强黏膜血流。主要用于胃炎、胃溃疡和十二指肠溃疡的治疗。35 μg，2 次/d，口服，4～8 周为 1 个疗程。不良反应有腹泻、恶心、腹痛、便秘和头痛等。孕妇慎用或不用。

2. 米索前列醇（misoprostol，喜克溃，前列腺素 E，PGE）　为人工合成的前列腺素。本品有抑制 BAO 分泌和减少胃液分泌，抑制胃液中蛋白水解酶的活性，增加 HCO_3^- 和黏液分泌作用，因而使消化性溃疡愈合，并使症状减轻。主要用于治疗十二指肠和胃溃疡。胃和十二指肠溃疡 400 μg，2 次/d，或 200 μg，4 次/d，应用4～8周。预防抗炎药所致消化性溃疡200 μg,每天2～4次,口服。不良反应有腹泻、消化不良、肠胀气、腹痛、恶心、呕吐、月经过多、阴道流血、皮肤瘙痒、偶有眩晕。孕妇、哺乳期妇女禁用。

3. *奥诺前列素(ornoprostil)*　为PGE1衍生物。主要直接作用于胃黏膜,抑制胃酸分泌,增加黏膜血流,促进胃黏液分泌,对胃黏膜起保护作用。主要用于治疗胃溃疡,用量5 μg,4次/d,餐间及睡前口服。不良反应可见过敏反应、腹泻、便秘、腹胀、恶心、呕吐、食欲减退、肝酶增高、月经异常等,因此过敏者、孕妇禁用。

(七)思密达(smecta)

思密达(蒙脱石,复合硅铝酸盐)是全消化道黏膜保护剂,为一种硅铝酸盐,主要成分为双八面体蒙脱石微粒,其层纹状分子结构及非均匀性分布,使硅、铝等元素被封闭在分子晶格中不易释出,对消化道黏膜具有很强的覆盖能力。思密达只作用于消化道表面,不被吸收,不进入血液循环,对人体无任何毒性作用。

【药理作用】

1. 提高黏液质量,延长黏液存留时间,加强消化道黏膜屏障作用,增强黏液凝胶的抗攻击性,防止*H. pylori*、胃酸、胃蛋白酶及反流胆汁对胃黏膜的损害。

2. 缓冲H^+,使胃液pH值增高,服用思密达后可显著提高胃液的pH值,减轻H^+对上皮细胞的损伤。这种缓冲作用不同于碱化胃液的作用,持续时间长且使pH值缓慢升高,不影响正常消化功能,无反跳现象。

3. 思密达吸附消化道内气体,减少呼出氢气的量,降低给肠内气体的刺激性;降低肠道过分敏感性,加强结肠抵抗力,恢复肠细胞回吸收功能,尚可使肠蠕动正常化,但不改变正常的肠蠕动,因此用于治疗肠易激综合征、结肠炎、炎症性肠病。

4. 思密达固定、清除多种病毒、病菌及其毒素,阻碍菌落形成,并增强黏液对细菌代谢产物和毒性酶作用产物的抵抗能力。

5. 增强、延长黏液对损伤黏膜的覆盖能力,促进上皮细胞再生与修复。思密达与黏液糖蛋白结合,保持胃肠道黏膜,减少损伤因素的侵袭和提高黏液质量及肠细胞正常吸收分泌功能。

6. 消化道局部止血功能,通过激活凝血因子Ⅶ、Ⅷ和Ⅻ实现止血作用。思密达的作用特点是:不被肠道吸收,不影响食物的正常消化吸收,不改变大便颜色,不影响X线检查。

【临床应用】

思密达主要用于下列疾病治疗:

1. *肠易激综合征、炎症性肠病、结肠炎*　常用思密达3 g,3次/d,连用6周。对腹痛、腹胀、腹泻的症状有显著疗效,高达83.3%～100%。溃疡性结肠炎治疗用思密达3 g,3次/d,用药2～8周,有效率达75%。

2. *慢性胃炎*　用思密达3 g,3次/d。有报告,用De－Nol和羟氨苄青霉素作对照,治疗4周,治疗结束4周后腹痛、腹胀、恶心、呕吐、胃灼热等症状改善明显,总有效率94.1%、*H. pylori*根除率65.4%,不典型增生消失占61%。

3. *急、慢性腹泻*　成人常用量3 g,3次/d,用于治疗细菌性痢疾、病毒性肠炎、病因不明的急性腹泻病及迁延性腹泻等,对腹泻治疗有效率为92.9%。

4. *食管炎、反流性食管炎*　综合报告1023例反流性食管炎用思密达3 g,3次/d,总有效率为88.1%。

5. 消化性溃疡。

【不良反应】

除少数患者可产生轻度便秘外,无任何不良反应。

(八)麦滋林－S(marzulene－S)

【药理作用】

L－谷氨酰胺广泛存在于黏膜,参与胃肠道黏膜的代谢,若被谷氨酰胺酶破坏其作用,可出现黏膜萎缩和溃疡。谷氨酰胺参与己糖胺、黏多糖和黏蛋白的生物合成,能促进胃黏膜的分泌,促进上皮细胞的增殖,有利于组织的修复。此外,L－谷氨酰胺分别有防止无水乙醇降低胃黏膜内前列腺素E或使生长抑素增多的效果,具有明显保护胃黏膜功能,其作用机制可能与促进黏液分泌、前列腺素合成和使生长抑素含量增多有关,从而增强了胃黏膜的防御功能。另具有降低炎症介质的消炎作用,抑制肥大细胞分泌组胺的抗过敏作用以及抑制胃蛋白酶活力。

麦滋林－S 的作用机制有以下几个方面：①促进胃液中可溶性黏液分泌，加强黏膜对抗胃酸及其他有害刺激的屏障功能；②促进 D 细胞分泌生长抑素；③增强过氧化酶（CAT）和谷胱甘肽过氧化物酶（GSH－PX）的活力，通过后者消除自由基，削弱或阻断脂质过氧化作用，保护细胞免除脂质过氧化损害；④胃黏膜能合成大量的前列腺素，主要是 PGE_2、PGI_2 和 TXA_2，其中 PGE_2 具有很强的抗酸分泌和增加胃黏膜血流量等细胞保护作用，而麦滋林－S 可使 PGE_2 含量增加。促进肉芽组织的形成和上皮细胞的再生；⑤抑制 H. pylori 感染所引起的炎症反应，抑制组胺的释放，H. pylori 清除率 25.5%～45.5%；⑥促进胃黏膜细胞的新陈代谢，抑制胃蛋白酶的活性。

麦滋林－S 生物半衰期为 20～30 小时，血药浓度达峰时间约 3 小时。

【临床应用】

1. 慢性胃炎　麦滋林－S 对胃窦胃炎和胃体胃炎的总有效率可达 80%～100%，治疗后慢性萎缩性胃炎活动消失达 50%、症状缓解 93%、萎缩程度好转 13.3%，对肠化和异型增生的有效率达 70%，均优于 H_2 受体阻滞剂、铋剂和硫糖铝。常用量 0.67 g，3 次/d，6 周为 1 个疗程。

2. 胃及十二指肠溃疡　麦滋林－S 可明显缓解胃及十二指肠溃疡患者的上消化道症状，总有效率95%～100%，1 周症状缓解率 90%～95%，6 周溃疡愈合率为 40%～85%。均较雷尼替丁高。麦滋林－S 可明显减少溃疡的复发，治疗后 18 个月溃疡复发率为 3%～14%，而 H_2 受体阻滞剂治疗复发率可达 40%。此外，对吻合口溃疡和小儿消化性溃疡的疗效也高于 H_2 受体阻滞剂。

3. 急性胃黏膜病变的预防　麦滋林－S 对脑出血、严重烧伤、酒精中毒、抗皮质激素及 NSAIDS 等所致急性胃黏膜病变有显著的预防效果。

4. 对幽门螺杆菌作用　临床上应用麦滋林－S 后血清中 *H. pylori* 抗体转阴率 66.6%，胃黏膜 *H. pylori* 清除率 25.5%～45.5%，略低于胶体铋剂。

5. 功能性消化不良　麦滋林－S 治疗 4 周后可使胃动素含量增加，改善胃排空至正常。

6. 肿瘤患者　可减轻化疗药物对胃黏膜的刺激和损害，并能缓解化疗引起的呕吐。在治疗上述疾病时麦滋林－S 与制酸剂和抗炎药合用，并可提高疗效。

【不良反应】

可有轻微的口干、口苦、恶心、便秘、腹痛、腹胀、胃部不适、嗜睡，但不影响继续服药，且停药后即可消失。

（九）自维（谷氨酰胺胶囊，glutamine capsules）

【作用机制】

1. 谷氨酰胺是胃肠黏膜的特殊营养物质，是黏膜细胞代谢的重要能量来源。谷氨酰胺对胃肠黏膜防御因子成分，包括已糖胺、酸性黏多糖、糖蛋白的生物合成起促进作用。可明显保护和修复胃肠黏膜损伤，保护黏膜屏障，防止细菌、内毒素移位，从而降低肠源性感染，减少毒血症、败血症等发生。

2. 谷氨酰胺可促进蛋白质合成，防止病理或应激状态，如严重烧伤、手术、感染等情况下肌肉分解，减轻病症，促进创面愈合，减少手术并发症，降低多脏器功能衰竭的发生。

3. 谷氨酰胺为免疫细胞能量和物质代谢所必需的氨基酸，直接参与免疫细胞的生长、增殖、分化过程，可增强机体免疫力，增强细胞活力及对感染的防御。

【药代动力学】

口服后几乎完全被吸收，1～2 小时后达血药浓度高峰，给药 6 小时后 81% 由呼气中排出，尿中排出 4%，粪便中排出 1.5%。

【适应证】

1. 急慢性胃炎和肠炎，腹胀、腹泻、肠道不适和吸收不良等胃肠功能紊乱。

2. 消化性溃疡、口腔溃疡、溃疡性结肠炎、克罗恩病、肠易激综合征、短肠综合征。自维对消化性溃疡引起的腹痛、烧灼感、恶心及腹胀具有较好的疗效，服药 4 周后上述症状消失率 80%～100%。

3. 创伤、烧伤、手术及严重感染力所致胃、肠黏膜损害后的修复及提高机体免疫力。

4. 肿瘤患者因放疗、化疗引起恶心、呕吐、腹泻者。

5. 肝胆疾病引起的胃肠功能损伤，消化不良，腹泻，腹胀。

【用法用量】

3～4 次/d，每次 2 粒(0.5 g)。

【注意事项】

部分需要限制蛋白质摄入的晚期肝肾功能 不全患者慎用。吞咽困难者可拆开胶囊，用温水冲服。重症患者可将胶囊内的内容物用生理盐水调和后灌肠治疗。对无腹泻的患者长期服用可引起便秘，增加尿量、饮水量或摄入高纤维素含量食物可缓解。

第四节　解痉药

一、阿托品(atropinc)

【药理作用】

本品为阻断 M 胆碱受体的抗胆碱药，能解除平滑肌痉挛，改善微循环，抑制腺体分泌，抑制迷走神经，使心跳加快，改善窦房结及房室传导，散大瞳孔，使眼压升高，兴奋呼吸中枢等。

【临床应用】

1. *有机磷中毒*　硫酸阿托品能对抗乙酰胆碱，对解除毒蕈碱样作用有明显效果，可提高机体对乙酰胆碱的耐受性。同时也能解除一部分中枢神经过敏系统的中毒症状，可兴奋呼吸中枢，使昏迷患者清醒。阿托品不能破坏磷酸酰类物质，也不能使被抑制的胆碱酯酶活力，或分解乙酰胆碱。阿托品对胆碱样作用无效，故不能制止肌肉颤动及抽搐，且对呼吸肌麻痹也无效。阿托品的用量和间隔时间应依病情而定，即根据中毒轻重程度不同使用不同的剂量和间隔时间(表 2－2，)原则上要求早期、足量使用，并要求 4～6 小时达到阿托品化。目前在有机磷中毒抢救治疗中阿托品用量过大的现象时有发生，表现为阿托品总量或 1 次用量过大、阿托品化维持时间过长。因此，主张阿托品 1 次用量不宜 >20 mg，阿托品化轻度中毒维持 24 小时，重度中毒维持 48 小时即可。大剂量阿托品可致 M 胆碱受体上调，出现阿托品依赖现象，使停药困难，且增加反跳的可能性；阿托品用量过大可致阿托品中毒(表 2－3)，直接导致死亡，阿托品用量越大，病死率越高。

表 2－2　不同病情的有机磷中毒的阿托品用量

	轻度	中度	重度
开始	1～2 mg，肌注，1～2 小时 1 次	2～5 mg 静注，每 30 分钟 1 次	5～10 mg 静注，每 10～30 分钟 1 次，连用 3～5 次
以后	0.5～1.0 mg 肌注，4～6 小时 1 次，至症状消失	1～2 mg 静注，每 2～6 小时 1 次	2～5 mg 静注，每 30 分 1 次
阿托品化后	不要求阿托品化	酌情减量	酌情减量

表 2－3　急性阿托品中毒与有机磷中毒的鉴别要点

	急性阿托品中毒	有机磷中毒
瞳孔	散大	缩小
出汗	无	多
面色	潮红	苍白
皮肤	干燥	潮湿
体温	高热	不热或低热
抽搐	阵发性，强直性	肉跳
心率	快	快(用阿托品后)

续表

	急性阿托品中毒	有机磷中毒
尿潴留	多见	少见
腹胀	多见	少见
胆碱酯酶	多正常	降低

2. *消化道及胆道功能紊乱有关痉挛性疼痛的对症治疗*　如胃肠平滑肌痉挛、消化性溃疡、胆囊炎、胆石症、急性胰腺炎等。口服阿托品 0.3～0.6 mg,3 次/d,口服。静注阿托品每次 0.5 mg,有效后改为口服。

3. *感染性休克*　常见的致病菌为革兰阴性细菌,如大肠埃希菌、克雷白菌属、绿脓杆菌、变形杆菌、脑膜炎双球菌、类杆菌等。革兰阳性细菌,如金葡菌、肺炎球菌和其他链球菌、梭状芽孢杆菌等也可引起休克。国内用抗胆碱能药如阿托品、山莨菪碱、东莨菪碱等药物治疗感染性休克,通过直接和阻断 α 受体作用解除血管痉挛,阻断 M 受体,维持细胞内 cAMP/cGMP 的比例,兴奋呼吸中枢、解除支气管痉挛,保持通气良好,调节迷走神经,提高窦性心律,降低心脏前、后负荷,改善肺循环,稳定溶酶体膜,抑制血小板和多形核细胞的聚集作用。常用剂量阿托品 0.03～0.05 mg/(kg·次),重症可用 0.1 mg/kg 静脉注射,每 10～30 分钟注射 1 次,有效者面色变红、四肢转暖,血压回升时可减量或延长给药间隔,一般用药 10 小时,如连续用药 10 次无效,可换用或改用其他药物,如多巴胺、间羟胺或苄胺唑啉等。

【不良反应】

有口干、无汗、散瞳、心动过速、便秘、支气管分泌稠厚、尿潴留,老年人出现精神症状或兴奋。阿托品的治疗量与致死量(最低致死量为 80～130 mg),故安全范围大,一般不易发生过量中毒。解救阿托品中毒时可使用拟胆碱药,如毛果芸香碱、加兰他敏等。

【注意事项】

1. 出现以下情况应谨慎用药:肝肾功能不全者、冠状动脉功能不全、心律失常、甲亢、慢性支气管炎、麻痹性肠梗阻、肠道麻痹、中毒性巨结肠、出血性直肠结肠炎、幽门狭窄、胃食管反流。

2. 妊娠呕吐应慎用。阿托品可分泌入乳汁,并降低乳汁分泌,故哺乳期妇女禁用。

3. 充血性心力衰竭有窦速者慎用。

【制剂】

硫酸阿托品片:0.3 mg/片。

硫酸阿托品注射剂:0.25 mg/ml,0.5 mg/ml,1 mg/ml,5 mg/ml。

二、山莨菪碱(654－2)

【药理作用】

本品为阻断 M 胆碱受体的抗胆碱药,作用与阿托品相似或稍弱,可使平滑肌明显松弛,大剂量时可解除血管痉挛,改善微循环,但其抑制血液分泌、散瞳和中枢兴奋作用强度仅为阿托品的 1/10～1/20。

【临床应用】

主要用于解除平滑肌痉挛,如胃、十二指肠溃疡、胆道痉挛等,也用于感染性休克的治疗。解除平滑肌痉挛一般用 5～10 mg,2～3 次/d,治疗感染性休克每次 0.01～0.03 mg/kg,静脉注射,每 10～30 分钟注射 1 次。病情好转后逐渐延长给药间隔。

【不良反应】

与阿托品相似。

【制剂】

片剂:5 mg/片,10 mg/片。

注射剂:5 mg/ml,10 mg/ml,20 mg/ml。

三、丁溴东莨菪碱(scopolae butylbromide,解痉灵)

【药理作用】

为外周抗胆碱药,除对平滑肌有解痉作用外,尚有阻断神经节及神经肌肉接头作用,但对中枢神经的作用较弱。对肠道平滑肌解痉作用较阿托品、山莨菪碱为强,因此可缓解平滑肌痉挛和抑制其蠕动,而对心脏、瞳孔以及唾液腺的影响较小。

【临床应用】

适用于胃－十二指肠、结肠镜检查前的术前用药,一些其他消化道检查用药,还适用于各种原因所致的胃肠痉挛、胆绞痛、肾绞痛或胃肠蠕动亢进。常用量成人每次 20～40 mg 肌注或稀释后静注。

【不良反应】

类似阿托品过量不良反应。出现过敏时应停药,青光眼、前列腺肥大致排尿困难、严重心脏病,器质性幽门狭窄和麻痹性肠梗阻患者禁用。

【制剂】

片剂:10 mg/片,20 mg/片。

注射剂:10 mg/支,20 mg/支。

四、罂粟碱(paparerinc)

【临床应用】

本品具有扩血管作用,适用于下肢慢性阻塞性血管病变、老年人眩晕感、肠系膜动脉栓塞等。对颅内高压患者、心脏传导阻滞,已用或未用左旋多巴治疗的帕金森综合征禁用。常用量口服 100～200 mg,每天 2～3 次。静滴 60 mg/小时。

【制剂】

片剂:100 mg/片。

注射剂:30 mg/支。

五、匹维溴胺(pinaverium Br,得舒特 dicetel)

【药理作用】

本品为选择性胃肠钙离子拮抗剂,通过抑制钙离子流入肠道平滑肌而发挥作用。通常直接作用于肠道平滑肌细胞的途径,通过阻断钙通道可以抑制由神经冲动、激素/神经递质等诱发的内脏高动力和高敏感状态,有效抑制内脏敏感相关递质引起的平滑肌收缩,降低肠道敏感性。减少由于交感神经活性过度增加而引起的运动过强,减少因激素和介质(胆囊收缩素、P 物质)引起的肠道过敏,可缓解肠道痉挛,恢复正常的肠道运动功能。降低炎症引起的直肠敏感性,缓解直肠膨胀诱发的腹痛。匹维溴胺没有抗胆碱能作用,对心血管系统没有不良反应,也无药物相互作用。

【药代动力学】

低于 10% 的口服剂量经胃肠道吸收,1 小时内达血浆峰浓度,清除半衰期为 1.5 小时,该药几乎全部在肝脏代谢并清除。动物研究显示,该药聚集于胃肠道中,该药 97% 与血浆蛋白结合。

【适应证】

对症治疗与肠道功能紊乱有关的疼痛、排便异常和胃肠不适,适用于肠易激综合征(IBS)、肠功能紊乱有关的疼痛及不适、肠蠕动异常、结肠痉挛。直接纠正 IBS 患者的高动力和高敏感状态,从而达到全面解除 IBS 患者的腹痛、腹泻、腹胀和便秘四大症状。也可为钡剂灌肠做准备。此外,对症治疗与胆道功能紊乱有关的疾病。用于胆囊炎、胆道痉挛、胆囊切除后综合征等。

【用法用量】

通常每次 50 mg(1 片),3 次/d,口服,进餐时用水吞服,必要时可增至每天 6 片。胃肠检查前 2 片,3 次/d,检查当日早晨服 2 片。孕妇及哺乳期妇女慎用。

六、定痉灵(NO-SPA,drotaverine HCl,盐酸屈他维林)

【药理作用】

屈他维林为异喹啉类衍生物,是直接作用于平滑肌细胞质的亲肌性解痉剂。屈他维林显著抑制磷酸二酯酶,导致 cAMP 浓度升高,高浓度的 cAMP 可激活肌球蛋白轻链激酶(MLCK)使肌肉松弛。cAMP 通过刺激钙离子向细胞外和肌浆网的转运而影响细胞质中钙离子浓度。本药作用于平滑肌而不影响自主神经系统,因此可用于抗胆碱类解痉药禁忌的青光眼和前列腺肥大的患者。

【药代动力学】

盐酸屈他维林吸收迅速。本品与人体血浆蛋白高度结合(95%~98%)。药物吸收后分布迅速,主要分布于中枢神经系统、肾上腺和肺。注射后的血浆峰浓度为 45~60 分钟。半衰期为 12 分钟。屈他维林有很强的首过效应,在人类仅有 65% 原型进入体循环。主要排泄途径为尿与粪便,54%~73% 通过尿液消除,仅有 0%~32% 通过粪便消除。

【适应证】

临床用上片剂用于治疗胃肠道痉挛,肠易激综合征,胆绞痛和胆道痉挛,胆囊炎,胆道炎。肾绞痛和泌尿道痉挛:肾结石、输尿管结石、肾盂肾炎、膀胱炎。痛经、先兆流产、子宫强直。注射液用于胆石症、胆囊炎、胆管炎、乳头炎引起的平滑肌痉挛;肾结石、输尿管结石、肾盂肾炎、膀胱炎等引起的泌尿道平滑肌痉挛;也用于胃肠道平滑肌痉挛。在产科用于分娩时宫颈扩张期,从而缩短分娩时间。

【用法用量】

片剂:成人 1~2 片,3 次/d,6 岁以上儿童 1 片,每日 2~5 片,每片 40 mg。注射液:成人 1~2 支/次,每支 40 mg,1~3 次/d,皮下或肌肉注射,对于痉挛持续状态,可用 1~2 支加入 5% 葡萄糖溶液中缓慢静滴。

【不良反应】

严重肝肾功能不良与心力衰竭患者禁用。不良反应偶见头痛、头晕、恶心、心悸和低血压。

七、奥替溴铵(otilonium Br,斯巴敏 spasmomen)

【药理作用】

本药为罂粟碱之人工合成衍生物,直接作用于平滑肌。其作用机制为影响离子通道之电位敏感度与磷酸-肌醇代谢途径。对平滑肌的解痉作用为罂粟碱的 3 倍,抑制由组胺引发的平滑肌收缩反应为阿托品的 5 倍。但对乙酰胆碱反应的抑制仅为阿托品的万分之一。主要作用在胃肠道、泌尿生殖器官的平滑肌,因此可适用于不宜使用抗胆碱药物的患者,如前列腺肥大。

【临床应用】

临床上用于肠易激综合征、肠痉挛、腹痛、憩室炎引起的疼痛、胆道痉挛。痛经、子宫痉挛、泌尿道感染引起的尿频、膀胱痉挛及痉挛性疼痛。

常用剂量,每粒胶囊含 60 mg,成人 1~2 粒,3 次/d,6~12 岁儿童 1 粒,3 次/d。用水吞服,勿咀嚼,用药过量出现兴奋和低血压,可按阿托品中毒进行处理。孕妇慎用。

【不良反应】

一般治疗剂量下无不良反应,用药过量出现兴奋和低血压,对后者可行支持疗法。

【注意事项】

青光眼、前列腺增生、幽门狭窄患者慎用。一般不用于孕妇和哺乳期妇女。

八、斯帕丰(spasfon)

【药理作用】

斯帕丰(间苯三酚注射液)能直接作用于胃肠道和泌尿生殖道的平滑肌,是亲肌性、非阿托品、非罂粟碱类平滑肌解痉剂。与其他平滑肌解痉药相比,其特点是不具有抗胆碱作用,不会产生抗胆碱样不良反应,如低血压、心率加快、心律失常等症状。对心血管功能也无影响。它只用于痉挛平滑肌,对正常平滑肌影响很小。各种毒性试验结果证明，本品注射液是非常安全的药物。

静脉注射本药后，血液浓度半衰期约为15分钟，给药15分钟后，在肝、肾和小肠组织分布浓度最高。

【临床应用】

临床上用于治疗消化系统和胆道功能障碍引起的急性痉挛性疼痛；急性痉挛性尿道、膀胱、肾绞痛；妇科痉挛性疼痛。过敏者禁用，妊娠及哺乳期妇女慎用。

肌内或静脉注射每次40～80 mg，每日40～120 mg。静脉滴注200 mg/d加于5%或10%葡萄糖溶液中静滴。

【药物相互作用】

由于物理化学反应，本品不能与安乃近同时混合使用，因可能引起血栓性静脉炎。避免与吗啡及其衍生物类药物同用，因这类药有致痉挛作用。

【不良反应】

一般无不良反应，极少有过敏反应，如皮疹、荨麻疹。

【制剂】

注射液：40 mg/4 ml（1安瓿）。

九、乐健素（Meteo Spasmyl，复方枸橼酸阿尔维林软胶囊）

【成分】

本品为复合制剂，每粒含枸橼酸阿尔维林60 mg，西甲硅油300 mg。

【药理作用】

1. 阿尔维林阻断钙离子通道，调节钙离子内流，缓解肠道平滑肌痉挛，同时阻断5－HT1A受体，降低内脏高敏感性，使腹痛缓解。

2. 西甲硅油在肠腔降低气泡表面张力，促进气泡的迁移或分解，从而缓解腹胀。

【适应证】

主要用于胃肠道胀气和腹痛，可有效降低肠易激综合征（IBS）患者腹痛/腹部不适。有调查显示，复方枸橼酸阿尔维林显著改善IBS患者腹痛/腹部不适症状，1周起效，2～4周疗效更加显著，在8周治疗周期内，复方枸橼酸阿尔维林组腹痛症状持续改善，腹痛强度从3.9降到1.4（$P<0.05$）而在马来酸曲美布汀组中仅从3.9降到3.1。复方枸橼酸阿尔维林有效缓解IBS患者中、重度腹胀、直肠肛门不适，疗效优于匹维溴胺。经复方枸橼酸阿尔维林治疗的IBS患者，有粪便异常的患者，粪便形态渐趋正常，因此使患者的生活质量得到显著提高。

【临床应用】

临床上用于治疗肠易激综合征、肠痉挛、腹痛、憩室炎引起的腹痛、胆道痉挛、痛经、子宫痉挛、泌尿道感染引起的尿频、膀胱痉挛及痉挛性疼痛。

【用法用量】

每次1粒，1日3次，饭前服用。本品只供成年人使用。

【不良反应】

复方枸橼酸阿尔维林安全性好，少数不良现象反应有荨麻疹、水肿，甚至发生休克；有时发生药物性肝损害，表现为转氨酶升高和药物性肝炎，停药后很快恢复。对复方枸橼酸阿尔维林过敏者禁用。

第五节　促动力药

一、多巴胺受体阻滞剂

此类药物包括甲氧氯普胺（别名胃复安）（metoclopramide）、吗丁啉（多潘立酮，domperidone）和氯波必利（clobopride），作用于多巴胺2受体（DAR_2），阻断多巴胺（DA）对上消化道抑制作用。这类药物不仅具有刺激胃、十二指肠动力特性，还可提高下食管括约肌压力，增强胃窦收缩，促进胃排空，而且通过作用于化学感受器激发区而起止吐作用。胃复安易通过血脑屏障，作用于神经系统引起焦虑、头晕、疲乏、共济失调等，发生率约20%，因此临床上已很少应用。在这里介绍吗丁啉(domperidone，多潘立酮)。

【药理作用】

本药为外周多巴胺受体阻滞剂，直接作用于胃肠壁，可增加食管下部括约肌张力，防止胃－食管反流，增强胃蠕动，促进胃排空，协调胃与十二指肠运动，抑制恶心、呕吐，能有效地防止胆汁反流，并且不影响胃液分泌。本品不易通过血脑屏障，对脑内多巴胺受体无抑制作用，因此，无锥体外系等精神、神经副作用。

口服后吸收迅速，15～30分钟可达峰值血药浓度，几乎全部在肝内代谢。半衰期为7小时。

【临床应用】

临床上用于治疗胃排空延缓、胃食管反流、食管炎症引起的消化不良症，如上腹饱胀、上腹痛、胃肠胀气、恶心呕吐。功能性、器质性、感染性、饱食性、放射性治疗或化疗所引起的恶心、呕吐。用多巴胺受体激动剂(如左旋多巴、溴隐亭等)治疗帕金森病所引起的恶心呕吐。

成人用量10 mg，3～4次/d，必要时剂量可加倍，儿童300 μg/(kg·次)，3～4次/d，饭前15～30分钟服用。

【不良反应】

偶见一过性、轻度腹部痉挛，此外可有口干、头晕，偶有血清催乳素水平升高，引起乳房压痛、溢乳、月经不规则，发生率2%～7%，但停药后即可恢复正常。抗胆碱能药可对抗本品的抗消化不良作用，故两者不宜合用。

【制剂】

片剂：10 mg/片。

混悬液：10 ml相当于10 mg。

二、5－HT4受体激动剂

(一)西沙必利(cisapride，prepulsid，普瑞博思)

【药理作用】

本品为全胃肠动力剂，作用机制主要是促进肌间神经丛，通过兴奋肠肌间神经丛节前神经元的5－HT4受体而间接增加胆碱能神经递质传送，以增强胃肠胃运动。可增强食管蠕动和下食管括约肌张力；可防止胃内容物反流入食管并改善食管的清除率，缩短食管酸暴露时间；可增加胃和十二指肠收缩性与胃窦－十二指肠的协调性；可减少十二指肠－胃反流；可改善胃和十二指肠的排空；可加强肠的运动并促进小肠和大肠的转运。本品缺乏拟胆碱效应，故不增加基础的及五肽胃泌素引起的胃酸分泌。因对心脏有一定毒性作用，故现已少用。

【临床应用】

1. 胃轻瘫综合征、慢性假性肠梗阻　临床上应用治疗慢性假性肠梗阻有效，常用剂量为10～20 mg，3次/d，口服。国内叶藩等报告90例胃轻瘫患者用西沙必利治疗，消化不良在1周左右完全缓解，对早饱，腹胀、恶心、呕吐的有效率100%，对腹胀、餐后不适为87.5%和85.7%。

2. 功能性消化不良　成人剂量5～10 mg，3次/d，饭前15～30分钟口服，认为是首选的动力药。

3. 慢性便秘　可缩短结肠通过时间，降低肛门直肠反射阈值和直肠感觉阈值，增加排便次数。常规剂量为5 mg，3次/d，也可加至10～20 mg，3次/d。普卡必利(prucalopride)不仅刺激肠肌间神经运动神经元的5－HT4受体，释放乙酰胆碱，还刺激NCNA(非胆碱能非肾上腺能)神经递质，促使结肠出现高振幅的蠕动收缩，促使排便通畅。促动力剂主要用于结肠通过缓慢型出口梗阻型便秘患者。

4. 反流性食管炎　西沙必利10 mg，4次/d，治疗8周，内镜下反流性食管炎愈合率为62.8%，疗效比雷尼替丁为好。

【不良反应】

可有一过性腹部痉挛、肠鸣和腹泻，发生腹部痉挛时可减少剂量，偶有过敏、轻度短暂的头痛、头晕和尿频。罕见可逆性肝功能异常的报道。肝肾功能不良患者使用时剂量减半。

【药物相互作用】

1. 本品加速胃排空从而影响药物的吸收率,经胃吸收的药物可降低,而经小肠吸收的药物可能会增加,如抗凝药、H_2 受体阻断药等。

2. 与普瑞博思同时使用时苯二氮䓬类及酒精的镇静作用可能增加。

3. 抗霉菌剂如酮康唑、氟康唑、伊曲康唑及红霉素素和克拉霉素会明显抑制西沙必利的代谢,导致西沙必利的血浆水平显著升高。

【制剂】

片剂:5 mg/片,10 mg/片。

(二)莫沙必利(mosapride,gasmotin,加斯清,ruiqi 瑞琪)

【药理作用】

药理作用与西沙必利相同。莫沙必利刺激肠肌神经丛 5 - HT4 受体,引起副交感神经末梢乙酰胆碱的释放,与平滑肌上毒蕈碱受体结合增加,引起消化道运动增强。人类肌层胃体部、幽门部、结肠和直肠均有 5 - HT4 受体分布,故可引起上述部位平滑肌收缩,使运动增强。莫沙必利增强食管蠕动和下食管括约肌张力,为防止胃内容物反流入食管,并可改善食管的清除率;增加胃和十二指肠收缩性与胃窦 - 十二指肠的协调性,有改善胃和十二指肠排空,减少十二指肠 - 胃反流;可加强肠的运动并促进小肠和大肠的转运。与西沙必利比较运动作用强,作用起效快,0.8~0.9 小时达血药峰值(西沙必利 2 小时),且无任何心脏毒性,因此使用更为安全。

【临床应用】

莫沙必利的适应证与西沙必利相同。主要用于:①慢性胃炎、功能性消化不良;②胃 - 食管反流,包括食管炎的治疗及维持治疗;③与运动功能失调有关的假性肠梗阻导致的推进蠕动不足和胃肠内容物潴留;④恢复肠道推进性运动,可作为慢性便秘的长期治疗药物。

常用量为 5 mg,3 次/d,因食物不影响疗效,故饭前、饭后皆可服用。4 周为 1 个疗程。一篇治疗功能性消化不良的报告显示,莫沙必利在改善症状方面与西沙必利相比较无显著差异($P>0.05$)。胃排空改善有效率两组间也无显著差异。

【药物相互作用】

与抗胆碱能药使用可使本品作用减弱,因此与抗胆碱药并用时应分开间隔使用。

【不良反应】

主要表现有腹泻、口干、眩晕、头痛、失眠、疲倦。程度均为轻、中度,不影响继续用药。不良反应总发生率为 2.77%~3.74%。可有一过性肝酶轻度增高、甘油三酯增高(1.0%)。

【注意事项】

1. 持续给药一段时间(通常为 2 周),仍未见消化道症状改善时,不应长期盲目给药。

2. 老年人服用应慎重,一旦发生不良反应应减少剂量。

3. 孕妇慎用,哺乳期妇女禁用,如必须应用时应停止哺乳。

4. 本品对胃肠动力的效应下部分作用可由抗胆碱能药物所阻断,因此两类药物不宜同时使用。

【制剂】

片剂:每片 5 mg。

三、胃肠运动节律双向调节剂

目前用于临床的制剂有马来酸曲美布汀、马来酸三甲氧苯丁氨酯片(cerekinon,舒丽启能、援生力维、诺为等)。

【作用机制】

直接作用于消化吸收道平滑肌,调节异常的消化道运动。

1. 胃肠运动低下状态时　①抑制 K^+ 的通透性,引起去极化,从而促进平滑肌收缩,使运动增加;②作用于肾上腺素能神经受体，即作用于外周(ENS)μ、κ阿片受体受体，抑制去甲基肾上腺素释放，从而增加运动节律；③解除对胆碱能神经的抑制性调节，使乙酰胆碱释放增加，促进平滑肌收缩使运动增加。

2. 胃肠运动亢进状态时　①抑制 Ca^{2+} 的通透性，抑制平滑肌收缩，使运动减少；②主要作用于胆碱能神经κ受体，抑制乙酰胆碱释放，从而改善运动亢进状态。

【药理作用】

1. 胃运动调节作用，可使胃自律运动的振幅减小，使其趋于规律的节律性收缩；抑制运动机能亢进肌群的运动，可增进运动机能低下肌群的运动。

2. 诱发成人生理性消化道推进运动，用于治疗便秘。

3. 使胃排空减弱得到改善，同时还可使胃排空功能亢进得到抑制。

4. 对肠运动作用可抑制大肠运动亢进，对肌肉紧张度低有增加紧张的作用。

5. 食管下段括约肌调节作用。降低四肽促胃泌素负荷引起的内压上升，同时也能使肠促胰液素引起的内压的降低得到回升。

6. 对消化道平滑肌的直接作用使胃肠蠕动增强。

【临床应用】

双向调节剂为全消化促动力药，临床上用于治疗胃轻瘫、功能性消化不良、胃-食管反流、十二指肠-胃反流、慢性假性肠梗阻、肠易激综合征等。

常用剂量：100~200 mg，3 次/d，饭前 15~30 分钟，口服。治疗肠易激综合征 8 周为 1 个疗程；治疗胃轻瘫可用更长时间。

【不良反应】

不良反应较少，其发生率为 3.49%，主要不良反应有一过性口干、舌麻、头痛、头晕和轻度γ-GT 升高，偶有腹泻、便秘和心动过速。如出现皮疹等过敏反应时应停用。

【制剂】

舒丽启能片剂：每片 100 mg。

援生力维片剂：每片 100 mg。

诺为片剂：每片 100 mg。

四、盐酸伊托必利(itopride hydrochloride，elthon，为力苏)

【药理作用】

本品具有多巴胺 D_2 受体拮抗活性和乙酰胆碱酯酶抑制活性，通过两者的协同作用发挥胃肠促动力作用。由于拮抗多巴胺 D_2 受体活性的作用，因此，尚有一定抗呕吐作用。

【药代动力学】

本品口服后在胃肠迅速吸收。经肝脏首过代谢，其相对生物利用度约 60%，食物对本品生物利用度没有影响。在肝脏主要通过黄素单加氧酶途径转化代谢。其代谢产物主要经肾排泄。清除半衰期约 6 小时。其促动力作用在治疗剂量范围内与剂量呈线性相关。

【适应证】

为力苏用于因胃肠动力学减慢引起的消化吸收不良症状，包括上腹部饱胀感、上腹痛、食欲减退、恶心和呕吐等症状，如功能性消化不良、食管反流病、慢性胃炎等。

【用法用量】

成人每次 50 mg，3 次/d，餐前口服。根据患者年龄和症状可相应调整剂量。若用药 2 周后症状改善不明显，宜停药。

【不良反应】

很少(<0.1%)发生皮疹、潮红和瘙痒等过敏现象。偶尔(0.1%~5%)发生腹泻、便秘、腹痛和唾液增加等症状。偶尔出现头痛、易激惹和眩晕、白细胞减少、尿素氮和肌酐水平增高、胸背痛和疲乏感等。

【注意事项】

本品能增加乙酰胆碱的作用，必须慎重使用。胃肠道出血、机械性梗阻或穿孔患者，应禁用本药。妊娠期妇女慎用。

五、普芦卡必利（prucalopride，力洛）

【药理作用】

普卢卡必利为苯丙咪唑类药物，选择性作用于肠道感觉神经元的 5－HT4 受体，加速结肠传输和近端结肠排空，同时可调节肠道的不协调运动。另有发现普卢卡必利对胃、小肠和结肠均有促动力作用。对正常传输型和慢传输型便秘均有治疗作用。一项随机、对照、双盲研究显示，与对照组相比，普卢卡必利可改善或使肠道运动状况恢复，疗效持久。其作用机制系通过兴奋肠肌间神经元的 5－HT4 受体释放乙酰胆碱，刺激胃肠道平滑肌收缩和蠕动，从而加速结肠传输，促进排便。普卢卡必利有较强的肠道动力作用，可显著促进结肠传输，诱导高幅推进性收缩（HAPCs），在改善肠道动力和传输、增加排便功能方面有显著作用。

【临床应用】

对慢性便秘患者有很好的疗效和安全性。普卢卡必利 2 mg，1 次/d，12 周为 1 个疗程，结果平均每周自发完全大便（SCBM）每周≥3 次的患者占 33.3%，显著高于安慰剂组（10.3%），$P<0.001$。欧洲推荐使用普卢卡必利治疗传统药治疗无效的便秘患者。初步研究显示也可用来治疗阿片类药物引起的便秘，由硬皮病引起的假性肠梗阻。

【药物相互作用】

普卢卡必利与其他药物相互作用很少，不经细胞色素（CY）P3A4 代谢，60% 的活性以原形经尿排出；与 CYP450 的药物同时使用，不会影响普卢卡必利的血浆浓度，因此可与其他药物联用。

【不良反应】

不良反应较少，主要功能为轻至中度头痛和消化道症状，大多发生在治疗第一天，且为一过性；心血管不良现象事件发生率与安慰剂组相似。

第六节　止吐药

一、康泉（kytril，盐酸格拉司琼，granisetron hydrochloride）

【药理作用】

康泉是效力最强，选择性最高的 5－HT3 受体拮抗剂，康泉与 5－HT3 的亲和力比其他受体高 13 000 倍，康泉仅与 5－HT3 结合。肿瘤患者进行化疗及放疗时，化疗药物和放射线刺激肠道的肠嗜铬性细胞分泌 5－HT，激活迷走神经元及中枢神经系统的 5－HT3 受体而引起呕吐。康泉可抑制 5－HT3 受体，故有止吐作用。

【临床应用】

康泉用于预防和治疗化疗或放疗引起的呕吐及恶心。成人口服 1 mg，2 次/d，1 天最大剂量≤9 mg。针剂用康泉 3 mg 稀释于 20～50 ml 溶液中，输注时间应超过 5 分钟。需于化疗或放疗前 1 小时口服或静注。最大剂量不超过 9 mg。每个疗程最多连续使用 5 天。预防用康泉 3 mg，静注，于化疗或放疗前使用，可防止呕吐及恶心超过 24 小时。老年人无须调整剂量，肝肾功能不全患者不需减小用量，孕妇及哺乳期妇女不宜使用，对格拉司琼过敏者禁用。

【不良反应】

未发现有锥体外系反应或其他严重不良反应，最常见的不良反应为头痛及便秘，但大多反应轻微。罕见轻度皮疹发生。

【制剂】

片剂：1 mg/片。

针剂:3 mg/3 ml。

二、盐酸昂丹司琼(ondansetron hydrochloride,枢复宁,zofran)

【药理作用】

在小肠上部,尤其是十二指肠部位肠嗜铬细胞中可发现大量的5－HT。当化疗药物进入血管可看到有大量5－HT从肠嗜铬细胞中释出。小肠含有大量的5－HT3受体,被激活后通过迷走神经传至大脑后支的化学感应诱发区(CTZ),CTZ本身的5－HT3受体直接被5－HT激活,CTZ接着激活呕吐中枢而引起呕吐。昂丹司琼的结构与5－HT的结构极其相似,本品与5－HT3受体相结合,使之无法与5－HT结合,从而达到"阻断"效应,将使呕吐中止。口服8 mg后约1.5小时达血浆峰值浓度。药物终末清除半衰期约3小时。

【临床应用】

昂丹司琼适用于化疗与放疗引起的恶心、呕吐。

剂量和用法:成人:对于高度催吐的化疗:开始时昂丹司琼可于化疗前缓慢静注或于化疗前15分钟内输注8 mg;接着24小时内可静脉输入1 mg/小时,或者用2剂8 mg的药物,间隔4小时以缓慢静脉注射或15分钟静注。上述两种用药方案均应接着每8小时口服8 mg,连用5天。对于催吐程度不大强烈的化疗:昂丹司琼可于化疗前缓慢静滴,或于化疗前15分钟内静注8 mg,也可化疗前1～2小时口服8 mg,接着每8小时口服8 mg,连用5天。对于放射治疗引起的恶心、呕吐:可每8小时口服8 mg昂丹司琼。药剂需于放疗前1～2小时服用。儿童:临床应用经验有限,4岁以上儿童用昂丹司琼常有止吐作用,且能耐受。

对本品有过敏者禁用,孕妇及哺乳期妇女慎用。

【不良反应】

头痛、头部和上腹部发热感或温暖感,偶有短暂性无症状的转氨酶增高。罕见大肠蠕动输送时间过长而导致便秘。静注速度太快会出现视力模糊。偶有胸痛、心律失常、低血压、心动过缓、不随意运动失调和癫痫发作。

【制剂】

片剂:8 mg/片。

注射剂:8 mg/支。

三、盐酸托烷司琼(tropisetron hydrochloride,欧必亭,navoban)

【药理作用】

本品为一种外周神经元及中枢神经系统5－HT3受体的高效、高选择性竞争拮抗剂。本品能选择性地阻断该反射中外周神经元突触前5－HT3受体的兴奋;在中枢神经系统内,本品对调节传入迷走神经的5－HT3受体可能有直接作用。

【临床应用】

本品用于预防和治疗化疗引起的恶心、呕吐。

常用成人推荐量为5 mg/d,6天为1个疗程,第1天于化疗前静脉滴注或静脉内推注;第2～6天口服给药,胶囊应在早晨起床时立即用水送服。过敏者及孕妇禁用。

【不良反应】

常见的不良反应有头痛、便秘、眩晕、疲劳及胃肠功能紊乱如腹痛和腹泻。

第七节　止泻药

一、盐酸洛哌丁胺(loperamide HCl)

目前有罗宝迈(loperamide－atlantic)、易蒙停(imodium)、腹泻啶胶囊几种制剂。

【药理作用】

本药作用于肠壁的阿片受体，可阻止纳洛酮及其他配体与阿片受体的结合，阻止乙酰胆碱和前列腺素的释放，从而抑制肠蠕动，延长肠内容物的滞留时间，增加水和电解质的吸收。也可通过增进氯化钠协同转运的间接作用，或抑制由钙依赖性促分泌素诱导的直接分泌作用，减少水和电解质丧失。此外，本药还可增强肛门括约肌的张力，抑制大便失禁和便急。本品易被肠壁吸收，几乎全部由肝代谢。人体的消除半衰期为9～14小时，平均10.8小时。

【临床应用】

用于各种原因引起的急、慢性腹泻，如急性细菌性食物中毒，急性肠道感染，各种动植物，药物急性中毒，急性工业中毒，肠原性、胃原性、胰原性慢性腹泻，慢性中毒和慢性肠道感染性腹泻等。

急性腹泻起始剂量成人2粒，5岁以上儿童1粒，以后每次不成形便后1粒，每日总量不超过8粒。慢性腹泻起始剂量每日成人2粒，5岁以上儿童伴胃肠胀气严重脱水的小儿、急性溃疡性结肠炎及由广谱抗生素引起的伪膜性肠炎患者禁用。哺乳期妇女慎用。

【不良反应】

偶见口干、胃肠痉挛、皮肤过敏、眩晕。

【制剂】

易蒙停胶囊：每粒含2 mg。

罗宝迈胶囊：每粒含2 mg。

腹泻啶胶囊：每粒含2 mg。

二、乐托尔（lacteol fort）

【药理作用】

本品为乳酸菌及其代谢产物，每胶囊含灭活冻干、经高温消毒之乳酸菌50亿个及中和后冻干的培养基80 mg，含乳糖、碳酸钙等赋形剂，加至每粒重量235 mg，具有直接抑制肠道病菌的生长及促进有益酸性细菌生长，增强肠道黏膜的免疫力。

【临床应用】

用于急、慢性腹泻的对症治疗，对急、慢性细菌性腹泻也有效。

用量：第1天成人早晨4粒，晚上2粒；儿童早晚各2粒；婴儿早晨2粒，晚上1～2粒。其后每天成人早晚各2粒；儿童早晨2粒，晚上3粒；婴儿早晚各1～2粒。口服。2岁以下婴儿可将胶囊内成分倒入液体内混合服用。

对于急性腹泻患者需采取适当措施预防脱水，如已发生脱水应及时补液纠正。

三、丽珠肠乐

【药理作用】

本药为青春型双歧杆菌经驯化培育而成的菌珠，经发酵精制而成。可补充对人体有益的正常生理性肠道细菌，纠正菌群失调；维持正常的肠蠕动，减少内毒素来源，降低血内毒素水平；还可产生多种生物酶，使蛋白质转变为氨基酸、脂肪转变为脂肪酶，糖特别是乳糖分解成乳酸，从而促进这三大营养素的吸收与利用；对于肝炎患者，能够改善肝功能，促进肝细胞功能的恢复，对肝硬化患者，能改善肝脏蛋白质的代谢，减轻肝脏负担，发挥护肝、保肝等作用。本药能在体内合成多种维生素，如维生素B族和尼克酸及烟酸，能补充多种微量元素和氨基酸，还有利于分解、转化和利用蛋白质及某些无机盐的吸收和利用。本药对T、B淋巴细胞、骨髓多能干细胞等有一定的激活作用。口服后直接寄生肠道。

【临床应用】

用于治疗各种原因所致肠菌群失调疾病，如急慢性肠炎、腹泻、便秘等肠功能紊乱的防治，以及菌群失调所致内毒素升高，如急慢性肝炎、肝硬化、肝癌等的辅助治疗。

成人用量1～2粒/次，早晚各1次，餐后口服。儿童剂量酌减，重症加倍。婴幼儿可取出胶囊内药粉用凉开水调服。

四、米雅 BM（miya - BM）

【药理作用】

本品片剂为乳白色，片剂中每片含有 20 mg 的酪酸菌末（5×10^7 个活性酪酸菌）。颗粒剂中每克含酪酸菌粉末 40 mg（含 1 亿个活性酪酸菌）。酪酸菌为人体肠道内正常菌群中的一种有益菌，在人体肠道内保持菌群平衡方面起着重要作用，能大量补充肠道内正常菌群的数量并促进其增殖，纠正菌群失调，并能迅速在肠道内定植，重新建立和增强肠道内有益菌群的优势，抑制致病菌生长，减少肠源性毒素的产生，并能在肠黏膜表面形成微生物屏障，阻止有害菌的定植和入侵，从而改善肠道内微生态环境，达到治疗和预防各种原因引起的腹泻和肠功能紊乱。服用本品后，其生物活性不受胃液、胆汁液、消化酶及抗生素的影响。

【临床应用】

用于治疗急、慢性肠道感染，伪膜性肠炎，溃疡性结肠炎，各种原因引起的肠道功能紊乱和腹泻、功能性消化不良及便秘等。功能性消化不良有效率为 94.1%，肠道菌群紊乱为 97.35%。通常片剂为成人 2 片，3 次/d，口服；颗粒剂为每次 1 包，3 次/d。

【不良反应】

无明显不良反应。

五、金双歧（golden bifid）

本品为三联活菌片，含有保加利亚乳杆菌、嗜热链球菌和长双歧杆菌，前两者为后者的生长、繁殖创造的必需的无氧环境，可有效发挥长双歧杆菌的生理作用，增强临床疗效。

【药理作用】

1. 补充人体正常菌，拮抗致病菌生长。金双歧含有对人体最有益的三种肠道正常菌，通过营养竞争、生物夺氧、产酸抑制和占位效应等途径，拮抗致病菌生长。

2. 参与膜菌群构成，坚固肠生物屏障。通过细胞壁上的磷酸与肠黏膜上皮细胞特异结合，形成紧密连接，在肠上皮细胞表面形成一层细菌膜，形成定植抗力，阻止致病菌定植和入侵。

3. 促进胃肠道蠕动，调整胃肠道功能。促进食物消化、吸收和利用；代谢产生大量有机酸，刺激肠壁蠕动，促进肠功能恢复，抑制腐败菌生长，减少毒素和代谢产物吸收。

4. 促进肠黏膜修复，维护屏膜完整性。具有控制内毒素血症、改善肠黏膜营养和肠道微循环、减轻氧自由基对肠黏膜的损伤、加速损伤黏膜再生。

5. 合成多种营养素，调节机体营养代谢。可合成维生素 K、维生素 B 族、叶酸和尼克酸；促进钙、铁和维生素 D 吸收；促进脂质与固醇类代谢，降低胆固醇。

6. 提高机体免疫力。金双歧诱导 B 细胞产生 IgM、IgG 抗体；刺激黏膜产生 sIgA 抗体；刺激巨噬细胞和 T 细胞分泌细胞因子 IL - 1，IL - 6、TNF - α 和 NO，激活 NK 细胞，诱生多量 IFN；提高机体血自稳机制和免疫监护机能。

【临床应用】

1. *治疗各类肠功能障碍*　用金双歧治疗菌群失调总有效率 89.70%，治疗便秘总有效率 93.47%，治疗急性腹泻总有效率 97.18%，治疗慢性腹泻总有效率 93.59%，治疗小儿腹泻总有效率 92.66%。

2. *辅助治疗慢性肝炎、肝硬化*　可有效缓解乏力、纳差、便秘、腹泻、腹胀等症状，有效率分别达 69.9%~100%。

3. *治疗内毒素血症*　用金双歧治疗 8 周，优于常规保肝药，总有效率 73.60%，对照组 42.1%，有显著性差异（$P<0.01$）。

要求饭后温水送服，常用量每次 4 片，2 次/d，婴幼儿酌减，重症加倍。

【不良反应】

未见不良反应。

六、贝飞达(bifido,双歧三联活菌胶囊)

【药理作用】

贝飞达为长双歧杆菌、嗜酸乳酸杆菌、粪肠球菌三种肠道益生菌配以多种益生元(如双歧因子可促益生菌增殖)冻干制成的活菌制剂。贝飞达可直接补充人体正常生理细菌,调整肠道菌群平衡,通过占位、营养竞争、激发机体免疫力、分泌抗生素、提高局部酸度等肠道中的有害菌类或致病菌起到抑制作用,减少了肠源性毒素的产生、抵御外袭菌的侵染;同时还能合成机体所需的各种维生素,如维生素 K、维生素 D、维生素 B 和消化酶类,促进营养吸收和消化;在结肠中定植,刺激肠道正常蠕动,保持排便通畅;益生元能选择性地为益生菌提供生长所需的能源,利于益生菌在肠道中定植、生长。

【临床应用】

贝飞达主要用于慢性腹泻、结肠炎、习惯性便秘、消化不良,因抗生素、化疗、放疗、环境改变等各种因素引起的肠菌群失调;也可作为慢性肝炎、肝硬化及肝病的辅助药物治疗,对于改善症状、提高生活质量,改善化疗、放疗效果均有显著的疗效。

每粒胶囊 210 mg,含活菌数≥5.0×10^7CFU/g。常用量每次 2~4 粒,2 次/d,饭后 0.5 小时温开水送服,重症加倍,儿童酌减。幼儿可剥开胶囊取出粉剂以温水或牛奶冲服。

【不良反应】

未发现不良反应。

七、双歧杆菌三联活菌胶囊(培菲康,bifico)

为双歧杆菌、嗜乳酸杆菌和粪链球菌三种益生菌组成的一类生物制剂。作用与金双歧和贝飞达相似。用于治疗轻中度感染性腹泻、非感染性腹泻、功能性便秘和菌群失调症。

【作用机制】

1. 双向调节机制　通过双向调节机制达到止泻、促进肠蠕动和解除便秘。三种人体原籍菌增殖形成保护菌膜,抑杀致病菌,治疗腹泻。益生菌产生的醋酸乳酸,具有抑菌和酸化肠道作用。肠渗透压增加,增加粪便含水量,软化大便,解除便秘。腹泻总有效率 92.1%,便秘总有效率 87.7%。

2. 调整肝硬化患者的肠道菌群　对肝硬化所致的腹泻、腹胀、便秘的总有效率 89%。还可降低血氨,改善血浆白蛋白水平,对治疗肝性脑病有一定的效果。

3. 增强防御功能　降低肠道 pH 值及产生细菌数和抗生素类物质,抑制致病菌。

4. 营养作用　参与合成多种维生素,如硫胺素、核发黄素、泛酸、叶酸等。

5. 提高免疫力　增加吞噬细胞的吞噬功能和促进 B 细胞抗体的产生,提高机体免疫力。

6. 促进肠道的吸收　培菲康改善矿物质代谢,治疗消化吸收不良的症状。

【适应证】

培菲康主要用于治疗慢性腹泻、便秘,因抗生素、放化疗等因素所致的菌群失调、腹胀、消化吸收不良等。临床上用于治疗肠易激综合征、慢性肺病的辅助治疗、腹泻或便秘、肠道菌群失调、溃疡性结肠炎、小肠细菌过度生长(smail intestinal bacterial overgrowth,SIBO)等。

【用法用量】

胶囊每粒含 210 mg,成人 2~3 次/d,每次 2~3 粒,症状严重可加倍服用,儿童酌减。

八、酪酸梭菌二联活菌胶囊(combined clostridium butyricum and bifidobacterium capsule)(常乐康)

【药理作用】

本品含酪酸梭菌、双歧杆菌活菌菌粉。酪酸梭菌可抑制霍乱弧菌、肠出血性大肠埃希菌等肠道致病菌的生长,对痢疾志贺菌、猪霍乱沙门菌的生长也有抑制作用。酪酸梭菌在肠道能暂时定植,保持 10 天左右后被排出体外。双歧杆菌为常住有益菌,口服后能在肠道长期、定植生长。

【适应证】

本品适用于急性的、非特异性感染力引起的急性腹泻，抗生素、慢性肝病等多种原因引起的肠道菌群失调及相关的急、慢性腹泻和消化不良。

【用法和用量】

胶囊每粒含药粉 420 mg。成人一次 3 粒，2 次/d，急性腹泻连用 3 ~ 7 天，慢性腹泻连用 14 ~ 21 天，或酌情延长。儿童口服每次 1 粒，2 次/d，不能吞服胶囊者，可取胶囊内粉末用凉开水、果汁或牛奶、送服。

【不良反应】

很少出现不良反应。仅个别患者出现轻度皮疹或胃部不适，可自行消退。

【注意事项】

勿用热开水送服。本品不宜与抗生素类药物同时服用。妊娠期妇女慎用。

九、思密达（smecta）

参见本章胃黏膜保护剂。

十、鸦片（opiun）

一般不用于腹泻的治疗。本品适用于非器质性腹泻的对症治疗。成人每日 1 ~ 4 片，老年患者、慢性呼吸困难及 30 月龄以上儿童，每天 1 ~ 2 片。应根据腹泻的程度、年龄及患者状况，调整补液及给药途径。支气管收缩痉挛及呼吸抑制时禁用。孕妇及哺乳期妇女不宜使用。

十一、凝结芽孢杆菌活菌片（bacillus coagulans tablets live，爽舒宝）

【药理作用】

本品为凝结芽孢杆菌活菌制剂。其药理作用：①耐胃酸进入肠道，分泌肠道促进剂乳酸，促进肠道蠕动，加速排便。②乳酸为肠黏膜的营养物质，有修复肠黏膜、消除炎症的功能。③凝结芽孢杆菌能促进双歧杆菌等肠道有益菌生长，分泌抗菌凝固素，抑制肠道风变形杆菌、痢疾杆菌等肠道有害菌。④减少氨、胺、吲哚等肠道毒素的产生，消除肠道毒素对肠的麻痹作用，避免肠道毒素吸收入血对肝、脑及皮肤等造成损伤，并能提高免疫功能，延缓衰老。⑤在肠道内产生酶和维生素类营养物质，促进营养物质的消化吸收。⑥ 降低髓过氧化物活性，有明显的抗炎治疗作用。⑦抵制 IL－8、IFN－α 等致炎症因子的过度异常表达，抵制抗结肠抗体 IgG 过度表达，降低 B 淋巴细胞转化率，提高 T 淋巴细胞转化率，纠正肠道免疫紊乱，恢复肠道免疫耐受力，从而起到消除炎症、溃疡作用。

【适应证】

治疗因肠道菌群失调引起的急、慢性腹泻、慢性便秘、腹胀和消化不良等症。

【用法和用量】

成人首次服 6 片，以后 3 次/d，每次 3 片，用温水送服。急性腹泻连用 5 ~ 7 天；慢性腹泻或慢性便秘连用 14 ~ 21 天。

【不良反应】

在临床研究中，未见不良反应。

【禁忌证】

对微生态制剂有过敏者禁用。

【注意事项】

本品为活菌制剂，切勿将本品转瞬于高温处。避免与抗菌药物同服，需用时两者应相隔 2 ~ 3 小时。儿童、孕妇及哺乳期妇女慎用。

第八节　通便药

一、灌肠

适用于粪便嵌塞的患者，可用温盐水 2000～3000 ml 或温水 500～1000 ml，加肥皂水 75 ml 灌肠，或用 50% 硫酸镁 30 ml、甘油 60 ml、水 90 ml 即（1:2:3 的比例配制灌肠液）灌肠。栓剂有甘油栓、开塞露等。

二、容积性轻泻剂

摄取多量膳食纤维，纤维素可增加粪便量并保留更多的水分。而且由于细菌能完全消化这些纤维，因此，膳食纤维使得粪便细菌数量增加。临床上用甲基纤维素，1.5～5.0 g/d，分次口服。

三、润滑性泻剂

用甘油或液状石蜡，每次 10～30 ml，睡前服用，每日 1 次直至通便为止，适用于粪便特别干结，或年老体弱、排便动力减弱的患者。

四、高渗性泻剂

应用高渗性泻剂的目的主要使粪便松软且含有更多的水分，增加内容量以引起排便。可用：

（一）硫酸镁

硫酸镁 10～20 g、氧化镁 1～3 g、山梨醇 5～10 g，3 次/d，口服。

（二）杜密克（duphalac，lactulose，乳果糖）

【药理作用】

杜密克是乳糖的合成衍生物，不能在胃和小肠内降解，在结肠内由有益菌（如双歧乳酸杆菌）将杜密克分解转化为低分子的有机酸（如乳酸、醋酸），使结肠 pH 值降低，渗透性改变，可刺激结肠蠕动，加快大便移动。因而能缓解便秘，恢复结肠生理节律。

乳果糖增加粪便中双歧杆菌和乳酸杆菌，降低拟杆菌、梭状芽孢杆菌和肠杆菌的数量级，增加短链脂肪酸 SCFA；减少粪便促致癌酶类活性，从而改善肠道屏障功能。

乳果糖显著降低血液中内毒素水平，作用机制：① 抑制革兰阴性菌生长，减少内毒素血症；② 减少肠道内毒素吸收，具有抗内毒素活性；③ 保护肠黏膜屏障，减轻肠道内毒素引起的肠黏膜局部微循环障碍，阻断恶性循环；④ 乳果糖可间接刺激机体免疫力系统分泌 sIgA，增加肠道局部免疫力；⑤有效防治肝损伤的内毒素血症。

杜密克促进肠道含氮废物排泄对慢性肾衰具有良好的肠道透析作用。杜密克增加粪氮的排出，降低成本血磷，对肾功能具有保护作用。

【临床应用】

杜密克可用于需用缓泻剂的慢性或急性便秘。尤其适用于：①恢复老人或儿童正常的排便习惯；②预防大便干结或硬块；③用于治疗药物引起的便秘；④预防和治疗手术后患者和必须卧床的患者便秘；⑤ 肛裂或痔疮排便疼痛。

成人严重病例起始剂量（治疗初期 3 天）30～45 ml/d，口服，维持量 15～25 ml/d；中度病例起始量 15～30 ml/d，维持量 15～30 ml/d；轻度病例起始剂量 15 ml/d，维持剂量 10 ml/d。1～2 次/d 口服，餐后服用，也可分成早晚各服 1 次。如果 48 小时内未见效果，可增加剂量；如果出现腹泻，应减少剂量。

半乳糖血症、肠梗阻、对本品过敏者禁用。

【不良反应】

用药最初几天可有胃肠胀气，继续用药可消失，剂量过大时会出现腹泻。

（三）福松（聚乙二醇，PEG）

为近年在国内新上市的治疗慢性便秘的渗透性缓泻药，在便秘患者使用 17 g/d，治疗 8 周可增加大便次数和加速在结肠通过，适用于高血压、心脏病、肾功能不全、糖尿病合并便秘的患者。福松既不在肠内降解，也不产生有机酸或气体，不影响肠道 pH 值，亦不改变肠道的正常菌群，是一种安全性很好的有效药物。服药 24～48 小时后即可起效，并在治疗后 1 周可以保持每天 1 次大便。与杜密克相比起效快，改善大便性状和缓解排便困难的作用更明显，有效率分别为 98.36% 和 88.33%。

【作用机制】

通过氢链固定水分子，每日 10～20 g 福松使粪便含水量恢复正常，通过水化、软化粪便，并促进其在肠内的推动和排出，恢复正常的排便规律。聚乙二醇 4000 通过胃肠道时不被吸收，人体内缺乏分解福松的酶，因而无法将其分解。无肝、肾代谢，以原形随粪便排出体外。与其他通便药相比，福松能更有效地改善便秘患者的排便规律，增加排便次数。更有效地改善便秘患者的粪便性状，缓解排便困难。

【用法用量】

散剂：聚乙二醇 4000，每袋 10 g，溶于水中后口服，每日 1～2 袋。

五、刺激性泻剂

常用的制剂有酚酞、果导、番泻叶、蓖麻油、大黄、芦荟、美鼠李皮等。这类药物可刺激肠蠕动，减少吸收，促进肠动力，适用于排便动力减弱者，或用作肠镜前清洁准备。常用剂量酚酞 0.1～0.2 g，番泻叶 3～6 g、蓖麻油 10～30 ml，每天 1 次，也可用番泻叶 10～20 g 冲水服。这些药物多半在肝内代谢，长期服用可引起结肠黑病变，反而加重便秘。其发生机制认为大剂量使用这类药物可使肠腺黏液分泌增加，并使肠上皮细胞产生较多的组织相容性复合体，增加巨噬细胞的活性及趋化性，使巨噬细胞的吞噬作用加强，引起肠黏膜色素沉着所致。长期使用对结肠肌间神经丛有损害作用，应加以限制使用。果导主要成分为酚酞，曾在我国广为应用，片剂成人常用量 0.1 g，3 次/d，口服。因不良反应大，已很少应用。主要不良反应有：①过敏反应：表现为腹绞痛、心前区不适和呼吸异常、皮疹以至发生水疱和糜烂；②引起维生素 D 和钙的吸收障碍导致骨软化；③ 酚酞有耐药性；④长期应用可致结肠黑病变。尤其长期用芦荟胶囊的患者，黑病变可累及全结肠，且病变较重，此可能与芦荟中含大黄素苷的作用有关。内镜下根据黏膜色素沉着的深浅不同，分为Ⅲ度：Ⅰ度：浅褐色，似豹皮样，隐窝无色素沉着，淋巴滤泡上有不对称的乳白色斑点，病变多发生在盲肠等某一肠黏膜上，血管纹理隐约可见，色素沉着的肠黏膜与正常黏膜分界不清；Ⅱ度：暗褐色，此间乳白色线条状黏膜，色素沉着区血管纹理不易见到，累及大部分肠黏膜；Ⅲ度：深褐色，其间有细小线条状或斑点状。正常黏膜血管纹理消失，常累及全结肠，并认为本病色素沉着不超过回盲瓣及齿状线。结肠黑病变可能与结肠癌有一定相关性，值得重视。因此过敏者禁用，一旦发生骨软化，可用维生素 D 治疗，可用鱼肝油 5～10 ml，3 次/d，也可用维生素 D_2 或维生素 D_3 制剂，5000～10 000 U/d 口服。绝大多数患者 1 周内见血清磷增加，8 周内见骨软化改善，每日进食 6 个鸡蛋（相当于维生素 D 3500 U），其 40 天后停止疗效非常显著。

六、接触性泻剂

以比沙可啶（bisacodyl，便塞停）为代表。

【药理作用】

比沙可啶为一理想的轻泻剂，它可刺激神经末梢，产生副交感反射，导致结肠蠕动收缩增加而引起排便。

【临床应用】

对各种作用所致的慢性便秘患者均有效，特别是对老年患者更有效。随着结肠紧张度的改善，通过加长两次剂量间间隔，发现本品对重新培养的大便卫生习惯有显著效果，而无“回缩”倾向。对急性便秘患者早餐前服用，通常 6 小时起效。如使用栓剂，于 15～60 分钟即可起效。本品片剂每片 5 mg，每次 5～10 mg 于睡前服用。栓剂为 10 mg，用水润湿，将大头一端缓缓插入直肠。用手指推入直肠就位。一般用药 2～10 天。本品可用于所有需要泻药或灌肠剂的患者。它对血象、血沉、尿道、肝或肾功能均无影响，可安全地使用于儿童、老人、孕妇或哺乳期妇女以及身体弱的患者，心脏病、肾病和肝病者均可服用。

【不良反应】

不宜长期用药，长期用药可引起：①泻下症伴严重的功能性结肠病、直肠黑病变、水及电解质异常伴低血钾;②产生对泻剂的依赖性,在戒断情况下出现严重便秘。不良反应尚有腹泻及腹痛,此时应停药。

七、其他通便剂

(一)秋水仙碱

秋水仙碱促进结肠通过,增加大便次数,减轻腹痛、恶心和腹胀感症状,对正常通过性便秘患者有较好效果。常用量0.6 mg,3 次/d,口服。

(二)米索前列醇(misoprostol)

用米索前列醇1200 μg/d,用药3 周也有增加大便次数和促进结肠通过作用。

(三)肠促动力药

参见本章第五节　促动力药。

八、5 - HT4 受体激动剂 prucalopride(普芦卡必利)

见本章第五节　促动力药。

第九节　助消化药

一、得每通(creon 10000,胰酶肠溶胶囊)

【药理作用】

本药属于胰酶替代药品,每粒胶囊含胰酶150 mg,相当于脂肪酶10 000 欧洲药典单位,淀粉酶8000 欧洲药典单位,蛋白酶600 欧洲药典单位。对脂肪、碳水化合物及蛋白质有水解作用。胶囊口服后,在胃中溶解,释放出数百颗胰酶超微微粒。这些微粒有肠溶包衣,可避免在胃酸中灭活,并在胃内与食糜充分混合。该微粒大小可保证胰酶与食物同步地排入十二指肠;该产品肠溶包衣因其特殊的pH 值依赖性,在十二指肠近端(pH≥5.5)便立即溶解,30 分钟内释放出大于80%的活性酶,保证了适当的消化和及时的营养吸收。

胰酶口服制剂能使食物中的不同成分被充分消化为可吸收的小分子片段。胰酶胶囊经口服入胃后,几分钟内溶解,随即释放出现数百颗肠溶包衣的胰酶超微微粒,超微微粒和食糜同步排入十二指肠。

【临床应用】

本品用于治疗胰腺外分泌不足,如慢性胰腺炎、胰腺切除术或胃切除术后,肿瘤引起的胰管或胆管阻塞。亦可用于胰腺疼痛及老年性胰腺外分泌不足。起始剂量每次1~2 粒,进餐时服用,然后根据症状调整剂量,有效剂量一般为每天5~10 粒。小儿使用时可打开胶囊,将微粒加入软性食物中立即服用,不可嚼碎。

【不良反应】

不良反应发生率低,偶有腹泻、便秘、胃部不适、恶心及皮疹。上述这些症状与胰酶分泌不足引起的症状难以区分。

【制剂】

胶囊:150 mg 胰酶/粒。

二、消得良(licrease)

【药理作用】

本品为胰酶制剂,促进脂肪蛋白质和糖的吸收。每个胶囊含脂肪酶12 000 欧洲药典单位、淀粉酶14 000 欧洲药典单位、蛋白酶600 欧洲药典单位。消得良胶囊内的微球颗粒对胃酸有抵抗性,因此它能在十二指肠内保持完全的活性,消得良提供了消化食物所必需的胰酶,使消化达到平衡。

【临床应用】

本品用于治疗消化道疾病,特别是慢性胰腺炎引起胰功能不全的患者。老年性胰功能不全患者、胃术后及囊性纤维化儿童。还可用于因胰腺功能不全引起的消化不良、嗳气、吞气、腹部疼痛、肠胃胀气及一过性消化功能紊乱。

常用剂量胰功能不全和囊性纤维化患者每天 6～9 个胶囊。消化不良每天 3～6 个胶囊，应在进餐时分次服用，既在开始进食几口后，用少量水吞服胶囊。对于胃手术患者，服用时也应打开胶囊，但在任何情况下，也不应咀嚼微丸。

【不良反应】

不良反应轻，服用本品可出现消化道不适。

【制剂】

胶囊：370 mg 胰酶活性物质/粒。

三、米曲菌胰酶(慷彼申，combizym)

【药理作用】

本品为糖衣片胰酶，每片含脂肪酶 7400 U、蛋白酶 420 U、淀粉酶 7000 U，米曲菌中提取的酶：纤维素酶 70 U、蛋白酶 10 U、淀粉酶 170 U。本品可取代和补充人体本身分泌之消化酶。米曲菌酶促使蛋白质及碳水化合物在胃及十二指肠降解。在空肠及回肠中释放出的胰酶继续完成食物蛋白质、碳水化合物及组织的降解。

【临床应用】

本品用于肠胃的消化酶不足，消化不良，受胆囊、肝或胰病等影响而导致的消化失常。也可用于药物所致消化不良。治疗高龄所致消化功能减退。促进病后初愈，尤其是传染病或手术后的消化功能障碍，促进食物吸收。

每次 1～2 片，3 次/d，进食时服用，如未见效，剂量可加倍。急慢性胰腺炎急性发作期禁用。

四、复方消化酶胶囊(compound digestive enzyme capsules，dages，达吉)

【药理作用】

本品为消化酶复合剂，每粒胶囊含胃蛋白酶 25 mg、木瓜蛋白酶 50 mg、淀粉酶 15 mg、熊去氧胆酸 25 mg、纤维素酶 15 mg、胰酶 50 mg、脂肪酶 13 mg。具有助碳水化合物、脂肪、蛋白、纤维素消化以及促进肠内气体排泄及胆汁分泌功能。同时熊去氧胆酸具有抑制胆固醇吸收、利胆及促进胰液分泌的作用。本药采用分段崩解技术使三色药片在胃上部、胃下部、十二指肠及小肠崩解，使酶的活性在各自最适宜和 pH 值下发挥最大作用，协助消化。

达吉促进各种植物纤维素分解，促进蛋白质、脂肪及碳水化合物的消化吸收；促进肠内气体排除，消除腹部胀满感；由于促进胆汁分泌作用，因而可促进脂肪和脂肪酸的酸代谢，抑制肝细胞内脂肪沉积，提高胆红素排泄，可治疗黄疸。

【临床应用】

本品用于胃肠道、胰腺消化功能不全。急、慢性肝脏疾病所致的胆汁分泌不足。胆道疾患、胆囊切除患者的消化不良。病后恢复期过度饮食及高脂肪饮食引起的消化不良。食欲减退、过食、腹部胀满、上腹饱胀、脂肪便的对症治疗。也用于治疗胆石症、胆囊炎、胆管炎、黄疸。过敏者、急性重症肝内胆管闭塞者禁用。

【用法用量】

常用量 1～2 粒，3 次/d。餐后服用。

【不良反应】

不良反应少见。偶有呕吐、腹泻、软便，发生率 <2%。

【禁忌】

对本成分有过敏病史的患者、急性肝炎、胆道闭锁患者、胆道梗阻患者禁用。

五、泌特(复方阿嗪米特)

泌特为复方制剂，每片含阿嗪米特 75 mg、胰酶 100 mg、纤维板素酶 4000 10 mg 和二甲硅油 50 mg。

【药理作用】

阿嗪米特为一种促进胆汁分泌药，它可以增加胆汁的液体量，增加胆汁中固体成分的分泌。胰酶内含淀粉酶、蛋白酶和脂肪酸酶，可改善碳水化合物、脂肪、蛋白质的消化与吸收，恢复机体的正常消化吸收功能。纤维素酶4000具有解聚和溶解或切断细胞壁作用，使植物营养物质变为可利用的细胞能量。它还有改善胀气和肠道菌群失调而引起的酶失调作用。二甲硅油有减少气体作用，可使胃肠道的气体减少至最低，从而消除因胃肠道中因气胀所引起的胃痛，也可以消除消化道中其他器官引起的气胀。

【适应证】

用于胆汁分泌不足或消化吸收酶缺乏而引起的消化吸收不良。

【用法用量】

成人3次/d，餐后服用，每次1~2片。

【禁忌证】

严重肝功能障碍、胆绞痛、急性肝炎患者禁用。

六、乳糖酶(lactase)

乳糖酶能分解食物中的乳糖，在乳糖酶作用将其分解为半乳糖和葡萄糖，从而易被人体吸收。用于糖酶缺乏，进食乳制品后出现胃的胀气、肠痉挛及腹泻等患者。进食前用1~2片，3次/d。

第十节　肠道抗炎药

一、直肠用氢化可的松(hydrocortisone)

氢化可的松有抗炎、抗过敏、提高对毒素耐受性、免疫抑制等作用。直肠用氢化可的松用于治疗出血性直肠结肠炎、克罗恩病、放疗或肠手术后直肠炎。患者侧卧，每日涂抹1次，持续2~3周。以后可2次/d。对本品过敏、肠梗阻、脓肿、穿孔、腹膜炎、外瘘、痛风、精神病者、酒精性肝硬化伴腹水及急性肝炎等禁用。妊娠早期不宜使用。

二、柳氮磺胺吡啶(sulfasalazine)

【药理作用】

柳氮磺胺吡啶(SASP)是治疗炎症性肠病最早的药物，适用于轻至中度患者。SASP不在胃和小肠吸收，到结肠后被肠内细菌偶氮还原酶裂解为5-氨基水杨酸(5-ASA)和磺胺吡啶，前者为有效治疗部分，能抑制炎症，减轻黏膜水肿。后者为引起不良反应因素。SASP用量4~6 g/d，64%~77%患者疗效良好，症状缓解后以2 g/d维持，用药至少1年。

【不良反应】

不良反应有白细胞减少，血小板减少、溶血性贫血、罕见骨髓发育不全。恶心、呕吐、并发溃疡、头痛、头晕、皮疹、荨麻疹、发热等过敏反应，常见精子缺乏。由于本品毒性反应之大，随着新制剂的开发，本品使用已渐减少。

三、美沙拉秦缓释片(mesalazine slow release，pentasa，颇得斯安，潘他沙)

【药理作用】

炎性肠道疾病患者的炎性肠道组织出现白细胞移行加快、异常细胞因子产生加快、花生四烯酸代谢物增加(特别是白三烯素B4)及炎症肠组织的自由基生成增加。美沙拉秦可抑制白细胞的趋化作用，降低细胞因子和白三烯的产生及消除自由基。

【药代动力学】

本品作用主要依赖于药物与肠道黏膜病变部位的局部接触状况。片剂服药后1小时内微颗粒进入十二指肠，不受进食的影响。健康受试者的平均小肠传导时间为3~4小时。给予栓剂后约有10%被吸收。

【临床应用】

缓释片用于溃疡性结肠炎和克罗恩病。栓剂治疗溃疡性直肠炎。

颇得斯安为5-氨基水杨酸(5-ASA)制剂，每片含5-ASA微囊0.5 g。本品对肠壁炎症有显著的消炎作用，对发炎的肠壁结缔组织效用尤佳。主要用于溃疡性结肠炎和克罗恩病治疗。成人溃疡性结肠炎急性发作期，每次1 g，4次/d。维持治疗0.5 g，3次/d。有效率40%~74%。克罗恩病1 g，4次/d，一般以半年左右为1个疗程，有效率43%~64%。

【不良反应】

不良反应有轻微胃部不适，偶见过敏反应和白细胞或血小板减少。肝、肾功能不良者慎用。1%~3%的患者会出现腹泻、恶心、腹部不适、头痛、呕吐及皮疹。罕见肌肉和关节炎疼痛、暂时脱发、红斑狼疮样反应、气短、影响肝肾功能、心肌、胰腺炎及血液指标改变。

【注意事项】

本品不能与维生素B_{12}同服，因本品可影响维生素B_{12}的吸收。孕妇及哺乳期妇女慎用。2岁以下儿童不宜使用。

四、奥沙拉秦钠胶囊(olsalazine sodium capsules，奥柳氮，帕斯坦)

【药理作用】

本品以活性成分5-ASA代替柳氮磺胺吡啶中无活性的磺胺吡啶，即通过偶氮键连接两分子5-ASA，提高了疗效，降低了不良反应发生率。本品在胃及小肠不被吸收也不分解，到达结肠部位后其偶氮键在细菌作用下断裂，分解为二分子5-ASA，并作用结肠炎症黏膜，抑制前列腺素合成，抑制炎症介质白三烯的形成，降低肠壁细胞膜的通透性，减轻黏膜水肿。

本品原形很少被吸收，口服剂量的99%到达结肠，结肠5-ASA浓度大于血液中药浓度的1000倍。

【临床应用】

本品用于轻、中度急慢性溃疡性结肠炎、克罗恩病的治疗。

开始用量每次0.25 g，4次/d，以后渐提高至每次1 g，3次/d，成人维持剂量为每次0.5 g，2次/d。本品应在进餐时与食物同服。

【禁忌证】

有胃肠道反应者慎用，与华法林合用可增加凝血酶原时间，应注意观察。

【不良反应】

常见腹泻，可有恶心、呕吐、上腹不适、消化不良、腹部痉挛、皮疹、头晕、头痛、失眠、关节痛、白细胞减少及短暂性焦虑等。停药后可消退。

【制剂】

片剂：每片含0.25 g。

五、巴柳氮钠(balsalazide sodium)

本品主要成分为巴柳氮钠，其化学名为(E)-5-[4-(2-羧乙基)氨甲酰基苯偶氮基]水杨酸钠盐二水合物。

【药理作用】

巴柳氮钠是一种前体药物，是一种将5-ASA以重氮基连接在不起作用的携带物上的化合物，这种新的5-ASA化合物同样需要经细菌的偶氮基还原酶降解，方可释放出5-ASA。口服后以原形药到达结肠，在结肠细胞的作用下释放出5-ASA和氨基苯甲酸-β-丙氨。5-ASA可能是通过阻断结肠中花生四烯酸代谢产物的生成而发挥其减轻炎症的作用。

【适应证】

轻度至中度活动性溃疡性结肠炎。

【用法用量】

口服,4 次/d,每次 1.5 g(3 片),饭后及睡前服用。8 周为 1 个疗程。

【不良反应】

常见不良有腹痛、腹泻。偶见食欲减退、便秘、消化不良、腹胀、口干、黄疸、咳嗽、咽炎、鼻炎、关节痛、肌痛、乏力、失眠。

【注意事项】

幽门狭窄的患者可能会延长停留的时间,影响疗效。有肾功能障碍或有肾病史的患者应随时检测肾功能。孕妇和哺乳期妇女应慎用。

第十一节　消化系统疾病中成药治疗

一、胃复春

胃复春根据中医扶正祛邪、攻补兼施的治则组方,由补胃健脾、活血解毒、行气除痞的中药材组成。具有活血化瘀、改善病变部位血液循环状态、消除炎症、促进黏膜再生、提高机体免疫力等作用。

【药理作用】

胃复春主要由菱角、三七、枳壳、香茶菜等组成。具有行气活血,清热解毒,改善病变部位血液循环,促进黏膜再生的功效。枳壳理气化痰,消积除痞,起到修复病损组织,阻断癌变过程之功效。此外,尚有调节神经系统兴奋与抑制过程,使之平衡。兴奋垂体前叶,促进肾上腺皮质激素分泌增加,具有抗炎、提高免疫力作用。促进淋巴细胞转化,增强网状内皮系统吞噬功能。清除自由基有抗衰老作用。研究发现,胃复春还有一定的抗癌和使癌细胞逆转等作用。其详细机制有待进一步研究。

【适应证】

1. 慢性萎缩性胃炎　本品的最大优点是能阻断萎缩性胃炎的进一步恶化,有可能使肠上皮不典型增生得到逆转。胃复春可增加血浆 cAMP 的作用,它的增加可调节细胞物质代谢,促进病变黏膜的修复,从而阻止胃黏膜肠化、间变,甚至癌变。

2. 慢性非萎缩性胃炎　有报告胃复春的总有效率达 91.1%。其中以对饭后饱胀,中上腹痛、嗳气等症状改善最为明显。

3. 胃癌前病变　据报告胃复春对癌前病变的总有效率为 67.7%,尤其对脾胃虚弱型胃癌前病变最有效,值得进一步深入研究。

4. 胃癌术后辅助治疗　可提高免疫功能、减少放疗和化疗反应,改善患者的生活质量,提高患者生存率。

5. 抗幽门螺杆菌治疗　胃复春对 *H. pylori* 有一定作用。体外实验表明胃复春全方煎药剂、香茶菜加枳壳最低抑菌浓度均为 25%,香茶菜煎液为 50%。用脾虚大鼠 *H. pylori* 感染模型进行体内实验,通过 *H. pylori* 培养、快速尿素酶检测、直接涂片半定量分析和血清 *H. pylori* 抗体分析,表明胃复春对 *H. pylori* 有一定抑制作用。胃复春不仅有一定的直接抑杀 *H. pylori* 作用,也可以减轻脾虚症状,加强患者机体免疫和修复病变胃黏膜,因而起到抗 *H. pylori* 感染的治疗作用。近年来由于 *H. pylori* 对一些抗菌药物的耐药性不断增加,因此不少学者提出加用中药进行抗 *H. pylori* 治疗,有望不久成为现实。

6. 功能性消化不良　对改善症状有一定治疗作用。

【用法用量】

复春春常用剂量为每次 4 片,3 次/d,饭前口服。治疗慢性胃炎 3 个月为 1 个疗程,通常用 2 个疗程。胃复春使用安全方便未见明显毒副作用。

二、四逆散(sini san)

四逆散是《伤寒论》经典名方,《中医学》《中医内科学》《方剂学》指导用药。

【药理作用】

1. 促进胃肠运动。四逆散能增强胃排空及小肠推进功能。四逆散可提高大鼠离体胃条的兴奋性和整体动物胃运动的频率，升高血浆胃动素的水平，促进胃壁平滑肌的收缩，还具有促进小肠推进功能作用。

2. 抗溃疡作用。四逆散抗胃溃疡作用的机理与增加胃黏膜血流量和胃黏液，提高胃防御功能有关。

3. 提高免疫功能。四逆散可增强氢化可的松诱导的免疫抑制小鼠的巨噬细胞功能，提高 T 淋巴转化率及增殖 NK 细胞活性。

4. 抵制 ConA 活化的、脾细胞分泌的基质金属蛋白酶 -2 和 9 以及黏附 I 型胶原的能力。

5. 降低血黏度、血浆黏度、血浆还原黏度，抑制血小板聚集，抑制血栓形成。

【适应证】

功能性便秘、功能性消化不良、溃疡性结肠炎、反流性食管炎、慢性胃炎、消化性溃疡。

【用法用量】

开水冲泡或炖服，一次 9g（一代）。2 次/d，饭后服。

【不良反应】

尚不明确。

【禁忌证】

尚不明确。

【注意事项】

尚不明确。

三、胃尔康（weirkang pian）

本品由党参、天花粉、乌梅、木香、山楂、五味子、马钱子粉组成。

【药理作用】

《本虚标实，虚瘀夹杂》贯穿着慢性胃炎的全过程，对慢性胃炎的治疗不仅仅是理气和胃的对症处理，更应采取局部结合整体的虚瘀并治法，即补虚通络相结合。马钱子有兴奋中枢、开胃进食、通络止痛功效；乌梅、党参、天花粉有益气生津、养血安中；五味子、山楂有益气生津、健脾消滞、理气散瘀功效；木香有健脾消滞、疏肝理气、行气止痛功效。

【适应证】

胃尔康适用于各种慢性胃炎，治疗后可迅速改善上腹部不适、隐痛、反酸、呃气等症状，可部分逆转慢性萎缩性胃炎（CAG）变为浅表性胃炎（CSG），可部分逆转肠化和不典型增生。据临床研究对幽门螺杆菌有一定抗菌作用。

【用法用量】

胃尔康为口服制剂。每片重 0.32 g，一次 3 片，第 1 周 4 次/d，第 2 周 3 次/d，8 周为 1 个疗程。

【不良反应】

偶可见荨麻疹、心动过缓、胃酸增多。

【禁忌证】

儿童、孕妇忌服。

四、养胃颗粒冲剂

本品由黄芪、党参、山药、陈皮、香附、白芍、甘草、乌梅等组成。

【药理作用】

本方取健脾益气之黄芪、党参、山药以扶助正气，辅以香附、陈皮以疏肝理气和胃，并以白芍、甘草酸甘化阴、缓急止痛，乌梅生津开胃，具有养胃、脾、理气止痛、标本兼治之低度功效。此外，对幽门螺杆菌也有一定的抑杀作用，最低抑菌浓度为 13.3 mg/ml。

【适应证】

主治慢性胃炎及其他原因是引起的上腹部隐痛、胀满、恶心、嗳气、食欲减退、神疲乏力、脉虚舌淡等症状。动物实验证明,养胃颗粒可阻止和逆转胃黏膜萎缩,其机制可能是通过调节胃肠道激素水平,从而起到胃黏膜细胞保护作用。经养胃颗粒治疗后患者临床症状明显改善,治疗慢性胃炎总有效 90.8%。

【用法用量】

每次 5 g,3 次/d,3~6 个月为 1 个疗程。有糖型养胃颗粒味甜适口,近年来开发了无糖型养胃颗粒冲剂,适用于糖尿病患者使用。本品无毒副作用,使用安全方便。

五、荆花胃康胶丸

荆花胃康胶丸是从植物土荆芥(chenopodium ambrosioides L.)和水团花(adina pilulifera franch)中提取的挥发性油按一定比例组成的复方制剂。

【药理作用】

荆花胃康胶丸主要成分为土荆芥和水团花。土荆芥为君药,其性辛温能散寒理气,止脘痛除腹胀。水团花相配伍可活血化瘀,气血和畅;又具有止血生机、清热利湿之力,故能促进溃疡愈合。其性微寒,可缓土荆芥辛温之烈,两药配合,具理气散寒、止痛、清热化瘀,生肌之功。能减少胃酸分泌和降低胃蛋白酶活性,对 H. pylori 有明显抑制作用,单用荆花胃康胶丸 H. pylori 根除率 33.59%,但荆花胃康胶丸加三联疗法则达 91.39%,可用于抗生素治疗失败者。并有解痉止痛功效。

荆花胃康胶丸具有胃黏膜保护和修复作用。可改善阿司匹林所致胃黏膜损伤、促进胃壁黏液的分泌、增加组织及血清的 NO/EGF(表皮生长因子)含量、增加黏膜组织 GFR 表达。

【适应证】

急慢性浅表性胃炎、慢性萎缩性胃炎、十二指肠球部溃疡、胃溃疡、慢性十二指肠球炎、反流性食管炎。

【用法用量】

每粒含 80 mg,每次 2 粒,3 次/d,饭前服,4 周为 1 个疗程。由于荆花胃康胶丸单独应用根除幽门螺杆菌率低,因此临床上常与 *H. pylori* 三联疗法合并应用可提高疗效。具体方法:PPI + 两种抗生素 + 荆花胃康胶丸,在第 1~7 天与三联疗法同时用药,第 8~18 天单用荆花胃康胶丸。结果提示,*H. pylori* 根除率常规三联 + 荆花胃康胶丸为 81.3%~91.3%,三联疗法组 68.9%,荆花胃康胶丸组 31.3%~60.1%。

【注意事项】

孕妇禁用。

六、六味安消胶囊

【成分】

土木香、大黄、山柰、诃子、碱花、寒水石。

【药理作用】

1. 促胃肠动力作用　以土木香、大黄为主,共同加快胃排空和促进肠推进作用。六味消安胶囊也可降低胃液中 NO 浓度,恢复胃动力。促胃排空的有效率与西沙必利相似。

2. 胃肠黏膜保护作用　诃子中的鞣质与蛋白结合形成保护膜;碱花制酸和胃,大黄抑制消化吸收酶。

3. 抗菌作用　土木香、大黄、诃子共同发挥抗菌消炎作用。

4. 镇痛作用　诃子中的诃子素对平滑肌有解痉止痛作用。

六味安消胶囊治疗功能性消化不良的显效率 55%,总有效率达 93.3%。对早饱、腹胀、便秘和腻苔等单一症状的改善优于西沙比利($P<0.05$)。

【适应证】

功能性消化不良、胃食管反流病、糖尿病胃轻瘫、慢性功能性便秘、便秘型肠易激综合征、慢性胆囊炎伴便秘。

【用法用量】

每粒含 0.5 g,每次 2~6 粒,每天 2~3 次。病情轻者每次 2~3 粒,每天 2~3 次;病情重者每次 4~6 粒,3 次/d。

【不良反应】

少数病例出现口苦、恶心、头晕、腹痛、腹泻。

七、丹桂香

本品对脾胃虚寒寒凝血瘀症的慢性胃炎有独特疗效。

【药理作用】

对胃黏膜有修复作用,能有效使腺管总厚度增加,活血化瘀,改善胃部循环促进胃黏膜营养,使血流量增加,致使损伤或萎缩的腺体恢复正常。

【适应证】

慢性非萎缩性胃炎、慢性萎缩性胃炎、十二指肠球炎、胃黏膜脱垂、胆汁反流性胃炎。

【用法用量】

1 次 20 g,3 次/d,饭前口服。

八、蒲元和胃胶囊

【成分】

延胡索、香附、乳香(制)、蒲公英、白矾(煅)、甘草。辅料为淀粉,倍他环糊精。

【药理作用】

本品可减少胃液分泌,降低总胃酸度和游离酸度,抑制胃蛋白质酶活性,促进胃肠的推进功能,并具有一定的镇痛抗炎和安定作用。体外实验表明,具有抑制和杀灭幽门螺杆菌的作用。

【适应证】

慢性浅表性胃炎、慢性萎缩性胃炎、胃及十二指肠溃疡、胆汁反流性胃炎、反流性食管炎。

【用法用量】

1 次 4 粒,3 次/d,饭后服用。6 周为 1 个疗程。

(池肇春　许崇德)

参考文献

[1] 薛春生.新编药物临床指南[M].北京:人民卫生出版社,2000.

[2] 梁慧芬.中国药品手册[M].香港:美迪医讯亚大有限公司,2010.

[3] 池肇春.幽门螺杆菌的治疗[M].北京:军事医学科学出版社,2008:81-114.

[4] 池肇春.实用临床胃肠病学[M].2 版.北京:军事医学科学出版社,2015:206-248.

[5] Ee F,Yaday PK,Ju LZ. Herbal medicine in thetreatment of ulcerative colitis[J]. Saudi J Gastroenterol,2012;18:3-10.

[6] Navanecthan U,Shen B. Pros and cons of medical management of ulcerative colitis[J]. Clin Colon Rectal Surg,2010;23:227-238.

[7] Ford AC,Khan KJ,Sandborn WJ,et al. Once - daily dosing VS conventional dosing schedule of mesalamine and relapse of quiescent ulcerative colitis:systematic review and meta - analysis[J]. Am J Gastroenterol, 2011;106:2070-2077.

[8] Ford AC,Achkar JP,Khan KJ,et al. Efficacy of 5 - aminosalicylates in ulcerative colitis:systematic review and meta - analysis [J]. Am J Gastroenterol,2011,106(4):601-616.

[9] Hagiwara T, Mukaisho K, Nakayama T, et al. Oroton pump inhibitors and Helicobacter pylori - associated pathogenesis [J]. Asian Pac J Cancer Prev, 2015, 16(4):1315-1319.

第三章　肝肾综合征的鉴别诊断与治疗

第一节　概　述

一、定义

肝肾综合征（hepatorenal syndrome，HRS）又称功能性肾衰竭，是严重肝病末期因患者体内代谢产物的损害，血流动力学的改变及血流量的异常，导致肾脏血流量的减少和滤过率降低，而出现的以进行性少尿或无尿、血肌酐短期内升高等为主要表现，但肾脏病理检查无明显器质性病变的一种进行性、功能性的急性肾功能损伤。它的特点是在肾内表现为肾血管显著收缩，在肾外表现为以内脏动脉舒张占主导地位所导致的总的体循环血管阻力和动脉压的下降。

二、临床特征

其临床表现并无特异性。常见诱因为感染、消化道大出血、大量腹腔穿刺放液、大量利尿和手术等。主要临床特点如下：

1. 一般均有慢性肝病或肝硬化病史，几乎都有肝腹水，腹水多为张力性，且常伴有低蛋白血症、门脉高压、脾大以及不同程度的黄疸。

2. 进行性少尿或无尿，这是肝病患者发生 HRS 的重要标志，但亦有少数患者不出现少尿。

3. 突然发生的肾功能损伤，在此之前的数月、数周，甚至几天前，患者的肌酐、尿素氮、肾小球滤过率及尿浓缩功能均正常，但肾功能损伤往往突然发生。

4. 常伴有肝性脑病及尿毒症的症状，如乏力、恶心、呕吐、嗜睡、胃肠道出血、抽搐、昏迷等。

有些学者根据病情轻重及病程的发展，将 HRS 分为三期：氮质血症前期、氮质血症期、氮质血症终末期，但尚未被普遍接受和在临床采用。临床上一般仅在氮质血症期后才能做出 HRS 的诊断。少数病例在消除 HRS 的诱因后，或因治疗使肝功能好转后，肾功能和临床症状逐渐缓解；大部分患者发展成氮质血症终末期，肌酐持续增高，无尿、低血压、扑翼样震颤、深昏迷，终至死亡。

三、分型

根据 HRS 的病情进展、严重程度及预后等，将其分为两型：Ⅰ型（急进型）和Ⅱ型（缓进型）。

1. Ⅰ型 HRS（急进型）　通常有严重原发病表现，以快速进展的肾功能减退为特征，在 2 周内血肌酐较基线升高 1 倍以上并大于 226 μmol/L（2.5 mg/L）。常发生于急性肝功能衰竭或酒精性肝炎患者及肝硬化基础上急性失代偿患者，这些患者常伴有显著的凝血功能障碍及黄疸。进展迅速，预后险恶，其发生常有诱因，如感染、腹腔穿刺大量放腹水、强力利尿、消化道出血等，其中自发性细菌性腹膜炎是最常见的诱因。Ⅰ型 HRS 也可在Ⅱ型 FIRS 基础上发生。

2. Ⅱ型 HRS（缓进型）　该型临床较为多见，表现为以进展缓慢稳定的中度肾衰竭、循环功能紊乱及难治性腹水为其突出表现。此型血肌酐为 133～226 μmol/L，多为自发性起病，亦可由自发性腹膜炎等诱发。通常见于肝功能相对稳定，肾衰竭病程缓慢，但应用利尿剂无效的肝硬化难治性腹水患者。

四、预后

尽管 HRS 是一种可逆性、功能性急性肾功能损伤，但一旦发生，进展较快，预后极差，存活率很低，病死率高达80%~100%，Ⅰ型患者2周内病死率可高达80%，Ⅱ型患者平均存活期虽长于Ⅰ型，但预后仍十分险恶。Ⅱ型患者最终可自发性或在诱发事件如发生严重感染、胃肠道出血及大量穿刺放液等情况时转为Ⅰ型HRS而死亡。

第二节　诊断与鉴别诊断

一、诊断

由肝硬化引起的肝肾综合征(HRS)多有腹水或大量腹水，显著的门静脉高压表现，黄疸严重度却有很大变化。虽然大多数报道HRS在严重肝功能障碍的患者中发生，但也可发生在黄疸很轻或肝功能并无严重障碍的患者。多数患者血压中等程度降低，但进行性低血压常常是疾病的最终结局。一般肝病先加重，然后出现肾损伤，亦可同时出现，随着肾损伤出现，肝病日趋恶化。多数患者死于肝功能衰竭、上消化道出血或严重感染，少数死于肾衰竭。

当严重肝病患者出现氮质血症，少尿或无尿，尿浓缩(尿渗透压大于血渗透压，尿比重大于1.020)，低尿钠(小于10 mmol/L)，低血钠，肾小球滤过率及肌酐清除率明显降低时应考虑HRS。

国际腹水俱乐部(the international ascites club，IAC)于1996年首次制订了HRS的诊断标准，并于2004年和2007年分别对原诊断标准做了修改和补充，最近于2015年再次完善了诊断标准。其诊断标准为：①明确诊断肝硬化和腹水。②血清肌酐水平在48小时内升高的强度≥0.3 mg/L(26.5 μmol/L)；在前7天内SCr水平比基线值(确定或推测)升高≥50%。③连续2天停用利尿剂并输注白蛋白(1 g/kg)扩充血浆容量，患者无应答。④无休克。⑤目前或最近未使用肾毒性药物(如非甾体类抗炎药、氨基糖苷类、碘化造影剂等)。⑥无肉眼可见的结构性肾损伤征象：无尿蛋白(>0.5 g/d)、无微量血尿(>50个红细胞每高倍视野)和超声下无肾实质病变。但值得注意的是，符合标准的患者仍有可能患有肾小管损伤等结构损伤。

HRS本质上是一种功能性肾功能不全，没有特异的诊断标准，其诊断只是排除性诊断。HRS一旦发生，存活率很低，预后极差，因此早诊早治极为重要。

肝硬化患者在血肌酐和尿素氮升高之前，就存在肾小球滤过率和肾血流量的下降，称为亚临床HRS。

早期诊断：双肾多普勒超声检查、血尿微量蛋白检测及核素肾动态显像有助于早期诊断亚临床肝肾综合征。双肾多普勒超声检查测定肾动脉血流阻力指数可以直接真实地反映肾小球滤过率和肾血流量的状态，为亚临床HRS的早期诊断与治疗提供依据。提示肾小球滤过率下降的微量蛋白指标有血α_2－微球蛋白、血清胱抑素C等。提示肾小管重吸收功能受损的微量蛋白指标有α_1－微球蛋白、尿N－乙酰－β－D－氨基葡萄糖胺酶、尿α_2－微球蛋白等。这些指标的检测有助于早期诊断HRS。

二、鉴别诊断

严重肝病并发尿少和氮质血症时，应考虑引起尿少的各种因素存在。引起尿少的病因常有如下三类：

(1)肾前性：①有效血容量减少：多种原因引起的休克、重度失水、大出血、肾病综合征和HRS，大量水分渗入组织间隙和浆膜腔，血容量减少，肾血流减少。②心脏排血功能下降：各种原因所致的心功能不全，严重的心律失常，心肺复苏后体循环功能不稳定。血压下降所致肾血流减少。③肾血管病变：肾血管狭窄或炎症，肾病综合征，狼疮性肾炎，长期卧床不起所致的肾动脉栓塞或血栓形成；高血压危象，妊娠期高血压疾病等引起肾动脉持续痉挛，肾缺血导致急性肾衰。

(2)肾性：①肾小球病变：重症急性肾炎，急进性肾炎和慢性肾炎等因严重感染、血压持续增高或肾毒性药物作用引起肾功能急剧恶化。②肾小管病变：急性间质性肾炎包括药物性和感染性间质性肾炎；生物毒或重金属及化学毒所致的急性肾小管坏死；严重的肾盂肾炎并发肾乳头坏死。

(3)肾后性：①各种原因引起的机械性尿路梗阻：如结石、血凝块、坏死组织阻塞输尿管、膀胱进出口或后尿道。②尿路的外压：如肿瘤、腹膜后淋巴瘤、特发性腹膜后纤维化、前列腺肥大。③其他：输尿管手术后，结核或溃疡愈合后瘢痕挛缩，肾严重下垂或游走肾所致的肾扭转，神经源性膀胱等。

（一）肾前性氮质血质

由于心力衰竭、消化道大出血、大量放腹水、过度利尿限水、反复呕吐、严重腹泻、低蛋白血症等，使有效循环血量减少，且肝衰时肾外全身血管阻力降低，致使肾脏灌注不良而发生氮质血症，严重者可发生急性肾小管坏死。

肾前性氮质血症表现为少尿、尿浓缩、尿比重较高，尿肌酐浓度升高，尿钠 < 10 mmol/L，表现特点与 HRS 相似，因此肝硬化患者突然出现少尿不一定为 HRS，应了解有无肾前的因素存在。肾前性氮质血症常有引起血容量减少或休克的诱因存在，有皮肤苍白、湿冷、脉细、血压低等循环衰竭的表现存在，尿素氮升高一般较轻，经补液扩容后肾衰迅速纠正，而 HRS 无休克，扩容后疗效差，所以诊断 HRS 前，有必要停用利尿剂并扩容后了解肾功能有无改善（表 3－1）。

表 3－1　肝肾综合征的鉴别诊断

项目	肝肾综合征	肾前性氮质血症	急性肾小管坏死	肝病合并慢性肾炎
病史	进展性肝病，常伴大量腹水、门脉高压，有出血或应用利尿剂等诱因	体液丢失，血容量减少，常有休克病史	血容量减少，肾毒性物质、严重感染	长期肾功能不全
起病方式	突然起病或逐渐发生	较急	急	慢
病程	一般较长	短	短	较长
血压	晚期下降	不定	早期下降	血压升高
尿比重	>1.020	>1.020	<1.010	
尿沉渣	无明显异常	透明管型	棕色颗粒管型	多变
尿红细胞	<50 个/HP	<50 个/HP	>50 个/HP	
尿蛋白	+	－	+	+～+++
尿钠浓度	<10 mmol/L	<20 mmol/L	>30 mmol/L	>30 mmol/L
尿渗透压	>血渗透压	>血渗透压	<血渗透压	
尿 β_2－微球蛋白	<1.0	<1.0	>1.5	
血尿素氮	增高	增高	明显增高	增高
滤过钠排泄分数	<1	<1	>1	
尿/血肌酐	>20∶1	>40∶1	<20∶1	<20∶1
超声检查（声阻抗指数）	增高	增高	增高	增高，肾体积减小
肾脏病理改变	无特殊	显著异常，肾小管坏死	无特殊	肾小球玻璃样变、硬化萎缩，肾小管萎缩
容量扩张的疗效	无效或不明显	肾功能恢复	不定	无效

（二）急性肾小管坏死

严重肝病，特别是胆汁淤积性肝病患者，易并发急性肾小管坏死（ATN），表现与 HRS 相似，有时两者可并存，患者以 HRS 开始，逐渐向 ATN 过渡。

ATN 为急性肾衰最常见的一种类型，是各种病因所引起的肾组织缺血和/或中毒性损害导致肾小管上皮细胞损伤/坏死，因而肾小球滤过率（GFR）急剧降低而出现的临床综合征，一般表现为进行性氮质血症、水及电解质与酸碱平衡失调和相关的一系列症状，中重度 ATN 的患者不仅肾损伤严重，而且常常合并一种或多种并发症，有时可危及生命，需要及时积极治疗和抢救。

肝硬化患者常伴有胃肠道出血和细菌感染，可导致 ATN 而发生急性肾功能损伤。在肝硬化患者，肾毒性药物如氨基糖苷类的使用导致肾小管坏死的风险亦远远高于普通人群。这类患者的 ATN 特征与无肝病的 ATN 特征相似。

正常肾小管功能表现为：①对水和钠的重吸收，因此尿钠含量低和尿浓缩；②尿溶菌酶的回吸收作用。正常时尿溶菌酶在近端肾小管几乎全部被重吸收，因此尿溶菌酶实验阴性。ATN 时，尿比重低，小于 1.010，尿钠浓度高，一般为 40～60 mmol/L，尿溶菌酶实验阳性，尿渗透压等于血渗透压，尿常规检查有明显的蛋白及管型等。而 HRS 患者，肾小管重吸收功能好，甚至增强，少尿伴有尿比重高，尿钠小于 10 mmol/L，尿渗透压大于血渗透压，有助于两者的鉴别（表 3－1）。2015 年 *Gut* 发表的《国际腹水俱乐部修订的肝硬化急性肾损伤诊断与处理专家共识解读》中提出近年已经陆续发现几种肾小管损伤相关的尿液生物标志物有助于鉴别，如中性粒细胞明胶酶相关脂质运载蛋白（neutrophil gelatinase－associated lipocalin，NGAL）、肾损伤因子（kidney injury molecule，KIM）－1、白细胞介素（IL）－18 及肝脂肪酸结合蛋白（liver facty acid－binding protein，L－FABP）。来自欧洲和美国的初步研究显示，NGAL 和/或多种尿液生物标志物（NGAL、KIM－1、IL－18、L－FABP 和蛋白尿）的联合应用对肝硬化患者急性肾损伤的鉴别诊断可能有帮助，但有待进一步研究证实。

（三）肝病伴发慢性肾炎

HRS 无明显的肾小球和肾小管损害，因此无蛋白尿。如果肝硬化患者出现明显的蛋白尿（尿蛋白＞500 mg/d）则提示肾小球有损害，肾功能损害是肾脏本身病变引起的，不能诊断 HRS。值得注意的是，与肝病有关的肾小球疾病并不少见，例如慢性乙型和丙型肝炎病毒感染以及酒精性肝硬化所形成的免疫复合物沉着在肾小球上引起的肾炎。此种患者先有明显的肝炎史，继后出现肾炎，起病慢、病程长，血压常增高，尿有大量蛋白尿和管型，血中免疫球蛋白以 IgA 增高最显著，C3 补体降低。但乙型肝炎病毒相关性肾炎多见于儿童及青少年，以蛋白尿或肾病综合征为主要临床表现，常见的病理类型为膜性肾病，其次为系膜毛细血管性肾小球肾炎等。国内依据以下三点进行诊断乙型肝炎病毒相关性肾炎：①血清乙型肝炎病毒抗原阳性；②有肾小球肾炎临床表现，并可除外狼疮性肾炎等继发性肾小球肾炎；③肾活检切片中找到乙型肝炎病毒抗原。

尿钠的重吸收与肾小管正常与否有关，尿钠浓度升高提示肾小管损害，HRS 患者无肾小管损害，故通常尿钠＜10 mmol/L；尿渗透压反映的是肾脏的浓缩功能，HRS 患者肾实质无损害，故尿浓缩功能正常，尿渗透压＞血浆渗透压；HRS 患者肾实质无损害，尿钠的重吸收及尿浓缩功能正常，尿蛋白＜500 mg/d，HRS 患者血钠浓度常低于 130 mmol/L，超声检查肾脏无器质性病变，这是 HRS 患者不同于其他肾脏损害的地方。

慢性肾小球肾炎简称慢性肾炎。慢性肾炎患者既往有水肿、高血压等病史，病程长，血尿素氮、肌酐水平高，尿常规检查有蛋白、管型及红细胞，尿比重高而固定，尿钠显著增高。肾脏活组织检查有助于拟定进一步治疗方案，包括评价肝肾联合移植的潜在需要（表 3－1）。

（四）急性尿路梗阻

可从患者病史、症状、体征、实验室检查、影像学检查等方面鉴别。

1. *病史*　HRS 患者有长期肝病病史；而尿路梗阻则有结石、肿瘤、前列腺肥大、血凝块、腹膜后纤维化、腹膜后淋巴瘤、尿道水肿、药物结晶形成等尿路梗阻病史。

2. *临床表现*　HRS 有严重肝病表现，如腹水、黄疸、肝病面容等；尿路梗阻的典型表现为肾绞痛，可以是持续性但常阵发性加剧。输尿管下段梗阻疼痛可向会阴部放射，严重时可出现恶心、呕吐或食欲缺乏。根据情况不同可有排尿困难、尿流中断、尿潴留等。

3. *实验室检查*　肾综合征患者一般表现为少尿，尿常规可无异常发现或仅有轻微改变；而尿路梗阻患者常表现为无尿，突然发生，可反复发作，尿常规可有血尿（非肾小球源性）、白细胞尿，也可大致正常，但不会出现大量蛋白尿，尿素氮和肌酐可不同程度升高。

4. *影像学检查*　HRS 患者无尿路梗阻的形态学改变；而尿路梗阻的患者有尿路梗阻的形态学改变。影像学检查对尿路梗阻的诊断主要根据尿路器官的扩张积水形态确定。

超声检查、尿路平片（kidney－ureter－bladder，KUB）、排泄性尿路造影即静脉尿路造影（intrevenous urogram,IVU)、逆行肾盂造影、顺行肾盂造影、选择性肾动脉造影、放射性核素显像等有助鉴别。

随着 CT 尿路成像(CTU)的开展,临床上 CTU 的应用越来越多,传统的 IVU 等 X 线造影有被取代的趋势。

磁共振成像能显示被检测器官组织的结构和功能,并可显示脏器血流灌注情况。磁共振尿路成像(MRU)检查的应用大大提高了急性上尿路梗阻的诊断率和梗阻病因检出率,尤其在逆行尿路造影失败或不能耐受肾盂穿刺造影时具有优势。

5. *疗效及愈后*　HRS 患者治疗疗效差,愈后差;而尿路梗阻患者急性梗阻解除后,多数患者于 2 周左右肾功能恢复正常。

(五)糖尿病肾病合并急性肾功能损伤

好发于中老年,由于糖尿病并发肾微血管病变,可引起蛋白尿、高血压、水肿,最后可导致慢性肾衰竭。但如果合并感染、血管疾病、心力衰竭时也可引起急性肾损伤,此时应与 HRS 鉴别。糖尿病肾病常见于病史超过 10 年的糖尿病患者,是 1 型糖尿病患者的主要死因,在 2 型糖尿病,其严重性仅次于心、脑血管疾病。病理改变有 3 种类型:①结节性肾小球硬化型:有高度特异性;②弥漫性肾小球硬化型:最常见,对肾功能影响最大,但特异性较低,类似病变也可见于系膜毛细血管性肾小球肾炎和系统性红斑狼疮等疾病;③渗出性病变:特异性不高,也可见于慢性肾小球肾炎。在糖尿病肾病的基础上,加上某些诱因如感染、脱水、糖尿病酮症酸中毒、心力衰竭等可使病情突然恶化,导致急性肾功能损伤发生,表现尿少、无尿和尿毒症。长期糖尿病史或并发糖尿病肾病,有某些诱发因素存在,特征性眼病,与 HRS 易于鉴别。

(六)肝肾同时受累的疾病

有些疾病可引起肝肾两个脏器同时受损,这些疾病包括:

1. *全身性疾病*　①结缔组织病:系统性红斑狼疮、结节性动脉周围炎、心衰等可导致多器官功能受损。慢性充血性心力衰竭患者,于急性肺水肿发作后数小时产生的具有肝脏损害和功能性肾脏损害,称为心源性肝肾综合征(CHRS),根据病史可以鉴别。②遗传代谢性疾病:如肝豆状核变性与范可尼综合征关联,α_1-抗胰蛋白酶缺乏症与膜性增生性肾小球肾炎、抗肾小球基底膜病变关联。③感染性疾病:急性或慢性乙型和丙型病毒性肝炎均可导致膜性肾小球肾炎和膜性增生性肾小球肾炎。另外,脓毒败血症、钩端螺旋体病、黄热病出现肝肾功能同时异常时要注意鉴别。④其他:休克、妊娠毒血症、阻塞性黄疸、结节病。严重黄疸时,胆红素逐渐蓄积,使肾小管变性、坏死,病理上称之为黄疸肾,表现为肾小管损害,血清肌酐浓度可无变化。其他疾病结合病史及临床检查可以鉴别。

2. *中毒*　如四氯化碳、毒蕈、甲氧氟烷、四环素、链霉素、磺胺类、硫酸铜、铬等引起的中毒性肝炎往往同时伴有肾损害。

3. *自身免疫性肝病*　如原发性胆汁性肝硬化与膜性肾小球肾炎和肾小管酸中毒关联。

4. *遗传性疾病*　如多囊性病变、先天性肝纤维化、镰形细胞病可同时出现肝肾实质损伤。多囊性病变超声检查可发现问题。

5. *肿瘤*　转移性肝、肾及肾上腺肿瘤。

这些疾病都有各自的特点,临床上只要稍作分析,是不难和 HRS 相鉴别。

(七)休克后肾功能损伤

肝硬化患者常伴有胃肠道出血、大量放腹水、剧烈吐泻、过度利尿、感染及使用肾毒性药物而致休克,休克时间长可导致 ATN 而发生急性肾功能损伤,一些 HRS 患者由于肾血管的收缩可致肾脏缺血而出现 ATN,所以,有无休克病史是鉴别的关键。

(八)细菌感染所致的肾功能损伤

有研究表明,肝硬化患者出现自发性细菌性腹膜炎后,有接近 1/3 患者发生于感染有关的肾功能损害,这类肾损害经过有效的抗感染治疗后有 1/3 是可以修复的,因此,诊断 HRS 需要排除进行性细菌感染。

(九)肾病综合征

肾病综合征患者可因大量水分渗入组织间隙和浆膜腔,导致有效血容量不足而致肾血流下降,诱发急性肾损伤。肾病综合征表现为:

1. 大量蛋白尿　尿蛋白大于 3.5 g/d。凡是增加肾小球内压力及导致高灌注、高滤过的因素（如高血压、高蛋白饮食或大量输注血浆蛋白）均可加重尿蛋白的排出。

2. 低白蛋白血症　因大量白蛋白从尿中丢失，促进肝脏代谢性合成白蛋白增加，当肝脏白蛋白合成增加不足以克服丢失和分解时，则出现低白蛋白血症，血浆白蛋白低于 30 g/L。

3. 水肿　肾病综合征时低蛋白血症、血浆胶体渗透压下降，使水分从血管腔内进入组织间隙，是造成肾病综合征水肿的基本原因；此外，部分患者因有效循环血容量减少，刺激肾素－血管紧张素－醛固酮活性增加和抗利尿激素分泌增加等，可进一步加重水钠潴留，加重水肿。肾病性水肿组织间隙蛋白含量低，水肿多从下肢部位开始。

4. 血脂升高　还可并发感染、血栓及栓塞、蛋白质及脂肪代谢紊乱等并发症。

HRS 可有低蛋白血症，但一般无蛋白尿，水肿一般表现为腹水，因为 HRS 常见原因是失代偿期肝硬化，失代偿期肝硬化往往存在门脉高压、肝脏对醛固酮和抗利尿激素的灭活作用减弱。

（十）心脏排血量下降

肝病患者可同时伴有心功能不全、严重的心律失常等致心脏排血量下降，血压下降至肾灌注不足，导致肾功能不全，均可表现为少尿、血尿素氮及肌酐升高。但这类患者还存在心脏排血量下降的其他表现，有助于与 HRS 鉴别。心脏排血量下降的患者往往存在冠心病、高心病、风心病、心肌炎、心肌病、先心病、瓣膜病、心包疾病、糖尿病心肌病、心肌淀粉样变性、严重贫血等病史。存在感染、血容量增加、过度体力消耗或情绪激动、不恰当停用利尿药物或降血压药等。临床表现为呼吸困难、体力活动受限、体液潴留、咳嗽、咳痰、咯血、疲乏、心慌、心悸、少尿、消化道症状、晕厥等症状。体格检查可有肺部湿性啰音、心脏扩大、心脏杂音、水肿、颈静脉征、肝脏肿大等体征。利钠肽、肌钙蛋白、血脂、心电图、X 线检查、超声心动图、放射性核素检查及冠脉造影等检查可协助诊断。

（十一）肾血管病变

肾动脉狭窄、栓塞、血栓形成及肾小动脉性硬化症等肾血管病变可致肾缺血引起急性肾损伤。肾动脉狭窄常由动脉粥样硬化、纤维肌性发育不良及大动脉炎导致，可有脑卒中、冠心病及外周动脉硬化等肾外系统表现。肾动脉血管造影、超声检查、放射性核素检查、磁共振血管成像及外周血浆肾素活性检测可帮助鉴别。肾动脉造影在肾动脉狭窄、肾血管栓塞、血栓形成的诊断中发挥重要作用。

第三节　治　疗

HRS 仍是内科治疗的一个难题。一旦确诊，应及早治疗，以防止进一步恶化。HRS 内科治疗的一切措施，只在延长患者生存时间，渡过难关，等待能进行肝移植，这是目前唯一有希望提高 HRS 生存率的治疗措施，宜争取尽早实施。

一、一般支持治疗

卧床休息能在一定程度上抑制体内 RAAS 及交感神经系统活性，有利于增加肾血流量及水钠排泄，防止水钠潴留加重。严密监测生命体征、尿量、肝肾功能监测，经常进行临床评估。监测中心静脉压，保持液体平衡，避免过量摄入液体，以防止液体超负荷和稀释性低钠血症发生或恶化。禁用保钾利尿药，因为有严重的高钾血症风险。坚持低蛋白、高糖和高能量饮食，以降低血氨、减轻氮质血症，并使机体组织蛋白分解降至最低限度；肝性脑病患者应严格限制蛋白摄入，给予泻剂、清洁灌肠以清洁肠道内含氮物质。

二、消除诱因

避免使用或慎用肾毒性药物，如氨基糖苷类抗生素、造影剂（但目前认为对无肾功能损伤的腹水患者，使用造影剂不会增加肾损伤的风险）和非甾体类抗炎药。虽然在后期肝硬化腹水阶段血浆血管紧张素、醛固酮、抗利尿激素明显增加，但此时的肾脏灌注正常或只有轻度的下降，因为肾脏局部循环中舒张血管机制，特别是前列腺素的释放，肝硬化患者的肾脏灌注和肾小球滤过率更多地依赖于肾脏前列腺素的释放，此时如果前列腺素抑制剂、非甾体类抗炎药物的不适当应用可能引起肾功能受损。避免应用 α 受体阻滞剂，如哌唑嗪，可降低门静脉压力，可进一步加重肾脏水钠潴留。

合理控制血压，在疾病进展的某一阶段，循环功能的稳定，更大程度上依赖于交感神经系统、肾素血管紧张素醛固酮系统的激活，因此，此时血管紧张素转化酶抑制剂/血管紧张素受体拮抗剂类药物的不适当应用可引起低血压和低肾脏灌注。低血压以及部分肾衰的诱因，如能早期发现并得到合理治疗，常可改善预后。避免过度利尿、呕吐、腹泻、消化道出血、大量腹腔穿刺放液而没有给予相应的扩容治疗等诱因。

三、扩容治疗

一般认为，血流动力学属低排高阻型（心排出量及血容量减低，外周末梢血管阻力增加）或有过度利尿、大量放腹水、出血等引起血容量减少因素时，可试用扩容治疗。国际腹水俱乐部主张在右心插管检测中心充盈压的情况下，首先输注 1.5 L 生理盐水，并观察患者尿量、血压和血清肌酐含量及其清除率变化，如尿量达 30 ml/h 以上或超过补液前 2 小时尿量，可继续补液。肾前性氮质血症及 HRS 均存在有效动脉血容量充盈不足，生理盐水只作为暂时性实验性的治疗。HRS 的扩容多采用新鲜冻干血浆 600 ~ 1000 ml/d 或白蛋白 30 ~ 40 g/d，连续 4 天，有报道肾血流量、肾小球滤过率（GFR）、稀释性低钠血症及血清肌酐及其清除率有明显改善。但扩容仅对Ⅰ型 HRS 有一定疗效，对Ⅱ型 HRS 疗效不明。扩容治疗常与呋塞米等药物联合应用。扩容治疗并不能根本解决系统循环和肾血流动力学的变化，但可作为 HRS 的基础治疗，并与其他措施联合应用。严重少尿者液体入量应限制于 500 ~ 1000 ml/d 以内，过度扩容可引起肺水肿及曲张的静脉破裂出血，故行扩容治疗时应严密观察。

四、利尿治疗

初步评估和诊断 HRS 的患者，应停用所有利尿剂，因其可加重中心血容量不足，激活 SNS 及 RAAS 活性。利尿治疗是保持肝硬化腹水患者稳定尿量的有效手段。应用利尿治疗时，剂量宜由小到大，逐渐调整剂量，避免强烈利尿。利尿治疗期间，理想的利尿效果是无周围水肿患者每天体重减轻 0.5 kg 或有周围水肿者减轻 1 kg。长期治疗的目标是使用最低剂量的利尿剂维持患者的无腹水状态。因此，一旦腹水基本消退，应减少利尿剂剂量甚至停用。研究表明，利尿剂使用不当可导致急性肾损伤，其最常见的病理损害类型为肾小管上皮细胞空泡变性。故应避免过度利尿，必要时停用。国际腹水俱乐部指定的肝硬化腹水指南推荐建议中：血清 Na^+ 121 ~ 125 mmol/L，血清肌酐 > 150 μmol/L，或 > 120 μmol/L 并进行性上升者，停用利尿剂并予以扩容。利尿过程中应注意血容量的减少和电解质的紊乱，尤其要注意有无低血钾或高血钾，并及时给予纠正。

五、低钠血症的处理

低钠血症是失代偿肝硬化的常见并发症，而低钠血症、顽固性腹水与Ⅱ型 HRS 等常常相互关联及连续发展。从源头上处理低钠血症是预防后续并发症的关键。水钠潴留所致稀释性低钠血症是其常见原因，而现有的利尿剂均导致血钠排出，且临床上传统的补钠方法不仅疗效不佳，反而易于导致脑桥髓鞘溶解症。而精氨酸加压素 V2 受体阻滞剂如托伐普坦，可通过选择性阻断集合管主细胞 V2 受体，促进自由水的排泄，已成为治疗低钠血症及顽固性腹水的新药物。

六、特殊治疗——血管活性药物加白蛋白的应用

1. 特利加压素加白蛋白　特利加压素是一种人工合成的血管加压素类似物，具有很强的收缩血管的功能，对全身血管的收缩效应强于对肾脏血管的收缩效应，从而使血流重新分布，使内脏血流转向体循环，血压升高；使肾灌流增加，肾小球滤过率增加。2010 年欧洲肝病学会关于腹水、自发性腹膜炎以及 HRS 的指南建议特利加压素联合白蛋白作为Ⅰ型 HRS 的一线用药，对于改善患者的短期生存率有较好疗效。特利加压素目前尚没有标准的剂量表。一般起始剂量为 0.5 ~ 1 mg/4 ~ 6 h 静脉注射，或 2 mg/d 静脉维持，如果经过 3 天治疗，血肌酐较基线水平未下降至少 25%，则最大剂量可增加至 2 mg/4 ~ 6 h 静脉注射或12 mg/d 静

脉维持,维持治疗直至血肌酐下降至小于1.5 mg/dl(133 μmol/L),通常1.0~1.2 mg/dl(88~106 μmol/L)。白蛋白第1天予以1 g/kg,静脉滴注,以后给予20~40 g/d静脉输注,通常疗程为5~15天。如果白蛋白浓度>45 g/L,应停止输注白蛋白以防止肺水肿。治疗目标是:充分改善肾功能致血肌酐降至133 μmol/L(1.5 mg/L),即为完全反应。如治疗3天后,血肌酐未能下降25%,则应将特利加压素逐步加量,最大剂量2 mg/4 h。对于只有部分反应(血肌酐下降≥50%治疗前的血肌酐水平,但未降至133 μmol/L以下)或血肌酐未降低的患者,特利加压素应在14天内停用。大量研究表明,特利加压素联合白蛋白治疗对Ⅱ型HRS患者的有效率达60%~70%,对Ⅰ型HRS患者的有效率达40%~50%,但尚无足够数据评价该治疗对临床转归的影响。治疗后复发(终止治疗后血肌酐再次上升至>133 μmol/L)的Ⅰ型HRS相对少见,可再次给予特利加压素治疗,且通常仍有效。虽然特利加压素是HRS的有效治疗方法,但因其价格昂贵而未能广泛应用于临床。特利加压素的禁忌证包括缺血性心血管疾病,治疗期间应密切监测心率、内脏或肢体缺血、液体超负荷等情况,并及时处理不良反应。

2. 去甲肾上腺素加白蛋白　去甲肾上腺素属于α-肾上腺受体激动药,通过诱导内脏血管收缩改善肾灌注,增加肾小球滤过率。临床用去甲肾上腺素与白蛋白和呋塞米治疗Ⅰ型HRS,适用于无心脑疾病的HRS患者,年龄大于70岁者慎用或不用,是Ⅰ型HRS的二线治疗用药模式。去甲肾上腺素起始剂量为0.5 mg/h持续静脉滴注,根据增加平均动脉压或4小时尿量调整药物剂量,若平均动脉压上升<10 mmHg或4小时尿量增加<20 ml,则逐步增加剂量至最大剂量为3 mg/h。白蛋白20 g/d及呋塞米120 mg分别静脉依次输注。疗程一直用至血清肌酐<133 μmol/L或15天结束。用药5天时,心排出量及外周血管阻力有所提高,平均动脉压明显上升,血浆肾素水平明显下降。

3. 米多君加奥曲肽加白蛋白　米多君是一种新型的α2受体激动药,与外周交感神经系统的α受体结合,引起血管收缩,增加外周血管阻力,具有升压作用,广泛用于治疗体位性低血压及继发性低血压。米多君可口服给药,但单用无效,须加奥曲肽,并联合白蛋白治疗,作为Ⅰ型HRS的二线治疗用药模式,对应用特利加压素有禁忌证或不良反应者,可选用该用药模式。米多君起始剂量为7.5 mg/8 h,口服,如肾功能无改善,可逐渐增加剂量至12.5 mg/8 h。奥曲肽100~200 μg/次,皮下注射,或静脉滴注,3次/d,先从低剂量开始,根据病情逐渐调整至最大剂量。主要根据血压变化调整剂量,以平均动脉血压至少增加15 mmHg为度,如收缩压达120 mmHg暂时停用,疗程20天。白蛋白20~40 g/d。至少用药3天,达到下列效应:血管收缩加压反应,血清肾素水平降低,血清肌酐水平下降,至治疗终点时,70%患者sCr<135 μmol/L。

七、其他缩血管药物的应用

1. 奥曲肽　除上述用法外,国内也有相关研究表明,奥曲肽联合前列地尔治疗肝硬化合并HRS得到了良好的效果。

2. 多巴胺　为选择性肾血管扩张药,小剂量多巴胺(每分钟1.0~3.0 μg/kg)持续静脉滴注,能选择性扩张肾血管,对全身血流动力学无明显影响,可改善肾血流动力学、肾小球滤过率及促进钠水排泄,对肝硬化腹水无HRS者效果好,但因肾小球滤过率无明显改变,多数报道多巴胺不能改善HRS的预后,不主张单用多巴胺治疗HRS。但小剂量多巴胺与外周缩血管药物合用,却能明显改善肾功能。值得注意的是:长时间使用多巴胺会增加分解代谢,如12小时内未见明确效果者应予以停用。并需注意控制输液速度,以免肾血管收缩,肾血流进一步减少,引起不可挽救的后果。

3. 前列腺素E(PGE_1)　前列腺素E类似物米索前列醇可降低门静脉压力,改善高动力循环,促进肝细胞再生,降低内毒素、血栓素、白三烯等缩血管物质对肾血管的作用,并可直接扩张肾血管,加强缓激肽的扩血管作用,增加肾脏血流量,改善肾功能,具有肝肾同治的效果。国内应用前列腺素E_1脂微球制剂(前列地尔)治疗HRS,显示该药有良好的改善肝肾功能的作用,明显降低血肌酐及血尿素氮水平,明显增加尿量。

此外,其他还有一些新的血管活性药物正试用于临床之中,如心钠素、八肽加压素、苯丙胺赖氨酸血管加压素等。

虽然有报道上述药物均有一定的疗效,但还需更多循证医学证据。

八、血液净化治疗

HRS 患者如出现高钾血症、肺水肿、难以纠正的酸中毒时，应考虑行血液透析。必须引起注意的是，在临床实践中，由于 HRS 患者肝功能严重受损，凝血机制较差，行血透的 HRS 患者多死于血栓、弥散性血管内凝血（DIC）或休克等并发症。

1. 分子吸附循环系统（MARS）　MARS 是一种改良的透析方法，即应用白蛋白的透析液循环和灌注，通过碳和阴离子交换柱，去除血浆中白蛋白结合的非水溶性毒素（如胆红素、胆汁酸等）及肿瘤坏死因子、白介素 -6 等细胞因子，可减轻炎性反应和改善肾内血液循环，也是目前研究及临床应用最广泛的肝脏支持技术。目前认为 MARS 是过渡性支持治疗，可选择用于部分急性肝功能衰竭或慢性肝病并发 HRS 等肝移植的患者。除能降低血肌酐水平外，是否能促进肾功能的恢复有待更多的循证医学证据。

2. 连续性肾脏替代治疗（CRRT）　CRRT 是近年在血液透析基础上发展起来的一种新型血液净化技术。其优点是可促成体液负平衡而不诱发低血压，故对严重全身性水肿者有帮助。透析液中含白蛋白和药用炭交换柱，不仅可排出过多水分，还可清除毒素，降低血中胆红素、血氨、芳香族氨基酸等，在减轻尿毒症的同时，兼顾退黄疸和缓解肝性脑病，但 CRRT 不能替代肝脏的合成和代谢功能，也不能改变 HRS 潜在的致病因素，只能暂时改善肾功能，延长患者的生存时间，如不行肝移植术，多数患者将最终死亡。因此，CRRT 对患者生存率是否有显著影响，还需要进一步的研究。

九、经颈静脉肝内门 - 体分流术（TIPS）

TIPS 可干扰肝肾反射，通过加强高动力循环使交感神经及 RASS 活性下降。TIPS 是一种 PHT 减压术，类似于侧 - 侧门体分流术，可降低门静脉高压、肝窦内静水压及肝静脉压力梯度。主要方法是经颈静脉插入连接门静脉和肝静脉的肝内支架，其目的是降低门静脉压力。用于 HRS 者，仅限于少数病例报道。TIPS 用于 Ⅰ 型 HRS 患者，可以改善部分患者的肾功能及消退腹水，但若存在严重心肺功能不全、肝性脑病、血清胆红素 >85 μmol/L、Child - Pugh 评分 >12 分者，其收效亦甚微。TIPS 用于治疗 Ⅱ 型 HRS 患者，消退腹水及改善肝功能虽有较好的作用，但对病情的逆转及提高生存率不能肯定。Lebrec 等随机对照研究提示，经 TIPS 术后，病死率高于大量腹腔穿刺抽液组，25% 患者术后发生肝性脑病，其中有些呈难治性，50% 患者术后分流通道狭窄闭塞。但近年随覆膜支架应用，使支架狭窄闭塞情况得到改善。总的来说，目前 TIPS 并不是一种治疗 HRS 的理想措施。因此，2010 年 EASL 指南指出，虽然 TIPS 可以改善部分患者的肾功能，但始终没有充分证据支持，有待进一步研究与完善。

十、肝移植

终末期肝硬化并发 HRS 时，一部分患者在应用药物治疗后肾功能可以逆转，但仅能改善短期生存率，在无法实施肝移植时，患者的长期生存率极低；另一部分患者其肝功能几乎无恢复正常的可能，在此种情况下，任何治疗措施都是姑息性的，只有肝移植才是挽救患者生命的最佳选择。但有报道肝移植虽可改善肾功能，但大多数患者肾功能并不能完全恢复正常，且术后近期可能出现肾功能损害加重需要血液透析，有 5% 甚至需要长期透析。肝移植从准备到实施，需 12 ~ 18 个月，终末期肝硬化出现难治性腹水、稀释性低钠血症、自发性腹膜炎者，其中位生存时间 <6 个月，并发 HRS 时 <10 周。因此，一旦确诊 HRS，能进行肝移植的机会已很少。HRS 前期或早期难治性腹水患者接受肝移植的概率也只有 1/4，在发生 HRS 后进行肝移植的危险性也增加，比没有 HRS 患者肝移植成功率更低，即使成功进行肝移植，5 年生存率降至 60%。为此，晚期肝硬化患者，宜争取时间，在 HRS 发生前尽早争取实施肝移植。2010 年 EASL 指南中推荐 HRS 患者应在短期内尽快行肝移植术，术前使用缩血管药物等，可提高肝移植后的效果。对缩血管药物治疗应答者，以及对血管加压素无应答或部分应答者，经过短期肾脏支持治疗后行肝移植，大部分患者肝移植后肾功能将恢复。如肾脏支持超过 12 周的 HRS 患者应考虑肝肾联合移植。

尽管目前 HRS 最有效的治疗是肝移植，但因费用昂贵及肝源有限，且 HRS 的生存时间短，能行肝移植的患者不多。因此，确诊为 HRS 后首先使用血管收缩药物联合输注白蛋白治疗作为桥梁治疗，延缓患者生存时间为肝移植争取时间。但如果经最大剂量治疗 7 天后，血肌酐仍未减少原水平的 50%，或在治疗 3 天后肌酐水平未降低的现象，则应停止治疗。如果患者早期治疗即有疗效，可持续治疗直至 HRS 好转（血肌酐低于 133 μmol/L），或治疗疗程达 14 天。在中断治疗后出现 HRS 复发，可再次使用上述治疗。一旦血肌酐恢复正常，应考虑实施 TIPS，特别是对于近期内不能接受肝移植同时具有顽固性腹水患者。

第四节　预　防

因 HRS 临床经过凶险，病死率高，肝移植和 TIPS 的开展又受多种因素限制，因此特别强调其预防的重要性，肝脏储备功能、肝性脑病、自发性细菌性腹膜炎、低钠血症作为 HRS 的易患因素可预测 HRS 的发生，积极预防并治疗这些危险因素对改善患者预后有重要意义。常用预防措施如下：

1. 积极治疗肝脏原发病，保护和改善肝功能，可减少和逆转 HRS 的发生。

2. 有效血容量不足是 HRS 的使动因素，因此要注意维持足够的有效循环血量，及时补充白蛋白，疑有低血容量和早期 HRS，及时适当扩容，可起到预防作用。

3. 积极预防及治疗肝硬化的并发症，特别是细菌感染和胃肠道出血，肝硬化腹水患者尤其是静脉曲张出血者易发生细菌感染，由于肝脏免疫屏障作用减弱，发生感染的机会增加，以自发性细菌性腹膜炎多见。约 30% 肝硬化腹水伴自发性腹膜炎者可进展为 HRS，而预防性使用抗生素联合白蛋白治疗可将 HRS 的发生率降至 10%。2009 年 AASLD 指南、2010 年 EASL 指南均推荐自发性细菌性腹膜炎患者，用抗生素联合白蛋白治疗可以减少 HRS 的发生率，提高生存率。一旦发现肝硬化患者合并细菌感染，首选第三代头孢抗生素进行治疗，不用或慎用氨基糖苷类等肾毒性抗生素。当 HRS 患者合并严重脓毒血症的情况下可酌情使用糖皮质激素进行治疗。

4. 避免过度利尿、单纯大量放腹水。肝硬化腹水常并发稀释性低钠血症，并使腹水成为难治性。稀释性低钠血症形成的原因，一方面是疾病本身引起，如肝硬化腹水时，抗利尿激素合成与释放增加，自由水清除障碍，由此引起者称为自发性稀释性低血钠；另一方面，强烈利尿对肾脏功能的损害，亦可引起低钠血症，称为利尿性稀释性低血钠。对于腹水患者需大量放腹水时，应根据腹水放出量补充白蛋白，每放出 1 L 腹水，则给予 8 g/L 白蛋白静脉输注进行扩容。

5. 慎用非选择性 β 受体阻滞剂：非选择性 β 受体阻滞剂降低门静脉压力，可减少肝硬化患者静脉曲张破裂出血的风险。但合并自发性细菌性腹膜炎时，该药物的使用可增加血流动力学紊乱的比例及住院时间，且有发生 HRS 的风险，因此，建议自发性细菌性腹膜炎患者应避免使用此类药物。

6. 纠正水、电解质及酸碱平衡紊乱，在补充有效血容量的基础上增加尿量及尿钠排泄，积极纠正 K^+、Na^+、Cl^-、Mg^{2+} 及酸碱平衡。

7. 禁止饮酒，适当应用保肝药物，改善肝功能，加强营养支持疗法。

8. 重度酒精性肝病及晚期肝硬化并发 HRS 的预防。已酮可可碱具有很强的抗炎、抗氧化和免疫调节作用。文献报道，已酮可可碱可降低重症酒精性肝炎以及进展性肝硬化患者 HRS 的发生率，减少并发症，提高生存率。

8. 一项随机双盲试验显示，诺氟沙星（400 mg/d）可降低晚期肝硬化 HRS 的发病率，但尚需进一步研究论证。

（王正根）

参考文献

[1]　张黎明，刘玉兰. 肝肾综合征[M]//谢渭芬，陈岳祥. 临床肝脏病学. 北京：人民卫生出版社，2012：289－293.
[2]　主余华. 肝肾综合征[M]//任万华，张 娇，王强修. 肝脏诊断与治疗. 北京：人民军医出版社，2013：369－375.
[3]　仇海峰. 肝肾综合征[M]//侯青顺，刘勇鹏，柳富会，等. 肝脏病学. 长春：吉林科学技术出版社，2012：311－317.
[4]　李绍白. 肝肾综合征[M]//王家騑，李绍白. 肝脏病学. 3 版. 北京：人民卫生出版社，2013：372－378.

[5] 彭阿平,朱萱. 肝肾综合征的发病机制及诊治的研究进展[J]. 世界华人消化杂志,2015;23: 1440－1446.
[6] 齐铮琴,吕春艳,郝殿进. 彩色多普勒超声检测亚临床肝肾综合征的临床价值[J]. 中国超声医学杂志, 2010; 26: 1109－1111.
[7] European Association for the Study of the Liver. EASL clinical practice guidelines on themanagement of ascites, spontaneous bacterial peritonitis and hepatorenal syndrome in cirrhosis[J]. J Hepatol, 2010;53:397－417.
[8] Gluud LL, Christensen K, Christensen E, et al. Systematic review of randomized trials onvasoconstrictor drugs for hepatorenal syndrome[J]. Hepatology,2010;51:576－584.
[9] Nazar A, Pereira GH, Guevara M, et al. Predictors of response to therapy with terlipresin and albumin in patients cirrhosis and type 1 hepatorenal syndrome[J]. Hepatology, 2010;51:219－226.
[10] Lebrec D, Thabut D, Oberti F, et al. Pentoxifylline does not decrease short－term mortality but does reduce complication in patients with advanced cirrhosis[J]. Gastroenterology, 2010;138:1755－1762.
[11] Frag A, Bendtsen F, henriksen JH, et al. Low cardiac output predicts development of hepatorenal syndrome and survival in patients with cirrhosis and ascites[J]. Gut, 2010;59:105－110.
[12] Behroozian R, Bayazidchi M, Rasooli J. Systemic Inflammatory Response Syndrome and MELD Score in Hospital Outcome of Patients with Liver Cirrhosis[J]. Middle East J Dig Dis, 2012;4:168－172.
[13] Barbano B, Sardo L, Gigante A, et al. Pathophysiology, diagnosis and clinical management of hepatorenal syndrome: from classic to new drugs[J]. Curr Vasc Pharmacol, 2014;12:125－135.
[14] Wu X, Zhang W, Ren H, et al. Diuretics associated acute kidney injury: clinical and pathological analysis[J]. Ren Fail, 2014;36:1051－1055.

第四章　慢加急性肝衰竭的鉴别诊断与治疗

第一节　概　述

肝衰竭(liver failure)是多种病因所致以凝血机制障碍、黄疸、肝性脑病(HE)及腹水等为主要表现的一种临床症候群,病死率高。根据组织学特点和疾病进展,肝衰竭可分为急性肝衰竭(acute liver failure,ALF)、亚急性肝衰竭(subacute liver failure,SALF)、慢加急性肝衰竭(acute - on - chronic liver failure,ACLF)及慢性肝衰竭(chronic liver failure,CLF)。目前我国肝衰竭的病因主要是乙型肝炎病毒(HBV)感染,临床以 ACLF 为主,疾病进展快,病死率较高,因而受到广泛关注。

在我国颁布的多次《病毒性肝炎防治方案》中,有关重型肝炎的临床分型提出了慢性重型肝炎的概念,并将其定义为在慢性肝炎或肝硬化病史基础上,出现高度乏力、腹胀、恶心等临床表现,同时凝血酶原活动度(PTA)低于40%,血清总胆红素(TBIL)大于正常 10 倍。至 2000 年为止,方案中关于重型肝炎的分型体现了我国 HBV 感染所致肝功能失代偿的发病特点,但尚未正式提出 ACLF 概念。此后,中华医学会感染病学分会和肝病学分会肝衰竭学组于 2006 年联合制定的《肝衰竭诊疗指南》中,首次指出慢加急性(亚急性)肝衰竭是在慢性肝病基础上出现的急性肝功能失代偿,并在以后的指南中得到肯定。其临床概念见图 4 - 1。

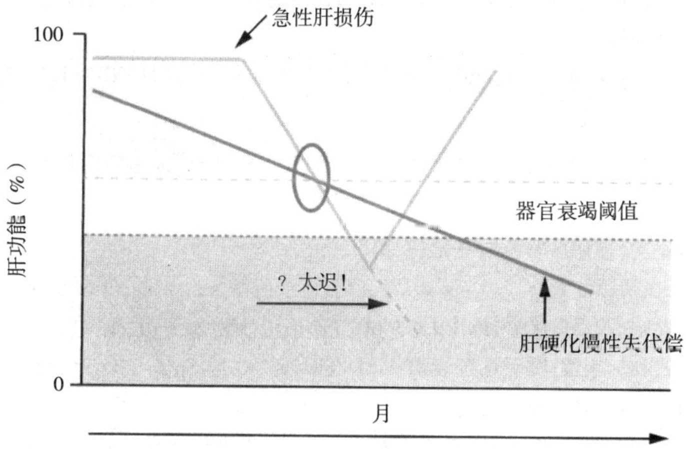

图 4 - 1　ACLF 临床概念图

注:黑线表示慢性失代偿肝硬化患者在肝病发展的某一点出现器官衰竭,这通常与晚期肝病相关,唯一的治疗方案是肝移植,肝病逆转的机会十分有限。而 ACLF 却截然不同(点线),ACLF 患者的肝脏储备常较好,在短期内急剧恶化,常伴诱发因素,导致器官衰竭和高死亡风险。ACLF 患者也可存在晚期肝病,但较稳定,在诱发因素作用下急剧恶化,并进展至器官衰竭。

ACLF 是临床、预后及病理生理学上截然不同的综合征,通常情况下,ACLF 具有以下几个主要的临床特征:①由一系列病因诱导所致的慢性肝炎和/或肝硬化易导致 ACLF,诱发因素包括慢性病毒性肝炎、药物或酗酒、自身免疫性肝病等;②HBV 再激活、消化道出血、急性肝损伤或感染等诱发事件可造成二次损伤,并导致肝细胞大量坏死和严重的肝脏炎症;③ACLF 通常发展至单器官或多器官功能衰竭;④短期病死率较高。然而,目前国内外关于 ACLF 的明确定义尚存在一些争议。

2014 年，Moreau 等报道了一项多队列前瞻性研究，该研究针对急性失代偿性肝硬化（ADC）患者建立了 ACLF 的定义。他们在三项主要证候特征的基础上明确了 ACLF 的诊断标准：出现急性失代偿、器官衰竭（按照 CLIF－SOFA 评分，即慢性肝衰竭－序贯器官衰竭评分的定义）及高 28 日病死率（预定阈值为 15%）。这项研究将急性失代偿、多器官功能衰竭定义为 ACLF 基本诊断标准的一部分，这主要系因来自欧洲 29 个中心的所有 1343 例患者几乎都患有酒精性肝硬化。因此，此研究结果与这一患者队列相关性最高。

目前，亚太肝脏病学会（APASL）、欧洲肝脏研究协会和美国肝病研究协会（EASL－AASLD）共识、欧洲肝脏研究协会（EASL）及中国指南/共识均认为 ACLF 多与急性打击事件有关，在已存在慢性肝病的基础上出现急性恶化（表 4－1）。然而，可以看出，我国 2012 版指南与 APASL 专家共识两者关于 ACLF 的定义基本上是一致的，但在 TBiL 水平的标准制定上两者有较大的差异。APASL 将 ACLF 的 TBiL 诊断标准设定在较低的水平，主要是考虑避免遗漏，让更多的患者归入 ACLF 范畴，进而可以深入了解该类患者的病程和转归。而基于我国国情，将 TBiL 诊断标准设定较高水平更为合理。而按照东西方各国共识/指南，在 ACLF 的定义上尚无一致意见，并存在一定差异（表 4－2）。西方国家如 AASLD 及 EASL 的共识主要强调肝硬化基础，以及单个或多个肝外器官衰竭；而 APASL 和中国指南则专注于以前的慢性肝病如慢性肝炎和/或肝硬化的急性恶化。因此，建议在临床应用中结合我国国情，不必将西方对 ACLF 的定义照搬推广至我国 HBV 相关的 ACLF 患者。

表 4－1 各指南/共识关于 ACLF 的定义

组织	定义及描述
中国指南	在慢性肝病基础上，出现急性（通常在 4 周内）肝功能失代偿的临床表现【注：黄疸（血清 TBiL ≥ 171 μmol/L 或每日上升 ≥ 17.1 μmol/L）及凝血功能障碍（INR ≥ 1.5 或 PTA < 40%）是 ACLF 的必要条件】
APASL（2009）	慢性肝病（先前诊断或未诊断）基础上，患者出现急性肝损伤表现为黄疸及凝血功能障碍，并于 4 周内并发腹水和/或肝性脑病 {注：黄疸［血清 TBiL ≥ 5 mg/dl（85 μmol/L）］及凝血功能障碍（INR ≥ 1.5 或 PTA < 40%）是 ACLF 的必要条件}
EASL－AASLD（2011）	慢性肝病因急性诱发因素而导致急性恶化，通常 3 个月时出现多器官衰竭，其病死率增加
EASL（2013）	器官衰竭定义（使用序贯器官衰竭评分） 肝衰竭：血清胆红素 ≥ 12.0 mg/dl；肾衰竭：血清肌酐 ≥ 2.0 mg/dl 或采用肾脏替代疗法；脑衰竭：Ⅲ或Ⅳ度肝性脑病；凝血障碍：INR > 2.5 和/或血小板计数 20×10^9/L；循环系统衰竭：使用多巴胺、多巴酚丁胺或特利加压素；呼吸系统衰竭：$PaO_2/FiO_2 \leq 200$ 或 $SpO_2/FiO_2 \leq 200$ ACLF 的诊断标准及等级 无 ACLF　包括以下 3 点：①患者无器官衰竭；②患者仅为肾衰竭以外的单个器官衰竭，血清肌酐 < 1.5 mg/dl，且无肝性脑病；③患者有脑衰竭，其血清肌酐 < 1.5 mg/dl。【28 日和 90 日的病死率分别为 4.7% 和 14%】 ACLF Ⅰ度　包括以下 3 点：①患者仅有肾衰竭；②患者有肝衰竭、凝血障碍、循环系统衰竭及呼吸系统衰竭之一种，或 1.5 mg/dl < 血清肌酐 < 1.9 mg/dl，和/或有轻度至中度肝性脑病；③患者有脑衰竭，且 1.5 mg/dl < 血清肌酐 < 1.9 mg/dl。【注：28 日和 90 日病死率分别为 22.1% 和 40.7%】 ACLF Ⅱ度　患者有 2 个器官衰竭。【注：28 日和 90 日病死率分别为 32.0% 和 52.3%】 ACLF Ⅲ度　患者有 3 个及以上器官衰竭。【注：28 日和 90 日病死率分别为 76.7% 和 79.1%】

表4-2　当前国内外指南/共识关于ACLF定义的差异

项目	APASL共识/中国指南	AASLD/EASL共识
INR	INR≥1.5	INR>2.5
肝性脑病	任何期的肝性脑病	Ⅲ或Ⅳ度肝性脑病
腹水	可能存在	未包括
肝衰竭进展持续时间	4周	未定义
最高病死率的时间	未定义	3个月
慢性肝病	慢性肝病有/无代偿性肝硬化	仅见于肝硬化,包括失代偿前期
主要诱发因素	HBV反跳、感染	感染、酗酒
脓毒症	否	是
静脉曲张出血	尚无共识	有
其他器官(肝脏除外)参与	否	有

第二节　病因和发病机制

一、病因

(一)ACLF的慢性肝病病因

ACLF的慢性肝病最主要的病因是各种原因所引起的代偿性肝硬化。因此,ACLF的慢性肝病的病因在整体上与其他肝硬化患者相似。欧美国家酒精性肝病占ACLF慢性肝病的50%~70%;而在我国乙型肝炎病毒(HBV)约占82%,酒精性肝病约占13%。此外,ACLF的慢性肝病还包括自身免疫性肝病、代谢性肝病及胆汁性肝病等,而单纯性脂肪肝不包含在内。

(二)ACLF的急性损伤病因

ACLF急性损伤的因素包括感染性与非感染性两类(表4-3)。国内最主要的是病毒性肝炎、细菌等感染性因素,而在西方国家则主要是酒精及肝毒性药物等非感染性因素。在感染性因素中,HBV再激活是我国ACLF急性损伤的最主要病因。化疗、免疫抑制剂及不合理抗病毒治疗均可诱发HBV激活。在印度、孟加拉国等一些亚洲国家戊型肝炎是ACLF急性损伤的最主要病因。使用免疫抑制剂治疗也可以使丙型肝炎病毒重新激活。此外,细菌、真菌及寄生虫的感染亦可诱发ACLF。在非感染性因素中,酒精性因素是ACLF急性损伤的最主要病因。近年来有文献报道外科手术也可诱发慢性肝病的急性损伤,此外还包括肝毒性药物、自身免疫性肝病及Wilson病等。

表4-3　ACLF的急性损伤诱因

感染(细菌、真菌及病毒)
乙型(丙型)肝炎再激活或叠加病毒性肝炎
酒精
药物性肝损伤
胃肠道出血
门静脉血栓形成
手术史
局部缺血
自身免疫性肝炎或Wilson病

二、发病机制

虽然 ACLF 的发病机制较为复杂，但近几年国外学者研究发现，ACLF 患者的发病机制围绕易感性（即致伤因素）→损伤→应答→器官衰竭四个步骤贯穿始终，提出了肝衰竭病理、生理及临床分类的 PIRO 概念（predisposition, injury, response, organ failure），详细描述了 ACLF 发病机制和临床类别，在指导 ACLF 临床治疗措施对患者病情的恢复或缓解具有重要的意义，尤其对评估预后方面值得借鉴（图 4－2）。

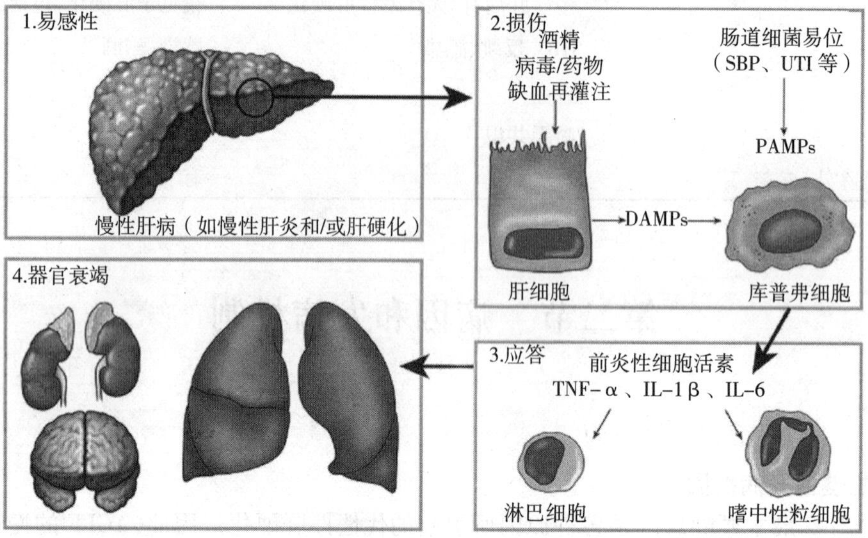

图 4－2　ACLF 发病机制

注：PAMPs（病原体相关分子模式），SBP（自发性细菌性腹膜炎），UTI（尿路感染）

1. *易感性（即致伤因素）*　易感性是指原有肝脏疾病及其严重程度，与 ACLF 经过临床干预后能否恢复至恶化前状态有关。由于引起 ACLF 主要的病因是慢性肝病如慢性肝炎和/或肝硬化，慢性肝病的病因会影响 ACLF 的进展。

对于病因明确的慢性肝病，首先要评估疾病的严重程度，若已经存在肝硬化的患者，则需要判断目前肝硬化所处时期及阶段，这是因为有无肝硬化、肝硬化的严重程度与 ACLF 的发生、发展及预后息息相关。目前，虽然 Child－Pugh 和 MELD 评分系统可以评估肝硬化严重程度和风险因素，但仍然缺乏针对引起 ACLF 的慢性肝病的评估方式，因此可以参考一些被研究发现的新指标。有研究发现，α－1－酸性糖蛋白可用来评估 ACLF 的预后。另外，还有其他一些肝损害及再生指标同样也值得借鉴，如 Gc 球蛋白等。在明确 ACLF 患者病因和评估慢性肝病的严重程度完成后，就要及早对疾病的危险进行分层。根据不同发病风险，尽早采取措施进行干预。

2. *损伤*　损伤是指急性打击因素的性质和严重程度。急性打击因素是 ACLF 发病的重要原因。在肝硬化基础上，来自肝内或肝外的损伤都将促使 ACLF 发病。其中，肝硬化基础上叠加感染病毒性肝炎尤其值得关注。目前较常见的叠加戊型肝炎成为触发 ACLF 的主要原因。一项前瞻性研究提示，在肝硬化患者中，叠加戊型肝炎感染的患者可出现急速的肝功能失代偿，4 周和 1 年病死率分别可达 43% 及 70%。

因此，当患者有急性打击因素时，应尽快干预治疗，同时强化综合护理。静脉曲张破裂出血患者应早期使用抗生素，降低感染的风险，可改善生存预后。对于 HBV 再活化导致的 ACLF，各指南均指出应尽早使用核苷（酸）类似物抗病毒治疗，能够明显降低 HBV－DNA 水平，改善疾病预后。

3. *应答*　应答指宿主对损伤的反应，决定了炎症反应的程度及感染的风险。研究发现，全身炎症反应综合征（systemic inflammatory response syndrome，SIRS）和代偿性抗炎性反应综合征（compensatory anti－inflammatory response syndrome，CARS）的发生和相互作用影响 ACLF 的预后。疾病早期，肝细胞坏死诱导免疫活性细胞进入肝脏，释放大量促炎性因子进入外周血诱发 SIRS，为避免过强的 SIRS 导致患者在疾病早期出现多器官衰竭而死亡,机体免疫系统通过释放抑炎性因子,诱导产生一过性 CARS 以维持免疫稳态。而持续高强度的 CARS 是导致机体免疫功能紊乱的一种病理状态,一旦进入免疫麻痹状态,患者易发生二次感染,感染影响机体免疫状态,加速病情恶化,导致多器官衰竭,是晚期患者死亡的主要原因。另有研究证实,免疫麻痹状态下抑炎性细胞因子诱导外周血单核细胞功能失活,伴随免疫活性细胞数量急剧减少(图 4 - 3)。

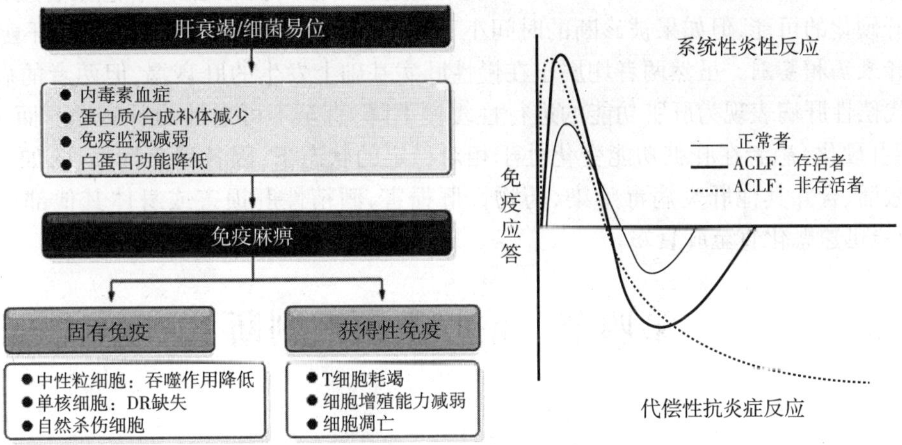

图 4 - 3 ACLF 的免疫功能紊乱

感染是 ACLF 患者重要打击和加重因素之一,伴有感染的肝硬化患者病死率能够上升 4 倍。基因遗传易感性可能是感染风险的基础,比如 Toll 样受体(toll - like receptors,TLR)2 多态性和核苷酸结合寡聚化结构域 2 变异体可以使肝硬化患者感染自发性细菌性腹膜炎风险增加。在抗感染过程中,中性粒细胞的功能具有重要作用,酒精性肝硬化患者血液中性粒细胞活性与感染、器官衰竭和病死率有关。内毒素可能引起中性粒细胞功能缺陷,在体外清除患者血浆中内毒素的情况下,中性粒细胞功能可得到恢复,因此应积极防治感染及内毒素血症。

总之,对 ACLF 患者感染要提高警惕性,要预防和控制感染的发生。治疗过程中可以多部位采样重复培养,在日常护理中尽量避免留置套管针。一旦患者出现感染应尽早干预,强力快速控制感染,积极纠正免疫衰竭,同时改善肠道微生态,防治器官衰竭的发生,而针对患者免疫功能的失调,在适当时机可以探讨应用胸腺素调节机体免疫达到辅助治疗的目的。

4. 器官衰竭　要明确器官衰竭程度,以帮助不同的患者制定不同器官支持措施并判断预后。ACLF 容易引起除肝功能失代偿外其他器官功能障碍,比如肾功能不全、肝性脑病及血流动力学异常等。

在突发的损伤因素下,慢性肝病患者肝功能急剧恶化,出现高胆红素血症和凝血功能障碍,目前对该过程的病理、生理学机制还不清楚。失代偿期肝硬化患者门静脉高压可引起内脏血管舒张、主动脉压力降低、心脏功能受损、交感神经激素系统激活以及肾血管强烈收缩。肾功能不全,而 ACLF 患者肾功能障碍表现有差异,部分以循环改变为主。心脏功能同时也受到影响,虽然内脏血管扩张,但心输出量并未增加。除此之外,肝性脑病是 ACLF 较常见的表现,其中血氨在发病中起到关键作用,在高血氨的状态下,肝脏受到损伤后会导致脑水肿,这其中机制之一可能是与脑蛋白和 RNA 的氧化修饰以及谷氨酰胺合成酶活性降低有关。

对于 ACLF 器官衰竭状况的评估将直接决定治疗方案的制定和临床预后,患者一旦出现器官衰竭,就需要及时处理,进行重症监护,必要时采用一些器官支持的治疗方法。

第三节 诊断与鉴别诊断

一、诊断

在慢性肝病基础上,短期内发生急性或亚急性肝功能失代偿的临床症候群,表现为:①极度乏力,有明显的消化道症状；②黄疸迅速加深，血清 TBIL 大于正常值上限 10 倍或每日上升≥17.1 μmol/L；③出血倾向，PTA≤40%（或 INR≥1.5），并排除其他原因者；④失代偿性腹水；⑤伴或不伴有肝性脑病。

二、鉴别诊断

1. 与急性或亚急性肝衰竭相鉴别　急性或亚急性肝衰竭均是预先不存在肝硬化的患者出现肝功能衰竭的临床表现，疾病持续时间小于 26 周。Wilson 病患者、垂直传播的获得性 HBV 感染者或自身免疫性肝炎患者尽管存在肝硬化的可能，但如果被诊断的时间小于 26 周，也可包括在急性或亚急性肝衰竭之内。

2. 与慢性肝衰竭相鉴别　虽然两者均属于在慢性肝病基础上发生的肝衰竭，但两者的病程特点有明显区别。慢性失代偿性肝病表现为肝脏功能的进行性缓慢下降，直至不可逆性的肝衰竭。而 ACLF 是指慢性肝病（通常是指肝硬化）患者在肝脏功能变化处于相对稳定的状态下，因各种急性损伤，如 HBV 突破、特异性免疫应答被激活、合并其他肝炎病毒感染、药物性肝损害、酒精性肝损害或身体其他部位的感染和炎症等，导致肝脏功能迅速恶化直至肝衰竭。

第四节　治疗及预后判断

一、治疗

肝移植始终被认为是肝衰竭最终的解决方案，然而内科治疗方面也不断取得进展。针对病因的治疗方案日益明确，现有证据表明这些针对病因的治疗均可显著降低病死率。其他的进一步体现在 ICU 监护、肝性脑病处理、营养支持等几个方面。按照国外学者提出的 ACLF PIRO 概念图，若患者存在明确的急性打击因素，就需要尽快干预治疗，同时强化综合护理，从而指导 ACLF 临床治疗措施对患者病情的恢复或缓解（图 4－4）。

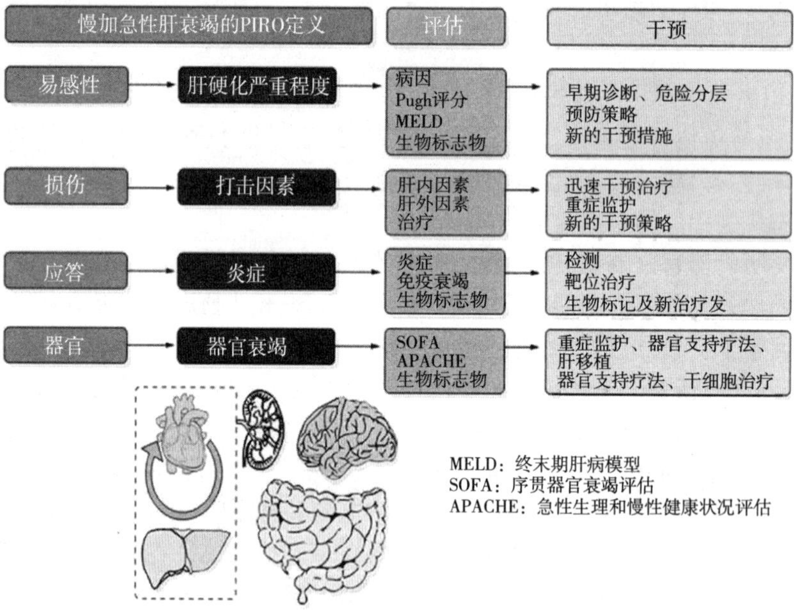

图 4－4　PIRO 概念指导 ACLF 的干预路线图

（一）病因治疗/处理

众所周知，导致 ACLF 的病因很多，有明确病因者如积极去除病因可提高治疗效果，但针对肝衰竭病因给予特异性治疗的方法尚不多。为此，目前有关病因治疗方法的研究正日益增多（表 4－4）。

表4-4 不同ACLF的急性损伤病因特异性治疗方案

病因	治疗方法
对乙酰氨基酚	N-乙酰半胱氨酸(NAC)口服:起始剂量140 mg/kg,继之以每4小时70 mg/kg NAC静注:起始剂量150 mg/kg,此后4小时内给予每小时12.5 mg/kg,继之6.25 mg/kg
伞菌目鹅膏科中毒	青霉素G:每日1 g/kg静注;联合NAC(同上) 水飞蓟宾:每日30~40 mg/kg,维持3~4天
单纯疱疹病毒(HSP)或巨细胞病毒(CMV)	阿昔洛韦:每日30 mg/kg静注
自身免疫性肝炎	甲泼尼龙:60 mg/d,静注
乙型肝炎病毒	核苷(酸)类药物[a]
妊娠急性脂肪肝/HELLP综合征	引产
Wilson病或布加综合征	肝移植
急性缺血性损伤	心血管支持治疗

[a]除阿德福韦酯以外的四种核苷(酸)类药物(恩替卡韦、替诺福韦、替比夫定及拉米夫定)

当前国内外指南均推荐对HBV相关肝衰竭患者,只要能检测出HBV-DNA(需要灵敏度更高的检测,如高精度HBV-DNA检测),不论谷丙氨酸氨基转移酶(ALT)或天门冬氨酸氨基转移酶(AST)是否升高,应立即使用NUCs抗病毒治疗。然而,正如AASLD指南提出的,应注意HBV相关肝衰竭患者HBV-DNA水平不高,甚至检测不出,但肝细胞内仍有HBV复制,可致病情进展,故应放宽抗病毒治疗适应证,对血清HBsAg阳性患者,即使HBV-DNA检测不出,亦应抗病毒治疗。因此,对于HBsAg阳性而HBV-DNA阴性者,因果关系的判断十分重要。同时,在抗病毒治疗时其时机和药物的选择至关重要,在肝衰竭的早、中期开始抗病毒治疗,疗效相对较好;晚期肝衰竭患者因残存肝细胞过少、肝脏再生能力严重受损,抗病毒治疗似难以改善肝衰竭的结局。过去我们也曾多次提出,不论是ALF、SALF、ACLF还是CLF等,只要能检测出HBV-DNA(以后我们发现部分患者在重症化过程中常伴有一过性病毒载量下降,甚至不可测,故进一步放宽到只要本次发作与病毒复制相关即可),不论ALT或AST是否升高(因酶胆分离,故ALT已不重要),均应及时应用快速强效抑制病毒NUCs,如首选恩替卡韦(ETV)或替诺福韦(TDF),次选替比夫定(LdT)或拉米夫定(LAM),对于既往有NUCs治疗特别是有耐药史者也可采用联合治疗如LAM加阿德福韦酯(ADV)以降低耐药风险,以此改善肝功能并延缓或减少肝移植的需求,不能随意停药,一旦发生耐药变异,应及时加用其他能治疗耐药变异的NUCs。然而,2009年Lange等研究发现,HBV相关肝衰竭应用ETV可伴有乳酸盐增高,占5/16(31.2%),且一人死亡(但因其用药仅4日,故因果关系尚不明确),从而引起了重视并加强了相关监测。以后Lange等进一步研究发现,实际上部分重危患者用药前已有乳酸盐增高,故药物与肝衰竭死因的关系仍未明确。而在中国上市不久的替诺福韦(TDF),其抑制病毒作用强、耐药率低,且对LAM、ETV及部分ADV耐药者均具有良好的抗病毒作用。有研究结果表明,TDF有效降低ACLF患者的HBV-DNA水平,改善Child-Turcotte-Pugh(CTP)和终末期肝病模型评分,降低患者病死率。同时,英国国立优质卫生和保健研究(National Institute for Health and Care Excellence,NICE)CHB指南也推荐,对于失代偿肝病成年患者的治疗,若有LAM耐药史患者,可用TDF治疗。这为HBV肝衰竭患者抗病毒治疗提供了又一有效的药物选择,但NICE指南亦同时指出,对于有肾损伤的患者,应减少TDF剂量。

(二)治疗新进展

近年报道了一些ACLF治疗的研究进展。印度学者Khanam等报道了一项使用粒细胞集落刺激因子(granulocyte colony stimulating factor,GCSF)治疗ACLF患者的研究。这项研究的主要数据是基于与Khanam同一科研小组的Garg等开展的研究,47名ACLF患者随机分为两组:治疗组为标准内科治疗联合GCSF(5 μg/kg,皮下注射,共12剂)($n=23$);对照组为标准内科治疗联合安慰剂($n=24$)。结果显示,治疗组60日生存率较对照组显著增高(66% vs. 26%, $P=0.001$),治疗组CTP、MELD及SOFA评分出现显著下降。两组发生严重并发症的概率(治疗组 vs. 对照组)分别为:肝肾综合征(19% vs. 71%,$P=0.0002$)、肝性脑病(19% vs. 66%,$P=0.001$)、脓毒血症(14% vs. 41%,$P=0.04$),1 个月治疗后,G-CSF 增加了肝脏中的 CD_3^+、CD_4^+ 细胞数量比例(45% vs. 27.5%)。Khanam 等进一步发现,在 G-CSF 治疗后,肝内多种细胞比例与治疗前基线相比多种 T 细胞有显著差异:CD_3^+T 细胞(17.6% vs. 43.7%,$P=0.03$),CD_4^+T 细胞(35% vs. 60%,$P=0.05$),CD_8^+T 细胞(37% vs. 60.5%)。提示 GCSF 能够显著增强树突状细胞的募集,调节肝内 T 细胞应答,并通过降低 IFN-γ 产生来抑制肝细胞损伤。同时,研究者还提出了 GCSF 用于治疗 ACLF 的可能途径(图 4-5)。

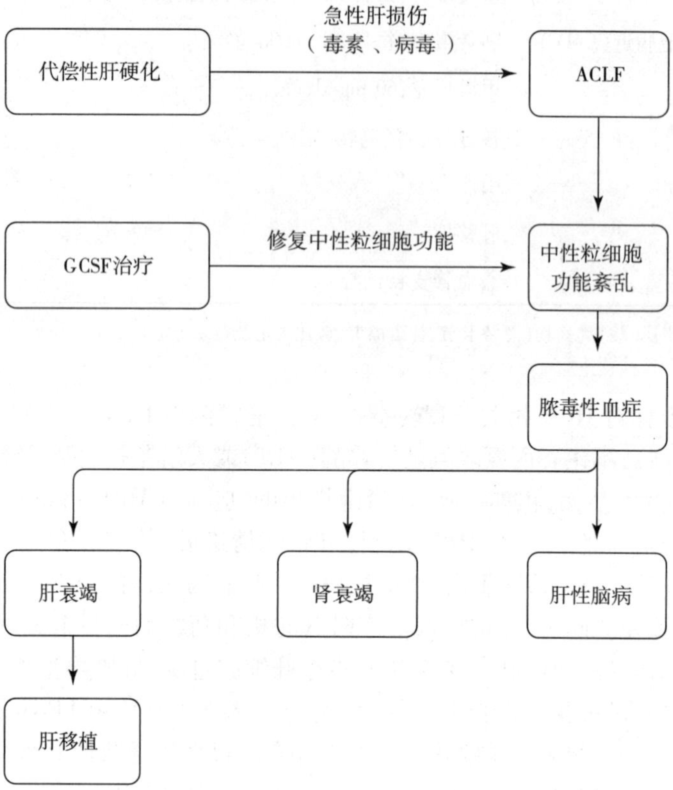

图 4-5　GCSF 用于治疗 ACLF 的作用途径

GCSF 是由巨噬细胞、成纤维细胞及内皮细胞等产生的一种主要作用于造血组织的糖蛋白,可以调节中性粒细胞及造血祖细胞的增殖及分化。2000 年 Rolando 等研究发现,与正常患者相比,ALF 患者血液中分离的中性粒细胞吞噬显著降低,在体外使用 GCSF 并培养后,能够显著增强中性粒细胞的吞噬及分泌作用。随后,其在 APAP 所致 ALF 患者中进行了临床验证,结果显示,GCSF 是一种安全有效的逆转急性肝衰竭(ALF)中性粒细胞功能的药物,可能在预防及治疗 ALF 患者的感染中发挥一定作用。按每日 50 $\mu g/m^2$ 体表面积的剂量使用,效果较好且不良反应少。然而这项研究未对患者进行随机分组,各组包含的病例数也较少,且只在 APAP 所致肝衰竭患者中进行了评估,在病毒所致 ALF 患者中是否具有相同作用尚未可知。

2008 年,我国康文等对 D 半乳糖苷酶小鼠 ALF 模型中的研究发现,GCSF 可上调 Bcl-2,并下调含半胱氨酸的天冬氨酸蛋白水解酶-3,从而抑制 ALF 时肝细胞的凋亡作用。后来,Lei 等对 GCSF 在 D 半乳糖苷酶诱导的小鼠 ALF 模型作用进行了深入研究,发现 GCSF 可减弱骨髓中间质细胞衍生因子-1(SDF-1)表达,而增强肝脏中 SDF-1 的表达,从而诱导 CD_3^+、CD_4^+ 细胞从骨髓向损伤的肝脏募集。Jin 等也发现,在 ALF 小鼠模型中,GCSF 还能增强骨髓单核细胞向损伤的肝脏募集,与前述研究相似。这些研究都提示 GCSF 可在 ALF 或 ACLF 所致严重肝损伤中发挥重要的保护作用。

Di 等评估了 GCSF 治疗 ACLF 患者的效果及不良反应,30% 患者有骨头疼痛,9% 出现头痛,5% 出现恶心,上述不良反应均可耐受,且在治疗结束后 2~4 日得到缓解。然而,该研究也表明,ACLF 患者接受 GCSF 后临床及生化指标并未改善。Mark 等提出通过募集自体造血干细胞来治疗 ALF 中肝细胞损伤并促进再生,甚至不仅在 ALF 中,在手术外伤等肝损伤中,也可能发挥作用,而 GCSF 是一种重要的能够募集自体造血干细胞到肝脏的药物。由此,也奠定了印度学者对这类药物用于治疗 ALF 的研究理论基础。

应该指出,将 GCSF 广泛用于临床治疗 ALF 及 ACLF 的道路还很漫长,有赖于更深入对药物作用机制的研究及临床的实践积累。印度及其他国家学者完成的研究,也预示着这种药物用于肝衰竭患者的良好疗效。如果深入的研究证明其确实安全有效,考虑与其他药物的联用有可能为临床提供更多的选择,为患者争取时间,从而降低肝衰竭的病死率。

二、预后判断

肝衰竭的预后判断一直是该疾病的研究热点,因为预后判断直接决定急诊肝移植的实施与否。最经典的急性肝衰竭预后评分系统是 KCH 评分,此外还有 CTP 评分、SOFA 评分(序贯器官衰竭评估)、APACHE 评分(急性生理学与慢性健康状况评分系统)、MPM 模型(病死率预测模型)等,都曾被广泛研究。MELD 模型(终末期肝病模型)自建立以来,逐渐成为应用最广泛的模型,尽管美国肝病协会明确指出 MELD 模型不能用于急性肝衰竭预后的判断。目前还没有专门用于 ACLF 的预后模型。一般认为,ACLF 能否可逆取决于本次发作的严重性、急性病因的性质和慢性原发肝病的严重程度,然而还没有任何一个模型能够包括以上的全部因素。显然,目前的预后判断体系仍然不理想,首先它们采用的均为反映肝损伤和全身状态严重程度的指标,缺乏过程指标,对死亡预测的准确性要远远高于对生存的预测能力,也无法起到预警的作用;很多因素,例如基础肝病、肝再生能力、病因对预后的影响无法体现,患者对治疗的反应也是体现疾病发展趋势的重要因素,更被排除在外。因此,人们一直在寻找更好的指标以改进或替代现有的模型,被广泛研究的指标包括肝损伤指标(Gc 球蛋白、M65/M30 抗原)、肝再生指标(AFP、卵泡抑素/激活素 A 比值)、免疫指标等,均被证明具有一定的预后判断和预警意义,或者能够提高现有预后判断模型的准确性。但是在得到广泛认可前,这些指标还需要进一步验证。

虽然近年国内外对 ACLF 的概念进行了较多阐述,但是由于其病因、机制及表现的复杂性,还尚未有统一的认识。另外,ACLF 的原发病因、慢性肝病基础、急性打击因素、并发症、临床干预措施等存在多样性及个体化差异,对于 ACLF 预后评估尤其早期评估和诊断也同样面临不少困难。随着我们对 ACLF 病理、生理及发病机制认识的加深,相信以此为基础的临床干预会更具有针对性也更加有效。

（王宇明）

参考文献

[1] 李兰娟. 2012 年新版《肝衰竭诊治指南》治疗进展的解读与探讨[J]. 中华临床感染病杂志, 2013;2: 73 - 76.

[2] 中华医学会感染病学分会肝衰竭与人工肝学组,中华医学会肝病学分会. 重型肝病与人工肝学组肝衰竭诊治指南(2012 年版)[J]. 中华临床感染病杂志, 2012;5:321 - 327.

[3] Moreau R, Arroyo V. Acute on chronic liver failure: A new clinical entity[J]. Clin Gastroenterol Hepatol, 2014;S1542 - 3565(14): 312 - 317.

[4] Bernal W, Jalan R, Quaglia A, et al. Acute - on - chronic liver failure[J]. Lancet, 2015;386:1576 - 1587.

[5] Trehanpati N, Garg V, Altered frequencies of dendritic cells and IFN - gamma - secreting T cells with granulocyte colony - stimulating factor (G - CSF) therapy in acute - on - chronic liver failure[J]. Liver Int, 2014; 34: 505 - 513.

[6] Wiest R, Lawson M, Geuking M. Pathological bacterial translocation in liver cirrhosis[J]. J Hepatol, 2014;60: 197 - 209.

[7] Bañares R, Nevens F, Larsen FS, et al. Extracorporeal albumin dialysis with the molecular adsorbent recirculating system in acute - on - chronic liver failure: the RELIEF trial[J]. Hepatology, 2013;57:1153 - 1162.

[8] Sarin SK, Kedarisetty CK, Abbas Z, et al. Acute - on - chronic liver failure: consensus recommendations of the Asian Pacific Association for the Study of the Liver (APASL) 2014[J]. Hepatol Int, 2014;8: 453 - 471.

[9] Singh H, Pai CG . Defining acute - on - chronic liver failure: East, West or Middle ground? [J] World J Hepatol, 2015;7: 2571 - 2577.

[10] Asrani SK, Simonetto DA, Kamath PS. Acute - on - chronic liver failure[J]. Clin Gastroenterol Hepatol, 2015; 13:

2128 – 2139.

[11] Chen EQ, Zeng F, Zhou LY, et al. Early warning and clinical outcome prediction of acute – on – chronic hepatitis B liver failure[J]. World J Gastroenterol, 2015;21: 11964 – 11973.

[12] Sarri G, Westby M, Bermingham S, et al. Diagnosis and management of chronic hepatitis B in children, young people, and adults: summary of NICE guidance[J]. BMJ, 2013;346: f3893.

[14] Moreau R, Jalan R, Gines P, et al. Acute – on – chronic liver failure is a distinct syndrome that develops in patients with acute decompensation of cirrhosis[J]. Gastroenterology, 2013;144: 1426 – 1437.

[15] Blasco – Algora S, Masegosa – Ataz J, Gutiérrez – García ML, et al. Acute – on – chronic liver failure: Pathogenesis, prognostic factors and management[J]. World J Gastroenterol, 2015;21: 12125 – 12140.

第五章 肝移植

第一节 适应证及禁忌证

一、概述

肝脏移植(liver transplantation)系指对于患终末期肝病患者,通过手术植入一个健康的肝脏,使患者肝功能得到良好的恢复。通常肝脏移植可分为三类,即原位肝脏移植(orthotopic liver transplantation,OLT)、异位肝脏移植(heterotopic liver transplantation,HLT)又称辅助肝脏移植(auxiliary liver transplantation,ALT)及活体部分肝脏移植(living donor liver transplantation,LDLT)。

自1963年美国Strazl施行世界第1例人体原位肝脏移植以来,历经40余年的发展,全球肝脏移植在进入21世纪后已经发展至一个全新的阶段,主要表现在:①新一代强力免疫抑制剂,如环孢霉素(CsA)、他克莫司(FK506)、雷帕霉素(RPM)、RS-61443等的开发,使急、慢性排斥反应率显著下降,移植肝的长期存活率上升;②新一代长效保存液,如UW液、HTK等的开发;③新的肝移植术式不断涌现,如减体积肝移植、活体部分肝移植、劈裂式肝移植、背驮式肝移植、辅助性原位肝移植等,同时还出现肝肾、肝心、肝肠以及以肝为主的多器官移植等;④近年来全球肝移植例数以每年8000~10 000例的速度增加,迄今已经超过10万例,且肝移植术后1年生存率提高到85%以上,5年存活率在70%~80%,最长1例已存活33年。

二、肝移植的适应证

所有终末期肝病用其他各种疗法不能治愈,预计在短期内无法避免死亡者,都是原位肝移植的适应证。

1. 慢性肝实质疾病 酒精性肝硬化、肝炎相关性肝硬化(乙肝、丙肝)、自身免疫性肝炎。

2. 先天性代谢障碍性疾病 如α_1抗胰蛋白酶缺乏症、铜蓄积症、酪氨酸血症等。

3. 胆汁淤滞性疾病 如先天性胆道闭锁、胆汁性肝硬化、原发性胆汁性肝硬化、原发性硬化性胆管炎等。

4. 肝脏肿瘤 肝细胞性肝癌、胆管细胞性肝癌、肝脏转移性神经内分泌癌。

5. 再次肝移植 各种原因所致的移植肝功能衰竭。

6. 其他疾病 多囊肝、Budd-Chiari综合征。

三、肝移植的禁忌证

1. 绝对禁忌证 主要包括肝胆道以外的恶性肿瘤、全身性感染和吸毒者,脑、心、肾等重要器官功能衰竭以及严重精神呆滞,不可控制的心理变态等。

2. 相对禁忌证 包括门静脉血栓或栓塞、胆管癌、肝胆道感染所致的败血症以及年龄65岁以上者。

四、肝癌肝移植手术适应证的选择

1. 米兰标准 米兰标准是由Mazzaferm等在1996年提出。肝癌患者符合以下条件:①单一结节直径≤5 cm;②多个结节≤3个,每个直径≤3 cm;③无大血管浸润及肝外转移。米兰标准是第一个获得国际移植中心认可的肝细胞肝癌肝移植的入选标准。临床资料统计,符合米兰标准的肝癌肝移植患者4年生存率可达85%,不符合标准的肝移植患者4年生存率仅为50%左右。

2. UCSF标准(UCSF Criteria) UCSF标准于2001年由Yao等提出,其入选标准为:①单一癌灶直径≤6.5 cm;②多个病灶≤3个,每个癌灶直径≤4.5 cm,累计癌灶直径≤8 cm;③无大血管浸润及肝外转移。

3. 杭州标准　杭州标准由我国浙江大学医学院附属第一医院肝移植中心提出，并受到了国际移植界的高度重视。其具体内容为：①肿瘤没有大血管侵犯和肝外转移；②所有肿瘤结节直径之和≤8 cm；或所有肿瘤结节直径之和>8 cm，但是满足术前 AFP（甲胎蛋白）水平<400 μg/L 且组织学分级为高、中分化。浙江大学医学院附属第一医院临床研究认为，符合杭州标准的肝细胞肝癌患者肝移植术后 1 年生存率超过 90%，3 年生存率达 70%，而超过杭州标准的肝细胞肝癌患者肝移植术后 1 年生存率仅 49% 左右。

第二节　肝移植的适宜时机及术前准备

一、肝移植的手术时机

大多数移植中心将终末期肝病模型（model of end stage liver disease，MELD）评分作为判断肝脏功能和肾衰竭程度的重要指标。因 MELD 评分可有效评价肝脏移植前患者等待供肝期间的死亡率及预测患者移植术后的死亡率，经有关专家多年的临床证实，MELD 评分是一个客观、有效评价肝移植前患者严重程度的系统，对慢性肝病 3 个月生存率的预测 C 统计值达 0.894。近年来，随着我国器官移植分配网络的建立和完善，依据 MELD 评分系统来进行供体器官分配的器官分配体系也逐渐建立。

MELD 评分 = 0.957 × ln[肌酐(mg/dl)] + 0.378 × ln[胆红素(mg/dl)] + 1.12 × ln[INR] + 0.643

没有慢性肝病基础的急性肝功能衰竭亦是肝移植的适应证。急性肝功能衰竭可以是由多种原因引起，如药物、急性病毒性肝炎、蕈类中毒等。急性肝功能衰竭的主要临床表现为肝性脑病和凝血功能障碍。

二、术前准备

1. 供体术前管理　为确保移植肝质量及移植后远期效果，应对供体进行以下严格检查：①血型检查，保证供受体符合输血原则（急诊肝移植除外）；②肝炎病毒系列检测，包括乙肝、丙肝等；③血 CMV - Ag 检测；④HIV 检查；⑤肝功能检查。

2. 受体术前管理

（1）受者等待肝移植期间处理原则：病情危重的受体宜尽早住院接受密切监护和合理的支持治疗，以改善受体术前病情，降低手术风险，提高移植成功率。做到：①完善术前检查、定期复查肝功；②高蛋白、低盐、低脂饮食；③肝硬化患者每日检测腹围、体重变化，记录 24 小时尿量；④护肝治疗：常规输注极化液、维生素 K、维生素 C 以及易善复等保肝药物输注；⑤依据具体情况补充白蛋白、凝血因子（血小板、新鲜冰冻血浆），对有腹水者同时利尿处理；⑥预防肝性昏迷（精氨酸、乙酰谷酰胺等），对肝功能极差，重度黄疸患者实施人工肝辅助治疗；⑦HBV - DNA 阳性者：术前 2 周服用 lamivuding（拉米呋啶）100 mg/d 或用思替卡韦 0.5 mg/d；⑧肝癌患者在等待期间必要时行 TAE（注意避免损伤肝固有动脉和肝总动脉）、射频消融等治疗。等待时间长者，接受肝移植前复查胸片及肝脏 B 超，排除肿瘤转移；⑨保护肾功能，可根据情况应用呋塞米，对呋塞米不敏感者，可用利尿合剂或实施 CRRT 治疗；⑩肠道准备：通气处理，服用表非鸣等药物；清洁准备服用庆大霉素、甲硝唑、氟哌酸等药物。

（2）受体术前准备：合适的供体一经确定，立即通知受体入院。入院后应对患者进行全面系统检查，按 APACHEⅡ评分标准对患者健康状态进行评分、Child 分级对肝脏疾病严重程度进行评分。对于受体，确定是否有活动性感染尤为重要。若在感染期，属于相对禁忌证，应仔细评估患者的感染情况，包括病原学检查、感染部位及对患者预后的影响。

移植前受体须作如下检查和准备：测体重；检查血型、血常规、尿常规、肝肾功能、血糖、电解质；凝血功能检测（凝血酶原时间、激活的凝血酶原时间、纤维蛋白原）；肝炎病毒系列检测、病毒全套检测（包括梅毒、EB - IgM、EB - IgG、巨细胞 - IgM、单纯疱疹病毒 - IgM、风疹病毒、弓形虫抗体 - IgM）；血 CMV PP65 检查 + CMV - Ag 或 CMV - DNA 检查判断巨细胞病毒感染（阳性率约 60%）；血气分析及肺功能检测；肝癌患者检测 AFP；血、尿、痰、腹水等分泌物细菌学培养 + 药敏实验（连续 3 天）；心电图（异常者可行心动超声检查）；胸部正侧位片；必要时行胸部 CT。肝脏 B 超（包括肝硬化程度，肿物部位、大小，癌栓侵犯情况，肝动脉、门静脉、肝静脉、腔静脉血流及通畅情况，双肾血流情况）；肝脏 CT：对于术前 B 超发现门静脉血栓形成的患者，应行门静脉血管成像检查；食道吞钡或胃镜（肝硬化患者）（备选）；腹腔干造影，间接门静脉造影（备选）。

对术前等待肝移植的患者应明确对象，因人施治。拉米呋啶应用的结果显示，其对移植肝乙肝复发有明显的抑制作用；术前注重肠道准备亦十分重要，如此能使移植术后尽快转为肠内营养；对危重患者实施如 CRRT、人工肝的抢救治疗，对延长患者生命，为其有可能接受肝脏移植创造条件。

第三节　供肝切除术

一、肝脏移植供体的选择

1. *尸体器官的供体*　合适的供体包括死于以下原因的患者：头部外伤、颅内出血、原发性脑肿瘤、药物过量和脑缺氧是由溺死、绞死或心脏骤停等引起以及突发性婴儿死亡综合征等。此外，尸体移植物的获取必须获得医院伦理委员会的审批。

2. *脑死亡供体*　器官的捐献过程需要捐献者所在医院医护人员与移植中心的密切配合。脑死亡一经确定，工作人员将向家属交代器官捐献的相关问题，并获得家属的签字同意。切取肝脏前的工作是要维持其最佳的生理状态，捐献者血流动力学的稳定是完成良好灌注的必要条件。

对捐献者的评价条件一般来说有以下几方面：①脑死亡的证明文件，以及医院伦理委员会的审批文件；②年龄：没有严格限制，若供体年龄 >55 岁，需仔细评估；③供、受体之间体重相比 <15%，受体有大量腹水者，会有较大的腹腔体积容纳较大的供肝；④供体应确保没有乙型肝炎、丙型肝炎和艾滋病病毒感染；⑤供体轻微的肝功能异常是可以接受的供、受体之间的人类白细胞抗原（human leucocyte antigen，HLA）配型非必需；⑥供体没有近期的滥用药物、恶性肿瘤、感染性疾病、肝硬化和严重的肝脂肪变性等病史。必要时，可行肝穿刺活检来进行评估。

3. *活体供体*　供体本人必须健康，且须满足以下条件时才可确定为供体：①血型及组织相容性较好；②全身无重大器质性疾病；③全身主要脏器功能良好；④全身无感染性疾病；⑤肝脏储备功能良好，无肝病史，无长期大量饮酒史；⑥肝脏及其主要血管、胆管结构正常，无重大变异；⑦年龄最好在 20～50 岁之间；⑧根据配型情况等检查结果、家庭意见、供体及家属签字后的有关文件呈报医院伦理委员会和院长审批，从而确定部分肝的提供者。

4. *心脏死亡供体*　我国卫生部于 2010 年出台了心脏死亡器官捐献（donation after cardiac death，DCD）相关条例，为缓解我国器官移植与供体短缺的矛盾以及与世界移植接轨提供了一条出路。肝移植器官捐献者的适应证：家属申请或同意 DCD，无潜在的捐献纠纷，发生不可逆性脑损伤或诊断国际标准化脑死亡器官捐献（DBD），无明显禁忌证。

（1）拟捐献器官功能良好，预计撤除生命支持后 60 分钟内发生心脏骤停，则可以考虑 DCD，并应在得到家属对器官组织捐献的知情同意之前，由主治医生进行初步评估。禁忌证包括：药物滥用史，HIV 呈阳性或存在高危活动如静脉注射毒品史、血友病等凝血机制异常，暴发性感染（药物治疗无效），恶性肿瘤（脑部原发性肿瘤除外），重大肝胆系统疾病史。

（2）捐献前临床评估。回顾病史（既往史、现病史、用药史等），评估生命体征、实验室检查（血常规，血型，肝、肾功能，凝血功能，尿、粪常规，身高，体重，乙肝、丙肝、梅毒、HIV 的血清学报告），肝脏 B 超。

（3）器官捐献。在捐献者临终前，专职协调员到病房看望捐献志愿者，再次向家属核实捐献意愿；由患者所在医院专家和移植医院专家根据提供的检验、检测结果判定捐献者是否符合捐献条件标准，确定摘取器官时机，并报市管理中心列入目标对象。市管理中心确认捐献者真实意向后，迅速集结力量，做好获取准备。

（4）DCD 肝移植的预后。DCD 肝移植历经发展，国际上见诸报道的受体 1 年存活率为 74%～92%，并不亚于 DBD。相对于 DBD 而言，DCD 肝移植并不增加原发性无功能的发生率（0～12%）或肝动脉血栓的发生率(0～9%)，但DCD肝移植的胆道并发症(包括胆管狭窄、胆汁瘤)发生率明显高于DBD。

二、供肝获取

(一)供体肝脏切除

目前，国内供肝获取多采用肝肾联合切取的方法。腹部常规消毒，铺无菌巾后，切开部位选择从腹部正中大“十”字切口上自剑突下至耻骨联合，横切口于肚脐水平切至两侧腋后线。开腹后首先探查肝脏质地，有肝硬化、肝无外伤等。分离肾动脉以下、髂动脉分叉以上的腹主动脉并结扎远心端。在髂总动脉分叉上方切开腹主动脉，插入带有球囊的灌注管路，顺利置管后，球囊充气，于腹腔干上方阻断腹主动脉后打结固定灌注管路，开始灌注。切开肠系膜上静脉并插管固定。在髂静脉上方游离下腔静脉，置管引流。冰屑覆盖肝脏及周围间隙用以肝脏局部降温。游离肠系膜上静脉，置管进行门静脉灌注。切断肝圆韧带、镰状韧带和三角韧带，分离肝胃韧带、第一肝门和小网膜腔，触诊肝脏、胆道、右肝动脉和胃左动脉，注意有无变异的肝动脉。游离双侧输尿管及肾脏。游离右半结肠和小肠系膜并翻向腹腔的左上方，显露出下腔静脉、肾静脉。分离出胆管，切开胆管，在胆囊底部开一小孔，然后用生理盐水冲洗。游离肝脏，切开膈肌，在近心耳部位断离肝上下腔静脉，可见清亮灌注液流出。在髂总动静脉上水平横断腹主动脉及下腔静脉，逐步向上游离肝肾，联合肝肾整块切除。肝肾移除体外后，经胆道用生理盐水灌注胆道，直至灌注液清亮为止。分离肝脏和肾脏后，放置低温保存。

(二)供肝修整技术

供肝修整需在4℃ UW液内进行。检查供肝的灌注是否均匀、质地是否柔软、除外占位，检查肝动脉、腔静脉等是否无损。修整胆总管：在左右肝管汇合下方1～2 cm处横断胆总管。修整门静脉主干：结扎切断门静脉主干上的小分支，在脾静脉和肠系膜上静脉汇合处上方横断门静脉。修整肝动脉：自腹腔干及肠系膜上动脉根部开始修整动脉，完全游离肠系膜上动脉、脾动脉和胃左动脉，然后沿肝总动脉向肝门处游离，结扎切断胃、十二指肠动脉及胃右动脉。修整动脉时应注意肝动脉的变异。胆总管、门静脉、肝动脉修剪完毕后，剪除周围其余组织，包括肝十二指肠韧带内脂肪、淋巴结等。修整肝下下腔静脉，缝扎右肾上腺静脉后切断，去除右肾上腺及周围组织。修整肝上下腔静脉，分别缝扎左右膈静脉并切断。剪断肝裸区附着的膈肌及肝镰状韧带、冠状韧带、左右三角韧带。再次冲洗胆道。结扎肝圆韧带、左右三角韧带及其他可能出血处。经门静脉插管灌洗UW液，仔细检查门静脉及下腔静脉有无渗漏。在供肝修整过程中小心避免肝动脉损伤，应常规检查发自肠系膜上动脉的替代肝右动脉和发自胃左动脉的异常肝左动脉。大多数肝动脉的变异均可以通过结扎不需要的分支，然后使用主动脉的Carrel补片。

第四节　肝移植术

一、肝移植主要术式

(一)经典原位式肝移植术(standard orthotopic liver transplantation, SOLT)

是指在体外静脉转流或非转流的情况下，切除病肝及肝后下腔静脉，然后于原位植入供肝，是目前世界范围内应用最广泛的术式。在肝移植早期多采用静脉转流支持下进行SOLT，随着肝移植手术技术及麻醉技术的迅速发展，目前大多数移植中心已经不需要静脉转流支持。该术式优点是符合肝脏正常的解剖生理特点，术后并发症较少，适用于各种疾病的肝脏移植。缺点是术中血流动力学波动较大，由于腔静脉较长时间阻断对肾功能有一定影响。

(二)背驮式原位肝移植术(piggyback orthotopic liver transplantation, PBOLT)

因供肝附于受体下腔静脉上，形似背驮而得名。该术式要求切除受体病肝时，保留肝后下腔静脉及第二肝门处的肝左、肝中和肝右静脉，而在供肝植入时，将供肝肝上下腔静脉与受体肝静脉共干行端端吻合。PBOLT术式其优点：①不阻断肝后下腔静脉，减少了术中血流动力学的紊乱；②不吻合肝下下腔静脉，减少热缺血时间，在多数病例中避免了静脉转流。其缺点：①受体肝静脉成型后口径与供肝的差异有时较大，吻合时易形成环形狭窄；② 肝静脉成型时由于肝静脉成型共干偏向 IVC 一侧，对侧肝后空隙过大而移植肝倾斜致流出道扭曲受阻；③肝静脉－腔静脉吻合后形成孤立血管蒂，使肝脏悬挂在腔静脉轴上，左右摆动度较大，易形成扭转；④供肝较大时也可以压迫腔静脉；⑤在实施减体积性肝移植时吻合口径及固定更易发生问题。上述原因都可以导致植肝流出道梗阻。PBOLT 术式禁忌证：①受体尾状叶肥大并包绕肝后下腔静脉，致使出血风险显著增加；②肝脏恶性肿瘤侵及下腔静脉。近年来，随着肝移植手术技术不断进步，出现了改良背驮式肝移植术式，其特点为：将受体腔静脉保留，而肝静脉全部结扎，部分阻断受体下腔静脉后剪开侧孔，将供肝腔静脉近端与受体下腔静脉侧孔作端端吻合，而供肝下腔静脉远端缝扎封闭，再行供受体门静脉、肝总动脉、胆总管端端吻合。

（三）劈离式肝移植术（split liver transplantation，SLT）及减体积肝移植术（reduced size liver transplantation，RSLT）

SLT 是指将一个尸体供肝，根据肝脏解剖分割成两部分，分别移植给两个不同的受体，简称为“一肝两受”。RSLT 指将成人供肝切除一部分后植入原来解剖部位，减小其体积以适应儿童较小的腹腔容积。为缓解器官移植愈加尖锐的供需矛盾，1988 年由 Pichlmayr 首先报告劈离式肝移植术式，将尸肝劈离后，左外叶移植给先天性胆道闭锁的患儿，右半肝移植给原发性胆汁性肝硬化患者。1987 年法国 Bismuth 报道将肝脏从肝中线劈离，分别移植给 2 例暴发性肝衰的成人受者。SLT 劈离技术有体外（ex vivo）和原位（in situ）两种。体外 SLT，分离前先进行胆管和动脉造影，以评估、指导劈离过程。SLT 真正增加了供肝数量，但不是每个供肝都可以劈离为二，仅部分供肝合适，最终实际增加供肝数量不足三分之一，而且存在小肝综合征的风险，术后并发症亦增加风险。

（四）活体肝移植术（living donor liver transplantation，LDT）

活体肝移植最早开展仅限于血缘关系的供、受体，因此称为“亲体肝移植”。该术式 1988 年由 Raia 施行首例，在 20 世纪 90 年代末期更是掀起了高潮，尤其是脑死亡概念未被广泛接受的国家地区，该术式成为肝脏移植最主要的术式，例如日本、我国的香港和台湾地区。活体肝移植供肝取自健康成年志愿献肝者，近期疗效非常满意。但整体而言并发症高于全肝脏移植术，但这些并发症多数非致命并发症，疗效稍差于全尸肝脏移植。成人活体肝脏移植早期应用肝左叶，在欧美地区临床效果不太满意，因此目前大多数移植中心采用右叶肝脏作为供体。但切除右叶存在较大风险，又限制其广泛应用，同时产生了对肝中静脉取舍的争议。

（五）多器官联合移植

随着肝脏移植技术的成熟，肝脏与其他器官的联合移植也逐渐得以开展。肝肾联合移植是国内开展较早的器官联合移植之一，对于同时累及肝肾两个器官的疾病有满意的疗效。肝胰、肝小肠联合移植国内亦陆续开展，因例数较少，尚未形成成熟经验。器官簇移植是随着器官移植技术发展而出现的新术式，1983 年美国 Starzl 施行全球首例临床器官簇移植，其难点是多个器官的联合切除，既要保证切除的彻底性，又要避免主要血管的损伤。同时手术创面大，要求手术过程细致的解剖与操作，尽量避免大出血或重要血管的损伤。切除的器官包括肝、胃、胰、十二指肠、脾、部分空肠、网膜、周围脂肪和淋巴结等。

（六）辅助肝移植术（auxiliary partial liver transplantation，APOLT）

辅助肝移植指在保留受体病肝的情况下，将供肝植于受体另外的解剖部位，使肝功能衰竭患者得到临时的支持，或使原肝缺失的代谢、解毒功能得到代偿。1985 年 Bismuth 首次成功实施临床 APOLT，其后的多年临床实践显示，由于生理性宿主肝和移植肝的竞争、腹腔内容积有限导致术后腹部和肺部并发症明显增加，移植肝静脉回流受限等问题难以解决，开展异位肝移植弊大于利。

（七）其他术式

例如多米诺肝移植术式、异位肝移植及多种在此基础上的改良术式。多米诺肝移植是指接受肝移植治疗患者的供肝，来自于另一位同时接受肝移植治疗的患者，属于活体肝移植。国际上首例“多米诺”肝移植产生于 1995 年，至今在全球范围内亦少见。一些先天代谢性疾病及自身免疫性疾病患者的肝脏经多米诺肝移植，植入其他患者体内，至少可为急诊肝移植或肝癌患者提供肝源，延长患者生命，不失为缓解供肝短缺的一种可行方法。

各种术式的肝移植病肝切除技术有一定差别，如经典原位肝移植需要切除肝后下腔静脉，对受体创伤较大；辅助肝移植仅需切除部分病肝，技术操作相对简单；活体肝移植和某些全肝移植的术式需行保留腔静脉的全肝切除，对于减少手术创伤，缩短无肝期有一定意义；劈离式肝移植难点在于部分肝脏血管管径细、解剖变异多，较全肝移植复杂。其中 SOLT 和 PBOLT 是临床最常见的肝移植术式，有关两者优、劣的探讨由来已久。一般认为，两者的技术适应证方面基本相同。有学者认为背驮式肝移植受到病肝切除技术限制，不适于病肝尾状叶肥大的受体（如部分布－加综合征患者）和恶性肿瘤体积较大者。由于技术的不断进步，目前背驮式肝移植的改良术式不断出现，其临床应用日趋广泛。

作为大器官移植技术的代表，肝脏移植的技术水平在很大程度上体现了当今外科技术的最高成就，就全肝脏移植而言，我国的肝脏移植水平已接近国际先进水准。然而，代表肝脏移植最高水平的成人间活体肝脏移植、单肝段移植、劈裂式肝脏移植在我国仍处于摸索阶段，肝脏移植的长期疗效仍不理想，赶超国际先进水平尚任重而道远。

二、肝移植的围术期处理

（一）术后监护

肝移植术后监护治疗原则：肝移植手术创伤大，术后监护处理对顺利恢复至关重要，而密切观察病情变化是术后监护的关键，必须高度重视。

1. 生命体征的监测　生命体征的监测是所有术后监护的必做项目，在肝移植时尤应重视，这其中强调呼吸频率（RR）以及中心静脉压的监测（CVP 4～10 cmH_2O）。

2. 呼吸管理　原则是在动态血气分析检测下，尽早拔除气道插管。但是否可以拔管取决于患者的意识状态和良好的自主呼吸。在拔除气道插管前，应明确：患者神志已恢复，清醒、反应灵敏；有良好的肌力和肌张力，气道发射良好、吞咽动作完整，能够有效地进行咳嗽；试脱机 2 小时后血气分析结果正常；血流动力学稳定；神经肌肉功能正常；拍胸部 X 线片了解肺部情况。

3. 肾功能、液体、水及电解质和酸碱平衡管理　肝移植患者术前往往伴发低蛋白血症、第三间隙积液、肝肾综合征、肾小管酸中毒等；术后常并发肾功能不全、酸中毒、低钠血症，同时由于术中较大量输液和术后大量激素应用，使保护肾功能，维持水、电解质及酸碱平衡显得尤为重要，也存在一定难度。在利尿的前提下通过动态监测来补充电解质，维持其在正常范围内，纠正代谢性酸中毒、代谢性碱中毒。杜绝单位时间液入量，尤其胶体入量过快；避免水中毒。患者血白蛋白低下，可补充人血白蛋白进行扩容。

术后早期应用前列腺 E_1 及多巴胺，以保证肾脏灌注，维持足够的尿量，保证每日尿量大于 500 ml。若尿量少于 1 ml/（kg·h），同时伴有血肌酐、尿素氮增高，尿渗透压＜血浆渗透压，则应及时采取以下措施：检查出入量平衡，测量 CVP，排除摄入量不足；应用呋塞米；使用利尿合剂多巴胺 ＋ 酚妥拉明 ＋ 山莨菪碱＋呋塞米；对仍无反应者，可重复使用，间隔时间应超过 1 小时；水负荷过多或肺水肿发生者，即予静滴 20% 甘露醇，用药时间大于 15 分钟，用药期间密切观察 CVP；若仍无反应，则应复查血 Cr 和 BUN，并开始严格控制补液量。摄入量＝总出量＋隐性丢失量。其中，隐性丢失量为：10 ml/（kg·d）（成人）。体温每升高 1℃，再增加 10%；必要时行血液滤过或透析。

4. 出凝血功能管理　肝移植患者术前存在出凝血机制障碍，术中输注大量库血，术后新肝功能尚未完全恢复，因此术后早期多有凝血功能障碍。而肝移植术后又必须维持出血和凝血的平衡，在保证不出血的前提下预防各血管吻合口内血栓形成。准确及时检测患者的出凝血功能是进行有效调控的先决条件，同时注重实验室检测和临床观察两方面必不可少。早期（约 1 周）血小板计数应维持在 50×10^9/L 上下，若血小板＜20×10^9/L 时可以补充血小板；血红蛋白维持在 90～110 g/L，血红细胞比积维持在 25 % 上下；凝血酶原时间维持在 15～20 秒，激活的全血凝固时间维持在 150～200 秒；若 INR＜1.5 则应及时输入新鲜冰冻血浆，缩短 PT。补充新鲜冰冻血浆；若纤维蛋白原＜1.25 g/L（正常 2～4 g/L），应补充冷沉淀、纤维蛋白原；对存在严重凝血功能障碍的患者，应及时补充氨基已酸（EACA）；术后补充维生素 K_1；术后 24 小时无出血表现者，即给予抗凝治疗。原则是由弱渐强，由单一到良好。术后第 1 天开始口服乙酰水杨酸（如巴米尔 0.3 mg/d）、复方丹参注射液（250 ml/d），依据具体检查结果应用低分子右旋糖酐，根据患者一般情况，引流管性状，移植肝彩超等检查结果及出凝血检查情况和血小板情况使用小分子肝素。或静脉使用低分子量肝素钙。推荐使用微量泵泵入，避免使用肝素皮下注射，因为血液中药物浓度不好控制。术后特别重视动脉是否狭窄，如果发现有问题一定抗凝防止动脉血栓形成，可能时行动脉内球囊扩张。

5. 营养支持与血糖管理　等待肝移植的患者常常存在营养不良。手术又引起术后负氮平衡和蛋白质的丢失。足够的热量是维持肝移植术后尽早恢复的必要条件，而热量的主要来源为葡萄糖。因此，术后热量补充和血糖维持亦是一重要环节。控制葡萄糖的摄入量，降低机体负荷，一般在使用胰岛素的前提下将血糖控制在 7 mmol/L 左右，尿糖阴性或弱阳性。术后早期静脉高营养（TPN 20～30 kcal/kg/d），蛋白质以 1.75 g/(kg·d)补充；胆红素恢复正常前，脂肪乳用量酌减，脂肪乳使用应选用中长链；适当应用支链氨基酸、还原型谷胱甘肽有利于患者的恢复；应用肠功能恢复汤、足三里封闭、温和灌肠等方法促进胃肠功能恢复，及早开始肠内营养，以能全素、安素作为早期主要营养物质。必要时邀请营养师调整经肠道营养方案；为减少环孢素和类固醇的不良反应，所有肝移植患者术后均应实行低盐饮食，3～4 g/d。

6. 移植肝功能评价及管理　移植肝功能评价主要依靠临床症状、肝功能检测、糖利用状况、动脉血酮体比（AK－BR）和肝脏超声多普勒检查等，必要时可进行肝活检。

（二）肝移植术后常规处理原则

1. 镇痛，抗焦虑治疗　芬太尼 200 μg＋NS 16 ml（20 μg/h）；患者出现焦虑等精神症状可给予日忧解、黛安神、舒乐安定或氯丙嗪等口服，若精神症状明显可给予冬眠灵或冬眠Ⅰ号。

2. 免疫抑制治疗　采用环孢素（CsA）＋泼尼松龙（PRED）、FK506＋PRED 或 CsA/FK506＋霉酚酸脂（MMF）/硫唑嘌呤（Aza）＋PRED 等三种免疫抑制方案；CsA 应在肾功能和尿量正常后才开始使用，依据进口与国产，按口服制剂 5 mg/(kg·d)和 8 mg/(kg·d)给药，每日分两次服用，但必须保证在餐前 1 小时或餐后 3 小时，如此才能保证药物的吸收和利用，以维持血药浓度。

FK506（tacrolimus，Tac，他克莫司）：目前 Tac 已经成为肝移植受者主要的免疫抑制剂。①作用机制：Tac 属于钙调磷酸酶抑制剂（CNI），主要与 T 淋巴细胞内的 FK506 受体结合蛋白－12（FKBP－12）结合，形成 Tac－FKBP－12 复合体，该复合体与钙调磷酸酶结合，并抑制后者的活化，在分子水平上干扰、抑制白细胞介素 2（IL－2）的合成，抑制细胞 T 淋巴细胞向移植物的浸润，从而达到预防和/或治疗排斥反应的目的。证据表明，以 Tac 为基础的免疫抑制方案显著降低了肝移植后急性排斥反应、耐皮质激素排斥反应、难治性排斥反应以及慢性排斥反应的发生率，显著改善了移植物功能，减少了皮质激素的用量，并降低了巨细胞病毒（CMV）等感染的发生率。②使用方法：口服途径：起始剂量为 0.075～0.15 mg/(kg·d)，分 2 次服用（早晨和晚上）最好用水送服，餐前 1 小时或餐后 2～3 小时服用。③静脉途径：若受者不能口服，首剂需静脉给药，总量 0.01～0.05 mg/(kg·d)，24 小时静脉滴注。根据血药浓度调整剂量。从静脉转口服时，首次口服剂量应在停止静脉用药 8～12 小时后给予。使用 FK506 的患者密切注意精神状态、血糖水平。术后早期严格监测血药浓度。使用 MMF/Aza 的患者应密切观察骨髓抑制情况。口服 CsA 或 FK506 时，合用钙离子拮抗剂可能具有提高其血药浓度的作用。

3. 术后预防感染治疗　三联用药：抗细菌、抗病毒、抗真菌。预防细菌感染：依据细菌培养，选用窄谱抗生素。预防真菌感染：气管插管拔除后即开始口腔护理，5－FU 稀释液漱口或制霉菌素＋金苷Ⅱ号涂抹口腔黏膜；术后第 1 天开始口服制霉菌素，大蒜注射液 60～80 ml，iv，qd×7 天；预防病毒感染：对供体或受体术前 CMV（＋）者，术后即应用更昔洛韦×14 天。之后改为阿昔洛韦（或利巴韦林），若 CMV－Ag 检测阳性，继续使用；预防乙肝病毒复发：术后拉米呋啶即开始胃管注入 100 mg/d。术中新肝植入前应用乙肝免疫球蛋白，术后据检查情况（滴度）可静脉使用，后肌肉应用。

每周行痰、胆汁、引流管等分泌物细菌、真菌培养和药敏监测；无菌隔离制度：穿隔离衣、口罩、帽子，每天紫外线照射 1～2 小时，每 12 小时 1 次。

4. 预防胆汁淤积治疗　选择茵栀黄、思美泰、熊去氧胆酸、保胆健素、清胆汤等治疗，注重长期应用，原则上在 T 管拔除前，必须应用利胆药物。

5. 各种管道管理　引流管的护理：肝移植术后一般放置腹腔引流管四条，分别为右膈下、温氏孔、左肝下、盆腔，注意保持引流管通畅，避免堵塞或引流液反流引起腹腔积液、积血或逆行腹腔性感染。

T 管的护理：T 管应固定牢固，每日观察胆汁质和量，正常肝移植术后的胆汁应是金黄色澄清样，放置体外时间长后转为墨绿色。若胆汁呈棕黑色则提示缺血性损伤或坏死。T 管内一般不应有空气，T 管内出现空气提示 T 管脱落。若无胆汁引流，有可能是胆管机械性梗阻、肝动脉栓塞或移植肝无功能。一般在术后 7～14 天行经 T 管胆管造影，若胆管造影无异常，可于造影术后引流胆汁 1 天，然后夹闭 T 管，以减少胆汁丢失，T 管造影前后应使用特美汀 3.2 g 静滴或 Rocephin 1 g 静滴，预防逆行性胆道感染。正常情况下在 3 个月后拔除 T 管。

6. 影像学检查　术后早期每周 2 次胸部 X 线检查，了解肺部情况（肺渗出、肺感染）；术后 1 周每日行彩色多普勒检查，检查项目包括移植肝大小、质地、肝动脉、门静脉、肝左、中、右静脉、腔静脉等血管情况，腹腔积液情况，胸积液情况；术后 7～14 天行 T 管造影，了解有无吻合口瘘。胆道造影过程严格执行无菌操作，并预防性使用抗生素。

7. 伤口处理　每次探视伤口或 B 超检查后以及敷料湿透时需及时更换敷料。

8. 肝活检　若临床出现原因不明的肝功损害或怀疑出现急性排斥时，应及时在 B 超引导下行肝活检检查，活检前急查凝血三项和血常规了解血小板情况。穿刺针可采用 18G 的活检针，肝穿组织应放入福尔马林液中固定，并及时送病理检查。

（三）术后常见问题处理

1. 抗病毒治疗　更昔洛韦用 2～3 周，如果骨髓抑制明显，可换用膦甲酸钠（可耐）用 2～3 周。CMV 发病率高应该引起重视，诊断主要靠临床。病理与肝组织巨细胞病毒检测可用组化染色检查。

2. 急排问题　激素冲击，同时加强抗感染（三联用药：舒普深、阿昔洛韦及大扶康）。

3. 免疫抑制剂治疗　FK506 达不到治疗窗可加用 MMF。达到治疗窗者可以单用 FK506 + PRED。

4. 肝脏肿瘤患者肝移植术后化疗问题　①希罗达；②表阿霉素 + 5Fu。化疗时随时检查不良反应引起的损害。

5. 抗凝问题　肝癌患者，术前处于高凝状态，控制在正常的底线；肝硬化患者，术前处于低凝状态，控制在正常的高度。

6. 其他　注意利胆，在拔除 T 管前都应口服利胆药物（正常情况下术后 3 个月拔除）；术后动脉狭窄问题：肝动脉狭窄球囊扩张，多在术后 3 个月，防动脉血栓形成；术后胆道狭窄问题：胆道扩张，胆道支架，鼻胆道导管引流。

第五节　肝移植术后并发症及处理

一、技术性并发症

（一）肝动脉栓塞

肝移植术后早期肝动脉栓塞的发生率为 3%～9%，早期肝动脉栓塞在临床上多表现为肝功能的急剧恶化，胆道狭窄，胆道坏死，发热，胆道吻合口裂开或吻合口胆漏，胆汁色泽浅淡及引流量减少等，严重者可出现肝坏死与肝脓肿，甚至肝功能衰竭。目前认为肝动脉栓塞的危险因素包括吻合技术、多次移植、急性排斥反应、血型不符、血管内膜受损、血管管径细小、缺血时间、围术期凝血机制紊乱、巨细胞病毒感染及术后细菌感染等。肝动脉栓塞一旦发生，即面临移植肝无功能甚至患者死亡的严重后果，因此，除了注重肝动脉保护、外科吻合技术、供肝治疗及供受体选择等外，还需要注意术后肝动脉栓塞的预防与检测。

血管造影是目前诊断肝移植术后血管栓塞的金标准，主要用于高度怀疑肝动脉栓塞病例，并在诊断的同时行溶栓治疗，一般不宜作为常规检测方法。目前临床肝动脉普查依赖于常规的彩色多普勒检查、超声造影、CTA 等。若有怀疑应及时行溶栓和肝动脉血管造影检查。

目前术后肝动脉栓塞的预防常规应用低分子肝素钙与华法林抗凝，阿司匹林抗血小板聚集以及改善微循环等措施。同时密切检测患者凝血功能及血小板计数，常规使用彩色多普勒检查以检测肝脏血流情况。

肝动脉栓塞治疗的关键在于早发现、早治疗。目前认为，对于早期明确肝动脉栓塞时应及时进行介入治疗,包括介入术中用导管行栓子取出术、术中术后局部行肝动脉尿激酶溶栓及全身使用肝素抗凝,介入术后复查肝动脉造影及时了解肝动脉溶栓的效果,对于早期经血管造影确定的肝动脉栓塞,经导管持续的动脉溶栓是挽救移植肝功能及提高患者生存率的有效方法。如果不成功再行手术取栓及血管重建。肝动脉栓塞是急诊再次肝移植的绝对指征。

目前有学者认为高压氧治疗可提高患者的预后与生存质量,当肝动脉栓塞发生时应用高压氧治疗可阻止局部缺血再灌注对肝脏的损伤,还可促进血管形成,促进肝动脉侧支循环的形成,在肝动脉阻塞的早期应预防肝细胞死亡,防止肝功能衰竭,与其他保守治疗联合使用可延缓或避免再次肝移植。

(二)胆道并发症

早期胆道并发症包括胆管端端吻合或胆肠吻合口漏与吻合口狭窄、T型管脱出、胆栓或血凝块引起的机械性梗阻等。术后早期的吻合口漏和吻合口狭窄主要吻合技术和吻合口血供不良有关,胆管吻合口漏的临床表现主要有腹痛、发热、引流管有胆汁引出及白细胞升高,肝功检查可表现为不明原因的胆红素升高,腹部有压痛、反跳痛及腹肌紧张等腹膜炎刺激征。对于放置T管患者,对可疑病例应在预防性使用抗生素的前提下经T管行胆道造影术。对于无T管患者,可行MRCP或ERCP检查以便明确诊断。对于胆汁漏出量小的患者可在局部放置引流管引流,对于胆汁漏量大且有引流不畅患者,应立即行ERCP放置ENBD或胆道支架,必要时可行开腹手术治疗。胆道吻合口狭窄的临床主要表现为胆红素的升高同时伴转氨酶的升高,可有胆管炎的症状。对于轻度胆管狭窄,且胆红素无明显升高患者,可先给予利胆药物治疗。对于大多数胆管吻合口狭窄患者需行介入治疗,无肝动脉异常者,可行ERCP下的球囊扩张并防止胆道支架。对于伴有肝动脉血栓或胆道吻合口狭窄严重、多次介入治疗不佳者,及时行开腹手术。如常规手术不能彻底解决吻合口胆道并发症,应积极进行再次肝脏移植。

二、移植物功能衰竭

(一)原发性移植物无功能(primary graft nonfunction)

原发性移植肝无功能是指移植后数小时到数天内发生的无明确病因的异常,美国器官共享联合网络(UNOS)将原发性移植肝无功能定义为移植术后7天发生的异常,最新的版本则定义为肝移植术后10天内发生的异常。

6%~8%的供肝在移植后无功能,其病因尚不完全清楚,多数学者认为是供体、受体及移植肝获取过程共同作用的结果。其常见的原因有:供体年龄大于50岁、供肝脂肪变性、供体血流动力学异常如低血压与低氧血症、供肝切取过程中物理损伤、缺血性损伤;受体肥胖、免疫因素、门静脉血栓形成、受体手术时或术后出现的各种并发症及受体的原发病如自身免疫性肝炎等。发生原发性移植物无功能的患者常表现为肝性昏迷、凝血功能障碍、腹水、无胆汁发生及血流动力学不稳定,肝功能检查表现为肝酶、胆红素和LDH显著升高、进行性PT延长。原发性移植肝无功能的诊断标准(UNOS):①10天内发生的;②AST≥5000 U/L,且INR≥3.0(没有使用新鲜血浆的情况下),或者酸中毒(pH≤7.3),或者血液中乳酸浓度≥2倍正常值。组织学特征为炎性细胞的浸润、肝细胞的气球样退行性变与带状坏死。除极少数病例移植肝功能会逆转外,绝大多数患者需接受再次肝移植。

(二)急性排异反应

超急性排斥反应是罕见的。急性排异反应常发生在移植术后第4~10天,常表现为高热、右上腹或背痛,转氨酶、碱性磷酸酶和胆红素升高。细胞免疫在急性排斥反应中起主要作用。对急性排异反应的诊断,首先应排除感染和血管栓塞等并发症。诊断急性排异反应应行肝穿活检以获得组织学的证据。Banff方案是国际移植学会在加拿大的Banff会议上制定的肝移植术后急性排斥反应的组织病理学的诊断标准。该标准对于肝移植后的排斥反应的分级明确,实用性强,评分简便。对于急性排斥反应的标本应严格按照Banff方案进行评价分级。一旦诊断明确,应采用激素(甲基泼尼松龙)冲击方案。

肝移植术后大部分急性排斥反应经过激素冲击治疗后症状逆转,耐激素治疗的急性排斥反应(acute steroid - resistant rejection)作为一种特殊急性排斥反应类型,具有对大剂量激素治疗无效的特点。肝移植术后的急性排斥反应经大剂量的激素冲击后无临床、生化及病理学改善的即可诊断为耐激素治疗的急性排斥反应;1 个月内经激素冲击治疗后再发的排斥反应也归为耐激素治疗的急性排斥反应。

对于耐受激素的排异反应可用单克隆抗体 OKT3(muromonab,莫罗莫那,抗 CD_3 单克隆抗体)治疗。剂量为 OKT3 静脉注射单剂量 5.0 mg/d,疗程为 10～14 天。患者最初的反应为高热、低血压和肺水肿引起的呼吸衰竭。应有专责的医生负责管理。在 OKT3 治疗的最初 2～3 天,需加氢化可的松和对乙酰氨基酚的诱导治疗。OKT3 的另外一些不良反应包括假性脑膜炎、关节炎、皮疹和需要用气管扩张剂治疗的呼吸困难等。这些不良反应会因为过量输液和在最初 7 天体重增加 >3% 的患者中尤为严重。这些患者应优先利尿。其他不良反应有低血压、心动过速。若无呼吸系统问题可经扩容治疗。发热可能会持续于整个治疗过程中。治疗过程中应准备肾上腺素以预防过敏性反应。OKT3 的作用是减少循环中的 CD_3 T 细胞,有效的治疗应使血液中的 CD_3 T 细胞保持在 <5% 的水平(或 <125 个绝对数)。血标本应在 OKT3 注射前抽取,以明确血药浓度。循环中的 OKT3 可减少人体抗鼠抗体(因为 OKT3 是一种鼠蛋白)而影响效果。这一现象可用硫唑嘌呤预防。

三、系统性并发症

1. *凝血系统障碍*　出血可继发于术前患者自身的出血倾向,肝脏功能没有立即恢复,术中凝血因子和血小板的消耗。输注新鲜冷冻血浆、血小板、冷沉淀物、E 氨基已酸或止血环酸等,使 INR≤1.8,血小板计数 $>60\times10^9$/L,纤维蛋白酶原 >150 mg/L。

2. *代谢系统并发症*　代谢紊乱并发症包括低或高血糖,低或高血钾,低或高血钙,血液中的枸橼酸盐可将结合钙游离出来形成高钙血症。代谢性碱中毒是由于肝脏移植后,在循环中有大量的代谢产物枸橼酸盐和乳酸盐。碱中毒通常需要用 HCl 纠正,因为严重的代谢性碱中毒可导致低通气状态而影响拔管。拔管将会延迟到代谢性酸碱平衡失调纠正后。术后早期癫痫发作证明有低镁血症存在。

3. *肾脏并发症*　肾衰竭时有发生,主要原因有:肝肾综合征,肾毒性药物应用(氨基糖甙类、万古霉素、CsA 等)以及术中和术后大出血。如果肾灌注不足,应随时早期透析。大部分的移植受体,肾灌注不足只是短暂和可逆的。

4. *肺部并发症*　包括胸膜腔积液、膈肌麻痹、肺水肿、肺不张和支气管肺炎等。在术后早期,患者气管插管通气,要求细心的护理以防止并发症发生,应尽早拔管。正压通气的患者有较高的门静脉菌血症风险。要避免过量地使用呼气末正压呼吸(PEEP),以免影响肝静脉回流。右胸腔积液很常见,而且不是胸穿的指征,除非呼吸紧迫或疑有感染。

5. *神经精神系统并发症*　焦虑、抑郁以及精神病等较为常见,大部分症状没有特殊的治疗措施。癫痫发作与术后 CsA 和 FK506 高浓度所造成的神经毒有关。

四、感染

术后感染通常可由细菌、真菌和病毒引起,由于手术暴露时间很长以及免疫抑制剂的使用,感染较易发生。

预防方法包括:①术前应用抗生素;②术前应用制霉菌素预防念珠菌属;③术后应用阿昔洛韦或更昔洛韦治疗疱疹病毒和巨细胞病毒感染;④术后应用增效复方磺胺控制卡氏肺孢子虫感染;⑤加强对敷料、引流、输液的护理;⑥敷料、引流、输液常规细菌培养。

若有发热(体温 >38.5℃),应对所有的伤口、引流液、静脉输液、胆汁、尿液、血液、痰、胸腔积液、腹水等作细菌、病毒、真菌培养,并作 X 线胸片检查,可用多普勒超声波检查探查积液、血管和其他病理变化。必要时开放 T 型管。如静脉感染则应更换或拔除静脉输液。此外,有必要时行胆道造影或肝脏活检并在微生物学家的指导下选择使用抗生素。

五、远期并发症

1. *淋巴组织增生性疾病和恶性肿瘤*　长期使用免疫抑制剂可导致淋巴组织增生性疾病,可反映在淋巴结、扁桃体、肝脏、消化道、肺脏和中枢神经系统等。减少免疫抑制剂的用量可减轻症状。应注意肝移植术后的受体有更高的概率发生皮肤癌、外阴癌、宫颈癌和淋巴组织增生性疾病。

2. *疾病的复发* 包括恶性肿瘤、乙型和丙型肝炎、原发性胆汁性肝硬化、原发性硬化性胆管炎、酒精性肝脏疾病、血色病、自身免疫性慢性活动性肝炎。

肝移植后受体再感染乙型肝炎病毒(HBV)的预防:预防肝移植受体供肝再感染 HBV,是肝移植的一项重要课题,尤其在亚洲地区。单独应用大剂量乙型肝炎免疫球蛋白(HBIG)仅对无活动性病毒复制患者有效。拉米呋啶加 HBIG 治疗被认为是金标准,我们认为,对大多数亚洲 HBsAg(+)患者而言,拉米呋啶单药治疗已足够,若手术前血清 HBV-DNA 滴度很高,可以考虑包括小剂量 HBIG 的预防方案。

3. *其他并发症* 大部分是由激素、CsA、FK506 的不良反应引起,例如高血压、骨质疏松、肥胖、高血脂、糖尿病等,应分别给予处理。

(王 博)

参考文献

[1] 郑树森. 肝移植[M]. 2 版. 北京:人民卫生出版社,2012.

[2] 徐骁,杨家印,钟林,等. 肝癌肝移植“杭州标准”的多中心应用研究—1163 例报道[J]. 中华器官移植杂志,2013;34:524-527.

[3] 中国心脏死亡器官捐献工作指南[J]. 中华器官移植杂志,2010;31:436-437.

[4] 中华医学会器官移植学分会. 他克莫司在临床肝移植中的应用指南[J]. 临床肝胆病杂志,2015;31:1372-1374.

[5] Mazzaferro V, Bhoori S, Sposito C, et al. Milan criteria in liver transplantation for hepatocellular carcinoma: an evidence-based analysis of 15 years of experience[J]. Liver Transpl,2011;17 Suppl 2:S44-57.

[6] Hu Y, Zhang X, Liu Y, et al. APACHE IV is superior to MELD scoring system in predicting prognosis in patients after orthotopic liver transplantation[J]. Clin Dev Immunol,2013;41:809-847.

[7] Franchello A, Ricchiuti A, Maffi L, et al. Hyperbaric oxygen therapy in liver transplantation; is its use limited to the management of hepatic artery thrombosis? [J]. Transpl Int, 2010;23:e49-50.

第六章 消化系统肿瘤放射治疗(放疗)

第一节 食管癌的放射治疗

食管癌是我国高发的恶性肿瘤之一,发病率和死亡率均占我国恶性肿瘤第4位。因为大多数食管癌患者在确诊时已错过手术机会,放疗成了主要的局部治疗手段。近年来,医学影像学与精确放疗技术快速发展,三维适形放疗、调强放疗及容积调强放疗技术等多种放疗技术在临床上得到了广泛的应用,这些技术能够对肿瘤进行更加精确地照射,并降低周围正常组织器官的放射性损伤。目前,放疗是食管癌治疗中不可或缺的主要手段。

一、单独放射治疗

食管癌的主要放射治疗(放疗)治疗方案有根治性单纯放疗、术前放疗、术后放疗、术中放疗和姑息性放疗5种。

在T4和不能耐受的食管癌进行的临床研究结果显示,接受常规剂量的单独放疗的5年生存率在0~10%。后来一项临床研究利用后程加速分割放疗技术(总剂量为68.4 Gy)进行治疗而获得了33%的5年生存率。然而在另一项RTOG 85-01临床试验中,食管癌患者接受总剂量为64 Gy(2 Gy/次)的常规照射后3年生存率为0。因而,NCCN指南建议单独放疗应在仅以姑息治疗目的或无法接受化疗的患者中应用。

作为放疗的辅助手段,乏氧细胞增敏剂和超分割治疗没能带来明显的生存获益。现有证据未能明确术中放疗能否替代外束放疗。回顾性研究比较三维适形放疗及IMRT(调强放疗)治疗食管癌,结果IMRT在靶区内达到处方剂量及剂量分布的均匀性方面更加优于三维适形放疗,并且减少了周边正常器官如肺及心脏的受照剂量。到目前为止,术前放疗在随机对照临床试验中未显示出生存率上的差异,且NCCN食管癌协作组进行的一项Meta分析结果显示术前放疗没能带来生存上的获益,因此目前在临床上不推荐进行术前放疗。对于术后辅助放疗是否能带来生存上的获益也存在着争议,仍然需要进一步证实。

近距离放疗作为姑息性治疗手段,其局部控制率为25%~35%,中位生存期约5个月。一项随机对照的临床试验显示,大剂量近距离放疗与外照射放疗在局部控制率和生存率方面无明显差异。在RTOG临床试验中,75例患者接受FP方案联合50 Gy外照射放疗后序贯食管腔内放疗。结果显示局部控制失败率为27%,3、4、5级急性毒性反应发生率各约58%、26%及8%,食管瘘的发生率为18%。到目前为止,外照射放疗联合食管腔内近距离放疗能否带来更多的获益仍不清楚。

二、放射化疗

化疗联合放疗能提高局部控制率和生存率,因此已应用在很多恶性肿瘤的治疗中。化疗与放疗联合应用时主要是因为两个目的,包括放疗的增敏作用和控制微小转移灶的复发转移。多个随机对照临床试验已经证明放化疗可以使食管鳞癌在局部控制率和生存率方面获益。然而,两个随机对照试验,包括一个美国东部肿瘤协作组的临床试验中,博来霉素、氟尿嘧啶或丝裂霉素联合放疗比较单纯放疗时未能显示出生存获益。ECOG EST 1282临床试验基于早期丝裂霉素、氟尿嘧啶联合放疗治疗肛管鳞癌所获得的协同治疗效果。在这项临床试验中,119例食管鳞癌患者随机接受单纯放疗(40 Gy)或放疗联合丝裂霉素或氟尿嘧啶,其中不适合手术的患者追加了20 Gy的照射剂量。结果显示,两组的生存期具有明显的差异,接受放化疗组中位生存期及5年生存率各为14.8个月及9%,而未接受放化疗组为9.2个月及7%。欧洲癌症治疗研究组织的一项食管癌放化疗对比单纯放疗的随机对照临床试验显示出了生存方面的获益。患者随机分为两组,单纯放疗组每次照射剂量20 Gy,共5次,另一组在相同单纯放疗组剂量的基础上联合顺铂化疗。结果显示放化疗和单纯放疗的中位生存期为10.5个月及7.8个月。美国肿瘤放射治疗协作组的一项随机对照临床试验显示,顺铂或氟尿嘧啶同步化疗可使食管癌获得显著的生存获益。患者随机分为单纯放疗组(64 Gy)或联合顺铂/氟尿嘧啶的同步放化疗组(50 Gy)。入组的患者中80%以上为鳞状细胞癌。在第一次中期分析中,发现入组的121例患者获得了生存获益,故试验被提前终止。

一项Meta分析总结了近19个对无法手术的食管癌的随机临床试验,包括11个同步放化疗及8个序贯放化疗的试验,结果显示同步放化疗较序贯放化疗可显著降低病死率(提高2年生存率4%,降低局部复发率12%)。

RTOG 8501研究是目前为止唯一一项对没有手术切除的食管癌进行序贯放化疗,是对比单纯放疗的临床试验。这项试验纳入临床分期为T1－3、N0－1、M0的食管鳞癌或腺癌进行随机分组,接受4周期的氟尿嘧啶和顺铂化疗,化疗在放疗第1天进行(50 Gy,2 Gy/d)。单纯放疗组为对照组,照射总剂量为64 Gy。结果显示同步放化疗组的中位生存期(14个月 vs.9个月)和5年生存率(27% vs)明显优于对照组,且同步放化疗组的8年生存率和10年生存率也达22%及20%。局部控制失败率也低于单纯放疗组(47% vs.65%)。

继RTOG 8501试验,研究者又进行了INT 0123临床试验,该研究使用与RTOG 8501试验相同的化疗方案,比较了2种不同剂量的同步放疗的疗效。试验入组218例临床分期T1－4、N0－1、M0的食管鳞癌(85%)及腺癌(15%)患者,随机分为高剂量放疗组(64.8 Gy)或标准剂量放疗组(50.4 Gy)联合顺铂及氟尿嘧啶同步化疗。结果显示两组的中位生存期、2年生存率、局部控制率等方面未显示出明显差异。这两项研究的结果明确了50.4 Gy可作为治疗食管鳞/腺癌的氟尿嘧啶/顺铂的同步放化疗的标准剂量。

术前放化疗后进行手术切除是食管癌最常见的治疗模式,但这种方法仍在研究当中,也存在着一些争议。最近的两个荟萃分析结果显示,术前放化疗联合手术能显著降低3年死亡率和局部复发率。另一项大型荟萃分析纳入12个随机对照试验,共1854例食管癌患者比较单纯手术及术前放化疗联合手术切除的疗效,结果显示术前放化疗能使是食管腺癌患者获得显著的生存获益。一项多中心Ⅲ期随机对照临床试验比较了术前放化疗(卡铂和紫杉醇)联合手术及单纯手术的疗效。结果显示,术前放化疗能显著提高总生存率及无病生存期,且能提高R0切除率(95% vs.69%)。术前放化疗组及单纯手术组的中位生存期为49个月及24个月,1、2、3、5年生存率为85%、67%、58%、47%(术前放化疗组)及70%、50%、44%、34%(单纯手术组)。

也有研究结果显示出相反的结果,另一项Ⅲ期随机对照研究(FFCD 9901)结果显示,术前放化疗(顺铂和氟尿嘧啶)没能提高R0切除率和总生存率,且术后死亡率还高于单纯手术组。术前放化疗组和单纯手术组的R0切除率各为93.8%及92.1%,3年生存率为47.5%及53%,术后病死率为11.1%及3.4%。

目前没有有关比较食管癌术后放化疗与单纯手术的随机临床研究,但一项Ⅱ期非随机研究结果显示,术后同步放化疗可提高局部控制率,并降低局部复发率及远处转移率。

三、照射剂量和靶区规划

NCCN指南推荐术前放疗的剂量为41.4～50.4 Gy(1.8～2 Gy/d)。对于因合并有并发症或其他危险因素而不能手术的患者,其推荐放疗剂量为50～50.4 Gy。术后放疗及根治性放疗的推荐剂量各为45～50.4 Gy(1.8～2 Gy/d)和50～50.4 Gy(1.8～2 Gy/d)。对于颈段的,尤其是不能手术的食管癌,可以考虑以根治性治疗目的行大剂量放疗(60～66 Gy),但这尚缺乏随机试验结果来支持能否带来更好的治疗获益。临床靶区应包括潜在微小转移区和相应引流淋巴结(例如腹腔淋巴结区、锁骨上淋巴结区和食管旁淋巴结区)。计划靶区体积应包括瘤体的上下两端5 cm及径向边缘1.5～2 cm的正常组织。

治疗计划时应努力减少周围正常器官的受照剂量,并限制接受高剂量的器官体积。肺的受照剂量应需要特别注意,尤其是术前放疗的患者。正常肺的照射剂量不应超过40 Gy。全肺照射超过20 Gy的比例应限制在25%之内,超过5 Gy的比例限制在50%,以减少术后肺部并发症的发生率。肺的剂量－体积直方图参数是同步放化疗时肺部并发症的一个预测因子。

第二节　胃癌的放射治疗

以前,放疗在胃癌治疗中多以姑息治疗的目的来应用。从21世纪开始,多个临床研究证实了放疗在胃癌治疗中的治疗意义,并逐渐得到了广泛的关注和重视。因为放疗在胃癌中的应用与其他肿瘤治疗相比,在临床研究的规模和认同度方面均较低,且在治疗过程中还需要克服多种影响治疗精确性的不稳定因素,所以极大地限制了放疗在胃癌治疗中的应用。

放射治疗已在可切除的术前及术后胃癌患者中进行过随机研究。我国的研究团队进行了第二项研究,将370名患者随机分为单纯手术组和术前放疗联合手术组。结果显示,术前放疗组的生存率明显高于单纯手术组(30% vs. 20%),而且手术切除率也高于未接受术前放疗组,提示术前放疗可提高局部控制率和生存率。最近的一项系统回顾和荟萃分析结果显示,术前放疗在可切除的胃癌中的应用可以带来5年生存率的获益。

外照射放疗(45~50.4 Gy)作为一个单一的治疗模式,在无法手术切除的胃癌中期治疗意义极小,也不会提高生存率。然而,同步应用氟尿嘧啶类化疗时可提高生存率。Moertel等进行的临床研究比较了单纯放疗与氟尿嘧啶联合放疗在局部晚期胃癌的疗效,结果显示患者接受氟尿嘧啶联合放疗有更好的中位生存期(13个月 vs.6个月)和5年总生存率(12% vs. 无)。另一个胃肠肿瘤研究小组进行的一项临床试验中,90例晚期胃癌患者接受氟尿嘧啶联合洛莫司汀或分割放疗同步氟尿嘧啶,并以洛莫司汀及氟尿嘧啶维持治疗,结果显示放疗联合化疗组在第一个12个月的病死率高于化疗组。然而放疗联合化疗组的3年生存率曲线达到一定水平后稳定的维持在该水平上,而在单纯化疗组中持续出现肿瘤相关死亡。提示一部分胃癌患者可以在放疗联合化疗中得到治愈。

调强放疗可减少辐射相关毒性,并提高靶组织的放射剂量。一些回顾性研究肯定了调强放疗在局限性或晚期胃癌中的可行性。但调强放疗和三维适形放疗在胃癌中的治疗意义仍需要在随机临床试验中得到进一步的评价。

一、放疗的一般原则

治疗原则应该参考术前的CT、钡餐透视、超声内镜、胃镜、PET－CT等检查结果,并由外科学、放射学、肿瘤学、胃肠病学及病理学专家等多学科团队联合会诊和讨论后制定。应根据治疗前的检查结果制定靶区。Siewert分型可适用于胃食管交界处癌的放疗指南。当然,上述建议可以根据肿瘤部位的不同而进行适当的修改。2015年版NCCN指南推荐放疗总剂量为45~50.4 Gy,分割为1.8 Gy/d。术后切缘阳性的患者可以以较高的剂量进行治疗。一般来说,模拟定位时仰卧位能提高稳定性和重现性,并建议使用固定装置,以进一步提高重现性。模拟计划时建议使用CT模拟和三维治疗计划。

靶区规划应参考术前所有检查结果,用来确定原发肿瘤和相应的淋巴结引流区。术后应根据术前的检查及术中放置银夹确定瘤床、吻合口残端及相关淋巴结。对于残胃的治疗应权衡治疗相关并发症和残胃局部复发风险治疗的利弊。近端胃或胃食管交界处癌的照射野应包括远端食管3~5 cm、左半横膈膜和邻近的胰体部。高危淋巴结区包括邻近的食管周围、胃周、胰腺上、腹腔干和脾门区。对于胃体癌,术前和术后治疗都应包括胰体部。高危淋巴结区包括胃周、胰腺上、腹腔干、脾门、肝门和胰十二指肠淋巴结区。对于胃窦及幽门部癌,如果在术前检查中发现肿瘤扩展到胃、十二指肠结合部,术前放疗的放射野应包括胰头、十二指肠第1和2段。术后放疗的放射野也应包括胰头和十二指肠残端3~5 cm。高危淋巴结区包括胃周、胰腺上、腹腔干、肝门和胰十二指肠淋巴结区。

二、围术期放疗

中国医学科学院肿瘤医院在1998年进行术前放疗联合手术对比单纯手术的Ⅲ期临床试验。研究入组370例患者,随机分为两组,放疗剂量为40 Gy/20次。结果显示术前放疗可提高肿瘤切除率、R0切除率及生存率。另一项临床研究纳入152例胃癌患者随机分为单纯手术组和术前放疗联合手术组,结果显示术前放疗联合手术组的胃肠道不良反应、血液毒性发生率低于对照组、术后并发症和手术死亡率也无明显增加,但5年和10年生存率与单纯手术组无明显差异。因该研究样本量少,研究结果未能客观真实地显示疗效。因此,另一个研究团队综合以前各个临床对照研究进行了Meta分析。结果显示,术前放疗可明显降低3年、5年死亡率,且安全性良好。目前2015年版的NCCN指南中建议T2以上可切除的胃癌可考虑行术前放化疗(2B类推荐),而对于无法切除或不愿手术的胃癌患者,建议行氟尿嘧啶类或紫杉类化疗为基础的同步放化疗(Ⅰ类推荐)。

在2001年进行的INT 0116临床试验观察了胃癌术后辅助放化疗的疗效。结果显示,与单纯手术相比,术后辅助放化疗可明显提高无病生存率和总生存率。该研究首次确立了放疗在胃癌辅助治疗中的价值。2015年版NCCN指南对于未接受术前放化疗的,术后T2或以上的胃癌患者建议行氟尿嘧啶类化疗药物为基础的同步放化疗(Ⅰ类推荐),而R1或R2切除的患者也同样建议行氟尿嘧啶类化疗药物为基础的同步放化疗(2A类推荐)。术后放化疗可提高局部控制率和长期生存率。

此外,鼓励应用三维适形放疗或调强放疗等先进放疗技术,进一步提高肿瘤受照剂量,降低正常组织受照剂量,同时加强患者的营养支持,提高患者对放化疗的耐受性。

在我国,约有50%的患者就诊时已处于局部晚期或出现远处转移而失去手术机会。通常手术切除的原因主要包括原发肿瘤外侵严重,与周围正常组织无法分离或已包绕大血管、区域淋巴结转移固定、融合成团,或转移淋巴结不在手术可清扫范围内、局部区域复发的肿瘤等。对于这些患者,治疗上应力争借助放疗的局部肿瘤控制作用延长患者生存期,甚至降低分期,使患者重新获得手术机会。

放疗作为一种局部治疗手段,具有无创、有效率较高的特点,可缓解晚期胃癌患者的一些临床症状,起到提高生活质量,甚至延长生存期的作用,主要适应证为:①减少出血。通过放射线使血管闭塞而减少肿瘤出血。②缓解疼痛。缓解肿瘤局部组织浸润、腹膜后淋巴结侵及后腹壁神经或骨转移等引起相应部位的剧烈疼痛。③解除压迫。通过缩小原发肿瘤或转移瘤而解除局部压迫症状,如消化道梗阻、梗阻性黄疸、脑转移等。消化道梗阻在临床上最为多见,主要表现为进食困难甚至食后呕吐,可迅速导致患者营养状态恶化。对一些一般状况较好的患者仍然建议使用同步放化疗,以提高疗效,值得注意的是,如果消化道梗阻较重,需先行小肠营养管置入、胃造瘘术或胃肠道短路手术等,解决食物供应问题,再行放疗,以保证治疗的顺利进行。

三、晚期胃癌的放疗

胃癌姑息性放疗的靶区范围设计是个极其复杂的问题,目前仍无定论。需要综合肿瘤病期、侵犯范围、周围正常组织耐受剂量、患者一般状态、伴随的其他严重的并发症、预计生存期等多方面来进行综合评估。除了必须包括的治疗前影像学检查所确定的残存肿瘤和转移的区域淋巴结以外,争议的主要焦点在于是否需要扩大照射野对淋巴结引流区进行预防性照射。对于放疗后不再考虑手术切除,或预计生存期有限、仅以缓解临床症状为目的的患者,建议照射野仅包括可视的、引起临床症状的肿瘤或转移淋巴结,而不建议扩大原发肿瘤照射范围或对相应淋巴结引流区进行预防性照射。而对于放疗后还有希望进行手术或虽不考虑手术但医生认为放疗后肿瘤的局部控制可能会转化成总生存获益的患者,照射野和放疗剂量可适当扩大。

有研究报道有效生物剂量在41 Gy以上及以下,6个月的局部控制率分别为100%和70%,且对于T4病灶该比率差异更大,分别为100%和56%。因此,可见增加放疗剂量与肿瘤局部控制率成正比,但对于晚期肿瘤,局部控制率的提高未必能转化成生存获益,反而会对周围正常组织器官造成高剂量而引发放疗并发症。因此,放疗剂量需要根据放疗的目的和对正常组织器官创伤两方面来考虑。对于以缓解症状为主要目的的放疗可参照骨转移、脑转移的剂量模式,不宜大剂量放疗。而如果希望达到控制肿瘤生长、延长生存期的目的,则总剂量至少应达到45 Gy以上。

四、小结

放疗是一种有效的局部治疗手段,是胃癌综合治疗的重要组成部分。不过如何运用现有三维适形放疗或IMRT技术,与化疗及手术有机地结合,并选择最为适宜的治疗顺序和时机,是今后需要进一步研究解决的问题。

第三节　大肠癌的放射治疗

大肠癌绝大部分为腺癌，对放射线敏感性低，治疗以手术为主，放疗主要为辅助手段。由于小肠等重要器官的限制，结肠癌一般不予放疗，放疗主要用于直肠癌。对部分结肠癌，放疗仅起着姑息治疗作用。肛门癌大部分为鳞状上皮细胞癌，少数为基底细胞癌，以放疗为主。

直肠癌的治疗主要依据临床分期，是多学科的综合治疗。手术是直肠癌根治性的治疗手段。对于Ⅰ期直肠癌，单纯根治性手术即可获得较满意的长期生存率，术后无须其他治疗；如果Ⅰ期直肠肿瘤距离肛门缘较近，可行肿瘤局部切除手术±术后放射治疗，在保留肛门的同时，可以获得与根治性手术相同的疗效。对于Ⅱ~Ⅲ期可进行手术切除的直肠癌（T3－4/N＋），多项随机分组研究表明，术前放疗、术前同步放化疗、术后同步放化疗与手术相比，降低了Ⅱ/Ⅲ期直肠癌的局部区域复发率，并显著提高了长期生存率，成为Ⅱ/Ⅲ期直肠癌的标准治疗手段。术前同步放化疗与术后同步放化疗相比，取得了与术后同步放化疗相似的长期生存率，并在此基础上进一步降低了局部区域复发率，同时不良反应发生率更低并且可能提高保肛率。因此，越来越多的研究单位选择术前同步放化疗作为Ⅱ/Ⅲ期可进行手术切除的直肠癌的标准方法。

对于局部晚期不可手术切除的直肠癌，术前同步放化疗是推荐的首选治疗手段。通过同步放化疗，可以使部分患者得到手术的机会；而对放疗后无法切除的患者，同步放化疗也可以缓解症状，达到姑息治疗的目的。

一、放疗技术

直肠癌最主要的局部区域失败部位依次为骶前区、吻合口附近或会阴部、髂血管淋巴结以及真骨盆内其他部位，发生髂总血管旁或腹主动脉旁（即真骨盆外）复发的比例小于10%。

1. *多野照射技术*　随机分组研究表明，盆腔前后两野照射可导致较高的治疗并发症。故无论是直肠癌术前还是术后放射治疗，放射治疗野均应以3野或4野治疗为宜。3野或4野照射可以更好地保护膀胱、小肠以及盆腔周围的软组织，降低盆腔正常组织的照射剂量。

2. *正常组织的保护措施*　小肠是盆腔照射的剂量限制性器官，一般小肠的限制剂量为≤45~50 Gy。当小肠受到过多体积或过高剂量照射时，容易出现消化道症状，严重者出现肠粘连、肠梗阻，甚至肠穿孔。在进行盆腔照射时，应该充分保护小肠，尤其是直肠癌术后，由于腹膜的破坏，使更多的小肠落入盆腔。目前有多种方法限制小肠受照射的体积和剂量，主要分为各种手术方法和非手术方法。用手术的方法来防止小肠进入盆腔即可避免小肠受到照射，其方法包括：盆腔底壁重建、术中置放金属标记以便于术后精确定位、用大网膜或可吸收的人工网兜织补盆底等，上述方法主要是重建盆底，阻止小肠落入盆腔。非手术法防止过多小肠进入盆腔的方法包括：不同体位的研究（仰卧位、俯卧位或斜位）充盈膀胱法和有孔腹部定位装置的运用。有孔腹部定位装置是在一个平板上在相当于腹部的地方留置一个30 cm×30 cm或40 cm×40 cm的正方形孔，定位时让患者俯卧位于平板上，腹部置于孔的位置，这样由于重力的作用，更多的小肠可以落于孔中。

二、Ⅱ/Ⅲ期可手术切除直肠癌的治疗

临床分期为Ⅱ、Ⅲ期的直肠癌，即T3－4、N1－2、M0，治疗首选根治性手术。但是单纯根治术后的局部复发率为15%~65%，为降低局部复发率，提高长期生存率，手术前后的辅助性治疗是必需的。Ⅱ、Ⅲ期直肠癌的综合治疗包括：术前放射治疗/术前同步放化疗、术后放射治疗/术后同步放化疗。

（一）术前放射治疗

术前放射治疗的优点是：①减少手术中肿瘤的种植，使肿瘤缩小、使淋巴结转移数目减少以降低分期；②对于低位Ⅱ、Ⅲ期直肠癌，术前放射治疗可以增加保留肛门括约肌手术的可能性，从而提高患者的生活质量；③由于未手术前小肠在腹膜返折线上，且未粘连固定，所以术前放射治疗导致小肠不良反应比较低；

④由于腹盆未行手术,无瘢痕形成,肿瘤细胞氧合好,对放射治疗更敏感。但是,由于术前不能准确分期,术前放射治疗可能使一部分早期不必进行放射治疗的患者(T1 - 2、N0、M0)进行了过度治疗。随着影像诊断技术的不断发展(如直肠内 B 超、盆腔 MRI),术前分期诊断越来越准确,也许能够弥补这个不足。

1. *单纯术前放射治疗的疗效* Calogero 对 14 个可切除直肠癌术前放射治疗随机研究组进行了荟萃分析($n = 6426$),结果显示与单纯手术相比,术前放射治疗不但可以显著降低可切除直肠癌的局部复发率($OR = 0.49$;95% CI,0.38 ~ 0.62;$P < 0.001$),还可以显著降低死亡率($OR = 0.84$;95% CI,0.61 ~ 0.82;$P < 0.001$),尤其是对于 Duke's B 和 C 期的患者,收益更大。结直肠癌协助组(Colorectal Cancer Collaborative Group)2001 年发表了另一个荟萃分析结果,文中分析了术前放射治疗和术后放射治疗对直肠癌治疗的影响。结果表明,将术前放射剂量和风格方式换算成等效放射生物学剂量(BED),但该剂量≥30 Gy 时,术前放射治疗不仅可以显著降低局部复发率(45.9% vs 52.9%,$P < 0.00001$)和癌症相关死亡率,还可能提高直肠癌的总生存率,其差异具有显著性统计学意义。

术前放射治疗最常见的并发症为脓肿、吻合口瘘和小肠梗阻。术前放射治疗组出现吻合口瘘的比率显著高于单纯手术组(21% vs 15.2%,$P < 0.001$),其他并发症发病率亦显著高于单纯手术组(21% vs 17.8%,$P = 0.03$),尤其当 BED 剂量≥30 Gy 时,不良反应发生率会更高($P = 0.002$)。但是,术前放射治疗并未显著增加手术后的死亡率。总之,对于可切除的Ⅱ/Ⅲ期直肠癌,术前放射治疗可以降低局部复发率。BED < 30 Gy 未提高生存率,而术前较高剂量照射(BED≥30 Gy)可能延长总生存率。但同时应注意照射技术和照射范围,应采用多野治疗,仅照射包括瘤床和区域淋巴结的真骨盆,这样有助于降低治疗相关的并发症和死亡率。另外,没有证据表明,术前放射治疗对 T1 ~ 2、N0 直肠癌有益,因此,应使用有效的术前分期来避免对 T1 ~ 2、N0 早期直肠癌的放化疗。

2. *术前放射治疗对于低位直肠癌肛门括约肌保存的影响因素* 病理学家的研究证实,直肠癌很少沿直肠肠壁纵轴方向浸润,仅 2.5% 患者的浸润长度超过 2.5 cm,手术切缘距肿瘤小于 2 cm 和大于 2 cm 的局部控制率无显著差别。因此,如果肿瘤下缘距肛管大于 3 cm,可以通过努力使患者的肛门得以保留。如果术前放射治疗可以使肿瘤进一步缩小,则直肠下段癌的肛门保留率可以大大提高。有 3 个随机分组对术前放射治疗保留低位直肠癌肛门括约肌分别进行了以下 3 个方面的研究,即 Lyon R90 - 01 的放射治疗结束至手术的时间间隔的研究、Lyon R96 - 02 的术前放射治疗的剂量的研究及波兰(Poland)的术前短疗程放疗与术前常规分割的同步放化疗的随机分组研究。

可手术切除的直肠癌术前放疗可以降低局部复发率,但是由于治疗剂量、分割方法、治疗部位在各研究单位不尽相同,较高剂量照射,如 5 cm × 5 cm 或 50 Gy/25f 可能提高生存率。随着欧洲 3 项大宗的随机分组的研究,术前同步放化疗与术前放疗或术前短疗程的放疗相比,可以更进一步降低局部复发率和降低分期,提高病理的无瘤率,但是对于肛门括约肌的保留以及长期生存率,术前同步放化疗并没有显示优于术前常规分割单纯放疗或短程单纯放疗。由于上述几项研究都是基于 5 - FU 和四氢叶酸钙的同步化疗,期望未来进行更优化的同步化疗方案以取得更好的结果。

(二)术后放射治疗

术后放疗的适应证为Ⅱ~Ⅲ期可切除直肠癌。直肠癌术后放疗的优点在于有准确的病理分期,避免了 T1 ~ 2、N0、M0 患者的不必要照射。但不利点在于:①由于术后腹盆解剖结构的破坏,术后照射了更多的小肠;②手术后瘢痕的出现使瘤床在术后潜在乏氧;③腹会阴联合切除术时需包括会阴手术瘢痕,照射野大,毒副作用较多。

据国内外文献报道,术后单纯放疗显著降低了局部区域复发,5 年局部区域复发率从 26.8% 降低至 15.8%($P = 0.043$),但未提高无病生存率和总生存率。由于根治术后单纯放疗未提高生存率,在此之后开展了一系列术后同步化放疗的研究。全世界共有 4 项研究将Ⅱ~Ⅲ期直肠癌术后同步化放疗分别与单纯手术、术后放疗、术后化疗进行了随机对照分析。这 4 个研究结果均显示,作为实验组的术后同步化放疗与对照组相比,进一步降低了局部区域复发率和提高了无病生存率和总生存率。4 个不同侧面的研究得到的结论一致,因此Ⅱ/Ⅲ期直肠癌根治术后同步放化疗可以提高局部控制率和长期生存率为 1 类证据,根治术后的同步放化疗是Ⅱ/Ⅲ期直肠癌治疗的金标准。

三、Ⅰ期低位直肠癌的治疗

低位直肠癌，是指肿瘤位于距离肛门缘7~10 cm以内。不能保留肛门的低位直肠癌的标准治疗通常是腹会阴联合切除术（Mile's手术），患者术后将在腹壁终生留置人工肛门。低位直肠癌保留肛门治疗方式通常包括肿瘤局部切除手术治疗、单纯放射治疗和局部肿瘤切除手术+放射治疗的综合治疗，前者包括经肛门肿物切除术、经肛门局部电灼/激光手术、经耻骨肿物切除术和直肠/结肠镜下肿物切除术等；单纯放射治疗包括单纯腔内接触治疗、插植治疗或腔内照射+外照射相结合；根据肿瘤局部切除手术的情况和术后的病理检查，决定是否进行术后辅助性放射治疗。保留肛门治疗一般适用于肿瘤位于直肠中下段，分期比较早（T1或T2）的患者。

对Ⅰ期低位直肠癌治疗模式的选择，在不同地区治疗倾向有所不同。在欧洲等一些国家，尤其法国多倾向于进行单纯放射治疗（接触/插植治疗±外照射）；而北美地区通常选择肿瘤局部切除手术±术后辅助治疗。目前没有前瞻性随机研究证明单纯放射治疗与局部切除治疗相比，哪一种疗效更优。只要病例选择恰当，两种治疗方法的局部控制率、生存率和保肛率相当。但是近年来，越来越多的国家选择保守手术±术后辅助治疗。

对于Ⅰ期低位T1、N0直肠癌，如果无不良病理因素，无论单纯放射治疗还是单纯肿物切除术均可以达到满意的局部控制率。当分期为T2、N0，或T1、N0伴有不良病理预后因素，如肿物大于3~4 cm、侵犯肠周大于40%、分化程度差、溃疡或浸润生长、切缘阳性和侵犯血管/淋巴管时，应在局部保守治疗（单纯放射治疗或单纯局部切除术）后给予全盆腔的外照射±化疗，以降低局部/区域复发率。直肠腔内B超可以进一步提高诊断的准确性，可以更好地指导治疗。而T3病变，除非患者无手术适应证，一般不推荐行保守治疗；淋巴结转移是保守治疗的禁忌证。

四、局部晚期直肠癌的放射治疗

局部晚期直肠癌是指局部肿瘤巨大、浸润盆壁、肿瘤固定、失去了手术切除机会的直肠癌（不可手术的T4、N0~2、M0）。对这部分患者，术前的同步放化疗是标准的治疗方法。一部分患者通过术前同步放化疗，可以使局部病变分期降低，变为可以手术，使治愈的可能性提高。而对放射治疗/同步放化疗无反应的患者，则治疗仅为姑息性，治疗的目的仅为缓解症状，提高患者生活质量。局部晚期直肠癌患者一般都伴有肠梗阻、出血或疼痛等局部症状。对于已有肠梗阻或出现不全梗阻的患者，在治疗前应请多学科会诊，可以施行金属内支架解除梗阻，也可请外科医师进行乙状结肠造瘘或横结肠造瘘，以缓解症状或预防放射治疗造成肿瘤水肿。对于肿瘤非常巨大，侵犯多个周围器官/组织，手术根本不可能进行的患者，应给先予全身化疗。放射治疗仅仅为减轻症状，放射治疗可以缓解70%患者的疼痛或出血症状。放射治疗可以进行大分割的放射治疗，以尽快缓解症状。根据肿瘤局部侵犯的范围和程度，姑息放射治疗的疗效不同。如果肿瘤活动，姑息放射治疗后5年总生存率为48%，半活动者为27%，肿瘤固定者仅为5%。此外，肿瘤固定与否预示对放射治疗反应率：肿瘤活动者对放疗的反应率为50%，半固定者为30%，固定肿瘤仅为9%。

五、直肠癌局部复发后的化疗

直肠癌术后局部复发可行姑息性放射治疗。除少数患者因为吻合口复发、发现早，可以有再次手术的机会，多数复发病例已无手术机会。复发患者往往有骶丛神经刺激症状，如会阴区下坠感，会阴部疼痛，臀部疼痛，下肢痛，便血和分泌物增多等。因此，对这部分患者进行放射治疗可以缓解症状，改善生活质量，延长生命。术后放疗后复发的患者，再程放射治疗的疗效则较差，症状缓解期仅1~6个月。

直肠癌术后放疗后复发，照射野应仅局限于复发肿瘤区域，运用三维适形技术或调强放射治疗的技术，尽量减少正常组织受到照射。对复发病灶进行再程超分割放疗（DT 1.2 Gy，2次/d，两次照射间隔6小时）。PTV1为GTV外放4 cm，总剂量达到DT 30 Gy后，予PTV2加量放疗（为GTV外放2 cm）至总量为40.8 Gy。在再程放疗的同时给予5-FU 225 mg/m^{2}持续静脉滴注，在同步放化疗结束后6~8周实施手术。经过再程同步放化疗后，8.5%患者评价为完全缓解，35.6%为部分缓解（CR+PR%为44.1%）。最终50.8%患者接受了手术,其中 R0 和 Rl 切除者分别为 35.6% 和 5.1%。再程同步放化疗中,仅 5.1% 患者出现≤3 度的不良反应。该试验结果初步提示对于已经接受放射治疗的直肠癌复发患者,再程超分割同步放化疗是安全的,并可以使一半患者获得再次手术的机会,因此,是一个可以尝试的治疗方法。

第四节　胰腺癌的放射治疗

胰腺癌治疗的疗效极差,5 年的总生存期仅为 2%~3%。胰腺癌手术后,局部复发率高达 50%~86%,5 年生存率小于 20%;而无法手术切除的胰腺癌,中位生存率一般小于 1 年。80% 以上的胰腺癌为不可手术切除者,因此放射治疗,尤其是同步放化疗是局部晚期胰腺癌的主要治疗手段。以吉西他滨为基础的同步放化疗可以提高局部晚期胰腺癌的中位生存期、缓解疼痛症状从而提高临床获益率,成为局部晚期胰腺癌的标准治疗手段。另外,对于胰腺癌术后局部残存或切缘不净者,术后同步放化疗可以弥补手术的不足。

近年来,放疗技术的提高以及多种放射治疗方法的运用,如术中照射、粒子植入和重粒子的治疗,使一度被认为是放射治疗禁区的胰腺癌的放疗成为可能。同时随着新一代化疗药物以及分子靶向药物的问世,人们对胰腺癌治疗又萌发了新的兴趣,希望在新一代治疗药物和放射物理学方面进展的希望下,使胰腺癌的治疗能发生质的飞跃。

放射治疗是绝大多数胰腺癌患者的主要治疗选择。主要的适应证为:①局部晚期胰腺癌;②晚期胰腺癌的镇痛放疗(腹痛或骨转移造成的疼痛等);③胰腺癌术后肿瘤切缘不净或肿瘤残存者(R1 或 R2 手术)。

一、放射治疗技术

上腹部肿瘤放疗的剂量限制器官是小肠、胃、肝脏、肾脏和脊髓。分程放射治疗或精确多野标准分次技术允许给予比以往更高的可接受外照射剂量,例如,分程放疗 60 Gy/10 周和精确放疗技术 60~72 Gy/7~9 周。虽然精确放疗可以避开肝脏、肾脏和脊髓,但部分胃和小肠仍在照射野内。由于长期生存率低,出现小肠或胃远端并发症风险的患者人数也很少。在高剂量区域的小肠和胃的体积非常小,也进一步降低了远期并发症风险。三维适形放疗(3DCRT)和调强放疗(IMRT)在胰腺癌的应用正在研究中。初步研究显示 5~6 个适形野或三维非共面技术比常规四野照射模式能更好地改善放疗剂量 - 体积分布特征,但通常胃后壁和十二指肠内侧壁无法避开高剂量区。

二、治疗体积和剂量

对于手术患者,应用银夹来标记肿瘤范围以备术后的外照射。尽量使用较小的银夹(例如,在上、下外和内测方向用单一小血管夹标记),小银夹在 CT 扫描时产生很小的伪影,但有时由于密度低无法在侧面定位胶片上显影。

患者在定位和治疗中采取仰卧位。开始拍摄的前后位和横侧位定位片需注射肾造影剂,以利于辨别手术银夹和肾脏与照射野中心的相对位置。对于无法手术患者,还需要胃和十二指肠袢注射造影剂的平片。

胰腺癌放疗使用高能光子线的多野、分次外照射技术,对瘤床、未切除或残留肿瘤,以及高危淋巴结引流区照射 45~50 Gy,每次 1.8 Gy。在照射 45~50.4 Gy 后,通过 CT 扫描和银夹,对未切除或肉眼残留的病灶局部加量,并避开大部分胃和小肠。对于胰头病变,主要的淋巴结引流区包括胰十二指肠、肝门、腹腔和胰上淋巴结。胰上淋巴结及肿瘤周围 3~5 cm 的胰体组织被包在照射野内,由于要照射部分十二指肠,使至少 50% 的右肾处于照射野内,因此 2/3 以上的左肾必须排除在前后/后前照射野外。胰头癌可侵及十二指肠内侧壁,使整个环周成为高危区,所以整个十二指肠环边缘都需要包括在照射野内。

对于胰头病变。上界在 T11 椎体中或上部,与腹腔干留有足够的距离;下界限定在 T L2~S3 水平,包括肠系膜上淋巴结和十二指肠的第 3 段。胰体部肿瘤的上界有时需要更向上,以获得原发灶周围足够的边缘。对于侧野,前界为肿瘤外扩 1.5~2.0 cm。后界至少在椎体前缘后 1.5 cm,以有足够的区域包括腹主动脉旁淋巴结,胰头或胰体肿瘤易向后侵犯累及该区域淋巴结。由于中等体积的肾脏或肝脏可能位于照射野内,因此侧野剂量限制在 15~18 Gy,如果生长的一半体积限于 18 Gy 或以下,那么肾脏受损的风险就较低,故降低侧野射线的权重很重要。

对于胰体或胰尾部病变，为获得足够的边界和包括高危淋巴结（如外侧的胰上脾动脉和脾门淋巴结），照射野至少需要包括50%的左肾。由于胰体或胰尾部肿瘤不被十二指肠环包绕，因此至少2/3的右肾可以得到保护，而通过特制的挡块，通常可以包括足够的胰十二指肠和肝门淋巴结。

以CT为基础的治疗计划和三维适形放疗技术能够重建剂量－体积直方图，通过肿瘤区放疗剂量最优化分布和避开重要正常组织而形成治疗计划。虽然研究者仍在不断地探索，但根据经典临床研究所得到的正常组织并发症发生率有助于完成治疗计划。

如今IMRT的应用进一步优化了该方法，使用这一新技术，可进行逆向治疗计划，并可对计算机生成的最优治疗计划和标准的"试验和误差"计划方法进行比较；其次，由计算机控制可实现靶区非均匀性放疗，达到更精确和适形的剂量模式，从而进一步降低正常组织放疗剂量。随着这些技术的发展，将来有可能提高治疗耐受性和降低迟发不良反应的发生率，这对于目前高强度放化疗方法所产生的潜在毒性反应尤其重要。

切除术后，前后/后前和侧野的设计以术前CT所显示的原发肿瘤体积、手术放置的银夹和术后CT所显示的原发肿瘤体积、手术放置的银夹和术后CT所显示淋巴结的体积为基础。由于原发肿瘤被切除，唯一需要进一步限定的界限就是侧野的前界，该界限根据CT所显示的血管或淋巴结的范围（肛门、肠系膜上和腹腔干）来确定。

三、不可手术切除胰腺癌的放射治疗局部晚期胰腺癌的放射治疗

绝大多数胰腺癌就诊时不能手术切除，其中局部晚期、无远处转移的患者是放射治疗的主要适应证，这也是放射治疗在胰腺癌治疗中的最大治疗领域。放射治疗可以提高患者的生存率，并改善症状和生存质量。

1. 同步放化疗与单纯放射治疗疗效比较　Mayo Clinic研究所将64例局部晚期胰腺癌分为两组：放射治疗＋安慰剂与放射治疗＋氟尿嘧啶。放射治疗剂量为DT 35～37.5 Gy，4周内完成。同步放化疗组中位生存期显著高于单纯放射治疗组（10.4个月 vs 6.3个月，$P<0.05$）。美国胃肠肿瘤研究组（GITSG）又进行了进一步研究：他们将高剂量单纯放射治疗作为对照组（60 Gy，10周内完成，即每照射DT 20 Gy后，休息2周再进行下一轮放射治疗），另两个同步放化疗组为实验组，放射治疗的剂量有所不同（DT 40 Gy/6周＋氟尿嘧啶，DT 60 Gy/10周＋氟尿嘧啶）。放射治疗采用前后对穿野治疗，高剂量放疗组在DT 40 Gy后缩野至肿瘤区继续放射至60 Gy。在每个放射治疗阶段开始的前3天给予静脉注射5－FU 500 mg/m^2，同步放化疗或单纯放射治疗结束后，继续化疗5－FU 500 mg/m^2/周，持续2年或到肿瘤进展为止。由于在实验开始后不久，初步结果显示综合治疗组的近期疗效显著高于单纯放射治疗组，研究者停止了单纯放射治疗组的研究，而继续随机分组研究高放射剂量同步放化疗组与中等放射剂量同步放化疗组。这项研究得出了两个重要结论：①综合治疗（无论是高放射剂量同步放化疗还是中等放射剂量同步放化疗）与单纯放射治疗相比，综合治疗组的中位生存期均显著高于单纯放射治疗组，是单纯放射治疗组结果的将近2倍（12.4个月 vs 9.1个月 vs 5.7个月，$P<0.01$）；②在同步放化疗的两组中，高放射剂量组与中等放射剂量组相比，尽管前者的中位生存期比后者长，但是未达到统计学意义（12.4个月 vs 9.1个月，$P=0.19$），即高放射剂量组同步放化疗的疗效与中等放射剂量组的疗效相近。

2. 同步放化疗与单纯化疗疗效比较　ECOG 1985年报告同步放化疗（40 Gy/4周＋氟尿嘧啶）与单纯化疗（氟尿嘧啶）的随机分组实验。在这个方案中，与以往分段放射治疗不同，放射治疗是在4周内连续完成的，每周5次。可供分析的病例数91例，结果显示综合治疗疗效并未显著优于单纯化疗（中位生存率8.2个月 vs 8.3个月，$P>0.05$）。但是美国胃肠肿瘤研究组（GITSG）进行的类似研究（放射治疗＋氟尿嘧啶 vs 链脲霉素＋丝裂霉素＋氟尿嘧啶）得出了相反的结论，综合治疗组疗效显著优于单纯化疗组，1年生存率综合组41%，化疗组19%（$P<0.02$）。

3. 同步放化疗与支持治疗的比较　Shinchi报告同步放化疗与支持治疗的回顾性比较分析，接受同步放化疗的胰腺癌患者中位生存期和1年生存率显著高于支持治疗组（13.2个月 vs 6.4个月，53.3% vs 0%，$P=0.0009$），其KPS评分、生活质量评分、平均住院天数亦显著优于接受支持治疗的患者，说明局部晚期胰腺癌应给予积极的治疗，可以延长生存时间以及提高生活质量。

根据以上的随机分组研究结果,尤其是美国胃肠肿瘤研究组(GITSG)对局部晚期胰腺癌治疗的系列研究,认为对于局部晚期胰腺癌,综合治疗(同步放化疗)疗效显著优于单一治疗(无论单纯放射治疗还是单纯化疗)。对局部晚期胰腺癌,同步放化疗是标准的治疗方案。

4.同步放化疗中不同化疗方案的选择　来自中国台湾的一项随机分组研究,以三维照射技术为基础,比较同步化疗药物氟尿嘧啶与新一代化疗药物吉西他滨的疗效。结果表明,吉西他滨放化组无论是在治疗反应率(50% vs 12.5%,$P=0.005$)、临床受益率(39% vs 6%,$P=0.043$)、中位进展时间(7.1个月 vs 2.7个月,$P=0.019$)和中位生存期(14.5个月 vs 6.7个月,$P=0.027$)均显著高于氟尿嘧啶放化组。美国胃肠肿瘤研究组(GITSG)也在探索最优的同步化疗药物。

简而言之,对于局部晚期、不能手术切除的胰腺癌,无论现有何种治疗,治疗效果均不佳,中位生存期在5.7~14.5个月。根据欧美国家一系列研究结果显示,同步放化疗治疗局部晚期胰腺癌,疗效好于单纯放射治疗或单纯化疗,所以欧美国家把以5-FU为主的同步放、化疗作为局部晚期胰腺癌的标准治疗手段。另外,新一代化疗药物如吉西他滨的同步放化疗结果好于5-FU同步放化疗方案,同时其他化疗药物也不断涌现,如紫杉醇、希罗达、伊立替康(CPT-11)和奥沙利铂等,均给胰腺癌的治疗带来一线希望。在放射治疗领域,三维适形放射治疗/三维调强适形放射治疗的出现,是放射治疗技术的一个飞跃,这项技术增加对正常组织保护的同时增加剂量,给局部晚期胰腺癌治疗带来了新的尝试,期望通过现今的技术和药物相结合,使局部晚期胰腺癌的治疗取得突破。

四、可手术切除胰腺癌的放射治疗

(一)术前放化疗

术前放化疗同术后放射治疗相比有以下优势:①不必推迟放射治疗时间,据报道25%胰腺癌患者因需要术后恢复,术后放射治疗需要推迟到10周后进行,甚至因术后恢复差,放弃了术后的放射治疗;②在术前放射治疗期间出现远地转移的患者避免了不必要的剖腹探查;③术前放化疗可以降低局部肿瘤分期,提高切除率;④术前放化疗可以防止手术操作造成的腹腔内种植转移。日本和美国几家医院报告了术前放化疗治疗可手术切除胰腺癌的初步结果。研究的初步结果表明,术前放射治疗胰腺癌的局部控制率令人鼓舞,局部复发率为9%~20%,而治疗导致的并发症和死亡率均在可接受的范围。在此基础上,ECOG收入了更多的病例数($n=53$),其中22.6%患者术前放化疗期间因毒性反应、病情进展和死亡未行计划性剖腹探查,在剩余41例中,17例剖腹探查发现局部进展或远地转移未行根治性切除,24例(45.3%)最终行计划性根治手术,其中位生存期为15.7个月,而全组的中位生存期为9.7个月。在该组中,43%患者疗中出现3~5级的肝功能损害。为了降低术前放化疗胃肠道的毒性反应,MDACC肿瘤中心将术前放射治疗剂量降低到30 Gy(30 Gy/10次/2周),术中还进行了10~15 Gy的术中照射,8.6%(3/35)患者出现3度恶心和呕吐,其余未见3度以上的放化疗反应。随后,MDACC分析了在1990~1999年收治的可手术切除术前放化疗的132例患者,发现短疗程的术前放化疗与常规分割的术前放化疗相比,生存期无显著差别。

总之,虽然可手术切除胰腺癌的术前放化疗的初步结果尚可,不过,由于预测可否行根治性手术的标准不明确,而且治疗中发现病变出现远地转移的概率大、患者的身体状况不允许等,最终可行根治手术的患者比例很低,目前仅有少数研究所在进行术前放化疗的研究,具体结论需要前瞻性随机分组研究来证实。

(二)胰腺癌根治术后放射治疗

胰腺癌根治术后辅助治疗共有3个前瞻性随机分组研究。1985年,美国胃肠肿瘤研究组(GITSG)率先发表了胰腺癌术后辅助治疗里程碑式的文章,在GITSG这一研究中,胰腺癌术后分为观察组(22例)和术后辅助治疗组(21例)。辅助治疗方案为分段放射治疗(DT 40 Gy,20次,6周完成;中间休息2周)与氟尿嘧啶(5-FU)同步放化疗,5-FU 500 mg/m^2,在两段放射治疗的头3天静脉注射,在以后的2年间继续每周静脉注射同样剂量的5-FU。结果表明,接受术后辅助治疗的患者中位生存时间显著高于术后观察组(20个月 vs 11个月),2年生存率治疗组43%,对照组18%($P<0.03$),5年生存率治疗组19%,对照组5%。这是人们首次认识到术后辅助治疗可以显著延长胰腺癌的生存率,但因为收治进度太慢(7年内收治不到50例)和术后辅助治疗的显著优越性而提前终止了该研究。与上述结果不同的是,1999年欧洲EORTC 40891报告了

一个“有意义的阴性结果”。该研究收入胰头癌和壶腹癌病例208例,随机分为单纯手术组和术后同步放化疗组(化疗仅在放疗期间进行且为24小时静脉持续滴注,25 mg/m^2,在每段放射治疗的1~5天进行),结果显示中位生存期两组无显著差别(治疗组24.5个月,观察组19个月,$P=0.208$),2年生存率治疗组和对照组亦无区别(51% vs 41%,$P=0.208$)。但是在胰头癌患者中,治疗组的5年生存率高于对照组(20% vs 10%),但是差别仍无显著意义($P=0.099$)。虽然这个结果是阴性结果,但是因为在治疗组有20%左右的患者因术后并发症等原因未按要求进行术后辅助治疗,本着意向性分析(intent - to - treat)的原则,仍将这23例列入治疗组分析,因而人们认为本研究的结论是一个值得探讨的阴性结论,同时认为5 - FU和放射治疗同步进行是安全的,能为绝大部分患者所耐受,仅7例(7/81)患者出现恶心和呕吐为主的Ⅲ度反应(WHO评级)。值得注意的是另一个关于胰腺癌术后辅助治疗的研究,这是迄今为止有关胰腺癌术后辅助治疗最大的临床报告(ESPAC - 1,$n=541$),随后在2004年的新英格兰杂志上,作者对该研究又做了追踪报告。这两个研究结果显示,胰腺癌根治术后的辅助化疗结果比非化疗组好($P=0.009$),术后同步放化疗疗效比非术后同步放化疗差($P=0.05$)。由于研究本身的设计问题和统计分析的偏倚,以及治疗的依从性差,人们对该研究得出的结论持怀疑态度。

总之,由于胰腺癌能行手术切除的比例少,术前对能否行根治切除的预测标准不统一,术前放化疗的研究不能广泛开展,但是术前放射治疗期间,由于发现远处转移,会使部分患者避免不必要的剖腹探查。完成胰十二指肠切除术(Whipper's手术)后的患者,术后放化疗可以提高一部分患者的局部控制率和长期生存率,但是不同的研究组结论不完全相同,有待进一步验证。2006年ASCO/AS - TRO对RTOG 97 - 04的随机分组研究进行了初步报告,该研究对胰腺癌患者进行了术前化疗 + 手术 + 术后同步放化疗 + 术后化疗,比较术前/术后化疗中5 - FU与吉西他滨的疗效,两组的术后同步放化疗均为5 - FU的同步放化疗。初步结果表明,在442例可供分析的胰腺癌中,381例胰头癌患者接受吉西他滨化疗者中位生存期、3年生存率分别为20.6个月、32%,接受5 - FU者为16.9个月和21%,前者显著优于后者($P=0.033$),但是对全部442例患者进行生存分析时,两组的生存率未显示明显差别($P=0.20$)。

第五节　消化系统间质瘤(GIST)的放射治疗

外科治疗是GIST的主要治疗手段,最近有关胃肠道间质细胞肿瘤术后辅助治疗的临床研究结果提示,术后服用伊马替尼可改善生存时间。

胃肠间质瘤对化疗及放疗疗效甚微,近几年仅有少数的研究确立放疗对胃肠间质瘤的疗效。Pollack等确定了放疗在GIST中治疗的地位,1例直肠间质瘤患者的间质瘤直径约7 cm,在患者拒绝手术治疗的情况下,实施放射治疗,总剂量为50.4 Gy,随访中发现无疾病生存期延长至2年。2002年在意大利发表了另外一个临床研究结果,8例直肠间质瘤术后患者,经病理学确认切缘为阳性(R1),均接受瘤床放疗,总剂量为50 Gy,8例患者平均无瘤生存期达32个月。这些研究结果提示,在直肠间质瘤术后切缘阳性患者,接受放射治疗可提高局部控制率。

与此相反,在马萨诸塞州总医院一项回顾性研究结果,不支持放射治疗对切缘阳性的胃肠间质瘤患者的受益情况。该研究纳入70例术后切缘阳性的胃肠间质瘤患者,20例患者接受辐射治疗,而放射治疗并没有提高无疾病生存时间。相反,接受放疗的患者增加了局部的复发率(危险比 = 5.40;$P=002$)。

在其他临床病例报告中,观察到了放射治疗联合伊马替尼在直肠间质瘤患者出现肝转移中的疗效。1例在土耳其中发表,患者直肠间质瘤大小15 cm×10 cm,浸润至骶骨、尾骨及直肠。经减瘤手术之后接受放射治疗联合伊马替尼,瘤床放射剂量为54 G,分次剂量为2 Gy。在治疗后2个月及4个月进行CT扫描,盆腔肿物呈逐渐缩小趋势,而肝内转移灶的大小始终未见变化。在治疗27个月后发现盆腔肿物完全消失,然而在37个月肝内病灶开始增大,相反盆腔内肿物未见复发征象。该病例报告中提示,放射治疗在局部控制率具有一定的疗效。

从目前结果看,因病例数少,无论辅助放疗或姑息性放疗,具有说服力的证据都不充分。然而,直肠间质瘤治疗中放射治疗在局部控制率具有一定的疗效。

第六节　腹腔与腹膜后肿瘤的放射治疗

一、腹腔恶性肿瘤

原发性腹腔恶性肿瘤除胃肠、肝等器官外其他原发性肿瘤少见。原发于腹腔的恶性肿瘤主要为肉瘤和淋巴瘤，治疗主要采取手术、放疗；对淋巴瘤，全身化疗常有良好效果。但在临床上，常见的腹腔恶性肿瘤系从胃肠、肝、肾、卵巢等脏器的癌肿转移而来。腹腔恶性肿瘤因周围重要脏器，如肝、肾及小肠等原因，放射治疗范围和剂量往往会受周围正常组织的限制。

腹腔恶性淋巴瘤，包括原发于腹腔内脏器的结外型淋巴瘤和在病程中累及腹腔内脏器的淋巴瘤，其治疗原则基本上同全身恶性淋巴瘤。由于放射治疗设备和技术的改进，放射治疗在恶性淋巴瘤的治疗中起重要作用，治疗效果有了明显提高。由于解剖部位的关系，腹腔原发性恶性淋巴瘤的单纯放射治疗效果较差，多与手术和/或化疗联合应用。放射治疗技术因病变部位而异，可行全腹腔照射、局部区域性照射及肿瘤区照射。大多数研究者认为在20~50 Gy，而以35 Gy以上较好。预防量一般要在30 Gy以上，治疗量一般要在40Gy以上，剂量过低，达不到预防和治疗作用。

治疗反应可分为急性和慢性。急性如恶心、呕吐、腹痛、腹泻、骨髓抑制等在全腹腔照射时较明显，一般在组织剂量超过30 Gy时，患者常难以耐受。有时每次剂量过高肿瘤脱落过快可发生出血与穿孔，故开始时每次剂量宜小，一般应小于150 cGy/次。慢性并发症如肠梗阻、肠粘连、闭经、绝育、放射性肝炎和肾炎等。肝脏受量在25~30 Gy以内，肾脏受量在20~24 Gy以内，一般不易发生放射性肝炎和肾炎。全腹移动条照射由于每次照射面积较小，放射反应较小，每次的剂量较大。局部野照射时，若照射野的面积较小，每次量可高一些，但一般不超过200 cGy/次。

总之，腹腔原发性恶性淋巴瘤主要应综合治疗，若能行根治术，术后行放射治疗和/或化疗，则效果较好，部分可治愈，而单一的治疗方法常疗效不满意。不能行根治术者，用放射和化疗，也可获得一定的缓解。

二、腹膜后恶性肿瘤

原发性腹膜后间隙肿瘤有多种组织学类型以及多样的临床表现。发病率为0.1%~0.2%。腹膜后间隙肿瘤组织学多样性导致了治疗方法难以统一。腹膜后间隙是一个潜在的腔隙，位于腹腔和盆腔后方。在这个既包括潜在的又包括实际的腔隙的腹膜后间隙中，主要是一些淋巴组织和疏松结缔组织；腹膜后以及腹膜间位器官包括胰腺、肾脏、肾上腺和输尿管；脉管则主要包括主动脉、下腔静脉和腰神经等穿行。

(一)放射治疗技术

三维适形放疗与传统放疗相比能够更清楚地确定靶区以及靶区外正常组织，使射野设计更加合理。调强放疗、螺旋断层放疗、质子放疗和术中放疗与三维适形放疗相比更具优势，它们在减少正常组织剂量的同时进一步提高了靶区剂量。靶区定义如下：GTV：治疗前影像学(CT、MRI等)可见的大体肿瘤；CTV，GTV附近影像学不可见的镜下病变区，CTV至少要包括GTV外1.5 cm范围，但在一些直接侵犯可能性较小的部位可以适当地回缩(如腹膜、骨、肌肉)；PTV：CTV向外扩展的照射野，因为有摆位误差和患者器官的移动。这个变量(PTV)应该根据不同患者而适当变化。但是CTV外放至少0.5 cm是必要的。腹膜后器官在治疗当中移动幅度比较大，平均在11~19 mm(平静呼吸时的肾脏)和18~22 mm(平静呼吸时的胰腺)之间。

关键的正常组织(如肝脏、肾脏、脊髓、肠和胃)需要勾画并计算剂量。常规分割下脊髓剂量应该控制在45 Gy/5周，目前ACOSOG 29031采用肝脏限制剂量：接受>50 Gy的肝脏体积不超过20%；接受>25 Gy的肝脏体积不超过50%。至少保证一个功能肾脏的2/3体积接受的剂量<20 Gy。胃和肠的最大剂量应控制在45 Gy以下，超出耐受剂量区域的正常组织应尽量保持最小。

推荐术前放疗剂量为45~50 Gy(1.8~2.0 Gy/d)，手术可以在放疗结束后3~8周进行。手术前需要进行影像学检查以进一步明确放疗效果以及评价是否转移。术中放疗既可以采用近距离放疗，也可以采用体外照射，可对关注的区域(如阳性的切缘处)给予额外的照射以局部补量。加用术中放疗可以提高局部控制率。

尽管操作有一定难度，但应尽量使重要器官（小肠、输尿管、神经等）远离射野。术后放疗也可以用来对阳性切缘区域进行照射。我们推荐术者在肿瘤残腔周围或者在接近或确实阳性的切缘处放置标记（如夹子或金属粒子），这对术后放疗区域的确定将有很大帮助。术中放疗电子线或近距离放疗剂量一般为10～15 Gy，术后体外放疗一般推荐常规分割1.8～2.0 Gy/次。高剂量术中近距离照射可以用来治疗原发或者局部复发的腹膜后肉瘤。

术后放疗也是经常采用的一种放疗方式。照射野往往较术前野大很多，并且有更多正常组织被包括其中。术前被肿瘤推移开的正常组织（如胃和肠等），由于手术移除了肿瘤而填充到肿瘤残腔，增加了治疗毒性反应，限制了剂量进一步提高。采用硅材料植入的办法，可以减少小肠等正常组织进入术后照射野内的体积，但目前应用并不广泛。术后照射野需要包括术前GTV（由术前的CT或MRI确定的）和术后残腔。肉眼残存肿瘤在术后的扫描中可以见到，术中放置夹子的办法可以很大程度上增加术后靶区定位的准确性。对切缘较近或肿瘤残存者可以采取额外加量照射。若肿瘤没有侵犯腹膜和筋膜等处，则CTV和PTV外放边界可适当缩小。术后放疗剂量推荐常规分割45 Gy（每日1.8 Gy/次），局部加量时可也采用大分割放疗（5.4～9 Gy/次），但需要注意严格保护周围正常组织。

（二）并发症

腹膜后肿瘤外照射最常见的急性期症状包括恶心、呕吐、腹泻、皮肤色素沉着、乏力等。贫血、白细胞以及血小板减少可能发生，尤其当脊柱受累，需要大范围照射时。应该每周检验血常规，每天观察主要症状。术后放疗并发症主要包括出血、切口不愈合、感染、心肌梗死以及死亡等。

手术和放疗主要的晚期并发症包括小肠炎、狭窄、穿孔、瘘、梗阻等。放疗剂量大于30 Gy后肾炎可能进展，出现高血压症状。晚期并发症的出现主要与手术的次数以及放射治疗的体积和剂量有关。术中放疗技术可以降低单纯体外照射造成的放射性小肠炎的发生率，主要原因是术中放疗可以将小肠推出照射野外，减少了小肠受照剂量。当应用临界IORT补量野时，必须十分注意重叠的重要区域，以减少发生神经病变和输尿管损伤的风险。一些研究显示术前放疗与术后放疗比较，患者可以更好地耐受术前放疗。目前术前放疗是Ⅲ期临床试验研究的热点。

（三）腹膜后肉瘤

腹膜后软组织肉瘤的基本处理原则是尽可能全部切除。肿瘤难以切除多是因为肿瘤侵犯大血管、脊髓、椎体等，腹膜后肿瘤切除率为65%～85%。不过，即使是彻底切除肿瘤，局部复发率和总生存率也不乐观，局部复发率为33%～77%，5年总生存率仅为35%～63%，多数患者死于局部复发。Lewis等报道75%的原发性腹膜后肿瘤患者死亡时未出现转移。

尽管缺乏随机实验支持术后放疗的确切作用，但回顾性资料显示辅助性放疗降低了局部复发率。术后放疗对生存率的影响尚不确定。术前或者术后放疗均可能有效。目前美国大学外科医师肿瘤协作组（ACOSOG）一项有关术前放疗的前瞻随机性试验Z9031正在开展Ⅲ期研究，就术前放疗联合手术与单独手术治疗腹膜后肿瘤的疗效进行了比较。对于不可切除的腹膜后肿瘤，可以通过术前放疗或术前化疗使其缩小从而增加切除可能性。麻省总医院报道了一项研究：对于不可切除的腹膜后软组织肉瘤给予63 Gy或更高剂量的放疗，使其5年局部复发的总控制率提高至60%。局部复发的腹膜后肉瘤可以行二次手术来挽救，但是生存率统计并不理想。有较长无肿瘤复发间隔者预后较好。之前未行瘤床区放疗的患者可以进行术前或术后放疗。有报道显示，术中放疗也可以提高术后局部控制率。

（四）淋巴瘤

淋巴瘤是成人最常见的腹膜后恶性肿瘤。CT、MRI和PET等检查有助于疾病分期。当没有其他更方便的方法获得病理诊断时，可以采取CT引导的穿刺或者针吸活检伴血细胞计数（经皮或者内镜超声引导）。腹膜后淋巴瘤的诊断、分期和治疗类似于身体其他部位的淋巴瘤。放射治疗范围和剂量往往会受周围正常组织的限制。

（五）其他肿瘤

神经母细胞瘤是儿童最常见的中枢神经系统以外的实体肿瘤。年发病率为2.26/1 000 000，多数患儿年龄在 10 岁以内。30～39 岁成年人的年发病率 0.2/1 000 000。目前没有专供成人使用的指南，大多数研究都参考儿童肿瘤治疗的指导。

硬纤维瘤(侵袭性纤维瘤病)是比较少见的良性肿瘤，常发生于肌肉筋膜、腱膜、肌腱和瘢痕组织等处。女性多见[男女之比为 1:(1.5～2.5)]，多与家族性息肉样病有关。硬纤维瘤往往出现局部侵犯且手术后常见复发。推荐手术切缘距肿瘤至少 2～3 cm，但很多情况下难以达到。局部复发后的处理可以采取二次手术。术后放疗用于手术切除不净、多次局部复发后或预计一旦局部复发会带来较大损伤的患者。尽管尚没有统一的关于放疗剂量反应及靶区的规定，但多数研究推荐 50～60 Gy 和 5～7 cm 外放边界。一项总结了 22 项研究的荟萃分析表明：与单纯手术比较，术后放疗提高了局部控制率，单纯手术组的局部控制率为 72%(R0)和 41%(Rl 和 R2)，而手术和辅助放疗组为 94%(R0)和 75%(Rl 和 R2)。对于手术无法切除的肿瘤来说，单纯放疗同样可以达到高达 80% 的长期局部控制率。

第七节　肝癌的放射治疗

原发性肝癌是我国高发恶性肿瘤，发病率占恶性肿瘤第三位，死亡率占第二位。约有 80% 的肝癌患者在首次就诊时已处于晚期，失去了手术机会。肝癌恶性度高，易转移及复发，手术切除的患者中约 50% 会出现复发或转移。对于这些晚期或复发的肝癌，介入治疗、化疗、分子靶向治疗及放疗等成为主要治疗手段。20 世纪 90 年代之前，由于放疗对正常肝脏组织的损伤极易发生放射性肝损伤(RILD)，甚至肝衰竭，因此临床上应用相对较少。近年来随着放疗技术的发展，放疗的精确度明显提高，减少了周边正常组织的受照剂量，提高疗效的同时显著降低了放射性损伤。因此，放疗在肝癌中的应用重新获得了关注和重视。

肝脏是放射敏感器官，其敏感性仅次于骨髓、淋巴组织和肾，肝癌细胞的敏感性与低分化鳞癌相近，属于放射敏感肿瘤，致死剂量约为 60 Gy/6 周。正常肝脏对放射线有着显著的剂量体积效应，其放射耐受量、再生能力与照射体积、剂量和肝脏的功能状况密切相关。全肝照射大于 40 Gy 时有 75% 的患者会出现肝功能不全，大部分肝癌患者合并不同程度的肝硬化，而使肝脏的放射线耐受性降低。因为肝癌的 α/β 值相对高于正常肝细胞，所以就算同样的照射剂量，若照射次数不同，所产生的生物效应也相差很大。肝癌一般在接受放疗后 2～3 个月后才能引起瘤体缩小，这主要是因为肝癌细胞受射线的损伤后会出现明显的 G_2 期阻滞。由于正常肝细胞的放射耐受量限制及 X 线模拟对肝癌局部定位的精确度较差，所以常规放疗在肝癌治疗中不能兼顾肿瘤控制率和正常组织并发症概率。随着计算机科学和医学影像学的发展，立体定向放疗、三维适形放疗和调强放疗等新的放疗技术在临床中得到广泛的应用。该类技术在提高肿瘤照射剂量的同时，又能最大限度地减少对正常肝组织的照射量。

一、肝癌放疗技术的发展

肝脏随呼吸运动上下移动 1～3 cm，造成肝癌适形放疗时从临床靶体积(CTV)到计划靶体积(PTV)增大，增加了正常肝脏的受照量，限制了肝癌放疗剂量的增加。主动呼吸门控技术(ABC)能够减小呼吸运动的影响，降低周围正常组织器官的受照剂量。目前 ABC 技术在临床放疗中已被广泛应用，不仅应用于肝癌，在肺癌放疗中也都有获益。

传统的放疗过程中往往存在一些不稳定性因素(肿瘤或周边正常组织的移位或摆位误差等)影响肿瘤实际照射剂量的分布，造成肿瘤脱靶，并增加正常组织器官的放射性损伤。近年来发展起来的图像引导的放射治疗技术(IGRT)有效地减少了传统放疗所不能克服的问题。该技术将放射治疗机与成像设备结合在一起，在治疗时采集图像信息，确定靶区和重要脏器的位置和位移，在必要时进行位置和剂量分布的矫正。IGRT 提高了靶区的控制率和放射治疗的精确性，减少了靶区周围正常组织器官受到了放射性损伤。最近的研究证实了 IGRT 在肝癌中的应用比传统的三维适形放疗有着更好的生存获益，且未增加肝脏的放疗毒性。

四维放疗技术(4DRT)是近年出现的一种新的放疗技术。4DRT 联合呼吸门控技术进行 CT 图像采集，精确地覆盖了靶区 CTV 的位移范围，形成了精准的 ITV。4DRT 在三维放疗技术的基础上加入了实时跟踪靶区的技术，可在治疗过程中的各个阶段都可以清楚地了解器官的位移或运动情况。该技术有助于精确地跟踪靶区的生理性位移,减少了脱靶导致的靶区受照剂量的损失及对周围正常组织的毒副作用。

二、肝癌放疗种类

随着放疗技术的发展,放疗在肝癌综合治疗中的应用价值也逐渐得到了认可,并扮演着越来越重要的角色。传统的普通放疗治疗肝癌时因照射野大、不良反应重而导致放疗剂量受限,最终影响了放疗的总体疗效。而适形放疗技术在确保靶区达到治疗剂量的同时,又降低了周围正常组织器官的受照剂量,极大地提高了对周围正常组织的保护,对减少放疗毒副反应有着明显的优势,因而在临床中得到了广泛的应用。目前肝脏放疗技术主要包括三维适形放疗(3DCRT)、调强放疗(IMRT)和立体定向放疗(SBRT)等。

(一)三维适形放疗(3DCTR)

3DCRT 可通过计算机的模拟系统使照射野的三维形状与肿瘤的形状保持一致,较普通放疗可明显降低周围正常组织的受照剂量。近年来,3DCRT 在肝癌中的应用较为广泛。3DCRT 在一项对小肝癌的临床试验中,纳入 25 例肝癌患者,放疗总剂量 66 Gy/33 次,结果总有效率达到了 92%,中位随访时间 29 个月,期间局部控制率达到了 78%,显示了较为满意的疗效。另一项研究共纳入 371 例肝癌伴门静脉癌栓的患者,比较了手术与 3DCRT 的疗效。结果显示,3DCRT 的 1、2、3 年生存率分别为 51.6%、28.4%和 19.9%,明显优于手术组(40.1%、17%和 13.6%)。在此后类似的临床研究中,对 45 例肝癌伴门静脉癌栓的患者,也达到了 6.7%的完全缓解(CR)。55.6%的部分缓解(PR)及 31%的病情稳定(SD),且远期观察中均未出现放射性肝病。

(二)调强放疗(IMRT)

IMRT 与 3DCRT 的原理基本相似,但前者可对每个照射野实施不均匀剂量照射,使肿瘤照射野的适形性更好,剂量分布更均匀,适合应用于三维形态不规则或靠近重要脏器的病灶。IMRT 的不足点是照射时间较长,患者的耐受性较差,尤其对病情较重或顺应性差的患者。为克服这种缺点,人们尝试了图像引导的放射治疗技术(IGRT)结合 IMRT 技术应用在肝癌的治疗,即容积调强放射治疗技术(VMAT)。VMAT 是一种具有动态治疗特点的 IMRT。其治疗时间较静态的 IMRT 短,患者的耐受性更好,短时间内器官运动对病灶位移的影响小,因此治疗的精确性高,剂量分布均匀性及靶区适形性优于 IMRT。近年来的多个临床研究中,对比 3DCRT 及 IMRT,VMAT 均显示出更好的靶区适形性及剂量分布均匀性,显著改善了肝癌靶区的剂量覆盖,但在保护周围正常组织方面并未显示出明显的优势。

(三)立体定向放疗(SBRT)

SBRT 是利用影像设备采集肿瘤及周围正常组织的图像,在治疗计划系统的配合下,利用立体定向原理和技术,对人体内肿瘤实施精确定位,将窄束放射线聚集于靶点,给予较大剂量照射,使肿瘤产生局灶性破坏,而将正常组织受到的损伤降低到最低程度,达到治疗目的。SBRT 能够精确地将高剂量的放射射线集中在靶区内,而靶区外剂量明显减少,使肿瘤周围正常组织的受照剂量明显减少或几乎免受射线照射。SBRT 具有分割次数相对少、单次剂量高的特点,同时对靶区的精确度要求高,因此对肝内肿瘤的 SBRT,一般要求病灶数目不超过 3 个,病灶大小小于 5 cm。近年来的临床研究结果也显示,SBRT 对于合并肝硬化的小肝癌患者是安全有效的。在晚期肝癌的应用也有报道,一项多中心的临床研究结果中 SBRT 对晚期肝癌的局部控制率达到了 63%,中位生存期 12.9 个月,1 年和 3 年生存率分别为 87%和 55%。

2015 年版 NCCN 指南指出在无放疗禁忌证的前提下,对所有肝癌无论病灶位置,均可进行 SBRT、IMRT 或 3DCRT 治疗。作为新的治疗技术,越来越多的证据显示,SBRT 在肝癌治疗中具有显著的有效性。对有消融/栓塞治疗禁忌证,或上述治疗失败的患者,SBRT 可以作为一种替代治疗手段。SBRT 常应用在 1~3 个病灶的肝癌中,但没有严格的有关肿瘤大小的限制标准。对于较大或广泛性的病灶,如果有足够的正常肝组织或肝脏的辐射耐受性较好且没有或有轻微的肝外疾病时也可进行 SBRT,但这类患者需要经过谨慎的综合评估而制订治疗计划。目前放疗在肝癌中的临床研究,大部分集中在 Child - Pugh A 级的肝癌患者。对于 Child - Pugh B 级或更低的肝癌患者,有关放疗的安全性尚未得到证实。但从一些研究结果来看,合并肝硬化的 Child - Pugh B 级肝癌患者在适当调整照射剂量并严格掌握剂量限制性的前提下也可进行放疗。NCCN 指南还指出 SBRT 可作为姑息性治疗手段,以缓解症状或预防并发症的目的应用于骨转移或脑转移等转移性病灶。

(沈雄虎)

参考文献

[1] van Hagen P, Hulshof MC, van Lanschot JJ, et al. Preoperative chemoradiotherapy for esophageal or junctional cancer[J]. N Engl J Med, 2012;366:2074-2084.

[2] Sudo K, Taketa T, Correa AM, et al. Locoregional failure rate after preoperative chemoradiation of esophageal adenocarcinoma and the outcomes of salvage strategies[J]. J Clin Oncol, 2013;31:4306-4310.

[3] Taketa T, Sudo K, Correa AM, et al. Post-chemoradiation surgical pathology stage can customize the surveillance strategy in patients with esophageal adenocarcinoma[J]. J Natl Compr Canc Netw, 2014;12:1139-1144.

[4] van Heijl M, Omloo JM, van Berge Henegouwen MI, et al. Fluorodeoxyglucose positron emission tomography for evaluating early response during neoadjuvant chemoradiotherapy in patients with potentially curable esophageal cancer[J]. Ann Surg, 2011; 253(1):56-63.

[5] Piessen G, Petyt G, Duhamel A, et al. Ineffectiveness of (1)(8)F-fluorodeoxyglucose positron emission tomography in the evaluation of tumor response after completion of neoadjuvant chemoradiation in esophageal cancer[J]. Ann Surg, 2013;258:66-76.

[6] Conroy T, Galais MP, Raoul JL, et al. Definitive chemoradiotherapy with FOLFOX versus fluorouracil and cisplatin in patients with oesophageal cancer (PRODIGE5/ACCORD17): final results of a randomised, phase 2/3 trial[J]. Lancet Oncol, 2014; 15:305-314.

[7] Leong T, Joon DL, Willis D, et al. Adjuvant chemoradiation for gastric cancer using epirubicin, cisplatin, and 5-fluorouracil before and after three-dimensional conformal radiotherapy with concurrent infusional 5-fluorouracil: a multicenter study of the Trans-Tasman Radiation Oncology Group[J]. Int J Radiat Oncol Biol Phys, 2011;79:690-695.

[8] Chakravarty T, Crane CH, Ajani JA, et al. Intensity-modulated radiation therapy with concurrent chemotherapy as preoperative treatment for localized gastric adenocarcinoma[J]. Int J Radiat Oncol Biol Phys, 2012;83:581-586.

[9] Liu GF, Bair RJ, Bair E, Liauw SL, et al. Clinical outcomes for gastric cancer following adjuvant chemoradiation utilizing intensity modulated versus three-dimensional conformal radiotherapy[J]. PLoS One, 2014;9:e82642.

[10] Berger AC, Winter K, Hoffman JP, et al. Five year results of US intergroup/RTOG 9704 with postoperative CA 19-9 </= 90 U/mL and comparison to the CONKO-001 trial[J]. Int J Radiat Oncol Biol Phys, 2012;84:e291-297.

[11] Regine WF, Winter KA, Abrams R, et al. Fluorouracil-based chemoradiation with either gemcitabine or fluorouracil chemotherapy after resection of pancreatic adenocarcinoma: 5-year analysis of the U.S. Intergroup/RTOG 9704 phase Ⅲ trial [J]. Ann Surg Oncol, 2011;18:1319-1326.

[12] Schmidt J, Abel U, Debus J, et al. Open-label, multicenter, randomized phase III trial of adjuvant chemoradiation plus interferon Alfa-2b versus fluorouracil and folinic acid for patients with resected pancreatic adenocarcinoma[J]. J Clin Oncol, 2012; 30:4077-4083.

[13] Morganti AG, Falconi M, van Stiphout RG, et al. Multi-institutional pooled analysis on adjuvant chemoradiation in pancreatic cancer[J]. Int J Radiat Oncol Biol Phys, 2014; 90:911-917.

[14] Hsu CC, Herman JM, Corsini MM, et al. Adjuvant chemoradiation for pancreatic adenocarcinoma: the Johns Hopkins Hospital-Mayo Clinic collaborative study[J]. Ann Surg Oncol, 2010; 17:981-990.

[15] Siegel R, Ma J, Zou Z, et al. Cancer statistics 2014[J]. CA Cancer J Clin, 2014;64:9-29.

[16] Vouche M, Habib A, Ward TJ, et al. Unresectable solitary hepatocellular carcinoma not amenable to radiofrequency ablation: multicenter radiology-pathology correlation and survival of radiation segmentectomy[J]. Hepatology, 2014;60:192-201.

[17] Hoffe SE, Finkelstein SE, Russell MS, et al. Nonsurgical options for hepatocellular carcinoma: evolving role of external beam radiotherapy[J]. Cancer Control, 2010;17:100-110.

[18] Bujold A, Massey CA, Kim JJ, et al. Sequential phase I and II trials of stereotactic body radiotherapy for locally advanced hepatocellular carcinoma[J]. J Clin Oncol, 2013;31:1631-1639.

[19] Facciuto ME, Singh MK, Rochon C, et al. Stereotactic body radiation therapy in hepatocellular carcinoma and cirrhosis:

evaluation of radiological and pathological response[J]. J Surg Oncol,2012;105:692 – 698.

[20] Soliman H, Ringash J, Jiang H, et al. Phase Ⅱ trial of palliative radiotherapy for hepatocellular carcinoma and liver metastases [J]. J Clin Oncol, 2013;31:3980 – 3986.

[21] Darwish Murad S, Kim WR, Harnois DM, et al. Efficacy of neoadjuvant chemoradiation, followed by liver transplantation, for perihilar cholangiocarcinoma at 12 US centers[J]. Gastroenterology,2012;143:88 – 98 e83; quiz e14.

[22] McBride SM, Wong DS, Dombrowski JJ, et al. Hypofractionated stereotactic body radiotherapy in low – risk prostate adenocarcinoma: preliminary results of a multi – institutional phase 1 feasibility trial[J]. Cancer,2012;118:3681 – 3690.

[23] Andolino DL, Johnson CS, Maluccio M, et al. Stereotactic body radiotherapy for primary hepatocellular carcinoma[J]. Int J Radiat Oncol Biol Phys,2011; 81:e447 – 453.

第七章　消化系统疾病介入治疗

第一节　胃癌介入治疗

一、选择性动脉灌注化疗

(一)适应证与禁忌证

1. 适应证

(1)不能手术切除的中晚期胃癌患者。

(2)胃癌术后复发。

(3)胃癌根治性切除术后预防性动脉内化疗者。

2. 禁忌证

(1)严重心、肝、肺、肾功能不全。

(2)出、凝血功能明显障碍且无法纠正。

(3)有脑、肺、骨髓等全身广泛转移,全身衰竭患者。

(4)合并严重感染。

(5)碘过敏者。

(二)术前准备

1. 术前谈话,向患者和家属说明手术特点、方法及手术风险,签署手术知情同意书。

2. 查血常规,肝、肾功能及凝血功能。

3. 必要的影像学检查和胃镜检查以了解病灶的大小、性质、有无周围器官浸润及远处转移等情况。

4. 穿刺区域备皮、碘和普鲁卡因过敏试验。

5. 术前4小时禁食、禁水(若有消化道梗阻,则禁食12小时),必要时术前给予镇静剂。

6. 准备血管介入手术包及手术所需导管、导丝等。

7. 手术所需药物,对比剂、肝素、麻药及抗癌药物等。

(三)操作步骤

1. 血管造影

(1)胃癌血供特点:根据胃血管解剖,一般贲门癌、胃体癌多由胃动脉或胃网膜左动脉供血,幽门癌、胃窦癌多由胃右动脉、胃及十二指肠动脉及胃网膜右动脉供血,胃大弯侧主要由胃网膜动脉供血,胃小弯侧主要由胃左及胃右动脉供血。

(2)胃癌血管造影表现:胃癌的血管造影表现与其病理类型密切相关,依据肿瘤血管的丰富与否分为:富血供、乏血供和中等血供三种类型。常见表现有供血动脉及分支增粗、扩张、扭曲、拉直、移位,受侵动脉呈不规则狭窄、闭塞,肿瘤组织内可见杂乱无章、粗细不均和广泛增多的病理血管,实质期表现为浓密的肿瘤染色,当出现肠系膜上动脉及其分支、胃网膜动脉、胃左或胃右动脉受侵,病变则超出胃壁,缺乏血供及早期胃癌的肿瘤血管及肿瘤染色可能不明显。

(3)超选择性插管:根据胃癌血供特点及血管造影表现选择靶血管进行超选择性插管,根据血管走行情况可选择Cobra导管、肝动脉导管、脾动脉导管及胃左动脉导管,如血管扭曲严重普通导管无法到位时可选用微导管进行超选择性插管,导管到位并造影证实后可行药物灌注化疗。

(4)动脉泵置入术:可经锁骨下动脉或髂外动脉靠近腹股沟韧带处进行穿刺,送入导管超选择至肿瘤的供血动脉行灌注化疗，再用交换导丝引入置入式导管，然后在前胸部或下腹部局麻下切开皮肤及浅筋膜，钝性分离出一个可容纳化疗泵的皮下腔隙，用隧道针将置入式导管经皮下隧道引入皮下腔隙与动脉泵连接，试注肝素盐水证实导管通畅，无接口渗漏后将动脉泵置于皮下腔隙，缝合皮肤。切口愈合后即可定期经动脉泵穿刺进行灌注化疗。每隔2周向药盒及导管内注射1次肝素生理盐水，防止导管阻塞。

2. 药物选择　细胞周期非特异性药物更适合局部间断一次性动脉灌注化疗，细胞周期特异性药物更适合于连续性动脉灌注化疗。目前治疗胃癌的化疗药物有5类，包括抗代谢药物、抗生素类、烷化剂、植物类药及与DNA共价结合的金属化合物类。常用的化疗药包括氟尿嘧啶、雷替曲塞、表阿霉素、丝裂霉素、顺铂、奥沙利铂、长春新碱等，多联合2～3种化疗药同时使用。

3. 药物灌注技术　一次性大剂量灌注术又称一次性冲击疗法，注射药物时需缓慢，一般在15～30分钟，切勿压力过高，以免造成过多的化学治疗药物进入正常胃组织，引起化学性胃炎。推注完毕，需用生理盐水冲管，以防拔管时残留药物漏出，引起皮肤和皮下组织局部坏死。灌注完毕拔出导管，局部压迫止血10～20分钟，加压包扎，嘱患者穿刺侧下肢保持伸直位，卧床24小时。长期或连续药物灌注可用微量泵经动脉泵药仓进行连续灌注化疗，化疗方案可参照静脉化疗方案。

（四）并发症及其处理

1. 对比剂过敏　轻度可表现为头痛、恶心、呕吐，重度可表现为呼吸困难、喉气管痉挛、休克等。轻者一般无须特殊处理，必要时注射地塞米松5～10 mg或给予抗组胺药，短时间症状可减轻或消失，重症者应立即给予肾上腺素升压药物、吸氧等紧急处理。

2. 化学性胃炎　由于化疗药物对胃黏膜和胃酸屏障的损伤，化学性胃炎是不可避免的，只是程度上的差异。首先应尽可能超选择性插管，缓慢注药，避免反流，根据胃癌细胞对化疗药物的敏感性选择特异性化疗药物，间接减少对正常胃组织的损伤。术前3天抗酸治疗，提高胃黏膜在术中及术后抗损伤的能力；术后让患者禁食或全流食；应用药物加强胃动力，改善黏膜的微循环，促进胃黏膜细胞的修复。

3. 胃肠道反应　患者可出现不同程度的胃肠道反应，如食欲缺乏、恶心、呕吐、腹痛、腹泻等，在介入前肌内注射甲氧氯普胺10 mg，术后常规补液和药物对症治疗可减少胃肠道反应的发生。

4. 发热　早期发热可能与肿瘤组织坏死吸收有关，发热出现在术后1～2天内，多在38℃左右。1周后发热可能与感染有关，体温在38.5℃以下可对症处理，如体温持续不降或超过39℃，应寻找原因，及时进行血培养及药敏试验。

5. 造血系统毒性反应　多数化疗药物对造血系统有抑制作用，表现为白细胞计数降低，血小板减少，应每周检查血常规1次。及时使用升白药，如瑞白、地榆升白片等。

二、选择性动脉栓塞治疗

（一）适应证与禁忌证

1. 适应证

（1）无法或拒绝手术切除的中晚期胃癌患者。

（2）胃癌姑息性切除术前及胃癌术后复发。

（3）癌性溃疡大出血。

2. 禁忌证

同“选择性动脉灌注化疗”的禁忌证。

（二）术前准备

除了需要与“选择性动脉灌注化疗”相同的术前准备之外，还需要根据病情准备各种不同类型的栓塞剂，常用的有明胶海绵、碘化油、大小不同的颗粒栓塞剂，包括明胶海绵颗粒、PVA颗粒、海藻酸钠微球等。

（三）操作步骤

1. 超选择动脉插管　常规血管造影后，超选择性将导管送至相应的肿瘤供血动脉。灌注化疗药物后，导管深入肿瘤供血动脉支，避开正常血管尤其胰腺动脉分支后进行栓塞。

2. 碘化油混合乳剂栓塞　用3～4 ml等渗氯化钠注射液稀释化疗药物，注入碘化油内充分混匀。常用的碘化油乳剂有:碘化油 5~20 ml 加 MMC 12~20 mg;碘化油 5~20 ml 加 ADM/EADM 30~60 mg。栓塞必须在透视下缓慢进行,推注栓塞剂时压力不宜过大,防止栓塞剂反流造成异位栓塞及误栓。若肿瘤供血动脉两支以上,先经主要供血动脉注射,必要时再选择另一支。

3. 吸收性明胶海绵栓塞　将吸收性明胶海绵剪成 10 mm×(1~2)mm 条状,搓成细条,一般 3~5 条,混入造影剂内注射。晚期胃癌患者若血供由单支动脉提供,一般使血供减少一半;若由两支或两支以上动脉供血者,可完全闭塞其中一支或两支血管,但需保留一支供养胃血流的动脉。

4. 治疗次数、间隔　胃癌灌注化疗和化疗栓塞应间隔 1.5~4 个月,治疗 3~5 次。

(四)并发症及其处理

1. 一般并发症处理同“选择性动脉灌注化疗”。

2. 栓塞不当。栓塞前要仔细分析血管造影表现,选择合适的栓塞剂,栓塞过程一定要在透视监视下缓慢进行,如果栓塞剂选择不当,引起毛细血管水平栓塞,可引起靶器官严重坏死、而栓塞剂用量过大时可导致过度栓塞、推注过快可造成栓塞剂由靶血管反流入非靶血管而造成的异位栓塞,导致严重的不良后果。栓塞不当可发生不可逆的器官坏死等严重并发症,因此术前要认真评估,术中要耐心细致,尽可能地避免此类并发症发生。

三、胃内支架置入术

(一)适应证与禁忌证

1. 适应证

(1)恶性肿瘤浸润压迫引起的胃、十二指肠管腔狭窄或闭塞,无法正常进食,拒绝外科手术或者无法外科治疗者。

(2)胃肠吻合口及胃肠造瘘口肿瘤浸润复发的患者。

(3)适用于部分良性的狭窄如手术后的胃、十二指肠吻合口瘢痕挛缩等。

2. 禁忌证　除了完全性管腔闭塞导管导丝无法通过外一般无绝对禁忌证,相对禁忌证包括:

(1)门静脉高压所致食管、胃底重度静脉曲张出血期。

(2)广泛的肠粘连并发多处小肠梗阻。

(3)出、凝血功能明显障碍且无法纠正有严重出血倾向者。

(4)严重的心、肺功能异常,全身衰竭无法耐受手术的。

(二)术前准备

1. 造影定位　使用碘对比剂上消化道造影显示胃腔狭窄的位置、范围、程度。内镜下活检,明确病变性质。

2. 术前谈话　耐心解释治疗过程、治疗的必要性和作用、支架置入失败的可能性及可能出现的并发症和不可预测的风险等。并要求家属填写手术知情同意书。

3. 胃肠准备　术前禁食 6 小时。如胃潴留液过多则予胃肠减压。

(三)操作步骤

1. 患者仰卧于 DSA 检查台上,咽部黏膜表面麻醉。

2. 经口引入导管及导丝,相互配合将导管通过狭窄段引入十二指肠水平段以远。

3. 交换加硬导丝,沿导丝送入合适型号的胃腔内支架及输送系统至狭窄部位,定位准确后缓慢释放支架。复查造影了解胃腔通畅及支架膨胀情况。

4. 狭窄严重且病变较硬的可先行球囊扩张成形,然后再行支架置入。

(四)并发症及其处理

1. 胃损伤出血　与器械粗糙或操作不当有关,轻微损伤不需特殊处理,出血较多的可根据出血程度采取禁食、口服凝血酶、庆大霉素、静脉输注止血剂以及三腔管压迫止血等。

2. 胃、肠破裂穿孔　胃、肠破裂穿孔极少发生,主要与器械使用不合适、技术不熟练以及操作粗暴有关。一旦出现穿孔应及时吸尽胃液,条件许可者立刻剖腹手术,轻微的穿孔可留置胃肠减压管,并加强抗感染治疗。

3. 支架移位脱落断裂 支架移位一般发生在支架置入数天之内,常与支架管径选择不当、支架置入位置过偏有关。向近端移位的支架可取出后重新放置,向远端移位时可用异物钳钳夹住支架近端边向上提拉调整位置,支架断裂可在支架内再套放一枚支架。

4. 发生再狭窄 单纯支架治疗的再狭窄发生时间较早,一般2~3个月即可发生,且常为支架近端黏膜增生或肿瘤浸润。再狭窄发生时可经原支架再套入同类规格的支架,并可多次重复放置。重复套置支架后再狭窄的发生时间会更延迟。

四、疗效评价

术前介入治疗能达到杀灭癌细胞或抑制癌细胞生长,使癌灶局限或缩小,提高手术切除率,降低转移和复发。对一些不能根治切除的胃癌介入治疗后病灶缩小,从而创造了二期手术的机会。对"带瘤生存"的患者通过介入治疗使病灶控制,肿瘤缩小,改善患者的全身状态及生活质量,对胃、十二指肠恶性狭窄的患者进行内支架治疗可缓解梗阻情况,改善进食,如果同时配合进行灌注化疗及栓塞治疗则能达到标本兼治的目的,能更有效地延长患者生存时间。

第二节 非静脉曲张性消化道出血介入治疗

一、适应证与禁忌证

(一)适应证

1. 各种原因的消化道出血经内科保守治疗无效者。

2. 急性消化道大出血,部位不明、原因不详、无法进行手术治疗者。

3. 病情危重而属手术禁忌证者。

(二)禁忌证

无绝对禁忌证,但对于重要脏器严重功能不全的病例;严重的出、凝血功能障碍患者;严重的全身性感染、发热者;冠心病、心衰者,介入治疗应慎重。

二、术前准备

(一)患者准备

1. 术前谈话,向患者和家属说明手术特点、方法及手术风险,签署手术知情同意书。

2. 完善各项辅助检查,包括查血常规,肝、肾功能及凝血功能和做局麻药和必要的影像学检查。

3. 肠道准备。手术前一天可给予缓泻剂,注射对比剂前数分钟肌内注射山莨菪碱10 mg可抑制肠蠕动,使减影图像上因肠蠕动造成的伪影减少,使诊断更加可靠。

4. 碘过敏试验,穿刺部位皮肤准备。术前4小时禁食、禁水,术前1小时给予镇静。

(二)器械准备

1. 备好介入手术所需的穿刺针、导管鞘、导丝、导管、高压针筒及手术包。

2. 栓塞剂:主要包括吸收性明胶海绵、不锈钢圈、NBCA、α-氰基丙烯酸正辛酯(TH胶)、PVA颗粒、吸收性明胶海绵颗粒、无水酒精、鱼肝油酸钠、可脱性球囊等。

(三)药品准备

1. 局麻药:普鲁卡因、利多卡因,儿童及不能合作患者应准备全麻用药。

2. 抗凝剂:肝素。

3. 对比剂:非离子对比剂因其不良反应小,使用安全而被普遍接受。常用的有优维显(ultravist)、欧乃派克(omnipaque)等。

4. 血管收缩剂:血管加压素。

5. 常规抢救药物等。

三、操作步骤

(一)血管内药物灌注治疗

血管内药物灌注治疗的原理是在出血动脉内灌注血管收缩剂，使血管收缩达到临时止血的目的，为病变的修复争取时间。血管内药物灌注治疗对细小血管的病变效果较好，如糜烂性胃炎、肠炎、贲门黏膜撕裂症等。

1. *血管造影*　胃肠道病变的选择性或超选择性血管造影，应根据病变部位的不同而选择不同的靶血管。胃、十二指肠病变做腹腔动脉及其分支造影；小肠、右半结肠病变做肠系膜上动脉及其分支造影；而左半结肠、直肠病变则进行肠系膜下动脉及其分支造影。

2. *药物选择*　血管加压素(vasopressin)是一种安全可靠的血管收缩剂，可使血管平滑肌和胃肠道平滑肌收缩，其作用迅速而直接。肠系膜上动脉灌注加压素后，其血流可立刻减少15%~20%以上，比静脉灌注迅速而明显。在对血管平滑肌的收缩作用中，对毛细血管和小静脉的作用强，对大血管的平滑肌作用弱，这种迅速而直接作用于血管收缩单位的性能，既不被肾上腺素阻断剂所对抗，亦不受血管去神经支配的影响，并可通过调节其用量来产生不同程度的血管收缩作用。因血管加压素具有以上特点，已被临床广泛应用。

3. *灌注方法*　经导管灌注药物应选择适宜的治疗剂量和浓度，否则会影响止血效果或造成脏器缺血甚至死亡。灌注方法差异较大，多数学者认为采取下述方法和步骤较为合适：以0.2 U/min的速度经导管灌注20~30分钟，以灌注药物前同样条件复查血管造影。如果出血已停止，将注射速度降为0.1 U/min并持续治疗12~24小时。如果出血未止，可将剂量增加到0.3~0.4 U/min，维持治疗12~24小时，直到复查动脉造影显示明显的血管收缩作用或出血停止，然后将药物剂量减至0.1 U/min，继续维持治疗12~24小时，以巩固疗效；如果使用0.3~0.4 U/min剂量仍止血无效，则应改用血管栓塞或手术等其他治疗方法。复查血管造影已确定无出血时，改注生理盐水观察6~12小时，待患者病情稳定、临床已确认无出血征象时，拔除导管停止治疗。

4. *灌注治疗过程中的注意事项*

(1)灌注剂量：通常认为持续灌注的最大安全剂量为0.6 U/min，超过此剂量时，易导致肠缺血和冠状动脉收缩。

(2)出血停止的血管造影表现：血管管径有中度以上缩小，保持毛细血管和静脉血流良好，出血点附近的血管分支有造影剂充盈，但无造影剂外溢征象。

(3)测尿量：观察血管加压素的抗利尿作用。

(4)心电监护：以了解冠状动脉有无缺血情况。

(5)随时检查穿刺部位有无发生血肿：观察股动脉、足背动脉等的脉搏情况，了解血管收缩情况和可能出现的并发症。

(二)栓塞治疗方法

栓塞治疗主要用于较大的血管出血。将出血动脉出血部位的远侧和近侧同时栓塞，即不仅使近侧供血中止，而且将侧支供血也予以阻断，可达到立即和永久止血的目的。只要栓塞剂选用适当，保留器官的毛细血管和吻合支，栓塞后就不会出现器官坏死等并发症。

1. *栓塞前先行诊断性血管造影*　血管造影的目的是明确出血部位、范围、血供特点、侧支循环及相应血管解剖变异等情况。栓塞时将导管超选择送入靶出血血管内，使导管头端尽可能接近出血部位，如出血血管较粗，远端有侧支循环血管，应将靶血管出血点的远端和近端同时栓塞。根据出血部位、血管大小形态、病变性质及栓塞治疗安全性等因素的不同，应选择不同的栓塞物质。栓塞后复查血管造影，仔细观察有无造影剂外溢征象、病变血管是否仍然存在，确切证实病变血管消失、栓塞成功并无再出血后即可拔管结束栓塞治疗。

2. *栓塞治疗的使用原则及注意事项*　最常用的栓塞剂有明胶海绵和不锈钢丝圈。医源性原因，如肝活检、肝部分切除术及经肝的操作等使胆道出血已成为上消化道出血的常见原因。此类型出血难做外科处理,但很适宜做栓塞术。因肝脏侧支循环丰富,并有门静脉和肝动脉两套供血系统,肝动脉的栓塞不会引起肝坏死。较大的血管应将出血部位的近端和远端同时用不锈钢圈做永久性栓塞。小血管可用明胶海绵颗粒栓塞。胃、十二指肠侧支循环丰富,所以胃、十二指肠出血时可选用较细小的栓塞材料,如明胶海绵颗粒或 PVA。对于小肠或结肠出血,由于其侧支循环并不丰富,特别在弓状吻合以下为终末血管,因此栓塞易致肠坏死。所以栓塞时要超选择性插管,选用较大颗粒的明胶海绵(通常使用 2 mm×2 mm×2 mm),栓塞水平一定要掌握在弓状吻合之前,只有这样才能既达到止血的目的,同时也不致引起肠坏死。但下消化道出血的栓塞治疗仍需慎用,特别是在先采用血管收缩剂灌注治疗后再行栓塞治疗则有极大的风险。

(三)疗效评价

栓塞治疗的疗效主要取决于出血部位、血管解剖变异、对靶血管的超选程度、介入治疗时机、栓塞剂的选择和操作者的临床经验等。胃肠道肿瘤性出血经血管栓塞的止血有效率为 50%~75%,但其复发出血率亦较高,栓塞后 3 周复发出血率可达 50%。胃、十二指肠动脉或其分支的栓塞止血率为 79%~92%。小肠出血多采用经导管灌注血管加压素,90% 以上的患者均可达到止血目的,对灌注止血无效者,应用血管栓塞治疗的止血有效率可达 88% 以上。但因小肠动脉为终末动脉,稍有不慎,即可造成肠壁坏死。

(四)并发症及其预防

被栓塞器官或组织缺血、坏死及意外栓塞:使用适量且大小适宜的栓塞剂和推注速度适当的导管超选择性插管时可以避免或减少此类并发症的发生。一旦发生此类并发症,应积极采取手术治疗。

第三节 脾功能亢进症的脾动脉栓塞治疗

脾动脉栓塞术是通过导管向脾动脉内注入栓塞材料,使全部或部分脾脏动脉被栓塞,引起脾脏梗死,脾实质纤维化和机化,使脾功能亢进得以改善。外周部位的脾梗死,破坏了巨噬细胞吞噬血细胞的作用。脾栓塞后,脾动脉的血流量明显减少,栓塞后的最初几天,血小板和白细胞计数明显增加,10~14 天内逐渐恢复正常。

一、适应证与禁忌证

1. *适应证* ①各种原因所致的脾大并发脾功能亢进。②脾大、门脉高压、食管胃底静脉曲张破裂出血。③肝癌因脾大、脾功能亢进血细胞少而不能进行化疗。④凡是具有外科手术切脾指征而由于各种原因不能施行手术者。⑤儿童脾功能亢进。

2. *禁忌证* ①全身感染、脓毒血症可能在栓塞后引起脾脓肿,是脾动脉栓塞术的绝对禁忌证。②肝硬化严重黄疸,手术耐受能力差。③肝硬化大量腹水或伴有原发性腹膜炎。④对碘过敏者。

二、术前准备

1. 术前谈话,向患者和家属说明手术特点、方法及手术风险,签署手术知情同意书。
2. 查血常规,肝、肾功能及凝血功能。
3. 术前 3 天应用抗生素预防感染。
4. 会阴部备皮,碘过敏试验,术前 4~6 小时禁食、禁水等。
5. 器械准备包括导管、导丝、手术包等。
6. 栓塞材料及术中用药。最常用的栓塞材料为明胶海绵,将其剪成 1 mm 大小的微粒,浸泡于抗生素溶液中(每 100 ml 生理盐水含青霉素钠 120 万 U,庆大霉素 12 万 U),它可以通过导管到达脾动脉的外周小分支,是脾动脉栓塞的理想材料。

三、操作步骤

1. *确定穿刺入路* 通常采用股动脉穿刺插管。

2. *脾动脉造影* 先将导管选择至腹腔动脉干造影,显示脾动脉走行和分支,再将造影导管经腹腔干超选择性插入脾动脉分支，选择脾下叶动脉栓塞可产生较少的并发症。

3. *部分脾动脉栓塞*　经导管缓慢推入用抗生素和对比剂浸泡过的明胶海绵颗粒。栓塞过程中应通过实时血管造影对脾栓塞面积与体积进行估算，栓塞范围一般为脾脏的60%~70%较为理想。

四、并发症及其处理

1. *左上腹疼痛*　几乎所有的患者都有不同程度的左上腹疼痛，疼痛程度与栓塞大小有关，多持续2~4天，使用一般止痛药物多可缓解，必要时可使用哌替啶等麻醉性止痛药。

2. *发热*　常持续2~3周，体温最高可达39℃，呈弛张热，发热是由于脾实质梗死所致。可给予补液及对症处理。

3. *脾脓肿*　造成原因有脾栓塞后，脾脏的免疫调节功能降低，脾动脉栓塞导致脾静脉血流反向流动，造成肠道细菌污染脾脏缺血血管床，脾实质广泛坏死使厌氧菌在缺氧失活的组织中生长所致，栓塞材料消毒不严格或穿刺过程中导管等器械受污染。脾脓肿为较严重的并发症，体温高达40℃，可导致败血症，左上腹剧痛，一般止痛药难以缓解。一旦发生脾脓肿，应尽早行外科手术治疗。严格的无菌操作、合理的栓塞范围、术后使用有效的控制肠道细菌的抗生素可显著降低脾脓肿的发生。

4. *脾破裂*　极为罕见。常在脾栓塞后脾脓肿出现的情况下。如果发生应立即手术。

5. *门-脾静脉血栓形成*　为脾栓塞后脾静脉血流缓慢及血小板水平迅速上升所导致，控制栓塞范围是避免此并发症的关键。

6. *其他*　恶心、呕吐、麻痹性肠梗阻、胸腔积液及左下叶盘状肺不张等，一旦出现应积极对症处理。

五、疗效评价

部分脾栓塞术既保留了脾脏的免疫功能，又减少了脾功能亢进带来的危害，降低了门静脉压力，而且创伤小，操作简便，安全性好，术后患者恢复快，目前已成为治疗脾功能亢进的主要治疗方法之一。大多数调查显示，部分脾栓塞术后外周血细胞可升至正常，脾功能亢进得到改善，脾动脉部分栓塞后，脾动脉血流量减少，降低了门脉压力，从而也降低了门静脉高压引起的上消化道出血的发生率。

第四节　外伤性脾破裂介入治疗

脾脏位于左下侧胸廓内季肋部的深处，重约75~150 g，质地脆弱，是腹腔脏器中最易受损伤的器官之一，在腹部闭合性损伤中，脾破裂占20%~40%，其死亡率2%~3%，合并脾蒂或大血管损伤者死亡率可高达70%。中华医学会外科学会脾脏外科学组制定的“脾脏损伤分级标准”共分四级，见表7-1。

表7-1　中华医学会外科学会脾脏外伤学组脾脏损伤分级标准

级别	伤情
1级	脾被膜下破裂或被膜及实质轻度损伤，手术所见脾裂伤长度<5 cm，深度<1 cm
2级	脾破裂总长度>5 cm，深度>1 cm，但脾门未累及，或脾段血管受损
3级	脾破裂伤及脾门或脾脏部分离断，或脾叶血管受损
4级	脾广泛破裂，或脾蒂、脾动静脉主干受损

脾脏是人体最大的外周免疫器官，不能随意切除，它有造血、储血、滤血、免疫、免疫调节、合成凝血因子、吞噬疟原虫及抗肿瘤等多种功能。切除脾脏会导致肌体免疫缺陷。所以，外伤性脾破裂患者的治疗应在抢救生命的原则前提下，尽可能保留脾脏。

一、适应证与禁忌证

脾破裂栓塞治疗适应证的选择十分重要，应尽量保脾，在判明伤情后如病情许可首选介入栓塞治疗，进行全程动态观察，加强检测，如一旦突然病情恶化，急速中转手术。早期的脾破裂栓塞治疗选择为3级以下的，最近报道有4级脾损伤成功栓塞，并且无明显并发症。

（一）适应证

1. 中华医学会外科学会脾脏外伤学组分级中的1~3级。
2. 不合并腹腔内其他脏器损伤。
3. 生命体征平稳或经抗休克治疗有效者。
4. 医源性脾破裂。

（二）禁忌证

1. 严重休克而经抗休克治疗无效者。
2. 中华医学会外科学会脾脏外伤学组分级中的4级，并伴有活动性大出血且已构成生命威胁者。
3. 有其他急诊剖腹手术指征，如伴有严重复合伤、多发损伤或合并其他重要脏器损伤必须急诊手术的应选手术治疗。

二、术前准备

1. 术前向患者及家属讲明脾动脉造影和栓塞治疗的目的、必要性、危险性、并发症、意外情况等。内容包括可能出现的对比剂反应；穿刺部位出血、血肿；血管变异插管不到位或异位栓塞；呼吸、心脏骤停、上消化道出血、应激性溃疡及其他无法预测的意外等，并签署手术知情同意书。

2. 术前CT、B超检查，充分了解出血的部位和程度，尽量完善实验室检查：血常规，凝血四项，肝、肾功能及心电图等。

3. 术前可肌注地西泮10 mg，做碘过敏试验。

4. 准备介入器械及栓塞材料。

三、操作步骤

1. *选择性脾动脉插管造影*　进一步了解、证实脾破裂存在与否，破裂的程度和类别。脾破裂动脉DSA造影可见脾体积增大；对比剂可进入脾实质内构成许多小斑片状或大片状不规则阴影；活动性出血可见对比剂外溢或喷射样涌出；包膜下或脾实质内血肿表现相应区域大片乏血管或无血管区；脾内血管分支受压移位或部分分支不充盈；还可表现为血管湖、假性动脉瘤形成及脾动静脉漏。

2. *脾动脉栓塞*

（1）脾动脉干栓塞：直接将导管送入脾动脉主干（胰背动脉以远），经导管推注栓塞剂进行栓塞治疗。一般使用不锈钢丝圈，为达到稳定栓塞的效果，通常第一枚钢圈的直径可以为8 mm，较脾动脉直径大。长度较短的钢圈有利于精确定位，随后使用较小直径的钢圈可形成一紧密的巢。偶尔在钢圈栓塞后放入明胶海绵颗粒，使脾动脉血流更趋淤滞。钢圈必须被放置于脾动脉的近端，这样可以保留经胰背－胰大动脉弓的侧支灌注，再加上胃左－胃短动脉和胃网膜动脉弓的侧支循环，保证了脾动脉主干栓塞后脾脏不会产生梗死，保证了脾脏的正常生理功能。脾动脉主干栓塞后，脾脏血流灌注明显减少，脾动脉内压力迅速降低，从而达到止血的目的。栓塞主干血管后出血不会马上全部停止，但血流量减少是非常肯定的。脾动脉干栓塞更适用于脾损伤程度较高的患者。

（2）脾动脉分支栓塞：将导管超选择性插入靶出血动脉后，在透视下缓慢推入浸泡造影剂的明胶海绵，至该血管无血流或出血区域血管消失时，亦可用微弹簧圈栓塞靶血管。脾动脉在脾门附近分出上下2支脾叶动脉，脾叶动脉再分出3~8支脾段动脉，以4段型最为常见，其相邻脾叶和脾段动脉之间吻合支甚少，选择性地对脾破裂的段和叶进行栓塞，可以达到迅速、彻底的止血效果，并最大限度保护了正常的脾脏。多用于脾脏损伤较轻，脾破裂局限于段或叶的患者。

四、并发症及处理

1. *栓塞后综合征*　脾破裂栓塞后几乎所有患者都会出现左上腹疼痛、发热、食欲减退等消化道症状。

一般仅需对症处理如镇痛、退热、输液等。

2. 左侧胸膜炎、左下肺炎、胸腔积液、肺不张　少量积液可自行吸收，大量积液可穿刺抽吸。

3. 脾脓肿　发生率很低，一旦出现脾脓肿，应尽早手术治疗。其发生原因可能为未严格执行无菌操作或脾栓塞术后脾实质梗死使机体免疫力降低所致。

4. 意外栓塞　与导管插入深度不够或使用栓塞剂不当有关，好发于胃肠道。

5. 静脉或门静脉血栓形成　多与脾动脉栓塞后，脾静脉血流缓慢有关。

五、疗效评价

对创伤性脾破裂采取经脾动脉栓塞治疗，疗效确切，止血迅速，并可重复DSA确认止血效果。相对创伤小，康复快，操作简便，保留了脾脏功能，避免了脾切除术后的凶险感染，是一种脾创伤性出血的有效保脾治疗方法。但应在抢救生命第一，争取保留脾脏的原则下，严格掌握栓塞治疗适应证与禁忌证，以求达到既能保留脾脏及其正常生理功能，又能使其治疗有效的目的。介入放射委员会的质量改善指南报道脾栓塞的成功率为87%~100%。陆永良等采用经动脉栓塞治疗20例外伤性脾破裂，其一次性栓塞止血成功率100%。

第五节　肝细胞癌介入治疗

随着介入技术的不断发展及完善，许多晚期肝癌患者通过介入手段都能够使肿瘤得到有效的控制，长期带瘤生存。介入治疗的主要方法有超选择性肝动脉化疗性栓塞术、经皮直接穿刺肿瘤消融术及局部放射性粒子植入术。

一、经导管肝动脉化疗栓塞术(transcatheter arterial chemoembolization，TACE)

正常肝脏接受肝动脉和门静脉的双重血供，肝动脉供血25%，门静脉供血80%，供氧量各占50%。而原发肝癌的血供90%~99%都来自肝动脉，门静脉仅提供很少供血，肝动脉栓塞后，阻断了肿瘤90%~99%的供血，使肿瘤发生坏死、缩小以至消失，而正常肝组织不会受到严重影响。化疗栓塞术是将抗癌药物和栓塞剂有机结合在一起注入肝动脉，在栓塞肿瘤组织末梢分支、阻断血供的同时，在局部缓慢释放化疗药物，确保化疗药物的局部高浓度和长时间作用于肿瘤，使肿瘤在缺氧的情况下，提高了药物杀伤肿瘤细胞的药效，起到了器官靶向药物治疗的效果。

(一)适应证与禁忌证

1. 适应证　严格地说，除了患者对碘过敏外，各期肝癌均是TACE的适应证，包括：

(1)外科手术不能切除的中、晚期肝癌，无严重的肝、肾功能障碍，无门静脉主干完全阻塞，或虽能手术切除，但患者不愿接受手术的肝癌病灶。

(2)巨块型肝癌，肿瘤占整个肝脏的比例<70%。

(3)多发结节型肝癌。

(4)大肝癌手术前的减瘤治疗，可使肿瘤缩小，降低肿瘤的分期，创造Ⅱ期手术切除机会。

(5)外科手术失败，或切除术后复发的肝癌患者。

(6)肝癌切除术后的预防性肝动脉灌注化疗。

(7)肝癌肝脏移植术后复发。

2. 禁忌证　除了患者对碘过敏外无绝对的禁忌证，但一般认为以下情况不适于TACE：

(1)肝功能严重障碍，属Child C级。

(2)凝血功能严重障碍，且无法纠正。

(3)门静脉主干完全由癌栓阻塞，侧支血管形成少或门静脉高压伴逆向血流。

(4)合并感染，如肝脓肿不能同时得到治疗。

(5)肿瘤全身广泛转移，估计患者生存期<3个月。

(6)恶病质、多器官功能衰竭。

(7)肿瘤占全肝的比例≥70%(若肝功能基本正常,可采用少量碘油乳剂分次栓塞)。

(二)术前准备

1. 术前常规化验　血常规、血型、肝肾功能、凝血酶原时间及出凝血时间、AFP 等。

2. 术前检查　心电图、胸片、超声、强化 CT、MRA 等。

3. 向患者及其家属进行术前宣教　说明手术特点,治疗的必要性,手术可能存在的并发症和不良反应等。取得患者配合,并签署手术知情同意书。

4. 其他　穿刺部位备皮,进行碘、普鲁卡因过敏试验,可术前应用镇静药,如地西泮等。准备介入器材、栓塞材料、化疗药品等。

(三)操作步骤

1. 动脉穿刺插管　首选右侧股动脉入路,如果右侧股动脉不宜穿刺或插管困难者,可选择其他动脉入路。股动脉穿刺点一般选择腹股沟韧带下 1~2 cm,股动脉搏动明显处。穿刺点消毒、铺巾,逐层麻醉,采用 Seldinger 穿刺技术,穿刺成功后,经导丝引入动脉鞘,再沿动脉鞘引入相应的造影导管。

2. 血管造影　插管成功后,常规行腹腔动脉造影,认真分析造影表现,观察整个肝脏血管分布情况、肿瘤血供特点、有无动静脉瘘、有无门脉癌栓、判断有无肝内、外变异动脉、有无肿瘤寄生血管供血可能,必要时须做其他部位的血管造影,包括下位肋间动脉、膈下动脉、肾动脉发出的肾上腺动脉、胃左动脉、腰动脉、内乳动脉等,以期完全寻找到肿瘤的所有供血来源。根据典型的血管造影表现,可以了解肝脏肿瘤的部位、性质、大小及其类型,并通过其供血动脉进行有效栓塞。

3. 化疗性栓塞　根据造影结果,选择栓塞材料的种类并估计栓塞剂的用量,行超选择插管,尽量将导管尖端置于肿瘤的供血动脉。插管到位后,先行经导管化疗药物灌注,然后在电视监视下行栓塞治疗。一般选用超液化碘油与化疗药物混合制成乳剂作为栓塞剂进行栓塞,如有肝动静脉瘘,可先用明胶海绵封堵,再注入碘油,也可将适量明胶海绵颗粒与碘化油混合,然后缓慢注入。碘油的用量和分配应根据肿瘤的大小、血供情况、肿瘤供血动脉的多寡灵活掌握。

4. 注意事项　①术中所有技术操作均应轻柔,切忌粗暴。②插管前导管鞘及导管内充满肝素盐水,手术操作过程中间断充填适量肝素盐水,以防导管鞘及导管内形成血栓。③灌注化疗前,可经导管注入止吐药。④栓塞前,应行间接门静脉造影,如果门静脉主干完全阻塞,不宜再行栓塞治疗;先用末梢类栓塞剂行周围性栓塞,再行中央性栓塞,碘油用量要充足,尤其是在首次栓塞时。如果有明显的肝动静脉分流,栓塞前应选用明胶海绵颗粒封堵瘘口,造影观察瘘口闭塞后,再行栓塞治疗。⑤碘油应在电视密切监视下缓慢注入,注意碘油的流向和肿块的碘油聚集情况,避免异位栓塞。⑥肿瘤如有多条供血动脉或存在肝外动脉寄生供血,应同时分别插管栓塞并根据血供比例的不同,合理分配栓塞剂用量,尽可能使肿瘤完全栓塞。⑦栓塞过程中如患者疼痛明显,可经导管缓慢注入适量的 2% 利多卡因可缓解疼痛。如果患者出现心率变慢(<50 次/分)、胸闷,甚至血压下降时应立即停止操作,并及时给患者吸氧,经静脉注入地塞米松 10 mg、阿托品 0.5~1.0 mg,持续静脉滴注多巴胺 60~100 mg。待心率、血压恢复正常后,再酌情处理。老年患者或心功能不全者,应在心电监护下进行化疗、栓塞。⑧拔管后注意局部加压止血包扎,患者平躺卧床 24 小时,穿刺肢体制动,并注意观察穿刺肢体足背动脉搏动情况。

(四)并发症及处理

1. 栓塞后综合征　是由于肿瘤供血动脉栓塞后导致肿瘤缺血坏死所引起的一组并发症。主要表现为恶心、呕吐、发热、肝区闷痛、腹胀、厌食等症状,可给予相关对症处理,反应轻微者可不予处理。

2. 术中胆心反射　化疗性栓塞导致患者肝区缺氧、疼痛,刺激胆道血管丛的迷走神经所引起的一种严重不良反应,表现为严重胸闷、心率减慢、心律不齐、血压下降,严重者可导致死亡。术前可给予阿托品或山莨菪碱预防。术中患者出现迷走神经反射症状,可给予对症治疗。

3. 胆囊炎　发病率较高,胆囊动脉源于肝右动脉,化疗药物和/或栓塞剂容易进入该支动脉。故术中应注意避免碘化油进入胆囊动脉。一旦发生胆囊炎,应行积极的内科保守治疗;效果不佳者,应手术切除胆囊。

4. 肝脓肿、胆汁瘤　严格执行无菌操作,术后出现肝脓肿或胆汁瘤,可采用经皮穿刺引流措施和应用抗生素治疗。

5. 上消化道出血 TACE 术后止吐、抗酸、保护胃黏膜、护肝治疗可预防或减少食管、胃底出血的发生。

6. 肝功能减退或衰竭 栓塞后多数患者有一过性肝功能异常，大多于 3～10 天内恢复至栓塞前水平，可给予维生素、蛋白等保肝治疗。栓塞前间接门静脉造影如发现门脉主干完全阻塞，而又无侧支形成者，应避免行栓塞治疗，以免肝功能衰竭。

7. 肺梗死 多因栓塞剂经肝动静脉瘘流入右心，从而栓塞肺动脉所致。TAE 时对存在肝动静脉瘘者，应先用明胶海绵或不锈钢圈堵塞瘘口，再行栓塞，可预防肺梗死的发生。

8. 呃逆 术后出现呃逆可能与化疗药物对膈神经、膈肌的刺激有关，引起膈肌反应性增高不断痉挛所致。目前无特殊药物处理，按摩胸骨剑突处，按压足三里穴有助症状缓解，严重者可针灸，适当应用镇静药、呼吸兴奋剂等。

（五）疗效评价

经导管介入栓塞治疗肝癌创伤小、适应证广、疗效好，且部分中晚期肝癌经此治疗后可使肿瘤缩小，从而获得二期切除的机会，因此 TACE 是目前公认的肝癌非手术治疗的首选治疗方法。TACE 还可同时联合其他介入治疗方法如经皮射频消融治疗、^{125}I 粒子置入治疗等以提高疗效。国内各家医院报告的治疗原发性肝癌疗效差异较大。根据我国“九五”科技攻关计划专题“肝癌综合性介入治疗技术的应用研究”显示，880 例不能手术切除的中晚期肝癌患者 1、3、5 年生存率分别达 74.1%、43.5%、21.2%。上海中山医院 8000 例中晚期肝癌介入治疗术后 1、3、5、7 年的生存期分别为 65.2%、28.0%、16.2% 和 9.4%。一般富血供、有包膜、无动静脉瘘、无门脉癌栓、肝硬化轻微的巨块型肝癌，治疗效果较好，反之乏血供、无包膜、有动静脉瘘、有门脉癌栓、肝硬化严重的浸润型肝癌治疗效果差。

二、肿瘤的局部消融治疗

TACE 对于无手术机会的肝癌患者是一种疗效确切的治疗方法，但肿瘤往往不能达到完全坏死的程度，多次 TACE 后，可能出现肝动脉狭窄、闭塞，难以进行再次 TACE 治疗；对于转移性病灶、少血供的结节效果有限。近年来，经皮穿刺肝肿瘤局部消融技术广泛地应用于临床治疗，成为肝癌综合治疗的重要组成部分。局部消融治疗是指在影像设备引导下经皮穿刺采用物理、化学等方法直接杀灭靶向肿瘤病灶的一类治疗手段，以无水乙醇注射、射频消融、微波固化及氩氦刀应用较为普遍。局部消融操作方法、适应证及禁忌证基本类似。

（一）适应证及禁忌证

1. 适应证

（1）单发肿瘤，最大直径≤5 cm；多发肿瘤，数目≤3 个，最大直径≤3 cm。

（2）不能手术切除的直径 >5 cm 的单发肿瘤或最大直径 >3 cm 的多发肿瘤，射频消融可作为姑息性治疗或联合治疗的一部分。

（3）肝功能 Child 分级 A 或 B 级，无腹水或少量腹水。

（4）肿瘤距离肝门部肝总管、左右肝管或胃肠管的距离应≥0.5 cm。

（5）没有脉管癌栓、邻近器官侵犯。

2. 禁忌证

（1）肿瘤巨大，或者弥漫型肝癌。

（2）肝功能 Child 分级 C 级，经保肝治疗无法改善者。

（3）肿瘤邻近危险器官如胆囊、肠管等，无法采取其他措施避免其损伤者。

（4）不可纠正的凝血功能障碍及严重血象异常有严重出血倾向者。

（5）顽固性大量腹水，恶病质。

（6）严重的肝、肾、心、肺、脑等主要脏器功能衰竭。

（二）术前准备

与 TACE 类似。

（三）经皮注射无水乙醇治疗（percutaneous ethanol injection，PEI）

PEI 是最早出现的比较完善的肝肿瘤消融治疗技术之一。高浓度乙醇渗透肿瘤组织可立即引起肿瘤细胞及其血管内皮细胞迅速脱水、坏死和血小板聚集而产生肿瘤内部的微血管栓塞、蛋白凝固，癌细胞变性、坏死，以及癌周血管闭塞，继而引起癌组织缺血、凝固性坏死与纤维组织形成。

1. 操作方法　B超是PEI最常用的穿刺导向方法，CT和MR亦可用于导向。穿刺针通常选用21G或22G、15 cm或20 cm长Chiba针。首先B超定位穿刺点及最佳穿刺路径并做好标记，穿刺点皮肤消毒铺巾，嘱患者屏气，局麻下B超引导将穿刺针针尖置于肿瘤内，B超监视下缓慢注入无水乙醇。无水乙醇注入后B超可见自针尖向四周扩散的高回声区，待高回声区完全覆盖肿瘤并超出瘤边缘至少0.5 cm时停止注射。若乙醇流入血管或胆管应立即停止注射，调整针尖位置后再行注射。注射完毕后应将针留在肝内20～30秒以防乙醇流入腹腔。拔出穿刺针后嘱患者平卧休息15分钟，结束治疗，治疗后患者卧床休息至少3小时。小肝癌可采用单点注射，较大的肝癌可采用多点注射。公认PEI注射剂量的计算方法是采用Livraghi报告的公式：$V=4/3\pi(r+0.5)^3$。式中V为总剂量，r为病灶半径(cm)。国内多采用简便的计算公式，即注射量(ml)＝直径(cm)＋1[肿瘤直径≤5 cm和注射量(ml)]或＝直径(cm)＋2[(肿瘤直径＞5 cm)]。以上两种方法一般每周注射1次，由于乙醇弥散距离有限，直径大于1.5 cm者，一定要多针道、多次穿刺注射。一般而言，肿瘤直径小于2 cm者共注射3～6次：直径2～3.5 cm者注射10次；直径为3.5～5.0 cm者注射12～15次。

2. 并发症及处理　①腹痛：最为常见，为局部轻至中度疼痛，主要与注射局部压力增加，乙醇沿针道外溢刺激腹膜有关，多为一过性，不需特殊处理；疼痛明显的可用止痛剂。②发热：有的可超过38℃，大多不超过3天，对症处理。③肝功能变化：轻微，多为ALT一过性升高。④乙醇中毒：与注入量及个体差异有关，对症处理。⑤严重并发症：包括腹腔出血、腹水、右侧胸水、黄疸、肝坏死和一过性低血压等。与肿瘤坏死、正常肝组织破坏、血管及胆管损伤有关。操作仔细、严格控制注入剂量可降低严重并发症的发生率。⑥针道种植转移：发生率极低，约为0.66%。拔针时针道内少量注射乙醇可降低针道种植。

3. 疗效评价　PEI是对无法进行外科手术治疗肝癌患者的一种补救措施，也是肝癌综合治疗的有效方法之一。Giorgio报道一次大量注射无水乙醇治疗268例(共515个癌结节)大肝癌和多结节型肝癌，CT扫描发现癌结节的完全坏死率为70%，1、2、3、4、5年的生存率分别是93%、83%、74%、65%、59%；单结节病灶直径≤5 cm的患者12、24、36、48个月的生存率分别是90%、84%、82%、82%；单结节病灶直径≥5 cm的患者12、24、36、48、60个月的生存率分别为97%、71%、59%、59%、59%。PEI的应用具有一定的局限性，肿瘤细胞的血供丰富，大量的血流会冲刷停留于病灶内的乙醇，从而减弱乙醇对瘤细胞的脱水和凝固坏死作用；PEI需要多次较大量注射才能发挥疗效；乙醇无法透过肿瘤内部的纤维隔膜，临床上常需进行多点、多针、多次注射，才能使无水乙醇弥散覆盖整个瘤体，这在一定程度上增加了穿刺的次数，加重了患者的痛苦，并可能为恶性肿瘤的转移提供更多的机会；另外，对于乙醇过敏的患者不适合行乙醇注射治疗。

(四)射频消融治疗(radiofrequency ablation，RFA)

射频消融是在影像设备引导下直接将射频电极针插入肿瘤组织内，当射频发生器产生高频射频波(450～550 kHz)时，电极尖端的高频电波使周围组织内离子振荡摩擦产生热能，可使局部温度达到90～100℃，使癌细胞脱水并导致凝固性坏死。在杀死局部肿瘤细胞的同时可使肿瘤周围的血管组织凝固，有利于切断癌细胞的血供，防止肿瘤转移。早期单极RF针产生的凝固坏死区最大仅达1.6 cm，目前采用10弹头RF穿刺针，可产生三维立体的凝固性坏死，最大治疗面积接近5 cm。

1. 操作方法　首先根据影像资料选择最佳穿刺点及穿刺路径，选择肿瘤距离体表最近并尽量远离大血管、胆管、胆囊，且便于操作的部位，尽量选择先经过部分正常肝脏，再进入肿瘤。常规消毒、铺巾、局麻后在影像设备的引导下嘱患者屏气，迅速将穿刺针插入肝脏肿瘤中央部位。刺入瘤体后嘱患者恢复浅慢呼吸，确定针尖在肿瘤内后推出集束电极。射频针电针弹开呈“伞形”分布。连接集束电极穿刺针与射频波发生器，根据预设功率、消融时间及布针策略开始进行消融治疗。消融完成后，在拔针时进行针道消融，防止术后出血和肿瘤沿针道种植，理想RFA治疗坏死灶范围应包括肿瘤周围0.5～1.0 cm的正常肝脏组织。治疗结束前再次应用影像设备对肝脏进行全面扫描，观察消融范围是否完全覆盖肿瘤并保留安全消融边界，排除发生肿瘤破裂、出血、血气胸等并发症的可能性。

2. 并发症及处理　射频消融安全性较高，轻微并发症发生率约为4.7%，主要包括发热、疼痛，多在1周内恢复正常，少数患者因射频治疗加重了肝功能的损害而出现轻度黄疸、腹水，少量气胸、血胸多为穿刺进针不当造成膈肌损伤所致，应尽量避免。此外，尚有腹胀、少量胸腔积液、皮肤浅Ⅱ度烧伤等。严重并发症发生率约为2.2%，主要包括感染、消化道出血、腹腔内出血、肿瘤种植、肝功能衰竭、胃肠道穿孔、胆心反射致心跳停止等；部分患者可能会因明显的不适反应诱发心肌梗死或室颤。仔细的术前评估、规范的操作、尽可能远离重要器官可减少并发症的发生率，一般并发症对症处理，肝脓肿可行引流、抗感染治疗。少量气胸且呼吸较平稳者可待其自行吸收，如肺压缩超过30%或呼吸困难明显者应立即穿刺排气，发现有张力性气胸应立即给予胸腔闭式引流，出现胃肠穿孔的应及时手术。

3. *疗效评价*　小于3 cm的肝癌，射频消融可与肝癌切除术治疗效果相近，并有望成为替代手术治疗的一种理想的治疗方法。RFA有效率可高达85%~95%。重庆西南医院马宽生等对67例肝肿瘤患者进行了80次多电极射频治疗，治疗前后影像及病理观察结果显示近90%患者病灶呈凝固性坏死表现。西南医院对776例HCC行射频消融治疗，其1、3、5年生存率分别为76.8%、43.5%和30.7%。文献报道，射频消融治疗肝恶性肿瘤的1、2、3、4、5年总体生存率分别为81%~96%、64%~77%、46%~54%、37%~52%和18%~36%。射频消融治疗配合经肝动脉化疗栓塞术可实现优势互补，提高疗效。

（五）经皮微波凝固疗法（percutaneousmicrowave coagulation therapy，PMCT）

PMCT是在影像设备引导下直接将微波刀直接穿刺到肿瘤部位，组织内的极性分子在微波场的作用下高速运动，互相摩擦产生热量，在肿瘤内迅速升温，在极短时间内产生高达65~100℃的局部高温，导致肿瘤组织变性、凝固及坏死，达到原位灭活或局部根治的目的。由于与射频消融的工作原理不同，PMCT不会产生可能导致起搏器功能障碍的电流，因此PMCT同样适用于安有心脏起搏器的患者。其操作方法、并发症及疗效与RFA类似。

（六）氩氦刀冷冻治疗

氩氦刀治疗基础是在影像设备引导下，将氩氦刀穿刺到肿瘤内，以常温高压氩气作为冷冻剂使肿瘤组织迅速降温，降到-5℃左右时肿瘤细胞外液首先被冷冻为冰晶，使细胞外液溶质浓度升高，细胞内水分析出而脱水，细胞内高浓度的溶质导致电解质浓缩、酸碱度及酶系统活力改变，从而损伤其代谢系统；当温度降至-15℃以下时，肿瘤细胞内冰晶形成，细胞内外基质融合成块，破坏细胞内大分子和亚细胞结构，造成细胞坏死，结冰阶段的功效完全依靠结冰速度；高压氦气在快速升温过程中，肿瘤细胞内的冰晶膨胀，细胞的膜性结构被破坏并使其破裂，产生致死性的损伤；冷冻作用造成不可逆的凝固性坏死，坏死后的肿瘤细胞具有肿瘤特异性抗原（TSA），能刺激机体产生特异性的冷免疫抗体并提高机体的细胞免疫功能。影响氩氦刀冷冻治疗靶组织损伤的因素包括：靶组织损伤温度和冷冻速率；复温速率；重复冻—融次数；组织的生物性参数；冷刀的半径。冷冻治疗优点为出血少，疼痛程度轻。

1. *操作方法*　CT扫描定位，常规消毒、铺巾、局麻；细针穿刺后引入扩张鞘、引入冷刀、启动氩气冷冻20分钟、启用氦气复温到12~15℃；拔除冷刀、鞘，止血包扎。可根据肿块的形态、大小多根冷刀立体布阵。

2. *并发症及处理*

（1）医源性冷冻损伤：包括肝破裂、胆瘘、出血及邻近组织损伤。严格控制冷冻面积，冷冻区要与胆管及肝脏表面保持一定的安全距离，拔除冷冻探头时注意手术通道内彻底止血。

（2）低体温综合征：多数患者在冷冻治疗后会有轻度的体温降低，经静脉输入温液体或采用升温治疗可恢复，极少数患者可出现低体温性休克。

（3）肌蛋白血症：其发生机制尚不十分清楚，与冷冻的组织量有关，多在1~3天消退，通过利尿、碱化尿液等措施可防止。

（4）发热：与肿瘤冷冻性坏死有关，一般发生在术后的2~7天，体温不超过39℃，经对症处理可恢复。

（5）肝、肾功能损害：严重程度与冷冻面积有关。

（6）胸腔积液：多与冷冻刺激膈肌和胸膜有关。

3. *疗效评价*　周信达报道肝癌冷冻消融治疗235例，全组冷冻后1、3、5年存活率分别为78.4%、54.1%、39.8%，其中80例小肝癌（直径≤5 cm）的1、3、5年存活率分别为97.2%、77.1%、55.4%，全组无死亡及肝破裂、延迟性出血、胆瘘及腹腔感染等并发症。

三、经皮穿刺^{125}I放射性粒子置入治疗

^{125}I放射性粒子置入治疗是一种内放射治疗肝癌的方法。它是在CT或B超的引导下，通过经皮穿刺的方式将能发出低能量γ射线的^{125}I微型放射源粒子直接植入肿瘤组织内，放射性^{125}I粒子衰变过程中发射出低剂量的γ射线对肿瘤组织进行不间断的持续照射，研究证明这种射线对肿瘤细胞有杀伤能力的有效期限为4~5个半衰期，放射性^{125}I半衰期为60天，有效杀伤时间长达240~300天，能有效地杀死不同时期裂变的肿瘤细胞。^{125}I放射性粒子在组织中的辐射直径仅为1.7 cm，能量绝大多数被组织吸收，无须特别的屏蔽防护，肿瘤局部照射剂量远比正常组织高得多，能最大限度地杀伤肿瘤细胞。

（一）适应证与禁忌证

1. 适应证

（1）直径<7 cm的肝细胞癌，对于直径较大的肿瘤应行TACE治疗后再进行粒子置入术。

（2）不能手术切除的原发性或转移性肝癌或手术未能完全切除有残留病灶者。

（3）肝癌术后复发不宜再手术者。

（4）多次TACE治疗后肿瘤控制欠佳者或肝功能较差无法耐受继续TACE治疗者。

（5）病灶位于肝门、近膈顶、胆囊窝等特殊部位不适于微波、射频或冷冻等局部消融治疗者或局部消融后仍有肿瘤残余者。

2. 禁忌证

（1）弥漫浸润型肝癌或肿瘤结节显示不清者。

（2）严重的凝血障碍，凝血酶原时间大于正常2倍以上，血小板$\leqslant 50 \times 10^9$/L者。

（3）穿刺路径组织感染或存在败血症等全身感染者。

（4）肝功能严重损害，Child分级C级者。

（5）肝内外及全身广泛转移者。

（6）没有适宜的穿刺途径或无法避免造成重要脏器及解剖结构损伤的。

（二）术前准备

1. 必要的影像学检查明确肿瘤大小、部位，与周边血管、胆管的关系，了解门静脉内有无癌栓，并将图像输入放射粒子治疗计划系统（treatment planning system，TPS），制订出放射性粒子分布计划。

2. 实验室检查：包括血常规、血型、肝肾功能、病毒性肝炎标志物、凝血酶原时间及出凝血时间、AFP等。

3. 介入医师向患者及其家属交代病情，签署术前知情同意书。

4. 如术前禁食12小时、常规备皮、术前常规应用凝血药物及镇静药。

5. 放射性粒子治疗计划系统、质量验证系统及放射性粒子置入设备，包括粒子置入器或置入针，粒子仓、消毒盒、屏蔽装置、粒子装载平台、反向镊子及尺子、粒子探测器等。

（三）操作方法

1. 选择体位　根据预先制订的置入计划，选择最佳穿刺点、进针方向及进针深度，在预设进针部位进行皮肤消毒，铺单，沿穿刺位置及进针方向进行局部浸润麻醉。

2. 粒子置入　局麻下嘱患者平静呼吸后屏气，将多根专用穿刺针按一定的方向和角度分批、分次进针，注意避开周围重要器官及大血管，达预定深度后重复CT扫描并调整穿刺针深度至确定针尖位于预定靶区，拔出针芯，回抽无血或胆汁后，经针鞘用粒子置入器置入^{125}I粒子至病灶内，间距在1~1.5 cm，逐步退针，直至针尖到达肿瘤前方边缘。置入过程中要固定好置入针，以防误植。置入完毕，再进行手术范围CT扫描，发现粒子稀疏或遗漏时应尽可能进行补充，以保证整个靶区放疗剂量充足和周围正常组织得到保护。操作完成后拔出置入针，局部包扎、压迫。术中监测生命体征。

3. 注意事项　粒子的运输及使用均应严格按照GB 8703—88《辐射防护规定》有关条款进行。患者家属及有关的医务人员还应进行放射安全的培训教育。患者家属及医务人员要进行必要的辐射防护，参与医疗过程的医护人员均佩戴放射剂量检测仪，术中如不慎出现意外污染要尽快处理。

（四）并发症及处理

1. 粒子丢失和迁移　当置入的粒子在组织中稳定性较差时可离开原来置入的位置而迁移至其他器官，

造成靶区治疗效果降低，其他正常组织受到放射性损伤。为此有人设计将粒子连接起来，使粒子间相互牵制，以保证粒子置入后的稳定。

2. 肝肾毒性　多为一过性黄疸和转氨酶升高，肾功能损害较少，应加强保肝降黄疸和对症支持治疗。

3. 血液毒性　高剂量的内照射可引起骨髓抑制，表现为白细胞、血小板减少，可给予升白细胞和血小板药物。

4. 放射反应　最常见的是接受辐射2天后的呕吐症状，可对症治疗。

(五)疗效评价

彭齐荣等对40例伴门静脉癌栓的原发性肝癌患者行CT引导下^{125}I粒子置入治疗，术后1个月行增强CT或PET－CT复查，根据结果判断疗效：其中完全缓解(CR)18例(45%)，部分缓解(PR)22例(55%)，总有效率(RR)100%。18例CR患者，术后PET－CT均见粒子聚集影，其中3例发生粒子肺移位，但均未发生放射性肺炎及肺栓塞有关症状。所有患者均未发生放射性肝损伤。说明^{125}I粒子置入治疗是安全有效的。

第六节　门脉高压介入治疗

门静脉高压症(portal hypertension，PHT)是指门静脉压力持续升高，超过正常值即0.8～1.3 kPa(6～10 mmHg)而言，肝硬化时可达20 mmHg。门静脉高压产生的原因大体可分为肝内型和肝外型，前者主要为肝硬化，后者为肝静脉(肝后性)或门静脉(肝前型)狭窄或阻塞所致。由门静脉系统压力增高而引起的一系列症状和体征总称门脉高压症。其临床表现主要包括：充血性脾大并功能亢进、侧支循环建立导致食管胃底静脉曲张破裂引起上消化道出血、顽固性腹水等。肝硬化为不可逆性病理、生理改变，内科保守治疗往往效果欠佳，近年来，各种微创的介入治疗手段已越来越多地应用于门静脉高压症临床治疗，主要的介入治疗技术包括部分性脾动脉栓塞术(partial splenic embolization，PSE)、经皮经肝曲张静脉栓塞术(percutaneous transhepatic varices embolization，PTVE)、经颈静脉肝内门－体静脉分流术(transjugular intrahepatic portosystemic shunt，TIPS)、球囊阻塞逆行性静脉曲张消融术(balloon－occluded retrograde transvenous obliteration，B－RTO)等。

一、部分性脾动脉栓塞术

参见本章第三节。

二、经皮经肝曲张静脉栓塞术(PTVE)

PTVE能同时阻断贲门区胃食管壁内、外的反常血流，起到贲门周围血管离断和食管横断的断流作用。具有较好的立即止血和远期止血效果，同时也有利于防止新的侧支循环血管形成。

(一)适应证与禁忌证

1. 适应证

(1)控制急性出血。

(2)慢性反复出血，经内科保守治疗无效。

(3)分流术或经内镜注射硬化剂治疗后再发出血。

(4)TIPS术时，存在胃底食管静脉曲张者。

2. 禁忌证

(1)凝血功能差。

(2)严重肝、肾功能不全，肝硬化合并大量腹水者。

(3)对比剂过敏者。

(4)存在严重门脉狭窄或阻塞者。

(二)术前准备

1. 术前化验检查了解肝、肾及凝血功能，如有异常，应先予内科纠正。

2. 进行影像学检查，如CTA或MRA、强化CT及三维重建以了解门静脉系统结构，有无狭窄、肝内穿刺道有无病变，上消化道钡餐了解静脉曲张情况等。

3 医师向患者及其家属交代病情，签署术前知情同意书。

4 术前禁食、禁水4小时，常规备皮，术前1小时可给予镇静药。

（三）操作方法

1. 门静脉穿刺　仰卧位，常规消毒、铺巾，局麻后经右腋中线第8～9或第9～10肋间隙用21～22 G穿刺针向第11～12胸椎水平穿刺至椎体旁约3 cm处，退出针芯，可边退针边注入对比剂，当确认针尖位于门脉大分支内后，引入微导丝，经微导丝交换穿刺套管再引入0.089 cm超滑导丝，沿导丝置入4～5 F导管鞘，经导管鞘引入导管进行后续操作。穿刺时，嘱患者屏气或平缓呼吸以防损伤肝包膜。超声导引下穿刺门静脉分支，可提高穿刺的精确性。

2. 门脉系统造影　引入猪尾导管至脾静脉，通常以8～10 ml/s、总量30 ml造影，显示脾静脉、胃冠状静脉、胃短静脉、食管胃底静脉丛、门脉主干及其分支和其他侧支循环等。可见胃冠状静脉和/或胃短静脉以及食管胃底静脉丛增粗、迂曲。

3. 栓塞曲张静脉　在导丝导引下，将导管选择进入曲张的靶静脉用栓塞剂将靶静脉完全栓塞，常用的栓塞剂有NBCA、不锈钢圈、无水乙醇、明胶海绵等。栓塞结束后，再次于脾静脉处造影，必要时可再次栓塞。退出鞘管时，应予明胶海绵或不锈圈栓塞穿刺通道，以减少腹腔内出血可能。

（四）并发症及处理

1. 腹腔内出血　与患者凝血功能差及手术损伤有关，一般予内科止血、补液等治疗，如出血量大则需急诊手术治疗。

2. 穿刺损伤　如血胸、气胸以及胃肠管道损伤，一般不需特殊处理。

3. 门静脉血栓形成　常为栓塞剂反流所致，手术时注意精心操作。

4. 异位栓塞　如肺动脉栓塞、钢圈移位等。

（五）疗效评价

对于胃食管静脉曲张者，疗效不亚于内镜硬化治疗，尤其在无法进行内镜硬化治疗或治疗失败时，更具优势。但单纯PTVE不能降低门静脉高压，故远期再出血率高，若PTVE联合脾动脉或胃左动脉栓塞可降低再出血的发生率。

三、球囊阻塞逆行性静脉曲张消融术（B－RTO）

门静脉高压时可形成广泛的侧支循环，其中胃－肾分流约占39%，曲张的胃静脉血流多数经过肾上腺静脉到肾静脉再流入下腔静脉，少数则经左膈下静脉回流。经门静脉高压后形成的自发性胃－肾分流道向胃底曲张的静脉内注入硬化剂进行消融可治疗和预防胃底静脉曲张破裂出血，但此项技术因相关器材的限制应用较少。

（一）适应证与禁忌证

1. 适应证

（1）内科保守治疗无效、纤维内镜食管曲张静脉套扎及硬化剂治疗后胃底静脉曲张破裂消化道出血反复发作。

（2）不能耐受紧急手术或内镜治疗禁忌证的胃底静脉曲张破裂出血。

2. 禁忌证

（1）已出现门静脉阻塞和难治性腹水者。

（2）有高破裂风险的食管静脉曲张者。

（3）严重肾功能不全者。

（二）术前准备

1. 一般检查包括血常规、凝血时间、肝、肾功能、生化及心电图，如有异常，应先予内科纠正。

2. 试行B－RTO前必须影像证实存在自发性脾－肾或胃－肾分流。

3. 医师与患者及其家属沟通，签署术前知情同意书。

4. 前 6～8 小时禁食，常规备皮，术前 1 小时可给予镇静药。

（三）操作方法

1. B－RTO 最常用的入路选择为右侧股静脉。

2. 股静脉穿刺成功后，将球囊阻塞导管经股静脉、左肾静脉插入胃－肾静脉分流的流出道，充盈球囊并阻塞流出道后经球囊端孔进行分流道静脉造影，并显示曲张的胃静脉。

3. 将球囊阻塞导管插入到曲张的静脉附近，尽量避开侧支循环。向曲张静脉内缓慢注入 5% 乙醇胺油酸酯碘帕醇（ethanolamine oleate iopamidol，EOI），并保持球囊阻塞 30～50 分钟，使 EOI 充分凝固。也可选用无水乙醇、纤毛钢圈、组织黏合剂等栓塞物质进行栓塞。

4. 栓塞完毕后拔除导管及导管鞘，右股静脉穿刺点加压包扎。

（四）并发症及处理

1. *溶血*　EOI 栓塞剂可引起溶血，导致血浆游离血红蛋白和肾功能不全，临床表现为血尿、腹痛、背痛和低热，发生于术中及术后几天内，通常在保守治疗后 5 天内可消失。

2. *急性肾衰竭*　尽可能减少 EOI 用量，预防性静脉应用结合珠蛋白可控制急性肾衰竭的发生。

3. *门静脉压力升高*　术后应进行严密随访并给予相应保守治疗。

（五）疗效评价

除术后早期住院期间监测心肾功能外，术后 2 周进行 CT 随访，评价曲张静脉的血栓形成情况，并监测是否有腹腔积液及其他相关并发症。术后 1 个月和 3 个月行纤维胃镜检查，观察食管及胃底曲张静脉的变化。B－RTO 的技术成功率为 90%～100%；内镜随访发现静脉曲张缓解或消失率为 80%～100%。

四、经颈静脉肝内门－体静脉分流术（TIPS）

由于肝脏病变导致门静脉血液无法完全经肝静脉回流至下腔静脉，产生门静脉高压。TIPS 是通过介入方法在 DSA 导引下，经颈静脉入路，在肝实质内建立一个肝静脉与门静脉主要分支之间的人工分流通道，从而降低门静脉压力，控制食管胃底静脉曲张破裂出血，促进腹水吸收。

（一）适应证与禁忌证

1. *适应证*

（1）门脉高压性食管胃底静脉曲张及异位（十二指肠、空肠、脾肾及直肠）静脉曲张。

（2）成功内镜硬化或结扎治疗后上消化道出血病情再发。

（3）门脉高压性食管胃底静脉曲张破裂出血内镜治疗失败。

（4）存在上消化道出血复发高风险因素者。

（5）大量难治性腹水及肝性胸腔积液。

（6）肝移植术前准备。

2. *禁忌证*

（1）心功能衰竭、右心压力增高和肺动脉高压。

（2）快速进展的肝功能衰竭或肝功能 Child－Pugh 评分 C 级，预后较差者。

（3）严重的不能纠正的凝血功能障碍。

（4）未控制的败血症。

（5）胆道梗阻、门静脉狭窄或闭塞性病变。

（6）弥漫性的原发或转移性肝脏恶性肿瘤。

（7）肝性脑病。

（二）术前准备

1. 术前化验检查了解肝、肾、心脏及凝血功能。

2. CT、MRI 等影像学检查，辨清肝静脉与门静脉之间的空间关系；上消化道钡餐检查，了解有无食管胃底静脉曲张及程度。

3. 术前6小时禁食、常规备皮，签署知情同意书。

4. 改善患者营养状况，包括改善腹水、纠正电解质紊乱；纠正失血状况、白蛋白及凝血功能；注意清洁肠道及抗菌治疗。

(三)操作方法

1. 选择右侧颈内静脉入路，穿刺成功后插入导管鞘。

2. 将TIPS穿刺套装中的外套管插入下腔静脉。

3. 将多功能导管选择性插入右肝静脉，再用加硬交换导丝置换成TIPS套装中的内套管。

4. 沿内套管将TIPS穿刺针引入右肝静脉内，经肝实质向前下方穿刺门静脉右干，成功后经内套管注入对比剂确认TIPS套管位于门静脉内，最后将外套管沿超硬导丝送入门静脉主干，测量门静脉压力。间接性门静脉造影及三维血管成像可提高穿刺成功率。

5. 置入并保留超硬导丝，回撤外套管，并测量右心房压力。

6. 应用8 mm球囊扩张导管对肝实质分流道进行预扩张，测量预计置入支架的长度。

7. 选择直径适宜的血管内支架置入分流道，并再次测量门静脉压力，再对出血的责任曲张静脉进行硬化栓塞治疗。

(四)并发症及处理

1. 出血　肝动脉损伤、肝被膜破裂或穿刺肝外门静脉造成腹腔出血及胆道损伤出血等。一旦出现，保守治疗无效时进行肝动脉造影并栓塞出血责任动脉，必要时外科手术。

2. 肝功能衰竭　门体静脉分流道建立后，门静脉向肝血流减少，可能导致肝功能衰竭。可通过减小分流道直径或栓塞分流道的方法得到缓解。

3. 肝性脑病　门静脉血流直接进入体循环可能导致血氨增高，发生肝性脑病。轻度者可通过内科药物疗法改善症状，严重者需再次介入手术对分流道进行处理，如减小分流道直径(限流)或部分栓塞分流道。

4. 心功能衰竭　TIPS术前需严格评估患者的心功能及耐受力。一旦发生，通常可通过内科抗心衰治疗得到缓解。

(五)疗效评价

TIPS术后随访应特别关注腹水、上消化道出血及肝性脑病。随访方法除问诊及体检外，还应该在出院前、术后3个月及以后每6个月时进行腹部超声检查，明确TIPS分流道是否有再狭窄。TIPS的技术成功率约为95%，术中死亡率仅为1%。TIPS术后急性上消化道出血的控制率约为90%。有60%~85%的TIPS术后患者腹腔积液明显减少。

第七节　肝囊肿介入治疗

随着影像技术和各种穿刺技术的日臻完善，肝囊肿的外科手术治疗已逐渐被穿刺灭能术所取代。其机制是肝囊肿内的囊液为囊壁的上皮细胞所分泌，注入医用无水乙醇后使囊壁细胞凝固、沉淀、脱水，细胞结构破坏并有收敛作用，使细胞失去分泌功能，囊肿随之缩小，以至消失。

(一)适应证与禁忌证

1. 适应证

(1)肝囊肿直径 > 5 cm。

(2)肝囊肿生长较快或合并感染者。

(3)肝囊肿压迫周边重要结构引起较多临床症状者。

(4)心理作用的因素导致思想压力过大，要求治疗者。

2. 禁忌证

(1)有严重出血倾向者。

(2)乙醇过敏。

(3)严重恶病质者。

(4)肝囊肿与胆管或腹腔交通者。

(二)术前准备

1. 常规化验检查:血常规、出凝血时间、血小板及凝血酶原时间。

2. 查肝功、甲胎蛋白及必要的影像学检查等。

3. 询问患者有无酒精过敏史，嘱患者检查时的配合注意事项，并履行同意检查的签字手续。

5. 术前禁食4小时。

(三)操作方法

1. 根据影像检查资料，选择最佳穿刺点及测量进针角度和深度，避开血管、肠管及肺等脏器。

2. 皮肤消毒后，铺孔巾，局麻，穿刺囊肿。穿刺成功后拔除内针，用注射器抽取囊液做细胞分析。

3. 尽可能抽空全部囊液并计量，注入适当对比剂进行造影，观察有无外漏及是否与胆管交通。

4. 注入99%的医用无水乙醇，注入量为吸出囊液的20%~25%，一次总量以不超过100 ml为宜。无水酒精注射完毕后在囊内留置15~20分钟，并适当变换体位，确保无水乙醇与全部囊壁充分附着。

5. 回抽无水乙醇并计量，如果回抽液体比注入的无水乙醇多时，则再次注入再次回抽。最后再缓慢注入无水乙醇5~10 ml保留，结束治疗，拔出穿刺针，局部包扎止血。

6. 如果囊肿较大，需做多次硬化治疗的可保留引流管，间隔一周后经引流管再次进行第二次硬化治疗。必要时引流管也可保留一个月，一个月后再进行第三次硬化治疗。

(四)并发症及处理

肝囊肿硬化剂治疗常见的并发症为胸闷、腹痛，多数患者可以忍受。乙醇中毒症状如头晕，面色潮红，或心跳加速等，一般不需特殊处理症状可自行消失。症状明显的可对症处理。当无水酒精注入血管、胆管或腹腔，可引起栓塞、神经中毒、胆管炎等。因此，在注入无水乙醇前，必须核实针尖位置，回抽无血或无胆汁，方可注入。

(五)疗效评价

影响肝囊肿硬化治疗有效率的因素较多，各家报道不尽相同，主要包括囊液抽空是否完全、无水乙醇用量是否合适、乙醇与囊壁附着是否完全、作用时间是否充分、同时还与硬化次数及囊肿大小有关。通常多次硬化治疗较一次硬化治疗效果好，较小囊肿比较大囊肿效果好。一组对468例肝囊肿进行硬化治疗结果显示，治疗总有效率约89.6%；其中囊肿直径<10 cm的有效率为95.2%；囊肿直径>10 cm的有效率约51.6%。

第八节　胰腺癌介入治疗

一、经皮穿刺^{125}I粒子置入治疗

(一)适应证与禁忌证

1. 适应证

(1)无法手术切除或不愿接受手术治疗的进展期胰腺癌。

(2)未接受过任何放疗、化疗和激素治疗者。

(3)预计生存期>3个月者。

(4)Karnofsky评分>60分者。

(5)无严重心、肺、血液、神经系统和肝、肾功能障碍，且无急性感染者。

2. 禁忌证

(1)有广泛远处转移者。

(2)Karnofsky评分<60分，或预计生存期<2个月者。

(3)伴有严重的心血管、精神疾病或严重的肠梗阻者。

(4)伴有急性感染者。

（二）术前准备

1. 术前12小时口服缓泻药物，术前6小时禁食，同时口服稀释的含碘造影剂显示肠管。

2. 影像学检查明确肿瘤大小、部位及与周围组织的关系，将患者CT图像，输入放射性粒子计算机治疗计划系统（TPS）进行治疗计划设计。

3. 介入医师向患者及其家属交代病情，签署术前知情同意书。

4. 实验室检查包括血常规、血型、肝肾功能、凝血酶原时间及出凝血时间等。

5. 质量验证系统及放射性粒子置入设备，包括粒子置入器或置入针、粒子仓、消毒盒、屏蔽装置、粒子装载平台、反向镊子及尺子、粒子探测器等。

（三）操作方法

1. 确定粒子置入数量　根据Cevec修正经验公式，置入粒子数＝（肿瘤长＋宽＋高）/3×5/单粒子的活度，如肿瘤不规则可增加10%的粒子数。

2. 置入方法　根据布源设计确定进针点位置及数目，局部麻醉，在CT导向下通过粒子置入针按间距1～1.5 cm布源，根据TPS计划采用活度0.3～0.8 mCi的^{125}I放射性粒子相隔1.0～1.5 cm平面播植，操作完成后拔出置入针，伤口局部压迫、包扎。

3. 置入过程注意事项　粒子置入前应对所使用的粒子用2%戊二醛溶液浸泡20分钟，经无菌生理盐水冲洗后，置入粒子释放装置；放射源尽量呈直线平行排列，各放射源之间距离相等；尽量避开大血管及重要脏器；当合并黄疸时，应先行PTCD术，缓解黄疸症状、改善肝功能后再考虑放射性粒子置入治疗；粒子置入术后应再行CT扫描，发现粒子分布不均匀或空白靶区时可以适时补充粒子，尽可能减少靶体积的缺失。

（四）并发症及处理

1. 粒子脱落移位　比较常见。在体内移位或迁移会对所到器官或组织产生影响，可移位至肝脏、肠腔和脾区。粒子脱落移位与肿瘤大小、分期、部位无关，与生存期有关，随着时间的推移，粒子脱落移位数目有增加的趋势。

2. 胰漏、假性囊肿　术前24小时及术后72小时禁食、应用生长抑素抑制胰液分泌，术中尽可能避免穿刺胰管，尤其是肿瘤附近及肿瘤内扩张的胰管，一旦穿刺进入扩张的胰管，应将胰管内的胰液抽出后，再行下一步手术可减少胰漏的发生，假性囊肿可在B超引导下穿刺行囊液引流，1个月后复查CT。

3. 出血　胰腺周围血管丰富，必要时可行术中CT增强扫描，明确病灶与血管解剖关系，避免损伤重要血管。

（五）疗效评价

对于放射性粒子置入的效果评价主要依靠影像学检查。按照世界卫生组织（WHO）疗效评价标准，有效率可达45%～78%，疼痛缓解率可达65%～87%。

二、介入化疗

（一）适应证与禁忌证

1. 适应证

（1）手术无法切除、不能耐受根治手术或拒绝接受手术的胰腺癌患者。

（2）胰腺癌术后复发和肝转移。

（3）无法切除胰腺癌全身化疗失败者。

（4）胰头癌压迫胆管导致梗阻性黄疸者，应行PTCD或ERCP减黄后再行介入化疗。

2. 禁忌证

（1）严重肝、肾功能不全，合并严重心、肺疾患者。

（2）严重凝血功能异常不能纠正者。

（3）大量腹水、全身衰竭呈恶病质者。

（4）血常规白细胞计数$<3.0\times10^9$/L，血小板计数$<50\times10^9$/L。不符合化疗指标者。

（5）碘过敏者。

(二)术前准备

1. 介入化疗前,患者必须获得明确的病理学诊断。

2. 影像学检查,包括B超、CT、MR等。

3. 肝功、肾功、心电图检查。

4. 实验室检查,包括血常规、凝血功能、癌胚抗原等。

5. 术前禁食8~12小时、手术穿刺部位备皮、术前谈话、签署手术知情同意书。

6. 备好造影器械、造影剂及化疗药品。

(三)操作方法

1. *血管造影*　包括腹腔动脉、肠系膜上动脉、脾动脉造影,了解肿瘤供血动脉。胰头癌主要经胃、十二指肠动脉联合肠系膜上动脉的相关分支注药,胰体癌和胰尾癌主要行脾动脉的相关分支注药。伴肝转移的患者经肝动脉灌注化疗并用碘油栓塞。

2. *药物选择*　常用的介入化疗药物有用顺铂、阿霉素、丝裂霉素、氟尿嘧啶和吉西他滨等。

3. *动脉灌注化疗*　胰腺癌在确诊时常伴有亚临床期肝转移,要兼顾治疗,所以对于即便没有影像学检查可见的肝转移灶,也应将部分化疗药物经肝固有动脉灌注,如肝内发现转移灶应将化疗药物与液化碘油混合为乳剂进行栓塞。如果病灶的供血动脉明确,没有转移的患者,可置入动脉化疗药盒导管系统进行持续动脉灌注化疗。

(四)并发症及处理

1. *消化道反应*　出现纳差、恶心、呕吐等,经对症处理后可减轻。

2. *消化性溃疡*　动脉灌注时难免一些化疗药物进入胃、十二指肠动脉,诱发胃炎、十二指肠炎、消化性溃疡及出血等,严重的可造成十二指肠坏死穿孔、休克,甚至死亡。应用质子泵抑制药、胃黏膜保护药可减少此类并发症的发生。

4. *急性胰腺炎*　较少发生。若发生可按胰腺炎治疗。

5. *其他*　发热、白细胞及血小板下降、腹痛、血清淀粉酶或转氨酶轻度升高等,对症处理。

(五)疗效评价

应用世界卫生组织(WHO)实体瘤疗效标准评估疗效,以CT影像作为介入治疗后评估依据。据统计,介入化疗对胰腺癌患者疗效显著,Karnofsky评分、中位生存期及1年累计生存率等都有所提高,临床受益率约为63.9%。介入化疗还可缓解疼痛,延长患者的生存期。

第九节　胆系疾病介入治疗

一、经皮经肝胆管引流术(percutaneous transhepatic cholangial drainage,PTCD)

PTCD是在经皮经肝胆管造影的基础上发展起来的一项介入治疗技术,已广泛应用临床。与传统外科手术相比,该方法损伤小,简便易行,并具有创伤小、见效快的特点,特别是在复杂的多发胆管梗阻的治疗中往往是唯一的治疗手段。

(一)适应证与禁忌证

1. *适应证*

(1)无法手术切除的胰腺癌所致梗阻性黄疸。

(2)无法手术切除的原发性胆系恶性肿瘤、肝门区转移性肿瘤或肿大淋巴结压迫胆总管导致的梗阻性黄疸。

(3)良性狭窄,尤其是胆肠吻合处的狭窄。

(4)由于胆道梗阻引起的败血症。

(5)黄疸患者外科手术前的胆道减压,术前暂时性引流以改善全身情况,为手术作准备。

(6)患者不能耐受ERCP者。

2. 禁忌证

(1)严重凝血功能障碍：凝血酶原时间活动度低于70%，经治疗仍不能纠正的。

(2)腹水为相对禁忌。但大量腹水会增加穿刺的难度，放置引流管后腹水有可能沿引流管外渗，还可导致引流管脱落或引起胆汁性腹膜炎。故对于腹水患者PTCD的时机应选择在有效控制腹水以后。

(3)广泛肝内胆管狭窄的患者。

(4)终末期患者。

(二)术前准备

1. 术前常规检测血常规、出凝血时间、血小板及凝血酶时间。

2. CT扫描，了解胆管梗阻部位，肝内外胆管扩张程度，选择合适的进针部位和进针路径。

3. 做好解释，以取得患者配合并签署手术知情同意书。

4. 器材准备：包括穿刺针，常用PTCD穿刺套(含21～22 G穿刺针，三件套扩张器)，导丝，引流管，引流袋等。

(三)操作方法

1. *穿刺点的确定*　右肝穿刺多选在右侧肋间，左肝穿刺多选在剑突下，穿刺靠近肝脏顶部使进针通道与主肝管呈钝角有利于体外的推力向导管头端传递，以肋膈角或心膈角下1～2 cm为宜，如在B超引导下穿刺可提高穿刺成功率。

2. *经皮经肝胆管穿刺造影*　穿刺部位局部皮肤消毒、1%利多卡因局部麻醉至肝包膜，嘱患者屏住呼吸后用22G Chiba穿刺针穿刺胆管，穿刺进入胆针管后可有突破感，穿入肝脏达预计深度后让患者小幅度呼吸，退出针芯，缓慢退针见有胆汁流出后停止退针，也可接上注射器，边退针边用注射器慢慢回抽，抽得胆汁后停止退针，注入少量造影剂，若胆管系统显影，则证实穿刺针外套管进入胆管内，之后多抽出一些胆汁，然后通过穿刺针外套管注入1:1稀释的造影剂，显示胆管系统，注入的造影剂量应不超过抽出的胆汁量，如果一次穿刺不成功，可调整方向重复穿刺。

3. *经皮经肝胆管引流术*　穿刺成功后经穿刺针外套管引入J头导丝，保证导丝位于胆管内后，换出穿刺针外套管，换入扩张鞘管，扩张穿刺途径。如做单纯外引流，可直接用交换导丝换出扩张器，放置猪尾引流导管。如做内外引流可经扩张鞘置入普通单弯导管，配合导丝沿朝向胆总管的方向插入，通过导管导丝配合，使导丝通过狭窄段进入十二指肠内。沿导丝将导管送至十二指肠后，再用导丝交换出普通导管，换入猪尾引流导管。目前市场上使用的引流管均有一条丝线固定于导管后端，牵拉该丝线就会使引流的“猪尾”盘曲，以达到内固定引流管的作用。在置入引流导管后，造影明确导管侧孔的位置后，用缝线及专用的固定器固定引流管于腹壁皮肤上，并用胶布加固，敷料覆盖。

(四)并发症及处理

1. *导管周围胆汁漏*　可能原因为引流通道在肝实质通过途径过短、引流管后端侧孔未放置到胆管内、窦道形成后，更换引流管不恰当、引流管堵塞等。选择好穿刺路径，引流管放置完毕后造影仔细观察引流管侧孔位置、定期冲洗引流管可减少胆汁漏。

2. *血性引流液*　原因很多，常见的有胆道－血管瘘，由于引流管同时穿透了血管(肝动脉或门静脉)和胆管，穿刺时应尽量避免。胆道－静脉瘘所引起的血性胆汁在术后使用止血药后一般可治愈，胆道－动脉瘘必要时可行肝动脉栓塞治疗。放置引流管时多狭窄段主动或被动地扩张，有时也会引发病变出血，一般不需特别处理，但要防止血块堵塞引流管。

3. *导管堵塞*　内外引流较多见，常因为肠内容物反流引起，通过定时冲洗可以预防。另外，感染、出血等都是导致导管阻塞的原因，建议术后口服熊去氧胆酸及广谱抗生素预防。

4. *胸腔积液及血胸*　一般由于穿刺点选择不正确，或穿刺盲目偏向头侧所致。只要使用正确的操作方法，同时在穿刺时注意透视监视，完全可以避免该并发症的发生。

5. *胆汁性腹膜炎*　最常见原因是引流管脱出，经侧孔漏入腹腔造成。另外，拔管后未对窦道进行处理，导致窦道外渗也比较常见。

(五)疗效评价

对于无法手术的恶性胆道梗阻患者，PTCD无疑是一种解除黄疸、改善肝功及生存质量、延长患者生存期的有效治疗手段。对于能手术的恶性胆道梗阻患者，术前 PTCD 减黄后手术比直接手术的死亡率明显降低。单纯外引流时胆汁直接排出体外，胆汁的肝肠循环被阻断，影响脂肪、维生素的吸收，肠道内环境也发生改变，导致菌群失调；长期外引流可使大量胆汁丢失，造成患者营养不良；而内外引流术则可以解决这些问题。

二、经皮经肝胆道内支架置入术

胆管内支架置入自临床应用以来不断发展与改进，种类较多，根据材料主要有塑料支架和金属支架两大类，根据是否有治疗作用又有普通内支架和放射性内支架，根据扩张方式分自膨式和球扩式内支架。各种支架置入术步骤、适应证及禁忌证大致相同，本节以普通金属支架为代表进行阐述。

（一）适应证与禁忌证

1. 适应证

（1）无法手术切除的胆管恶性梗阻。

（2）癌性胆管梗阻预计生存期 >3 个月以上者。

（3）胆管的良性狭窄者。

2. 禁忌证

（1）严重凝血功能障碍。

（2）胆管狭窄严重，不能通过导丝者。

（3）广泛肝内胆管狭窄的患者。

（4）癌性胆管梗阻预计生存期 < 3 个月的。

（5）终末期患者，一般情况差，无法耐受介入手术者。

（二）术前准备

患者准备基本同 PTCD，器材准备另备直径 6 ~ 8 mm 扩张球囊和直径 8 ~ 10 mm 胆道支架。

（三）操作方法

胆管穿刺同 PTCD。胆管支架置入时首先将导丝及导管越过胆管阻塞段。通过导管对梗阻近端及远端胆管造影，根据胆管造影显示的梗阻部位和范围选择适当规格的金属支架，再经导管引入加硬导丝，将导丝放入十二指肠水平部，如果阻塞部位坚硬、支架输送器无法通过，可用 6 ~ 8 mm 的球囊进行预扩，然后送入金属支架。支架释放时要定位精确，确保支架展开后能完全支撑病变处并使其远端超越病变 1.5 cm 以上，支架的近心端一般不应进入左右肝管，支架置入时其远端尽量不进入十二指肠，以减少可能的胆系逆行感染。支架置入后，保留导丝，送入引流管造影，显示支架通畅后将引流管固定于胸壁，外引流 48 小时后可试行关闭引流管，如无腹胀、腹痛及发热，可以持续关闭，1 周后考虑拔出引流管。支架置入可一次完成，也可分两步完成，尤其对首次通过梗阻段困难者，或者术前合并明显的胆系感染者，可先行引流减轻黄疸，改善一般状态，恢复体质，1 周后再行内支架置入。

（四）并发症及处理

1. 胆管内支架狭窄、阻塞　肿瘤向支架内及支架两端的生长、胆管内膜和肉芽组织过度增生、胆砂淤积、结石形成是引起支架狭窄和堵塞的主要原因。术中正确选择支架的长度和放置位置，术后对肿瘤进行综合治疗，可延长支架通畅时间，支架狭窄或闭塞后可以再次 PTCD 置入引流管或再次置入支架。

2. 胆系感染　多为放置的支架跨越十二指肠乳头置入十二指肠后出现的胆系反流及胆系逆行感染，难于避免。可使用促进肠蠕动药物，出现感染可行细菌培养，选择敏感抗生素抗感染治疗。

3. 支架移位　发生率低，与置入的支架直径偏小有关，如发生可重新置入支架。

（五）疗效评价

国内 1994 年徐克首次报道了 8 例经皮经肝胆管内支架置入治疗胆管梗阻，术后黄疸明显消退，随访1 ~ 16 个月：7 例无黄生存，其中 2 例曾出现再闭塞，经再支架置入后再通，未发生严重并发症。随后国内多家报道的 214 例胆管支架临床应用表明，术后 90.5% 的病例黄疸可以完全消退，胆管内支架置入的早期和晚期并发症发生率为 26.5%。国产胆管金属支架应用较广泛，疗效确切，其技术成功率可达 97.5%，黄疸解除率为98.3%，已成为癌性梗阻性黄疸介入治疗的主要手段。但也存在诸多亟待解决的问题，如多支架置入的适应证、支架再狭窄、并发症防治及治疗规范化等，已成为临床研究的热点问题。胆管内支架置入后再狭窄是困扰临床的难题，采取积极的抗肿瘤治疗是维持支架长期开通、提高患者生存期的根本措施。

（张为忠）

参考文献

[1] 张春清. 消化系统疾病介入治疗学[M]. 北京:人民军医出版社,2011:323-326,262-266.

[2] 李家平. 门静脉高压症的介入治疗[M]//杨建勇. 介入放射学理论与实践. 北京:科学出版社,2014:120-147.

[3] 白人驹. 医学影像学[M]. 北京:人民卫生出版社,2013:386-389.

[4] Stanley Baun,徐克译. Abrams 介入放射学[M]. 北京:人民卫生出版社,2010:434-447.

[5] 吕维富. 现代介入影像与治疗学[M]. 合肥:安徽科学技术出版社,2009:451-526.

[6] 孙春蕾,陈启龙. 放射性粒子组织间插植治疗胰腺癌新进展[J]. 医学综述,2014,20(9):1585-1588.

[7] 杜自忠,杨维建,张明星,等. 脾动脉栓塞联合思他宁灌注治疗门脉高压、脾亢的临床观察[J]. 当代医学,2013;19:5-6.

[8] 李冬生,冯敬东. 超声引导下经皮肝穿刺无水乙醇注射治疗肝囊肿 18 例临床研究[J]. 中外医学,2013;15:172-174.

第八章 消化系统疾病免疫治疗

第一节 胃肠疾病免疫治疗

一、免疫增强疗法

免疫增强疗法主要用于肿瘤治疗。近十年来许多学者认为,肿瘤免疫治疗有可能成为肿瘤治疗的第四方案,可与手术疗法、化学疗法及放射疗法并列。但这只是医学界对免疫疗法所寄予的厚望,实际上肿瘤免疫治疗的应用仍处于初级阶段。随着一些新技术,如重组 DNA 技术。遗传工程技术、细胞融合技术与杂交瘤制备技术及分子生物学技术等的应用,这种治疗途径将成为可能。

近年来应用免疫负调控抑制剂,即免疫检查点单克隆抗体治疗肿瘤,如 CTLA4 抗体和抗 PD-1/PD-L1 抗体,并提出癌症可以治愈的设想。

(一)过继疗法

过继疗法指的是将具有抗肿瘤活性的免疫细胞转移到带肿瘤的机体中以杀伤破坏瘤细胞的一种治疗方法。可用于过继免疫治疗的抗肿瘤效应细胞有多种,有的已应用于临床,有的尚处于前期研究阶段。

1. *LAK 细胞(淋巴因子激活的杀伤细胞)* 1985 年美国国家肿瘤研究院的 R. A. Rosenberg 博士及其研究组鉴于肿瘤患者具有杀伤肿瘤活性的特异性免疫细胞难以增生至足够抗瘤的数目,提出在体外增生这类细胞而后再回输体内的新方法。他们将患者的外周血单个核细胞分离出来后,加入能刺激 T 细胞生长的 IL-2 共同培养,结果发现有大量的淋巴细胞增生,而且这种细胞还可溶解新鲜的或经培养后的瘤细胞。他们进一步研究证明,这类细胞不是 NK 细胞,也不是杀伤性 T 细胞;它们的细胞膜表面没有 T 细胞、B 细胞的标志,呈一种裸细胞表型。Rosenberg 将这类细胞命名为 LAK 细胞。LAK 细胞前身在未受 IL-2 刺激时虽有杀伤力,但效力差,输入体内用于治疗时无临床效果,只有受 IL-2 刺激后并与 IL-2 联合输入才可见明显疗效,可使肿瘤缩小,消退并延长患者生存期等。

美国国家癌症研究院(NCI)提出 LAK 细胞联用 IL-2 的临床治疗方案规定:在输入 LAK 细胞的同时,患者每 8 小时接受一次大剂量 IL-2 静脉滴注,剂量为 7.2×10^5 U/kg,后来又提出一系列改进方案,主要改进为持续输注 IL-2,避免一次性大剂量注射。尽管如此,大剂量 IL-2 的应用仍可出现不良反应,其中最主要的是水潴留。这是因为全身毛细血管通透性增高、血管内液体渗出造成周围水肿。几乎所有接受此疗法的患者都可有此不良反应。患者出现全身水肿,体重可增加 10% 以上,还可有多器官失调,引起胸腔积液、肺间质水肿、呼吸窘迫乃至充血性心力衰竭,这些现象又称为毛细血管渗漏综合征(capillary leak syndrome, CLS)。此外,还可出现甲状腺功能低下、贫血、血小板和白细胞减少、嗜酸性细胞增多以及神经精神状态的改变(行为异常、识别能力异常,如定向力消失及妄想等),可能是淋巴因子过多引起内分泌变化的结晶。上述不良反应在停用 IL-2 后即可消失。

在治疗前或治疗过程中给予一定的药物可减轻不良反应症状,如给予吲哚美辛、哌替啶、扑热息痛、可的松、地塞米松等,其中地塞米松对上述脏器功能损害及神经症状等确有较好的效果,但这种免疫抑制药物可影响本疗法的效果。为此有学者主张,用局部治疗代替全身疗法以减轻不良反应,如对伴有恶性胸水者作胸腔内直接注射,或肿瘤内局部注射等。必须用全身疗法时,有学者提出可减少 IL-2 用量,并与其他因子如 IL-1,TNF(肿瘤坏死因子)及干扰素 γ(IFN-γ)联合使用可获得良好效果。而寻找新的、抗瘤活性高而不良反应小的效应细胞来取代本疗法仍是众望所归。

2. *肿瘤浸润性淋巴细胞(tumor infiltrating lymphocyte, TIL)* 实体肿瘤组织并非仅由单纯的瘤细胞所组成,还含有支持肿瘤细胞生长的血管、间质细胞以及相当数量的淋巴细胞,这种淋巴细胞即称为肿瘤浸润性淋巴细胞(TIL)。TIL 浸润到肿瘤内部是体内免疫系统抵御肿瘤的一种现象。Rosenberg 等在小鼠模型上,用体外加入 IL-2 扩增的 TIL 与环磷酰胺合用治疗有肝转移的 MC-38 肠腺癌,获得治愈率达 100% 的令人鼓舞的结果。他们还用体外实验证明,TIL 的杀伤效应比 LAK 细胞高 50~100 倍,而且只需与少量的 IL-2 合用即可发挥效应,减轻了 IL-2 引起的不良反应;对 LAK 细胞疗法无效的肿瘤改用 TIL 治疗可得到令人满意的效果;环磷酰胺与 TIL 合用可明显增强 TIL 的杀瘤活性,而与 LAK 细胞合用则无此作用。因此,TIL 治疗还可使化疗与免疫疗法结合起来以达最佳效果。

美国国家癌症研究院(NCI)提供的 TIL 治疗方案为:切除肿瘤组织分离出 TIL 细胞后,在体外与 IL-2 共同培养 3~6 周(有人主张培养 4~5 周,长期培养可致 TIL 的杀伤毒性消失)。患者在接受 TIL 治疗之前,先接受 25 mg/kg 环磷酰胺治疗,24 小时后静脉注入 TIL $(1\sim3)\times10^{11}$ 个,并 IL 27.2 $\times10^{5}$ U/kg(每 8 小时注射 1 次)治疗。

TIL 过继疗法虽较理想,但目前尚未能广泛应用于临床,主要原因是:①由于肿瘤诊断技术的提高,肿瘤可在体积不大时便被切除,因而经手术切除的瘤块将越来越小,活检所获肿瘤组织也同样体积不大,因而难于获得大量的 TIL;②TIL 需体外长期培养直至掺杂于 TIL 中的自体瘤细胞完全消失后方可应用;而长时间的培养又影响其杀瘤活性。故必须拥有技术水平较高的实验室及技术人员方能开展此工作。因此,近年来许多研究者又致力于寻找另一些能获得足够数量且低 IL-2 依赖性的过继免疫用效应细胞。

3. *其他* 有一些正在研究并可能应用于过继免疫的细胞,如 CD_3 单克隆抗体激活的杀伤细胞(CD_3AK),以其存活时间长、外源性 IL-2 用量小,以及体内外抗瘤作用优于 LAK 细胞等优势,成为继 LAK 和 TIL 之后,肿瘤过继免疫治疗研究中最受关注的肿瘤效应细胞。而最近研究是以杀伤性 T 细胞(CTL)为效应细胞作特异性免疫国际治疗的研究,如能成功将会有突破性进展。

(二)细胞因子疗法及细胞因子基因疗法

1. *细胞因子疗法及细胞因子协同疗法* 一般认为,细胞因子作为一组免疫调节剂用于临床有极大的潜能,它们可以特异地作用于免疫系统的某个成分或作用于整个免疫系统。在治疗疾病时细胞因子可单独使用,也可数个因子合用而有协同作用。目前与治疗疾病相关的细胞因子主要有:

(1)干扰素(IFN):这是最早应用于临床的细胞因子,根据干扰素的来源、生物学性质和活性,可将其分为两大类:Ⅰ型干扰素,包括 IFN-α(主要由单核-巨噬细胞产生)、IFN-β(主要由成纤维细胞产生)及Ⅱ型干扰素,即 IFN-γ(主要由活化的 T 细胞和 NK 细胞产生)。干扰素主要用于治疗病毒感染性疾病、肿瘤、免疫系统疾病等的治疗,其中 IFN-γ 尚可用于胶源性血管疾病的治疗。在抗病毒作用方面,IFN 具有广谱抗病毒作用,其机制不是直接杀伤病毒,而是在产生后结合在邻近的同种细胞受体上,使该细胞产生多种蛋白,包括抗病毒调节物和转录因子,从而发挥抗病毒作用,由于 IFN 同时具有抗病毒和调节免疫功能的双重作用,所以抗病毒效果较一般药物强效而持久。在治疗肿瘤方面,干扰素 α(IFN-α)是最早用于癌症治疗的细胞因子,于 1981 年开始临床试用,1986 年被 FDA 正式批准。对部分肿瘤(包括部分血液系统肿瘤、恶性黑色素瘤、肾癌、Kaposi 肉瘤、内分泌性胰腺肿瘤、类癌等)具有确切的疗效,尤其在肿瘤负荷较小时,其作用更为明显。目前多主张 IFN-α 长期低剂量应用、瘤内或区域内给药,并与放化疗联合应用。

(2)白细胞介素(interleukin,IL):白细胞介素是介导白细胞或免疫细胞间相互作用的细胞因子。目前,已发现白介素达 18 种,IL 主要由 T 细胞、B 细胞、单核巨噬细胞、基质细胞及某些肿瘤细胞产生,以自分泌或旁分泌形式发挥效应,能促进多种靶细胞的增殖、分化,参与调节免疫反应、炎症反应等。IL 家族中研究最深入并广泛应用于临床的莫过于 IL-2,IL-2 具有激活和扩增 T、B 细胞,增强 NK 细胞的杀伤活性,诱导肿瘤杀伤细胞(LAK、TIL)产生的作用(已如上述),它还能促进许多重要的细胞因子,如 IFN、TNF 的产生和分泌。此外,IL-4 也被证明具有抗肿瘤作用。由于 IL-4 还可以促进变态反应的发生,因而限制了其临床使用。

(3)肿瘤坏死因子(tumor necrosis factor,TNF):肿瘤坏死因子包括 TNF-α 和 TNF-β,该因子在体内外都显示有相当好的抗肿瘤活性。其抗癌机制可归纳为:①TNF 对肿瘤细胞的直接细胞毒作用和细胞抑制作用;②TNF 可作用于血管内皮细胞,使肿瘤血管变形受损或形成血栓,导致肿瘤发生出血性坏死或因营养不良而消退;③诱导肿瘤细胞凋亡来抑制癌细胞增生;④肿瘤局部的炎症反应;⑤TNF 介导的免疫调节作用。尽管应用 TNF 治疗肿瘤的临床试验已取得一些较好的结果,但由于其毒副作用限制了它的临床应用,目前认为全身用药的疗效不及局部用药,后者如病灶内注射,局部浓度高且不良反应也较轻。近年来已开始对黑素瘤等肿瘤采用 TNF 基因治疗进行临床验证。

(4)集落刺激因子(colony stimulating factor,CSF):集落刺激因子可选择性刺激造血细胞的增殖和分化,在半固体培养基中能形成细胞集落。这类因子中有许多已被临床常规使用,其中 G－CSF(粒细胞集落刺激因子)和 GM－CSF(粒细胞与单核巨噬细胞集落刺激因子)的体内疗效最为确切,肿瘤患者放疗和化疗后的主要不良反应是骨髓抑制,G－CSF 和 GM－CSF 可以辅助恢复血液中粒细胞的数目,都已常规用于治疗放化疗后的白细胞减少症或骨髓移植后加速骨髓功能恢复。G－CSF 和 GM－CSF 虽然都有促进造血细胞的激活和增殖的作用,但它们之间不同的是:①两者之间具有不同的信号传导途径;②两者各自发挥作用的靶细胞的范围也不完全相同;③它们行使作用的动力学原理有着明显的不同。因此,在选择使用 G－CSF 或 GM－CSF 时要考虑两者的区别。

动物实验肿瘤模型证明,不同细胞因子联合使用可有累加或协同的作用,如 IL－2 与 IFN－α 联合应用对早期或晚期的肝转移癌有明显协同治疗作用,而两者单独使用则均无明显效果,其机制尚不明。此外尚有:①IL－2 与 IFN－α 可协同增强 TIL 活性;②IL－2 与小剂量 TNF－α 合用可延长带瘤动物存活时间,而两者单用作用不明显;③IL－2 与环磷酰胺联合应用可减轻 IL－2 引起的毛细血管渗漏。

虽然细胞因子具有令人鼓舞的疗效,但由于这些因子都是基因重组产物,且产品质量参差不齐,使用一定时间后不可避免出现全身不良反应。此外,长期使用往往可产生抗细胞因子的抗体,从而影响疗效。这些在临床使用时都应予以注意。

2. *细胞因子基因疗法*　基因疗法即将细胞因子的基因导入某种运载细胞中表达,再将此细胞输入人体内,通过其聚集在肿瘤发生的部位并持续分泌一定量的活性细胞因子,可激活机体抗瘤免疫反应或直接毒害瘤细胞,这样既可减轻全身不良反应,又可增强杀瘤效应。

目前常作基因转导的细胞因子主要有 IL－1、IL－4、IFN－γ 及 TNF－α,介导基因转入细胞的载体多用逆转录病毒,运载细胞因子基因的细胞多用能定向回巢并聚集于肿瘤局部的 TIL。转基因的方法是:先将细胞因子的基因插入逆转录病毒基因中,用此病毒感染运载细胞,此时病毒以前病毒形式整合在运载细胞的基因 DNA 中,该细胞即可表达插入的细胞因子基因,并分泌该细胞因子。1990 年美国食品与药物管理局(FDA)批准美国国家癌症研究院(NCI)应用逆转录介导人的 TNF－α 基因转移 TIL 治疗 50 例晚期恶性黑色素瘤患者,使细胞因子基因疗法第一次应用于人体。此后不断有试用此疗法的报道,结果显示细胞因子基因联合应用可提高肿瘤治疗效果。在转 TNF 基因的自体癌细胞对癌症患者的免疫疗法中,TNF 基因联合其他细胞因子治疗比单独应用效果好,采用 TNF 基因联合 IL－12 治疗 5 例不同鼠肿瘤,4 例生长完全抑制,相比之下,单独应用一种细胞因子基因则效果甚微。

(三)卡介苗疗法

1. *一般应用原则*　卡介苗注射辅助治疗肿瘤是最早的免疫疗法之一,从 20 世纪 70 年代至今仍有肯定的报道。有的学者甚至认为卡介苗可能有预防肿瘤的作用,因为经卡介苗接种预防结核病的儿童罹患急性白血病的发病率低,但尚无定论。一般认为,卡介苗治疗对以下几种情况较为适宜:①当肿瘤组织已被大部去除,只遗留微小病灶时,使用卡介苗以清除残余瘤细胞;②大范围瘤转移使用化疗时可合用卡介苗治疗以激活其免疫力;③在放疗、化疗或手术后,患者常出现一种免疫抑制现象,如乳腺癌全切除术加放疗后的 3～6 周,T 细胞明显受抑制,在化疗周期的 10～14 天间也可有"免疫反跳"现象,患者呈免疫抑制状态,在这两种情况下也可注射卡介苗以提高免疫力。

卡介苗治疗效果的好坏与机体当时的免疫状态或肿瘤的种类、型别有关。当机体抗瘤的免疫因素,如杀伤性细胞等被游离的肿瘤抗原或抗原抗体复合物所封闭,或被抑制性 T 细胞与抑制性巨噬细胞所作用时,卡介苗治疗效果就差。肿瘤的类别或型别也影响卡介苗治疗效果,如用卡介苗按同样方案治疗结肠癌、直肠癌时,前者疗效显著,后者则无效。

必须注意的是,卡介苗用于治疗肿瘤并无危险性,个别情况下也有促进肿瘤生长的可能,如治疗黑色素瘤时可引起瘤的全身播散。有人认为这是由于患者体内存在较大量的卡介苗抗原与抗体的复合物，封闭了杀伤细胞所致。

2. *卡介苗治疗作用机制* 关于这方面的研究有过许多报道，大致可归纳为以下几方面：

(1)卡介苗对肿瘤细胞的直接作用：①卡介苗可以诱导肿瘤细胞表达特异性免疫抗原，如肿瘤细胞相关抗原和交叉反应抗原。②卡介苗可以诱导肿瘤细胞表达黏附分子和Fas受体。黏附分子可以提高肿瘤细胞和免疫效应细胞的粘连，使免疫细胞可以通过穿孔素等细胞毒素溶解并杀死肿瘤细胞。Fas是细胞的一类特殊的受体，Fas－Fas受体相结合可使肿瘤细胞凋亡。③卡介苗可以诱导肿瘤细胞在细胞膜上产生HLA－DR抗原，从而增加肿瘤细胞的免疫原性以及免疫细胞对肿瘤细胞的识别性与杀伤性。④卡介苗可以诱导肿瘤细胞高度表达MHC－Ⅱ复合体，激活CD_4^+ T细胞，使T淋巴细胞分泌IL－2和IFN－γ。⑤卡介苗可以增强肿瘤细胞B7抗原的表达。

(2)卡介苗对专职提呈细胞的作用：①非成熟的抗原提呈细胞(DC)可以吞噬卡介苗，经处理加工后将其表达在膜上，呈递给T淋巴细胞，从而启动内源性和外源性的免疫反应；②DC在吞噬清除卡介苗时会进一步被卡介苗抗原激活，促使其成熟，调动NK细胞直接或通过细胞因子激活，杀死变异的细胞；③卡介苗的细胞质富含热休克蛋白，使DC诱导淋巴细胞转化能力增强，淋巴细胞增殖加快，从而促使DC成熟，增强抗原提呈能力。

(3)卡介苗对抗肿瘤效应细胞的作用：①卡介苗主要活化CD_4^+和CD_8^+的细胞毒T细胞。使Th0型细胞向Th1型细胞转化，诱导T细胞活化和增殖，介导细胞免疫反应；②卡介苗可以直接通过TLRs激活NK细胞，也可以通过激活单核细胞释放细胞因子IL－12和IFN－α而诱导激活NK细胞，使其直接对肿瘤细胞进行杀伤。

(4)来自动物体内及部分人体的观察表明：卡介苗注射可延缓肿瘤的发生、减少发生率、抑制肿瘤发展、可使病毒或化学物质诱发的肿瘤消退。

3. *卡介苗治疗方法* 使用卡介苗治疗方式有两种：①卡介苗单独注射，目的是激活患者的全身免疫力，为一种非特异免疫治疗作用，即对任何一种肿瘤都采用同一方式疗法。②将卡介苗与患者自身瘤苗混合注射，作瘤苗自动免疫，这时卡介苗起到佐剂作用，使瘤苗提高抗原性。目前采用后一种方式者较多见。所用卡介苗以活疫苗比可溶性卡介苗抗原的效果好。卡介苗菌株以Tice株为好。

(1)卡介苗单独使用疗法：病灶局部注射有明显效果，可减少复发率。如于化疗或术后使用，可作皮肤划痕注入，肿瘤消退率较高，持续时间较长。淋巴瘤放疗后皮下注射106个卡介苗菌体可减少复发率及延长扩散转移发生时间，肺癌术后胸膜下注射或乳腺癌化疗后合用均可减少复发率、延长生存期。

(2)卡介苗与自身瘤苗合用疗法：对结直肠癌在化疗后再用卡介苗协同射线灭活的自身瘤苗作皮肤划痕接种，可减少复发率。Smith等随访10年比较了单用手术治疗和手术加BCG治疗的结肠腺癌患者，结果显示，虽然加BCG治疗组不能预防肿瘤复发，但是可以延长患者总的生存期。

(3)卡介苗疗法的不良反应：注射卡介苗后可出现寒战、发热、乏力、肉芽肿性肝炎以及免疫复合物肾病，偶可有抗体引起的过敏反应，对使用免疫抑制剂的患者在注射局部可能出现卡介苗感染。总的来说，注射途径不同，不良反应表现也不一。

近年来强调，注射卡介苗要选好卡介苗的型别，一般认为以Tice株卡介苗作肿瘤治疗较好，因其毒性小，而拥有的菌株则可能出现相关的并发症。

二、免疫抑制疗法

临床有许多疾病与免疫异常有关，如自身免疫病、移植物排斥反应等，需要抑制免疫应答的制剂或药物以抑制机体中过高的免疫应答，最理想的是找到能抑制致病抗原的特异性的治疗方法。

(一)非特异免疫抑制疗法

1. *免疫抑制药物* 常用药物有：① 肾上腺皮质激素，用于抑制各种炎症反应及免疫应答；② 细胞毒性药物，用于抑制移植物排斥反应或自身免疫性疾病；③环孢素，可以选择性的抑制辅助性T细胞、B细胞、粒细胞及巨噬细胞等，且在抑制细胞功能时不杀伤靶细胞，目前较多应用于治疗IBD患者，现已证明环孢素对重症 UC 患者有快速显著的临床疗效。Lichtiger 等研究结果显示,20 名重症 UC 患者,都给予至少 1 周的皮质类固醇治疗,症状却未得到改善;随后每人给予环孢霉素或安慰剂,实验组 9/11 例(82%)患者使用环孢霉素有效果,平均起效时间 7 天;对照组 9 例无一例好转。另一个包含 30 名重症 UC 患者的研究中也证明了单用环孢霉素的有效性。

然而,目前我们对何种因素与环孢霉素起效知之甚少。Rowe 等报道,患者中性粒细胞比例越高提示患者对环孢霉素不敏感或需手术治疗;而 Mc. Cormack 等报道,在体外试验中,环孢霉素对淋巴细胞增生的敏感性预示有治疗效果。另有研究提出,对于类固醇抵抗的患者,结肠镜下观察到深而广泛的溃疡、黏膜缺血、肠腔缺乏弹性、黏膜增厚等预示环孢霉素治疗会有效。而结论有待进一步的研究得出。

2. 血浆置换　有些自身免疫疾病是由于血循环中存在有中等大小的可溶性抗原抗体复合物而造成Ⅲ型超敏反应的病理损伤。可用此法,将患者血浆与正常人的白蛋白或新鲜冻存的血浆更换,而血细胞成分不变,以此除去血浆中的抗原抗体复合物。

3. 静脉输注丙种球蛋白　用于严重的体液(抗体)免疫缺陷病或严重的自身免疫病。

4. 抗淋巴细胞抗体　主要是抗 T 细胞表面分化抗原 CD_3 或 CD_4 的抗体,包括多克隆与单克隆抗体。目的是减少 T 细胞数(抗体与 T 细胞表面抗原结合后,T 细胞可被溶解、吞噬杀伤而清除),从而减少 T 细胞介导的细胞免疫应答。此外,还有抗 IL－2 受体的单克隆抗体以及抗黏附分子的单克隆抗体,用于免疫抑制疗法,因为 IL－2 受体与 T 细胞增生有关,而黏附则与 T 细胞识别抗原进而发生免疫应答的过程有关。这些都可用于抑制或减少机体不需要的免疫应答。

(二)特异性免疫抑制疗法的研究

近年的文献报道,对自身免疫病采用对特异性抗原或其致病的介导产物进行特异性抑制或诱导机体对其产生耐受性的方法进行治疗,取得一定的疗效。

1. 口服特异抗原诱导耐受性　口服耐受性治疗自身免疫病已在许多系统的自身免疫病病例中收到较好的疗效。对麸质敏感性肠病致病机制的研究证明,食物中的麸胶蛋白与正常组织中的转谷氨酰胺酶(tTG)的复合物为致病抗原,从而提出,用 tTG 引入食物中口服以诱导机体对抗原的耐受性来治疗本病。

2. T 细胞疫苗接种　鉴于有些自身免疫性疾病是由 T 细胞介导的细胞免疫起主要作用,T 细胞可直接杀伤相应的自身组织,因而有人从患者体内分离出致病性 T 细胞,经灭活处理后再回输,收到一定疗效。动物实验模型证明有明显的预防发病作用。目前正在研究致病性 T 细胞的受体或相关肽作为疫苗进行接种,结果仍在观察中。

3. 抗细胞因子抗体　对抗原来源尚不明确的自身免疫性疾病不可能采用针对抗原的特异性免疫抑制疗法,这时可考虑采用抑制疾病过程中关键介质的办法,这也是近期研究的热点问题。如炎症性肠病虽病因不清,TNF－α 可能在 CD 的发病机制中起主要作用,先前的临床和实验研究表明,在活动期 CD 患者的黏膜中 TNF－α 生成增加,黏膜炎症过程反映了促 TNF－α 生成的 Th1 细胞因子的平衡改变。已有 TNF－α 中和剂(抑制性抗体、蛋白和小分子)在 CD 患者中应用来抗炎和缓解病情。英夫利昔单抗作为 TNF－α 人单克隆抗体,已经证明在活动性 CD 或瘘管形成的 CD 患者中取得了显著的治疗效果。有研究结果报道,在 108 名中重度的 CD 患者中,单用英夫利昔单抗治疗,在治疗第 4 周时,给予 5 mg/kg 的患者 81% 有效,给予 10 mg/kg 的患者 50% 有效, 给予 20 mg/kg 的患者 64% 有效,而对照组只有 17% 症状缓解。

英夫利昔单抗在临床上用来治疗 CD,但是其抗炎机制还未被完全揭示。当初认为英夫利昔单抗是作为抗体中和 TNF－α 来抑制促炎症物质,比如促炎症细胞因子的生成,趋化因子多肽的诱导和细胞黏附分子的上调。然而近来许多研究发现,英夫利昔单抗能诱导免疫系统主要效应细胞死亡。Lugering 等发表的文章提出其他英夫利昔单抗发生效用的机制,即通过抗体或补体途径溶解细胞,与 TNF－α 特异性相结合,启动 CPP－8、CPP－9 和 CPP－3,诱导单核细胞发生凋亡。根据以上这些理论背景,我们可以联合英夫利昔单抗和其他促凋亡药物来治疗 CD,比如甲氨蝶呤。

因此,研究抗细胞因子抗体类药物对胃肠道免疫性疾病的免疫调控治疗具有深远的意义,更多新型的药物靶点及相关机制还有待于进一步的开发和研究。

第二节　肝细胞癌免疫治疗

肝细胞癌(HCC)是全球最常见的第5位肿瘤,由其所致死亡率居第3位,每年HCC的总发病人数超过50万。HCC是我国最常见的恶性肿瘤之一,年发病率超过37例/10万人,居全球之首。随着早期诊断、治疗方法的更新和手术切除率的提高,目前HCC已由不治之症变为可治之症,1、2、3、5年的生存率提高,无病生存时间延长。过去治疗方案的决定主要考虑如何尽可能地多消灭肿瘤,今后则应当更多地考虑如何平衡消灭肿瘤和保存机体两个方面。值得注意的是,根据近年报道对小肝癌手术与消融相比治疗后的转移和复发率相似,且认为经动脉栓塞化疗和射频消融是当今HCC非手术治疗的两个主要方法。

以免疫治疗为基础的肝癌生物治疗已成为治疗HCC的第四种最新模式,是利用现代生物技术及其产品,通过调节机体抗肿瘤各环节,包括免疫系统、神经内分泌系统、癌基因与抑癌基因、血管生成、精神因素等的平衡,达到控制HCC或减轻治疗相关不良反应的目的。目前肿瘤免疫治疗的概念还比较模糊,如靶向药物治疗和基因治疗也常被归类于生物治疗,靶向药物治疗是目前肿瘤治疗中发展最为迅速的一个领域,被大家广泛重视。基因治疗代表未来肿瘤防治方向。

HCC的免疫治疗包括:肝癌疫苗或主动免疫治疗;单克隆抗体以及过继性细胞免疫治疗、细胞因子治疗、基因治疗等。多种单克隆抗体和细胞因子目前已广泛用于HCC的临床治疗。

一、机体破坏肿瘤细胞的免疫机制

机体的免疫细胞即细胞免疫和体液免疫参与破坏肿瘤细胞。

(一)细胞免疫

1. T淋巴细胞　致敏T细胞有直接杀伤肿瘤细胞的作用,一般分为三个阶段:首先是识别阶段,使T细胞能暂时凝聚黏附在靶瘤细胞上;然后通过T淋巴细胞膜上的酯酶及其他细胞毒因子打击靶瘤细胞;最后靶瘤细胞崩解死亡。致敏T淋巴细胞还能产生淋巴因子而扩大其杀伤作用,其中包括淋巴毒素可破坏肿瘤细胞;巨噬细胞趋化因子、巨噬细胞移动抑制因子、巨噬细胞活化因子及特异性巨噬细胞装备因子等巨噬细胞吸引至肿瘤周围,并将其激活或特异地装备起来,使它们更有效地破坏肿瘤细胞。

2. K细胞　依靠抗肿瘤的特异性抗体而发挥杀伤靶细胞作用。

3. 自然杀伤细胞(NK细胞)　NK细胞在体内不仅能杀伤循环血液中的肿瘤细胞,同时NK细胞与肿瘤细胞接触后,其具有杀伤功能的胞质颗粒常集中在与靶细胞相结合的一侧,并向肿瘤细胞表面释放其内容物,导致肿瘤细胞溶解。

4. 巨噬细胞　巨噬细胞对肿瘤细胞有吞噬作用。巨噬细胞还能和结合于肿瘤细胞表面的IgG Fc段结合,通过抗体依赖性细胞毒作用而杀伤肿瘤细胞。

5. 淋巴因子激活的杀伤细胞(LAK细胞)　LAK细胞不但能杀伤对NK敏感的肿瘤细胞,而且对细胞毒性T细胞(CTL)及对NK细胞不敏感的实体肿瘤细胞亦有杀伤作用。

6. 肿瘤浸润淋巴细胞(TIL)　实验表明,TIL疗效比LAK强50~100倍,LAK细胞主要激活NK细胞,而TIL激活CTL,因而对其靶细胞具有更高的特异性,杀伤肿瘤细胞的作用也大。

(二)体液免疫

B细胞在肿瘤特异抗原刺激下,能产生对癌细胞起破坏作用的抗体。有细胞毒性作用的IgM,在补体存在下,可以破坏癌细胞,抗肿瘤细胞的IgG,还能激活K细胞,发挥抗体依赖细胞参与的细胞毒作用,破坏肿瘤细胞。

(三)免疫编辑学说

肝癌免疫治疗最初以免疫监视学说为理论基础,其基本观点是机体免疫系统能够识别并清除HCC癌细胞,阻止HCC发生,进而提出免疫系统能保护机体免遭肝癌侵害。机体尽管存在免疫监视,但仍发生恶性肿瘤,提出免疫监视学说还不能系统解释免疫系统在肿瘤发生中的作用。Dunn等于2002年提出了肿瘤免疫编辑学说,该学说认为肿瘤免疫分为消除、平衡、逃逸三期。消除期与免疫监视相同,指免疫系统识别并消除肿瘤。如果所有肿瘤细胞被消除，则进入暂时的平衡期。在平衡期，肿瘤细胞保持静止状态，或积聚进一步变化(如 DNA 突变或基因表达改变)，以调整抗原表达。如果免疫系统仍不能完全消除肿瘤细胞，会导致某些变异肿瘤细胞耐受或抑制抗肿瘤免疫应答，从而进入逃逸期。在逃逸期，肿瘤细胞生长不仅不受免疫系统控制，甚至可利用免疫系统使肿瘤更快地生长和转移。

引起肿瘤免疫逃逸的机制很多，主要有：①低表达或不表达人类白细胞抗原(HLA)Ⅰ类抗原或肿瘤抗原，造成肿瘤抗原不能呈递；②释放肿瘤相关应激诱导配体抑制自然杀伤(NK)细胞活性，避免被其清除；③过表达蛋白酶抑制因子 9(PI-9)和 B7-H1，使细胞毒 T 淋巴细胞(CTL)释放的颗粒酶 B 失活，抑制效应 T 细胞的活性；④死亡信号途径缺陷；⑤表达吲哚胺 2,3-双加氧酶(IDO)，降低局部色氨酸浓度，促进 T 细胞凋亡和抑制性 T 细胞增殖；⑥诱导髓细胞来源抑制细胞(MDSC)生成，使淋巴细胞功能紊乱；⑦诱导 CD_4^+、$CD25^+$ T 调节细胞，抑制肿瘤免疫应答等。

二、主动免疫(肿瘤疫苗)治疗

(一)特异性主动免疫

肝癌特异性主动免疫治疗仍基本处于临床前研究阶段。由于肝癌特异性肿瘤抗原研究尚无明显突破，分子水平的肿瘤疫苗进展缓慢，与之相关的抗独特型疫苗和树突状细胞疫苗研究也停滞不前。应用胚胎性抗原 AFP 制备肿瘤疫苗应是其中一个方向，有待进一步研究和开发。细胞水平的肿瘤疫苗是目前肝癌瘤苗的研究和应用主流。

早在 1968 年 Baylet 等首先报道用同种恶性肝肿瘤滤液肌内注射治疗 13 例，未出现循环抗体，亦未见病程改变。国内学者曾用肝癌切除标本，经麻疹疫苗、化学药物或放射线等处理后制成肝癌悬液或匀浆加完全或不完全佐剂制成瘤苗进行自体或异体主动免疫，似可延长生存期。

黄皎琳等为探讨固化癌所产生的免疫远期效应，进行了自体固化癌苗实验与临床研究，结果显示：免疫小鼠(BALB/C)以抗肝癌(H22)3×10^5 个癌细胞攻击，有效率为 93.3%；对肝癌开展固化留置(瘤苗)免疫或自体癌固化瘤苗免疫，临床有效率实验组为 76.8%，对照组为 40.5%，有显著性差异($P<0.01$)。

Hanna 等应用豚鼠肿瘤模型进行特异性主动免疫疗法(ASI)试验。给豚鼠静脉注射 106 肝癌细胞(L10 后分别于 1、4、7 和 10 天分 4 组进行 ASI 试验，结果观察到 90 天时对照组全部死亡，而 4 个处理组豚鼠存活率均在 66.7%以上。Aruga 等从癌症患者取得的外周血单核细胞和自体肿瘤细胞一起培养 5 天后用 IL-2 再刺激 5 天。随后利用裸鼠移植自体肿瘤的 Winn 检测和体外细胞毒试验测定细胞毒活性。结果表明，在体外刺激的细胞能杀死自体肿瘤细胞，但不能杀死同种异体的肿瘤细胞，同时，他们亦能抑制移植至裸鼠的自体肿瘤细胞的生长。其细胞毒性可被抗 CD_3 或抗 CD_4 加补体处理后完全消除，而抗 CD_4 则不能。对不能手术复发的肝癌患者，肝动脉内注射 CTL 可使患者获得完全缓解、部分缓解或较少缓解，获得完全缓解的患者又注射 1 次 CTL，在追踪观察的 6~25 个月中未见肿瘤复发或再生长。

目前开展的肿瘤疫苗均是治疗性疫苗，这些疫苗通过特异性激活机体的体液和细胞免疫而杀伤肿瘤细胞。一旦应用成功，可产生长期免疫记忆细胞，消除肿瘤微小残留病灶并减少肿瘤复发。其缺点是干扰因素多，起效时间长。

树突状细胞(dendritic cell，DC)是最有效的专职抗原呈递细胞(APC)。它具有强大的免疫应答能力，能激活初始型 T 细胞，诱导一系列免疫反应，清除病原体，并活化体液免疫应答，与 NK 细胞共同作用促进机体的免疫应答，处于免疫应答的中心环节。有髓样树突状细胞(mDC)和浆细胞样树突状细胞(pDC)。目前研究重点已经逐渐从如何培养 DC，如何刺激抗原，进展到根据 DC 表面标志物，将其分为不同亚群。通过活化或抑制 DC 表面 Toll 样受体(TLR)，细胞毒性 T 淋巴细胞相关抗原 4(CTLA-4)增强 DC 活性，通过化疗等手段抑制 T 调节细胞，协同 IFNγ 促进辅助性 T 细胞 1(Th1)应答。选择肿瘤负荷小、疾病相对稳定，诱导有效的抗肿瘤免疫应答(多次治疗，添加有效佐剂)是治疗关键。粒细胞-巨噬细胞集落刺激因子(GM-CSF)能有效诱导抗肿瘤免疫，常作为佐剂应用。

肿瘤疫苗的治疗原理见图 8-1。

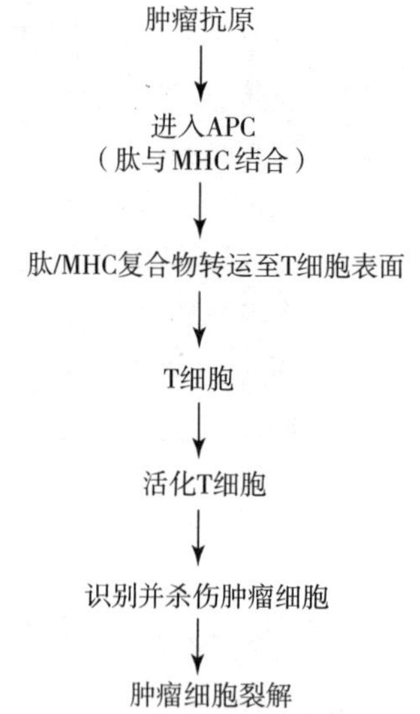

图 8－1　肿瘤免疫治疗原理

新近 Yang 等报告 H22(抗肝癌)自体肿瘤认为是整体肿瘤细胞疫苗引起特异性免疫治疗的实验研究，这个研究探索 H22 自体肿瘤作为新的特异性免疫治疗作用的整体细胞疫苗——H22 肝癌肿瘤疫苗被人 IL－2(hIL－2)修饰和小鼠颗粒细胞－单核细胞－集落刺激因子(GM－CSF)注入基因，研究它的抗肿瘤免疫活性。小鼠接种这个疫苗，然后肿瘤细胞注入小鼠模型，在免疫接种的小鼠、肿瘤耐受小鼠和对照小鼠测定^{51}Cr 释放，用于检查脾细胞对 H22 肝癌细胞的细胞毒性，测定血清 IL－10 和 IFNγ 水平，计算小鼠的存活时间。结果脾的特异性细胞毒比率用 H22 癌细胞免疫的小鼠为 38%，比肿瘤耐受组 13.6%、对照组 7.5% 和 S1 80 细胞 9.1% 为高($P<0.05$)，血清 IFNγ 水平免疫接种组比其他组明显高($P<0.01$)。血清 IL－10 免疫接种组比其他组明显低($P<0.01$)。转基因疫苗组的生存时间显著延长。

肿瘤细胞免疫是最早的肿瘤免疫形式。新近报告 GM－CSF 基因的肿瘤疫苗治疗 HCC 取得显著疗效。GM－CSF 是一种强烈刺激巨噬细胞和 DC 等抗原呈递细胞的增殖、分化、活化、成熟及趋化的细胞因子。GM－CSF 基因修饰的肿瘤细胞被放射线灭活后往体内注射，可增加局部炎症反应，呈现大量多核细胞、巨噬细胞和 DC 浸润，促进肿瘤抗原呈递，能够诱导强烈的抗肿瘤免疫反应。该方法用完整“肿瘤细胞”，提供全部(包括已知和未知)与患者肿瘤相匹配的抗原。同时，基因修饰后的细胞可长时间(1 周以上)表达 GM－CSF，吸引大量体内抗原呈递细胞至注射部位。这些细胞在这里捕获“肿瘤细胞”含有的肿瘤抗原，并在 GM－CSF的作用下分化、活化、趋化及成熟，然后迁移至引流淋巴结，并将分解的抗原呈递给 T 淋巴细胞，最终产生能够杀伤肿瘤细胞的活化 T 淋巴细胞。天津医科大学附属肿瘤医院生物治疗科开展了 GM－CSF 修饰自体肿瘤细胞免疫的临床研究，该方法的常规过程即手术→收集肿瘤标本→疫苗制备→皮内或皮下注射(每次间隔 1 周，共注射 6 次)→临床疗效及免疫反应监测。共治疗 15 例患者，包括 1 例 HCC。治疗患者行迟发型超敏反应(DHT)检测，11 例(73.8%)呈阳性，提示 GM－CSF 疫苗能诱导出抗肿瘤效应，可有效延长术后患者的生存期，提高生活质量。

AFP DNA 疫苗联用腺病毒介导化学因子和细胞因子表达，对 HCC 的免疫治疗收到一定疗效。Rodriguez 等报告 AFP DNA 疫苗在 AFP 表达原发性 HCC 鼠模型 BW5766 上的作用，在这个模型 AFP DNA 仅引起少数淋巴细胞浸润，且控制肿瘤生长失败。IP－10(由干扰素引起的蛋白－10)和 IL－12 被腺病毒导向(Adm IL－12 和 Adm IP－10)，肿瘤内注射 Adm IL－12 和 Adm IP－10 可引起暂时肿瘤退化，但不能延长动物的存活。AFP DNA 疫苗后肿瘤内注射 Adm IL－12 和 Adm IP－10，发现在所有动物可引起肿瘤退化和延长动物生存时间，有 25% 动物肿瘤不能检出，这个研究证明了 AFP DNA 疫苗和化学因子或细胞因子联合可获得较好的抗肿瘤作用。

细胞基础免疫治疗，APCs(抗原提呈细胞)其抗原负荷有能力引出 T 细胞反应，为 HCC 一个可选择的治疗。Shen 等 HepG2 细胞的 RNA 电孔 CD_{40}配体激活 B(CD_{40} - B)细胞，为了引起特异抗原 CD_8^+ T 细胞反应，CD_{40} - B 细胞可替代 APC，其可用于 HCC 的免疫治疗。

(二)非特异性免疫治疗

非特异性免疫治疗应用种类繁多，包括：①微生物及其制剂：卡介苗、矮小棒状杆菌、链球菌、葡萄球菌、白喉杆菌、鼠伤寒杆菌以及病毒、真菌等；②生物制剂：干扰素、胸腺素、辅酶 Q10；③化学制剂：左旋咪唑、阿杀咪松(azimexone)；④中药。尽管如此，但疗效均不理想，除卡介苗外，均无肯定疗效。

短小棒状杆菌是较强的免疫刺激剂，能明显增强巨噬细胞的细胞毒活性。临床应用多半与其他 BRM 联合应用或化疗联合应用。有报道联合短小棒状杆菌和顺铂免疫化疗治疗癌性胸腹水，效果优于顺铂组和非顺铂组，但对肝癌所致的癌性腹水并无治疗帮助。有学者应用 Coley 毒素，联合放疗、化疗和肝动脉结扎不能切除的肝癌，发现能明显提高患者的免疫功能和肝癌二期手术切除率。

(三)主动免疫治疗联合应用与肝癌治疗

主动免疫治疗联合应用治疗肝癌的研究报道不多，几个典型例子是：①OK432 联合细胞因子(如 IL - 2)免疫治疗或 OK432 联合化疗的各种方案；②免疫核糖核酸联合细胞因子(IL - 2)免疫治疗；③肿瘤转移因子和肝癌特异性转移因子联合细胞因子免疫治疗；④病毒(如 NDV)修饰肿瘤疫苗联合化疗；⑤中草药(β - 榄香烯)修饰肿瘤疫苗联合化疗；⑥β - 榄香烯联合化疗；⑦与过继免疫治疗联合应用；⑧细胞因子基因工程肿瘤疫苗联合化疗或细胞因子免疫治疗；⑨细胞因子基因工程肿瘤疫苗联合其他基因治疗。

三、肝细胞癌过继性细胞免疫治疗

近年来，肿瘤的细胞免疫治疗有了新发展，不断有新方法和新理论充实其中。

临床前研究的结果表明，肝癌者或正常人的 LAK 细胞不需抗原刺激就能够杀伤多种同种或异种肝癌细胞株，包括 NK 细胞非敏感的新鲜肝癌细胞，显示出 LAK 细胞的抗瘤广谱性和 MHC 非限制性。动物体内的研究结果显示，LAK 细胞能够介导肝肺转移灶数目的减少或消失，且单用 IL - 2 疗效比单用 LAK 细胞明显为好，但以 LAK 细胞和 IL - 2 联合输注疗效最佳。如果给动物全身照射或注射环磷酰胺或部分切除胸腺造成免疫抑制状态，则 LAK/IL - 2 疗法仍具有明显的抗肿瘤作用，说明 LAK 细胞体内抗肿瘤作用无须依赖机体免疫系统功能的正常，但必须依赖外源性 IL - 2 的不断输注。

(一)TIL 细胞过继免疫与肝细胞癌治疗

国内资料显示，肝癌 TIL 经 IL - 2 体外培养 31.8 天，最大扩增倍数可达 1000 倍，LAK 培养上清液能显著促进 TIL 扩增能力，体外对自体肿瘤细胞的杀伤活性较 LAK 细胞大大增加，TNF - α、IFN - α 可以增强肝癌 TIL 杀伤肝癌细胞的杀伤活性。临床应用 TIL/IL - 2 肝动脉灌注联合化疗，CR + PR 为 40%(单纯化疗组为 20%)。术后应用 TIL/IL - 2 疗法有助于迅速恢复细胞免疫细胞，杀灭残留肿瘤细胞，防止转移和复发。

(二)CTL 细胞过继免疫与肝细胞癌治疗

应用 CTL 治疗肝癌的报道较少，沈锋等用细胞因子体外刺激肝癌细胞以提高免疫原性，再与肝癌 TIL 共同培养，辅以抗 CD_{28}单抗，可以诱导出肿瘤特展 CTL(TS - CTL)，该 TS - CTTL 表现出对自体肝癌细胞的高度杀伤性和高度特异性，对 SCID 小鼠人肝癌模型也表现出强烈的抑瘤作用。初步的临床应用结果表明，TS - CTL 对于预防肝癌术后复发有良好作用。

(三)NK 细胞过继免疫与肝细胞癌治疗

应用 A - NK 细胞的肝癌的肝癌生物治疗目前尚处于临床前研究阶段。研究表明，瘤周注射 A - NK 细胞和 IL - 2 可以使头颈部鳞状细胞癌皮下接种肿瘤完全消退。脾动脉注射 A - NK 细胞联合 IL - 2 腹腔内注射可显示减少胃癌肝转移结节并显著延长荷瘤小鼠的生存期。比较局部应用(经脾动脉)或全身应用(经静脉)治疗胃癌肝转移 3 天模型，两者均能使荷瘤小鼠生存期明显延长，但局部应用组在 24 小时内能消除大部分的肝转移灶，显示出更强的抗肿瘤作用。动力学研究表明，无论经脾动脉抑或经静脉输注^{51}Cr 标记 A - NK 细胞，在 24 小时内接近 100% A - NK 细胞聚集于肝脏，荧光显微镜和电子显微镜检查可发现一些 A - NK 细胞与肿瘤细胞紧密接触。因此，认为 A - NK 细胞能够在体内移行到肝脏并进入肝组织和肿瘤转移灶。

(四)Mφ 细胞过继免疫与肝细胞癌治疗

有关应用巨噬细胞过继免疫治疗肝癌的研究早几年就有不少报道,国内大多采用灵芝多糖脂质体、黄芪多糖脂质体等激活 Mφ,也有用其他中药制剂和榄香烯、微藻多糖(PSS)、马鳖多糖(PSM)、草钟乳多糖(PAT)、蛇头草多糖等刺激巨噬细胞。通过腹腔注入植物血凝素(PHA),然后收集肝癌患者腹水,离心沉淀和贴壁培养,加 LPS 激活的巨噬细胞,其杀伤活性较对照组明显升高(分别为37.4%和0.8%)。Hennemann 等报道了应用过继回输 IFN 激活的巨噬细胞治疗肝癌的研究,发现该激活的巨噬细胞能有效地介导抗肿瘤作用。

(五)CIK 细胞过继免疫治疗肝细胞癌

CIK 细胞是将人体外周血单个核细胞在体外用多种细胞因子[如抗 CD_3 单抗(CD_3McAb)IL－2、IFN－γ及 IL－1α 等]共同培养一段时间后获得的,具有非主要组织相容性抗原(MHC)限制性杀瘤活性的一群异质细胞。CIK 细胞具有独特的优势,包括增殖速度快,杀瘤活性高,杀瘤谱广,对多种耐药肿瘤细胞敏感,杀瘤活性不受环孢素 A 和 FK506 等免疫抑制剂的影响,对正常骨髓造血前体细胞毒性小,以及能抵抗肿瘤细胞引发的效应细胞 Fas－FasL 凋亡等。CIK 细胞中的 CD_4T 细胞通过释放多种免疫活性细胞因子上调机体免疫力,并诱导肿瘤细胞凋亡来发挥其抗肿瘤效应。CIK 细胞与 CD 细胞共同孵育后,可有效降低其中抑制性 CD_4^+、CD_{25}^+调节 T 细胞比例,从而显著增强 CIK 细胞对多种肿瘤细胞的杀伤活性。

CIK 细胞抗肿瘤的作用机制包括释放多种细胞因子,如 IFN－γ、TNF－α、穿孔素、颗粒酶 B 等杀伤肿瘤细胞引起坏死,亦可通过 Fas 途径诱导肿瘤细胞凋亡。

目前 CIK 细胞主要用于自体骨髓移植物的净化、微小残留病灶的清除及晚期恶性肿瘤的免疫治疗。

原发性肝癌中绝大多数是不可切除的大肝癌,并大多数伴有肝内外门静脉系统癌栓,因此不管术后如何积极治疗,1 年内复发率仍高达60%,3 年生存率低于30%,最快可在 2 个月内即发生广泛扩散。由于肝癌术后复发主要来源于早期肝癌的微转移,而适当的免疫治疗可帮助清除患者体内残存的癌细胞,解决常规疗法难以解决的亚临床转移,从而进一步提高和巩固肝癌疗效,减少复发。天津医科大学附属肿瘤医院于津浦报告 9 例Ⅳ期肝癌患者术后经过 3 个周期以上 CIK 细胞治疗后,平均生存期 20 个月,1 年内复发率为22.2%,多数患者的自觉症状改善,生活质量显著提高。1 例肝癌肺转移患者经 CIK 细胞治疗后达部分缓解(PR),至今已 2 年余。另 1 例肝癌患者介入治疗后出现双肺转移,经 3 个周期 CIK 细胞治疗后,双肺转移灶接近完全缓解。

Kim 等在试管和活体研究 CIK 细胞的抗肿瘤、抗肝癌作用。1×10^6CIK 细胞可抑制 60% 的肿瘤生长,这个研究提出 CIK 细胞的应用是 HCC 患者一个可采用的免疫治疗。

(六)过继免疫联合疗法与肝细胞癌治疗

LAK/IL 疗法最佳的疗效出现在化疗的联合应用时。国内有学者比较了肝动脉化疗栓塞和肝动脉过继免疫化疗的疗效,结果发现,对 44 例中晚期肝癌行肝动脉化疗栓塞(5－FU＋MMC＋顺铂＋碘化油)联合全身 LAK/IL－2 疗法(LAK 细胞静脉输注,IL－2 肌内注射)的疗效明显优于单纯肝动脉化疗栓塞,中位生存期Ⅱ期肝癌为21.5 个月,Ⅲ期肝癌为9.6 个月;对照组分别为14.3 个月和3.4 个月,Ⅲ期肝癌缓解率为39.1%,对照组为6.7%;69.4%的患者 AFP 下降明显,31 例Ⅱ期肝癌患者的 1 年内肝外转移率也明显低于对照组,而肝动脉化疗栓塞联合局部肝动脉灌注 LAK/IL－2 疗法,效果更佳。

第三节　细胞因子与肝病免疫治疗

为了维持机体的生理平衡,抵抗病原微生物的侵袭,防止机体损害的发生,机体的许多细胞,特别是免疫细胞合成和分泌许多种微量的多肽类因子。它们在细胞之间传递信息,调节细胞的生理过程,提高机体的免疫力,在异常情况下也有可能引起发烧、炎症、休克等病理过程。这样一大类因子已发现的有上百种,统称为细胞因子。

一、细胞因子的分类

1. 白细胞介素(interleukin,IL)　1979 年开始命名。由淋巴细胞、单核细胞或其他非单个核细胞产生的细胞因子,在细胞间相互作用、免疫调节、造血以及炎症过程中起重要调节作用,凡命名的白细胞介素的cDNA基因克隆和表达均已成功,目前已报道有三十余种(IL-1~IL-35)。

2. 集落刺激因子(colony stimulating factor,CSF)　根据不同细胞因子刺激造血干细胞或分化不同阶段的造血细胞在半固体培养基中形成不同的细胞集落,分别命名为G(粒细胞)-CSF、M(巨噬细胞)-CSF、GM(粒细胞、巨噬细胞)-CSF、Multi(多重)-CSF(IL-3)、SCF、EPO等。不同CSF不仅可刺激不同发育阶段的造血干细胞和祖细胞增殖的分化,还可促进成熟细胞的功能。

3. 干扰素(interferon,IFN)　1957年发现的细胞因子,最初发现某一种病毒感染的细胞能产生一种物质可干扰另一种病毒的感染和复制,因此而得名。根据干扰素产生的来源和结构不同,可分为IFN-α、IFN-β和IFN-γ,它们分别由白细胞、成纤维细胞和活化T细胞所产生。各种不同的IFN生物学活性基本相同,具有抗病毒、抗肿瘤和免疫调节等作用。

4. 肿瘤坏死因子(tumor necrosis factor,TNF)　最初发现这种物质能造成肿瘤组织坏死而得名。根据其产生来源和结构不同,可分为TNF-α和TNF-β两类,前者由单核-巨噬细胞产生,后者由活化T细胞产生,又名淋巴毒素(lymphotoxin,LT)。两类TNF基本的生物学活性相似,除具有杀伤肿瘤细胞外,还有免疫调节、参与发热和炎症的发生。大剂量TNF-α可引起恶液质,因而TNF-α又称恶液质素(cachectin)。

5. 转化生长因子-β家族(transforming growth factor-β family,TGF-β family)　由多种细胞产生,主要包括TGF-β1、TGF-β2、TGF-β3、TGF-β1β2以及骨形成蛋白(BMP)等。

6. 生长因子(growth factor,GF)　如表皮生长因子(EGF)、血小板衍生的生长因子(PDGF)、成纤维细胞生长因子(FGF)、肝细胞生长因子(HGF)、胰岛素样生长因子-Ⅰ(IGF-Ⅰ)、IGF-Ⅱ、白血病抑制因子(LIF)、神经生长因子(NGF)、抑瘤素M(OSM)、血小板衍生的内皮细胞生长因子(PDECGF)、转化生长因子-α(TGF-α)、血管内皮细胞生长因子(VEGF)等。

7. 趋化因子家族(chemokinefamily)　包括两个亚族:①C-X-C/α亚族,主要趋化中性粒细胞,主要的成员有IL-8、黑素瘤细胞生长刺激活性(GRO/MGSA)、血小板因子-4(PF-4)、血小板碱性蛋白、蛋白水解来源的产物CTAP-Ⅲ和β-thromboglobulin、炎症蛋白10(IP-10)、ENA-78;②C-C/β亚族,主要趋化单核细胞,这个亚族的成员包括巨噬细胞炎症蛋白1α(MIP-1α)、MIP-1β、RANTES、单核细胞趋化蛋白-1(MCP-1/MCAF)、MCP-2、MCP-3和I-309。

二、细胞因子受体的种类

1. Ⅰ型细胞因子受体家族　Ⅰ型细胞因子受体家族包括IL-2,IL-3,IL-4,IL-5,IL-7,IL-9,IL-13,IL-15,GM-CSF和促红细胞生成素等细胞因子的受体。Ⅰ型细胞因子受体家族受体的多数成员属多亚单位受体,其中一种亚单位是细胞因子结合亚单位,另一种是信号转导单亚位。多种Ⅰ型细胞因子受体有共用的相同的信号传递亚单位。如人IL-3、IL-5和GM-CSF受体均由α和β亚单位组成,其中α亚单位是细胞因子特异性结合亚单位,结构各异,β亚单位是这三种细胞因子共用的信号转导亚单位。

2. Ⅱ型细胞因子受体家族　如IFN-α,IFN-β,IFN-γ和IL-10的受体。Ⅱ型细胞因子受体是由同源的二分子形成的二聚体。

3. 肿瘤坏死因子受体超家族(TNFSF)　如TNF受体、神经生长因子受体、CD_{40}分子和Fas分子等。

4. 趋化性细胞因子受体家族　是G-蛋白耦联受体,为7次跨膜的蛋白,和相应配体结合后经耦联GTP结合蛋白发挥生物学效应。

三、细胞因子与肝脏

(一)IFN-γ

IFN-γ是一种重要的免疫调节性细胞因子,由多种淋巴细胞和单核细胞产生,具有诱导组织相容性类复合物(major histocompatibility complex,MHC)MHC-Ⅰ和MHC-Ⅱ类抗原的表达、刺激肿瘤坏死因子-α(TNF-α)产生多种生物学功能。IFN-γ在Th细胞分化过程中也发挥重要作用,刺激Th0淋巴细胞分化为Th1淋巴细胞。MHC-Ⅰ类抗原限制性CD_8^+ CTL介导的免疫效应具有双重性作用,在清除病毒的同时也造成了肝细胞的损害。在HBV转基因动物模型的研究中发现,CTL诱导的肝细胞免疫病理损伤是一有序的多级化过程,其中IFN-γ起了重要作用。它可以激活肝内巨噬细胞并导致迟发性超敏反应造成肝脏损伤。已有报道指出,乙型肝炎早期产生的HBV抗原特异性T细胞途经肝脏而多数并不在肝脏停留下来,而是通过产生细胞因子如IFN-γ等,透过肝内窦状内皮细胞孔隙激发肝内非特异性免疫细胞,激活肝内NK细胞,NKT细胞分泌大量细胞因子,即免疫放大效应,发挥非溶细胞性清除HBV的作用。但在高病毒复制状态下,HBV特异性T细胞可在肝脏停留,可以在肝内过度激活,释放大量IFN-γ,并进一步激活NK细胞等非特异性免疫细胞,导致肝细胞受损。

(二)TNF-α及其受体

TNF-α是一种重要的内源性细胞因子,主要由活化的单核巨噬细胞产生。正常情况下,它在人体内浓度很低,具有调节免疫应答、促进细胞生长分化等多种功能。目前认为TNF-α具有双重作用:损伤早期,高水平的TNF-α可保护肝细胞免于凋亡,有益于肝细胞修复和再生,但随着病情进展,持续的高水平状态又会诱导肝细胞凋亡或坏死。TNF-α有两种表面受体:肿瘤坏死因子受体1(TNF receptor,TNFR1)和肿瘤坏死因子受体2(TNF receptor,TNFR2)。另有报道TNF-α、TNFR的表达水平同暴发型肝衰竭中凋亡的肝细胞数量之间有着显著正相关,认为TNF-α在肝衰竭的发病机制中可能通过诱导凋亡而发生作用。在这一过程中,TNF-α可能通过诱导Fas基因转录或其他信号传导系统而最终导致肝细胞大量凋亡。除诱导凋亡外,TNF-α还可诱导其他细胞因子产生或释放,如白介素6(IL-6)、白介素8(IL-8)等,通过级联扩大作用促进肝内的炎症反应,加重肝细胞坏死。

肿瘤坏死因子相关凋亡诱导配体(TNF related apoptosis inducing ligand,TRAIL)是新发现的一种与TNF、FasL同属TNF超家族中的凋亡诱导分子,对肝细胞具有严重的毒性作用,肝衰竭患者因肝脏受损严重,导致体内LPS降解减少,可能刺激单核巨噬细胞、树突状细胞等表达TRAIL增多,脱落的可溶性TRAIL也相应增多,与肝细胞上受体结合后引起正常的肝细胞凋亡,从而进一步加重肝脏损害。

(三)白细胞介素(interleukin,IL)

IL由单核巨噬细胞产生,作为重要的细胞因子通过多个环节参与机体多种免疫反应。IL家族中部分成员是上游调节因子,部分成员是效应细胞因子,部分成员兼具调节因子和效应因子的作用。在病毒性急性肝炎患者中可检测到IL-2、IL-4、IL-6和IL-8水平升高,IL-6和IL-8作为效应细胞因子,其水平升高可能直接导致肝细胞受损而参与肝炎的发病。IL-2作为调节因子,可以和TNF-α一起诱导CTL的细胞毒作用,免疫细胞和细胞因子相互作用,加重了肝细胞的坏死。另外,其他白介素如IL-1、IL-10、IL-18及IL-15在肝炎发病中也可能起一定的作用。目前,IL-18可以由免疫细胞也可由非免疫细胞产生或释放,具有抗HBV作用,它可刺激T细胞增殖,增强淋巴细胞的细胞毒作用,介导细胞的凋亡,另外在肝纤维化中也起一定作用。

(四)其他细胞因子

1.肝细胞生长因子(HGF)　是成熟肝细胞DNA合成最强的刺激因子和肝损伤后再生的激发因子。研究发现,HGF也能使小气道上皮细胞免于由TNF-α诱发的细胞凋亡。在肝炎患者中,由于肝脏代谢功能大大减低,不能有效地将血液中HGF清除,加之一些炎性因子浓度升高,刺激肝脏非实质细胞合成HGF,导致血清中HGF含量随病情发展而进行性升高。在肝脏,HGF由肝非实质细胞(主要是肝星状细胞)产生,通过其受体c-met起作用。

2.趋化因子(CK)　是一个免疫因子大家族,在生理与病理过程中对白细胞游走起调节作用。它的表达可以活化正常T细胞表达和分泌调节因子(regulated up on activation normal T-cell expressed and secreted,RANTES),可以补充和活化巨噬细胞与淋巴细胞,是肝炎炎症浸润的重要成分。已经证实,肝炎患者血中化学驱动因子的水平和肝内表达超过正常对照和慢性肝脏疾病。Leifeld等通过化学驱向性分析实验证实,化学驱动因子在肝内过度释放是肝炎发病过程中早期和重要的环节。

3.转化生长因子-β1(transforming growth factor β1,TGF-β1)　是体内广泛存在的一种多功能生长调节因子,主要由活化的肝星状细胞及Kupffer细胞产生,具有调节细胞生长发育和损伤后组织重建等功能。现已证明,在肝炎的发病中TGF-β1对肝细胞再生起抑制作用,并能促进肝细胞凋亡。TGF-β1可能通过调节 Cyclin D1、Cyclin E 的表达来阻断生长因子信号传导，进而抑制细胞 DNA 合成。

四、肝细胞癌的细胞因子治疗

细胞因子治疗 HCC 有一定疗效。术后用细胞因子可引起杀伤细胞免疫治疗，射线根治肝细胞癌后用细胞因子可预防或复发/转移，并可改善患者的生存率。

(一)干扰素治疗

干扰素是由多种细胞产生的具有广泛生物活性的细胞因子家族，一般由白细胞(主要是淋巴细胞)制成的称 IFN－α(Ⅰ型)，至少有 14 个亚型；由人体成纤维细胞制成的称 IFN－β(Ⅱ型)，有 4 个亚型；由植物血凝素刺激正常淋巴细胞或经抗原致敏淋巴细胞接触同种抗原后制成的称 IFN－γ(Ⅲ型)。通过 DNA 重组克隆化，IFN－γ 由 146 个氨基酸组成，IFN－α 和 IFN－β 由 166 个氨基酸组成，而 IFN－γ 抗肿瘤活性只比 IFN－α 或 IFN－β 强 10～100 倍。现在临床应用的 IFN 系用基因工程人工合成的制剂。目前又用人工合成的聚乙二醇干扰素 α－2a(PEG－IFNα－2a，派罗欣)和聚乙二醇干扰素 α－2b(PEG－IFNα－2b)。目前主要用于乙型和丙型肝炎的抗病毒治疗。

一般认为，Ⅰ型 IFN 有良好的抗病毒作用，而Ⅱ型 IFN 比Ⅰ型 IFN 具有更好地抑制肿瘤细胞增殖和免疫调节作用。干扰素抗肿瘤机制：①抑制 DNA 合成，减缓有丝分裂速度，而且这种抑制作用具有明显的选择性，即对肿瘤细胞的作用比正常细胞强 500～1000 倍。②抑制内皮细胞活性来抑制肿瘤血管生成。③增强 T 细胞、NK 细胞的免疫活性，调节机体免疫功能杀伤肿瘤细胞。④增强肿瘤细胞的免疫源性，增强机体的抗肿瘤免疫反应。⑤改变肿瘤细胞膜特性，增加组织相容性抗原的表达。⑥干扰素可通过控制细胞周期和诱导凋亡等形式发挥直接的抗肿瘤作用。

为了提高干扰素的抗肿瘤治疗效果，近来提倡干扰素与其他治疗方法，如与化疗药物、放射治疗以及其他生物制剂联合应用，可以增强抗肿瘤效应。贝伐单抗是一种抗血管内皮细胞生长因子(VEGF)的单克隆抗体，干扰素与贝伐单抗联合应用能延长肿瘤患者无进展生存(PES)期。其次通过对干扰素的传导通路以及耐药机制的深入研究，探讨进一步提高其抗肿瘤潜能的途径和方法；最后通过基因重组的方法对干扰素蛋白进行改造，从而提高其生物活性，并降低其毒副作用。总之，干扰素作为具有较强抗肿瘤活性和免疫调节作用的细胞因子在肿瘤生物治疗中占有较为重要的位置。

干扰素用于肝细胞癌的治疗，多数报告未见明显收益。但应当提出，我国及亚太地区肝细胞癌与乙型肝炎和丙型肝炎病毒密切相关。干扰素可减少乙型肝炎和丙型肝炎患者病毒发生肝癌的风险，这一作用在年轻患者中更为显著。既往大多数的研究结果显示 HCC 患者从干扰素治疗中并无明显的生存获益。但在一项来自日本的研究表明，伴门脉癌栓的进展期肝癌患者接受干扰素肌注联合 5－FU 肝动脉灌注治疗后，16% 患者获完全缓解、36% 部分缓解，生存期达 12、24 个月的患者分别占 34% 和 18%，而历史对照组仅为 15% 和 5%。这一评价需要大系列病例双盲对照研究加以证实。一项随机对照研究表明，乙型肝炎病毒相关性 HCC 患者术后接受干扰素治疗，经病理分期法(pTNM)诊为Ⅰ期或Ⅱ期的患者，未得到生存获益，但Ⅲ或Ⅳ期患者，接受干扰素治疗后，阻止了肿瘤的早期复发，并提高了患者的 5 年生存率。

干扰素目前最常用的给药方法为 1～10 MU/d，肌注，应用最少 1 个月。将生物治疗联合化疗组成生物化疗，是近年肿瘤内科治疗的重要进展。干扰素不仅具有免疫调节作用，同时还是生化调节剂，可调节化疗药物的体内代谢过程，其可部分逆转化疗耐药，如干扰素可调节 5－FU 的体内代谢过程。但目前多数干扰素联合化疗的研究，并没有明确患者的生存获益。

(二)肿瘤坏死因子(TNF)

应用 INF 治疗肝细胞癌的研究多在 20 世纪 90 年代初期进行。Marligit 等采取肝动脉灌注(剂量为全身应用的 6 倍)治疗肝转移患者，有效率较低。国内也有应用 TNF 局部治疗肝癌的报告，但多作为 HCC 综合治疗与序贯治疗的一部分，也有联合应用 TNF 和细胞因子或化疗以及 TNF 介入治疗者，结果免疫功能有一定提高，生存期有所延长，但总的评价并不理想。

TNF 抗肿瘤机制：①TNF 能选择性抑制肿瘤 DNA 合成；②TNF 通过受体介导进入细胞内，然后进入溶酶体，引起一系列生化反应，发挥直接细胞毒效应；③TNF 损伤或阻塞肿瘤血管，引起出血性或缺血性坏死；

④增强免疫功能，使 Th T 细胞和 B 细胞分化，并激活 NK 细胞，调控免疫作用。

（三）白细胞介素（IL）治疗

1. IL－2 *在肝癌治疗中的作用*　临床前研究的结果表明，与 TNF 不同，IL－2 本身并无抗肿瘤活性，只有当 IL－2 激活淋巴细胞成为免疫杀伤细胞后，其抗肿瘤作用才得以充分体现，表现为体外对 NK 敏感或非敏感肿瘤细胞的强大杀伤活性。动物实验也证实，单用大剂量的 IL－2 就能显著抑制多种肿瘤细胞（无论有无免疫原性）的早期肝、肺转移以及有免疫原性肿瘤的晚期肝、肺转移，但这种抗肿瘤作用必须有赖于宿主免疫系统的健全和参与，如用全身放射照射或注射环磷酰胺以造成荷瘤宿主的免疫抑制状态，则该抗肿瘤作用几近丧失。此外，单用 IL－2 的效果与 IL－2 的剂量、给药方式和作用时间均有密切关系。

2. IL－12 *在肝癌治疗中的作用*　临床前研究的结果表明，与 IL－2 一样，IL－12 本身也没有抗肿瘤活性。体外研究显示，IL－12 能促进 NK 细胞、TIL 和 CTL 的杀伤活性。动物实验也证实，IL－12 能抑制多种肿瘤细胞生长，阻止恶性转移、延长动物存活期甚至诱导实质性肿瘤消退。

在豚鼠的实验，Shiratori 等报告，用佐剂如牛型结核杆菌（BCG，卡介苗）细胞壁引起 Th1 在宿主免疫系统两极分化和淋巴细胞 IFN－γ 产生上调，引起抗肿瘤基因的诱导。作者用荷兰猪作研究，发现 IL－12 和 IL－18可延缓肿瘤生长和抑制淋巴结转移，IL－18 可加大 IL－12 的抗肿瘤作用。

Naehler 等研究对鼠肝细胞癌用单链 IL－12 的低剂量治疗，IL－12 被腺病毒基因转移是基因治疗一个非常先进的概念。在临床试验发现天然 IL－12 缺乏抗肿瘤疗效。作者等研究腺病毒导向 IL－12 变性蛋白（sCIL－12）表达并评价瘤内使用后的疗效。在鼠的 HCC 模型在小剂量 4.6×10^5 IU 时显示抗肿瘤作用。在一个剂量依赖性方式，用 2.3×10^6 IU/每只鼠，均获得长期抗肿瘤效果，结果分别为 82% 和 92% 动物存活。研究结果显示，合成的 IL－12 亚单位其生化活性为天然 IL－12 的 1000 倍。sCIL－12 可加速改善抗肿瘤效果，且肿瘤内使用腺病毒介导 IL－12 免疫治疗的安全性，证实了它的临床使用价值。

（四）集落细胞刺激因子与肝癌治疗

集落刺激因子（CSF）是 1966 年首次发现的，目前共分 4 类：刺激粒细胞形成的 G－CSF，刺激巨噬细胞形成的 M－CSF，刺激粒细胞－单核巨噬细胞形成的 GM－CSF，以及刺激粒细胞、嗜酸粒细胞、Mφ、红细胞、巨核细胞等形成的 Multi－CSF（IL－3）。

单用 CSF 治疗肝癌未见报道，联合应用 CSF 治疗肝癌也只有零星报道。联合应用 OK432、G－CSF 和 IL－2 可降低部分患者 AFP 水平，促使肿瘤组织淋巴细胞浸润和增强细胞毒活性。大剂量化疗联合 CSF 取得较好疗效，应用 CSF＋阿霉素＋paclitaxel（taxol）方案治疗乳腺癌肝转移，CR 为 28%，PR 为 52%，总有效率达 80%。M－CSF 合用单克隆抗体治疗黑色素瘤全身转移患者，部分患者肝、乳腺和淋巴结转移灶缩小明显，50% 生存期超过 5 年。

（五）细胞因子联合治疗肝细胞癌

1. *细胞因子联合疗法*　细胞因子是个极其庞大的网络系统，互相联系，互为影响，许多细胞因子可以有同一功能，而且大多细胞因子又具有功能的多效性特点，寄希望于单一用药就能解决问题的想法并不现实，众多临床结果也证实了单用任何一种细胞因子的治疗方案的疗效都不理想。有研究表明，肝癌患者存在一系列细胞因子紊乱，如血清中 TNF 活性升高，IFN 含量降低，IL－2R 表达显著低下等特点。细胞因子的抑制、免疫调节网络的紊乱，可能与肝癌患者抗病毒、抗肿瘤作用低下甚至与肝癌的形成和发展有关。因此，若能合理联合应用 IL－2、TFN 及 IFN 等 BRM 来改善患者的细胞免疫状态，增强抗肿瘤作用以及因减少细胞因子用量所带来的不良反应的减轻，将会取得较好的抗瘤效果。国内多家临床报道的结果也表明，合理联合应用细胞因子较单用细胞因子的治疗效果为好。如 IFN－α 与 IL－2 联合应用起协同作用，治疗效果明显高于单用组，是较好的联合配伍方案。

2. *免疫化学疗法*　综合国内外文献报道，肝癌及转移性肝癌免疫化疗的方法主要采用局部应用，一般是经肝动脉灌注免疫化疗或经肝动脉栓塞免疫化疗，也有经脾动脉给药或结合全身给药。常用配伍方案有 IL－2＋5－FU＋MMC、IL－2＋Cy、rIL－2＋IFN－λ＋TNF＋ADM＋MMC＋碘油混合乳剂灌注后用明胶海绵行肝动脉栓塞、IL－2＋OK432＋ADM 肝动脉导管输入联合 OK432＋Cy＋亚叶酸全身给药、MMC＋表阿霉素+5－FU肝动脉栓塞合用IFN肌内注射和IL－2静脉注射等,有效率可达64%~76%(单用化疗组为13%~28%),平均生存期20.3~24个月(单用化疗组为9.9~13.5个月)。上述配伍的治疗效果均较单用化疗为好。

3.其他　TNF与单抗和“生物导弹”联合应用,因为TNF可损伤肿瘤血管,增加肿瘤血管通透性,因此,有学者联合应用TNF和“生物导弹”疗法,以增加进入肿瘤组织内的单抗及其偶联物的数量,提高治疗疗效;免疫调节剂与细胞因子联合应用也是常用方法,OK－432瘤内注射联合IL－2、OK－432和G－CSF皮下注射治疗肝癌也取得了较好疗效。联合应用IL－2和雷尼替丁能有效提高肝癌患者NK细胞的杀伤活性。有人用IL－2+OK432+Cy+ADM+法莫替丁治疗不能切除肝癌24例,CR 4例,PR 3例,MR 7例,有效率为58.3%,2年生存期达52%。

近年来研究认为部分放化疗与肿瘤免疫治疗之间可有协同作用,环磷酰胺(CTX)、吉西他滨(gemcitabine)、多柔比星(doxorubicin)、紫杉醇(paclitaxel,taxol)、氟尿嘧啶(5－FU)等药物可诱导肿瘤细胞死亡,伴随组织坏死,大量死亡信号释放,能活化免疫细胞,促进肿瘤抗原交叉呈递,提高免疫效应细胞与靶细胞的比值,化疗可消除T调节细胞,有利于过继性细胞植入。化疗有促进癌细胞表达CEA和胸核苷酸合酶(TS)等肿瘤相关抗原,而不影响抗原特异性CTL的活性,化疗后辅以GM－CSF和IL－2能强化机体的抗肿瘤免疫反应。免疫学检测显示,治疗后外周血CD_4^+、CD_{25}^+T细胞调节细胞显著下降,CEA刺激增殖反应增强。

Toll样受体(Toll－like receptor,TLR)是免疫的古老家族。人Toll样受体家族已确定成员有6个,其基因定位于第1号,4号,9号染色体,在许多器官组织均有表达。TLR还激活其细胞内信号转导均能表达和活化NK－κB,TLR－2,TLR－4主要表达于单核/巨噬细胞,以识别PAMPS为基础,感知病原微生物的存在。同时还通过胞内信号传递,直接触发胞内杀菌机制,因此是极为重要的天然免疫受体。TLR家族通过激活免疫细胞参与机体的免疫保护,其中TLR－9与抗肿瘤免疫应答有关。CpG(胞苷磷酸鸟苷)寡脱氧核苷酸(ODN)是TLR激动剂,可活化天然免疫反应和过继性免疫反应。一项Ⅱ期临床试验表明,CpG ODN联合紫杉素+卡铂一线治疗进展期NSCLC的ORR(比数比率)38%,高于单纯化疗组(19%,$P=0.048$)。联合治疗组1年生存率为50%,单纯化疗组为33%,前者有改善趋势。

低剂量放疗可上调肿瘤细胞的HLAⅠ类分子及相关肿瘤抗原表达,减少T细胞凋亡,消除细胞因子下降,促进细菌移位使天然免疫系统活化,从而有利于机体的抗肿瘤免疫应答。尽管肿瘤免疫治疗目前是一种辅助性治疗,但是与化疗、放疗联合,有可能相增效,使患者获益更大。

第四节　基因治疗

一、肝细胞癌

近几年来国内外众多学者在动物中研究基因治疗在肝细胞癌(HCC)上的作用。目前认为通过基因治疗有望能替代其他治疗。基因治疗HCC是除手术、放疗、化疗、免疫治疗外的一种新的治疗方法,目前主要在动物模型中研究,尚未正式用于临床。HCC基因治疗是指利用基因分子生物学和细胞学技术,将外源基因转入体内,通过导入基因的治疗作用来改变体内某些基因的结构变异或表达异常,从而达到消灭癌细胞的治疗方法。目前应用的载体有:①病毒载体:包括腺病毒载体、腺相关病毒载体、逆转录病毒载体;②非病毒载体:包括脂质体、裸DNA、DNA聚合体、基因枪、电脉冲转移等。

目前应用于HCC的治疗基因有:

(1)自杀基因:也称药物敏感基因,其对肝癌的作用机制又称病毒介导的酶与前体药物治疗(VDEPT),这些基因编码的特异性酶可以将无毒性的药物前体变成为毒性物质,从而达到杀灭肝癌细胞的目的。较多应用的自杀基因有:①E－大肠杆菌嘌呤核苷磷酸化酶(PNP);②单纯疱疹病毒胸腺嘧啶激酶(HSV－TK);③水痘带状疱疹病毒胸腺嘧啶激酶(VZV－TK)基因;④胞嘧啶脱氨酶(CD)基因;⑤腺病毒胸腺嘧啶激酶(A－TK)基因。

（2）免疫基因：主要包括细胞因子基因和基因修饰树突状细胞肿瘤疫苗。细胞因子的基因治疗包括：①以免疫活性细胞（TIL、LAK、CTL 和 Mφ 等）为受体细胞，将细胞因子导入免疫活性细胞，并随之卷入靶向部位引起肿瘤免疫效应。常用的细胞基因有：IL－2、IL－12、IFN－α 和 GM－SCF 等。②细胞因子及其刺激分子如 B7 基因导入肿瘤细胞，使肿瘤微环境中细胞因子浓度升高。基因修饰树突状细胞（DC）是功能最强且唯一能活化静息 T 细胞的专职抗原提呈细胞（APC），具有增强机体特异性抗肿瘤免疫。

将肿瘤特异或相关抗原基因通过病毒或非病毒载体转染 DC 或免疫活性受体细胞将细胞因子、趋化因子的调节作用同 DC 的作用相结合而诱导强大的抗肿瘤免疫。

（3）抑癌基因：将正常癌基因导入癌细胞，通过恢复抑癌基因的功能来治疗肿瘤。目前常用的抑癌基因有：P53、P21、P16、P73、P27、PIEN、Rb、APL、SIRP、FHIF 基因等。

Cai 等报告大肠杆菌嘌呤核苷磷酸化酶（PNP）/MeP－dR［9－（2－deoxy－beta－dribofuranosyl）－6－methylpurine］自杀基因系统显示成功的抗肿瘤作用。小鼠模型试验用腺病毒介导人组织金属蛋白酶抑制剂（hTIMP）使之过度表达，在试管内和活体内可有效抑制肝细胞癌。腺病毒金属蛋白酶抑制剂（Adh TIMP－1）可显著减少肿瘤细胞增殖和侵袭力，HCC 的转移也减少，还可抑制血管生成和引起 HCC 细胞凋亡，为进一步肝基因治疗创造条件。有报告腺病毒介导血管舒缓抑素（kallistatin）可抑制局部和远隔的 HCC。

肝细胞生长因子对 HCC 有抗肿瘤细胞和血管生成作用。Sheng 等用腺病毒携带肝生长因子 K1（r－AAV－HGFK1）治疗 HCC，发现可显著延长小鼠的生存时间，可抑制肿瘤细胞生长，降低肿瘤微血管密度和防止肝内、肺和腹膜的癌转移。血管舒缓抑素基因治疗和 B7H3 基因联合治疗，在动物试验可完全根除 HCC。血管舒缓抑素转基因可抑制主动脉内皮细胞和血管生成，改变 NK 浸润，而 B7H3 基因激活 CD_8^+ 和 NK 细胞，增加循环中 IFN－γ 水平。结论认为血管舒缓抑素和 B7H3 基因治疗 HCC 是有效的，最终可使肿瘤结节完全回缩。

Jacob 等研究肿瘤坏死因子相关凋亡诱导配体因子 Ad/TRAIL－F/RGD（精氨酸－谷氨酸－门冬氨酸）在人 HCC 上的作用，用磷酸缓冲盐水（PBS）作对照，结果治疗组细胞生存力显著降低，并引起细胞凋亡。作者等提出 Ad/TRAIL－F/RGD 有可能成为有力的抗 HCC 药物。

Cao 等用 AFPTKG 渐 8 基因修饰树突状细胞可有效刺激转导型 CD_4^+ 和 CD_8^+ T 细胞介导 T 细胞反应，破坏 HCC 癌细胞。在 DC 基础免疫治疗 Th1 免疫反应最为重要。IL－18 是与 Th1 密切相关的细胞因子，在引起细胞毒 T 淋巴细胞（CTL）发挥中枢性作用。HCC 患者 DC，用 IL－18 基因和/或 AFP 基因转导，用这些基因建造疫苗发现 DC 可引起强大的抗肿瘤免疫治疗作用。这个结果指出用 AdIL－18/或 AFP 转染 DC 后可表达IL－18 和AFP，与转染前比较膜分子表达是戏剧性增加，指出用 DC 疫苗治疗同时用 TAA 基因和 IL－18 基因转导在 DCs、CD_4^+ T 细胞和 CD_8^+ T 细胞激活的免疫治疗是一个有效的策略。

Sendai 病毒（rSeV）在细胞质基因表达系统有强大转基因能力，对激活 DCs 是一个有力的动因。有些作者研究指出，为了 DC－基础免疫治疗 rSeV 可能是有力的免疫助推器（booster），提出了 rSeV/DC 系统为 HCC 治疗的新方法，值得进一步研究。也有报告，连续的肿瘤细胞凋亡和 DC 细胞功能被 NKT（自然杀伤 K 细胞）激动扩增可能成为肝癌治疗的新方法。

二、病毒性肝炎

（一）病毒反义寡核苷酸的导入

病毒性肝炎基因治疗的策略主要功能是在病毒的 DNA 复制、DNA 转录及转录后的修饰和蛋白质的翻译等水平上发挥作用。反义寡核苷酸能特异地抑制 HBV DNA 和 HCV RNA 的复制，它与病毒基因工程组的 DNA 或 RNA 互补的核苷酸序列杂交，形成 DNA－RNA 杂交体从而阻碍肝炎病毒的复制。有报道将针对 HBV 合成酶基因的反义寡核苷酸链和野生型 HBV DNA 共转染人肝细胞系后，该寡核苷酸链可阻止 HBV 抗原的表达和病毒的复制。

（二）DNA 免疫治疗

DNA 免疫治疗（或称 DNA 疫苗）的主要特点是它不仅能引起体液免疫而且可引起细胞免疫。用质粒 DNA（plasmid DNA），它是细菌体内的小型环状双链 DNA。用于 DNA 疫苗的质粒上带有病毒的表面或核心基因(DNA),为了转录并配病毒的促进子,当质粒 DNA 进入细胞质并深入核内时病毒基因 DNA 即被转录为 mRNA,然后 mRNA 在粗面内质网内经核糖体翻译为病毒蛋白,此蛋白也在胞质中被蛋白质分解酶分解为寡肽,寡肽在内质网内与 MHC－1 结合,经高尔基体达细胞表面为 CD_8^+ 所识别,从而引起细胞免疫。

(三)细胞因子及细胞作为肝炎基因治疗药物或手段

许多细胞因子参与机体抗病毒免疫机制,其中之一最重要的是 IL－2 和 IFN－α 对输入体内的效应 T 细胞的持续存在和增殖起关键作用。IL－2 的抗病毒作用是由于某种原因其对 HBV DNA 的启动子活性的直接抑制作用,并认为 IL－2 是在转录后水平上抑制 HBV DNA 的表达。IFN－α 能直接抑制病毒复制,激活 NK 细胞,增强活力 CTL 识别病毒感染细胞的能力及调节 MCH 分子表达。目前应用研究细胞做肝炎基因治疗选用的细胞主要为肝干细胞和树突状细胞(dendritic cells, DC)。DC 是目前发现的功能最强的抗原提呈细胞,它能在体内外直接激活初始型(naive)T 淋巴细胞质,提呈抗原给主要组织相容性复合体(MHC)－Ⅰ类限制性 CD_8^+ 和 MHC－Ⅱ类限制性 CD_4^+ T 淋巴细胞,诱导特异性免疫力应答。目前已研究在体外用病毒抗原冲击致敏 DC,再回输体内,诱导出病毒特异性 CTL,杀伤病毒感染力的细胞。

三、结直肠癌基因治疗

(一)自杀基因治疗

自杀基因工程的治疗原理是首先向肿瘤细胞内导入一种基因,此基因的表达产物能将某种无毒或相对低毒的物质转变为有毒物质,从而引起杀伤肿瘤细胞作用。Cao 等构建了含 CEA 启动子 CEA419/CD 和 CEA204/CD 反转录病毒载体,转染结直肠癌细胞系,以 5－FC 治疗,体内外试验均发现不含 CEA 启动子的 CD 基因工程对 5－FC 的敏感性高,且无骨髓抑制性。

(二)针对癌基因和抑癌基因治疗

应用反义核苷酸,RNA 或 ribozyme(核酶)等技术封闭异常癌基因或导入正常的基因以替代突变基因,可使肿瘤细胞发生凋亡或恢复正常细胞功能。目前发现与结直肠癌有关的原癌基因工程有 C－myc、c－erb－2、Ras,抑癌基因有 p53、DCC、APC、MADR2 等。将正常 p53 基因导入 p53 基因缺失或突变的结直肠癌细胞中后,可使肿瘤肿瘤细胞丧失恶性表型或凋亡。Fujiwara 等用野生型 p53 基因重组复制缺陷型腺病毒 Ad p53,将其注入结直肠癌 DLD1 和 Lovo 细胞中,可使这两种细胞凋亡。也有学者在 SW480 细胞株中导入抗癌基因,其生长受到不同程度不同的抑制。

(三)抗血管内皮生因子(VEGF)基因治疗

已有许多实验证明 VEGF 与结直肠癌的恶性膨胀程度和转移有关,因此抗 VEGF 基因治疗成为结直肠癌治疗的重要途径之一。研究表明,c－Src 基因介导的信号传导通路参与 VEGF 表达的调控。c－Src 是一种非受体酪氨酸激酶,参与调节血管内皮细胞收缩,细胞骨架重组,黏着斑形成及细胞迁移和生长。Elis 等用 c－Src 的反义核酸转染人类结肠癌细胞株 HT－29,使 Src 酪氨酸激酶的表达和活性大大下降,VEGF mRNA 的表达也随之明显降低,且与 Src 酪氨酸激酶活性的降低成正比。说明 Src 酪氨酸激酶活性调节结肠肿瘤细胞 VEGF 的表达,反义核酸技术下调 Src 酪氨酸激酶的表达有助于抑制肿瘤血管的形成。参与 VEGF 表达调控的另一个基因是抑癌基因 p53。研究表明,野生型 p53 基因过度表达能明显抑制 U－87MG 细胞质株的 VEGF 启动子的活性(抑制 80% 以上)。

总之,基因治疗结直肠癌只能作为辅助治疗,手术、放化疗依然是治疗的主要方法。

四、CRISPR/Cas9 系统

2014 年 CRISPR/Cas9(clustered regularly interspaced short palindromic repeats,成簇的规律间隔的短回文重复系列区域)基因工程编辑技术的公布,在整个医学生物研究领域引起了席卷世界的一场“风暴”。CRISPR/Cas9 系统基因编辑技术现已用于医学、生物学、农业、渔业等各行各业,而且揭示出了它的创新革命前景。

基因编辑技术(genome editing technology)是一种可以在基因组水平上进行改造的遗传操作技术。CRISPR/Cas9 是最新发掘的一种由 RNA 指导的 CRISPR/Cas9 核酸酶对靶向基因进行编辑的技术。CRISPR 是细菌用来抵御病毒侵入哺乳动物免疫反应的基因系统。CRISPR/Cas9 是细菌和古细菌在长期演化过程中形成的一种适应性免疫防御机制,可用来对抗入侵的病毒及外源 DNA,CRISPR/Cas9 系统通过将入侵噬菌体和质粒 DNA 的片段整合到 CRISPR 中,并利用相应的 CRISPR RNAs(crRNAs,CRISPR 衍生的 RNA)来指导同源序列的降解,从而提供免疫性。

CRISPR/Cas9 的工作原理:crRNA 通过碱基配对与 tracr RNA(trans - activating RNA,反式激活 RNA)结合形成 tracr RNA/crRNA 复合物,此复合物引导核酸酶 Cas9 蛋白在与 crRNA 配对序列内切双链 DNA,而通过人工设计这两种 DNA 可以改造形成具有引导作用的 sgRNA(short guide RNA,短导 RNA)引导 Cas9 对 DNA 的定点切割。在基因编辑过程中,tracr RNA 和 crRNA 可融合成为一条 RNA(sgRNA)表达同样可以起到靶向剪切作用。Cas9 将作为一种灵活的工具应用在各个方面,包括转录激活、转录抑制、表观遗传标记的调节、基因结构的调节、sgRNA 表达和定位的控制、基因编辑等。CRISPR/Cas9 系统经过改造可实现多个哺乳动物系统内高效可靠的 RNA 导向基因组修饰,从而大幅度提高了基因编辑以及基因调控的方便程度。CRISPR/Cas 系统有 3 种类型,其中 CRISPR/Cas 类型Ⅱ系统最简单,目前在研究中使用得也最广泛。野生型 CRISPR/Cas 类型Ⅱ系统由 crRNA、tracrRNA 以及 Cas9 蛋白组成,其中 crRNA 识别入侵的同源序列,crRNA、tracrRNA 复合物结合 Cas9 蛋白质并引导其对 DNA 双链的切割。

与 ZFNs(锌指核酸酶,zinc - finger nucleases)和 TALENs(转录激活因子样效应物核酸酶,transcription activator - like effector nucleases)相比,CRISPR/Cas9 系统提供更高效与使用方便的设计,利用 DNA - RNA 识别,且成功地应用在不同的物种。新近报告指出,CRISPR/Cas9 系统使猴产生基因修饰,其意义是用实验证明了概念,实验证明 CRISPR/Cas9 系统对胚胎干细胞基因修饰的可行性。

综上所述,CRISPR/Cas9 系统是一个最新的基因编辑工具,这一新的编辑基因工具的使用将在医学、生物学、农业、渔业等各行各业发挥积极创新作用。随着研究工作的深入和拓展,将会给医学带来不可估量的影响,不久后将会成为防治疾病的有力武器。

(池肇春)

参考文献

[1] 池肇春. 胃肠免疫学[M]//实用临床胃肠病学. 2 版. 北京:军事医学科学出版社,2015:32 - 50.

[2] 池肇春. 肝免疫学[M]//实用临床肝病学. 2 版. 北京:人民军医出版社,2015:32 - 38.

[3] 池肇春. 肝细胞癌非手术治疗若干进展[J]. 临床肝胆病杂志,2008;24:403 - 407.

[4] Ito H, Ando T, Ogiso H, et al. Inhibition of induced nitric oxide synthase enhances the anti - tumor effects on cancer immunotherapy using TLR7 agonist in mice [J]. Cancer Immunother,2015,64:429 - 436.

[5] Singh S, Nehete PN, Yang G, et al. Enhancement of mucosal immunogenicity of viral vectored vaccines by the NKT cell agonist alpha - galactorsyceramide as adjuvant [J]. Vaccine(Basel), 2014;2:686 - 706.

[6] Canavan JB, Scota C, Vossenxämper A, et al. Developing in vitro expanded CD45RA + regulatory T cellas an adoptive cell therapy for Crohn' sdisease [J]. Gut, 2016,65:584 - 594.

[7] Lee S, Choi E, Cha MJ, et al. Cell adhesion and long - term survival of transplanted mesenchymal stem cells:A prequisite for cell therapy [J]. Oxid Med Cell Longev,2015;2015:632902.

[8] Astrakhantseva IV,Efimov GA, Drutskaya MS, et al. Modern anti - cytokine therapy of autoimmune diseases [J]. Biochemistry (Mose),2014;79:1308 - 1321.

[9] Nicholson E,Peggs KS . Cytomegalovirus - specific T - cell therapies:current status and future prospects [J]. Immunotherapy, 2015;7:135 - 146.

[10] Cui M, Yuan J, Li J, et al. Gene expression analysis of colorectal cancer by bioinformatics strategy [J]. Hepatogastroenterology, 2014; 61:1942 - 1945.

[11] Xiao - Jie L, Hui - Ying X, Zun - Ping K, et al. CRISPR - Cas9: a new and promising player in gene therapy [J]. J Med Genet, 2015;52:289 - 296.

[12] Tangudu NK, Verma VK, Clemons TD, et al. RNA interference using C - Myc - conjugated nanoparticles suppresses breast and colorectal cancer models [J]. Mol Cancer Ther,2015;14:1259 - 1269.

[13] Chiadini E, Scarpi E, Passardi A, et al. EGFR methylation and outcome of patients with advanced colorectal cancer treated wiyh cetuximab [J]. Oncol Lett,2015,9:1432 - 1438.

[14] Westin JR , Chu F, Zhang M, et al. Safety and activity of PD1 blockade by pidilizumab in combination with rituximab in patients with relapsed follicular lymphoma: a single group, open - label, phase 2 trial[J]. Lancet Oncol, lymphoma: a single group, open - label, phase 2 trial[J]. Lancet Oncol,2014;15:69 - 77.

第九章　消化系统疾病益生菌治疗

人类正常肠道含有大量细菌,包括多种需氧菌和厌氧菌。根据它们生理学作用的不同分为有益菌和致病菌两大类。正常情况下这两类细菌呈一平衡状态,即形成一个庞大而复杂的生态系统,具有重要的生物学和临床意义。

第一节　胃肠道正常菌群

人类在消化道定居的细菌种类达300~500种,细菌总数约为人体细胞数的10倍。根据对粪便中的菌落分析,其中厌氧菌量为需氧菌的100~1000倍,主要的厌氧菌有拟杆菌、双歧杆菌、真杆菌、梭状芽孢杆菌、消化球菌、消化吸收链球菌;主要的需氧菌(或兼性厌氧菌)有埃希菌属、肠杆菌、肠球菌、克雷伯菌、乳酸杆菌和变形杆菌等(表9-1)。

表9-1　肠道正常菌群(表中数字为每克粪便含菌数)

菌群	胃	空肠	回肠	盲肠
活菌总数	$0\sim10^3$	$0\sim10^4$	$10^5\sim10^8$	$10^{10}\sim10^{12}$
需氧或兼性厌氧菌				
链球菌	$0\sim10^3$	$0\sim10^4$	$10^2\sim10^5$	$10^4\sim10^9$
乳酸杆菌	$0\sim10^3$	$0\sim10^4$	$10^2\sim10^5$	$10^6\sim10^9$
葡萄球菌	$0\sim10^2$	$0\sim10^2$	$10^2\sim10^5$	$10^2\sim10^9$
肠道杆菌	$0\sim10^2$	$0\sim10^3$	$10^3\sim10^8$	$10^5\sim10^8$
真菌	$0\sim10^2$	$0\sim10^2$	$10^2\sim10^4$	$10^4\sim10^6$
专性厌氧菌				
拟杆菌	0	0	$10^3\sim10^7$	$10^9\sim10^{12}$
双歧杆菌	0	0	$10^3\sim10^4$	$10^8\sim10^{10}$
梭状芽孢杆菌	0	0	$10^2\sim10^4$	
真杆菌	0	0	0	$10^9\sim10^{12}$
pH值	3.0	3.0~6.0	7.5	6.8~7.3

一、胃肠道正常菌群的构成

新生儿出生时肠道内无菌,出生后细菌自口腔向下至肠道移生。数小时内,即有魏氏梭形杆菌和链球菌移生。数日内即有大量肠道杆菌存在,然后在7~10天时有所减少。厌氧乳酸杆菌和肠球菌在24小时左右开始出现,并在10~21天时逐渐增加。拟杆菌于10天时变为结肠的优势菌丛,并在数周内迅速增加。婴儿于出生后数周肠道正常菌群即告成立,基本接近于正常人。

(一)胃内正常菌群的组成

胃酸具有杀菌作用,大部分外籍菌被胃酸杀灭,只残留少量细菌。胃内菌群为革兰阳性菌和需氧菌,细菌浓度为$<10^3$CFU(colony-forming unit,菌落形成单位)/ml。常见的细菌主要有链球菌、葡萄球菌、乳酸杆

菌和真菌，而肠杆菌、梭形杆菌、拟杆菌则极为少见。胃内 pH 值是控制细菌生长的主要原因，当接受质子泵抑制剂治疗或胃手术后造成胃酸减少时胃内细菌有很大变化。pH 值为 4~5 时，仅耐酸的乳酸杆菌和链球菌能生存；如果 pH >5 时，许多口腔和粪便中见到的细菌也能在胃内分离到。胃癌时胃内正常情况下少见的细菌可增1000~10 000 倍。

（二）小肠内正常菌群的组成

正常人小肠内细菌数比结肠少，此与小肠的清扫、肠黏膜分泌的 IgA 及黏液的杀菌作用有关。小肠上段，十二指肠、空肠和回肠起始部正常菌群与胃相似，空肠细菌浓度 $<10^5$ CFU/ml，主要仍为需氧菌和革兰阳性菌，但也可分离到低浓度的肠杆菌和厌氧菌；小肠下段特别是回肠末端，细菌数量明显上升，细菌浓度为 10^3~10^7 CFU/ml，革兰阴性菌超过革兰阳性菌，肠道杆菌持续存在，而厌氧菌，如拟杆菌、双歧杆菌、梭形杆菌已大量存在。

（三）结肠内正常菌群的组成

在结肠，细菌数量大量增加，达 10^{11}~10^{12} CFU/ml。粪便干重的 1/3 为活的细菌，厌氧菌的数量超过需氧菌 100~10 000 倍，在回盲瓣以前以革兰阳性球菌占优势，回盲瓣以后则以革兰阴性细菌占优势。主要菌种为拟杆菌、双歧杆菌、真杆菌和厌氧球菌如消化球菌和消化吸收链球菌，以及肠球菌和不同种的肠杆菌科细菌亦常见；其次为葡萄球菌、乳酸杆菌、D 族链球菌和肠杆菌科的细菌（主要为大肠杆菌）。其中儿种菌在肠道内起重要作用。

1. 双歧杆菌　是人和某些重要正常菌群组成成员，主要栖居于人和动物的肠道。小肠上部几乎检测不出，小肠下部可达 10^3~10^5 CFU/ml。大肠粪便中可达 10^9~10^{12} CFU/ml。新生儿出生不久肠道就被该菌定植，随后终身带菌。当服用抗生素、衰老或受其他因素的影响下，双歧杆菌即可减少或消失，造成肠道菌群失调。双歧杆菌在肠道中成为优势菌群，对维护机体的健康具有重要的意义。① 屏障作用：双歧杆菌通过磷壁酸与肠黏膜上皮细胞相互作用、密切结合，并与其他厌氧菌一起共同占据黏膜表面，形成一个生物学屏障，阻止致病菌、条件致病菌的定植与入侵。双歧杆菌在维持肠蠕动方面具有重要作用，而正常的肠蠕动又是阻止致病菌在肠道中定植的主要手段。此外，双歧杆菌发酵糖产生大量醋酸与乳酸，降低 pH 值，抑制致病菌生长，从而对多种致病菌有拮抗作用。② 营养作用：双歧杆菌可以合成多种维生素，如硫胺素、维生素 B_2、尼克酸、吡哆醇、泛酸、叶酸、维生素 B_{12} 等。③ 抗肿瘤作用：双歧杆菌具有降解 N－亚硝胺和清除肠道内某些细菌产生的致癌因子作用。④免疫作用：双歧杆菌能激活机体吞噬细胞的吞噬活性，提高抗感染能力。⑤控制内毒素血症：双歧杆菌能使过多的革兰阴性杆菌减少到正常水平，从而减少内毒素释放量。

2. 乳酸杆菌　乳酸杆菌的生理效应仅次于双歧杆菌。在体内以小肠含量最多，粪便含量中等，也是重要的肠道菌群之一。乳酸杆菌在肠道内正常无害定植，能合成维生素。辅助食物消化和营养吸收，促进宿主代谢，克服腐败过程，降低宿主血胆固醇，增强宿主对乳酸的耐受力。最新研究证明，乳酸杆菌对幽门螺杆菌有抑制作用，故对治疗幽门螺杆菌相关性胃炎有帮助。另外，对改善肠易激综合征的临床症状和预防抗生素相关性腹泻、肝性脑病也有一定作用。由于该菌的某些菌株能抑制肠道菌丛的代谢活力，故对降低肠内致癌物质的形成有一定作用。

3. 大肠杆菌　近年研究发现，大肠杆菌对机体有许多有益的作用：①创造厌氧环境。大肠杆菌不断消耗从血循环通过肠黏膜弥散到肠腔、对厌氧菌有害的氧，同时维持并形成厌氧菌丛所必需的氧化还原电位。实验证明，只有在大肠杆菌栖居的情况下，厌氧菌才能栖居于肠道。②拮抗作用：大肠杆菌能产生抗生物质（结肠素、微菌素、短链脂肪酸），可阻止医院内耐药菌的栖居。③ 合成维生素：大肠杆菌可合成维生素 K、维生素 B 等。④免疫刺激作用：可支持和刺激肠道相关免疫系统的形成，防止致病菌侵犯。⑤为肠黏膜提供能量。结肠上皮细胞为了维持能量平衡，必须利用寄生菌生产短链脂肪酸，其中大肠杆菌酵解糖类产生的终末产物占 40%~50%。⑥ 其他：促进肠蠕动，刺激 Na^+、Cl^- 吸收，其产生的乙酸具有促进肠黏膜血液循环的作用。

但必须指出，大肠杆菌又是一个多能性致病菌。主要引起腹泻，包括 5 类大肠杆菌：①产毒性大肠杆菌（ETEC）：是旅游者腹泻的主要功能病因。②致病性大肠杆菌（EPEC）：可引起婴儿肠炎。③出血性大肠杆菌（EHEC）：可引起血性腹泻并可致溶血性尿毒症综合防治征。④侵袭性大肠杆菌（EIEC）：常可致痢疾样血性黏液便。⑤黏附性大肠杆菌(EAEC):可能与慢性肠炎形成有关。

4. 拟杆菌　拟杆菌在人类肠道、呼吸道和泌尿道均为正常菌群成员，在肠道内含量最多。拟杆菌的生理作用主要有营养效应，即对维生素的消化，生物固氮、氨基酸和脂质合成与代谢等，特别是对胆固醇代谢具有重要作用。拟杆菌还能合成酶类，如纤维酶、核酸脂酶、蛋白质酶及胶原酶等。所以，拟杆菌是人类肠道环境中的重要成员，其生理作用是主要的，但在生态失调时却具有一系列病理作用，如引起内源性感染，促进衰老和致癌。另外，拟杆菌还可对多种抗生素产生耐药，并将耐药质粒传递给其他致病菌，造成宿主的严重感染。

二、正常肠道菌群的维持

在正常情况下，人体肠道菌群很少发生变化。肠道内的细菌繁殖很快，如肠杆菌每 20 分钟分裂 1 次，故必须有若干控制机制，以防止肠道内细菌过度生长。胃酸是一个重要的保护机制，可使胃和小肠上段保持细菌低浓度状态。但少数耐酸菌如乳酸杆菌、链球菌和真菌等能在胃内存活并进入小肠。患者有胃酸缺乏症或胃大部切除术后，使胃内和小肠内移生的需氧菌和厌氧菌大量增加。

正常的肠道运动也是重要的保护机制。肠道蠕动可将细菌自小肠迅速向下端排移，因此任何原因引起的肠道正常运动减慢或被阻断，细菌就会过度生长。肠道分泌物，如非结合性胆酸等，亦可抑制细菌生长。

微生物之间的相互作用，尤其是在结肠内，也可对菌群进行调节。兼性厌氧菌可利用氧而使结肠腔处于还原状态，从而有利于控制厌氧菌的生长。一些单位细菌可产生抑制其他细菌生长的物质，如某些大肠杆菌可产生大肠杆菌素。厌氧菌可产生短链脂肪酸，能抑制结肠内其他细菌的生长。肠道菌群的相互作用具有重要的临床意义。肠道菌奶制品可以减少白色念珠菌的肠道移生。严重腹泻时，细菌相互作用的时间不够充分，当专性厌氧菌数量减少时，大肠杆菌则趋向增多。抗菌药物的使用可改变肠道菌群间的相互作用，从而影响正常的肠道菌群。

此外，机体的免疫功能降低或受损，将明显影响肠道的正常菌群。研究证明，经放射性核素照射的小鼠，其抗定植能力明显下降。低丙种球蛋白血症时可出现肠菌的大量繁殖和失控，其主要原因是由于肠道内分泌型 IgA 的减少所致。

三、肠道菌群的生理作用

通过动物模型研究表明，正常的肠菌参与了宿主营养素消化、合成和吸收。肠道菌群是在与宿主共同进化中形成的，对宿主有一系列有益的生理作用。

(一)营养及生长发育作用

双歧杆菌的菌体含有多种营养素，这些营养素可以促进宿主生长发育。老年人结肠内双歧杆菌减少，有人认为双歧杆菌有防衰老作用。此外，肠菌在人类肠道内具有固氮作用，在低氮摄入情况下，细菌的固氮作用对人可具有营养效益。

(二)维生素的合成

肠道菌群能合成多种维生素，而对维生素 K 和 B 族维生素的合成已被多种实验所证实。如对无菌大鼠给予无维生素的饮食，很快发生典型的出血综合征，而相应的普通大鼠则凝血时间正常。无菌动物转为普通动物或无菌动物饮食中加入维生素 K，出血症状立即消失。另外，一些动物在食物中去掉维生素复合体而不发生缺血症，证明这些动物可通过肠道菌群合成维生素。

(三)物质代谢作用

正常菌群具有复杂的生物酶和氧化还原作用。肠菌具有使蛋白质降解的分解代谢作用。未经吸收的蛋白质进入结肠后可被肠菌分解为氨和胺，从血中弥散入结肠的尿素也可被肠菌的尿素酶分解为氨。这些物质可再吸收而影响到肝病患者大脑功能，严重者引起肝性脑病。肠菌含有脂酶，能将三酰甘油水解为简单的基本化合物，如乙酸。细菌也能利用乙酸盐类合成脂肪。细菌能通过羟化酶将长链脂肪酸转化为羟化脂肪酸，后者具有蓖麻油的作用，能刺激肠道引起腹泻。结肠细菌双糖酶可将未吸收的糖裂解和发酵产生乙酸、丙酸及其他一些有机酸，从而提高结肠内容物的渗透度、降低 pH 值引起腹泻。粪便 pH 值降低可使氨的形成减少，并使血中氨弥散入结肠，这是利用乳果糖治疗肝性脑病的药理基础。

（四）防御功能

正常肠道菌群通过其生物拮抗作用和免疫功能共同构成宿主的生物防线，对入侵的微生物予以抵制。

第二节　益生菌治疗作用机制

一、益生菌来源

益生菌（probiotics）是一种含有生理性及其成分和产物的微生物制剂，一般经口服进入体内，通过改善黏膜表面的微生态或酶的平衡，刺激机体或特异性免疫机制，提高机体抗病和免疫力。益生菌种类繁多，主要包括乳酸杆菌、双歧杆菌、酵母菌、屎肠球菌、保加利亚乳酸杆菌等。益生菌也存在于正常人的胃和肠道，是一类有益菌，对人的健康有益。

二、益生菌治疗的作用机制

胃肠道黏膜功能像是排除和消灭来自外环境抗原微生物的一个屏障，通过一些因子包括唾液、胃酸、蠕动、黏液、肠蛋白水解和上皮细胞膜与细胞间联结复合体来保证完成这种屏障功能。益生菌在消化道腔内有黏膜防卫作用，可限制病原菌定植，把细菌粘连到黏膜表面，阻止消化道细菌过度生长，还可产生抗菌物质。通过调节肠道微生态影响肠黏膜屏障的不同部分而提高肠道屏障功能。在病理情况下，如肠道炎性疾病、动力障碍性疾病时，益生菌与致病菌平衡失调，往往使益生菌减少，因此，如能从体外补充益生菌对上述疾病则有治疗作用。

乳酸菌有免疫调节作用，抑制辅助 T 细胞 Th1 介导的免疫反应。益生菌制剂可使受损的结肠屏障功能得到恢复，还可使 IL－10 缺陷小鼠的肠上皮恢复完整性，同时还可提高 T8 细胞的抵抗力。不仅活的益生菌具有提高肠道屏障功能的作用，而且益生菌的蛋白质分泌产物也具有类似的作用。益生菌制剂还可上调 MCU3 mRNA 的表达，从而增加黏液层，阻止条件致病菌的种植。

肠道细菌在肠腔内形成一个多层次的生物层，构成肠黏膜的生理屏障，抵抗需氧菌的植入。包括：①直接改变肠微生物：益生菌暂时地寄居在胃肠道，阻止胃肠道细菌定植。益生菌可通过分泌细菌毒素，产生短链脂肪酸，促进肠道蠕动占据致病菌黏附空间以及争夺营养等多个环节防止细菌侵入。分泌短链有机酸与肽降低肠腔 pH 值，与杀菌活性相一致，干预病原菌粘连和攻击。②益生菌增强黏膜屏障功能：益生菌增加黏液分泌或在肠上皮占用细菌受体或改变上皮的糖基化作用，益生菌可阻止病原体粘连和侵袭作用。Madsen 等证明口服使用 VSL#3（一种含 8 种益生菌的混合剂）在缺乏 IL－10 基因的鼠中可增加结肠上皮的完整性和减少结肠炎的发生，产生可溶性因子，增强单层上皮细胞的屏障功能，支撑上皮细胞的完整性。此外尚有促进上皮恢复，防止上皮细胞凋亡和抗氧化作用。③调节局部和系统免疫反应：益生菌免疫影响到抗原提呈、体液和细胞介导的免疫反应，且当炎症前细胞因子（即 TNF－α、IL－8）产生下调时引起肠的抗炎症细胞因子（即 IL－10、TGF－β）的产生。胃肠相关淋巴组织产生的特异性分泌型免疫球蛋白 A（sIgA），可以防止细菌黏附到黏膜细胞，防止肠抗原摄取，防止内毒素或微生物与微绒毛结合，溶解细菌，阻碍细菌复制，阻碍细菌与上皮细胞受体结合，构成肠黏膜的免疫屏障。Perdigon 等报道在伤寒沙门菌的刺激下，乳酸杆菌可显著提高 sIgA 分泌量，其增加的量足以抵抗肠道感染。另一项试验结果也显示乳酸杆菌可剂量依赖性提高分泌 sIgA 的浆细胞数量。

益生菌阻止肠上皮病原菌粘连和侵袭，部分阻止黏附位点，但也上调 MUC2 和抗细菌肽的基因表达。益生菌在上皮上的代谢作用包括短链脂肪酸的产生，其影响上皮细胞代谢、周转和凋亡。益生菌恢复生态平衡和潜在预防作用，益生菌改变紧密联结蛋白的表达和再分配，降低肠渗透性来限制有害的分子从肠腔吸收，许多研究益生菌在上皮细胞上的作用时发现，它是先天免疫细胞的第一道防线。益生菌通过分泌分子，影响先天上皮细胞对刺激肠腔的炎症反应，减轻黏膜炎症。通过树突状细胞上的作用和上皮细胞影响肠固有层的T 细胞，致使改善适应性免疫。益生菌的这些作用提出了可用于治疗几种胃肠疾病，包括 IBS、抗生素相关性结肠炎、IBD、急性胃肠炎、艰难梭菌感染、坏死性肠炎、H. pylori 胃炎。

第三节　益生菌在临床治疗上的应用

一、益生菌在幽门螺杆菌感染上的应用

目前根除幽门螺杆菌的方案主要是一种质子泵抑制剂联合两种抗生素的三联疗法。尽管该疗法根除率较高,然而随着幽门螺杆菌对细菌耐药性的不断出现增加,使幽门螺杆菌根除率也逐步降低。面对这个现实,益生菌的临床应用,为幽门螺杆菌治疗提供了一个新的治疗方法,其作用特异、持久,并且无明显毒副作用。研究发现益生菌不仅可以提高消化道内其他有益菌的数量,也可以抑制幽门螺杆菌在胃黏膜上皮的定植和生长,抑制感染后的炎症和免疫反应。

近年来国内外已有大量关于益生菌对 *H. pylori* 有抑制或杀灭作用的研究报道,包括体外研究以及动物实验和临床试验;体外实验显示了多种益生菌(乳酸菌和双歧杆菌等)对 *H. pylori* 有抑制作用,动物实验和临床研究显示了益生菌可以影响 *H. pylori* 在胃内的定植,联合益生菌的三联疗法可以提高 *H. pylori* 的根除率。一项 991 例患有 *H. pylori* 感染的治疗研究表明:在 PPI 三联疗法基础上加用酵母菌治疗 4 周能够有效提高 *H. pylori* 的根除率,减少不良反应的发生,从而有助于 *H. pylori* 根除治疗。一项自 1966～2006 年的回顾性分析表明,益生菌在体外有抗 *H. pylori* 的作用,动物实验表明它能减轻 *H. pylori* 所导致的胃黏膜炎性反应,联合标准的抗生素治疗,可明显提高 *H. pylori* 的根除率,并显著降低抗生素所致的不良反应,但没有数据表明单用益生菌可根除 *H. pylori* 感染。

二、在肠易激综合征(IBS)上的应用

益生菌在 IBS 上的治疗作用一直有争议。有研究表明,益生菌能调节免疫功能和肠动力,改善肠内环境,可有效改善 IBS 的临床症状。Ki 等报告 50 例 D－IBS 患者用混合益生菌治疗,每周评价 1 次,共用 8 周。结果症状完全缓解(AR),益生菌组比安慰对照组高(48% vs. 12%),$P<0.01$。治疗组大便成分显著改善,伴有稳定增长肠菌作用。国内研究报道了多种益生菌制剂的应用,但是应用标准不统一,缺乏大系列病例的随机、双盲对照研究,因此对其疗效难以做出结论,单从减轻 IBS 症状上来看,一般认为治疗是有效的。

三、艰难梭菌感染上的应用

新近艰难梭菌发生率有戏剧性增加。艰难梭菌感染的发病机制,在易感人群可由下列机制引起:①结肠菌丛的失调:正常结肠菌丛的改变,常被使用抗生素而引起,且认为是引起艰难梭菌感染的主要原因。正常肠道菌丛稳定的保护作用常常是与对抗细菌移居有关。②艰难梭菌的暴露与移居:环境,特别是医院环境是艰难梭菌的主要来源。住院后用抗生素治疗的患者有 15%～21% 发生艰难梭菌移居。感染患者、环境、病房用品和医疗器械、医护人员的手等潜在医院艰难梭菌的来源,无症状艰难梭菌携带是造成艰难梭菌感染的原因之一。有关益生菌的治疗尚无系统的临床对比研究报告。

四、肝病防治

肝病患者普遍存在肠道菌群失调并伴有不同程度的肠源性内毒素血症。益生菌制剂能够使肠内菌群恢复正常、维护肠黏膜屏障的完整性,吸收肠道内含氨有害物质从而减少肠源性内毒素来源和细菌移位,抑制产胺的腐败菌生长,降低肝硬化患者肠道内酸度、血氨水平和血浆内毒素水平,因而对急慢性肝炎、肝硬化等疾病均能起到很好的辅助治疗作用。

五、重症急性胰腺炎

重症急性胰腺炎(SAP)发病急骤,病情复杂,易出现肠道动力障碍。因此,保持肠道屏障的完整性对治疗重症急性胰腺炎有重要作用,能够有效地阻止细菌移位,降低全身炎症反应综合征和继发性多器官系统

功能障碍的发生率。

六、抗癌、抗肿瘤作用

益生菌可优化肠道菌群的组合，增强机体的免疫功能，同时抗癌益生菌能够降解亚硝胺，消除其致病性。此外，益生菌还可促进肠道蠕动，使有害菌随肠道蠕动而排出。菌乳酸可降低结肠癌发生。

七、心血管系统疾病

益生菌有降血脂作用。益生菌细胞可直接吸收胆固醇而降低介质中的胆固醇含量。乳酸菌、益生菌在生长过程中，促进胆固醇的分解代谢，也使胆固醇降低。益生菌尚有降血压作用，其机制：①通过其胞外酶水解底物蛋白（如牛奶蛋白）产生具有抑制血管紧张素转化酶（ACE）活性抑制肽，而表现降血压作用；②益生菌的菌体成分，如乳酸菌细胞壁成分或内容物在原发性高血压患者体内表现出降血压作用。

八、常用益生菌制剂与用法

近年来培菲康与抗生素联合用于根除幽门螺杆菌或肠易激综合征，常用量420 mg，3 次/d，温开水送服。丽珠肠乐成人1~2 粒/次，早晚各1 次，餐后口服。金双歧1.0 g，3 次/d，饭后口服。与其他抗生素和PPI 联用，可提高幽门螺杆菌根除率。常用1.0 g，3 次/d，贝飞达与其他抗生素合用也可以提高幽门螺杆菌根除率。常用量每次2~4 粒，3 次/d，饭后半小时温开水送服。

（池肇春）

参考文献

[1] 池肇春. 益生菌与胃肠屏障功能[J]. 中国消化病基础与临床，2006；7：3－6.

[2] 池肇春. 消化系统疾病抗生素治疗[M]//池肇春. 实用胃肠临床病学. 北京：军事医学院科学出版社，2015：254－267

[3] Ramakrishna BS. Probiotic－induced changes in the intestinal epithelium：implications in gastrointestinal disease[J]. Trop Gastroenterol，2009；30：76－85.

[4] Bixquert Jiménez M. Treatment of irritable bowel syndrome with probiotics. An etiopathogenic approach at last?[J]. Rev Esp Enferm Dig，2009，101：553－564.

[5] Balakrishnan M，Floch MH. Prebiotics，probiotics and digestive health[J]. Curr Opin Clin Nutr Metab Cara，2012；15：580－585.

[6] Brandt LJ，Aroniadis OC. An overview of fecal microbiota transplantation techniques，indication，and outcomes[J]. Gastrointest Endosc，2013；78：240－249.

[7] Borody TJ，Brandt LJ，Paramsothy S，et al. Fecal microbiota tranplantation：a new standard treatment option for Clostridium difficile infection[J]. Expert Rev Anti Infect Ther，2013，11：447－449.

[8] Kim JE，Kim MS，Yoon YS，et al. Use of selected lactic acid bacteria in the eradication of Helicobacter pylori infection[J]. J Microbiol，2014；52：955－962.

第十章　胃肠道间质瘤与间质肉瘤鉴别诊断与治疗

第一节　概　述

近十余年来，随着病理学和分子生物学研究的进步，人们发现约95%的“平滑肌肿瘤”不是起源于平滑肌细胞，而是起源于胃肠道原始间叶细胞(primitive mesenchymal cell，PMC)，瘤细胞显示向Cajal间质细胞(interstitial cells of Cajal，ICC)分化。这种瘤细胞显示有Ⅲ型受体酪氨酸激酶基因(C-kit或PDGFR-α)功能获得性突变，表达C-kit蛋白(CD117)或PDGFR-α蛋白，并正名为胃肠道间质瘤(gastrointestinal stromal tumor，GIST)。GIST发病率为1~2 / 10万，好发于50岁以上成年人，平均年龄58岁。40岁以下少见，儿童罕见。男女患病比例约1:1.1。60%~70%发生在胃部，30%发生在小肠，食管、结肠，直肠和阑尾也少有发生，偶可发生于大网膜、肠系膜、盆腔和腹膜等肠道外部位。

随着对GIST本质认识的深入，对其治疗模式和观念也发生了明显改变，首先是手术范围趋于缩小，腹腔镜和内镜下治疗的适应证选择有所扩大；在伊马替尼等靶向治疗药物的疗效得以肯定的基础上，出现了新辅助治疗的模式，即先行靶向治疗使瘤缩小，然后切除的治疗模式，不仅肿瘤得以切除，又可保留器官的功能；对转移或复发的患者也可依赖药物，维持带瘤长期生存。

第二节　诊断与鉴别诊断

一、临床诊断

GIST的临床表现多与肿瘤的大小、部位、肿瘤占位、挤压、牵拉或堵塞、并发症和转移等有关。直径小于2 cm的早期GIST常无症状。往往是在常规体检或肿瘤普查、内镜检查或影像学检查时偶然发现；随着肿瘤的增大(尤其是肿瘤直径大于5 cm时)以及病情进展等可产生一系列症状。这些症状虽然缺乏特异性，但可以为进一步检查和治疗提供重要线索。

1. *腹部不适或疼痛*　腹部不适、疼痛或胀满是GIST常见的症状，最初甚轻微，时隐时现。随着肿瘤的增大，由于瘤体的牵拉、压迫、侵犯浆膜、粘连等，疼痛部位可相对固定。胃部肿瘤疼痛常位于上腹部，常与进餐有关；空肠肿瘤多发生脐周隐痛；回肠则多为右下腹痛。肿瘤压迫黏膜层可形成溃疡；有时发生肠套叠、肠扭转等而出现肠梗阻症状。结直肠GIST的疼痛可在便前呈现，并随排便或虚恭而缓解。

2. *消化道出血*　直径小于2 cm的GIST，其表面黏膜完整，一般不会出血。随着肿瘤的增大，肿瘤压迫可造成黏膜糜烂、溃疡进而导致出血；肿瘤自身坏死导致肿瘤破裂也可发生出血。约60%的GIST患者是以消化道出血为首发症状而就诊。有的仅表现大便潜血阳性，有的则出现柏油便或便血，出血量大时可发生呕血。反复多次出血或大量出血可导致贫血或失血性休克。

3. *腹部肿块*　GIST有向胃肠腔外膨胀性生长的倾向。因此，有时可在体检时触及腹部肿块。多呈圆形或椭圆形，少数呈分叶状，边界清晰，有不同程度的活动度，小肠肿瘤往往活动度大。有时腹部肿块是肿大腹腔淋巴结所致。有周围组织侵犯或粘连时，肿块可以固定，边界不清。

4. *其他*　食管或贲门附近的GIST可引起吞咽困难。肠道肿瘤可引起急性或慢性肠梗阻、便秘、腹泻等。胃肠穿孔和腹膜炎时有发生。病程长者可出现贫血、消瘦和营养不良性水肿。远处转移可引起相应症状如肝功能损害或呼吸道症状等。

二、内镜诊断

GIST 根据生长方式可以分为腔内型、壁内型、壁外型和混合型等。内镜检查对发现腔内型有重要价值。部分病例可以获得活组织标本有确诊意义。

(一)普通内镜诊断

胃镜、结肠镜、小肠镜和胶囊内镜可以用以检出不同部位胃肠道腔内型 GIST。不同部位 GIST 内镜下表现大致相似,多呈丘状、半球状或球状隆起,也有的呈哑铃状或分叶状,多为单发。多数基底宽而边界不清,以活检钳触压可在黏膜下滑动,也有少数有蒂。瘤体质地韧。瘤体直径可为 0.5~2 cm,也有大于 5 cm 甚至 10 cm 者。瘤体过大可致胃肠腔变形或狭窄。多数表面黏膜紧张光滑,色泽正常,可见桥形皱襞。有时肿瘤顶部可形成缺血坏死性溃疡,大小和深浅不一,有污秽苔。

(二)超声内镜诊断

GIST 是起源于胃固有肌层的黏膜下肿瘤,被覆完整正常黏膜的较小 GIST 超声内镜下主要在第 4 层或第 2 层显示圆形、椭圆形或不规则形低回声团块,内部回声均匀,边界清楚。有时 GIST 突入黏膜下时也可显示位于第 3 层;体积很大的 GIST 可能难于分辨其占据的层次。较大肿瘤可能中心坏死或液化而表现液性暗区。也有的显示边缘空晕,呈现“牛眼征”。

超声内镜检查的优势在于:①图像分辨率高,有利于发现小的病灶。②提高了壁内型和腔外型 GIST 的发现率。③有利于与其他肿块的鉴别:如脂肪瘤主要在第 3 层,均匀强回声,边界清晰;静脉瘤位于第 3 层,无回声,均匀,边界清晰;异位胰腺也位于第 3 层,低回声间有点状强回声,边界清晰;壁外压迫可显示壁外肿块,而胃肠壁结构正常。④可以较清晰地观察临近脏器受累情况和发现肿大淋巴结。⑤可以进行超声内镜引导下穿刺活检。

(三)内镜下活检诊断

GIST 是黏膜下肿瘤,普通内镜下活检不容易成功取得瘤组织;而且该瘤血管丰富、部分瘤组织质地脆、常有中央液化,不适当的活检或穿刺有造成肿瘤种植播散和大出血之虞。因此,专家共识意见是:①医生在活检前要慎重考虑活检的必要性并充分估计活检带来的风险,如出血、种植扩散、囊性病灶破裂等;②凡高度疑似 GIST 病例,病灶局限、考虑可以完整切除的,术前不推荐活检或穿刺,待取得手术切除标本进行病理检查更为安全;③初发疑似 GIST 病例,如必须明确病灶性质以指导制订治疗方案者,提倡在超声内镜引导下穿刺活检,以减少腔内种植的风险;④胃部 GIST,其顶部发生溃疡,可考虑在溃疡边缘深取活检,往往可取到肿瘤组织,但出血的风险较大;⑤需要联合多脏器切除者,可行术前活检或穿刺;⑥可以肯定病灶无法切除,在正规药物治疗前,提倡活检或穿刺,以行病理检查确诊;⑦肿瘤已经播散或治疗后复发者,如果适宜操作,可以采取经皮穿刺;⑧直肠和盆腔 GIST 如需术前活检,推荐经直肠前壁穿刺活检。

三、影像学诊断

(一)气钡双对比造影

可显示腔内型 GIST 的部位、形态和范围。局部黏膜撑开、展平、壁柔软,无溃疡时表面黏膜完整,可形成桥样皱襞;有溃疡形成时,可表现深大裂隙样或烧瓶状龛影。主要用于初步筛选。

(二)CT 诊断

CT 和 MRI 下 GIST 显像多呈结节、肿块状或分叶状,病灶边界多较清晰,增强 CT 呈中高度强化,瘤周多显示多发性迂曲血管;中央可呈现低强化区域,是出血、坏死、囊变和黏液变的特征。少数表现均匀强化。也可清晰显示溃疡的形态,如裂隙状、烧瓶状或潜掘状等。可分辨出瘤在胃肠道上的生长方式,壁内型(Ⅰ型)、腔内型(Ⅱ型)、腔外型(Ⅲ型)和混合型(Ⅳ型)。影像学检查是发现转移病灶的重要手段,以肝转移最常见。CT 扫描肝转移表现有低密度结节,呈周边强化,提示中央坏死,周边血运丰富,典型可呈“牛眼征”。淋巴结转移非常少见,肺转移、骨转移和脑转移也少见。在临床工作中 CT 检查是对肿瘤分级、制订治疗方案和预后评价的主要手段。

(三)MRI 诊断

在 MRI 上肿瘤实性部分表现为 T_1WⅠ低信号,T_2WⅠ高信号,增强扫描明显强化。肿瘤内部出血区域随出血时间的延续在 T_1W1 和 T_2W Ⅰ图像中由高信号向低信号转变。MRI T_1W Ⅰ反相位成像时，邻近脂肪间隙一侧的组织会出现线样无信号区，可以协助判断肿瘤是来自胃肠道还是邻近脏器。由于 MRI 无辐射损伤，可进行连续多期增强，更全面地反映肿瘤的动态增强特征。即强化早期速升或缓升，强化后期无廓清现象。MRI 对组织成分的分辨能力优于 CT，对肿瘤内部坏死囊变、黏液变区与实性区的嵌插分布、边界的清晰状况较 CT 更为敏感。MRI 对发现肝脏转移瘤较 CT 敏感，组织结构显像更清晰。

（四）PET－CT

PET 是一种功能性显像技术，是给予一种放射性示踪剂（最常用的是 18F－氟脱氧葡萄糖，FDG），能够探测到肿瘤内糖代谢的早期变化，用以评价肿瘤的生物学行为，确定肿瘤的范围、恶性程度、肿瘤的分期，检测肿瘤对药物治疗的敏感性、疗效和预后。PET－CT 能够将 PET 的功能显像与 CT 的解剖学显像结合起来，起到互补作用。

（五）彩色超声

对发现壁内型、壁外型和转移病灶尤其肝转移病灶有实用价值，有报告超声造影可以用于评价靶向治疗的疗效。

四、病理诊断

GIST 病理诊断是疾病诊断的最重要依据，必须综合大体病理学、病理组织学和免疫组化等检测结果做出诊断。

1. *GIST 组织学形态*　GIST 内瘤细胞有 2 种形态，即梭形细胞和上皮样细胞。根据两种细胞的比例不同可将其分为 3 种类型：①梭形细胞为主型，占 50%～70%；以往曾认为平滑肌肉瘤的特征性形态；瘤细胞呈梭形或短梭形，多为短条束状或漩涡状排列，部分区域呈长条束状或鱼骨样排列；也有的病例以长条束状排列为主，或见鱼刺骨状、栅栏状排列。②上皮样细胞为主型，占 20%～40%；多发生在胃或大网膜；瘤细胞胞质透亮，空泡状或嗜伊红深染，或呈印戒样，呈巢状或片状分布。③混合型，约占 10%。

2. *GIST 免疫组化*　95% GIST 表达 CD117，主要在瘤细胞膜或胞质内呈弥漫性强阳性，约 50% 可同时呈点状染色。约 5% 不表达 CD117，主要是某些上皮样型或混合型的胃和大网膜 GIST，这部分患者应该检测 C－kit和 PDGFR－α 基因突变，以确定 GIST 的诊断。

3. *GIST 恶性程度判断*　①对于已经发生腹腔播散或肝脏等转移的 GIST，可以确定恶性无疑。②对于尚未发生转移或扩散的 GIST，界定 GIST 的良恶性较困难，目前主要根据 GIST 的大小、核分裂象计数以及肿瘤所在部位来评估恶性程度（表 10－1）。

五、鉴别诊断

（一）与起源于黏膜的病变鉴别

1. *与息肉和起源于黏膜层的肿瘤鉴别*　增生性息肉是由于炎症引起的黏膜上皮增生所致，呈丘状、圆形或椭圆形隆起，多为单发，也可多发，直径多在 0.5～2.0 cm，表面光滑平整，小者多数无蒂，较大者可有蒂。腺瘤性息肉是由异型的胃黏膜上皮形成的隆起性病变，多位于胃窦部，呈球形或半圆形，多为广基，少数有短蒂，多为单发。较大的息肉有时与 GIST 混淆，超声内镜检查有鉴别价值。

表 10－1　GIST 恶性程度组织学判断标准

危险等级	肿瘤大小（cm）	核分裂象计数（50 HPF）	肿瘤原发部位
极低	<2	≤5	任何部位
低	2～5	≤5	任何部位
中等	2～5	>5	胃
	<5	6～10	任何部位
	5～10	≤5	胃

续表

危险等级	肿瘤大小(cm)	核分裂象计数(50 HPF)	肿瘤原发部位
高	任何大小	任意数值	肿瘤破裂
	>10	任意数值	任何部位
	任何大小	>10	任何部位
	>5	>5	任何部位
	2~5	>5	非胃
	5~10	≤5	非胃

2. *与胃癌鉴别*　腔内型 GIST 须与隆起型早期胃癌或 Borrmann 1 型进展期胃癌鉴别;壁间型 GIST 有时与平坦型早期胃癌、Borrmann 3、4 型进展期胃癌混淆,色素内镜及超声内镜有益于鉴别。内镜下活检或术后标本病理检查可以鉴别。

(二)与黏膜下病变的鉴别

1. *平滑肌瘤*　胃肠道平滑肌瘤可发生在食管、胃、小肠和结肠等部位,其临床表现、大体病理、内镜下表现和组织学病理等都与 GIST 极为相似,以往多数属于误诊,如今两者更不能混淆。主要靠免疫组化和基因突变检测鉴别。胃肠道平滑肌瘤表达 α-SMA 和 MSA 和 desmin,不表达 CD117 和 CD34(少数 CD117 和/或呈弱阳性,但不足以诊为 GIST)。

2. *平滑肌肉瘤*　与 GIST 更难区分。免疫组化标记显示,平滑肌肉瘤细胞主要表达平滑肌分化的标志物,如 α-SMA 和 MSA 和 desmin 和 h-caldesmen,不表达 CD117。

3. *胃肠道神经鞘瘤*　好发于中老年人,常因非特异性消化道症状或无症状内镜检查时偶然发现,主要表现为半圆形肿块,黏膜完好,一般小于 5 cm。60%~70% 位于胃部,少数位于直肠,偶见于食管和胆囊。显微镜下,多数在肿瘤周围可见淋巴细胞套,有时可见模糊的栅栏状排列。免疫组化标记显示瘤细胞 S-100 蛋白、leu-7、GFAP 和 PGP9.5 呈弥漫性强阳性表达,部分病例表达 CD34,但不表达 CD117。

4. *富细胞性神经鞘瘤*　是较少见的周围神经良性肿瘤,多数位于纵隔和盆腔腹膜后等深部组织,发生于腹腔内者易被误诊为 GIST。肿瘤具有完整的包膜,包膜下或包膜外可见淋巴细胞聚集灶,形成套袖样结构。肿瘤实质由形态一致的梭形细胞组成,呈紧密条索或交织状排列,类似束状区,但不见栅栏状排列。免疫组化标记显示瘤细胞呈现 S-100 蛋白、leu-7、GFAP 和 PGP9.5 弥漫性强阳性表达,但多不表达 CD117。

5. *胃肠道血管周围上皮样细胞瘤(PEComa)*　该瘤是一种具有血管周围上皮样细胞(PEC)分化的肿瘤,发生在胃肠道时可误为 GIST。男女之比 1:3.3,患病年龄在 6~63 岁。肿瘤主要位于结肠和直肠,仅少数发生在小肠、阑尾和胃。可位于浆膜面,多数大于 5 cm,也可位于黏膜或黏膜下,呈息肉状,多分布在盲肠和直肠。可出现腹痛、便血或不全肠梗阻等症状。显微镜下瘤细胞分布于血窦样血管网之间或分布在血管周围,常呈片状或巢状排列。瘤细胞的胞质透亮或含嗜伊红颗粒。免疫组化标记瘤细胞表达 HMB45、PNL2 和 A103 等色素细胞标志物,少数病例可表达 CD117,但 GIST 瘤细胞不表达 HMB45 可与之鉴别。

6. *胃肠道炎性纤维性息肉*　多见于成年人,无性别差异。病变多位于胃窦部,少数见于食管和小肠。内镜下呈小息肉样突起,表面可有溃疡,有时带蒂。显微镜下病变位于黏膜下层,由梭状间质细胞组成,呈交织的短条束状排列,部分区域可见席纹状结构,间质疏松、水肿样,有较多嗜酸性颗粒细胞浸润。病变内有薄壁小血管,常有梭形细胞呈洋葱皮样包绕。免疫组化标记显示:梭形细胞表达 vimentin、CD34 和 fascin,88% 病例表达α-SMA,25% 表达 calponin,灶性表达 CD35,不表达 CD117 和 h-caldesmon。

7. *炎性肌纤维性母细胞瘤*　青少年,极少发生于 40 岁以上者。肿瘤多位于呼吸道、泌尿道、腹腔或腹膜后等。位于腹腔内者可有腹痛、腹部包块、胃肠梗阻、消化不良等症状,常伴有发热、体重减轻,贫血、血沉加快,高丙种球蛋白血症等。影像学检查可发现质地不均匀的结节状或分叶状肿块。显微镜下可见瘤体由胖梭形成纤维细胞/肌成纤维细胞组成,间质内由大量的炎性细胞浸润,包括成熟的浆细胞、淋巴细胞、嗜酸粒细胞和少数中性粒细胞,可见生发中心形成。尚可见类圆形组织细胞样细胞、多边形、奇异型细胞、类似节细胞和 R－S 细胞。免疫组化标记，多数表达 α－SMA、MSA 或 desmin，50% 表达 ALK1，不表达 CD34 和 CD117。

8. 其他良性或恶性胃肠道间叶瘤或黏膜下肿瘤　①胃肠道血管球瘤：瘤细胞呈规则的圆形，胞质淡染或嗜伊红色，胞界清晰。瘤细胞表达 actins 和Ⅵ型胶原，不表达 CD34。②胃肠道透明细胞肉瘤：瘤细胞表达 S－100 蛋白和 HMB45，RT－PCR 可检测到 EWSATF1 融合蛋白。③血管肉瘤：瘤细胞表达 CD34，但同时表达 CD31、F8 和 UEA－1 等内皮标记物。④腹腔内促结缔组织增生性小圆细胞瘤：有时可累及消化道壁，易误为恶性上皮样 GIST。瘤细胞不表达 CD34 和 CD117，但表达 AE1/AE3、desmin 和 NSE。⑤腹腔内结外滤泡树突细胞肉瘤：肿瘤由胖梭形、卵圆形上皮样瘤细胞和多少不等的小淋巴细胞组成。前者多呈席纹状、漩涡状或条束状排列，或呈片状分布；淋巴细胞夹杂在肿瘤内或围绕在血管周围，形成血管淋巴套。此外还可见多核性瘤细胞或合体样细胞，类似 Warthin－Finkeldy 巨细胞。部分肿瘤内可见一些扩张的囊样腔隙，内含淡伊红色的蛋白样液体，加上聚集在血管周围的小淋巴套，酷似胸腺瘤的结构常可提示诊断。瘤细胞不表达 CD34 和 CD117，但表达 CD21、CD23、CD35 以及低亲和性神经生长因子受体（LNGFR）和 CAN42。⑥肠系膜或盆腔内韧带样纤维瘤病：韧带样型纤维瘤病，发病年龄 14～70 岁，男性略多见。早期无症状，随肿瘤的增大可发现腹部肿块，位于盆腔者可误为卵巢肿物；肠系膜纤维瘤往往体积较大，多位于小肠系膜，也可位于胃结肠韧带、大网膜或后腹膜。少数可有腹痛、便血；13% 伴有肠息肉病（Gadenner 综合征）。极少数因其他原因剖腹手术或尸体解剖时偶然发现。显微镜下瘤体由梭形成纤维细胞/肌成纤维细胞组成，呈平行状或长条束状排列，间质可伴有黏液样变性等。免疫组化标记显示，瘤细胞表达 β－catenin（核染色），灶性表达 actins，不表达 CD34，少数表达 CD11。⑦偶有反应性结节状纤维假瘤、胃肠道卡波西肉瘤等误为 GIST 的报道。

第三节　治　疗

一、原发性 GIST 治疗

（一）手术适应证

1. 最大径＜2 cm 的肿瘤　国内外多数专家皆认为，原则上不要过早介入手术治疗，进行内镜或影像学定期观察，瘤体若有增长，或有出血或破裂等并发症时可手术治疗。

2. 最大径≥2 cm 的肿瘤　若肿瘤局限，原则上应行完整手术切除。

3. 难以切除的 GIST　可以经新辅助靶向治疗，待肿瘤缩小或密度明显减低后切除。下列原则供参考：①若手术造成的创伤不大，对相关脏器功能影响小，可考虑手术切除；②肿瘤所在位置可能涉及相关脏器，如食管肿瘤可能需开胸者，十二指肠肿瘤可能需胰十二指肠切除术，空肠近端肿瘤可能涉及肠系膜上动脉难以游离者，直肠肿瘤可能需要做人工肛门者等，可考虑内镜活检并定期随访，如发现肿瘤增大者可手术治疗。

4. 孤立性复发或转移病变　估计手术能完整切除，不影响相关器官功能者，可以直接手术。

5. 不宜手术的情况　①多发性肝脏转移；②多器官系统转移；③播散性病变；④手术可能导致重要脏器损伤或严重影响其功能者。

6. 并发症的处理　肿瘤并发出血、穿孔或胃肠道梗阻者可行姑息性手术，术后行辅助治疗。

（二）原发性可切除 GIST 的手术治疗

1. 基本要求　①尽量争取切缘组织病理学检查瘤细胞阴性（R_0）。若首次手术仅为肉眼观察阴性（R_1）者，也无证据支持一定比 R_0 预后差，是否进行第二次手术，要审慎进行风险评估。手术难度低，不至造成功能脏器损伤者，尚可考虑实施；反之，则不建议实施。②完整切除，避免肿瘤破裂和术中播散。③除非有明确淋巴结转移迹象，原则上不进行淋巴结清扫。④腹腔镜手术容易引起肿瘤破裂导致腹腔种植，不推荐常规应用。

2. 不同部位 GIST 手术治疗

(1)食管 GIST:肿瘤直径 <1 cm,无症状,不予处理;定期复查,若有增大、出血或破裂等,采取手术治疗。1~3 cm,可在内镜下电烧切除或局部切除,标本送检病理等,确定 GIST 者,再行根治术。直径 >3 cm,直接选择手术治疗。

(2)胃 GIST:<2 cm,积极随访观察,不应过早介入手术治疗。>3 cm,最常进行局部全层切除,因有恶性潜质,故切除范围应有所扩大,即切缘距肿瘤边缘 1 cm。采用电刀或超声刀,以避免出血。胃壁可直接缝合或用闭合器关闭。也常采用楔形切除,切缘距肿瘤边缘 >1 cm,最好 3 cm。注意幽门口附近肿瘤切除时,缝合后不要出现狭窄梗阻。贲门部或胃体上部 GIST >5 cm 适合选择近端胃切除。超过 5 cm 的胃角、胃体远侧、幽门部 GIST 行胃远端切除,毕Ⅰ式吻合较合适。超过 10 cm 的胃体部 GIST 应选择全胃切除。胃肠 GIST 往往累及周围脏器,或难以与周围脏器分离时可行联合脏器切除,但要注意手术要从外围向内进行,以减少不必要的种植播散。

(3)十二指肠 GIST:恶性度高于胃 GIST,手术治疗原则是彻底切除原发瘤灶,避免包膜破裂,保证切缘阴性。位于十二指肠外壁,距离十二指肠乳头较远的肿瘤,可行局部切除及肠修补术。十二指肠水平部或升部的 GIST,一般切除十二指肠 3~4 段及近端部分空肠,十二指肠空肠吻合。十二指肠降部胰腺侧肿瘤,直径 >5 cm,距离乳头不足 3 cm 者,宜行胰十二指肠切除术。十二指肠球部或十二指肠乳头平面以上降部 GIST 可行胃大部切除,毕Ⅱ式吻合。

(4)小肠 GIST:一般行肠段切除,保证切缘阴性,并自根部断离该段小肠供血血管,一般无须广泛淋巴结清扫。若有局部淋巴结肿大,可清扫相应血管周围及其根部淋巴结。若瘤体很小,术中定位困难,可行术中肠镜检查协助定位。

(5)直肠 GIST:距肛门 5 cm 以上,瘤体直径不超 5 cm 的 GIS 可考虑经腹局部切除。距肛门 5 cm 以下,瘤体直径不超 5 cm 的 GIST 也可考虑经肛门局部切除。距肛门 5 cm 以上,瘤体直径超 5 cm 的 GIST 可采用直肠前切除术。

(三)腹腔镜 GIST 手术

1. 适应证　腹腔镜下手术技术日臻成熟,国内外专家已经用于 GIST 手术治疗,并取得可喜的效果。最初,由于担心腹腔镜下操作空间狭小,容易造成 GIST 破裂,导致腹腔种植转移,一般不推荐腹腔镜治疗,腹腔镜仅用于直径≤2 cm 的 GIST 治疗。目前,专家共识意见是:≤5 cm GIST 经腹腔镜切除是安全可行的。大一些的 GIST 在腹腔镜下操作容易导致瘤体破裂,未予推荐。腹腔镜下 GIST 手术的基本原则与开腹手术的要求相同。

2. 已经开展的术式　①胃楔形切除术;②胃袖状切除术;③胃食管切除术;④远端胃大部分切除术 + 毕Ⅰ、毕Ⅱ式吻合术;⑤全胃切除术 + 胃肠道重建;⑥腹腔镜 - 胃镜联合胃腔内 GIST 切除术;⑦经胃前壁造口术,适于胃后壁 GIST 切除;⑧手助腹腔镜下胃 GIST 切除术;⑨食管、小肠、结肠、直肠 GIST 切除;⑩网膜或肠系膜 GIST 切除术等。

3. 并发症　腹腔内出血;临近脏器损伤;消化道梗阻;吻合口出血、吻合口瘘;切口疝等。

(四)辅助靶向治疗

对有中 - 高度复发危险的 GIST 患者,在完整切除瘤体之后,推荐进行靶向治疗。所谓"中 - 高危患者"是指:①瘤体≥3 cm 和/或分裂象≥5/50 HPF 者;②术中瘤体破裂者。对于中危患者给予甲磺酸伊马替尼 400 mg 至少 1 年。高危者至少服药 2 年。

(五)新辅助靶向治疗

对于 GIST 瘤体较大,估计难以获得阴性切缘者;估计需要多脏器联合切除者;估计术后会严重影响相关脏器功能者(如有可能需进行人造肛门手术者),可实施新辅助靶向治疗,以缩小手术范围,提高手术切除率,降低手术风险。一般采用伊马替尼 400 mg/d,6 个月。治疗后应早期进行 FDC - PET - CT 检查评估伊马替尼疗效,以免延误药物治疗无效患者的手术时机。一旦确定病情进展应及时停药,进行手术干预。术前应停用伊马替尼 1~2 周,以减轻胃肠道水肿和恢复骨髓功能。术后胃肠功能恢复后,尽快恢复伊马替尼治疗。

二、转移复发/不可切除 GIST 治疗

15%~30%的 GIST 在就诊时已出现转移,最常见的转移部位是腹膜、腹腔和肝脏。

(一)外科治疗

在伊马替尼问世之前,由于放化疗皆不敏感,故主要治疗手段是手术治疗。完整切除的可能性很低。即使完整切除,肿瘤常在术后 1 年左右复发,5 年生存率也仅有 40%~50%。姑息性手术或术中肿瘤破裂者,3~6 个月即出现复发。术后局部复发者,虽然完整切除率尚可达 80%以上,但仍有复发之虞;术后转移复发者完整切除率常不足 30%。肝脏转移的治疗手段虽然较多,如介入、栓塞和射频和手术切除等,但术后复发几乎不可避免,预后甚差。因此,当前靶向治疗或外科治疗联合靶向治疗已成为目前医界关注的焦点。

(二)靶向治疗

肿瘤的靶向治疗是在肿瘤分子生物学基础上,以肿瘤组织或肿瘤细胞所具有的特异性或相对特异性的结构分子为靶点,使用能与靶点特异性结合的药物,达到抑制肿瘤进展或转移的目的。目前常用的靶点有:C-kit 和 PDGFR、人表皮生长因子受体(EGFR)家族、肿瘤血管生成和血管发生的相关因素、细胞核内转录因子等。靶向药物有单克隆抗体和受体酪氨酸激酶的小分子抑制物等。

GIST 的治疗靶点是 C-kit 和 PDGFR,常用的靶向药物主要是受体酪氨酸激酶的小分子抑制物,第一线药物是甲磺酸伊马替尼 400 mg/d,用于不可切除的转移复发 GIST 可大大提高患者生存期。若能联合外科手术治疗,效果更佳。舒尼替尼为二线用药,用于伊马替尼无效的患者。

(三)外科手术联合靶向治疗

对于复发及转移的病例是先手术还是先靶向治疗是个有争论的问题。对于术前用药时间、用药对手术的影响及处理等也有不同的认识。目前多数主张先用伊马替尼治疗 400 mg/d,3~12 个月,再考虑手术治疗。国内专家认为,可以连续进行增强 CT 或 MRI 扫描,至肿瘤不再缩小时是进行手术的最佳时机。此时,是在用药 6~12 个月,伊马替尼已发挥到最大疗效。术前停药 1~2 周,以减少术中出血。术后 2~4 周再继续用药,以避免过早用药引起全身不良反应或局部出血。

(四)GIST 肝转移治疗

肝脏是 GIST 最常见的转移部位。术前即已肝转移者 15%~20%,称之为原发瘤肝转移;术后复发肝转移者 50%~84%,平均发生转移的时间是术后 1 年,称之为复发性肝转移。

1. *基本治疗原*　GIST 肝转移患者总体预后不佳,单纯手术治疗和靶向治疗都不能达到改善预后的目的。目前,国内外专家一致认为根据患者临床状况选择伊马替尼靶向治疗、手术治疗、局部微创治疗等综合治疗可显著改善预后。

2. *治疗前准备*　对患者周身状况应该进行全面了解,包括心、肺、肝、肾功能、血液生化、血常规、凝血机制等。完善原发肿瘤和转移病灶增强 CT 或 MRI 资料或 PET 资料。必要的活检病理资料、免疫组化和基因突变检测,预测伊马替尼是否耐药等。

3. *原发 GIST 肝转移*　①可切除性肝转移 GIST 治疗:目前,多数人主张选择新靶向治疗 3~6 个月后进行手术治疗。适于原发灶可以切除,肝脏病变为孤立性或仅有累及一叶或一段多发转移灶,其他重要脏器无病变,一般情况良好,心肺肾功能储备良好能够耐受手术的患者。手术若能一期完成最好。术后适时继续伊马替尼靶向辅助治疗。若考虑手术创伤大患者不能耐受、原发灶已破裂出血、合并肠梗阻或严重感染并发症时,也可分期切除。同时配合靶向治疗。②原发灶和/或肝转移灶不能切除的 GIST 治疗:原发灶过大、转移灶超过 4 个、伴有肝外转移、肝功能储备较差、手术操作有困难、手术风险大等,则应首选非手术治疗。治疗目的是延长生存时间,提高生存期生活质量。在适当时机也可根据治疗反应选择适当的手术治疗。

4. *术后复发性肝转移治疗*　术后复发性肝转移情况较为复杂,应该考虑先期治疗措施和演变过程以制订治疗方案。①单纯手术治疗后复发性肝转移者可以参考原发性肝转移治疗方案。②在辅助靶向治疗过程中复发肝转移者,务必仔细分析原因,如患者是否按时服药,是否为原发或继发耐药等,以进行针对性处理,如恢复正规的靶向治疗用药、增加药物剂量或更换二线靶向药物等。密切观察疗效,在适当时机进行适当手术治疗。稳定状态的患者尽可能实施肿物完整切除;局部进展的患者可以切除进展的病灶,情况允许

也可一并切除非进展病灶;根据病灶大小、部位等多选择不规则肝切除。最好完整切除,达到 R_0 或 R_1 手术程度最好,术中超声可帮助完整切除,部分患者也可分期手术。有并发症的患者也可进行姑息性手术。有的患者多次复发、多次手术仍可延长生存期,并提高生存期生活质量。广泛进展者则不宜实施手术治疗,继续靶向药物治疗或许尚能获益。

三、随访和预后

对未手术小于 2 cm 的 GIST 的随访有可能获得恰当的治疗时机和措施。GIST 手术后复发风险甚高,高危患者可能在术后 2~3 年内复发,低危患者复发可能较晚。因此,对 GIST 患者复发风险性评估有益于随访计划的制订。对中、高危患者应每 3 个月进行 CT 或 MRI 扫描,持续 3 年,然后每 6 个月一次,直至 5 年。对低危患者应每 6 个月一次,持续 5 年。发现复发应及时处理。对转移复发、不可切除或新辅助治疗的随访,包括:①治疗前强化 CT 资料,备作疗效评估的基础资料。②治疗开始后至少每 3 个月一次增强 CT 或 MRI 检查,因治疗决策需要还可增加随访次数;治疗初 3 个月的随访可用 PET-CT。

(李方儒)

参考文献

[1] 师英强,梁小波. 胃肠道间质瘤[M]. 北京:人民卫生出版社,2011.

[2] 胃肠道间质瘤中国专家组. 胃肠道间质瘤诊断与治疗中国专家共识[J]. 中华胃肠外科杂志,2009;12:536-539.

[3] 中国胃肠道间质瘤专家组. 中国胃肠道间质瘤诊断治疗共识[J]. 中华病理学杂志,2009,10:697-702.

[4] Cohen MH, Cortazar P, Justice R, et al. Approval summary: imatinib mesylate in the adjuvant treatment of malignant gastrointestinal strimal tumors(GIST)[J]. Oncologist, 2010;15: 300~307.

[5] George S, Blay JY, Casali PG, et al. Clinical evaluation of continuous daily dosing of Sunitinib malate in patients with advanced gastrointestinal stromal tumor after imatinib failure[J]. Eruo J Cancer,2009;45: 1959-1968.

[6] Treglia G, Mirk P, Stefanelli A, et al. 18F-Fluorodeoxyglucose positron emission tomography in evaluating treatment response to imatinib or other drugs in gastrointestinal stromal tumors: a systematic review[J]. Clin Imaging,2012;36:167-175.

[7] Joensuu H, Vehtari A, Riihimäki J, et al. Risk of recurrence of gastrointestinal stromal tumour after surgery: an analysis of pooled population-based cohorts[J]. Lancet Oncol,2012;13:265-274.

[8] Zhu X, Stergiopoulos K, Wu S. Risk of hypertension and renal dysfunction with an angiogenesis inhibitor sunitinib: systematic review and meta-analysis[J]. Acta Oncol,2009;48:9-17.

第十一章　心肌梗死合并消化道出血鉴别诊断与处理

第一节　概　述

严重消化道出血时伴有心肌梗死(心梗,MI),但在严重胃肠出血患者因为缺乏对MI方面的考虑和检查,因此,常常不能做出MI的诊断。胃肠出血与MI常同时发生,像是一个特殊的综合征,其临床特征表现为:①与单独MI发生的临床表现不同,如MI的症状和体征可被严重消化道出血掩盖,除非用特殊的检查,否则MI难以做出诊断。②胃肠出血伴有MI的病理生理学与单独疾病发生也不同,由于大量出血导致低血容量、血流动力学受到损害,此时心肌的低灌注可导致MI发生。③虽然消化道内镜的应用对评价消化道出血是安全的和最重要的诊断手段,然而MI发生后内镜的安全性必须仔细地考虑,因为有发生潜在心肺并发症的可能。同时急性MI后心导管检查时由于使用抗凝剂有可能加剧出血的危险。④为了治疗MI常应用抗凝、抗血栓、抗血小板,存在增加胃肠出血的可能;同样静脉内应用加压素或内镜注射去甲基肾上腺素,有加重心肌缺血的可能。因此,胃肠出血并发心肌梗死的预后与单独发生疾病相比,也有显著的预后不良。急性心肌梗死(AMI)与消化道出血均为内科危急重症,当两者同时出现,患者病死率迅速升高。尤其在当今对冠心病患者处于积极抗血小板治疗的时代,因此合并消化道出血的危险性显著增加。

AMI并发上消化道出血,大部分为应激性溃疡所致的胃出血,本病多继发于全身性疾病或药物应用不当时发生。引起本病的因素有:①外源性因素:服用阿司匹林、皮质激素等,有促进胃酸分泌增加和导致胃黏膜屏障损害(抑制黏液分泌,加重胃局部血管痉挛)的作用,长期应用较大剂量可引起急性溃疡形成,或使已有的溃疡活动,导致大出血。②内源性因素:如严重颅脑外伤、急性脑血管病变、严重感染和败血症。③严重内脏功能不全,如肺心病、AMI心源性休克、心力衰竭、急慢性肾衰竭等、均可发生急性胃黏膜出血。MI合并大量消化道出血的另一个主要原因可能是应用溶栓、肝素、阿司匹林、抵克立得、氯吡格雷、替格瑞洛及低分子肝素、溶栓剂等多种具有出血风险的药物有关。

第二节　诊　断

一、早期诊断

胃肠出血和MI同时发生时,应检查心率、基础血压和直立时脉搏和血压改变,了解有无血流动力学损害。腹部检查应特别注意有无肝大和肝病的其他特征,注意肠鸣音频率是否增加,有无腹压痛和肌抵抗。严重出血时应做以下检查:血常规、血小板计数、凝血酶原时间、部分凝血活酶时间、血清电解质、肾功、肝功、肌酸激酶、EKG和腹部放射线检查。

消化道出血时直肠检查是重要和紧急的,即使MI后直肠检查,一般认为也是安全的。鼻胃管吸出血流是早期评价胃肠出血的重要手段,有助于了解出血的部位,也有助于估计出血发展速度。鼻胃管吸出血液也有助于预防吸入性肺炎的发生和清除胃液。早期进行食管、胃、十二指肠镜(EGD)或结肠镜检查直接影响上消化道或下消化道出血的诊断评价。

二、出血量的估计

正确估计消化道出血量是至关重要的,它不但决定补充血容量的数量,而且可以帮助判断病情和预后。

临床上估计出血量最有价值的标准是血容量减少导致的周围循环衰竭的表现。一般认为，出血量≤400 ml 时，多无明显全身症状；出血量 >500 ml 时，患者可有头晕、乏力、心悸、心动过速和血压偏低；短期内出血量 >1000 ml 时，可出现周围循环衰竭的表现。

通过计算休克指数也可反映出血程度，休克指数 = 脉搏/收缩压。正常为 0.5，1.0 提示血容量丧失 20%～30%，1～1.5 提示血容量丧失 30%～50%。

目前我国对上消化道出血程度的分级标准：①轻度：失血量占全身总血量的 10%～15%（成人失血量 <500 ml），血压基本正常，脉搏正常，血红蛋白无变化，症状可有头晕。②中度：失血量占全身总血量的 20% 左右（成人失血量 800～1000 ml），血压下降，脉搏 100 次/min，血红蛋白 70～100 g/L，症状可有一时性头晕、口渴、心悸、少尿。③重度：失血量占全身总血量的 30% 左右（成人失血量 >1500 ml），血压 <80 mmHg，脉搏 >120 次/min，血红蛋白 <70 g/L，症状可有心悸、冷汗、四肢厥冷、尿少、神志恍惚。

大出血的诊断标准如下：Shoemaker 标准：①循环血量减少 30%～40%（失血量 1500～2000 ml）。②收缩压 <9.33 kPa（70 mmHg）。③全身情况不稳定，皮肤苍白，有虚脱及缺氧。Nyhks 标准：①临床处于休克状态。②红细胞压积 <0.28（28%）。③血红蛋白 <85 g/L，红细胞 $<3\times10^{12}$/L。④循环血量丧失 30% 以上。

三、急性心肌梗死（AMI）诊断

AMI 可根据肯定的心电图演变，血清酶升高，胸痛等临床症状进行诊断：（1）病史：典型的临床症状是出现严重而持久的胸痛，有时病史不典型，疼痛可以轻微或缺如，可以主要为其他症状。（2）心电图：肯定性改变为出现异常，持久的 Q 波或 QS 波，以及持续 24 小时以上的演进性损伤电流，这些肯定性改变出现时，仅依据心电图即可做出诊断，不肯定性心电图改变包括：①静止的损伤电流；②T 波对称性倒置；③一过性病理性 Q 波；④传导障碍。（3）血清酶：肯定性改变包括血清酶浓度的序列变化，开始升高和继后降低，这种变化必须与特定的酶以及症状发作和采取血样的时间间隔相联系，心脏特异性同工酶（CPK－MB，LDH）的升高亦认为是肯定性变化，不肯定改变为开始浓度升高，但不伴有随后的降低，不能取得酶活力曲线。

1. *AMI 确诊*　如出现肯定性心电图演变和/或肯定性血清酶变化，无论病史典型或不典型，都可诊断为明确的 AMI，心电图有肯定性改变者，心肌梗死常属于透壁性类型，急性心内膜下心肌梗死由于不伴有Q 波，甚至 ST 段与 T 波改变也不很明显，故主张依靠血清酶以肯定诊断。

2. *AMI 疑诊*　对有典型或不典型病史的病例，不肯定性心电图改变持续 24 小时以上，伴有或不伴有酶的不肯定性变化，都可诊断为可能 AMI。

3. *AMI 的诊断标准*　依据 AMI 治疗指南，AMI 的诊断必须至少具备下列 3 条标准中的 2 条：①缺血性胸痛的临床病史；②心电图的动态演变；③心肌坏死的血清心肌标志物浓度的动态改变。

4. *血清心肌标志物的测定*　AMI 诊断时常规采用的血清心肌标志物及其检测时间见表 11－1。

表 11－1　AMI 的血清心肌标志物及其检测时间

检测时间	肌红蛋白	CTnI	CTnT	CK	CK－MB	AST*
出现时间（h）	1～2	2～4	2～4	6	3～4	6～12
100% 敏感时间（h）	4～8	8～12	8～12		8～12	
峰值时间（h）	4～8	10～24	10～24	24	10～24	24～48
持续时间（d）	0.5～1	5～10	5～14	3～4	2～4	3～5

*应同时测定丙氨酸转氨酶（ALT），AST >ALT 方有意义；CK：肌酸激酶；CK－MB：肌酸激酶同工酶；AST：天冬氨酸转氨酶

四、心肌梗死并发消化道出血并存的诊断

MI 和消化道出血都是危害人类健康的严重疾病，临床上常能见到两者先后发病，表现为 MI 后消化道出血和消化道出血后 MI 或同时发生。AMI 的诊断如前所述。部分患者心肌缺血或心肌梗死后常无典型胸痛症状，尤其老年人。而部分患者心肌缺血后表现为上腹部不适，与消化道症状混杂不易区分。因此，如何避

免或早期发现消化道出血继发心肌缺血或心肌梗死，识别高危因素尤其重要。Chien 等研究小组通过两期临床试验建立了一个预测服用阿司匹林的冠心病患者出现消化道出血后导致心肌缺血(包括 MI)的危险评分模型。在第 1 期试验中，对 224 例患者的临床资料进行多因素回归分析后显示以下几项为独立预测因子：年龄 >75 岁，收缩压 <110 mmHg，舒张压 <85 mmHg，红细胞压积 <30%，血清尿素氮与肌酐比值 >30，2 支冠脉病变及 3 支冠脉病变，并分别赋予以上各因素 1，1，2，1，1，1，2 分。在第 2 期试验中对 110 例患者使用上述评估模型，>5 分的患者显示出较高的心肌缺血(包括 MI)发生率，敏感性和特异性分别为 96.6% 和 86.4%。该小组同时建议，对于评分 >5 分的患者，因临床症状不典型，密切监测心电图及心肌酶变化是尽早发现心肌缺血简便而有效的方法。

消化道出血分为上消化道出血和下消化道出血，表现为便潜血或胃液潜血阳性、黑便、柏油便、鲜血便、呕血，伴或不伴血红蛋白下降。一方面，部分 MI 患者发病后易出现消化道出血，一旦出现消化道出血，常需中断双重抗血小板、抗凝治疗，且使血管再通治疗困难；另一方面，消化道出血患者发生 MI 也常无法常规应用抗血小板、抗凝治疗。研究显示 MI 伴消化道出血患者处于失血的状态，其心血管事件的风险明显增加，临床预后不良。

糖尿病是 MI 后消化道出血重要的预测因素。

肾功能不全可明显增加 MI 后消化道出血等出血性并发症的发生率，估测肾小球滤过率(eGFR)降低是 MI 后消化道出血的独立预测因素，提示 eGFR 降低是 MI 后消化道出血重要的危险因素。

胃肠出血和 MI 同时发生，与单纯胃肠出血相比，严重出血多见，常有明显的平均动脉血压降低、低血红蛋白和需要输较多的红细胞。低血压、心动过速和呕血或从鼻管吸出血也多见，呼衰、氮质血症或肾衰的发生率高。

第三节　鉴别诊断

一、心肌梗死的鉴别诊断

(一)主动脉夹层

常产生类似 MI 的胸痛，其胸痛的部位常较高，近胸的出口处；呈撕裂状；起病常较 AMI 更为突然；疼痛迅速达高峰且范围广泛，常反射到背、腰、腹和小腿；疼痛多持续不缓解，虽可有休克症状，但病程中常伴有高血压，主动脉夹层可产生压迫症状，致使双侧上肢的血压不一致，单或双侧脉搏，颈动脉搏动减弱等，X 线和超声心动图检查可发现主动脉明显增宽，无 AMI 心电图及血清酶学的特征性改变，为肯定主动脉夹层，常需做超声波检查主动脉造影和/或磁共振检查。如主动脉夹层侵及冠状动脉时可出现 MI，但很少见，有5%~10% 的主动脉夹层患者没有胸痛。

(二)不稳定型心绞痛

其疼痛部位和性质虽与 AMI 相似，但心绞痛发作时间一般不超过半小时；多不伴有恶心、呕吐，休克等；无血清酶学的特征性变化(心肌肌钙蛋白 T 可以增高)；发作时虽有 ST 段和 T 波改变，但为一过性，心绞痛发作时 ST 段明显下降，或伴有 T 波倒置，应注意与非 ST 段抬高型 MI 鉴别，变异性心绞痛发作时，ST 段明显抬高，T 波直立，并可伴有室性心律失常或缓慢性心律失常，对应导联 ST 段明显下降，类似 AMI 早期图形，但发作缓解后，ST 段很快回到等电位线上，心绞痛发作时一般不出现病理性 Q 波，动态观察血清酶学及心肌肌钙蛋白 T 的变化是鉴别诊断的要点之一。

(三)肺动脉栓塞

肺动脉栓塞起病突然，有胸痛、气急、发绀、咯血或休克等表现，如无咯血症状有时极似 AMI，但前者的发热与白细胞增高多在 24 小时内出现；心脏体征方面可发现肺动脉瓣区第 2 心音亢进；肺动脉栓塞心电图改变较 AMI 快速而短暂，其心电图呈急性电轴右偏，右室扩大及 SⅠQⅢTⅢ改变，Ⅰ导联新出现 S 波，异常 Q 波在Ⅲ导联甚或 aVF 导联伴有 T 波倒置，但Ⅱ导联不出现 Q 波，有明显顺钟向转位；血清乳酸脱氢酶总值可增加，但其同工酶(LDH1)和磷酸肌酸激酶同工酶(cPK－MB)不升高，放射性核素肺灌注扫描有助于确诊。

(四)急性心包炎

本病常急性起病,伴有较剧烈而持久的心前区疼痛和ST段抬高,但心包炎患者在胸痛发生前或同时常有发热、白细胞增高、胸痛于咳嗽、深呼吸时加重,在坐位并前倾时减轻,AMI时疼痛与呼吸和体位无关;前者在发病当天甚至数小时内即可听到心包摩擦音,AMI引起的心包摩擦音多出现于发病后2~5天,有时持续时间很短;急性心包炎引起的心电图改变为普遍导联ST段呈弓背向下抬高,它不引起Q波,伴有心包积液时出现低电压;急性心包炎无血清酶学的特征性变化;超声心动图可观察心包积液的情况,AMI并有心包炎很少有积液,常见其梗死区室壁运动异常。

(五)急腹症

急性胆囊炎与胆石症、溃疡病穿孔、急性胰腺炎等常有上腹疼痛伴恶心、呕吐或休克,易与疼痛部位不典型的AMI相混淆而引起误诊,可根据病史、腹部体征(急腹症常有上腹明显压痛或反跳痛)、心电图和/或血清酶学检查加以鉴别。需注意的是,冠心病患者常并发胆石症,当发作胆绞痛时,易诱发心绞痛和心肌缺血的心电图改变。

消化道出血和心肌梗死同时发生较常见。消化道出血特别是大出血时心肌灌注减少,如血流动力学遭到损害,由于失血伴有心动过速、心肌氧需要增加,结果可引起MI。MI时由于泵衰竭、右房血栓栓塞可引起肠缺血,MI并发症如应激性胃炎等,MI可几乎同时发生胃肠出血。Bhatti等报道胃肠出血患者12.3%存在MI;Emenke等报道13%胃肠出血患者有MI。发生MI的危险因子包括以前有缺血性心脏病史和严重的出血引起失血性贫血。

二、消化道出血的鉴别诊断

上消化道出血应考虑与如下疾病鉴别:

1. 食管疾病

(1)食管静脉曲张破裂出血。

(2)食管贲门黏膜撕裂综合征。

(3)食管癌。

(4)胃食管反流病。

(5)感染性食管炎:①食管霉菌感染;②病毒性食管炎;③食管结核。

(6)药物性食管炎。

(7)腐蚀性食管炎。

(8)放射性食管炎。

(9)食管憩室。

(10)食管异物。

(11)其他食管疾病:①食管自发性破裂;②食管Behcet病;③食管克罗恩病。

2. 胃及十二指肠疾病 ①Dieulafoy病;②消化性溃疡;③应激性溃疡;④胃癌;⑤胃黏膜脱垂;⑥慢性胃炎;⑦十二指肠憩室。

3. 胆系疾病 ①胆道感染与胆结石;②肝、胆系外伤;③医源性损伤;④血管瘤;⑤肿瘤。

4. 胰腺疾病致消化道出血 ①急性胰腺炎;②慢性胰腺炎;③胰腺癌。

5. 肝疾病

(1)肝硬化:①门脉高压症;②反流性食管炎;③消化性溃疡;④急性胃黏膜病变;⑤慢性胃炎;⑥凝血机制障碍。

(2)肝癌。

(3)肝血管疾病:如门静脉血栓形成、肝动脉瘤、肝海绵状血管瘤、布-卡综合征、化脓性门静脉炎等。

6. 药物所致消化道出血

(1)肾上腺皮质激素。

(2)非甾体类消炎药:①非甾体类消炎药致消化性溃疡;②非甾体类消炎药致结肠溃疡。

(3)抗生素。

(4)抗肿瘤药。

(5)心血管药。

(6)抗凝药、抗血栓形成和纤维溶解剂。

(7)精神安定药与精神兴奋药。

(8)抗风湿与消炎止痛药。

7. 潜源性消化道出血。

8. 全身性疾病引起上消化道出血

(1)血液系统疾病。

(2)主动脉瘤向消化道穿破。

(3)血管瘤。

(4)血管扩张症。

(5)先天性动静脉畸形。

(6)血管炎：①结节性多动脉炎；②抗嗜中性粒细胞抗体伴血管炎③免疫复合物致小血管炎。

(7)遗传性毛细血管扩张症。

(8)尿毒症。

(9)蓝色橡皮疱状痣综合征。

(10)弹性硬蛋白假性黄瘤病。

(11)先天性结缔组织发育不良综合征。

(12)原发性系统性淀粉样变。

下消化道出血联合 MI 研究较少。一个重要的综合征是缺血性结肠炎并发 MI，是由于肠血运低流状态(非闭塞性肠系膜血管病)引起肠低灌注或由于血栓栓塞联合心律失常所致。MI 后乙状结肠镜检查应在胃肠出血病情稳定后进行。结肠镜检查可在 MI 3 周内进行。

第四节　预防与治疗

一、预防

哪些因素易导致 AMI 患者并发消化道出血呢？Sut 的研究显示，心源性休克、肾功能减退及既往消化道出血病史是 ST 段抬高型心肌梗死(STEMI)患者并发消化道出血的独立预测因子。Yung 等在关于 ST 段抬高型心肌梗死(STEMI)患者研究中通过多变量回归分析显示，年龄、Killip 分级Ⅲ~Ⅳ级、呼吸衰竭是在院心梗患者发生消化道出血及消化性溃疡强有力的预测因子。冠心病患者双联甚至三联抗血小板药物的使用、药物涂层支架广泛应用要求双联抗血小板时间的延长、大剂量阿司匹林的应用，亦为消化道出血的发生埋下隐患。CREDO 试验对接受经皮冠状动脉介入(percutaneous coronaryintervention，PCI)的患者随访 1 年发现，氯吡格雷联合阿司匹林组较单用阿司匹林组，消化道出血发生率明显增加(1.4% VS 0.3%；$P<0.05$)。CURE 试验显示，随着阿司匹林日剂量的增加，75~100 mg 组、101~199 mg 组、200~325 mg 组患者主要出血包括消化道出血事件明显增加(1.9%，2.8%，3.7%；$P<0.05$)。欧洲心脏病学会(European Society of Cardiology，ESC)2011 年关于《非 ST 段抬高型急性冠脉综合征诊断及治疗指南》首次推荐 CRUSADE 评分用于冠心病患者出血风险评估，评分项目包括基线红细胞压积、肌酐清除率、心率、性别、有无慢性心衰征象、既往血管性疾病史、糖尿病史及收缩压等。基于以上研究，对于急性心肌梗死患者，在评估心肌缺血的同时也需要评估消化道出血的风险，高危因素越多，出血风险越大。对于消化道出血风险较大的患者，要密切关注患者有无异常腹部症状及体征，观察呕吐物颜色及大便颜色，监测血红蛋白变化及大便潜血试验，治疗上适当减少阿司匹林剂量、缩短双联抗血小板时间、应用胃黏膜保护剂。多个临床试验证实，有消化道出血高危因素的 ACS 患者在服用抗血小板药物同时，预防性使用质子泵抑制剂(proton pump inhibitors，PPI)，可有

效减少消化道出血的发生。而对于危急重症患者，PPI 有助于降低应激性溃疡导致的出血。

二、病因治疗

（一）AMI 的紧急处理

应积极采取措施，首先治疗原发病、镇静、给氧、止痛、纠正休克，改善心肌及脑组织的缺血、缺氧，抢救梗死心肌，缩小梗死面积。

AMI 治疗的关键是尽早开通闭塞血管，再灌注心肌。溶栓治疗和直接 PCI 在 AMI 的治疗过程中都极为重要。溶栓失败补救性 PCI 的适应证为溶栓后 90 分钟内仍有胸痛，抬高的 ST 段未回落≥50%，或者血流动力学不稳定者。联合应用溶栓和 PCI 治疗 AMI，目的是减少直接 PCI 存在时间延迟的不利影响，减少直接 PCI 后破碎的栓子碎片进入末梢小血管而致微血管堵塞的可能性，且有助于纠正溶栓不能改善冠状动脉原有病灶的缺点。于介入治疗前给予溶栓治疗，抑制斑块的极度活性，稳定斑块，部分或全部溶解血栓，及早开通 RIA，在开始机械性再灌注之前，产生早期血管开通的效果。这种早期再灌注伴随着左心室功能的改善，为进一步介入治疗争取时间，改善患者预后。

AMI 并发上消化道出血，在治疗上存在许多矛盾。AMI 在治疗上应给予抗凝活血化瘀，减低血液的黏稠度，减少血小板的聚集，近年来各国应用溶栓疗法取得良好效果。而一旦并发上消化道出血，上述治疗措施不能应用，或暂时停用，此时必须解决主要矛盾，给予止血。

（二）上消化道出血的处理

常用下列措施：①禁食；②争取早期明确出血的原因，进行及时标准治疗，最好选择内镜诊治；③维持血压，扩充血容量；④止血剂的应用；⑤内镜止血。

对于消化道出血的高危患者，要经常监测血常规、大便常规和潜血，并教育患者关注自己的大便性状。一旦发现消化道出血，应及时减少抗血小板和抗凝药物的剂量，并加强监护，积极治疗。

1. 胃、十二指肠溃疡大出血　如果患者年龄在 30 岁以下，常是急性溃疡，经过初步处理后，出血多可自止。但如果年龄在 50 岁以上，或病史较长，系慢性溃疡，这种出血很难自止。经过初步处理，待血压、脉率有所恢复后，应尽早手术。首选胃部分切除术，不仅切除了出血的溃疡，而且是防止再出血的最可靠方法。如果十二指肠溃疡位置很低，靠近胆总管或已穿透入胰头，强行切除溃疡会损及胆总管及胰头，则可切开十二指肠前壁，用粗丝线缝合溃疡面，同时在十二指肠上、下缘结扎胃十二指肠动脉和胰十二指肠动脉，旷置了溃疡，再施行胃部分切除术。

吻合口溃疡的出血多难自止，应早期施行手术，切除胃空肠吻合口，再次行胃空肠吻合，并同时行迷走神经切断术。重要的是，在这种情况下，一定要探查原十二指肠残端。如果发现原残端太长，有胃窦黏膜残留的可能，应再次切除原残端，才能收到持久的疗效。

由药物引起的急性溃疡，在停用药物后，经过初步处理，出血都会自止。

2. 门静脉高压症引起的食管或胃底曲张静脉破裂出血　应视肝功能的情况来决定处理方法。对肝功能差的患者（有黄疸、腹水或处于肝性昏迷前期者），应采用三腔二囊管压迫止血，或经纤维内镜局部应用黏合剂、注射硬化剂或套扎止血，必要时可急诊行经颈静脉肝内门体分流术（TIPS）。对肝功能好的患者，应积极手术治疗。因其效果可靠，有利于防止反复出血而诱发的肝性昏迷。常用的手术方法是贲门周围血管离断术，通过完全离断食管下段和胃底曲张静脉的反常血流，达到确切止血的目的。

3. 应激性溃疡或急性糜烂性胃炎　可静脉注射组胺 H_2 受体拮抗剂雷尼替丁或质子泵阻滞剂，以抑制胃酸分泌而有利于病变愈合和止血。人工合成生长抑素（sandostatin 或 stilamin），止血效果显著。生长抑素不但能减少内脏血流量，抑制促胃液素的分泌，且能有效地抑制胃酸分泌；剂量是 250 μg/h，静脉持续滴注。

经过这些措施后，如果仍然不能止血，则可采用胃大部切除术，或选择性胃迷走神经切断术加行幽门成形术。

4. 胃癌引起大出血　应尽早手术。根据癌肿局部情况，行根治性胃大部或全胃切除术。

5. 胆道出血　出血量一般不大，多可经非手术疗法，包括抗感染和止血药的应用而自止。但反复大量出血时，可首先进行超选择性肝动脉造影，以明确病变性质，同时进行栓塞（常用明胶海绵）以止血。如仍不能止血，则应积极采用手术治疗。在确定肝内局限性病变的性质和部位后，即施行肝叶切除术。结扎病变侧的肝动脉分支或肝固有动脉，有时也可使出血停止；但仅仅结扎肝总动脉常是无效的。困难的是有时不易确定出血部位。肝表面有无局限性隆起；切开胆总管分别在左右胆管内插入细导管，观察有无血性胆汁流出，以及从哪一侧导管流出，可帮助定位；有条件时，可在术中行胆道造影或胆道镜检，帮助明确出血部位，决定肝切除的范围。症状治疗：首先建立1～2条大的静脉输液通道，以保证迅速补充血容量。先输注平衡盐溶液或乳酸钠等渗盐水，同时进行血型鉴定、交叉配血和血常规、红细胞比积检查。要每15～30分钟测定血压、脉率，并观察周围循环情况，作为补液、输血的参考指标。一般说来，失血量不超过400 ml，循环血容量的轻度减少可很快地被组织液、脾或肝贮血所补充，血压、脉率的变化不明显。如果收缩压降至70～90 mmHg，脉率增速至每分钟130次，这表示失血量约达全身总血量的25%，患者黏膜苍白，皮肤湿冷，表浅静脉塌陷。此时即应大量补液、输血，将血压维持在100 mmHg，脉率在每分钟100次以下。需要指出，平衡盐溶液的输入量宜为失血量的2～3倍。只要保持红细胞比容不低于0.30，大量输入平衡盐溶液以补充功能性细胞外液的丧失和电解质，有利于抗休克治疗。

已有休克的患者，应置导尿管，记录每小时尿量。有条件时，作中心静脉压的测定。尿量和中心静脉压可作为指导补液、输血速度和量的参考依据。

止血药物中可静脉注射维生素 K_1、纤维蛋白原等。通过胃管应用冰盐水（内加肾上腺素0.02 mg/ml）或5% Monsel溶液反复灌洗。血管加压素可促使内脏小动脉收缩，减少血流量，从而达到止血作用；但对高血压和有冠脉供血不足的患者不适用。近年来多应用特利加压素（terlipressin），该药是激素原，注射后患者体内以稳定速率释放加压素，产生的不良反应较轻。开始剂量为2 mg，缓慢静脉注射（超过1分钟），维持剂量为每4小时静脉注射1～2 mg，延续用药24～36小时，至出血停止。

（三）外科治疗

对部位不明的上消化道大出血，经过积极的初步处理后，血压、脉率仍不稳定，应考虑早期行剖腹探查，以期找到病因，进行止血。

剖腹探查一般行上腹部正中切口或经右腹直肌切口。进入腹腔后，首先探查胃和十二指肠。如果初步探查没有发现溃疡或其他病变，第二步即检查有无肝硬化和脾大，同时要注意胆囊和胆总管的情况。胆道出血时，胆囊多肿大，且因含有血性胆汁呈暗蓝色；必要时可行诊断性胆囊或胆总管穿刺。如果肝、脾、胆囊、胆总管都正常，进一步切开胃结肠韧带，探查胃和十二指肠球部的后壁。另外，切不可忽略了贲门附近和胃底部的探查。同时，必须提起横结肠和横结肠系膜，自空肠上端开始，顺序探查空肠的上段。临床实践中，已有不少病例由于空肠上段的病变如良性肿瘤、血管瘤、结核性溃疡等而引起呕血的报道。如果仍未发现病变，而胃或十二指肠内有积血，即可在胃大弯与胃小弯之间、血管较少的部位，纵行切开胃窦前壁，进行探查。切开胃壁时要结扎所有的黏膜下血管，以免因胃壁出血而影响胃内探查。胃壁切口不宜太小，需要时可长达10 cm或更长些，以便在直视下检查胃内壁的所有部位。浅在而较小的出血性溃疡容易被忽视。其多在胃底部，常在胃内壁上黏附着的血凝块下面；溃疡中含有一动脉瘤样变的小动脉残端（如Dieulafoy病）。如果仔细检查胃内壁后仍不能发现任何病变，最后要用手指通过幽门，必要时纵行切开幽门，以检查十二指肠球部后壁靠近胰头的部分有否溃疡存在。经过上述一系列的顺序检查，多能明确出血的原因和部位。

三、心肌梗死伴消化道出血的药物治疗

与未合并消化道出血的MI患者相比，他汀类药物、β受体阻滞剂、血管紧张素转换酶抑制剂、血管紧张素受体阻滞剂对MI后消化道出血或消化道出血后MI预后的影响很小，无论是MI后消化道出血，还是消化道出血后MI，抗血小板和抗凝治疗均受到限制。如前所述，MI后的抗血小板、抗凝等治疗本身即可增加消化道出血的发生率。研究表明，阿司匹林对胃肠道的损伤是药物对黏膜的局部直接刺激和抑制前列腺素合成的系统效应共同作用的结果，仅阿司匹林本身即可使出血性风险增加近3倍，且这种风险呈剂量依赖性。氯吡格雷尽管不是溃疡产生的直接原因，但它通过抑制血小板聚集而诱发无症状性溃疡出血，阻碍溃疡的愈合，氯吡格雷联合阿司匹林治疗可进一步增加消化道出血风险1～2倍，再加上肝素等治疗，这一风险会进

一步提高。研究发现,双重抗血小板治疗使消化道出血的风险增加了3.18倍,双重抗血小板治疗是MI后消化道出血最强的预测因子。MI后一旦出现消化道出血,就会限制抗血小板、抗凝治疗的继续应用。尽管如此,MI后出现少量消化道出血,应权衡利弊,尽可能继续双重抗血小板治疗,尤其是对于置入药物支架的患者,尽量避免停用。发生严重出血时,应停用抗血小板和抗凝治疗。也有学者建议,可先停用阿司匹林,继续使用氯吡格雷,同时静脉使用质子泵抑制剂PPI。但是关于氯吡格雷与PPI合用,目前尚存在一些问题。关于联合使用抗血小板药物的专家共识指出,PPI是防治抗血小板药物不良反应的首选药物,氯吡格雷代替阿司匹林进行抗血小板治疗,并不能降低高危患者消化道溃疡出血的风险,其效果低于阿司匹林和PPI联合使用。再者,PPI可通过竞争性抑制CYP2C19而影响氯吡格雷的转化,进而影响其抗血小板的效果。这方面无论是实验室研究还是临床研究都表明奥美拉唑对氯吡格雷作用不利的影响最大,而泮托拉唑的影响似乎最小。出于对双重抗血小板、抗凝治疗后出血或出血加重的担心,尤其是考虑到有可能要置入药物支架,目前MI后消化道出血患者和消化道出血后MI患者接受介入检查或溶栓治疗的比例均较低,因介入治疗期的强化抗血小板、抗凝治疗本身即可增加出血的发生率。另有文献报道,AMI急诊介入治疗后胃肠道出血的发生率约为2%,并且这种出血与病死率的增加明显相关。

1.*抗凝抗血小板治疗方案的调整*　出现急性心肌梗死合并消化道出血时,首先想到是否停用抗血小板药物以减少出血或预防再出血。阿司匹林和氯吡格雷,停用哪种,停多长时间,目前尚无明确回答。近年来大量循证医学证据表明,阿司匹林加氯吡格雷双联抗血小板治疗对急性冠脉综合征患者明显有益,双抗已成为共识。而当患者发生消化道出血时,就要考虑停用对消化道影响较大的药物。现有证据表明,阿司匹林抑制黏膜前列腺素的合成从而诱发溃疡形成,其抑制血栓素A2介导的血小板功能不是剂量依赖型的,而它引起的PGE-2介导的黏膜细胞保护功能下降却是剂量依赖型的。氯吡格雷不引起新发溃疡的形成,仅抑制血小板释放促进内皮增殖和加速修复溃疡的血管前生长因子,如血管内皮生长因子,从而延迟消化性溃疡的修复。基于此,有关急性冠脉综合征/急性心肌梗死的指南中均提及,对阿司匹林禁忌者,可长期服用氯吡格雷。但中断抗血小板治疗带来支架内血栓及再发心梗或死亡的风险常常给临床决策的制定带来很大的困难。Rockall建立了一个评分系统,可用于急性消化道出血患者再出血及死亡的评估,评分项目包括年龄、是否合并休克状态、伴随疾病及内镜下胃黏膜表现,评分<5分认为再出血风险较低,评分≥5分则发生消化道再出血风险较高。一项关于健康人群的研究发现,停用阿司匹林96小时后出血时间可全部恢复正常,144小时后检测血小板功能全部恢复正常。在出血患者,由于自身凝血系统的激活,血小板功能恢复的时间可能更短。目前虽无指南明确建议,但采取以下措施可能是合理的:严重消化道出血的患者,可停用阿司匹林和氯吡格雷24小时;根据胃肠道损伤的情况及针对出血治疗的反应,尽可能在1~2天内恢复氯吡格雷,在1~2周内恢复阿司匹林。

2.*发生消化道出血后,抑酸治疗是关键*　PPI及H_2RA哪种更有效?既往研究表明,在服用阿司匹林联合氯吡格雷的患者中,PPI比H_2RA更有效地预防上消化道出血的发生。2012年一项关于PPI及H_2RA在ACS患者中的头对头研究也证实了这一点。而发生消化道出血后,胃肠黏膜形成血痂、自我修复的过程均为pH依赖性,最佳胃内pH值为5左右,常规剂量的H_2RA达不到该抑酸要求,控制上消化道出血效果较差,因此发生消化道出血后仍首选PPI。

然而,体外实验证实PPI与氯吡格雷竞争结合肝脏CYP2C19,致使氯吡格雷生物利用度下降、抗血小板效果减弱,这一点使PPI的使用受到质疑。单纯从药理上讲,可以通过加大氯吡格雷的用量来克服这一缺陷,但随之带来出血风险的增加在临床上却很棘手。深入的研究发现,CYP2C19存在基因多态性,在不同种族、同一种族不同个体之间均存在差异性,不同患者对抗血小板药物的反应也不一致。因此,检测CYP2C19基因和血小板功能或许可为氯吡格雷的使用增加更多临床指导。而药理学显示的PPI对氯吡格雷代谢的影响,是否转化为有意义的临床结果,目前尚无很好的临床试验来证实。近年来多个临床观察性研究对这一点尚无统一的结论,倾向于奥美拉唑及埃索美拉唑对氯吡格雷影响较大,而泮托拉唑的影响较小。PPI与氯吡格雷的血浆半衰期均<2小时,是否可以通过间隔给药的方式减小药物相互作用,有待于进一步证实。专家建议指出,对于消化道出血危险因素较多的患者可预防性使用PPI;但对于低危患者,不推荐常规使用PPI或H2RA。

四、心肌梗死伴消化道出血的内镜治疗

内镜止血成为胃肠出血的常规治疗，特别是溃疡病，治疗方法包括注射治疗、血栓凝固、电凝及激光等。因MI后胃肠出血的手术死亡率增加，故活动性出血和新近MI时内镜止血的应用特别有吸引力。Cappell和Lacovone报道胃肠出血合并MI后19例患者进行EGD治疗，10例接受栓塞凝固或电凝后出血停止。

急性心肌梗死后内镜的安全性和疗效尚不十分明了。但对出血和防止进一步心肌低灌注是被肯定的，EGD产生重要的心血管应激，常导致心动过速，也可能是严重的，尤其在活动性出血或焦虑患者更易发生，因此，EGD检查必须权衡使用。

单纯以上消化道出血就诊的患者，应在24小时之内行急诊胃镜。但对于急性心肌梗死并发消化道出血的患者，内镜检查过程中机械性的压力刺激传入神经、患者的焦虑紧张，神经内分泌激素的变化及镇静剂、麻醉剂的使用均可能抑制副交感神经系统而兴奋交感系统；引起心动过速、心肌缺血或心律失常。1999年Cappell和Iacovone的研究显示，急性心肌梗死合并消化道出血的患者在血流动力学稳定后积极行胃镜检查的获益大于风险，总体并发症7.5%，APACHE Ⅱ评分≥16分的患者并发症发生率（21%）远远高于APACHEⅡ评分≤15分的患者。结肠镜比胃镜对患者刺激更大，心肌梗死患者是否可耐受该项检查。Cappell医师设计了另一项试验。30天之内发生过心肌梗死的患者，因急性下消化道出血行结肠镜检查，即使较对照组相比有略高的轻微、短暂的心血管并发症，较高的内镜阳性诊断结果及有效的内镜下治疗对患者来说是获益的。

五、心肌梗死伴消化道出血的输血治疗

消化道出血后MI患者的血压及血红蛋白水平常低于MI后消化道出血患者。理论上，缺血性心脏病患者出现贫血，输血治疗能够增加氧供，改善预后，但事实似乎并非如此。基础和临床研究表明，给贫血患者输血能够提高血红蛋白水平，但组织对氧的利用却保持不变甚至有所下降（只有在严重贫血时输血治疗才能提高组织对氧的利用）；而轻到中度贫血时输血，尽管氧输送增加，但组织的氧摄取降低，最终氧的利用并未有效增加。这一现象有几种解释：①储存于血红细胞内的一氧化氮（NO）半衰期缩短，NO一旦耗竭后容易导致血管收缩、血小板聚集和氧传送效能下降；②储存于血红细胞内的2、3二磷酸甘油减少，使红细胞对氧的亲和力增加，影响氧的释放；③输血的同时还输入大量的炎症介质或因子，使心肌缺血进一步恶化。因此，给MI患者输血有可能加重心肌缺血，使临床预后恶化。研究表明，消化道出血后MI不影响患者的病死率，但会使住院时间延长。而MI后消化道出血却能使病死率明显增加，同时延长住院时间，这与出血后抗血小板、抗凝治疗中断等原因直接相关。美国医师协会制订临床输血指南指出，是否为患者输血不是依据血红蛋白水平，而是依据临床症状，只有临床评估贫血有可能导致较高风险的缺血并发症时才为患者输血，如心脏病患者因发生失血出现晕厥、胸痛、窦性心动过速的表现。临床试验表明，预先存在的贫血会加重急性心肌梗死患者产生不良预后。然而纠正贫血并不一定改善预后，伴有消化道出血的MI患者作为MI的一类特殊群体，不论消化道出血发生在先或后，都将使MI的常规治疗变得困难。

（惠 波）

参考文献

[1] 罗荷，秦廷莉. 急性心肌梗死合并消化道出血的防治策略[J]. 中日友好医院学报，2013；27：44－47.

[2] 张慧平，孙福成. 心肌梗死伴消化道出血的临床特点[J]. 中国心血管杂志，2011；16：402－404.

[3] 池肇春. 消化道出血合并心肌梗死[J]. 医师进修杂志，2002；25：53－55.

[4] Chen YL, Chang CL, Chen HC, et al. Major adverse uppergastrointestinal events in patients with ST－segment elevation myocardial infarction undergoing primary coronary intervention and dual antiplatelet therapy[J]. Am J Cardiol, 2011; 108: 1704－1709.

[5] Chua SK, Liao CS, Hung HF, et al. Gastrointestinal bleeding andoutcomes after pereutaneous coronary intervention for ST—

segment elevation myocardial infarction[J]. Am J Crit Care,2011;20:218 - 225.

[6] ESC Committee for Practice Guidelines. ESC Guidelines for the management of acute coronary syndromes in patients presenting without persistent ST - segment elevation: The task force for the management of acute coronary syndromes (ACS) in patients presenting without persistent ST - segment elevation of the European Society of Cardiology (ESC). [J]. European Heart,2011;32:2999 - 3054.

[7] Ng FH,Tunggal P,Chu WM,et al. Esomeprazole compared with famotidine in the prevention of upper gastrointestinal bleeding in patients with acute coronary syndrome or myocardial infarction[J]. Am J Gastroenterol,2012;107:389 - 396.

[8] Barkun AN,Bardou M,Pham CQ,et al. Proton pump inhibitors vs. histamine 2 receptor antagonists for stress—related mucosal bleeding prophylaxis in critically ill patients:a meta - analysis[J]. Am J Gastroenterol,2012,107:507 - 520.

[9] Wu H,Jing Q,Wang J,et al. Pantoprazole for the prevention of gastrointestinal bleeding in high - risk patients with acute coronary syndromes[J]. J Crit Care,2011,434 . e1 - 6.

[10] Abraham NS,Hlatky MA,Antman EM,et al. ACCF/ACG/AHA 2010 expert consensus document on the concomitantuse of proton pump inhibitors and thienopyridines:a focused update of the ACCF/ACG/AHA 2008 expert consensus document on reducing the gastrointestinal risks of antiplatelet therapy and NSAID use: a report of the American College of Cardiology Foundation Task Force on Expert Consensus Documents [J]. J Am Coll Cardiol,2010;56:2051 - 2066.

[11] Steg PG, Huber K, Andreotti F,et al. Bleeding in acute coronary syndromes and percutaneous coronary interventions: position paper by the Working Group on Thrombosis of the European Society of Cardiology[J]. Eur Heart J,2011,32:1854 - 1864.

下卷　各论

第二篇

食管疾病

第十二章　食管癌鉴别诊断与治疗

一、概述

食管癌(esophageal cancer,EC)是主要起源于食管鳞状上皮的一类恶性肿瘤。食管胃交界处癌是否归属食管癌一直存在争议。新版的美国国家综合癌症网络(National Comprehensive Cancer Network,NCCN)指南已将此类肿瘤归入食管癌。2009 年国际抗癌联盟(UICC)和美国癌症联合会(AJCC)联合制定的第 7 版《癌症分期手册》做出明确规定:肿瘤位于食管胃交界线上下 5 cm 范围内并已侵犯食管下段或食管胃交界线,则归于食管癌;但发生在食管胃交界线以下胃近端 5 cm 内的腺癌,若未侵犯食管胃交界线则归类为胃癌。

食管癌是全世界高发恶性肿瘤之一,危害严重。与欧美国家食管腺癌不同,我国人群 90% 以上食管癌为食管鳞癌,世界卫生组织公布的最新资料显示,2008 年全世界 67 亿人口中新发食管癌病例 48.2 万例,发病率及死亡率分别位于肿瘤第八位和第六位。中国大陆 13.4 亿人口食管癌新发病例 25.9 万例,死亡 21.1 万,发病率及死亡率分别位于各类恶性肿瘤的第五位和第四位。中国食管癌无论发病还是死亡人数均占全世界一半以上。发病率男性居各类恶性肿瘤第四位,女性为第七位,而死亡率男女均居第四位。近期,我国发布了目前国内最大规模的肿瘤 5 年生存随访数据,17 个肿瘤登记地区超过 1.6 万例食管癌患者的年龄标化 5 年相对生存率仅为 20.9%,男性为 19.9%,女性为 23.6%,早期食管癌所占比例低是预后不良的重要原因。

我国食管癌的发病有明显的地区分布特点,一定区域内的绝对高发与周边地区的相对低发形成鲜明对照,构成我国食管癌最典型的流行病学特征。食管癌的高发省份为河北、河南、福建和重庆较高,其次为新疆、江苏、山西、甘肃和安徽。食管癌在太行山脉附近的省份明显高发,河南林州食管癌与贲门癌发病率最高,占当地全部恶性肿瘤的 81.4%。从 20 世纪 70 年代至 21 世纪初,河北省食管癌死亡率出现明显下降趋势。河北磁县与河南林州食管癌标化发病率男性从 1988 年的 131.89/10 万下降到 1997 年的 100.85/10 万,下降 1.3 倍,年平均下降 2.9%。同期女性从 102.35/10 万下降到 66.70/10 万,下降 1.5 倍,年平均下降 4.6%。有学者提出随着社会经济的发展,居民营养状况的改善,食管癌的发病率会自然下降,但事实上由于诸如吸烟、饮酒、环境污染等新的危险因素的增加,食管癌的发病率下降非常缓慢。

关于食管癌的病因,尚未有明确的结论,但有关其发病危险因素的研究已取得一定进展。目前认为食管癌的发生、发展是饮食与生活方式、人口学因素、环境与遗传因素、感染因素等若干因素协调作用的结果。

二、诊断与鉴别诊断

(一)诊断标准

1. 临床表现　早期食管癌的症状往往不明显,易被患者忽略,这也是早期食管癌较难发现的主要原因。早期症状主要有:胸骨后不适、吞咽时轻度哽噎感、异物感、闷胀感、烧灼感、食管腔内轻度疼痛或进食后食物停滞感等。上述症状可间断或反复出现,也可持续长达数年。

进展期食管癌因肿瘤生长浸润造成管腔狭窄而出现食管癌的典型症状,可表现为:①进行性吞咽困难;

②胸骨后疼痛；③呕吐；④贫血、体重下降。

晚期食管癌的症状与肿瘤压迫、浸润周围组织器官或远处转移有关。①压迫气管可引起刺激性咳嗽和呼吸困难，发生食管气管瘘时可出现进食呛咳、发热、脓臭痰等，产生肺炎或肺脓肿；②侵犯喉返神经可引起声音嘶哑；③侵犯膈神经可致膈神经麻痹，产生呼吸困难和膈肌反常运动；④肿瘤溃破或侵犯大血管可引起纵隔感染和致命性的大呕血；⑤肿瘤远处转移可引起肝大、黄疸、腹块、腹腔积液、骨骼疼痛、皮下结节等表现；⑥恶病质，表现为极度消瘦和衰竭。

2. 实验室检查

（1）血液生化检查：目前尚无针对食管癌的特异性血液生化检查。食管癌患者若出现血液碱性磷酸酶、谷草转氨酶、乳酸脱氢酶或胆红素升高需考虑肝转移；血液碱性磷酸酶或血钙升高需考虑骨转移。

（2）血清肿瘤标志物检查：血清癌胚抗原（carcinombryonic antigen，CEA）、鳞癌相关抗原（squamous cell carcinoma related antigen，SCC）、组织多肽抗原（tissue polypeptide antigen，TPA）、细胞角质素片段19（cytokeratin fragment，cyfra21－1）等，可用于食管癌的辅助诊断、疗效检测，但尚不能用于食管癌早期诊断。

3. 影像学诊断

（1）食管造影：食管、胃钡餐造影、X线透视或摄片检查是诊断食管癌和胃食管交界部肿瘤最常用的方法，病变部位的黏膜改变是观察的重点，可以确定癌灶的部位和长度。早期食管癌常见的X线征象：①黏膜皱襞虚线状中断、迂曲、增粗或排列紊乱；②小溃疡龛影；③小充盈缺损；④局限性管壁僵硬或钡剂滞留。中晚期食管癌的X线表现较为典型：①管腔不规则改变伴充盈缺损，黏膜皱襞消失、中断、排列紊乱与破坏；②食管壁僵硬、管腔狭窄；③溃疡龛影；④病变段食管周围软组织块影；⑤巨大充盈缺损和管腔增宽；⑥病变段以上食管扩张。气钡双重造影对比检查对发现早期细小病变较为敏感，并有助于提高食管胃连接部腺癌的诊断准确率。当肿瘤浸润至食管外组织时，X线钡剂造影可见食管纵轴的改变。正常情况下食管仅在主动脉弓水平和左主支气管水平有2个主要的压迹，其他食管成光滑的直线。Akiyama（1994）发现若肿瘤侵犯食管外膜，74%可表现为食管扭曲、成角或其他异常，这一征象较以往单凭肿瘤长度判断能否切除更具临床价值。

（2）CT诊断：颈、胸、腹部增强CT应作为食管癌术前的常规检查，主要用于食管癌临床分期、可切除性评价、手术径路的选择和术后随访。在评价肿瘤局部生长情况、显示肿瘤外侵范围及其与邻近结构的关系和纵隔或腹腔淋巴结转移上具有优越性，但对于病变局限于黏膜的早期食管癌诊断价值不高。CT能提供的有意义的影像包括：①气管、支气管受侵：表现为气管或左主支气管与食管之间的脂肪层消失，支气管受挤移位，其后壁受压凸向管腔呈不规则；②食管旁、贲门旁或胃左动脉腹腔动脉旁淋巴结转移：肿大淋巴结直径≥1 cm或短径/长径≥0.5 cm；③心包或主动脉可疑受侵：食管病变与心包及主动脉间脂肪间隙消失，食管病变包绕主动脉圆周角度大于90°；④肺内或肝转移：肺内出现结节影或肝内出现边缘化的低密度区。CT在判断肝、肺等远处转移方面较B超、胸部平片更为准确，准确率约为63%，敏感度为46%，特异性为73%。其判断食管癌T分期的准确率较低，敏感度仅为0~67%，特异性为71%~100%，将近40%的患者术前T分期被低估，俯卧位行CT检查可相对提高准确率。CT判断N分期的准确率低于内镜超声，评判胸部淋巴结转移的敏感度仅为27%，特异性74%，阳性预测值15%；评判腹部淋巴结转移的敏感度24%，特异性94%，阳性预测值为71%。仅当管腔狭窄明显以至内镜无法通过时，CT才能显示一定的优越性。

（3）超声诊断：可用于发现腹部重要器官及腹腔淋巴结有无转移，也用于颈深部淋巴结的检查。必要时可结合超声定位下淋巴结穿刺获取细胞学或组织学诊断。

（4）MRI诊断：可在冠状面和矢状面成像，因此在判断肿瘤长度方面有一定价值，可为放疗定位提供信息，还可用于明确肿瘤和气管隆突、左肺动脉及降主动脉的关系。由于心脏大血管搏动和呼吸运动容易产生伪影而影响对食管的观察，MRI一般不作为食管病变的首选或常规检查。

（5）PET－CT：在评价食管癌远处转移、发现早期食管癌和评估放化疗的效果方面优于普通CT。PET－CT对于N分期的准确率可达90%，敏感性78%，特异性93%。食管癌患者接受放化疗的14天内，18F－FDG的摄取值减少35%以上者往往提示治疗有效，其敏感性为93%，特异性为95%。当新辅助治疗后SUV值降低超过60%时，2年生存率可达68%，否则2年生存率仅为38%。在评价肿瘤可切除性方面，CT的准确率为65%，PET为88%，两者联合应用可达92%。与超声内镜下的细针穿刺相比，PET－CT对于新辅助治疗后的淋巴结的再次评估更为准确。目前，关于PET－CT在食管癌诊断中的应用，多数数据来自西方国家以腺癌为主的报道，对以鳞癌为主的病例尚缺乏系统研究。

4. 细胞、组织病理学诊断　食管拉网细胞学检查：可作为高发区大面积普查监测的首选方法，阳性病例仍需接受胃镜检查进一步定性和定位。对食管癌出血或有出血倾向，或伴有食管静脉曲张者应禁忌此项检查；对食管癌有深溃疡、放射治疗后、全身状况衰弱、严重高血压或心脏病以及晚期妊娠者应慎行。狭窄梗阻严重，不能通过脱落细胞采集器的患者不宜行此项检查。该方法在我国应用至今已有40余年，但其敏感性较内镜筛查低50%，且患者的依从性较差，故近年来已逐渐弃用，改用内镜筛查高危人群。

5. 内镜检查　内镜及病理活检是目前诊断早期食管癌的金标准。是食管癌诊断中常规且必不可少的，现已逐渐成为具有吞咽困难症状患者的首选检查手段，其与CT检查相结合是诊断食管癌较为理想的方法，对于食管癌的定性定位诊断和手术方案的选择有重要作用。根据我国国情、食管癌危险因素及流行病学特征，符合第1条和2~6条中任何一条者应列为食管癌高危人群，建议作为筛查对象：①年龄超过40岁；②来自食管癌高发区；③有上消化道症状；④有食管癌家族史；⑤患有食管癌前疾病或癌前病变者；⑥具有食管癌的其他高危因素（吸烟、重度饮酒、头颈部或呼吸道鳞癌等）。内镜下可直观地观察食管黏膜改变，评估癌肿状态，拍摄或录制病变影像资料，并可通过染色、放大等方法评估病灶性质、部位、边界和范围，一步到位地完成筛查和早期诊断。内镜下食管黏膜碘染色加指示性活检的组合操作技术已成为我国现阶段最实用有效的筛查方法。电子染色内镜等内镜新技术在早期食管癌筛查中的应用价值尚处于评估阶段，既往使用的食管拉网细胞学检查和上消化道钡餐等筛查方法因诊断效能及接受度等问题，已基本被淘汰，不做推荐。

目前可用于诊断食管癌的内镜检查技术有：

（1）普通白光内镜：食管黏膜病灶有以下几种状态：①红区，即便捷清楚的红色灶区，底部平坦；②糜烂灶，多为边界清楚、稍凹陷的红色糜烂状病灶；③斑块，多为乳白色、边界清楚、稍隆起的表面黏膜粗糙或糜烂状的结节病灶；④结节，直径在1 cm以内，隆起的表面黏膜粗糙或糜烂状的结节病灶；⑤黏膜粗糙，指局部黏膜粗糙不规则、无明确边界的状态；⑥局部黏膜上皮增厚的病灶，常常遮盖其下的血管纹理，显示黏膜血管网紊乱、缺失或截断等特点。内镜医师应提高对上述特征的认识，在检查时注意观察黏膜的细微变化，锁定可疑区域是开展后续精查的基础。

（2）色素内镜：将各种染料散布或喷洒在食管黏膜表面后，使病灶与正常黏膜在颜色上形成鲜明对比，更清晰的显示病灶范围，并指导指示性活检。色素内镜常用染料有碘液、甲苯胺蓝等，可单一染色，也可联合使用。①碘染色：正常鳞状上皮细胞内富含糖原，遇碘可变成深棕色，而早期食管癌及异型增生组织内糖原含量减少甚至消失，呈现不同程度的淡染或不染区。根据病变着色深浅、范围及边缘形态，进行指示性活检，可提高高危人群早期鳞癌及异型增生的检出率。该法不适用于碘过敏、甲亢患者。②甲苯胺蓝染色：因肿瘤细胞增殖活跃，富含核酸类物质，易被碱性染料甲苯胺蓝染色，而正常细胞核内遗传物质相对较少，遇甲苯胺蓝着色不明显。与碘染色相比，甲苯胺蓝染色对操作技术要求更高，耗时长，假阳性率较高，在国内并不常用。③联合染色：单一染色对早期食管癌及癌前病变的检出效率受到染色原理、染色剂浓度等因素影响，而联合染色法可使各染色方法取长补短，如碘液－甲苯胺蓝染色法和碘液－亚甲蓝染色法对早期食管鳞癌及癌前病变检出的准确率高于单一碘染色，且对病变浸润程度评估也有一定价值。

（3）电子染色内镜：通过特殊的光学处理实现对食管黏膜的电子染色，比白光内镜更清楚显示黏膜表面结构、微血管形态及病变范围，又可弥补色素内镜的染色剂不良反应及染色耗时长等不足。电子染色内镜和普通白光内镜之间可实现反复切换对比观察，操作更为简便。

（4）窄带成像技术（narrow band imaging，NBI）：已广泛应用于临床，其对早期食管癌的诊断价值已得到公认。NBI在食管鳞癌筛查方面较普通白光内镜有明显优势。另有研究报道其对食管鳞癌诊断的准确性和特异性优于碘染色，但尚需更多研究进一步证实。利用NBI结合放大内镜观察食管上皮乳头内毛细血管袢（intra－epithelial papillary capillary loops，IPCL）和黏膜微细结构有助于更好的区分病变与正常黏膜及评估病变浸润深度，已成为早期食管癌内镜精查的重要手段。

（5）智能电子分光技术（flexible spectral imaging color enhancement，FICE）：将白光分解成不同波段，可进

行多达 50 种光谱组合，从而获得不同黏膜病变的最佳图像，能较清晰显示 IPCL，可作为碘染色的重要补充。智能电子染色内镜技术（I－Scan）增强了不同性质黏膜间颜色的对比，在表面增强、对比度、色调处理方面有了很大提升。蓝激光成像技术（blue laser imaging，BLI）联合使用 410 nm、450 nm 两种波长激光可获得黏膜表浅和深部血管及黏膜结构的高清图像，得到更大的景深并保证明亮度，改善早期食管鳞癌与周围正常黏膜的对比度，并可结合放大技术精细观察。上述技术在食管癌筛查和精查中的应用有待深入研究。

（6）放大内镜（magnifying endoscopy）：放大内镜是在普通内镜的前端配置了一个可调焦距的放大系统，可见食管黏膜放大几十甚至上百倍，有利于观察组织表面显微结构和黏膜微血管形态特征的细微变化，尤其在与电子染色内镜相结合时，其对黏膜特征显示更为清楚，可提高早期食管癌的准确性，指导治疗方式的选择。

（7）共聚焦激光显微内镜（confocal laser endomicroscopy，CLE）：CLE 可将组织放大至 1000 倍，从微观角度显示细胞及亚细胞结构，在无须活检的情况下即可从组织学层面区分病变与非病变区域，实现“光学活检”的效果。CLE 可实时提供早期食管癌的组织学成像且精确度较高，省去了病理活检步骤，大大缩短诊断时间。利用 CLE 三维重建技术对食管鳞状上皮表面成熟度进行评分，可有效区分鳞状上皮内瘤变和非肿瘤上皮。

（8）自发荧光内镜（autofluorescence imaging，AFI）：AFI 可将正常组织与病变组织自发荧光光谱的不同转换为成像颜色的差异，从而加以区分，但其对设备要求较高，检出食管鳞状上皮异型增生的敏感性和阳性预测值较低，目前临床应用较少。

（9）超声内镜（endoscopic ultrasonography，EUS）：EUS 下早期食管癌的典型表现可为局限于黏膜层且不超过黏膜下层的低回声病灶。EUS 可清楚显示食管壁层次结构的改变、食管癌浸润深度及病变与邻近器官关系，T 分期准确性可达 74%～86%，但对浸润深度诊断的准确性易受病变大小及部位影响。EUS 诊断局部淋巴结转移的敏感性明显高于 CT 及 PET，但特异性略低于后两者；对食管癌腹腔淋巴结转移的诊断敏感性和特异性均高于 CT。EUS 引导下细针穿刺活检（EUS guilded fine－needle aspiration，EUS－FNA）可进一步提高对于可疑淋巴结转移的诊断效能。由于超声波穿透力有限，EUS 难以用于远处转移的评估，应结合 CT、MRI 或 PET－CT 等影像学检查。

早期食管癌的内镜精查应以普通白光内镜检查为基础，全面细致地观察食管的各个部分，根据各医院的设备状况和内镜医师经验，综合使用染色内镜、放大内镜、共聚焦显微内镜等特殊技术可进一步凸显早期食管癌的内镜下表现，并有助于了解病变范围、浸润深度及病理类型，指导治疗方案的选择。

（二）鉴别诊断

对有吞咽不适或吞咽困难的病例，应与以下疾患相鉴别。

1. 喉咽部疾患　如慢性咽炎和喉咽部肿瘤，常以吞咽困难等症状就诊，应注意做相应检查排除。另外，临床上有“臆球症”，又称“梅核气”，应注意鉴别。此病常见于年轻女性，常感咽部有异物，但不影响进食，多与精神因素有关。近来认为可能有食管上括约肌障碍或与胃食管反流有关，应做相应检查。

2. 食管裂孔病和反流性食管炎　前者因为食管下段括约肌失常，后者则可能因下食管括约肌抗反流的屏障作用减弱，食管对胃反流物的廓清能力下降，以及食管黏膜屏障功能的损害，引起胃、十二指肠内容物经常反流进入食管，导致食管黏膜慢性炎症，甚至形成溃疡及出血。两者均可出现吞咽不适症状，但病史较长，上腹痛，烧灼感和体位性反酸症状比较突出。另外还有胸骨后、剑突下痛，胃胀满，多涎等症状，严重且病史长者可造成重度纤维性狭窄。鉴别主要靠病史、内镜和食管功能检查。

3. Barrett 食管　发生于食管下段，其黏膜鳞状上皮渐被化生的柱状上皮所取代。多数认为，本病与反流性食管炎有密切关系，80% 以上患者有吞咽不适症状，伴烧灼感、反酸等，最严重的并发症是食管腺癌（癌变率为 10%～20%），是普通人群的 30～300 倍。内镜加活组织检查是确诊的首选方法。

4. 食管良性狭窄　多由吞服强碱、强酸等腐蚀性化学物或反流性食管炎引起，也可由长期留置胃管损伤食管或食管胃手术引起。化学性烧伤以儿童及年轻人较多，一般有误服强酸或强碱的历史。偶尔也见于自杀或精神异常患者主动口服化学性物质。由瘢痕狭窄所致的咽下困难病程较长，且多有明确诱因。X 线钡剂造影可见管腔狭窄，但边缘整齐，无钡影残缺征象。反流性等原因引起的食管狭窄一般位于食管下段，常伴有食管裂孔疝或先天性短食管。食管镜检查可确定诊断。

5. *食管功能障碍性疾病*　最常见的为贲门失弛缓症。由于迷走神经与肠肌神经丛退行病变,或对促胃液素作用过于敏感,引起食管蠕动减弱与食管下端括约肌失弛缓,使食物不能正常通过贲门。一般病史较长,年龄较轻(20~40岁),进食和情绪等因素可诱发。吞咽困难多呈间歇性发作,常伴胸骨后疼痛及反流现象,反流量较大,不含血性黏液,多有典型的X线表现,狭窄呈漏斗状或鸟嘴状,但食管黏膜光滑,吸入亚硝酸异戊酯或舌下含异山梨酯5~10 mg可使贲门弛缓,钡剂随即顺利通过。食管贲门测压检查有助于诊断。

6. *食管憩室*　是指与食管腔相通而覆盖上皮的盲袋。可发生于食管的任何部位,以咽部和食管中段常见,即咽食管交界部位的膨出型憩室以及食管中段、支气管旁的牵引型憩室和食管下段的膈上憩室,初期多无症状,以后可表现程度不同的吞咽困难与反流,于饮水时可闻及"含嗽"声响。因食物长期积存于憩室内,可有明显口臭,有时因体位变动或夜间睡眠可引起憩室液反流误吸、呛咳。X线多轴透视或气钡双重对比、食管侧位或斜位造影为主要确诊方法。

7. *食管良性肿瘤*　食管良性肿瘤中,最常见为平滑肌瘤,占60%~80%,发病年龄较轻,可发生于食管的各个部位,以下段多见。病期较长。无特异性临床表现,吞咽困难比较轻,常在X线检查时发现,食管镜见肿物表面黏膜光滑,触及肿物有滚动感。超声内镜有助于诊断。食管其他恶性肿瘤如食管肉瘤、食管黑色素瘤等,临床表现不易与食管癌鉴别,鉴别诊断依靠X线检查和食管镜检查。

三、治疗

食管癌的治疗分为外科手术治疗、放射治疗、化学治疗、光动力治疗、内镜下治疗及综合治疗。

(一)手术治疗

术前应进行c-TNM分期,尽可能行根治性切除及区域淋巴结清扫。经胸食管癌切除是目前常规的手术方法。胃是最常替代食管的器官,其他可以选择的器官有结肠和空肠。无法根治者可切除原发灶,术后行化疗或放疗。有下列情况不应进行手术治疗:①诊断明确的Ⅳ期、部分Ⅲ期(侵及主动脉及气管的T4病变)食管癌患者。②心肺功能差或合并其他重要器官系统严重疾病,不能耐受手术者。

(二)放射治疗

放射治疗是食管癌治疗最主要的手段之一。主要适用于上段食管癌和不能切除的中、下段食管癌。而对于上段食管癌的放疗效果不亚于手术,可首选放疗。另外术前放疗可使癌肿明显缩小,提高手术切除率。但并发食管气管瘘或出现远处转移者不适合放疗(参见本书第六章第一节食管癌的放射治疗)。

(三)化学治疗

食管癌化疗分为姑息性化疗、术前新辅助化疗、术后辅助化疗及术中化疗。

常用方案有:鳞癌:顺铂加氟尿嘧啶(DDP+5-FU);顺铂加紫杉醇(DDP+ PTX);顺铂加多西紫杉醇(DDP+ TXT);奥沙利铂加氟尿嘧啶(Oxaliplatin+5-FU),术前多以顺铂和/或氟尿嘧啶为主。腺癌:表阿霉素加顺铂加氟尿嘧啶,即ECF方案。

(四)光动力治疗(PDT)

主要是光敏剂与靶向组织和细胞产生反应,特定光照射之后发生作用,导致靶向细胞坏死的治疗技术。PDT治疗食管癌近年得到较为广泛的关注和应用,它选择性和安全性较好,尤其对于食管癌前病变及早期食管癌,国内外有较多相关支持性临床数据。对于不宜手术的中晚期患者,PDT能缩小肿瘤,缓解吞咽困难,毒副作用轻微,可提高患者生活质量,是治疗食管癌的一种有效的方法。

(五)内镜下治疗

包括内镜下微创治疗及姑息性治疗,内镜下微创治疗主要针对的是T1期的病变。

1. *内镜下微创治疗*　包括内镜下黏膜切除术(EMR)及内镜下黏膜剥离术(ESD)。EMR适用于直径<2 cm,无淋巴结转移的早期癌,对于对直径≥2 cm的病变,则应行ESD。ESD是在内镜下将病变黏膜剥离,使用电切术完整切除病变,是针对浅表型黏膜病变的一种新型治疗手段,近年来广泛应用于临床。内镜下黏膜剥离术相对于传统外科手术具有痛苦小、创伤小、疗效确切及术后恢复快的优点,能一次性完整切除较大面积的浅表病变,剥离的病变能提供完整的病理诊断资料,且病变局部的复发率也较低。当切除部位病

理检查提示有黏膜下层浸润或切缘有癌组织时,应追加外科手术治疗。

2. *内镜下姑息治疗*　包括消融术及支架植入术。对于晚期食管癌引起的狭窄,可通过电凝、氩气刀、微波、激光等方法烧灼癌肿,使狭窄的管腔通畅,称为内镜下消融术。食管狭窄及并发食管瘘的患者,可进行内镜下的支架植入术,缓解进食梗阻及呛咳症状。常用的支架为金属覆膜支架,可堵闭瘘口及减慢癌肿发展引起的管腔再狭窄。

采用以上两种或两种以上方法治疗即为综合治理。另外,可给予营养支持治疗及对症治疗。

（张　蓉　唐　华　王景杰）

参考文献

[1]　中国抗癌协会食管癌专业委员会. 食管癌规范化诊治指南(2012 年)[M]. 北京:中国协和医科大学出版社,2013.

[2]　中华医学会消化内镜学分会,中国抗癌协会肿瘤内镜专业委员会. 中国早期食管癌筛查及内镜诊治专家共识意见[J]. 胃肠病学,2015;20:220 – 240.

[3]　冷长森,李印,孙海波,等. 光动力疗法在食管癌治疗中的进展[J]. 中国实用医刊,2015;42:125 – 127.

[4]　翟亚奇,令狐恩强,李惠凯,等. 内镜下隧道式与常规黏膜剥离术治疗食管大面积浅表性肿瘤的对比研究[J]. 南方医科大学学报,2014,34(1):36 – 40.

[5]　王葳,王宏光,王晓燕,等. 内镜下黏膜剥离术治疗消化道病变的临床研究[J]. 中国医师进修杂志,2014;37:102 – 104.

[6]　Gaddam S, Wani S. Endoscopic therapy of barrett esophagus[J]. Gastrointest Endosc Clin N Am, 2013;23:1 – 16.

[7]　Narita K, Kanda T, Abe T, et al. Immune responses in patients with esophageal cancer treated with SART1peptide – pulsed dendritic cell vaccine[J]. Int Oncol, 2015;46:1699 – 1709.

[8]　Zhou K, Yan Y, Zhao S, et al. Clinical application and prognosis assessment of serum tumor associated material(TAM) from esophageal cancer patients[J]. Eur Rev Med Pharmacol Sci, 2014;18:3870 – 3876.

第十三章　反流性食管炎鉴别诊断与治疗

第一节　Barrett's 食管与食管腺癌鉴别诊断与治疗

一、发病机制

巴雷特食管(Barrett's esophague,BE)是胃－食管反流病(GERD)最严重的一个类型,它是一种食管腺癌(EA)和胃食管腺癌患者的癌前病变。一项内镜筛查研究报告称,BE 患病率为 5.6%。早期研究指出,Barrett's 肠化患者比一般人群发生食管腺癌的危险性增加 30～125 倍,有 BE 患者食管腺癌发病危险是无 BE 患者的 30～40 倍。有关 BE 癌变的发病机制近几年主要在细胞分子水平,重点在肿瘤基因、免疫细胞、细胞因子等方面在分子水平上进行了广泛的研究,取得了不少进展。主要包括:

(一)细胞增殖和细胞周期调控失调

1. 胆汁酸与 BE 和 EA　早就有人发现,胆汁反流可引起食管上皮细胞肠化,但发生机制不明。在人的食管细胞,胆汁酸抑制 Notch 信号途径并引起 CDX2(尾型同源盒转录因子)基因表达。Notch 信号作用的缺陷与食管腺癌相关。胆汁酸反流从 BE 进展到 EA 也发挥重要作用。新近报告一种新的胆汁酸受体 TGR5(细胞表面胆汁受体,G 蛋白偶联胆汁酸受体)在食管腺癌发生上的作用。在 EA 组织比正常食管黏膜或 Barrett's 黏膜的 TGR5 mRNA 和蛋白水平显著增高。

2. p53、APC 与 EA　BE 时,60% 高度不典型增生的患者发生 17PLOH,而 95% 食管腺癌患者 p53 使 LOH(杂合子丢失)失活。新近报告在 GERD－Barrett's 肠化－不典型增生－腺癌系列有 APC 基因(5q21－23 基因)多态性或丢失。

3. p27 与 BE 和食管腺癌　在 Barrett's p27 是一个肿瘤抑制蛋白,p27 减少或错位分布将从它的核靶移去而引起细胞增殖增加,GERD 或食管炎介导引起 p27 错位像是细胞增殖增加的早期标记,其可有导致食管不典型增生的危险。

4. 微小 RNA 与 BE 和 EA　Yang 等用 Agilent miRNA microarray(美国安捷伦微小 RNA 微阵列)分析 470 例患者 miRNA 表达。用非监督等级聚类方法(unsuperised hierarchical clustering)和分类比较分析发现 BE 伴有高度不典型增生组织与正常组织的 miRNA 表达有显著不同,腺癌时 miRNA 表达也增加。确定了 miRNA 在食管腺癌的发生和发展上发挥重要作用。

5. NO 与 BE 和 EA　NO 引起双股 DNA 破坏具有侵袭作用。NO 介导 Barrett's 进展的不同期、高度不典型增生和腺癌的侵袭。RT－PCR(real－time reverse transcription－poly－Merase,实时逆转录多聚酶链反应)显示 NO 引起基质金属蛋白酶(MMP)－1,3,7,9,10 和组织金属蛋白酶(TIMP)抑制剂在高度不典型增生食管腺癌细胞(FLO)表达,而从活体内获得的 Barrett's 标本,用 NO 引起 MMP－1 和 TIMP－1 表达增加,提出在细胞通过 MMP 和 TIMP 表达的调控而增加侵袭力。微阵列分析和免疫组化也发现在活检标本从无不典型增生食管进展到腺癌可见 MMP－1,3,7,10 和 TIMP－1 的表达增加,通过 MMP 和 TIMP 表达的失控使侵袭力增加。

(二)COX－2 与 BE 和 EA

动物模型和人的研究证明,BE 腺癌时环氧酶－2(COX－2)增加。Barrett's 肠化免疫组化研究和斑点分子杂交分析显示 COX－2 表达上调,当从低度不典型增生进展到高度不典型增生时 COX－2 表达也持续增高,从肠化进展到 BE 腺癌 COX－2 过度表达是早期事件,COX－2 影响细胞抑制,且过度表达伴有细胞间黏附降低,血管增殖增加,凋亡或死亡程序减低。胃和十二指肠内容的混合反流引起食管黏膜损伤、慢性食管炎的炎症进展和发生癌前病变 Barrett's 食管。

(三)饮食因子与 BE 和 EA

1. 吸烟与胃食管联结区腺癌 吸烟是发生 BE 和 EA 的危险因子,且有地域的差异,在白种人和妇女中吸烟对食管腺癌和胃食管联结区腺癌发生的危险性增加,戒烟危险性减少。

2. 饮食与 BE 和 EA 人无反流性食管炎或 BE 时抗氧化和矿物质饮食伴有食管腺癌发生的危险性增加。至今抗氧化剂在 RE、BE 和 EA 发病机制上的作用仍不明了。许多流行病学研究提出,饮食因子与 BE 和 EA 之间有相关性。现代流行病学有力的证明,摄取维生素 C、β - 胡萝卜素、水果和蔬菜,特别是生水果、蔬菜、深绿阔叶的和十字花科蔬菜、碳水化合物、纤维、铁与 BE、EA 危险之间呈负相关。在多数 BE 和 EA 患者中,增加水果和蔬菜的消费,减少瘦肉的摄入也可能是有益的。

(四)CCN1 与 BE 和 EA

CCN1 又名 cyr61(富含半胱氨酸 61),是 CCN 家族成员之一,为一种分泌型的细胞外基质相关蛋白,与黏附、趋向性和血管形成有关,在肿瘤中表达失调。CCN1 表达增加 BE 发生和 BE 进展到 EA 的危险性增加。酸反流时低 pH 值引起 CCN1 基因在食管上皮细胞表达,有证据表明 CCN1 和低 pH 值可引起食管上皮细胞转化,包括 E - 钙黏蛋白丢失,细胞 - 细胞间联结破坏和间质标记表达。

(五)抗磷酸化组蛋白 H3 与 BE 和 EA

Goodarzi 等从 54 例患者获得食管活检标本 88 份,其中 BE 无不典型增生(19 份)、不肯定不典型(11 份)、LGD(27 份)、HGD(9 份)或腺癌(12 份),标本用 HE 染色(苏木精 - 伊红),并由 2 位病理学家取得一致诊断,发现 LGD 比 BE 无不典型增生或肯定有不典型抗磷酸化组蛋白 H3 阳性核数目高($P<0.001$)。腺癌比高度不典型增生的抗磷酸化组蛋白 H3 标记的细胞核分裂象高。由此可见,不同病变抗磷酸化组蛋白 H3 表达不同,且证实了抗磷酸化组蛋白 H3 表达增加是疾病进展的标志。

二、诊断

Barrett's 食管是反流性食管炎的一个临床类型。BE 是指食管下段的复层鳞状上皮被化生的单层柱状上皮所替代。对 BE 化生柱状上皮的认识,目前尚未达成全球共识。在 2008 年的美国胃肠病学会关于 BE 的诊断指南中指出:只有食管下段出现特异性肠化上皮(specialized intestinal metaplasia, SIM)才能诊断 BE,因为肠化的柱状上皮有发生癌变的可能,需要特殊监测。但日本及英国学者认为由于某些患者食管下段的肠化呈灶性分布,同时由于胃镜活检的取样误差导致部分肠化患者首次胃镜检查未能发现肠化,若按照美国标准可能造成某些 BE 的漏诊,因此,他们认为肠化并非是 BE 诊断的必要条件,食管下段任何类型的柱状上皮化生均可诊断 BE。中华医学会消化病学分会制定的中国共识意见指出,BE 是指食管下段复层鳞状上皮被化生的单层柱状上皮所替代的一种病理现象,可伴肠化或无肠化。其中伴有特殊肠上皮化生者属于食管腺癌的癌前病变。

(一)根据临床表现

部分 BE 无临床表现。典型的 BE 临床表现为胃食管反流症状:胃灼热、咽下困难、反流感、胸痛和哮喘,其中胃灼热最常见。胸骨后或剑突下痛可能与病变深度有关。因而反流性食管炎患者伴有胸骨后或剑突下痛,更应警惕 BE 的可能。GERD 的并发症主要有吞咽困难、消化道出血、口咽部症状和呼吸系症状。

(二)内镜诊断

明确区分鳞状上皮、柱状上皮交界(SCJ)和 EGJ 对识别 BE 十分重要。①SCJ 内镜标志:为食管鳞状上皮、柱状上皮交界处构成的齿状 Z 线。②EGJ 内镜标志:为管状食管与囊状胃的交界处,其内镜下定位的标志为最小充气状态下胃黏膜皱襞的近侧缘和/或食管下端纵行栅栏样血管末梢。③BE 内镜下的典型表现是 EGJ 的近端出现橘红色柱状上皮,即 SCJ 与 EGJ 分离。BE 的长度测量应从 EGJ 开始向上至 SCJ。内镜下亚甲蓝染色有助于对肠化生呈灶性分布的定位,并能指导活检。

(三)病理学诊断

1. 活检取材 推荐使用四象限活检法,即常规从 EGJ 开始向上以 2 cm 的间隔分别在 4 个象限取活检;对疑有 BE 癌变者应向上每隔 1 cm 在 4 个象限取活检;对有溃疡、糜烂、斑块、小结节、狭窄和其他腔内异常者，均取活检行病理学检查。

2. 组织分型

(1)贲门腺型：与贲门上皮相似，有胃小凹和黏液腺，但无主细胞和壁细胞。

(2)胃底腺型：与胃底上皮相似，可见主细胞和壁细胞，但BE上皮萎缩较明显，腺体较少且短小。此型多分布于BE远端近贲门处。

(3)特殊肠化生型：在化生的柱状上皮中可见杯状细胞，是其特征性改变。

3. BE的异型增生

(1)低度异型增生(low grade dysplasia，LGD)：由较多小而圆的腺管组成，腺上皮细胞拉长，核染色质浓染，核呈假复层排列，黏液分泌很少或不分泌，增生的细胞可扩展到黏膜表面。

(2)高度异型增生(high grade dysplasia，HGD)：腺管形态不规则，分支或折叠状，有些区域失去极性。与LGD比较，核更大、形态不规则且呈簇状排列，核膜增厚和核仁明显双嗜性。间质没有浸润。

4. BE的分型

(1)按化生的柱状上皮长度分类：①长段BE(long segment Barrett esophagus，LSBE)：指化生的柱状上皮累及食管全周，且长度≥3 cm；②短段BE(short segment Barrett esophagus，SSBE)：指化生的柱状上皮未累及食管全周，或虽累及全周，但长度<3 cm。

(2)按内镜下形态分类：可分为全周型(锯齿状)、舌型和岛状。

(3)按布拉格C&M分类：按布拉格C&M分类法进行记录：C (circumferential metaplasia)代表全周型化生黏膜的长度；M(maximal proximal extent of the metaplastic segment)代表化生黏膜的最大长度。如C3 - M5表示食管圆周段柱状上皮为3 cm，非圆周段或舌状延伸段在EGJ上方5 cm；C0 - M3表示无全周段化生，舌状伸展为EGJ上方3 cm。

5. BE诊断记录内容　BE诊断记录形态学分类(全周型、舌型和岛状)、长度、组织学类型、异型增生及程度及并发症(糜烂、溃疡、狭窄、出血)。

当今全球对BE的诊断存在两种见解：只要食管远端的鳞状上皮被柱状上皮取代就可诊断和只有食管远端的化生柱状上皮存在肠上皮化生时才能诊断。鉴于我国对BE的研究不够深入，以食管远端存在柱状上皮化生作为诊断标准较为稳妥，但必须详细注明组织学类型及是否存在肠上皮化生。除有内镜下诊断外，还必须有组织学诊断，内镜和病理诊断相结合，有助于今后对BE临床诊断和研究的进一步提高。

三、鉴别诊断

(一)反流性食管炎

Barrett's多发生于食管炎基础上，实际上是GERD的一个临床类型。两者均有胃灼热和胸骨后疼痛，但吞咽困难主要见于Barrett食管。主要通过内镜和活检来进行鉴别。

(二)食管贲门失弛缓症

吞咽困难常因情绪变化或进食刺激性食物而诱发，多有胸骨后疼痛。X线钡剂造影可见食管高度扩张迂曲，下端缩窄呈“鸟嘴征”，边缘光滑。食管测压显示食管下括约肌张力持续性增高，中下段推进性蠕动消失。内镜检查有助于诊断。

(三)食管癌

BE中的三种类型上皮均可异型增生，但最多见于肠型柱状上皮。在BE中，无癌患者的异型增生仅为5%~10%，而BE癌变患者中几乎都伴有不同程度的异型增生。有人发现重度异型增生是不连续的，所有BE癌变均位于重度异型增生中或其附近，提示异型重度增生是BE癌变的先兆。

BE腺癌的发生率为10%~15%，比一般人群高出30~50倍。发生年龄为39~81岁，平均为60岁。BE三种上皮均可发生癌变，但以肠型上皮为多见，腺癌的分化程度一般较高。BE腺癌的发生原理和演变过程为：慢性胃食管反流→鳞状上皮增生→消化性食管炎和消化性食管溃疡→BE→柱状上皮异型增生→腺癌。

BE腺癌的危险信号有以下几点：①男性患者，尤其是吸烟和饮酒者；②肠型上皮型BE，有持续重度反流或吞咽困难；③高度异型增生；④合并硬皮病；⑤抗反流手术后再次食管狭窄或反流未能控制者。

诊断 BE 腺癌的依据包括:①确诊为原发性食管腺癌;②有较长的 BE 病史;③具备确切的组织学形态;④应找到 BE 从异型增生发展到原位癌和浸润癌的过度形态。诊断主要依据内镜活检、组织病理学检查,活检应在多部位进行,食管拉网细胞学检查阳性率较高。

四、治疗

目前 BE 的治疗已达成部分共识,主要从改变生活方式、药物控制胃食管反流症状、抗炎症治疗、内镜下治疗食管下端合并异型增生的 BE 上皮几方面进行,必要时行抗反流手术、食管切除术等外科治疗。

(一)内科治疗

治疗的目的在于治愈合并的食管炎,缓解食管炎症状,改善食管炎内镜下或 X 线征象,早期检查和预防食管癌,主要控制反流性食管炎。发病初期要调整生活方式,如抬高枕头 15 cm、睡前 3 小时禁食、减轻体重、戒烟、戒酒、禁食高脂食物、减少摄入可致下食管括约肌(LES)压力降低的食物和药物。

1. *抗酸治疗*　正确使用抑酸剂,质子泵抑制剂(PPI)如奥美拉唑、兰索拉唑、雷贝拉唑、埃索美拉唑等,H_2 受体拮抗剂如雷尼替丁、法莫替丁等由于抑酸作用较弱现已较少应用。

2. *应用促动力药*　常用莫沙比利、伊托必利、马来酸曲美布汀等,以促进胃蠕动,加快胃内容物排空,减少反流,尽量避免使用抗胆碱能药物。

3. *应用黏膜保护剂*　可用替普瑞酮、铝碳酸镁、硫糖铝、自维(L 谷氨酰胺)等,可减少反流液对食道黏膜的损伤,促进损伤黏膜的愈合。

(二)BE 的内镜治疗

BE 内镜治疗尚无明确和统一的适应证。现有研究表明,内镜治疗创伤较小,切除率较高,并发症较少,复发率较低,能有效降低 BE 的癌变风险。我国共识建议若 BE 伴有 HGD、食管严重狭窄等,可考虑内镜或手术治疗。现阶段,内镜下治疗是逆转 BE 的主要方法,已被用于治疗 BE 伴肠上皮化生、异型增生或局限于黏膜层的癌变。治疗方法包括激光、多极电凝、热探头、氩气凝固(argon plasma coagulation,APC)、光动力(photodynamic therapy,PDT)、冷冻消融(cryoablation)、内镜下黏膜切除(endoscopic mucosal resection,EMR)、射频消融术(radiofrequency ablation,RFA)等。理想的内镜治疗效果是彻底破坏化生上皮、异型增生上皮,但不损伤深层组织、不发生狭窄和穿孔等严重并发症。

1. *激光*　内镜激光治疗可用的激光器有掺钕钇、铝石榴石激光(Neodymium:yttirum aluminum garnet laser,Nd:YAG 激光),At(氩离子)激光和氩离子染料激光(argondye laser)等。其中 Nd:YAG 激光应用最广,这种激光组织损伤较深。有应用钾钛氧磷酸盐(KTP)激光治疗 BE,KTP 激光是将 KTP 晶体插入到 Nd-YAG 激光 1064 nm 红外光柱产生 532 nm 的绿色激光。KTP 激光消除浅层组织十分有效,对深层组织的破坏很少。KTP 激光消融治疗后鳞状上皮可以很快再生,但残留的化生上皮也很常见,常需多次治疗。

Hamamoto 等报道了用 Nd:YAG 激光治疗 BE 上皮的结果,治疗前予奥美拉唑(40 mg/d)控制食管酸暴露,11 个月后复查发现治疗区域的柱状上皮被鳞状上皮替代,而未治疗的对照区域无改变。激光治疗主要的并发症是食管狭窄、出血等,发生率分别为 11.8%、5.9%。

2. *氩离子凝固术(APC)*　APC 通过热能效应消融食管黏膜表面的病变组织。APC 是新型的非接触性凝固方法,可将高频电能通过电离的氩气传送至靶细胞表面,使其发生凝固变性。氩气流量一般在 1~2 L/min,功率 50 W 左右。由于氩气流是散发的,因而可发生轴向和侧向传导,每次治疗的范围较电凝广泛,组织表面热凝固深度一般小于 3 mm,与组织接触处的电极配有绝缘装置,不产生粘连效应,一次治疗的面积较大,明显优于多极电凝和热探头,同时还比激光治疗组织损伤深度浅。操作简便,临床疗效肯定,已被许多国家应用于 BE 的内镜治疗。APC 治疗 BE 的缺点是由于充入氩气会产生轻度胃胀气,或治疗后有短暂的胸骨后不适;严重不良反应如持续数天的胸痛和食管狭窄,发生率约 5%。

Morino 等报道病变黏膜平均长度多为 3~5.8 cm,且在 APC 治疗的同时都加用了抑酸剂治疗,59.2%~100% 患者实现了内镜肉眼下病灶清除,50%~100% 患者在术后病理活检中未发现 BE 上皮组织残留。常见并发症是胸痛和吞咽痛,发生率为 6.5%~53%。白梅在内镜下以 APC 对 36 例病理证实为肠化生的 BE 完全损毁肠化生黏膜,再给予奥美拉唑抑酸治疗。术后进行内镜、病理检查随访 12 个月。3 例达到完全鳞状上皮再生(94.4%),2 例再生鳞状上皮间混有岛状柱状上皮(5.6%)。

3. 光动力学治疗(photodynamic therapy,PDT)　PDT 是近年应用较多的内镜治疗新方法,是通过注射某种光敏物质,利用特定的光敏物质在肿瘤或某组织中高浓度集中,而其他正常组织和器官中代谢迅速而浓度甚低,然后以一定敏感波长的光照射物质集中的部 位(肿瘤或某些组织)可出现荧光(诊断用)和使该部位组织及细胞变性、坏死,而正常组织不受到损伤,达到治疗目的。初期用血卟啉衍生物(hematoporphyrin derivative,HpD)和 photofrin 作为光敏剂,因存在较严重的光敏反应等并发症,使其应用受到限制。目前常用 5 - 氨基乙酰丙酸(5 - aminolevulinic,5 - ALA)作为光致敏剂。5 - ALA 是良好的上皮源性肿瘤的光敏剂,可使 PDT 的作用局限在上皮源性细胞中,皮肤光敏反应仅持续 24 小时,这使 PDT 的应用更为安全、方便。

PDT 可用于治疗高度不典型增生的 BE 上皮和表浅癌灶。Foroulis 和 Thorpe 对 31 例重度不典型增生和黏膜内腺癌进行 PDT 治疗,平均随访 14 个月,有效率为 80.95%。此外,一项随访超过 2 年的多中心、随机单盲研究显示,PDT 能明显降低重度不典型增生的发生率(治疗组为 39%,对照组为 77%),并能将癌变的发生率降低 50%。

然而,应用光卟啉 - PDT 治疗食管壁的损伤较深,出现并发症的风险较高,主要并发症是食管狭窄,有报道约 30% 光卟啉 - PDT 治疗患者出现明显狭窄,需行内镜下扩张治疗。近来有报道应用 5 - 氨基乙酰丙酸 PDT 治疗 BE,只损伤表浅黏膜组织,无明显并发症。PDT 治疗后主要的并发症是食管动力障碍和食管狭窄,有研究发现治疗后 30% 可发生无效食管运动(ineffective esophageal motility),43% 可发生食管蠕动停止,食管狭窄发生率可达 34%。其他的并发症包括房颤、心力衰竭及光过敏、带状疱疹、多形红斑等皮肤并发症。

4. 热探头(heaterprobe)　热探头是一种廉价的治疗 BE 的方法,相关报道不多。Michopoulos 等用热探头(5 ~ 10J 脉冲)治疗 13 例不典型增生的 BE 患者,之后服用奥美拉唑 40 mg/d,1 ~ 5 个疗程后肉眼观察下所有患者的 BE 黏膜均被切除。1 ~ 3 个月后取活检发现其中有 3 例残留柱状上皮,但没有 p53 的过度表达。在 6 ~ 36 个月的随访中,发现有 3 例残留柱状上皮,其中 1 例发展成低度不典型增生。2 例 BE 黏膜长度大于 2.5 cm 者停用奥美拉唑后复发,而另外 2 例小于 2.5 cm 者未复发。说明停用奥美拉唑后是否复发可能与 BE 上皮的原长度有关。

5. 内镜下黏膜切除术(endoscopic nlucosal resection,EMR)　EMR 是利用电流通过人体时产生的热效应使组织凝固、坏死,达到凝固切割的目的。因 EMR 可获得较大面积组织,有利于病理学检查,能准确分期并估计边缘切除情况,故近年来被用于治疗 BE 合并重度异型增生和/或黏膜内腺癌。EMR 治疗不但可达到治疗目的,还可得到组织标本,提供病理诊断依据。但 Barrett's 黏膜的不典型增生和癌变典型表现是镶嵌式的,内镜下判断病变的深度和范围会有一定困难,因此很多患者应用此方法治疗仍有困难。

常见并发症为出血、穿孔、狭窄等。May 和 Ell 报道 115 例接受 EMR 治疗的 BE 患者中 70 例伴有重度不典型增生或早期食管癌,术后平均随访 34 个月,98% 病灶完全切除,并发症发生率为 9.5%,术后复发率为 30%。目前,EMR 的局限性为:①切除后 BE 病灶仍然存在;②存在内镜下肉眼无法观察到的病灶;③多发性病灶不能用局部 EMR 治疗。

6. 射频消融术(radiofrequency ablation,RFA)　射频消融是一种微创性原位治疗技术,借助超声或 CT 等影像技术引导,将电极针直接插入肿瘤组织内,射频发射器产生的高频率转换的射频电流,经电极针的非绝缘部分导入肿瘤组织内,组织内的离子随电流正负极的转换而频繁震荡,极性的生物大分子亦随电流方向的变换而频繁改变极化方向。通过上述两种方式产生的摩擦作用,将电能转化为热能,使组织的温度升高,局部温度可达 90 ~ 120℃,从而使肿瘤细胞发生热凝固性坏死和变性,同时,热能也诱导了肿瘤细胞凋亡的发生。

Shaheen 等研究发现,127 例异型增生性 Barrett's 食管患者随机接受射频消融治疗(消融组)或假操作(对照组)。随访 12 个月,主要评价指标为异型增生及肠上皮化生的根治率。结果显示:①对于低级别和高级别异型增生患者,消融组和对照组异型增生根治率分别为 90.5% 和 22.7%,81.0% 和 19.0%。两组比较差异均有统计学意义。②两组患者中肠上皮化生根治率分别为 77.4% 和 2.3%,差异有统计学意义。③两组患者疾病进展率分别为 3.6% 和 16.3%,肿瘤发生率分别为 1.2% 和 9.3%,两组比较差异均有统计学意义。④消融组中,1 例患者出现上消化道出血,5 例(6.0%)出现食管狭窄。研究表明,RFA 治疗异型增生性 Barrett's 食管,能取得较高的异型增生根治率和肠上皮化生根治率,且能降低疾病进展及癌变的风险。

7. *内镜治疗 BE 方法的评价* EMR 可为病理检查提供完整切除标本,但其治疗食管癌前病变的长期效果仍有待进一步的长期随访观察,且其存在一定的局限性,如何术前准确判断病变浸润深度和淋巴结转移情况、如何减少术后复发仍是目前较难解决的问题。APC 对机体损伤较小,较为安全,多用于食管癌前病变及早期癌的治疗,尤其是 BE,其远期疗效尚待观察,其治疗并发症主要为食管狭窄、胸骨后不适,其发生率与 APC 操作功率相关。PDT 利用光敏剂在肿瘤细胞中高分布的特性,通过光能激发杀伤肿瘤细胞,尤其适于食管多病灶的治疗,但因其费用较高而应用受限。冷冻消融术对伴异型增生的 BE 具有特异性疗效。RFA 可消除 BE 肠化生和异型增生,降低疾病进展风险。不同的医院可根据现有的条件选择性地进行适当的内镜下治疗。

8. *内镜治疗后的随访* 迄今,任何内镜治疗方法尚未肯定可完全永久消除 BE 上皮,也未被证实可减少 BE 癌变。残留在新生鳞状上皮下的 Barrett 上皮仍是值得关注的问题。内镜下治疗后联合抑酸治疗可使 Barrett's 黏膜处在低酸环境,利于损伤修复和鳞状上皮再生。长期抑酸治疗血清胃泌素升高会引起胃黏膜组织学改变,在无酸状态下十二指肠液对胃黏膜有潜在的危害。因此,对 Barrett 上皮和胃黏膜变化的内镜随访仍非常重要。多数学者认为内镜随访可发现早期食管腺癌。但也有研究发现,在切除的高度异型增生标本中约有 40% 可疑有浸润癌,因此,严密随访和处理时机仍需进一步研究。

目前,对于内镜随访方法和间隔时间尚未达成共识。有人认为 BE 患者应每年做一次胃镜,对有低度异型增生患者每半年做一次胃镜,对有高度异型增生患者建议手术治疗。也有人认为对连续 2 年胃镜及病理检查未发现异型增生的患者可 2~3 年做一次胃镜。对有低度异型增生的患者第 1 年每半年做一次胃镜,如果病变无变化以后每年做 1 次胃镜。由此,为了尽可能早期发现 BE 上皮变化,每半年进行一次内镜检查以达到随访监测目的。BE 在西方国家多发,由此而发生的食管腺癌逐年增多。在我国 BE 正逐渐得到越来越多的关注,对于我国 BE 的特点、诊断和治疗还有待进一步研究总结。

(三)外科手术

BE 患者行抗反流手术的适应证基本与慢性反流患者相同,BE 本身并不是抗反流手术的指征,其远期疗效有待证实。有大量研究不支持以胃底折叠术来预防食管癌变。对已证实发生癌变的 BE 患者,原则上应行手术切除。食管切除术是 BE 伴 HGD 或癌变的基本治疗方案。应结合患者个人意愿及外科医师意见决定是否进行手术治疗。因内镜监测漏检早期癌变的概率较高,若不行手术切除则可能错失在发生癌变转移之前进行干预的机会。但也有研究显示,HGD 患者手术切除组织食管腺癌检出率仅 17%。

第二节 胃-食管反流病鉴别诊断与治疗

一、概述

胃内容物主要含胃酸和胃蛋白酶,也可含十二指肠液包括胆汁。生理情况下虽然胃内压为正压,而食管内压为负压,但并不发生胃-食管反流,这是由于机体存在着抗反流机构,病理状态就会发生胃-食管反流。由于食管下端括约肌(LES)松弛,引起胃内容物反流到食管下端称为食管反流(gastroesophageal reflux, GER),胃、十二指肠内容物反流入食管引起胃灼热、胸痛、反酸等症状,导致食管炎及食管外组织损伤称为胃-食管反流病(gastroesophageal reflux disease, GERD)。GERD 是极常见的一种疾病。在人的一生中 30%~40% 的人受到影响,7%~10% 的人每天有胃灼热;15%~30% 的人每周至每月、45% 的人每年有 1 次胃灼热。为了减轻症状有 20% 的人用抗酸剂或 H_2受体拮抗剂,每周用药超过 2 次。60% 患者内镜食管无阳性发现,称为非糜烂性 GERD(NERD)。12%~18% 患者有严重并发病,包括发生 Barrett's 食管和食管腺癌。

GERD 在西方国家也很常见,人群发病率达 2%~15%。美国最新资料表明,在成人中因胃灼热等症状自我处方用药,每日 1 次者达 44%,每日 2 次者达 14%。国内无大系列流行病学统计资料,据 1986 年北京协和医院胃镜室 3000 例中调查表明,GERD 占 5.8%;北京医科大学附属第一医院 1987—1997 年间胃镜室资料68 530例中,临床诊断为GERD者占9.04%,在消化科门诊占10%比例。

GERD是由多种因素促成的上消化道动力障碍性疾病,GERD患者的BAO和MAO并不增加,但却有酸和其他物质的反流。正常人在餐后也有胃食管反流,但由于食物的重力、食管体部的容量清除及唾液的化学清除作用,这种生理反射是短暂的,不致损伤食管黏膜,也常无症状。GERD的发病是抗反流(胃食管交界的解剖结构作用)防御机制下降和反流物对食管黏膜攻击作用的结果。于是反流物刺激食管黏膜,导致食管黏膜损伤,其中以胃酸和胃蛋白酶作用最强,最终导致炎症发生。

GERD的治疗首先推荐促动力药和质子泵抑制剂(PPI)联合应用,疗效显著。对Hp(+)患者是否采用抗菌治疗,认识尚不一致。对药物治疗无效,或有下食管括约肌缺陷、合并膈疝的GERD,可考虑行抗反流手术治疗,手术方法有Nissen胃底折叠术、Belsey胃底部分折叠术和Hill手术。

二、GERD诊断与鉴别诊断

胃灼热、反流、非心源性胸痛和吞咽困难及一些肺部症状,虽是GERD的常见表现,一旦出现上述症状时首先应想到GERD的可能,然而GERD时可有许多各种各样的临床表现,如患者有食管症状而可有或无食管黏膜损害,有或未证实病理性酸反流的量;另一些患者有食管黏膜损害而有或无反流症状;仍有一些患者可无或很少有食管症状而表现各种各样食管外表现,这一部分患者有典型的食管外表现缺乏明显的食管损害。因此,上述种种情况给GERD的诊断带来一定的困难。目前多采用综合诊断进行评估。

(一)症状与体征

胃灼热和反流是GERD的主要症状,这2个症状对于GERD有很高的特异性。胃灼热典型者为胸骨后烧灼感,向咽喉或口放射,最常见于餐后,由于平躺、躯体弯曲过度或猛烈的抬举而发生,常因急剧进餐,吃柑橘、辛辣食品、高脂肪餐和饮酒而导致。胃灼热的严重性与食管炎的严重度无关。在Barrett's食管或有食管外表现的GERD患者,胃灼热可能很轻或缺如。反流是胃内容反流入食管,且常反流入口。应与呕吐相区别。反流常伴有胃灼热,反流物为典型的酸性物,更为重要的是反流可引起食管外表现(图13-1)。

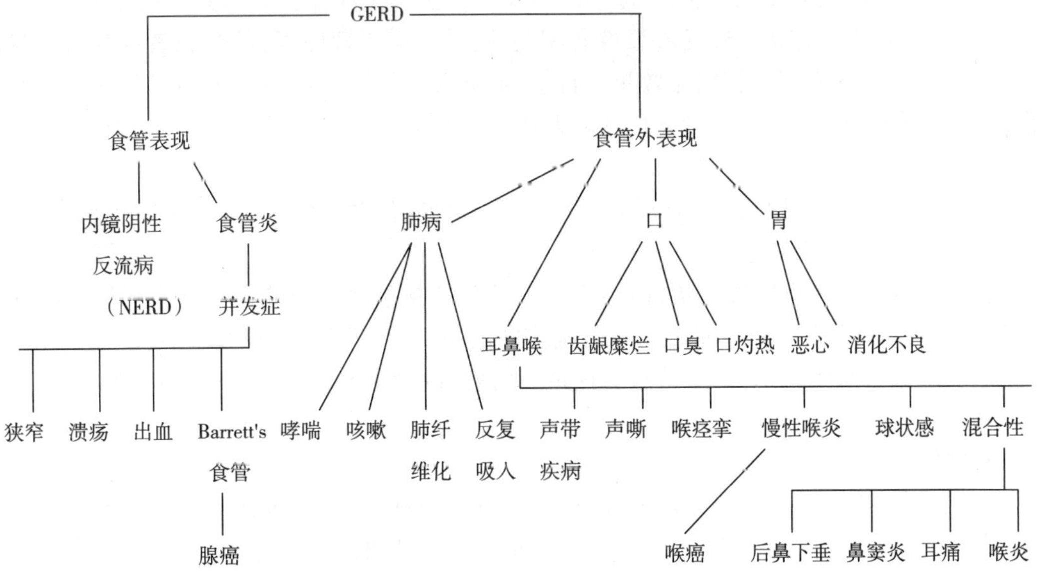

图13-1　GERD临床表现

GERD的另一个突出表现为心绞痛样胸痛,称为非心源性胸痛,位于胸骨下方烧灼样或压榨样痛,以下几点有利于考虑源于食管引起的胸痛:①伴有食管症状,如胃灼热、吞咽困难或反流;②疾病发生在餐后或仰卧位置;③用抗酸剂疼痛减轻;④疼痛持续儿小时或几天而无公开的心肺疾病加重。但值得注意的是不少冠心病和心源性胸痛患者常并存有食管症状,因此建议诊断食管源性胸痛时应首先排除心源性胸痛。

吞咽困难是GERD的常见症状,若患者尚能吞咽肉食(肉片、牛排)带皮的蔬菜和硬面食食品等吞咽困难的存在将被怀疑。吞咽困难可为机械性梗阻或非机械性梗阻引起。机械性梗阻可能继发于与反流有关的狭窄、癌(如 Barrett's 食管引起腺癌或鳞状上皮癌)或食管环;非机械性梗阻吞咽困难可继发于蠕动功能障碍含有低幅度收缩和传递不良,或继发于反流引起敏感性蠕动收缩和食管痉挛,糜烂性食管炎的存在和严重性也是重要的决定因素,糜烂性或溃疡性食管炎患者进硬食常有吞咽困难,给予充分治疗后 GERD 可消失。

GERD 可有非器质性上消化道症状表现,如恶心、消化不良、腹胀、嗳气或不消化,当缺乏胃灼热或酸反流主要症状时,上述症状对 GERD 无特异性,有些患者陈诉胃灼热。

GERD 的食管外表现常见。如图 13－1 所示。最多的是伴有哮喘,抗反流治疗可改善哮喘症状。虽 1/3 哮喘患者有食管功能障碍而无食管症状,但询问有关反流和胃灼热史在哮喘患者中是重要的。哮喘时存在 GERD 的线索包括:缺乏过敏原、哮喘开始在少年、哮喘前存在反流症状、夜间咳嗽、肥胖、哮喘发作前有胃灼热或激烈进食后胃灼热、对常用的哮喘治疗有对抗。胃食管反流病常有慢性咳嗽,可能食管暴露于酸后,食管感觉神经对反流物敏感,通过吸入或气管、支气管反射途径直接刺激气管、支气管或喉部受体而引起咳嗽。也可并发特发性肺纤维化、肺炎、慢支和其他肺疾病。GERD 也可并发耳鼻喉疾病(图 13－1),有喉部症状而缺乏典型食管症状或症状轻微的患者,内镜检查有低的食管炎检出率,少量的酸即可引起喉病理改变。齿龈糜烂是 GERD 最多见的口腔表现,齿龈糜烂和齿质丢失可引起下颌或肌筋膜疼痛综合征,也可有口臭、口烧灼、舌过敏等表现。此外,尚有喉炎、声嘶、发音困难、声门下狭窄、喉癌、球状感等。

GERD 在老年人常见,甚至比青年人多见。老年人不典型症状如腹痛、吞咽困难和肺症状发生率高,有报告提出老年人 GERD 的糜烂性食管炎和 Barrett's 食管炎比青年人多见,且为了减轻症状需要积极治疗,并对老年人 GERD 应有足够的重视。

非糜烂性反流病(NERD)系指存在反流相关的不适症状,但内镜下未见食管黏膜破损和 BE,且近期未接受抑酸治疗。NERD 患者为什么存在反流而胃镜下食管黏膜无破损？有研究认为,NERD 患者的食管黏膜组织对反流物中的损伤因子抵抗力以及食管清除酸的功能较 EE 强。

(1)发病机制:①一过性下食管括约肌松弛:约半数患者食管 pH 值监测,显示存在病理性酸反流可能与此有关;②内脏高敏感性:对刺激的阈值降低,如对生理性酸反流(食管有酸暴露但属正常范围)也有强反应,计算症状指数,可见反流症状与酸反流事件有相关性;③社会心理因素:部分患者的反流症状用质子泵抑制剂效果差,加用抗焦虑药后收到明显效果,可能与此有关;④非酸反流:部分患者的症状系非酸反流引起;⑤食管下段黏膜细胞间隙增宽:内镜下食管虽无黏膜缺损,但电镜和光镜证实细胞间隙增宽,提示 NERD 存在客观的病理损伤。

(2)临床表现:除反流症状外,NERD 患者女性多见,伴随其他功能性胃肠病如功能性消化不良、肠易激综合征以及心理障碍者较 EE 多见。

(3)诊断:NERD 主要依靠反流症状,内镜检查未见食管黏膜破损和 BE,并排除其他引起反流的疾病(如幽门梗阻等)后即可诊断。PPI 试验治疗后反流症状消失,可佐证症状与酸反流有关,如内镜无食管黏膜破损及 BE 证据,临床可诊断 NERD。一些放大内镜、共聚焦内镜等新方法对食管黏膜的细微观察对 NERD 的诊断作用,有待今后深入研究。

(二)诊断试验

1. 内镜　疑有 GERD 患者一般进行内镜评价,主要有 4 个理由:①患者症状不明朗或有警报症状如出血、体重下降、吞咽困难征象为了排除其他疾病或并发病;②有长期症状的患者为了 Barrett's 食管的筛选;③为了食管炎的诊断和其严重度的评估;④企图直接内镜治疗和预防慢性化。如果发现糜烂性食管炎或 Barrett's 食管大部分 GERD 可通过内镜得到诊断,虽然糜烂性食管炎也可由感染或药物引起损伤所致。对 GERD 诊断内镜缺乏可靠的敏感性,胃灼热患者内镜检查时仅 30%~40% 患者证实有黏膜破坏,提出严重食管炎的存在可指导治疗且有助于预报对治疗的反应、复发率和慢性化。研究证实有严重食管炎患者用质子泵抑制剂治疗可预防黏膜并发症尤其是狭窄的发生。Savary－miller GERD 内镜分级如下:

0 级:为正常食管,无反流所致损害,齿状线轮廓清楚,无脆性增加证据。

Ⅰ级:食管下端有小的纵形浅表糜烂或溃疡。

Ⅱ级:食管炎显示有早期融合,但未覆盖整个环状面。

Ⅲ级：整个环状面呈糜烂及溃疡，未见狭窄。

Ⅳ级：广泛黏膜坏死及溃疡，食管纤维化狭窄，疑食管或柱状上皮化生。

另外，对内镜阴性患者食管黏膜活检病理改变有助于 GERD 的诊断。由于正常食管末端 2.5 cm 范围黏膜的组织学多有轻度炎症，所以活检样本应在胃食管交界上方 5～10 cm 处采取。反流症状持续 5 年或更久的患者将考虑通过内镜筛选 Barrett's 食管，如果看不到 Barrett's 食管化生，在将来患者不需要再用内镜筛选，当筛选发现有 Barrett's 食管建议患者首选质子泵抑制剂治疗直至症状消失，食管糜烂或溃疡改变轻微。

非糜烂性反流病（NERD）一般是指由食管酸反流引起 GERD 典型症状 >3 个月，胃灼热症状由生理性酸反流所致，而内镜（－）的 GERD 患者。NERD 病例有不断增加趋势。20 世纪 80 年代报告 NERD 为 32%～50%，欧洲多个国家 52 个研究单位联合报告 NERD 流行率 54.5%，且发现爱尔兰和英国流行率高，分别为 84% 和 63.4%。国内报告流行率为 73.9%。French 报告 771 例 GERD，NERD 占 81%，有典型 GERD 症状者 74.4%，食管外症状呼吸道 14%，耳、鼻、喉 6.9%，非心源性胸痛 4.7%。鉴于 GERD 时 NERD 病例数增加，因此内镜诊断价值在逐渐减小。

2. pH 监测　食管 pH 监测的开展且对食管暴露酸量的判定使对 GERD 的认识有很大提高。食管 pH 监测是当前一个广为应用的工具且常用于研究和临床。pH 监测了解反流的病因和异常程度有助于肯定 GERD 诊断。24 小时 pH 监测能很好地区别正常对照组和食管炎患者，pH 监测也用于提高 GERD 患者有食管外表现存在的可能性，几个报告显示，pH 监测提高 GERD 引起哮喘、慢性咳嗽、声嘶、不能解释的胸痛和喉炎发生的原因。但是 pH 监测受到各种限制，所有证实食管炎的患者，25% 患者 24 小时 pH 监测在正常范围内，正常对照组与有反流症状患者比较也有很大的重叠。一般以 pH <4（正常食管 pH 为 5.0～7.0）至少持续 5～10 秒作为胃食管反流发生指标，现在国内多采用便携式食管 24 小时连续 pH 监测。监测期间一般规定 pH <4 持续 5 秒或 10 秒以上判定为有胃食管反流，一般采用 6 个参数，即：①总 pH <4 的时间百分率（%）（正常人为 1.2%～5%）；②直立位 pH <4 的时间百分率（%）；③卧位 pH <4 的时间百分率（%）；④反流次数；⑤pH <4 长于 5 分钟的次数；⑥最长反流持续时间。有人认为正常人 pH <4 长于 5 分钟的次数大于 3 次，而反流发作最长时间大于 9 分钟即为病理性反流。24 小时 pH 监测表明，每天站立位有反流者食管炎较轻，夜间卧位有反流者食管炎较重，而白天、夜间均有反流者食管炎最重。

反流插入和症状之间的相互关系对于决定症状由反流引起是有帮助的。相互关系是通过统计学处理得出的。此相互关系可能决定于总酸暴露时间，严格的反流和症状间隔时间是不明了，多数作者认为出现间隔时间为 2～5 分钟。

反流和症状之间相互关系是特别用于评价患者有不能解释的胸痛。Hewson 等指出 60% 不能解释胸痛患者症状指数阳性，几乎半数症状指数阳性患者 24 小时 pH 参数正常。Singh 等报告 34 例冠心病患者 20 例 pH 监测症状指数阳性，其中 11 例 24 小时 pH 监测参数正常，20 例中 15 例用酸抑制剂治疗胸痛消失或显著改善。症状和反流插入之间的相互关系在食管敏感相关的患者（即患者有反流症状和正常内镜而 24 小时 pH 监测上也正常酸暴露）也有帮助。Shi 等收集 771 例患者 pH 监测结果，96 例（12.5%）为正常食管酸暴露。

双探针 pH 监测是用一个探针置于食管下端括约肌上 5 cm，第 2 个探针置于近端食管或咽下部，这个途径有助于评价 GERD 患者的食管外表现。有各种各样耳鼻喉症状的患者食管近端 pH 监测常有异常，如喉痛、声嘶表现的反流性喉炎或酸后喉炎患者。双探针 pH 监测也用于检查大多数有发作性喉痉挛的反流异常者，因有些患者有反流性咽炎而远端食管总酸暴露时间正常，在评价哮喘或慢性咳嗽患者近端食管 pH 监测的重要性研究不多，无论如何 pH 监测在估计反流的食管外表现患者是有用的。

3. 放射线检查　上消化道吞钡检查可提供食管蠕动情况，并可发现憩室，裂孔疝和肿瘤等病变；气钡双重对比食管炎时可见黏膜粗糙、溃疡等病变。为了评价 GERD 和它的并发症用食管钡造影和同位素检查，钡检查在评价有吞咽困难的 GERD 和准确地诊断裂孔疝、食管狭窄、食管环是极有价值，放射线检查证实黏膜呈网状改变可提出存在 Barrett's 食管。但与 pH 监测相比钡检查对 GERD 诊断的敏感性低，居于这个原因钡检查评价 GERD 患者受到有限应用。一个新近的研究发现同位素比 24 小时 pH 监测敏感，食管炎患者同位素检查的敏感性 50%，它可检出胃缓冲成分的反流，如在餐后期，此发现提示同位素在特殊情况下可有助于估计胃的反流内容。

4. 挑拨试验(Bernstein 试验) 为测定食管对酸敏感性的方法。患者取坐位,插入双腔胃管至 30 cm 处固定,先以 100~120 滴/min(6~7.5 ml)速度滴注生理盐水 10~30 分钟作对照,如患者无特殊的不适,则换滴 0.1N 盐酸 10~30 分钟,如在滴酸过程中患者出现胸骨后疼痛、烧灼感时,则停止滴注,再换滴生理盐水,症状消失,如此可重复多次。如滴酸后不引起症状为阴性;滴酸后诉胸骨后烧灼感及疼痛,提示食管炎;如盐水和盐酸滴入均阳性,则可能是高度敏感者。本试验有 15% 的假阳性和假阴性。挑拨试验对反流并发症有高度特异性,但敏感性低,不如 pH 监测有价值。

5. 食管测压 食管测压限于用在可疑 GERD 的开始评价,LESP 低于 6 mmHg 尤其是接近 0 mmHg 时,易发生反流。此外,膈角的作用减弱也易发生反流。反流食管炎往往伴有 LES 压力降低(正常 50~65 mmHg),LES 松弛时间也较正常明显延长(正常 2~7 秒),胃食管屏障压(正常 46~54 mmHg)明显降低,因此 LES 低压可作为 GERD 严重度的指标。近年发现 GERD 患者的反流易发生于一过性下食管括约肌松弛(TLESR)时。因为发现有些 GERD 患者 LESP 并不低。TLESR 是指与吞咽无关的一过性 LES 松弛,其持续时间达 10 秒以上。虽然 TLESR 也常发生于健康人,但很少发生反流。现已查明约 50% 以上 NERD 患者,其反流原因是频繁发生的 TLESR 所致。NO 和 VIP 是促发 TLESR 的重要神经递质,膈角也参与 TLESR 的发生。

6. 试验治疗 试验治疗在 GERD 评价上是有吸引力的。Omeprazole 试验开始于 1992 年。1995 年 Schindlebeck 等报告试验阳性者 75% 症状减轻,其中以 Omeprazole 40 mg 一日 2 次最为敏感(83.3%),所有治疗患者 pH 监测平均酸度均有降低。Schenk 等(1997)报告 85 例 0 或 1 级食管炎患者且与 pH 监测结果作比较,用 Omeprazole 40 mg/d, 用 2 周,结果对 Omeprazole 反应敏感性和特异性与 pH 监测价值相似。Johnsson 等(1998)报告 160 例患者用 Omeprazole 20 mg 2 次/d,1 周,用于 GERD 诊断,与安慰剂作比较(对照组 GERD 诊断根据 pH 监测异常或Ⅱ°~Ⅲ°食管炎),结果 Omeprazole 应用组对 GERD 诊断有很高的敏感性(75%)和较低的特异性(55%)。Fass 等(1998)报告敏感性 78%,特异性 85.7%,英国胃肠学会资料(1999)敏感性 81%,特异性 85%。尤其是对 pH 监测(阴性)或内镜(阴性)的患者若用试验治疗症状改善时也可考虑 GERD 的诊断。应当指出,单纯试验治疗也可能造成误诊,如消化性溃疡、卓-艾综合征用强酸抑制剂治疗症状也明显减轻。目前临床上普遍认为用质子泵抑制剂(PPI)试验诊断反流病准确性高,临床应用广泛。最近美国胃肠学会推荐凡有典型 GERD 症状的患者,在行内镜检查之前,应接受 PPI 治疗。另一些专家推荐在大多数病例中,将 PPI 试验放在 24 小时食管内 pH 监测之前进行,或者用其作为替代试验。

7. 食管多通道腔内阻抗监测 根据食管腔内的阻抗变化,可动态测定气体、液体在食管腔内的流动,常与 pH 同步监测(MⅡ-pH),可发现气体反流、液体反流、混合反流、酸性反流、弱酸反流、弱碱反流。

8. NERD 诊断 主要依靠反流症状,内镜检查未见食管黏膜破损和 BE,并排除其他引起反流的疾病(如幽门梗阻等)后即可诊断。PPI 试验治疗后反流症状消失,可佐证症状与酸反流有关,如内镜无食管黏膜破损及 BE 证据,临床可诊断 NERD。一些放大内镜、共聚焦内镜等新方法对食管黏膜的细微观察对 NERD 的诊断作用,有待今后深入研究。

三、鉴别诊断

GERD 时因有胃灼热、反酸、吞咽困难等症状故应与食管溃疡、食管癌、食管平滑肌瘤、其他感染性食管炎、食管结核、食管憩室或息肉等疾病相鉴别。胸痛时应与其他非心源性胸痛和心源性胸痛疾病相鉴别。具有食管外症状的患者,应与其他原因引起的慢性咳嗽、哮喘、支气管炎、肺纤维化和耳鼻喉疾病相鉴别。

四、治疗

美国胃肠病学会 2013 年 GERD 指南新版在治疗上提出 6 点更新的亮点:①抬高床头,减轻体重者都可有效缓解 GERD,并未作为常规推荐者的治疗方式。② H. pylori:GERD 患者进行常规 H. pylori 感染的筛查和治疗,因为现在尚无充足证据证明这能够有助于控制 GERD 症状。③内镜活检:不推荐将活检用于常规 GERD 诊断;但是强调,对于有吞咽困难以及 GERD 患者,应考虑嗜酸粒细胞性食管炎(EOE)的可能,并可以通过活检。④PPI 应用安全性:新指南认为对于没有其他髋部骨折危险因素的患者,PPI 并没有增加骨质疏松的风险,同时 PPI 也没有增加使用氯比格雷患者的心血管事件。但是 PPI 的确是艰难梭菌感染的一个危险因素。⑤食管外表现:GERD 可能是导致患者食管外症状(咳嗽、喉炎、哮喘)的因素之一,对同时存在典型 GERD 症状和食管外症状患者,可以考虑开始 PPI 试验性治疗;而只有食管外症状的患者在开始 PPI 治疗前应接受反流监测。⑥内镜和手术治疗:内镜治疗仍不被推荐为 GERD 的治疗手段。对于肥胖的 GERD 患者,胃旁路手术可被考虑用于缓解胃灼热症状。

(一)NURD 治疗

轻症者可用 H_2受体拮抗剂,如无效或较重者应用质子泵抑制剂,标准剂量,1 ~ 2 次/d,大部分患者有效,初次治疗应不少于 8 周,以后可按需维持治疗。由于 NERD 发病机制较复杂,PPI 对症状疗效不如糜烂性食管炎,对疗效不满意者应进一步寻找原因。当 PPI 2 次/d 无效时,应重新评估是否继续用 PPI,有明显动力障碍和功能性消化不良患者可能存在对 PPI 的抵抗,应加用促动力药。

(二)糜烂食管炎(EE)治疗

1. *抑酸剂*　目前认为反流至食管的胃酸是 EE 的主要损害因素,因此使用以抑酸剂为主的药物,初始治疗的目的是尽快缓解症状,治愈食管炎。首选 PPI,任选一种,标准剂量,疗程 8 周,部分患者症状控制不满意可加大剂量或换一种 PPI。维持治疗是巩固疗效、预防复发的重要措施,用最小的剂量达到长期治愈目的。维持治疗有三种方法:维持原剂量或减量(每日 1 次)、间歇治疗(隔日 1 次)和按需治疗(症状出现时用药)。治疗应个体化。控制夜间酸突破(NAB):治疗方法包括调整 PPI 剂量、临睡前加用 H_2RA。对 PPI 治疗失败患者应积极寻找原因,可能原因有:患者依从性差,服药不正规;个体差异;存在 NAB;内脏高敏感;存在非酸反流。

2. *促动力药*　抑酸剂治疗效果不佳时可加用促动力药,特别在伴胃排空障碍时。

3. *络合胆盐药*　存在非酸反流时,可用铝碳酸镁、十四羟基碳酸铝镁复合物等。

4. *内镜下治疗*　有内镜缝合(胃腔内折叠术)、射频治疗、注射治疗、植入治疗等,远期疗效尚需评估。

5. *手术治疗*　抗反流手术包括开腹和腹腔镜下手术,近期效果满意,远期效果不确定。

(三)Barrett's 食管治疗

参见上节 Barrett's 食管。

(池肇春)

参考文献

[1] 中华医学会消化病学分会. 2014 中国胃食管反流病专家共识意见[M]. 中国消化疾病诊治指南与共识意见汇编,2015:8 - 25.

[2] Damaraju D, Steiner T, Wade J, et al. Clinical problem - solving . A surprising cause of chronic cough[J]. N Engl J Med, 2015;373:561 - 566.

[3] Halland M, Katzka D, Lyer PG. Recent development in pathgenesis, diagnosis and therapy of Barrett's esophagus[J]. World J Gastroenterol, 2015; 21:6479 - 6490.

[4] Rubenstein JH, Thrift AP. Risk factors and populations at risk: selection of patients for screening for Barrett's[J]. Best Pract Res Clin Gastroenterol, 2015;29:41 - 50.

[5] Hong J, Behar J, Wands J, et al. Roleof a novel bile acid receptor TGR5 in the development of oesophageal adenocarcinoma[J]. Gut, 2010;59:170 - 180.

[6] Hong J, Resnick M, Behar J, et al. Acid - induced p16 hypermethylation contributes to development of esophageal adenocarcinoma via activation of NADPH oxidase NOX5 - S[J]. Am J Physiol Gastrointest Liver Physiol, 2010;299:G697 - 706.

[7] Sonoda R, Naomota Y, Shirakawa Y, et al. Preferential up - regulation of heparanase and cyclooxygenese - 2 in carcinogenesis of Barrett's oesophagus and intestinal - type gastric carcinoma[J]. Histopathology, 2010;57:90 - 100.

[8] Clemons NJ, Shannon NB, Abeyratne LR, et al. Nitric oxide - mediated invasion in Barrett's high - grade dysplasia and adenocarcinoma[J]. Carcinogenesis, 2010;31:1669 - 1675.

[9] Rossi E, Villanacci V, Bassotti G, et al. TOPO Ⅱ alpha and HER - 2/neu overexpression/amplification in Barrett's oesophagus, dysplasia and adrnocarcinoma[J]. Histopathology, 2010;57:81 - 89.
[10] Ooi A, Zen Y, Ninomiya I, et al. Gene amplification of ERBB2 and EGFR in adenocarcinoma in situ and intramucosal adenocarcinoma of Barrett's esophagus[J]. Pathol Int, 2010;60:466 - 471.
[11] Majki J, Rembiase K, Migaczewski M, et al. Cycloxygenase - 2 (COX - 2) is the key event in pathophysiology of Barrett's esophagus. lesson from experimental animal model and human subjects[J]. World J Gastroenterol, 2010;16:3743 - 3744.
[12] Cook MB, Kamangar F, Whiteman DC, et al. Cigarete smoking and adenocarcinimas of the esophagus and esophagogastric junction: Apooled analysis from the international BEACON consortium[J]. J Natl Cancer Inst, 2010;102:1344 - 1353.
[13] Kambhampati S, Banerjee S, Dhar K, et al. 2 - methoxyestradiol inhibits Barrett's esophageal adenocarcinoma growth and differentiation through differentialregulation of the beta - catenin - E - cadherin axis[J]. Mol Cancer Ther, 2010;9:523 - 534.
[14] Modak C, Mouazzen W, Narvaez R, et al. CCN1 iscritical for acid - induced esophageal epithelial cell transformation[J]. Biochem Biophys Res Commun, 2010;392:533 - 537.
[15] Zacherl J, Roy - Shapira A, Bonavina L, et al. Endoscopic anterior fundoplication with the medigus utvasonic surgical endostapler (MUSETM) for gastroesophageal reflux disease 6 - month results from a multi - center prospective trial[J]. Surg Endosc, 2015;29:220 - 229.

第十四章　食管－胃底静脉曲张及其破裂出血鉴别诊断与治疗

食管－胃底静脉曲张是门脉高压症的主要临床表现之一，曲张静脉破裂出血是门脉高压症最危险的并发症。肝硬化患者中，40%有食管静脉曲张，而有食管胃底静脉曲张的患者中，有50%～60%并发大出血，非硬化性肝内疾病和肝外因素引起的门脉高压，同样发生食管－胃底静脉曲张破裂出血，静脉曲张越明显，出血的危险性越大，再出血率也高。

第一节　诊　断

一、病史

详细收集患者病史，包括患者曾患肝炎，特别是肝功能反复异常；长期携带肝炎病毒特别是乙型肝炎、丙型肝炎病毒；曾接受输血或血液制品；长期嗜酒；长期用药或接触毒物，应首先考虑食管－胃底静脉曲张破裂出血的可能。

二、临床表现

食管－胃底静脉曲张破裂出血患者往往有以下表现：①原发病的表现：门脉高压症90%系由肝硬化引起，肝硬化患者常有食欲减退、体重减轻、乏力、腹泻、腹胀、皮肤瘙痒等症状，并常出现皮肤黝黑、灰暗，黄疸，皮下或黏膜出血点，蜘蛛痣，肝掌，脾大，以及性功能低下、月经不调、男性乳房发育等内分泌紊乱表现。②门脉高压症表现：有门－体侧支循环包括腹壁静脉曲张和痔静脉曲张等，腹水、水肿及脾大。③出血：大量迅速失血可立即出现血流动力学改变，血压下降，心率加快，体内各器官组织灌注不足、缺氧，导致功能和器质性损伤。大量失血使脑血流量减少，患者表现为烦躁不安、淡漠或意识丧失，脑血流量减少至50%时，症状明显，随后可出现肝性昏迷。

三、内镜检查

目前主张在出血后48小时内进行胃镜检查以判断出血所在的部位及性质。正常情况下，胃镜观察到食管下端以贲门为中心、直径<0.1 cm的黏膜下血管，呈放射状均匀分布。门脉高压时内镜检查可见黏膜下血管增粗，呈红色、蓝色、青色或白色，蛇形迂曲或呈串珠状、结节状隆起，沿食管长轴分布，在食管胃连接部最明显，向上延伸。

从临床实用出发，国内按Palmer分级法将其分为三度：

轻度：曲张静脉局限于食管下端，呈蛇形扩张，不向食管腔凸出，血管最大直径<3 mm。

中度：曲张静脉扭曲呈结节状隆起，范围不超过食管中段，血管最大直径在3～6 mm。

重度：曲张静脉呈明显的结节状隆起，以致阻塞部分管腔，范围超过中段，并累及胃底，血管最大直径>6 mm。

四、血管造影和选择性血管造影

如果内镜检查失败，或因病情不能做内镜检查时，应考虑行血管造影。可检查到的最小出血速度为0.5 ml/min。

五、超声影像检查

患者口服造影剂，在超声显影时，会发现造影前后，病变处与周围相支持的结缔组织有明显的区别，相对的，轻者黏膜厚度没特别变化，但中重度患者黏膜厚度增大明显；根据黏膜组织层厚度与周围组织关系，做出正确的判断。

六、放射性核素扫描

对于少量出血者，出血速度为0.1 ml/min时，适宜核素扫描。用^{99m}Tc标记患者的红细胞静脉注射在血液中的半衰期3分钟，大部分迅速被网状内皮系统清除，标记的红细胞在出血部位溢出，形成浓染区，由此判断出血部位。

第二节　鉴别诊断

一、食管疾病

（一）食管－贲门黏膜撕裂综合征（Mallory－Weiss syndrome）

Mallory－Weiss综合征是剧烈干呕、呕吐、咳嗽等引起腹内压力或胃内压力骤然增加，导致食管贲门部黏膜和黏膜下层撕裂，并发大量出血的一组综合征。胃镜检查是确诊的最有效手段，检查适宜在起病24小时内进行，可见到食管贲门部黏膜纵行裂伤，并有活动性出血。72小时病变即可完全愈合，愈合后的撕裂处表现为具有红色边缘的灰白色线状瘢痕。

（二）食管癌

我国是世界上食管癌的高发国家，也是目前世界上食管癌死亡率最高的国家之一，食管癌并发的出血，大多源于肿瘤的溃疡面或由于组织的坏死所造成，为弥漫性腔内渗血。除非合并有食管主动脉瘘，出血很少是致命的。通过病史和内镜活检及病理组织学检查，可与食管静脉曲张鉴别。

（三）各种类型食管炎

1. *胃食管反流病（GERD）引起食管炎*　食管黏膜充血、水肿、糜烂和溃疡，常引起少量渗血，弥漫性食管炎或食管溃疡可以发生大量出血，偶尔可并发食管穿孔。内镜检查是诊断食管炎的最重要和直接手段。

2. *感染性食管炎*　食管霉菌感染、病毒性食管炎、食管结核等，病史和内镜检查可资鉴别。

3. *药物性食管炎*　应与放射性食管炎、腐蚀性食管炎等引起的食管出血鉴别。

（四）其他少见食管疾病

1. *食管自发性破裂*　食管自发性破裂是由Boerhaave于1724年首先报道，又称Boerhaave综合征。患者多在酗酒、饱餐或服用大量镇静剂等因素下发生剧烈呕吐，患者最突出的症状为剧烈疼痛，呈持续性，甚至吗啡也不能缓解，可向肩、背、季肋部放射，吞咽、呼吸时疼痛加剧，伴有呼吸困难、发热、心动过速等表现。患者呕吐物呈咖啡色，或带有鲜血，大量出血者少见。体检可见食管破裂后，气体和食物进入纵隔或胸腔的表现。

2. *Behcet病*　是一种以口腔溃疡、外阴溃疡、眼炎及皮肤损害为临床特征的、累及多个系统的慢性疾病，目前认为与自身免疫有关。病情呈反复发作和缓解的交替过程，根据其累及部位不同，可分为血管型、神经型和胃肠型。胃肠型中食管溃疡常见。

3. *食管克罗恩病*　食管克罗恩病少见，引起消化道出血也很少见。诊断主要依靠内镜检查及活检。内镜下可见早期食管黏膜充血、水肿、糜烂、溃疡和肉芽肿形成，溃疡底部覆盖白色纤维素渗出；晚期出现进行性狭窄，狭窄近端黏膜可以正常，也可出现充血、水肿及溃疡等表现。部分患者可见黏膜呈卵石样外观或有息肉样结节。内镜下黏膜活检有助于诊断。

二、肝海绵状血管瘤

是肝最常见的一种良性肿瘤，女性比男性多见，可发生于任何年龄，但以30～45岁患者居多。肝海绵状血管瘤的发病机制尚不完全明了，先天性者认为系胚芽的错构所致，在肝胎发育时血管发生异常，致血管腔扩大，形成海绵状扩张。后天性者认为与女性激素增多有关。80%以上海绵状血管瘤终生无症状，肿瘤直径>4 cm时，可出现症状，表现腹部包块、有肠道症状和压迫症状。肿瘤压迫门静脉系统，如发生食管胃静脉曲张时，可因静脉破裂引起上消化道大出血，这种情况临床上并不多见。肿瘤破裂出血，可出现上腹部剧痛以及出血和休克症状。根据病史右上腹部触及包快，B超、CT和磁共振可明确诊断。

三、巴德－基亚里综合征（Budd－Chiari syndrom）

是指由于各种病因所致的肝静脉和/或邻近的下腔静脉狭窄闭塞，致使肝静脉或下腔静脉回流障碍，从而引起肝窦扩张、瘀血，并伴有肝大和大量腹水的临床综合征。分原发性和继发性两大类。原发性见于肝段下腔静脉先天发育异常、口服避孕药等血液呈高凝状态、自身免疫疾病、感染等；继发性见于下腔静脉、肝静脉受压，恶性肿瘤浸润和肝癌、白血病、真性红细胞增多症等所致血液高凝状态。布－加综合征本身并不引起消化道出血，但如果长期肝静脉血液回流障碍，发生门脉高压时或并发食管－胃底静脉曲张破裂时则可引起消化道出血，最后也可发展至肝硬化，因此发生上消化道出血的概率也增加。

第三节　治　疗

食管－胃底静脉曲张破裂出血（EGVB）是肝硬化门静脉高压症最严重的并发症。突出特点为出血量较大、来势迅猛、病情凶险、病死率高达40%以上，如不及时治疗，患者可因急性大出血发生休克而导致严重后果。

食管胃静脉曲张出血的治疗目的：①控制急性食管胃静脉曲张出血；②预防食管胃静脉曲张首次出血（一级预防）与再出血（二级预防）；③改善肝脏功能储备。目前，食管胃静脉曲张的治疗手段主要有药物治疗、内镜治疗、介入诊疗及外科手术等。

一、食管胃静脉曲张出血的一级预防

其目的是防止曲张静脉形成和进展、预防中－重度曲张静脉破裂出血，防止并发症的发生，提高生存率。

（一）一级预防药物

1. 非选择性β－受体阻滞剂（non－selective β－blockers，NSBB）　是目前预防食管－胃底静脉曲张的主要药物治疗方法。β_1受体阻滞剂可减少心输出量而β_2受体阻滞剂可引起内脏血管收缩从而减少门脉血流及压力。患者一旦应用NSBB治疗，可不必反复行内窥镜检查。使用方法：普萘洛尔起始剂量10 mg、每日2次，渐增至最大耐受剂量；纳多洛尔起始剂量20 mg、每日1次，渐增至最大耐受剂量，应长期使用。应答达标的标准：肝静脉压力梯度（HVPG）下降至12 mmHg以下或较基线水平下降>20%。若不能检测HVPG，则应使静息心率下降到基础心率的75%或静息心率达50～60次/min。禁忌证：窦性心动过缓、支气管哮喘、慢性阻塞性肺疾病、心功能衰竭、低血压、房室传导阻滞、胰岛素依赖性糖尿病、外周血管病变、肝功能Child－Pugh C级、急性出血期。近年推荐使用卡维地洛，疗效满意，值得进一步研究。

2. 不推荐用于一级预防的措施　包括单独或联合应用硝酸酯类药物、血管紧张素转换酶抑制剂/血管紧张素Ⅱ受体拮抗剂类药物、螺内酯、内镜下硬化剂治疗、门体分流术（TIPS）、内镜下套扎治疗（EVL）联合非选择β－受体阻滞剂。

（二）不同程度静脉曲张的预防措施

1. 无静脉曲张者不推荐使用非选择性β－受体阻滞剂预防出血。

2. 轻度静脉曲张者若出血风险较大（Child－Pugh B、C级或红色征阳性），推荐使用非选择性β－受体阻滞剂预防首次静脉曲张出血。

3. 对于肝硬化伴中、重度静脉曲张但从未出血者，若出血风险较大（Child－Pugh B、C级或红色征阳性），推荐使用非选择性β－受体阻滞剂或行内镜下套扎治疗以预防首次静脉曲张出血。若出血风险不大（Child－Pugh A级或红色征阴性），推荐使用非选择性β－受体阻滞剂而不行内镜下治疗。对于那些有β－

受体阻滞剂禁忌证或不能耐受者可考虑内镜下套扎治疗。有高危出血风险者也可进行内镜下硬化剂注射治疗(EVS)。

(三)病因治疗

引起肝硬化的病因包括病毒性肝炎、酒精性肝病、胆汁淤积性肝病、自身免疫性肝病、遗传代谢及药物性肝病等,应重视对其病因的治疗。

二、控制活动性急性出血

(一)综合治疗

对中等量及大量出血的早期治疗措施主要是纠正低血容量性休克、止血、防止胃肠道出血相关并发症、监测生命体征和尿量。

1. *一般治疗* 包括卧床休息,急性出血患者应绝对卧床;保持呼吸道通畅,头偏向一侧,以防误吸入气管而发生窒息死亡;吸氧;禁饮食;重症患者严密观察病情,进行心电、血压、氧饱和度监测,观察患者呕血及便血量,记录尿量,定期监测血常规、血氨及血尿素氮的变化。

2. *恢复血容量* 保持静脉通畅,以便快速补液输血。应尽早恢复血容量,根据出血程度确定扩容量及液体性质,以维持血流动力学稳定。血容量的恢复要谨慎,以维持血红蛋白水平在70~80 g/L之间,过度输血或输液可能导致继续或重新出血。避免仅用氯化钠溶液补足液体,以免加重或加速腹水或其他血管外液体的蓄积。必要时应及时补充血浆、血小板等。血容量充足的指征:①收缩压90~120 mmHg;②脉搏<100次/min;③尿量>40 ml/h、血 Na^+ <140 mmol/L;④神志清楚或好转、无明显脱水征。

3. *药物治疗* 不应在急性出血期间再使用非选择性β-受体阻滞剂,尽早使用血管活性物质(生长抑素及其类似物、特利加压素)为一线治疗方法。

(1)血管加压素及其类似物:包括垂体后叶素、血管加压素、特利加压素等。血管加压素可直接收缩内脏血管床小动脉和毛细血管前括约肌使内脏血流量减少,降低门脉压力及曲张静脉压力,可提高食管下端括约肌(LES)的张力,压迫食管黏膜下层的曲张静脉,控制曲张静脉出血,但病死率未获降低,且不良反应较多(如心脏及外周器官缺血、心律不齐、高血压、肠缺血),且停药后再出血率高,故现在已较少单独使用。垂体后叶素用法同血管加压素,0.2~0.4 U/min连续静脉泵入,最高可加至0.8 U/min。特利加压素是合成的血管加压素类似物,特利加压素的推荐起始剂量为每4小时2 mg,出血停止后可改为每日2次,每次1 mg。一般维持5天,以预防早期再出血。

(2)生长抑素及其类似物:包括十四肽生长抑素、八肽生长抑素类似物、伐普肽(vapreotide)等。能选择性收缩内脏血管,明显降低肝硬化门静脉高压症肝脏的血流量,门静脉压力,食管胃底曲张静脉压力,而对肝脏血管阻力,外周血管阻力和体循环压力等没有明显影响。十四肽生长抑素是人工合成的环状14氨基酸肽,使用方法为:首剂负荷量250 μg快速静脉内滴注后,持续250 μg/h静脉滴注。奥曲肽是人工合成的八肽生长抑素类似物,它保留了生长抑素的大多数效应,且半衰期更长,是治疗EGVB较常用的药物,该药具有选择性收缩内脏血管,降低门脉压力,减少食管曲张静脉血流量和迅速出现肝血流动力学的效应。另外,可增加食管下端括约肌张力,减少胃酸反流,防止血凝块脱落,减轻出血及再出血,还可抑制胃酸和胃蛋白酶原的分泌,对止血有协同作用。用法通常为:起始50 μg静推、之后50 μg/h静脉滴注,使用5天或更长时间。伐普肽是新近人工合成的生长抑素类似物,用法为起始剂量50 μg,之后50 μg/h静脉滴注(国内尚未上市)。

(3)止血药物:包括止血三联,卡巴克洛(安络血),去甲肾上腺素,血凝酶,凝血酶等止血药物静脉及口服止血治疗。

(4)抗生素的应用:活动性出血时常存在胃黏膜和食管黏膜炎性水肿,预防性使用抗生素有助于止血,并可减少早期再出血及预防感染,使病死率降低。

(5)质子泵抑制剂:目前有不同应用意见,有学者认为可能增加EVB患者发生自发性腹膜炎和死亡的风险;一些学者认为可减少内镜治疗的需求,减少EVL术后食管溃疡的大小及降低EVL术后两脚出血。我国2015《肝硬化门脉高压EBV的防治指南》仍然推荐使用。

4. 气囊压迫止血　气囊压迫可使出血得到有效控制，但出血复发率高。当前只用于药物治疗无效的病例或作为内镜下治疗前的过渡疗法，以获得内镜止血的时机。目前已很少应用单气囊止血。应注意其并发症，包括吸入性肺炎、气管阻塞等，严重者可致死亡。

5. 并发症的预防和处理　主要并发症包括吸入性肺炎、肝性脑病、感染、低氧血症和电解质紊乱等，这些往往会导致肝功能的进一步损害并成为最终的死亡原因。

（二）内镜下治疗

药物治疗失败者应该考虑行急诊胃镜，治疗方法包括EVL和内镜下注射硬化剂治疗（ELS），两者止血成功率相当。但ELS再出血率高，且可能使HVPG较基线升高，因此尽量采取EVL。内镜治疗的目的是控制急性食管静脉曲张出血，并尽可能使静脉曲张消失或减轻以防止其再出血。内镜治疗包括内镜下曲张静脉套扎术、硬化剂或组织黏合剂注射治疗。药物联合内镜治疗是目前治疗急性静脉曲张出血的主要方法之一，可提高止血成功率。

1. 内镜下皮圈套扎止血治疗（endoscopic variceal ligation，EVL）　EVL是预防和治疗肝硬化所致食管静脉曲张破裂出血的有效方法。内镜下食管静脉曲张套扎术后24小时，被套扎的食管黏膜及黏膜下层缺血坏死，3~7天出现急性炎症反应，存活的及坏死的组织产生分界，肉芽组织出现。14~21天黏膜及黏膜下层被成熟的瘢痕组织代替，并产生完整的上皮再生，无菌性炎症累及血管内膜，使其血栓形成，管腔闭塞，但不影响基层。

2. 内镜下曲张静脉硬化剂治疗（endoscopic variceal sclerotherapy，EVS）　EVS是通过内镜下注射硬化剂使曲张静脉血管产生化学性炎症，血管内膜破坏面相互粘连，血栓形成闭塞管腔，静脉周围黏膜凝固坏死组织纤维化。硬化剂治疗有效控制食管静脉曲张急性出血，重复硬化剂治疗能有效根除曲张静脉，从而明显减少致命性大出血的发生。

3. 内镜下组织黏合剂注射治疗　是指经内镜注射组织黏合剂，通过黏合液与血液接触后快速聚合和硬化，可有效闭塞曲张静脉，从而控制曲张静脉出血。

4. 联合应用EVL与EVS　单纯应用EVL治疗时由于只能结扎黏膜及黏膜下层的曲张静脉而留有深层静脉及交通静脉，因此，静脉曲张复发时间早，复发率也高；而单纯应用EVS时则由于每次硬化剂剂量大，治疗次数相对较多，易引起食管深溃疡，并可能导致治疗近期溃疡出血及远期食管狭窄，甚至食管穿孔或硬化剂远端脏器浸润栓塞等严重并发症的发生。联合应用EVL与EVS可使两者产生互补协同效应，提高疗效，减少并发症发生。

5. 联合应用组织黏合剂与EVS治疗　组织黏合剂不引起局部炎症和继发的食管纤维化，因此不能阻止产生新的曲张静脉，注射治疗破裂出血的静脉，而其他曲张静脉依然存在，且有并发出血的可能。因此，在应用组织黏合剂治疗曲张静脉及破裂出血的同时，对其余曲张静脉采用硬化剂注射治疗，可有效增加组织黏合剂疗效，减少术后再出血发生率。

（三）介入治疗

参见本书第七章消化系统疾病介入治疗第六节门脉高压介入治疗。

（四）外科手术

尽管有以上多种治疗措施，仍有约20%的患者出血不能控制或出血一度停止后24小时内复发出血。HVPG>20 mmHg（出血24小时内测量）但Child-Pugh A级者行急诊分流手术有可能可挽救患者生命；Child-Pugh B级者多考虑实施急诊断流手术；Child-Pugh C级者决定手术应极为慎重（病死率≥50%）。外科分流手术在降低再出血率方面非常有效，但可增加肝性脑病风险，且与内镜及药物治疗相比并未改善生存率。肝移植是可考虑的理想选择。

三、二级预防

急性静脉曲张出血停止后，患者再次发生出血和死亡的风险很大。对于未经预防治疗的患者，1~2年内平均出血复发率为60%，病死率可达33%。二级预防（预防再出血）非常重要。对于未接受一级预防者，建议使用非选择性β-受体阻滞剂、套扎治疗、硬化治疗或药物与内镜联用。对于已接受非选择性β-受体阻滞剂进行一级预防者，二级预防建议加行套扎和硬化治疗。一般二级预防在首次静脉曲张出血1周后开始进行。

2015年我国《肝硬化门静脉高压EVB的防治指南》指出，二级预防的药物仍以非选择性β-受体阻滞剂包括卡维地洛为主，应答较差且不能进行内镜治疗或外科手术治疗者，可联合应用单硝酸异山梨醇酯。内镜主要治疗包括EVL和EVS，可单独应用或与非选择性β-受体阻滞剂合用。TIPS\外科手术可作为Child-Pugh A/B级患者药物或内镜治疗失败的挽救治疗，TIPS应使用四氟乙烯覆膜支架。Child-Pugh C级患者优先进入肝移植等待名单。肝硬化合并顽固性腹水，无论一级预防或二级预防均禁用非选择性β-受体阻滞剂。

（王浩文　耿长新）

参考文献

[1] 赵冬梅，安红军，贾珊珊. 套扎环、组织胶及硬化剂治疗食管胃底静脉曲张的方案选择及其效果[J]. 中国组织工程研究与临床康复杂志，2011；15：3961-3964.

[2] 刘长虹，杨崇美，申耀宗，等. 上消化道出血[M]//池肇春. 现代消化道出血诊治指南. 北京：军事医学科学出版社，2005：95-239.

[3] 中华医学会消化病学分会，中华医学会肝病学分会，中华医学会内镜学分会. 肝硬化门脉高压食管胃静脉曲张出血的防治共识[D]. 中华医学会全国消化疾病学术会议，2008.

[4] 中华医学会消化病学分会，中华医学会肝病学分会，中华医学会内镜学分会. 2015《肝硬化门静脉高压EVB的防治指南》[D]. 中华医学会第十七次全国病毒性肝炎及肝病学术会议，2015.

[5] Bari K, Garcia-Tsao G. Treatment of portal hypertension[J]. World J Gastroenterol, 2012; 18: 1166-1175.

[6] Bernard B, Grange JD, Khac EN, et al. Antibiotic prophylaxis for the prevention of bacterial infections in cirrhotic patients with gastrointestinal bleeding: a meta-analysis[J]. Hepatology, 1999; 29: 1655-1661.

[7] Peng Y, Qi XS, Guo XZ. Report of the Baveno VI consensus Workshop: stratifying risk and individualizing care for portal hypertension[J]. J Clin Hepatol, 2015; 31: 1202-1207.

第十五章　食管运动障碍物性疾病鉴别诊断与治疗

第一节　食管贲门失弛症鉴别诊断与治疗

一、概述

贲门失弛缓症(achalasia)是一种原因不明的食管神经肌肉病变所致的食管运动功能失调性疾病。主要特征是食管体部正常蠕动消失、下食管括约肌张力增高及松弛不良。以进食液体或固体食物时出现吞咽困难、食物反流、胸骨后疼痛为主要临床表现,严重影响患者的生活质量。本病的发病率0.5~1/10万,患病率约10/10万,男女的发病率无明显差异,30~50岁的患者较常见,其他各年龄组均可发病,儿童发病者小丁全部病例的5%。

病因及发病机制尚未完全明确。现在认为与神经、精神、炎症、病毒感染、遗传和免疫等因素可能有关。神经病变包括肌间神经丛神经节细胞的损伤、减少,迷走神经的退化,迷走神经背侧运动神经核的变形、退化。这种异常可累及食管体部和LES,导致贲门在吞咽时不能松弛和食管扩张及失蠕动。食管远端的平滑肌受胆碱能神经元及非肾上腺能非胆碱能(NANC)神经元支配,胆碱能神经元释放乙酰胆碱引起食管和下食管括约肌收缩,而NANC神经元通过释放一氧化氮(nitrogen monoxide, NO)和血管活性肠肽(vasoactive intestinal peptide,VIP)等引起相应的舒张反应。一般认为NANC神经元及神经递质的减少或缺失是导致下食管括约肌高压、食管下段正常蠕动消失的原因。神经损伤的原因,现在多倾向于基因易感人群在病毒感染后发生的自身免疫反应。

本病的病理变化主要累及LES部和食管体部。疾病早期食管大体标本基本正常,进一步发展,中晚期食管体部扩张、延长、扭曲,食管壁变薄,但环形肌可肥厚,LES无明显解剖学异常。组织学检查可见食管体部黏膜有不同程度的炎性改变、溃疡、间变细胞等。典型特征为肌神经丛病变,神经节细胞的减少或缺失,单核细胞浸润,纤维化及瘢痕样改变。脑干中背侧迷走神经核的神经节细胞也减少,迷走神经可发生沃勒变性(Wallerian degeneration, WD)。食管平滑肌在电镜下可发现微丝丛从表面膜脱落或细胞萎缩。

二、诊断

(一)临床表现

1. *吞咽困难*　吞咽困难是本病最常见的症状。早期症状不十分明显或间断性发生,诱发因素有情绪紧张,进食过快或冷、热饮食等。患者常感进食后胸骨下部有食物黏附感或阻塞感,可持续多年不被患者注意。早期症状间歇性发生,随后进展为持续性,进食固体和液体时均可出现。举臂、挺胸等动作可增高食管内压力,可部分缓解吞咽困难的症状。

2. *胸痛*　贲门失弛缓症引起胸痛称非心源性胸痛。发生率13%~90%。位于胸骨后,剑突下或胸骨下端,可放射到肩、颈部或心前区。疼痛性质不一,针刺样或灼烧样痛,隐痛或剧烈的压挤样痛。大多发生在进食时,也可自发性疼痛,口服硝酸甘油片可缓解。若接受多次LES扩张术或食管肌切开术后患者常发生严重的GER和反流性食管炎(GERD),由于酸性胃内容物对食管黏膜的刺激和食管黏膜对酸的敏感性可诱发食管运动异常和第三收缩而致胸痛。

3. *反胃*　50%~90%的患者发生反胃,较咽下困难发生晚些,因为在早期,虽然食管排空迟缓,但LES尚可缓慢通过食物。此时食管内潴留物并不多,患者大多数只感咽下困难或阻塞感。随着疾病进展,吞咽困难加重,食管进一步扩张,在进餐中或餐后出现反胃现象,开始多为当餐或当日进食的食物,常混有大量唾液和黏液样分泌物。疾病晚期，由于食管高度扩张，容量增加，可滞留更多的食物，反胃次数可相对减少，反出的内容物甚至是2～3天以前进食的已腐烂变质的食物并带有臭味。夜间入睡后也常有食管内容物反出称为夜间反流，反流物误吸入呼吸道称肺吸入，可导致支气管肺部感染和夜间哮喘发作。

4. 其他　重症和病程较长时，则有明显体重减轻，营养不良和贫血。如短期内迅速消瘦，吞咽困难呈进行性加重的患者应警惕食管下端贲门癌。贲门失弛缓症如未经治疗或治疗效果不佳，是食管鳞癌的危险因素，继发食管癌者达2%～7%。

（二）辅助检查诊断

1. 上消化道钡餐X线诊断　典型表现是食管远端蠕动消失，食管下端狭窄呈"鸟嘴样"，上端食管普遍扩大，食管内可见较多潴留物，钡柱顶端可出现分层现象（气体、液体、钡剂），严重患者食管甚至扩张弯曲呈S型。由于食管上段为骨骼肌，在本症中受累较少，所以食管上段可保持正常外形。直立体位时，如见到食管内钡剂潴留的液气平面，有助于明确诊断。

2. 食管测压　食管测压对于贲门失弛缓症的诊断具有重要意义，同时可作为药物治疗疗效、扩张术及食管肌切开术后食管功能评价的一种量化指标。正常人吞咽后LES可完全松弛，吞咽后LES松弛障碍是贲门失弛缓症的特征性改变，主要表现为食管下段正常的蠕动波消失，吞咽时下食管括约肌松弛障碍。根据测压结果贲门失弛缓症可以分为三型：Ⅰ型为经典型，表现为食管蠕动减弱而食管内压力不高，在吞咽检查中80%以上食管远端压力<30 mmHg；Ⅱ型为压力增高型，表现为食管蠕动减弱并且食管内压力显著增高，至少有20%的吞咽检查中食管压力>30 mmHg；Ⅲ型为痉挛型，表现为食管痉挛性的收缩，伴或不伴食管内压力增高。

3. 内镜检查　内镜检查的意义在于排除临床表现及影像学表现与贲门失弛缓症相似的器质性病变，特别是继发于肿瘤等的"假性贲门失弛缓"，而且可以在实施治疗之前对食管黏膜的情况进行评估。内镜下所见，食管腔扩大、松弛，腔内潴留液较多，并混有食管残渣。合并巨食管者，食管壁变薄，有时可见局限性向外膨出形成假憩室。食管体部蠕动减弱或完全无蠕动，食管下端缩拢或关闭等，对于关闭的贲门稍用力推进镜身即可通过进入胃腔。合并有食管炎时，表现有黏膜充血，糜烂渗出，溃疡形成，黏膜增厚及息肉样改变。

4. 乙酰甲胆碱（Mecholyl）激发试验　对轻度失弛缓症压力测定不典型的患者可行激发试验，皮下注射乙酰甲胆碱5～10 mg，1～2分钟后，食管强力收缩，食管腔内压骤增，持续5～10分钟甚至或更长，LES压力上升，甚至诱发胸痛、呕吐。这种超敏反应在弥漫性食管痉挛者更为明显。由于Mecholyl可诱发心绞痛发作，现已被乌拉胆碱（5～10 mg，皮下注射）或5－肽胃泌素（6 μg/kg皮下注射）作药物激发试验。

5. 同位素食管排空时间测定　应用放射性同位素闪烁扫描检查食管通过时间，通常用于食管肌切开术或扩张术后，用于评价食管排空改善程度或用于检查术后伴发GER情况。检查方法是空腹12小时以上，口服15 ml水，内含30 uCi（1.1 mGBq）^{99m}Tc（锝）。在γ照相下连续进行食管区域的同位素计数，计算全食管通过时间、食管分段通过时间及1分钟和5分钟食管核素通过百分率。贲门失弛缓症患者食管下2/3通过时间显著延长。

三、鉴别诊断

（一）弥漫性食管痉挛

弥漫性食管痉挛是一种原发性的食管功能障碍性疾病。病变发生在食管中下段，表现为强烈的非蠕动性的食管收缩。弥漫性食管痉挛的主要症状是胸痛、吞咽困难、反食。症状发作可由精神、心理因素或进食过冷、过热食物诱发。胸痛位于胸骨后或胸骨下，可向颈部及左手臂放射，舌下含服硝酸甘油或饮水可缓解。吞咽困难多为反复发作，无进行性加重的特点，进食固体及液体食物时均可发生。反食为食管中潴留的食物反入口中，无酸性，可引起吸入性肺炎。食管钡餐造影显示食管下段蠕动波减弱，可见外形呈波浪状的对称性收缩，严重病例食管下段可见螺旋状或串珠样钡柱，但食管下段钡剂可正常排空，且食管扩张较少见，可与贲门失弛缓症相鉴别。食管压力测定是诊断弥漫性食管痉挛的重要方法。其压力测定特点是食管中下段蠕动异常，可见高幅、畸形蠕动波，波幅大于150 mmHg，收缩波持续时间>6分钟，正常传导蠕动波仍存在，下食管括约肌压力大多数正常。食管压力测定是重要的鉴别手段。

(二)心绞痛

心绞痛的特点是胸前区压榨样疼痛或憋闷感，也可表现为烧灼感，向心前区和左上肢放射，症状多在3~5分钟内或舌下含服硝酸甘油后缓解。心绞痛多由劳累、情绪改变、受寒、饱食诱发，而贲门失弛缓症引起的胸痛一般在进食时发生，伴有吞咽困难。心绞痛发作时心电图可出现心肌缺血引起的ST段移位，贲门失弛缓症患者胸痛发作时心电图大多正常，偶有食管痉挛引起迷走神经反射，导致心律失常。心绞痛患者心脏彩超及冠脉造影检查异常有助于诊断，而消化道钡透、胃镜及食管压力测定多为阴性。

(三)反流性食管炎

反流性食管炎表现为反酸、反胃、胸骨后烧灼感，反流物中有酸臭味，混有胆汁时有苦味，在腹压增加或体位改变时容易出现，贲门失弛缓症患者反胃时反流物多无酸味，疾病晚期食管高度扩张时，反流物是2~3天前进食的已腐烂的食物时有臭味。反流性食管炎还可伴有吞咽困难及消化道出血，咽部不适、异物感及声音嘶哑等。反流性食管炎患者阻抗+pH监测可发现与症状相关的反流，内镜检查时可见食管黏膜充血、糜烂、溃疡形成，钡餐透视可见食管黏膜粗糙、溃疡形成，而无明显食管动力障碍及排空延迟，食管测压时常有LES压力降低，偶伴食管运动障碍。

(四)胡桃夹食管

胡桃夹食管临床表现与贲门失弛缓症相似，最常见的症状是胸痛与吞咽困难，胸痛表现为胸骨后或剑突下慢性、发作性胸痛，可由精神心理因素或刺激性饮食诱发，服用硝酸甘油或钙通道拮抗剂可缓解。胡桃夹食管的食管测压表现为食管下段高幅收缩，10次吞咽中至少有一次波幅>200 mmHg，收缩平均波幅≥120 mmHg，收缩波的时间大多数延长，无LES压力或松弛障碍，可与贲门失弛缓症鉴别。钡餐造影无特异性表现。

(五)节段性失蠕动

节段性失蠕动主要表现为吞咽困难，症状与精神、心理因素相关。食管测压特点是食管下段低幅蠕动或无蠕动，而LES静息压及吞咽松弛均无异常。

(六)假性贲门失弛缓

假性贲门失弛缓是由于食管下段或贲门的肿瘤浸润造成的功能损害，当黏膜下层和肌间神经丛受到浸润时，患者可出现吞咽困难、反胃等症状，与贲门失弛缓相似，但在症状出现之前就可出现异常体重减轻，可与贲门失弛缓相鉴别。内镜检查及病理活检发现病变可与贲门失弛缓相鉴别，超声内镜检查也起到重要作用。

(七)食管高幅蠕动收缩

食管高幅蠕动收缩属于非特异性食管运动障碍中的一种，属于原发性的食管运动障碍。主要表现为慢性发作性胸痛，伴或不伴有吞咽困难，硝酸甘油可缓解症状，症状与贲门失弛缓相似，不易鉴别。食管测压显示食管下段呈高幅收缩，波幅>120 mmHg，收缩时间在正常范围，吞咽后食管蠕动波及LES静息压、舒张功能无异常，可与贲门失弛缓相鉴别。内镜检查无异常表现。

(八)恰加斯病食管

恰加斯病(Chagas disease)又称美国锥虫病，是流行于南美的一种由克氏锥虫感染引起的寄生虫病，24%患者病变累及食管，释放出外毒素破坏下食管括约肌的神经节细胞，可见食管扩张引起巨食管，临床表现为胸痛、吞咽困难及反流。疫区接触史可帮助本病的诊断。食管测压时表现为食管下段扩张、失蠕动，LES不松弛。

四、治疗

尚无针对食管动力及LES松弛障碍的治疗方法，现有的治疗方案主要是减轻LES压力，促进食管排空，以改善患者症状，提高生活质量，减少食管癌的发生。主要治疗方法有药物治疗、内镜下扩张术、括约肌内肉毒素注射、经口内镜下肌切开术和肌切开术等。

(一)一般治疗

贲门失弛缓症患者应避免情绪波动，少吃过冷、过热及辛辣刺激性食物，宜少食多餐、细嚼慢咽。睡眠时宜将头偏向一侧，避免食管内潴留物反流入呼吸道而引发肺部感染。

（二）药物治疗

1. *钙离子拮抗剂*　可干扰细胞膜的钙离子内流，解除平滑肌痉挛，可松弛 LES，有效解除吞咽困难及胸骨后疼痛。匹维溴铵是作用于消化道平滑肌的解痉药，也可用于贲门失弛缓症。硝苯地平常用量为 10～20 mg，3 次/d。硫氮草酮、维拉帕米疗效不如硝苯地平，且不良反应明显，尤其对有心功能不全、房室传导阻滞和房颤、房扑的患者，应忌用。

2. *硝酸盐类*　硝酸盐或亚硝酸盐类药物在体内降解产生 NO，松弛 LES，从而缓解贲门失弛缓症患者临床症状。常用药物：硝酸甘油 0.3～0.6 mg，3 次/d，餐前 15 分钟舌下含服，硝酸异山梨酯 5～10 mg，餐前 10～20 分钟舌下含服，3 次/d，疗程不宜过长，一般为 2 周，以防止产生耐药性。

3. *局部麻醉剂*　2％普鲁卡因 60 ml 于餐前 15～20 分钟口服，有助于 LES 松弛，可能与该药抑制兴奋活动过程，而使 LES 松弛有关。

4. *抗胆碱能药物*　丁溴东莨菪碱（解痉灵）10～20 mg/次，肌注或静推，可阻断 M 胆碱能受体，使乙酰胆碱不能与受体结合而松弛平滑肌，改善食管排空，可获疗效。其他药物山莨菪碱、阿托品等疗效不大，不良反应可见口干、尿潴留、心悸，应用较少。

5. *镇静抗焦虑*　贲门失弛缓症患者大多情绪紧张、焦虑，导致病情加重，应用阿普唑仑 0.4 mg，3 次/d；或黛安神 1 片，每晚 1 次；或百忧解 25 mg，每晚 1 次；多塞平 25 mg，3 次/d；三唑仑 0.25 mg，每晚1 次，口服可抑制中枢神经兴奋性，降低患者的紧张情绪，缓解症状。

6. *胃肠动力药物*　贲门失弛缓症患者晚期常继发食管运动明显减弱，排空延迟，故可采用胃肠动力药物甲氧氯普胺（胃复安）5～10 mg，4 次/d，口服，或伊托必利 50 mg，3 次/d，口服，增加 LESP 和食管下端的蠕动，缩短食管与酸性反流物的接触时间。

（三）扩张术治疗

1. *球囊扩张*　球囊扩张术是利用外力强行扩张，造成下食管括约肌处环行肌撕裂，从而降低下食管括约肌压力，解除食管远端梗阻，缓解症状。操作过程是在内镜引导下将扩张球囊导管插入下食管括约肌水平，确定球囊位置在狭窄部位中央，向球囊中注气扩张，维持扩张时间为 3 分钟，压力达到 300 mmHg，扩张直径至少要达到 3 cm。胃镜可见贲门口扩大，黏膜轻度撕裂，少量渗血。关于扩张次数部分人认为应一次扩张，也有人认为应多次扩张，逐渐加压，可降低食管穿孔的发生率。球囊扩张术可明显缓解患者吞咽困难、胸痛等症状，扩张术后 1 年的有效率为 60%～90%，5 年后约为 60%。研究发现扩张术年龄是扩张术治疗效果的一个重要影响因素，年龄 >40 岁的患者 5 年有效率明显高于 <40 岁的患者，此外男性、病程超过3 年、扩张球囊直径 >3.0 cm 者也是预后好的预测指标。扩张术的并发症包括穿孔、出血、胃食管反流、吸入性肺炎和疼痛等。其中最严重的并发症是食管穿孔，其发生率约为 1.6%，对于术后疼痛明显且有皮下气肿的患者均应考虑食管穿孔的可能，可用水溶性造影剂行造影检查，明确诊断后于外科行修补术。扩张术后部分患者出现反流，研究显示扩张后 4 年里有 33% 的患者会有反流症状。扩张术后有 42% 的患者出现症状复发，约三分之一的患者还需要进一步的治疗。

2. *支架植入术*　治疗贲门失弛缓症的支架植入术分为临时性支架和永久性支架。永久性支架因为容易产生胃食管反流和肉芽组织增生引起狭窄，在临床上已不再使用。临时性支架使用可回收覆膜防反流食管支架。支架在体内随着温度的升高而逐渐扩张，12～24 小时可达到预定的直径，支架对 LES 持续压迫，造成食管下括约肌慢性撕裂，从而降低 LES 压力，缓解症状。4～5 天后在内镜下取出，术后 1 年的缓解率可达 96%，1～3 年的缓解率约 93.9%，3～5 年的缓解率约为 90.9%。术后并发症主要是穿孔、支架的移位、胸骨后疼痛、胃食管反流、出血、支架无法取出等。该方法是一种安全、有效地治疗方法，且由于其扩张时间较长，患者疼痛较轻，缺点是治疗价格较昂贵。

（四）肉毒杆菌注射

A 型肉毒素（botulinum toxin type A）是肉毒杆菌产生的神经毒素，能够结合于胆碱能神经受体上，阻止乙酰胆碱的释放，导致肌肉的松弛。在下食管括约肌部位局部注射肉毒素，可以对抗乙酰胆碱对平滑肌的兴奋作用，从而使下食管括约肌松弛，能够有效地缓解压力。超声内镜引导下注射为准确定位提供了可靠的技术手段。肉毒素注射术后1个月的有效率高达90%，但维持时间短，1个月后有效率为80%~90%，半年后降至60%~70%。1年后有效率仅为50%左右，患者需反复重复注射，反复注射后疗效降低，反流、疼痛等并发症发生率也将上升。肉毒杆菌注射会导致食管黏膜纤维化和肌层融合，增加手术的风险和难度。因此，肉毒素注射疗法仅用于不能耐受手术或扩张，或存在手术、扩张禁忌证的患者。

（五）经口内镜下肌切开术（peroral endoscopic myotomy，POEM）

POEM是治疗贲门失弛缓症的微创新技术，能够有效地降低下食管括约肌压力。对于影响生活质量的贲门失弛缓症患者均可行该手术治疗，既往行外科手术治疗、扩张术治疗、肉毒杆菌注射或POEM术后仍可再次接受POEM，但手术难度较首次治疗大。手术禁忌是患有严重的心肺疾病不能耐受手术者，有严重的凝血功能障碍者，以及食管下段黏膜下层严重纤维化而导致黏膜下隧道无法建立者。手术过程是内镜下在食管胃连接处之上8~10 cm处食管壁黏膜下注射靛胭脂1 ml + 肾上腺素2 ml + 生理盐水250 ml的混合液，纵行切开黏膜层，自上而下将黏膜下层分离，同时不断注射，形成“隧道”，再从“隧道”入口处开始自上而下将肌层切开，直至胃食管连接处以下2 cm，完成后用金属夹关闭切口。操作中要避免损伤黏膜层。手术中及手术后要注意气胸、出血、感染等并发症。POEM能明显改善患者临床症状，术后胃食管反流的发病率较低，是治疗贲门失弛缓症的安全、有效的治疗手段。

（六）手术治疗

手术治疗适用于经内科保守治疗无效，合并有严重并发症，内镜下治疗失败或穿孔者。经胸的Heller肌层切开术是手术治疗的标准方案，随着微创外科的发展，经腹腔镜Heller肌层切开术和经胸腔镜的Heller肌层切开术使手术创伤更小，患者更容易耐受，联合抗反流手术能够有效降低术后反流的发生率。

（戴　菲　毛立娟）

第二节　特发性食管下括约肌高压鉴别诊断与治疗

一、概述

特发性食管下括约肌高压也称食管远端括约肌痉挛或贲门痉挛，大多数人认为其是一种独立性疾病，但其可伴随弥漫性食管痉挛、食管裂孔疝和胃食管反流。胃食管连接部（GEJ）是一个复杂的活瓣结构，功能是吞咽时松弛使食物进入胃内，而非吞咽时阻止为内容物反流。一般认为，此区高压带是由两个括约肌样结构共同形成，一个是膈角，一个是食管下括约肌（LES）。LES位于食管下端，其深层肌束交叉排列形成，在组织上难以辨认，多以其生理功能而定义，采用食管测压最容易辨认LES，此区长2~4 cm，其压力较胃和食管内压力均高。

在静息时LES的压力通常在1.33~3.74 kPa（10~20 mmHg）范围，长度为1.5~3 cm。与上食管括约肌（UES）一样，各个方位张力不一样，但不如UES差异大。左侧方位张力更高，可能与胃韧带纤维在此有关。在生理状态下，LES压力不是恒定不变的，而是经常在变。LES压力随着MMC不同时相而异，在MMC的Ⅲ相收缩时，LES压力水平最高；而在MMCⅠ相时，LES压力水平最低。餐后的LES压力受到神经和激素的调节，LES压力高于空腹水平。食餐成分影响LES压力，脂肪餐可使LES压力下降，而蛋白餐使得LES压力升高。在腹内压升高的情况下LES压力也升高。

在吞咽时的1.5~2.5秒，LES完全松弛，可持续6~8秒，这正值中段食管体部平滑肌开始收缩之时。在1秒之内LES压力下降，与胃内压一致，但仍呈关闭状态，当食团抵达LES时，LES被动开放。吞咽后，近端胃立即松弛（约20秒），当食物进入胃内，胃内压力短时下降，当食物达到胃部后，胃内压力趋于上升，但实际上胃内压力上升并不明显。如果胃内压力明显上升，胃内容物就会过快的进入小肠，或当LES功能不全时，胃内容物势必会反流入食管。由于调控系统的作用，胃内压力保持在适当的水平，胃内压力小幅度的提高，将刺激胃内压力感受器，经过迷走神经反射使胃近端肌肉松弛，这种作用称为适应性松弛。

LES的收缩和舒张功能调节机制非常复杂，包括神经系统、体液系统及自身肌源性等多种因素。下食管括约肌高压，是高动力性紊乱，或对吞咽表现为松弛障碍。吞咽引起高幅度的蠕动收缩，或者收缩时间延长，重复收缩，常有自发性收缩，食管腔内压力上升。引起下食管括约肌高压的机制可能是肌肉增厚（例如特发性弥漫性食管痉挛），或对兴奋性神经介质或激素的高敏性，或神经对肌肉的兴奋性增高，而抑制神经减弱。

二、诊断

（一）临床表现

轻者可无明显症状，严重者可表现为：

1. *胸骨后痛*　由于食管痉挛、食管括约肌高压引起胸骨后疼痛，重者症状剧烈似“心绞痛”。疼痛可向背部或肩胛部放射，常因情绪激动或进食冷食引起，发作时间长，查心电图及心肌酶谱无异常改变，含服硝酸甘油或使用镇静剂后可缓解。

2. *吞咽困难*　缓慢或突然发生，或间歇发作，常为无痛性，进食液体食物或固体食物均感困难，似停留于胃食管交界处，需于餐后饮水或应用阿托品可以缓解。

3. *反流*　胃食管内滞留的大量食物及唾液可反流口中，甚至引起吸入性肺炎。

4. *其他*　由于迷走神经反射可并发心动过缓，偶可见头晕、出汗、晕厥等。反流也可以引起胸骨后烧灼感。

（二）辅助检查

1. *X 线检查*　特发性食管下括约肌高压为食管功能性疾病，症状可间歇性出现，故 X 线检查所见可呈多样化，主要表现为钡剂在胃食管交界处滞留，阿托品等可以缓解。

2. *食管测压*　食管测压检查仅表现为胃食管括约肌压力增高，而松弛正常。实际上，特发性食管高压是一种食管动力学诊断。应具备下述条件：①LES 静息压增高 >4. 67 kPa，具有正常的 LES 松弛率（>75%）；②吞咽后原发性传导性蠕动发生率 >75%；③食管蠕动收缩波幅、时限以及传到速度正常。

三、鉴别诊断

特发性食管下括约肌高压，临床上出现胸骨后痛、吞咽困难及反流，应与下列疾病鉴别：

（一）反流性食管炎

反流性食管炎与特发性食管下括约肌高压临床上均有胸骨后痛、吞咽困难及反流等症状，两者极易混淆。胃灼热和反流是反流性食管炎的最常见症状。胃灼热典型者为胸骨后烧灼感，向咽或口放射，最常见于餐后，平躺，躯体弯曲，进食柑橘、辛辣食品、高脂肪餐和饮酒而引起。通过 pH 监测、挑拨试验及食管测压可获确诊。而特发性食管下括约肌高压吞咽困难为缓慢或突然发生，或间歇性发作，常为无痛性，餐后饮水或服用阿托品可缓解，食管测压静息压增高，而松弛正常。

（二）心绞痛

心绞痛时胸前区压榨样疼痛或憋闷感，也可表现烧灼感，向心前区和左上肢放射，症状多在 3 ~5 分钟内或舌下含服硝酸甘油后缓解，患者常有动脉粥样硬化，导致冠心病、高血压、高血脂，以致有糖尿病并存，年龄在 50 岁以上多见。心绞痛时可有心电图 ST 段移位，而特发性食管下括约肌高压胸痛发作时心电图大多正常。

（三）食管贲门失弛症

吞咽困难是食管贲门失弛症的常见症状，诱发因素有情绪紧张、进食过快、过冷或冷热饮食等引起。胸痛、反胃也极多见，食管测压有重要诊断价值。主要表现为食管下段正常的蠕动波消失，吞咽时下食管括约肌松弛障碍，食管内压力增高，而食管下括约肌高压时胃食管括约肌压力增高，而松弛正常。

四、治疗

特发性食管下括约肌高压治疗以内科为主。首先是消除患者精神及心理上的焦虑与不安，告知患者该疾病是良性改变。症状缓解期无明显不适大致同正常人，症状发作期嘱患者进食半流质食物和少食多餐，避免过冷、过热、过快饮食。有疼痛或不适的患者可适当给予镇静剂(舒乐安定、罗通定等)、钙离子通道阻滞剂(硝苯地平、硫氮䓬酮等)或硝酸甘油类,这类药物可使括约肌松弛,但不破坏正常运动。抗胆碱能药物(阿托品类)效果一般。症状严重、发作频繁,病期长而药物疗效不佳者宜行内镜下扩张治疗或食管下段括约肌切开术并同时施行抗反流手术。

(杨　娟　罗金燕)

第三节　环咽肌功能异常鉴别诊断与治疗

一、概述

环咽肌位于环咽部,为一功能性组成单位,由环咽肌、甲咽肌、食管上端环形肌以及环状软骨等组成,构成咽与食管体部交界,作用相当于上食管括约肌(upper esophageal sphincter,UES)。食物进入口腔后,经舌肌咽肌有效收缩、环咽肌的松弛,才能使食物顺利进入食管。不同原因引起UES高压、低压和松弛异常则出现口咽部的咽下困难,统称为环咽肌功能异常。

在非进餐时,环咽肌保持连续性张力性收缩状态,维持食管近端闭合,对于防止各种病因引起腹压增高时食物反流入咽部及吸气时气体进入食管有一定作用。环咽部的静息压的标准尚未达成一致,介于5.33~17.30 kPa(40~130 mmHg)之间,并且呈上端高下端低、前后方向高而侧方向低的不对称状态。在进餐状态下,其开放过程由一系列连续、复杂动作组成。当食团到达咽部时,环咽部向内口部移位2~3 cm,UES反射性舒张,压力明显下降,几乎为0 kPa,通常持续0.5~1.0秒,从而接纳食团入食管;随后该部收缩,并以蠕动方向向食管下段传播。若环咽部功能异常,如各种原因而引起的UES高张力(痉挛)、低张力(松弛)、UES松弛不完全(环咽肌失弛缓症)、UES过早关闭(Zenker憩室)及UES松弛延迟(家族性自主功能障碍),则会导致正常的吞咽活动受限,甚至出现吞咽困难;此种情况也可见于糖尿病性周围神经病变、多发性硬化症、重症肌无力、帕金森病、进行性肌营养不良、皮肌炎、甲状腺功能亢进症或甲状腺功能减退症等。

二、诊断

(一)病史及临床表现

1. 咽下困难　口咽型咽下困难通常发生于吞咽后的1秒内,患者常感食物阻塞在颈部或者吞咽后在食管上部、咽部有“黏附感”,并伴有咽下疼痛和咽下困难。

2. 咽部异感症　患者常有咽部异物感,感觉非进餐时间咽喉部有物梗阻感,但咽食时并无困难。

3. 进餐时呛咳　由于食团或流质食物在UES区受阻,因此咽-气管反流常见,特别是在进食流质食物或液体时发生呛咳,咳嗽,甚至肺吸入。由于反复的肺吸入导致急慢性支气管肺部感染也较为常见。

4. 体重下降、营养不良　不能摄取足够的营养使得患者体重减轻,营养不良和贫血。

(二)辅助检查诊断

1. 影像学检查　在条件允许的情况下,可进行多阶段、多体位透视和电视扫描检查,连续观察吞钡时的口、咽及上段食管的变化,记录其过程。电视透视吞钡功能检查意义较大,可为疾病的诊断和治疗提供有效证据。CT和MRI可以诊断伴发口咽部咽下困难的神经疾病。

2. 内镜诊断　胃镜和喉镜可直接观察咽下部、UES及近端食管的病变,为疾病的诊断提供了直接证据。

3. 运动功能检查　多于非对称性咽部收缩、UES失迟缓、UES松弛和咽部收缩不协调性运动异常等,食管测压技术对UES功能障碍的患者的诊断和评价具有重要意义。

4. 放射性核素检查　患者服用以锝标记的液体或固体食物后,通过观察可定量显示环咽部的潴留、反流或气管吸入等异常。

三、鉴别诊断

环咽肌功能异常是由不同原因的上食管括约肌(UES)高压、低张力(松弛)、UES松弛不完全(环咽肌失弛缓症)、UES 过早关闭及 UES 松弛延迟等引起的咽下困难,诊断时应与下列疾病鉴别。

(一)食管癌

食管癌有进行性吞咽困难、胸骨后绞痛、呕吐和贫血等表现。至晚期出现肿瘤压迫症状远处转移时呈食管外表现,如肝转移时有肝大、黄疸、腹部包块及腹水等,食管镜检查可确诊。

(二)反流性食管炎与 Barrett's

参见本书第十三章反流性食管炎鉴别诊断与治疗。

(三)弥漫性食管痉挛

弥漫性食管痉挛病变发生在食管中下段,表现为强烈的非蠕动性的食管收缩,主要症状是胸痛、吞咽困难和反食。吞咽困难多为反复发作,无进行性加重的特点,进食固体及液体食物均可发生。反胃为食管中潴留的食物反入口中。食管钡餐造影显示食管下段蠕动波减弱,可见外形呈波浪状的对称性收缩。食管压力测定可见高幅蠕动波,收缩波持续时间 >6 分钟,正常传导波仍存在,下食管括约肌压力大多数正常。

四、治疗

处理原则是:改善吞咽功能、防治误吸、营养支持等。考虑到环咽肌功能异常病因的多样性,治疗应该具有针对性。

(一)一般治疗

患者由于长期、慢性、反复发作的咽下困难,大多数存在营养不良、贫血、体重下降等,应给予营养支持,鼓励患者少食多餐。对于完全不能进食者,可行胃肠外营养、输血和纠正水、电解质紊乱。

(二)病因治疗

对于继发性吞咽困难的患者,首先确定引起环咽部异常的原因,针对病因进行治疗,症状可望得到缓解。一些疾病引起的环咽肌功能异常为可逆性,如帕金森病、肌无力性甲状腺功能亢进症、甲状腺功能减退症和多发性肌炎,采用相应的治疗方法针对病因进行治疗即可使咽部及括约肌功能得到改善。但某些无明显病因导致的 UES 功能失调所致的咽下困难尚无明显疗效的药物。

(三)介入治疗

对于 UES 高压和松弛不全的患者可应用分级多次的探条或导管球囊扩张术进行治疗;对于颈部、口咽部或食管上端因不明原因做过手术而致瘢痕收缩狭窄者可试用扩张术,即使用不同直径的扩张器进行扩张,可改善咽下困难,但往往需要重复进行;但对 Zenker 憩室患者,扩张可能并发穿孔,应当是禁忌的。肉毒杆菌毒素局部注射也可缓解此类患者的症状。但是长期观察,介入扩张治疗或肉毒杆菌毒素局部注射都不能长期改善梗阻症状,而手术治疗在缓解梗阻方面更有效。

(四)手术治疗

对于扩张无效的患者,可行咽环肌切开术用来减弱或去除 UES 高压区。手术方法为自咽部远端横过环咽肌向下至颈部食管做长约 5 cm 的肌切开,保留咽肌及食管黏膜的完整。

(五)其他治疗

对于环咽肌功能异常的患者,还可进行功能训练,摄食训练等辅助治疗。对于神经损伤所致吞咽反射不良的患者,可用温度刺激(如冷刺激舌腭弓根部)使得局部敏感性提高以激发正常吞咽。

(六)并发症处理

口咽型吞咽困难严重的并发症是吸入性肺炎,对内科治疗(如抗感染、防误吸)无效的严重的吸入性肺炎的病例,可行喉切开术或环甲软骨切开术。在这种情况下,应避免做气管切开,因气管切开可加重咽下困难及肺吸入的危险性。

(杨　娟　罗金燕)

第四节　咽及上食管张力缺乏与麻痹鉴别诊断与治疗

一、概述

咽及上食管括约肌是吞咽运动的早期参与部分，对吞咽运动的正常进行起着重要作用，其结构和功能的异常、相互间或与下食管的运动不协调，均可导致吞咽运动不能正常进行。由于咽及上食管张力缺乏与麻痹所致的吞咽困难也称为口咽型吞咽困难，是指食团自口腔进入食管上部障碍。引起咽及上食管张力缺乏与麻痹的原因很多，可以是中枢神经系统疾病或周围神经系统疾病所致的神经传导异常引起，也可以局部解剖或功能异常引起。前者包括脑血管意外、运动障碍性疾病（帕金森病、亨廷顿舞蹈症等）、运动神经元疾病（肌萎缩性侧索硬化症、脊髓灰质炎及灰质炎后综合征等）、周围神经病（吉兰－巴雷综合征、白喉等）、神经肌肉接头疾病（肉毒中毒、重症肌无力等）、炎症性肌肉疾病（多发性肌炎、皮肌炎等）、多发性硬化等；后者包括咽憩室、炎症性疾病（咽炎、咽后壁脓肿等）、外压（颈部淋巴结、甲状腺肿大等）、口咽癌等。

二、诊断

（一）临床表现

1. *吞咽困难*　为最主要、最常见的临床表现。食团或液体多滞留于咽喉部或吞咽后在食管上部，不能顺利进入食管。表现为随意性吞咽不能，越想吞咽，越发困难，并且吞咽液体食物较固体食物更为困难。

2. *反流*　上食管括约肌位于咽喉部与食管之间，是防止胃内容物向咽喉部反流的物理屏障，其功能障碍时，胃内容物易逆流至咽喉部，造成咽喉部黏膜的损伤，表现为声嘶、咽异物感等。此外，因吞咽时食团受阻于上食管括约肌区，易发生咽－气管反流，特别是进流食或液体时发生呛咳甚至肺吸入。

3. *其他*　各种原发疾病表现，如帕金森病的静止性震颤、姿势步态异常；多发性肌炎的近端肌无力。另外，长期营养摄入不足患者可有营养不良表现，如消瘦、乏力、水及电解质平衡紊乱等。

（二）辅助检查诊断

1. *吞咽造影检查*（video fluoroscopic swallow study，VFSS）　即在X线透视下，针对口、咽、喉和食管的吞咽运动全过程进行造影。该方法可通过观察侧位及正位的成像对吞咽的不同阶段进行评估和分析，也能对舌、软腭、咽喉的解剖结构和食团的运送过程进行观察。因其对器械要求低，故临床上使用非常广泛，是诊断吞咽障碍首选的和基本的方法，常被认为是评价吞咽障碍的“金标准”。

2. *内镜诊断*　通过内窥镜在直视下观察鼻、咽喉、会厌、杓状软骨、声带等的运动状况，了解食物积聚位置，以及是否存在误吸等。同时还可通过运用带有送气通道的内镜发放脉冲气体来评价咽部黏膜感觉，用于量化吞咽障碍患者的感觉运动功能是否存在异常。

3. *咽部及食管测压检查*　高分辨率阻抗食管测压技术可用来评估咽和食管的运动、压力和协调性，比较准确地反映咽和食管的功能状态。

4. *超声吞咽检查*　是使用高频声波技术，通过探头与皮肤接触，获得动态实时的软组织影像，是一种无射线暴露的无创性检查，并可为患者提供生物反馈治疗。与其他检查相比，该检查对发现舌的异常运动有明显的优越性，但是超声无法穿透软骨和骨，因此只能观察口腔软组织或部分口咽，从而限制了其在临床的使用。

5. *放射性核素检查*　通过在食团中加入半衰期短的放射性核素，然后用伽马照相机获得放射性核素浓集图像。该检查可以观察食物的转运、咽及食管的运动，定量分析吞咽的有效性和误吸量，观察不同病因所致吞咽障碍的吞咽模式，还可以用来判断肿瘤的部位和大小，以及与周围组织的关系，是否有远处转移等。

6. *表面肌电图检查*　肌电图技术主要是记录电极下广泛范围的肌电活动（吞咽时肌肉活动的肌电信号、时间和振幅），但对获得特定肌肉的数据以及对运动单位动作电位进行定量分析存在困难。可用于怀疑存在吞咽障碍患者的筛查和早期诊断。

7. *CT和MRI*　CT多用于吞咽障碍的定性和定位诊断，可较准确地判断肿瘤位于腔内、壁内或壁外。而

MRI 多用于咽和食管癌的分期检查，当肿瘤侵犯椎骨和脊髓时，MRI 检查优于 CT 检查。

三、鉴别诊断

咽及上食管张力缺乏与麻痹常为继发性，见于中枢神经系统疾病或局部解剖或功能异常引起，导致吞咽困难和反流症状，因此与反流性食管炎、食管癌及其他食管运动障碍性疾病易于混淆，鉴别可参阅本书有关章节。

四、治疗

（一）病因治疗

针对与系统性疾病相关的吞咽困难，当原发疾病得到控制后，吞咽困难可得到改善。如帕金森患者给予左旋多巴治疗后，吞咽困难症状可明显改善；多发性肌炎患者给予激素、免疫抑制剂后，吞咽困难症状也可得到缓解；胆碱酯酶抑制剂对重症肌无力所致的吞咽困难效果也较为明显。

（二）对症治疗及防治并发症

1. 营养支持治疗　轻型吞咽困难的患者可给予半固体食物。严重吞咽困难者，必须先禁食，采用静脉营养以免液体摄入量不足。吞咽困难超过 2 周未能缓解者应经胃管鼻饲疗法，短期内不能恢复经口进食者，2 周后应改为经皮内镜胃造瘘术。

2. 防止吸入性肺炎　频发的吸入性肺炎是常见的并发症，也是最主要的死亡原因。昏迷患者应采取头低侧卧位，尽早安置胃管，必要时气管切开。对于已发生吸入性肺炎的患者应避免饮水或进食，注意抽吸咽 - 气管内过多的分泌物或痰液，保持呼吸道通畅。必要时可行喉切开术或环甲软骨切开术。

（三）手术治疗

1. 环咽肌切开术　环咽肌切开术通过增加括约肌的开放，减少食团通过阻力达到治疗目的。目前主要用于神经源性、肌源性或结构性疾病导致环咽肌顺应性下降、UES 开放功能减退的吞咽困难的治疗。一般认为口咽无力推进食团是其绝对禁忌证。

2. 环咽肌扩张术　采用导管或冲水球囊分级多次扩张术，可以减小 UES 静止期压力，和/或增加 UES 松弛时间及程度，能显著缓解吞咽困难。其禁忌证是咽憩室，因有造成穿孔的危险。

（四）康复治疗

康复治疗目标是恢复或提高患者的吞咽功能，维持适当的水和营养物质的摄入，减少食物的误咽、误吸，预防吸入性肺炎等并发症，在治疗基础疾病的前提下提高患者的生活质量。

1. 基础训练　包括间接训练和直接训练。间接训练是针对引起吞咽困难各个部位进行肌群协调能力的训练，包括舌及口唇运动、咀嚼肌、喉运动和呼吸道训练。直接训练（摄食训练）则是实际进食，并结合体位、食物形态等手段的训练方法。国内外诸多研究表明，系统性吞咽训练对治疗卒中后吞咽障碍具有显著疗效。

2. 针刺治疗　主要通过激活大脑皮质神经细胞的兴奋性，促进神经功能恢复。其方法多种多样，有体针、项针、穴位注射及针药合用等，且都具有疗效好、不良反应少、危险性小等优点。

3. 电刺激治疗　利用低频电刺激咽部肌肉，改善脑损伤引起的吞咽障碍。其对治疗脑卒中等神经源性吞咽困难的效果已得到广泛肯定。

（朱珊珊　罗金燕）

参考文献

［1］ 池肇春，邹全明，高峰玉，等. 实用临床胃肠病学［M］. 2 版，北京：军事医学科学出版社，2015：778 - 793.

［2］ 中华医学会消化病学分会. 2014 年中国胃食管反流病专家共识意见［J］. 胃肠病学，2015；20：155 - 168.

［3］ You - Ming Li，Juan Du，Hong Zhang，et al. Epidemiological investagation in outpatients with symptomatic gastroesophageal reflux from Department of Medicine in Zhejiang Province east China. [J]. Gastroenterol Hepatol,2008;23:283 - 289.

[4] Fraser C, Power M, Hamdy S, et al. Driving plasticity in human adult motor cortex is associated with improved motor function after brain injury[J]. Neuron, 2002;4:831 - 840.

[5] Bakheit AM. Management of neurogenic dysphagial [J]. Postgrad Med J,2001;77:694 - 699.

[6] Carnaby - Mann GD, Crary MA. Examining the evidence on neuro - muscular electrical stimulation for swallowing: a meta analysis[J]. Arch Otolaryngol Head Neck Surg,2007;133: 564 - 571.

第十六章　食管先天性疾病鉴别诊断与治疗

第一节　食管裂孔疝鉴别诊断与治疗

一、概述

食管裂孔疝是指腹腔内脏器(主要是胃)经横膈的食管裂孔进入胸腔所致的疾病。其发病率随年龄的增高而增加,40岁以下人群的发病率低于9%,70岁以上人群可达70%,女性发病率高于男性。本病的病因主要有先天性和后天性两种,以后者多见。先天性者由于发育不全,膈食管裂孔比正常的宽大松弛所致;后天性者则与膈食管膜、食管周围韧带松弛,裂孔增宽和腹腔内压力增大均有关系。严重胸腹部损伤和手术所致的食管、胃与膈食管裂孔正常位置的改变,或由于手术牵引造成的食管膜和膈食管裂孔的松弛,也可引起本病。

二、诊断与鉴别诊断

(一)临床分型

按照解剖缺陷和临床表现,可将食管裂孔疝分为Ⅰ型(滑动型裂孔疝)、Ⅱ型(食管旁裂孔疝)、Ⅲ型(混合型裂孔疝)和Ⅳ型(多器官型)。其中Ⅰ型最常见,超过95%,Ⅲ型次之,Ⅱ型最少见。

Ⅰ型(滑动型裂孔疝):胃食管连接部突入膈上胸腔内,部分胃底通过食管裂孔进入纵隔,胃食管的锐角消失,可随体位变化而上下移动。同时食管下段正常的抗反流机制被破坏,故易发生不同程度的胃食管反流。

Ⅱ型(食管旁裂孔疝):胃食管连接部仍在腹腔正常位置,胃底甚至全胃经食管裂孔进入胸腔,紧邻于未被移位的胃食管连接部的左方。

Ⅲ型食管裂孔疝(混合型裂孔疝):Ⅰ、Ⅱ型食管裂孔疝共同存在。

Ⅳ型(多器官型):除胃外伴有腹腔其他脏器进入胸腔,如大网膜、结肠、小肠等。

(二)临床表现

单纯的食管裂孔疝可无症状或症状轻微,而且症状轻重与疝囊大小无关。本病的临床表现包括胃-食管反流的症状、胸痛、吞咽困难和各种压迫症状等。

1. *胃-食管反流症状*　为滑动型裂孔疝最常见的症状。主要为胃内容物反流刺激食管黏膜所致,表现胸骨后或剑突下烧灼感、反胃、上腹饱胀、嗳气等。疼痛性质多为烧灼感或针刺样疼,可放射至背部、肩部、颈部等处。平卧,进食甜食、酸性食物,均可能诱发并可加重症状。

2. *胸痛或吞咽疼痛及吞咽困难*　多见于食管下段有糜烂或溃疡时,尤其进食过热、刺激性食物时,如伴有食管痉挛,可出现吞咽困难,但呈间断出现。如伴有瘢痕狭窄,则症状持续出现。

3. *上消化道出血*　伴有食管炎和食管溃疡者可出现少量慢性出血,粪便潜血阳性,可有缺铁性贫血。当合并胃、十二指肠溃疡或疝嵌顿、扭转时也可导致大量出血。

4. *压迫症状*　巨大裂孔疝压迫心、肺、纵隔可产生气急、胸闷、咳嗽等症状。如贲门部疝入食管裂孔可反射性地引起咽部异物感。

5. *体征*　无并发症时通常无特殊发现,但巨大食管裂孔疝者的胸部可叩出不规则鼓音区与浊音区。饮水后或被振动时,胸部可闻及溅水声。

(三)辅助检查

由于本病无特异性症状和体征,诊断较困难。对于有胃-食管反流症状,年龄较大,肥胖,且症状与体位明显相关的可疑患者应予以重视，诊断主要依据X线及内镜检查。

1. X线钡餐检查　是诊断食管裂孔疝的主要方法，向胃内注入较多的空气，采取头低位和腹卧位加压法可提高诊断率。

直接X线征象包括：①膈上食管胃环（Sehatski环）；②膈上疝囊（即胸腔胃）；③疝囊内见胃黏膜皱襞影；④食管下端括约肌环升高和收缩；⑤食管旁疝可见食管一侧有疝囊，而食管胃连接部仍在横膈裂孔下；⑥混合型可见巨大疝囊或胃轴扭转。

间接X线征象包括：①膈食管裂孔增宽（>2 cm）；②钡剂反流入膈上疝囊；③膈上3 cm以上部出现功能性收缩环。

由于膈上疝囊并非固定存在，一次检查阴性不能除外本病。

2. 内镜检查　胃镜检查可以观察食管、胃及十二指肠黏膜的改变，对食管裂孔疝并发症诊断有意义，可与X线检查相互补充，协助诊断。镜下可见食管下段齿状线上移（距贲门口>3 cm）、食管腔内有潴留液、His角变钝、胃底变浅、突入食管内有一定距离的疝囊、反流性食管炎等。

3. 食管测压检查　食管裂孔疝时，食管测压可有异常图形，可以出现双压力带，食管下端括约肌压力下降，低于正常值，从而协助诊断。

（四）鉴别诊断

1. 食管癌、贲门癌　早期症状常不明显，在吞咽粗硬食物时可能有不同程度的不适感觉，包括咽下食物哽噎感，胸骨后烧灼样、针刺样或牵拉摩擦样疼痛。中晚期表现为进行性咽下困难。食管裂孔疝引起的吞咽不畅多为间断性、反复发作或持续几小时，几天后常自行缓解，胃镜检查有助于鉴别。

2. 食管炎、胃炎　患者可有反酸、胃灼热和胸痛等临床表现，与食管裂孔疝的一些表现相似。食管裂孔疝引起的反酸、胸骨后烧灼样痛可因平卧及增加腹压（弯腰、举重物、用力排便等）而加重，单纯食管炎、胃炎、胃溃疡反酸、胸骨后烧灼样痛无此特点。胃镜及病理组织学检查有助于鉴别。

3. 消化性溃疡　患者常有周期性节律性上腹痛，十二指肠溃疡多空腹痛，胃溃疡多餐后痛，抑酸药物有效，胃镜检查有助于诊断。

4. 冠心病　伴反流性食管炎的患者的胸痛可与心绞痛相似，可放射至左肩和左臂，含服硝酸甘油也有一定效果，有时难与心绞痛、心肌梗死鉴别。食管裂孔疝患者胸痛发生与劳累无明显关系，但与饮食关系密切。常在饱餐后0.5~1小时后胸痛发作，平卧、弯腰、咳嗽、屏气用力等腹压增加的因素可诱发或加重胸痛，而半卧位、站立、呕吐后胸痛减轻或缓解，持续时间一般较长，多在30分钟以上。而心绞痛的胸痛与劳累有关，与体位无关，持续时间一般较短。食管裂孔疝患者服用质子泵抑制剂、促动力药后胸痛可减轻，而心绞痛患者疗效不佳。食管裂孔疝可刺激迷走神经，反射性地引起冠状动脉供血不足，心电图出现心肌缺血性改变，临床上酷似冠心病，但心脏无器质性病变，称之食管－冠状动脉综合征。此时需进行上消化道造影、胃镜及食管测压等进行鉴别，因食管裂孔疝引起心电图异常改变者，手术后心电图能恢复正常，不再有胸痛症状，也可作为鉴别。同时，注意食管裂孔疝与冠心病并存的情况。

5. 胆道疾病　食管裂孔疝可因剑突下痛、疝囊及疝内容物在食管裂孔上下滑动刺激迷走神经反射性引起右上腹痛、恶心呕吐，易误诊胆囊炎、胆石症。或两者同时并存时仅满足于胆囊炎、胆石症的诊断而漏诊。但胆道疾病除上腹不适外，可有发热、黄疸、血象升高、肝功能异常等改变，且B超、CT检查可见胆道系统炎症、结石影像。

三、治疗

（一）内科治疗

适用于小型滑疝及反流症状较轻者。治疗原则主要是消除疝形成的因素，控制胃－食管反流，促进食管排空以及缓和或减少胃酸的分泌。

1. 生活方式改变　饮食应清淡，以高蛋白、低脂肪饮食为主，减少进食量，少食多餐，进食要缓慢，避免饱餐，避免咖啡、巧克力、饮酒等刺激性食物，避免餐后平卧和睡前2~3小时进食，以减少酸反流。卧位时抬高床头，避免弯腰、穿紧身衣、呕吐等增加腹内压的因素。肥胖者应减轻体重，积极治疗引起腹压增高的各种疾病,如便秘、咳嗽、腹水等。

2. 黏膜保护剂 硫糖铝等黏膜保护剂能在受损黏膜表面形成保护膜,使食管黏膜免遭胃酸的侵袭,保护食管黏膜。

3. 胃动力药物的应用 如西沙必利、多潘立酮等,可通过增加括约肌的紧张性和促进胃及食管的蠕动,减少反流并促进食管炎的愈合。忌用抗胆碱能药物,以免降低食管下括约肌的压力、延缓胃排空、促进胃食管反流。

4. 抑酸剂 质子泵抑制剂能快速有效地抑制胃酸分泌,另外 H_2 受体拮抗剂也可减少胃酸分泌,降低反流液的酸度利于反流性食管炎的愈合。抗酸药不但能减轻胃灼热症状,对胸骨后闷胀疼痛亦能缓解。

(二)外科治疗

1. 手术适应证 症状明显,经内科长期治疗无效;有重度反流性食管炎、食管狭窄、上消化道大出血、食管癌等严重并发症;食管裂孔疝同时存在幽门梗阻、十二指肠淤滞;裂孔疝发生急性嵌顿或绞窄。

2. 手术原则 复位疝内容物,修补松弛薄弱的食管裂孔,防治胃食管反流,保持胃流出道通畅,兼治并存的并发症。

3. 传统的抗反流手术方法 治疗食管裂孔疝的手术方法很多,主要是疝修补术及抗反流手术。传统的抗反流手术主要通过开腹或开胸术来进行。开腹手术多用于腹腔广泛粘连、腹腔镜手术有禁忌的患者。常用防反流的术式有 Nissen 胃底折叠术、Belsey 手术、Hill 胃后固定术等。

4. 腹腔镜食管裂孔疝修补术和胃底折叠术 腹腔镜手术治疗本病的报道愈来愈多,因其手术损伤小、术后恢复快等优点,受到临床的欢迎。与传统开腹手术相比,腹腔镜手术治疗同样有效,且致残率较低,对于绝大多数食管裂孔疝患者推荐应用。在美欧等国家腹腔镜食管裂孔疝修补和胃底折叠抗反流术是除腹腔镜胆囊切除术以外较常做的腹腔镜手术,但有上腹手术史者应作为相对禁忌证。

第二节 食管憩室鉴别诊断与治疗

一、概述

食管憩室系指食管壁的一层或全层局限性膨出,形成与食管腔相连的囊袋。按发病部位可分为咽食管憩室(Zenker 憩室)、食管中段憩室和膈上食管憩室。根据其发病机制不同可分为牵引性、内压性、牵引内压性憩室。根据憩室壁的构成可分为真性憩室(含有食管壁全层)和假性憩室(缺少食管壁的肌层)。此外,尚可分为先天性憩室和后天性憩室。食管憩室相对少见,在国外以咽食管憩室多见,食管中段憩室仅占15%左右,膈上憩室更为罕见;在我国则以中段憩室居多。本病好发于成年人,男性发病率是女性的 3 倍。

二、诊断与鉴别诊断

(一)临床表现

1. 咽食管憩室 所谓 Zenker 憩室一旦出现,其大小、症状、并发症的发生率及严重程度均呈进行性加重。较小的憩室一般无表现,症状的出现可能与上食管括约肌功能不全、并发憩室炎以及憩室过大而产生压迫有关。早期症状表现为吞咽时咽部有异物感或梗阻感,并产生气过水声,随着憩室的增大,出现咽下困难和食物反流。患者一般在无任何吞咽困难的情况下将数小时前的进食突然呕出,咽下的唾液及夜间的食物反流导致支气管炎、肺炎、肺不张、肺脓肿等,呼吸时带有口臭。憩室还可压迫喉返神经产生声音嘶哑,压迫颈交感神经产生 Horner 综合征。

2. 食管中段憩室 多数患者并无明显症状,只是在做上消化道钡餐或胃镜检查时偶然发现。少数患者可出现胸骨后痛、烧灼感,也可发生狭窄引起咽下困难,憩室过大可能出现食管反流。

3. 膈上憩室 膈上憩室多发生在贲门食管连接处的上方,因食物易滞留,患者可有哽噎感、胸骨后痛、嗳气、呃逆、反胃等,吐出物多为未消化食物或隔餐食物。

(二)辅助检查

1. X 线钡餐检查 憩室充钡后一般为囊状或球状突出于食管腔,与食管相通,憩室开口较大者,可见食管黏膜伸入，憩室囊内有食物残渣时可见充盈缺损并发炎症时黏膜粗糙紊乱，食管中段憩室可见漏斗状、圆锥状或帐篷状光滑的膨出物，膈上食管憩室多为单发，少数为双发，3 个以上的憩室非常少见。由于小憩室有可能被充盈钡剂的食管所掩盖，因此应当移动体位进行详细观察。Zenker 憩室好发于左侧壁，因此采取左侧斜位易于发现，若转动头部向左侧则更易显示。

2. 内镜检查　胃镜检查可以确定憩室的具体部位、大小、开口大小，而且可以准确观察其囊壁有无并发糜烂、出血、溃疡或癌变，对治疗方法的选择可以提供帮助。插镜时应小心谨慎，对 Zenker 憩室患者检查时要格外小心，因其误入囊内可造成穿孔，食管中段憩室常由胃镜检查首先发现。

（三）鉴别诊断

1. 反流性食管炎　患者可有反酸、胃灼热和胸痛等临床表现，反流症状多发生于饱餐后，疾病后期食管瘢痕形成狭窄，可出现咽下困难，内镜检查可见食管黏膜充血水肿糜烂等，是诊断反流性食管炎的金标准。

2. 食管癌　早期症状常不明显，在吞咽粗硬食物时可能有不同程度的不适感觉，包括咽下食物哽噎感，胸骨后烧灼样、针刺样或牵拉摩擦样疼痛。食物通过缓慢，并有停滞感或异物感。哽噎停滞感常通过吞咽水后缓解消失。症状时轻时重，进展缓慢。中晚期表现为进行性咽下困难，先是难咽干的食物，继而是半流质食物，最后水也不能咽下。胃镜检查有助于诊断。

三、治疗

（一）内科治疗

患者宜进食易于消化的食物，进食时应细嚼慢咽，进食后适当饮水。对并发食管炎和/或憩室炎的患者，可给予促动力药、质子泵抑制剂、H_2受体拮抗剂等。

（二）外科治疗

对内科治疗无效，憩室逐渐增大，压迫邻近器官，症状严重，并发穿孔、癌变、反复出血的患者可行外科手术治疗。手术方式包括憩室切除术、抗反流手术等。其中憩室切除术是临床上最常用、应用最广泛的外科术式。抗反流手术适用于憩室合并胃食管反流疾病的患者。近期开展了腹腔镜或胸腔镜手术，前者避免肺换气措施，但巨大憩室以及膈上憩室仍以胸腔镜途径为好。

（三）内镜治疗

内镜治疗现多用于治疗 Zenker 憩室，对于能够耐受全麻的典型患者效果良好。目的在于连通憩室与食管壁，扩大路径，使憩室和食管腔可以自由通过，可用内镜修补憩室囊，也可用内镜先切开环咽肌，然后以氩离子凝固束进行治疗以恢复食管通道。

（张翠萍）

参考文献

[1]　邓陶然，李维娜，邓豫，等. 食管裂孔疝的诊治[J]. 实用医学杂志，2014；30：3183－3185.
[2]　Peters JH. SAGES guidelines for the management of hiatal hernia[J]. Surg Endosc，2013；27：4407－4408.
[3]　Herbella FA，Dubecz A，Patti MG. Esophageal diverticula and cancer [J]. Dis Esophagus，2012；25：153－158.

第三篇

胃疾病

第十七章　胃炎鉴别诊断与治疗

第一节　急性胃炎鉴别诊断与治疗

胃炎是由各种原因引起的胃弥漫性或局部黏膜急性炎症，病变可局限于黏膜，也可累及胃壁各层。病理改变主要为黏膜内嗜中性粒细胞浸润，临床表现轻重不一。是一种可逆性疾病，大多数可完全恢复，少数可演变为慢性胃炎。急性胃炎根据病变表现不同有单纯性胃炎、急性糜烂性胃炎、急性化脓性胃炎和急性腐蚀性胃炎之分，单纯性胃炎和糜烂性胃炎最为多见。急性化脓性胃炎因抗生素广泛应用现已罕见。

一、急性单纯性胃炎

（一）诊断

急性单纯性胃炎是由微生物感染、化学或物理因素引起的急性胃黏膜的非特异性炎症。常有不洁饮食，口服刺激性食物、特殊药物等明确的病因，不洁饮食中被污染葡萄球菌、沙门菌、肉毒杆菌或嗜盐菌及其毒素是最常见原因，其他的病因有服用有明显损害胃黏膜的药物（如非甾体类消炎药、抗癌药），过量饮酒，误食有毒化学品，食物过热、过冷、过于粗糙以及胃部受放射线照射等。患者经常出现上腹痛、不适，伴有严重恶心、呕吐等症状，由细菌或毒素起发病者，常于进食后数小时起病。伴发腹泻等肠道症状者又称急性胃肠炎，后者常有发热、呕吐、腹泻，严重时可有脱水和/或酸碱平衡失调。病程较短，多于数日内自愈。

胃镜下胃黏膜充血、水肿，黏液增多，黏膜表面附有白或淡黄色渗出物，常伴有糜烂或出血点。

（二）鉴别诊断

1. *消化性溃疡*　在饮酒及服用刺激性食物、非甾体类消炎药等诱发因素的作用下，可引起腹痛、反酸、恶心、呕吐等类似急性胃炎的症状。十二指肠球部溃疡腹痛部位位于中上腹部，或在脐上，或在脐上偏右处；胃溃疡疼痛的位置也多在中上腹但稍偏高处或在剑突下和剑突下偏左处。溃疡病的腹痛多呈节律性、慢性周期性、季节性，病史较长，反复发作。男性，青壮年多见，可合并出现上消化道出血、幽门梗阻及穿孔。确诊需在胃镜下发现典型的溃疡病灶。

2. *急性胆囊炎*　可有腹痛、恶心、呕吐等类似急性胃炎的症状，但典型的患者，疼痛常与进食油腻有关，位于右上腹，放射至背部，反复发作，可伴有发热，甚至黄染。查体 Murphy 征阳性。对不典型的患者，需行腹部 B 超或腹部 CT 检查确诊。

3. *急性胰腺炎*　轻型胰腺炎发病可仅有上腹痛、恶心、呕吐、腹胀等症状，一般较急性单纯性胃炎更为剧烈，向腰背部呈带状放射。典型的急性胰腺炎的病因除大量饮酒外，更常见于有胆道疾病及暴饮暴食者，腹痛以左上腹为主，血尿淀粉酶升高，大部分病情有自限性，数日后可完全恢复。饮酒为诱发因素之一，与急性单纯性胃炎有相似之处。重症急性胰腺炎可出现腹膜炎与休克。血尿淀粉酶的动态变化、腹部 B 超及 CT 显示胰腺的变化对确诊有帮助。

（三）治疗

1. *去除病因*　停止一切可能对胃有刺激性的食物及药物。

2. 一般治疗 症状严重者应卧床休息。频繁呕吐时可短时禁食，给予输液补充热量，纠正脱水，维持水、电解质及酸碱平衡。症状缓解后可逐渐进食。

3. 对症治疗

(1)抗胆碱能药物：可减少胃酸分泌，解除平滑肌和血管痉挛；改善局部黏膜营养和延缓胃排空，从而达到止痛作用。常用的药物有：阿托品 0.3 mg，颠茄片 16 mg，溴丙胺太林 15～30 mg，均为 3～4 次/d，餐前 0.5～1 小时口服，必要时可睡前加服 1 次，症状严重者，可肌注阿托品 0.5 mg；或山莨菪碱 10 mg，能迅速见效。该类药物可减少支气管黏液的分泌，解除迷走神经对心脏的抑制，使心跳加快、瞳孔散大、眼压升高、兴奋呼吸中枢等，所以临床上还用于抢救感染性休克、治疗缓慢性心律失常、辅助治疗有机磷农药中毒、眼科疾病以及用于外科手术麻醉前给药等。常见的药物不良反应有口干、眩晕、皮肤潮红、心率加快、兴奋、瞳孔散大、烦躁、谵语、惊厥。青光眼及前列腺肥大患者禁用。若出现排尿困难可肌注新斯的明 0.5～1 mg 或甲氧氯普胺 10 mg，以解除症状。

(2)抗酸药：能中和或减弱胃酸，当胃液 pH 值在 3.5～4.0 时，胃蛋白酶活性即降低，使疼痛缓解，常用药物有氢氧化铝凝胶、复方氢氧化铝片、铝碳酸镁片、铝镁加混悬液等。

(3)止吐药：甲氧氯普胺和多潘立酮为胃肠道多巴胺拮抗药，可提高食管下端括约肌张力，促进胃运动及排空；抑制延脑的催吐化学感受器，具有强的镇吐作用。甲氧氯普胺：口服 5～10 mg/次，3～4 次/d，饭前 0.5 小时服用，必要时可肌注 10 mg。注意：该药大剂量或长期应用可能因阻断多巴胺受体，使胆碱能受体相对亢进而导致锥体外系反应，表现为帕金森综合征。出现肌震颤、头向后倾、斜颈、双眼向下注视、发音困难、共济失调等，可用抗胆碱药治疗。禁忌证为：嗜铬细胞瘤、癫痫、进行放疗或化疗的乳腺癌患者、机械性肠梗阻、胃肠出血、孕妇。多潘立酮：口服，10 mg/次，3 次/d，饭前 0.5 小时口服，不能口服者使用多潘立酮肛栓，成人每日 2～4 枚栓，不良反应少。莫沙必利(加斯清)：该药主要是选择性地促进肠肌层神经丛节后处乙酰胆碱的释放，增强食管、胃和十二指肠的收缩与蠕动，改善胃窦－十二指肠的协调功能，从而防止胃－食管和十二指肠－胃反流，加强胃和十二指肠的排空，起到止吐的作用。口服吸收迅速，5～10 mg/次，3 次/d。由于本品系通过促进肠肌层节后，神经释放乙酰胆碱而发挥胃肠动力作用，因此抗胆碱药可降低本品效应。可加速中枢抑制剂如巴比妥类和乙醇等的吸收，引起嗜睡。氟康唑、红霉素及克拉霉素等明显抑制该药的代谢，应禁止同时服用。老年人及肝、肾功能不全患者剂量酌减。

4. 抗菌治疗 对食物中毒性胃肠炎，可适当给予抗生素治疗。静脉滴注氨苄西林 4～6 g/d；庆大霉素 16 万～32 万 U 静脉滴注，1 次/d；阿米卡星(丁胺卡那霉素)0.2 g，2 次/d；左氧氟沙星 0.2 g，2 次/d。腹泻严重时，可服洛哌丁胺(易蒙停)2 mg，2 次/d。

二、急性糜烂性胃炎

应激性溃疡(stress ulcer，SU)又称急性出血及糜烂性胃炎，近年来统称为急性胃黏膜病变(acute gastric mucosa lesion，AGML)，是指在应激状态下，胃和十二指肠以及偶尔在食管下端发生的黏膜糜烂和溃疡，从而引起以上消化道出血为主要临床特征的疾病，是上消化道出血最常见的原因是之一，约占上消化道出血的 20%。临床主要表现是难以控制的出血，多数人发生在发病的第 2～15 天，其预后取决于原发疾病的严重程度。SU 发病率因病因和统计方法不同，文献报道差异很大。临床研究报道，SU 发生率在重型颅脑损伤后为 40%～80%，脑出血后为 14%～76%，脊髓损伤后为 2%～20%，尸检发现中枢神经系统疾病患者 SU 发生率为 12%，是非神经系统疾病患者的 2 倍。

三、急性化脓性胃炎

本病是胃壁细菌感染引起的化脓性病变，最常见的致病菌为溶血性链球菌，其次为金黄色葡萄球菌、肺炎双球菌及大肠杆菌。是继发于身体某部位细菌感染后，由化脓性致病菌从胃黏膜侵入或由全身感染血循环或淋巴播散至胃壁引起化脓性炎症。过去也称急性蜂窝组织胃炎，是一种罕见重症胃炎。本病主要发生于免疫功能低下的酗酒者、衰弱的老年人及艾滋病患者，胃息肉切除及胃黏膜内注射药物或墨汁作为部位标记的操作也是发病诱因。该病如不及时诊断并立即予以治疗，病死率较高。

(一)诊断与鉴别诊断

1. 诊断 临床表现以全身脓毒血症和急性腹膜炎症为其主要临床表现,起病突然,常有急性剧烈上腹痛,恶心呕吐,呕吐物为脓样物,伴上腹压痛、反跳痛及腹肌紧张,有寒战、高热、白细胞升高。对有上述表现而无活动性消化性溃疡及无急性胆囊炎史,且血清淀粉酶正常者,可考虑本病。

胃镜下该病表现为:胃黏膜急性红肿充血,有坏死、糜烂及脓性分泌物,胃壁增厚,可误为胃壁浸润病变或胃癌。有的仅累及胃远侧部分。

2. 鉴别诊断

(1)消化性溃疡合并急性穿孔:常突然起病,出现急性剧烈上腹痛,恶心呕吐,伴上腹压痛、反跳痛及腹肌紧张等急性腹膜炎征象,血白细胞升高,腹平片可有膈下游离气体。对于少数无痛性溃疡而以急性穿孔为首发症状来诊者,与本病不易鉴别。确诊需手术或胃镜取病理,提示化脓性胃炎,胃壁各层都有明显而广泛的化脓性改变或者形成局限的胃壁脓肿。消化性溃疡胃壁不会出现化脓性改变,相关影像学检查见消化性溃疡胃壁内一般无由气泡形成的低密度改变。

(2)急性胆囊炎:可以有剧烈腹痛、恶心、呕吐、发热等症状。典型的患者,疼痛常与进食油腻有关,位于右上腹,可放射至腰背部,Murphy 征阳性,部分患者可伴有黄疸。对不典型的患者,需行腹部 B 超或其他影像学检查协助诊断。

(3)急性胰腺炎:可有剧烈上腹痛、恶心、呕吐、腹胀等症状,常见的诱因为胆道疾病、大量饮酒及暴饮暴食,腹痛以中上腹为主,向腰背部呈带状放射。重症胰腺炎可出现腹膜炎、休克及血尿淀粉酶的动态变化,腹部 B 超及 CT 对确诊有帮助。胃壁病理组织学无化脓性改变。

(4)胃癌:因有胃壁浸润病变导致胃壁增厚,有时与化脓性胃炎镜下表现类似。但该病一般无剧烈上腹痛及腹膜炎体征,无中毒症状,腹平片胃腔无大量积气,一般无膈下游离气体,病理组织学可见肿瘤细胞,而无化脓性改变可做鉴别。

(二)治疗

1. 一般治疗 卧床休息,禁食水,静脉补充热量,纠正脱水,维持水、电解质及酸碱平衡,必要时给予静脉高营养及输血。

2. 控制感染 给予广谱、有效的抗生素,如大剂量青霉素 640 万~1000 万 U/d、头孢类抗生素 4~6 g/d 等静滴,一定要足量。急性期后可改口服制剂,如阿莫西林(羟氨苄青霉素)0.5 g,4 次/d,头孢拉定 0.5 g,4 次/d。

3. PPI 制剂 可抑制胃酸分泌,缓解疼痛,促进炎症及溃疡愈合。可给奥美拉唑 40 mg,1 次/d 静滴。

4. 对症治疗 腹痛者可给解痉药,如山莨菪碱 10 mg 肌注,东莨菪碱 0.3~0.6 mg 肌注。恶心、呕吐者,给予止吐药,如甲氧氯普胺 10 mg 肌注等。

5. 手术治疗 有胃穿孔和急性腹膜炎者及时外科手术;慢性胃脓肿,药物治疗无效可做胃部分切除术。

四、急性腐蚀性胃炎

有服强酸(硫酸、盐酸、硝酸)、强碱(氢氧化钠、氢氧化钾)或来苏尔消毒液等病史,服后引起消化道灼伤,出现口腔、咽喉、胸骨后及上腹部剧烈疼痛,伴吞咽疼痛,咽下困难,频繁恶心、呕吐,严重者可呕血,呕出带血的黏膜腐片,可发生虚脱、休克,或引起食管、胃穿孔的症状,口腔、咽喉可出现接触处的炎症,充血、水肿、糜烂、坏死黏膜剥脱溃疡或可见到黑色或白色痂。主要的病理变化为黏膜充血、水肿和黏液增多。严重者可发生糜烂、溃疡、坏死,甚至穿孔。因为有明确的病史,本病不难诊断。治疗上应了解口服的腐蚀剂种类,并及早静脉输液补充足够的营养,纠正电解质和酸碱失衡。为了减少毒物的吸收,减轻黏膜灼伤的程度,吞服强酸者可先饮清水,口服氢氧化铝凝胶,或尽快给予牛乳、鸡蛋清、植物油口服;吞服强碱者可给予食醋加温水口服,一般不宜服浓食醋,因浓食醋与碱性化合物作用时,产生的热量可加重损害,然后再服少量蛋清、牛乳或植物油。

第二节　慢性胃炎鉴别诊断与治疗

慢性胃炎是指不同病因引起的胃黏膜的慢性炎症或萎缩性病变。临床上十分常见，占接受胃镜检查患者的80%~90%，男性多于女性，随年龄增长，发病率逐渐增高。由于过去对慢性胃炎的病理研究不够深入，对各种病理改变的命名不相同。2012 年 11 月有国内消化病学专家及病理学家在上海举行了全国慢性胃炎诊治会议，针对目前诊治进展更新了慢性胃炎的诊疗共识。2014 年 1 月由全球 40 余位相关领域专家在日本京都制定了幽门螺杆菌(*Helicobacter pylori*，*H. pylori*)胃炎全球共识，明确了 *H. pylori* 胃炎相关共识。对慢性胃炎有了更深、更清晰的认识。慢性胃炎目前分类为：非萎缩性胃炎(浅表性胃炎)、萎缩性胃炎和特殊类型胃炎。特殊类型胃炎的分类与病因和病理有关，包括化学性、放射性、淋巴细胞性、肉芽肿性、嗜酸细胞性以及其他感染性疾病所致者等。

一、*H. pylori* 胃炎

H. pylori 胃炎是 *H. pylori* 原发感染引起的慢性活动性黏膜炎症，为一种传染性感染性疾病。是 *H. pylori* 感染的基础病变，*H. pylori* 感染是慢性胃炎原因中感染性胃炎的首位，占慢性活动胃炎中的70%以上。在 *H. pylori* 感染黏膜产生黏膜炎症基础上，部分患者可发生消化性溃疡(十二指肠溃疡、胃溃疡)、胃癌以及胃黏膜相关淋巴样组织(MALT)淋巴瘤等严重疾病，部分患者可有消化不良症状。

(一)*H. pylori* 胃炎实际上是一种传染病

H. pylori 可以在人－人之间传播，感染者和可能包括被污染水源是最主要的传染源。口－口和粪－口是其主要传播途径，以口－口传播为主。前者主要通过唾液在母亲至儿童和夫妻之间传播，后者主要通过感染者粪便污染水源传播，儿童和成人均为易感人群。感染性疾病分为传染性和非传染性，因此 *H. pylori* 胃炎定义为传染病更为确切。

(二)*H. Pylori* 相关消化不良

功能性消化不良分 2 种，一种是与 *H. pylori* 感染有关，另一种是与 *H. pylori* 感染无关。

(三)*H. pylori* 感染与慢性胃炎

H. pylori 是革兰阴性菌，微需氧，在体内呈螺旋状，一端有 2~6 个鞭毛。生长在黏膜表面与黏液层之间。致病的多样性与其能够产生的尿素酶、黏附因子、应激反应蛋白、脂多糖、空泡毒素(vacuolating cytotoxin，VacA)以及细胞毒素相关蛋白(cytotoxin associated protein A，CagA)等毒力因子关系密切。*H. pylori* 虽为非侵袭性病原，但能引起强烈的炎症反应。这是因为 *H. pylori* 既能直接刺激免疫细胞，又能直接刺激上皮细胞因子，其产生的细菌产物，如氢等对上皮细胞有直接毒性作用。*H. pylori* 分泌的脂多糖或其他膜蛋白从胃腔表面扩散入黏膜内，引起趋化反应，吞噬细胞的激活及淋巴细胞的增殖引起各种不同类型的慢性胃炎，如浅表性胃炎、弥漫性胃窦炎及多灶性萎缩性胃炎。*H. pylori* 感染引起胃炎的致病机制涉及多种因素和多个环节，是 *H. pylori* 的致病因素和宿主免疫应答、炎症反应的综合结果。

H. pylori 感染是慢性活动性胃炎的主要病因。80%~95%的慢性活动性胃炎患者胃黏膜中有 *H. pylori* 感染，*H. pylori* 相关性胃炎患者 *H. pylori* 的胃内分布与炎症一致；根除 *H. pylori* 可使胃黏膜炎症消退，一般中性粒细胞消退较快，淋巴细胞、浆细胞消退需较长时间；志愿者和动物模型已证实 *H. pylori* 感染可引起慢性胃炎。在结节状胃炎(nodular gastritis)中，*H. pylori* 的感染率最高可接近 100%。该型胃炎多见于年轻女性，胃黏膜病理组织则以大量淋巴滤泡为主。

H. pylori 感染几乎均会引起胃黏膜活动性炎症，长期感染后部分患者可发生胃黏膜萎缩和肠化生；宿主、环境和 *H. pylori* 因素的协同作用决定了 *H. pylori* 感染后相关性胃炎的类型和发展。*H. pylori* 感染几乎均会引起胃黏膜活动性炎症；胃黏膜活动性炎症的存在高度提示 *H. pylori* 感染。长期 *H. pylori* 感染所致的炎症、免疫反应可使部分患者发生胃黏膜萎缩和肠化生。*H. pylori* 相关性慢性胃炎有两种常见类型：全胃炎胃窦为主胃炎和全胃炎胃体为主胃炎。前者胃酸分泌增加，发生十二指肠溃疡的危险性增加；后者胃酸分泌减少，发生胃癌的危险性增加。宿主[如白细胞介素－1B 等细胞因子基因多态性、环境(吸烟、高盐饮食

等)]和 *H. pylori* 因素(毒力基因)的协同作用决定了 *H. pylori* 感染相关性胃炎的类型以及萎缩和肠化生的发生和发展。

(四)清除 *H. Pylori* 方案

1. 常用的抗 *H. Pylori* 抗生素

(1)阿莫西林:是一种广谱抗生素,对多种革兰阳性和阴性细菌有良好杀灭作用,它作用于细菌的细胞壁,与合成细胞壁的转肽酶发生不可逆的结合,从而使菌壁发生缺陷,致使菌体解体。对 *H. pylori* 的根除率较高。用药量一般为 500 mg/次,4 次/d,2 周为 1 个疗程。不良反应包括恶心、呕吐、腹泻、皮疹,症状较轻微,一般停药后可迅速缓解。

(2)甲硝唑和替硝唑:这两种药物多用于治疗阴道滴虫病、阿米巴及某些厌氧菌感染。此类药通过咪唑环减去一个硝基团而形成羟氨衍生物,后者引起细菌 DNA 损伤,最终导致细胞死亡。用药量一般为 400 mg/次,3 次/d,7 ~ 14 天为 1 个疗程。不良反应包括口腔异味,恶心、腹痛、一过性白细胞降低、头痛、皮疹等,严重者可出现眩晕、共济失调、惊厥等。替硝唑不良反应比甲硝唑小。

(3)克拉霉素:是一种大环内酯类抗生素,其抗菌机制是刺激细菌内肽链 tRNA,使其在肽链延长过程中从核糖体(核蛋白体)解离,从而抑制蛋白质合成,导致菌体死亡。本药口服吸收比较好,对胃液的稳定性比红霉素强 100 倍,体内消除半衰期比红霉素长。有与红霉素相似的不良反应,如恶心、腹痛、腹泻、消化不良等,但明显少于红霉素。使用药量一般为 500 mg/次。

(4)左氧氟沙星:喹诺酮类药物中的一种,具有广谱抗菌作用,抗菌作用强,其作用机制是通过抑制细菌 DNA 旋转酶的活性,阻止细菌 DNA 的合成和复制而导致细菌死亡。对多数肠杆菌科细菌,如大肠埃希菌、克雷伯菌属、变形杆菌属、沙门菌属、志贺菌属和流感嗜血杆菌、嗜肺军团菌、淋病奈瑟菌等革兰阴性菌有较强的抗菌活性。对金黄色葡萄球菌、肺炎链球菌、化脓性链球菌等革兰阳性菌和肺炎支原体、肺炎衣原体也有抗菌作用,但对厌氧菌和肠球菌的作用较差。常用剂量: 0. 2 g/次,2 次/d,或 0. 1 g/次, 3 次/d。不良反应主要是胃肠道反应,18 岁以下儿童慎用。

(5)四环素:广谱抑菌剂,高浓度时具杀菌作用,对革兰阳性菌、阴性菌、立克次体、滤过性病毒、螺旋体属乃至原虫类都有很好的抑制作用;对结核菌、变形菌等则无效。其作用机制是与核蛋白体的 30S 亚单位结合,阻止氨酰基 - tRNA 进入 A 位,从而阻止核糖核蛋白体结合。口服,成人常用量:一次 0. 25 ~ 0. 5 g,每 6 小时1 次。不良反应主要是牙齿黄染、牙釉质发育不良、龋齿和骨生长抑制,故 8 岁以下小儿不宜用该品。

(6)呋喃唑酮:是一种硝基呋喃类抗生素,可用于治疗细菌和原虫引起的痢疾、肠炎、胃溃疡等胃肠道疾患。呋喃唑酮为广谱抗菌药,对常见的革兰阴性菌和阳性菌有抑制作用。口服,成人 0. 1 g/次,3 ~ 4 次/d;常见有恶心、呕吐等肠胃道反应,有时有过敏反应如荨麻疹、药物热及哮喘。孕妇和新生儿禁用。

(7)质子泵抑制药:特异性地作用于胃黏膜壁细胞,降低壁细胞中的 $H^+ - K^+$ ATP 酶的活性,从而抑制胃酸分泌,提高抗生素在胃内的活性。通常用于消化性溃疡的治疗,慢性胃炎一般不主张应用。但慢性胃炎伴 *H. pylori* 阳性者,可用奥美拉唑或其他质子泵抑制药加抗炎药物使用。疗程 1 ~ 2 周,糜烂治愈及 *H. pylori*根除率可达到 70%~80% 。通常服用剂量:奥美拉唑 20 mg,2 次/d 或兰素拉唑 30 mg,2 次/d。不良反应甚轻微,发生率不到 1% ,较常见的有便秘、腹泻、呕吐、头痛,一过性血浆促胃液素(胃泌素)及转氢酶升高,停药后可恢复。

(8)枸橼酸铋钾:是铋剂和枸橼酸的络合盐。目前市场上有多种含铋剂的胃黏膜保护药。其主要成分均有三钾二枸橼酸络合铋。该药中和胃酸的作用弱,对 *H. pylori* 有杀菌作用,并抑制其产生的尿素酶、蛋白酶和磷脂酶,削弱其致病性,同时对胃黏膜具有保护作用。服用方法为枸橼酸铋钾(胶体次枸橼酸铋) 120 mg,4 次/d 或 240 mg,2 次/d。仅约 0. 2 mg 吸收入血,常规用药较安全,疗程最长不要超过 8 周。常见的不良反应为黑便,少数患者出现便秘、恶心、谷丙转氨酶升高、舌苔及牙齿变黑等,不影响治疗,停药后可恢复。

2. 抗 *H. Pylori* 感染的治疗方案　根除 *H. pylori* 的治疗方案大体上可分为质子泵抑制剂为基础和胶体铋剂为基础的两大类方案。随着 H. Pylori 耐药率的上升,标准三联疗法的根除率已显著下降,不同国家或地区的 H. Pylori 耐药率、药物可获得性、经济条件等存在差异,因此根除方案的选择应根据各地不同情况,基于药敏试验结果治疗和经验治疗是抗感染治疗的两种基本策略。定期监测人群抗菌药物耐药率,可为经验治疗抗菌药物的选择提供依据;是否实施基于药敏试验结果的个体化治疗,很大程度上取决于经验治疗的成功率。

(1)标准三联疗法:常用质子泵抑制药或铋剂加上甲硝唑、阿莫西林、克拉霉素中的两种,三联疗法的特点是疗程相对较短,10 天或 2 周,方案应用多样,剂量变化较大。但目前由于耐药性的增加,清除率较前下降。

(2)四联疗法:目前我国幽门螺杆菌治疗共识和 2014 年日本京都全球共识都推荐经验性铋剂四联疗法。标准剂量铋剂 + 标准剂量质子泵抑制剂 +2 种抗菌药物组成的四联疗法。抗菌药物组成方案有 4 种:①阿莫西林(1000 mg/次,2 次/d) + 克拉霉素(500 mg/次,2 次/d);②阿莫西林(1000 mg/次,2 次/d) + 左氧氟沙星(500 mg/次,1 次/d 或 200 mg/次,2 次/d);③阿莫西林(1000 mg/次,2 次/d) + 呋喃唑酮(100 mg/次,2 次/d);④四环素(750 mg/次,2 次/d) + 甲硝唑(400 mg/次,2 次/d 或 3 次/d)或呋喃唑酮(100 mg/次,2 次/d)。疗程 10 天或 14 天。标准剂量铋剂(枸橼酸铋钾 220 mg/次,2 次/d) + 标准剂量质子泵抑制剂(埃索美拉唑 20 mg、雷贝拉唑 10 mg、奥美拉唑 20 mg、兰索拉唑 30 mg、泮托拉唑 40 mg,2 次/d),餐前半小时服用。

(3)补救治疗:选择其中以 1 种方案为初始治疗后失败,可在剩余的方案中任选 1 种进行补救治疗。如果 2 次治疗失败后,需要再次评估根除治疗的风险 - 获益比,胃 MALT 淋巴瘤、有并发症史的消化性溃疡、有胃癌危险的胃炎(严重全胃炎、胃体为主胃炎或严重萎缩性胃炎等)或有胃癌家族史者,根除 *H. pylori* 获益较大。方案的选择需要有经验的医生在全面评估已有药物、分析可能失败的原因的基础上精心设计。如有条件,可进行药敏试验,但作用可能有限。

二、慢性非萎缩性胃炎

慢性非萎缩性胃炎也就是既往所说的慢性浅表性胃炎,黏膜以慢性炎性细胞(单个核细胞,主要是淋巴细胞、浆细胞)浸润为主。当胃黏膜在慢性炎性细胞浸润的同时见到急性炎性细胞浸润时称为慢性“活动性”胃炎或慢性胃炎伴活动。

由于多数慢性胃炎患者无任何症状,因此难以获得确切的患病率。估计的慢性胃炎患病率大致与当地人群的 *H. pylori* 感染率相平行,可能高于或略高于 *H. pylori* 感染率。*H. pylori* 感染者几乎均存在慢性胃炎,用血清学方法检测(现症感染或既往感染)阳性者绝大多数存在慢性胃炎。除 *H. pylori* 感染外,胆汁反流、药物、自身免疫等因素亦可引起慢性胃炎。因此,人群中慢性胃炎的患病率高于或略高于 *H. pylori* 感染率。

(一)诊断与鉴别诊断

1. 诊断　多数慢性胃炎患者无任何症状,有症状者主要为消化不良,且为非特异性;有无消化不良症状及其严重程度与慢性胃炎的内镜所见和胃黏膜的病理组织学分级无明显相关性。部分慢性胃炎患者可出现上腹痛、饱胀等消化不良的症状。有消化不良症状的慢性胃炎与功能性消化不良患者在临床表现和精神心理状态上无明显差异。有学者发现功能性消化不良患者中 85% 存在胃炎,且 51% 合并 *H. pylori* 感染。该比例在不同地区因 *H. pylori* 感染率不同而异。部分慢性胃炎患者可同时存在胃 - 食管反流病和消化道动力障碍,尤其在一些老年患者,其下食管括约肌松弛和胃肠道动力障碍尤为突出。

慢性非萎缩性胃炎内镜下可见黏膜红斑、黏膜出血点或斑块、黏膜粗糙伴或不伴水肿、充血、渗出等基本表现。其中糜烂性胃炎分为两种类型,即平坦型和隆起型,前者表现为胃黏膜有单个或多个糜烂灶,其大小从针尖样到直径数厘米不等;后者可见单个或多个疣状、膨大皱襞状或丘疹样隆起,直径 5~10 mm,顶端可见黏膜缺损或脐样凹陷,中央有糜烂。慢性非萎缩性胃炎的确诊需要病理诊断,黏膜内慢性炎性细胞(单个核细胞,主要是淋巴细胞、浆细胞)浸润为主,无肠化生等萎缩表现。

2. 鉴别诊断

(1)功能性消化不良:临床较常见,症状与本病相似,主要是上腹饱胀不适、餐后不适、上腹隐痛等非典型症状。常与情绪状态、睡眠质量等主观因素相关,内镜检查可无黏膜改变。

(2)非甾体类抗炎药(NSAIDs)相关化学性胃炎:常发生于服用 NSAIDs 治疗的患者,轻者可无症状,也可出现烧灼感、上腹痛、恶心及呕吐,少数出现消化性溃疡,甚至消化道出血。内镜下可见红斑、糜烂、微出血灶,甚至弥漫性出血及溃疡,特征性病理改变是胃小凹上皮细胞增生,很少或无炎细胞浸润,与本病完全不同。

(3)胆汁反流性胃炎:患者出现上腹痛、胆汁性呕吐、消化不良等症状,结合曾行远端胃切除术、胆系疾病史诊断并不困难。但需进一步行内镜及组织学检查,组织病理学改变类似 NSAIDs 相关化学性胃炎。确诊需进行胃内 24 小时胆红素监测、^{99m}Tc－EHIDA 核素显像等检查。

(4)淋巴细胞性胃炎:临床较少见,症状无特异性,主要表现为体重下降、腹痛、恶心及呕吐。常累及胃体黏膜,内镜可以观察到痘疮样病灶、肥大皱襞、糜烂灶,组织学检查可明确诊断。100 个胃腺上皮细胞内淋巴细胞浸润超过 25 个即可诊断。幽门螺杆菌的检出率约占 63%,约 10% 的乳糜泻患者有淋巴细胞性胃炎。

(5)嗜酸性细胞性胃炎:以胃壁嗜酸性细胞浸润为特征,常伴有外周血嗜酸粒细胞升高。病变可浸润至胃壁黏膜、黏膜下、肌层以及浆膜。病因不甚明确,50% 的患者有个人或家族过敏史(如哮喘、过敏性鼻炎、荨麻疹),部分患者症状可由某些特殊食物引起。血中 IgE 水平增高,被认为是外源性或内源性过敏原造成的变态反应所致。临床表现多样,无特异性,主要有腹痛、恶心、呕吐、腹泻,少数出现腹膜炎、腹水等。诊断依据:①进食特殊食物后出现胃肠道症状;②外周血嗜酸粒细胞升高。镜下活检证实胃壁嗜酸性细胞明显增多。

(二)治疗

对胃镜下无异常、活组织检查也无活动性病变的患者,不少研究者认为暂时可不予治疗。而有消化不良症状,活检为慢性活动性胃炎,有明显的肠上皮化生或异型增生或胃镜检查黏膜异常者,应予以治疗,及时根除 *H. Pylori*,大多数抗菌药物在胃内低 pH 值环境中活性低和不能穿透黏液层到达细菌,因此 *H. pylori* 不易根除。迄今为止,尚无单一药物能有效根除 *H. pylori* 产生耐药性,因而发展了将抑制胃酸分泌药、抗生素或起协同作用的胶体铋剂联合应用的治疗策略。

1. *抗 H. pylori 治疗*　见 H. Pylori 胃炎治疗部分。

2. *促动力药*　可促进胃排空,调节胃－幽门－十二指肠运动协调,如甲氧氯普胺、多潘立酮、西沙必利、伊托必利等。

(1)甲氧氯普胺:主要作用于中枢神经和胃肠道系统。可增强食管下端括约肌张力,防止胃内容物反流;增强胃和食管的蠕动,促进胃排空;促进幽门和十二指肠的扩张,加速食物通过。此外,甲氧氯普胺是一种中枢多巴胺受体拮抗药,具有止吐及镇静作用,其主要的不良反应见于中枢神经系统,用药过大时会出现锥体外系反应。口服:5～10 mg,3 次/d,饭前 0.5 小时;肌注:10～20 mg/次。

(2)多潘立酮(吗丁啉):是一种外周多巴胺受体拮抗药,这是与甲氧氯普胺的不同点。多潘立酮能增加食管下端括约肌的张力,促进胃排空、止吐,其不良反应较轻,不引起锥体外系症状。服用方法:10 mg,3 次/d,饭前 0.5 小时,口服。

(3)枸橼酸莫沙必利(加斯清):其为近年来引入我国应用逐渐广泛的药物,对整个胃肠道包括食管至肛门均有促进作用,其作用是选择性 5－HT4 受体激动药,促进乙酰胆碱的释放,产生消化道促动力作用。服用方法:10 mg,3 次/d,饭前 0.5 小时,口服。

(4)盐酸伊托必利(itopride hydrochloride,为力苏,eithon):本品具有多巴胺 D_2 受体拮抗活性和乙酰胆碱酯酶抑制活性,通过两者的协同作用发挥胃肠促动力作用。由于拮抗多巴胺 D_2 受体活性的作用,因此,尚有一定抗呕吐作用。为力苏用于因胃肠动力学减慢引起的消化吸收不良症状,包括上腹部饱胀感、上腹痛、食欲减退、恶心和呕吐等症状,如功能性消化不良、食管反流病、慢性胃炎等。服用方法:成人每次50 mg,3 次/d,餐前口服。根据患者年龄和症状可相应调整剂量。若用药 2 周后症状改善不明显,宜停药。

3. *胃黏膜保护药*　目前常用的药物有铝碳酸镁、硫糖铝、枸橼酸铋钾和前列腺素类药物米索前列醇。

硫糖铝是含有 8 个硫酸根的蔗糖硫酸酯铝盐,为无味的白色粉末。硫酸铝保护胃黏膜具有如下作用:①胃黏膜保护性屏障:硫糖铝在酸性胃液中解离为 $Al_2(OH)_5^+$ 和八硫酸蔗糖复合物,后者形成一种黏稠的多聚体,可与损害的胃黏膜表面带有正电荷的蛋白质相结合而形成一层保护膜,覆盖于病灶表面,阻止胃酸、胃蛋白酶等损害因素的进一步侵袭，有益于炎症黏膜上皮细胞的修复和再生。②促进黏液和碳酸氢盐的释放。硫糖铝能够使胃黏液分泌增多，黏液的疏水性增强。此外，硫糖铝还能促进胃体及胃窦黏膜分泌碳酸氢盐。③吸附作用：胃蛋白酶和胆汁酸都是胃黏膜的侵袭因素，硫糖铝能与胃蛋白酶及胆盐相结合，起到吸附作用，减少损害因素的作用。④增加胃黏膜血流量，促进前列腺素 E 的合成和分泌，与表皮生长因子和成纤维生长因子相结合，聚集损伤黏膜处，促进黏膜的修复。剂量为每次 1 g，4 次/d，其他枸橼酸铋钾120 mg，4 次/d，或 240 mg，2 次/d，不但可以杀灭幽门螺杆菌，还有胃黏膜保护作用，与蛋白质结合成网状结构附着在胃黏膜表面，防止胃酸和胃蛋白酶的侵袭，它还可以抑制胃蛋白酶活性、增加前列腺素的合成、吸附胆酸。米索前列醇具有抑制胃酸分泌，增加胃黏液和碳酸氢盐分泌，增加胃黏膜血流的作用。

二、慢性萎缩性胃炎

慢性萎缩性胃炎是指胃黏膜的固有腺体（幽门腺或胃底腺）的数目减少、消失或腺管长度缩短、黏膜厚度变薄的一种慢性胃炎。胃黏膜萎缩分为单纯性萎缩和化生性萎缩，即肠化生也属于萎缩。根据萎缩性胃炎发生的部位结合血清壁细胞抗体，将慢性萎缩性胃炎分为 A 型（胃体炎、壁细胞抗体阳性）及 B 型（胃窦炎、壁细胞抗体阴性）。目前多数人认为引起胃壁黏膜萎缩的主要原因是幽门螺杆菌的感染。

（一）诊断与鉴别诊断

1. 诊断　临床症状无特异性，常见上腹胀、隐痛、嗳气等消化不良症状，可伴有贫血。

（1）内镜下特征：病变最先从胃窦部小弯侧开始，沿胃小弯逐渐向上发展，呈倒“V”字形，萎缩灶逐渐融合，最后整个胃黏膜可被化生的黏膜所取代。由于萎缩性胃炎是灶性分布，活检需要多点进行，从胃窦、移行部、胃体小弯及大弯侧、前后壁侧各取一块，至少应从胃窦、胃体大弯及小弯、移行部、贲门部的小弯侧各取一块，以防漏诊，并了解萎缩的范围。

（2）病理：主要特点为多发分布的萎缩、化生及炎症灶。这种多灶性萎缩性胃炎是慢性萎缩性胃炎最常见的形式。早期的病灶集中于胃窦，胃体也可受累但数量少、程度轻，*H. pylori* 的持续感染是其进展到萎缩性胃炎的重要因素。肠化生是萎缩性胃炎的常见病变。肠化上皮由吸收细胞、杯状细胞及潘氏细胞等正常肠黏膜成分构成。根据细胞形态及分泌黏液类型分为小肠型完全肠化生、小肠型不完全肠化生、大肠型完全肠化生和大肠型不完全肠化生。Whithcad 将萎缩性胃炎分三度：①轻度：为只有 1～2 组腺管消失；②重度：为全部消失或仅留 1～2 组腺管；③中度：则介于两者之间。也有人根据萎缩的程度将其分为 3 级：①轻度：固有腺的萎缩不超过原有腺体 1/3，大部分腺体保留，黏膜层结构基本完整。②中度：萎缩的固有腺占腺体 1/3～2/3，残留的腺体分布不规则，黏膜层结构紊乱、变薄。③重度：2/3 以上的固有腺萎缩或消失，仅残留少量散在的腺体，或萎缩部被增生和化生的腺体所替代，黏膜层变薄，结构明显紊乱。

2. 鉴别诊断

（1）淋巴细胞性胃炎：临床较少见，症状无特异性，主要表现为体重下降、腹痛、恶心及呕吐，常累及胃体黏膜，内镜可以观察到痘疮样病灶、肥大皱襞、糜烂灶。明确诊断靠组织学检查，100 个胃腺上皮细胞内淋巴细胞浸润超过 25 个即可诊断。

（2）嗜酸粒细胞性胃炎：以胃壁嗜酸性细胞浸润为特征，常伴有外周血嗜酸粒细胞升高，病变可浸润至胃壁黏膜、黏膜下、肌层以及浆膜。病因不甚明确，50% 的患者有个人或家族过敏史（如哮喘、过敏性鼻炎、荨麻疹），部分患者症状可由某些特殊食物引起，血中 IgE 水平增高，被认为是外源性或内源性过敏原造成的变态反应所致。临床表现多样，无特异性，主要有腹痛、恶心、呕吐、腹泻，少数出现腹膜炎、腹水等。诊断依据：①进食特殊食物后出现胃肠道症状；②外周血嗜酸粒细胞升高；③内镜下活检证实胃壁嗜酸粒细胞明显增多。

（3）胆汁反流性胃炎：患者出现上腹痛、胆汁性呕吐、消化不良等症状，可有胃切除术和胆系疾病史。其组织病理学改变与萎缩性胃炎不同，较少有炎性细胞浸润。确诊需进行胃内 24 小时胆红素监测、^{99m}Tc－EHIDA 核素显像等检查。

（4）消化性溃疡：发病也与食物、环境危险因素及 *H. pylori* 感染有关，可有腹痛、反酸、恶心、呕吐等消化道症状，病史较长。但溃疡病的腹痛多呈节律性、慢性周期性、季节性，发病年龄较萎缩性胃炎更早一些，常合并出现上消化道出血、幽门梗阻及穿孔。确诊需在胃镜下发现典型的溃疡病灶。

（二）治疗

1. 抗 *H. pylori* 治疗　见 *H. pylori* 胃炎部分。

2. 胃酸低或缺乏　可给予稀盐酸每次 5～10 ml、胃蛋白酶合剂每次 5～10 ml，或复方消化酶胶囊（商品名达吉）1～2 粒，3 次/d。复方消化酶含有包括胃蛋白酶在内的 6 种消化酶，并含熊去氧胆酸，故该药除了可用于治疗慢性萎缩性胃炎胃酸低或缺乏造成的消化不良之外，还能促进胆汁分泌，增强胰酶活性，促进脂肪和脂肪酸的分解，带动脂溶性维生素的吸收。恶性贫血患者注意补充营养，给予高蛋白质饮食，补充维生素 C，必要时予以铁剂。

3. 胃酸不低而疼痛较明显　可服制酸解痉剂。应用制酸药可以提高胃内 pH 值，降低 H^+ 浓度，减轻 H^+ 对胃黏膜的损害及 H^+ 的反弥散程度，从而为胃黏膜的炎症修复创造有利的局部环境。同时，低酸又可以促进促胃液素释放，促胃液素具有胃黏膜营养作用，促进胃黏膜细胞的增殖和修复。依患者的病情选择质子泵抑制药（包括奥美拉唑、兰索拉唑、雷贝拉唑、埃索美拉唑等）。

4. 胃黏膜保护药　主要作用就是增强胃黏膜屏障功能，增强胃黏膜抵御损害因素的能力。按其作用机制及药物成分，有以下几类：①硫糖铝：1 g，3 次/d。②三钾二枸橼酸络合铋：是铋剂和枸橼酸的络合盐，该药主要是在局部起到黏膜保护作用，并有杀灭 *H. pylori* 的作用，240 mg，2 次/d。③前列腺素类药物：前列腺素（PG）是体内广泛存在的自体活性物质。PG 对胃的作用主要表现为 PGE 和 PGI 均抑制胃酸的基础分泌和受刺激后的分泌；PGE 对胃黏膜具有保护作用，包括促进黏液及重碳酸盐的合成和分泌，增进黏膜血流量及细胞修复等。此外，PG 对人体其他系统如循环系统、血液系统等均有作用。用于胃炎治疗的前列腺素包括恩前列腺素、罗沙前列腺素、米索前列醇等。目前，只有米索前列醇用于临床。④替普瑞酮：亦称施维舒（selbex），其功能为促进胃黏膜微粒体中糖脂质中间体的生物合成，促使胃黏膜及胃黏液的主要防御因子高分子糖蛋白和磷脂增加，提高胃黏膜的防御功能，并能促使胃黏膜损伤愈合。该药对胃黏膜的保护作用可能有如下机制：增加局部内源性 PG 的生成，尤其可以促进 PGE 的合成，防止非甾体类消炎药所引的胃黏膜损害；增加黏液表面层大分子糖蛋白，维持黏液层和黏液屏障的结构和功能；能有效地增加胃黏膜血流，促使胃黏膜损害的修复。该药用药量为 50 mg，3 次/d，饭后 30 分钟内服。该药可出现头痛、恶心、便秘、腹胀等不良反应，有的出现皮肤瘙痒、皮疹，丙氨酸转氨酶和天冬氨酸转氨酶可轻度上升等，停药后即能恢复正常。⑤依安欣：新型胃黏膜保护药，是一种有机锌化合物，化学名称醋氨已酸锌。它通过增加胃黏膜血流量，促进胃黏膜分泌，促进细胞再生，稳定细胞膜，对胃黏膜具有保护作用；⑥谷氨酰胺：其主要成分为 L 谷氨酰胺。谷氨酰胺是人体内最丰富的游离氨基酸，其对维护体内多种器官的功能起重要作用。研究表明，L 谷氨酰胺对胃黏膜有明显的保护作用，其机制尚不完全清楚。有报道认为，它可以促进黏蛋白的生物合成，使胃黏液量增多。此外，谷氨酰胺还有促进胃黏膜细胞增殖的作用。其代表药物为麦滋林和国产的自维。药物的不良反应有恶心、呕吐、便秘、腹泻及腹痛。

5. 胃肠激素类　目前已发现的数十种胃肠激素中，有一些对胃黏膜具有明显增强作用及防御功能：①表皮生长因子：分布于涎腺、十二指肠 Brnnner 腺、胰腺等组织。在胃肠道的主要作用为抑制胃酸分泌和促进胃肠黏膜细胞增生、修复。此外，在胃肠激素族中，转化生长因子 α、成纤维细胞生长因子、神经降压素、降钙素基因相关肽、蛙皮素等有胃黏膜保护效应，在增强胃黏膜防御功能方面具有重要作用。②生长抑素：主要由胃黏膜 D 细胞分泌，也分布于中枢神经系统及胃肠道和胰腺等多种组织中。

6. 中医中药治疗　对胃炎的治疗历史悠久，采用辨证施治的治疗取得了良好的治疗效果，在临床应用中较为广泛。某些中成药如增生平等对防止肠化生和不典型增生的加重有一定意义。

7. 外科手术　只限于下列指征者：①活检有中度以上不典型上皮增生。②胃镜下有局限性灰白、糜烂、隆起或凹陷，而不能排除不典型增生和早期胃癌者。③合并顽固性或多次复发的胃溃疡者，可能为癌前病变。④多次合并上消化道出血，出血多因黏膜糜烂引起，糜烂性病变易致癌变。⑤胃大部切除术后残端胃炎并有明显胆汁反流者。可做胃空肠 Roux－en－Y 吻合术，吻合口距胃－空肠吻合口至少长达 50 cm，以避免胆汁反流。

因有癌变可能，故对有大肠不完全肠化、不典型增生的 *H. pylori* 阳性的患者，应积极根除 *H. pylori*（参阅慢性非萎缩性胃炎），应每 6～12 个月定期进行胃镜复查，及时了解病变发展情况。

（张　超　王景杰）

参考文献

[1] 中华医学会消化病学分会.幽门螺杆菌学组幽门螺杆菌科研协作组.第四次全国幽门螺杆菌感染处理共识报告[J].中华内科杂志，2012；51：832－837.

[2] 刘文忠.幽门螺杆菌京都全球共识解读[J].胃肠病学，2015；20：449－456.

[3] 中华医学会消化病学分会.中国慢性胃炎共识意见[J].胃肠病学，2013；18：21－36.

[4] 中华医学会消化病学分会胃肠动力学组.慢性胃炎患者消化不良症状胃动力功能及有关因素的多中心调研[J].中华消化杂志，2006；26：602－605.

[5] 夏玉亭，于中麟.胃炎临床研究进展[M].上海：上海科学技术出版社，2003：401－406.

[6] Kentaro Sugano，Jan Tack，Ernst J Kuipers，et al. Kyoto global consensus report on Helicobacter pylori gastritis[J]. Gut，2015；64：1353－1367.

[7] Sonnenberg A，Lash RH，Genta RM. A national study of helicobactorpylori infection in gastric biopsy specimens[J]. Gastroenterology，2010；139：1894－1901.

第十八章　消化性溃疡病鉴别诊断与治疗

第一节　消化性溃疡诊断与鉴别诊断

一、概述

消化性溃疡(peptic ulcer, PU)或消化性溃疡病(peptic ulcer disease)是指胃肠黏膜在某种情况下被胃酸或胃蛋白酶消化而造成的溃疡,最常发生在胃或十二指肠球部,少数也可以发生在食管下段、胃肠吻合口及其附近的肠袢,罕见于含有异位胃黏膜的 Meckel 憩室。所谓溃疡是指深度超过黏膜肌层的局限性组织缺损,一般为圆形直径≥5 mm,或椭圆形。消化性溃疡的病因和发病机制至今仍未完全阐明,但是,黏膜损害因素和黏膜防御因素失衡学说被广大学者所认同,传统的"无酸即无溃疡"的学说仍一直运用。近年发现幽门螺杆菌感染与溃疡病关系密切,是溃疡病尤其是十二指肠溃疡的一个最重要的致病相关因素。此外,非甾体抗炎药也是常见致病相关因素之一。大量的临床和实验研究资料证实,溃疡病的发病很可能是一个多种因素通过多种途径所引起的临床表现相似的疾病群。胃溃疡(GU)病和十二指肠溃疡病(DU)在病因和发病机制方面存在明显的差别,胃黏膜防御机能的削弱可能占主要的位置。攻击因素的增强可能是导致十二指肠溃疡的重要原因。所以,十二指肠溃疡的病因和发病机制与胃溃疡有明显的不同。

消化性溃疡是全球性常见病。但在不同国家、不同地区,其患病率存在很大差异。西方国家资料显示,自 20 世纪 50 年代以后,消化性溃疡发病率呈下降趋势。我国临床统计资料提示,消化性溃疡患病率在近十多年来亦开始呈下降趋势。本病可发生于任何年龄,但中年最为常见,DU 多见于青壮年,而 GU 多见于中老年,后者发病高峰比前者约迟 10~20 年。自 20 世纪 80 年代以来,消化性溃疡者中老年人的比率呈增高趋势。北京医科大学第三医院消化科的资料显示,1985—1989 年与 1960—1964 年相比,消化性溃疡患者中 60 岁以上老人的比率增高了近 5.6 倍,胃溃疡增高 4.0 倍,这与国外文献报告相似。男性患病比女性较多。临床上 DU 比 GU 为多见,两者之比为(2~3):1,但有地区差异。消化性溃疡的发生与季节有一定关系,秋末至春初的发病率远比夏季为高。

幽门螺杆菌感染、药物特别是非甾体抗炎药(NSAID)是消化性溃疡最常见的原因,两者占病因的 95% 以上。主要是抗凝、抗血小板药,简称"双抗",前者主要是阿司匹林(ASA)。1889 年 3 月 6 日阿司匹林获专利,于 1899 年由 Bayer 药业生产。中国人用 NSAIDs 的主要原因:抗风湿治疗 48.46%、止痛 21.57%、抗凝治疗 18.66%、治疗发热感冒 63%。全世界每天有大于 3 千万人使用。国内销量仅次于抗感染药,位居第二。NSAIDs 胃肠道损害是一个世界性的医学问题。消化性溃疡中 NSAIDs 溃疡比例升高,据统计 1993 年 NSAIDs 溃疡占 39%,至 2002 年占 53%,$P<0.01$,有逐年增加趋势。*H. pylori* 感染增加 NSAID 发生溃疡的危险性。NSAID 发生溃疡的危险因素:年龄 >60 岁,有消化性溃疡史,大剂量或应用多种 NSAIDs,合并使用类固醇药物,合并使用抗凝剂,伴心血管病或肾病。

二、诊断

主要根据慢性、周期性发作和节律性上腹部痛和胃镜检查做出正确诊断。但值得注意的是,有些患者并无典型的上腹部痛,即使有也不一定均是溃疡病,如能把临床表现和胃镜相结合则确诊率高达 98% 以上。NSAIDs 溃疡无症状率高达 85%。诊断依靠用药史和胃镜。

(一)病因诊断

测定胃内幽门螺杆菌和了解服药史等具有病因诊断价值,并可为治疗提供依据。

（二）临床表现

1. *疼痛*　85%~90%有上腹部疼痛。典型病例有如下特点。

（1）疼痛部位：多位于上腹中部、偏右或偏左。胃体上部和贲门下部溃疡的疼痛可位于左上腹部或胸骨、剑突后。胃或十二指肠后壁溃疡，尤其是穿透性溃疡的疼痛可放射至背部。但有时疼痛不在上腹部而在中腹或下腹部。因此不能根据疼痛部位来确定溃疡所在的解剖位置。

（2）疼痛程度或性质：溃疡疼痛一般较轻，可为隐痛、钝痛、胀痛、烧灼样痛或饥饿样痛；也有较重者，如刀割样痛或绞痛使患者辗转不安、出冷汗，影响正常生活和工作等。

（3）节律性疼痛：是消化性溃疡的特征性之一。DU 疼痛常在两餐之间发作，进食或服用抗酸剂后可缓解。常有夜间疼痛，多出现在午夜或凌晨1时左右。GU 的疼痛多在餐后1小时出现，持续1~2小时后逐渐缓解，下次进食后复现，夜间疼痛者少见。DU 和 GU 的疼痛节律多有重叠，不可作为两者鉴别的依据。在病程中过去的疼痛节律改变或消失常提示并发症即将或已经发生，如溃疡穿通或已穿透，胃溃疡癌变等。部分患者无典型节律性疼痛，仅表现不规则上腹部不适或上腹部痛。但慢性胃炎、胃癌有时也有节律性疼痛，因此常无鉴别意义。

（4）疼痛的周期性和自然病程：周期性疼痛是消化性溃疡的另一特征，尤以 DU 较为突出。即初次上腹疼痛发生后可持续数天、数周或数月，约40%可自行缓解或经治疗缓解，经较长时间的缓解后再复发。多数患者可多次复发，最初可1~2年复发一次，一年四季均可复发，但以秋末至春初较冷的季节更为常见。发作更为频繁，持续时间更长，缓解期更短。患者出现出血或穿孔等并发症。近年观察在溃疡确诊之前1~10年内，或溃疡停止复发后数年内存在溃疡样症状，但胃镜下未发现溃疡存在，可能与胃炎有关。

2. *其他症状*　消化性溃疡除上腹疼痛外，尚可有反酸、嗳气、胃灼热、上腹饱胀、恶心、呕吐、食欲减退等消化不良症状，但这些症状均缺乏特异性。部分症状可能与伴随的慢性胃炎有关。病程较长者可因疼痛或其他消化不良症状影响摄食而出现体重减轻；但亦有少数十二指肠溃疡患者因进食可使疼痛暂时减轻，频繁进食而致体重增加。

（三）内镜检查

内镜检查是确定消化性溃疡的最佳手段，已广泛应用于临床。内镜下溃疡可分为三个病期，其中每一病期又可分为两个阶段：

1. *活动期*（active stage，A）　溃疡基底部蒙有白色或黄白色厚苔。周边黏膜充血、水肿（A_1期），或周边黏膜充血、水肿开始消退，四周出现再生上皮所形成的红晕（A_2）。

2. *愈合期*（healing stage，H）　溃疡缩小变浅，苔变薄。四周再生上皮所形成的红晕向溃疡围拢，黏膜皱襞向溃疡集中（H_1），或溃疡面几乎为再生上皮所覆盖，黏膜皱襞更加向溃疡集中（H_2）。

3. *瘢痕期*（scar stage，S）　溃疡基底部的白苔消失，呈现红色瘢痕（S_1），最后转变为白色瘢痕（S_2）。

（四）X 线钡餐检查

X 线钡餐造影是诊断消化性溃疡的另一种方法，但已很少应用，由胃镜直观代替，对病变还可作活检。近年采用的气钡双对比造影技术和低张造影技术使诊断准确性大为提高。消化性溃疡的 X 线征象有直接和间接两种，直接征象即龛影，是诊断溃疡的可靠依据之一。龛影于切线位观察时，突出于胃或十二指肠轮廓之外；正位观察时，呈圆形或椭圆形的密度增深影。龛影周围可出现透亮带，是溃疡周围组织炎症和水肿所致；因溃疡部位纤维组织增生和收缩，出现黏膜皱襞向溃疡集中的现象。间接征象是指局部痉挛、激惹现象、十二指肠球部畸形和局部压痛等。

（五）几种特殊类型的消化性溃疡

1. *胃、十二指肠复合溃疡*　指胃和十二指肠同时发生的溃疡，这两个解剖部位溃疡的病期可以相同，但亦可不同。DU 往往先于 GU 出现，本病约占消化性溃疡的7%，多见于男性。复合性溃疡幽门梗阻发生率较单独胃溃疡或十二指肠溃疡为高。一般认为，胃溃疡如伴随十二指肠溃疡，则其恶性的机会较少，但这只是相对而言。

2. *幽门管溃疡*　幽门管位于胃远端，与十二指肠交界，长约2 cm。幽门管溃疡与 DU 相似，胃酸分泌一般较高，餐后可立即出现中上腹疼痛，其程度较为剧烈而无节律性，制酸治疗疗效不如十二指肠溃疡。由于幽门管易痉挛和形成瘢痕，易引起梗阻而呕吐，也可出现出血和穿孔等并发症。

3. 十二指肠球后溃疡　DU大多发生在十二指肠球部，发生在球部远段十二指肠的溃疡称球后溃疡。多发生在十二指肠乳头的近端，约占消化性溃疡的5%。常为慢性，穿孔时易穿透至浆膜腔进入胰腺及周围脏器。其午夜痛及背部放射痛多见，对药物治疗反应较差，较易并发出血。

4. 巨大溃疡　指直径大于2 cm的溃疡，并非都属于恶性，但应与胃癌相鉴别。疼痛常不典型，可出现呕吐与体重减轻，并发致命性出血。对药物治疗反应较差、愈合时间较慢，易发生慢性穿透或穿孔。病程长的巨大溃疡往往需要外科手术治疗。

5. 老年人消化性溃疡　近年老年人发生消化性溃疡的报道增多。胃溃疡多见，也可发生十二指肠溃疡。临床表现多不典型，GU多位于胃体上部甚至胃底部、溃疡常较大，易误诊为胃癌。

6. 无症状性溃疡　指无明显症状的消化性溃疡者，因其他疾病做胃镜或X线钡餐检查时偶然被发现；或以出血、穿孔等并发症为首发症状，甚至于尸体解剖时始被发现。这类消化性溃疡可见于任何年龄，但以老年人尤为多见。NSAIDs引起的溃疡近半数无症状。

7. 食管溃疡　与酸性胃液接触的结果。溃疡常发生于食管下段，多为单发，约为10%为多发，大小不一。本病多伴有反流性食管炎和滑动性食管裂孔疝的患者。也可发生于食管胃吻合术或食管空肠吻合术以后，由于胆汁和胰腺分泌物反流的结果。主要症状是胸骨下段后方或高位上腹部疼痛，常在进食或饮水后出现，卧位时加重。

8. 难治性溃疡　难治性溃疡诊断尚无统一标准，通常指经正规治疗无效，仍有腹痛、呕吐和体重减轻等症状的消化性溃疡。因素可能有：①穿透性溃疡、有幽门梗阻等并发症；②特殊部位的溃疡，如球后、幽门管溃疡等；③病因未去除（如焦虑、紧张等精神因素）以及饮食不节、治疗不当等；④引起难治性溃疡的疾病，如胃泌素瘤、甲状腺功能亢进引起胃酸高分泌状态。随着质子泵抑制剂的问世及对消化性溃疡发病机制的不断认识，难治性溃疡已减少。

三、鉴别诊断

本病主要临床表现为上腹疼痛，所以需与其他有上腹疼痛症状的疾病鉴别。包括：

1. 胃癌　中老年患者近期中上腹痛、出血或贫血；胃溃疡患者的临床表现发生明显变化，如节律性疼痛消失，或抗溃疡药物治疗无效；胃溃疡活检病理有肠上皮化生或不典型增生者应怀疑有胃癌可能。内镜或X线检查见到胃的溃疡，必须进行良性溃疡（胃溃疡）与恶性溃疡（胃癌）的鉴别（表18－1）。Ⅲ型（溃疡型）早期胃癌单凭内镜所见与良性溃疡鉴别有困难，放大内镜和染色内镜对鉴别有帮助，但最终必须依靠直视下取活组织检查进行鉴别。活组织检查虽可确诊，但必须强调，对于怀疑胃癌而一次活检阴性者，必须在短期内复查胃镜进行再次活检；即使内镜下诊断为良性溃疡且活检阴性，仍有漏诊胃癌的可能，因此对初诊为胃溃疡者，必须在完成正规治疗的疗程后进行胃镜复查，胃镜复查溃疡缩小或愈合不是鉴别良、恶性溃疡的最终依据，必须重复活检加以证实，尽可能地不致把胃癌漏诊。

表18－1　胃良性溃疡与恶性溃疡的鉴别要点

鉴别点	良性溃疡	恶性溃疡
年龄	青中年居多	多发生于中年以上
病史	周期性间歇发作	进行性持续性发展
病程	较长，多以年计	较短，多以月计
全身表现	轻	多明显，消瘦显著
制酸剂	可缓解腹痛	效果不佳
胃镜检查		
溃疡形状	圆或椭圆形，规则	呈不规则形

续表

鉴别点	良性溃疡	恶性溃疡
溃疡边缘	呈钻凿样，锐而光整，充血	凹凸不平，肿瘤突起，较硬而脆，可糜烂出血
基底苔色	平滑、洁净，呈灰白色或灰黄色苔	凹凸不平，污秽苔，出血，岛屿状残存
周围黏膜	柔软，皱襞常向溃疡集中	呈癌性浸润、增厚，结节样隆起，皱襞中断
胃壁蠕动	正常	减弱或消失
X线检查		
龛影直径	多 < 2.5 cm	多 > 2.5 cm
溃疡边缘	光滑	不整齐
龛影位置	胃腔外	胃腔内
周围黏膜	黏膜纹粗细一致，柔软，龛影四周有炎症性水肿引起低密度透明带，溃疡口部常显示透明细影即 Hampton 线	黏膜隆起呈结节状或息肉状，黏膜不规则、僵硬、皱襞中断，边缘毛糙、龛影无透亮区，也无 Hampton 线
胃壁蠕动	正常	减弱或消失
粪便隐血	活动期可阳性，治疗后转阴	持续阳性
胃液分析	胃酸正常或偏低，无真性缺酸	缺酸者较多

2. *胃泌素瘤*　亦称 Zollinger - Ellison 综合征，是胰腺非 β 细胞瘤分泌大量胃泌素所致。肿瘤往往很小（ < 1 cm），生长缓慢，半数为恶性。大量胃泌素可刺激壁细胞增生，分泌大量胃酸，使上消化道经常处于高酸环境，导致胃、十二指肠球部和不典型部位（十二指肠降段、横段、甚或空肠近端）发生多发性溃疡。胃泌素瘤与普通消化性溃疡的鉴别要点是该病溃疡发生于不典型部位，具难治性特点，有过高胃酸分泌（BAO 和 MAO 均明显升高，且 BAO/MAO > 60%）及高空腹血清胃泌素（ > 200 pg/ml，常 > 500 pg/ml）。

3. *功能性消化不良*　患者常表现为上腹疼痛、反酸、嗳气、胃灼热、上腹饱胀、恶心、呕吐、食欲减退等，部分患者症状可酷似消化性溃疡，易与消化性溃疡诊断相混淆。与消化溃疡病的鉴别有赖于 X 线和胃镜检查。内镜检查则示完全正常或仅有轻度胃炎。

4. *慢性胆囊炎和胆石症*　对疼痛与进食油腻有关，位于右上腹，并放射至肩部，伴发热、黄疸的典型病例不难与消化性溃疡做出鉴别。进高脂肪饮食在消化性溃疡患者腹痛常可缓解，而胆道疾病时常可诱发腹痛或使腹痛，这是因为高脂肪饮食可刺激肠道黏膜分泌肠促胰泌素、胆囊收缩素等，使胆道内压力增高，从而使腹痛加重。对不典型的患者，鉴别需借助腹部超声或内镜下逆行胆管造影检查方能确诊。B 超检查可发现胆结石，胆囊及胆管壁增厚欠光滑，有的患者可发现胆管狭窄或扩张。

5. *慢性胃炎*　慢性胃炎患者可具有溃疡样症状，如空腹痛、夜间痛，但大多数患者的腹痛无规律性和节律性，有时进餐后加重，有时晨起腹痛，而溃疡病患者多在饭后痛，早餐前不痛，这是因为胃酸分泌在午夜时为高峰，凌晨时胃酸分泌已下降。慢性胃炎常与消化性溃疡并存。此时鉴别诊断主要靠胃镜检查。

6. *急性胰腺炎*　急性胰腺炎腹痛常在进餐后，尤其进食高脂餐后易发生，常呈束腰状，或背部特别疼痛，仰卧位时加重，向前弯腰可减轻。可伴有发热、恶心、呕吐，吐后腹痛并不减轻，血、尿淀粉酶增高常在正常值 3 倍以上。

7. *其他*　食管炎、肠易激综合征；乃至心绞痛、心肌梗死、心包炎、胸膜炎等有时都可能与溃疡病混淆，或相伴随，应仔细识别。

第二节　消化性溃疡内科治疗

治疗的目的是消除病因、缓解症状、愈合溃疡、防止复发和防治并发症发生。消化性溃疡在不同患者的病因不尽相同,发病机制亦各异,所以对每一病例应分析其可能涉及的致病因素及病理生理,给予恰当的处理。针对病因的治疗如根除幽门螺杆菌,有可能彻底治愈溃疡病,是近年消化性溃疡治疗的一大进展。治疗包括:①抑制胃酸治疗;②根除 *H. pylori*;③减少 NSAIDs 溃疡的策略;④抗血小板药物消化道损伤的防治;⑤复发及预防。

一、一般治疗

生活要有规律,工作宜劳逸结合,避免过度劳累和精神紧张,如有焦虑不安,应予开导,必要时可给予镇静剂。原则上需强调进餐要定时,注意饮食规律,避免辛辣、过咸食物及浓茶、咖啡等饮料,如有烟酒嗜好而确认与溃疡的发病有关者应戒烟、酒。牛乳和豆浆能稀释胃酸,但其所含钙和蛋白质能刺激胃酸分泌,故不宜多饮。服用 NSAIDs 者尽可能停用,即使未用亦要告诫患者今后慎用。

二、抑制胃酸分泌的药物及其应用

溃疡的愈合特别是 DU 的愈合与抑酸治疗的强度和时间成正比,药物治疗中 24 小时胃内 pH >3 总时间可预测溃疡愈合率。碱性抗酸药物(如氢氧化铝、氢氧化镁和其他复方制剂)具有中和胃酸作用,可迅速缓解疼痛症状,但一般剂量难以促进溃疡愈合,目前已很少单一应用碱性抗酸剂来治疗溃疡,仅作为加强止痛的辅助治疗。常用的抗酸分泌药有 H_2受体拮抗剂(H_2 – RAs)和 PPI 两大类。随着 PPI 的开发与广泛临床应用, H_2 – RAs 已逐补摒弃。

质子泵抑制剂(PPI)作用于壁细胞胃酸分泌终末步骤中的关键酶 H^+ – K^+ – ATP 酶,使其不可逆失活,因此抑酸作用比 H_2 – RAs 更强且作用持久。与 H_2RAs – 相比,PPI 促进溃疡愈合的速度较快、溃疡愈合率较高,因此特别适用于难治性溃疡或 NSAIDs 溃疡患者不能停用 NSAIDs 时的治疗。对根除幽门螺杆菌治疗,PPI 与抗生素的协同作用较 H_2 – RAs 好,因此是根除幽门螺杆菌治疗方案中最常用的基础药物。使用推荐剂量的各种 PPI,对消化性溃疡的疗效相仿,不良反应较少,不良反应率为 1.1%~2.8%。主要有头痛、头晕、口干、恶心、腹胀、失眠。偶有皮疹、外周神经炎、血清氨基转移酶或胆红素增高等。长期持续抑制胃酸分泌,可致胃内细菌滋长。早期研究曾发现长期应用奥美拉唑可使大鼠产生高胃泌素血症,并引起胃肠嗜铬样细胞增生或类癌。现认为这是种属特异现象,也可见于 H_2受体阻断剂等基础胃酸抑制后。在临床应用 6 年以上患者,血清胃泌素升高 1.5 倍,但未见壁细胞密度增加。

研究表明,PPI 常规剂量(奥美拉唑 20 mg, 2 次/d、兰索拉唑 30 mg,2 次/d、泮托拉唑 40 mg,2 次/d,雷贝拉唑 20 mg,2 次/d)治疗十二指肠溃疡(DU)和胃溃疡(GU)均能取得满意的效果,明显优于 H_2受体拮抗剂,且 5 种 PPI 的疗效相当。对于 DU,疗程一般为 2~4 周,2 周愈合率平均为 70% 左右,4 周愈合率平均为 90% 左右或高达 95% 以上;对于 GU,疗程一般为 4~8 周,4 周溃疡愈合率平均为 70% 左右,8 周愈合率平均为 90% 左右。其中雷贝拉唑在减轻消化性溃疡疼痛方面优于奥美拉唑且耐受性好。雷贝拉唑在第 4 周对 DU 和第 8 周对 GU 的治愈率与奥美拉唑相同,但雷贝拉唑对 24 小时胃内 pH >3 的时间明显长于奥美拉唑 20 mg/d 治疗的患者,能够更快、更明显地改善症状,6 周时疼痛频率和夜间疼痛完全缓解更持久且有很好的耐受性。埃索美拉唑是奥美拉唑的 S – 异构体,相对于奥美拉唑,具有更高的生物利用度,给药后吸收迅速,1~2 小时即可达血药峰值,5 天胃内 pH >4 的平均时间为 14 小时,较奥美拉唑、兰索拉唑、泮托拉唑、雷贝拉唑四种 PPI 明显增加。且持续抑酸作用时间更长,因此能够快速、持久缓解症状。研究表明,与奥美拉唑相比,埃索美拉唑治疗 DU 4 周的愈合率相当,但在缓解胃肠道症状方面(如上腹痛、反酸、胃灼热感)明显优于奥美拉唑。最新上市艾普拉唑与其他 5 种 PPI 相比在结构上新添了一个吡咯环,吸电子能力强,与酶结合容易。相对于前 5 种 PPI,艾普拉唑经 CYP3A4 代谢而不是经 CYP2C19 代谢,因此完全避免了 CYP2C19 基因多态性对其疗效的影响。PPI 可抑制胃酸分泌,提高胃内 pH 值,有助于上消化道出血的预防和治疗。奥美拉唑可广泛用于胃、十二指肠病变所致的上消化道出血,泮托拉唑静脉滴注也常用于急性上消化道出血。消化性溃疡合并出血时,迅速有效地提高胃内 pH 值是治疗成功的关键。血小板在低 pH 值时不能聚集,血凝块可被胃蛋白酶溶解,其他凝血机制在低 pH 值时也受损,而 pH 值为 7.0 时胃蛋白酶不能溶解血凝块,故胃内 pH 值 7.0 时最佳。另外,静脉内使用 PPI 可使胃内 pH 值达到 6.0 以上,能有效改善上消化道出血的预后，并使再出血率、输血需要量和紧急手术率下降，PPI 可以降低消化性溃疡再出血的风险，并可减少接受手术治疗的概率，但对于总死亡率的降低并无多少意义。消化性溃疡合并出血时静脉注射 PPI 的选择：推荐大剂量 PPI 治疗，如埃索美拉唑 80 mg 静脉推注后，以 8 mg/h 速度持续输注 72 小时，适用于大量出血患者；常规剂量 PPI 治疗，如埃索美拉唑 40 mg 静脉输注，每 12 小时 1 次，实用性强，适于在基层医院开展。

目前国内上市的 PPI 有奥美拉唑(omeprazole)、兰索拉唑(lansoprazole)、泮托拉唑(pantoprazole)、雷贝拉唑(rabeprazole)、埃索美拉唑(esomeprazole)以及最近上市的艾普拉唑(ilaprazole)。第一代 PPI(奥美拉唑、泮托拉唑和兰索拉唑)依赖肝细胞色素 P450 同工酶(CYP2C19 和 CYP3A4)进行代谢和清除，因此，与其他经该同工酶进行代谢和清除的药物有明显的相互作用。由于 CYP2C19 的基因多态性，导致该同工酶的活性及第一代 PPI 的代谢表型发生了变异，使不同个体间的 CYP2C19 表现型存在着强代谢型(EM)和弱代谢型(PM)之分。另外，抑酸的不稳定性、发挥作用需要浓聚和酶的活性、半衰期短等局限性影响了临床的应用；影响疗效因素多(如易受进餐和给药时间、给药途径的影响)；起效慢、治愈率和缓解率不稳定，甚至一些患者出现奥美拉唑耐药或失败；不能克服夜间酸突破等，由此可见，第一代 PPI 的药效发挥受代谢影响极大，使疗效存在显著的个体差异。第二代 PPI (雷贝拉唑、埃索美拉唑、艾普拉唑)则有共同的优点，起效更快，抑酸效果更好，能 24 小时持续抑酸，个体差异少，与其他药物相互作用少。新一代 PPI 的进步首先是药效更强，这和化学结构改变有关，如埃索美拉唑是奥美拉唑中作用强的 S－异构体，把药效差的 L－异构体剔除后，其抑酸作用大大增强。而艾普拉唑结构上新添的吡咯环吸电子能力强，与酶结合容易，艾普拉唑对质子泵的抑制活性是奥美拉唑的 16 倍，雷贝拉唑的 2 倍；其次新一代 PPI 有药代动力学方面优势，如雷贝拉唑的解离常数(pKa)值较高，因此在壁细胞中能更快聚积，更快和更好地发挥作用。再次新一代 PPI 较少依赖肝 P450 酶系列中的 CYP2C19 酶代谢。另外，第二代 PPI 半衰期相对较长，因此保持有效血药浓度时间较长，抑酸作用更持久，尤其是新上市的艾普拉唑，半衰期为 3～4 小时，为所有 PPI 中最长的，因而作用也最持久(表 18－2)。

表 18－2　常用 PPIs 抗酸分泌作用比较(剂量 mg)

药物	每次剂量(mg)	治疗溃疡标准剂量(mg)	根除 *H. pylori* 标准剂量
奥美拉唑	20	20 qd	20 bid
兰索拉唑	30	30 qd	30 bid
泮托拉唑	40	40 qd	40 bid
雷贝拉唑	10	10 qd	10 bid
埃索美拉唑	20	20 qd	20 bid

结果 PPI 的疗效，治疗 2、4、8 周于溃疡的愈合率分别为 75%、95% 及 100%，治疗 4 周及 8 周胃溃疡的愈合率分别为 85% 及 98%，服药后患者症状迅速缓解。可见 PPI 对 PU 疗效极高，根除 *H. pylori* 后溃疡的复发率也很低。因此，药物治疗即可达到治愈。

三、保护胃黏膜药物

替普瑞酮、铝碳酸镁、硫糖铝、胶体枸橼酸铋、马来酸伊索拉定(盖世龙)、蒙托石、麦滋林、谷氨酰胺胶囊等均有不同程度制酸、促进溃疡愈合作用(参见本书第二章)。

四、根除幽门螺杆菌治疗

对幽门螺杆菌感染引起的消化性溃疡，根除幽门螺杆菌不但可促进溃疡愈合，而且可预防溃疡复发，从而彻底治愈溃疡。因此，凡有幽门螺杆菌感染的消化性溃疡，无论初发或复发、活动或静止、有无并发症，均应予以根除幽门螺杆菌治疗。因此，根除幽门螺杆是溃疡愈合及预防复发的有效措施。根除组 DU 愈合优于非根除组，但 GU 溃疡愈合两组无差异。可预防 DU 和 GU 复发，根除组优于对照组。

1. *治疗方案*　目前幽门螺杆菌根除方案有序贯疗法、PPI 四联疗法（PPI + 阿莫西林 + 克拉霉素 + 甲硝唑）、铋剂 + 两种抗生素三联疗法、含喹诺酮类疗法、含呋喃唑酮疗法、含有辅助药物（如益生菌、胃蛋白酶）的疗法以及中医中药治疗等。评价根除幽门螺杆菌疗效的方法用试验治疗分析（per - protocol，PP，符合方案集）和意向性治疗分析（intention - to - trea，ITT）。根据 ITT 对治疗方案的疗效分为 5 级，即 A 级 >95%，B 级90%~94%，C 级 85%~90%，D 级 81%~84%，E 级 <80%，理想的根除率应是 D 级以上。

随着抗生素的广泛应用，幽门螺杆菌耐药菌株在不断增加，这是造成根除率下降的主要原因。我国 Hp 耐药情况甲硝唑耐药率 5.6%、克拉霉素为 7.6%、左氧氟沙星 30%~38%，而阿莫西林、呋喃唑酮和四环素的耐药率较低为 1%~5%。美国北得克萨斯州大学公共卫生学院 Fischbach 等的一项荟萃分析研究显示，在成年患者中，抗生素耐药是衡量三联或四联疗法根除幽门螺杆菌疗效的有力预测指标。在四联疗法中含有克拉霉素和甲硝唑时，可减少克拉霉素和甲硝唑耐药，但如发生两者同时用药，则疗效更差。值得注意的是，欧美国家的甲硝唑耐药株为 30%~40%，而在发展中国家甲硝唑耐药株达到了 80%~100%，这是一个严重的问题，在发展中国家治疗幽门螺杆菌的甲硝唑有被淘汰的趋势。在三联疗法中克拉霉素耐药比硝基咪唑类药物耐药对疗效的影响更大。克拉霉素耐药使克拉霉素 + PPI + 甲硝唑和克拉霉素 + PPI + 阿莫西林方案的有效率下降了 35% 和 66%。出现耐药时目前提倡选用第三代或第四代喹诺酮类、四环素类抗生素或呋喃唑酮作为补救治疗。新近又提出 10 天序贯治疗来提高幽门螺杆菌根除率。

2012《第四次全国 Hp 感染处理共识报告》主推铋剂四联疗法，可提高疗效，ITT 85.7%，PP 93.8%。疗程 7 天和 14 天，以后者疗效好，TTT 和 PP 7 天和 14 天分别为 80%、93.7% 和 82%、97.4%。

2. *治疗方案的选择*　应选择疗效高，不良现象反应少，用药短时间，费用低廉，依从性好，不易产生耐药性的治疗方案。开始均选用一线药物治疗。

（1）按病情选择：幽门螺杆菌阳性的活动性溃疡疼痛明显时，选用抗酸分泌剂为基础的方案；反之，幽门螺杆菌阳性的慢性萎缩性胃炎则选用铋剂和抗生素为主的治疗方案。

（2）以高效选择：所用三联或四联疗法中，就包括克拉霉素，因克拉霉素可使根除率提高 10%~20%。如 PPI + 丽珠胃三联或四联疗法，疗程 2 周，幽门螺杆菌根除率高达 95.7%。

（3）从经济角度考虑选择：尽可能用国产、疗效好、价格适中的药物，如克拉霉素、阿莫西林、甲硝唑、替硝唑氟喹诺酮类等均可应用。

（5）对出现耐药菌株的治疗选择：对甲硝唑、替硝唑耐药者可用呋喃唑酮或氟喹诺酮类代替；对克拉玛依霉素耐药者或选用左氧氟沙星或洛美沙星代替；PPI 可用雷贝拉唑、潘托拉唑或埃索美拉唑。此外，可适当考虑增加用药剂量。有条件下者，应培养或耐药基因工程检测，针对结果选用敏感抗生素。

（6）疗程问题：疗程长短并不是决定疗效的因素，主要看药物联合是否合理、理想。最初用药 3 天，后又延长至 1 周。目前许多报告提出用药 2 周疗效最佳。

3. *推荐的幽门螺杆菌治疗方案*

（1）标准初始治疗（可从下列 3 种中选择其中 1 种）

① 三联疗法 7~14 天

PPI，治愈剂量，2 次/d

阿莫西林，1 g，2 次/d

克拉霉素，500 mg，2 次/d

② 四联疗法 10~14 天

PI，治愈剂量，2 次/d

三钾二枸橼酸铋（德诺），240 mg，2 次/d

四环素，500 mg，4 次/d

甲硝唑，400 mg，2 次/d

③ 序贯疗法 10 天

第 1~5 天：

PPI，治愈剂量，2 次/d

阿莫西林,1 g,2 次/d

第 6～10 天:

PPI,治愈剂量,2 次/d

克拉霉素,500 mg,2 次/d

替硝唑,500 mg,2 次/d

(2)二线治疗(如果最初使用了含克拉霉素的三联疗法可用下述方案中的 1 种)

① 三联疗法 7～14 天

PPI,治愈剂量,1 次/d

阿莫西林,1 g,2 次/d

甲硝唑,400 mg,2 次/d

② 四联疗法,与初始治疗的建议相同

(3)几点说明和注意点

①PPI 的剂量:奥美拉 20 mg、埃索美拉唑 20 mg、雷贝拉唑 10 mg、泮托拉唑 40 mg、兰索拉唑 30 mg,均为 2 次/d。

②如果患者对阿莫西林过敏,则用甲硝唑替代,而在初始三联疗法中的克拉霉素剂量减半。

③在克拉霉素或甲硝唑耐药率高(>20%)的地区,或者在最近暴露于或反复暴露于克拉霉素或甲硝唑的患者中,四联疗法适合作为一线治疗。

④用甲硝唑或替硝唑治疗期间应避免饮酒,因为有可能出现类似于饮酒后对双硫仑(disulfiram)的反应。

⑤强调个体化治疗。治疗方案、疗程、药物选择须考虑既往抗菌药物应用史、吸烟、药物过敏－潜在不良反应、根除适应证、伴随疾病和年龄等。

⑥根除治疗前,停服 PPI 不少于 2 周,停服抗菌药物、铋剂等不少于 4 周,若为补救,治疗建议间隔 2～3 个月。

在根除幽门螺杆菌疗程结束后,继续给予一个常规疗程的抗溃疡治疗(如 DU 患者予 PPI 常规剂量,每日 1 次,总疗程 2～4 周;或 H_2－RA 常规剂量,疗程 4～6 周;GU 患者 PPI 常规剂量,每日 1 次,总疗程 4～6 周;或 H_2－RA 常规剂量,疗程 6～8 周)是最理想的。这在有并发症或溃疡面积大的患者尤为必要,但对无并发症且根除治疗结束时症状已得到完全缓解者,也可考虑停药。

五、NSAID 溃疡的治疗、复发预防及初始预防

对服用 NSAIDs 后出现的溃疡,如情况允许应立即停用 NSAIDs,如病情不允许可换用对黏膜损伤少的 NSAIDs 如特异性 COX－2 抑制剂(如塞来昔布)。对停用 NSAIDs 者,可予常规剂量常规疗程的 PPI 治疗;对不能停用 NSAIDs 者,应选用 PPI 治疗。因幽门螺杆菌和 NSAIDs 是引起溃疡的两个独立因素,因此应同时检测幽门螺杆菌,如有幽门螺杆菌感染应同时根除幽门螺杆菌。溃疡愈合后,如不能停用 NSAIDs,无论幽门螺杆菌阳性还是阴性都必须继续 PPI 或米索前列醇(喜克馈)长程维持治疗以预防溃疡复发。对初始使用 NSAIDs 的患者是否应常规给药预防溃疡的发生仍有争论。已明确的是,对于发生 NSAIDs 溃疡并发症的高危患者,如既往有溃疡病史、高龄、同时应用抗凝血药(包括低剂量的阿司匹林)或糖皮质激素者,应常规予抗溃疡药物预防,目前认为 PPI 或米索前列醇预防效果较好。

减少 NSAIDs 相关溃疡的策略:用非 NSAID 止痛药;尽可能小剂量;用选择性 COX－2 抑制剂时;联合抗溃疡药:PPI、米索前列醇;根除幽门螺杆菌。上述方案,以 PPI 效果最佳。PPI 对 NSAID 胃病高危人群有预防作用:显著降低用 NSAIDs 6 个月后再出血率(4% VS 19%);显著降低用阿司匹林 1 年后再出血率(2% vs 19%)。

NSAIDs 选择原则见表 18－3。

表 18-3　NSAIDs 选择原则

	溃疡危险低	溃疡危险中	溃疡危险高
心血管危险低	最低剂量 NSAID	COX-2 或 NSAIDs + PPI	COX-2 + PPI
心血管危险高	ASA + 奈普生 + PPI	ASA + 奈普生 + PPI	ASA + PPI

六、长期抗血小板药物治疗患者消化道损伤的筛查、处理与预防

1. 抗血小板治疗现状　抗血小板治疗的获益远大于风险。我国因经皮冠状动脉介入治疗(PCI)接受双重抗血小板治疗的患者 2005 年 10 万,2008 年 16 万,2011 年 30 万。阿司匹林直接刺激消化道黏膜,减少 PG 生成;氯吡格雷阻碍新血管生成,影响溃疡愈合;其他药物有糖皮质激素、抗肿瘤药物、抗凝药物、利尿剂等,均有一定致溃疡作用,在用药过程中应密切观察。

2. 减少抗血小板治疗患者消化道损伤的处理流程　见图 18-1。PPI 减少接受双抗(阿司匹林与氯吡格雷)治疗患者胃肠道事件。接受阿司匹林与氯吡格雷治疗患者用 PPI,可显著降胃溃疡和胃出血风险,1.1% vs 2.9%,$P < 0.001$。奥美拉唑/埃索美拉唑会显著降低氯吡格雷抗血小板功效,因此不宜联用,是否增加心血管事件发生危险,目前存在争议。但泮托拉唑对 CYP2C19 的抑制作用小,药物相互作用少,不影响氯吡格雷疗效,因此可联用。

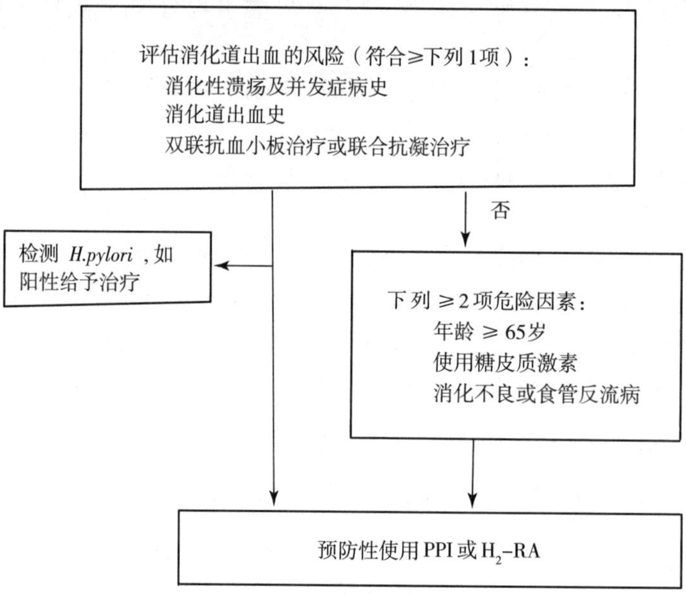

图 18-1　减少抗血小板治疗患者消化道损伤的处理流程

3. 抗血小板药物治疗引起消化道损伤的处理　①发生消化道损伤后是否停用抗血小板药物需权衡患者的血栓和出血风险。②对于阿司匹林导致的消化性溃疡、出血患者,不建议氯吡格雷替代 ASA,建议 ASA 联合 PPI。③发生溃疡、出血的患者,应积极给予抑酸药和胃黏膜保护剂,首选 PPI,并根除 *H. pylori*,必要时输血。

4. 抗血小板药物治疗消化道损伤的筛查与预防　①规范使用抗血栓药物,并按流程对高危患者进行评估和筛查;②严格掌握长期联合抗血栓药物的适应证并调整至最低有效剂量;③长期服用抗血小板药物的患者筛查并根除 *H. pylori*;④对高危患者同时给予有效抑酸药物,首选 PPI,不能耐受 PPI 患者,可给予 H_2RA。

5. 胃肠道损伤后 ASA 的使用　①在发生出血后立即停止 ASA 的使用;②目前尚无停用多长时间的共识意见,有研究发现停用时间过长会增加心、脑血管不良事件发生;③通常认为,内镜下止血成功后数天,即血流动力学稳定 3~5 天,即应尽快使用 ASA。

七、难治性溃疡的治疗

首先须作临床和内镜评估，证实溃疡未愈，明确是否 *H. pylori* 感染、服用 NSAIDs 和胃泌素瘤的可能性，排除类似消化性溃疡的恶性溃疡及其他病因（如克罗恩病）等所致的良性溃疡。明确原因者应作相应处理，如根除 *H. pylori*、停用 NSAIDs。加倍剂量的 PPI 可使多数非 *H. pylori*、非 NSAIDs 相关的难治性溃疡愈合。对少数疗效差者，可作胃内 24 小时 pH 值检测，如 24 小时中半数以上时间的 pH 值小于 2，则需调整抗酸药分泌治疗药物的剂量。

八、溃疡复发的预防

有效根除幽门螺杆菌及彻底停服 NSAIDs，可消除消化性溃疡的两大常见病因，因而能大大减少溃疡复发。对溃疡复发同时伴有幽门螺杆菌感染复发（再感染或复燃）者，可予根除幽门螺杆菌再治疗。下列情况则需用长程维持治疗来预防溃疡复发：①不能停用 NSAIDs 的溃疡患者，无论幽门螺杆菌阳性还是阴性；②幽门螺杆菌相关溃疡，幽门螺杆菌感染未能被根除；③幽门螺杆菌阴性的溃疡（非幽门螺杆菌、非 NSAIDs 溃疡）；④幽门螺杆菌相关溃疡，幽门螺杆菌虽已被根除，但曾有严重并发症的高龄或有严重伴随病患者。长程维持治疗一般以 H_2 - RAs 或 PPI 常规剂量的半量维持，而 NSAIDs 溃疡复发的预防多用 PPI 或米索前列醇。半量维持疗效差者或有多项危险因素共存者，也可采用全量分两次口服维持。也可用奥美拉唑 10 mg/d 或 20 mg 每周 2～3 次口服维持。对维持治疗中复发的溃疡应积极寻找可除去的病因，H_2 - RA 半量维持者应改为全量，全量维持者则需改换成 PPI 治疗。维持治疗的时间长短，需根据具体病情决定，短者 3～6 个月，长者 1～2 年，甚至更长时间。无并发症且溃疡复发率低的患者也可用间歇维持疗法，有间歇全量治疗和症状性自我疗法（symptomatic self control，SSC）两种服法，前者指出现典型溃疡症状时给予 4～8 周全量 H_2 - RA 治疗，后者指出现典型溃疡症状时立即自我服药，症状消失后停药。

（池肇春）

第三节　消化性溃疡外科治疗

如前所述，内科治疗已成为溃疡病治疗的主要方法，但仍有部分患者需要接受外科治疗。溃疡病外科治疗的主要目的：治疗内科治疗无效的病例；治疗溃疡引起的并发症。因此，结合患者具体情况，正确选择手术适应证，是外科医生必须重视的问题。

一、外科治疗溃疡病的理论根据和地位

1. 外科切除溃疡病灶后，根本上解决了慢性穿透性或胼胝性溃疡不易愈合问题，有助于消除症状，防止复发。

2. 切除溃疡病好发部位，绝大多数好发于十二指肠球部、胃小弯附近幽门窦部等，这些部位在胃大部切除时均被切除，溃疡再发的机会自然就很小。

3. 减少胃酸的分泌，由于胃体部在手术时大部被切除，分泌胃酸及胃蛋白酶的腺体大为减少，手术后的胃液分泌中仅有低度游离酸，这也可减少溃疡再发的可能。

4. 增加了胃酸被中和的程度，手术后碱性十二指肠内含物进入胃内的机会增多，可使胃液的酸度进一步中和而降低。

5. 缩短食物在胃内停留时间，胃黏膜被刺激机会减少，也可以减少溃疡发生的可能。

6. 胃迷走神经切断后，胃液分泌量和酸度明显降低，基础胃酸分泌量可减少 80%～90%，消除了神经性胃酸分泌，消除了导致溃疡发生的主要原因。

7. 迷走神经切断后，消除了迷走神经引起的胃泌素分泌，从而减少体液性胃酸分泌，达到治愈溃疡病的目的。

胃大部切除术虽不是针对溃疡病发病机制的理想疗法，但当溃疡病已具有外科治疗的适应证时，胃大部切除术至少在目前是较好的治疗方法。近年来手术死亡率已降至1%~2%。远期疗效据国内文献报道，症状完全消失又无明显的术后并发症者可达85%~90%，可称满意；但有小部分患者在术后不免发生各种并发症，使胃大部切除术尚存在着某些缺点而有待进一步得到改进。

国外广泛采用，胃迷走神经切断术治疗溃疡病，认为本法是一种安全有效的手术方法，可以代替胃大部切除术治疗十二指肠溃疡。国内开展该术式较晚，临床病例较少，确切疗效尚无定论。

二、溃疡病外科治疗的适应证

（一）手术绝对适应证

1. 溃疡病急性穿孔，形成弥漫性腹膜炎。
2. 溃疡病急性大出血，或反复呕血，经内科治疗（包括内镜下止血）效果不佳，有生命危险者。
3. 并发幽门梗阻，严重影响进食及营养者。
4. 溃疡病有恶变的可疑者。

（二）手术相对适应证

1. 多年的溃疡病患者反复发作，病情逐渐加重，症状剧烈者。
2. 虽经严格的内科治疗而症状不能减轻，溃疡不能愈合，或暂时愈合而短期内又复发者。

（三）手术禁忌证

1. 单纯性溃疡无严重的并发症。
2. 年龄在30岁以下或60岁以上又无绝对适应证者。
3. 患者有严重的内科疾病，致手术有严重的危险者。
4. 精神神经病患者而溃疡又无严重的并发症者。

三、消化性溃疡诊治流程

见图18－2。

四、胃溃疡的外科治疗

（一）手术方式的选择

胃溃疡按其病因和治疗临床上一般分为3型。Ⅰ型：为最多见，溃疡位于远侧1/2胃体胃窦交界附近，更多见于胃小弯。Ⅱ型：胃溃疡、十二指肠溃疡同时存在的复合性溃疡。溃疡常靠紧幽门，其胃酸分泌与十二指肠溃疡一致。这些患者的手术治疗首先要考虑到十二指肠溃疡。Ⅲ型：幽门前溃疡，发病率更接近十二指肠溃疡。根据这种分型以便于术式的选择。

1. Billroth Ⅰ式胃大部切除术　目前仍被认为是治疗胃溃疡的首选术式，尤其是对Ⅰ型胃溃疡更为合适。理论上这种术式既切除了溃疡病灶及其好发部位，又因切除了胃窦部除去了胃泌素的产生部位。同时Billroth Ⅰ式比较合乎解剖生理（图18－3、图18－4）。胃溃疡的胃切除范围可小于十二指肠溃疡所要求的切除范围。一般切除胃的50%~60%，即所谓的半胃切除术，只要能完整切除胃窦及溃疡灶区域就可。有人认为对Ⅰ型胃溃疡可行胃部分切除附加选择性迷走神经切断术，可以减少复发率。

2. BillrothⅡ式胃大部切除术　在Ⅱ型或Ⅲ型胃溃疡行Billroth Ⅰ式难于处理时，则可改行BillrothⅡ式（图18－5）。但术后因胃空肠吻合可造成十二指肠液反流。为了防止这种情况发生，有作者主张用Roux－en－Y型胃空肠吻合术代替常规的胃空肠吻合。但因操作较复杂，目前尚无较多的病例报告。

3. 迷走神经切断术　采用迷走神经切断术主要是消除神经相胃酸分泌，国外普遍应用于十二指肠溃疡，对胃溃疡较少采用。但可用于Ⅰ型和Ⅱ型的胃溃疡。应该注意的是首先要排除溃疡是否恶性，以免延误治疗。

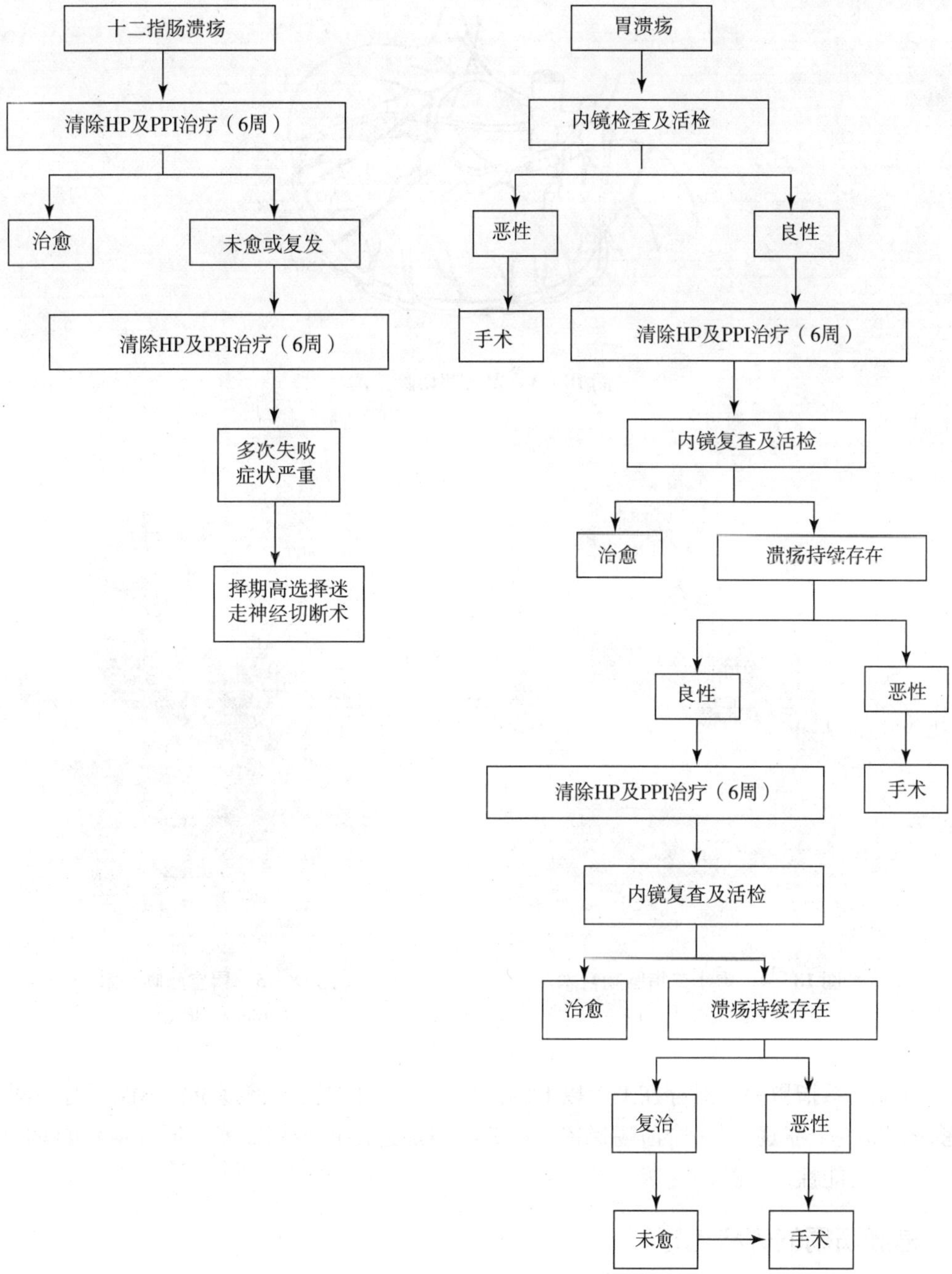

图 18－2　消化性溃疡诊治流程

（二）特殊类型的胃溃疡的处理

1. *高位胃溃疡*　位于贲门附近，一般不宜于为了切除溃疡而施行过于广泛的胃大部切除术。没有并发症时，可以保留溃疡，只行半胃切除术，附加选择性迷走神经切断术；或半胃切除后再加做溃疡局部楔形或袖状切除。如高位溃疡并发大出血，则应行胃大部切除术，以清除出血病灶。

2. *后壁穿透性溃疡*　溃疡常经后壁穿透入胰腺，溃疡面巨大，易出血，内科治疗一般无效。手术切除溃疡有一定困难，可行胃大部切除术，沿溃疡边缘切开胃壁，将溃疡旷置于胃肠道之外。任何强行剥离胰腺上的溃疡面均可起人出血或术后胰瘘的并发症。有的高位溃疡位于后壁可穿透脾门的血管，发生危及生命的大出血。此时为了抢救患者，甚至须行全胃切除和脾脏切除。总之，应根据具体情况来决定合适的处理方法。

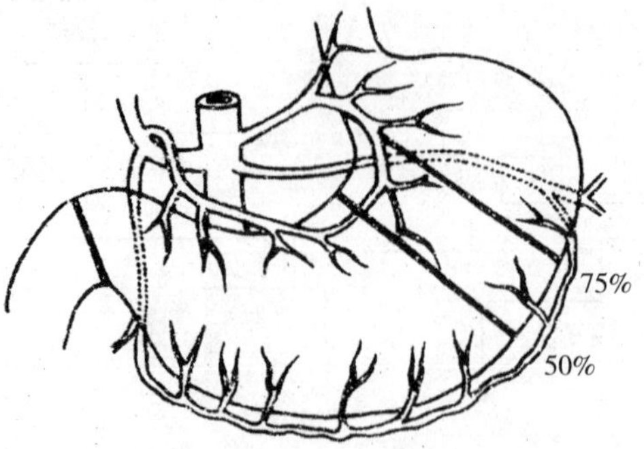

图 18－3　胃大部切除范围

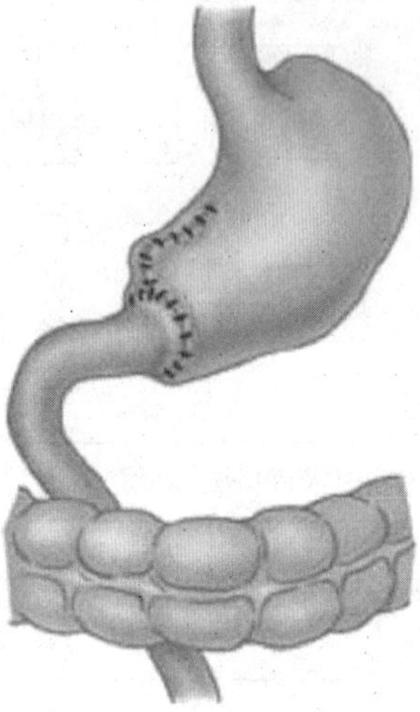

图 18－4　胃十二指肠吻合术
（Billroth Ⅰ式）

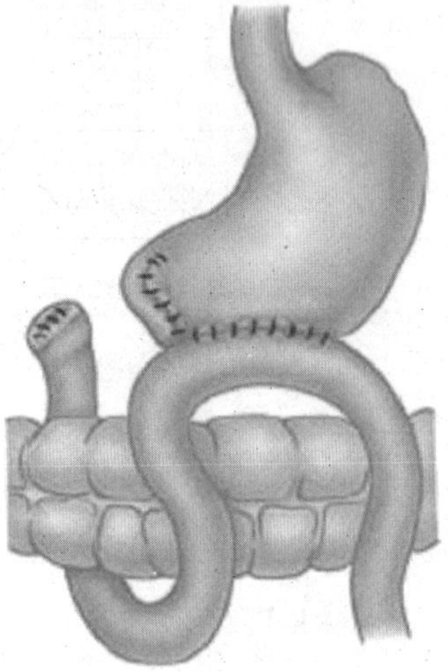

图 18－5　胃空肠吻合术
（Billroth Ⅱ式）

3. *多发性溃疡*　系指胃内同时存在 1 个以上的慢性溃疡。如果两个溃疡位置不能同时在同一个半胃区内切除，可考虑切除一个溃疡，另一个溃疡保留。但务必附加迷走神经切断术。同样应注意的是，所保留的溃疡应排除恶性的可能性。

五、十二指肠溃疡的外科治疗

（一）手术方式的选择

1. *胃大部切除术*　胃大部切除术治疗十二指肠溃疡已有 50 余年的历史，并已在我国城乡各地医院广泛地采用，并在临床实践中证明这种手术对十二指肠溃疡的疗效是肯定的，其复发率在 4% 以下。胃大部切除术需要切除的范围应包括胃远侧 2/3～3/4，即胃体部的大部分，整个胃窦部、幽门和十二指肠第 1 部。但临床上胃大部切除术治疗十二指肠溃疡在理论和操作上仍还存在着一些明显的问题。对于高胃酸状态的十二指肠溃疡患者来说，胃大部切除术必须切除胃远侧 2/3 以上才能达到满意的胃酸降低效果。若切除的范围越小，胃酸降低幅度越小，术后仍存在一定的复发率。反之，增大切除范围，胃酸降低效果明显，但保留的残胃容积过小，术后进食和营养方面的问题较大。此外，幽门管被切除（Billroth Ⅰ）或胃肠改道（Billroth Ⅱ），破坏了胃、十二指肠的生理功能。术后出现一系列的近期与远期并发症、后遗症，尤其是远期并发症如倾倒综合征、胆汁反流性胃炎、贫血、营养不良、残胃癌等。胃切除的范围越大，这些后遗症的发生率愈高。故有人认为胃大部切除术实属一种解剖生理残废性手术。并有人提出不应再采用胃大部切除术来治疗十二指肠溃疡。总之，传统的胃大部切除术治疗十二指肠溃疡虽然有肯定的疗效，但后遗症较多，所以这并不是一种理想的手术治疗方法。为此，长期以来国内外学者均在不断寻求一种更符合解剖生理，同时又能治好十二指肠溃疡的手术方法。如减少胆汁反流性胃炎采用幽门再造式胃大部切除术，胃和十二指肠间间置空肠术及胃大部切除 Roux - Y 式胃空肠吻合术等。这些手术对预防胆汁反流性胃炎有一定效果，但手术操作较复杂，并可增加新的并发症，临床病例亦尚少，仍有待观察。

2. 迷走神经切断术　迷走神经中枢的过度兴奋引起胃酸分泌功能亢进是产生十二指肠溃疡的重要因素。迷走神经切断术治疗十二指肠溃疡的基本原理是阻断迷走神经中枢兴奋对泌酸细胞的刺激作用，使神经相的胃酸分泌降低。同时，迷走神经切断后胃壁细胞对胃泌素刺激的敏感性降低，从而迷走神经切断后胃酸分泌减少，达到溃疡愈合的目的。

自 1922 年 Latarjet 首先采用迷走神经切断术治疗溃疡病以来，发展演变至今，已定型的迷走神经切断术分为三类：①迷走神经干切断术（truncal vagotomy，TV）。于膈下切断迷走神经前后干，除去了整个腹腔的迷走神经。②选择性迷走神经切断术（selective vagotomy，SV），只切断支配胃的迷走神经支，保留了胃以外的肝支和腹腔支。③高选择性迷走神经切断术（highly selective vagotomy，HSV），或称壁细胞迷走神经切断术（parietal cell vagotomy，PCV），只切断支配胃体部的迷走神经支，保留了胃窦部的神经及全部胃以外的神经支配（图 18 -6，18 -7 ）。正常人胃的运动及食物排空的功能主要是依靠受迷走神经支配的胃窦部产生的强有力的节律性蠕动来完成。上述 TV 及 SV 都除去了胃窦部的迷走神经支配，故于术后均发生胃的排空障碍，导致胃潴留。为解决这一问题，在行 TV 及 SV 手术的同时必须附加引流术，包括胃空肠吻合术、幽门成形术、胃窦切除术或半胃切除术。

（1）迷走神经干切除术（TV）：由于除去了整个腹腔的迷走神经支配，胃酸降低明显，却带来整个消化系统的功能紊乱，尤其是腹泻的发生率较高，可达 22%。迷走神经干切除术加引流术，除有上述的问题外，文献报告 5 年的溃疡复发率高达 10%～20%。这种手术现已基本放弃。只有 TV 附加胃窦切除术的效果较好，目前还在应用。此外，在高位胃溃疡不能切除溃疡灶时，也可行 TV 加半胃切除术，而保留溃疡。

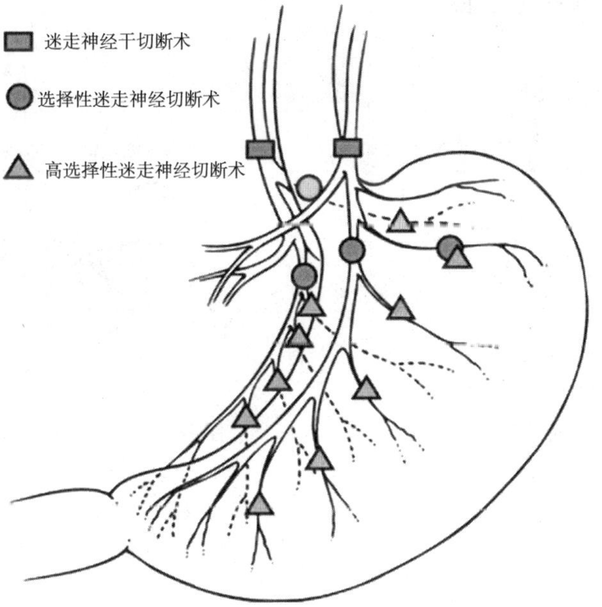

图 18 -6　胃神经支配图

（2）选择性迷走神经切断术（SV）：见图 18 -7。手术要点是只切断支配胃的迷走神经支，保留迷走神经前干的肝支和后干的腹腔支，游离及剥光食管下端，切断沿食管下行至胃底部的神经支。与 TV 相比，SV 的优点是既达到了降酸的效果，又维持了其他脏器的功能，减少了副作用。但 SV 支配胃窦的神经亦被切断，胃窦的运动功能丧失。所以同 TV 一样，手术同时也应附加引流术，以解决胃潴留的问题。比较好的术式是 SV 附加胃窦切除术，因为切断了支配胃的迷走神经，又切除了富含 G 细胞的胃窦部，既除去神经相的胃酸分泌刺激因素，又减少了激素相的胃酸分泌因素，胃酸降低效果明显持久。术后 BAO 及 MAO 平均分别降低

70%～80%，溃疡复发率为0～3%。而胃窦切除的范围一般占整个胃的20%～30%，保留了胃的大部分，胃容量较大，术后并发症发生率较低，程度也较轻，无贫血和营养障碍，明显优于胃大部切除术。此术式可适用于择期手术，也可用于十二指肠溃疡并发穿孔、大出血等急诊手术，适应证较广。术后虽可能发生某些远期并发症，但仍是可供选择的较好的治疗十二指肠溃疡的手术方法。

（3）高选择性迷走神经切断术（HSV）：见图18－8。根据手术的要求，手术仅限在沿胃小弯切断支配胃体的迷走神经支，游离贲门、食管下端，切断沿食管下行的支配胃底的神经纤维。保留支配胃窦的Latarjet神经及"鸦爪支"，不作胃引流术。迷走神经切断的范围仅只除了胃体壁细胞区域的神经支配，以达到胃酸分泌功能降低的效果。保留了胃窦部、胃以外的迷走神经和胃、幽门、十二指肠的解剖生理的完整性，从而保持胃窦部正常功能。据文献10年以上的随访报告表明，术后BAO下降70%～80%，MAO下降60%～70%，溃疡持久愈合，几乎无手术死亡。近期并发症相当少见，无贫血，营养状况较好。HCV治疗十二指肠溃疡存在的主要问题是溃疡复发率较高，长期随访复发率一般为6%～8%。复发的因素主要与迷走神经切断不完全有关。具体分析：①迷走神经的解剖变异容易造成迷走神经切断不完全，而遗留某些神经支，使降酸的效果不满意。支配胃底近端的迷走神经小分支常在较高部位即已从迷走神经干分出，沿食管末端下行进入胃壁，手术时这些小分支容易被遗漏，特别是从迷走神经后干分出的至胃底的小分支最易被忽略，以致Grassi称之为"罪恶支"。有人还指出迷走神经可伴随胃网膜血管支配胃窦体交界区的大弯侧，手术时亦应将该区的血管及神经切断。因此，迷走神经切断术不论采用何种手术方式，基本的要求是迷走神经切断的范围应确已达到消除神经性胃酸分泌的目的。②手术技巧熟练程度与手术的成功有很大的关系。迷走神经切断术并非是看了手术图谱便能做好的工作，该手术是有一定的难度、又较复杂的手术。有报告表明由迷走神经切断术经验丰富的专门医生行HSV，5年溃疡复发率为1%～5%；由非专门医生手术者，复发率达20%～30%。③影响HSV术后溃疡复发的另一因素是血清胃泌素增高。由于保留了胃窦部的迷走神经支配，刺激胃窦部G细胞分泌，使HSV手术的降酸作用受到一定的限制。所以，HSV术后BAO及MAO下降程度不如SV附加胃窦切除术或TV附加胃窦切除术。

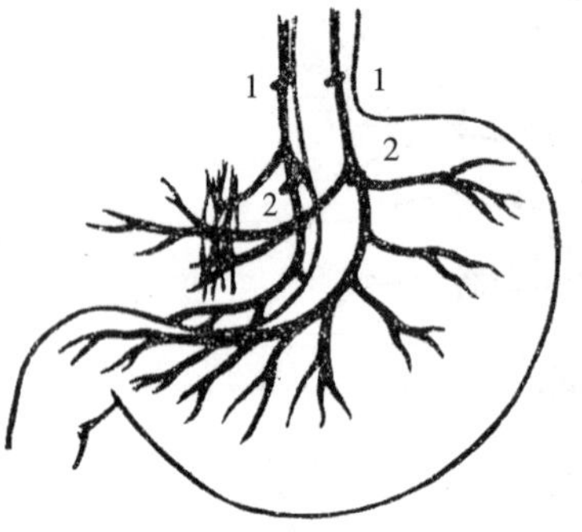

图18－7　迷走神经切断术示意图

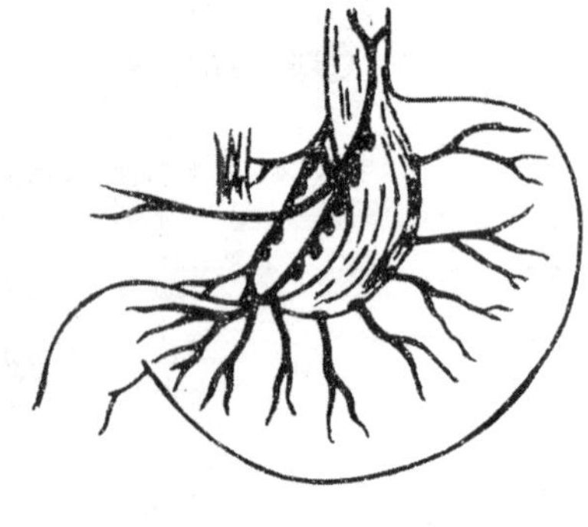

图18－8　高选择性迷走神经切断术

另外，十二指肠溃疡患者的胃酸分泌功能的亢进有不同的类型，即有以神经相胃酸分泌占优势者；或以激素相（窦相）胃酸分泌占优势者。基础胃酸的差别也很大。根据术前的胃酸、血清胃泌素的测定，可有助选择治疗的手术方式。以神经相胃酸分泌占优势、基础胃酸中度增高、血清胃泌素正常者，适宜行HSV术。其他则应行SV附加胃窦切除术，可以降低溃疡复发率。

在上述迷走神经切断术式的基础上，有些外科医生从不同方面对手术方式略加改动，以期获得更好的疗效。如HSV附加胃窦黏膜切除术（HSV加MA）、HSV附加胃小弯及胃底浆肌层切开术、HSV附加胃体节段切除术，以及改良HSV即右迷走神经干切断加胃小弯前壁浆肌层切开术（Taylor术）。

3.迷走神经切断术治疗十二指肠溃疡的并发症　十二指肠溃疡并发急性穿孔、大出血及幽门狭窄应用迷走神经切断术治疗，已获得较好的疗效，并且日益增多。包括：①十二指肠溃疡急性穿孔时，可急诊手术行穿孔修补同时作HSV。这种方法可一次解决穿孔问题的同时又使十二指肠溃疡得到了治疗，远期疗效也较满意。存在的主要问题是在穿孔后的腹膜炎条件下行胃贲门、食管下端较广泛的分离，切断有关的神经支,又可能导致炎症扩散,增加膈下感染的机会。国内吴学豪报告22例十二指肠溃疡急性穿孔采用穿孔修补加做HSV,并与同期的择期HSV治疗慢性十二指肠溃疡病20例对比。术后的降酸结果和近期疗效统计学分析均无显著性差异。术后出现消化道症状发生率32%,如餐后腹胀、进食时有阻噎感、腹泻等,一般无须处理,2周后消失。所以,如果患者一般情况良好,术前又无严重心肺疾患并存,或不伴有休克,腹腔污染不严重,穿孔时间在12小时内者,均可选用这种术式作为治疗。②十二指肠溃疡并发大出血时,亦可在急诊手术行溃疡出血灶缝扎止血,加做HSV。但缝扎止血术后可有并发十二指肠狭窄之虑,所以最适宜的术式是SV附加胃窦切除术,并争取切除溃疡出血灶。③至于十二指肠溃疡瘢痕性幽门梗阻,目前仍以胃大部切除术为主。国内外有报告采用幽门扩张加做HSV,即在手术中先切开胃窦前壁,放入扩张器扩张幽门狭窄部,然后缝合胃壁切开口,再作HSV。因疗效不甚满意,失败率达14%~40%。大多数外科医生对此术式持否定态度。同样,对此如果采用SV附加胃窦切除术,其疗效是肯定的。它既解除了梗阻,又可治愈溃疡,还保留了较大的胃容积,明显优于胃大部切除术。

第四节 消化性溃疡并发症外科治疗

一、胃十二指肠溃疡急性穿孔

典型的溃疡穿孔表现为突然发生的、剧烈的持续性腹痛,痛如刀割或烧灼,患者甚至有一过性昏厥感。疼痛初起于上腹或剑突下,迅速延及全腹,但仍以上腹为甚。有时消化液可沿升结肠旁沟流至右下腹,引起右下腹疼痛。腹痛常伴有恶心、呕吐。而且患者往往非常清楚地记得这次剧痛突发的确切时间。

体格检查时,患者表情痛苦,仰卧拒动,面色苍白,出冷汗,四肢凉,脉细数,呼吸浅促。腹式呼吸消失,全腹压痛,腹肌紧张如木板。肠鸣音减弱,肝浊音界不清或消失。站立位X线胸腹拍片,可见气腹,右膈下往往有新月状气影。如果X线检查未发现气腹,并不能排除溃疡穿孔的可能,大约有20%患者穿孔后可无气腹表现。CT对腹腔少量游离气体较为敏感。腹穿抽得黄绿色混浊液体即可确诊,B超定位下穿刺有助于提高阳性率。

应注意与急性胰腺炎、胆石症胆囊炎、急性阑尾炎等相鉴别。

治疗胃、十二指肠溃疡急性穿孔的原则:立即终止胃的内容物漏入腹腔,迅速控制急性腹膜炎以挽救患者生命。然后,进一步考虑根治溃疡,常有三种治疗方法可供选择。

(一)非手术治疗

1. *适应证* ①空腹穿孔。②患者无明显中毒症状,急性腹膜炎体征较轻或范围局限。治疗包括:①减少胃内容物进入腹腔:禁食,胃肠减压。②抑制消化液分泌:应用质子泵抑制剂和生长抑素,减少消化液的分泌,促进溃疡愈合。③应用抗生素,控制感染。④营养支持,维持水、电解质平衡。非手术治疗期间应密切观察病情变化,如腹膜炎体征出现扩大趋势,感染中毒症状加重,说明穿孔难以自行封堵局限,应立即手术。非手术治疗5~7天,症状、体征明显缓解,感染中毒症状消失,证明非手术治疗有效,可考虑逐步恢复饮食,必要时可先行口服碘水造影,确认消化道的完整性。恢复饮食后应按规范行溃疡病内科治疗,4周后行内镜检查,确认溃疡部位、性质和愈合情况。

2. *穿孔修补术* 缝合穿孔,终止胃液继续外漏,并可较彻底地清除腹腔内的污染物和渗出液,对由穿孔所致的腹膜炎的疗效肯定。既往认为单纯穿孔修补术对溃疡本身无肯定的治疗效果,最后仍需行治愈性手术。但随着PPI类药物和*H. pylori*根治性治疗的应用,单纯修补术后进行规范的溃疡病内科治疗,1年后溃疡复发的比例为4.8%~6.1%。此手术创伤较轻,危险性小,能挽救溃疡穿孔患者的生命,以利后续较安全地进行择期根治性的治疗。

(二)急诊胃大部切除术或迷走神经切断术

患者一般情况较好,无严重心肺疾患并存;穿孔时间在12小时以内,腹腔内炎症和胃、十二指肠壁水肿较轻。患者有以下病情可考虑争取做根治性手术:①有长期溃疡病史,反复发作;②以往有穿孔、出血史;③手术见为胼胝状溃疡;④已有瘢痕性幽门狭窄或修补穿孔后易形成幽门狭窄;⑤疑胃溃疡恶变;⑥多发性溃疡。

对十二指肠溃疡穿孔还可行迷走神经切断加胃窦切除术，或缝合穿孔后行迷走神经切断加胃空肠吻合术，或高选择性迷走神经切断术。

二、胃、十二指肠溃疡大出血

胃、十二指肠溃疡大出血者约占住院溃疡患者的10%。所谓大出血，系指引起有明显的出血症状而言，即表现为大量呕血或便血(柏油样便)，血红蛋白降低，以致发生休克前期或陷入休克状态。由于有时出血不能自止，需手术止血。因大出血而手术者占手术治疗溃疡病患者的10%~20%。

溃疡大出血是因溃疡基底血管被侵蚀破裂所致，多为动脉出血。大出血的溃疡一般位于胃小弯或十二指肠后壁。胃溃疡出血常来源于胃右、左动脉的分支，而十二指肠溃疡出血多来源于胰十二指肠上动脉分支。这些血管的侧壁破裂较之断端出血不易自止。大量出血后，血容量减少，血压降低，破裂血管处血凝成块，可使出血自行停止。但约有10%的病例可发生再次或多次反复大出血。

溃疡大出血的治疗原则是止血、补充失血量和防止出血再复发。绝大多数溃疡大出血患者，经内科治疗可以止血。但如果出血不止，且出现下列情况时，则应考虑手术治疗：①出血甚急，短期内即出现休克，出血多来自较大血管，难以自止。②在短期(6~8小时)内输血(600~800 ml)后，血压、脉搏及全身情况不见好转，或一度好转，但停止输血或输液速度减慢后又迅速恶化，说明仍有活动性出血。③在近期曾发生过类似的大出血。④正在进行溃疡的内科治疗期间发生的大出血，表示溃疡侵蚀性大，非手术治疗而不易自止。⑤60岁以上的患者，伴有动脉硬化症，出血多不易自止。⑥溃疡病史长久，多次复发，检查表明十二指肠溃疡位于其后壁或胃溃疡位于胃小弯者，出血多来自较大血管，且溃疡基底瘢痕组织，出血也不易自止。

治疗应根据每一个溃疡出血患者的具体情况，如年龄、病史、症状、全身情况、对非手术治疗的反应等综合分析，及时地决定具体的治疗方案。若需要手术治疗者，力争在出血48小时之内进行手术。如果等待患者情况已危急时再考虑手术，则病死率较高。尤其是老年患者应争取尽早手术为宜。

胃、十二指肠大出血急诊手术治疗，术中要明确出血部位，不能满足于发现一个溃疡灶而盲目地制定手术方案。应全面仔细地探查胃、十二指肠，以免胃底、贲门有复合溃疡或肿瘤等而漏诊。

目前国内对胃、十二指肠溃疡大出血仍然较普遍地采用包括溃疡在内的胃大部切除术。难以切除的十二指肠溃疡予以旷置，须在溃疡灶内贯穿缝扎止血或结扎出血动脉的主干。不能切除的高位溃疡，则可以行胃远侧部分切除和溃疡局部切除术。

三、胃、十二指肠溃疡瘢痕性幽门梗阻

发生在幽门附近的胃、十二指肠溃疡，愈合过程中形成的瘢痕收缩可造成幽门梗阻，以致食物、胃液不能通过到达小肠，最后导致患者的营养不良和水、电解质平衡发生紊乱，需要外科治疗，占外科治疗溃疡患者的11%~30%。

溃疡引起的幽门梗阻，有3种情况：①因幽门括约肌反射性痉挛所致，梗阻为间歇性；②幽门附近炎症水肿；③溃疡愈合过程中产生的瘢痕收缩。前两种梗阻是暂时性的，不须手术治疗。瘢痕性幽门梗阻也可同时伴有痉挛性或水肿性因素，而使梗阻加重。临床统计十二指肠溃疡瘢痕性幽门梗阻远较胃溃疡多见。十二指肠球部后壁溃疡尤易引起幽门梗阻。瘢痕性幽门梗阻形成过程是缓慢的，呈持续进行性加重。到晚期，胃呈高度扩大，蠕动减弱，胃内容物滞留，经常发生呕吐，引起水、电解质和营养的严重损失。由于胃液中盐酸和氯化物丢失，血液中氯离子降低，碳酸氢离子增加，可出现代谢性碱中毒。同时又因钾从胃液、尿中丢失，也可出现低钾血症。因此，在幽门梗阻患者中常发现低氯、低钾性碱中毒。

瘢痕性幽门梗阻应与下列疾病相鉴别：①活动性溃疡所致痉挛和水肿，溃疡疼痛仍然存在，幽门梗阻为间歇性，呕吐虽剧烈，但无胃扩张，很少有隔夜食物潴留，经内科治疗后梗阻症状随痉挛痛缓解而减轻。②胃窦、幽门癌可以致幽门梗阻，病程较短，胃扩张程度较轻，胃蠕动波少见，有时可触及包块。X线钡餐检查，可发现幽门充盈缺损，胃镜检查可助鉴别。③十二指肠球部以下梗阻性疾病，如十二指肠肿瘤、十二指肠淤滞症等。常伴有呕吐、胃扩张和胃潴留，但其呕吐物多含有胆汁。X线钡餐检查，可确定梗阻部位和性

质。④成人幽门肥厚症为罕见的疾病，部分患者幼年即有幽门梗阻症状，可为先天性。X线钡餐检查时可见幽门管细小而外形光滑，十二指肠球部呈一凹形阴影。

瘢痕性幽门梗阻是外科治疗的绝对适应证。治疗目的是解除梗阻，使食物和胃液进入小肠，以改善患者营养和纠正水、电解质的紊乱。一般对胃酸较高、疼痛剧烈、年龄较轻患者，应做迷走神经切断加胃窦切除术，或胃大部切除术。对胃酸较低、全身情况差的老年患者，以做胃空肠吻合术为宜，或同时加做迷走神经干切断术。

术前要做好充分准备，输血、补液纠正水、电解质及酸碱平衡，改善营养。术前3天禁食，胃肠减压；并每天用生理盐水洗胃，必要时可从术前1周开始，以减轻胃壁组织水肿，避免愈合不良。

瘢痕性幽门梗阻患者，经手术解除梗阻后，90%以上可获得满意效果。

四、腹腔镜在溃疡病外科治疗中的应用

（一）腹腔镜迷走神经切断术

近几年，国内外有学者开展了腹腔镜迷走神经切断术。在切断右迷走神经干后，用单极钩电凝切开小弯侧胃前壁，自贲门至距幽门6 cm处。然后用丝线连续缝合切开的浆肌层，并检查有无胃壁穿孔。手术时间平均65分钟。术后5天出院，术后10天恢复工作，症状消失，术后2个月复查见9例的溃疡均已愈合。国内陈君雪等（1996）报告腹腔镜下Taylor手术10例。手术平均时间3小时。术后1~2天恢复胃肠功能。随访时间6个月至1.5年，8例体重增加。胃镜检查见7例的溃疡愈合，2例溃疡较术前缩小。有1例术后5个月在无明显诱因及前驱症状下发生了溃疡急性穿孔。这一手术开展的时间不长，如要评价其临床应用价值，尚需进一步实践，积累更多的病例。

（二）腹腔镜胃大部切除术

随着腹腔镜技术的进步，腹腔镜胃大部切除术已不存在技术上的障碍。但胃大部切除术已不作为消化性溃疡的常规治疗手段，而多用于治疗溃疡的并发症（出血、穿孔、梗阻、癌变）及难治性溃疡。腹腔镜胃大部切除术用于治疗溃疡病尚有争论，手术适应证也没有统一的标准，多数情况是依据手术医生的个人经验与腔镜手术技术的熟练程度。特别是在溃疡并发出血或穿孔急诊行胃大部切除手术时，需要迅速而简洁的术中处理，因此腹腔镜的应用尤其应该慎重。

（罗学来　杨传永）

参考文献

[1] 王吉耀. 内科学[M]. 北京：人民卫生出版社，2008：419－430.
[2] 萧树东. 中华胃肠病学[M]. 北京：人民卫生出版社，2008：350－370.
[3] 张艳春. 消化性溃疡的病因及药物疗法[J]. 中国医药指南，2011；9：48－49.
[4] 《中华内科杂志》编委会，《中华消化杂志》编委会，《中华消化内镜杂志》编委会. 急性非静脉曲张性上消化道出血诊治指南（2009，杭州）[J]，中华内科杂志，2009；48：891－894.
[5] 宋学镠. 腹腔镜行消化性溃疡急性穿孔修补手术的临床研究[J]. 中华普外科手术学杂志（电子版），2008；2：326－329，57－58.
[6] 抗血小板药物消化道损伤的预防和治疗中国专家共识组. 抗血小板药物消化道损伤的预防和治疗中国专家共识（2012更新版）[J]. 中华内科杂志，2013；523：264－284.
[7] Zhang S，Xu Z，Gao Y，et al. Bidirectional crosstalk between stress－induced gastric ulcer and depression under chronic stress [J]. PLOS ONE，2012；7：e51148.
[8] Schurlen M. Lonbg－term use proton pump inhibitors：who needs prophylaxis/[J]. Internist(Berl)，2013；54：366－372.
[9] Wison B，Babubhai PP，Sajeev MS，et al. Sustained release enteric coated tablets of pantoprazole：formulation，in vitro and vivo evaluation[J]. Acta Pharm，2013；63：131－140.
[10] Chen C，Shi Y，Zhang XP，et al. Risk factors associated with stress ulcer bleeding in postoperative rectal cancer patients [J].

Zhonghua Wei Chang Wai Ke Za Zhi,2012;15:1277 - 1281.

[11] Park CH,Son HU,Son M,et al. Protective effect of Acer mono Max sap on water immersion restraint stress - induced gastric ulceration[J]. Exp Ther Med,2011;2:843 - 848.

[12] Ji CX, Fan DS, Li W, et al. Evaluation of the anti - ulcerogenic activity of the antidepressants duloxetine, amitriptyline, fluoxetine and mitrazapine in different models of experimental gastric ulcer in rats[J]. J Pharmacol,2012;691:46 - 51.

[13] Farrell CP,Mercogliano G,Kuntz CL. Overuse of stress ulcer prophylaxis in the critical caresetting and beyond[J]. J Crit Care, 2010;25:214 - 220.

[14] Gupta R,Garg P,Kottoor R,et al. Overuse of Acid Suppression Therapy in Hospitalized Patients[J]. Southern Med J. 2010; 103:207 - 211.

[15] Amaral MC,Favas C,Alves D,et al. Stress - related mucosal disease:incidence of bleeding and the role of omeprazole in its prophylaxis[J]. Eur J Int Med,2010;21:386 - 388.

[16] Napolitano L. Refractory peptic ulcer disease. Gastroenterol[J]. Clin North Am, 2009;38: 267 - 288.

[17] Wong GL, Wong VW, Chan Y, et al. High incidence of mortality and recurrent bleeding in patients with Helicobacter pylori - negative idiopathic bleeding ulcers[J]. Gastroenterology, 2009;137:525 - 531.

[18] Hemmer PH, de Schipper JS, van Etten B,et al. Results of surgery for perforated gastroduodenal ulcers in a Dutch population [J]. Dig Surg, 2011;28:360 - 366.

[19] Hunt RH, Yuan Y. Acid - NSAID/aspirin interaction in peptic ulcer disease[J]. Dig Dis, 2011;29:465 - 468.

[20] Tsoi KK, Chiu PW, Chan FK,et al. The risk of peptic ulcer bleeding mortality in relation to hospital admission on holidays: a cohort study on 8,222 cases of peptic ulcer bleeding[J]. Am J Gastroenterol,2012;107:405 - 410.

[21] Milosavljevic T, Kostié - Milosavljevié M, Jovanovié I, et al. Complications of peptic ulcer disease[J]. Dig Dis,2011,29:491 - 493.

[22] Lundell L. Acid secretion and gastric surgery[J]. Dig Dis,2011;29:487 - 490.

[23] Mohammad HF, Mohammab A, Roja R. Role of dietary polyphenols in the management of peptic ulcer [J]. World J Gastroenterol, 2015; 21:6499 - 6517.

[24] Lijinak, Kanno T, Koike T, et al. Helicobacter pylori - negative,non - steroidal anti - inflammatory durg:Negative idiopathic ulcer in Asia[J]. World J Gastroenterol,2014;20:706 - 713.

[25] Chung WC, Jeon EJ, Kim DB, et al. Clinical characteristics of Helicobacter pylori - negative drug - negative peptic ulcer bleeding [J]. World J Gastroenterol,2015;21:8636 - 8643.

[26] Kim HU. Diagnostic and treatment approaches for refractory peptic ulcer [J]. Clin Endosc,2015;48:285 - 290.

第十九章 胃癌鉴别诊断与治疗

第一节 概 述

胃癌是最常见的恶性肿瘤之一。世界上胃癌发病率约17.6/10万,我国属高发区,年平均死亡率约20.9/10万。近年来,在世界范围内,胃癌的发病率有明显下降的趋势。可能与饮食结构、饮食卫生和食物储藏保存方法的改变有关。在我国部分地区如东北和某些大城市也有下降趋势。本病发病率和死亡率男性皆高于女性,约2:1。任何年龄皆可发病,40~60岁居多,平均年龄48岁。30岁以下胃癌则女性多于男性。

胃癌的病因和发病机制尚未阐明,大量研究资料表明胃癌病因和发病机制非常复杂,是一个由多种外界致癌因素作用于有缺陷的机体,或在某种遗传的背景上,对致癌物呈特异性反应,经过长时期、多步骤而形成的恶性疾病。有人认为胃癌发病年龄虽在中年居多,但致癌作用在青春发育期已经发生。归纳起来可能的致癌因素大致有如下几个方面:①环境致癌因子如N-亚硝基化合物;幽门螺杆菌(helicobacter pylori,HP)感染作为启动因子作用于癌变的起始阶段以慢性活动性胃炎-慢性萎缩性胃炎-肠化-不典型增生-胃癌的模式发展;食用发霉食物中的真菌;血吸虫病;其他因素尚有社会、心理和饮食行为及习惯、高盐饮食、吸烟、摄入微量元素(铬、钴、硒、铜、锰等)的含量和比例发生变化等。②内在因素包括遗传因素和基因变异,细胞凋亡和增殖的失调,免疫功能紊乱,神经内分泌紊乱等。③疾病因素包括慢性萎缩性胃炎、胃溃疡、胃息肉、残胃和肥厚性胃炎等。

胃的任何部位皆可发生胃癌,胃窦部最常见(48.8%~52.5%),大弯、小弯、前壁、后壁皆可受累,其次是贲门部(16.1%~20.6%),胃体部和累及全胃者相对较少(7%~16.6%)。胃癌发病起始于黏膜腺体颈部和胃小凹底部干细胞,多为单中心发生,少数为多中心发生。后者也多因相距不远逐渐发展融合成一个癌灶,偶形成双癌。癌灶逐渐发展,同时向水平方向和深层浸润和扩散,逐渐累及胃壁各层甚至周围脏器,也可通过多种途径转移。病期早晚对疗效和预后的影响很大。

胃癌是一个恶性度较高的癌瘤。其相对自然病程平均约13个月,50%以上病例在一年内死亡。30年来随着内镜技术和医学影像技术的不断发展,以及对胃癌的基础研究不断深入,早期诊断率提高、手术方法得到改进,手术适应证选择更趋合理,而且多种辅助治疗如化疗、生物学治疗、放疗等也不断改进,使以手术为核心的综合治疗方案更加完善。目前胃癌5年生存率已达65%~70%,早期胃癌10年生存率可达95%。在我国条件好的大医院已接近最好水平,但多数地区有待提高。

第二节 胃癌鉴别诊断

胃癌早期症状和体征不明显,进展期症状也缺乏特异性,有时因转移和并发症的症状及体征使病情复杂多变,需与多种疾病相鉴别。

一、胃癌局部病灶的鉴别诊断

某些胃部良性疾病如胃溃疡、胃息肉、慢性萎缩性胃炎等常需与胃癌鉴别。这些疾病病史较长,症状反复发作,药物治疗常常有效,内镜检查和活检常能做出正确诊断。值得注意的是,这些疾病也是胃癌的癌前疾病,慢性萎缩性胃炎病史长短和严重程度与胃癌的发生率有关,胃癌发生率为2%~10%。胃息肉中,少见的腺瘤型和绒毛型胃息肉癌变率可达15%~40%,而最常见的增生型息肉仅1%。巨大胃黏膜皱襞症(Menetrier病)癌变率约为10%。胃溃疡的癌变问题历来认识不统一。一般认为其癌变率为1%~6%,多数认为与溃疡边缘黏膜肠化或异型增生有关。对于这些癌前疾病,特别是活检病理发现中重度不典型增生者,需要定期内镜检查随访。早期胃癌有时与重度不典型增生的鉴别发生困难,有时在重度不典型增生的病灶中可能存在小的癌灶,一些特殊检查如染色胃镜、放大内镜等结合内镜下黏膜切除活检病理检查可提高识别能力。仍不能确定者可缩短随访间隔,高度可疑癌变者,手术切除也不是不可取的。

溃疡型胃癌有时病变较小或较浅,常需与良性溃疡鉴别,内镜下良性溃疡与恶性溃疡的鉴别要点见表19－1。

表19－1　内镜下良性溃疡与恶性溃疡的鉴别要点

项目	良性溃疡	恶性溃疡
形态	规则的圆形或椭圆形	多不规则
界限	清楚	不明显,呈锯齿状或鼠咬状
边缘	平滑,常柔软,肿胀	不平滑有结节,僵硬
底部	平滑,白色或黄白色苔覆盖	凹凸不平,小岛状突起,污秽苔
出血	多无出血,有时可见血痂	多有渗血
周围黏膜	轻度充血水肿,皱襞向溃疡集中	苍白暗红,皱襞中断,杵状增厚等,常有黏膜萎缩

一些少见的胃部良性疾病,如胃结核、间质性胃炎、胃平滑肌瘤、血管瘤等间质性良性肿瘤、胃壁内异位胰腺、胃嗜酸性肉芽肿等常因消化不良症状和某些并发症而行胃镜检查,多数胃镜下可见病灶但活检病理未能发现癌细胞,此时应特别慎重。短期内复查胃镜,深凿式活检时可奏效,B超内镜检查,必要时需手术探查,术中快速活检以明确诊断。

胃部某些其他恶性疾病,如胃恶性淋巴瘤、平滑肌肉瘤、胃浆细胞瘤常因瘤体大误认为晚期胃癌而放弃手术,失掉恰当治疗的机会。此类肿瘤好发于胃体部,胃镜下可见巨大黏膜皱襞上有出血糜烂、溃疡等,B超内镜检查、深凿式活检病理检查有益鉴别,但多数病例需手术及冰冻切片病理检查确诊。

二、胃癌转移病灶的鉴别诊断

胃癌及其临近脏器的转移常需与邻近脏器如胰腺、胆囊、肝脏、横结肠等的疾病鉴别。慢性胰腺炎常有上腹疼痛和因消化不良造成的消瘦而疑为胃癌。B超、CT、内镜、逆行胰管造影和必要的胰腺内外分泌功能检查常可鉴别。胰腺体部癌常出现上腹部疼痛,但胰腺癌多为持续性疼痛,病情发展较快。有时胃癌累及胰腺也常使病情复杂化,皆需B超、CT、内镜和逆行胰管造影等协助诊断。横结肠癌有时引起上腹痛,甚至可有上腹部肿块,可能与胃癌混淆。只要提高警惕,根据可能性大小先后进行结肠镜和胃镜检查,多数能够鉴别。值得注意的是胃癌可以累及横结肠,横结肠癌有时也可累及到胃,应加以鉴别。

胃癌常可出现腹水,需与肝硬化腹水、结核性腹膜炎或其他脏器的恶性肿瘤所致腹水鉴别。胃癌等恶性肿瘤所致腹水可以是渗出液,也可是漏出液,也可介于渗漏之间;有时可找到瘤细胞以及其他“恶性征象”;Krukenberg瘤腹水量大,阴道或肛门指检可发现肿大卵巢,须与麦格综合征鉴别;鉴于此时胃部肿瘤多数已届晚期,通过内镜、X线检查等手段发现原发的胃癌病灶多不困难。

胃癌远处转移常引起其他脏器的症状,如肺转移可以出现呼吸困难、咳嗽、咯血等;肝转移可出现黄疸等;少数因脑转移出现神经系统症状等。而转移初期常可以无症状,因此,已确诊胃癌的患者皆须提高警惕。也有少数患者以转移病灶症状就诊,则须与这些脏器的其他疾病相鉴别。及时进行胸片、B超和CT等检查是必要的,胃癌转移病灶常常是多发性的,尽快发现原发病灶是确诊的关键。

三、胃癌并发症的鉴别诊断

胃癌常见并发症有出血、幽门梗阻、穿孔、粘连、脓肿形成和瘘管形成等,常常是初次就诊的原因。此时,往往胃部疾病的诊断尚未确立,而这些并发症较为严重,可给诊断和治疗措施的实施带来困难。应该慎重考虑患者状况、疾病情况,及时准确采取诊断和治疗措施。有时急诊开腹探查可能成为第一选择。对于条件允许的患者,应尽可能进行内镜、B超或CT检查,待诊断明确后,甚至择期进行手术治疗较好。

四、胃癌伴癌综合征的鉴别诊断

有些胃癌可以分泌某些特殊激素或具有某种生理活性的物质而引起某些特殊的临床表现称为伴癌综合征。以下几种则相对多见:①皮肤综合征:胃癌有时可出现皮肤损害或临床表现,如黑棘皮病、皮肌炎、皮肤瘙痒、脱皮样红皮病以及Bowen病(皮肤或黏膜上出现一个或几个界限明显的鳞屑样结痂,与牛皮癣或湿疹相似)等。②神经综合征:包括多发性神经炎伴感觉异常,肾上腺皮质激素治疗有效。精神症状和小脑变性而出现眼球震颤,上肢受累,带状疱疹等。③心血管和血栓-栓塞综合征:如复发性血栓性静脉炎抗凝药无效。非细菌性血栓性心内膜炎伴多器官梗死。④血液病综合征:包括类白血病反应,常提示肿瘤散播。嗜酸粒细胞增多症,与癌细胞分泌的一种嗜酸性细胞趋化因素(ECF-Ca)有关。癌侵犯骨髓时出现贫血和周围血不成熟细胞,淋巴细胞性类白血病反应,血小板增多,血管内凝血和纤维蛋白增多症。⑤内分泌-代谢综合征:如Cushing's综合征,系因为胃癌内存在异位ACTH分泌而引起,类癌综合征、低血糖综合征也偶有发生。⑥其他尚有肾病综合征,蛋白丢失伴低蛋白血症。胃癌伴癌综合征有如下特点:①这些综合征可以与胃癌同时发生,但也可在其发病前或发病后发生;②这些综合征随胃癌的发展而加重,胃癌及其转移灶被清除或经治疗明显减小时,这些综合征也消失或明显减轻。但要注意如下三点:①胃癌可以出现伴癌综合征,但不是所有胃癌皆有;②这些伴癌综合征可以发生在胃癌,也有时伴随于或继发于其他肿瘤,因此如果经过胃肠道检查或手术探察否定胃癌时,尚须做相应的检查,如胰腺、胆囊、肺、肾、胃肠道其他部分,以免漏诊其他部分的恶性肿瘤;③这些综合征也可以是完全独立的疾病,不伴有癌症而由其他原因或不明原因所引起,此时不应称为伴癌综合征。伴癌综合征有时出现在胃癌诊断之前,应提高警惕,内镜检查十分必要。

第三节 胃癌TNM分期与整体综合治疗方案的规范化

一、胃癌的TNM分期

胃癌的合理分期对于指导选择合理的治疗方案十分重要,自1977年美国癌症联合委员会(AJCC)发布TNM(Tumor-Node-Metastasis)分期第1版以来,TNM分期一直是指导胃癌临床分期的主要方法之一。2010年1月1日起AJCC又颁布了第7版的TNM分期标准,新版的分期标准中对肿瘤浸润、淋巴结转移等进行了新的判定:

原发肿瘤(T):

Tx 原发肿瘤无法评估

T0 无原发肿瘤证据

Tis 原位癌,上皮内肿瘤,未侵及固有层

T1 肿瘤侵犯固有层、黏膜肌层或黏膜下层

T1a 肿瘤侵犯固有层或黏膜肌层

T1b 肿瘤侵犯黏膜下层

T2 肿瘤侵犯固有肌层

T3 肿瘤穿透浆膜下结缔组织,而尚未侵犯脏腹膜或邻近结构

T4 肿瘤侵犯浆膜(脏腹膜)或邻近结构

T4a 肿瘤侵犯浆膜(脏腹膜)

T4b 肿瘤侵犯邻近结构

区域淋巴结(N):

Nx 区域淋巴结无法评估

N0 区域淋巴结无转移

N1　1~2个区域淋巴结有转移

N2　3~6个区域淋巴结有转移

N3　7个或7个以上区域淋巴结有转移

N3a　7~15个区域淋巴结有转移

N3b　16个或16个以上区域淋巴结有转移

远处转移(M):

M0　无远处转移

M1　有远处转移

TNM分期:

0期:TisN0M0

ⅠA期:T1N0M0

ⅠB期:T2N0M0,T1N1M0

ⅡA期:T3N0M0,T2N1M0,T1N2M0

ⅡB期:T4aN0M0,T3N1M0,T2N2M0,T1N3M0

ⅢA期:T4aN1M0,T3N2M0,T2N3M0

ⅢB期:T4bN0M0,T4bN1M0,T4aN2M0,T3N3M0

ⅢC期:T4bN2M0,T4bN3M0,T4aN3M0

Ⅳ期:TxNxM1

二、胃癌整体治疗方案的规范化

胃癌治疗的理想目标是彻底清除体内原发和转移病灶,治愈并发症,恢复机体正常功能状态,最大限度地延长寿命,提高生活质量;尽力去除病因,防止复发。当前,只有早期发现、早期诊断、早期治疗才能最大限度地实现这一疗效目标。

在胃癌治疗的全过程中,始终要对肿瘤、机体和所选疗法三者关系予以正确估价。要注意到肿瘤的病理类型、生长、转移状况等生物学特性,也要注意机体免疫状况和全身状况,更要正确估计治疗对肿瘤和机体两方面的近、远期影响。及时进行以手术切除为核心结合化疗、放疗、中医中药和生物学疗法等综合措施以改善胃癌预后。延误治疗时机,手术过小、过大,不恰当的化疗、放疗和生物学治疗等不仅达不到治疗目的,反而会带来不良后果。

近年来,随着非手术疗法的进步,如靶向治疗、多细胞治疗等疗法的开展,人们提出新辅助治疗、转化治疗、多细胞治疗等治疗模式,使进展期胃癌乃至晚期胃癌以手术为核心的综合治疗已经取得较大的进步。

1.早期胃癌(0期、ⅠA期、ⅠB期)　应以根治性手术为主。其中0期和ⅠA期可以行单纯性根治性切除(D2),5年生存率100%,10年生存率95%;ⅠB期原发癌灶或淋巴结已有一定扩散,术后辅以内科治疗为宜。

2.中期胃癌(ⅡA期:T3N0M0,T2N1M0,T1N2M0)　以根治性手术为主,辅以内科治疗,5年生存率约65%。

3.进展期胃癌(ⅡB期、ⅢA期)　虽以根治性手术为主,但手术范围常需扩大,如联合脏器切除或广泛淋巴结清扫。癌细胞残留的机会大增。术后更应加强内科治疗。5年生存率仅25%~40%。新辅助内科治疗往往可以提高疗效。

4.晚期胃癌(Ⅳ期)　多数病例已不能切除原发或转移病灶,部分病例可行姑息性手术,以内科治疗为主。

第四节 胃癌外科治疗

一、手术类型及适应证

(一)根治性切除术

是指将胃癌的原发病灶连同部分胃组织及其相应的区域淋巴结一并切除,无任何肿瘤组织残留的手术。实施该手术的主要条件有:①无肝脏及腹膜转移;②无其他远处转移;③原发肿瘤未广泛侵及邻近脏器;④无12~16组淋巴结转移。

1. 根治性手术　①恰当的胃切除范围和邻近脏器切除,确保切断端没有肿瘤组织残留;②合理清除胃周淋巴结,杜绝转移癌灶残留;③满足胃肠道重建的需要。

2. 胃切除范围　切除范围应根据肿瘤浸润的范围、深度和肿瘤的部位而定。关键问题是防止断端癌细胞残留。根据胃癌发生部位、大小,侵犯胃壁深度,肿瘤组织学分型和生物学行为等决定对病变的切除范围,施行规范化的手术,有助于减少断端癌残留。

研究证实,幽门环的完整性具有一定的防癌屏障作用。近幽门部癌多数是在浆膜受累后沿浆膜下越过幽门环,通过淋巴管向十二指肠生长蔓延。故胃下部癌如有浆膜浸润,十二指肠切断缘距肿瘤边缘应 >4 cm,或切除十二指肠第一段。如无浆膜浸润,其切缘也不应 <3 cm,以杜绝十二指肠断端癌残留。而贲门部缺少类似屏障结构,因此,胃上部癌一般是沿黏膜或黏膜下直接向食管下端浸润扩散,且食管与胃交界处淋巴结组织丰富,黏膜肥厚,故更易向上浸润。所以胃上部癌累及食管的机会较多,发生也早,断端残留概率较大。食管切断缘距肿瘤边缘应在5 cm以上。不同类型的胃癌,病期早晚不同,切除距离也不尽一致,但应以吻合时无牵张为宜。造成断端癌残留常与麻醉、切口选择、手术野暴露、手术操作、手术方式等多种因素有关,其中切断缘与肿瘤边缘的距离不足最为关键。术中自然光线下仔细观察切除标本,或用10%甲醛溶液浸泡,必要时采用冷冻切片等对保证上下断端“干净”,防止和及时发现断端癌残留可起到重要作用,一旦发现癌残留,应及时扩大切除范围。

3. 淋巴结清扫范围　胃癌多数有胃周围淋巴结受累,特别是进展期胃癌,胃周围淋巴结受累不可避免。在根治性手术中,彻底清除受累淋巴结是防止胃癌复发,提高治愈率的一个十分重要的环节。

对胃癌根治术中淋巴结清除范围以Dn表示。一般分为D0、D1、D2、D3、D4五类,D0不做胃周围淋巴结清扫;D1是将第1站淋巴结(N1)及所属各组淋巴结全部清除的;同样,D2、D3、D4是清除了全部第2站(N2)、第3站(N3)、第4站(N4)所属各组淋巴结。

目前进展期胃癌淋巴结清扫主要有三种:①以美国为代表的北美主张D0手术,即胃大部切除,表现在美国的INT0116研究中,D0切除占54%,D1切除占36%,D2切除占10%。②在欧洲,D1手术在很长的时期都是胃癌的主要术式,表现在欧洲的MAGIC研究中,59%的患者接受了D1或D0手术,41%的患者接受了D2。③以中日韩为代表的D2手术,目前被公认为标准的胃癌根治术。而在日本,D2+腹主动脉旁淋巴结清扫(D2+PAND)被广泛应用,也被称作D4根治术。长期以来,胃癌的合理淋巴结清扫范围,东西方一直存在严重争议。以日本为代表的亚洲国家的外科医生认为,手术清扫的淋巴结范围越大,患者预后越好。而西方国家的外科医生认为,淋巴结转移仅是胃癌发生转移的一个标志,预示着肿瘤系统性的广泛播散以及有着较差的预后,没有证据表明D2淋巴结清扫可以明显提高患者远期生存时间。国内有研究数据显示,对于胃周围淋巴结阴性的患者,D2与D1比较无生存优势;但对于胃周围淋巴结有转移的患者,D2手术可以显著提高患者的远期生存时间。但从最新的2015版《胃癌NCCN指南》和《日本胃癌规约》来看,D2已被公认为是进展期胃癌的标准根治术。而日本的JCOG9501研究,比较了D2根治术与D2+PAND根治术,研究包括523例患者,D2根治组263例,D2+PAND根治组260例,结果显示术后并发症发生率D2根治组为20.9%,D2+PAND根治组为28.1%,无统计学差异;术后5年生存率D2根治组为69.2%,D2+PAND根治组为70.3%,同样没有统计学差异,因此结论认为尽管D2+PAND根治术与D2根治术在手术安全性上无差异,但是其并不能提高进展期胃癌患者的生存率。

胃部不同部位的肿瘤，淋巴结清扫的范围也不同。第14版《日本胃癌规约》就标准胃癌淋巴结清扫（D2）范围进行了界定：①远端胃癌D2根治术淋巴结清扫范围包括No1、No3、No4 sb、No4 d、No5、No6、No7、No8a、No9、No11p、No12a等11组淋巴结；②全胃切除淋巴结清扫范围包括No1、No2、No3、No4 sa、No4 sb、No4 d、No5、No6、No7、No8a、No9、No10、No11p、No11 d、No12a等15组淋巴结；③近端胃次全切除淋巴结清扫范围只限定了D1和D1+，D1淋巴结清扫范围包括No1、No2、No3、No4 sa、No4 sb、No4 d、No7等7组淋巴结；D1+淋巴结清扫范围包括No1、No2、No3、No4 sa、No4 sb、No4 d、No7、No8a、No9、No11p等10组淋巴结。

有研究显示，我国D2手术平均淋巴结检出只有25枚，虽然多于《胃癌NCCN指南》要求的15枚，但明显低于韩国的45枚。为了提高胃周围淋巴结的检出率，准确识别淋巴结十分重要，多年来国内外学者做了大量工作。日本学者获原、高桥等研制了具有吸附抗癌药物功能的微粒子活性炭（CH-40），在术中用细针注入胃局部所属淋巴结，该药用炭能迅速沿淋巴管向附近淋巴结及腹主动脉周围等远隔淋巴结移行，染黑的淋巴结是进行清除的良好标志。对远端胃癌行根治术时，可从胃大弯淋巴结右群（4 d）注入CH-40，必要时可从肝总动脉干前上部淋巴结（8a）注入。注入量不要过多，以免染黑手术野（图19-1，图19-2）。

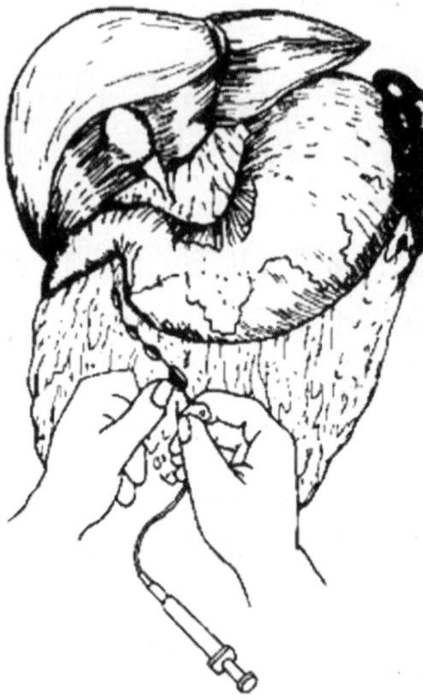

图19-1　胃所属淋巴结染黑

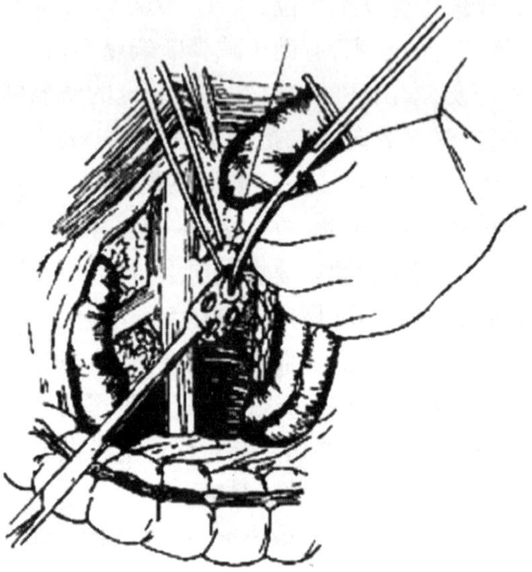

图19-2　腹主动脉周围淋巴结染黑

国内学者陈海宁采用纳米碳浆膜下注射，作为示踪剂。与对照组比较，可明显提高淋巴结的检出率（30.2% vs. 22.5%，$P<0.05$）；通过纳米碳标记后，检出淋巴结的碳染率达到74.6%。

4. *腹腔镜下胃癌根治术*　随着医疗电子信息技术的进步和医疗设备、器械的革新，内镜技术从最初的硬质光学内镜发展到现在的电子内镜，高度清晰和色彩逼真的图像使电子内镜技术广泛用于临床，内镜技术已广泛用于胃癌治疗中，其具有代表性的是腹腔镜胃癌根治术。腹腔镜手术具有定位准确、创伤小、视野好、能最大限度地保护正常组织器官功能，已成为肿瘤综合治疗中不可缺少的重要内容。自1994年日本学者Kitano等实施了首例腹腔镜远端胃大部切除术治疗早期胃癌，自此开启了腹腔镜治疗胃癌的新篇章。特别是近二十年，腹腔镜胃癌根治术（包括腹腔镜辅助远端胃癌根治术和全腹腔镜胃癌根治术）发展迅速，已广泛应用于早期胃癌，随着腹腔镜根治术的不断成熟以及腹腔镜仪器的不断革新，腹腔镜根治术逐渐在进展期胃癌患者中得以应用，但未来腹腔镜根治术能否成为胃癌治疗的标准术式，还需要规范手术操作，观察有效性、安全性以及远期疗效的多中心随机对照研究验证。

5. *机械人手术系统（达芬奇手术系统）在胃癌根治术中的应用*　自Hashizume等首次报道机器人辅助胃切除术以来，达芬奇手术系统凭借清晰三维成像系统和精细、灵活、稳定的仿真器械，克服了传统腹腔镜手术二维图像、反向操作及辅助小切口下暴露不佳等缺点，逐渐被应用于胃癌手术治疗中。2010年3月第三军医大学附属西南医院普通外科中心在国内率先成功开展了达芬奇机器人辅助胃癌根治术。机器人技术与传统腹腔镜技术相比，机器人手术系统为外科医生提供了一个放大10~15倍的高清晰三维成像系统，使外科医生更容易识别细小的解剖结构，极大地降低了胃周淋巴结清扫难度。另一个优点是视图系统的稳定性,因为它是由机械臂控制,可滤过震颤。此外,它还具备7个方向自由度的仿真手腕来模仿人手在腹腔内动作,极大地改善了外科医生操作的灵活性,适于在狭窄空间内行广泛的D2淋巴结清扫。同时机器人医师操作台能够减少人体工程学的不适,为外科医生提供一个舒适的位置。一些临床试验证明,机器人系统能够提高外科医生在复杂解剖和缝合技术上的临床技能。同时,机器人手术学习曲线更短,有经验的外科医生能够直接由开腹转移到机器人手术,而无须中间腹腔镜手术学习过程,尤其是在根治性全胃和淋巴结清扫上,这可能是由于机器人手术系统的更易操作性和适应性。Woo等报道目前病例数最大宗的机器人手术系统辅助胃癌根治术,236例早期胃癌患者接受胃癌手术,与591例接受传统腹腔镜手术比较,机器人手术中出血少(91.6 ml vs. 147.9 ml, $P=0.002$),但手术时间较长(219.5 min vs 170.07 min, $P<0.01$),获取淋巴结数目及术后住院天数均无明显差异。总之,机器人系统辅助胃癌根治术的技术优势在于D2淋巴结清扫彻底性和体内消化道重建简便性,尤其是在全胃切除术。但由于其整套设备价格昂贵、手术费用较高,目前仍未得到广泛开展。

2. *姑息性手术*　胃癌在确诊时如已为时过晚,有广泛的脏器浸润,或有广泛转移不能行根治性手术时,应争取行姑息性手术,以提高综合疗法的疗效,减轻患者痛苦,延长生命。姑息性手术大致可分为姑息性胃切除术和转流改道手术。

(1)姑息性胃切除术:是指肿瘤浸润广泛和/或转移病灶扩散,虽行原发癌灶及转移灶切除,但肯定有残留或可能残留者。姑息性手术胃切除的范围可以较根治性手术小些(3/4),少数也可切除全胃的4/5甚至全胃,胃周淋巴结的清扫不求彻底。消化道重建方式力求简便。

(2)转流改道术:晚期胃癌有梗阻症状时,为解除梗阻或解决营养问题可行改道术。如幽门梗阻可行梗阻近端胃与空肠吻合术,解除梗阻症状,保证胃肠内营养供给。

(3)姑息性手术的临床意义:胃癌姑息性手术是在不能行根治术时实施,可延长生存期,2年生存率达15%,有报道,如仅有断端癌残留者5年生存率可达15%~30%。改道术能改善症状,提高生存期生活质量。此外,姑息性手术可减轻癌负荷,改变机体与癌的比势等,将在不断发展和改善的胃癌综合疗法中发挥重要作用。

二、手术疗法的临床应用

(一)早期胃癌(EGC)

1. *手术治疗*　应根据癌灶的部位、大小、数目及分布情况来确定。胃下部癌可行定型的远端胃大部切除术,癌灶侵及胃体中上部时,尚应扩大切除范围,可行胃次全切除术。胃上部癌可行近端胃大部切除术或全胃切除术。少数病变广泛或不同部位生长的多发性癌宜行全胃切除术。

一般早期胃癌切端距肿瘤边缘应>3 cm,如肿瘤边缘不清,切端距边缘距离应更远些,以5 cm为宜。浅表扩散型占早期胃癌21%~25%,其病变广泛,黏膜受累范围大,几乎无界限,术中探查难以估计,一般行全胃切除。多灶型占早期胃癌的10%~30%,是指各癌灶间有正常黏膜,副癌灶不是由主癌灶蔓延而来,主副癌灶可相隔很近也可相隔很远,多数病例为2个病灶,少数可有3~4个,甚至更多癌灶。可同时伴发反应性淋巴增生或异型上皮增生、萎缩性胃炎、溃疡、糜烂及息肉等。并且早期胃癌多数病灶小或微小,形态不明显,有时与正常黏膜和胃良性病变不易区别,从而导致诊断困难,易漏诊漏切。所以早期胃癌的术中常规探查要认真细致,不能满足于一个病灶的诊断,细心地观察整个胃腔内黏膜层的变化,必要时作冷冻切片检查,以防止漏切或胃切除范围过小。

2. *内镜下治疗*　早期发现是治疗的关键,EGC可在内镜下得到根治,文献报道其5年生存率可达90%以上。

3. *经腹腔镜手术治疗*　腹腔镜胃癌根治术在治疗EGC方面具有手术侵袭性小、术中出血少、术后住院时间短、术后康复快等优点,在疗效方面,文献报道ⅠA、ⅠB,Ⅱ期EGC,腹腔镜与开腹手术具有相同的肿瘤根治效果,其5年无瘤生存率均无统计学差异。因此,日本胃癌协会于2004年首次将腹腔镜早期胃癌手术作为胃癌根治术的标准术式之一,我国也于2007年在中华医学会《腹腔镜胃癌手术操作指南》中首次将腹腔镜手术作为治疗EGC的主要方法,目前腹腔镜手术治疗EGC已得到广泛应用。日本学者大上正裕等提出经腹腔镜早期胃癌切除术的适应证:①术前确诊为黏膜癌;②25 mm以下的隆起型病变(Ⅱa);③15 mm

以下的凹陷性病变(Ⅱc);④位于胃体上部或贲门管 10 mm 以上病变,经 EMR 完全切除有困难者。腹腔镜胃癌根治术有三种手术方式:腹腔镜辅助远端胃切除术、腹腔镜辅助近端胃切除术和腹腔镜辅助全胃切除术。根据病灶的部位选择合理的手术方式,但是不论采取何种术式,对于 EGC 均要求切缘距离肿瘤 2 cm 以上。至于腹腔镜下淋巴结清扫范围,不同的学者对于早期胃癌是否需要行淋巴结清扫这个问题还有争议,有学者认为直径 <3 cm、浸润深度 <0.3 mm 的黏膜下癌没有淋巴结转移,不需做清扫。也有学者指出只有直径 >2.5 cm 的高分化黏膜下癌和直径 >1.5 cm 的未分化黏膜下胃癌才需行 D2 淋巴结清扫。

腹腔镜局部胃切除术:包括腹腔镜下胃楔形切除术(laparoscopic wedge rsection, LWR)和腹腔镜下胃内黏膜切除术(intragastric mucosal resection, IGMR)。1990 年日本 Ohashi 报道了首例 IGMR,1992 年日本 Ohgami 报道了首例 LWR 之后,这两种术式选择主要取决于病变部位,LWR 适合胃前壁、胃大弯和小弯侧病变,IGMR 适合后壁和临近贲门、幽门病变。这两种术式仅仅是局部切除,因此其适应证相对较严格:癌肿仅浸润黏膜层、无淋巴结转移、非溃疡浸润性、估计 EMR 有困难者、隆起病变直径 <25 mm 或凹陷型病变直径 <15 mm。由于 ESD 的发展,LWR 和 LGMR 的病例数正在逐年减少。

(二)进展期胃癌

1. *可根治性进展期胃癌手术治疗*　肿瘤累及肌层和浆膜但无邻近脏器浸润(T3 ~ T4),虽有局部淋巴结转移(N1 ~ N2)但无远处转移(M0),或虽有邻近脏器浸润(T4)但无局部淋巴结和远处转移(N0M0),进展期胃癌可以考虑行根治性手术。目前认为胃癌 D2 根治术是治疗进展期胃癌的标准术式。近年来,国内外关于腹腔镜手术治疗进展期胃癌的研究越来越多,腹腔镜下良好的视野和解剖层次感是淋巴结清扫的关键,腹腔镜有效的放大作用能够显示更为精细的血管、神经及筋膜等结构,有利于术者寻找特定的筋膜间隙、进行血管鞘内的淋巴结清扫。另外,超声刀具有良好的切割、止血作用,且具有对周围组织损伤轻的特点,可以完全裸露血管。因此,腹腔镜手术在血管根部进行结扎和淋巴结清扫方面具有一定优势。有研究表明,腹腔镜胃癌根治术和传统开腹手术在治疗进展期胃癌的疗效比较,腹腔镜具有术中出血量少、术后恢复速度快、术后并发症发生率低。同时,在清扫淋巴结数目和各 TNM 分期生存率方面无差别。

2. *不可根治性胃癌的手术治疗*　对于胃癌已有邻近脏器浸润(T4)和/或远处转移(M1),已无法手术治愈的病例,可行姑息性手术治疗。其目的是延长患者带瘤生存时间,改善生活质量。如全身情况允许,应尽量多地切除原发病灶、转移淋巴结和部分切除受累的脏器,这样可以减少肿瘤体积,减轻肿瘤负荷,减少肿瘤浸润,提高术后放疗、化疗等综合治疗的疗效。对于有梗阻症状又无切除可能则行改道分流手术,改善患者生活质量。

(三)远处转移灶的手术治疗

1. *胃癌腹膜转移的手术治疗*　在初诊胃癌患者中,大约 14% 伴有腹膜转移,而在晚期胃癌患者中腹膜转移比例高达 39%~43%,胃癌术后复发的患者中更高达 45%。胃癌伴腹膜转移的患者预后极差,中位生存时间为 4 ~6 个月。而胃癌腹膜转移可导致肠梗阻,大量恶性腹水等并发症,是胃癌患者死亡的主要原因。治疗上以全身化疗、腹腔灌注化疗和靶向治疗等非手术治疗为主;对于胃癌伴腹膜转移且无肝脏等其他脏器及远处淋巴结转移的患者,身体条件允许的情况下,可以行肿瘤细胞减灭术联合腹腔热灌注化疗。

2. *胃癌肝转移的手术治疗*　肝脏是胃癌血行转移的第一靶器官,胃癌肝转移的总体发生率可达 4%~14%。胃癌肝转移预后差,中位生存期不足 6 个月,5 年生存率低于 10%。不同于结直肠肝转移,胃癌肝转移存在手术切除率低,术后复发率高的特点,有 2/3 的患者 2 年内在肝内复发或远处转移。由于年龄,胃癌原发灶的部位,浸润深度,分化程度,淋巴结转移,脉管癌栓,肝转移灶数目、分布、大小情况等原因,在治疗上,目前对于胃癌肝转移还没有标准的治疗方案。依据病情可行胃癌肝转移的根治性手术、胃癌肝转移的姑息性切除手术或胃癌姑息性切除联合肝动脉化疗栓塞。

第五节　胃癌内科治疗

一、胃癌化学治疗

在胃癌整体综合治疗中,化学药物治疗(化疗)是最重要的辅助疗法之一。对无法施行根治手术的患者则是主要手段。20 世纪 60 年代，应用氟尿嘧啶（5 - fluorouracil，5 - FU）治疗胃癌被认为是现代胃癌化疗的开端，随后第一代多个以蒽环类、5 - FU 和/或顺铂（cisplatin，DDP）为基础的化疗方案逐渐应用于临床，其中以 FAM（氟尿嘧啶，多柔比星，丝裂霉素）与 FUP（氟尿嘧啶，顺铂）方案影响广泛。胃癌化疗从单药到多药联合应用、从术后给药到术前给药，用药方案和用药时机也在不断更新。

（一）新辅助化疗

1. 概念的提出　新辅助化疗（neoadjuvant chemotherapy，NCT）指手术治疗前给予的全身性化疗。是由 Frei 于 1982 年首先提出这个新理念，NCT 是指在恶性肿瘤局部治疗、手术或放疗前给予局部或全身 2 个疗程的正规化疗，以降低肿瘤分期，达到 R0 切除。NCT 最初主要用于治疗晚期乳腺癌，后有发现该方案有助于控制胃癌病变、减少淋巴结受累、实现进展期胃癌 R0 切除的效果。

2. 适应证　局部进展期Ⅱ、Ⅲ期以及部分Ⅳ期胃癌且术前相关检查均证实无远处转移、无手术及化疗禁忌证者。

3. 优势　①患者术前有更好的一般健康状况，可以予以全化疗剂量；②尚未因手术破坏的血液供应和淋巴血管结构能够在化疗破坏肿瘤细胞的过程中起重要作用；③对于不能根治的胃癌，可以通过术前化疗使原发肿瘤缩小能够达到更高的 R0 切除率；④微小转移灶可能在早期得到治疗；⑤肿瘤灭活能减少腹腔肿瘤播散转移可能；⑥术前化疗提供了体内测试治疗方案敏感性的机会；⑦最终的术后治疗方案可根据术前治疗的个体反应进行调整。

一项旨在研究新辅助化疗的 EORTC 40954 研究，仅有局部进展期胃癌或食管胃连接部腺癌患者被纳入，共入组 144 例，每组 72 例，新辅助化疗组术前化疗方案使用顺铂、亚叶酸和 5 - FU（PLT 方案），手术遵循严格 D2 淋巴结清扫。结果显示新辅助化疗组的 R0 切除率更高，淋巴结阳性率较低；新辅助化疗组的 OS 和 DFS 延长，但未能达到统计学差异；新辅助化疗组的术后并发症和病死率更高，但并无统计学差异。也有报道术前经选择性腹腔动脉插管注射化疗药物，疗效较好。一般认为新辅助化疗不超过 3 个疗程。

（二）新辅助放化疗

1. 概念　新辅助化疗同步放疗。一般认为放射总剂量为 40 Gy，2 Gy/次，共 20 次，5 次/周，治疗结束 6 周内行手术治疗。

2. 理论依据　①手术切除原发肿瘤可能会刺激剩余肿瘤细胞的生长；②肿瘤周围组织在术后血供改变影响化疗药浓度及放疗效果；③对于新辅助化疗、放疗的组织病理学反应与预后正相关；④可以达到降期的目的以提高手术切除率；⑤减少术中播散可能性，降低肿瘤细胞活性；⑥消除潜在的微转移灶，降低术后转移复发的可能；⑦术前通过可测量病灶及术后标本准确判定临床缓解率和病理学有效率；⑧新辅助治疗可剔除不宜手术治疗的患者，部分生物学行为差的胃癌，肿瘤进展迅速，辅助治疗期间即可出现局部广泛浸润和远处转移，这类患者即便行手术切除也很快复发；⑨通过术前辅助治疗了解肿瘤对治疗的反应如何。

（三）腹腔热灌注化疗（CHPP）

1. 概念　是将化疗灌注液加温到 42 ~ 44℃直接注入腹腔。它综合了区域性化疗、热疗的抗癌作用，并充分利用了热疗与化疗的协同作用，无论在预防或治疗进展期胃肠道癌瘤术后腹膜的转移或复发中，均具有显著疗效，且毒副反应小，操作简便，近年来已成为治疗晚期胃肠道肿瘤的重要方法之一。

2. 治疗机制　①利用热效应杀灭肿瘤细胞，温热作用干扰了肿瘤细胞 DNA 和 RNA 的合成，激活磷脂酶，破坏胞质和胞核，直接导致肿瘤细胞的死亡；②温热还使得肿瘤细胞对化疗药物更敏感，同时由于存在着腹膜 - 血浆屏障作用，经腹腔内使用化疗药物可在局部达到较高浓度，从而大大增强了杀伤癌细胞的效果；③利用腹膜对抗癌药物的弥散屏障作用，腹腔内积聚了高浓度的抗癌药，药物浓度比全身给药高出2.5 ~ 8 倍，有的药物达静脉血中的 10 ~ 20 倍，延长了药物对癌细胞的作用时间，同时也提高了门静脉和肝脏中的药物浓度，有利于预防和治疗门静脉内癌细胞和肝内微小转移灶。

3. 适应证　①腹腔内游离癌细胞（free cancer cells，FCC）检测阳性；②癌瘤浸润至浆膜或浆膜外，或伴有腹膜种植转移者；③术后腹膜散在性复发或伴有少 - 中量癌性腹水，可施行较彻底的减瘤手术的患者，即术中尽可能地切除肉眼所见的转移灶，尤其是种植于腹膜面的癌性结节。文献报道指出，热灌注化疗仅对 3 ~ 5 毫米的肿瘤结节具有疗效。所以，应尽量减少腹腔内肿瘤负荷，再施行 IPCH 治疗。

(四)常用化疗方案

目前胃癌化疗方案繁多,又可分为新辅助化疗、围术期化疗、术后辅助化疗、姑息性切除术后化疗、不能切除的胃癌化疗等,本节只介绍胃癌化疗的几个经典方案。术后辅助化疗应于术后的2~4周开始,最迟不超过术后8周。

1.S－1方案　S－1,80 mg/(m^2·d),po,d1~14,休息1周,21天为1个周期,治疗6个月。

2.FOLFOX方案　目前进展期胃癌的FOLFOX方案有FOLFOX 2~10方案,主要FOLFOX4和FOLFOX6两种方案应用最多。

(1)FOLFOX4方案:奥沙利铂85 mg/m^2 iv gtt,d1;亚叶酸钙200 mg/m^2 iv gtt,d1;氟尿嘧啶400 mg/m^2 iv,d1、d2;氟尿嘧啶600 mg/m^2 iv gtt(连续22小时),d1、d2;每2周重复1次,治疗6个月。

(2)FOLFOX 6方案:奥沙利铂100 mg/m^2 iv gtt(2小时),d1;亚叶酸钙400 mg/m^2 iv gtt(2小时),d1;氟尿嘧啶400 mg/m^2 iv,d1;氟尿嘧啶2400~3000 mg/m^2 iv gtt(连续46 h),d1;每2周重复1次,治疗6个月。FOLFOX方案治疗进展期胃癌效果好,其有效率可达42.5%~55.2%。

3.XELOX方案　奥沙利铂130 mg/m^2,iv gtt,d1;卡培他滨(希罗达)850~1000 mg/m^2,bid,po,d1~14,休息1周,21天为1个周期,治疗6个月。多项研究已证实,XELOX方案在治疗消化道肿瘤方面疗效多优于FOLFOX 4、6方案。

二、胃癌的放射治疗

将CT模拟定位和三维适形技术(3D－CRT)应用于放疗,使放疗更好地覆盖靶区,均匀靶区内剂量并降低周围重要器官的受照射剂量。放射剂量方面,NCCN建议剂量为45.0~50.4 Gy,1.8 Gy/次;国内多采用40 Gy,2 Gy/次,国外多为45 Gy,1.8 Gy/次。照射时机主要有术前、术中或术后辅助治疗,可降低胃癌复发率,延长生存期(参见本书第6章第二节胃癌的放射治疗)。

三、胃癌的靶向治疗

(一)表皮生长因子受体(EGFR)抑制剂

EGFR是一种跨膜的酪氨酸激酶受体,由原癌基因C－erbB－1编码,主要作用是影响细胞增殖及信号转导。EGFR在胃肠道恶性肿瘤中普遍高表达,其中EGFR在胃癌中表达率为50%~63%,且与恶性生物学行为及不良预后密切相关,提示EGFR可能成为抗肿瘤治疗的靶点。

1.抗HER－2单克隆抗体　HER－2的主要作用就是促进细胞增殖和抑制凋亡,HER－2在胃癌组织中高表达,为7%~34%。在正常情况下HER－2处于非激活状态,当被激活后具有肿瘤转化活性,最终导致肿瘤的复发和转移。曲妥珠单抗(trastuzumab herceptin,赫赛汀)是一种重组DNA衍生的人源化单克隆抗体,通过与HER－2受体特异性结合而使生长信号的传递受到影响,从而抑制胃癌的生长。ToGA研究证实了曲妥珠单抗联合化疗可以改善HER－2阳性晚期胃癌患者的生存,延长了患者的生存时间。NCCN指南已明确推荐曲妥珠单抗应用于HER－2阳性晚期胃癌患者。

2.西妥昔单抗(petuximab)　是以EGFR作为靶点细胞外结构域人－鼠嵌合型IgGI单克隆抗体,可有效作用于Ras/MAPK和PI3K/Akt/mTOR信号转导途径,在晚期胃癌的应用方面,多项临床研究证实西妥昔单抗的有效性。

3.EGFR酪氨酸激酶抑制剂(TKIs)　吉非替尼(gefitiinib)是第一个被批准的TKIs,可选择性抑制酪氨酸激酶活化,从而使EGFR激活受到抑制,细胞周期进程的失控也受到抑制,从而加速细胞凋亡。吉非替尼还能增加放疗的敏感性;同时TKI在治疗EGFR基因突变的肿瘤患者,治疗效果更明显。拉帕替尼(lapatinib)是一种口服的小分子TKIs,可同时将EGFR和HER－2两个靶点阻断于细胞内部,通过蛋白激酶和丝裂原活化蛋白激酶旁路途径诱导胃癌细胞停滞于G1期,从而抑制肿瘤细胞生长。

(二)血管内皮生长因子(VEGF)抑制剂(一种重组的人源化单克隆抗体)

1.抗VEGF单克隆抗体　贝伐珠单抗(bevacizumab),可以选择性地与人VEGF结合并阻断其生物活性。

2. 抗 VEGFR 单克隆抗体　雷莫芦单抗(ramucirumab)是一种特异性结合并阻断 VEGFR2 及下游血管生成相关通路的人源化单克隆抗体,从而达到抗肿瘤作用。

3. VEGF 酪氨酸激酶抑制剂　索拉非尼(sorafenib),与阿帕替尼、舒尼替尼类似,是一种多激酶抑制,属于多靶点药物,小分子 VEGF 酪氨酸激酶抑制剂,能够抑制 Raf 酪氨酸激酶、VEGFR - 2、VEGFR - 3、PDGFR - β受体酪氨酸激酶的活性。

(三)其他靶向治疗

1. 热休克蛋白 90(HSP90)抑制剂　HSP90 广泛存在于机体细胞中,参与细胞增殖、细胞周期和凋亡的控制、血管生成等。格尔德霉素(geldanamyoin,Gdm)是第一个 HSP90 抑制剂,能够致瘤性蛋白激酶在蛋白酶体中降解,使其产生抗肿瘤能力。还可促进肿瘤细胞受体酪氨酸激酶不定,导致抗增殖和细胞过早凋亡。

2. 胰岛素样生长因子 - I(IGF - I)及其受体(IGF - IR)抑制剂　IGF 系统是由 IGF、IGF - IR、胰岛素样生长因子结合蛋白及其水解酶构成,该系统可以诱导细胞增殖、抑制细胞凋亡、捉讲新生血管形成等。Figitumumab(CP - 751871)是 IGF - IR 的人源化单克隆抗体,该药在胃癌治疗中尚处于早期研究阶段。

3. PI3K - AKT - mTOR 信号通路抑制剂　雷帕霉素靶蛋白(mTOR)位于 PI3K - Akt 通路的下游,是一种丝/苏氨酸蛋白激酶,属于磷脂酰肌醇 3 - 激酶相关激酶家族,是调节细胞生长、增殖和血管生成的关键蛋白激酶。依维莫司(everolimus)是 mTOR 抑制剂,可阻止 mTOR 磷酸化,导致细胞周期停滞于 G0/G1 期,从而抑制肿瘤细胞的细胞周期进程。但在转移性胃癌患者中的临床疗效及安全性仍需进一步的研究。

4. HGF/MET 信号激活通路抑制剂　肝细胞生长因子(HGF)是 Met 原癌基因跨膜酪氨酸激酶受体的配体,可通过多种方式促进肿瘤细胞增殖、存活、转移。Met 在胃癌组织中高表达,其阳性表达率为 18%~82%。Rilotumumab 是 HGF 的人源化单克隆抗体,能够阻断 HGF 与 Met 结合;而 Onartuzumab 是一种可阻断 MET 激活的新药。

5. 靶向 AE1 治疗　人红细胞阴离子交换蛋白 1(AE1),在胃癌细胞质中具有 83% 的高表达率,主要通过几个相关联的信号通路参与肿瘤的发生、发展进程,包括:①与肿瘤抑制蛋白 p16 直接作用,扣押后者在胞质而不能入核发挥细胞周期负调控作用;②妨碍另一家族成员 AE2 正常上膜,加速 AE2 降解,进一步促进细胞碱化和 Wnt/β - catenin 通路活化。一项小鼠的试验表明,人特异性 siRNA 通过抑制 AE1 表达对裸鼠胃癌种植瘤的生长发挥抑制作用。

四、胃癌中医药治疗

(一)配合手术的中医药治疗

术前中药治疗旨在增强体质,缓解症状,增强对手术的耐受性。可采用辨证施治用药。无症状者也可不用。胃癌手术后中药治疗应根据分期和辨证等情况统筹安排。一般Ⅰ期胃癌术后服中药可调理脾胃,促进康复,半个月足矣。Ⅱ期胃癌术后服用中药可调理脾胃、养气血,增强体质,促进术后恢复过程。配合化疗,增效减毒。Ⅲ~Ⅳ期胃癌术后情况复杂,可针对不同情况长期坚持中药治疗,甚至可达 2 年以上。方药很多采用固定方加减可能较方便,方剂有:

1. 胃癌术后调理脾胃方　黄芪 30 g,陈皮 10 g,南、北沙参各 15 g,半夏 10 g,佛手 10 g,厚朴 10 g,砂仁 6 g,白蔻 6 g,黄精 15 g,鸡内金 10 g,焦三仙各 30 g,甘草 3 g。

2. 晚期胃癌术后方　人参 6 ~ 10 g,黄芪 15 g,山豆根 15 g,干蟾皮 10 g,蜈蚣 10 g,白花蛇舌草 30 g,白英 24 g,半枝莲 24 g,海藻 20 g,昆布 20 g,牡蛎 30 g,煅瓦楞 30 g,沉香 10 g,制番木鳖 3 ~ 9 g。

(二)化疗和放疗配合中药治疗

在化疗和放疗过程中,毒性反应是一个很棘手的难题,而中医药的增效减毒作用已为国内医界所接受。扶正培本是其基本治疗法则。组方甚多,人参或党参和黄芪最常用,其次是白术、当归和茯苓。有的则组成固定方或制成成药投放市场用于临床,如健脾益肾方、参芪扶正注射液、华蟾素、贞杞胶囊等。大量临床观察表明,中药对化疗和放疗引起的胃肠道反应如恶心、呕吐、厌食、腹胀和便秘等,以及骨髓抑制所致全血细胞减少等有良好的预防和治疗作用。有报道采用手术、化疗和扶正培本中药联合治疗可使Ⅲ期胃癌 5 年生存率提高到 48%~55%,明显优于对照组 28%。

五、胃癌的生物免疫治疗

晚期胃癌患者常合并营养状态差,免疫力低下,放化疗等治疗对人体免疫力的伤害更大,可应用生物免疫疗法(DC - CIK)治疗。DC - CIK 也被称为生物 DC - CIK 细胞治疗,近几年,该治疗方法在胃癌晚期治疗领域中越来越受到重视。生物 DC - CIK 细胞治疗就是在体外培养造血干细胞,诱导其分化为树突状细胞(DC),再用经抗原刺激的树突状细胞(DC)诱导 CIK 细胞产生特异性肿瘤杀伤作用,即将树突状细胞(DC)与 CIK 细胞进行共同培养而成的杀伤性细胞群体(DC - CIK),再输回肿瘤患者体内,达到杀灭肿瘤细胞的治疗作用。其实人的体内本身就拥有一些具有杀伤肿瘤细胞功能的免疫细胞,但肿瘤患者体内本身的免疫细胞数量少、活性差,无法有效地抵抗肿瘤细胞的疯狂增长。因此,生物 DC - CIK 细胞治疗技术正是通过从患者体内抽取部分免疫细胞,然后在其体外进行培养、诱导、激活等一系列操作,使其抗肿瘤的活性大大提高后,再把这些本来就来源于患者自身并在体外激活了的抗肿瘤细胞回输到患者体内,让这支经过特殊训练的"特种部队"去杀灭肿瘤细胞。回输后,部分患者会出现流感样症状,寒战、发热、恶心、呕吐或全身不适,经对症治疗后可缓解。生物免疫治疗可起到延缓或阻止肿瘤转移或复发,提高患者的免疫力,改善生存质量,无明显不良反应。

(杨士民　李方儒)

参考文献

[1] 梁寒. 胃癌根治手术写真[M]. 天津:天津科技翻译出版社,2013:10 - 43.

[2] 黄昌明. 腹腔镜胃癌根治术淋巴结清扫技巧[M]. 北京:人民卫生出版社,2011:1 - 14.

[3] Clarke JM, Hurwitz HI. Targeted inhibition of VEGF receotor 2: An update on ramucirumab[J]. Expert Opin Biol Ther, 2013; 13:1187 - 1196.

[4] Kim JM, Im SA, Kim M, et al. The prognostic significance of HER2 positivity for advand gastric cancer patients undergoing first - line modified FOLFOX - 6 regimen[J]. Anti cancer RES, 2012;32:1547 - 1553.

[5] 于向阳,尹铭,李方儒. 胃癌[M]//池肇春. 实用临床胃肠病学. 北京:军事医学科学出版社,2015:912 - 942.

[6] 池肇春,邹全明,高峰玉,等. 实用临床胃肠病学[M]. 北京:军事医学科学出版社,2015:382 - 384.

[7] Toyokawa T, Ohira M, Sakurai K, et al. The role of adjuvant chemotherapy for patients with stage IB Gastric cancer[J]. Anticancer Research,2015;35:4091 - 4097.

[8] Chaturvedi R, de Sablet T, Asim M, et al. Increased Helicobacter pylori - associated gastric cancer risk in the andean region of colombia is mediated by spermine oxidase[J]. Oncogene,2015;34:3429 - 3440.

[9] Bang CS, Baik GH, Shin IS, et al. Endoscopic submucosal dissection for early gastric cancer with undifferentiated - type histology: A Meta - analysis [J]. World J Gastroenterol,2015;21:6032 - 6043.

第二十章　胃其他疾病鉴别诊断与治疗

第一节　胃扭转鉴别诊断与治疗

一、概述

胃扭转为胃正常位置的固定机制障碍或其邻近器官病变导致胃移位，使胃本身沿不同轴向发生全胃或部分异常扭转。它可以是一过性的，几乎没有症状，也可以导致梗阻甚至缺血坏死。急性胃扭转起病多急骤，病情危重，易发生血管的绞窄或闭塞、高位梗阻；慢性胃扭转临床更多见，症状轻重不等。

胃扭转的分类如下。

1. 按旋转的轴心分型

（1）沿器官轴扭转：即以贲门与幽门之连线为轴，向上翻转，使胃大弯在上，而胃小弯在下。此型发病急骤，临床常见，占60%。

（2）沿系膜轴扭转：即以胃之大小弯的中点连线为横轴发生扭转，使胃体和胃窦重叠，约占30%。

（3）难以分型的混合型：约占10%。

2. 按扭转的范围分型

（1）完全扭转：除附于横膈部分外，整个胃向前向上扭转，大弯在上，位于肝与横膈之间，胃之后壁向前，多见于器官轴型扭转，多超过180°。

（2）部分扭转：仅胃某部发生扭转，多属胃之远端，部分向前或向后扭转，扭转多不超过180°。

3. 按扭转的程度或性质分型

（1）急性扭转：发作急剧，易发生梗阻和绞窄，症状严重。

（2）慢性扭转：表现为持续性或复发性，易误认为胃溃疡或食管裂孔疝，多不发生梗阻和绞窄。

二、诊断与鉴别诊断

（一）临床表现

胃扭转的临床症状取决于其急慢性及扭转的范围和程度。

1. 急性胃扭转　起病急，症状重，表现为上腹部或左胸部疼痛，可向左背部放射。膈下型胃扭转患者上腹部显著膨胀而下腹部保持平坦和柔软；而膈上型胃扭转患者出现胸部症状而上腹部可以是正常的。胸痛可放射至臂部、颈部并伴随呼吸困难，故常被误诊为心肌梗死。急性胃扭转患者常有持续性的干呕而呕吐物甚少。很少出现呕血，若有呕血则往往提示黏膜缺血或食管裂伤。1904年，Borchardt描述了急性胃扭转特征性的三联征，即持续性的干呕，很少或无呕吐物；突然发生的严重而短暂的胸部或上腹部疼痛；胃内难以插入胃管。

2. 慢性胃扭转　相对多见，发病缓慢，可持续多年不发生症状，临床表现往往无特异性，可有上腹不适、消化不良、烧灼感、上腹胀满，餐后明显。对于有食管旁疝的患者发生间断性上腹疼痛，特别是伴有呕吐或干呕者应考虑慢性间断性胃扭转。

（二）辅助检查

1. 实验室检查　有消化道出血的患者，血常规检查血红蛋白的总量下降。

2. X线检查　立位腹部平片示胃显著扩张，可见两个液气平面，分别位于近胃端和远胃端，若出现气腹则提示并发胃穿孔。

3. 上消化道钡餐检查　胃失去正常的解剖形态，钡剂不能正常通过。系膜轴型扭转患者可见胃食管连接处位于膈下的异常低位，而远端胃位于头侧、胃体、胃窦重叠、贲门和幽门可在同一水平。器官轴型扭转则可见胃上下颠倒，胃大弯位于胃小弯之上，胃底液平面不与胃体相连，胃体变形，幽门向下，胃黏膜皱襞可呈扭曲走行。食管下端梗阻，呈尖削阴影。

4. 内镜检查　胃扭转时胃镜插入比较困难，可见胃的前后壁或大弯、小弯的位置改变，有些患者可发现食管炎、肿瘤或溃疡。

（三）鉴别诊断

1. 急性胃扩张　本病腹痛不明显，而以上腹胀为主，有恶心及频繁呕吐，呕吐物含有胆汁，经胃管可抽出大量的气体及液体。患者常有脱水及代谢性碱中毒征象，早期出现休克。

2. 高位小肠扭转　临床表现为突发持续性剧烈腹痛，伴阵发性加重，可放射至腰背部，早期腹痛在上腹部和脐周，肠坏死、腹膜炎时有全腹疼痛，呕吐频繁，停止排气排便。腹部X线片有助于鉴别。

3. 幽门梗阻　呕吐为主要表现，可呕吐宿食，呕吐物量较多，X线检查发现幽门梗阻，内镜检查可见溃疡及幽门梗阻。

4. 食管裂孔疝　主要症状为胸骨后灼痛或烧灼感，伴有嗳气或呃逆，餐后症状明显。可产生压迫症状如气急、心悸、咳嗽等。但有时可合并有疝胃扭转，X线钡餐检查有助于鉴别。

5. 急性胃炎　可有上腹痛、恶心、呕吐等表现，部分患者可合并腹泻，呕吐物中可混有胆汁，胃镜检查有助于诊断。

6. 心肌梗死　多发生于老年患者，患者可有持续而严重的胸痛，可伴严重的心律失常。心肌梗死时有特征性的心电图表现可与胃扭转相鉴别。

三、治疗

（一）急性胃扭转的治疗

1. 非手术治疗　应禁饮食，纠正水、电解质紊乱。减压术是防止胃扭转复发的唯一手段，胃扭转的患者胃管插入往往比较困难，因而不能盲目插管，必要时可使用含造影剂的胃管在X线导引下进行。如能插管成功，可经胃管吸出大量气体和液体，急性症状可随之缓解。内镜既可作为胃扭转诊断的手段，又可作为治疗的措施，主要通过充气使扭转的胃复位。如进镜困难，要避免盲目插镜。

2. 手术治疗　急性胃扭转常需手术治疗。手术目的包括胃减压、复位、固定、消除诱因。通常采用经腹壁途径，但是对于膈肌创伤所致的胃扭转的修复和复位可采用经胸途径。如果发现有胃壁梗死，则需根据胃缺血性损伤的程度选择次全或全胃切除术。一般建议采用前位胃固定术固定胃，如果手术危险性较大，则解除扭转后行暂时的胃造口术。手术还应纠正或修复促发扭转的因素，包括膈疝或腹腔突出、粘连和溃疡。如果食管旁疝患者内镜检查发现有食管炎，手术修复时还可包括抗反流操作如胃底折叠术，但不建议作为胃扭转的常规手术。

（二）慢性胃扭转的治疗

1. 非手术治疗　症状轻、无并发症的原发性慢性胃扭转及继发性而病因无须手术治疗者，可采用非手术治疗。胃镜复位方法：胃镜通过贲门后先注气扩张胃体腔，然后循腔进镜，以确定胃扭转的类型、部位、方向、程度，依胃扭转的类型采取不同方法的复位。若胃体腔潴留液过多，应首先吸出液体，然后注气循腔进镜，根据扭转方向逆时针或顺时针旋转镜身并向前推进，若能看见幽门，继续注气即可复位，有时需要旋转错位处数次方能复位。复位后可给患者腹部加压，流质饮食3天。

2. 手术治疗　手术适应证包括：症状较重、发作频繁；内镜复位后迅速复发或失败；继发性慢性胃扭转病因需要治疗，如膈疝、胃癌等。对原发性胃扭转可在复位后行胃固定术，对继发性胃扭转，在复位后应进行病因治疗。

第二节　胃憩室鉴别诊断与治疗

一、概述

胃憩室是指胃壁的局限性袋状扩张或囊样突出，可见于任何年龄，以40～60岁多见，男女差别不大。胃憩室按病因分类，可分为先天性及继发性、内压性及牵引性；按病理分类，可分为真性及假性憩室。先天性胃憩室一般位于胃后壁贲门附近小弯侧食管胃连接点下2～3 cm内，多为真性憩室，占胃憩室70%左右，憩室壁具有胃壁各层完整结构，通常不伴有溃疡、肉芽肿或肿瘤，因该处纵行肌薄弱而形成。继发性胃憩室既有真憩室也有假憩室，大多由溃疡、肉芽肿、肿瘤、手术等因素引起，多位于幽门前区。由于胃内压力增加，如幽门梗阻而形成的憩室也称为内压性胃憩室，如因胃周围粘连所致者，亦称为牵引性憩室。胃底、胃体憩室相对少见，多由于胃外牵拉所致。因局限性胃壁肌层缺损所致的胃黏膜、黏膜下层经此疝出，连同浆膜一起膨出称为假性憩室。

二、诊断与鉴别诊断

（一）临床表现

大多数患者无症状，因此临床上很难诊断，仅在做钡餐检查或做胃镜时发现。少数患者可有上腹剑突下钝痛、胀痛及烧灼感，或有阵发性加剧，可伴有恶心、呕吐甚至吞咽困难。卧位时加重，立位或坐位可减轻。症状的产生可能由于食物进入憩室内使其膨胀所致，当某种体位有利于憩室排空时，疼痛可缓解。也有人认为症状产生是由于食物或胃液潴留在憩室腔内引起憩室炎症所致，故症状的产生与憩室的大小、憩室颈的宽窄及有无合并憩室炎有关。憩室发生在贲门附近时可有吞咽困难和吞咽疼痛，发生在幽门附近时容易引起幽门口收缩舒张功能障碍，可发生完全或不完全幽门梗阻。

查体一般无阳性体征，并发憩室炎时可有上腹压痛等表现。

（二）辅助检查

因大多数胃憩室患者无症状，诊断主要依据X线钡餐检查及胃镜检查。

1. X线检查　胃憩室主要依靠X线钡餐检查时发现，若憩室过小或检查时不够仔细，容易漏掉。采取仰卧右前斜位进行检查，钡剂易集中于胃底，同时可避免憩室阴影与胃底重叠，易于发现。贲门区的真性憩室有特征性的X线钡剂造影所见：憩室多呈囊状，直径3～4 cm，边缘光滑，突出于胃外，有一窄长的颈与胃相连。立位检查时，憩室内可出现液面。憩室内的钡剂排空较慢，当胃将钡剂排空后，可仍有钡剂停留在憩室内。胃底憩室呈囊状，有窄颈，并有胃黏膜伸入憩室内等特点，易与胃底小弯溃疡相鉴别。

2. 胃镜检查　胃镜检查可见胃壁局部凹陷，边缘规则清楚，周围黏膜正常，黏膜皱襞向憩室内伸展，并可在憩室口处看到有规律性的收缩。口的大小可以改变，甚至有时将口完全封闭。憩室内黏膜一般正常，有时可见到食糜潴留其内，偶可见充血、水肿，合并溃疡、出血等。绝大部分有发炎及溃疡形成。胃憩室绝大部分为单发，可伴有其他部位的憩室。

（三）鉴别诊断

胃憩室患者一般无症状，合并憩室炎时需与以下疾病鉴别：

1. 胃溃疡　好发于40～60岁的人群，上腹部疼痛是本病的主要症状。多位于上腹部，也可出现在左上腹部或胸骨、剑突后。常呈隐痛、钝痛、胀痛、烧灼样痛。胃溃疡的疼痛多在餐后1小时内出现，经1～2小时后逐渐缓解，直至下一餐进食后再复现上述节律。胃憩室合并憩室炎、溃疡时需与胃溃疡鉴别，用生理盐水冲洗局部仔细观察，同时结合活组织检查有助于诊断。

2. 胃癌　好发年龄在50岁以上，早期胃癌多数患者无明显症状，少数人有恶心、呕吐或是类似溃疡病的上消化道症状。疼痛与体重减轻是进展期胃癌最常见的临床症状。患者常有较为明确的上消化道症状，如上腹不适、进食后饱胀，随着病情进展上腹疼痛加重，食欲下降、乏力。胃镜下可见肿瘤表面多凹凸不平，糜烂，有污秽苔，活检易出血；也可呈深大溃疡，底部覆有污秽灰白苔，溃疡边缘呈结节状隆起，无聚合皱襞，病变处无蠕动。

三、治疗

(一)内科治疗

无症状者不需要治疗,有症状者宜进食易消化而少刺激性食物,规律饮食。合并腹痛、烧灼感的患者可服用抑酸药、胃黏膜保护药等,合并恶心、呕吐、上腹饱胀感的患者可服用促胃肠动力药物。如憩室内有食物潴留,可在X线透视下寻找最佳位置做体位引流,以免食物长期刺激而发生憩室炎症、糜烂及溃疡。

(二)外科治疗

如症状严重经内科治疗效果不好,憩室炎症较重,或并发溃疡、穿孔、幽门梗阻,不除外癌变及大量出血时应进行手术治疗。手术方法包括胃壁内翻缝合、单纯憩室切除、部分胃切除等。贲门处憩室手术较困难,有时需胸腹联合切口才能充分暴露。一般根据憩室的部位、大小、范围来决定术式。

第三节　胃息肉鉴别诊断与治疗

一、概述

胃息肉(gastric polyp)是指凸向胃腔的胃黏膜局限性良性隆起病变。因部分胃息肉具有癌变倾向,故称为癌前病变,并被临床所重视。胃息肉的发生率随年龄增加而上升,大约三分之二的息肉出现在60岁以后的人群。男性和女性的发病率相似。其病因和发病机制目前尚不明确。

二、诊断与鉴别诊断

(一)分类

根据大体形态(山田分型)分为4型,Ⅰ型无蒂,Ⅱ型半球形无蒂,Ⅲ型亚蒂,Ⅳ型有蒂。

根据组织病理学可分为肿瘤性,即腺瘤性息肉;非肿瘤性,包括增生性息肉、胃底腺息肉、炎性息肉、错构瘤性息肉等。也可以是胃肠道息肉病的表现之一。

1. *腺瘤性息肉*　男女发病率无明显差异,多见于60～70岁,常位于胃窦部,分为管状、绒毛状腺瘤及混合型腺瘤。常单发,基底宽,多平整,绒毛状腺瘤表面呈乳头状。息肉常常伴有黏膜细胞的化生,有很大的癌变风险。管状腺瘤癌变率为10%,与组织学异常增生程度正相关;绒毛状腺瘤的癌变率为40%～60%,与大小呈正相关,息肉越大,癌变率越高;混合型息肉介于两者之间。

2. *增生性息肉*　是胃小凹细胞的炎性增生,常伴不同程度的胃黏膜萎缩。幽门螺旋杆菌感染是引起这种息肉的最主要病因。最常见于胃窦部,而且常常多发,表面光滑、半球形、直径在0.5～1.5 cm,大的增生性息肉可呈分叶状或带蒂,表面可有糜烂,因此可有慢性失血及缺铁性贫血。增生性息肉癌变率小于2%,且多见于直径>2 cm的息肉。

3. *胃底腺息肉*　为发生在无萎缩的胃底腺内(以胃体部和穹窿部为中心的前后壁)的息肉,是上消化道内镜检查中最常见的息肉。一项大型组织学研究发现近6%的胃镜检查患者患有胃底腺息肉,占所有息肉的74%。一般直径都小于1 cm,扁平无蒂,表面光滑。这种息肉在健康人和行消化道内镜检查的患者中常常发现,在长期服用质子泵抑制剂的患者中出现率更高。胃底腺息肉的癌变的风险几乎没有。只有在非常少见的患有家族性息肉病的患者中,胃底腺息肉有癌变的风险。

胃黏膜炎症可呈结节样改变,表现为炎性假息肉或炎性纤维息肉。有些错构瘤性息肉可以癌变,但是癌变率一般非常低。息肉病是一种极其罕见的疾病,有很多类型,比如幼年性息肉、黑斑息肉综合征(Peutz－Jeghers综合征)等。

(二)临床表现

胃息肉通常无明显症状,一般都是在胃肠钡餐造影、胃镜检查或其他原因手术时偶然发现。出现并发症时可有上腹隐痛、上腹不适、恶心、呕吐、腹胀等临床表现。合并糜烂或溃疡者可有上消化道出血,多表现为粪潜血试验阳性或黑便,呕血少见。位于幽门部的带蒂息肉,可脱入幽门管或十二指肠引起间歇性幽门梗阻。息肉生长于贲门附近时可有吞咽困难。

(三)辅助检查

1. 实验室检查　合并糜烂或溃疡者,多表现为粪潜血实验阳性或黑便。

2. 内镜检查　是确诊胃息肉及其性质的最常用、可靠的方法。内镜下可见息肉呈圆形或椭圆形隆起,少数呈分叶状,有蒂或无蒂,多数直径在0.5~1.0 cm之间,少数直径大于2 cm。腺瘤性息肉颜色往往较周围黏膜红,而增生性息肉则与周围黏膜相似。对胃息肉应常规进行活检进行病理组织学检查以明确其性质及类型,同时可进行治疗。活检应选取息肉高低不平、颜色改变、糜烂溃疡处,并包括其顶部和基底部。超声内镜有利于肿瘤生长方式、良恶性的鉴别。

3. X线检查　X线钡餐检查表现为充盈缺损,对诊断胃息肉有一定价值,但其发现率低于胃镜,适用于内镜检查有禁忌证者。

(四)鉴别诊断

1. 与息肉样胃癌鉴别　良性息肉直径多小于22 cm,形态规则,表面光滑,颜色同周围黏膜或轻度发红,有蒂的息肉常是良性;恶性息肉直径多大于2 cm,呈桑葚状、结节状或不规则形,表面不平,覆有白苔,呈无蒂而广基型息肉,可伴有贫血等临床表现。

2. 与胃间质瘤鉴别　胃息肉与腔内型胃间质瘤的临床表现和内镜表现相似,两者难以区分。超声内镜检查有鉴别诊断价值。超声内镜下间质瘤主要在第四层或第二层显示圆形或不规则形低回声团块,内部回声均匀,边界清楚。较大肿瘤可能有中心坏死或液化而表现液性暗区。也有的显示边缘空晕,呈现"牛眼征"。

三、治疗

(一)内镜治疗

经内镜切除是胃息肉治疗的首选方法,包括活检钳钳除、高频电凝切除法、微波切除法、尼龙丝结扎法及氩气刀切除等,根据息肉的大小、形态、蒂有无、数量等采用不同的治疗方法,对于较大的息肉可给予分次切除。无论采用何种方法均应注意保持术中视野的清晰,以便操作方便及防止损伤邻近部位的正常黏膜。如治疗后出现较大创面,可给予钛夹缝合。息肉切除后应做病理学检查。治疗后一般应禁食数小时,其后根据病情给予适量流质饮食,常规于术后应用抑酸药物及胃黏膜保护剂2~4周。胃息肉易复发,息肉术后应密切随访。术后一般一年随访一次,对有重度异型增生及早期癌变的患者,应3~6个月随访一次。

(二)抗幽门螺杆菌治疗

近年有研究表明,幽门螺杆菌感染与增生性息肉的发生密切相关,幽门螺杆菌阳性的增生性息肉患者可给予抗幽门螺杆菌治疗。

(三)手术治疗

手术适应证为:大于2 cm的无蒂或广基型息肉;息肉进行性增大者;病检为腺瘤性息肉伴异型增生、可疑癌变和癌变者。

第四节　胃结石鉴别诊断与治疗

一、概述

胃结石是指进食的某种物质如植物纤维等在胃内潴留,以其为核心凝结而形成的团块。胃结石较少见,男女皆有发病,以儿童和老年人发病较多见。不同地区和国家人群结石的形成不同。根据成分可分为植物性结石、动物性结石、药物性结石、继发性结石和混合性结石,临床最常见的是植物性结石,多见于进食柿、黑枣、山楂、红果、芹菜等富含果胶质和鞣酸的食物。鞣酸遇到胃酸可与食物中的蛋白质结合,形成不溶的鞣酸蛋白而沉淀于胃内,果胶和树胶遇酸形成凝胶,将沉淀的鞣酸蛋白黏合成块,并与食物纤维残渣凝集形成大小不等的胃结石。

二、诊断与鉴别诊断

(一)临床表现

症状无特异性,患者可有上腹不适、上腹疼痛、饱胀、恶心、食欲减退、反酸、胃灼热等。因结石团块较大,可出现幽门不完全或完全梗阻的症状。体格检查时上腹部有压痛,体形消瘦者和结石较大者可触及活动且有压痛的肿块。结石由胃排入肠内可合并肠梗阻,表现为腹胀,肠鸣音活跃亢进,呕吐伴肛门排气排便停止。另外由于胃蠕动时,结石与胃壁的摩擦,可导致溃疡的形成,引起消化道出血。若患者有上述症状、体征,生活在产柿、山楂等地区,并有空腹吃大量,特别是涩柿子的历史,一般诊断即可明确。若对诊断有怀疑,可行X线胃造影或胃镜检查。

(二)辅助检查

1. *X线钡餐检查* 胃结石在X线造影下可表现为:胃腔内有明确的圆形、椭圆形、菱形等"充填缺损",且随体位改变或触压而有移动;胃内的肿物表现为涂布薄层蜂窝状或网格状酷似"绣球";胃腔内发现的肿物常可出现钡剂分流或绕流而过现象;肿物的充填缺损区不管较小或巨大,其边缘分叶或不分叶,均显示较为清楚。以上X线征象,再结合曾有进食较多的柿子、山楂等情况即可明确诊断。

2. *胃镜检查* 胃镜是诊断胃结石最直接也是最确实的方法,大多数病例靠胃镜来发现和确诊。胃镜下结石多位于胃底或胃体近段,可移动;呈卵圆形或不规则形;可呈褐色、黑色、黄色等不同色泽;可单发,也可多发。由于结石的刺激可见黏膜充血、水肿、糜烂、溃疡等表现。

(三)鉴别诊断

1. *与胃癌鉴别* 当胃石被胃内容物包裹时,需与肿块型胃癌鉴别。冲洗干净后可见胃石,用活检钳触之硬有利于鉴别。

2. *与残留胃内的炎症或异物鉴别* 当结石较小或已从幽门排出,此时在胃内可见胃黏膜充血、水肿、糜烂甚至溃疡形成,与其他原因引起的胃黏膜病变难于鉴别,结合患者病史,如有无服用柿子、山楂等有助于鉴别。

三、治疗

胃结石的治疗主要包括药物治疗、内镜治疗和外科治疗。

(一)药物治疗

在结石治疗中占有重要地位,即使内镜下治疗效果很好,也难以将结石完全粉碎,残余结石有再聚合可能。抑制胃酸分泌药物以及中和胃酸等药物的应用,可以改变胃石的周边环境,同时破坏其鞣酸成分,促进结石变小、疏散和溶解。此外,对胃石所致的溃疡也有显著的治疗作用。目前建议先给予质子泵抑制剂和碳酸氢钠口服5~7天观察治疗效果,同时也为内镜下治疗作准备。

(二)内镜治疗

目前以机械碎石法应用最多,主要是应用专用或非专用器械,采用抓、割、切等物理方法碎石,之后配合网篮取石或药物溶石,使结石消除。

(三)外科治疗

当结石体积过大或者出现了严重的并发症如胃梗阻或胃穿孔者,可采用外科手术治疗。外科治疗能彻底、快速地去除结石和治疗梗阻和穿孔,但创伤较大,且有时难发现梗阻的部位,一般很难让患者接受。

第五节 门脉高压性胃病鉴别诊断与治疗

一、概述

门脉高压性胃病(portal hypertensive gastropathy,PHG)是指门脉高压症伴发的胃黏膜病变,主要发生于肝硬化门脉高压症患者，也见于非肝硬化门脉高压症患者，可与食管胃底静脉曲张同时存在。肝硬化患者PHG的发生率为20%~98%，其中多项研究发现失代偿期肝硬化、食管静脉曲张以及曾行套扎和硬化剂治疗的患者PHG的发病率更高。PHG的发生机制尚未完全阐明。目前的观点认为PHG是由门静脉高压、胃黏膜血流动力学改变、胃黏膜防御屏障破坏以及血管活性物质水平的改变等多方面因素共同作用形成的。其中门脉高压在PHG发病机制中起重要作用。尽管研究未能证明两者之间存在线性相关，但研究发现经TIPS治疗后的PHG可得到改善，证明门脉高压在PHG的发生中起重要作用。

二、诊断与鉴别诊断

(一)临床表现

患者有肝硬化的病史，有肝硬化门脉高压的表现，如脾大、腹水等。大部分PHG患者为轻型，临床无特异症状，往往在胃镜检查时发现。重型PHG临床表现主要为上消化道出血。上消化道出血的PHG多表现为慢性隐匿性出血，可伴有慢性缺铁性贫血，少数表现为急性上消化道出血。

(二)辅助检查

1. 胃镜检查　1985年McCormack等将PHG在内镜表现分为轻、重两型。轻型表现：①黏膜表面细小粉红斑点(red point lesions，RPL)或猩红热样疹(scarlatina rash)。②在条纹状外观的黏膜皱褶表面出现的表浅红斑(erythema)。③红色或粉红色水肿黏膜上出现细白色网状间隔，类似蛇皮样(snakeskin pattern，SLP)或马赛克样改变(Mosaic - like pattern，MLP)。重型者可见散在的樱桃红样斑点和/或弥漫性出血性胃炎。其中以MLP最常见，多发于胃底和胃体。1992年意大利内镜协会(NIEC)进行了更详细的分类，认为内镜下有4种改变，分别是MLP、RPL、CRS和黑棕色斑(black brown spots，BBS)，其中MLP分为3级。①轻度：呈弥漫性淡红区。②中度：淡红区中心部有小的红点。③重度：呈弥漫性发红。RPL是指直径<1 cm、平坦状红点。CRS是指直径>2 cm、类圆形红色突起。BBS是指形状不规则的黑色或褐色斑点，内镜下冲洗不掉。

2. 组织学检查　PHG的组织学表现为黏膜层和黏膜下层毛细血管和小静脉扩张而不伴有糜烂、炎症和纤维性血栓，其组织学改变同门静脉压及胃黏膜充血的程度呈一致性关系。

3. 影像学检查　超声内镜见胃壁增厚门静脉、脾静脉增宽，或有门脉侧支循环建立的证据。CT增强胃壁内层延迟期强化，胃底黏膜呈结节样肥厚等。

(三)鉴别诊断

1. 胃窦血管扩张症(GAVE)　在内镜下表现为胃窦部点状或条纹状出血红斑，病因不清，多见于无肝硬化患者的胃窦部黏膜，常引起明显的贫血和出血症状。在超声内镜下胃窦部胃壁厚度小于1 cm，黏膜或黏膜下呈海绵状。组织学表现GAVE黏膜血管内纤维蛋白血栓、血管扩张、表浅黏膜梭状细胞的增殖更多。

2. 各种不同原因所致慢性胃炎　与幽门螺杆菌相关性胃炎、胃黏膜糜烂、酒精性胃炎、药物相关性胃炎、胆汁性胃炎等鉴别，其病变不局限于胃底，常伴有糜烂、溃疡、结节等其他异常改变。通过胃镜检查可同PHG进行鉴别。

3. 食管及胃底静脉曲张出血　临床以急性大出血为主，胃镜检查可见食管及胃黏膜表面蜿蜒屈曲的条索或结节状隆起及静脉的紫蓝色改变。

三、治疗

PHG的发病机制不清，其中门脉高压起重要作用，降低门脉压力是PHG的基本治疗方法。

(一)药物治疗

1. β受体阻滞剂　普萘洛尔可以降低门脉压力，减慢心率，使胃血流量减少，还可以降低PHG再出血的可能。它是通过阻滞β肾上腺素受体而减少心输出量，导致反射性内脏血管收缩、门静脉血流减少，从而降低门静脉压力。单独的轻型PHG通常不需要应用。如果患者同时有小食管静脉曲张和轻型PHG，则可以应用非选择性β受体阻滞剂。重型PHG患者应该应用非选择性β受体阻滞剂。PHG长期应用普萘洛尔治疗者，若中断药物常可导致再出血，应引起重视。

2. 生长抑素及其类似物　可降低肝静脉楔压和胃黏膜血流量，可用于PHG出血的治疗。同时其可拮抗高血糖素等血管扩张物质，改善肝硬化门静脉高压时的高动力循环状态。

3. *血管加压素和特利加压素*　有明显减少内脏血流量、降低门静脉压作用，但有加快肠蠕动、减少冠脉血流等副作用。

（二）内镜治疗

内镜治疗PHG引起的急性出血通常没有效果。对于单一的或少数的明显的病变可用药氩气凝固治疗。

（三）介入治疗

经颈静脉肝内门体分流术能持久地降低门静脉压力，对药物疗效差，反复出血的患者，可选择TIPS。经脾动脉栓塞术可减少脾静脉血流量，改善门静脉血流动力学，可用于PHG出血的止血和预防治疗，特别适用于巨脾伴脾功能亢进的PHG患者。

（四）外科手术

门体分流术能有效降低门静脉压力，对于由PHG引起的上消化道出血有肯定的疗效。对于药物治疗无效的患者，可考虑手术治疗，手术并发症主要是肝性脑病。

（张翠萍）

参考文献

[1] Rashid F, Aber A, Iftikhar SY. A review on gastric diverticulum[J]. WJES,2012;7:1.

[2] Mohan P, Ananthavadivelu M, Venkataraman J. Gastric diverticulum[J]. CMAJ,2010,182:E226.

[3] Yasser H. Shaib, Massimo Rugge, et al. Management of Gastric Polyps: An Endoscopy – Based Approach[J]. Clin Gastroenterol Hepatol,2013,11(11):1374 – 1384.

[4] Goddard AF, Badreldin R. Pritchard DM, et al. The management of gastric polyps [J]. Gut,2010;59(9):1270 – 1276.

[5] Sharma D, Srivastava M, Babu R. Laparoscopic treatment of gastricbezoar[J]. JSLS,2010;14:263 – 267.

[6] 段长农，许刚. 国内胃结石治疗进展[J]. 胃肠病学和肝病学杂志，2011，20:778 – 781.

[7] Nathalie H. Portal Hypertensive Gastropathy and Colopathy[J]. Clin Liver Dis, 2014;18: 389 – 406.

[8] 龚均，董蕾，王进海. 实用胃镜学[M]. 西安：世界图书出版公司，2011:57 – 89.

第四篇

小肠疾病

第二十一章　小肠非特异性炎症性疾病鉴别诊断与治疗

第一节　十二指肠炎鉴别诊断与治疗

一、概述

十二指肠炎(duodenitis)是指由各种原因引起的十二指肠黏膜的慢性炎症。根据发病急缓分为急性与慢性两类。临床症状无特异性,单纯根据症状难以做出诊断,主要通过内镜检查进行确诊。综合国内12 849胃镜检查报告,占上消化道内镜检查的17.4%。国外报告内镜检出率为6%~41%。男女发病率为2:1,以青年居多,发病部位依次为十二指壶腹、Vater乳头部、降部及纵行皱襞处。急性十二指肠炎通常为急性胃肠炎的组成部分,慢性十二指肠炎又分为原发性和继发性两种。原发性十二指肠炎是一独立疾病,病因尚不明了。继发性十二指肠炎与胃、肝、胆、胰、肾等疾病以及应激、药物等因素有关。

慢性原发性十二指肠炎的发生可能性与下列因素有关:①胃酸作用:高胃酸分泌导致十二指肠酸负荷增加,可能是慢性原发性十二指肠炎的病因之一;②幽门螺杆菌感染:十二指肠炎时幽门螺杆菌检出率为53.1%。十二指肠炎时十二指肠黏膜伴胃上皮化生率达53.1%~58.7%,在化生区能检出Hp,检出率随化生的程度增重而加大,最高可达75%。已有证据表明胃上皮化生、十二指肠炎与*H. pylori*阳性胃炎三者间有密切关系,当患者感染了幽门螺杆菌并发胃窦炎时,幽门螺杆菌便可播散到十二指肠,引起十二指肠炎症。

慢性继发性十二指肠炎常继发于消化系统及其他系统的疾病,如慢性胃炎、消化性溃疡、胆道疾病、慢性肝病、慢性胰腺炎、慢性肾炎和功能不全、慢阻肺和心功能不全、胃肠过敏症及其他少见病因。十二指肠溃疡和胃溃疡患者慢性继发性十二指肠炎发生率为66.0%~95.7%和75.0%~92.0%;而慢性全胃炎时80%有慢性十二指肠炎,所有慢性胰腺炎患者都能发现慢性十二指肠炎,而慢性十二指肠炎的发展又可导致慢性胰腺炎的多次复发。慢性肝病时常引起整个胃肠道受累,其中包括十二指肠。45%的胆道疾病患者发现慢性继发性十二指肠炎,其中无结石慢性胆囊炎患者为35.0%~79.2%。慢性胆石症时为67.4%~80%,在慢性肾衰竭终末期有42.3%的患者有慢性十二指肠炎。在47.3%慢性继发性十二指肠炎患者检出兰贾第鞭毛虫,表现为十二指肠的浸润性炎症。另外,嗜细胞性胃肠炎、克罗恩病以及十二指肠结核等,也可成为十二指肠炎的非寻常病因。

二、诊断

(一)临床表现

病变轻微者可无症状,诊断依靠内镜检查。即使有症状也无特异性,也需结合内镜所见或上消化道钡餐检查方能确诊。

1. 上腹痛　约80%以上的患者有不同程度的上腹痛,有的比较剧烈。部分患者有饥饿痛、夜间痛、进食缓解的特点;部分患者饭后疼痛加重,两者约占半数病例,近半数患者疼痛无规律性。体征有上腹或偏右压痛。

2. 消化不良的症状　消化吸收不良的症状突出，有食欲减退、反酸、嗳气、呃逆、上腹饱胀等，容易误诊为功能性消化不良。

3. 上消化道出血　上消化道出血的发生率在3.4%~35.5%，多为黑便或柏油样便，也有呕血者。有的出血为首发症状，是上消化道出血常见原因之一。

（二）上消化道钡餐检查

上消化道钡餐检查无特异性，可见十二指肠球部激惹、痉挛、皱襞粗大及紊乱，约1/3与球部溃疡不易鉴别，有1/2患者被漏诊，故应依靠内镜检查来确诊。

（三）内镜检查

按内镜常规准备，给患者做好思想工作，打消顾虑。内镜下主要见黏膜呈点片状充血、水肿、反光增强；或红白相间，以红为主；黏膜呈点片状糜烂、出血；绒毛变平或缺失，如为萎缩型黏膜苍白，血管网显露；浅表型黏膜粗大不平，呈颗粒状或增生结节状隆起；十二指肠球部形态变异，球腔缩小。根据镜下特征可分为浅表型、出血糜烂型、萎缩型和增生型4种。内镜检查有确诊价值，90%内镜可做出确诊，10%可通过活检得到确诊。

组织学所见目前尚无公认的分类方法。国内提出分为3型：①浅表型：最常见，占50%~90%，表现为上皮绒毛变性、缩短和间隙变小。上皮细胞致密，胞质有空泡。间质内有较多炎性细胞浸润及毛细血管扩张。②间质型：李（氏）腺周围黏膜肌处有炎性细胞浸润，伴淋巴细胞滤泡增生。③萎缩型：黏膜层变薄，上皮绒毛萎缩、变平和间隙消失。上皮变性，常呈大片脱落形成糜烂。间质内广泛炎性细胞浸润，李（氏）腺减少甚至消失。杯状细胞、黏液细胞及嗜银纤维，黏膜肌层也常丧生、断裂，肌纤维呈性变。有时被覆上皮可部分或全部胃上皮化生。Fontan等分为浅表型、糜烂型及多发性假息肉型3种。Faivre等则分为5型：①红斑型：黏膜呈亮橘红色；②糜烂型：黏膜脆，有浅表溃疡形成；③粗大皱襞型：注气后粗大皱襞不消失；④多发性假息肉型：黏膜有多发红色、中心凹陷的疣状物；⑤萎缩型：黏膜苍白，无皱襞。Gelzaydt等分结节红斑型及糜烂型两种。

三、鉴别诊断

首先应与慢性胃炎鉴别。慢性十二指肠炎往往是与慢性胃炎并存，而且两者临床表现相似，在治疗上也基本一致，因此，两者的鉴别意义不大。急性十二指肠炎应与急性胃炎鉴别。有时与急性胆囊炎极易混淆，应仔细加以鉴别。进行内镜和B超检查，可将两者鉴别。其次应与消化性溃疡尤其是十二指肠溃疡鉴别，有些患者出现规律性上腹痛、反酸、嗳气，酷似消化性溃疡，后者内镜下可见溃疡病变可资鉴别。如为继发性十二指肠炎，常有原发病的一些表现，如慢性消化性溃疡、慢性胰腺炎、慢性肝病、胆道疾病等，有各自原发病的表现，不难鉴别。

四、治疗

（一）一般治疗

生活规律、劳逸结合，避免过度劳累和精神紧张。饮食应定时，要细嚼慢咽，防止辛辣、浓茶、咖啡、烟酒、过冷过热等刺激性食物。应根据患者各自的生活习惯调整生活方式和饮食习惯。

为了保护黏膜，减轻症状，可适当应用黏膜保护剂，如替普瑞酮（施维舒）、铝碳酸镁、胶体次枸橼酸铋（CBS）、马来酸伊索拉定（盖世龙）、麦滋林、蒙托石（思密达）、谷氨酰胺（自维）等。

（二）降低十二指肠酸负荷

现在常用质子泵抑制剂，如奥美拉唑、泮托拉唑、兰索拉唑、雷贝拉唑、埃索美拉唑等（参见本书第2章）。选用质子泵抑制剂时应严格掌握好适应证和禁忌证，防止滥用。近年来报告质子泵抑制剂的不良反应日渐增多，因此使用质子泵抑制剂时在用药过程中应及时了解有无不良反应发生。一般用药2~4周，如病情需要最多不超过8周。抗酸剂由于疗效差或副作用较大，目前已很少应用。

（三）根除幽门螺杆菌治疗

众所周知，幽门螺杆菌感染与慢性胃炎并球炎、消化性溃疡及胃癌密切相关。因此，十二指肠球炎并发幽门螺杆菌阳性时，或并发慢性胃炎幽门螺杆菌阳性时，根除幽门螺杆菌治疗应列为首选。尽管十二指肠球炎至今尚无癌变的报告，但十二指肠球炎的发病与幽门螺杆菌感染有关，因此，根除幽门螺杆菌感染有其重要的临床意义。治疗方案除标准三联和四联疗法外，由于幽门螺杆菌对抗生素的耐药菌株不断增多，使根除率逐渐下降，为此近年提倡10天序贯疗法，据报道可提高幽门螺杆菌的根除率达90%以上。

第二节　小肠克罗恩病鉴别诊断与治疗

一、概述

克罗恩病(Crohn disease，CD)于1932年首先由Crohn报告，旧称克隆病、局限性回肠炎、节段性肠炎、肉芽肿性小肠或结肠炎等称谓，1973年世界卫生组织科学组织委员会正式命名为克罗恩病。是一种非特异性肠道炎性疾病。本病与慢性非特异性溃疡性结肠炎统称为炎症性肠病(inflammatory bowel disease，IBD)。许多证据表明，可能性与免疫异常、感染及遗传因素有关。目前认为可能为多种致病因素综合作用所致。

本病分布于世界各地，在欧美国家常见，发病率和患病率分别为5/10万和50/10万。我国发病率较低，但无系统流行病学调查资料，近十余年来由于人群饮食结构的改变，尤其是食物中脂肪及蛋白成分比例的提高，克罗恩病有逐年增加的趋势。据报道日本的CD患者以年15%的惊人速度增加。CD可发生于任何年龄，但青、壮年占半数以上。男女发病有差异。国外报道男女发病率相近或女多于男。而国内组均男性多于女性，为(1.2～1.6)∶1。

克罗恩病可发生于消化道任何部位，但以回肠末端与邻近右侧结肠为最多见，约超过半数，主要在回肠，少数见于空肠。局限在结肠者约占10%，以右半结肠为多见，但可涉及阑尾、直肠、肛门。病变在口腔、食管、胃、十二指肠者少见。

肠道病变呈节段性分布，病变肠段与正常肠曲界限分明。为肠壁全层性增殖性炎症，早期黏膜充血水肿，淋巴结肿大。肠黏膜面有多数匍行沟槽样或裂隙状纵形溃疡，可穿孔引起局部脓肿，甚至穿透到其他肠段、器官、腹壁形成内瘘或外瘘。有时见铺路卵石状假息肉形成。受累肠段因浆膜有纤维素性渗出，常和邻近肠段、其他器官或腹壁粘连。结节样非干酪性肉芽肿形成，使肠壁增厚，肠管局部狭窄，导致肠梗阻、继发性小肠吸收不良等并发症。

二、临床表现与诊断标准

(一)临床表现

1. *起病和病程*　起病缓慢，病程较长，反复发作，活动期与缓解期交替，后期进行性发展。少数起病急或为潜隐性急性发作，酷似急性阑尾炎、急性病肠梗阻等急腹症。

2. *胃肠道表现*

(1)腹痛：常位于右下腹或脐周，可于餐后发生，一般为痉挛性阵痛，伴肠鸣增多，排便后暂时缓解。当炎症波及腹膜或有腹腔脓肿形成时，可出现持续性疼痛。如发生穿孔、肠梗阻并发症时则可出现持续性剧痛、腹胀、恶心、呕吐，出现腹膜炎的症状和体征，严重者可有水、电解质和酸碱平衡失调，甚至发生休克。少数急性回肠炎伴肠系膜淋巴结炎者，颇似急性阑尾炎，应做好鉴别，以免误诊。

(2)腹泻：先为间歇性，后为持续增长性。粪便糊状，次数不等，如累及结肠可有黏液脓血便。极少患者无腹泻。

(3)瘘管形成：溃疡穿孔至其他肠段、肠系膜、膀胱、阴道等，则形成内瘘；穿至腹壁或肛门可形成外瘘，出现相应表现，并易并发感染。

(4)腹部肿块：CD时腹部触及肿块者较少见。多为痛性包块，由肠粘连、肠壁与肠系膜增厚、肠系膜淋巴结肿大、内瘘或局部脓肿形成等引起。以右下腹、脐周多见，边缘不清，质中等，固定，有压痛。

3. *全身及肠外表现*　急性期常有低至中等程度发热，严重急性发作、穿孔、腹膜炎等时可有弛张高热伴中毒症状。疾病病程长而严重者，出现贫血、消瘦、低蛋白血症、水及电解质失衡等表现。少数患者可出现结节性红斑、关节炎、虹膜睫状体炎、慢性活动性肝炎和肝脾大等肠外免疫异常表现，个别患者可有杵状指。

(二)实验室诊断

1. 血液检查　常见贫血，白细胞增多，血沉加快。严重者血清 α_2 球蛋白增高，血清白蛋白、钾、钠、钙等均降低，凝血酶原时间延长。病变活动者，血清溶菌酶浓度增高，部分患者血清抗结肠上皮抗体阳性。CD_4^+ 细胞增多，CD_8^+ 细胞减少，CD_4/CD_8 比值增高。

2. 粪便检查　隐血常阳性；有吸收不良现象表现者，粪中脂肪含量增加；病变累及左半结肠、直肠者，粪便可有黏液、脓细胞和红细胞。

(三)影像学诊断

1. X 线小肠钡灌　采用经导管直接灌注法。注入甲基纤维素混合悬钡溶液或稀钡混悬液，必要时再注入空气。正常表现为连续柱状，肠壁光滑。充盈良好的肠腔宽度不超过 4 cm，肠壁厚度不超过 2 mm。空肠黏膜皱襞较回肠密集。

小肠 Crohn's 病的早期 X 线表现为小肠黏膜皱襞增粗。病变发展，小肠黏膜皱襞的纵形裂隙状的溃疡形成，肠腔内出现在小息肉样或卵石样充盈缺损。病变后期，肠腔不规则狭窄。并发症包括瘘管、脓肿形成以及肠梗阻等。

2. 小肠 CT 诊断　小肠 CT 检查的口服对比剂分为阳性、阴性和中性三种。水是一种简便、患者乐于接受的中性对比剂，若配合 CT 增强检查，肠壁和肠系膜血管显示清晰。CT 小肠灌注检查常用的对比剂是 0.5% 甲基纤维素水溶液或 1% 稀钡混悬液。

小肠 CT 检查先作常规平扫，随后进行多期动态增强扫描，并在感兴趣区采用高分辨率薄层扫描（≤5 mm层厚）。若肠壁厚度达到或超过 4 mm 则有肠壁增厚。小肠系膜淋巴结直径一般不超过 5 mm，空回肠神经束呈圆、卵圆形或短管状。

Crohn's 病的早期小肠黏膜改变在 CT 上难以显示。多病灶严重病例，肠壁增厚呈节段性、跳跃式分布，肠腔狭窄变形甚至消失。CT 增强扫描黏膜内环和浆膜外环明显强化，呈"靶征"或"双晕征"。肠壁或肠周血管聚集扩张，呈"木梳状"。

3. 小肠 MRI 检查　小肠 Crohn's 病的 MRI 表现主要包括肠壁增厚、异常强化和肠周改变。增厚的肠壁表现为"靶征"，增厚的肠壁内多发等信号小结节为"肉芽肿征"。Crohn's 病的特征性透壁异常在 true－FISP（真进动快速成像）序列上清晰显示。因此，MRI 对评估 Crohn's 病的活动性具有很大价值。

(四)结肠镜检查

病变呈节段性分布，黏膜充血、水肿、口疮样圆形或线样溃疡，或较深的纵形裂沟，皱襞增厚，黏膜结节样或卵石样隆起，肠壁僵硬，肠管狭窄等改变。病变肠段之间的肠管黏膜正常，界线分明。黏膜活检有非干酪性结节性肉芽肿改变，据此可得到确诊。

(五)诊断与诊断标准

克罗恩病时腹痛是一个重要的症状表现。其特点为：①腹痛特征：多数病例有腹痛呈慢性反复发作性疼痛，出现持续性腹痛和明显压痛，提示炎症波及腹膜或腹腔内脓肿形成。②腹痛部位与病变部位相对应，克罗恩病超过半数发生在回肠末端与邻近右结肠，因此多数患者疼痛部位多在右下腹部，若病变发生在食管或胃则可为胸骨后痛或上腹部痛，若病变发生在空肠或结肠则可有上腹部、中腹部或下腹部疼痛不等。③疼痛的性质；腹痛的发生可能与肠内容物通过炎症、狭窄肠段，引起局部痉挛有关。腹痛亦可由不完全性或完全性肠梗阻引起。痉挛性疼痛可于餐后发生，一般为痉挛性阵痛，伴肠鸣增多，排便后暂时缓解。如发生穿孔、肠梗阻并发者，则可出现持续性剧痛。一般克罗恩病肠腔狭窄引起单纯性机械性肠梗阻，常为阵发性剧烈绞痛，系由肠梗阻以上部位的肠管剧烈蠕动所致。此时腹痛有以下特点：①波浪式的由轻而重，然后又减轻，经过一平静期而再次发作。②腹痛发作时有气体下降感，到某一部位突然停止，此时腹痛最为强烈，然后有暂时缓解。③腹痛发作时可出现肠型或肠蠕动波，患者自觉似有包块移动。④腹痛时可听到肠鸣音亢进。除腹痛外还常有呕吐、腹胀、停止排便、排气等症状伴随。腹部检查腹壁软、按压腹胀的肠管有轻压痛，肠管内含有液体的气体，可闻振水音。

临床上引起腹痛的疾病很多，因此单靠腹痛不能对克罗恩病做出诊断，必须结合其他临床表现，如腹泻、腹部肿块、瘘管形成、肛门直肠脓肿形成及肛裂。此外,可有发热、营养障碍、体重下降等全身症状及肠外表现,如关节炎、结节性红斑、坏疽性脓皮病、口腔黏膜溃疡、虹膜睫状体炎、硬化性胆管炎、慢性肝炎等,根据以上表现为诊断提供依据。X 线检查和结肠镜检查具有辅助诊断价值。

【诊断标准】

中华医学会消化病学分会炎症性肠病学组于 2012 年提出克罗恩病诊断标准,现介绍如下:

1. 临床表现　CD 最常发生于青年期,根据我国统计资料,发病高峰年龄为 18 ~ 35 岁,男女之比为 1.5:1,临床表现呈多样化,包括消化道表现、全身性表现、肠外表现及并发症。消化道表现主要有腹泻和腹痛,可有血便;全身表现主要有体质量减轻、发热、食欲减退、疲劳、贫血等,青少年患者可见生长发育迟缓;并发症常见的有瘘管、腹腔脓肿、肠狭窄和梗阻、肛周病变(肛周脓肿、肛周瘘管、皮赘、肛裂等),较少见的有消化道大出血、急性穿孔,病程长者可发生癌变。

腹痛、腹泻、体重减轻是 CD 的常见症状,如有这些症状出现,特别是年轻患者,要考虑本病的可能,如伴有肛周病变表现者应高度疑为本病。

2. 内镜检查

(1)结肠镜检查:镜下一般表现为节段性、非对称性的各种黏膜炎症反应,其中具有特征性的表现为非连续性病变、纵形溃疡和卵石样外观。

(2)胃镜检查:原则上应列为 CD 的检查常规,尤其是有上消化道症状者。

(3)小肠胶囊内镜检查(SBCE):主要适用于疑诊 CD,但结肠镜及小肠放射影像学检查阴性者。

(4)小肠镜检查:主要适用于其他检查发现小肠病变或高度怀疑小肠病变需进行确定及鉴别者。小肠镜下 CD 病变特征与结肠镜所见相同。

3. 影像学检查

(1)CT 或磁共振肠道显像:活动期 CD 典型的 CTE 检查表现为肠壁明显增厚(>4 mm);肠黏膜明显强化伴肠壁分层改变,黏膜内环和浆膜外环明显强化,呈"靶征"或"双晕征";肠系膜血管增多、扩张、扭曲,呈"木梳征"。盆腔磁共振有助于确定肛周病变的位置和范围、了解瘘管类型及其与周围组织的解剖关系。

(2)钡剂灌肠及小肠钡剂造影:对无条件行 CTE 检查的单位可用本法诊断。X 线所见为多发性、跳跃性病变,病变处见裂隙状溃疡、卵石样改变、假息肉、肠腔狭窄、僵硬,可见瘘管。

(3)腹部超声诊断:对发现瘘管、脓肿和炎性包块具有一定价值,对 CD 诊断的准确性较低。

4. 黏膜活检病理组织学检查　①固有膜炎症细胞呈局灶性不连续浸润;②裂隙状溃疡;③阿弗他溃疡;④隐窝结构异常,腺体增生,可见幽门腺化生或潘氏细胞化生;⑤非干酪样坏死性肉芽肿;⑥以淋巴细胞和浆细胞为主的慢性炎症细胞浸润,常见淋巴滤泡形成;⑦黏膜下淋巴管扩张;⑧神经节细胞增生和/或神经节周围炎。

5. 手术切除标本　CD 的病理学诊断在黏膜活检难度较大,需结合临床表现、肠镜所见和病理学改变考虑。在排除肠结核、阿米巴痢疾、耶尔森菌感染等慢性肠道感染、肠道淋巴细胞瘤、憩室炎、缺血性肠炎、白塞病以及 UC 等基础上,可按下列标准诊断:

(1)具备上述临床表现者可临床疑诊,安排进一步检查。

(2)同时具备 1 和 2 或 3 特征者,临床可疑诊为本病。

(3)如再加上 4 或 5 项病理检查,发现非干酪性肉芽肿与其他 1 项典型表现或无肉芽肿而具备上述 3 项典型组织学改变者,可以确诊,即临床拟诊,病理确认。

(4)在排除上述疾病之后,亦可按 WHO 标准结合临床、X 线、内镜和病理检查结果推荐的 6 个诊断要点进行诊断。

(5)初发病例、临床与影像或内镜及活检改变难以确诊时,应随访观察 3 ~ 6 个月。如与肠结核混淆不清者就按肠结核做诊断性治疗 4 ~ 8 周,以观后效。

近年提出一些新的诊断试验,包括:①neoptein 检测:为一种分泌型蛋白,可反映 CD 的活动度,neoptein 由巨噬细胞分泌。巨噬细胞必须在特异性的、与 CD 免疫相关的 T 淋巴细胞作用下被激活,方能分泌 neoptein,因此认为是与 CD 活动相关的标志物。②英夫利昔单抗(infliximab):是抗肿瘤坏死因子(TNF - α)

抗体，因此可用于判断IBD的活动度。③抗酿酒酵母抗体(ANCA)：为一种抗多聚糖抗体，对CD特异性高，达90%，敏感性56%。④抗中性粒细胞质抗体(ASCA)：也是常用的鉴别诊断指标，但在我国检测IBD敏感性等方面均逊于国外。⑤其他抗多聚糖抗原决定簇抗体：ALCA、ACCA、AMAC，对CD特异性均在82%以上，采用ELISA方法进行检测。⑥ASLA和ANCA抗体组合：可提高诊断价值。

此外，WHO结合临床、X线、内镜和病理表现，推荐的6个诊断要点见表21－1。

表21－1　WHO推荐的克罗恩病诊断要点

项目	临床表现	X线表现	内镜表现	活检	切除标本
①非连续性或节段性病变		+	+		+
②铺路石样表现或纵形溃疡		+	+		+
③全壁性炎症病变	+ (腹块)	+ (狭窄)	+ (狭窄)	+	
④非干酪性肉芽肿				+	+
⑤裂沟、瘘管	+	+		+	+
⑥肛门部病变	+	+		+	+

在排除肠结核、阿米巴痢疾、耶尔森菌感染等慢性肠道感染、肠道淋巴瘤、憩室炎、缺血性肠炎以及白塞病(Behcet)等的基础上，可按下列标准诊断CD。

(1)具有WHO诊断要点①②③者为疑诊，再加上④⑤⑥三项中之任何一项者可确诊。有第④项者，只要加上①②③三项中的任何两项亦可确诊。

(2)根据临床表现，若影像学、内镜及病理符合，可以诊断为本病。

(3)根据临床表现，若影像学或内镜符合，可拟诊为本病。

(4)临床表现符合为可疑，应安排进一步检查。

(5)初发病例、临床与影像或内镜及活检改变难以确诊时，应随访观察3～6个月。如与肠结核混淆不清者应按肠结核作诊断性治疗，以观后效。

【诊断内容】

诊断成立后，诊断内容应包括临床类型、严重程度、病变范围、肠外表现和并发症，以利全面估计病情和预后，制订治疗方案。

1. 临床类型　可参考疾病的主要临床表现做出。按蒙特利尔世界胃肠病大会CD分类分为狭窄型、穿通型和非狭窄非穿通型(炎症型)。

2. 严重程度　CD的严重度可参考临床表现做出。无全身症状、腹部压痛、包块与梗阻者定为轻度；定为轻度；明显腹痛、腹泻及全身症状与并发症定为重度；介乎其间者定为中度。CD活动指数(CDAI)可正确估计病情及评价疗效。临床上采用较为简便实用的Harvey和Bradshow标准(简化CDAI)(表21－2)。

表21－2　简化CDAI计算法

观察项目	计分方法
1. 一般情况	0良好　1稍差　2差　3不良　4极差
2. 腹痛	0无　1轻　2中　3重
3. 腹泻	稀便每日1次计1分
4. 腹块(医师认定)	0无　1可疑　2确定　3伴触痛
5. 并发症(关节痛、虹膜炎、结节性红斑、坏疽性脓皮病、阿弗他溃疡、裂沟、新瘘管及脓肿等)	每个1分

注：<4分为缓解期；5～8分为中度活动期；9分以上为重度活动期

3. *病变范围*　参考影像及内镜结果确定，如肠道病变者可分为小肠型、结肠型和回结肠型。

4. *肠外表现及并发症*　肠外可有口、眼、关节、皮肤、泌尿及肝胆等系统受累；并发症可有肠梗阻、瘘管、炎性包块或脓肿、出血、肠穿孔等。

【诊断举例】

克罗恩病小肠型、中度、活动期、肛周脓肿。

【疗效标准】

1. *临床缓解*　治疗后临床症状消失，X 线或结肠镜检查炎症趋于稳定。

2. *有效*　治疗后临床症状减轻，X 线或结肠镜炎症减轻。

3. *无效*　治疗后临床症状、X 线、内镜及病理检查无改善。

三、鉴别诊断

克罗恩病诊断时应与引起腹痛、腹泻、发热、体重下降和瘘管形成的疾病进行鉴别。

（一）肠结核

肠结核与克罗恩病好发部位一致，临床表现相似，并发症相仿，且 X 线表现、肠镜检查也很相似，故需认真做好鉴别。肠结核患者常有结核病史，尤其是肺结核，有结核中毒症状，如乏力、下午发热、食欲减退，且抗结核治疗有效。如有肠瘘、肠壁或器官脓肿、肛门直肠周围病变、活动性便血、肠穿孔等并发症或病变切除后复发等，应多考虑克罗恩病。两者鉴别见表 21－3。

表 21－3　克罗恩病与肠结核的鉴别

鉴别要点	克罗恩病	肠结核
结核病史	无	常有
发病机制	与感染、免疫、遗传有关	结核杆菌感染引起渗出、干酪样坏死及增殖性组织反应
结核中毒表现	无	常有
病理	非特异性炎症、黏膜水肿、肠腔非干酪性肉芽肿性炎症、黏膜肌层出现裂隙和破裂，肠黏膜面纵形溃疡，无干酪坏死	干酪坏死性肉芽肿或溃疡形成，病变组织渗出、增生、干酪样坏死，病变呈节段性分布
抗酸杆菌	无	有
结核菌素试验	（－）	（＋）
瘘管形成	可有	少见
肛门直肠脓肿形成与肛裂	可有	无
抗结核治疗	无效	有效
腹外合并疾病（慢性肝炎、硬化性胆管炎、关节炎等）	可有	无

（二）急性阑尾炎或慢性阑尾炎急性发作

需与 CD 起病或慢性活动期患者相鉴别。阑尾炎一般腹泻少见，主要为麦氏点压痛，腰大肌征、闭孔内肌征（＋），压痛及反跳痛明显，发病急、病程短、发热、白细胞总数及中性白细胞均增加。鉴别有困难时应剖腹探查。

（三）小肠恶性淋巴瘤

原发性小肠恶性淋巴瘤根据组织来源分为 Western 型和 α 链病（alpha chain disease）型。两者在病理上和临床上有差异，治疗和预后也不同。Western 型原发性小肠淋巴瘤属非霍奇金淋巴瘤。临床表现主要由肠梗阻、肠套叠和肠穿孔引起。多数患者以外科急腹症为首发症状，常为间歇性腹痛，病变累及十二指肠及回肠上段时腹痛可呈溃疡样发作。弥漫性肠壁浸润及进行性肠梗阻时多为痉挛性疼痛，常伴有恶心、呕吐。肠套叠及穿孔时则可引起剧烈腹痛，并有腹膜炎体征。1/3 患者有腹胀、腹泻或脂肪泻。发热、贫血、低蛋白血症、体重减轻比 CD 常见且明显，淋巴瘤扩散或广泛转移或穿孔伴腹膜炎时则可有高热。疾病进展快，病程短。查体腹部或右下腹可触及肿块和压痛，有广泛转移者有肝脾肿大，甚至发生腹水。而 CD 一般无肝脾肿大，也不出现腹水。鉴别有困难时可作小肠镜或胶囊胃镜检查。可与 CD 作鉴别。小肠淋巴瘤内镜下形态表现多形性，大多呈球形分布，皱襞不明显，黏膜面上有多个米粒大小半球黄色隆起，亦可见糜烂及溃疡，溃疡底部硬，凹凸不平。管腔狭窄、变形、蠕动差。CT 或 MR 可了解淋巴瘤的大小、位置及其与周围组织的关系，可见肠壁增厚，肠壁和淋巴结受累。CD 主要发生在回肠末端，因此多进行结肠镜检查，其特征为病变呈节段性分布，见纵行或匐形性溃疡，溃疡周围黏膜正常或增生呈鹅卵石样，肠腔狭窄，非干酪坏死性炎性息肉，病变肠段之间黏膜外观正常如为空肠、十二指肠或 CD 则做 X 线检查，可见黏膜皱襞粗乱，纵形溃疡或裂沟、鹅卵石征、假息肉、多发性狭窄、瘘管形成等，根据上述所见可将淋巴瘤与 CD 鉴别。

α 链病又称地中海淋巴瘤，是一种原发性弥漫性肠道淋巴瘤，多发生在 10～30 岁人群。病变常累及空肠，并向十二指肠和回肠扩张，有肠道吸收障碍，常表现腹痛、腹泻、呕吐和体重减轻，疼痛时好时坏，呈慢性经过。杵状指、肝脾大常见，晚期可触及腹块，可伴有肠梗阻或肠穿孔，因此与 CD 常不易鉴别。但 α 链病有血清 α 链蛋白增高，在 α_1 至 β_2 后区可测出异常沉淀线，血清中 IgG 和 IgM 常降低，而 CD 则 α 链蛋白正常，血中 IgG 和 IgM 常增高。X 线、CT 及 MR 可见淋巴瘤所在部位，病变范围和管腔狭窄。

（四）非肉芽肿性溃疡性空肠回肠炎

腹痛、腹泻为本病的突出表现。体重下降、吸收不良和低蛋白血症比 CD 更为明显。小肠活检病变为弥漫性，绒毛变平和增厚，基底膜炎症浸润，黏膜溃疡。

（五）溃疡性结肠炎（UC）

CD 和 UC 统称为炎症性肠病，病理与发病机制相似，有人认为是一种疾病的不同表现，临床表现上也有许多相同之处，如均有下腹痛、腹泻、发热、穿孔及肛门直肠疾病。结肠镜和 X 线检查具有重要鉴别诊断价值（表 21－4）。

表 21－4　克罗恩病与溃疡性结肠炎的鉴别

鉴别点	克罗恩病	溃疡性结肠炎
发热	常见	不常见
便血	少见	极常见
腹泻	较少	常见
腹痛	痉挛性、肠梗阻时为持续性剧痛	有疼痛便意，便后缓解规律中毒性巨结肠或累及腹膜时剧痛
腹块	常见	无
瘘管形成	常见	极少见
肠穿孔	常见，为局限性穿孔	少见，多与中毒性巨结肠扩张有关
中毒性巨结肠	罕见	可有，发生率 2.5%～15%
肠梗阻	常见	罕见
黏液脓血便	少见	有，常见
癌变	一般无	可有

续表

鉴别点	克罗恩病	溃疡性结肠炎
病理	肠壁全层炎,呈节段性跳跃式分布,病变肠段之间黏膜正常,常见非干酪性肉芽肿,隐窝脓肿少见。病变之间黏膜增生呈卵石样,一般不癌变	弥漫性炎症,病变为连续性,溃疡浅,多累及黏膜及黏膜下层,无干酪性肉芽肿,隐窝脓肿常见。炎症性假性息肉可癌变,杯状细胞减少
结肠镜		
直肠受累	少见	绝大多数受累
末端回肠受累	多无	少见
肠腔狭窄	多见,偏心性	少见,中心性
病变特征	纵形或匐形溃疡,伴周围黏膜正常或卵石样改变	浅溃疡,黏膜弥漫性充血水肿,颗粒状脆性增加

(六)盲肠或右半结肠癌

均有腹痛、腹泻或黏液便,但盲肠或右半结肠癌患者年龄多较大,多在40岁以上;腹泻多不明显;进展较快;腹块硬,有结节感;X线钡灌肠见钡剂充盈缺损,病变肠壁僵硬,结肠袋不规则或消失,肠壁狭窄或扩张,结肠镜见息肉样病变呈卵圆形,表面有浅表溃疡,浸润型肿瘤侵及肠管,使局部肠壁增厚,形成环状狭窄。根据以上特征与CD鉴别并不困难,如为结肠、盲肠癌肿块活检可确诊。

(七)急性出血性坏死性肠炎

急性出血坏死性肠炎是小肠的节段性出血坏死性炎症,起病急骤、病情重。我国南方发病率较北方为高,儿童比成年人发病率高,男性发病率高于女性。因有发热、腹痛、腹泻、便血等易与急性型CD混淆。出血性坏死性肠炎病情轻重不一,轻者可仅为腹痛、腹泻,重者可在1~2天后大量便血,并出现休克、高热等中毒症状,儿童或少年突然腹痛、腹泻、便血和呕吐,伴发热或突然腹痛后出现休克,应考虑急性出血性坏死性肠炎可能。与CD的鉴别要点见表21-5。

表21-5　急性克罗恩病与急性出血性坏死性肠炎的鉴别

鉴别点	急性克罗恩病	急性出血性坏死性肠炎
病因	可能与感染、免疫、遗传因素有关	C型产气荚膜杆菌感染、胰蛋白酶减少或活性降低、饮食不当、变态反应
发病季节	无季节性	夏、秋季多见
发病	较急	骤急
腹痛	多为痉挛性、多在右下腹	常为并发症状,疼痛位于脐部、左腹、右腹或全腹,为阵发性绞痛
腹泻、便血	少见	腹痛发生后发生腹泻,一日3~7次~20余次不等,血水样便、高粱米泔水样便、果酱样便,可有严重出血
休克、高热、昏迷、抽搐	一般无	常见
腹部体征	右下腹压痛一般无反跳痛	腹部胀满,脐周、上腹或全腹压痛,麻痹性肠梗阻时肠鸣音减弱
病理	肠壁全层炎,呈节段性跳跃式分布,常见非干酪性肉芽肿	主要为肠壁小动脉内类纤维蛋白沉着,血栓形成造成小肠坏死出血,黏膜水肿、片状出血、溃疡形成

(八)缺血性肠炎

主要与急性CD或CD急性发作鉴别,缺血性肠炎以缺血性结肠炎为最多见,多因肠系膜动脉狭窄或闭塞、非闭塞性肠动脉缺血等原因引起。多发生在60岁以上的患者,以往无结肠疾病史,而突然出现急腹症表现,发病骤急,来势凶猛,表现腹痛、腹泻及便血、出血量少,疼常发作急骤,为痉挛性,多局限于左下腹,迅速发生脓毒血症,休克的临床表现。X线钡灌肠指压征或假瘤征,是本病的典型表现。发病72小时以内结肠镜见黏膜充血水肿,多见散在出血点、浅溃疡,这些改变与CD迥然不同。非闭塞性肠系膜动脉缺血(低流量综合征)多因冠心病、心肌病、心律失常或低血容休克所致,因此对既往病史了解,对缺血性肠炎诊断有帮助。

(九)放射性肠炎

多因肿瘤患者放射治疗引起。放射反应临床上分为早期及晚期反应,早期包括急性、亚急性,急性是从放疗开始头3个月内,亚急性为3～6个月;晚期反应发生在6个月以上。15%～30%有多个器官放射受累,此类患者病死率增加。早期反应是由于肠道黏膜更新体系的内环境稳定状态被打破,绒毛表面得不到充足的上皮细胞供应而出现裸露,导致水、电解质及蛋白质丢失。临床上表现痉挛性腹痛、水样泻,伴恶心、呕吐。在急性期症状之后经过一段无症状的潜伏期,如果放射时损伤较重,可出现晚期并发症,如肠粘连、肠狭窄,以肠梗阻最常见。临床上表现腹痛、恶心、呕吐、血性腹泻、脂肪泻、营养障碍、消瘦等。盆腔放射剂量过大可发生膀胱阴道瘘、直肠阴道瘘及肠瘘等严重并发症。值得注意的是由于恶性肿瘤的复杂性和多种治疗,因此往往不能把所有上述表现都归咎于放疗。放射损伤最早的改变之一是盆腔内肠袢的固定。有肠梗阻症状及放疗后3个月以上仍有腹痛、腹泻、便血及吸收不良者,应想到有小肠与大肠放射损伤的可能,此时应做小肠钡餐透视,可发现放射影内的小肠黏膜增厚,肠蠕动的减弱与钡剂在肠内存留。由于水肿出现充盈缺损或"指压迹"。肠系膜纤维化可致肠袢拉扯并产生类似癌瘤的征象。盆部放射后大肠的损害主要限于直肠与乙状结肠,有报告有炎症性肠病可使放疗反应加重。6个月后主要是直肠出血,肛门或会阴部痛、腹痛或慢性穿孔伴脓肿或瘘管形成。常用双重对比钡灌肠可协助诊断。MRI也有利于诊断,直肠放射改变MRI最早的发现为T_2加权像上黏膜下信号强度增加,而外肌层保持正常低信号强度。当直肠型增厚超过6 mm时则在T_2加权像上外肌层显示高信号强度。如有放疗及肿瘤史,出现上述变化或原有CD放疗后病情加重,则应考虑放射性肠炎可能。

(十)耶尔森(Yersinia)菌回肠炎

本病在世界各国广泛分布,病原菌常在家畜体内繁殖。因耶尔森菌肠炎好发在末端回肠,且有腹痛、腹泻、便血、发热等表现,有时可能与CD混淆。耶尔森回肠炎病变以末端回肠、阑尾和肠系膜淋巴结的炎症为主。与CD不同点有:①耶尔森菌肠炎主要症状为急性水泻,10%～20%儿童粪便可带血。②突然发热,甚至腹痛或压痛,外周白细胞增多,难与急性阑尾炎鉴别。③肠炎后1～2周有10%～30%患者可继发关节炎,出现膝、髁、趾、指、腕等关节疼痛,甚至肿胀。④成人患者发热、腹痛、腹泻后可并发结节性红斑、脉络膜炎、心肌炎、甲状腺炎、溶血性贫血和肾小球肾炎。⑤如为老年患者或有糖尿病、慢性肾衰、肝硬化和免疫抑制状态患者,易并发肝炎、腹膜炎、肺脓肿和败血症。

四、治疗

(一)营养治疗

CD患者摄入不足,肠道吸收障碍、丢失增加等均造成营养不良,进而影响药物治疗效果。因此,加强营养、纠正代谢紊乱、改善贫血和低蛋白血症具有积极治疗价值。宜进高营养、多维生素易消化食物。完全胃肠外营养(TPN)仅用于严重营养不良、肠瘘及短肠综合征患者。既能纠正CD患者的各种营养不良,又可使肠道完全休息,有助于病灶修复。在有并发症的重症CD患者,TPN的效果更加明显,但应用时间不宜太长。长期TPN,可引起胃肠绒毛萎缩,胃肠道功能衰退。从TPN过渡到肠内营养必须逐步进行,大致可分为四个阶段:①肠外营养与管饲结合;②单纯管饲;③管饲与经口摄食结合;④正常膳食。TPN不能骤然停止,宜逐渐经过肠内营养以使残余肠道细胞得到再生及适应。当患者开始耐受肠内喂养,先采用低浓度、缓速输注要素膳或非要素膳,监测水、电解质平衡及营养素摄入量(包括肠外与肠内的),以后逐渐增加肠内量而降低肠外量,直至完全撤销TPN,进而将管饲与经口摄食结合,最后至正常膳。此外,还可常有铁、叶酸、维生素B_{12}和其他维生素和微量元素缺乏,也应适当给予补充。

(二)药物治疗

1. 对氨基水杨酸制剂

(1)水杨酸偶氮磺胺吡啶(SASP):本品是由一抗生素(磺胺吡啶)与水杨酸盐即5－氨基水杨酸(5－ASA)通过偶氮键结合而成,进入结肠后,偶氮键在肠内细菌作用下分裂,SASP在肠内分解为5－ASA与磺胺吡啶。后者可产生胃肠道症状、血白细胞减少、皮疹等不良反应,而5－ASA则是有效成分,具有抑制前列腺素和白三烯合成作用,从而减轻炎症。SASP对轻、中度结肠克罗恩病有效。用法:活动期4～6 g/d,分4次服用,3～4周可见疗效,有效率64%～77%。维持量1～2 g/d,一般维持1～2年。SASP不能预防克罗恩病的复发,本病在静止期无须服药,SASP对于单独回肠病变无效。

常见不良反应有恶心、食欲减退、粒细胞减少、头痛与肌痛、皮疹等,而溶血、变态反应、胰腺炎、肺炎、肝炎则少见。此外,约80%男性患者服药后可发生可逆性精子动力学与形态学的异常。SASP偶尔可导致叶酸缺乏症,因此,长期服药者宜口服补充叶酸(1 mg/d)。

对SASP过敏时可用小剂量(每2～3日25 mg,甚至1 mg/d开始)脱敏。

(2)5－ASA缓释剂:5－ASA是SASP在结肠分解后产生的发挥治疗作用的成分,近年来采用5－ASA治疗IBD。但5－ASA口服后容易吸收,因此,到达结肠的浓度不高,故目前正研究多种5－ASA新制剂,即5－ASA的各种控释、缓释制剂、pH依赖制剂以各种载体取代磺胺的制剂,都是为了加强局部抗炎效果、减少副作用。常用的口服制剂有:①美沙拉嗪(asacol):又称艾迪沙(etiasa),为丙烯酸树脂膜包裹的5－ASA微粒压片,在pH ＞6时溶解,使5－ASA在末端回肠及结肠中缓慢释放,800 mg相当于ASAP 1.5～2.0 g。不良反应少,可有头痛、恶心、呕吐;②Pentasa(颇得斯安),系5－ASA微颗粒,包以半渗透性的乙基纤维素,对结肠病变疗效尤佳,3次/d,每次0.5 g,是另一种缓慢释放形式的5－ASA,1.5 g相当于SASP 3 g;③奥柳氮(Olsalazine):其结构中由重氮键取代磺胺吡啶,并结合两分子5－ASA,药物到达结肠后在肠菌的重氮还原酶作用下,破坏重氮键分解出5－ASA,因此,该药在结肠中产生很高浓度的5－ASA,疗效确切;④肠炎复(salofalk):750 mg相当于SASP 1.5～2.0 g,也是5－ASA缓释剂。claveral(salofalk),5－ASA和碳酸钠,甘油混合成片,外包树脂,作用介于Pentasa和第二代新型ASA制剂acacol之间;⑤acacol,5－ASA包以树脂;⑥巴柳氮(balsalazide):是一种将5－ASA以重氮基连接在不起作用的携带物上的化合物,这种新的5－ASA化合物同样需要经细菌的偶氮基还原酶降解,方可释放出5－ASA。

据报道这些柳氮磺胺吡啶类似物不良反应较小,患者易耐受。口服5－ASA的不良反应主要为水样腹泻,罕见的副作用有胰腺炎、心包炎、脱发、肾毒性。

另外,采用5－ASA肛栓剂或灌肠用药,也可提高直肠和远端结肠内药物浓度,并维持较长时间,明显提高了疗效,而全身不良反应轻微,且发生率明显降低。其不良反应主要为肛门刺激症状。肛栓剂用法为0.2～1.0 g塞入肛门,2～3次/d,对阿司匹林过敏者避免使用。

SASP和新型5－ASA制剂除口服外,可作灌肠或滴注(如SASP 2 g或Pentasa 1 g)。

水杨酸也可和其他药物(肾上腺皮质激素等)联合或前后使用。

2. 肾上腺皮质激素的应用　对中至重度CD有效,活动性CD治疗反应率＞75%,因其能降低毛细血管通透性,稳定细胞及溶酶体膜,调节免疫功能,减少白三烯、前列腺素和血栓素等炎性介质生成,具抗炎、抗毒等作用,目前仍是控制克罗恩病最有效的药物。用于急性发作或症状重的患者,大多可使症状明显减轻,病情好转。常予以口服或静脉注射,也可用于保留灌肠。重症病例静脉用药过渡到口服,口服过渡到氨基水杨酸类药物时宜有一段重叠时间,以防疾病复发。长期应用皮质类固醇可引起严重不良反应,如电解质紊乱、高血压、骨质疏松、感染等。为减少不良反应,应尽量减少药物剂量或改用氨基水杨酸来维持缓解,或采用隔日疗法,或用灌肠方式代替口服治疗。亦改用一种全身生物利用度较低的新药。新型肾上腺糖皮质类固醇制剂有丙酸氯地米松、丁地去炎松和巯氢可的松等,局部使用效果尤佳。皮质类固醇治疗CD的禁忌证:肠穿孔、腹膜炎。常用药物:①泼尼松:30～60 mg,10～14天,有75%～90%病例症状缓解,以后减量以5～15 mg/d维持,维持剂量因人而异。②6－甲基泼尼松龙:开始给48 mg/d,逐渐减至12 mg/d,先后2年。③氢化可的松:200～400 mg/d或ACTH 40～60 μg/d,静滴,14天后口服强的松维持。④布地奈德:3 mg,3次/d,口服,一般在8～12周临床缓解后改为3 mg,2次/d,延长疗程可延长疗效,但超过6～9个月则再无维持作用。

皮质类固醇药物对急性活动期克罗恩病有效，但对静止期无效，亦不能预防复发。有些外科切除病灶的病例，不论有无残留病变，每日给以7.5 mg泼尼松，前后3年。

直肠病变则宜直肠保留灌肠或滴注，如倍他米松(5 mg)或氢化可的松琥珀酸盐(20～100 mg)，灌肠时此类激素尚可与SASP、锡类散等药物合并使用。此外，尚有泼尼松龙和氢化可的松半琥珀酸盐作肛栓者。克罗恩病使用肾上腺皮质激素时应警惕紧急外科并发症，防止肠穿孔、大出血和继发感染。

一些新型激素也正在研制中。布地奈德(budesonide)是一种糖皮质激素，因其针对CD的好发部位，在回肠和右半结肠缓慢释放，且因其能迅速在肝脏内失活，故虽有很强的肠道内抗炎作用，全身激素样不良反应却很少。

3. *免疫调节剂* 对肾上腺皮质激素与水杨酸类药物无效者，可使用硫唑嘌呤、6－巯基嘌呤(6－MP)、甲氨蝶呤、环孢素A等。

(1)硫唑嘌呤(azathioprine)和6－巯基嘌呤(6－mercaptopurine，6－MP)：主要用于对类固醇有依赖性和静止的CD患者，新近报告对活动性CD也有疗效。硫唑嘌呤迅速吸收且置换为6－MP，然后代谢为作用终末产物，硫代次类核苷(thioinosinic acid)抑制核苷酸(nucleotide)合成和细胞增殖，这些药物也改变免疫反应途径，抑制自然杀伤细胞活性和抑制细胞毒细胞功能。硫唑嘌呤剂量为2.0～2.5 mg/(kg·d)，6－MP 1.0～1.5 mg/(kg·d)，分2次口服。4个月后56%患者有治疗反应，应用1～3年缓解率为56%～84%。虽CD患者对硫唑嘌呤和6－MP常能耐受，但确实副作用大，有报告92%患者有白细胞减少。3%～5%患者于治疗的几周内发生胰腺炎，药物撤除后迅速消失。其他毒副反应尚有恶心、发热、皮疹、肝炎和骨髓抑制。过去认为长期用药可致癌，新近研究认为硫唑嘌呤、6－MP长期治疗并无致癌的危险性增加。

(2)甲氨蝶呤(methotrexate，MTX)：MTX抑制二氮叶酸还原酶引起DNA合成受损，IL－1产生减少，T细胞吞噬作用降低。可用于短期及长期治疗对肾上腺皮质激素产生抵抗和依赖的克罗恩病患者，25 mg/周肌注或皮下注射可使肾上腺皮质激素完全停药，治疗至16周时39%患者病情缓解维持。治疗的毒副反应有粒细胞缺乏，肝纤维化，恶心、呕吐、腹泻，过敏性肺炎发生率低，联合应用叶酸可使反应减少。MTX可致畸胎和流产，因此妊娠妇女禁用。

(3)环孢素A(cyclosporine，CSA)：CSA可改变免疫炎症级联放大，有力的抑制T细胞介导反应，抑制Th细胞产生IL－2，降低细胞毒细胞的募集反应，阻止其他细胞因子，包括IL－3、IL－4、IFN－γ和TNF－α的释放，与硫唑嘌呤、6－MP、MTX相比较，CSA开始作用比较迅速，适用于病情较重或对类固醇有抵抗的CD患者。常用量CSA 4 mg/(kg·d)，口服5.0～7.5 mg/(kg·d)。CSA对瘘管形成患者静脉内注射4 mg/(kg·d)，平均7.9天可获疗效，慢性活动性CD口服CSA 7.5 mg/(kg·d)治疗有效。口服5 mg/(kg·d)可预防CD复发。治疗的毒副反应有高血压、齿龈增生、多毛症、感觉异常、震颤、头痛和电解质异常，肾毒性是CSA的重要首发症，一旦发生应减量或停药。偶有并发癫痫。机会感染如卡氏肺孢子虫肺炎也偶见。

类似CAS新制剂他克莫司(tarcrolimus，FK506)对儿童难治性IBD及成人广泛小肠病变患者治疗有效，且不良反应很小。另一新制剂麦考酚酸酯(骁悉)可抑制淋巴细胞中肌苷单磷酸，从而抑制具有细胞毒性的T细胞增殖及B细胞抗体产生。500 ml，2次/d或15 mg/(kg·d)，可改善CD症状，耐受性较好，还可减少肾上腺皮质激素的用量。

4. *细胞因子和细胞因子拮抗剂* 目前抗TNF－α抗体、IL－2抗体、抗CS4抗体、IL－10及白细胞去除疗法等已应用于临床，并取得了一些令人振奋的结果。重组抗TNF单克隆抗体(商品名为inflimixmab，或称remicade)在治疗炎症性疾病(包括类风湿性关节炎与克罗恩病等)中的明显疗效受人注目。一般剂量为5 mg/kg，单次注射，可使难治性克罗恩病缓解4个月。inflimixmab起效快，通常2周内就发挥作用，单次治疗后可持续30周。但是大多数患者在抗体从血清中消失即8～12周后复发。每隔8周输注inflimixmab可以维持疗效并达到1年缓解。inflimixmab是唯一能迅速控制克罗恩病瘘管的药物，但是连续3次输注(周0、2、6)的效果不理想。复发的中位数时间为12周。临床试验inflimixmab治疗克罗恩病相当安全，最常见的副反应包括轻微的头痛、呕吐、上呼吸道感染和急性的输液反应。用inflimixmab治疗过的患者中大约13%会发生inflimixmab抗体，即HACA(人类抗嵌合性抗体)。目前认为这些抗体的产生可能与输注反应有关。

人体化的抗 TNF－α 单克隆抗体 CDP571 已开始在克罗恩病患者中研究试用，其他 TNF 抑制性治疗，包括核因子 κB（NFκB）反义寡核苷酸 P65，亦已开始在克罗恩病患者中研究试用。

5. *抗生素类药物*　虽然感染病因学说至今未被证实，但近年来甲硝唑治疗克罗恩病肛周和结肠病变取得很大成功。其作用机制可能与甲硝唑能对抗厌氧菌，且具有人体免疫调节作用有关。甲硝唑已是治疗克罗恩病性结肠炎、小肠炎、肛周疾病的一线用药，并能预防术后复发。常用剂量为 10～20 mg/（kg·d），疗程一般在 2 个月以上。国内多家报道，用甲硝唑口服或灌肠均收到较好效果。不良反应有胃肠功能紊乱和周围神经病变等。广谱抗生素氨苄西林 4～8 g/d，适用于出现并发症或病情严重时，近年提倡应用。喹诺酮类抗生素如环丙沙星、氧氟沙星等，可单用或与甲硝唑联用。抗菌药物可与皮质类固醇或硫唑嘌呤合用。

6. *调整肠道菌群*　已表明调整肠道菌群，可有益于 IBD 的治疗。促生疗法（probiotic therapy）现已认为是 21 世纪的一种治疗 IBD 的概念，即通过口服 Nissle 株大肠杆菌来预防克罗恩病和溃疡性结肠炎的复发。最近，有研究进一步表明，某些乳酸杆菌（Lactobacillus）株可通过上调肠道 IgA 及抗炎细胞因子（IL－6，IL－10）的分泌而发挥保护性免疫调节作用，已用于慢性 IBD 患者的治疗。亦有使用多种促生态制剂（乳酸杆菌、双歧杆菌）缓解疾病发作的报道。

7. *奥曲肽及其类似物*　vapreotide、P 物质拮抗剂及利多卡因灌肠剂通过影响肠血管通透性、肠道分泌，直接作用于免疫活性细胞，改变细胞因子释放或激活和促使肥大细胞脱颗粒反应，对 IBD 发挥治疗作用。

8. *中医中药*　中医中药在 CD 的治疗中显示出其独有的魅力，并已形成初步的独特理论体系，报道的有效治疗方法逾百种，亟待进一步筛选、总结和推广。

CD 患者药物治疗的选择见表 21－6。

表 21－6　CD 患者药物治疗的选择

疾病程度及情况	选择药物
轻度	SASP 或 5－ASA、口服氨基水杨酸、甲硝唑或环丙沙星、布地奈德
中度	SASP 或 5－ASA、口服皮质类固醇（布地奈德）、硫唑嘌呤或 6－MP
重度	infliximab、全身使用皮质类固醇、静脉或皮下应用研究甲氨蝶呤
难治性	静脉内使用 infliximab
肛周疾病	口服抗生素（甲硝唑或环丙沙星）、静脉内使用 infliximab、口服硫唑嘌呤或 6－MP
缓解	口服皮质类固醇、SASP 或 5－ASA 或甲硝唑、口服硫唑嘌呤或 6－MP

（三）活动性克罗恩病的内科治疗

1. 据疾病部位和活动度来考虑用药

（1）轻度活动性局灶性回盲部 CD：首选布地奈德 9 mg/d（2a，B），5－ASA 益处有限（1a，B），不推荐使用抗生素（1b，A）。一些轻症患者无须治疗（5，D）。

注：括号内为证据级别分：1，2，3，4，5 级，每 1 级又分 a，b 两级，如 1a，2b；推荐级别分：A，B，C，D 4 级。

（2）中度活动性局灶性回盲部 CD：首选布地奈德 9 mg/d（1a，A），或全身肾上腺皮质激素治疗（1a，A）。如果怀疑出现脓毒血症，可加用抗生素（5，D）。

（3）重度活动性局灶性回盲部 CD：首选全身皮质激素（1a，A），对于复发病例，应加用硫唑嘌呤或 6－MP（1a，B）；如果患者不能耐受，可考虑甲氨蝶呤（1a，B）；对皮质激素或免疫调节剂难治性或不能耐受的患者，可加用 infliximab（1b，A）也可考虑外科手术治疗。

（4）结肠 CD：①轻度活动性结肠 CD：可采用 SASP（1b，A），或全身皮质激素治疗（1a，A）；②复发 CD：加用硫唑嘌呤或 6－MP（1a，B），如果患者不能耐受，可考虑用甲氨蝶呤（1a，B）；③难治性 CD：对皮质激素或免疫调节剂难治性或不能耐受的患者，或加用 infliximab（1b，B），也可考虑外科手术治疗。

（5）广泛性小肠 CD：中、重度小肠 CD 采用全身皮质激素（1a，B），推荐使用硫唑嘌呤或 6－MP，若患者不能耐受，可考虑用甲氨蝶呤（1b，B），同时给予营养支持（4，C）；如果治疗失败，加用 infliximab（1b，B），也可考虑外科手术治疗。

（6）食管和胃十二指肠 CD：质子泵抑制剂治疗效果最值（5，D），必要时合并全身用皮质激素（4，D），对难治性患者可选用 infliximab。如有梗阻症状应采用扩张术或外科治疗（4，C）。

2. *对皮质激素依赖性、难治性 CD 的治疗*　①皮质激素依赖性 CD：可采用硫唑嘌呤或 6－MP（1a，A），如果患者不能耐受或无效，可用甲氨蝶呤，如果上述治疗失败，加用 infliximab（1a，A），也可考虑外科手术治疗。②皮质激素难治性 CD：采用硫唑嘌呤或 6－MP（1a，B）；如果患者不能耐受或无效，考虑用甲氨蝶呤（1b，B）。如果免疫调节剂治疗失败，或需要快速获得缓解，可加用 infliximab（1b，B），也可采用手术治疗。

3. *药物诱导缓解后 CD 的治疗*　infliximab 治疗获得缓解后，硫唑嘌呤，6－硫基嘌呤或甲氨蝶呤均可用于维持治疗（2a，B）；如果上述治疗失败，可考虑采用 infliximab 定期输注维持治疗（1b，B）；对局限性病变应考虑外科手术治疗（4，D）。应用 5－ASA 获得缓解的患者应完全缓解后持续用药 2 年停药（5，D）；对广泛性结肠炎患者，应考虑长期治疗以降低结肠癌发生的危险性（4，D）；应用硫唑嘌呤维持治疗的患者，应于完全缓解后 4 年停药（2b，C）。

4. *治疗复发患者的治疗*　①局灶性回盲部 CD 复发：如果患者复发，应加强维持治疗，可考虑手术治疗，皮质激素不应用于维持缓解；② 广泛性 CD 复发：推荐用硫唑嘌呤维持缓解；③复发前用硫唑嘌呤或 6－MP 治疗患者的处理：复发时应加大硫唑嘌呤或 6－MP 的剂量，前者为 >2.5 mg/（kg · d），后者 >1.5 mg/（kg · d），对局灶性病变应考虑外科手术治疗。

（四）手术治疗

1. *适应证*　目前内外科医生已达到共识：外科治疗不能改变 CD 的基本病程，仅适用于其他疗法无效的并发症和多次复发者。适应证主要包括：①肠狭窄、肠梗阻；②腹腔脓肿及炎性包块；③下消化道大出血；④疑有癌变；⑤腹壁肠瘘或肠内瘘；⑥急性腹痛诊断不明时应行探查手术；⑦并发肠穿孔；⑧积极内科治疗效果差者有相对适应证；⑨肛门部有病变。

2 *手术方式选择*

（1）肠梗阻：主要手术方式有 3 种：①病变肠段切除术：切除范围应包括近侧正常肠管 5～15 cm，因术后吻合口瘘和复发多在近端肠管。对于小肠多发病灶，既可分段切除又可整段切除，但应注意保留正常小肠不少于 1.5 m，以免发生术后短肠综合征。系膜肿大淋巴结切除与否并不影响 CD 的复发，故不必全部切除。如结肠病变呈多发性而直肠病变轻微，可选择结肠全切除、回肠直肠吻合术，但保留直肠的复发率高于结直肠切除术。所以有人提出如直肠严重受累或肛周病变明显者，宜行全结肠直肠切除、回肠造口术。由于 CD 复发，因此不应行回肠储袋肛门吻合术。如果仅局限于直肠或肛门，可行经腹会阴直肠肛管切除、结肠永久性造口术。②病变肠段旷置转流术：如因粘连或炎症（除有困难时）可将病变肠段旷置、行捷径转流术。为防止盲袢综合征，切断梗阻近端正常肠管后，断端与结肠端侧吻合，再将远侧断端缝闭。以根据患者情况，再决定是否做Ⅱ期手术。③病变肠段狭窄成形术：狭窄成形术有两种主要术式：一种为 Heineke Mikutltz 手术，即沿纵轴切开后横向缝合，主要用于较短的狭窄；另一种为 Finncy 术，即纵向切开后做长的侧侧吻合式缝合，适用于较长的狭窄，但都难于解决多处的或较长的狭窄。十二指肠的 CD 采用狭窄成形术的疗效不如转流术。Raebler 应用布地奈德和硫唑嘌呤联合内镜下球状扩张可提高缓解狭窄的长期疗效。

（2）腹腔脓肿及炎性肿块：对于腹部包块首先要通过 X 线钡剂造影或 B 型超声、CT 检查，以判断是否有肿块。继发于 CD 的脓肿多可经皮穿刺置管引流治疗。行手术治疗时，为避免切口直接与脓腔相通而引起切口裂开和外瘘，一般主张作肿块对侧腹部切口，进入腹腔后找出脓腔的两端肠管再作短路手术，注意封闭输入肠袢远侧断端，术后脓肿有可能缩小或愈合。对脓肿较大、中毒症状明显者，可在短路手术的同时行脓肿引流，引流应避开切口，在脓腔表面腹壁另作小切口。

（3）肠瘘：单独以肠瘘手术的 CD 并不多，但约 1/3 的 CD 手术中可见到肠瘘。回肠是肠瘘的好发部位，可形成各种类型的内、外瘘。术前应通过放射影像学检查明确瘘口部位以及瘘的解剖关系。多数情况下，只剪除瘘口周围发硬组织，单纯缝合即可。对少数腹腔感染严重和/或营养状况较差者，宜先将近端肠管造口，待情况改善后再行Ⅱ期手术。低流量肠瘘对生理影响不大，不必手术。

（4）出血：需要反复输血的肠道出血占2%～3%。可在出血时行选择性肠系膜血管插管造影，以明确出血部位，用药物灌注或栓塞治疗多能止血。无效时应急诊手术切除出血病变肠段，行肠吻合术。

近年来发现在CD中癌变的发生率也较高，并发生在旷置的肠袢内，其中86%发生在原来炎症病变的部位。这提示在手术时如果可能应尽量将病变切除，特别是对年轻患者。另外，有时CD病变形成大的假性息性或高度增生的肉芽组织颇似癌肿，应注意鉴别，必要时作冰冻切片检查。

高新技术的发展使CD的手术治疗步入微创，近十多年来，腹腔镜和吻合器的广泛应用，CD外科治疗有很大发展，在治疗观念上有较多的更新。腹腔镜或在腹腔镜协助下已可完成CD的：①暂时性或永久性回肠造口转流；②狭窄肠段成形；③回盲部切除；④肠段切除吻合等，同时并不增加术后并发症和复发率。随着研究的进展和临床实践的不断发展，腹腔镜在CD中具有良好的应用前景。

第三节　急性出血性坏死性肠炎鉴别诊断与治疗

一、概述

急性出血性坏死性肠炎（acute hemorrhagic necrotic enteritis）是一种急性、暴发性疾病。临床上以腹痛、腹泻、便血、呕吐、腹胀、发热及中毒表现为主，成人和儿童均可发病。15岁以下占60%以上。男女发病之比为（2～3）:1发，病前可有饮食不当等诱因，以农村中发病较多。

急性出血性坏死性肠炎的病因和发病机制尚不十分明了。一般认为，本病的发生是由于多种因素共同作用的结果。内部因素为肠道局部缺血，胃肠分泌功能低下，导致肠道屏障功能缺损，外部原因主要是肠道病原体感染。现认为与C型产气荚膜芽孢杆菌感染有关，可能与C型产气荚膜芽孢杆菌产生的B毒素所致，B毒素可影响人体肠道微循环而致斑片状、坏疽性肠炎。由于某种原因进食污染有致病菌的肉类食物（未煮熟或变质），或肠内生态学发生改变（如从多吃蔬菜转变为多吃肉类）而利于该病菌繁殖；和/或肠内蛋白酶不足（个体性或地区性），或以具有胰蛋白酶抑制因子的甘薯等为主食，使B毒素的分解破坏减少，从而导致了发病。病变主要为肠壁小动脉内类纤维蛋白沉着、栓塞而致小肠出血、坏死。疾病好发于空肠和回肠，也可累及十二指肠、结肠及胃，偶可累及全消化道。病变可局限于肠的一段，也可呈多发性。受累肠段肠壁水肿、增厚、质地变硬。病变常起始于黏膜，表现出肿胀、广泛性出血，可延伸至黏膜肌层，甚至于累及浆膜，可伴不同程度的腹腔渗液，严重时可引起溃疡及穿孔。

二、诊断与鉴别诊断

（一）诊断

1. *胃肠症状*　症状无特异性，包括：①腹痛：可见于95%以上病例，腹痛常为首发症状。疼痛位于脐周、左腹、右腹或全腹。多为阵发性绞痛，疼痛亦可为持续性阵发性加剧。②腹泻、便血：腹痛发生后出现腹泻，一日3～7次不等，亦有达20多次者。粪便初为糊状带粪质，后渐为黄水样，继之呈血水样、高粱米泔水样或果酱样，甚至为鲜血或暗红色血块，此时粪质少而有恶臭。出血量多少不定，轻者可仅有腹泻，或为粪便潜血阳性。严重者一日血量可达数百毫升。腹泻和便血时间短者仅1～2天，长者可达月余。可呈间歇发作，或反复多次发作。③呕吐：常与腹痛、腹泻同时发生，呕吐物可为胃内容，或呈咖啡样、血水样，亦可呕吐胆汁。

2. *腹部体征*　腹部胀满，有时可见肠型。脐周、上腹或全腹有明显压痛，部分患者肌紧张或反跳痛。早期肠鸣音亢进，中毒症状明显，或伴有麻痹性肠梗阻者，肠鸣音减弱或消失。

3. *全身表现*　病情严重者，可出现水及电解质紊乱、休克、高热、抽搐、神志模糊或昏迷等严重中毒症状。此种病例预后差。

4. *并发症表现及其他表现*　严重病例可出现麻痹性肠梗阻、肠穿孔、急性腹膜炎等并发症及相应表现。

其他少见表现有肠系膜淋巴结肿大、黄疸、肝脏脂肪变性、间质性肺炎、肺水肿、弥散性血管内凝血（DIC）、急性肾衰、肾上腺灶状坏死等。

5. 实验室检查和特殊检查诊断

（1）血象：白细胞增多，多在 $12.0\times10^9/L$ 以上，以中性粒细胞增多为主，并有核左移现象。

（2）粪检：粪便呈血性，或潜血试验强阳性，可有少量或中等量脓细胞。

（3）X 线检查：腹部 X 线平片可见受累肠段（多为空肠）充气和液平面。肠穿孔者膈下可见游离气体。在急性期不宜做钡餐或钡灌检查，以免发生穿孔。急性期过后可做钡餐检查，如怀疑病变累及结肠者，应考虑做结肠镜检查。钡剂检查显示肠黏膜粗糙，肠壁增厚，肠间隙增宽，肠壁张力和蠕动减弱，肠管扩张和僵直，部分病例可出现在肠痉挛、狭窄和肠壁囊样气肿。

急性出血坏死性肠炎的诊断主要根据临床表现和相关的辅助检查。剧烈腹痛、便血、腹部压痛点不固定伴有严重毒血症时应怀疑本病可能。如同时能排除中毒性痢疾、绞窄性肠梗阻、肠套叠等诊断即可成立。

急性出血坏死性肠炎腹痛前有程度不同的前驱症状，如头痛、乏力、全身痛及食欲减退等。腹痛常常是突然发生，以左上腹或右下腹为主，有时也可是脐周围或全腹部的持续性腹痛。临床上酷似肠梗阻或腹膜炎。除腹痛外常有腹泻或血便。患者常伴有发热，白细胞增高，甚至于发生中毒性休克。腹部广泛压痛，肠鸣音减弱或消失，偶尔在腹部触及包块。

（二）鉴别诊断

由于本病的临床表现与其他胃肠病有相似之处，因此易于混淆，应及时给予鉴别。

1. 克罗恩病急性期　急性出血性坏死性肠炎与克罗恩病的急性期在病变与临床表现上有许多相似之处。克罗恩病是一种非特异性遗传免疫性疾病，常无明显发病季节性和发病诱因。青、中年多见，腹泻以单纯性水样便为主，很少便血或有中毒症状，甚至发生中毒性休克。易转为慢性。病变以增生为主，很少发生出血、坏死。根据以上可资鉴别。

2. 中毒性痢疾　随着生活环境和自然环境的改善，对中毒性痢疾防治效果水平的提高，本病的发病率明显下降。中毒性菌痢发病骤急，开始即有高热、惊厥、神志模糊、面色灰暗、血压下降，可于数小时内出现脓血便，粪便中除脓血便外，找到吞噬细胞或大便培养出痢疾杆菌可作鉴别。

3. 急性化脓性腹膜炎　主要是急性出血性坏死性肠炎早期与腹膜炎鉴别。尽管两种疾病有腹痛、恶心、呕吐、感染中毒症状，但化脓性腹膜炎如为继发性可继发于腹腔内器官穿孔、破裂或原发性腹膜炎时常由肺炎、脓毒血症、泌尿生殖系统感染等引起。开始即有腹膜刺激征。急性出血坏死性肠炎早期一般无腹膜刺激征。以腹痛、便血为主要症状。

4. 急性阑尾炎　腹痛是急性阑尾炎主要的症状，多数以突发性和持续性开始，少数以阵发性腹痛开始，而后逐渐加重。腹痛开始多在上腹、剑突下或脐周围，经 4～8 小时或者 10 多个小时后，腹痛部位逐渐下移，最后固定于右下腹部，这种转移性右下腹痛约 80% 的患者具有这一特征，根据这一特征可与其他急腹症鉴别。

5. 急性胃黏膜病变　本病有用药、酒精中毒或应激如严重感染、休克、大手术、烧伤、创伤及精神高度紧张等应激，引起血管痉挛收缩，致使黏膜缺血缺氧，导致黏膜损害，发生糜烂和出血。因此，了解有无用药、酗酒或应激状态对诊断很有帮助。由于溃疡不侵及肌层，在临床上很少有腹痛，上消化道出血是其最突出的症状，表现呕血或黑便。出血严重者可发生出血性休克。

6. 十二指肠溃疡　疼痛部位在中上腹脐上方偏右，呈钝痛、烧灼痛或饥饿痛，有周期性、节律性发作，发生在饭后 1～2 小时，进食可缓解，常有嗳气、反酸、胃灼热、呕吐等症状。内镜检查可确诊。

7. 肠梗阻　腹痛、呕吐、腹胀、无大便、无肛门排气是肠梗阻的主要临床表现。上述这些症状的出现与梗阻发生的急缓、部位的高低、肠腔阻塞的程度有密切关系。肠梗阻的特点：① 波浪式的由轻而重，然后又减轻，经过一平静期而再次发作。②腹痛发作时有气体下降感，到某一部位时突然停止，此时腹痛最为剧烈，然后有暂时缓解。③ 腹痛发作时可出现肠型或肠蠕动，患者自觉似有包块移动。④ 腹痛时可听到肠鸣音亢进。绞窄性肠梗阻由于某种原因有肠管缺血和肠系膜的牵拉，则常常为持续性，伴有阵发性加重，疼痛也较剧烈。有时肠系膜发生严重绞窄，可无缘无故地发生剧烈腹痛。麻痹性肠梗阻的腹痛往往不明显，阵发性绞痛尤为少见,一般多为胀痛。肠梗阻时呕吐、腹胀明显,而便血不多。急性出血性坏死性肠炎时便血症状较重,X线腹部平片小肠有比较弥漫的充气或液平面。

8. 肠型过敏性紫癜　儿童多见。腹痛剧烈伴呕吐、便血,易发生休克。常有腹膜刺激征与伴有肠麻痹和腹膜炎者不难鉴别。但肠型过敏性紫癜呕吐、腹胀更重,而便血不多。X线腹部平片典型者常显示假肿瘤(充满液体的团袢肠段)、咖啡豆(充气的团袢肠段)影像。急性出血性坏死性肠炎时出血症状较重,X线腹部平片示小肠有比较弥漫的充气或液平面。

三、治疗

急性出血性坏死性肠炎的治疗一般以内科治疗为主,治疗的要点是减轻消化道负担、纠正水和电解质紊乱、改善中毒症状、抢救休克、控制感染和对症治疗。

(一)一般治疗

腹痛、便血和发热期应完全卧床休息和禁食。这样有利于胃肠休息。直到呕吐停止、便血减少、腹痛减轻时方可进少量流质,以后逐渐加量,待无便血和明显腹痛时再改软食。禁食期间应静脉补充高渗葡萄糖、复方氨基酸、白蛋白、脂肪乳等。恢复饮食宜谨慎,过早摄食可能会导致营养不良,影响疾病的康复。腹胀和呕吐严重者应做胃肠减压。

(二)纠正水、电解质失衡

急性出血性坏死性肠炎时由于出血、呕吐、腹泻、发热,加上禁食,易于发生水、电解质及酸碱平衡失调,应及时给予纠正。

(三)抗休克

急性出血性坏死性肠炎时由于发热、呕吐 腹泻、失血、禁食等因素容易引起休克,是引起患者死亡的主要原因,早期发现休克并及时处理是治疗本病的主要环节,应迅速补充血容量,改善微循环,除补充晶体溶液外,应适当输血浆、新鲜全血或人血白蛋白等胶体液。血压不升者,可酌情选用山莨菪碱为主的血管活性药物。为减轻中毒症状、过敏反应、协助纠正休克,可慎用肾上腺皮质激素治疗。可静脉滴注3~5天的氢化可的松,成人200~300 mg/d,或地塞米松5~10 mg/d;儿童用氢化可的松4~8 mg/d,或地塞米松1~2.5 mg/d,病情好转应及时停药,因肾上腺皮质激素有加重肠出血和肠穿孔之危险,应用时必须谨慎。一般用3~5天。

(四)应用抗生素

控制肠道感染,宜尽早应用有效抗生素治疗。常用头孢类(头孢曲松、头孢哌酮、舒普深)、喹诺酮类、大环内酯类等,酌情选择。

(五)对症治疗

腹痛严重者可给予哌替啶(度冷丁);发热、烦躁可给吸氧、解热剂、镇静剂或物理降温;便血量大时给予输血。

(六)中药

可用清热解毒、行气化滞、止血为主的中药治疗。常用方剂有黄连丸加减。常用药物有黄连素、白头翁、马齿苋、银花、黄芩、赤白芍、广木香、秦皮、丹皮等。

(七)抗毒血清

采用Welchii杆菌抗毒血清42 000~85 000 U静脉滴注,有较好疗效。

(八)手术治疗

多数学者主张有以下情况时应考虑手术治疗:①明显肠坏死倾向或肠坏死者;②多次大量便血内科治疗仍不能控制休克者;③腹胀、肠鸣音消失、有麻痹性肠梗阻、穿孔可疑者;④腹腔内有化脓性病灶需引流者;⑤不能排除其他应行手术的急腹症者。

腹膜刺激征是手术治疗的主要指征。手术切除受累肠段可以减少肠毒素的来源,防止中毒性休克的发展,因此有手术指征的患者应争取早期手术治疗。对一般情况差,不耐受手术者宜积极抢救,待休克纠正后随即进行手术。关于术式,对已有肠坏死或穿孔的患者,宜行肠切除术一期吻合,切除时要认清病变大小、范围，一定要注意保留健康肠管断端进行吻合，以免发生肠瘘。如果肠管病变广泛，不能切除全部病变时，此时只能切除病变严重部分或肠造口。对病变范围不清或术中休克危重患者，不宜一期切除肠吻合，肠管切除后行肠外置造口，日后再二次吻合闭瘘。

（池肇春　孙方利）

参考文献

[1] Ruiz－Tovar J, Gamallo C. Duodenitis associated with non－steroidal anti－inflammatory drug use causing mesenteric panniculitis[J]. Am Surg, 2012; 78: E137－138.

[2] Cheng JF, Ning YJ, Zhang W, et al. T300A polymorphism of ATG16L1 and susceptibility to inflammatory bowel diseases: A meta－analysis[J]. World J Gastroenterol, 2010; 16: 1258－1266.

[3] Shen X, Shi r, Zhang H, et al. The Toll－like recertor 4 D299G and T399I polymorphisms are associated with Cronn's disease and ulcerative colitis: A meta－analysis[J]. Digestion, 2010; 61: 69－77.

[4] Popescu F, Wyder M, Gutner C, et al. Susceptibility of primary human endothelial cells to C. perfringens beta－toxin suggesting similar pathogenesis in human and porcine necrotizing enteritis[J]. Vet Microbiol, 2011, 153: 173－177.

[5] Gurtner C, Popescu F, Wyder M, et al. Rapid cytopathic effects of clostridum perfringens beta－toxin on porcine endothelial cells[J]. Infect Immun, 2010, 78: 2966－2972.

[6] Peluso R, Manguso F, Vitiello M, et al. Management of arthropathy in inflammatory bowel disease[J]. Ther Adv Chronic Dis, 2015; 6: 65－77.

[7] Osterman MT, Haynes K, Delzell E, et al. Effectiveness and safety of immunomodulators with anti－TNF therapy in Crohn's disease [J]. Clin Gastroenterol Hepatol, 2015 Feb 24. 2015; 13: 1293－1301.

[8] Koder S, Repnik K, Ferkolj aI, et al. Genetic polymorphism in ATG16L 1 gene influences the response to adalimumab in Crohn's disease patients [J]. Pharmacogenomics, 2015; 16: 191－204.

[9] Rencz F, Péntek M, Bortlik M, et al. Biuological therapy in inflammatory bowel diseases: Access in Central and Eastern Europe[J]. World J Gastroenterol, 2015; 21: 1728－1737.

[10] Poullenot F, Lahrie D. First line therapy ofinflammatory bowel disease [J]. Rev Prat, 2014; 64: 1242－1248.

第二十二章　小肠特异性炎症疾病鉴别诊断与治疗

第一节　肠结核鉴别诊断与治疗

一、概述

肠结核(tuberculosis of intestine)是结核分枝杆菌侵犯肠道引起的慢性特异性感染,大多数继发于含结核杆菌的痰液被肺结核病患者吞咽后所致,是临床较常见的疾病。肠结核发病年龄为2~72岁,以21~40岁青壮年最多,占59.7%;女性多于男性,发病比例为1.85:1。

根据有无肠外结核病灶,肠结核可分为继发和原发两种。临床上以继发性肠结核多见,国外统计肠结核合并肺结核者占28%~90%;国内上海医科大学统计资料显示,肠结核同时伴有肺结核或结核性腹膜炎者约占50%;合并中度以上活动性肺结核及空洞性肺结核者约占25%。由此可见,肺结核是最常见的肠外结核病灶。目前认为肠结核90%以上由人型结核杆菌引起,另外饮用未经消毒的带菌牛奶或乳制品,也可发生牛型结核杆菌肠结核。

根据大体形态学表现,肠结核根据肠镜下的表现可分为溃疡型、增殖型和混合型(溃疡增生型)三种。其病理变化随人体对结核杆菌的免疫力与过敏反应的情况而定。如果机体的过敏反应强,病变以渗出性为主;当感染菌量多,毒力大,可有干酪样坏死形成溃疡,称为溃疡性肠结核。如果机体免疫状态良好,感染较轻则表现为肉芽组织增生,进一步可纤维化成为增殖型肠结核。增殖型肠结核病变多局限在盲肠,有时可涉及升结肠的近段或回肠末端,有大量结核性肉芽肿和纤维组织增生,使肠壁局限性增厚、变硬。往往可见瘤样肿块突入肠腔,使肠腔变窄,引起梗阻。兼有这两种病变者称为混合型或溃疡增殖型肠结核,临床并不少见,其病理所见是两型的综合。

二、诊断与鉴别诊断

(一)诊断

通常多发生于青壮年患者,女性发病率高于男性,多有肠外结核,主要是肺结核,临床上有腹痛、腹泻、发热、盗汗、体重下降等症状,一般诊断无困难。早期诊断由于症状不明显而缺乏特征性易于漏诊。下列各点有助于诊断:①有右下腹压痛、肿块或原因不明的肠梗阻表现,或当肺结核患者的肺部病灶好转,而一般情况与结核中毒症状反而恶化者,应考虑本病;②X线钡剂造影发现回盲部有激惹,钡剂充盈缺损或狭窄等征象。结肠镜一般不作为常规检查,如病变累及上段结肠,本检查及肠黏膜活检可以明确病变性质与范围。必要时可行剖腹探查。有以下证据之一可确诊:①动物接种或病变组织的结核菌培养有结核菌生长;②病理组织学检查发现结核杆菌;③病变组织中有干酪样坏死;④手术中有典型的结核病变,且肠系膜淋巴结发现结核杆菌,干酪样坏死或钙化;⑤无干酪样坏死的肉芽肿,但身体其他部位有结核灶,抗结核药物治疗有效。

(二)鉴别诊断

1.克罗恩病　临床症状及X线检查常与肠结核酷似,鉴别要点为:①克罗恩病不伴肺结核或其他肠外结核证据;②病程一般比肠结核为长,有缓解与复发趋势;③粪便反复检查不能找到结核杆菌;④X线发现病变以回肠末端为主,有其他肠段受累,并呈节段性分布;⑤肠梗阻、粪瘘等并发症比肠结核更为常见;⑥抗结核药物治疗无效;⑦临床鉴别诊断有困难需剖腹探查者,切除标本无结核证据,有肉芽肿病变而无干酪样坏死,镜检与动物接种均无结核杆菌发现。肠结核的内镜表现与克罗恩病很相似,鉴别相当困难。下述几点可供鉴别:①肠结核和克罗恩病都可呈跳跃性分布,但病变之间的正常肠段即跳跃区长短不同,肠结核的跳跃区短于克罗恩病。②肠结核的溃疡多为横行走向,溃疡边缘隆起,界限不分明;而克罗恩病的溃疡多呈纵行走向,溃疡和正常黏膜有一明显界限。③肠结核活检组织切片进行抗酸染色可发现抗酸杆菌,组织学检查可发现干酪性肉芽肿,而克罗恩病中则不存在。

2. *右侧结肠癌*　发病年龄大于肠结核,常在 40 岁以上,无肠外结核证据。病程进行性发展,一般无发热、盗汗等结核中毒症状,如有腹部肿块往往可以推动,无明显粘连固定,常无明显压痛,质地较硬。X 线检查主要有钡剂充盈缺损,涉及范围较局限,不累及回肠,纤维结肠镜检查常可确诊。

3. *阿米巴或血吸虫性肉芽肿*　病变涉及盲肠者常和肠结核表现相似,但既往有相应的感染史,脓血便常见,可从粪便常规或孵化检查发现相应的病原体。结肠镜检查多可证实诊断,相应的特效治疗有明显疗效。

4. *溃疡性结肠炎*　本病以脓血便为主,这在肠结核极少见。溃疡性结肠炎如累及回肠者,其病变必累及整个结肠,并且以乙状结肠、直肠最为严重,乙状结肠镜或直肠镜检查可以做出鉴别。

5. *术后假膜性小肠结肠炎*　术后假膜性小肠结肠炎主要累及小肠与结肠,腹泻发生率略低,预后差,病死率高,粪便培养可发现金黄色葡萄球菌。发生原因与肠道供血不足有关。

6. *肠易激综合征*　肠易激综合征是以与排便相关的腹部不适或腹痛为主的功能性肠病,往往伴有排便习惯与粪便性状异常,症状持续存在或反复发作,须排除引起这些症状的器质性疾病。

7. *肠道恶性淋巴瘤*　肠道淋巴瘤病情发展迅速,恶化比肠结核快,腹块出现较早。X 线显示扩张肠段黏膜皱襞有破坏,可伴有淋巴结及肝脾大,肺门淋巴结肿大,抗结核病治疗无效。如果说病变在回盲部,结肠镜检查并活检往往会有阳性,倘若临床鉴别有困难应及早手术探查。

8. *耶尔森菌肠炎*　耶尔森菌常侵犯末端回肠,使肠壁增厚,肠黏膜炎症改变,肠系膜淋巴结肿大,其表现与回肠结核相似。但耶尔森菌肠炎病较短暂,能自愈,此与肠结核可区分,如果在急性期取粪便、血液或组织标本,该菌可能阳性。血清凝集试验测定抗体滴度升高对诊断该病亦有帮助。

9. *其他*　多数情况下肠道菌群失调为排除性诊断,在做出诊断前应认真寻找和排除其他病因引起的腹泻或结肠炎,如其他感染性肠炎(如肠结核、细菌性痢疾、阿米巴肠炎、血吸虫病等)、IBD、病毒性肠炎、缺血性肠炎、放射性肠炎、胶原性肠炎、白塞病、结肠息肉病、憩室炎和其他药物相关性腹泻。

二、治疗

肠结核的治疗目的是消除症状,改善全身情况,促使病灶愈合及防止并发症。肠结核早期病变可逆,因此应强调早期治疗;如果病程已至后期,即使给予合理足量的抗结核药物,常难避免并发症的发生。

(一)休息与营养

是肠结核治疗的基础。活动性肠结核须卧床休息;宜进食营养充分,易于消化,少刺激性食物。明显腹泻者应进少渣食物;有脂肪泻者应减少脂肪摄入。同时,应补充维生素 C 和钙;对于吸收不良和脂肪泻者,需注射脂溶性维生素 A、维生素 D;对有肠瘘者必要时可给予静脉高营养,以维持机体需要。

(二)抗结核药物治疗

合理选择抗结核药物。化学治疗应坚持早期、联用、适量、规律及全程使用敏感药物的原则。一般采用 2~3 种药物联合应用。如出现耐药,应及时改换敏感药物。

(三)对症治疗

腹痛可用颠茄、阿托品、山莨菪碱或匹维溴胺;摄入不足或腹泻严重者应补充液体与钾盐,保持水、电解质与酸碱平衡;对不完全性肠梗阻者,还需进行胃肠减压,以缓解梗阻近段肠曲的膨胀与潴留。

(四)手术治疗

手术只限于并发症的治疗,包括以下情况:①急性肠穿孔;②完全性肠梗阻或不完全性肠梗阻内科治疗无效者;③慢性肠穿孔伴有脓肿或瘘管形成;④肠道大出血经积极抢救不能止血者;⑤瘢痕引起肠狭窄或肠系膜缩短,造成肠扭曲者。手术前和手术后均需进行抗结核药物治疗。

三、预防

肠结核的预后取决于早期诊断和治疗。如病变尚在渗出性阶段,经治疗后痊愈,预后良好。合理选用抗结核药物,也是决定预后的关键。

肠结核的预防应着重在肠外结核,特别是肺结核。对已患肺结核的患者,应及时采取抗结核药物的治疗;对开放性肺结核应采取有效的抗结核药物,尽快使痰菌转阴,以免吞入结核杆菌导致肠道感染。要加强饮食卫生,牛奶应经过灭菌消毒后使用。

第二节　病毒性胃肠炎鉴别诊断与治疗

一、概述

病毒性胃肠炎(viral gastroenteritis)是一组以吐、泻、水样便为主要临床表现的疾病,其感染部位以小肠为主,在婴幼儿中较常见。病毒性胃肠炎也称为非细菌性胃肠炎,病毒所致感染性腹泻的发病率仅次于细菌。早在20世纪30年代就有临床报道,关于病毒方面的病因,直到1972年Kapikian发现Norwalk病毒和1973年Bishop发现轮状病毒后,婴幼儿急性胃肠炎的病毒病因才取得突破性进展。

病毒性胃肠炎可由多种病毒引起,如轮状病毒、诺瓦克样病毒、冠状病毒、星状病毒和腺病毒等,其中最常见的是前两种。这两种病毒的传染途径主要是通过粪-口途径传播,如通过污染的水源、食物等,引起家庭、学校、托儿所、旅游船、养老院及其他社团急性胃肠炎的爆发。但也可以散发形式出现。传染源为患者、隐性感染及带病毒者。此外,呼吸道传播的可能性亦不能除外,大龄儿童、成年人,特别是老年人免疫力不足时,也可感染。流行季节各国不尽相同,我国多发于秋冬季及春末夏初。

(一)诺瓦克(Norwalk)病毒性胃肠炎

诺瓦克病毒(Norwalk virus,NV)和诺瓦克样病毒(Norwalk-like virus,NLV)是一组在世界范围内引起急性胃肠炎的重要病原。具有发病急、传播速度快、涉及范围广等特点。诺瓦克病毒是在美国俄亥俄州诺瓦克镇一起腹泻暴发流行的患者粪便中发现并因此而得名。2002年国际病毒分类委员会(ICTV)统一更名为诺如病毒,包括诺瓦克病毒、诺瓦克样病毒。

诺瓦克病毒主要导致成人和学龄儿童腹泻的散发和暴发流行,分布世界各个国家,无论发达国家还是发展中国家,此病毒都有很高的感染率,感染率没有年龄和性别差异。研究证实,患者和感染者是诺瓦克腹泻的重要传染源。诺瓦克样病毒感染性腹泻是经粪-口途径传播的疾病,媒介为污染的水、食物、手等;人与人之间的直接传播也很重要,主要由呕吐物等传播。该病毒可以存在于海鲜中,尤其是牡蛎,人食用了携带该病毒的海鲜,就可能被感染而发病,生吃贝类食物是导致诺瓦克样病毒胃肠炎暴发流行的最常见原因。

诺瓦克病毒的感染,容易发生在季节交替的时期,对健康的人通常并不会造成极大的危害,故无须恐慌。但如果有老年人、婴幼儿、慢性病、肾或心脏病疾患,则较易发生严重的病例。

(二)轮状病毒胃肠炎

轮状病毒(Rotavirus,RV)是世界各国最常见的导致婴幼儿腹泻的病因。RV感染腹泻疾病的发病率受婴儿年龄、喂养方式、生活地区、感染月份和母亲的教育水平等危险因素影响。无论在发达国家还是发展中国家,婴幼儿RV感染都是比较普遍的。每年全世界因RV感染导致约1.25亿婴幼儿腹泻和90万婴幼儿死亡,尤其是发展中国家。该疾病对婴幼儿的健康、生长发育乃至生命都造成严重影响。对RV感染腹泻疾病的治疗与预防显得尤为重要。

RV引起腹泻是通过感染小肠绒毛中部和上部的成熟上皮细胞,干扰上皮细胞的运输功能,使体液流失,改变上皮细胞的渗透性,衰弱钠离子和氯化物的吸收与分泌,同时抑制葡萄糖和氨基酸同向转移,降低刷状缘酶的活性,使上皮细胞广泛的空泡状变性和上皮细胞凋亡脱落,导致绒毛上皮形态发生缩短萎缩,微绒毛脱失,最终损坏了肠道的结构与功能,出现腹泻等临床症状。

(三)肠道病毒胃肠炎

肠道病毒属于微小RNA病毒科,包括脊髓灰质炎病毒、柯萨奇病毒、埃可病毒和新型肠道病毒共71个血清型。肠道病毒胃肠炎并不多见，主要由埃可病毒2，3，6～9，11～14，18～20，22～24型及柯萨奇病毒A组4型、B组3、4型引起。冬、夏季均可发生。婴幼儿易感，并可在产婴室、托儿所及家庭内引起流行。主要通过日常生活接触经口感染。临床表现为乏力、畏寒、低热、腹泻稀水便，混有少量黏液，无脓血，日排便在10次以内。呕吐较频，有时可伴有腹痛及肌肉疼痛。通常于发病后24小时左右症状好转。确定诊断应根据病毒分离及血清学检查。

（四）腺病毒胃肠炎

1976年正式明确腺病毒是人类社会胃肠炎的病原之一，在腺病毒胃肠炎70%由Ad_{40}及A d_{41}型腺病毒引起，其他型如1～3、5～7、11、12、14、16、18、21、23型也可为腹泻的病原。主要引起婴幼儿腹泻。婴幼儿感染率为2%～52%。大龄儿童和成人少见。全年发病，以夏秋及冬末略多，可呈暴发流行。患者是重要的传染源，主要通过人与人接触传播，也可通过粪－口途径传播。潜伏期7～10天。

二、诊断与鉴别诊断

（一）诊断

本病多见于秋、冬季节。各年龄组均可发生，但幼儿胃肠炎多系轮状病毒所致。本病潜伏期长短不一，轮状病毒胃肠炎为1～7天，诺瓦克样病毒胃肠炎为1～3天。成人患者51%有呕吐，儿童则可达76%～100%。其中绝大多数一开始就出现，程度较轻，持续4～6小时后即减轻或停止，幼儿持续时间较长，可达1～5天。50%～70%的患者有腹泻，粪便多为水样便，25%患者有黏液，无脓血，每天排便次数3～10次。55%患者伴有腹痛，程度较轻，但少数呈绞痛。腹泻持续时间短则1～2天，长者可持续1周以上。40%～83%的儿童患者伴有不同程度脱水，多数脱水程度<5%。部分患者有发热。

白细胞总数正常或稍高，淋巴细胞增多。粪便中白细胞数在正常范围。无红细胞、脓球和巨噬细胞，这可与菌痢、沙门菌等胃肠炎相区别。检测患者粪便中发现病毒对确定诊断甚为重要。

（二）鉴别诊断

1. 细菌性食物中毒引起的腹泻　许多细菌或细菌毒素，如沙门菌、变形杆菌、空肠弯曲菌及金黄色葡萄球菌等污染的食物均可引起恶心、呕吐、腹痛、腹泻等急性胃肠炎表现，故临床上常易误诊为病毒性胃肠炎。但本病由肠毒素引起，多有集体就餐、同时发病的流行病学史，潜伏期较短，有的仅几小时，特点是先吐后泻，以吐为主。起病时先有流涎、恶心，不久即出现频繁的呕吐，呕吐物常有黏液、胆汁或血液。腹泻虽为水样，但量较少，且多有恶臭，同时或先有腹上区不适，腹上部、中部阵发性腹痛等，往往有进食不洁食物史。

2. 细菌性痢疾　细菌性痢疾为流行性，全身症状较重，多有发热，且较高，毒血症明显。腹痛、腹泻较重，每天腹泻十多次或数十次，伴显著里急后重。腹部压痛多为左下腹。粪量少或无，为脓、黏液与鲜血相混，呈鲜红色或桃红色胶冻样，无粪臭。大便镜检有大量成堆脓细胞，分散多数新鲜红细胞，常见巨噬细胞。细菌性痢疾的细菌阳性率则在50%以上。偶见关节炎、周围神经炎和结膜炎。

3. 沙门菌胃肠炎　本病以腹泻为主，但腹泻时往往有部位不定的中度腹痛与腹部压痛，水样泻出物可伴恶臭。呕吐出现早，但较轻，且常有恶心，加之病程短，很少发生肌痉挛的表现，多有明显发热。从某种可疑食物与患者粪便中培养出同一病原菌，如肠炎沙门菌、鼠伤寒沙门菌或猪霍乱沙门菌等，则有确诊价值。

4. 霍乱　霍乱患者在吐泻的同时往往有恶心、腹痛，或有发热、上呼吸道症状，加之泻出物除呈水样外，常有黄绿色稀便或糊状便，夹杂着酸臭味，多见于秋、冬季。

5. 溃疡性结肠炎　溃疡性结肠炎临床表现有反复发作性腹泻、腹胀及脓血便，抗生素治疗无效。大便培养无致病菌。乙状结肠镜或电子结肠镜检查，可见肠黏膜脆弱易出血，有散在溃疡。晚期患者钡灌肠X线检查可见结肠袋消失，呈铅管样改变。

6. 阿米巴痢疾　阿米巴痢疾的腹泻呈血样大便，发病常无明显的季节性，不会造成流行，患者多无发热和全身毒血症状。腹痛多在右下腹，里急后重不明显，大便次数相对较少，每次的量较多，且因病变部位较高，肠蠕动将肠道内的血液和大便均匀地混合，大便成为暗红色的果酱样，有明显的腥臭味，结肠镜检查其肠道可见散在较深的溃疡，且在大便中可找到阿米巴滋养体。

三、治疗

病毒引起的腹泻，至今尚无有效的特异性抗病毒治疗及预防方法。治疗方面，重点是对症处理和及时纠正水、电解质紊乱，特异性疫苗正在研究之中。

（一）一般治疗

以对症支持治疗为主，早期饮食应为易消化的流质、半流质饮食，病情好转后逐渐恢复正常饮食。

（二）药物治疗

1. 维持水、电解质和酸碱平衡　脱水和电解质紊乱是病毒性胃肠炎的重要表现，也是主要的死亡原因。脱水程度可根据患者精神状态、皮肤弹性、血压、尿量及口渴程度等估计。对于轻、中度脱水者，可予口服补液疗法，口服补液配方很多。1967 年 WHO 制定了肠道的口服补液盐（ORS）含氯化钠 3.5 g、碳酸氢钠 2.5 g，氯化钾 1.5 g，葡萄糖 20 g 加至 1000 ml 水中。此疗法是基于腹泻时水的吸收最佳的理论制定的，它可减少粪便的排出量，改善水、电解质失衡状态，且可减轻部分患者的恶心、呕吐症状，效果优于静脉补液。2006 年 WHO 推荐新的配方，将原方移去碳酸氢钠，加枸橼酸钠 30 mmol。由于蔗糖与葡萄糖作用相仿，故可用蔗糖 40 g 代替葡萄糖。在轮状病毒感染时，由于粪钠浓度很少超过 50 mmol/L，因此在口服液中钠和氯的浓度在 50～70 mmol/L 较合适，以免引起高钠血症。酸中毒时应酌情补充适量 5% 碳酸氢钠注射或 11.2% 乳酸钠溶液。病毒性胃肠炎患者呕吐、腹泻症状并不严重，经一般对症处理可于数天痊愈。

2. 胃肠道黏膜保护剂的应用　思密达（Smecta）主要成分为双八面体蒙脱石及天然硅铝酸盐，其齿纹状结构对消化道病菌、病毒及细菌所产生的毒素有较强的选择性固定作用；对消化道黏膜有很强的覆盖能力；可修复上皮组织，恢复其完整性；并与黏液蛋白相结合，提高黏液的质和量，增加黏液韧性，加强消化道黏液屏障，保护肠黏膜刷状缘酶，因而能有效地阻止病原微生物的攻击。注意本品可能影响其他药物的吸收，必须合用时应在服用思密达之前 1 小时服用其他药物。

3. 抗病毒药物治疗　有文献报道干扰素对病毒性胃肠炎有较好疗效，可试用，每次 100 万 U 肌内注射，1～2 次/d，连续 3～5 天。主要不良反应有：流感样综合征、发热、食欲缺乏、恶心、呕吐、腹泻等消化系统反应；嗜睡、味觉异常、周围神经感觉异常等神经肌肉系统反应等。抗病毒药物如利巴韦林、阿糖胞苷、碘苷、金刚烷胺治疗效果不显著。

4. 解痉药物治疗

（1）抗胆碱药：阻滞 M 胆碱受体，能解除平滑肌的痉挛，抑制腺体的分泌等作用，临床上用来缓解内脏绞痛，可作为症状重的腹痛的短期对症治疗。不良反应较多，常有口干、眩晕，严重时瞳孔散大、皮肤潮红、心率加快、兴奋、烦躁、谵语、惊厥。青光眼及前列腺肥大患者、严重心脏病、器质性幽门狭窄和麻痹性肠梗阻禁用，幼儿、孕妇及哺乳期妇女慎用。常用药物：①阿托品：0.3 mg，3～4 次/d，疼痛重时可肌内注射 0.5 mg。②山莨菪碱（anisodamine，654－2）：口服，一次 5～10 mg，3 次/d，疼痛重时可肌内注射或静脉注射，成人一般剂量 5～10 mg，1～2 次/d，也可经稀释后静脉滴注。③普鲁本辛（溴丙胺太林）：每次 15 mg，3～4 次/d。④丁溴东莨菪碱（scopolamine butylbromide；解痉灵）：成人每次 20～40 mg，肌内注射或稀释后静注。

（2）钙通道阻滞剂：可解除胃肠道平滑肌的痉挛，对腹痛、腹泻有效。常用药物：硝苯地平、奥替溴铵（斯巴敏）和匹维溴铵（得舒特），后两者为高度选择性胃肠道钙通道拮抗剂。

①硝苯地平（心痛定）：口服，5～10 mg，15～30 mg/d，急用时可舌下含服。不良反应一般较轻。常见面部潮红、心悸、窦性心动过速。个别患者有舌根麻木、口干、发汗、头痛、恶心、食欲减退等。低血压患者慎用；孕妇禁用。

②匹维溴铵（得舒特）：是对胃肠道具有高度选择性解痉作用的钙通道拮抗剂，作用于平滑肌细胞，能减少平台期慢波，抑制钙内流，从而减少慢波频率和基于慢波的峰电位幅度。由于肠道平滑肌慢波和收缩活动紧密相关，故而可减少肠道的收缩活动，产生抗痉挛作用，恢复正常的肠道动力，而有效缓解患者的腹痛、腹泻等症状。少数患者服药后可有腹痛、腹泻或便秘，偶见皮疹、瘙痒、恶心、口干等。儿童和孕妇禁用。用法：口服，每次 50 mg，3 次/d，必要时每日可增至 300 mg。切勿嚼碎，于进餐前整片吞服，不宜躺着和在就寝前吞服药片。

(3)维生素 K_3:具有镇痛作用,其镇痛机制可能与阿片受体和内源性阿片样物质介导有关。肌内注射,每次 8～16 mg。

5. 降温镇静治疗　高热易引起惊厥而加重脑缺氧及水肿,应积极用退热药及物理降温,如体温不降并伴躁动不安及反复惊厥者,用亚冬眠疗法,氯丙嗪和异丙嗪各 1～2 mg/kg 肌内注射,尽快使体温保持在 37℃左右。反复惊厥者予以地西泮(安定)、水合氯醛或苯巴比妥钠。

6. 肠道菌群调节药　如双歧杆菌、乳酸杆菌、酪酸梭菌等有益活菌制剂,如双歧杆菌三联活菌片(培菲康),口服酪酸梭菌活菌片(米雅)、双歧杆菌活菌胶囊(丽珠肠乐)等,可纠正肠道菌群失调,对腹泻、腹胀有不同程度的缓解作用(参见本书第二章有关内容)。

7. 中医药治疗　如藿香正气散加减治疗,有一定效果。

(孙方利　吴　军)

参考文献

[1]　刘奇,朱安东,王伟,等. 肠结核手术治疗分析[J]. 中国美容医学,2010;19:118－120.

[2]　徐丹,陆学东. 诺如病毒感染的研究进展[J]. 热带医学杂志,2011;11:109－112.

[3]　豆筱敏. 轮状病毒感染引起小儿腹泻的临床分析[J]. 医药论坛杂志, 2010;31: 77－78.

[4]　池肇春. 小肠特异性炎症[M]//池肇春. 实用临床胃肠病学. 2 版. 北京:军事医学科学出版社,2015:983－992.

第二十三章　肠梗阻鉴别诊断与治疗

第一节　机械性肠梗阻鉴别诊断与治疗

一、诊断及鉴别诊断

肠梗阻的共同症状是“痛、吐、胀、闭”,即腹痛、呕吐、腹胀及停止排便排气。

1. 腹痛　不同类型的肠梗阻有不同性质的腹痛。单纯性机械性肠梗阻一般为阵发性剧烈绞痛,系梗阻以上部位的肠管强烈蠕动所致。此类疼痛常可有下列特征:① 阵发性疼痛,由轻而重,然后又减轻,经过一平静期而再次发作。② 腹痛发作时可感有气体下降,到某一部位突然停止,此时腹痛最为强烈,然后又暂时缓解。③ 腹痛发作时可出现肠型或肠蠕动波,患者自觉似有包块移动。④ 腹痛时可听到肠鸣音亢进,有时患者自己可以听到。持续性腹痛伴有阵发性加重多见于绞窄性肠梗阻。持续钝痛伴有阵发性加剧而无缓解者,多提示肠系膜牵拉或肠管高度痉挛,常见于肠套叠、肠粘连、肠扭转造成的闭袢性肠梗阻,是绞窄性肠梗阻的早期表现。如腹部出现明显压痛,则表明肠梗阻后肠液渗漏腹腔,已形成腹膜炎。

2. 呕吐　呕吐也是肠梗阻常见的症状,可反映出梗阻的部位和病变发展的程度。梗阻早期,呕吐为反射性,吐出物为胃液、食物,然后进入静止期。若梗阻未解除,梗阻部位为高位小肠,再发呕吐出现较频繁,且静止期短,呕吐的胃内容物中含有胆汁。如低位肠梗阻,静止期较长,1～2 天后再发呕吐,呕吐内容物带有粪臭。呕吐物如呈棕色或血性,则肠梗阻可能已成为绞窄性。

3. 腹胀　腹胀出现较迟。腹胀程度与梗阻部位有关。高位小肠梗阻腹胀不明显,而低位肠梗阻可表现为全腹膨胀,叩诊呈鼓音,并常伴有肠型。麻痹性肠梗阻,腹胀明显,但无肠型。闭袢性肠梗阻,则出现局部膨胀,叩击有鼓音。结肠梗阻如回盲部关闭,可以显示腹部不对称的高度腹胀。

4. 停止排便排气　完全性肠梗阻可出现停止排便排气。梗阻早期,肠蠕动增加,梗阻以下部位残留的气体和粪便仍可排出。此种现象应引起注意,以避免延误早期肠梗阻的诊断和治疗。绞窄性肠梗阻如肠套叠、肠系膜血管栓塞或血栓形成,肛门可排出血性液体或果酱便。

肠梗阻的诊断不仅是要确定肠梗阻的存在,而且还包括肠梗阻的部位、程度、有无肠袢绞窄以及引起梗阻的病因。典型的机械性肠梗阻具有阵发性腹部疼痛、呕吐、腹胀、腹部有肠型、肠鸣音亢进以及停止排便排气等表现。但在肠梗阻早期症状体征不明显时,诊断往往有些困难。因此根据上述肠梗阻的诊断要求,在诊断过程中需要解决如下几个问题。

(一)确定肠梗阻的存在

某些绞窄性肠梗阻的早期不具有腹痛、呕吐、腹胀、停止排气排便典型的四大症状和腹部压痛、肠蠕动波和肠型、高调肠鸣者等明显体征,往往与一些其他的急腹症如急性胰腺炎、输尿管结石、卵巢囊肿蒂扭转等相混淆,应做好与这些疾病的鉴别诊断。详细的病史和各项有关检查是必要的。X 线平片对肠梗阻的诊断十分重要,可见肠管扩张、肠腔积气积液。站立位 X 线平片如见到小肠阶梯形液面和/或“鱼刺征”为机械性肠梗阻的典型特征。因此对疑有肠梗阻的病例,要动态观察其症状、体征和其 X 线腹部平片。B 超检查用于肠梗阻诊断简便迅速。而且 B 超可以定位可能存在的腹水,可以指导临床医生进行诊断性腹腔穿刺,通过腹腔积液的性质,可以指导下一步治疗。B 超诊断肠梗阻敏感性较高,但对梗阻病因诊断率较低,如 B 超对少数积气型肠梗阻的诊断比较困难,对某些肠梗阻部位少有帮助。CT 检查对肠梗阻的诊断意义很大,可以明确了解有无梗阻及梗阻部位,同时可以了解部分梗阻原因,如肿瘤、异物、套叠、憩室、腹壁疝等。不全性肠梗阻患者,可行消化道碘水造影,观察小肠蠕动功能、梗阻部位等,从而为临床医生提供治疗依据。

（二）机械性肠梗阻与动力性肠梗阻的鉴别

机械性肠梗阻具有较典型的肠梗阻临床表现，如阵发性腹痛、肠鸣音亢进伴腹胀，常有肠型蠕动波。机械性肠梗阻胀气只限于梗阻以上部位，充气肠袢大小不一。动力性肠梗阻又称为麻痹性肠梗阻，包括麻痹性和痉挛性两种类别。往往继发于腹腔感染、腹外伤、腹膜后血肿、脊髓损伤、肠道炎性疾病等，多为持续性腹胀，无绞痛发作，肠鸣音减弱或消失，全腹膨胀、肠型不明显。痉挛性肠梗阻腹痛虽然较剧，突然发作和突然消失，但肠鸣音不亢进，腹胀也不明显，有时可触及痉挛的肠管。铅中毒造成的肠梗阻，严重的主观症状与腹部体征不符合，患者有毒物接触史，特别是部分中药成分含有铅剂，易引起类似肠梗阻的症状。麻痹性肠梗阻则可见胃肠道普遍胀气，小肠充气肠袢大小较为一致。X线平片动态观察对鉴别更有帮助。若为腹膜炎引起的麻痹性肠梗阻，腹腔内有渗出性积液，肠管漂浮其中，肠管间距增宽。痉挛性肠梗阻胀气多不明显，但有时可见肠管痉挛性狭窄。腹部CT对于鉴别麻痹性肠梗阻与机械性肠梗阻有明确意义。麻痹性肠梗阻的CT表现为成比例的小肠和结肠扩张，而没有扩张肠袢与塌陷肠袢之间的“移形带”。

血运性肠梗阻是由于肠系膜血管的病变造成，分为动脉和静脉栓塞或栓子形成。患者多有冠心病、房颤、动脉硬化病史及表现。血运性肠梗阻的临床表现主要是持续而剧烈的腹部疼痛，可伴血性呕吐物或排泄物。其另一特征为强烈的症状与腹部特征不匹配。至后期肠管坏死趋势时，腹腔内渗液出现时，腹膜刺激征才逐渐出现。增强CT可以提供血运性肠梗阻的诊断依据，并明确栓塞部位。DSA可了解血栓部位，并可参与治疗。

（三）绞窄性肠梗阻的鉴别

绞窄性肠梗阻肠管存在着血运障碍，随时有发生坏死和腹膜炎的可能，在治疗上具有紧迫性。临床上绞窄性肠梗阻具有以下的一些特征：①腹痛发作急骤、剧烈，疼痛持续，阵发性加重。并不因呕吐而减轻，有时可感到腰背疼痛。②呕吐出现早而且频繁，呕吐物有时为血性或粪臭味，或肛门排出血性液体。③腹胀不明显，有时局部膨隆，不对称，或可触及孤立肿大的肠袢。④有腹膜刺激征，或固定的局部压痛和反跳痛。⑤腹腔有积液，穿刺为血性液体。⑥早期出现休克征象，如病因未解除，则抗休克治疗其效果多不显著。⑦X线平片的特征是显示孤立胀大的肠袢，位置固定不随时间而改变，肠腔内积液多，而积气少，肠间隙宽显示有腹腔积液。⑧血清无机磷显著增高。腹腔液中肌酸磷酸激酶的两种同工酶C：PK－MB及CK－BB显著增高，对判断绞窄性肠梗阻、肠坏死有重要意义。⑨经积极的非手术治疗而临床症状无明显改善。

（四）明确肠梗阻的部位

根据呕吐出现的早晚、吐出物的性质和腹胀的程度，可以判断高位或低位的小肠梗阻。但据此鉴别低位小肠和结肠的梗阻有时比较困难。结肠梗阻时腹痛较轻，呕吐较少，腹部膨胀多不对称。而且因结肠回盲瓣的作用，结肠梗阻时常可导致结肠高度膨胀的闭袢性肠梗阻。此外，结肠梗阻时胃肠减压效果常不满意。因其壁薄很易发生穿孔。X线腹部平片检查，对判断肠梗阻部位有重要价值。典型的小肠梗阻造成的气胀阴影为阶梯状，常位于腹中央，其长轴是横贯的。完全性小肠梗阻，结肠内没有气体或仅有少量的积气。结肠梗阻多在腹周呈扩张结肠和袋形，而小肠胀气不明显。有时空肠的环状皱襞（kerckring folds）的阴影与结肠袋的阴影相似，诊断上可能发生错误，故必须结合临床表现。腹部CT可以了解肠管梗阻部位，通过寻找扩张和非扩张段交界处，观察肠管腔内、肠管壁情况，有经验的临床医生可以判断出肿瘤、粪石、异物等梗阻原因，可以快速诊断肠扭转、肠套叠、血运性疾病等，从而给临床医生进行术前评估提供较为真实可靠的依据。

（五）病因诊断

考虑病因时应详询病史并结合检查结果进行仔细分析。如有腹部手术史或腹部手术瘢痕者应可考虑为粘连性肠梗阻；有腹外伤史，可因既往考虑腹腔内出血引起的粘连；如为现病史应考虑有无腹膜后血肿所致麻痹性肠梗阻可能。伴有周身结核病灶者，可能为腹腔结核性粘连。如有心血管疾病，如心房纤颤、动脉粥样硬化或闭塞性动脉内膜炎的患者，须考虑肠系膜动脉栓塞。近期有腹泻者应考虑痉挛性肠梗阻的可能。便秘或饱餐后劳动或剧烈活动常是肠扭转的诱发因素。腹部检查应包括腹股沟部以排除腹外疝嵌顿，直肠指诊应注意有无粪块填充、直肠内肿瘤。指套染有新鲜血迹应考虑有肠套叠可能。以年龄考虑，儿童多考虑蛔虫性肠套叠；老年人多考虑为肿瘤、肠扭转、粪块堵塞等。结肠梗阻病例90%为癌性梗阻。而腹部外科大手术、腹腔感染或严重腹部复合损伤是麻痹性肠梗阻、炎性肠梗阻的常见原因。

二、治疗

急性肠梗阻的治疗包括非手术治疗和手术治疗。治疗方法的选择应根据梗阻的原因、性质、部位以及全身情况和病情严重程度而定。首先应积极给予非手术治疗以纠正梗阻带来的全身性生理紊乱，改善患者一般状况，同时也为手术治疗创造条件。

（一）非手术治疗

1. 胃肠减压　胃肠减压是治疗肠梗阻的一项重要措施。胃肠减压可以减轻或解除肠腔膨胀，有利于肠壁血液循环的恢复，减少肠麻痹的发生。腹胀减轻还有助于改善呼吸和循环功能。胃肠减压可防止呕吐，还可避免吸入性肺炎的发生，有利于手术探查。通常用较短的单腔管（Evin 管）或双腔管，放置在胃、十二指肠内。保持通畅，可获得满意的减压效果。而对于低位小肠梗阻和麻痹性肠梗阻的减压，可采用双腔的较长的减压管（Miller－Abbol 管）。管的远端有胶囊，通过幽门后，囊内注入空气，刺激肠管蠕动，可将此管带到梗阻部位，或在 X 线透视下放置。对低位肠梗阻可以达到有效的减压，缺点是操作费时费事。采用胃肠减压管接袋方法进行胃肠减压，而为避免尖端开口及侧孔吸附黏膜，而未使用接负压盒的方法，效果满意。

2. 纠正水、电解质紊乱和酸碱失衡　水、电解质的丢失是肠梗阻的主要病理、生理改变之一。因此，应首先补充液体和电解质。纠正酸碱平衡失调，使机体恢复和维持内环境的稳定，保持抗病能力，以争取时机在最有利的情况下接受手术治疗。肠梗阻造成的失水多为混合性，以细胞外液为主，基本上属于等渗性缺水。治疗上应迅速纠正细胞外液的不足，输入胶体液以扩容可获得较稳定的血容量，维持血压，但在治疗细胞组织代谢紊乱方面仍属不够。而输入电解质液后约 1/4 保留在血管内，其余 3/4 的液体通过微循环渗透到组织液中，使组织间液迅速得到补充。由此，细胞代谢才可得以正常进行，组织中的酸性代谢产物才能顺利运送，体内的酸碱失衡方可得以纠正。充盈的组织液可调节血容量的不足，维持循环动力学的稳定。输液原则应“先盐后糖”“先晶体后胶体”。首先用等渗盐水纠正细胞外液的丢失，补充血容量，必要时给予适量的碱剂纠正酸中毒。当尿量 >40 ml/h，应适量补钾。少数患者出现抽搐，可补充适量的钙和镁盐。补钙 1.0 g/次，可重复使用；25% 硫酸镁 5～10 ml，1 次即够。若血容量明显不足，血压下降者，为了迅速补充血容量，可先输入部分胶体液。最常用的是低分子右旋糖酐 500～1000 ml，可达到迅速扩容，疏通微循环，恢复血流动力学的平衡，然后再补充电解质溶液。

绞窄性肠梗阻或单纯性肠梗阻晚期的患者常有大量血浆和血液的丢失，故治疗过程中还需补充一定的血浆和全血。

3. 抗生素　肠梗阻后肠内容物淤积，细菌大量繁殖，可产生大量毒素，引起全身性中毒。严重的腹膜炎和毒血症是肠梗阻最常见的死亡原因。因此抗生素的应用十分重要。一般选用针对革兰阴性杆菌的广谱抗生素以及针对厌氧菌的甲硝唑。

4. 抑制胃肠胰腺分泌　质子泵抑制剂可抑制胃酸分泌，减少下游事件分泌及激活。醋酸奥曲肽是一种人工合成的天然生长抑素的八肽衍生物，它保留了与生长抑素类似的药理作用。能抑制胃肠胰内分泌系统的肽以及生长激素的分泌。生长激素释放抑制激素的药物作用有：抑制生长激素、甲状腺刺激激素、胰岛素、胰高血糖素的分泌；可以抑制胃酸分泌，可抑制胃蛋白酶、胃泌素的释放；减少胰腺的内外分泌以及胃小肠和胆囊的分泌，降低酶活性，对胰腺细胞有保护作用。通过以上抑制分泌药物减少肠道内负荷，增加了肠梗阻非手术治疗的成功率。

5. 其他对症治疗　①镇痛解痉：解痉能解除肠管痉挛性疼痛，避免肠管痉挛的收缩造成进一步的损害，如肠内压增高，蠕动亢进而加重肠扭转或肠套叠等。常用乙酰胆碱阻滞剂如阿托品或山莨菪碱，如不准备急诊手术，切勿使用强效镇痛剂，如吗啡、哌替啶（度冷丁）、氯丙嗪（冬眠灵）等。②中药通理攻下、理气开郁、活血化瘀在治疗肠梗阻中有较好的疗效，尤其是对单纯性肠梗阻早期、蛔虫性肠梗阻的治疗较为适宜。此外，还有氧气驱蛔虫，生豆油灌注、中药灌注、针刺疗法治疗。③西甲硅油等物理性用药可以减少肠道内气液含量，降低肠腔内压力，改善肠壁血供。另外，单纯性肠梗阻，肠套叠、肠扭转的各种复位法包括钡灌肠、经乙状结肠镜插管、腹部按摩及颠簸疗法等。

在非手术治疗过程中应严格观察患者的病情变化，如绞窄性肠梗阻经非手术治疗未能缓解应早期进行手术治疗，一般观察不宜超过4～6小时，并同时进行术前准备。对于单纯性肠梗阻，根据患者生命体征、腹部症状、血象等，可观察24～72小时；如仍无缓解，建议手术治疗。

（二）手术治疗

手术治疗是肠梗阻的一个重要治疗手段，其关键在于确定手术的时机及手术方法的选择。手术指征：①确诊或疑诊为绞窄性肠梗阻者；②单纯性完全性肠梗阻采用积极非手术治疗24～48小时后仍不能缓解者，复发性粘连性肠梗阻（即原先因粘连手术治疗后再发生肠梗阻）非手术治疗无效或半年内多次急性肠梗阻发作者。

肠梗阻手术治疗的方法主要有4种：①解除引起梗阻的原因；②肠切除肠吻合术；③短路手术；④肠造瘘术或肠外置术。手术方式的选择取决于梗阻的程度、部位、病因以及患者的全身情况。

1. 单纯性肠梗阻　可采取解除梗阻原因的手术。如粘连松解术，肠切开取出蛔虫、粪石、胆石或异物等。狭窄的肠管可切除后重新吻合（炎症性肠管狭窄、肿瘤）；如病灶不能切除时（肿瘤晚期）、广泛粘连成团，可行梗阻的近侧与远侧做短路吻合术；少数病情严重的患者，特别是老年患者或合并多种严重基础疾病的患者，胃肠减压效果不满意，可先行简单的肠造瘘术，即通过一小的腹壁切口，切开腹膜找出扩张肠袢，做荷包缝合后插入粗蕈状管即可完成，待以后患者情况改善，再次手术。有时粘连扭结的肠袢经减压后即可自行复位，肠腔恢复通畅。肛门排气排便后就拔出造瘘管，切口可自行愈合。术中探查发现肠管高度膨胀，首先应在妥善保护周围组织下对梗阻近端肠管行减压术，以减少毒素的吸收并有利于手术的进行。

2. 绞窄性肠梗阻　手术的目的是解除绞窄原因，切除坏死肠管，重建肠道连续性。少数患者因全身情况很差，不能耐受较大手术，可在解除绞窄病因后行简单的肠减压造瘘术。术中对绞窄性肠梗阻在解除绞窄的因素后，应判断肠袢是否有存活能力。若有下列表现，则认为肠管已丧失生机：①肠壁已呈暗黑色或紫黑色；②肠壁已失去蠕动能力，对刺激无收缩反应；③肠壁浆膜面已失去光泽，肠管已呈麻痹、扩张现象；④相应的肠系膜终末小动脉无搏动；⑤热盐水纱垫湿敷，肠系膜根部用0.5%普鲁卡因封闭观察10～30分钟，肠壁颜色及蠕动状态无改变。如判断某段肠管失去活力，则应切除。在解除绞窄性肠梗阻时，应迅速控制绞窄肠管相应动静脉，避免大量细菌、毒素通过血液系统回流造成进一步全身反应，此时可用两把肠钳夹闭相应血管根部，迅速离断血管、肠管，保护断端后，进行腹腔冲洗，再考虑下一步手术重建问题。

3. 闭袢性肠梗阻　结肠梗阻时，由于回盲瓣的作用，肠内容物只容易进入而不易复出，易形成闭袢性肠梗阻。胃肠减压对缓解腹胀效果也常不满意。梗阻早期由于小肠吸收了部分肠液，患者失水并不严重。又因结肠血液供应不如小肠丰富，故即使是单纯性梗阻也容易发生局部坏死和穿孔。而一旦发生坏死和穿孔，患者短时间内可感觉症状好转，但此时大量粪便造成的粪性腹膜炎会被腹膜吸收，极短时间内即可造成严重的感染中毒症状，即使手术都难以扭转患者的病情。鉴于上述情况，一旦确诊为结肠完全性梗阻，特别是明确病因，患者必须接受手术治疗时，应得到及时的手术治疗。如梗阻病变在左侧结肠，患者全身情况差，腹胀严重，胃肠减压得不到缓解时，应先行横结肠或近端结肠造瘘，待情况好转后再行肠切除、肠吻合。若为绞窄性肠梗阻，肠管已坏死，则须切除坏死的肠袢，并行两断端外置造瘘，待全身情况好转后再行二期手术造瘘还纳术。如患者情况较好，梗阻的病变肠袢可以切除，尤其是恶性肿瘤，可以行一期切除吻合术，腹腔内放置引流物。若怀疑局部血循环不够满意，或手术时污染严重，则应在吻合后加做一近端造瘘，腹腔内放置引流物。待恢复良好后再将造瘘口关闭。

有15%～20%的结直肠癌以急性肠梗阻为首发症状，传统的治疗观念是急诊手术，剖腹探查解除梗阻和结肠造口，手术创伤大，并发症发生率高。内镜下金属支架引流术使急诊手术转为择期手术，避免了造口，结合腹腔镜根治手术，真正实现了微创治疗目的。采用X线透视和肠镜相结合内镜下金属支架引流术操作方法：先借助纤维结肠镜在直视下将导丝送过肿瘤狭窄段，再置入导管，注入造影剂了解支架是否进入梗阻近端，确认后，在X线透视下植入支架，若梗阻部位较长，可置入2根以上的支架以保证扩张梗阻部位达到加压的效果。但对于低位直肠癌，支架的下缘应尽量紧贴肿瘤的下缘1 cm以内，为以后做超低位保肛手术做准备。支架植入结束后，须严密观察患者的排气排便、腹痛腹胀缓解情况以及腹部体征，并在24小时内复查腹部立卧位平片，如发生穿孔、出血，视情况决定是否手术治疗。24小时内肠梗阻缓解为支架植入治疗成功的标准。Watt 等的研究认为，与急诊手术相比，金属支架引流后可显著降低造口率，I 期吻合率是急诊手术的 2 倍。同时，金属支架引流还缩短住院天数，降低术后 30 天的病死率。

三、预后

目前肠梗阻仍有较高的病死率，其预后与梗阻的病因、程度、性质、患者的年龄、全身状况以及是否及时恰当的治疗都有密切的关系。单纯性肠梗阻病死率在 3% 左右。绞窄性肠梗阻如就诊早、处理及时，病死率在 8% 以下。文献报道，从病变性质和病因分析，肠系膜血管栓塞性梗阻病死率最高，为 66.7%；绞窄性肠梗阻病死率达 27.9%；肠扭转为 25% 左右。从病程长短分析，发病少于 12 小时，手术病死率为 1.8%；少于 24 小时为 5.8%；超过 36 小时者可达 25%。所以，早期诊断、及时手术可谓是降低病死率的关键。此外，婴幼儿及老年患者的病死率较高。肠梗阻死亡的主要原因为中毒性休克，占 60%，其他还有腹膜炎、肺炎、肠瘘及全身衰竭等。如诊断及时、恰当地处理，部分死亡是可以避免的。

第二节　粘连性肠梗阻鉴别诊断与治疗

腹腔内腹膜粘连或粘连带而导致肠内容物运行障碍，称为粘连性肠梗阻。在机械性肠梗阻患者中，粘连性肠梗阻患者所占比例最高。虽各文献报道差异较大，但其总比例在 50% 以上，特别在既往有腹腔手术及腹腔感染病史的患者群体中所占比例更高。

一、诊断

粘连性肠梗阻是机械性梗阻的一种。但若要确定肠梗阻系腹内粘连所致应考虑是否有下列情况：①以往有慢性肠梗阻症状和多次反复急性发作的病史；②有腹内炎症的病史，如阑尾炎、盆腔炎等；③有结核性腹膜炎征象或结核性腹膜炎史；④有腹部外伤或手术史。

粘连性肠梗阻亦有单纯性梗阻和绞窄性梗阻两类。及时早期明确肠梗阻有无绞窄发生是极其重要的，它将明显地影响着肠梗阻治疗的效果和预后（参阅本章第一节）。

二、治疗

单纯性肠梗阻应先行非手术治疗观察，无效时再行手术治疗。绞窄性肠梗阻或疑有绞窄可能时均应积极准备，尽早行手术探查。

手术方法依据病情而定。①粘连松解术：适用于粘连带或小范围的粘连。切除粘连带或将小片粘连予以分离，浆膜粗糙面予以内翻缝合。②肠切除吻合术：对于团块状肠袢紧密粘连而无法分离，或分离后肠管有多处损伤，或绞窄性肠梗阻有肠坏死者，应果断行病变肠袢切除，然后重新行吻合术。③肠短路术：如一团块状肠袢紧密粘连且又不易分离，而患者情况很差时，可行梗阻近端肠管与远端肠管吻合术。④小肠折叠排列术：为肠外固定的方法避免肠梗阻。用于粘连广泛，分离后有较多的粗糙面的手术。可行一部分或全部小肠排列术。即将小肠按顺序折叠排列，靠近系膜边缘将小肠连续缝合固定。对防止粘连性梗阻的再发生有一定的效果。此方法易发生肠壁损伤，继发肠瘘，现已很少采用。⑤小肠内固定术：我院采取改良 White 法行小肠内固定术，于距屈氏韧带约 15 cm 置入与小肠长度相等之规格为 5×3 乳胶管，其远端至切除阑尾后的盲肠壁引出；于肠腔内之内固定管近侧段（入口部）及远侧段（出口部）40 cm 范围内，每间隔5 cm～10 cm 剪一 0.5 cm×0.2 cm 大小侧孔；其近端肠管外行 5 cm 长隧道式包埋，经相应位置腹壁引出后，空肠与腹壁固定；远端盲肠开口处双荷包包埋，经侧腹壁引出，荷包与对应侧腹膜固定。术后内固定管近、远端均接引流袋开放引流减压。待肠蠕动功能稍恢复后，则内固定管可行肠内营养支持治疗。这种内固定术的肠袢自然放置于腹腔，无须刻意排列，由于肠腔内置管内衬的作用，可有效防止肠管成角，从而避免术后机械性肠梗阻的发生。内固定管在术后可同时具备减压及肠内营养的作用。待术后 3 周以后，根据病情，酌情一次或分次从远端盲肠开口处拔除内固定管；部分复杂的手术患者，可较长期利用该排列管行肠内营养输入，患者反映良好。

随着腹腔镜技术的普及和发展,腹腔镜技术也开始运用于部分粘连性肠梗阻的患者。病例的选择首先应是粘连性肠梗阻,在手术后一段时间(6 个月以上),病情处于较早阶段:腹部胀气较轻,非完全梗阻。估计粘连较局限,患者可耐受气腹和全身麻醉的打击。但对于腹胀严重、反复多次腹部手术后,估计腹内广泛粘连或有绞窄性肠梗阻可能的患者,应视为腹腔镜肠粘连松解术的禁忌证。一些患者腔镜下处理十分简便;另一些则较难分离,需开腹手术。Slim 对文献进行回顾性研究显示,腹腔镜对粘连性肠梗阻的有效治疗率为 60%,失败原因主要包括多发性粘连、医源性小肠穿孔及结肠癌术前误诊为肠梗阻。

第三节 肠扭转鉴别诊断与治疗

肠管沿其系膜纵轴发生扭转,使肠管发生扭曲,血运障碍而出现肠梗阻征象者称为肠扭转。多发生于小肠、乙状结肠与盲肠。发病率约占肠梗阻的 15%,其中小肠扭转为肠扭转总数的 80%。

一、诊断

肠扭转既是闭袢性梗阻又是绞窄性梗阻,发病往往急骤,腹痛剧烈,腹胀明显。病程发展快,早期即可出现休克。临床上常见到小肠、乙状结肠和盲肠为肠扭转的 3 个好发部位,其中小肠扭转最为常见。

小肠扭转可发生在任何年龄,以青壮年多见。儿童多为肠道及系膜发育畸形所致,成年人则多继发于肠道某些病理改变的基础上,如手术后的局限性粘连、系膜肿瘤、系膜过长等。扭转多为顺时针方向,并多超过 270°。早期腹部轻压痛,可无肌紧张及反跳痛。腹部存有不对称膨胀或局限性肠袢扩张。随着病情的进展,腹胀加剧、压痛及肌紧张出现,腹腔渗液增加,进而出现休克。X 线检查,小肠全扭转时仅见十二指肠膨胀,小肠少量积气,偶有小液平。部分扭转者,早期 X 线检查可无任何异常发现,必要时应反复检查或口服碘水造影以确诊梗阻的存在。有时可见不随体位移动的长液平面、假瘤征和“咖啡豆”征等。腹部 CT 小肠双期三维成像对小肠扭转的诊断效果甚佳。

乙状结肠扭转临床上可见到两种类型。一种发作急骤,腹部剧烈绞痛、呕吐,腹部有压痛、肌紧张等,可早期出现休克。另一种较多见,发病比较缓慢,多见于老年男性,经常有便秘,往往过去有类似发作史,主要症状是腹部持续胀痛,呕吐不多,患者有下坠感,但无排便排气。腹部高度膨隆,且不对称,腹膜刺激征不明显。X 线检查可见巨大的双腔充气肠袢自盆腔达膈下。立位时可见到两个大液平面。晚期近端结肠也逐渐充气扩张。小剂量钡剂灌肠可发现钡剂受阻,其尖端呈锥形或“鸟嘴形”。

肠扭转的诊断要点:①有不恰当的剧烈活动或体位改变,尤其是餐后很快参与剧烈运动或劳动。腹部突然发生剧烈的绞痛,且多位于小腹部。腹痛可放射至腰背,伴有频繁的呕吐。②全小肠扭转,气胀限于胃、十二指肠,扭转的小肠则无胀气。部分肠扭转,则被扭转的小肠高度膨胀,腹部可见局限性膨隆。③X 线平片:可见小肠普遍充气伴有多个液平。仅有胃、十二指肠充气扩张者,提示全小肠扭转。有巨大扩张的充气肠袢固定在腹部某一部位,并且有很长的液平面者,则提示部分小肠扭转,并且有闭袢形成。④CT:CT 检查可发现肠管围着某一处呈螺旋状排列,从而形成漩涡状表现,肠系膜血管随着旋转的肠管也呈漩涡状改变、移位。同时可见肠管同心圆征、肠管强化减弱、腹水的出现则高度提示绞窄性肠梗阻可能。因此,CT 检查对肠扭转的诊断极具价值。

二、鉴别诊断

小肠扭转发病急,病程进展快,休克的发生率高。临床上常与下列疾病相混淆,应注意鉴别。

(一)肠系膜血管栓塞或血栓形成

患者往往有冠心病或心房纤颤史,多数有动脉硬化表现。选择性肠系膜上动脉造影不仅可以确诊,而且还可帮助早期鉴别肠系膜栓塞、血栓形成或血管痉挛。

(二)腹内疝

其发病急骤,迅速出现绞窄性肠梗阻症状,与部分肠扭转的临床表现极其相似。X 线检查对诊断有重要价值。X 线平片表现为充气的肠袢聚集一团,钡餐检查可发现一团小肠袢聚集在腹腔某一部位,不易分离,周边呈圆形。选择性动脉造影可以看到小肠动脉呈弓状行走移位，如右侧十二指肠旁疝时可看到空肠动脉弓走向肠系膜上动脉右侧。有时很难做出诊断，而往往须在剖腹探查中才得以明确诊断。

（三）急性坏死性胰腺炎

血清淀粉酶增高在胰腺炎诊断中准确率很高。临床表现不典型者，行腹腔穿刺如抽吸混浊的有血性的含有高淀粉酶的腹液，则可明确诊断。X线检查显示胰腺阴影增大，密度增高，边缘不清。胰旁有钙化斑阴影或不透光的结石阴影。由于局限性肠麻痹，右上腹或中腹可出现扩张的近段空肠袢，腔内有液平，即所谓"哨兵袢"征。早期仰卧时见结肠肝曲、脾曲充气，而横结肠中段无充气，即所谓"横结肠截断征"，这是因为炎症刺激而引起横结肠痉挛所致。此外，B型超声、CT检查对胰腺炎的诊断均有很大帮助。

乙状结肠扭转因起病大多隐袭，且常发生在老年患者，故应与结肠癌、粪块阻塞或假性肠梗阻（Ogilvie综合征）等鉴别。

三、治疗

（一）非手术治疗

小肠扭转早期，病情较轻的患者可先行手法复位。患者取胸膝位。因扭转多为顺时针方向，所以术者用手按逆时针方向，在腹部轻轻地按摩，同时用手向上抬起腹部，然后又突然松手，谓之"颠簸疗法"。自上腹顺序至下腹；反复颠簸可连续3～5分钟，休息片刻，可再进行3～5次，扭转的小肠多能复位。国内文献报道，有一定数量的病例用此方法获得成功。

乙状结肠扭转，可先做乙状结肠镜，待看到扭转处试行插入肛管，一旦排气后扭转便可自行复位。但复位后复发率高达40%，故多数主张复位后仍应行择期手术治疗。

（二）手术治疗

小肠扭转一旦被确诊或疑为绞窄性肠梗阻时，均应在积极的术前准备后进行手术治疗。手术时应将扭转肠袢尽快进行反旋转复位。肠袢血循环恢复良好者，可不做处理。肠袢如绞窄坏死，则应果断地行病变肠段切除和肠吻合术。应当注意的是，虽然随着要素膳饮食方法（EEN）及胃肠外营养治疗（TPN）的完善与普及，很多过去难以存活的短小肠患者而能得以存活，并还有一定的生活能力，但保留的小肠越短，则术后病理、生理紊乱越严重，并发症也越多，长期存活率就越低。因此，对需要做小肠广泛切除而保留的小肠不足1 m者，应持慎重的态度，力争保留1 m的小肠。作为外科医生，应极度重视保护患者的每1 cm长度的小肠，做到"寸肠必争"，无法判断是否存活的小肠，可以热盐水纱布热敷肠管及系膜根部，或行1%普鲁卡因或苄胺唑啉在系膜根部注射，观察30分钟，如肠管血运恢复，则务必保留该段肠管。判断肠管活力的方法：肠管颜色由深转浅，由暗红转为红色或淡红色，系膜边缘可见动脉波动，肠管有弹性，可见肠蠕动，肠管切缘可见活跃的动脉出血等。另Buckley等采用经外周静脉注入荧光素后，以紫外线照射检查肠管荧光情况以检测肠管活性的方法，其报道的准确率达到100%，目前尚未见国内相关报道。应注意的是，对于全小肠扭转患者，术中尽管经过多种努力，最后保留有活力肠管仍不足100 cm者，我们亦应积极努力做好抢救工作，使患者能平稳度过围术期，待以后依靠肠外营养继续维持生命，还可等待机会行小肠移植术，或可给患者带来长期生存机会。

盲肠复位后则应固定于侧腹壁。乙状结肠复位后可与降结肠平行缝合固定或如情况好者，可行乙状结肠切除及吻合术。肠管坏死、患者情况尚好也可做一期肠切除及肠吻合术；乙状结肠还可先切除后做断端造瘘，待情况好转后再行二期手术造瘘还纳。

第四节　肠套叠鉴别诊断与治疗

肠管的一部分及其系膜套入其邻近的肠腔内谓之肠套叠。有原发性和继发性两类。前者远较后者多见，且多发生于小儿，后者多见于成人。临床上小肠套入结肠最常见，称为回－结肠型肠套叠，其他还有小肠套入小肠（小肠型）、结肠套入结肠（结肠型）等，均较少见。

一、诊断

小儿肠套叠的临床典型的表现为阵发性腹痛、呕吐、血便和腹内肿块四联征及全身情况改变。

1. 腹痛　为肠套叠的主要症状。以典型的痉挛性腹痛就诊者为90%以上。腹痛突然发生，阵发性疼痛。患儿表现为突然性剧烈哭闹、尖叫，面色苍白，出冷汗，下肢屈曲或腹部翻挺。多于数分钟内平静，短时间隔后再次发作。间歇期内，神志自如。多次发作后间隔缩短，间歇期嗜睡，24小时以后则发作频繁度可能下降，腹痛剧烈程度也可因嗜睡而掩盖。发生肠坏死、肠麻痹后，腹痛可失去阵发性发作特征。对晚期就诊患儿要仔细询问阵发性哭闹病史。此外，约有不足10%的婴儿可表现为无痛型肠套叠，就诊时即已精神萎靡、嗜睡，多因疼痛刺激剧烈或大出血引起休克所致。

2. 呕吐　为肠套叠的早期症状。多因肠系膜被牵拉而产生的反射性呕吐。吐出物为胃内容物或肠内容物。患儿常常拒绝哺乳或饮食。较晚期发生呕吐物为粪臭性液体，此刻说明肠套叠引起梗阻已十分严重。

3. 便血　是婴儿肠套叠的一个特征。起病24小时内可有便血出现，多为暗红色果酱样便。有时为深红色血水，也有时仅为少许血丝。回结肠型肠套叠早期就有血便。小肠型肠套叠血便出现较晚，无自行排便者，肛管直肠指诊指套可见染血。

4. 腹部包块　约80%的病例腹部可触及肠套叠所形成的肿块，肿块多沿结肠区分布。表面光滑、可活动，形状为腊肠或香蕉状，中等硬无压痛，略带弹性。此为确立肠套叠诊断最有意义的体征。

5. 全身情况　随着肠套叠病情的进展，患儿逐渐出现精神萎靡，表情淡漠，呈现为重病容。48小时后可出现肠坏死，产生明显的腹膜炎体征。全身情况恶化，表现出发高热，严重脱水以及电解质失衡的明显中毒症状与休克征象。

成人肠套叠多表现为慢性反复发作。83%~90%的病例具有导致肠套叠发生的器质性病变。由于成人肠腔较大，很少引起完全性的肠梗阻。而且往往可以自行复位。故慢性、间歇性、不完全性肠梗阻为其临床表现的主要特征。痉挛性腹痛、腹部肿块、恶心呕吐、腹胀、便血为其临床的主要表现。文献报告，伴有腹痛者占75%，半数以上的病例有恶心呕吐、腹部肿块以及血便。

本病诊断主要依靠病史、体检和X线检查。典型的痉挛性腹痛、腹部肿块、黏液血便"三联征"在成人不如小儿常见。X线腹部平片可发现有肠梗阻的征象。对可疑的病例行气钡灌肠常可发现环形或杯状充盈缺损，此是确诊肠套叠的主要依据。小肠套叠钡餐可显示肠腔呈线状狭窄，而至远端肠腔又扩张，并围绕线状阴影呈弹簧状影像。应用空气灌肠器做结肠注气，不仅能早期确诊，而且还有整复的作用。

近年来B型超声和CT检查用于肠套叠的诊断检查亦可有助于提高诊断率。肠套叠发生时肠壁明显增厚，B超检查可见局部肿块的异常回声及套叠肠管形成的靶形征象。但由于肠套叠伴发肠梗阻时肠腔内积气、积液的影响，因而使B超对肠套叠诊断的特异性受到了限制。腹部CT检查则不受气体影响，且在肠套叠时可见典型的"汽轮胎"或"靶形"征，或可见旷置套叠的小肠袢显著增厚后成为肾形肿块。故CT诊断肠套叠目前实用价值颇高。

此外，结肠套叠根据情况可选用直肠镜或纤维结肠镜检查，也可有助明确诊断，并可同时取活检确定病变性质。

肠套叠临床表现为多样化，病因复杂。尤其是成年人发病率相对少见，医生对此病认识不足，缺乏警惕性等因素，故临床上误诊率高达51%~72%。对婴幼儿的鉴别诊断应以发病年龄为主要思考线索。患儿腹痛、血便特别是在痢疾流行季节，应提高对肠套叠的警惕。腹部有无肿块为肠套叠鉴别诊断的不可忽视的依据。肠痉挛是肠套叠发生的主要因素。婴幼儿因肠痉挛引起剧烈腹痛、哭闹，应严密观察。稍大的婴幼儿有腹痛、便血需要与Meckel憩室、急性出血性坏死性肠炎、过敏性紫癜等鉴别。有肿块者需要与蛔虫性肠梗阻、胆总管囊肿、囊肿型肠重复畸形以及急性肾积水等相鉴别。此外，与婴幼儿急性阑尾炎、肠梗阻及嵌顿疝也应加以鉴别。有时上述疾病还可同时与肠套叠并存。钡剂灌肠常为有效的鉴别措施。

成人肠套叠的临床"三联征"表现不典型。有时可误诊为肠痉挛、痢疾、胃肠炎、出血性坏死性肠炎、腹膜炎、肠道功能紊乱、直肠脱垂等，均应注意仔细鉴别。

二、治疗

小儿肠套叠的治疗以非手术疗法为主。发病后24小时内及时诊断和治疗，效果颇佳，常不再复发或很少复发。

（一）非手术治疗

常用方法有钡灌肠和气灌肠两种。在X线监视下向直肠内加压灌气或灌钡浆，或在B型超声监视下灌盐水，将套入部压回使其复位。早期病例90%可以复位。晚期肠坏死有穿孔危险者应开腹手术复位和肠切除吻合。

复位成功的标准：①患儿安静入睡；②腹部肿块消失；③大便由血性转为黄色；④X线检查证明肠梗阻消失，套叠肠袢已复位。

（二）手术治疗

1. *手术指征*　①回结肠型肠套叠非手术治疗无效者。②非手术治疗过程中出现了严重的并发症者，如肠穿孔、腹膜炎或疑有绞窄性肠坏死。③小肠型肠套叠以手术治疗为宜。

2. *手术疗法*　①需要手术的患儿，术前应做好充分准备，如补充血容量、配血、纠正水及电解质紊乱等。②开腹复位注意保暖，避免肠管痉挛加重。复位时轻柔捏挤套叠鞘部近端，使套入的头部后退，切忌牵拉颈部，以防拉断肠管或系膜血管。③切除吻合。凡不能复位后，肠管坏死，甚至肠管颜色转红，而浆膜损伤严重或肠蠕动不恢复者，均应行肠切除术，并且应切除到肠管完全正常的部位，再行端端吻合。患儿一般情况不良或肠壁活动能力不肯定者宜暂行造瘘术，以后二期吻合。

成人肠套叠多属继发，一般主张行手术治疗。即使非手术治疗复位成功，也应对进一步手术持积极态度，以免遗漏恶性肿瘤而延误了早期根治的机会。应当警惕非手术治疗的复位有促恶性肿瘤扩散之虞。手术中根据不同的病因采取相应的手术方法。如恶性肿瘤为诱因时应行根治性切除术，同时应行扩清引流区的淋巴系统。套叠肠袢应原位切除，无须手术复位，如此不会因挤压而导致肿瘤的扩散。良性肿瘤以局部肠段切除为主。若肠袢有明显的广泛坏死，也不必复位，应迅速行原位切除，防止加重及诱发中毒性休克的危险。对于回结肠型肠套叠，如手术复位后未发现其他病变，以切除阑尾为宜。盲肠过长者则应行盲肠固定术。手术后近期发生的肠套叠多为肠道动力功能紊乱所致，如肠无坏死，宜行手法复位，并应常规对原肠吻合进行检查。

第五节　术后早期炎性肠梗阻

由黎介寿教授于1995年首次提出该概念，即在腹部手术后早期（一般指术后2～4周），由于腹部手术创伤或腹腔内炎症等原因导致肠壁水肿和渗出而形成的一种机械性与动力性同时存在的粘连性肠梗阻称为术后早期炎症性肠梗阻（early postoperative inflammatory intestinal obstruction，EPISBO）。

EPISBO的主要病理解剖基础是由于肠袢间的炎症、水肿导致的肠腔狭窄、不通畅，由于肠袢的高度水肿和黏着，使得肠袢成角，当肠袢炎症、水肿缓解后，其形成的锐角不再存在或还存在但不影响肠袢的通畅，临床症状也就缓解了。EPISBO患者因其具有病理、生理改变的独有特征，炎症控制后肠梗阻的症状将随之缓解。EPISBO患者，有一部分被再次手术，术中见腹腔内“冰冻状”“蚕茧样”致密粘连，毫无解剖间隙，无法进行分离，强行分离只能造成进一步的医源性损伤。这说明，广泛而又严重的腹腔内粘连是造成EPISBO临床症状的一个重要因素。

EPISBO与术后早期肠梗阻是两个概念。术后早期肠梗阻的患者中，仅有一部分是EPISBO。而术后肠梗阻中另外一部分患者，当考虑有绞窄、坏死情况时，临床医生应毫不迟疑地进行手术治疗，对于其中腹腔内污染严重、严重复合创伤，或曾行腹腔放、化疗者，术后发生广泛粘连甚至炎性肠梗阻可能性大的患者，常采取肠腔置管内固定的方法（见本章第三节），预防术后再发梗阻的发生。

关于EPISBO的诊断，目前比较公认的依据有：①近期有明确腹部手术史，症状多出现于术后2周内。②术后已有肛门排气排便，随后再次出现梗阻症状。③梗阻症状多以腹胀为主，均匀而弥漫；无肠型及蠕动波;肠鸣音减弱或消失。④腹部X线可见肠腔内积气、积液现象, CT扫描可见肠壁广泛增厚,未见局部狭窄部位。⑤排除单纯机械性肠梗阻、麻痹性肠梗阻等情况。

术后早期炎性肠梗阻的治疗要点是:①完全禁食、禁水并行胃肠减压;②维护水、电解质与酸碱平衡;③应用生长抑素抑制肠液分泌;④使用地塞米松减轻肠壁炎症水肿;⑤充分的肠外营养;⑥对于非恶性肿瘤患者,腹部理疗有助于加快肠功能恢复。

(杨传永 黄 丹)

参考文献

[1] 姚礼庆. 结肠镜腹腔镜联合在下消化道肿瘤治疗中的应用[J]. 中国实用外科杂志, 2010;30: 503-505.

[2] 吴硕东. 腹腔镜治疗粘连性肠梗阻23例报告[J]. 中国实用外科杂志,2005;25: 623-624.

[3] Watt AM, Faragher IG, Griffin TT, et al. Self-expanding metallic stents for relieving malignant colorectal obstruction: a systematic review[J]. Ann Surg, 2007;246: 24 -30 .

[4] SlimK. Laparoscopic treatmentof small intestine obstruction[J]. Chirurgie. 1999;124:177-181.

第二十四章　小肠血管性疾病鉴别诊断与治疗

第一节　急性肠系膜上动脉病鉴别诊断与治疗

一、概述

急性肠系膜上动脉病常由肠系膜上动脉栓子栓塞或继发血栓形成等引起，是急性肠系膜缺血最常见的原因，占急性肠系膜缺血的75%～80%，以栓塞较多见。一般发病急骤，产生剧烈而没有相应体征的上腹部或脐周疼痛，器质性和并发房颤的心脏病，胃肠过度排空症状为本病重要特征，称其为Bergan三联征。本病常见于中老年人，发病率随年龄增大而升高，男性多于女性。血管本身的病变和血流灌注不足是引起本病的两个主要因素，其次是细菌感染。在原有广泛动脉硬化基础上，亦可发生在夹层动脉瘤、系统性红斑狼疮、长期口服避孕药或血液高凝状态基础上，造成急性肠系膜上动脉缺血、血栓形成或栓塞。

肠系膜上动脉栓塞、血栓形成或痉挛都可造成缺血，其临床表现基本相似，根据病程可分为早期和晚期表现。

1. *早期表现*　腹痛是最常见的症状，常为突发的上腹部或脐周剧烈绞痛，镇痛药难以缓解，可向背部或胸肋部放射，伴有频繁的恶心、呕吐、腹泻及肠蠕动亢进等胃肠过度排空症状，但腹部平坦柔软，可有轻压痛，全身改变不明显。但短时间出现广泛阻塞的患者早期可有休克表现。本病的早期临床表现是非特异性的，与急性缺血性肠痉挛有关，因早期肠壁尚未发生明显坏死，腹部体征往往不明显或相对较轻。腹部体征与腹痛程度不相称即腹痛症状重而腹部体征轻是本病早期的一个特点。

2. *晚期表现*　因肠管缺血、坏死及腹膜炎，临床表现逐渐明显，腹胀、腹肌紧张、压痛、反跳痛、肠鸣音减弱或消失，同时可呕血或便血，叩诊若有移动性浊音时腹腔穿刺常可抽出血性渗出液，并可出现休克、呼吸困难和意识模糊等表现。一种特征性的腹部和腰部青紫斑，见于约1/5的患者，这是低心输出量伴肠梗死的表现。

由于本病早期症状不典型，缺乏特异性，如何提高早期诊断率，在发生肠坏死之前确诊本病，是提高疗效、改善预后、降低病死率的关键。50岁以上有心脏瓣膜病、动脉粥样硬化、近期心肌梗死、心房纤颤或其他部位血管栓塞史者，突然发生剧烈急性腹痛，伴有呕吐、腹泻或血便时，尤其早期体征与症状不符合者，应高度怀疑本病，尽早做有关检查。血管造影对本病的早期诊断具有较高价值，可观察肠系膜动脉的血流、血管痉挛和侧支循环情况，并可鉴别动脉栓塞、血栓形成或血管痉挛，还能经导管注药治疗。动脉栓塞多在结肠中动脉开口处，造影剂在肠系膜上动脉开口以下3～8 cm处突然中断。栓子表现为动脉内锐利的圆形或半月形充盈缺损，伴远端血流完全或不完全闭塞。血栓形成则往往在肠系膜上动脉开口距主动脉3 cm以内出现血管影突然中断，伴反应性血管收缩、管腔缩小。血管痉挛显示为有缩窄但无中断，可有动脉分支收缩和扩张交替，动脉弓痉挛。虽然动脉造影有诊断价值，但在急症情况下不易施行。无条件行血管造影者，可选用多普勒超声、CT、MRI等无创检查，对诊断有一定帮助，且已有取代血管造影趋势。对可疑急性肠系膜上动脉病，但难以确诊的患者，应尽早剖腹探查明确诊断，尽早手术治疗以减少肠坏死范围，预防灾难性后果。

二、鉴别诊断

1. *急性肠系膜上静脉血栓形成*　临床表现与急性肠系膜上动脉病相似，但进展较缓慢，早期表现为腹部不适、食欲减退和排便规律改变，可持续数日或数周，接着出现突发的严重腹痛、呕吐和循环状态不稳。血性腹泻较急性肠系膜上动脉病多见。选择性肠系膜上动脉造影可进行鉴别。

2. *急性胰腺炎*　①常有暴饮暴食或饮酒史,胆道疾病史或先前有胰腺炎史;②腹肌紧张、全腹触痛及反跳痛出现快且较明显;③血尿淀粉酶升高较急性肠系膜上动脉病明显;④腹腔穿刺液为血性,淀粉酶升高较明显;⑤超声检查可发现胰腺肿大,腹腔积液等征象;⑥选择性腹腔动脉造影可鉴别。

3. *消化性溃疡穿孔*　①多有溃疡病史,但青年患者可以无明确的溃疡史;②剧烈刀割样疼痛开始于上腹部或右上腹部,并迅速扩散至全腹部,早期即可有腹肌呈板样强直,且腹部似舟状内凹;③80%左右的病例肝浊音界缩小或消失;④X 线检查可见膈下游离气体;⑤如仍不能确诊,插胃管抽出胃内容物后透视下注入气体或含碘造影剂,绝大多数可以见到空气或造影剂溢入腹膜腔。

4. *绞窄性肠梗阻*　①常有腹部疝、手术、肠蛔虫、先天性畸形、肿瘤和结核等病史;②有持续性剧烈腹痛,呕吐频繁,停止排便排气;③腹部检查可见腹膜刺激征、肠鸣音减弱或消失、腹胀不对称、可触及有明显触痛的肿块,腹部穿刺可抽出血性液体;④X 线检查可见肠腔积气、多发性液平等肠梗阻征象;⑤早期出现休克等全身变化,虽抗休克等治疗但仍无好转,且有逐渐加重的趋势。必要时可进行血管造影鉴别。

5. *腹腔脏器扭转*　①小肠扭转:表现为频繁的呕吐、阵发性脐周围绞痛、腹胀,有时可见肠形。早期肠鸣音亢进,晚期肠鸣音减弱或消失。X 线检查呈闭袢型肠梗阻的特点,小肠呈倒"U"字形排列。②卵巢囊肿扭转:患者多有腹部一侧肿块史,多发生于猛烈改变体位或用力过度后,发生突发急剧疼痛,开始于下腹部患侧,并迅速扩散至全腹部,不向肩背部放射。腹部检查可见有或触及疼痛而紧张的圆形肿块。

三、治疗

(一)内科治疗

主要适用于血管阻塞范围小、无肠管坏死、腹膜炎表现以及手术前后的准备和康复。

1. *一般治疗*　包括禁食、胃肠减压、静脉补液、维持水及电解质和酸碱平衡。应加强监护,密切监测患者每小时尿量,反复测血压、脉搏,必要时测量中心静脉压。针对原发病应及时纠正心力衰竭,抗心律失常,停用利尿剂、缩血管药物。由于呕吐、体液外渗和肠坏死出血等丢失大量液体,再加疼痛反射均可以引起休克。应予及时补充血容量及输血,纠正和预防休克发生。腹腔内渗出液以及肠坏死均能导致腹腔及全身感染,且多为混合性感染,应尽早静脉给予大剂量广谱抗生素,避免致命性脓毒血症的发生。

2. *血管扩张剂治疗*　血管扩张剂可迅速有效地缓解动脉痉挛,改善肠管的缺血状态和避免肠坏死的发生。经动脉造影导管给药是给予血管扩张剂的最有效途径。临床上血管扩张剂以罂粟碱最常用,将罂粟碱稀释为 1 mg/ml,以 30~60 mg/h 速度导管滴入,24~48 小时后再造影检查。如有肠系膜血管扩张则说明有效,继续给药,并连续拍片,待狭窄血管恢复正常后停用;如血管狭窄持续存在,临床表现不减轻或反而加重,出现腹膜刺激征则需要剖腹探查。值得注意的是罂粟碱输入肠系膜上动脉,肝功能正常情况下通过肝几乎完全清除,但有肝功能不全时可导致低血压,因此低血压患者禁用罂粟碱。此外,也可应用胰高血糖素、前列腺素等。为防治肠管再灌注损伤,可给予氧自由基清除剂如超氧化物歧化酶,或氧自由基合成抑制剂如别嘌呤醇。在使用血管扩张剂时,血容量必须已补充充分,因为血液潴留在内脏血管床会恶化已有的低血容量状态。

3. *抗凝与溶血栓治疗*　在围术期避免应用抗凝剂,但在动脉血栓摘除术或动脉血管重建术后 48 小时,开始即可应用。联合应用溶血栓剂与血管扩张剂是内科治疗的主要方法。溶血栓剂全身应用有大出血的危险,一般经造影导管直接注入,尽量与血栓直接接触,可达到溶血栓目的。溶栓治疗应严格把握指征,只适用于发病 6~8 小时内无肠管坏死者。溶栓治疗过程中,应观察腹部症状、体征,若腹痛不减轻,或出现腹膜刺激征,此时即使造影显示好转,也应立即停止溶栓治疗中转手术。溶血治疗后应抗凝治疗,以改善血流状态预防血栓再发,可选用肝素、华法林、肠溶阿司匹林等。

(二)介入治疗

常在选择性肠系膜上动脉造影的同时对病变处给予处理,如球囊扩张、支架植入、置管溶栓、罂粟碱局部灌注等,是对还未发生肠壁坏死的首要治疗手段,可有效避免肠坏死的发生。有回顾分析报道介入支架植入的技术成功率为 83.3%,中期临床有效率分别为 100% 和 88.9%,明显高于同期的药物溶栓保守治疗的 30.4% 和 14.3%。此外,支架治疗组患者术后肠缺血恢复快于药物治疗组,支架治疗组临床症状复发率及病死率均明显低于药物治疗组。有学者报道腔内血管治疗较传统手术治疗能够明显降低急性肾衰竭、肺部并发症的发生率和病死率，显示出良好的临床疗效，同时有微创的特点，更易被患者接受，成为可替代外科手术的安全、有效的方法。

（三）外科治疗

本病发病迅速，病情变化快，短时间内即可引起广泛的肠管坏死、休克等，病死率高。因此，一旦诊断基本确定或高度怀疑本病时，在积极术前准备后，即应剖腹检查，根据探查情况，可采用不同的处理方法。手术治疗的目的是及时祛除动脉内栓子，恢复肠壁血供，切除坏死肠管。一般来说，肠管可耐受缺血 12 小时，若缺血 8 小时内手术则效果较好。有资料报道：症状发生后 1 天内手术，病死率为 25%，4 天后手术则上升为 83%。一般先手术摘除血管内栓塞物，然后再切除坏死的肠段，术后应行抗凝治疗以防止血栓复发。

1. *血栓动脉内膜剥脱术*　目的在于清除血栓，可直接切开肠系膜上动脉根部清除掉血栓并做血管内膜剥脱术。该术彻底但难度大，且术后继发出血多见，故应用受到限制。

2. *血栓切除术*　用于动脉血栓形成。于血栓形成处纵向切开动脉壁，切除血栓。远侧小动脉内血栓可借助 Fogarty 导管取出。血栓切除术和旁路移植术已取代效果不佳的血栓内膜切除术。

3. *栓子切除术*　临床明确为动脉栓塞且经造影导管注入溶栓药物无效时，应行栓子切除术。栓子多位于肠系膜上动脉的结肠中动脉起始部上方，可触到动脉内局限的条索状团块，其远端搏动消失。血栓去除后，应仔细观察小肠活性，如已坏死则应行肠切除吻合术。

（1）动脉切开取栓术：该法适用于早期单纯性动脉栓塞。在横结肠系膜根部中间偏左处游离肠系膜上动脉，在动脉搏动处触及质地较硬的栓子，全身肝素化后，阻断其远近端，切开该段动脉前壁 0.5～1.0 cm。远端栓子逆行轻柔挤压经切口取出，如取出困难，可向远端插入 Fogarty 导管，帮助取净继发血栓。近端栓子在松开近端阻断后稍加吸引或挤压即可被喷出的血流冲出。后经切口向动脉远端注射 10 U/ml 的肝素盐水 20～40 ml，以 5－0 无损伤血管线缝合动脉切口。若认为直接缝合会发生狭窄，则可取一小块静脉壁修补裂口。注意在取栓过程中操作轻巧，避免血管破裂引起肠系膜血肿。取栓后动脉内注入 50 万 U 尿激酶或重组链激酶，以溶解残余的血栓。

（2）Fogarty 导管取栓术：在 Treitz 韧带下方分离肠系膜上动脉。静脉注射肝素 50 mg 后，阻断肠系膜上动脉。将 3 号 Fogarty 导管送入动脉的近端，在手的引导下，通过栓塞的部位，球囊注入盐水，拉出栓子。然后向动脉远端注射尿激酶 25 万 U，溶解远端小动脉及静脉内的继发血栓，这时近端喷血好，远端回血通畅。用罂粟碱 30 mg 注入动脉以解除痉挛。然后缝合血管壁。开放肠系膜上动脉血流，观察肠管血供 15～30 分钟，若血供无障碍可关腹。

（3）动脉插管取栓术：将超滑导丝跨越梗阻段，以 8F 长动脉鞘更换造影导管，动脉鞘沿导丝跨越梗阻段，退出扩张管，20 ml 注射器抽负压，缓慢回抽动脉鞘至有血液进入注射器，将注射器内血液推出，检查有无栓子；复查动脉造影，了解动脉开通情况。上述操作可反复进行，直至栓子完全取出。当取出的栓子伴有新鲜血栓时，可经动脉给予尿激酶溶栓。取栓时经静脉给予肝素 600 U/h。若动脉造影显示肠系膜上动脉分支纤细或痉挛，可经动脉导管给予罂粟碱 30～60 mg/小时。

4. *旁路移植术*　通常用于动脉血栓形成。先行血栓切除术，然后行旁路移植术重建血流。动脉血栓形成常有该动脉起始部动脉硬化性狭窄的病理基础，因此在一般情况下行取栓术相当困难，而主动脉－肠系膜上动脉旁路术则较适合。自体大隐静脉柔韧度较好，可精细吻合，且抗感染能力优于人工血管，移植物多采用自体大隐静脉。但如无明显感染，选用人造血管作移植物效果更佳。如腹腔干血流通畅，可行肾下腹主动脉－肠系膜上动脉旁路移植术。如腹腔干发生闭塞，先取除血栓，然后选用分叉形移植物，同时完成主动脉－肝总动脉和主动脉－肠系膜上动脉旁路移植术。先游离出一段肠系膜上动脉后，以 2～3F 的 Fogarty 导管插入，取出动脉远端的继发血栓后，将倒置的大隐静脉与肠系膜上动脉行端侧吻合，游离一段腹主动脉，将大隐静脉另一端与腹主动脉做端侧吻合，注意移植段大隐静脉的长度，避免吻合口张力过大或移植段过长扭曲成角。动脉血栓形成通常发生于动脉狭窄基础上，如狭窄范围较局限，可施行经皮腔内血管成形术。

5. *肠切除术*　如肠管已坏死，切除坏死肠管是唯一有效的治疗方法，可行肠切除肠吻合术。肠切除有两个难题需要解决，一是正确判断肠管活力，确定合理的肠切除范围；二是要防止术后复发。小肠坏死的范围取决于肠系膜上动脉阻塞的部位，阻塞部位越低，肠坏死范围越小。肠管可分为坏死段、有活力段及可疑活力段。

肠管活力的判断可依据肠管色泽、蠕动和动脉搏动情况，术中可用热盐水纱布湿敷，动脉注入扩血管药、肝素或神经阻滞等方法。近来有人用多普勒血流仪和荧光染色技术来判断肠管活力，尤以荧光法准确性高且无不良反应，误切率低。荧光素染色法的方法是：静脉注射荧光素 1 g，以紫外线灯光照射，如肠壁呈均匀黄绿色，说明活力正常，如呈现斑片状无荧光素区，说明该段肠管已坏死。

如应用上述方法仍难以判定肠管活力时，为防止切除过多的肠管，可暂时将肠管放回腹腔，于术后 24～48 小时再次剖腹探查，当可确定肠管是否存活。目前腹腔镜值得推荐作为术后再探查的手段。小肠切除时如范围小，在不影响肠功能时可适当放宽切除范围，如大范围坏死，为了不影响术后肠功能可缩小肠切除范围，进行肠切除时应考虑到术后生存的需要或术后复发的可能性。肠切除一定要超过坏死肠袢两端 15～20 厘米，同时将已有栓塞的系膜一并切除，切除范围不够可导致术后肠管再次坏死或形成吻合口瘘。肠切除后，如果血运差为了安全可行肠外置术。

一般采取经腹直肌切口，进入腹腔后，首先清除腹腔内渗出液。然后根据肠管存活与否、全身情况等确定手术方式。

(1)肠切除对端吻合术：适用于一般情况良好、肠坏死范围较小和能耐受本手术者。

(2)肠外置二期手术：适用于患者一般情况较差、不能耐受肠切除吻合以及肠管生机尚不能确定者。可待患者一般情况改善后，二次切除已坏死的肠管，或将有生机的肠管还纳回腹腔。

(3)广泛肠切除术：动脉栓塞的部位常在根部，使其所供血的肠管广泛坏死，而不得不切除全部小肠及右半结肠。这类患者即使术后给予完全胃肠外营养，病死率仍很高。因此，在术中应尽可能保留多的肠管，当不能准确判断肠管的生机时，可以先行肠外置，待明确肠管生机后二次手术。

为了防止术后血管痉挛和复发，术后可给罂粟碱 30 mg，每 4 小时 1 次，共 1～2 天；肝素 50 mg，每 6 小时 1 次，维持 1 周。也有研究人员不赞成用肝素以防肠管出血而应用低分子右旋糖酐。这类患者术后宜长时间应用华法林(warfarin)以减少再次发生栓子。短肠综合征，再栓塞或血栓形成，肠外瘘，胃肠道出血，局限性肠纤维化狭窄等是术后可发生的并发症。

第二节　急性肠系膜上静脉血栓形成鉴别诊断与治疗

一、概述

急性肠系膜上静脉血栓形成是一种少见的肠系膜血管阻塞所引起的内脏淤血性疾病，是一种发病率较低、误诊率和病死率较高的危重急腹症，占肠系膜缺血性疾病的 5%～15%，可见于任何年龄，以 30～70 岁多见，男性多于女性。本病常与血管内膜损伤、血流缓慢和血液高凝状态有关，可分为原发性与继发性两种，后者较多见，约占 80%。原发性者无明确诱因，可能与先天性凝血功能障碍如缺乏 C 蛋白、S 蛋白、抗凝血酶原Ⅲ因子及肝素辅助因子Ⅱ等有关，可有自发性凝血表现，如患有游走性静脉炎等。继发性者与获得性凝血功能障碍有关，有门脉高压症、腹腔内感染、腹部损伤或手术、肿瘤侵犯或压迫静脉、血液高凝状态、口服避孕药等诱因。

本病临床表现与急性肠系膜上动脉病相似，但起病较后者缓慢，常为渐进性，当疾病进展到缺血坏死时症状比后者严重。主要症状为腹痛，出现最早，可反复发作，频率和程度逐渐加重。腹痛可为阵发性或持续性，止痛剂不能缓解。随着病情的发展可伴有恶心、呕吐、腹胀、低热、血容量不足等表现，但除非出现肠梗死一般不出现休克。腹部体征取决于肠损伤的严重性和病期。早期临床症状与腹部体征不相符。患者有明显腹痛时，腹部往往缺乏相应的腹膜刺激征，大多数患者有脐周不固定的压痛，肌紧张、反跳痛却相对较轻，早期肠鸣音存在。出现明显的肠坏死时，才出现一定程度的腹膜刺激症状，肠鸣音减弱或消失。早期腹穿多呈阴性，而腹穿抽出血性腹水或暗黑色血性液体时，多提示已有肠坏死。

由于本病起病隐匿,缺乏特异性症状和体征,早期诊断较为困难,往往到了病变的终末期或剖腹探查时才明确诊断,术前误诊率高达90%以上。若起病较缓慢,有早期症状重体征轻的特点,并有门静脉血流淤滞、高凝或血管损伤的诱因时,应高度怀疑本病,尽早做相关检查。B超和彩色多普勒超声检查可作为初级筛选检查,可显示肠管扩张、肠壁增厚、腹腔内游离积液外,可发现门静脉及肠系膜静脉血栓影像或肠系膜静脉内血流中断,确诊率可达80%,但易受肥胖、腹腔气体的干扰,对检查者的技术及经验要求较高。CT尤其是多层螺旋CT可以显示增粗的肠系膜静脉内低密度的血栓影,与血管界限清楚,肠壁水肿、增厚(动脉栓塞无此特点),且具有快速、无创的优点,成为诊断本病的首选方式,诊断正确率在90%以上。有学者指出,增强扫描显示腔内无对比剂充盈或低密度充盈缺损仍是明确诊断的金标准。腹腔镜检查可用于本病的早期诊断,可以清楚显示肠管色泽,病变肠段范围,具有直观的诊断价值,但气腹操作可以减少肠系膜血流量,有加重病情的风险。对经上述检查不能明确的可疑病例,应及时手术探查明确诊断,并做及时处理。

二、鉴别诊断

本病缺乏特异性临床表现,鉴别诊断困难,应排除急性肠系膜上动脉病、急性胰腺炎、消化性溃疡穿孔、急性肠梗阻等(参见本章第一节)。

三、治疗

本病的临床诊治原则为:对于可疑病例首先借助影像学的检查尽早做出诊断,一经确诊后,立即采用扩管、抗凝、溶栓及对症支持治疗。治疗过程中严密观察病情,如有急性腹膜炎发生则随时中断手术。本病确诊后如尚未发生透壁性肠坏死和肠穿孔时,非手术治疗是完全可行的,同时可以避免手术探查治疗时的可逆性肠缺血肠管(非透壁性肠坏死)不必要的切除。

(一)内科治疗

1. *一般处理* 应做到早期诊断与治疗,防止血栓蔓延,防止从缺血进展到梗死,且应设法缩小梗死范围。若检查证实无肠梗死,可行药物治疗,应密切观察血压、脉搏及心律变化,积极适宜补充血容量,纠正水、电解质和酸碱平衡失调,充分营养支持,保护心、肺、肾等重要脏器功能。因肠缺血促进细菌繁殖需早期用广谱抗生素治疗。不宜应用缩血管药如加压素、洋地黄,以免加剧肠缺血。

2. *血管扩张治疗* 血管扩张剂可迅速有效地改善肠管的缺血状态和避免肠坏死的发生。血管扩张剂必须在疾病早期、血流动力学稳定、没有出现腹膜炎体征的情况下使用。常用药物有罂粟碱,可经留置导管以30~60 mg/h剂量向肠系膜上动脉内灌注。若腹痛不缓解,腹膜炎体征出现,应及时手术治疗。

3. *溶栓治疗* 溶栓治疗可作为替代外科手术的一种最佳选择,溶栓药物可使未被清除的血栓部分溶解,但需预防出血性并发症。经选择性肠系膜上动脉造影确诊后,立即经导管注入尿激酶30万U溶栓,之后将导管留置于肠系膜上动脉内并24小时持续给予尿激酶溶栓,用量为每天30万~40万U,同时经外周给予抗感染、抗凝及对症治疗,并密切观察患者腹痛及腹部体征变化。若在6~8小时内症状及体征无缓解反而加重,不能排除肠管出现坏死时,则立即剖腹探查,发现并切除坏死肠管。

4. *抗凝治疗* 正确应用抗凝剂是本病保守治疗和术后预防血栓复发、提高治愈率必不可少的有效措施。本病一旦确诊且无抗凝禁忌证时,即应在严密监视下尽早给予抗凝治疗。如治疗过程中病情并未缓解,需立即行剖腹探查术。术后继续抗凝治疗以防血栓复发。可应用普通肝素抗凝7~10天,症状稳定好转后改服华法林维持3~6个月。本病30天内的复发率相当高,正确的抗凝及密切的动态监测可使病死率下降至20%。有高凝状态者则终生抗凝。在抗凝治疗期间定期检测凝血酶原时间,调整肝素的用量,使凝血酶原时间维持在约20秒。抗凝治疗用药过量可引起出血、血小板减少等并发症。急性胃肠道出血的患者禁用。消化道溃疡和食管胃底静脉曲张为相对禁忌证。一旦发生出血,轻者减少用药剂量或停药后出血即可停止。出血严重者,使用肝素抗凝的可用鱼精蛋白对抗,理论上1 mg的鱼精蛋白可对抗等量肝素的作用,临床应用时需要考虑给药时间,肝素在体内代谢和残留程度。使用华法林者可用维生素K对抗。近年来不少人用低分子肝素代替普通肝素,该药使用方便。既能起到和普通肝素相同的抗凝血效果,又减少了出血等不良反应。

（二）外科治疗

1. *肠系膜上静脉血栓切除术* 少数早期发现肠系膜动脉仍有搏动，肠管虽有缺血，但无明显坏死者，可考虑做血栓切除术。行血栓切除术可迅速改善或恢复肠管的静脉血流，防止肠管出血坏死。在胰十二指肠之间，横行切开后腹膜，游离一段肠系膜上静脉，控制近、远两侧血流，在静脉上做一横切口，从切口放入静脉用 Fogarty 导管向上达肝脏，清除门静脉血栓，用手指按摩系膜静脉向近侧，使切口远侧静脉血凝块排出，或用小号 Fogarty 导管伸向远侧清除血栓。待静脉切口两端均有良好血流时暂时阻断，以肝素溶液冲洗切口，用6－0号缝线间断缝合静脉切口。大多数急性肠系膜上静脉血栓形成患者肠系膜内均有广泛的血栓形成，并向远端延伸，血栓难以取净，且术后容易再次血栓形成，并不常规推荐行肠系膜上静脉切开取栓。文献报道，血栓切除并未总体提高肠系膜上静脉血栓形成患者的生存率。但也有学者认为，如果血栓位于肠系膜上静脉主干近端，且血栓是在3天内形成的新鲜血栓，可以行肠系膜上静脉切开取栓，临床疗效较好。

2. *肠切除术* 由于多数病例手术时已发现肠坏死，故肠切除仍属治疗本病的基本方法。手术目的是将已坏死的肠管迅速切除，以减少毒素的吸收；原则是充分切除有明确坏死的肠管，尽量保留有生机的肠管，预防短肠综合征的发生。切除范围一般要距坏死部位15～20 cm以上，应包括病变及邻近部分外观正常的肠袢及系膜，不能残留血栓，以防术后继续发展而造成小肠继续坏死或发生吻合口瘘。当肠坏死范围较小时，可将受累肠管及其系膜全部切除，不保留生机可疑的肠段；而当受累小肠广泛时，则要谨慎对待，准确地判断肠管生机，尽量保留可能存活的肠管，以免术后出现短肠综合征。传统判断肠管生机的方法是观察肠壁色泽、蠕动，温盐水湿敷，肠系膜根部普鲁卡因封闭等。目前采用多普勒检查、同位素扫描、荧光素显影及 Trypan blue 染色等方法，对判断肠管生机更优。为了最大限度地保留有潜在活力的肠管，可将生机可疑的肠管暂且留置，术后24～72小时内再次开腹，决定是否切除留置肠管，这种方法的缺点是不能避免阴性探查。最近有报道，手术后在腹壁上保留1个套管作为窗口，在术后72小时内随时插入腹腔镜观察留置肠管的血供情况，这样既便于及时发现缺血肠段加以切除，又可避免不必要的开腹手术。术后血栓复发是导致治疗失败的主要原因，因此术后继续抗凝治疗是预防血栓复发提高疗效的重要措施。

第三节 慢性肠系膜缺血鉴别诊断与治疗

一、概述

慢性肠系膜缺血是指在肠系膜血管粥样硬化或其他血管病变的基础上出现反复发作的肠系膜血液不足，产生明显的餐后腹部绞痛，可伴有体重明显减轻和腹泻等综合征，又称缺血性肠绞痛或腹绞痛。本病比较少见，约占肠系膜缺血性疾病的5%，发病年龄多在50～60岁。95%以上的病例由动脉粥样硬化性血管狭窄所致，其他少见原因有腹腔动脉因解剖异常受压以及多种病因所致的血管炎及肠道血管畸形等。

典型临床表现是餐后腹痛，畏食，体重减轻的“三联征”。腹痛最常见（90%），其特点为饭后15～30分钟开始，1～2小时后达高峰，后逐渐减轻，一般位于上腹或脐周，可向背部放射，疼痛发作时抗酸药无效。疼痛性质不一，有时仅有腹部胀满不适，但多数为持续性钝痛和痉挛性绞痛，偶尔为剧烈绞痛。随着血管阻塞的进展，腹痛呈进行性加重，发作日益频繁，持续时间逐渐延长。因餐后腹痛，患者开始限制进食量，改变食物种类，甚至惧怕进食（畏食症），并且肠道缺血可引起慢性腹泻、脂肪泻及腹胀等吸收不良的表现，患者渐渐出现消瘦、体重减轻和营养不良。60%～90%患者在上腹部可听到收缩期血管杂音，但无特异性。严重动脉硬化性闭塞患者，还存在颈动脉或股动脉杂音，以及周围血管搏动减弱等特征。

因本病临床表现复杂，缺乏特征性的症状和体征，临床上又少见，临床诊断相当困难。胃肠道钡餐及钡灌检查、内镜、腹部B超和CT检查对本病无特征性，但有助于排除引起腹痛和消瘦的其他疾病。血管造影可用于确定诊断，可显示血管狭窄或阻塞的部位、性质、程度、范围和类型以及侧支循环建立情况。血管造影常可见肠系膜上动脉起始段边缘不整，管腔狭窄或闭塞。并可见连接肠系膜上动脉和肠系膜下动脉的 Riolan 弓显影。侧支循环的存在提示缺血由慢性因素引起。由于内脏血管间侧支循环丰富，因此，只有在造影时证实腹腔内脏三支动脉（腹腔动脉、肠系膜上动脉、肠系膜下动脉）主干中有两支或两支以上狭窄者，才具有诊断意义。如血管造影禁忌或不能下结论，患者症状又严重，应手术探查。术中发现小肠动脉无搏动则可确诊。餐后空肠黏膜 pH 值下降，亦可作为诊断本病的方法。采用张力测定法（tonometry）测定肠壁内 pH 值，可敏感地反映肠道血流减少情况。

二、鉴别诊断

本病缺乏特异性临床表现，鉴别诊断困难，应排除胃溃疡、慢性胰腺炎、胆囊炎、胰腺癌等。

1. 胃溃疡　上腹痛多在餐后 0.5～1 小时出现，经 1～2 小时后逐渐缓解，疼痛发作有周期性，易在秋末至初春季节发病，可伴有反酸、胃灼热等症状，抗酸剂可缓解疼痛，胃镜检查可确诊。

2. 慢性胰腺炎　有进食后腹痛、体重减轻、消化不良等症状，与本病相似，需鉴别。①慢性胰腺炎可有胆道疾病史或急性胰腺炎病史；②可有上腹饱胀、食欲减退、脂肪泻、糖尿病等胰腺外、内分泌不足的表现；③B 超、CT、ERCP 显示胰管变形、扩张、结石、钙化和囊肿以及胆道系统病变等，有助于鉴别。

3. 慢性胆囊炎　①多有急性胆囊炎、绞痛病史，可于饱食或进油腻食后发作；②疼痛多位于右上腹，可向右肩背部放射，常伴有恶心，少数有呕吐、发热及黄疸；③右上腹有压痛，Murphy 征阳性，有时可触及肿大并有触痛的胆囊；④B 超检查可见胆囊壁增厚或萎缩，胆囊内有结石和沉积物，有时胆囊积液者可见胆囊增大。

4. 胰腺癌　有进食后腹痛、体重减轻、营养不良等症状，与本病相似，需鉴别。①胰腺癌腹痛为持续性、进行性加重，夜间尤为明显，与体位有关（膝胸位可缓解、仰卧位可加重）；②胰头癌患者可有进行性加重的黄疸，晚期患者有时可触及上腹部包块；③B 超、CT、ERCP 及细针穿刺活检可显示癌肿征象。

5. 胃癌　早期表现多不典型，进展期主要表现为上腹不适和腹痛，进食后加重。不同之处是胃癌疼痛呈持续性，伴有呕吐隔夜宿食，体重在短期内显著下降。晚期可表现为恶液质，左锁骨上和腋窝淋巴结肿大。内镜检查及活检可明确诊断。

三、治疗

（一）非手术治疗

1. 内科治疗　适用于症状轻的患者。①先要治疗原发病，消除病因，治疗和预防感染。②少量多次进餐，避免暴饮暴食或用要素饮食，减少消化道负担，从静脉补充部分营养。③给予维生素 C、维生素 E 及血管扩张药，改善肠缺血，减轻症状。④通过导管或外周静脉内滴注低分子右旋糖酐、罂粟碱等，防止血液浓缩，促进形成侧支循环。

2. 介入放射学治疗　近年来开展的介入放射学治疗为肠系膜动脉慢性缺血者开辟了一种非手术疗法新途径，减少了外科治疗的侵入性和操作复杂性，同时缩短了患者恢复时间，取得了很好的疗效，具有可避免全身麻醉和剖腹探查、费用低等优点。经皮血管成形术（PTA）是经皮股动脉穿刺后在腹腔动脉、肠系膜上动脉狭窄处行气囊导管扩张，有效率 80% 以上，症状缓解时间 7～28 个月。另外，在上述主要动脉狭窄处放置钛合金支撑架，以便血流畅通，供血改善，也取得了满意的近期疗效，尤其适用于体弱难以承受手术者，有时可取代旁路移植或动脉内膜剥脱术。早期此技术成功率可达 70%～100%，并发症少，但 4～28 个月后复发率达 10%～50%。可反复进行操作。亦经 PTA 行肠系膜静脉转流术。

（二）手术治疗

外科手术治疗是解除慢性小肠缺血、缓解症状、防止急性肠梗死的重要方法。如非手术治疗效果不佳或血管狭窄严重，患者一般状态较好时，应积极考虑手术治疗。因小动脉分支广泛硬化狭窄或广泛小血管炎者不适宜手术。外科手术治疗目的为：①减轻餐后腹痛；②停止或逆转体重减轻、营养不良；③预防疾病进展和最终导致肠管坏死。

1. 重建血管选择　血管重建应首先选择腹腔动脉，其次为肠系膜上动脉。动脉重建术后观察发现，即使肠系膜上动脉通畅，而腹腔动脉再次闭塞后，也会再次出现明显的症状。单独肠系膜上动脉再次闭塞时可无明显的临床表现。只有在肠系膜上动脉远侧段病变，以及腹腔动脉和肠系膜上动脉血管重建失败后，才考虑做肠系膜下动脉重建术。慢性肠系膜动脉闭塞通常在累及 2 支以上内脏动脉后才出现症状。从理论上说，只要纠治 1 条肠系膜血管的狭窄和闭塞，就可以使症状缓解或消失。但多数学者认为，至少需纠治 2 根血管才有望获得满意的长期疗效。因为只纠治 1 根血管，若术后动脉粥样硬化继续进展，可使手术前功尽弃。

2. 手术方法　目前手术治疗已成为本病最主要的治疗手段。手术有三种术式：动脉内膜剥脱术、动脉搭桥术和动脉再植术。临床上搭桥术较为多用。

（1）动脉内膜剥脱术：肠系膜动脉（包括腹腔干、肠系膜上动脉、肠系膜下动脉）阻塞性病变多位于动脉开口部位，多数患者同时伴有邻近部位主动脉的动脉硬化病变，可以经腹主动脉行动脉内膜剥脱术，以直接恢复动脉的血流通道。

（2）内脏动脉搭桥术：如肠系膜上动脉出口处狭窄，可在肠系膜上动脉与腹主动脉间搭桥，为解决腹主动脉开口处狭窄可在脾动脉或肝总动脉与腹主动脉间搭桥，或者脾动脉游离后腹主动脉壁做端侧吻合术。如腹腔动脉狭窄，自体静脉在腹主动脉与脾动脉之间搭桥手术；或脾动脉与腹主动脉端侧吻合。如果腹腔干和肠系膜上动脉均有阻塞，可同时行腹主动脉－腹腔干、肠系膜上动脉搭桥术。肠系膜下动脉搭桥术，操作简便但临床应用较少，只有在肠系膜动脉广泛闭塞，肠系膜下动脉作为肠道血供主要来源，并且仅肠系膜下动脉起始段有狭窄时，才考虑做腹主肠系膜下动脉搭桥术。

第四节　非阻塞性肠系膜血管缺血鉴别诊断与治疗

一、概述

非阻塞性肠系膜血管缺血是指肠壁外肠系膜动、静脉并无阻塞，而是在一种低血容量状态下肠系膜灌注不足引起的肠缺血、肠梗死。其特征为进行性小肠缺血并导致梗死和脓毒症，如得不到及时治疗，患者将死于脓毒性休克，即使在早期得到治疗，病死率仍较高。本病占急性肠系膜缺血的 20%～30%，病死率超过 70%，发病年龄多在 70 岁左右，男女发病率相等。

本病多与低血容量、低心输出量或血管收缩药物造成的血流动力学改变关系密切。当肠系膜上动脉血流减少数小时后，由于血管自体调节系统负荷过重，血管出现收缩阻力增高。起病之初，这种血管收缩是可逆的，但如持续收缩超过 30 分钟，即使恢复肠系膜上动脉血流也不能缓解这种血管的收缩。

本病多伴有心血管疾病、心力衰竭、休克或强心药、缩血管药物使用史等，临床表现与急性肠系膜血管阻塞相似，但病情进展较缓慢，发病初期临床上常无特征性表现。最常见的症状是逐渐发生在脐周的阵发性绞痛，随着缺血加重转变为持续性钝痛。少数患者发病突然，表现为严重的致命性腹痛。也有 15%～25% 的患者无明显腹痛或仅有腹胀、腹泻表现，以致延误诊断。不明原因的腹胀和胃肠道出血，可能是肠系膜缺血及肠坏死的早期表现。晚期缺血加重导致小肠梗死时，可出现发热、低血容量性休克、代谢性酸中毒及腹膜炎症状。早期体检时腹部触诊与腹痛程度不符。晚期呈重症病容，腹肌紧张，腹部有弥漫性压痛和反跳痛，肠鸣音减弱或消失，提示全层肠壁坏死，预后不良。

为了对本病做出早期诊断，应对有危险指标及高度可疑患者做出较早判断。典型危险指标有：①年龄大于 60 岁；②原有心脏病或发病前有低血压及脓毒症史；③使用内脏血管收缩药物等病史。有上述危险指标患者出现脐周疼痛或急性发作的腹部剧痛、腹泻、便血，体检发现腹痛与体征程度不一致或有急腹症表现，应考虑到本病的可能，应及早行肠系膜上动脉造影等检查，以明确诊断。尽管无创检查方法如 CT、MRI、多普勒超声，对诊断有一定的价值，但对本病都无特异性，选择性肠系膜上动脉造影是唯一可靠的诊断手段。动脉造影不仅可以除外肠系膜动脉闭塞而提示本病，而且还可以对肠系膜血循环状况做出评估，尚可经导管给予血管扩张剂进行试验性治疗。本病诊断依据可对照下列表现：① 肠系膜上动脉多数分支起始部狭窄；② 肠系膜血管分支形态不规则；③肠系膜血管弓痉挛；④ 肠壁内血管充盈不佳；⑤肠系膜血流低于正常 50%。

二、鉴别诊断

本病需与急性肠系膜上动脉病、急性肠系膜上静脉血栓形成及其他急腹症鉴别（参见本章第一节和第二节）。

三、治疗

（一）内科治疗

1. 首先应除去病因及诱发因素，纠正心功能不全，控制心律失常，补充有效血容量，恢复水、电解质及酸碱平衡，避免使用血管收缩剂，改善肠道血流低灌注状态，以尽可能保证生命体征平稳。

2. 充分给氧、有效的胃肠减压，全身广谱抗生素的应用，可以缓解症状、减少细菌及其毒素的产生，有望延长小肠生存期。

3. 给予罂粟碱、胰高血糖素、前列腺素 E、苯甲唑啉（妥拉唑啉）、酚苄明等扩张血管药物，降低心脏前、后负荷，解除血管痉挛。如有条件，及早行肠系膜上动脉插管，经导管通过输液泵灌注扩血管药。罂粟碱每小时 30～60 mg 剂量灌注，常能迅速解除血管痉挛，安全可靠。但当机体处于低血压或休克状态时，扩张血管药物因可能加重机体低血容量状态，而应在补充血容量的同时慎用。

肠系膜血液循环研究表明：肠系膜血管收缩、小肠缺氧、缺血再灌注损伤，均可引起本病。在众多的有关本病发病机制的理论中，肠系膜血管收缩仍占有重要地位。

（二）外科治疗

手术治疗要慎重，出现肠坏疽、肠穿孔征象者应紧急剖腹探查，切除病变肠段。术后继续灌注扩血管药。在手术过程中为了能切除真正梗死的肠段，要准确判断肠段的活性。外科医生通常以观察小肠的色泽、动脉搏动和肠蠕动来预测小肠的活力，但预测准确率仅为 57.7%。有条件者应该用多普勒血流仪和荧光染色技术来判断肠管活力，尤以荧光法准确性高且无副作用，误诊率低。如无法判断小肠活力时，在初次手术时将部分缺血的肠段保留在腹内，需在 24～48 小时后行第二次探查，以证实保留有活力的肠段并切除任何继续发生梗死的肠段。

（崔春吉）

参考文献

[1] 池肇春，邹全明，高峰玉，等. 实用临床胃肠病学[M]. 北京：军事医学科学出版社，2015：1031－1048.

[2] 徐军，于学忠. 急腹症[M]. 北京：科学出版社，2010：92－95.

[3] 蒋米尔，张培华. 临床血管外科学[M]. 3 版. 北京：科学出版社，2010：719－734.

[4] 金中奎. 外科急腹症诊断思路[M]. 北京：人民军医出版社，2010：172－180.

[5] 陈小良. 消化道出血诊断与治疗学[M]. 北京：科学出版社，2010：371－390.

[6] 庄艳，郑松柏. 急性肠系膜上动脉缺血认识进展[J]. 实用老年医学，2012；26：159－162.

[7] 陈建立，张国志，常艳，等. 急性肠系膜静脉血栓临床特点及预后影响因素分析[J]. 中国全科医学，2012，15：1043－1044.

[8] 许颖，李俊霞，王化虹，等. 急性非闭塞性肠系膜缺血一例报道并文献复习[J]. 中国全科医学，2013；16：2908－2910.

[9] Dewitte A，Biais M，Coquin J，et al. Diagnosis and management of acute mesenteric ischemia[J]. Ann Fr Anesth Reanim，2011，30：410－420.

[10] Harnik IG，Brandt LJ. Mesenteric venous thrombosis[J]. Vasc Med，2010；15：407－418.

[11] White CJ. Chronic mesenteric ischemia：diagnosis and management[J]. Prog Cardiovasc Dis，2011；54：36－40.

[12] Weiss G，Lippert H，Meyer F. Successful Management of Non－Occlusive Mesenteric Ischemia（Nomi）－Case Report[J]. Pol Przegl Chir，2012；84：214－218.

第二十五章　小肠肿瘤鉴别诊断与治疗

第一节　小肠良性肿瘤鉴别诊断与治疗

小肠良性肿瘤占消化道良性肿瘤的4%，以间质瘤为最多见，依次为腺瘤、脂肪瘤、血管瘤、神经纤维瘤及淋巴管瘤。病变部位以空肠居首位占57.14%，其次是回肠占78.57%，十二指肠较少，占11.43%。

一、诊断

小肠良性肿瘤诊断有一定的困难，主要原因是小肠长、病变小，X线钡餐内镜检查难以得到理想的检查结果，加之小肠良性肿瘤较少见，临床医生常对小肠肿瘤的多样性的临床表现缺乏认识，以致误诊率高，可达60%~80%。诊断可根据以下方面。

（一）临床表现

1. *腹痛*　是最常见的症状，多因肿瘤的牵伸、肠管蠕动功能紊乱等所引起，可为隐痛、胀痛乃至剧烈绞痛，当并发肠梗阻时，疼痛尤为剧烈。可伴有腹泻、食欲减退等。

2. *肠道出血*　常为间断发生的柏油样便或血便，甚至大量出血。有的因长期反复小量出血未被察觉，而表现为慢性贫血。

3. *肠梗阻*　引起急性肠梗阻最常见的原因是肠套叠。绝大多数为慢性复发性。肿瘤引起的肠腔狭窄和压迫邻近肠管也是发生肠梗阻的原因，亦可诱发肠扭转。

4. *包块*　一般肿块活动度较大，位置多不固定。

5. *肠穿孔*　多见于小肠恶性肿瘤，急性穿孔导致腹膜炎，慢性穿孔则形成肠瘘。

6. *类癌综合征*　由于类癌细胞产生的5-羟色胺和血管舒缓素的激活物质缓激肽所引起，主要表现为阵发性面、颈部和上躯体皮肤潮红（毛细血管扩张），腹泻，哮喘和因纤维组织增生而发生心瓣膜病。常因进食、饮酒、情绪激动、按压肿瘤而激发。大多见于类癌而有肝转移的患者。

（二）X线检查

包括腹部X线平片、小肠气钡双重造影，前者了解有无肠梗阻；后者可发现有无充盈缺损、肠袢推移、龛影、套叠或梗阻。

（三）选择性腹腔动脉造影

为诊断小肠肿瘤的有效方法。对肿瘤大小、部位的判断有重要价值，尤其对血管瘤和肿瘤伴有出血者则诊断意义更大。血管造影表现为病变部位血运丰富、增多、增粗、扭曲、扩张，造影剂外溢形成团块等。近年来认为血管造影不仅对小肠活动性出血有很高的诊断率，而对平滑肌瘤、血管瘤等血管病变，即使在出血间歇期也具有重要意义。

（四）内镜检查

小肠镜对小肠肿瘤诊断有很高价值，但问题是内镜医生要具备一定技术，且国内也尚未普遍开展。近年推出胶囊内镜，比小肠镜敏感性高，可看到整个小肠病变，不需要下胃镜，它由M2A胶囊、无线接收记录仪、工作站三部分组成，每次检查中可获得7000张图像分析。有希望成为诊断小肠疾病的检查方法。

（五）B超和CT

可了解肿瘤大小、位置及肿瘤和周围组织的关系，根据肿瘤组织密度推断其性质。CT对检查肠壁的弥漫性增厚、管壁外压和腔内肿物有独到之处。

（六）手术探查

适用于各种辅助检查均未发现病变，而临床高度怀疑小肠肿瘤，或有急性穿孔并发腹膜炎；或并发消化道大出血者，宜及早手术探查和治疗。

二、鉴别诊断

小肠良性肿瘤主要与小肠和肿瘤及小肠转移癌鉴别；以消化道出血为主要表现时应与其他原因所致消化道出血鉴别；患者以肠套叠或肠梗阻为主要表现时广泛开展其他疾病所致的肠套叠或肠梗阻相鉴别。此外，还应与肠道炎性疾病中的克罗恩病、肠结核及小肠癌相鉴别。

（一）小肠克罗恩病

可发生于消化道任何部位，但以回肠末端与邻近右侧结肠者约超过半数，主要在回肠，少数见于空肠。起病缓慢，病程较长，反复发作，活动期与缓解期交替，后期进行性发展。少数起病急或为潜隐性急性发作，酷似急性阑尾炎、急性病肠梗阻等急腹症。胃肠道表现为腹痛、腹泻、瘘管形成和腹部包块。通过X线、CT或结肠镜可确诊（参见本书第21章第二节小肠克罗恩病鉴别诊断与治疗）。如有肠瘘、肠壁或器官脓肿、肛门直肠周围病变、活动性便血、肠穿孔等并发症或病变切除后复发等，应多考虑克罗恩病。

（二）肠结核

肠结核患者常有结核病史，尤其是肺结核，有结核中毒症状，如乏力、下午发热、食欲减退，且抗结核治疗有效。通常多发生于青壮年患者，女性发病率高于男性，多有肠外结核，主要是肺结核，临床上有腹痛、腹泻、发热、盗汗、体重下降等症状，一般诊断无困难。

（三）小肠癌

小肠癌发病率较低，早期小肠癌患者可有腹胀、不适、消化不良等症状，然后出现排便习惯的改变，如便次增多，腹泻或便秘，便前腹痛，甚至有黏液便或黏液脓性血便。早期中毒症状以贫血、消瘦为主，尚有发热、乏力等，另外，肠梗阻也是小肠癌的早期症状之一。至中晚期可伴有肠梗阻、出血等并发症。

三、治疗

小肠肿瘤一旦确诊应尽可能手术切除，因良性肿瘤有恶变可能，且可因此引起严重并发症，因此，手术治疗是主要的治疗方法。平滑肌瘤恶变率15%~20%，如能手术切除一般预后良好。如为腺瘤、组织学上如为绒毛状腺瘤或绒毛管状腺瘤，因癌化率高，原则上做手术治疗。腺瘤位于十二指肠和回肠末端，腺瘤时管状腺瘤癌变率为14.3%~19.5%，可考虑内镜切除，包括高频电切、微波凝固治疗及激光凝固治疗。绒毛状腺瘤和混合性腺瘤的发生率分别为50.4%和33.6%。因此如果能将腺瘤全部切除而达到治愈，预后一般良好。但有些腺瘤术后复发率高，有报道绒毛状腺瘤术后5年内有30%复发。为了改善预后对于多发性肿瘤或一时不能切除的小肠肿瘤应加强术后监测。对恶变腺瘤内镜下摘除术后，应半年复查1次，追踪观察1年，以改善患者的预后。多发性腺瘤如有条件尽可能行肠切除术。小的带蒂肿瘤可以连同部分肠壁做楔形切除，然后横行间断缝合肠壁缺损；较大肿瘤或局部多发肿瘤可做肠段切除，行肠吻合术。局部有粘连的肠套叠不应复位，可将肿瘤连同受累的肠段一并切除；术中难以确定其为良性肿瘤时，应予快速冷冻切片检查，根据结果再决定切除范围，如快速切片亦难以定性，应按恶性肿瘤处理。

第二节　小肠恶性肿瘤鉴别诊断与治疗

小肠恶性肿瘤少见，约占全消化道恶性肿瘤的1%（0.03%~6%）。以腺癌、类癌、淋巴瘤、平滑肌肉瘤为最多见。据有关资料统计，腺癌占33%，类癌占29%，淋巴瘤占19%，平滑肌肉瘤占19%。一般男性多于女性。任何年龄均可发病，其发病率在40岁以后上升，平均发病年龄约50岁，腺癌的高峰年龄在70岁以上。在全部恶性肿瘤中，以发生于回肠多见，占48.6%，其中以类癌为最多见，达半数以上，十二指肠及空肠占腺癌总数的81.3%。少见的小肠恶性肿瘤尚有脂肪肉瘤、纤维肉瘤、血管内皮或外皮肉瘤、淋巴管肉瘤、恶性神经纤维瘤、恶性神经鞘瘤、恶性节细胞神经瘤等。

一、小肠癌

小肠癌发病率较低，但在小肠恶性肿瘤中仍以小肠腺癌发病率最高，占小肠恶性肿瘤的半数(48.6%)。

多见于十二指肠，尤以降部为甚。病理分型：①环形浸润的腺癌：易引起肠道狭窄梗阻。②息肉样乳头状癌：易引起肠套叠。③溃疡型癌：易发生出血或穿孔。组织学上根据细胞形态可分为腺癌、黏液癌及未分化癌，其中以分化较好的腺癌为多见。

（一）诊断

1. 早期症状　最早期小肠癌患者可有腹胀、不适、消化不良等症状，然后出现排便习惯的改变，如便次增多，腹泻或便秘，便前腹痛，甚至有黏液便或黏液脓性血便，血便是小肠癌的早期症状中最常见的一种。由于肿瘤溃烂失血和毒素吸收，常可导致患者出现贫血、低热、乏力、消瘦、水肿等小肠癌的早期中毒症状，其中尤以贫血、消瘦为主。另外，肠梗阻也是小肠癌的早期症状之一。肠梗阻表现为不全性或完全性低位肠梗阻症状，如腹胀、腹痛、便秘或便闭等，体检可见腹隆、肠型、局部有压痛，并可闻及亢强的肠鸣音。治疗说明小肠良性肿瘤可引起出血、套叠等并发症，且无组织学检查，难以肯定其性质，所以均应外科手术切除。较小肿瘤可连同周围肠壁做局部切除，多数需做局部肠切除，对端吻合。小肠恶性肿瘤手术需对病变肠段及区域淋巴结做较广泛的切除吻合。如为十二指肠恶性肿瘤则多数需做十二指肠胰头切除。如小肠肿瘤局部固定无法切除，可做旁路手术以解除或预防梗阻。小肠恶性肿瘤早期诊断较难，切除率约为40%。切除术后5年生存率为平滑肌肉瘤约40%，淋巴瘤约35%，腺癌约20%。除淋巴瘤外，放射治疗和化学疗法均缺乏效果。

2. 晚期症状

（1）肠梗阻：是小肠癌较常见的并发症，多因肿瘤所引起的肠套叠、肠管挛缩、狭窄或扭转等所致。另外，当向肠外生长的巨大良性肿瘤如肌瘤、神经纤维瘤等压迫肠道时，也可产生慢性梗阻症状，但是少见。肠套叠上引起急性肠梗阻的常见原因，多见于良性肿瘤。恶性肿瘤以慢性部分肠梗阻较常见，约2/3的小肠癌发生肠梗阻症状。

（2）腹痛：常见于小肠癌晚期，多是由于肠梗阻所引起。另外，肿瘤的牵引及其引起的肠管蠕动失调、瘤体发生中心坏死所引起的炎性反应、溃疡、穿孔等，都可以引起腹痛。可为隐痛、胀痛、持续性剧痛或间歇痉挛性疼痛。肠梗阻腹痛多呈间歇性剧痛发作，常伴有恶心、呕吐。持续性剧痛常见于肿瘤中心坏死、溃破引起的腹膜刺激和炎症。

（3）腹内肿块：部分患者腹部可触及肿块，以向肠腔外生长的肿瘤为多见。肿块的硬度可以从柔软到坚硬不等，有时为囊性。一般说来，良性肿瘤偏软，恶性较硬；表面可光滑、不平或分叶状；活动度往往较大，而且位置不定。临床触诊有时可触及肿块，而有时又摸不到，这种特点值得注意，需多次反复检查，方能确定腹部有无肿块存在。摸不到肿块也不能排除小肠癌，良性肿瘤患者多数触不到肿块；能触到者多为平滑肌肉瘤、纤维瘤、大的淋巴管或肿瘤引起的肠套叠。约1/3的小肠癌和半数恶性淋巴瘤及平滑肌肉瘤可触到肿块。当恶性肿瘤侵犯邻近器官粘连成内瘘时，其肿块边界往往不清并活动度低。

（4）晚期尚有消化道出血、贫血和体重下降。一般以黑便为主，呈间歇发作，可有继发性贫血。少数也可急性大出血。疑为十二指肠肿瘤时，除十二指肠低张造影外，可做十二指肠镜检查，直接了解病变部位、大小、形态，并做活组织检查。虽然现在已有小肠镜问世，但尚未得到推广应用。

腹部CT检查能显示小肠肿瘤的大致部位、大小和与肠壁的关系，以及有无肝转移及腹主动脉前和肝门淋巴结肿大等。但当肿瘤较小，直径在1.5 cm以下时往往难以发现。必要时可考虑剖腹探查。

（二）鉴别诊断

主要与小肠良性肿瘤、其他小肠恶性肿瘤以及小肠炎症性疾病鉴别。鉴别诊断首先是根据临床症状与体征，小肠恶性肿瘤与小肠良性肿瘤相似，主要表现为体重减轻、肠梗阻、消化道出血、腹痛及黄疸等。十二指肠癌比十二指肠腺瘤易于引起体重下降。十二指肠癌易引起肠狭窄、肠梗阻和肠套叠，而间质肉瘤引起消化道出血则比小肠癌多见，且间质肉瘤类似溃疡病样腹痛多见，故易于漏诊或误诊，少数患者穿孔发生腹膜炎而有剧痛，此时应与其他原因所致腹膜炎相鉴别。恶性肿瘤腹部肿块高于良性肿瘤，肉瘤多于癌，这与肿瘤生长方式有关。腺癌主要表现为腹痛、黄疸、出血及梗阻；而恶性间质肉瘤则表现为出血、腹部肿块及腹痛为多见。小肠肿瘤有消化道出血常以隐血开始，包括小肠恶性间质肉瘤、间质瘤、小肠黑色素瘤、Peutz－Jeghers综合征等。因此，对持续大便隐血阳性的患者应提高警惕，并做进一步检查，以免误诊或漏诊。

（三）治疗

小肠癌 A 期者，可予手术，并予中药，不需化疗；小肠癌 B 期者，可予手术，术后予化疗并中药；小肠癌 C 期以放疗、化疗、中药、免疫治疗为主，手术仅为姑息切除或对症处理。小的或带蒂的良性肿瘤可连同周围肠壁组织一起做局部切除；较大的或局部多发的肿瘤做部分肠切除吻合术；恶性肿瘤则需连同肠系膜及区域淋巴结做根治性切除术。术后根据情况，选用化疗或放疗。如肿瘤已与周围组织浸润固定，无法切除，并有梗阻者，则可做短路手术，以缓解梗阻。

1. *手术治疗*　手术切除是目前治疗小肠恶性肿瘤最有效的方法。一旦确诊应尽可能行根治术，切除范围包括肿瘤在内的上下 10～15 cm 肠段及区域淋巴结。鉴于间质瘤的良恶性较难鉴别，其病理诊断标准主要根据细胞丰富程度、核的异型性和分裂象的多少，尤以后者为鉴别恶性间质瘤的一项重要指标，但冰冻切片很难观察核分裂象及其数量。如为淋巴瘤，术中冰冻切片检查也难确诊。因此，对位于空、回肠的实质性肿瘤，若难以鉴别其良恶性，原则上应按恶性肿瘤行根治性切除，若位于十二指肠或回肠末端，则必须待肿瘤活组织石蜡切片检查确诊为恶性肿瘤后方可行根治性胰十二指肠切除或右半结肠切除术。类癌是一种具有潜在恶性的肿瘤，有良、恶性之分。如小肠类癌直径 < 1 cm，多为良性，可局部切除，如病理检查类癌已累及肌层，应按恶性肿瘤再次行根治性手术切除。如直径 > 2 cm，则 90% 为恶性，并具有很大的转移潜能，应行根治性手术。

2. *内分泌治疗*　奥曲肽和 α－干扰素可以明显抑制多种激素的释放和肿瘤生长速度，多用于类癌晚期全身多处转移或类癌综合征患者。Kolby 等对 68 例伴有肝转移的类癌患者进行的一项前瞻性随机对照的临床研究表明，单独使用奥曲肽治疗，其 5 年生存率为 36.6%，而奥曲肽与 α－干扰素联合使用，其 5 年生存率达到 56.8%。

3. *分子靶向治疗*　由于小肠肿瘤对放化疗总体上不敏感，因此肿瘤分子靶向治疗在小肠肿瘤治疗中的作用更值得期待。肿瘤分子靶向治疗是针对可能导致细胞癌变的环节，如细胞信号传导通路、原癌基因和抑癌基因、细胞因子及受体、抗肿瘤血管形成、自杀基因等，从分子水平来逆转这种恶性生物学行为，从而抑制肿瘤细胞生长，甚至使其完全消退的一种全新的生物治疗模式。选择性环氧合酶－2（COX－2）抑制剂－塞来昔布（celebrex），能够选择性地抑制肿瘤细胞和血管上皮细胞的 COX－2 的活性，从而抑制肿瘤细胞的增殖和侵袭，抑制肿瘤新生血管生成，促进肿瘤细胞的凋亡，它能够降低消化道肿瘤的发病危险性，但要注意高剂量的塞来昔布（400～800 mg/d）有引发与心血管疾病相关的危险。与此同时，其他分子靶向治疗的药物也逐渐走出实验室，开始应用于临床，如 avastin、erbitux 也开始进入临床应用，并已经在晚期结直肠癌的综合治疗中显示了较好的应用前景。相信不久的将来，分子靶向药物和目前广泛应用的细胞毒性化疗药物一样，成为小肠肿瘤治疗的一线药物。

二、间质肉瘤

小肠平滑肌肉瘤是起源于小肠壁肌层，黏膜下肌层和肠壁血管平滑肌的恶性肿瘤，是小肠结缔组织恶性肿瘤中最常见的一种。在小肠平滑肌瘤中，平滑肌肉瘤与平滑肌瘤之比为（2～4）∶1好发于空肠，其次为回肠和十二指肠。

小肠平滑肌肉瘤起源于小肠壁的平滑肌组织，多为圆形或分叶状，边界清楚，呈膨胀性生长，向周围组织浸润率低。

平滑肌肉瘤的病程一般为 1 年左右，早期瘤体小而无溃疡者常无症状，肿瘤生长到一定体积或出血时方有症状。

（一）诊断

主要临床症状有腹痛、腹胀、腹部肿块和消化道出血，可有贫血、消瘦、乏力、食欲减退、发热等，部分患者因肿瘤刺激小肠分泌过多而有腹泻，发热或恶病质，有的因肿瘤破裂而有腹膜刺激征。

1. *腹痛*　约半数以上患者诉有腹痛，但部位和性质无特异性，多表现为隐痛或钝痛，腹痛无明显规律性。

2. *肠梗阻*　肿瘤生长到一定程度可使肠腔变小，引起不全性或完全性肠梗阻，腔内型肉瘤随肠蠕动和肠内容物向远侧推进，形成肠套叠，出现不全性肠梗阻症状，可自行缓解，并可反复发作呈间歇性。平滑肌肉瘤以腔外型多见，且体积较大，易引起肠扭转，造成绞窄性肠梗阻，出现持续性腹痛，阵发性加重。

3. 消化道出血 较常见，多数为大便隐血阳性或间歇性黑便，十二指肠和近端空肠平滑肌肉瘤可出现呕血，长期慢性失血可引起贫血。

4. 腹部肿块 有一半患者以腹部出现肿物为首发症状，肿块由增大的肿瘤，粘连聚积的大网膜和增大成团的淋巴结组成。以腔外型多见，初起时由于小肠活动度大，系膜游离，肿瘤位置不固定，多可推动，伴有肠套叠时肿瘤可时隐时现，随着肿瘤增大，活动度越来越小，甚至完全固定。

小肠平滑肌肉瘤的诊断较为困难，临床上常误诊为其他疾病，40 岁以上，临床有原因不明的腹痛，腹胀，腹部肿块和/或消化道出血，或有贫血、消瘦、乏力、食欲减退、腹泻、发热或恶病质等，应想到本病的可能。体检右上或左上腹有边界不清的肿块，活动度较大而部位不定者，大便隐血试验阳性，而 X 线未发现异常应高度怀疑小平滑肌肉瘤。临床确诊主要依据组织病理学诊断，应及早进行剖腹探查，临床资料显示约有 1/3 的患者需手术探查才能确诊。

(二)鉴别诊断

十二指肠平滑肌肉瘤应与胆囊疾病相鉴别；回肠平滑肌肉瘤在女性应与卵巢肿瘤相鉴别；有些囊性为主的平滑肌肉瘤易误诊为肠系膜或网膜囊肿。尚需要对小肠平滑肌肿瘤良恶性进行鉴别，平滑肌瘤和平滑肌肉瘤的预后截然不同，但两者的鉴别有时相当困难。黄宗海等建议小肠平滑肌肿瘤恶性标准为：①瘤细胞核分裂数≥2/25HPF，超过 5 个则可诊断为平滑肌肉瘤；②瘤细胞轻度以上的异形性；③细胞密度在中度以上；④瘤细胞对周围组织浸润；⑤瘤体直径≥6 cm；⑥肿瘤伴坏死及囊性变，有①加上后面任何一项，或无①而有后面三项则要考虑恶性的可能。

(三)治疗

小肠平滑肌肉瘤的治疗仍以手术切除为主要手段，术中应做冰冻切片。一般以肠段局部切除为宜，肿瘤一般不转移至淋巴结，故不必行淋巴结清扫，仅做相关系膜的扇形切除即可。如肿瘤已与周围脏器或组织粘连，不应强行分离，应同时合并切除与之相连的脏器或组织。平滑肌肉瘤均有完整的包膜，但此包膜很薄，易破，一旦破裂，肿瘤组织极易发生脱落性种植扩散，造成手术后复发。故操作时应十分仔细、轻柔，避免使包膜破裂。如肿瘤已破裂种植，有远处转移，亦不要轻易放弃手术，应争取做姑息性手术，可能时将原发灶切除，同时耐心地逐个清除可见的肿瘤结节，以减轻瘤负荷，术毕用蒸馏水浸泡腹腔，并行腹腔化疗。十二指肠平滑肌肉瘤好发于降部与升部交界处的外侧壁，有时肿瘤可相当大，但楔形切除肿瘤基底部的肠壁即可，一般不必做胰十二指肠根治术；有时肿瘤基部靠近十二指肠内侧壁，或与胰腺难以分离时，可行胰十二指肠切除术。

对于术后复发的平滑肌肉瘤，最终会发生肝转移。对于单个转移灶可行局部楔形切除。对集中在一处的多个转移灶可行肝部分切除术。对散在多发结节可行选择性肝动脉插管栓塞化疗。有时经过一次肝转移灶切除术后，再次出现肝转移，可考虑行第二、第三次肝转移灶切除术。平滑肌肉瘤对放疗不敏感，化疗尚缺乏有效药物，有报道选用达卡巴嗪（三嗪咪唑胺），放线菌素 D（更生霉素）等药物治疗，国外用链佐霉素对平滑肌肉瘤有一定的疗效。另外亦可给予生物治疗及中医中药等综合治疗。

因为平滑肌肉瘤组织极易在术中脱落种植，术后复发的机会较大。手术后应每 3 个月进行复查。

三、小肠原发性恶性淋巴瘤

见本章第三节。

四、脂肪肉瘤

脂肪肉瘤很少由脂肪瘤恶变而来，常见于 40 岁以上成人，多发生于腹膜后。组织学形态可分为分化良好型、黏液样型、圆形细胞型及多形性脂肪肉瘤。临床上可有腹痛、肠梗阻、消化道出血等表现。治疗主要以手术为主。

五、纤维肉瘤

小肠纤维肉瘤少见，由致密的胶原囊及成纤维细胞所组成，病变可累及黏膜下、肌层或浆膜层，若瘤细胞大小不一、分化程度差异大、胶原纤维甚少，提示分化差，生长快，预后不佳。临床症状取决于肿瘤生长在肠腔内还是肠腔外，生于肠腔内症状明显，主要有腹痛、肠套叠、肠出血，发生大出血者少见，慢性出血后可引起继发性贫血。

第三节　小肠原发性恶性淋巴瘤鉴别诊断与治疗

一、概述

小肠原发性恶性淋巴瘤(primary small intestinal lymphoma, PSIL)起源于小肠黏膜下的淋巴滤泡，较常见。大多数肠道淋巴瘤是全身性淋巴瘤的一种局部表现。

发病原因目前尚不清楚，PSIL 的发病率在长期慢性乳糜泻(谷蛋白性肠病)，免疫缺陷病如 AIDS 病患者，长期免疫抑制剂治疗及免疫增生性小肠病(immuno proliferative small intestinal disease, IPSID)的患者可明显增高，故其发病与机体免疫系统失调有关；亦有认为淋巴瘤与某些病毒(如 EBV)感染有关。本病绝大多数属于 B 淋巴细胞来源，仅部分并发慢性乳糜泻的 PSIL 可能来自 T 淋巴细胞。霍奇金病的患者常有细胞免疫低下现象，因而推测可能在某种病毒感染中出现细胞免疫失调，从而导致本病发生与发展。

近年认为小肠原发性恶性淋巴瘤可分为 4 种类型：①成人型(西方型)；②儿童型；③免疫增生型小肠病(IPSID)；④肠病相关型 T 细胞淋巴瘤(enteropathy - associated T - cell lymphoma, EATCL)。

小肠恶性淋巴瘤一般起源于小肠黏膜下淋巴滤泡组织，向肠壁各层浸润。可发生于小肠任何部位，但由于远端小肠有较丰富的淋巴组织，故恶性淋巴瘤多见于回肠(约 50%)，其次是空肠(30%)，十二指肠最少(10%~15%)。

二、诊断

小肠淋巴瘤大体所见可分为四型，即息肉型、溃疡型、动脉瘤型和浸润缩窄型。

1. *动脉瘤型*　最常见，沿肠壁黏膜下浸润生长，肠壁肌层及肠壁内神经丛受到损害，使肠壁增厚变硬，失去弹性而呈动脉瘤样扩张，故又称为囊样扩张型淋巴瘤。外观可见肿瘤环绕肠管，管壁僵硬呈皮革状，表面为暗红色或灰白色，黏膜常有多个结节样隆起，管腔呈扩张状态，由于肠壁高度增厚，可形成较大肿块。

2. *浸润缩窄型*　亦较常见，浸润肠壁引起增厚僵硬，蠕动消失，肠腔变窄，最后缩窄成很小内径。主要见于网状细胞肉瘤的病例，这种类型往往引起肠梗阻。

3. *溃疡型*　较少见，溃疡位于浸润性肿瘤的中心部位，常为多发性，病变范围较小，但亦可是围绕肠腔的大溃疡，常易发生出血和穿孔。

4. *息肉型*　最少见，主要病变在黏膜下层，呈息肉状突入肠腔内，使黏膜皱襞消失，常为多发性病灶，最易发生肠套叠，故有人亦称之为息肉样肠套叠性淋巴瘤。

小肠恶性淋巴瘤多数是单发，亦有多发病灶，但多发病灶属于多原发性病灶或来自某一原发肿瘤的转移病灶。有资料报告，消化道同时发生两个或两个以上病灶者占 10%~30%，病灶间隔以正常肠管。在恶性淋巴瘤中，多发病灶常见于淋巴细胞肉瘤。

本病病程较短，多在半年以内，无特异的临床症状。临床表现变化多样，主要表现为腹痛、腹部肿块、腹胀等三大症状，三者分别为 79.3%、57.7% 和 37.9%；其次为腹泻、发热、肠出血、恶心、呕吐等表现。

多数患者可触及腹部肿块，肿块大小不等，一般质地较硬，表面呈结节状，伴有轻度压痛，有时能触及多个结节。不全性肠梗阻的体征也较常见，可出现腹部膨隆，肠型，气过水声及肠鸣音亢进。伴有急性穿孔者表现为弥漫性腹膜炎的体征。

X 线钡餐检查，尤其是小肠气钡双对比检查是最重要的辅助检查。术前诊断率达 30%~70%。一般可分为以下几种表现：

(1)弥漫性病变：病变范围广泛，全部小肠都可不正常。小肠正常黏膜皱襞大部分或全部消失，肠腔内可见到无数小的息肉样充盈缺损，由绿豆大至豌豆大，其直径大小 0.5～1 cm。肠腔宽窄不一，沿肠壁可见到锯齿状切迹。胃内可见息肉或其他病变。

(2)多发性结节状充盈缺损，病变边缘清楚，黏膜皱襞紊乱、破坏或消失。

(3)狭窄性病变：中心性狭窄，其边缘僵硬，黏膜皱襞细如线条，狭窄的范围一般较长。偏心性狭窄，狭窄的一侧呈大块状充盈缺损突入肠腔使之变细，病变比较局限。外压性狭窄，肠腔变细并有外压现象，狭窄部位的黏膜皱襞仍然正常，病变范围较长，与正常小肠分界不清。狭窄近端肠腔扩张。

(4)扩张性病变：表现为肠腔不规则扩张，远超过肿瘤的范围，扩张段常与狭窄段相同，黏膜破坏、蠕动消失，肠壁僵硬，呈现动脉瘤样改变，小肠运动力减弱，数小时后，扩张肠管仍可见钡剂潴留。

(5)肠套叠：呈现典型肠套叠 X 线表现，多由息肉样病变所致，套叠部位多位于小肠远端，最常见为回肠末端。上述征象可交错出现，结合临床常可作诊断。

内镜检查，恶性淋巴瘤多发生于回肠末端，可用结肠镜检查，并可活检明确。内镜对于空肠上段的恶性淋巴瘤的诊断亦有帮助。

B 超和 CT 检查，腹部肿块者，可见到肠管之间有结节状的团块。B 超和 CT 帮助了解其位置、大小，与周围脏器的关系及有无淋巴结转移、肝转移、腹水等有参考意义。CT 检查在肠腔内造影剂的对比下，可见肠腔有不规则的扩张或狭窄改变，病变一般较广泛。但早期病变，难以确定。

三、鉴别诊断

(一)小肠吸收不良综合征

不同原因所致的小肠吸收不良，以慢性腹泻为主要表现，有继发性营养不良和贫血。通过吸收不良试验、消化道钡剂造影和小肠镜检查可与小肠淋巴瘤鉴别。

(二)与其他小肠肿瘤鉴别

包括小肠良性肿瘤，如腺瘤、间质瘤、脂肪瘤、血管瘤鉴别；与其他小肠恶性肿瘤鉴别，如腺癌、间质肉瘤、脂肪肉瘤、纤维肉瘤等。

(三)与肠道免疫及感染性疾病鉴别

如克罗恩病、肠结核、真菌感染等鉴别(参见本书相关章节)。

四、治疗

治疗原则：淋巴瘤的治疗尚存在争议，关键是正确应用手术、化疗、放疗的综合措施。

(一)手术治疗

理论上讲，外科应作为治疗的主要措施，但外科治疗应根据无瘤生存率及总生存率判断，同时也要考虑局部控制率、手术病死率等因素。外科对进展期淋巴瘤可能不作为主要手段，化疗较多应用于进展期病例，但有些小肠淋巴瘤的出血或穿孔往往由化疗引起。所以有学者认为，预防性切除可能更能保证化疗的安全性。外科手术也需要考虑会引起的肠瘘、吻合口瘘、出血、脓肿等并发症。如发生并发症则必然延误日后的化疗。外科手术病死率约占 5%，化疗期间肠穿孔的手术病死率更高。弥漫性腹膜炎及多发穿孔所造成的严重的中毒症状，常难以治愈，因为 20% 的小肠淋巴瘤系多发。近来 D' Amore 及其同事报道 109 例小肠非霍奇金淋巴瘤的疗效，结论为外科手术 + 化疗可明显改善小肠淋巴瘤的生存率，并主张小肠淋巴瘤应首选外科手术，这样可减少局部复发危险性 10 倍。List 的报道也证实类似结论，因为高分级的小肠淋巴瘤采用放化疗的并发症明显高于手术切除者。因此，目前认为小肠淋巴瘤手术切除后，化疗可减少复发，而放疗可补充外科手术的不足。虽然有少数学者认为，对进展期病例的外科手术并无太大意义，但对于低分级小肠淋巴瘤，外科手术仍是主要治疗手段。

(二)其他治疗

小肠淋巴瘤对化疗、放疗均不敏感，术后一般先行联合化疗 2～3 次，药物有多柔比星、环磷酰胺、甲氨蝶呤等,即 CHOP 或 MACOP 方案,然后再行术后放疗 40 Gy/4 周,或采用全腹移动条放疗。合理应用综合治疗者,疗效明显高于单纯手术者。术后是否行放疗尚有争议。

（董丽丽　朱良润　孙修勇）

参考文献

[1] 黄小梅,高青. 原发性小肠淋巴瘤临床病理特点及诊治进展[J]. 世界华人消化杂志,2011;19: 2947 - 2952.

[2] CSCO 胃肠间质瘤专家委员会. 中国胃肠间质瘤诊断治疗专家共识(2011 年版)[J]. 临床肿瘤学杂志,2011;16: 836 - 844.

[3] 何裕隆. 胃肠间质瘤诊治共识与个体化治疗[J]. 消化肿瘤杂志,2010;2:196 - 199.

[4] DaeYoung Cheung,Myung - Gyu Choi. Current advance in small bowel tumors[J]. Clin Endosc,2011;44:13 - 21.

[5] Kumagai R, Kohashi K, Takakashi S, et al. Mucinous phenotype and CD10 expression of primary adenocarcinoma of the small intestinal[J]. World J Gastroenterol,2015;21:2700 - 2710.

[6] Maynard MA, Ferretti R, Hilgendorf KI, et al. Bmi 1 is required for tumorigenesis in a mouse model of intestinal cancer[J]. Oncogene,2014;33:3724 - 3747.

[7] Schulz MD, Atay C, Heringer J, et al. High - fat diet - mediated dysbiosis promotes intestinal carcinogenesis independent of obesity[J]. 2014;514:508 - 512.

第五篇

大肠疾病

第二十六章　溃疡性结肠炎鉴别诊断与治疗

第一节　诊断与鉴别诊断

一、概述

（一）定义

溃疡性结肠炎（ulcerative colitis，UC）是一种肠道慢性非特异性炎症性疾病。主要以结肠连续性分布的黏膜充血肿胀、糜烂及浅小溃疡为主，大量中性粒细胞浸润，形成隐窝脓肿，主要累及大肠的黏膜层及黏膜下层，极少累及肌层，多由直肠和远端结肠开始，可逆行向近端结肠发展，以致累及全结肠及末段回肠。起病及临床经过不一，病情可反复发作、迁延不愈。临床表现为持续或反复发作的腹泻、黏液脓血便伴腹痛、里急后重和不同程度的全身症状，病程多在4～6周以上。可有皮肤、黏膜、关节、眼和肝胆等的肠外表现。

任何年龄均可发病，但以20～40岁成人多见，有报道老人有2次发病高峰。男女性别差异不大。

（二）发病机制

发病机制尚未完全阐明。遗传易感性、感染、环境因素、肠道微生态失调、心理因素、饮食、免疫发病机制均被涉及。可能以遗传易感性为发病基础，环境、感染及肠道微生态失调等诸多因素起着启动或参与加重作用，异常免疫反应则为发病中心环节，以T细胞特异性免疫失调更为重要，应激和心理因素在UC发病中日益显现出重要作用。肠道微生态失调也可能是发病的重要环节而越来越受到重视。

二、诊断

（一）临床表现

UC是一种慢性、间歇性、反复发作的疾病，症状轻重不一，发病初期病情常较隐匿，需数周甚至数月才能明确诊断。当病变仅限于直肠时，常表现便中带血，很多患者主诉便秘。而不是腹泻。当病变逆行向上进展时，开始出现腹泻伴不同程度便血、排便急迫和里急后重。

1. *消化系统*　多有腹泻和黏液脓血便。黏液脓血便是最常见及活动期重要表现。大便次数及便血程度与病情轻重有关，轻者排便2～4次/d，便血轻或无；重者>6次/d，脓血易见，甚至大量便血。粪质多数为糊状，重者可呈稀水样。多数患者可有轻至中度腹痛，为左下腹或下腹阵痛，亦可累及全腹。常有里急后重，便后腹痛缓解。轻者可表现为腹部不适。重者可持续剧烈腹痛。其他可出现食欲减退、恶心、呕吐等。

2. *全身反应*　发热一般出现在中、重症患者的活动期，呈低至中度，高热多提示严重感染、并发症或病情进行进展。重症或病情持续活动者可出现消瘦、贫血、低蛋白血症、水及电解质紊乱等。

3. *体征*　轻至中度患者，体查通常无明显异常，或仅有左下腹轻压痛，有时可触及痉挛的肠管。直肠指检可指套染血。重症患者常有明显压痛甚至肠型，可出现贫血、发热、心动过速等。若出现腹肌紧张、反跳痛、肠鸣音减弱等应注意中毒性巨结肠、肠穿孔等并发症。

4. *肠外表现*　与西方相比，亚洲患者肠外表现较少见，且存在区域差异。但亦有同时出现多种肠外表现,包括皮肤黏膜表现(如口腔溃疡、结节性红斑和坏疽性脓皮病)、关节损害(如外周关节炎、脊柱关节炎等)、眼部病变(如虹膜炎、巩膜炎、葡萄膜炎等)、肝胆疾病(如脂肪肝、原发性硬化性胆管炎、胆石症等)及血栓栓塞性疾病等。

(二)并发症

1. 中毒性巨结肠　最严重的并发症之一,主要见于重度患者,病死率高达44%。常因低钾、钡剂灌肠、使用胆碱能药物或阿片类药物等因素诱发。其临床特征为全身性中毒症状以及节段性或全结肠非梗阻性扩张 >6 cm,腹部有压痛甚至反跳痛,肠鸣音减弱或消失,可引起溃疡穿孔并发急性弥漫性腹膜炎。

2. 肠穿孔　最严重的并发症之一,常因结肠镜操作不当或中毒性巨结肠引发,病死率约为50%。UC 患者自发性肠穿孔发生率约为2%,多与中毒性巨结肠有关。结肠穿孔可引起慢性或急性弥漫性腹膜炎。

3. 肠出血　少量出血很常见,大出血的发生率为0~6%。出血量与疾病严重程度相关,严重出血者多为广泛结肠炎。

4. 内瘤变和癌变　为远期并发症,业太地区癌变风险为0.3%~1.8%。瑞典一项研究显示,确诊后10、20、25年结直肠异型增生累积风险分别为2%、5%和10%。病程大于10年,全结肠型溃疡性结肠炎合并上皮细胞异型增生为癌变危险因素。

5. 其他并发症　贫血、结肠息肉、急性缺血坏死性结肠炎、凝血功能障碍(如静脉血栓形成)、原发性硬化性胆管炎(PBS)、脊髓增生异常综合征等。肠梗阻少见。

(三)实验室和其他检查诊断

1. 血液　血红蛋白是反映UC严重程度的指标之一,重度患者血红蛋白小于75%正常值。在严重溃疡性结肠炎活动期,白细胞数增加,C反应蛋白升高,血沉加快,血小板数升高。严重者白蛋白降低。

2. 粪便　粪便检查是溃疡性结肠炎排除性诊断的重要依据。肉眼观察常见血液、黏液脓血。涂片镜检可见红细胞、白细胞和坏死组织。粪便粪卟啉(FCP)、乳铁蛋白、溶菌酶、M2型丙酮酸激酶(M2-PK)是UC活动性的评价指标,可作为辅助的诊断以及评估预后和疾病活动性评估。当疑诊本病时应连续大便培养3次及涂片检查排除感染性疾病。

3. 自身抗体　外周血抗中性粒细胞胞质抗体(ANCA)可能为其特异性抗体,有助于与CD的鉴别。

4. 内镜　结肠镜检查并活检是诊断及鉴别诊断的重要手段。但重度UC宜暂缓,以防诱发肠穿孔、中毒性巨结肠等并发症的发生(参见本书第二十三章第一节)。

5. X线钡剂灌肠　结肠镜检查可以取代钡剂灌肠检查。无条件行结肠镜检查时可行钡剂灌肠检查。主要改变为:黏膜粗乱和/或颗粒样改变;肠管边缘呈锯齿状或毛刺样改变,肠壁有多发性小充盈缺损;肠管缩短,袋囊消失呈铅管样。但急性期尤其是重度UC患者应暂缓进行,以免诱发中毒性巨结肠或穿孔。

6. CT　对急性并发症如梗阻和穿孔,CT检查可在不做肠道准备的情况下进行。

7. MRI　对早期黏膜病变的显示有一定局限性,但可提供UC疾病活动性的信息以指导治疗,可鉴别炎症与纤维化引起的狭窄,对肠外并发症如脓肿有很高的敏感性。能准确评估炎症,且无电离辐射,对于需反复成像者,是一种比CT更为理想的选择。

CT或MRI结肠显像可以显示结肠镜检查未及的部位。

8. 病理检查　镜下活检及手术切除标本病理检查可见上述UC活动期或缓解期改变,结合临床,可报告符合UC病理改变。宜注明为活动期或缓解期。如有隐窝上皮异型增生(上皮内瘤变)或癌变,应予注明。

(四)诊断要点

UC缺乏诊断的金标准,主要结合临床、内镜和组织病理学表现进行综合分析,在排除感染性和其他非感染性结肠炎的基础上按以下要点做出诊断:

1. 具有上述典型临床表现者为临床疑诊,安排进一步检查。

2. 同时具备上述结肠镜和/或放射影像特征者,可临床拟诊。

3. 如再加上上述黏膜活检和/或手术切除标本组织病理学特征者,可以确诊。

4. 初发病例如临床表现、结肠镜及活检组织学改变不典型者,暂不确诊UC,应予随访。

(五)疾病评估

1. 临床类型　①初发型:无既往病史而首次发作;②慢性复发型:临床缓解期再次出现症状,临床最常见。以前的暴发型结肠炎的概念弃用,归于重度 UC 中。

2. 病变范围 推荐仍采用蒙特利尔分类(表 26－1)。

表 26－1 溃疡性结肠炎病变范围的蒙特利尔分类

分类	分布	结肠镜下所见炎性病变累及的最大程度
E1	直肠	局限于直肠,未达乙状结肠
E2	左半结肠	累及左半结肠(脾曲以远)
E3	广泛结肠	广泛病变累及脾曲以远乃至全结肠

3. 活动性的严重程度 分为活动期和缓解期,活动期的疾病按严重程度分为轻、中、重度。以往所称之暴发型因概念不统一且易造成认识的混乱而废弃,将其归在重度 UC 中。推荐采用改良的 Truelove 和 Witts 疾病严重程度分型标准(表 26－2)。

表 26－2 改良 Truelove 和 Witts 疾病严重程度分型

严重程度分型	排便(次/d)	便血	脉搏(次/min)	体温(℃)	血红蛋白	红细胞沉降率(mm/h)
轻度	<4	轻或无	正常	正常	正常	<20
重度	≥6	重	>90	>37.8	<75%正常值	>30

注:中度为介于轻度与重度之间

4. 肠外表现及并发症

(1)肠外表现:包括皮肤黏膜表现(如口腔溃疡、结节性红斑和坏疽性脓皮病)、关节损害(如外周关节炎、脊柱关节炎等)、眼部病变(如虹膜炎、巩膜炎、葡萄膜炎等)、肝胆疾病(如脂肪肝、原发性硬化性胆管炎、胆石症等)、血栓栓塞性疾病等。

(2)并发症:包括中毒性巨结肠、肠穿孔、下消化道大出血、上皮内瘤变以及癌变。

(六)诊断举例

UC 的完整诊断包括病变类型、病变范围及疾病活动严重程度。诊断时不可忽略并发症。

诊断举例:溃疡性结肠炎(慢性复发型、左半结肠、活动期中度)。

(七)疗效标准

主要结合临床症状和内镜检查作为疗效判断标准。

1. 缓解定义 完全缓解是指完全无症状(排便次数正常且无血便和里急后重)伴内镜复查见黏膜愈合(肠黏膜正常或无活动性炎症)。关于 UC 患者黏膜愈合的定义目前尚未达成共识。

2. 疗效评定

(1)临床疗效评定:适用于临床工作,不适用于科研。分为缓解(临床症状消失,结肠镜复查见黏膜大致正常或无活动性炎症)、有效(临床症状基本消失,结肠镜复查见黏膜轻度炎症)、无效(临床症状、结肠镜复查、病理检查均无改善)。

(2)改良的 Mayo 评分(表 26－3):适用于科研,亦可用于临床的疗效评价。

3. 复发 自然或经药物治疗进入缓解后再次出现临床症状并在内镜下证实。复发分为偶发(≤1 次/年)、频发(≥2 次/年)及持续型(症状持续存在,不能缓解)。早期复发:经先期治疗进入缓解期的时间<3 个月。

表 26－3　评估 UC 活动性的改良的 Mayo 评分系统

项目	0 分	1 分	2 分	3 分
排便次数	排便次数正常	比正常排便次数增加 1～2 次/d	比正常排便次数增加 3～4 次/d	比正常排便次数增加 5 次/d 或以上
便血	未见出血	不到一半时间内出现便中混血	大部分时间内为便中混血	一直存在出血
内镜发现	正常或无活动性病变	轻度病变（红斑、血管纹理减少、轻度易脆）	中度病变（明显红斑、血管纹理缺乏、易脆、糜烂）	重度病变（自发性出血，溃疡形成）
总体评价	正常	轻度病变	中度病变	重度病变

注：每位受试者作为自身对照，从而评价排便次数的异常程度；每日出血评分代表 1 天中最严重出血情况；总体评价包括 3 项标准：受试者对于腹部不适的回顾、总体幸福感以及其他表现，如体检发现和受试者表现状态；评分≤2 分且无单个分项评分＞1 分为临床缓解，3～5 分为轻度活动，6～10 分为中度活动，11～12 分为重度活动；有效定义为评分相对于基线值的降幅≥30% 及≥3 分，而且便血的分项评分降幅≥1 分或该分项评分为 0 分或 1 分

4. *与糖皮质激素（GC）*　治疗相关的特定疗效评价：GC 无效：经相当于泼尼松 0.75 mg/（kg · d）治疗超过 4 周，疾病仍处于活动期。GC 依赖：虽能保持缓解，但 GC 治疗 3 个月后，泼尼松仍不能减量至 10 mg/d；或在停用 GC 3 个月内复发。

（八）预后

UC 的预后好坏，取决于病变类型、有无并发症和治疗的情况。UC 第一次发作的严重程度、病程长短、发病年龄在发作后的病死率、缓解率等方面均有显著性差异，对疾病预后的影响很大。有严重并发症（如中毒性巨结肠、大量便血、肠穿孔）的病死率高，低钾血症、低蛋白血症、重度贫血以及长期发热亦提示预后不良。病程漫长、病程广泛的病例有并发结肠癌风险。

三、鉴别诊断

（一）急性感染性肠炎

1. *症状体征*　各种细菌感染如志贺菌、空肠弯曲菌、沙门菌、产气单孢菌、大肠埃希菌、耶尔森菌等。常有流行病学特点（如不洁食物史或疫区接触史），急性起病，以肠道症状为主，常出现腹泻、纳差、恶心、呕吐和腹痛，可伴有里急后重，腹泻次数可多达十几次甚至不计其数，粪便呈水样便、黏液便、脓血便，常伴畏寒、发热、乏力、头晕等。急性感染性肠炎具自限性（病程可数天至 1 周，一般不超过 6 周）。抗菌药物治疗有效，鉴别的关键是随访，类似病例一般暂不诊断为 UC，亦不宜使用激素治疗。

2. *实验室检查*　白细胞总数升高或正常，中性粒细胞增多或伴核左移。粪便常规肉眼可见呈稀水样、洗肉水样、脓血便、血便。粪便镜下观察可见红细胞、白细胞。粪便检出病原体可确诊，但一般培养阳性率低。应用抗生素前取材，取新鲜粪便黏液脓血部分，标本保温及时送检，多次连续培养，结肠镜下脓性分泌物培养，活检黏膜组织做培养可能提高病菌检出率。

（二）克罗恩病

根据临床表现、内镜检查和组织学检查不难鉴别，UC 与 CD 的鉴别要点见表 26－4。对结肠 IBD 一时难以区分 UC 与 CD 者，即仅有结肠病变，但内镜及活检缺乏 UC 或 CD 的特征，临床可诊断为 IBD 类型待定（inflammatory bowel disease unclassified，IBDU）。而未定型结肠炎（indeterminate colitis，IC）指结肠切除术后病理检查仍然无法区分 UC 和 CD 者。

1. *症状体征*　UC 为结肠性腹泻，常呈血性，口腔炎及腹部包块少见，CD 常发生于青少年，腹泻表现不定，常有腹痛、营养障碍，口腔炎、腹部包块、肛门病变常见，脓血便少见，可出现瘘管、肠狭窄和梗阻等并发症。

表 26－4　UC 与 CD 的鉴别

项目	UC	结肠 CD
症状	脓血便多见	脓血便较少见
病变分布	连续	节段性
直肠受累	绝大多数	少见
肠腔狭窄	少见，中心性	多见，偏心性
溃疡及黏膜	溃疡浅，黏膜弥漫性充血水肿、颗粒状，脆性增加	纵行溃疡、黏膜呈卵石样，病变间黏膜正常
组织病理	固有膜全层弥漫性炎症、隐窝脓肿、隐窝结构明显异常、杯状细胞较少	裂隙样溃疡、非干酪性肉芽肿、黏膜下层淋巴细胞聚集

2. 实验室检查　血清学标记物抗酿酒酵母菌抗体（ASCA）和抗中性粒细胞胞质抗体（ANCA）对鉴别诊断有一定帮助。

3. 内镜、病理、影像检查　镜下具特征性的表现为非连续性病变、纵形溃疡和卵石样外观。钡剂灌肠及小肠钡剂造影见多发性、跳跃性病变，病变处见裂隙状溃疡、卵石样改变、假息肉、肠腔狭窄、僵硬，可见瘘管。CT 或磁共振肠道显像（CTE/MRE）是迄今评估小肠炎症性疾病的标准影像学检查，活动期 CD 典型的 CTE 表现为肠壁明显增厚（ >4 mm）；肠黏膜明显强化伴肠壁分层改变，黏膜内环和浆膜外环明显强化，呈“靶征”或“双晕征”；肠系膜血管增多、扩张、扭曲，呈“木梳征”。

（三）肠结核

1. 症状体征　亚太地区结核病患病率较高，UC 须与肠结核鉴别。肠结核患者既往有或现有肠外结核史，临床表现少有肠瘘、腹腔脓肿、肠出血和贫血。常有腹泻不伴脓血、里急后重。可有结核毒血症症状。鉴别诊断有困难者建议先行抗结核治疗，如治疗 4 周左右患者临床症状明显好转、2～3 个月后结肠镜复查发现肠黏膜病变明显改善，则支持肠结核的诊断，仅有临床症状好转不能作为支持肠结核诊断的有力证据。

2. 实验室检查　粪便中可见少量脓细胞及血细胞。结核菌素试验呈强阳性或结核感染 T 细胞斑点实验（T－SPOT）阳性有助诊断。亦可作结核分枝杆菌培养、血清抗体监测或采用结核特异性引物行酶链反应（PCR）测组织中结核分枝杆菌 DNA。

3. 影像检查　钡餐检查病变肠段激惹征象、肠壁不规则、锯齿状改变或不全肠梗阻等表现。X 线检查、CT 检查可发现肠外结核改变。

4. 内镜、病理检查　结肠镜检及活检有助诊断，内镜检查病变节段性改变不明显，溃疡多为横行，浅表且不规则，好发部位为回盲部、回肠末段和近段升结肠以及肛周等。组织病理学检查对鉴别诊断最有价值，肠壁和肠系膜淋巴结内大而致密的、融合的干酪样肉芽肿和抗酸杆菌染色阳性是肠结核的特征。

（四）结直肠癌

1. 症状体征　多见于中年以后，早期无明显症状，随病情进展，症状呈进行性加重。左侧结肠癌常需与 UC 鉴别。腹泻不明显，有时排便频而粪便不多，大便可成型。腹部可触及包块，以右下腹多见，肿块质硬、结节状。直肠癌时大便形状可改变，带黏液或血液，伴里急后重。直肠指检可触及肿块、指套染血。并可出现肠梗阻以及肠外转移表现。

2. 实验室检查　结直肠癌血清学诊断不够灵敏和特异，血清癌胚抗原（CEA）联合 CA125、CA19－9、CA50 等可提高诊断的敏感性和阳性预测值，动态观察 CEA 对大肠癌的预后估计及监测有一定意义。

3. 影像检查　钡灌肠气钡双重对比造影可发现充盈缺损、肠腔狭窄、黏膜皱襞破坏等征象，显示肿瘤部位和范围。腔内超声、CT、MRI 可见肿瘤改变，并用于了解肠外浸润及转移情况。

4. 内镜、病理检查　对结直肠癌具有确诊价值，可了解肿瘤部位、大小，初步了解局部浸润情况。早期结直肠癌内镜下形态分为隆起型和平坦型。组织病理检查发现癌细胞可确诊。

（五）肠易激综合征

1. 症状体征　腹泻发作具有“易激”特征，排便较急，粪便可带有黏液但无脓血，有时可出现腹泻和便秘交替，伴不同程度腹痛或腹部不适，部位不定，排便或排气后缓解，极少有睡眠中痛醒者。一般无明显体征，可有相应部位轻压痛。虽长期反复发作但多数患者健康状态良好，常伴全身神经官能症和心理障碍，心理治疗有效。

2. 实验室、影像学、内镜检查 粪便有黏液但无脓血，多次粪检无炎性表现。肠镜、钡灌肠检查黏膜无异常改变，活检标本组织学表现无异常。影像学检查亦无器质性病变的证据。

（六）缺血性肠炎

1. 症状体征 主要见于老年人，尤其动脉硬化者，与血管供血区域有关，有明显的节段性，肠系膜上、下动脉末端吻合部易发生，故脾曲多见。早期临床表现特异性不强，可出现急性发生的持续加重的腹痛，腹痛以下腹或脐周绞痛多见，随后出现血性腹泻，大便呈鲜红色血便，病程短，多在2周内。重者可出现肠坏死、穿孔，并引发腹膜炎。

2. 实验室检查 常规实验室检查对诊断无特异性，D－二聚体、肠脂肪酸结合蛋白（I－FABP）、CK、CPK、双胺氧化酶对确诊有一定参考价值。

3. 影像检查 血管造影是诊断缺血性肠炎的金指标，具有最高的敏感性和特异性。CT血管造影及选择性腹腔动脉造影（DSA）对早期诊断有一定的帮助，DSA的应用能清晰地显示病变部位的缺血情况，区分静脉血栓形成或动脉栓塞缺血。CT检查可见受累肠段管壁增厚，肠腔扩张、积液、积气，肠系膜动脉狭窄或阻塞，门静脉及分支内积气等改变。钡剂灌肠造影，指压痕征象出现也可作为本病的特异性征象。

4. 内镜检查 镜下病变呈节段性分布，与邻近的正常肠黏膜界限清楚，多以沿肠系膜侧分布的纵形溃疡为主，且病变多仅累及肠腔全周的1/4～1/2。且病情变化快，早期24～48小时内黏膜病变最典型，且经过对症治疗后病情缓解较快。组织病理学表现随缺血程度不同而异，早期为黏膜及黏膜下水肿、出血，黏膜继续缺血，即出现溃疡，严重者黏膜及黏膜下肉芽组织形成及纤维组织增生。其中可见含铁血黄素沉着，炎性细胞浸润不多见。血管内血栓、黏膜出血及水肿是其典型组织学表现。

（七）急性出血性坏死性肠炎

1. 症状体征 须与UC出血并发症及直肠出血相鉴别。起病急，发病前有不洁饮食史，如摄入变质肉类、腐烂水果、生甘薯等。便血为本病特征之一，但无黏液和脓液，无里急后重，有特殊腥臭味。突发腹痛，阵发性加剧，明显而持久，在血便消失后减轻。发热一般在38～39℃，少数可高热抽搐，多于4～7天渐退。

2. 实验室检查 粪便培养部分病例可有产气荚膜杆菌生长。

3. 影像学、内镜检查 腹部平片可见局限性小肠积气及液平面。肠镜可见肠腔内大量新鲜血液，但未见病灶，并可见回盲瓣口有血液涌出。

（八）假膜性肠炎（抗生素相关性肠炎）

1. 症状体征 患者有广谱抗菌药物应用史，患者症状较重，主要为腹泻、腹胀、腹痛，伴发热，腹泻每日数次至数十次的水样便，罕见带血，重症者可为海蓝色水样便，混有脱落的假膜甚至假膜管型，疼痛剧烈，类似急腹症，持续使用抗生素症状加重。

2. 实验室检查 重症及暴发型患者外周血白细胞可高达$(20\sim60)\times10^9/L$。粪便检查，肉眼可见假膜，多数无血便及黏液便，镜下见假膜由纤维素、黏蛋白、脱落的黏膜上皮细胞等组成。粪便做厌氧菌培养，发现难辨梭状芽孢杆菌。粪便难辨梭状杆菌的细胞毒素试验，1:100以上有诊断意义。

3. 内镜、病理检查 内镜下可见典型的假膜。在病变的早期，假膜可呈黄白色或黄绿色的圆形或卵圆形（类似口腔鹅口疮样病变），散在病灶间黏膜正常，在病变进展期，假膜可由点状逐渐融合成不规则的片状，严重时可发生剥脱性改变及渗血。组织病理学可见由白细胞、纤维素、慢性炎症细胞、坏死脱落上皮碎片形成假膜，假膜内偶见阳性粗大杆菌（难辨梭状杆菌），活检黏膜培养可见艰难梭菌。病变处黏膜及黏膜下层正常或轻度炎症。

（九）阿米巴肠炎

1. 症状体征 有流行病学特征，病变主要侵犯右半结肠，但亦可累及左半结肠。感染7～21天后出现症状，出现腹痛、腹泻、发热、寒战、果酱样粪便，腥臭味，历时数日或几周后自发缓解，未经治疗后治疗不彻底者易复发或转为慢性。抗阿米巴治疗有效。

2. 实验室检查　粪便呈暗红色果酱样，腥臭、粪质多，含血及黏液。粪便或结肠镜下所取溃疡渗出物检查可找到溶组织阿米巴滋养体或包囊。血清阿米巴抗体阳性。

3. 内镜、病理检查　结肠镜下见大小不等的散在溃疡，溃疡较深、边缘潜行，溃疡间黏膜多正常。组织病理检查可见固有层阿米巴或烧瓶样溃疡。

（十）肠道血吸虫病

1. 症状体征　患者在血吸虫病感染急性期、慢性期出现腹痛、腹泻、脓血便等胃肠道症状时需与 UC 鉴别。发病前 2 周至 3 个月有疫水接触史，并在数小时或数天后在暴露处皮肤出现丘疹。急性期患者常有肝脾肿大，并可出现发热、咳嗽、胸痛、肌肉关节酸痛、荨麻疹、淋巴结肿大等其他症状。

2. 实验室检查　确诊有赖粪便检查见血吸虫卵或孵化毛蚴阳性。嗜酸粒细胞增高。环卵、血凝、酶标、胶乳等血清免疫反应阳性（环卵沉淀试验环沉率 >3% 和/或间接血凝滴度 >1:10，酶标反应阳性，胶乳凝集试验滴度 >1:10）。

3. 内镜、病理检查　急性期肠镜直肠乙状结肠见黏膜黄褐色颗粒。活检黏膜压片或组织病理见血吸虫卵。

（十一）放射性肠炎

1. 症状体征　有明确的射线接触史，女性子宫或宫颈癌、男性前列腺癌或腹部其他部位肿瘤接受放疗者，可引起放射性肠结肠炎和放射性直肠炎。其可出现类似于 UC 的胃肠道症状，如腹痛、腹泻、恶心、呕吐、里急后重、血便等，亦可形成瘘管、吸收障碍等。直肠指检可有直肠前壁水肿、增厚、变硬、指套染血，有时可触及溃疡、瘘管。

2. 实验室检查　外周血白细胞计数明显减少，合并感染者可有白细胞增多。小肠吸收功能障碍，粪便脂肪、维生素 B_{12}、D－木糖吸收试验。

3. 影像检查　X 线钡剂灌肠表现缺乏特异性，可见黏膜局限性增厚、皱襞不规则、管壁僵硬、管腔狭窄、扩张、溃疡和瘘管形成等。肠系膜血管造影有助于发现小血管病变。

4. 内镜、病理检查　急性期可见黏膜充血水肿、颗粒样改变，黏膜脆性增加，接触易出血，可见糜烂、溃疡。慢性期可见黏膜增厚、变硬及特征性毛细血管扩张、溃疡和肠腔狭窄。严重者可见肠壁坏死穿孔形成瘘管。

（十二）肠道黏膜相关淋巴组织淋巴瘤

1. 症状体征　本病发展缓慢，往往以消化道受侵为首要及主要表现。出现与 UC 相似的腹痛、腹泻、血便、腹部包块、肠梗阻等。

2. 影像检查　气钡双重造影表现单发或多发结节充盈缺损、浸润性改变、息肉型病变，腔内外肿块形成或肠系膜侵犯等。CT 检查，浸润型、肠腔内肿块型和动脉瘤样扩张型是三种典型的小肠淋巴瘤。伴有肠系膜淋巴结肿大，尤其是伴“夹心面包征”样肠系膜淋巴结肿大的肠道病变，伴有“动脉瘤样”肠腔扩张的肠壁环形增厚，单发或多发结节或肿块，受累增厚的肠段较长或见多发节段性病灶等征象。肿块向肠壁外生长时，可有溃疡甚至穿孔而形成瘘道。

3. 内镜、病理检查　内镜及组织病理检查是诊断的可靠方法，确诊有赖病理细胞学检查及免疫组化检查。内镜下见黏膜相关淋巴组织淋巴瘤多表现为隆起性病变和隆起性溃疡，溃疡为大小不等，周围黏膜明显隆起，底部可见平坦或颗粒状，有苔，病灶之间黏膜正常。组织病理检查见淋巴滤泡边缘区有中心细胞样细胞肿瘤性增生；淋巴细胞浸润在腺上皮之间，形成淋巴上皮病变；肿瘤性滤泡和反应性滤泡可同时存在；中心细胞样细胞有向浆细胞分化倾向。免疫组化检查淋巴细胞共同抗原 CD45（LCA）、CD20（L26）、CD45RO（UCHL－1）可阳性。

（十三）肠白塞病

1. 症状体征　白塞病可累及全身各个系统，病程迁延，肠白塞病一般在白塞病发病 4～5 年后出现。其消化道症状多在口腔溃疡、外生殖器溃疡和虹膜炎等症状发作后数年出现，并呈反复发作。常见的首发症状为阵发性腹痛，也有以消化道出血、穿孔、肛周脓肿和肠梗阻为首发症状者，可伴有胸骨后疼痛、腹泻与便秘交替出现、皮肤红斑、四肢大小关节及腰骶关节损害等。腹部检查有时可触及实质性的压痛肿块。

2. 实验室检查　α_2、γ 球蛋白、IgG、IgA 增高。部分患者可出现血浆铜蓝蛋白、冷球蛋白阳性。外周血

CD_4^+/CD_8^+ 比例下降。HLA－B51 可阳性。

3. 影像检查　影响学检查无明显特异性，以回盲部为中心的回肠末端、盲肠及升结肠的单发或多发溃疡龛影。

4. 内镜、病理检查　内镜下多数表现为溃疡，溃疡常多发，偶见单发的孤立性溃疡，多为圆形或类圆形，底较深，边界清楚，溃疡大多位于肠系膜对侧，溃疡周围黏膜大致正常；活组织检查质地较硬、脆，易出血。病理检查主要表现为小血管炎、小动静脉内膜增生肥厚、纤维素渗出和坏死，管壁淋巴细胞浸润，还可见肉芽组织等非特异性改变。

（十四）嗜酸粒细胞性肠炎

1. 症状体征　本病症状的出现取决于病变累及部位、范围及程度。临床表现无特异性，其出现的胃肠道症状需与 UC 鉴别。黏膜层病变型，儿童多见，可表现为胃肠道和全身反应；肌层病变型，表现以消化道梗阻症状为主；浆膜病变型，可引起腹膜炎、腹水。

2. 实验室检查　70%～80% 患者出现外周血嗜酸粒细胞升高，骨髓、腹水检查及胃肠组织活检发现大量嗜酸粒细胞浸润是诊断的关键。可有 IgE、血沉增高。

3. 内镜、病理检查　内镜下表现无特异性，主要为水肿、糜烂、溃疡，累及浆膜型可见颗粒或结节样增生。组织病埋检查可辅助鉴别，多点活组织检查(6 点以上)，显示局灶或弥漫性大量嗜酸粒细胞浸润，嗜酸粒细胞计数：上消化道黏膜 >20 个/HP 和下消化道 >60 个/HP，可以诊断本病。

4. 影像检查　无特异性，诊断价值不高。CT 检查可发现肠壁和浆膜层增厚，局部肠系膜淋巴结肿大或腹水。

（十五）腹型过敏性紫癜

1. 症状体征　主要见于儿童及青年，春秋季节好发，腹型过敏性紫癜因消化道受累而多以腹痛、呕吐、便血为首发表现，在皮肤紫癜未出现之前极易误诊为急腹症或其他肠道疾病。导致腹型过敏性紫癜的三大主要因素，即感染、药物、食物。临床表现为皮肤紫癜、消化道症状、关节肿痛、血尿、蛋白尿等。腹痛及消化道症状先于皮疹而出现，阵发性腹痛可为过敏性紫癜的常见症状，部位多变且不固定，典型的体征是脐周的不固定性压痛，极少有腹膜体征，待双下肢出现典型的针尖样出血点时即可确诊。

2. 实验室检查　实验室检查缺乏特异性，可有血常规白细胞升高、血红蛋白降低，尿蛋白及尿隐血阳性，便中红细胞及潜血阳性，血尿淀粉酶升高。血清循环免疫复合物(CIC)增高。划痕试验可阳性。约 50% 病例出现血清 IgA、IgG 升高，以 IgA 升高为主。

3. 内镜检查　内镜下表现为胃肠道弥漫充血性水肿，黏膜可见糜烂及大小深浅不一的溃疡，黏膜较脆，触碰易出血，很难与溃疡性结肠炎相鉴别。胃、小肠、结肠均易受累，但以十二指肠降段、回肠末端病变多见。此外，特异性改变为除了常见的受累部位以外，受累黏膜呈紫癜样改变，黏膜下类圆形新鲜出血点，重者形成淤斑和血肿。其溃疡较表浅，不规则，溃疡之间黏膜正常，糜烂和溃疡多沿黏膜皱襞环行分布，与肠管的血管走行相符。

（十六）显微镜下结肠炎

1. 症状体征　包括淋巴细胞性与胶原性结肠炎，主要症状均为慢性非血性水样泻，可伴夜间肠蠕动增加、恶心、疲劳、体重减轻、关节痛等非特异性表现。

2. 影像检查　无特异性表现。

3. 内镜、病理检查　结肠镜检查一般无明显异常，或可见非特异性炎性改变。但内镜下黏膜活检可见固有层淋巴细胞浸润及胶原带沉着。淋巴细胞性结肠炎可见上皮细胞及固有层内淋巴细胞浸润，每 100 上皮细胞中 >20 个淋巴细胞。胶原性结肠炎最主要的组织学特征是黏膜下层可见一条宽度 >10 μm 的纤维条带(正常为 0～3 μm)，最高可达 30 μm，伴毛细血管增生及轻度至中度的淋巴细胞和浆细胞浸润。

（十七）家族性结肠息肉病

1. 症状体征　本病为常染色体显性遗传，系第 5 对染色体长臂 5q21 上等位基因－APC 基因发生突变所致，偶见于无家族史患者，患者大多数可无症状，最早的症状为腹泻，大部分有腹绞痛、血便、腹泻、贫血、肠梗阻等。偶尔会协同各种肠外表现，包括表皮样囊肿、腹部硬纤维瘤、颅骨骨瘤和脑肿瘤。家族性结肠息肉病常在青春期或青年期发病，好发年龄为 20～40 岁。直肠指检可发现直肠肿块。

2. 实验室检查　无论患者有无家族史，其后代都可能携带突变的基因，并通过基因监测来确诊。

3. 影像检查　消化道造影检查可发现肠壁充盈缺损，大肠较大息肉的病变部位。CT 仿真结肠镜（CTVC）是近些年兴起的一种无创的检查方法，在结直肠上皮内肿瘤的诊断中起到一定的补充作用，<5 mm 病变的检出率在 20%～30%，>5 mm 的病变检出率大于 85%，>10 mm 的病变检出率为 100%。

4. 内镜、病理检查　常见表现是各种息肉，胃、十二指肠、全结肠与直肠均可有多发性腺瘤，多数腺瘤有蒂，乳头状较少见，息肉数从数百到数千个不等，大小不定，常密集排列，有时成串，息肉通常较小（2～10 mm），若大于 10 mm 则癌变机会为 50%，达 2～3 cm 时则肯定为癌。组织学检查早期为轻度腺体增生，以后发展成典型腺瘤。

（十八）结肠憩室炎

1. 症状体征　结肠憩室病在年龄 <40 岁人群少见，多见于 >60 岁人群。通常憩室性疾病患者的临床表现是疼痛，主要是左下腹或右下腹的局限性压痛、包块和发热。可有消化道出血，急性穿孔时多有腹膜刺激征。直肠指检触及脓肿或炎症性肿块有利于定位。憩室炎伴发结肠周围脓肿时，可有关节炎、坏死性脓皮病等肠外表现。

2. 实验室检查　白细胞增高，憩室膀胱瘘时尿中可出现大量红细胞。

3. 影像检查　钡灌肠低张气钡双重 X 线造影，显示憩室大小、形态、数目及分布，合并脓肿或炎症性肿块时，可表现为腔内或腔外肿块压迫征象，肠腔外出现走行破棉线状钡影时提示存在瘘管。但急性炎症期或出现穿孔则是检查的禁忌证。腹部 CT 检查能够发现结肠壁增厚、水肿、结肠周围渗出、周围脓肿以及穿孔导致的结肠周围气体影，可作为早期诊断的依据。

4. 内镜检查　憩室炎急性期禁忌行全结肠镜检查。一般情况下纤维结肠镜检查对此病诊断很有帮助，镜下可见到憩室的开口，一般为多发，大小不一、多少不等，多者全结肠可达数百个。憩室开口直径多 < 1 cm，大者可达 6～27 cm。憩室炎时开口及附近黏膜充血、水肿、糜烂或有炎性渗出物。

（十九）真菌性肠炎

随着激素、免疫抑制剂、广谱抗生素的应用越来越广泛，致机体免疫力下降，微生态平衡紊乱，菌群失调增多，深部真菌感染的发病率有日趋上升的趋势，尤其在免疫功能低下的患者、晚期恶性肿瘤患者、糖尿病患者、肝病患者等中易出现继发感染。高危患者出现腹泻需警惕真菌性肠炎。大便检查出真菌菌丝可确诊。

（二十）UC 合并艰难梭菌或巨细胞病毒（CMV）感染

重度 UC 或在免疫抑制剂维持治疗病情处于缓解期患者出现难以解释的症状恶化时，应考虑到合并艰难梭菌或 CMV 感染的可能。确诊艰难梭菌感染可行粪便艰难梭菌毒素试验（酶联免疫测定 ToxinA/B）。确诊 CMV 感染可行肠镜下活检 HE 染色找巨细胞包涵体及免疫组织化学染色，以及血 CMV－DNA 定量。

（二十一）其他

HIV 感染合并的结肠病变、胃肠道类癌综合征、蛋白丢失性胃肠病、结缔组织疾病的消化系统表现、乳糜泻及热带口炎性腹泻等应与本病鉴别。

第二节　治　疗

一、治疗目标

诱导并维持临床缓解，促进黏膜愈合，防治并发症，改善患者生存质量。

二、一般治疗

营养支持治疗：常有营养不良，根据情况予以高糖、高蛋白、低脂、少渣饮食，适当补充叶酸、微生物和微量元素，全肠外营养适用于重症患者及中毒性巨结肠、肠瘘、短肠综合征等并发症患者。推荐采用间接能量测定仪测定患者的静息能量消耗（resting energy expenditure，REE）。

因疾病反复发作，迁延终生，患者常见抑郁和焦虑情绪，需予以心理问题的防治。

此外，尼古丁与UC的发病密切相关，吸烟可以预防UC的发生并能改善临床症状，停止吸烟反而会加重UC的症状，故已在吸烟的UC患者不主张戒烟。

三、常用治疗药物

(一)氨基水杨酸类(5-ASA)

轻中度患者活动期或缓解期UC患者的一线治疗药物，通过影响肠黏膜局部花生四烯酸代谢产物环氧酶和氧化酶，抑制前列腺素合成、清除氧自由基而减轻炎症反应、抑制免疫细胞的免疫反应以及促进激活的T淋巴细胞的凋亡等，以保护肠道细胞免受破坏。

水杨酸偶氮磺胺吡啶(SASP)是经典的药物，5-氨基水杨酸(5-ASA)为其有效成分。SASP治疗缓解率达80%，但恶心、呕吐、头痛、食欲减退等不良反应发生率较高。近年来在SASP的基础上研制了一些新型5-ASA制剂(参见本书第23章)。

(二)肾上腺皮质激素(GC)

是抑制UC急性活动性炎症最为有效的药物，主要用于中重度患者或5-ASA治疗无效患者的急性活动期的一线治疗，但无维持效果，常与氨基水杨酸类药物合用，此类药物具有强大的抗炎作用及免疫抑制作用，在炎症早期能增高血管的紧张性，降低血管的通透性，同时抑制白细胞的浸润及减少炎症因子的释放；通过诱导淋巴细胞的DNA降解及凋亡达到免疫抑制作用，近期疗效好，有效率为90%。禁忌证有肠穿孔、腹膜炎、腹腔脓肿等。临床常用的有地塞米松、琥珀酸氢化可的松、泼尼松、甲泼尼龙及布地奈德等。虽然其控制病情快，效果满意，但不良反应也非常明显。近年应用的新型制剂有二丙酸倍氯松、巯氢可的松、巯基可的松异戊酸酯等，此类药抗炎作用强而全身不良反应相对较少。糖皮质激素长期应用易产生不良反应，且不能控制复发，故症状好转后应逐渐减量至停药。副作用可使病情加重，当应用时限小于2~3个月时可基本避免。对严重依赖糖皮质激素的UC患者可试用自体红细胞介导的地塞米松进行治疗，可克服糖皮质激素依赖并控制病情，从而达到糖皮质激素逐渐减量至停用。

(三)免疫抑制剂

是治疗UC的二线药物，适用于激素无效或依赖者以及不能使用SASP或不能行手术治疗者。常用的免疫抑制剂有硫唑嘌呤(AZA)、6-巯基嘌呤(6-MP)、环孢素(CY)、甲氨蝶呤(MTX)、沙利度胺、他克莫司及麦考酚吗乙酯等。

1. 硫唑嘌呤(AZA)和6-巯基嘌呤(6-MP)　两者同为硫嘌呤类药物，通过抑制嘌呤核苷酸合成抑制细胞增殖，疗效相似。我国医师使用AZA的经验较多。使用AZA出现不良反应的患者转用6-MP后，部分患者可以耐受。硫嘌呤类药物不能耐受者，可换用MTX。AZA欧美推荐的目标剂量为1.5~2.5 mg/(kg·d)，有人认为亚裔人种剂量宜偏低，如1 mg/(kg·d)，但目前尚未达成共识。UC的治疗常会将氨基水杨酸制剂与硫嘌呤类药物合用，但前者会增加后者的骨髓抑制的毒性，应特别注意。

2. 环孢素A(CsA)　是一种具有强免疫抑制作用的脂溶性多肽，属于调钙素抑制剂，通过抑制T细胞IL-2的产生，影响免疫反应的诱导和进展，从而发挥作用。可用于对激素治疗无效的重症UC患者，可能使部分患者明显降低手术率与病死率，无骨髓抑制的不良反应，但需注意肾毒性、二重感染、高血压、肺纤维化等不良反应。用药期间应密切监测血药浓度及血生化等指标。倾向于使用较小剂量如2~4 mg/(kg·d)静脉滴注7~14天，临床取得明显缓解后，换以口服制剂6~8 mg/(kg·d)(也可直接口服起效1个月后渐减量)，总疗程4~7个月。

3. 其他　MTX、他克莫司(FK506)、沙利度胺及麦考酚吗乙酯等。

(1)MTX：主要抑制二氢叶酸还原酶，阻碍DNA合成。能有效诱导和维持缓解，并减少对激素的依赖和耐药，但起效较慢、毒性较大，具有骨髓抑制、出血性膀胱炎、胃肠道反应、发热、肝炎和过敏反应等不良反应。妊娠期禁用，用药期间及停药数月内应避免妊娠。

(2)沙利度胺：可抑制肿瘤坏死因子-α(TNF-α)产生，被称为“穷人的生物制剂”，但目前仅有少数关于沙利度胺治疗UC的文献报道，具体剂量和疗效有待探讨。

(3)他克莫司(FK506):为一种钙调节神经蛋白抑制剂,抑制促炎症细胞因子的产生和T细胞的激活,临床多用于顽固性病例及对AZA、6-IMP抵抗或英夫利西诱导缓解后使用,但经验尚少。有肾毒性、头痛、恶心、肌痉挛与感觉异常、剂量依赖性等,长期效果和安全性有待进一步观察。本品静脉注射用0.01~0.02 mg/(kg·d),但也有口服制剂0.05~0.20 mg/(kg·d)。

(4)麦考酚吗乙酯:为新一代免疫抑制剂,又称霉酚酸 mycophenolic acid,商品名骁悉 cellcept,是抑制淋巴细胞增殖的强力免疫抑制剂,治疗UC经验尚少。可考虑用于对其他免疫抑制剂过敏不耐受或无效者。一般剂量为0.5 g/d或按15 mg/(kg·d)进行计算,最大剂量不大于1.0 g/d。

(四)生物治疗

包括英夫利西单抗(remicade)、戈利木单抗(simpon)及阿达木单抗(Humira)。适用证为成年中重度活动性UC患者,这些患者对常规治疗包括激素类、巯嘌呤或硫唑嘌呤治疗无效,或不能耐受,以及存在常规治疗禁忌证。自治疗起每12个月或治疗失败(包括需要手术)需要重新评估。三者均为TNF-α的单克隆抗体,能中和TNF-α的促炎症作用。最近发现临床上部分患者对IFX等生物制剂原发性无效,可能与患者基因型有关。基因型的检测正逐渐成为趋势。

1.英夫利西(infliximab,IFX)　能用于6~17岁儿童及青少年重度活动性溃疡性结肠炎。英夫利西的注射应避免在妊娠最后3个月内进行,以避免其通过胎盘。IFX是一种鼠源性抗TNF-α的单克隆抗体,能中和TNF-α的促炎症作用,溶解TNF-α并诱导活化的巨噬细胞和T淋巴细胞凋亡,与TNF-α结合后也可抑制Th1型细胞因子分泌。IFX的具体使用方法为5 mg/kg静脉滴注,分别在第0、2、6周以及之后每8周使用。由于IFX为鼠源性抗TNF-α制剂,虽然其免疫原性较强,患者因过敏而不耐受现象较多。其他不良反应包括乙肝病毒激活、充血性心力衰竭、严重感染、系统性红斑狼疮、脱髓鞘疾病、肝胆管病变、淋巴瘤。

2.阿达木(adalimumab)　是一种人源化的IgGⅠ类单克隆抗TNF抗体,阿达木单抗在儿童患者的研究中也获得了满意的疗效和安全性。阿达木单抗在诱导期第0周使用160 mg,以及第2周80 mg皮下注射,以后每隔2周40 mg皮下注射。不良反应主要为感染、注射部位反应、头痛、肌肉骨骼疼痛、乙肝病毒激活、各种恶性肿瘤和严重血液学、神经和自体免疫反应。

3.戈利木(golimumab)　皮下注射,剂量根据患者体重调整,体重不超过80 kg的患者,初始剂量为200 mg,第2周100 mg,以后每4周以50 mg维持治疗。体重在80 kg或以上的患者,初始剂量为200 mg,第2周100 mg,以后每4周100 mg维持治疗。每12~14周评估疗效。不良反应包括感染、脱髓鞘疾病、淋巴瘤、乙肝病毒激活、充血性心力衰竭和反应性血液疾病。

(五)抗生素

多用于重症UC或有严重并发症的中毒性巨结肠病例。UC肠道菌群发生明显改变,尤其以致病性的肠球菌、变形杆菌、酵母菌的增加和益生菌双歧杆菌的减少为特征,在临床上多采用抗厌氧菌药物及广谱抗生素,常用药物为喹诺酮类和抗厌氧菌的甲硝唑或替硝唑。近年来甲硝唑临床应用较广泛,研究发现该药可抑制肠内厌氧菌,并有免疫抑制、影响白细胞趋化等作用,对UC效果良好且能预防复发,目前作为二线药物在GCS或SASP无效时可考虑使用。

(六)肠道菌群调节剂

肠道菌群失调和腔内抗原刺激是胃肠道炎症的主要刺激因素,微生态制剂可补充肠道正常存在的细菌,抑制致病菌的生长,减少肠道内毒素的产生,维持肠道菌群平衡,达到控制肠道炎症及维持缓解的目的,有益于UC的治疗。肠道菌群调节的方法主要包括:抗菌药物、益生菌、益生元、合生元制剂及健康人粪便微生物移植(fecal microbiota transplantation,FMT)。益生菌被定义为活的微生物,当摄入足够数量时能发挥对人体健康有益的作用,常见有乳酸菌、双歧杆菌、非致病性酵母菌和复合益生菌等。微生态疗法安全、有效、无明显不良反应,作为UC的辅助用药其临床应用前景良好。

(七)抑酸药及黏膜保护修复药

H_2受体阻滞剂对结肠肥大细胞所释放的组胺产生有效的抑制作用,具有与甲硝唑类药物相类似的化学结构,可通过强大的抗菌作用发挥治疗效果;质子泵抑制剂奥美拉唑等能抑制胃肠分泌,减少胃肠液对溃疡面的进一步损伤。胃黏膜保护药瑞巴派特可以保护胃肠黏膜,修复溃疡面;思密达(Smecta)即双八面体蒙脱石微粉，是一种很好的黏膜保护剂，对消化道黏膜有很强的覆盖能力，在减轻炎症的同时可以促进黏膜水肿的消退，提高黏膜屏障的防御功能并有利于溃疡的愈合，对消化道内的细菌、病毒及其产生的毒素有极强的吸附、固定、抑制作用，从而改善肠道的菌群失调并且能吸附8倍于自身重量的水，减轻UC慢性反复性腹泻及腹泻导致的电解质紊乱；硫糖铝是一种黏膜保护剂，在肠液中水解，附着在肠壁上，并形成一层保护膜覆盖在溃疡面上，避免外源性致病因素对患处肠黏膜的继续侵害，从而有利于肠黏膜修复再生，促进溃疡愈合。

（八）维生素

自由基增加、抗氧化能力减弱及过度炎症反应在UC发生中起重要作用。维生素E为抗氧化剂及自由基清除剂；维生素D可影响机体的固有免疫，对抑制UC的炎症反应有一定作用。治疗时增加维生素D、维生素E的摄入量有利于病情缓解。

（九）其他药物治疗

临床上脂肪氧化酶抑制剂、超氧化物歧化酶系自由基清除剂、血栓素合成酶抑制剂、色氨酸钠、钙通道抑制剂、生长抑素等药物也被用于UC治疗，经过规范化治疗患者取得了一定的效果，由于作用有限，一般不单独使用，多作为辅助用药。中药和中西结合研究约占国内治疗研究的80%，疗效均满意，临床应用普遍，常用口服方剂有白头翁汤、三黄汤、葛根芩连汤、参苓白术散、灌肠药锡类散、冰硼散、白头翁汤附桂苓芷汤等，以灌肠治疗效果最为肯定。中药治疗有效、简便、价廉，值得推广。

四、药物治疗原则

治疗前，首先应对病情进行综合评估，包括病变累及范围、部位，病程长短，疾病严重程度以及全身情况，给予个体化、综合化的治疗。治疗过程中应根据患者对药物的反应及对药物的耐受情况随时调整治疗方案。

广泛性结肠炎或有肠外症状者则以系统性治疗为主，远段结肠炎时还可采用局部治疗。

目前，针对UC的治疗策略上选择“升阶梯”（stair - up）治疗策略，还是“降阶梯”（top - down）治疗策略仍未达成一致共识。“升阶梯”治疗是依照5 - ASA - 糖皮质激素 - 免疫抑制剂 - 生物制剂的顺序逐步使用，以前为大多数学者和临床医师所接受。“降阶梯”治疗是指对于一些UC患者经过综合评估后首先使用生物制剂，这样能早期抑制异常的全身或肠道免疫反应。

（一）活动期治疗

治疗以尽早控制炎症、缓解症状为主要目的。

1. 轻度UC　氨基水杨酸制剂：是治疗轻度UC的主要药物，可采用柳氮磺胺吡啶（SASP）或不同类型5 - ASA制剂，推荐剂量见表26 - 5。暂无证据显示不同类型的5 - ASA制剂疗效上有差别。

表26 - 5　氨基水杨酸制剂用药方案

药品名称		结构特点	释放部位	剂型	推荐剂量
SASP		5 - ASA与磺胺吡啶的偶氮化合物	结肠	口服：片剂	3～4 g/d，分次口服
5 - ASA前体药	巴柳氮	5 - ASA与P - 氨基苯甲酰β内氨酸的偶氮化合物	结肠	口服：片剂、胶囊、颗粒剂	4～6 g/d，分次口服
	奥沙拉秦	两分子5 - ASA的偶氮化合物	结肠	口服：片剂、胶囊	2～4 g/d，分次口服
5 - ASA	美沙拉嗪	a：聚甲基丙烯酸酯控释pH依赖，如Claversal或Salofalk	回肠末端和结肠（pH依赖）	口服：片剂、颗粒剂 局部：栓剂、灌肠剂、泡沫剂、凝胶剂	2～4 g/d，分次口服或顿服 局部：根据远端结肠炎用药
		b：乙基纤维素半透膜控释时间依赖，如Pentasa（彼得斯安）	远端空肠、回肠、结肠（纤维素膜控释时间依赖）		

注：以5 - ASA含量计，SASP、巴柳氮、奥沙拉秦各1 g分别相当于美沙拉嗪0.4、0.36和1 g

激素:对氨基水杨酸制剂治疗无效者,特别是病变较广泛者,可改用口服全身作用的激素。

对远端直肠型,可用上药栓剂(剂量0.5~1 g,2次/d)。病变范围在左半结肠的,也可用美沙拉嗪灌肠液1~2 g/d或琥珀酸氢化可的松100~200 mg/d,睡前或分2次保留灌肠。近年来采用新型激素类制剂布地奈德泡沫剂2 mg加水100 ml保留灌肠,1~2次/d,取得较好疗效。对某些患者,中药锡类散保留灌肠亦有效。

2. 中度UC 氨基水杨酸类制剂:仍是主要药物,用法同上。

激素:足量水杨酸类制剂反应不佳(一般2~4周),尤其是病变范围较广者及时改用激素,按泼尼松0.75~1 mg/(kg·d)(其他类型全身作用激素的剂量按相当于上述泼尼松剂量折算)给药。达到症状缓解后再逐渐减量,如泼尼松剂量<30 mg/d时,减量宜更缓,每减5 mg约间隔2周。最小维持量达10 mg/d左右为理想,但要个体化。

硫嘌呤类药物:包括硫唑嘌呤(AZA)和6-巯基嘌呤(6-MP)。适用于激素无效或依赖者。

英夫利西:当激素及免疫抑制剂治疗无效或激素依赖或不能耐受上述药物治疗时,可静滴英夫利西单抗治疗。国外研究已肯定其疗效,我国正在进行上市前的Ⅲ期临床试验。

局部用药:对病变局限在直肠或直肠乙状结肠者,强调局部用药(病变局限在直肠用栓剂、局限在直肠乙状结肠用灌肠剂),口服与局部用药联合应用疗效更佳。抗菌药物仅在怀疑合并败血症时使用。

3. 重度UC 一般病变范围较广,病情发展较快,做出诊断后需要及时处理。

(1)一般治疗:①补液、补充电解质,防治水及电解质、酸碱平衡紊乱,特别是补钾。贫血者纠正贫血。②病情严重者暂禁食,予以胃肠外营养。③有高热伴脓血便次数较多的患者,考虑到肠道有混合感染时,可加用广谱抗生素或对G^-或厌氧菌有效的抗生素,如头孢类抗生素、喹诺酮类、甲硝唑等,如合并艰难梭菌及CMV感染则做相应处理。④有时可发生肠菌群紊乱,则需用一些微生态制剂。⑤慎用止泻剂、抗胆碱能药物、阿片制剂及NSAIDs等药物以免诱发结肠扩张。

(2)静脉用激素:为首选治疗。静脉滴注琥珀酸氢化可的松300~400 mg/d或甲泼尼龙40~60 mg/d,剂量再大不会增加疗效,但剂量不足却会降低疗效。直肠型、左半结肠型可加用美沙拉嗪1~2 g/d、琥珀酸氢化可的松100~200 mg/d或布地奈德2 mg/d保留灌肠。病情好转后,先将静脉剂量减量,同时与口服制剂短期交替,再改为口服剂量,继续使用一段时间(不应超过6个月),逐渐过渡到硫嘌呤类药物维持治疗。如静脉应用激素5天仍然无效则考虑转换治疗方案。

(3)需要转换治疗的判断及转换治疗方案的选择:

①需要转换治疗的判断:在静脉用足量激素治疗大约5天仍然无效,应转换治疗方案。所谓"无效"除看排便频率和血便量外,宜参考全身状况、腹部体检及血清炎症指标进行判断。根据欧洲克罗恩病和结肠炎组织(ECCO)和亚太共识的推荐将判断的时间点定为"约5天",宜视病情之严重程度和恶化倾向,适当提早(如3天)或延迟(如7天)。但应注意,不恰当的拖延势必大大增加手术风险。

②转换治疗方案的选择:两大选择,一是转换药物的所谓"拯救"治疗,依然无效才手术治疗;二是立即手术治疗。①环孢素(CsA):2~4 mg/(kg·d)静脉滴注。该药起效快,短期有效率可达60%~80%,可有效减少急诊手术率。使用期间需定期监测血药浓度,严密监测不良反应。4~7天治疗无效者,应及时转手术治疗。研究显示,以往服用过硫嘌呤类药物者对CsA短期及长期疗效显著差于未使用过硫嘌呤类药物者。②英夫利西(IFX):近年国外有一项安慰剂对照研究提示IFX作为"拯救"治疗有效。③立即手术治疗:在转换治疗前应与外科医师和患者密切沟通,以权衡先予"拯救"治疗与立即手术治疗的利弊,视具体情况决定。对中毒性巨结肠者一般宜早期手术。

(二)缓解期治疗

临床治疗失败的主要原因多是治疗剂量不足或疗程不够。

1. 维持治疗的对象 除轻度初发病例、很少复发且复发时为轻度而易于控制者外,均应接受维持治疗。

2. 维持治疗的药物 激素不能作为维持治疗药物。维持治疗药物选择视诱导缓解时用药情况而定。

(1)氨基水杨酸制剂:由氨基水杨酸制剂或激素诱导缓解后以氨基水杨酸制剂维持,用原诱导缓解剂量的全量或半量,如用SASP维持,剂量一般为2~3 g/d,并应补充叶酸。远段结肠炎以美沙拉秦局部用药为主(直肠炎用栓剂每晚1次;直肠乙状结肠炎灌肠剂隔天至数天1次),加上口服氨基水杨酸制剂更好。

(2)硫嘌呤类等免疫抑制剂:用于激素依赖者、氨基水杨酸制剂不耐受者。剂量与诱导缓解时相同,注意剂量要足。硫唑嘌呤宜在皮质激素减至小量前先期应用,因其充分起效要数个月后。环孢素治疗重症UC诱导缓解后,AZA或6－MP用作维持疗法具有较肯定的疗效。

开始剂量可为50 mg/d,然后逐步增至2～2.5 mg/(kg·d)(AZA)或0.75～1.5 mg/(kg·d)(6－MP)。也可一开始即给予目标剂量,用药过程中进行剂量调整。迄今,尚无资料表明AZA或6－MP两者中哪一种更优,但AZA应用出现不适(恶心或腹痛)时,可换用6－MP。但如发生胰腺炎等严重副作用时,则不宜再换用另一种药。

严密监测AZA的不良反应:不良反应以服药3个月内常见,又尤以1个月内最常见。但骨髓抑制可迟发,甚至有发生在1年及以上者。用药期间应全程监测定期随诊。最初1个月内每周复查1次全血细胞,第2～3个月内每2周复查1次全血细胞,之后每月复查全血细胞,半年后全血细胞检查间隔时间可视情况适当延长,但不能停止;最初3个月每月复查肝功能,之后视情况复查。

欧美的共识意见推荐在使用AZA前检查硫嘌呤甲基转移酶(TPMT)基因型,对基因突变者避免使用或严密监测下减量使用。TPMT基因型检查预测骨髓抑制的特异性很高,但敏感性低(尤其在汉族人群),应用时须充分认识此局限性。

在达到目标剂量之前,如白细胞＞10 000/mm^3,剂量可予以增加。然后控制剂量,直到激素停用为止。在用药的头3个月内,不宜递减激素剂量。3个月后如果患者递减激素过程中不能避免复发,则仍应维持足够的激素剂量,而将AZA剂量每2周增加25 mg,直到白细胞计数介于3000～5000/ mm^3之间为止。如果患者6个月内不能停用激素(尽管白细胞发生中度减少,接近3000/ mm^3左右),则应视为AZA治疗无效,可考虑采用结肠切除术。

(3)IFX:以IFX诱导缓解后继续IFX维持,诱导缓解的剂量和维持的剂量一致,均为5 mg/kg。使用IFX前接受激素治疗时应继续原来的治疗,在取得临床完全缓解后将激素逐步减量直至停用。对原先使用免疫抑制剂无效者,无必要继续合用免疫抑制剂;但对IFX治疗前未接受过免疫抑制剂治疗者,IFX与AZA合用可提高撤离激素缓解率和黏膜愈合率。

维持治疗期间复发者,查找原因,如为剂量不足可增加剂量或缩短给药间隔时间;如为抗体产生可换用其他生物制剂(目前我国尚未批准)。目前尚无足够资料提出确切疗程。对IFX维持治疗达1年,维持撤离激素缓解伴黏膜愈合和CRP正常者,可考虑停用IFX继以免疫抑制剂维持治疗。对停用IFX后复发者,再次使用IFX可能仍然有效。

(4)其他:肠道益生菌和中药治疗维持缓解的作用尚有待进一步研究。白细胞洗涤技术国外有成功报道,国内尚未开展。

3.维持治疗的疗程　氨基水杨酸制剂维持治疗的疗程为3～5年或更长。硫嘌呤类药物及IFX维持治疗的疗程暂未有共识,视患者具体情况而定,可能为无限期应用。对较轻的初发型,如控制较顺利,有人提出,病情稳定后维持治疗至少1年。对反复发作的患者要长期甚至终生用药。其他类型的都需要应用药物维持治疗。

五、手术治疗

手术适应证分为绝对适应证和相对适应证。绝对适应证:致命性大出血、中毒性巨结肠、穿孔、癌变及高度疑为癌变。相对适应证:①积极内科治疗5～7天无效的重度UC(见上述重度UC治疗),合并中毒性巨结肠内科治疗无效者宜更早行外科干预。②内科治疗疗效不佳和/或药物不良反应已严重影响生存质量者,可考虑外科手术。

最常见的术式为全结直肠切除、回肠贮袋肛管吻合术(IPAA);全结直肠切除、回肠造口术;全结肠切除、回肠直肠吻合术。国外约20% 采用手术切除结肠,以彻底清除病变的靶器官,保证生活质量。国内由于医患双方治疗观念的局限,对手术指征和手术方式的认识均有待提高。

六、干细胞治疗

干细胞移植是目前新兴起来的一种新的治疗方法，主要通过两种基本机制治疗 UC：一是通过移植后定植于病变肠道部位，横向分化为具有相应功能的多种正常肠道细胞，增强肠道上皮修复能力，重建肠道黏膜和绒毛结构，促进损伤的肠黏膜的恢复；二是通过复杂的免疫网络重新调节肠道免疫，重建免疫耐受。

非骨髓脐带血干细胞治疗激素抵抗型溃疡性结肠炎，近期可使患者临床症状缓解，结肠黏膜愈合，组织学改善，疾病活动指数降低，可停用皮质激素，是安全、有效的治疗方法。造血干细胞或骨髓间充质干细胞可能在基因治疗、肠黏膜修复、调节 T 淋巴细胞功能、免疫调节功能及促进损伤局部微循环重建等方面发挥作用。虽然干细胞移植在很大程度上都还处在初级或实验阶段，随着基础研究的逐步深入和 UC 病因和发病机制的逐步阐明，会给 UC 患者尤其是难治性 UC 患者带来根治的希望。

七、其他治疗

选择性白细胞分离法（LCAP）通过选择性吸附炎性细胞，进而减轻肠道炎性反应，从而成为有效的治疗方法之一。早期 LCAP 多用于治疗中重度，激素依赖、抵抗、无效或不良反应严重的 UC 患者。随着人们对 LCAP 认识的逐渐深入，它的适应证也逐渐扩展。

高压氧（HBO）治疗改善结肠黏膜局部缺血缺氧状态，促进溃疡愈合及坏死组织的修复；抑制结肠内微需氧菌及厌氧菌生长繁殖，增加白细胞的杀菌能力和机体对微生物的防御能力；此外，尚能调节皮下自主神经系统的功能，达到调节情绪，缓解自主神经系统的功能紊乱症状，阻断了 UC 的脑肠病理性恶性循环。

健康人粪便微生物移植（fecal microbiota transplantation，FMT）最初用于治疗难辨梭菌感染，取得了显著疗效。近年来 FMT 作为一种新方法已逐渐应用于 IBD 的治疗，但其有效性和安全性有待研究。

八、癌变的监测

监测的时间：起病 8～10 年的所有 UC 均应行 1 次结肠镜，以确定当前病变的范围。如为 E3 型，则此后每 2 年复查一次肠镜，达 20 年后改为每年一次；如为 E2 型，则从起病 15 年开始每 2 年复查一次；如为 E1 型，则无须肠镜监测。合并原发性硬化性胆管炎者，从确立诊断开始即每年复查一次肠镜。

肠黏膜活检：多部位、多块活检及可疑病变部位活检。每间隔 10 cm 肠段做 1 处活检（盲肠、升结肠、降结肠、直肠），横结肠、乙状结肠则分别在近、远端各取 2 处。色素内镜有助识别病变以指导活检。放大内镜和共聚焦内镜等内镜技术可提高检查的针对性和准确性。

病变的处理：癌变、平坦黏膜上的高度异型增生应行全结肠切除术；平坦黏膜上的低度异型增生可行全结肠切除术，或 3～6 个月后随访复查，如仍为同样改变则也应行全结肠切除术。隆起型肿块上发现异型增生而不伴有周围平坦黏膜上的异型增生，可予内镜下肿块摘除如 ESD 等，之后密切随访，如无法行内镜下切除则应行全结肠切除。

九、患者教育及监测、随访

由于糖皮质激素、氨基水杨酸类、免疫抑制剂等药物长期应用均有较严重的不良反应，需要定期监测血常规、肝肾功能等。由于该病为一终生性疾病，具有慢性反复发作特点，诱导缓解后维持治疗十分重要。早年报道维持低于 2 年者，停药后极易复发。应以黏膜愈合作为疗效考核重要指标，长期维持治疗。过早停药，或因病情好转间歇过长，均可导致疾病复发，故强调疗程一般应为 3～5 年，有的需要终生维持。

（王正根）

参考文献

[1] 中华医学会消化病学分会炎症性肠病学组.炎症性肠病诊断与治疗的共识意见(2012年·广州)[J].胃肠病学,2012;12:763-781.

[2] 朱维铭,胡品津,龚剑峰.炎症性肠病营养支持治疗专家共识(2013·深圳)[J].胃肠病, 2015;2:97-105.

[3] Ko JK, Auyeung KK. Inflammatory bowel disease: etiology, pathogenesis and current therapy[J]. Curr Pharm Des,2014;20:1082-1096.

[4] Ooi CJ,Fock KM,Makharia GK,et al. The Asia-Pacific consensus on ulcerative colitis[J]. J Gastroenterol Hepatol,2010;25:453-468.

[5] Danese S,Fiocchi C. Ulcerative colitis[J]. N Engl J Med,2011;365:1713-1725.

[6] Satsangi J, Silverberg MS, Vermeire S, et al. The Montreal classification of inflammatory bowel disease: controversies, consensus, and implications[J]. Gut,2006;55: 749-753.

[7] Judd TA, Day AS, Lemberg DA, et al. Update of fecal markers of inflammation in inflammatory bowel disease [J]. J Gastroenterol Hepatol, 2011;26:1493-1499.

[8] Cioffi M, Rosa AD, Serao R, et al. Laboratory markers in ulcerative colitis: Current insights and future advances[J]. World J Gastrointest Pathophysiol,2015;6:13-22.

[9] Lichtenstein GR,Rutgeerts P. Importance of mucosal healing in ulcerative colitis[J]. Inflamm Bowel Dis,2010;16: 338-346.

[10] Korelitz BI. Mucosal healing as an index of colitis activity: back to histological healing for future indices [J]. Inflamm Bowel Dis,2010;16 (9): 1628-1630.

[11] Bitton A, Buie D, Enns R, et al. Treatment of hospitalized adult patients with severe ulcerative colitis: Toronto consensus statements[J]. Am J Gastroenterol,2012;107: 179-194.

[12] Silverman J,Otley A. Budesonide in the treatment of inflammatory bowel disease [J]. Expert Rev Clin Immunol,2011;7:419-428.

[13] Cheifetz AS, Stern J, Garud S, et al. Cyclosporine is safe and effective in patients with severe ulcerative colitis[J]. J Clin Gastroenterol,2011;45:107-112.

[14] Hold GL,Smith M,Grange C,et al. Role of the gut microbiota in inflammatory bowel disease pathogenesis:what have we learnt in the past 10 years? [J]. World J Gastroenterol,2014;20: 1192-1210.

[15] Colman RJ, Rubin DT. Fecal microbiota transplantation as therapy for inflammatory bowel disease: A systematic review and meta-analysis[J]. J Crohns Colitis,2014;8: 1569-1581.

第二十七章 大肠息肉与大肠息肉病鉴别诊断与治疗

大肠息肉是一类源于大肠黏膜上皮的新生物，临床上多表现为向肠腔内生长的良性赘生物，大肠息肉的分类方法繁多，根据组织学检查可分为大肠上皮源性肿瘤：肿瘤性，分为腺瘤或腺瘤性息肉，包括管状腺瘤、绒毛状腺瘤、管状绒毛状腺瘤以及锯齿状腺瘤；非肿瘤性，又称为瘤样变，即形态似肿瘤，而组织学上为非肿瘤的病变，包括错构瘤性、炎症性、增生性及其他类型的息肉。

第一节 大肠息肉鉴别诊断与治疗

一、概述

大肠息肉（colic polyp）是指向大肠腔突出赘生物的总称，仅表示肉眼外观，并不说明病理性质。根据病理性质分为肿瘤性和非肿瘤性，前者与癌发生关系密切，是癌前病变，后者与癌发生关系较少。由于这两种息肉在临床上并不容易区分，故常统一以息肉作为初步判断，待病理学检查明确诊断后再进一步分类，因此临床上所谓的大肠息肉并不说明息肉的病理，通常临床上所说的息肉多为非肿瘤息肉，肿瘤性息肉统称为腺瘤。

由于大肠息肉多无症状，因此较难评价其发生率，据文献报道和有关尸检报告其发生率11.7%~66%不等。我国大肠息肉的发生率比国外资料为低。在性别上，男性略高于女性，国外资料为1.6:1，国内有关报道为1.9:1。而且大肠息肉的发生率随年龄增长而上升。造成如此悬殊的结果可能与受检对象、年龄、性别、地理环境及检查方法的不同有关。在检查方法上，近年来采用的纤维及电子结肠镜可像尸检一样明视全结肠，较直肠镜、乙状结肠镜检出率高。各类息肉的发现率文献报道差别亦大，国内报道以腺瘤性息肉最为常见，国外报道以增生性息肉为最常见。

大肠息肉是消化系统常见病，大肠息肉占肠道息肉的80%，其中大多数（50%~75%）位于乙状结肠或直肠，以单发多见，多发患者占15%~42%，男性患者患病率高于女性，发病率随年龄的增长而增加。有资料显示，68~80岁患者可达25%~50%，大肠腺瘤占37%~64%，乳头状9%~18%，管状乳头状27%~45%。大肠腺瘤的癌变率主要与其组织学分形、瘤体大小及上皮异型增生有关，有数据显示大肠息肉的癌变时间为5~10年。

二、临床表现

多数息肉起病隐匿，临床上可无任何症状。一些较大的息肉可引起肠道症状，主要是为大便习惯改变、次数增多、便中带黏液或黏液血便，偶有腹痛，极少数大便时有肿物从肛门脱出。一些患者可有长期便血或贫血。有家族史的患者往往对息肉的诊断有提示作用。

一些典型的肠道外症状常提示有息肉病的可能，一些患者常因肠道外症状就诊，切不应排除Gardner综合征的可能，出现皮肤黏膜色素斑应考虑：P-J综合征等。一些学者指出，对可疑有息肉病的患者，即使家族无息肉病史，都应常规做结肠镜检查以排除综合征的可能。

由于大肠息肉临床上常无症状，即使出现某些消化道如腹胀、腹痛、腹泻、便秘也不典型而往往被人忽视。一般多以便血、大便带血、黏液便来就诊，常被误诊为痔疮等肛门疾患或“痢疾”而延误其必要的检查，因此，大肠息肉诊断首先要提高医师对本病的认识，凡原因未明的便血或消化道症状者，尤其是40岁以上的中老年男性应注意做进一步检查确诊。这样，大肠息肉的发现率和确诊率可望大大提高。

三、诊断

（一）常规结肠镜检查

结肠镜检查是目前诊断大肠疾病的首选方法，内镜下大肠息肉等癌前病变的发现和内镜下微创治疗已逐渐成为防治大肠癌的一种重要手段。结肠镜检查可通过病理活检或全瘤切除后送病理检查能够明确诊断，但有一定并发症发生的危险。国内报道，肠穿孔发生率为0.07%；国外报道，诊断性结肠镜穿孔率0.03%~0.65%，治疗性肠镜穿孔率为0.073%~2.14%。此外，还有结肠下息肉摘除后所致的出血、感染、电凝综合征等可能。

（二）化学染色内镜

化学染色内镜是指应用特殊的染料对肠道黏膜进行着色，从而使黏膜的层次更加清晰，使病变组织与周围正常黏膜组织的形成对比，从而提高大肠息肉的检出率。应用色素染色法作为诊断癌瘤的辅助方法，其诊断阳性率一般为80%，最高可达90%。

电子染色内镜（Narrow Band imaging，NBI）。NBI系统采用窄带滤光器代替传统的宽带滤光器，对不同波长的光进行限定，仅留下605 nm、540 nm和415 nm波长的红、绿、蓝色窄带光波用于诊断消化道疾病。因此，NBI具有相当于黏膜染色的功能。Kobayashi等对NBI和化学染色内镜诊断结肠进行了Meta分析，结果两种方法检出敏感性（93%~94% vs 94%~96%）、特异性（80%~82% vs 85%~86%）及假阴性（5.7% vs 5.7%）方面差异均无统计学意义，并且认为NBI可替代化学染色内镜。

（三）放大内镜

放大内镜可弥补常规内镜直视下很难根据息肉大小、外形等信息将息肉进行病理分型，而目前新型的放大内镜可清晰显示消化道黏膜腺管开口和微细血管结构，完成内镜下的病理诊断。

（四）共聚焦内镜（confocal laser endoscopy，CLE）

CLE是将共聚焦激光显微镜和传统的电子内镜组合而成，可将内镜图像放大1000倍，从而获得体内表面及表面下结构的组织学诊断。CLE作为近几年发展的新兴检查手段，无统一的国际诊断标准，但因其具有较高的敏感性、特异性、准确性，相信不久的将来它会广泛用于临床。

（五）结肠胶囊内镜（colon capsule endoscopy，CCE）

CCE作为一种新生检查手段，是目前检查小肠疾病的首选方法。在很多方面都有缺陷和不足，如在肠道内拍摄图像是随机性行为，不能对可疑病灶进行观察和活检，从而使大肠疾病的检出率下降。

（六）超声内镜（endoscopic ultrasonography，EUS）

EUS可通过内镜直接观察肠腔形态的同时对其进行实时超声扫描，以获取管壁层次的组织学声像特征和周围邻近脏器的超声图像，能够准确提供肿瘤来源、浸润深度、形态大小及内部结构等信息，尤其对来源于黏膜下层的肿瘤诊断有更大价值。

（七）仿真内镜

1. *CT仿真内镜*（coputed tomography virtual endoscopy，CTVE）　CTVE是把CT扫描结肠数据经计算机软件处理后产生的二维或三维的肠腔影像，但受CT图像分辨率所限，对于浅表的隆起性或凹陷性病变、直径<5 mm的息肉的检出率结肠镜检查。CTVE是一种无创的检查方法，能更好地反映大肠癌的病变和范围，适用于耐受性差及有肠梗阻等患者。但由于不能显示黏膜的真正色泽及表面结构，更无法显示结肠镜下清晰所见的黏膜下血管、腺管开口状况及内镜下组织活检，因此它在评价小息肉、扁平隆起性病变时有局限性，无法替代内镜，只能用作为常规结肠镜检查的补充。

2. *核磁仿真内镜*（MR virtual endoscopy，MRVE）　MRVE技术是利用计算机将快速扫描序列获得的薄层扫描容积数据在工作站进行三维重建，与常规结肠镜类似，能够逼真地显示腔内结构。该技术简便、无痛苦、易耐受，尤其适合梗阻性结肠癌内窥镜无法越过病变段者，全结肠检查成功率高，息肉和肿瘤显示效果好。总之，仿真肠镜与结肠镜检查相比有无创、安全、方便、舒适等优点，但其肠道准备要求较高、对小息肉易漏诊、不能病理活检，因而在临床应用过程中受限。

四、鉴别诊断

目前结肠镜检查是发现大肠疾病的首选方法，而病理组织学检查可明确息肉的性质，对结直肠息肉治疗方案的制定、判断预后和确定随访间隔十分重要。因此，本文主要从大肠息肉结肠镜下表现及病理组织学检查进行讨论。

（一）管状腺瘤

最常见的增生性病变，占腺瘤的80%，表现为有蒂型、亚蒂型、无蒂型，其中有蒂型约占85%。以单发多见。多数管状腺瘤为1～2 cm直径大小，少数可大于3 cm，呈球状或梨状，表面光滑，可有浅裂沟或分叶现象，色泽发红或正常，质地软。内镜下活检组织学检查瘤体由密集的增生的管状腺体构成，腺体大小、形态不一致，常见分支和生芽，并且有少量绒毛状成分。蒂由血管和结缔组织组成，表面常覆盖有一层黏膜。

（二）绒毛状腺瘤

又称乳头状腺瘤。绒毛状腺瘤较管状腺瘤少见，占腺瘤的10%～80%，好发于老年人，多表现为无蒂或亚蒂，有蒂者仅占百分之十几。体积一般直径在2～3 cm，大者可达10～20 cm。可占据整个肠周径。常呈绒球状、花坛状或菜花状，表面有细长绒毛或结节状突起，颜色苍白发黄，质软而脆，易出血，常伴糜烂，表面常附有大量黏液。内镜下活检组织学检查主要为绒毛状结构，绒毛结构占据腺瘤的80%以上，绒毛长，直达黏膜肌层。绒毛表面被覆增生的腺瘤上皮，由血管和间质构成轴。

（三）管状绒毛状腺瘤

为以上两种的中间型，内镜下形态具有管状和绒毛状腺瘤两种结构的特征。以粗柄蒂多见。表面部分呈绒毛或结节状，质软。活检组织学呈腺管结构，部分呈绒毛结构，绒毛结构占腺瘤表面的1/5～4/5。

（四）锯齿状息肉

是近期被逐渐认识的一类独特的大肠腺瘤类型。锯齿状息肉目前主要分为两种：无蒂锯齿状腺瘤（SSA）以及较为多见的、有蒂的、目前称之为传统锯齿状腺瘤（TSA）。

TSA与增生性息肉和腺瘤样息肉同样好发于左半结肠，直肠和乙状结肠多见。TSA通常隆起，直径<1.5 cm，细胞异型性（核细长、深染、极性紊乱）较一致，但不如腺瘤显著。隐窝不规则，有分支，密集。TSA的异型上皮从基底向上生长，其表面是分化程度不等的成熟上皮，可形成明显的锯齿状结构，这与腺瘤不同。外形呈息肉样，内镜下易被发现。这种息肉可能由增生性息肉发展而来，它们不仅形态学上相似，分子生物学上也较一致。

SSA被认为是增生性息肉的一个变异体，是从增生性息肉到癌的一个过渡状态。SSA典型特征是无蒂，位于右半结肠，多见于中年女性，往往较大，有特征性的结构异常，即隐窝常呈烧瓶型，基底部扩张、有分支，可与黏膜肌平行生长，形成倒T字形或L形。偶尔隐窝可疝入黏膜肌，这种表现易与肿瘤混淆。SSA隐窝中部狭窄，表面可扩张呈绒毛状。其基底部和表面均可见锯齿状结构，有成熟的柱状细胞、杯状细胞和胃小凹细胞型细胞。隐窝增生带出现异常，呈非对称性，核分裂可在隐窝上部，但不如腺瘤多见。核小深染，无核仁，核浆比例低于腺瘤。与腺瘤和TSA不同，SSA的隐窝上皮无明显异型性，这是其诊断要点。

目前公认的：锯齿状息肉属于癌前病变。相关的证据主要有以下几点：腺癌附近可见到锯齿状息肉，特别是在升结肠；最典型的情况是，在癌旁见到SSA时，就会发现SSA和癌之间有一个较为典型的管状或绒毛腺瘤的移行区；提示SSA在发展成恶性肿瘤之前经历过一个细胞异常增生的阶段。

SSA的组织学特征为兼有增生性息肉的锯齿状腺体及腺瘤样异型增生的上皮细胞。锯齿状腺瘤的腺上皮高度增生、腺管增生、扩张、延长，形成独特的锯齿状表现。多为小息肉，平均大小4～9 mm，个别可达到13 cm或更大，但这些病变多表现为重度异型增生合并有黏膜内癌，目前一条新的致癌途径"腺瘤－锯齿状腺瘤－癌"途径，被称"锯齿状途径"正在研究中，并被逐步证实。常规内镜检查容易遗漏体积较小的较平坦的甚至轻度凹陷的病灶，常规内镜结合色素染色的方法，有助于提高检出率。用0.2%的靛蓝喷洒染色，有助于发现染色前难以区分出的微小腺瘤，结合放大结肠镜还能观察到腺瘤凹陷的形态和准确活检到病变组织。

五、癌变

癌变的腺瘤内镜下多无蒂或宽广的短蒂，体积较大，形态不规则，顶端糜烂或浅溃疡，表面高低不平，可见周围隆起的黏膜白斑，质脆或硬，触之易出血。目前认为腺瘤癌变与以下因素有关：

（一）腺瘤大小

瘤体越大，癌变率越高，直径 10～20 mm 腺瘤的癌变率在 10% 左右，大于 20 mm 腺瘤的癌变率可高达 50%，大于 40 mm 者癌变率 60% 以上。对于直径小于 10 mm，尤其是对直径为 5～10 mm 小腺瘤的病理意义一直存在争议。

（二）腺瘤组织学成分

绒毛比例越多，癌变率越高。管状腺瘤的癌变率为 10%～15%，绒毛状腺瘤的癌变率达 20%～40%，管状绒毛状腺瘤的癌变率达 30%～40%。

（三）腺瘤形态

广基腺瘤较有蒂腺瘤易癌变。

六、治疗

鉴于腺瘤性息肉易于癌变，并且切除大肠息肉能够在一定程度上预防结肠肿瘤的发生。目前主张一旦发现肠道息肉，原则上均应切除。目前大肠息肉的治疗以内镜下切除为主；如果内镜下不能切除，可考虑手术切除。

（一）内镜治疗

内镜下治疗大肠息肉主要有高频电息肉切除术，以及激光、射频、微波、局部药物注射、狭窄部位的扩张及内支架的使用。利用高频电息肉切除术，是最成熟也是最常使用的内镜治疗方法。

1. *息肉电凝切除*　为目前治疗大肠息肉的主要方法：①适用于有蒂、亚蒂息肉或无蒂息肉。②切割息肉时根据情况可选用切割电流、凝固电流及混合电流。③圈套器套住组织力量要适当，局部电流强度与圈套器收紧时的断面面积成反比，力量太小电流强度不够，通电时间过长，容易造成周围组织损伤，力量过大有可能在蒂部血管凝固前造成机械切割，引起出血；应在通电同时收紧圈套器，逐步增加收紧的力量一直到息肉切除。对于广基和扁平的息肉，圈套时一定要注意应仅套住黏膜而不要套住肠壁，采用黏膜下注射后切除的方法较安全，可以用内镜针于黏膜下层注射生理盐水或肾上腺素生理盐水溶液，使息肉托起后切除。④热活检钳切除对于小的无蒂息肉，尤其是小于 0.5 cm 的息肉切除更为方便。⑤切除后标本的回收。对多发的息肉应从结肠近端向远端逐个切除，较小的息肉可用热活检钳切除并随热活检钳取出，亦可吸引至瓶内回收；大的息肉可用圈套器或网篮套住随结肠镜一同退出，退出时将标本紧靠镜头可以保护标本通过肛口时完整，用三爪抓持钳取出息肉更为方便。如为多颗大息肉，为了完整取出标本往往需要多次进镜，亦可用三爪抓持钳将息肉放于较低部位肠腔，再分次取出。

2. *激光治疗*　内镜下经常用的激光有 CO_2 激光器、Ar（氩离子）激光器、Nd－YAG 激光器。作用机制为当激光作用于生物组织时，生物分子吸收激光光子产生热效应使组织生热，造成蛋白变性、组织坏死炭化、燃烧直至汽化达到组织切割。由于 CO_2 激光不能通过单根光导纤维，临床应用的主要是 Ar 离子激光和 Nd－YAG 激光，Nd－YAG 激光功率大，其穿透性较 Ar（氩离子）激光大 4～5 倍，照射治疗结直肠息肉、胃肠道肿瘤效果较好且最常使用。

3. *微波治疗*　微波是电磁波中一个特定频段，波长 0.1～1 mm，频率在 300 MHz～300 GHz 之间，能使物体的阴阳离子的极性分子发生振动产生热能，利用产生的热能使组织热化凝固，破坏瘤体组织，常用的微波频率为 915 MHz 和 2450 MHz。通过球状、杆状、针状的天线探头经结肠镜导入，进行凝固气化息肉及肿瘤，穿孔等并发症较高频电切少，较为安全。

4. *内镜下射频治疗*　射频为 200～750 kHz 的电磁波，以正弦波释放能量，射频电流进入病变组织时局部产热组织升温，细胞水分蒸发、干燥、固缩坏死，达到治疗作用。射频电极经活检孔导入进行治疗，不良反应小、安全，可用作结肠息肉的治疗。

（二）手术治疗

通常有明显恶变的大息肉应行手术治疗，直径大于 2 cm 的宽基息肉，用圈套器可能切不干净或增加肠穿孔的危险，尤其易恶变的绒毛状腺瘤，应考虑手术。多发性息肉病用圈套器不能清除时可考虑结肠切除术。炎症性肠病（IBD）相关性分化异常，宜行手术治疗。

七、随访

随访的目的在于癌变之前发现和切除遗漏的和再生的息肉。息肉切除时要对全结肠进行检查以切除所有腺瘤，切除大的无蒂息肉或多发息肉后要进行再一次检查以确定完全地切除；对大部分仅有一个或几个腺瘤的患者，3 年后应进行复查以检查遗漏，应确保他们得到了高质量的最初检查；对多发性腺瘤或最初检查结果不很乐观的患者要在 1 年和 4 年复查；3 年复查阴性者，下一次检查在 5 年后；对小于 1 cm 的管状腺瘤切除后可以不随访，监测应个体化，当持续的随访不能延长患者寿命时可以放弃随访。

第二节　大肠息肉病鉴别诊断与治疗

大肠息肉病是一类累及结肠和直肠为主的多发性息肉病，大部分伴有肠外表现，按照累及的程度、伴随症状、有无遗传倾向、不同遗传方式及息肉组织学检查，一般可分为腺瘤性、错构瘤性息肉综合征、炎症性息肉病、其他类型息肉病等四类。

一、家族性腺瘤性息肉病

家族性腺瘤性息肉病（familial adenomatous polyposis，FAP），是以多发性腺瘤伴有结肠癌的高发率为特点，主要包括家族性结肠息肉病（familial polyposis coli，FPC）、伴有肠外表现的 Gardner 综合征及伴有中枢神经系统恶性肿瘤的 Turcot 综合征。FAP 是一种常染色体显性遗传病，外显率接近 100%。

（一）家族性结肠息肉病（familial polyposis coli，FPC）

家族性结肠息肉病发病率不高，在 1∶8000 和 1∶16 000 之间，但在患病家族成员中发病率达 50%。发病者会遗传给下一代，不发病者不遗传。男女均可发病。FPC 患者在出生时大肠黏膜是正常的，开始生长息肉的平均年龄为 16 岁，15% 的患者 10 岁前出现息肉，75% 在 20 岁前出现息肉，90% 在 30 岁前出现息肉，极少数患者到 70 岁时才开始出现息肉。内镜形态全结肠见 1 mm 至 4 cm 大小息肉，呈地毯样改变。息肉的分布以直肠为最常见，也最为密集，其次为乙状结肠和盲肠，一般小肠无腺瘤。

内镜下息肉数目常超过 100 个，甚至更多。大多数息肉直径小于 10 mm，呈无蒂半球型；大于 10 mm 的息肉通常有蒂。息肉表面光滑，颜色多同正常黏膜，亦可发红。FPC 的癌变率接近 100%，一般认为从息肉出现到癌变的平均时间为 15 年，平均癌变年龄为 39 岁。未经治疗的 FPC，8% 在 21 岁前发生癌变，88% 在 45 岁前发生癌变，92% 在 50 岁前发生癌变，平均死亡年龄为 40 岁，较一般肠癌患者中多发癌的发生率高 12 倍。由于恶变后发展快，扩散早，因此该病一经诊断应尽早实施预防性肠段切除手术。

（二）Gardner 综合征

Gardner 综合征的发病率在 1∶（5000～17 000）之间，由 Gardner 于 1950 年首先报道。Gardner 综合征除有大肠多发性腺瘤的表现外，还伴有肠外表现：①皮肤囊性病变：如皮脂腺囊肿或皮样囊肿，多见于面部，背部和四肢，且可呈多发性，可发生在儿童期或腺瘤出现前。②骨瘤：主要发生在面骨和颅骨，亦可发生在长骨。3/4 的患者下颌骨有多发性骨瘤，这种骨瘤的存在常是发生腺瘤的一个征兆。③纤维组织瘤：如间皮瘤，发生率在 10% 左右，可出现于前腹壁、肩胛部或腹腔内，女性多见。间皮瘤不会转移，呈扩张性生长，常出现肠梗阻、输尿管压迫等并发症。④胃、十二指肠息肉：1/2 患者中可见胃底腺息肉病，在大多数患者中发现多发性十二指肠腺瘤。⑤十二指肠或壶腹周围癌：其发病率在息肉病患者中可高达 10%，为一般人群的100 倍。⑥甲状腺乳头状癌：几乎都发生在女性患者中，女性息肉病患者发生甲状腺癌的危险性为一般人群的 100～150 倍。⑦先天性视网膜色素上皮肥大（CHRPE）：这是一种双侧多发性，息肉病患者中 60%～80% 属阳性，诊断特异性可达 100%。⑧牙齿畸形：可出现于 17% 息肉病患者中 11% 有多余齿。通常开始出现上述症状是在40岁左右。内镜形态Gardner综合征大肠内腺瘤形成较迟，数目较少，体积较大，癌变较晚。表面发红，染色后，染料沉积在息肉周围，可与息肉形成鲜明对比，边界清晰。

（三）Turcot综合征

Turcot综合征是指同时患有大肠多发性腺瘤和中枢神经系统肿瘤，但中枢神经系统肿瘤中的脑膜瘤、恶性淋巴瘤和转移性脑肿瘤除外。女性多见，与遗传有关，属常染色体隐性遗传。Turcot综合征的临床症状通常在20多岁时出现，由脑部肿瘤引起的神经系统症状，如头痛、晨吐、复视，以及由结肠息肉引起的腹泻、便血等，两者均可为首发症状。Turcot综合征患者的结肠病变有以下特点：①息肉沿全结肠散在分布，数目较少，20～100个。②直径大于3 cm的息肉较为多见。③癌变早。20～30岁的患者有70%～100%的人并发结肠癌。该病预后较差，5年存活率小于5%。内镜形态腺瘤以管状和管状绒毛状多见，单纯绒毛状较少。病变主要分布在直肠和乙状结肠，其次散在分布于升结肠和横结肠（脾曲处）。主要表现为无蒂、亚蒂、有蒂和表面平坦型息肉，表面光滑、粗糙、颗粒状、结节状、分叶状或菜花样改变。较大的息肉容易癌变，必须做活组织病理检查。

二、错构瘤性息肉病

（一）Peutz－Jeghers综合征（Peutz－Jeghers syndrome，PJS）

PJS又称黑斑息肉综合征，是一种家族性非肿瘤性胃肠息肉病，表现为伴有黏膜、皮肤色素沉着的全胃肠道多发性息肉性疾病。PJS是一种常染色体显性遗传性疾病，外显率>90%。PJS的肠外表现为皮肤黏膜色素沉着，见于95%的患者，是由富含黑色素的巨噬细胞聚集于真皮层所致，特征性的表现为扁平、蓝灰色成黑褐色、直径1～5 mm的斑点，类似雀斑。好发于唇和口周、手掌、颊黏膜和脚掌，其他部位如鼻、肛周、生殖器甚至胃肠道则少见。黑斑多在1～2岁时出现，随着年龄的增长而增多及增大，青春期后又逐渐消退，颊黏膜例外。内镜下主要表现为胃肠道多发息肉，息肉散在分布于小肠、结肠、胃、直肠，尤其好发于空肠和回肠。多有蒂或亚蒂，且蒂较粗，蒂内有肌肉成分。息肉表面粗糙、充血、分叶状或菜花样改变，质地中等偏软。病理特征是错构瘤，即由黏膜肌层的平滑肌纤维为基质、分化良好的腺体、潘氏、杯状、嗜铬细胞混合构成。有报道，PJS患者60岁之前约50%发生恶性肿瘤，包括消化系统和其他系统。消化系统恶性肿瘤主要位于小肠、胃、结肠、胰腺，还可见于胆道系统和食管。其他系统恶性肿瘤主要见于肺和生殖器官（女性的子宫、卵巢、宫颈和男性的睾丸）。

（二）幼年性息肉（juvenile polyp，JP）及幼年性息肉病综合征（juvenile polyposis syndrome，JPS）

又称黏液性息肉或潴留性息肉，主要见于儿童，发病年龄为4～5岁。16岁以后少见，儿童发病率约为1%。数目在5个及5个以上的多发幼年性息肉称为JPS。JPS是常染色体显性遗传性疾病。内镜下息肉一般位于乙状结肠和直肠。内镜所见息肉呈圆球形或长圆形，通常直径1 cm，表面光滑或呈结节状，也可有分叶，常伴有糜烂和浅溃疡，明显充血而呈红棕色，常易出血。病理特征是黏膜固有层间质成分形成的错构瘤，腺体相对较少，部分腺体呈囊性扩张，内有大量黏液潴留，腺上皮无异型性，间质丰富，内含丰富结缔组织和炎症细胞浸润。一般给予对症治疗，仅在严重并发症如不能控制的出血或梗阻时才考虑外科手术治疗，手术时尽可能将息肉摘除。对于幼年性息肉病综合征，由于消化道出血等发生率高，若息肉较少，可肠镜下切除；若息肉相对集中，应尽量手术切除；在息肉切除以后，由于复发率高，应定期复查，发现息肉及时切除，对于不能切除者可以对症治疗为主。

（三）Cowden病

又称多发错构瘤综合征，由大肠多发增生性息肉和颜面、四肢末端、胸腹部多发丘疹组成。是一种常染色体显性遗传病。内镜形态息肉散在分布于全消化道，数个至数百个，息肉较小，广基型或有蒂型。组织学特点为腺管增殖，黏膜肌层增生，间质炎症细胞浸润。常合并乳腺、甲状腺和卵巢肿瘤。

（四）Cronkhite－Canada综合征（Cronkhite－Canada syndrome，CCS）

是一种罕见的以胃肠道多发错构瘤性息肉、外胚层组织受累和消化道蛋白漏出为特点的综合征。CCS的临床特点包括：①整个胃肠道都有息肉，以胃和结肠最多见。②外胚层受累表现：特征性的表现为脱发、指（趾）甲发育异常、色素沉着三联征。上述三联征出现后不久可以部分或完全改善，而与整体病情的缓解与否并不一致。③无息肉病家族史。④成年发病。内镜下息肉分布于全消化道。内镜所见息肉呈弥漫散在分布，部分肠段可密集呈地毯样，直径0.5～1.0 cm。息肉多为珊瑚样或为葡萄串样改变，息肉表面光滑，充血，质软，稀疏或密集排列。蛋白漏出试验阳性。病理特征为错构瘤性息肉，具有幼年性息肉的特点，腺管呈囊胞状扩张，间质炎症细胞浸润。两者区别在于，CCS在息肉以外的平坦黏膜处也有明显的间质水肿及炎性细胞浸润。治疗主要是对症处理，补液，补充营养物质，保持水、电解质平衡，少数患者应用皮质激素、同化激素、抗生素和外科切除大量肠段使病情得到缓解。但一般来说，外科手术仅适用于严重并发症，如大量出血、直肠脱垂、肠套叠、肠梗阻和明显恶变者或病变肠段较短者。

三、炎症性息肉病

1. 炎症性假性息肉和假息肉病　组织学上主要为炎性肉芽组织增生。炎症性假性息肉和假息肉病，主要发生于溃疡性结肠炎或克罗恩病时，因肠黏膜溃疡上皮破坏，继之上皮增生修复，纤维组织增生，增生的纤维组织与残存的岛状黏膜构成息肉，即假息肉。以多发常见。其癌变率与病程长短成正比，病程10年以上，癌变率明显增高，20、25、30年时的癌变率分别为12.5%、25%、40%。内镜形态见此类息肉一般无蒂，形态多样，大多呈丘状或不规则形，多似绿豆、黄豆，有些呈树枝状。

2. 血吸虫卵性息肉和息肉病　在慢性血吸虫病时，大肠黏膜下常有血吸虫卵沉着，形成虫卵结节；当虫卵多时，固有层内亦可有虫卵沉着，并破坏腺管和引起周围组织增生。在长期、慢性、反复感染的情况下，息肉可进一步发展成炎性肉芽肿，癌变倾向高，属于癌前病变，故早期根治切除后，预后较好。

3. 良性淋巴样息肉病　息肉由大量成熟的淋巴细胞和增生的淋巴滤泡组成。病因不明确，可能是对炎症刺激的一种反应。可能是儿童中反复腹痛、便血的病因。内镜下息肉多位于直肠，单发或散在数枚，亦可密集呈地毯样，无蒂，表面光滑，色泽与正常黏膜相同或稍苍白，质软。此型息肉属良性，不发生恶变。一般无须对息肉进行特殊处理。

四、其他类型息肉病

1. 黏膜肥大性赘生物　此类息肉无临床意义，不发生恶变。内镜形态表现为无蒂光滑、直径0.5 cm以下的小息肉，色泽同周围黏膜，质软。组织学上仅见黏膜增生隆起，腺体被覆上皮无异型性。

2. 化生性息肉病　又称增生性息肉病，是一种原因不明的黏膜肥厚增生性病变，多发生于直肠和乙状结肠，常为多发性。可见于各种年龄，多见于40岁以上的人，无性别差异。无明显临床症状，多在内镜检查时发现。内镜形态通常为小丘状的隆起，广基，一般直径小于5 mm，偶见直径1 cm大小的息肉，表面光滑，色泽稍显苍白或与周围黏膜相同，质地软。组织学上呈黏膜肥厚、增生，结构基本正常。腺管可稍延长，并呈囊状扩张趋势，无异型性；其特征为细胞更新周期稍有不平衡，细胞数略有增多，细胞分裂带略有扩大，但细胞分化完全。临床观察提示，增生性息肉不会发展成腺瘤或癌，只是一种暂时性病变，因此无须特殊处理。

（王浩文　耿长新）

参考文献

[1]　杜桂清. 结肠息肉278例临床病理分析[J]. 贵阳医学院学报，2010；35：188－191.

[2]　陈爱丽. 低张结肠气钡双重造影在结肠息肉诊断中应用价值[J]. 中国临床实用医学，2010；2：202.

[3]　Chew MH, Suzanah N, HoK S, et al. Colorectal cancermass sereening eventutilising quantitative faecaloccultblood test[J]. Singapore Med J, 2009; 50: 348－353.

[4]　Thakkar K, Fishman DS, Gilger MA. Colorectal polyps in childhood[J]. Curr Opin Pediatr, 2012; 24: 632－637.

[5]　Thakkar K, Alsarraj A, Fong E, et al. Prevalence of colorectal polyps in pediatric colonoscopy[J]. Dig Dis Sci, 2012; 57: 1050－1055.

第二十八章　大肠癌鉴别诊断与治疗

第一节　大肠癌的诊断与鉴别诊断

一、诊断

(一)病史与体格检查

结肠癌从出现症状至明确诊断,60%患者历时平均6个月以上,早期诊断者少。文献报道的各组病例,早期患者仅占2%~7%。鉴于结肠癌的发病率明显上升,因此,早期诊断已成为当前迫切需要解决的问题。对有下列任何一组症状的患者都应警惕患结肠癌的可能,并应及时做进一步检查:①原因不明的贫血、乏力、消瘦、食欲减退或发热。②出现便血或黏液血便。③排便习惯改变、腹泻、便秘或腹泻与便秘交替,或呈便频排便不尽感,或进行性排便困难、粪便变细等。④沿结肠部位的腹部隐痛、不适,或间歇性腹胀,排气后减轻。⑤发现沿结肠部位的腹部肿块。

直肠癌的诊断应不困难,因为我国直肠癌约有3/4位于腹膜返折平面以下,属手指可及范围,因此只需通过直肠指检就能发现病变,有经验的外科医师,用轻柔的手法和令患者充分放松,有时甚至可能触及距肛缘9~10 cm的肿瘤。因此,直肠指检是诊断直肠癌的首要检查方法。为使直肠指检获得满意结果,患者宜取胸膝位或左侧卧位,左侧位检查适合虚弱的患者,患者两腿屈曲>90°,检查者站于患者右侧,右手指充分润滑,轻按肛门后壁,以解除患者肛门反射性痉挛,并嘱其做深呼吸,手指随肛门括约肌的自动舒缩缓慢地滑入至最深处。然后依次检查直肠四壁,并逐渐退出。注意有无触痛、肿块、肠壁柔软度,肠腔有无狭窄及括约肌张力和收缩能力。如发现有肿块,应记录其大小、形状、性质、活动度、表面感觉、位置(包括在肠壁上的方位、占肠周径多少、肿块下缘距离)、肿瘤位直肠后壁是否与骶骨有浸润的感觉;女性直肠癌,尤其位于直肠前壁时更需注意检查与阴道、子宫和附件的关系,有否生殖器官侵袭;肿瘤是否与盆壁或盆腔固定;已婚女性应做阴道检查,以进一步了解肿瘤有无侵犯盆腔生殖器;手指退出后尚需注意指套上有无血染以及血液的颜色。对手套上染有血液而直肠指检未触及肿块,或指检未发现异常但粪便隐血试验阳性,或直肠指检阴性而无法解释临床症状者,均必须进一步做结肠镜检查。纤维结肠镜检查漏诊的机会将大大降低。无论直肠指检是否发现病变,对有直肠出血或排便习惯改变症状的患者,原则上都应做内镜检查以确定病变性质和部位。以免遗漏同时性多原发癌和其他腺瘤。因此,诊断直肠癌,直肠指检加电子结肠镜检查是两项最基本的检查方法。但对诊断直肠癌来说,钡灌肠检查,尤其对低位直肠内早期、较小的病变,因为进行钡灌造影时插入肛管往往已通过或超越病变,灌入大量钡剂后X线无法显示病变,而人们却误以为并无病变存在而造成误诊。因此,气钡灌造影阴性只能排除多原发病变,却不能排除直肠癌。直肠癌的诊断并不困难,然而临床所见早期病例为数不多,其原因为早期症状不明显或并无特异性,因而未引起患者和初诊医师的重视,而当作痔疮、慢性肠炎、痢疾等进行治疗,未做必要的检查。因此,对每一个有便血或排便习惯改变的患者,均应常规做直肠指检,对不能排除直肠癌者做电子结肠镜检查,只有通过及时检查才能及早发现和诊断直肠癌。对已经诊断为直肠癌的患者,尚应进一步了解其浸润深度和有无淋巴结转移。直肠指检对肿瘤浸润深度的判断,按英国结直肠肿瘤协作会议(UKCCCR)推荐可分为三级:①活动,指肿瘤可自由活动,与周围结构无粘连;②融合,指肿瘤活动度降低,与周围结构有粘连;③固定,与周围结构完全固定。但这种临床判断主观性太大,其正确性完全随临床医师的经验而定。对此,直肠癌腔内B超(EUS)具有90%的诊断正确性,近年来已成为直肠癌诊断中不可缺少的一个检查项目。在EUS中,肿瘤的局部浸润深度则分为四级:①uT_1:肿瘤局限在黏膜和黏膜下层;②uT_2:肿瘤侵及肌层,但未穿透肠壁;③uT_3:肿瘤侵及直肠周围脂肪组织；④uT_4：肿瘤侵及邻近脏器。通过腔内B超，不但可了解肿瘤浸润，还可检查局部淋巴结有无受累。据报道在有经验的专科中心，对淋巴结侵犯判断的正确性可达80%。采用腔内B超对肿瘤浸润深度判断的正确性可高达95%，尤其对肿瘤较为局限时。当癌肿已侵犯至肠外，为进一步了解它对周围组织、器官的影响，应做盆腔CT扫描检查。CT扫描对肠壁内浸润深度判断的正确性不及腔内B超，但对肠外中度至广泛的播散则有较高的诊断正确性。Thoeni等曾建议对CT所见按下列分期进行判断：Ⅰ期，肠腔内肿块，肠壁未见增厚；Ⅱ期，肠腔内肿块伴肠壁增厚>0.5 cm，但未侵及周围组织；Ⅲa，肿瘤已侵犯肠周围组织，但尚未侵及盆腔壁；Ⅲb，肿瘤已侵及盆腔壁；Ⅳ期，盆腔内肿瘤伴远处转移者。盆腔CT对肿瘤局部播散判断的正确性达90%。在做出直肠癌诊断后，还需要对肿瘤的恶性度及其生物学特性有所了解，鉴于直肠癌在病理学上常非均匀一致，应自肿瘤不同部位，多处吸取组织标本做病理检查及细胞DNA含量倍体的流式细胞计测定，以全面反映肿瘤的情况，并根据这些检查结果来制订治疗计划和判断预后。约25%的直肠癌患者在初次检查时已有肝转移，凭体检和肝功能测定能发现者极少，主要需依靠肝脏B超及CT扫描。从检测的敏感性和诊断正确性来说，两者相仿；B超属无伤害性检查，价廉、简易、可反复使用，但定位性差；CT检查费用高、定位准确，两者可以互相补充。可以先做B超，如发现有转移，再进一步做CT扫描定位。

（二）隐血试验诊断

具有重要的早期诊断价值，方法简单易行，可作为大肠癌大规模普查的初筛方法。新近用免疫学方法来确定在大便中的血红蛋白，能有效地筛查大肠癌。包括放免扩散法（SRID）、逆向免疫电泳（CIEP）、反向被动血细胞凝集试验（RHPA）、酶免疫测定法（EIA）等，可增加癌的检出率。

粪便隐血试验对消化道出血的诊断有重要价值，现常作为消化道恶性肿瘤早期诊断的一个筛选指标。正常人24小时的胃肠道生理性失血量约0.6 ml，用高灵敏度的化学法隐血试验（可检出消化道出血1 ml以上）一般也难以检出，用灵敏度更高特异性强的免疫学方法有时可出现假阳性，故值得注意。对持续阳性者应追踪观察。

（三）结肠镜诊断

这是诊断大肠癌最主要而有效的手段，因为它能直接看到病变，了解大小、范围、形态、单发或多发，有无其他伴随的病变，最后通过活组织检查明确病变的性质。但电子结肠镜检查具有几个缺点：①定位能力差，常不能正确判断其部位。②有盲区并且有时由于肠痉挛或肠腔狭窄，阻碍肠镜前进，看不到病变，造成假阴性结果。③肉眼中病变似恶性，但活组织检查却为良性，提示阴性结果。因此，对上述三种情况之一患者必须进一步做气钡双重对比灌肠造影检查。

结肠镜下大肠癌的内镜所见：内镜直视下大肠黏膜内癌的特点是有蒂或亚蒂的环状息肉样病变，表面高低不平，明显充血似炎症息肉，表现糜烂或有白色渗液，一般直径<2 cm。大肠黏膜下癌，蒂短而粗，表面发红，凹凸不平伴糜烂，直径大多>2 cm。如为广基盘状病灶，中央常有表浅凹陷、糜烂或溃疡，表面覆盖炎性渗出物。

（1）早期大肠癌内镜下有隆起型、平坦隆起型、平坦型和凹陷型。

（2）中晚期大肠癌内镜下有：①隆起型：肿瘤向肠腔做盘状隆起，呈卵圆形或圆形，广基，表面有浅表溃疡，基底部一般高于周围肠黏膜。②溃疡型：分局限溃疡型和浸润溃疡型两种。③浸润型：肿瘤向肠壁各层弥漫浸润，肿瘤常累及肠管全圈，使局部肠壁增厚，形成环状狭窄。

（四）直肠乙状结肠镜诊断

诊断率高，尤其是大肠癌普查中，经大便潜血和直肠指检有可疑者，应做乙状结肠镜进一步检查。对早期癌应观察肿瘤的位置、大小，占据肠周的范围，黏膜色泽改变，以及局部肠壁是否僵硬等征象。肿块型大肠癌呈菜花样块物突入肠腔，肿块呈暗红色，质脆，触之易出血。如瘤体较大，血供不足时，表面常覆以灰黑或黄白色的坏死组织。溃疡型癌呈四周略隆起，中央凹陷的环堤状病变，溃疡基底高低不平，呈灰红色。狭窄型癌肠壁常僵硬狭窄，黏膜呈灰白色，癌肿向肠壁四周浸润及全圈时，肠腔呈环状狭窄。

（五）气钡双重对比灌肠造影

这是诊断大肠癌最常用的检查项目。应用稀钡和空气灌肠双重对比的检查方法，有利于显示大肠内较小病变，其清晰度远优于单纯钡剂灌肠摄片。由于癌肿首先破坏黏膜，继之浸润肠壁肌层，因此，在X线片上表现为:黏膜紊乱、黏膜纹中断、肠壁僵硬、边缘不规则、结肠袋形消失;隆起型病变常表现为肠腔的一侧充盈缺损;溃疡型癌则表现为肠壁不规则伴龛影,其周围较透明;浸润型癌当尚局限于肠壁一侧时,则表现为一侧肠壁的收缩;当癌肿已浸润肠壁一圈时,则可见环状或管状狭窄。但不论何种类型病变当侵及肠周径一圈时,均可呈现肠腔变细、变狭窄,甚至钡剂通过受阻。大肠癌侵犯肠管的长度较短,一般不超过10 cm,在X线片上正常黏膜与受破坏黏膜间界限清楚。大肠癌与良性腺瘤在X线中的区别主要在于后者不破坏黏膜结构,亦无浸润,故即使出现充盈缺损,其表面光滑,边缘整齐,结肠袋依然存在。

(六)结肠X线诊断

该检查对于距肛门25 cm以上的结肠癌诊断具有重要意义。尤其是升结肠和盲肠部位癌肿的检查,但对于直肠癌的诊断意义不大。而应用稀钡和空气灌肠双重对比的检查方法,有利于显示结肠内较小病变,其清晰度远优于单纯钡剂灌肠摄片。由于癌肿首先破坏黏膜,继之浸润肠壁肌层,因此,在X线照片上表现为:黏膜紊乱、黏膜纹中断、肠壁僵硬、边缘不规则、结肠袋形消失;隆起型病变常表现为肠腔的一侧充盈缺损;溃疡型癌则表现为肠壁不规则伴龛影,其周围较透明;浸润型癌当局限于肠壁一侧时,则表现为一侧肠壁的收缩;当癌肿已浸润肠壁一圈时,则可见环状或管状狭窄。但不论何种类型病变当侵及肠周径一圈时,均可呈现肠腔变细、变狭窄,甚至钡剂通过受阻。结肠癌侵犯肠管的长度较短,一般不超过10 cm,在X线片上正常黏膜与受破坏黏膜间界限清楚。结肠癌与良性腺瘤在X线中的区别土要在于后者不破坏黏膜结构,亦无浸润,故即使出现充盈缺损,其表面光滑,边缘整齐,结肠袋依然存在。

(七)CT诊断

目前已基本成为大肠癌的常规术前检查项目。有下列评估意义:①临床检查发现腹部肿块活动度差或完全固定,为了解癌肿周围结构或器官的浸润,以判断手术风险与切除可能性,应做腹部CT扫描。②B超提示肝内有占位性病变时,应进一步做CT扫描以精确了解转移病变的大小、数目、部位,以及是否适于手术切除。

(八)实验室诊断

1. *大肠癌组织中生长抑素免疫活性物质测定*　近年来研究表明,大肠癌是一种激素依赖性肿瘤,其肿瘤生长可通过某些胃肠道激素和生长因子来调节。李晓华等用放免分析法观察大肠癌组织中生长抑素免疫活性物质(ir－SS)含量的变化。结果发现大肠癌组织中ir－SS含量明显低于癌旁5 cm组织中、大肠息肉组织中含量,大肠癌组织中SS含量与癌细胞分化程度有关。

2. *MC3相应抗原*　应用抗人结肠癌单克隆抗体MC3、抗生素－生物素、酶复合物(ABC)免疫组化染色对大肠癌进行诊断。结果MC_3相应抗原癌旁移行黏膜,轻、中、重度非腺瘤型不典型增生组织和大肠癌阳性率分别为44.6%、68.4%、80.0%、86.4%和90.2%,而正常大肠黏膜全部呈阴性表达。因此,认为可用于大肠癌的早期诊断。

3. *PNA(对硝基苯胺,p－nitro aniline)和DBA(3,3'－二氨基联苯胺,3,3'－diaminobenzidine)受体检测*　正常结肠黏膜缺乏PNA受体,而含丰富的DBA受体;大肠癌时PNA检出率明显高于正常肠黏膜。在高、中、低分化腺癌和未分化腺癌的DBA受体检出率较低(20%),而黏膜癌阳性率较高(88.9%)。癌变过程中,由于基因突变或表现失调,使糖基转化酶合成不足或缺乏,导致糖蛋白合成的紊乱,结果在获得PNA受体的同时,却丧失了DBA受体。故从大肠良、恶性病变PNA和DBA受体的检出率和分布的差异,可鉴别大肠的良、恶性病变。

4. *半乳糖氧化酶试验(galactose oxidase schiff sequence,Go－s)*　结肠癌变时,在癌变细胞质和腺腔内出现异常双糖,这种异常双糖与正常细胞所分泌的双糖不同,前者末端无涎液酸结合而被暴露,用半乳糖氧化酶可直接氧化双糖分子为醛基,与Schiff液反应呈紫红色,故可用于诊断大肠癌。腺瘤阳性率55.45%、慢性结肠炎伴不典型增生58.33%、大肠癌77.88%~82.4%、正常人28.2%。可见特异性不高,可作为癌和癌前病变的一个标志。

5. *表皮生长因子受体测定*　用受体结合法检测大肠癌表皮生长因子受体(EGFR)的含量。大肠癌组织中EGFR含量高于癌旁组织,更高于正常肠组织,大肠癌有转移时EGFR增高,另外中、高分化癌中EGFR含量也高于低分化癌。因此,EGFR的检测对大肠癌诊断有一定价值。EGFR是一个170 kD的跨膜蛋白,与其配基 EGF 和 TGF－α 结合后可引发细胞的分裂增殖和一些表型转化，EGFR 的结构与癌基因 C－erbB 的蛋白产物相似，其过度表达与肿瘤的生长和转移有密切关系。

6. *鸟氨酸脱羧酶活性和腐胺测定* 用改良分光光度法测定大肠癌患者血液和组织中鸟氨酸脱羧酶（ODC）活性和腐胺（PUT）含量，大肠癌显著高于正常人，因此检测 ODC 活性和 PUT 含量有助于大肠癌的诊断，但特异性较低。ODC 血液正常值（2.40±0.30），蛋白质 PUT 含量（61.36±6.01）μg%。

7. *自体荧光光谱法诊断* 大肠癌时血卟啉含量（ng/g 组织）明显增高，＞癌旁组织＞远处癌组织。可作为诊断大肠癌的一种方法。

（九）核素诊断

1. *放射性核素体外检测*

（1）癌胚抗原（CEA）放射免疫测定。可用于：①诊断结肠癌：阳性率为 50%～60%，远处转移的阳性率约为 80%。由于特异性不高，且 CEA 检测尚有一定的假阳性和假阴性，故对大肠癌的早期诊断意义不大。②判断预后：大肠癌切除后多在 1 个月内 CEA 降低，切除后 CEA 不降低说明切除不完全。结肠癌患者术前 CEA 水平正常者预后较好；术前水平较高者预后较差。有报道，大肠癌复发患者的 CEA 水平可在临床、生化、X 线及内镜检查异常前 2 年即有升高，故主张术后每 2～3 个月检测 1 次 CEA。血清中正常 CEA 为 0～5.0 μg/L，CEA 水平慢慢升高＜8 μg/（L·d）说明肿瘤科切除，术后 66% 患者可存活 3 年，CEA 持久迅速增高＞15 μg/（L·d）表示大肠癌有扩散，预后不良。③观察疗效：经手术、放疗、化疗后 CEA 下降，提示治疗有效。CEA 不降或持续上升提示病情未控制。④检测复发：一般术后 6 周做 CEA 第 1 次复查，3 年内每 3～4 个月复查 1 次，3～5 年间，每半年 1 次，5 年后每年测 1 次 CEA，监测有无复发。

（2）单抗 CA－50 放射免疫测定：对大肠癌的阳性诊断率较 CEA 高，但在结肠炎、胰腺炎时也可增高，故特异性不高，诊断价值不大。

2. *放射性核素脏器显像* ^{67}镓－柠檬酸盐 5mCi 静脉注射，24～96 小时后用 γ 照相机或 ECT 进行病变部位照相或断层显像，在癌肿部位有放射性核素积聚，可协助诊断。用^{131}I 标记 CEA 抗体，再将它注入体内，肿瘤部位可被显示，有助于肿瘤定位诊断。

（十）高危人群

以下为大肠癌的高危因素，对这样的人群应进行追踪监测。①年龄为 40 岁或 40 岁以上无症状的男性和女性。②有溃疡性结肠炎、Crohn's 病、血吸虫病、大肠息肉等病史者。③有家族性息肉病、遗传性结肠直肠癌综合征、结直肠癌、结直肠腺瘤家族史者。

以下情况提示有大肠癌可能：①近期内出现排便习惯改变，如便秘、腹泻或排便不畅；持续腹部不适、隐痛或胀痛；②粪便变稀或带有血液和黏液；③潜血试验持续阳性。

二、鉴别诊断

1. *右侧结肠癌* 原因不明的贫血、乏力；消化不良；右侧腹部持续性隐痛不适；右侧腹部可触及肿块；粪便隐血试验阳性；结肠镜中可看到具有特征性病变。

2. *左侧结肠癌* 排便习惯改变，便频，便秘或两者交替；便血或黏膜血便多数与粪便相混；进行性排便困难和腹部胀痛，排气后有短暂缓解；结肠镜中见到特征性病变；气钡灌肠双重对比造影可显示具有特征性病变。

3. *溃疡性结肠炎* 本病可以出现腹泻、黏液便、脓血便、大便次数增多、腹痛、腹胀、消瘦、贫血等症状，伴有感染者尚有发热等中毒症状，与结肠癌的症状相似，电子结肠镜检查及活检是有效的鉴别方法。

4. *阑尾炎* 回盲部癌可因局部疼痛或压痛而误诊为阑尾炎。特别是晚期回盲部癌，局部常发生坏死溃烂和感染，临床表现有体温升高、白细胞计数升高、局部压痛或触及肿块，常诊断为阑尾脓肿，需注意鉴别。

5. *肠结核* 在我国较常见，好发部位在回肠末端、盲肠及升结肠。常见症状有腹痛、腹部包块、腹泻、便秘交替出现，部分患者可有低热、贫血、腹部包块，与结肠癌症状相似。但肠结核患者全身症状更加明显，如午后低热或不规则发热、盗汗、消瘦乏力，需注意鉴别。

6. *结肠息肉* 主要症状可以是便血，有些患者还可有脓血样便，与结肠癌相似，钡剂灌肠检查可表现为充溢缺损，行结肠镜检查取活组织送病理检查是有效的鉴别方法。

7. 血吸虫性肉芽肿　多见于流行区，目前已少见。少数病例可癌变。结合血吸虫感染病史，粪便中虫卵检查，以及钡剂灌肠和纤维结肠镜检查及活检，可以与结肠癌进行鉴别。

8. 阿米巴肉芽肿　可有肠梗阻症状或查体触及腹部包块与结肠癌相似。本病患者行粪便检查时可找到阿米巴滋养体及包囊，钡剂灌肠检查常可见巨大的单边缺损或圆形切迹。

9. 痔　一般多为无痛性便血，血色鲜红不与大便相混合。直肠癌便血常伴有黏液而出现黏液血便和直肠刺激症状。

10. 肛瘘　肛瘘常有肛窦炎而形成肛周脓肿所致。患者有肛旁脓肿病史，局部红肿疼痛，与直肠癌症状差别明显。

11. 阿米巴肠炎　症状为腹痛、腹泻，病变累及直肠可有里急后重。粪便为暗红色或紫红色血液及黏液。肠炎可致肉芽及纤维组织增生，使肠壁增厚，肠腔狭窄，易误诊为直肠癌，纤维结肠镜检查及活检是有效鉴别手段。

12. 直肠息肉　主要症状是便血，查体多为低位带蒂息肉，呈圆形实性，活动度好。纤维结肠镜检查及活检是有效鉴别手段。

第二节　大肠癌的治疗

一、治疗原则

大肠癌的治疗主要有手术治疗、放射治疗、化学治疗及靶向治疗。大肠癌治疗原则是以手术为主的综合治疗。根据患者的全身状况和各个脏器功能状况、肿瘤的位置、肿瘤的临床分期、病理类型及生物学行为等决定治疗措施，合理地应用现有的治疗手段，以期根治肿瘤、保护脏器功能和改善患者的生活质量。

二、术前准备

肠道准备是保证手术后吻合口一期愈合的关键，包括机械性肠道清洁与抗生素准备两部分。

快速康复术理念认为，术前常规肠道准备对患者是一个应激刺激，可能导致脱水及电解质失衡，导致内环境紊乱，特别是老年患者。Meta 分析结果表明，肠道准备对结肠手术患者无益处，还有可能增加术后发生肠吻合口瘘的风险。因此，不提倡对肠道准备拟行结直肠手术的患者常规肠道准备。术前肠道准备适用于需要术中结肠镜检查或严重便秘的患者。无胃肠道动力障碍者可麻醉 6 小时前允许进食固体饮食，2 小时前允许进食清流质。加速康复外科理念值得推广，但在国内外尚未完全实施，尤其对左半大肠癌的患者，仍应重视术前肠道准备，确保在康复的基础上加速。对无梗阻的患者术前不必禁食，可于术前 2 天起进流质饮食，同时给予静脉补液，以补充口服的不足，保证术前体内良好的水化和电解质平衡。肠道排空：术前12～24 小时口服复方聚乙二醇电解质散 2000～3000 ml，术前 1 天口服磷酸化钠 45 ml 2 次，每次服一杯200 ml 水，或 10% 甘露醇 250 ml 和水 1000 ml。也有术前 1 天口服泻剂，如蓖麻油、硫酸镁或番泻叶等。除非疑有梗阻，目前临床上较少采用反复清洁灌肠的肠道清洁方法。术前是否口服抗生素也有争议。有学者认为术前口服抗生素影响术后菌群交替，且是否口服抗生素对术后并发症的影响无差异，但术前未口服抗生素组切口感染率小幅增高。术前 1 天口服甲硝唑 400 mg 和庆大霉素 8 万 U，每 4 小时 1 次，共 4 次。不建议 3 天肠道准备。对伴有不全梗阻或慢性梗阻的患者不宜用上述导泻剂，入院后即应给予液状石蜡50 mg，1次/d，一直服用至手术，服用 5～7 天。

三、早期大肠癌治疗

手术切除仍是早期大肠癌最主要和有效的治疗方法，目前手术治疗多趋向于微创化，具有创伤小、恢复快的特点；但要严格把握适应证，做到完整切除和足够的切除范围，达到根治目的，确保治疗效果。

1. 内镜下切除　随着结肠镜的普及和居民健康查体意识的增强，早期大肠癌诊断率明显提高，内镜治疗已发展成熟。尤其是超声内镜的开展，使内镜下明确肿瘤的浸润深度及范围成为可能，为早期大肠癌的内镜治疗提供了依据。内镜治疗的主要适应证是黏膜内癌，因其局限于黏膜内，无淋巴及血行转移的危险，内镜下完整切除可达到根治效果。但对于侵犯黏膜下层的早期大肠癌，因其存在淋巴及血行转移的可能性，不适合内镜下切除；但对于体质较弱的老年人、有手术禁忌证者、有蒂型病变、病变范围为黏膜下层上1/3者，可谨慎采用内镜下切除；并需病理确认切除范围要包括黏膜下层、周边切除正常黏膜范围大于 2 mm，并密切随访观察；若切除不完整，则需要进一步行根治性手术切除。主要切除方法包括：内镜下黏膜切除术（endoscopic mucosal resection，EMR）和内镜下黏膜剥离术（endoscopic submucosal dissection, ESD），其他还有内镜下激光治疗、微波治疗、光动力学治疗和氩离子凝固术（argon plasma coagulation，APC）等多种方法，但由于后者无法获得完整病灶的病理标本，在临床应用中受到很大限制。

EMR 治疗早期胃癌最早在日本用于临床，目前已在日本广泛应用，在内镜下黏膜切除术引入日本之前，胃切除术是早期胃癌唯一的治疗方法。日本学者 Tanabe 对 1832 例患者采用内镜下黏膜切除术治疗，10 年内未发生与内镜下黏膜切除并发症相关的死亡，该项技术的优点在于只需使用普通胃镜，不需要特殊设备，缺点在于该技术不能整块切除较大块的病变，取出的碎块状标本难以进行详细的病理分析，肿瘤分期不明确，存在较高的肿瘤复发风险。

EMR 适用于平坦型病变；主要操作方法为于预定切除部位黏膜下层注入 0.9% 氯化钠或 20%~50% 葡萄糖溶液使黏膜隆起，再将圈套器置入隆起基底部，然后采用高频电流切除。内镜下息肉切除术，多使用套圈器切除；对于亚蒂和无蒂息肉切除有损伤肌层导致术后穿孔或术中直接出现穿孔的风险，需谨慎操作；尤其是息肉颈部切除部分大于 1.6 cm 和无蒂息肉直径超过 2 cm 的应特别注意。

ESD 是指在内镜下运用改良的针刀直接从黏膜下层对黏膜进行剥离。ESD 最初起源于日本，是目前最常用的大面积病变切除方法，在其他国家也被使用。ESD 用一根普通单通道内镜对病变进行整块切除，不但实现了大面积病变的整块切除，并且提供了准确的病理分期以预防复发。随着内镜治疗方法的不断改进，早期胃癌的内镜治疗适应证也在不断变化。目前学者基本达成一致的是无淋巴结转移的早期胃癌是内镜治疗的适应证。

2. *外科局部切除* ECC 局部切除常用的手术方式主要包括经肛门局部切除术（trans - anal resection, TAR）、经骶尾部局部切除术（trans - sacral resection，TSR）、经肛门括约肌局部切除术（trans - sphinctericlocal resection，TSLR）、经阴道局部切除术（trans - vagnal resection，TVR），其中以 TAR 最常用。2013 版 NCCN 指南建议经肛门切除手术指征为：①肿瘤侵犯肠周 <30%；②仅适用于 T1 期肿瘤；③肿瘤直径 <3 cm；④内镜下无法切除的息肉，伴癌侵犯，或病理学不确定；⑤切缘阴性（距肿瘤 >3 mm）；⑥肿瘤无血管、淋巴及神经侵犯；⑦肿瘤活动不固定；⑧高 - 中分化癌；⑨肿瘤距肛缘 8 cm 以内；⑩治疗前无淋巴结肿大的影像学证据。手术要求将肿瘤周边 1.0 cm 以上肠壁组织整块切除；切除后如病理回报切缘残留，则应扩大、加深切除；如回报肿瘤有血管、淋巴结及神经侵犯或淋巴结转移，则应行根治性手术。

3. *经肛门内镜微创切除术*（trans - anal endoscopic microsurgery，TEM） 适用于距肛门 20 cm 以内的早期大肠癌，尤其是 TAR 难以达到的较高位置的早期大肠癌；也可作为对 EMR 术后切缘阳性的补充手术；TEM 的优点是切除肿瘤后创面可确切缝合、止血，防止了出血、穿孔等并发症。

4. *根治性手术* 包括腹腔镜及开腹结直肠癌根治术，但目前多提倡首选微创治疗；如发现有肿瘤残留、肿瘤侵犯肌层、伴淋巴结转移或侵犯血管、神经、脉管等，需追加根治性切除术。

四、结肠癌手术治疗

手术切除是治疗结肠癌主要而有效的治疗方法，手术主要分以下情况：①对于能够切除且无远处转移的病例，首选手术切除。②对原发肿瘤尚能切除，但已有远处转移的病例，首先争取切除原发肿瘤；如转移灶为单发，可视患者情况行一期或分期切除转移灶；如为多发转移灶，则应在切除原发肿瘤前后行综合治疗，并争取再次手术切除转移灶，尤其是对于肝转移灶的切除。③对于原发肿瘤无法切除，为解决梗阻可行内转流术，如无法行内转流则直接行近端肠管造口。

（一）结肠癌根治手术的基本原则

1. *无瘤原则* 术中切口保护、肿瘤部位隔离、结扎肿瘤远近端肠管、确定切除范围后先结扎血管、关腹前蒸馏水冲洗腹腔、腹腔化疗。

2. 无菌原则　术前肠道准备、术前30分钟抗生素应用、术后预防性抗生素应用、术中尽量不接触肠内容物、避免肠液外溢。

3. 无血原则　以黏膜为基础的精准解剖手术、精细操作、减少副损伤。

4. 根治原则　肿瘤切除的根治性、淋巴结清扫的彻底性。

(二)几种根治性手术

1. 根治性右半结肠根治术　适用于盲肠、升结肠、结肠肝区癌及阑尾腺癌。

(1)手术步骤:①切口:一般选择右侧旁正中切口,上至肋弓,下至髂嵴水平,开腹后切口保护圈或缝纱布垫保护切口,防止切口种植。②探查:腹腔有无腹水,肝、胆、胰、脾、胃、盆腔、腹膜、小肠系膜有无转移,最后探查肿瘤及其系膜根部有无淋巴结转移,探查时需严格遵守无瘤原则。③隔离肿瘤:于肿瘤近远端以血管钳穿过系膜后纱布带结扎肠管,并以纱布包裹肿瘤。④预定切除范围:切除回肠末端15 cm、盲肠、升结肠、横结肠右半部分(距肿瘤10 cm以上)、部分大网膜及胃网膜血管;切断回结肠动静脉、右结肠动静脉、结肠中动静脉右支及其伴随淋巴结。⑤处理血管及淋巴结:从中部切开胃结肠韧带,沿胃网膜血管向左游离大网膜至横结肠预切线,向右侧沿胃网膜右血管游离,并清扫幽门下淋巴结,此处注意胃结肠的解剖变异,防止意外出血;继续向右侧结扎切断肝结肠韧带(注意韧带内含小血管)。游离结肠中动静脉右支,于根部结扎切断。沿肠系膜上静脉分别显露、游离右结肠血管及回结肠血管,根部结扎切断并清扫淋巴结。最后可沿预切线将肠系膜完全切开。⑥游离切除右半结肠:沿升结肠旁沟自下而上切开侧腹膜,沿Toldt筋膜由外向内剥离,注意保护生殖血管、输尿管及十二指肠,将右半结肠完全游离后切除。⑦回肠－横结肠吻合:可选择端端、端侧或侧侧吻合,注意关闭系膜裂孔。⑧腹腔冲洗、关腹:检查吻合口通畅、止血后,大量温蒸馏水冲洗腹腔,放置引流管于吻合口旁后关腹。

(2)操作方法:腹腔镜右半结肠切除较其他结直肠手术难度高。术中取截石位,traocar的位置选择多样,依手术者习惯而定;一般选择脐下或耻骨上为进镜孔,左下腹和左上腹分别置入12 mm、10 mm traocar,右下腹置入5 mm traocar。一般选择内侧入路,符合无瘤原则,以肠系膜上静脉为解剖标志处理血管,分别处理回结肠、右结肠、中结肠血管后再沿游离大网膜和右侧胃结肠韧带。然后游离结肠肝区和侧腹膜,最后切除吻合。吻合方式上可在腹部开口将肠管脱出体外吻合;也可在腔镜下切断肿瘤后以切割闭合器行侧侧吻合。

2. 横结肠癌根治术　适用于横结肠中部癌。

(1)手术步骤:①切口:上腹正中切口,上至肋弓,下至髂嵴水平,开腹后保护切口。②探查:原则同上手术。③隔离肿瘤:于横结肠肿瘤区域系膜无血管区穿过距肿瘤近远端约5 cm以纱布带结扎肠管,并以纱布包裹肿瘤。④切除范围:包括横结肠及其系膜、大网膜、部分升降结肠以及肿瘤引流范围内的淋巴组织。⑤处理血管及淋巴结:将胃上提,横结肠拉向下方,沿胃大弯侧胃网膜血管切除大网膜,并清扫幽门下淋巴结,结扎切断肝结肠韧带、脾结肠韧带,主要保护脾脏避免撕裂。剥离横结肠系膜前叶,显露结肠中血管于根部(胰腺下缘)结扎切断,并清扫周围淋巴结。⑥游离横结肠:打开横结肠系膜后叶,注意保护十二指肠,分别向左右侧游离升、降结肠,注意保护左、右结肠血管,V行切断横结肠系膜,于升、降结肠处切断肠管(至少距肿瘤近远端10 cm),切除肿瘤。⑦结肠－结肠吻合:可选择端端、端侧或侧侧吻合,注意关闭系膜裂孔。⑧腹腔冲洗、关腹:大检查吻合口通畅、止血后,大量温蒸馏水冲洗腹腔,放置引流管于吻合口旁后关腹。

(2)操作方法:患者取仰卧位,双腿分开,取头高足低位。脐下置入10 mm traocar为进镜孔,右中腹置入10 mm traocar、左中腹置入10 mm traocar、剑突与脐间置入5 mm traocar。可根据肿瘤位置调整穿刺部位,并根据实际情况调换超声刀及操作钳甚至进镜孔的位置。术者分离右半胃结肠韧带时站于患者左侧,分离左半胃结肠韧带时则站于右侧,游离横结肠:沿胃大弯网膜血管弓下方切开右侧胃结肠韧带,松解肝曲,注意勿损伤十二指肠及胆管。切开左侧胃结肠韧带,松解脾曲,提起横结肠,辨认横结肠系膜的血管,分离横结肠系膜根部至胰腺下缘,于结肠中血管根部行淋巴清扫并切断。开口取出病变肠段切除,吻合后缝合关闭肠系膜裂孔。

3. 根治性左半结肠切除术　适用于结肠脾曲癌、降结肠癌。

（1）手术步骤：①切口：左侧经旁正中切口，开腹后保护切口。②探查：原则同上手术。③隔离肿瘤：距肿瘤近远端约5 cm以纱布带穿系膜后结扎肠管，并以纱布包裹肿瘤。④切除范围：包括横结肠左半部分、大网膜、降结肠以及肿瘤引流范围内的淋巴组织。⑤处理血管及淋巴结：至胃大弯胃网膜血管弓下无血管区切开，切除大网膜左半部分；将结肠脾曲向下方牵拉，结扎切断脾结肠韧带；将降结肠向外侧牵拉显露结肠中动脉，解剖至胰腺下缘，清扫结肠中动脉根部及其左支淋巴结，并切开横结肠系膜至横结肠预定切除处。将降结肠、乙状结肠向内上牵拉，切开其外侧腹膜并向内侧翻转。Treitz韧带外侧至肠系膜下动脉根部切开系膜，显露并清扫肠系膜下静脉周围淋巴结，并结扎切断左结肠血管。⑥游离左侧结肠：继续沿脾曲向下、向内侧沿Toldt间隙游离，注意保护左输尿管及左侧生殖血管。于横结肠、乙状结肠横断肠管整块切除左半结肠。⑦横结肠－乙状结肠吻合：可选择端端、端侧吻合，注意关闭系膜裂孔。⑧腹腔冲洗、关腹：检查吻合口通畅、止血后，大量温蒸馏水冲洗腹腔，放置引流管于吻合口旁后关腹。

（2）操作方法：患者取仰卧位，双腿分开，头高足低位。一般选择脐下traocar放置镜头；左右脐下、锁骨中线上各行10 mm或12 mm、5 mm traocar；耻骨上行5 mm traocar。于腹主动脉前打开结肠右侧腹膜，分离左结肠动、静脉结扎后切断，并分离结肠系膜，注意保留肠段的血液供应。剪开降结肠及乙状结肠外侧后腹膜，分离左侧结肠及其系膜，注意勿损伤输尿管及精索内（或卵巢）动静脉。打开胃结肠韧带，分离结肠脾曲，分离并切断结肠中动静脉左支。切断附着于胰腺体、尾部下缘的横结肠系膜根部，注意勿损伤中结肠血管。开口体外切除左半结肠，包括肿瘤、足够肠段及结肠系膜，做横结肠－乙状结肠吻合。关闭系膜孔。关闭小切口后，重新建立气腹，冲洗腹腔，查无出血后，放置引流，关腹。

（三）梗阻性结肠癌的手术处理

肿瘤导致肠梗阻是结肠癌常见的并发症，也是一部分结肠癌患者首先出现的临床症状。因结肠癌梗阻属于闭袢性梗阻，易发生肠管血运障碍，导致肠壁缺血、坏死及穿孔；且梗阻部位距回盲部越近，发生穿孔危险性越大；因此结肠癌梗阻患者宜早期手术治疗。

手术原则：①右半结肠癌梗阻应积极争取切除肿瘤并行一期吻合，无法切除时行末端回肠与横结肠吻合术。②左半结肠癌梗阻时也应在条件允许时尽量切除肿瘤，然后行近端结肠造口，远端封闭，待二期吻合；但在术中行肠管减压冲洗后，观察具备吻合条件后，也可行一期吻合；对肿瘤无法切除者行单纯近端结肠造口手术。此外，结肠癌梗阻需在积极补充血容量、调节机体酸碱平衡及电解质紊乱的情况下进行手术。

（四）结肠癌穿孔的手术处理

结肠癌并发穿孔多发生于肿瘤致肠道梗阻后，也有少数为肿瘤侵透肠壁后破溃引起。结肠癌急性梗阻并发穿孔多发生于盲肠，因肠腔压力过高，大量粪性肠内容物进入腹腔，导致急性弥漫性腹膜炎，致严重的中毒症状和感染性休克。而肿瘤破溃穿孔除感染、中毒症状外，还伴有肿瘤的播散和种植，预后较差。治疗上一旦诊断明确，需立即急症手术治疗，并加强抗感染治疗。手术原则上右半结肠处理上可同梗阻处理。左半结肠穿孔因腹腔污染较重，需行近端结肠造口，不宜行一期吻合。

五、直肠、乙状结肠和肛管癌的手术治疗

（一）直肠癌的手术治疗

早期直肠癌的治疗已在前节叙述，本节重点叙述进展期直肠癌的手术治疗。直肠癌根治性切除手术是进展期直肠癌主要的手术方式，分为开腹和腹腔镜手术，主要有以下几种手术方式：

1. 经腹会阴联合直肠癌根治术（Miles术）　是Miles于1908年在观察、总结直肠癌转移规律的基础上提出的，为直肠癌手术发展史上一种经典的手术方式。适应证：距肛缘5 cm以下的直肠癌、直肠癌保肛术后局部复发手术能切除者、肛管或肛门周围癌。

手术步骤：①切口：一般选择下腹正中切口，开腹后切口保护圈或缝纱布垫保护切口，防止切口种植。②探查：腹腔有无腹水，肝胆胰脾、胃、盆腔、腹膜、小肠系膜、结肠、直肠有无转移，最后探查肿瘤及其系膜根部及周围有无淋巴结转移，肿瘤与膀胱、前列腺、阴道、子宫及其附件有无浸润；探查时需严格遵守无瘤原则。③隔离肿瘤：以盐水纱布垫将小肠推向上腹部，于肿瘤近端以纱布带结扎肠腔。④游离乙状结肠：分离乙状结肠与左侧腹壁粘连，自左侧粘连处切开后腹膜达盆底腹膜至膀胱直肠陷凹或直肠子宫陷凹，并向上

游离至乙状结肠系膜根部，注意保护左侧输尿管及生殖血管。同法游离乙状结肠右侧系膜于左侧汇合，并向上牵拉乙状结肠沿系膜后面向上游离至肠系膜根部。⑤处理肠系膜下血管及淋巴结：于 Treitz 韧带处切开腹主动脉左侧缘后腹膜，向上牵拉十二指肠水平段，显露肠系膜下动脉根部，清扫周围淋巴结及脂肪组织，并于根部结扎切断肠系膜下动静脉。⑥游离直肠：将直肠乙状结肠向上提起，显露直肠深筋膜与骶前筋膜间的疏松结缔组织，以电刀自上而下、至中间向两侧锐性分离，直至直肠侧韧带后方。过程中注意上腹下神经于骶骨岬下方 1～2 cm 处分出左右下腹神经沿盆壁下行，游离过程中要贴近直肠深筋膜进行，以免损伤神经及盆壁静脉丛。分离直肠后隙至骶 4 水平处时会遇到质韧的直肠骶骨筋膜（Waldeyer 筋膜），电刀切开后便进入肛提肌上直肠后隙，进一步向下分离便可至肛提肌尾骨尖水平。再向后方牵拉直肠，于直肠膀胱陷凹或直肠子宫陷凹见到腹膜反折上方 0.5～1 cm 切开腹膜，进入 Denonvillier 筋膜，分离精囊腺于直肠前壁，并沿此间隙分离前列腺或阴道厚壁，直至前列腺尖端或女性会阴中心腱，注意勿损伤前列腺，否则出血难止。然后将直肠拉向左侧即可显露右侧直肠侧韧带，其内常有血管通过，需确切结扎切断，处理对侧。以切割闭合器距肿瘤上缘 10 cm 切断直肠。⑦会阴部分处理：荷包缝合肛门后，距肛门 2～3 cm 环肛门梭形切除，分别向前后延迟止于中线处；于尾骨前方向上提起肛门，切断肛尾韧带后可进入骶前间隙。以手指向两侧分离并钩住侧方的肛提肌，结扎切断，同法处理对侧，也可用电刀切断肛提肌。将肛门向下牵拉，切断残留的肛提肌及会阴横肌，注意保护前列腺或阴道。此时肛门部分已完全游离，向下牵拉直肠，即可完全移除标本。⑧于左下腹行乙状结肠造口，腹腔、会阴冲洗后关闭盆底腹膜；骶前放置引流后关闭会阴切口、关腹。

2. *经腹直肠癌低位前切除术（Dixon 术）*　是 Dixon 于 1948 年提出的一种术式，该术式符合生理功能要求，但对于肥胖、骨盆狭小、超低位者吻合操作比较困难。适应证：距肛门 5 cm 以上，切除肿瘤远端正常肠管 2 cm 后，肛管直肠环 1 cm 以上的直肠长度可供进行低位吻合者。肿瘤无广泛浸润，生物学特性相对较好。

手术步骤：Dixon 术式手术腹部操作大体同 Miles 术，要求分离至肿瘤下缘时要清除肿瘤平面以下 5 cm 处直肠周围血管、脂肪及纤维结缔组织，即全直肠系膜切除；于肿瘤下缘 2 cm 处切断肿瘤移除标本。肛门处置入管状吻合器行直肠乙状结肠吻合。最后冲洗、关腹。对于低位直肠癌吻合，为避免术后吻合口瘘导致的腹腔感染、保肛失败等严重并发症，可考虑行末端回肠造口或横结肠预防性造口，以缓解吻合口肠管的压力，一般多选择末端回肠双腔造口，再行二期还纳。

3. *经腹直肠癌切除、近端造口、远端封闭术（Hartmann 术）*　适用于因全身一般情况差，不能耐受 Miles 手术（腹－会阴联合直肠癌根治术）或者急性梗阻不宜进行 Dixon 术者。其大体手术步骤同前，只是切除肿瘤后已不具备吻合条件或不能耐受 Miles 术，而直接行结肠造口。如术后具备吻合条件，可择期再行吻合手术。

4. *腹腔镜直肠癌手术（以腹腔镜下直肠癌低位前切除为例介绍）*　手术体位、traocar 选择、探查顺序、肠系膜下血管的处理、乙状结肠的游离均同腹腔镜乙状结肠癌手术，并可根据术者习惯调整。游离直肠壁：遵循直肠后壁为先，侧方其次，最后游离前方的原则。于骶骨岬水平，紧贴直肠上动脉背侧游离，可找到直肠外膜；同时向前、向上牵拉乙状结肠可使直肠后间隙得到较好的暴露，沿下腹神经和骶前血管前方向肛门方向游离，切断直肠尾骨韧带后可进入肛提肌水平。将直肠拉向左侧，沿着后方脏腹膜间隙向侧方切开直肠侧方腹膜，切断直肠右侧韧带直达盆底，同法处理左侧。显露膀胱或子宫后壁后，于直肠腹膜反折水平切开腹膜，并向下锐性分离沿 Denonvillier 筋膜的疏松间隙向下分离，将直肠前壁与精囊腺、前列腺或阴道后壁分离，直至盆底。按照前方、侧方、后方的顺序于直肠肿瘤下方 2 cm 裸化直肠肠管，腔镜下置入可转向的切割闭合器切断直肠。于下腹开一小口后将肿瘤切除置入吻合器底座，再关腹建立气腹。全肛门置入吻合器行直肠端端吻合。最后检查吻合口通畅、腹腔止血、出血后，置入腹腔引流。

5. *直肠癌梗阻、穿孔*　手术治疗及原则同左半结肠癌梗阻、穿孔的治疗。

（二）乙状结肠癌的手术治疗

（1）手术步骤：①切口：一般选择左侧旁正中切口或下腹正中切口，开腹后切口保护圈或缝纱布垫保护切口，防止切口种植。②探查：腹腔有无腹水，肝、胆、胰、脾、胃、盆腔、腹膜、小肠系膜、结肠、直肠有无转移，最后探查肿瘤及其系膜根部有无淋巴结转移，探查时需严格遵守无瘤原则。③隔离肿瘤：以盐水纱布垫将小肠推向上腹部，于肿瘤近远端以血管钳穿过系膜后纱布带结扎肠管，并以纱布包裹肿瘤。④预定切除范围:根据肿瘤具体位置及乙状结肠长度而定,原则上要切除距离肿瘤上缘 8～10 cm、下缘约 5 cm 的肠管,并清除肿瘤引流区域的淋巴结。⑤处理血管及淋巴结:于 Treitz 韧带处切开腹主动脉左侧缘后腹膜,向上牵拉十二指肠水平段,显露肠系膜下动脉根部,清扫周围淋巴结及脂肪组织,并于根部结扎切断肠系膜下动静脉;此时结肠的血供只能来自于结肠中动脉的 Drunmond 边缘动脉。⑥游离乙状结肠:将乙状结肠向上提起,剪开外侧腹;再向外侧牵拉,由内侧向下游离,注意分清保护输尿管及生殖血管,扇形切除乙状结肠系膜及肠管;如乙状结肠较短则需向上游离左半结肠至脾曲,应注意防止过度牵拉致脾被膜撕裂;切除标本后行结肠端端或端侧吻合,关闭系膜裂孔。⑦腹腔冲洗、关腹:检查吻合口通畅、止血后,大量温蒸馏水冲洗腹腔,放置引流管于吻合口旁后关腹。

(2)操作方法:腔镜下操作且具有良好的暴露和淋巴结清扫优势,临床应用较其他腔镜下结肠切除手术更为广泛。取截石位,头低足高、手术台向右侧倾斜。traocar 的选择:以脐上 traocar 为进镜孔,右髂前上棘内侧偏下置入 12 或 10 mm traocar,左叶脐旁稍下方腹直肌外缘置入 5 mm traocar,左髂前上棘内侧偏下方置入 5 mm traocar。探查顺序同开腹手术。首先向外上方牵拉乙状结肠及系膜,辨认腹主动脉分叉处,于骶骨角水平沿腹主动脉向上剥离、裸化肠系膜下动静脉,清扫周围淋巴结,并在肠系膜下动脉分出左结肠动脉下切断。再将乙状结肠系膜拉向左侧,沿 Toldt 筋膜向外侧分离,直至显露出外下方的左侧输尿管。然后将乙状结肠拉向中线处,沿 Toldt 间隙由左侧向下游离乙状结肠,使其与后腹膜结构分开;游离至预切除处时分离肠管系膜。并根据肿瘤位置及结肠长度决定是否继续向下游离或向上游离降结肠。最后于肿瘤下方切断乙状结肠或直肠,于腹部开一小口拉出体外切除肿瘤,重建肠道。最后冲洗腹腔、放置引流。

乙状结肠癌梗阻、穿孔的手术治疗及原则同左半结肠癌梗阻、穿孔的治疗。

(三)肛管癌的手术治疗

目前肛管癌主要的治疗方式是以放化疗为主的综合治疗,20 世纪 70 年代以前,手术切除是肛管癌主要的治疗方式;自从 Nigro 报告对于肛管鳞癌行术前放化疗后,手术切除标本病理学检查呈阴性结果后,肛管癌的治疗发生了根本性变化,目前手术一般只作为补救性治疗措施。手术治疗适用于:①作为综合治疗效果不佳或者治疗后局部复发的补救性治疗,此时需行腹会阴联合切除术(abdominal perineal resecion,APR)。②存在放化疗禁忌证者的治疗方式。③对于分化程度较高、肿瘤直径小于 2 cm、局限于黏膜或黏膜下层的肿瘤,可行局部切除。但对于肛管恶性黑色素瘤,因 APR 术可有效控制局部复发,仍是治疗恶性黑色素瘤的重要方式。

腹会阴联合切除术是肛管癌主要的根治性切除术式,术中肛周皮肤组织要进行更加广泛的切除;女性患者常伴阴道后壁侵犯,需切除部分阴道后壁;高危患者需行腹腔淋巴结清扫,但术后并发症及病死率明显升高。肛管癌仅行 APR 手术后局部复发率高达 40%,因此仍需综合治疗。

六、术后处理

术后处理是为了促进患者顺利康复、减少并发症发生。因结肠和直肠在解剖、生理上的不同,术后处理上也各自有不同之处。总体来说,直肠手术因其手术创伤大、并发症的发生率较高,在术后需要更多特殊的处理。

(一)结肠癌术后处理

术后当日取仰卧位,密切观察体温、脉搏、呼吸和血压,观察腹腔引流量及性状,吸氧。待生命体征平稳24 小时后改半坐卧位。术后即禁食,持续胃肠减压,静脉补液,必要时输血,待肛门排气后,拔除胃管,进流质饮食。术后 48 小时内预防性应用抗生素。留置尿管,观察尿量,一般术后 24 小时可拔除。给予适当阵痛,加速康复外科则要求更积极的镇痛。

术后根据肿瘤分期、患者全身状况决定是否行化疗。一般Ⅲ期以上及高位Ⅱ期患者(包括 T4、分化差、淋巴血管侵犯、神经周围侵犯、肠梗阻、穿孔或穿孔位置距肿瘤很近、不确定或阳性切缘,或淋巴结不足12 个),都要考虑辅助化疗。

术后定期复查,以早期发现复发及转移病灶。研究显示 95% 的复发发生在 5 年内。指南推荐术后1 年、3 年时行结肠镜检,然后每 5 年镜检一次。每 3～6 个月进行一次病史询问和体检,共 2 年;然后每 6 个月一次，共3年。CEA检查推荐基线时、术后2年每3~6个月一次2、术后3年每6个月一次。胸、腹及盆腔CT推荐每年一次，共5年。PET/CT不作为常规监测检查。

（二）直肠癌术后处理

直肠癌手术创伤较大，应更密切的观察体温、脉搏、呼吸和血压，特别是盆腔引流液的量和性状，注意有无吻合口瘘或短时间内大量出血等并发症的发生。一般术后1周左右，证实没有吻合口瘘，可拔除引流管。低位前切除的病例，有必要术毕即行扩肛，持续5~10分钟，之后每日扩肛1~3次直到肛门自动排气为止。持续胃肠减压，静脉补液，必要时输血。肛门排气后，拔除胃管，进流质饮食。术后48小时内预防性应用抗生素。留置导尿管5天以上，拔管前1~2天间断夹闭，每3~4小时开放1次，锻炼膀胱排尿功能。经腹会阴联合直肠癌根治术的病例，注意观察结肠造口血运、有无回缩、狭窄等情况。

术后化疗及复查、随访同结肠癌。

近年来加速康复外科主张减少术后胃管的放置、早期进食等。

七、术中及术后并发症

（一）术中常见并发症

大肠癌手术切除的并发症可分为两类：①发生于手术中，多与病理解剖和手术技术、意外相关；②发生于手术后，多数系由手术后的解剖、生理改变和代谢障碍所引起。

1.术中大出血

（1）损伤骶前静脉大出血：我国报道发生率2%~4%。是对患者威胁最大的并发症，出血来势凶猛，如处理不当可短期内影响患者生命。是手术死亡的主要原因。对于直肠和盆腔的解剖不熟悉，以及操作技术不恰当是造成骶前静脉大出血的原因。其特点为非搏动性出血，血液大量涌出，在出血处钳夹或缝扎往往会加重出血。处理骶前静脉大出血，应保持镇静，切忌盲目钳夹与强行缝扎。首先纱布或示指压迫，控制出血量，吸尽积血后观察，如静脉裂口小，且周围有组织可缝合，则缝扎止血；纱布压迫止血是最简单有效的方法；亦有学者报道按压图钉止血取得良好效果。

（2）其他原因所致术中出血：男性直肠癌患者术中前列腺后壁静脉丛损伤出血，需要缝扎止血；女性阴道后壁出血亦需缝扎止血；脾被膜的浅表撕裂可缝合修补，但深达实质的裂伤，如止血困难应果断行脾切除。

2.术中输尿管损伤　输尿管是结直肠术中最易出现损伤的器官，发生率为0.7%~12%。损伤部位第一处为结扎肠系膜下血管时，损伤左侧腰段；第二处为在膀胱直肠陷凹和子宫直肠陷凹分离时结扎输尿管；第三处盆腔处理直肠侧韧带时，结扎盆端输尿管；第四处为游离升结肠或降结肠时结扎输尿管；第五处是松解腹膜和缝合盆腔腹膜时。术中应加强保护输尿管的意识，止血时切忌大块钳夹。广泛游离输尿管可使其血运受到影响，也应该避免。术中发现应请有经验的泌尿外科医生协助修补或放置支架管解决。

3.术中膀胱损伤　导致膀胱损伤的主要原因是肿瘤与膀胱的浸润和粘连。最易损伤之处为膀胱后壁。术中精细操作可达到完全切除肿瘤而不损伤膀胱的目的。当肿瘤浸润膀胱壁时宜行膀胱部分切除或全切除。下腹部手术时安放导尿管，使膀胱空虚，降入盆腔，可减少损伤概率。术中如发现膀胱损伤可行膀胱修补或耻股上膀胱造口手术，如三角区损伤应辨明输尿管位置，必要时应做输尿管移植。

4.术中尿道损伤　尿道损伤多发生于直肠癌腹会阴联合手术时。损伤部位多在尿道膜部或球部。术中发现较小损伤应设法修补并留置尿管；如尿道断裂则应行尿道断端吻合术。术后应当预防尿道狭窄。

5.十二指肠损伤　十二指肠损伤在右半结肠切除时发生。当肿瘤和十二指肠粘连时，应耐心仔细分离，避免强行牵拉撕裂十二指肠，有出血点避免大块钳夹和结扎，如肿瘤侵犯十二指肠，可行十二指肠部分切除或胰十二指肠切除术。术中发现损伤后，对于浆肌层破损但未穿孔者，缝合浆肌层即可；小范围全层裂伤，可缝合裂口后放置双套管；较大裂口原则上应做十二指肠造瘘减压。

（二）术后常见并发症

1.吻合口出血　吻合器钉高与肠壁厚度选择不适当或手工缝合时针距过大及结扎不可靠是主要原因。钉合完毕后常规浆肌层缝合被认为是安全的做法。如发现出血量较小，可先输血及给予止血药物，并观察出血情况。如出血量大则需及时手术。

2. 手术野出血　结扎线脱落、前列腺等术中止血不彻底，术后血压恢复致凝块脱落、内脏损伤部位出血、凝血机制障碍或药物等因素均可导致术后术野出血。通过术后血压、心率、血红蛋白的监测，以及引流管的性质可判断出血程度。如小的活动性出血，经输血、输液、应用止血药物等多可止血；对缺乏凝血因子、血小板者当及时补充；经保守治疗无效者，应于休克前手术止血。

3. 吻合口瘘　是结直肠术后常见并发症，亦是严重并发症之一。吻合口血运差、吻合口张力大、手术技巧的欠缺、感染以及切缘有肿瘤组织和炎症、溃疡等均是导致吻合口瘘的原因。另外患者的全身因素，如高龄、营养不良、糖尿病等均影响吻合口愈合。小的吻合口瘘可无明显临床表现，仅表现为体温轻中度升高，局限性腹部压痛。大的吻合口瘘可见脓液及肠内容物自引流管引出，肠内容物弥漫于腹腔形成腹膜炎。治疗方面一般包括禁食，选择肠外营养，合理使用抗生素等。对于有弥漫性腹膜炎者，或长时间保守治疗未能奏效者，应剖腹探查，行腹腔冲洗引流和近端肠管造瘘术。以双套管冲洗引流，可缩短瘘口愈合时间。

4. 直肠阴道瘘　术中阴道壁的损伤会导致直肠阴道瘘。低位前切除术可能造成阴道壁血运差，如患者整体状况较差，则阴道瘘发生率很高。术中尽量应在直视下操作，保证阴道后壁的血运。术前尽可能纠正全身状况，以利于创面愈合。一旦阴道瘘形成，往往需要手术治疗，术式包括：经腹部或经阴道瘘口修补术、横结肠造口或乙状结肠造口术、腹会阴联合直肠癌切除加阴道部分或全切除术等。

5. 直肠癌会阴部切口感染　Miles 术后，关闭盆底和会阴部皮肤后，在骶前会阴区形成一个较大的残腔，如术中肠管破损，可有残腔内污染；术后少量的渗血，也会造成残腔内积血，成为感染的诱因。腔内引流位置不当或堵塞引起引流不畅，或因引流管存在造成逆行感染。如发现会阴部切口感染，当适当敞开切口进行充分引流，初始以生理盐水冲洗伤口，1～2 天后可行高锰酸钾坐浴而无须换药。

6. 术后肠梗阻　肠粘连是引起肠梗阻的第一位原因，占 50% 左右。术后形成的内疝，包括盆底腹膜裂孔疝、造口结肠旁疝、肠系膜裂孔疝等亦为引起肠梗阻的原因。此外，肠吻合时操作不当致使吻合口狭窄、扭曲、成角也可能形成机械性肠梗阻。其他如腹腔感染、吻合口瘘、电解质紊乱等易引起麻痹性肠梗阻。手术创伤、腹腔内炎症、积液、积血或异物刺激导致小肠的炎性水肿，产生一系列免疫反应，从而形成炎性肠梗阻，近年来被越来越多的认识。术后恢复期的肠梗阻，多可通过保守治疗治愈，包括有效的减压、足够的营养支持、及时纠正水及电解质平衡失调、有效的抗生素治疗等。对于高度怀疑有绞窄及有腹膜炎征象者，应果断剖腹探查，手术方式包括肠粘连松解、肠段切除、内疝复位、缺损修补和肠排列术等。

7. 术后排尿和性功能障碍　直肠手术不同程度的损伤了盆腔神经丛。在自主神经中，与排尿和性功能相关的是属于交感神经系统的骶前神经、属于副交感神经系统的盆、内脏神经，以及由两者参与构成的盆丛。大部分患者术后 1～2 周可恢复自行排尿，但部分会有排尿无力、尿流短、排尿时间延长等症状。男性性功能障碍主要表现为勃起无力或不能射精。排尿功能的锻炼主要依靠术后留置导尿管并训练膀胱。有排尿困难者可取立位、侧位或俯卧位排尿，术后提肛等功能训练亦有一定帮助。性功能障碍尚无好的解决方法。

8. 肠造口并发症　包括造口出血、造口末端缺血坏死、造口回缩、造口脱垂、造口狭窄、造口旁疝、造口周围皮肤炎症等。这些并发症的发生多需在术中改善操作技术以避免。严重的出血、脱垂、造口旁疝等需要手术解决。周围皮肤炎症与造口位置与肛袋的选择有关。

八、支持疗法

大肠癌患者常出现营养不良，这与术前肿瘤代谢异常、营养素摄入不足有关；术后机体应激反应，出现高分解代谢及负氮平衡，从而更加重营养不良。

营养不良不仅损害机体组织、器官的生理功能，而且还会增加手术的危险性，甚至影响术后吻合口瘘及病死率。蛋白质－能量营养不良对围术期患者的预后可产生严重的不良影响：①创伤愈合缓慢。创伤愈合一个重要的过程是酸性成纤维细胞利用氨基酸原料合成胶原蛋白。营养不良患者因氨基酸原料供给不足，必将造成愈合延迟。延迟愈合可直接导致胃肠道吻合口愈合不良甚至吻合口瘘。②低蛋白血症常导致胶体渗透压下降使有效血容量相对不足，肠壁组织水肿，血运供应不足。③免疫应答能力受损，感染性并发症与器官功能障碍的发生率增高。④由于呼吸肌的萎缩，心肌功能下降，在严重创伤感染和大手术等重大应激时，不能有效代偿机体增加的氧耗，致使组织缺氧，容易导致多器官功能不全综合征（multiple organ dysfunction syndrome，MODS）的发生。

围术期是指手术前与手术后，抑或包括手术中。围术期营养支持的患者可分为三类：第一类是术前即需营养支持；第二类是术前需营养支持并延续至术后；第三类是术前营养状况良好，术后发生了并发症，或者是手术创伤大、术后不能经口进食的时间较长，或者摄入的营养量不足而需营养支持。术前营养支持所需的时间一般为10天左右，也不影响其可切除性和切除的根治性。

首先控制影响大肠癌患者营养摄入的各种不良症状，通过使用药物进行止吐、止泻、镇痛、解除梗阻、促进食欲等治疗。合理安排术前检查，缩短肠道准备及禁食时间。有严重营养不良的患者应进行围术期营养支持，首选肠内营养支持途径，术前根据情况选择口服、鼻胃管等途径，术后早期可行空肠造口途径进行灌注。通过肠内营养泵逐渐地增量使用肠内营养，一般不会对肠吻合口产生不良影响。必要时可以采用肠外营养支持，通常通过中心静脉途径，短期使用可以通过外周途径给予。目前研究较多的免疫营养底物主要有精氨酸、谷氨酰胺、核苷酸等。根据肿瘤患者的代谢特点应注意使用低糖、高蛋白及含免疫营养物的配方。

1968年Dudrick等倡导用全肠外营养后，为肠外瘘的治疗增添了有力的措施。肠外营养对提高肠瘘的治愈率与确定性手术的成功率都起着积极的作用。营养支持除肠外途径外，采用肠内容物回复灌注、水压、硅胶片内堵等控制肠液的外漏，恢复肠道的通畅，为恢复肠道营养创造了条件。但肠内营养更有利于改善患者的营养状态，维护肠道黏膜的屏障功能。在直肠吻合口瘘肠内营养具有更大的优势，因其属于远端、低流量瘘，出现电解质紊乱和酸碱平衡失调的机会较小，故实施起来相对简单，患者易于接受。可采用管饲给予易消化的营养液以减少粪便产生，保持瘘口清洁利于瘘口愈合。

加速康复外科（fast track surgery），又被称为术后促进康复的程序（enhanced recovery after surgery program，ERAS program）或快速康复外科（fast track rehabilitation in surgery）。快速康复外科的主要理念包括：术前与患者交谈，告知手术计划，以取得患者的合作；适当的术前营养支持，但避免过长时间的应用；选用合理的麻醉方法；积极采用微创手术，不常规应用鼻胃管和引流；术前应用镇静止痛药物；应用持续胸段硬膜外置管止痛；术后早期用缓泻剂、促胃肠动力药；术后早期经肠进食；患者术后早期下床活动。在加速康复外科中营养管理十分重要，有别于以往许多传统概念。在加速康复外科理论中营养支持主要针对术前营养不良或功能障碍的患者，术前在不影响手术时机的情况下，对营养不良的患者进行营养支持，有改善患者术后并发症的发生、降低感染率的作用，能促进患者的康复，这已得到共识。术前纠正营养不良与对并发症的处理，应在实施加速康复外科前完成。只有在营养状态改善，并发症得到控制后，才能实施加速康复外科的程序。既不可认为加速康复外科的内容中摒除了营养支持及其他处理，也不可认为所有患者都能直接进入加速康复外科程序，而应当是那些已具备可进入手术期的患者才可以。目前认为不应该以肠鸣音恢复座位肠麻痹已经解决或恢复口服进食的标志，而在手术结束后5~6小时就开始少量进水，术后第1天开始进食少量流质，争取第3天完全口服液体及流质。术后早期肠内营养，不仅仅是单纯的经肠补充营养，更重要的是促进肠蠕动，维护肠黏膜功能。肠黏膜屏障受损后，肠道内细菌、内毒素易位，将导致代谢率增高，引发全身炎症反应综合征，甚至MODS。早期肠道营养除具有维护肠黏膜的作用外，还有促进门静脉循环、加速器官恢复功能，这也是促进康复外科程序的一个重要措施。

九、不能切除的大肠癌治疗

确诊为结直肠癌的患者50%~60%发生转移，而且其中的80%~90%为不可切除肝转移。转移性疾病经常在治疗后出现，肝脏是最常受累部位。然而20%~34%患者为同时性肝转移。同时性肝转移往往预示着病变范围更广和预后更差。结肠癌伴肝转移患者若未接受手术则5年生存率更低。某些临床病理因素，例如肝外转移瘤的存在、转移瘤数目>3个、转移前的无瘤生存期<12个月，与结直肠癌患者的不良预后相关。

（一）手术治疗结直肠癌转移

研究显示，选择性的给结直肠癌肝转移患者手术切除肝转移瘤，患者仍有治愈的可能，5年无瘤生存率可达20%。结直肠癌还可发生肺转移，大多数推荐肝转移治疗策略也适用于肺转移，肝肺联合切除只适合高度选择的患者。还有数据显示,对再次肝复发的转移病灶可再行手术切除,但5年生存率会随着每次手术而降低,手术时存在肝外疾病是独立的预后差因素。

对原发和转移灶可同时切除者可行同时切除或分次切除。对不可切除转移且原发肿瘤未出现急性梗阻时,姑息性切除原发灶是极少见的适应证,全身化疗是首选初始治疗模式。

(二)肝转移瘤治疗

尽管可切除肝转移瘤的标准治疗方案是手术切除,也可对某一些患者进行肝脏局部非手术治疗。

1. *肝动脉灌注(HAI)治疗*　手术肝转移瘤切除治疗时可置入肝动脉导管或可移植泵,以便后续通过肝动脉灌注治疗肝转移瘤。HAI治疗的局限性包括胆道毒性和需要专业技术人员。认为HAI治疗适合选择性患者,而且只应在手术和肿瘤治疗经验都丰富的医疗单位使用。

2. *动脉栓塞治疗*　经动脉化疗栓塞(TACE)包括肝动脉插管造成阻塞利于局部实施化疗。现有证据不足以推荐TACE治疗结直肠癌肝转移,除非是临床试验。

3. *放射治疗*　参见本书第6章第三节。

4. *肿瘤消融技术*　对身体不能耐受切除手术的患者可考虑消融治疗,消融技术包括射频消融、微波消融、冷融。NCCN指南不推荐采用消融治疗代替可切除患者的手术治疗,不推荐手术或消融或消融联合手术治疗不能将病灶全部去除的患者。

(三)肿瘤腹膜播散的治疗

大约17%的患者出现结直肠癌腹腔转移,2%的患者只有腹膜转移,此种患者PFS和OS通常短于无腹腔转移的患者。治疗目的多为姑息,包括全身化疗,必要时行姑息手术或支架扩张。此外,使用结直肠支架的患者接受贝伐单抗治疗增加穿孔风险。

已有研究阐述细胞减灭术(即腹膜剥离手术)和腹腔热灌注化疗治疗腹腔转移,治疗相关并发症高,病死率达8%,似乎长期生存也没有改善,目前NCCN认为采用细胞减灭术结合HIPEC治疗弥漫腹腔转移只适合用于临床试验。但NCCN同时也认识到需要更多试验来证实这种治疗手段。

(四)判定可切除性

潜在可切除的转移性结直肠癌患者一旦确诊则应接受多学科评估,包括手术咨询以评估可切除状态。判定肝转移瘤是否适合手术切除的标准在于保留足够正常肝储备功能的基础上是否能获得阴性的手术切缘。对残肝功能不足者可术前门脉栓塞受累肝脏以增加肝保留。需指出的是单纯肿瘤大小并不是肿瘤切除的禁忌证,只有当手术能完全切除所有已知病灶时(R0切除)才能考虑手术,因为已经有证据表明肝转移瘤的部分切除或减瘤手术(R1/ R2切除)对生存没有好处。

(五)可切除性的转化

转移性结直肠癌确诊时大多数属于不可切除。但肝脏有限转移如累及关键结构,则肿瘤退缩后可行手术切除,这种患者要高度考虑化疗以减小转移灶,使其转化为可切除;肝脏或肺脏有多个转移者,单纯化疗不能获得R0切除,这种应认为是不能转化的不可切除病灶。

任何用于治疗转移性疾病的化疗方案都可用于转化治疗,目的不是去除微转移灶而是试图获得肿瘤回缩。重要的是含伊立替康和奥沙利铂的方案可致肝脏脂肪性肝炎和窦性肝损伤。为减少肝毒性,推荐一旦手术可实行时要尽快执行。对初始不可切除疾病的化疗,NCCN推荐再评估病情需每2个月一次。

(六)可切除转移性疾病的新辅助和辅助性治疗

为了尽快消除微转移灶,建议欲行肝或肺转移瘤切除术的晚期结直肠癌患者接受晚期疾病有效的化疗方案共为期6个月的围术期化疗。术前、术后化疗方案选择取决于以下几方面:患者之前用过的方案、反应率及这些反感的有效性/毒性。如果肿瘤在新辅助化疗时继续生长,则换用其他方案或者观察。可切除患者应先进行肝切除,然后行术后辅助化疗或是采用围术期化疗。

术前化疗的潜在优点包括:及早治疗微小转移灶、判断肿瘤对化疗的反应(具有预后价值,有助于制定术后治疗计划),对那些早期进展的患者可以避免局部治疗。缺点则包括:错过了“手术机会的窗口期(window of opportunity)”。所以术前化疗患者需频繁评估,多学科专家之间及患者间要密切沟通,优化术前治疗策略,恰当时机手术介入。术前化疗其他风险为肝毒性,故新辅助化疗最好限制在2~3个月。

（七）晚期或转移性疾病的化疗

治疗多发转移结直肠癌的药物既可联合应用也可单独应用，包括 5-FU/LV、卡培他滨、伊立替康、奥沙利铂、贝伐单抗、西妥昔单抗、帕尼单抗阿柏西普和瑞格菲尼。这些药物公认的作用机制各异，包括干扰 DNA 复制和对 VEGF（血管内皮生长因子）、EGF（表皮生长因子）受体活性的抑制。治疗选择依据治疗目的、既往治疗类型和时限、治疗药物毒性。对于适合接受高强度治疗的转移性患者（即对该方案能够良好耐受而获得高治疗反应性可能具有潜在的临床获益），推荐如下五个方案之一：FOLFOX、FOLFIRI、CapeOX、输注 5-FU/LV 或卡培他滨，或 FOLFOXIRI。

1. *治疗顺序与时间*　靶向治疗时代前，有研究显示不论是先给予强化疗还是先给予较弱化疗，临床结果没有太大差别。对于转移性疾病，上述方案均等，无优先推荐，对生物制剂的初始治疗也无优先推荐。

2. *不推荐采用的方案*　IFL 方案因其毒性和降低有效性不推荐；CapeIRI 方案或 CapeIRI/贝伐单抗方案不推荐一线治疗转移性结直肠癌；不推荐联合应用生物学制剂，因其不改善结果却增加毒性。

3. *卡培他滨的毒性*　肌酐清除率下降的患者可以产生药物累积，所以应进行剂量调整；手足综合征的发生率高于 5-FU/LV；北美患者出现不良反应的机会可能更高，应密切监视，根据不良反应调整剂量。近期有研究显示手足综合征与改善的 OS 相关。

4. *伊立替康的毒性*　主要包括早期和晚期腹泻、脱水和严重的中性粒细胞减少。伊立替康由一种称作 UGT1A1 的酶失活，该酶参与胆红素转化，缺乏时可导致间接胆红素升高。因此，UGT1A1 缺乏时或间接胆红素增高时使用伊立替康要谨慎。

某些 UGT1A1 缺陷导致伊立替康代谢失活下降、药物累积、增加毒性。因此伊立替康剂量要依据患者 UGT1A1 表型确定，如下表型 *1/*1、*1/28、*28/*28 伊立替康最大耐受剂量分别为 850 mg、700 mg 和 400 mg。对已出现毒性的患者不推荐 UGT1A1 检测，因为无论结果怎样，患者都需减量。

5. *5-FU/LV 或卡培他滨治疗*　对不能耐受强化疗的患者，NCCN 指南推荐采用 5-FU/LV 或卡培他滨治疗，加或不加贝伐单抗。如果此种强度较低的治疗不能改善患者的功能状态，则宜改为支持治疗；如状态改善则应选用如上推荐的较强治疗方案。

6. FOLFOXIRI　这种强化疗只用于高度选择的、可能转化为可切除的患者。

7. *贝伐单抗*　是人源化单克隆抗体，用于阻滞肿瘤血管生成。研究显示，贝伐单抗一线治疗转移性结直肠癌获益，没有数据阐明是否贝伐单抗应用于可切除转移性疾病的围术期治疗。NCCN 不推荐贝伐单抗用于切除术后Ⅳ期疾病的辅助性治疗，除非新辅助治疗时可见贝伐单抗治疗反应。

有研究显示腹腔去块手术增加胃肠道穿孔风险，而腹腔内未处理肿块则不增加穿孔风险。FDA 同意在贝伐单抗说明书上增加警告，即存在发生坏死性筋膜炎的风险，有时可致命，通常继发于伤口愈合并发症、胃肠道穿孔或贝伐单抗使用后瘘形成。

使用贝伐单抗可能会干扰伤口愈合。委员会推荐在择期手术和最后一次贝伐单抗治疗之间至少间隔 6 周。前临床研究显示停止抗 VEGF 治疗可能会加速复发、复发肿瘤更具侵袭性、增加病死率，但近期研究结果显示没有反弹效应。

8. *西妥昔单抗和帕尼单*　两者都是单克隆抗体，作用于 EGFR 抑制其下游信号。治疗时可以有严重的输注反应包括过敏；还可产生皮肤毒性，皮肤毒性与治疗反应和生存相关；此外，两者都可致静脉血栓以及其他严重不良反应。

十、青年人大肠癌治疗

目前国际上对于青年人大肠癌的定义还没有统一的标准，欧美国家一般定义年龄≤40 岁为青年人大肠癌。我国不同学者有不同的定义，有≤40 岁，≤35 岁，≤30 岁几种分法。考虑到我国大肠癌的老龄化，本研究以≤40 岁为青年人大肠癌的诊断标准。国外文献报道，青年人大肠癌占同期大肠癌的 7%，而我国报道为 8.7%~15.6%。

青年人大肠癌临床症状隐匿，早期无特异性症状，不易早期发现，可能会漏诊或误诊为痔、结肠炎或痢疾等疾病，而延误了诊治时间。青年人大肠癌的临床症状以便血和黏液血便为主，大便性状改变次之，再次为腹部包块及贫血症状，临床症状不典型。这就提示首诊的医务人员在遇到类似有上述症状的青年患者，应详细询问病史，不应忽视直肠指检和大便潜血试验，在必要情况下应行钡餐或纤维结肠镜检查，以减少青年性大肠癌的漏诊和误诊率。青年性大肠癌的组织类型与同期老年性大肠癌相比，分化不良者占58.5%。青年性大肠癌的组织分化差导致肿瘤的生长速度快、病程进展迅速、较早就会出现转移或侵犯周围组织，以致就诊时已失去手术机会，这也是影响青年性大肠癌预后的重要因素之一。统计TNM分期，Ⅲ、Ⅳ期占71.7%，而Ⅰ期仅占5.2%。青年性大肠癌患者就诊时大部分已为晚期患者，手术根治率极低，即使手术后，也存在较高的复发转移风险。青年性大肠癌确诊较晚可能与以下因素有关：①青年性大肠癌临床症状隐匿，无明显特异性症状，易与腹腔其他疾病混淆。同时青年人一般体质好，耐受力强，待就诊时多属晚期，从而失去了根治机会。②青年人大肠癌病理组织分化程度低，以黏液腺癌、印戒细胞癌和低分化腺癌为主，肿瘤细胞侵袭能力较强、病程发展快，就诊时多已有局部侵犯或转移。青年性大肠癌中具有遗传背景的患者占有较高比例，与青年性大肠癌有关的遗传性疾病主要有FAP和NHPNN，另外还有一部分是具有结直肠癌的遗传易感性患者，对于这部分患者其发生大肠癌的风险远高于一般人群。对于具有遗传背景的青年，应早期进行遗传咨询，进行APC基因或MMR基因的筛查，对于携带有遗传基因的高危人群密切随访，定期进行大便潜血试验或纤维结肠镜检查，将会提高这部分患者的早诊率及生存率。

十一、大肠癌的化疗

化疗可使结肠癌患者获益良多，化疗选择主要依据疾病分期：Ⅰ期患者不需要任何辅助治疗；低危Ⅱ期患者可入组临床试验，或是观察，或是考虑卡培他滨或5－FU/LV治疗。不推荐FOLFOX治疗没有高危因素的Ⅱ期患者。高危Ⅱ期患者，包括T4、分化差（除外MSI－H）、淋巴血管侵犯、神经周围侵犯、肠梗阻、穿孔或穿孔位置距肿瘤很近、不确定或阳性切缘，或淋巴结不足12个，都要考虑辅助化疗，方案包括5－FU/LV、卡培他滨、FOLFOX、CapeOX或FLOX。不行化疗只进行观察也可考虑。辅助化疗可使Ⅲ期结肠癌患者术后的总生存提高10%～15%。Ⅱ期结肠癌的术后辅助治疗尚无肯定的结论，一般认为辅助治疗对生存率的提高小于5%。化疗方案包括FOLFOX（优选）、CapeOX（优选）、FLOX、5－FU/LV和卡培他滨用于不适合奥沙利铂治疗的患者。不推荐使用贝伐单抗、西妥昔单抗、帕尼单抗和依立替康用于非转移疾病的辅助治疗。目前推荐结直肠癌术后辅助化疗的时间为6个月。

直肠癌也应根据分期进行治疗。对于Ⅰ期（T1～T2 N0M0）经肛切除术后，如果为T1存在高风险因素（分化差、脉管淋巴管受侵、切缘阳性）或T2病例应给予术后同步化放疗。Ⅱ、Ⅲ期（T3～T4 N0M0，T1～T4 N1～2M0），术前同步放化疗或术后同步放化疗都是该部分患者的标准治疗。T4或N2病例术前同步放化疗对提高手术切除率和局部控制率更有优势，低位直肠癌通过术前同步放化疗能提高保肛率。Ⅳ期（T1～T4 N0～2M1），可手术切除的晚期直肠癌（局限于肝或肺的转移灶以及盆腔原发灶可手术切除），如果病理分期为T3～T4 N1～2M1，建议术后辅助化疗后行盆腔同步化放疗。术后局部复发可再次手术切除病例，如果再分期为Ⅱ、Ⅲ期（T3～T4 N0M0，T1～T4 N1～2M0），且既往未曾接受放疗，建议术后同步化放疗不能手术切除的，复发无法手术切除的，或高龄、合并严重并发症无法手术的直肠癌，进行同步放化疗，可以缓解症状，提高生存质量并延长生存时间，部分病例可转为可手术切除。如果术中发现肿瘤无法手术切除或无法手术切净时，可考虑术中局部照射再配合术后同步化放疗。骨或其他部位转移灶引起疼痛，严重影响患者生活质量时，如果患者身体状况允许，可考虑局部放疗以减轻患者症状，改善生活质量。

随着患者年龄的增长辅助化疗的使用下降，关于老龄患者化疗安全性和有效性的问题很难回答。人群研究显示老年患者可以从辅助治疗中获益，有研究显示5－FU/LV辅助治疗对老年人和年轻人的获益和毒性相似。70岁以上Ⅱ期和Ⅲ期患者，5－FU/LV中加入奥沙利铂的治疗获益尚未证实。有研究显示化疗每延迟4周，OS会减少14%，因此辅助化疗应当在患者可承受情况下尽早开始。

十二、大肠癌的放射治疗

1. 结肠癌的放射治疗　对于可手术切除结肠癌，术前、术后辅助放疗无意义。放疗用于结肠癌仅限于以下情况：局部肿瘤外侵固定无法手术；术中局部肿瘤外侵明显，手术无法切净予以银夹标记；晚期结肠癌骨转移或其他部位转移引起疼痛时姑息止痛治疗；如果术中发现肿瘤无法手术切除或无法手术切净时，也可考虑术中局部照射再配合术后放疗；除晚期结肠癌姑息止痛治疗之外，结肠癌的放疗应当基于于 5－FU 之上的同步化放疗。

2. *直肠癌的放射治疗*　放射治疗主要用于可手术直肠癌术前、术后辅助治疗，不可手术的局部晚期直肠癌的综合治疗，以及晚期直肠癌的姑息减症治疗。术前放化疗病例应在取得病理证实后进行。直肠癌放疗一般在采用 5－FU 基础之上的同步化放疗，可采用三维适形放疗或常规照射技术。术后辅助治疗病例在术后 4 周，身体基本恢复后进行。

十三、大肠癌的基因靶向治疗

目前对于大肠癌的化疗方案主要有 Mayor，IFL，FOLFORI，FOLFOX 等方案。但是临床研究显示，虽然这些新药的问世使得大肠癌的有效率和生存时间有显著延长，但是对于有转移的结直肠癌的治疗效果仍然不甚理想，而且不良反应比较明显。而靶向治疗由于其对特异性靶标的高亲和性，可以提高患者治疗的有效率、化疗的效果以及患者的耐受性。

（一）基因靶向治疗药物

1. *作用于肿瘤细胞 EGFR 的靶向治疗药物*　EGFR 在多数恶性肿瘤中过度表达，如肺癌、大肠癌和头颈部鳞癌等。EGFR 共有 3 个结构域，胞外域与 EGF 和 TGF－α 相结合，通过自身的二聚化和磷酸化，激活酪氨酸激酶（TK）系统，通过其级联反应，引起肿瘤细胞的增殖、细胞永生化、血管生成和转移。作用于 EGFR 的靶向药物，通过和 EGFR 的胞外结构域，阻断 EGF 和 TGF－α 与 EGFR 的结合，从而阻断了 TK 系统的激活而起抗肿瘤作用。这一类药物主要是单抗类药物。

2. *作用于肿瘤细胞受体酪氨酸激酶系统（TK）的药物*　在许多肿瘤的发生过程中，其相对无限制的生长方式大多伴有与各种生长因子有关的 TK 系统的过度激活，引起一系列酶的级联反应，促进细胞的恶性转化、增殖、永生和转移。由于 TK 系统的特殊地位，成为许多靶向治疗研究的靶标，并有许多有效的新药问世。这类药物主要是一些小分子的化合物，因为其分子量较小，较容易进入细胞内部，和 TK 系统的各级分子结合，抑制 TK 系统的过度活化。大量临床试验发现这类药物对于某些肿瘤是有效的，如格列卫治疗 CML 和胃肠道间质肿瘤，Iressa 治疗 NSCLC 等。这类药物对于大肠癌治疗的效果尚在研究中。

3. *作用于肿瘤血管的靶向药物*　目前对于肿瘤血管的研究成为一个新的热点。由于肿瘤组织内的新生毛细血管是肿瘤赖以生存和生长的物质基础。另外，肿瘤血管有 3 个要素使之成为开发抗癌药物较好的靶标：①肿瘤血管和正常血管相比，内皮细胞处于高度生长状态。②肿瘤血管内皮细胞和正常血管一样，基因组稳定，不易产生抗药性。③各种肿瘤细胞的差异极大，但是肿瘤血管细胞因为是正常的内皮细胞，差异较小，同一种药物就有可能对不同的肿瘤有疗效，因此抗肿瘤血管的研究成为目前生物医学的主攻方向之一。对于肿瘤血管的研究发现，肿瘤血管内皮细胞的持续生长状态源于血管生成促进因子和生成抑制因子之间的失平衡，因此调节血管生成因子之间的平衡成为血管靶向研究的重点。

（二）基因靶向治疗前景

对于肿瘤的靶向治疗目前仍然主要集中于肿瘤细胞的表面受体和肿瘤组织的血管生成上面，随着分子生物学的进展和基因工程技术的完善，目前对于肿瘤的靶向治疗提出了基因靶向治疗的新概念，将靶向治疗技术和肿瘤的基因治疗研究相结合，相信这一技术的应用必将对肿瘤的治疗产生新的深远影响。大肠癌的发病率正在逐年上升中，从几十年来大肠癌治疗药物的进展和疗效不断改善的进程来看，不断寻找新的治疗措施、治疗药物必将有效改善其预后。

十四、大肠癌的介入治疗

为了提高治疗效果，目前多采用手术切除结合术前、术后全身化疗的综合疗法，但因肿瘤局部药物浓度低，且全身不良反应大，故效果并不理想。介入放射学则在这方面显示出其独到之处，通过超选择插管动脉化疗，可以明显提高肿瘤局部的药物浓度。Maure 等对消化道肿瘤区域动脉灌注化疗的研究结果表明，区域灌注化疗肿瘤边缘化疗药物浓度是全身化疗时的 9～68 倍，且对像奥沙利铂这样易与血浆蛋白结合而药效降低的化疗药物，通过动脉灌注可使药物效价提高2～22倍，疗效提高4～10倍。由于化疗药物刺激肿瘤供血动脉，可使肿瘤自身血管痉挛、收缩，灌注2周后手术，术中出血量减少，同时造成肿瘤组织周围水肿，刺激局部瘤周组织引起大量细胞浸润及纤维组织增生，防止癌细胞扩散和转移。

对晚期无法切除的病灶，通过局部化疗，可望改善症状或获得手术机会。对于晚期合并肠梗阻的患者，可采用内支架置入的方法，解除梗阻症状提高生存质量。为了减少反复插管给患者带来的不便，对失去手术机会、肝转移、复发的患者，可尝试通过介入的方法在局部留置化疗泵，进行规律的动脉化疗。

十五、大肠癌手术后的复发和转移

外科手术是结直肠癌的主要治疗手段，但仍有很多患者发生术后复发和转移，而术后复发和转移是导致手术失败和患者死亡的主要原因。影响肿瘤术后复发的因素较多，总体可分为肿瘤本身因素和医源性因素两大类。肿瘤本身方面包括肿瘤病理类型、分化程度、大体类型、分期、浸润深度、淋巴结转移及血管淋巴管侵犯等，是复发的重要原因。此外，梗阻是肿瘤复发的另一个重要因素。有梗阻者，肠管肿胀，肠壁变薄，易在游离过程中损伤肠管，粪便污染和肿瘤播散，彻底快速而无污染的肠减压术是大肠癌急性梗阻一期切除吻合的安全保证。医源性方面，大肠癌的复发与首次手术是否达到真正的根治性切除及手术操作是否规范关系密切，故医生手术操作应注意“无瘤技术”，防治肿瘤污染导致的种植、复发和转移。

大肠癌术后复发的主要形式有肝转移、局部复发、肺转移、腹膜播散、淋巴结转移、骨转移及其他形式的复发。结肠癌以肝转移为主，直肠癌以局部复发、肝肺转移为主。有60%～84%的病例复发发生在2年以内，大约90%的病例复发发生在4年以内。

对大肠癌根治术后局部复发的处理，根据复发部位及是否侵犯临近脏器和盆腔壁而不同，局部复发的手术适应证为患者全身情况可以耐受手术、病灶局限在局部、远隔脏器转移可以治疗。保留肛门术后吻合口复发根据复发范围可进行肿瘤局部切除，切除复发的吻合口再次进行保留肛门的手术及腹会阴联合切除手术。腹会阴联合切除手术术后局部复发，如果是盆腔侧壁侵犯和淋巴结转移，可以进行盆侧壁肿块切除和合并髂内血管分支切除。盆腔内复发可以侵犯前列腺、阴道后壁、骶骨等，可以进行骶2～3水平以下的联合骶骨切除的全盆腔脏器切除术。全盆腔脏器切除的手术适应证为：①病灶局限在骨盆腔内，包括转移的淋巴结。②没有侵犯坐骨神经等骶骨神经丛等。③无双下肢水肿。④无盆腔外段的输尿管闭塞。⑤无远隔脏器多发性转移。

大肠癌肝转移肝切除的手术适应证为：①可以切除所有的肝转移灶。②肝切除以后可以维持肝功能。③没有肝脏以外的转移灶。④患者全身状况可以耐受肝脏切除手术。肝转移灶切除术后5年生存率为44%、10年生存率为33%。但对于大肠癌肝转移切除术后65%～85%的病例可以出现复发，其中残肝复发占40%～63%，并且20%～31%仅见残肝复发，对于残肝复发灶再切除术后5年生存率为32%，但残肝切除术后再发率仍为73%。肝切除术后肝动脉插管辅助化疗可以减少残肝癌的复发率。

肺切除组与非肺切除组比较5年生存率分别为46.3%和0，但是有纵隔淋巴结转移者预后不良。术式有楔状切除、肺部分切除及区段切除以及全肺切除等，因肺转移灶有一定纵隔淋巴结转移率，根据肺转移灶的部位和大小进行相应范围淋巴结清扫。大肠癌肺转移手术适应证为：①可以切除所有的肺转移灶；②肺转移灶切除后肺功能可以代偿；③没有肺以外的转移灶；④可以有效地治疗或控制肺以外的转移灶；⑤原发病灶可以治愈性切除。

手术时没有肉眼可见的腹膜播散的病灶，进行腹腔冲洗细胞学检查有5%～15%的阳性率，细胞学检查阳性的病例具有较高的腹膜复发率。对于腹膜转移灶原则上应切除所有的腹膜转移灶，联合应用腹腔化疗，对于直径小于2.5 mm以下的转移灶具有良好的效果，同时可以抑制癌细胞在腹腔剥离面的着床、增殖。对于大肠癌腹膜播散的病例在原发灶可以完全切除后，对p1、p2病例联合腹膜播散病灶完全切除，腹膜复发病灶反复切除也可以获得长期生存的效果。对于p3情况或者腹膜播散同时又有其他脏器转移者可以应用化疗，以缩小肿瘤，改善生存质量。

肝脏是大肠癌常见的血行转移部位之一，肝动脉插管化疗对控制肝脏微小转移灶及预防残肝癌复发具有重要作用。肝脏血流受门静脉和肝动脉双重支配，癌细胞刺激动脉血管深层，动脉化疗可在肿瘤局部形成高浓度的化疗药物，常用药物有氟尿嘧啶、甲酰四氢叶酸钙、奥沙利铂、表柔比星(表阿霉素)等。对于不能进行外科手术的肝脏多发性转移灶、肺转移、骨转移及脑转移和多发性转移，应进行全身静脉化疗。

十六、大肠癌的中医治疗

根据临床表现，大肠癌可以归为“肠覃”“积聚”“脏毒”“锁肛痔”等范畴。现代医学对大肠癌的形成有进一步的理解，认为大肠癌系正气内虚、气滞、血瘀、痰结、湿聚、热毒等相互纠结，日久积滞而成有形之肿块。现代中医认为，大肠癌的中医证候分为脾虚湿阻证、气血虚亏证、肝肾阴虚证、湿热蕴结证、淤血内停证五大类，其中大肠湿热为大肠癌最常见和最基本的证候类型。

中医综合治疗方法为目前临床常用的常规治疗方法，主要包括辨证论治中药汤剂和中成药、静脉点滴中药制剂。其他辅助治疗方法如针灸等也成为中医综合治疗的组成部分。中药汤剂应用简便易行，许多固定处方治疗大肠癌疗效显著。如扶正消瘤汤，方剂组成为党参 15 g，黄芪 20 g，生地 15 g，枸杞子 15 g，麦冬 15 g，川楝子 15 g，鳖甲 10 g，丹皮 15 g，半边莲 15 g，半枝莲 30 g，水红花子 15 g，白花蛇草 15 g，可显著改善患者的临床症状，提高患者生存质量。肿节风注射液具有清热解毒、祛风除湿、抗肿瘤等功效。此外，艾迪注射液联合化疗方案质量晚期大肠癌，较单用化疗方案疗效好，不良反应轻，生活治疗改善明显，生存期有所延长。

虽然目前中医药对大肠癌的研究与治疗已取得了较好的成绩，但不能忽视中医在大肠癌研究与治疗中存在的问题，如在发病机制的研究中与西医的研究相比较则缓慢，抗肿瘤的中药虽多，但单味药物的有效成分研究较少，用药缺乏筛选；中药无论汤剂还是成药在临床治疗上仍处于从属地位，一般用于化疗或术后的辅助治疗。当前，大肠癌的综合治疗应讲究中西医结合，取长补短，既不受传统理论的制约，又要发挥中医的特色，研究出安全有效、经济快捷的中成药成品应用于临床，以便为广大的大肠癌患者造福。

(毛伟征)

参考文献

[1] Elisa D, Paula FA, Bruna RC, et al. Mutational analysis of genes coding for cell surface proteins in colorectal cancer cell lines reveal novel altered pathways, druggable mutations and mutated epitopes for targeted therapy[J]. Oncotarget,2014;5: 9199 - 9213.

[2] Schoen RE, Pinsky PF, Weissfeld JL,et al. Colorectal - cancer incidence and mortality with screening flexible Sigmoidoscopy [J]. N Engl J Med,2012;366: 2345 - 2357.

[3] Avanish PS, Sung UB, Amy C, et al. Magnetic resonance imaging in rectal cancer: A surgeon's perspective[J]. World J Gastroenterol,2014;20: 2030 - 2041.

[4] Manish C, Jemma B, Gina B, et al. Laparoscopic surgery for rectal cancer[J]. Can J Surg,2013; 56: 135 - 144.

[5] Stanley KTY, Aneel B, Diana MT, et al. Chemoradiotherapy response in recurrent rectal cancer[J]. Cancer Med,2014; 3: 111 - 117.

[6] Noam S, Steven DW. Current status of laparoscopy for the treatment of rectal cancer[J]. World J Gastroenterol,2014;20: 15125 - 15134.

[7] Mohammad SF, Mohammad RK. Rectal cancer: a review[J]. Med J Islam Repub Iran, 2015;29: 171 - 176..

[8] Karen WM, Elizabeth MP, Alexa JR, et al. COX - 1 (PTGS1) and COX - 2 (PTGS2) polymorphisms, NSAID interactions, and risk of colon and rectal cancer in two independent populations[J]. Cancer Causes Control,2013;24: 2059 - 2075.

[9] Bengt G, Scheele J. Multidisciplinary treatment of patients with rectal cancer: Development during the past decades and plans for the future[J] . Ups J Med Sci,2012;117: 225 - 236.

[10] Adam R, Delvart V, Pascal G, et al. Differences in Survival between Colon and Rectal Cancer from SEER Data[J]. PLoS One,2013;8: e78709.

[11] Ümit T, Mustafa Ö, Servet T. MRI in local staging of rectal cancer: an update[J]. Diagn Interv Radiol,2014;20: 390 - 398.

[12] Abdus S, Chelliah RS. Current trends in staging rectal cancer[J]. World J Gastroenterol,2011;17: 828 - 834.

[13] Pawlik T, Scoggins C, Zorzi D, et al. Short and long - term outcomes of robotic versus laparoscopic total mesorectal excision for rectal cancer: A case - matched retrospective study[J]. Medicine (Baltimore), 2015; 94: e522.

第二十九章　非癌性大肠恶性肿瘤鉴别诊断与治疗

第一节　间质肉瘤鉴别诊断与治疗

胃肠道间质瘤(gastrointestinal stromal tumors,GIST)是胃肠道最常见的间叶源性肿瘤,在临床谱系上可从良性至恶性,主要从肿瘤大小及核分裂象,细胞丰富程度,有无多形性或异型性,有无出血坏死及有无浸润生长等多方面区分良恶性,约30%的GIST表现为恶性,恶性GIST称为间质肉瘤。大肠间质肉瘤临床少见,仅占大肠恶性肿瘤的0.1%~0.4%,以直肠多发,中老年多发,无种族、性别差异。

一、诊断

大肠间质肉瘤临床早期多表现为腹泻、便秘、腹胀、腹痛等,中晚期表现为消化道出血、梗阻、腹部肿块,与大肠癌在临床上缺乏特异性症状和体征,肿瘤良恶性难以鉴别,且肿瘤较大者可能仅有一小部分恶变,因此肠镜活检有一定误诊率,诊断需要行大体标本肠镜病理检查。多表现为半球形或球形黏膜下隆起,直径多大于5 cm,质地细腻,切片灰白或灰黄色,呈鱼肉状,可伴有出血和坏死,囊性变部分病灶有局部浸润和转移。

GIST病理:GIST免疫组化检测通常表达CD117,显示卡哈尔细胞(Cajal cell)分化,大多数病例含有c-kit或PDGFRA活化突变。①对组织学形态符合典型GIST,CD117和DOG1弥漫阳性的病例,可做出GIST的诊断;②对于组织学形态考虑为GIST,但是$CD117^+$、DOG1-或$CD117^-$、$DOG1^+$的病例,在排除其他类型肿瘤后可做出GIST的诊断,必要时进一步行分子病理学检测以确定是否存在c-kit或PDGFRA基因突变。如经分子病理学检测也无c-kit或PDGFRA基因突变,建议请病理专家做出最终诊断;③对于组织学形态符合典型GIST,但是CD117和DOG1均为阴性的病例,在排除其他类型肿瘤(如平滑肌肿瘤、神经鞘瘤和纤维瘤病等)后,需要进一步行c-kit基因和/或PDGFRA基因的检测。如有c-kit基因或PDGFRA基因突变,可诊断为GIST,如无c-kit基因或PDGFRA基因突变,也可做出野生型GIST的诊断。

2010年WHO消化道肿瘤分类和2013年WHO软组织肿瘤分类均采用了Miettinen等报道的6类8级标准并根据预后分组将GIST分为良性、恶性潜能未定和恶性三类(表29-1、表29-2)。

表29-1　GIST患者的预后(基于长期随访资料)

预后分组	肿瘤参数		疾病进展(患者百分数)[a]	
	肿瘤大小	核分裂象(50高倍视野)	胃GIST	小肠GIST
1	≤2	≤5	0	0
2	>2≤5	≤5	1.9	4.3
3[a]	>5≤10	≤5	3.6	24
3[b]	>10	≤5	12	52
4	≤2	>5	0[b]	50[b]
5	>2≤5	>5	16	73
6[a]	>5≤10	>5	55	85
6[b]	>10	>5	86	90

注:[a] 基于AFIP 1784名患者的研究;[b] 病例数较少

表 29－2　GIST 的良恶性及其相应 ICD－O 编码

良性 GIST	预后分组 1,2,3a	8936/0
恶性潜能未定的 GIST	预后分组 4	8936/1
恶性 GIST	预后分组 3b,5,6a,6b	8936/3

二、鉴别诊断

根据大肠间质肉瘤主要病变部位及临床表现,需与以下疾病鉴别。

(一)大肠恶性肿瘤

大肠癌的临床表现因病变的部位不同而异。一般认为左侧大肠癌以便血、腹泻、便秘和肠梗阻为主要表现,右侧结肠癌以全身症状、贫血和腹部包块为主要表现。大便隐血多为阳性,肠镜能观察到大肠病变部位,肠腔改变蠕动情况。并可以行活组织检查,病理活检多为腺癌,可诊断。大肠癌的发病既有遗传因素,又有环境因素。明确高危因素,对高危人群进行筛查有重要意义。病例研究表明大肠癌的高危因素有肠息肉史、慢性腹泻、慢性便秘、黏液血便、精神刺激史、饮水不洁史、阑尾手术史和家族肿瘤史。对年龄超过 40 岁有高危因素者可行免疫法大便隐血试验,必要时行大肠镜筛检,对大肠癌的早期诊断有意义。值得注意的是,在早期大肠癌中,约一半病例大便隐血试验呈阴性反应。

(二)溃疡性结肠炎

溃疡性结肠炎是多种病因引起的,异常免疫介导的肠道慢性及复发性炎症,以直肠和结肠慢性炎性疾病为主,95% 以上病例有直肠受累。临床上以腹泻、黏液脓血便、腹痛为主要表现,肠镜检查是诊断与鉴别诊断的最重要手段之一,直接观察肠黏膜变化,取活组织检查,并确定病变范围。本病病变呈连续性、弥漫性分布,从末端直肠开始逆行向上扩展,内镜下所见重要改变有:①黏膜血管纹理模糊、紊乱或消失、充血、水肿、易脆、出血及脓性分泌物附着,并常见黏膜粗糙,呈细颗粒状;②病变明显处见弥漫性糜烂和多发浅表性溃疡;③慢性病变见假息肉及桥状黏膜,结肠袋往往变浅、变钝或消失。结肠镜黏膜活检可见弥漫性慢性炎症细胞浸润,活动期表现为表面糜烂、溃疡、隐窝炎、隐窝脓肿;慢性期表现为隐窝结构紊乱、杯状细胞减少和潘氏细胞化生。

(三)克罗恩病

克罗恩病表现为慢性起病,反复发作性右下腹或脐周痛、腹泻、体重下降,特别是伴有肠梗阻、腹部压痛、腹块、肠瘘、肛周病变、发热等表现者,病变可涉及口腔、食管、胃及十二指肠,但少见。肠镜检查是诊断及鉴别克罗恩病的重要方法,肠镜下特点为:①病变呈节段性或跳跃性,而不呈连续性。②黏膜溃疡的特点:早期呈鹅口疮样溃疡;随后溃疡增大、融合,形成纵行溃疡和裂隙溃疡,将黏膜分割呈鹅卵石样外观。③病变累及肠壁全层,肠壁增厚变硬,肠腔狭窄。活组织病理检查,克罗恩病的特点为:①非干酪性肉芽肿,由类上皮细胞和多核巨细胞构成,可发生在肠壁各层和局部淋巴结;②裂隙溃疡,呈缝隙状,可深达黏膜下层甚至肌层;③肠壁各层炎症,伴固有膜底部和黏膜下层淋巴细胞聚集、黏膜下层增宽、淋巴管扩张及神经节炎等。肠壁全层病变致肠腔狭窄,可发生肠梗阻。溃疡穿孔引起局部脓肿,或穿透至其他肠段、器官、腹壁,形成内瘘或外瘘。肠壁浆膜纤维素渗出、慢性穿孔均可引起肠粘连。需根据临床表现、X 线检查、结肠镜检盘和活组织检查所见进行综合分析。

(四)肠结核

肠结核患者既往或现有肠外结核病史;内镜检查病变主要涉及回盲部,可累及邻近结肠,溃疡多为横行,浅表而不规则;活检组织抗酸杆菌染色阳性有助肠结核诊断,干酪样肉芽肿是肠结核的特征性病理组织学改变(可惜因取材大小受限,依靠活检较难发现这一特征性病变);结核菌素试验强阳性、血清结核杆菌相关性抗原和抗体检测阳性等倾向肠结核诊断。对鉴别有困难不能除外肠结核者,应先行诊断性抗结核治疗,肠结核经抗结核治疗 2～6 周后症状有明显改善,治疗 2～3 个月后内镜所见明显改善或好转。有手术指征者可行手术探查,病变肠段或肠系膜淋巴结病理组织学检查发现干酪性肉芽肿可获确诊。

三、治疗

(一)手术治疗

估计手术能完整切除且不严重影响相关脏器功能者,可以直接进行手术。近年的NCCN指南已经明确,如果需要进行新辅助治疗,则需要取活检。应该注意不适当的活检可能引起肿瘤的破溃、出血和增加肿瘤播散的危险性,需慎重。

手术前活检的原则:①对于大多数可完整切除的GIST,手术前不推荐常规活检或穿刺。②需要联合多脏器切除者,或手术后可能影响相关脏器功能的,术前可考虑行活检以明确病理诊断,且有助于决定是否直接手术,还是先用术前药物治疗;③对于无法切除或估计难以获得R0切除的病变,拟采用术前药物治疗的,应先进行活检。

空芯针穿刺活检组织检查:推荐在超声或CT引导下行空芯针穿刺(CNB),与手术标本的免疫组化染色表达一致性可以达到90%以上,诊断准确性也达到90%以上。注意对CNB标本进行免疫组化标记时必须联合采用CD117、DOG1和CD34标记。不推荐使用FNB(fine needle biopsy)进行活检。

内窥镜活组织检查:依靠内镜下活检常难以明确病理诊断,因为只有GIST累及黏膜时才有可能取到肿瘤组织,且偶可导致肿瘤严重出血,需要慎行。

术中冰冻活检:不推荐常规进行术中冰冻活检。除非手术中怀疑GIST周围有淋巴结转移或不能排除其他恶性肿瘤。

1. 手术适应证

(1)局限性GIST:原则上可行手术切除;不能切除的局限性GIST,或临界可切除,但切除风险较大或严重影响脏器功能者,宜先行术前药物治疗,待肿瘤缩小后再行手术。

(2)复发或转移性GIST,分以下几种情况区别对待:①未经分子靶向药物治疗,但估计能完全切除且手术风险不大,可考虑手术切除结合药物治疗。②药物治疗有效,且肿瘤维持稳定的复发或转移性GIST,估计所有复发转移病灶均可切除的情况下,建议考虑手术切除全部病灶。③局限性进展的复发转移性GIST,鉴于分子靶向药物治疗后总体控制满意,只有单个或少数几个病灶进展,可以考虑谨慎选择全身情况良好的患者行手术切除。术中把进展病灶切除,并尽可能切除更多的转移灶,完成较满意的减瘤手术。④分子靶向药物治疗下广泛性进展的复发转移性GIST,原则上不考虑手术治疗。⑤姑息减瘤手术只限于患者能耐受手术并预计手术能改善患者生活质量的情况。

(3)急诊手术适应证:在GIST引起完全性肠梗阻、消化道穿孔、保守治疗无效的消化道大出血以及肿瘤自发破裂引起腹腔大出血时,须行急诊手术。

2. GIST的手术原则　①手术目标是尽量争取R0切除。如果初次手术仅为R1切除,预计再次手术难度低并且风险可以控制,不会造成主要功能脏器损伤的,可以考虑二次手术。在完整切除肿瘤的同时,应避免肿瘤破裂和术中播散。GIST很少发生淋巴结转移,除非有明确淋巴结转移迹象,一般情况下不必常规清扫。②肿瘤破溃出血:原因之一为较少发生的自发性出血,另外原因是手术中触摸肿瘤不当,造成破溃出血,因此术中探查要细心轻柔。③术后切缘阳性:目前国内外学者倾向于进行分子靶向药物治疗。

3. 腹腔镜手术　腹腔镜手术容易引起肿瘤破裂和导致腹腔种植,所以不推荐常规应用。多用于胃GIST治疗,不主张用于其他部位GIST的治疗。有经验的中心可以根据部位和大小考虑在进行腹腔镜切除。术中必须使用"取物袋",特别注意避免肿瘤破裂播散。

4. 胃肠外GIST手术(Slides17)　外科手术仍为首选的治疗方式,手术治疗的彻底性与疾病预后密切相关,推荐行病灶的整块完整切除。在部分患者中,肿瘤可与周围组织广泛粘连或播散,有时也可采用活检术或姑息性手术,以达到明确诊断或减瘤而缓解症状的目的。

(二)GIST内镜下治疗原则

由于GIST起源于黏膜下,生长方式多样,内镜下恐难行根治性切除,且并发症高,不常规推荐。

(三)分子靶向药物治疗

1. *GIST 术前治疗*

(1)术前治疗的意义:减小肿瘤体积,降低临床分期;缩小手术范围,避免不必要的联合脏器切除,降低手术风险,同时增加根治性切除机会;对于特殊部位的肿瘤,可以保护重要脏器的结构和功能;对于瘤体巨大,术中破裂出血风险较大的患者,可以减少医源性播散的可能性。

(2)术前治疗的适应证:①术前估计难以达到 R0 切除;②肿瘤体积巨大(>10 cm),术中易出血、破裂,可能造成医源性播散;③特殊部位的肿瘤(如胃食管结合部、十二指肠、低位直肠等),手术易损害重要脏器的功能;④肿瘤虽可以切除,但估计手术风险较大,术后复发率、病死率较高;⑤估计需要进行多脏器联合切除手术。

(3)术前治疗时间、治疗剂量及手术时机选择:在药物治疗期间,应定期(每 3 个月)评估治疗效果。对于术前治疗时间,一般认为给予伊马替尼术前治疗 6 个月左右施行手术比较适宜。过度延长术前治疗时间可能会导致继发性耐药。术前治疗时,推荐进行基因检测并根据基因检测结果确定伊马替尼的初始剂量。对于肿瘤进展的患者,应综合评估病情,尚可手术者(有可能完整切除病灶),应及时停用药物,及早手术干预;不能手术者,可以按照复发或转移患者采用二线治疗。

(4)术前停药时间及术后治疗时间:建议术前停药 1 周左右,待患者基本情况达到要求,可考虑进行手术。术后,原则上只要患者胃肠道功能恢复且能耐受药物治疗,应尽快进行药物治疗。对于 R0 切除者,手术后药物维持时间可以参考辅助治疗的标准,以药物治疗前的复发风险分级来决定辅助治疗的时间;对于姑息性切除或转移、复发患者(无论是否达到 R0 切除),术后治疗与复发/转移未手术的 GIST 患者相似。

2. *GIST 术后辅助治疗*

(1)辅助治疗适应证:目前推荐中高危复发风险患者作为辅助治疗的适应人群。不同基因突变类型患者,辅助治疗的获益存在差异,c - kit 外显子 11 突变与 PDGFRA 非 D842V 患者辅助治疗可以获益;同时,c - kit外显子 9 突变、与野生型 GIST 能否从辅助治疗中获益有待进一步研究。而 PDGFRA D842V 突变 GIST 患者未能从辅助治疗中获益。

(2)辅助治疗剂量和时限:推荐伊马替尼辅助治疗的剂量为 400 mg/d。治疗时限:对于中危患者,应至少给予伊马替尼辅助治疗 1 年;高危患者,辅助治疗时间至少 3 年;肿瘤破裂患者,可考虑延长辅助治疗时间。

(四)转移复发或不可切除 GIST 的治疗

1. *伊马替尼一线治疗*　伊马替尼是转移复发/不可切除 GIST 的一线治疗药物,初始推荐剂量为 400 mg/d。c - kit 外显子 9 突变的患者推荐伊马替尼初始治疗剂量为 600 ~ 800 mg/d。鉴于国内临床实践中,多数患者无法耐受伊马替尼 800 mg/d 治疗,因此对于 c - kit 外显子 9 突变的国人 GIST 患者,初始治疗可以给予伊马替尼 600 mg/d。如伊马替尼治疗有效,应持续用药,直至疾病进展或出现不能耐受的毒性。

(1)伊马替尼的常见不良反应有水肿、胃肠道反应、白细胞减少、贫血、皮疹、肌肉痉挛以及腹泻等;大多数不良反应为轻至中度,对症支持治疗即可改善。

(2)伊马替尼标准剂量失败后的治疗选择:如果在伊马替尼治疗期间发生肿瘤进展,首先确认该患者是否遵从医嘱,即在正确的剂量下坚持服药;在除外患者依从性因素后,应该按照以下原则处理。

①局限性进展:局限性进展表现为伊马替尼治疗期间,部分病灶出现进展,而其他病灶仍然稳定甚至部分缓解。局限性进展的 GIST,在手术可以完整切除局灶进展病灶的情况下,建议实施手术治疗,术后可继续原剂量伊马替尼或增加剂量治疗;如未能获得完整切除时,后续治疗应遵从 GIST 广泛性进展的处理原则;GIST 广泛进展时,不建议采取手术。

对于部分无法实施手术的 GIST 肝转移患者,动脉栓塞与射频消融治疗也可以考虑作为辅助治疗方式;而不宜接受局部治疗的局灶性进展患者,可以增加伊马替尼剂量或者给予舒尼替尼治疗。

②广泛性进展:对于标准剂量的伊马替尼治疗后出现广泛进展者,建议给予伊马替尼增加剂量或换用舒尼替尼治疗。伊马替尼增加剂量:考虑耐受性问题,推荐国人 GIST 患者优先增量为 600 mg/d。

2. *舒尼替尼治疗*　37.5 mg/d 连续服用与 50 mg/d(4/2)方案均可作为选择。尽管缺乏随机对照,但研究证实舒尼替尼37.5 mg/d可能获得更好的疗效与更好的耐受性。舒尼替尼常见不良反应为贫血、粒细胞减少、血小板减少、手足综合征、高血压、口腔黏膜炎、甲状腺功能减退等，经对症治疗后均可获得缓解。

3. *伊马替尼与舒尼替尼治疗失败后的治疗*　伊马替尼与舒尼替尼治疗均进展的GIST患者，建议参加新药临床研究，或者考虑给予之前治疗有效且耐受性好的药物进行维持治疗；瑞戈非尼治疗伊马替尼与舒尼替尼失败的GIST，显示出了进一步的抗瘤活性，可作为三线治疗药物进行选择，但瑞戈非尼在国内尚缺乏足够的应用经验。

（五）随访

1. *GIST术后随访*　GIST手术后最常见的转移部位是腹膜和肝脏，故推荐进行腹、盆腔增强CT或MRI扫描作为常规随访项目。①中、高危患者，应该每3个月进行CT或MRI检查，持续3年，然后每6个月一次，直至5年；②低危患者，应每6个月进行CT或MRI检查，持续5年；③由于肺部和骨骼转移发生率相对较低，建议至少每年1次胸部X线检查，在出现相关症状情况下推荐进行ECT骨扫描。

2. *转移复发或不可切除或术前治疗患者*　①治疗前必须进行增强CT或MRI作为基线和疗效评估的依据。②开始治疗后，至少应每3个月随访，复查增强CT或MRI；如果涉及治疗决策，可以适当增加随访次数。③治疗初期（前3个月）的密切监测非常重要，必要时可以做PET－CT扫描确认肿瘤对治疗的反应。⑤必要时，应该监测血药浓度，以指导治疗。

第二节　非霍奇金淋巴瘤鉴别诊断与治疗

一、概述

大肠恶性淋巴瘤有两种形式，一是原发于肠道淋巴组织的原发性淋巴瘤，组织学类型一般为非霍奇金淋巴瘤，包括黏膜相关性淋巴瘤和肠病相关性淋巴瘤；另一种是全身性淋巴瘤累及结肠的继发性淋巴瘤。在大肠恶性肿瘤中，此病约占1.5%。好发于淋巴组织较丰富的回肠末端及盲肠，肠道淋巴瘤临床误诊率很高，其原因为：①患者缺乏特异性的临床表现；②肠道淋巴瘤发病率低，临床医生对其认识不足；③肿瘤内常有炎症及坏死，当取材部位表浅或取材部位不当时则难以确诊。

二、诊断与鉴别诊断

（一）诊断

大肠非霍奇金淋巴瘤早期无特异性症状，中晚期因肿瘤较大或有溃疡形成，可以有腹痛、腹泻、便血、腹块及肠梗阻等表现，继发性淋巴瘤患者早期多有明显肠外表现，如发热、浅表淋巴结肿大、脾肿大等。确诊大肠非霍奇金淋巴结需取得明确病理诊断，内镜下主要表现为弥漫型、息肉型、溃疡型及肠外型肿块。弥漫型肿块因肿瘤细胞弥漫浸润，表现为肠壁弥漫性增厚僵硬，可见病变肠段失去正常光泽，肠腔狭窄、蠕动消失，注气后仍不能扩展肠腔。肠黏膜增厚似脑回状，或呈弥漫结节状增生，表面糜烂或浅溃疡，类似于弥漫浸润型癌，但累及范围更广泛。息肉型肿块表现为广基息肉或多发性半球状息肉，表面光滑或结节状，易误诊为良性息肉或息肉样癌。瘤体大的表面可出现溃疡及出血，并可引起肠腔狭窄。也可呈现多发性大小几乎相等的半球息肉，类似良性淋巴样息肉病。表面光滑，色白。但局部往往因浸润增厚，结肠袋半月襞消失，局部僵硬，蠕动消失。溃疡型肿块表现为大小不等的溃疡，表面糜烂出血，溃疡周围有增厚僵硬的环堤，类似于溃疡型癌或表现为溃疡表面白苔，周堤平坦，类似于良性溃疡。肠外肿块型肿块，因肿块向腔外生长，肿块较大时肠腔受压而狭窄，但肠黏膜无异常。结肠镜检查是诊断大肠恶性淋巴瘤的主要方法。

值得注意的是尽管有时在内镜下高度怀疑为恶性病变，但活检病理始终只能发现炎性细胞浸润。这是因为肠型恶性淋巴瘤虽然在组织学尚有一定的特征如组织细胞和淋巴细胞的异型、病理核分裂象、组织结构破坏等，但常因取材过浅、组织块太小，组织钳夹时的挤压等而不能确诊。因此本病取材活检有别于结肠癌，除了黏膜取材外，夹取黏膜下组织很有必要。而一旦内镜结果与病理结果数次不符时，应警惕本病的可能。应结合临床，综合分析，必要时手术探查，明确诊断，及时治疗。

（二）鉴别诊断

大肠非霍奇金淋巴瘤需与多种疾病及肿瘤相鉴别：

1. 淋巴组织反应性增生　肠道MALT（黏膜相关淋巴样组织）淋巴瘤CCL细胞与正常小淋巴细胞常十分相似，肿瘤内常有反应性滤泡形成，易与淋巴组织反应性增生相混淆。因此，其诊断常有一定困难。MALT淋巴瘤的特点为：①黏膜内有密集成片形态一致的淋巴细胞浸润；②肿瘤内可见大量的CCL细胞及明显的淋巴上皮病变；③瘤细胞可具有一定的异型性；④免疫组化染色瘤细胞呈单克隆性。

2. 低度恶性MALT淋巴瘤母细胞转化　其特点为在大片CCL细胞中出现成群成片中心母细胞样及免疫母细胞样细胞，母细胞达20%以上，有学者将其称为高度恶性MALT淋巴瘤。此类淋巴瘤在胃肠道均可发生，但以肠道较多见，预后比低度恶性MALT淋巴瘤明显为差，但比淋巴结内相似形态的B大细胞淋巴瘤为好。

3. 胃肠道单纯高度恶性B大细胞淋巴瘤　不伴有低度恶性MALT淋巴瘤成分，是否为MALT淋巴瘤仍有争议。2001年WHO分类指出MALT淋巴瘤的诊断只应限于主要由小细胞组成的淋巴瘤，不宜用于MALT部位的大细胞淋巴瘤。

4. 淋巴瘤性息肉病　其巨检形态常表现为多发性息肉，肿瘤多见于回盲部，瘤细胞形态十分一致，无母细胞转化和淋巴上皮病变。可与低度恶性MALT淋巴瘤相鉴别。

5. 肠道T细胞淋巴瘤与B细胞淋巴瘤的鉴别　肠道T细胞淋巴瘤多见于男性青壮年，瘤细胞多形性较明显，可见血管浸润、大片坏死及单个瘤细胞浸润上皮细胞。瘤细胞表达CD45RO阳性，L26阴性。

6. 小细胞未分化癌　胃肠道淋巴瘤主要位于黏膜固有层和黏膜下层。其细胞类型主要为滤泡中心细胞样细胞，瘤细胞常侵犯黏膜上皮和腺上皮，形成特征性的淋巴－上皮病变。在黏膜固有层毛细血管和小静脉内易见瘤细胞浸润。免疫组化染色瘤细胞表达LCA阳性。未分化癌则常与黏膜上皮细胞和腺体细胞有移行过渡现象，癌细胞多形性较明显，核染色深，核仁明显。瘤细胞有排列成巢状、条索状、小片状及腺样的趋势。间质纤维组织增生较明显。网状纤维染色见癌巢周围有网状纤维包绕。免疫组化染色见瘤细胞表达cytokeratin和EMA阳性。

三、治疗

大肠非霍金奇淋巴瘤目前多主张采用以手术治疗为主，放疗和化疗三者相结合的综合治疗原则。

（一）手术治疗

手术治疗是国内外公认的首选治疗方法。本病肠道侵犯虽然范围大，瘤块体积大，但与肠外脏器浸润则不如大肠癌，手术多可完全切除，国内报道本病的根治切除率为64%～76%。对术中探查瘤体较大，甚至肠系膜根部、腹主动脉旁淋巴结均有浸润肿大时，不应认为是根治手术的禁忌证，不应放弃手术切除；应在明确本病的情况下，尽量分离病变肠段，争取行病变肠段切除及淋巴结切除，这种积极的尽可能的“减瘤手术”对患者预后有重要意义。本病常在黏膜下层沿肠纵轴浸润扩散，肿瘤界限不如癌明显，易造成边缘肿瘤残留，应做手术中冷冻检查指导切除范围，术中还应注意多发病灶。术中如判断肿瘤不能做根治性切除，也应争取做姑息性切除。这样，可避免大剂量放疗引起的放射性肠炎及大剂量化疗引起的不良反应以及难以耐受的全身反应，增强放疗和化疗的效果，对预防肠穿孔和出血等局部控制也非常重要，部分患者可获得长期生存。对于已不能行姑息切除，如有梗阻者应做短路手术，将肿瘤旷置，解除梗阻，并用银夹标记肿瘤范围，便于手术后进行放疗。另外，应常规进行肝、脾及可疑组织病理活检。

（二）放疗

关于术后是否辅助放疗的问题目前尚未取得一致意见。但近年来大多数学者认为术后常规辅助放疗是合理的，因为大多数大肠非霍金奇淋巴瘤是放疗敏感性肿瘤，放疗不但可以杀灭照射区域未能清除的肿瘤细胞。而且可以抑制肿瘤细胞的复发和转移，延长患者的生存期。术后辅助放疗一般在手术后3～4周开始，多采用全腹腔照射和全腹腔移动条野加重复局部小野追加照射，照射总量为2400～4500 cGy/3～4周。对于肝脏的预防性照射可减少淋巴瘤肝转移的发生。

（三）化疗

对大肠非霍奇金淋巴瘤的化疗应在放射治疗后1～2个月开始，或在复发或全身性广泛转移后使用。多采用联合化疗方案，主要有COAP、CHOP、MOPP和COPP等，缓解率可达50%以上。但化疗不能代替放疗。

（四）其他

单克隆抗体导向治疗，LAK细胞，肿瘤坏死因子、干扰素等疗法正在探索。

本病预后与病期、肿瘤大小、淋巴转移、病理类型及综合治疗措施有关。一般术后5年生存率50%~68%，但5年生存率并不能反应实际预后，因为淋巴瘤有时病程可很长，往往经历一个很长的缓解期以后，病情又加剧，并最终造成死亡。

第三节　直肠恶性黑色素瘤鉴别诊断与治疗

一、概述

肛管直肠恶性黑色素瘤(anorectal malignant melanoma，ARMM)是一种罕见且预后极差的恶性肿瘤。占全身黑色素瘤的0.4% ~1.6%，占原发性肛管恶性肿瘤的0.2%~1.2%。由于多数患者诊断时已处于疾病晚期，所以预后极差，文献报道经积极治疗后患者5年生存率仅10%左右。女性的发病率高于男性。

ARMM危险因素可能有：①良性黑痣史，本病患者65%~84%有良性黑痣史。②种族与阳光照射。在美国，种族是黑色素瘤发病的一个非常重要的因素，非裔美国人的皮肤和眼部黑色素瘤发病率比白种人高出5~20倍。③HIV感染：在同性恋、双性恋男性人群及其他感染HIV的人群中，恶性肿瘤患病率明显增加，提示包括本病在内的多种恶性肿瘤均与HIV感染有相关性。

二、诊断与鉴别诊断

（一）诊断

ARMM的临床表现并无特异性，约有55%的患者主诉有大便带血，34%的患者主诉有肛周或直肠肿块，13%的患者主诉肛周疼痛。其他症状包括肛周瘙痒，里急后重，脱垂的痔疮，大便习惯改变和腹泻。患者出现肿瘤转移时，还可以表现为乏力、体重减轻、贫血等症状。ARMM恶性程度较高。ARMM的诊断主要依靠临床表现、肛管直肠检查、肠镜及病理活检等。由于本病缺乏特异性临床表现，发病率低，常被误诊为血栓痔，所以有必要对主诉便血和肛周不适等症状的患者予以高度怀疑和全面评估。94.7%的ARMM在距离肛缘5 cm范围内，因此简便的肛门直肠指诊可显著减少其漏诊、误诊的发生。因为本病的恶性程度较高，所以早期诊断对于改善本病的预后非常重要。肠镜检查可以同时获得肿瘤的外观形态和组织活检，而组织活检对诊断黑色素瘤尤为重要。组织学标志物也可用于ARMM的诊断。黑色素有助于本病的诊断，但黑色素不存在于所有ARMM瘤细胞中。只有30%~70%的肛管直肠恶性黑色素瘤含有黑色素，这使临床和组织病理学诊断更加困难。免疫组化联合检测S-100蛋白，HMB-45，Vi-mentm被认定有助于明确诊断。一旦组织病理诊断明确，可通过内镜下直肠内超声检测肿瘤厚度与周围淋巴结状态，利用CT的胸腹部和骨盆扫描确定是否有淋巴结肿大或发生肝、肺、骨的转移，从而评估全身情况，制定治疗方针。

（二）鉴别诊断

1. *细菌性痢疾*　主要与慢性细菌性痢疾鉴别。本病有流行病学特征，主要表现为腹痛、腹泻、里急后重、黏液脓血便、大便次数增多、左下腹压痛等特征，病程长，可有急性发作史。大便培养痢疾杆菌阳性。最重要的鉴别方法是结肠镜检查，细菌性痢疾时肠黏膜除充血水肿，溃疡外，黏膜呈颗粒状，可见瘢痕和息肉，取肠壁黏液脓性分泌物做细菌培养阳性率高，而肛管直肠恶性黑色素瘤多数患者有肛门或直肠出血，部分患者尚表现肛门肿块、肛周痛和体重下降等，乙状结肠镜下肿瘤呈息肉状或结节样病变，病程短、进展快、用抗生素治疗无效，这些可与细菌性痢疾相鉴别。

2. *痔*　直肠恶性黑色素以肛门或直肠出血为突出表现时易与痔混淆，无痛性间歇性便后出血是内痔的特征，一般内痔无痛性出血，呈鲜红色，不与大便相混，随出血量的多寡而表现为大便表面带血、流血、线状流血甚至喷射状出血。直肠指检或乙状结肠镜检查可将痔与恶性黑色素瘤鉴别。

3. *直肠癌*　直肠癌出血多附着大便表面，色略暗或带有黏性，可伴有直肠刺激症状。约80%位于直肠指检可及的范围，直肠指检可发现质硬、表面不光滑的肿块，乙状镜检查除见肿块外，表面常有溃疡，肠腔常有狭窄。肿块组织活检可获确诊。

4. 肛乳头肥大　位于齿状线上，呈乳头状或三角形，质较硬，表面覆以肛管上皮，灰红色，通常无症状，可有出血，当脱至齿状线以下时称为纤维性息肉。

5. 溃疡性结肠炎　95%以上病例有直肠受累，临床上以腹痛、黏液脓血便、腹痛和里急后重为主要表现，因此有时易与恶性黑色素瘤混淆。纤维结肠镜检查有特征性改变，可见病变黏膜呈弥漫性充血，水肿，黏膜表面呈颗粒状，常有糜烂或溃疡，附有黏液和脓性分泌物，重者溃疡较大，后期可见假性息肉，结肠袋消失，有反复发作特征，用水杨酸制剂和肾上腺皮质激素治疗常可使症状减轻，并获显效与缓解。

三、治疗

目前肛管直肠恶性黑色素瘤的首选治疗方案为外科手术治疗。但手术方案在经腹会阴切除术（APR）、肛门局部广泛切除术（LWR）选择上争议很大，David 和 Perakath 认为在技术可行的前提下，如果能够做到切缘阴性，应尽量行 LWR，若肿瘤较大且达不到上述要求时建议行 APR。白文启等认为，肿瘤直径小于 2 cm，浸润浅肌层，环周小于 1/2 周，CT 及 MRI 检查未发现周围淋巴结，则建议行 LWR，并行生物免疫治疗融合综合治疗。肿瘤位于直肠下端以 APR 为宜，同时 APR 亦可作为局部无法切除、切除后切缘阳性及复发患者的有效补充。对于转移灶以局部切除为佳，对伴有腹股沟淋巴结转移或可疑转移者应行淋巴结清扫，不建议行预防性淋巴结清扫。直肠肛管恶性黑色素瘤术后首选的辅助治疗为化疗及免疫治疗。放疗主要用于减轻疼痛、缓解梗阻症状及治疗脑、脊髓、骨转移等。

第四节　脂肪肉瘤鉴别诊断与治疗

一、概述

脂肪肉瘤是一种有不同分化程度和异型性的脂肪细胞组成的恶性肿瘤，按肿瘤主要细胞类型分四型：分化良好黏液型脂肪肉瘤、分化不良黏液型脂肪肉瘤、脂肪瘤样型脂肪肉瘤和圆形细胞型脂肪肉瘤。脂肪肉瘤的生物学行为与其组织学类型密切相关，大肠脂肪肉瘤极罕见，目前多为个案报道。发病年龄 40～60 岁，儿童少见。在病理学上分化程度较好的脂肪肉瘤与脂肪瘤难以鉴别。大肠脂肪肉瘤的发生部位可分为黏膜下型、肌间型和浆膜下型。

二、诊断与鉴别诊断

临床症状的有无取决于肿瘤表面黏膜是否有溃疡形成和是否并发肠套叠，而与肿瘤大小的关系往往不大。临床上常有腹痛，腹块、大便次数增多和黏液、血便等，有时大便有脂肪团块样组织，并可有肠壁浸润性狭窄，继发穿孔与转移表现。肠套叠的发生主要取决于肿瘤的部位，即位于回盲瓣附近者易于发生。肿块往往可触及，病变发展快，患者 X 线钡剂灌肠表现为管壁僵硬，管腔狭窄，黏膜破坏、中断及分叶状块影，与浸润性癌相似。脂肪肉瘤若自黏膜下向肠腔内突出，可与肠壁形成锐角的黏膜下病变特征，透光度较高，密度低。纤维结肠镜检查可显示黏膜下型的大肠脂肪肉瘤向肠腔内突出，呈卵圆形或球形有时呈特征性黄色，往往有蒂，结肠镜下易误诊为腺瘤性息肉，肿瘤表面黏膜可发生出血、坏死及溃疡。

CT 和 MRI 诊断准确率高，CT 显示肿瘤内密度高于脂肪，内部密度不均或呈囊实性，可有分隔和钙化，增强后病变显示更清晰，此点可与脂肪瘤鉴别。MRI 除肿瘤定性外，还可以显示肿瘤与肠壁及周围组织的关系。

超声内镜（EUS）检查有助于确诊并可帮助明确肿瘤在肠壁的层次和浸润范围。

脂肪肉瘤应与肠道的良恶性肿瘤、息肉、炎症性肠病、消化道结核病等相鉴别，参见本书有关章节。

三、治疗

大肠脂肪肉瘤对放疗和化疗不甚敏感，因此手术切除是主要的治疗方式。大肠脂肪肉瘤虽极罕见，但术前能明确诊断者极少，特别与脂肪瘤术前鉴别更为困难，因此对于较大的脂肪瘤，特别随瘤体增大可反复出血或发生不完全性肠梗阻者，一旦发现均需手术治疗，术中病理了解肿瘤恶性情况，一旦诊断脂肪肉瘤，需行局部广泛切除术。对于脂肪肉瘤位置较低，或伴有局部淋巴结转移者可行腹会阴联合切除术。脂肪肉瘤由于其生物学特征，肿瘤为包膜内膨胀性生长，速度快，因此手术的成功与否与就诊的早晚、肿瘤大小、活动度无明显的关系，但由于其生物学的易复发性特征，该病复发率极高。因此对手术后的患者，即使手术切除较彻底者也应定期复查，对于复发者，由于脂肪肉瘤对局部和全身化疗的不敏感性，仍应首选手术探查，尽可能再做肿瘤切除或减瘤术，外加腹腔灌注，全身化疗。有报道，术中放疗可减少术后的复发。

（王浩文　耿长新）

参考文献

[1] 何裕隆. 胃肠道间质瘤外科诊治的中国专家共识与 NCCN 指南解读[J]. 中华结直肠疾病电子杂志，2013；2：54－57.

[2] 池肇春，邹全明，高峰玉，等. 实用临床胃肠病学[M]. 北京：军事医学科学出版社，2015：1209－1218.

[3] 张信华，何裕隆，陈剑辉，等. 酪氨酸激酶抑制剂联合手术治疗转移性胃肠间质瘤疗效分析[J]. 中华胃肠外科杂志，2010；13：502－505.

[4] 党运芝，高静，沈琳，等. 胃肠间质瘤临床病理特征与基因分型（附 660 例分析）[J]. 中国实用外科杂志，2013；33：61－65.

[5] 胡敏，苏群豪. 原发性胃淋巴瘤和原发性大肠淋巴瘤的临床差异点分析[J]. 中国老年学杂志，. 2013；：1655－1656.

[6] 白文启，刘东博，侯生槐，等. 肛管直肠恶性黑色素瘤综合治疗初探[J]. 临床医药实践，2012；21：416－418.

[7] Famά Fscibilia G, Lo Presti D, et al. Minimally invasive experience for the treatment of gastrointestinal stromal tumours[J]. Ann Ital Chir, 2015; 86: 357－361.

[8] Nishida T, Blay JY, Hirota S, et al. The standard diagnosis, tretment, and follow－up of gastrointestinal tumors based on guidelines[J]. Gastric Cancer, 2016; 19: 3－14.

[9] Fletcher CDM, Bridge JA, Hogendoorn PCW, et al. WHO classfication of tumours of soft tissue and bone [M]. 4th edition, Lyon, 2013: 164－167.

[10] Sjolund K, Andersson A, Nilsson E, et al. Downsizing treatment with tyrosine kinase inhihitors in patients with advanced gastroin－testinal stromal tumors improved resectahility[D]. World J Surg, 2010; 34: 2090－2097.

[11] Li J, Cong JF, Wu AW, et al. Post－operative imatinib in patients with intermediate or high risk gastrointestinal stromal tumour [J]. Euro J Sur Oncol, 2011; 37: 319－324.

[12] Li J, Gong JF, Shen L. Efficacy of imatinih dose esralation in Chinese gastrointestinal strorual tumor[J]. World J Gastroenterol, 2012; 18: 698－703.

[13] Büyükkurt N, Ozcan MA, Ergene U, et al. Effect of FcyRIII A gene polymorphism on the treatment of diffuse large B－cell Non－Hodgkin lymphoma: A multicenter prospective observational study[J]. Turk J Haematol, 2015; 32: 152－157.

第三十章　大肠良性肿瘤鉴别诊断与治疗

大肠良性肿瘤可大致分为良性上皮性肿瘤及非上皮性肿瘤。良性上皮性肿瘤即结肠息肉，以腺瘤多见。大肠非上皮性肿瘤即黏膜下肿瘤，指由正常黏膜覆盖的肠壁肿块，主要指大肠肠壁结构成分过度增殖所形成的肠壁肿块。比较常见的有脂肪瘤、间质瘤、脉管性肿瘤（淋巴管瘤、血管瘤、血管平滑肌瘤）等，通常预后较好。本章主要讨论大肠非上皮性肿瘤。

多数大肠非上皮性肿瘤常无典型临床表现，多于内镜检查时被发现。大肠黏膜下肿物内镜表现有一些共同特点：大多呈丘状、半球形、球形隆起，基地多宽大，表面黏膜多正常，隆起的起始部界限不分明，与肠壁多呈钝角，常可见桥型皱襞，部分触之可有黏膜滑动感等，表面活检病理多为正常大肠黏膜组织。根据内镜下的外观特征、超声内镜下表现，可判断黏膜下肿瘤性质（表 30－1）。

表 30－1　大肠黏膜下肿瘤内镜下表现

病变	活检钳压迫	表面色泽	超声内镜表现
脂肪瘤	可见凹痕	黄色	
血管瘤	可见凹痕	红/灰蓝色	第 3、5 层高回声肿块
淋巴管瘤	可见凹痕	透明感	第 3、5 层低回声肿块
平滑肌瘤	无凹痕		第 4、5 层低回声肿块

第一节　大肠脂肪瘤鉴别诊断与治疗

一、概述

在结肠良性肿瘤中，大肠脂肪瘤的发病仅次于大肠腺瘤与息肉居于第 3 位，且消化道脂肪瘤 30%～70% 发生在大肠，实际上本病甚少见，据统计占结肠镜检查病例的 0.15%～0.26%。发病年龄多在 40 岁以上，女性多于男性，女性多发生于直肠、回盲瓣和右半结肠，男性则多发生于左半结肠。多为单发（90%），有包膜，通常位于黏膜下（90% 以上），少数位于浆膜下。大多无蒂，少数较大有蒂者易并发肠套叠。

根据肿瘤的生长方式及部位，可分为以下六型：

1. 腔内型　也称黏膜下型，约 90% 以上为此类型，脂肪瘤组织位于黏膜下层，在黏膜下与肌层间局限性生长，常可突入腔内，部分可有蒂。此型多为圆形、类圆形，可为突出肠腔的无蒂或粗短蒂的黏膜下肿物，表面可有不同程度的糜烂、出血、坏死，甚至脱落，也可形成囊性化。此型可引起反复出血，甚至肠梗阻、肠套叠。病理切面呈灰黄、棕黄、蜡黄色，镜下可见成熟脂肪细胞及纤维性间质，偶见钙化，偶含其他组织成分如血管瘤、平滑肌瘤、神经纤维瘤等。

2. 腔外型　也称浆膜下型，脂肪瘤在浆膜下与肌层之间局限性生长，一般向腔外突出，内镜检查不易发现，诊断较为困难。此型多无临床症状。

3. 壁间型　也称肌间型，脂肪瘤组织位于肠壁肌层，通常不向腔内、腔外突出，较少见，诊断困难。瘤体可呈圆形或椭圆形，不易发生血运障碍，一般无出血、坏死等，通常无临床症状。

4. 混合型　肿瘤向腔内外同时生长。

二、诊断

该病临床症状无特异性，故诊断较困难，如有腹痛、血便伴有脂肪团块样组织从肛门排出，应考虑该病。辅助检查可有结肠镜检查、超声内镜检查、X线检查、CT及MR检查等。

1. 结肠镜诊断　为本病最佳检查方法，可直接观察到有蒂或无蒂的黏膜下丘状隆起，大小1～3 cm不等，较大者可达5 cm，多大于2 cm。表面可有两种形式：一种表面黏膜完整、光滑、半透明、色发黄，有时可被黏膜血管颜色掩盖，对肿块表面施压即可呈现脂肪瘤特异性淡黄色；另一种表面黏膜顶部糜烂或充血类似于上皮性肿瘤，但近基底部可见到正常黏膜的存在，此为辨认黏膜下肿物的特征。于基底部可看到脂肪瘤特征性黄色，活检钳触压肿块可表现出特征性的"枕垫征"（pillow or cushion sign，即活检钳推压后表面局部凹陷，放开后迅速复原），用活检钳钳提瘤体表面黏膜可呈现"帐篷效应"（tenting effect，即活检钳揪起表面黏膜后，内部脂肪组织可随之隆起），有时可见到脂肪突破周围组织外露，即"裸脂征"（the naked fat sign），同一部位反复深挖活检可见黄色脂肪组织。超声内镜可见第3、5层内境界分明的均质高回声肿块，有报道证实结合超声内镜对大肠脂肪瘤的确诊率可达93.8%，并可进一步明确其类型。

2. X线诊断　腹平片可见低密度脂肪组织透亮影，钡灌肠可见肠腔内边缘光滑的圆形或卵圆形局限性充盈缺损，有时可见分叶，局部肠壁柔软，充盈缺损可随外压或排空而改变其形态（挤压征）。

3. CT诊断　可对结肠镜检查进行有效的补充及完善。CT扫描可表现为密度均匀、边界清楚、无强化的肿块，其CT值多为80～120 Hu，可根据其密度判断是否为脂肪瘤并了解肿瘤的大小及其与肠壁的关系，明确其分型，为内镜下治疗做好充分的准备。

三、鉴别诊断

（一）大肠癌

常伴有消瘦和食欲减退，多见于结肠左半侧，而脂肪瘤多位于结肠右侧。X线检查，恶性肿瘤首先表现为黏膜破坏、中断，而脂肪瘤则表面光滑、皱襞展平，并发感染时黏膜面糜烂破坏，可见龛影，消炎治疗后溃疡治愈，黏膜修复，而恶性肿瘤则不能。主要通过结肠镜检查进行鉴别。早期大肠癌表现为平坦隆起或凹陷，中晚期表现隆起、溃疡和浸润，肿瘤常累及肠管全圈，形成环状狭窄。脂肪瘤90%为腔内型，向腔内突出隆起肿块，有蒂、亚蒂或无蒂，表面可形成溃疡。组织可活检可资鉴别。

（二）大肠息肉

息肉多呈丘状、半球形、球形或手指状隆起，常突起较高，多数较小，表面光滑或粗糙，较大者可见充血、糜烂、出血，无蒂或有蒂，界限清晰，无桥形皱襞。

（三）平滑肌瘤

直肠较结肠好发，多为表面色泽正常完整的丘状黏膜下肿块，顶部呈伸展状态，一般无溃疡形成，质地韧，按压不变形，活检钳触之有黏膜下滑动感，超声内镜表现为源于固有肌层及黏膜肌层的低回声团块。

（四）神经纤维瘤

可单发，也可多发，内镜下呈球形或半球形，界限清楚或不清，表面黏膜光滑，可滑动，质地韧，较硬。

（五）淋巴管瘤

好发于直肠及右侧结肠，多单发，大小差异很大，小的仅数毫米，大者可达10 cm。多无蒂，一般为椭圆形，中心常有凹陷或边缘见数个小凹陷，表面黏膜光滑、完整，色泽同正常黏膜或略苍白，也可呈淡黄色，质地软易压缩，有囊性感。

四、治疗

大肠脂肪瘤较小且无症状时，可不需特殊治疗，定期随访即可。当瘤体直径超过2 cm，或伴有明显临床症状、出现严重并发症时，或诊断不明确、不能排除大肠癌时，应及早治疗。治疗方法有外科开腹手术、内镜下治疗及腹腔镜手术三种方式。

1. 内镜下治疗　对黏膜下单发、有蒂、直径小于2 cm的脂肪瘤尤为适用。近年来，随着研究的进展，内镜下 EMR 或 ESD 切除脂肪瘤成了新趋势，这种治疗创伤小，避免了开腹手术，节约了医疗费用。传统观念认为脂肪瘤不宜行高频电切，因脂肪是不良导体，中心脂肪很难发生凝固，因此可引起出血或深部损伤。田新社等的研究认为，蒂较长的腔内型脂肪瘤，只要结肠圈套器能完全横断蒂部、横断部位距肠壁 2~3 mm 且瘤体可悬于肠腔者，则可行内镜下电凝电切治疗，但应严格掌握适应证，并仔细操作。对于瘤体较大的脂肪瘤，也可行肠镜下尼龙绳套扎治疗，通过套子使瘤体血流中断，局部脱落坏死，可用于基地宽大的黏膜下脂肪瘤，相对安全，可减少出血及穿孔的发生，但是不能回收标本。

2. 经腹腔镜大肠脂肪瘤切除术　创伤小，术后恢复快，对于腔外生长型更为合适。

3. 外科手术　适用范围较广，但是创伤大、费用高、恢复时间长。凡经结肠镜下不能切除的脂肪瘤均可采用此法，尤其适用于伴有严重并发症如肠套蒂、肠梗阻、肠坏死者，或疑有恶变者。大肠脂肪瘤切除后，很少复发，也极少癌变，预后好。

第二节　大肠间质瘤鉴别诊断与治疗

胃肠道间质瘤（gastrointestinal stromal tumors，GIST）于 1983 年由 Mazur 等提出，以区别于平滑肌瘤、平滑肌肉瘤、神经鞘瘤和神经纤维瘤。是胃肠道最常见的间叶源性肿瘤，占全部胃肠道肿瘤的 1%~2%，常发生于胃或小肠，好发于 50 岁以上人群，且以男性多见，恶性居多。

大多数 GIST 的生长由原癌基因受体酪氨酸激酶 Kit 或血小板衍生生长因子受体 α（platelet derived growth factor receptor alpha，PDGFRα）突变所致。GIST 的发病机制可能涉及 ICCs、microRNAs（miRNAs）、信号通路、DNA 甲基化以及 Kit 或 PDGFRα 基因突变等因素。GIST 的细胞起源尚存争议。Terada 等研究发现，GIST 起源于胃肠道平滑肌细胞和/或胃肠道干细胞，但多数学者认为，GIST 起源于 Cajal 间质细胞（interstitial cells of Cajal，ICC）或其干细胞前体。ICC 普遍存在于食管固有肌层的平滑肌瘤（leio-myomas，LM）中，偶尔也存在于胃和小肠的 LM 中，因此酷似 GIST 而极易被误诊。

一、诊断

（一）临床表现

大约 70% 的 GIST 患者有症状，20% 无症状者是被偶然发现的，10% 则是在尸检中发现的。GIST 症状无特异性，常有恶心、呕吐、出血、贫血、腹部包块、腹痛、梗阻、肠套叠、穿孔、排便习惯改变、尿路刺激征等。

临床症状多与肿瘤的大小及部位相关，大多数有腹部不适（60%~70%）和消化系出血（30%~40%）。肿瘤小者可无症状，较大的向胃肠腔内生长的肿瘤可引起上腹部压迫感，饱胀和牵引性疼痛，肠梗阻。体积较大的肿块发生坏死时，表面黏膜可因供血不足而产生糜烂、溃疡，发生消化道出血及食欲减退、胃部不适、腹部疼痛等症状。肿块大或伴有黏膜糜烂、溃疡者可导致反复消化道出血。

（二）内镜诊断

内镜下 GIST 特点包括：①突出胃肠道腔的半球形或球形隆起，常单发，大小不一，直径多小于 2 cm，偶可大至 10~20 cm。如瘤体较大，可使胃肠道腔变形，在胃可引起胃壁呈帐幕样牵拉。肿瘤表面光滑，色泽无明显改变，边界清楚，质地韧，用钳触之多数可在黏膜下滚动，肿瘤有时呈苍白或灰白色。②可见桥形皱襞。③形成中心溃疡，溃疡位于肿瘤顶部中央，直径一般 0.5~1.0 cm，似脐样，超声内镜（endoscopic ultrasonography，EUS）及 EUS 引导下的细针抽吸活检（EUS-guided fine-needle aspiration，EUS-FNA）无疑对 GIST 的诊断发挥关键作用。Ito 等对 23 例 GIST 患者研究发现，EUS 的术前确诊率为 91.7%，EUS-FNA 的确诊率为 84.6%，EUS-FNA 活检病理诊断准确率为 100%。超声内镜检查时 GIST 可为实性、囊实性、囊性，部分可有分隔，肿瘤多呈中低回声，肿瘤与胃肠壁的关系密切。肿瘤实性部分可引出丰富血流信号。

谐波造影增强超声内镜（contrast-enhanced harmonic EUS，CH-EUS）是通过选择性描述来自超声造影剂的信号，以评估微血管和器官实质灌注的一项全新技术。CH-EUS 可被用于评估 GIST 的恶性倾向，有助于区别良、恶性淋巴结肿大。

二、鉴别诊断

(一)异位胰腺

可以发生在腹腔的任何部位,多见于胃肠道壁内,位于黏膜下层及肌层,也可伸展至浆膜层。多数位于黏膜下层,如见胰管开口样特征性凹陷则有助于诊断。

(二)神经纤维瘤

可单发,也可多发。内镜下呈球形或者半球形,界限清楚或不清,表面黏膜光滑,可滑动,质韧,较硬。

(三)平滑肌瘤

直肠较结肠好发,大小从数毫米至数厘米不等,有大如足球的报道。内镜下呈丘状,表面黏膜光滑,多完整,顶部呈伸展状,一般无溃疡形成,肿瘤质硬,活检时表面滑动,难以取到肿瘤组织。

三、治疗

(一)内镜治疗

内镜治疗适用于早期未发生转移的 GIST,对于术后证实有转移和有复发高危因素的,可采用术后联合分子靶向药物治疗。

1. 内镜黏膜下剥离术(endoscopic submucosal dissection,ESD) 常用于治疗 2.0~5.0 cm 的 GIST。He 等对 31 例 GIST 研究显示,ESD 切除的肿瘤平均(2.70±0.72) cm,6 例(19.35%)并发 2~10 mm 穿孔,内镜下金属夹或尼龙绳修复,3 例(9.68%)术中出血,采用亚离子凝固术或电凝止血。此研究表明,ESD 对 GIST 的治疗安全、有效。

2. 内镜下黏膜切除术 内镜下透明帽法黏膜切除术(EMR-C)和内镜下圈套器法黏膜切除术(EMR-L)在对黏膜下病变的治疗中有重要意义。有研究证实 EMR-L 对于≤2.5 cm 局限性的上消化道间质瘤是一种简单、快速、安全、有效和可行性的治疗措施。但是内镜下黏膜切除术切除的病变具有不完整性,已经逐渐被内镜下黏膜剥离术及其衍生技术所取代。

3. 内镜下肌层剥离术 内镜下肌层剥离术是内镜下黏膜剥离术治疗技术的延伸。

4. 内镜下黏膜挖除术 内镜下黏膜挖除术是在内镜下黏膜剥离术技术基础上探索出的一种新方法。上海中山医院首次将其命名,并取得了良好的疗效。内镜下黏膜挖除术具有完整切除率高,复发少,操作时间短、创伤小、术后恢复快等优点。结合文献研究得出内镜下黏膜挖除术手术适应证:肿瘤直径<5 cm,肿瘤呈腔内生长,影像学证实无远处转移,超声内镜下显示边界清晰、回声均匀的可行内镜下黏膜挖除术治疗。内镜下黏膜挖除术中发生穿孔的风险虽较高,但一般都能及时发现,只要具有良好的内镜操作基础,应用金属钛夹多能及时关闭。

5. 内镜下全层切除术 内镜下全层切除术是主动造成消化道穿孔将肿瘤完整切除,并在病灶切除后再进行消化道壁修补的一种方法,使得肿瘤的生长深度不再作为内镜下治疗的限制因素。内镜下全层切除术较内镜下黏膜剥离手术更为复杂。内镜下全层切除术的难题在于消化道壁破损的修补和防止术后腹膜炎的发生。消化道的穿孔修补主要用金属钛夹和网膜修补等方法。尽管内镜下全层切除术的开展进一步扩大了内镜切除治疗的适应证,但对操作技术特别是修补技术的要求非常高,所需手术器械及手术平台还在进一步探索及改善中。

(二)腹腔镜治疗

大多数的腹腔镜切除术仅限于治疗胃 GIST,而对其他部位 GIST 的切除效果仍不确切。Fujimoto 等对 5 例直肠 GIST 患者于术前采用伊马替尼治疗,致使瘤体由平均 31 mm 缩至 24 mm,然后再成功实施腹腔镜保肛手术。Fujimoto 等认为,腹腔镜直肠 GIST 保肛手术安全可行。

(三)腹腔镜和内镜联合手术治疗(laparoscopic and endoscopic cooperative surgery,LECS)

LECS 不仅可准确定位、及时处理穿孔,还可以观察肿瘤是否切除完整、是否并发腔内出血、闭合是否严密以及闭合后是否导致狭窄等。

(四)外科手术治疗

对于>2 cm 的原发局限性 GIST,外科手术仍为首选,且是目前取得临床治愈的最佳治疗方法。此外,对于有局部浸润或远端转移GIST，应在可根治的前提下行联合脏器切除术。

(五)分子靶向治疗

大多数GIST的发生与Ki t(75%)或PDGFRα(10%)的基因突变密切相关,基因突变可引起受体酪氨酸激酶(Ki t和PDGFRα)的自身磷酸化,进而激活Ras/MAPK、Rac/Rho-JNK、PI3K/AKT和SFK/STAT等多条信号网络,最终导致细胞增殖失控及凋亡受抑,酪氨酸激酶抑制剂可以靶向作用于Ki t和PDGFRα，从而有效控制转移性或复发性GIST。然而，Kit或PDGFRα基因二次突变导致的耐药几乎见于90%的GIST患者。伊马替尼作为一种选择性Ki t酪氨酸激酶抑制剂,被认为是转移性GIST的标准一线治疗药物,而其他激酶抑制剂如舒尼替尼、瑞戈非尼则分别为二线、三线治疗药物。最近，索拉非尼也被作为进展期GIST的标准治疗药物。

第三节　大肠血管瘤鉴别诊断与治疗

一、概述

血管瘤是指衬有内皮细胞的血管发生局限性生长形成肿瘤样的血管畸形。血管瘤在消化道内的发生部位以小肠居多,其次为胃,大肠少见。大肠血管瘤是一种比较罕见的良性血管病变,病因不是十分清楚,可能与先天发育异常有关。

大肠血管瘤起源于黏膜下血管丛,是由于中胚层组织的发育异常所致,可分为三种类型:①毛细血管瘤,占6%;②海绵状血管瘤,占75%~80%;③混合型血管瘤,占10%。

大肠血管瘤是非常罕见的良性血管病变,病变50%~70%累及直肠和乙状结肠。男女发病率比为1.5:1。

二、诊断

(一)临床表现

大肠血管瘤的临床表现与其大小、部位和病理类型有关,引起症状的血管瘤主要是位于直肠和乙状结肠的海绵状血管瘤。毛细血管瘤通常无症状,多在手术、肠镜检查时意外发现,即便出血也是缓慢性出血,偶尔可致黑便。海绵状血管瘤常见症状为反复发作的无痛性血便,可自婴幼儿期起病,出血量较大,反复发作,可呈进行性加重。常突然起病,出血量大者可引起失血性休克,反复发作的出血可导致贫血。少数患者可由于肠腔环状狭窄、血管瘤过大、肠套叠、肠扭转等引起肠梗阻。部分患者可引起排便习惯的改变,如便秘、腹泻、腹泻便秘交替、里急后重等。另有少数患者有下腹部或腰骶部疼痛。

(二)内镜诊断

毛细血管瘤通常较小,数毫米至1 cm左右,呈局限性扁平隆起,色鲜红,边界清楚但不整齐,表面黏膜完整无缺损。放大观察病变为密集的血管团。病变周围黏膜无异常改变。若病变较小可行病理检查,为防止出血,以热活检为宜。

海绵状血管瘤多呈无蒂息肉样隆起,可呈黑紫色、黑红色、暗红色,部分顶部呈樱红色,基底部与正常黏膜相同。表面光滑或呈草莓样,通常发现时无出血,不存在明显的溃疡。质地软,活检可引起大出血,因此该型不宜取活检,必要时可高频电切除。少数的海绵状血管瘤呈弥漫性改变,累及某一肠段,病变扁平、发蓝,常难以辨认。超声内镜可见脉管结构,呈多发性囊泡状无回声,局部见散在性高回声阴影,可伴有静脉石。

(三)腹部X线平片与钡剂灌肠诊断

可见典型或成串静脉钙化石,阳性率为25%~50%。它是由于血管周围炎和血流缓慢在血管瘤中形成血栓并钙化的结果。40岁以上的患者盆腔静脉石的发生率为50%~70%,而在30岁以前发生盆腔静脉石的可能性小于5%。因此当发现在盆腔或腹部其他地方有一团相互紧密排列的静脉石时,放射科医师应警惕胃肠道的血管瘤,尤其是有黑便的患者。大肠血管静脉石的发现年龄和位置与常见的静脉石有明显不同,其分布与直肠和结肠的解剖位置密切相关。侧位片有助于区分位于骶前间隙的静脉石和常见的位于盆腔静脉丛中的静脉石。

80% 患者钡剂灌肠可见边缘不规则的肿块，当加压或改变肠道张力时，30% 的肿块轮廓会发生改变。30% 的患者有肠狭窄，偶尔在充盈缺损中可见静脉石。肠段的狭窄表明由于肠壁的炎症改变和继发的纤维化过程导致肠壁可扩张性的下降。由于盆腔内血管瘤侵犯肠系膜和直肠周围脂肪组织，可导致骶前间隙增大。气钡双重造影可见充血的黏膜下脉管系统呈乳头状扩张，而黏膜是完好的或呈炎症性改变。

（四）选择性动脉造影

可发现异常血管丛或充盈缺损及静脉相延迟，可获诊断。对于严重的急性出血患者，血管造影是首选的诊断方法；对于慢性反复发作的出血，只有当一些基本的检查方法不能发现或不能最终确定时才考虑。

（五）CT 及磁共振

CT 可显示明显增厚的肠壁、狭窄的肠腔及扩张的血管，可明确血管瘤的范围，并确定其与周围结构的关系。磁共振可准确显示血管瘤的边界。

如有下列情况，需考虑血管瘤的诊断：婴幼儿期反复发生的无痛性血便；肠镜下可见质地软、可被压缩的黏膜下肿物，伴有扩张充血的黏膜下血管；腹平片可见多个位于直肠或结肠的静脉石；伴有其他部位的血管瘤。

三、鉴别诊断

（一）肠道血管畸形

本病以下消化道慢性失血和贫血为主要特征而无腹块、肠梗阻、肠穿孔等表现。内镜加活检以及选择性肠道血管造影尤其是后者具有很高的鉴别诊断价值。

（二）急性出血坏死性小肠炎

本病也可呈节段性分布但多以空肠病变为主，好发于儿童和青年，有地区性和季节性，发病前有暴饮暴食或不洁饮食史，临床表现与克罗恩病急性起病相似，但腹痛以左上腹和左中腹为主，便血多见，呈血水便或暗红色糊状便，患者中毒症状明显，病程短，很少复发。

（三）小肠恶性淋巴瘤

本病一般状况较差，病变侵蚀肠段的范围较广，X 线常呈较大的指压痕或充盈缺损。并发肠梗阻的机会较少，很少并发肠瘘。

四、治疗

（一）内镜下治疗

血管瘤较小、未破溃出血或者出血量小的患者，可在内镜下采用高频电灼、激光、微波凝固或硬化剂注射等非手术疗法。

1. *高频电灼凝固治疗*　利用高频电流在局部组织产生热效应，使肿瘤凝固、坏死脱落达到治疗目的。本法可适用于小于 0.5 cm 血管瘤，选用合适电凝器在内镜下将电凝器按压在瘤体顶部接通凝固电流，可反复数次直至肿瘤组织凝固、坏死。术后一般无出血，创面形成溃疡常为 1 周内愈合。

2. *激光凝固治疗*　激光产生热能可使肿瘤血管收缩，小血管封闭，局部水肿影响出血血管的通畅，同时热能损害血管内皮，可激活凝血机制的连锁反应，产生继发性血管内血栓形成，导致肿瘤凝固坏死、脱落。氩激光和 Nd:YAG 激光可封闭直径 2 mm 的血管，故在内镜直视下可治疗大肠血管瘤。但价格昂贵，操作要求高，并发症较多，且短期内常有复发，使其使用受到限制。

3. *微波凝固治疗*　微波可使被照射部位组织细胞内水分子运动而产生热能，使血流凝固，对 3 mm 以下的血管产生永久性血栓止血，因此可用于治疗大肠血管瘤。将微波通过同轴电缆，经内镜活检孔插入后，在内镜直视下对血管瘤进行治疗，使血管瘤凝固、坏死。与电凝激光等治疗比较具有操作简便、瞄准目标准确、能控制治疗深度、并发症少等优点。

4. *硬化剂注射治疗*　以往多用于治疗体表的血管瘤，疗效尚满意。近年来由于内镜治疗的开展，也用于胃肠道血管瘤的治疗。在内镜直观下经内镜活检孔插入注射针向瘤体内注射硬化剂。如5%鱼肝油酸钠、1%乙氧硬化醇或无水乙醇使血细胞、血浆变性凝固乃至血栓形成，最终纤维组织增生和瘢痕收缩，闭塞血管瘤。但疗效较差。

(二)手术治疗

对较大或反复下消化道出血的大肠血管瘤应采取手术治疗。乙状结肠、直肠弥漫性和多发性血管瘤，应采用各种保留肛门括约肌的直肠乙状结肠切除术。目前提倡行保留肛门括约肌功能的手术，包括前切除、拖出式切除、袖套式结肛或回肛吻合术等。如直肠弥散性和多发性血管瘤可切除上2/3直肠剥除下1/3直肠黏膜，将结肠向下牵拉做结肠肛门袖式吻合。结肠血管瘤应做血管瘤所在部位的肠段切除，手术探查时应注意：①大肠血管瘤常为多发性，探查时应全面，防止遗漏。②术中采用冷光源(内镜)做肠曲分段透光试验检查，可发现小的血管瘤。

(朱良润　孙修勇　董丽丽)

参考文献

[1] 韩新臣. 内镜下高频电凝电切摘除结肠脂肪瘤72例分析[J]. 齐齐哈尔医学院学报,2013;34: 3352-3353.

[2] 田新社,张慧松. 结肠脂肪瘤6例[J]. 世界华人消化杂志,2012;20: 699-702.

[3] 丛春莉,苏秉忠. 肠脂肪瘤31例诊治分析[J]. 现代消化及介入诊疗, 2014;19: 128-129.

[4] 黄颖秋. 胃肠道间质瘤的研究进展[J]. 世界华人消化杂志, 2014;22: 1633-1641.

[5] 宋晶宇,张学彦. 胃肠间质瘤内镜治疗进展[J]. 临床荟萃,2015;30:594-596.

[6] 邓咏梅. 结肠血管瘤合并下消化道出血1例[J]. 疑难病杂志,2015;14:88-89.

[7] 池肇春. 实用临床胃肠病学[M]. 北京:军事医学科学出版社,2015:1219-1223.

[8] Goya V, Ungsunan P. Lipoma of the colon: should asymptomatic tumors be treated? [J]. Am Surg,2013;79:E45-66.

[9] Wilhelmsen M, Mynster T. Prolapse of submucous lipoma of the sigmoid colon[J]. Pol Przegl Chir,2012;84:102-104.

[10] Zouboulis CC, Liakou AI. Images in clinical medicine flashing, pulsating angioma[J]. N Engl J Med,2012;366:e36.

[11] Kocabas E, Gencoglan G, Ozturk F, et al. Halo angioma: a new clinical and dermoscopical description[J]. Eur J Dermatol, 2011;21:617-618.

第三十一章　结肠其他疾病鉴别诊断与治疗

第一节　结肠毛细血管扩张症鉴别诊断与治疗

一、概述

毛细血管扩张症是指小血管的持久性扩张，而扩张的血管多为小静脉或小动脉在皮肤上出现红丝状网状或星状损害，压之褪色，正常人的鼻翼两侧颧部因风吹日晒可见轻度毛细血管扩张属正常范围，但若出现较大范围的扩张则可能属于某些疾病的表现。毛细血管扩张症的分类如下：

（一）先天性毛细血管扩张

1. 遗传性出血性毛细血管扩张：为常染色体显性遗传。

2. 共济失调毛细血管扩张症：为常染色体隐性遗传。

3. Bloom 综合征：为常染色体隐性遗传。

4. Goltz 综合征：为常染色体隐性遗传。

5. 先天性毛细血管扩张性大理石皮肤病。

6. 蜘蛛瘟：可为先天性也可为获得性。

（二）老年性毛细血管扩张症

为生理的皮肤萎缩松弛弹性差引起。

（三）合并其他疾病者

1. 蜘蛛痣　常见，于肝脏病、妊娠，可能与雌激素有关。

2. 毛细血管扩张性红斑狼疮　为红斑狼疮少见的类型，可能与光敏和自身免疫机制所致的血管功能紊乱有关。

3. 持久性斑疹性毛细血管扩张症　为色素性荨麻疹的特殊类型。

4. 干燥综合征　可能与高 γ-球蛋白有关。

5. 毛细血管扩张性环状紫癜　病因不明，属淋巴细胞围管性毛细血管炎。

（四）继发性毛细血管扩张症

1. 先天遗传性　①先天性皮肤异色症；②先天性角化不良症；③着色性干皮病：为常染色体隐性遗传。

2. 血管性疾病　①血管瘤；②血管纤维瘤；③血管萎缩性皮肤异色症静脉曲张；④结节性多动脉炎；⑤肢端动脉痉挛症。

3. 物理性　①慢性放射性皮炎；②日光性皮炎；③炼钢工人、炊事员等长期火烤。

4. 内分泌性　①糖尿病性类脂质渐进性坏死；②酒渣鼻；③孕妇；④肝病、雌激素异常。

5. 免疫性　①红斑狼疮；②硬皮病；③皮肌炎。

6. 其他　①系统性肥大细胞增多症；②肉样瘤病；③嗜酸性肉芽肿；④乳腺癌；⑤瘢痕疙瘩。

结肠毛细血管扩张症（colonic telangiectasia），亦称血管发育不良（angiodysplasia）、动静脉畸形（arteriovenous malformation）或血管瘤（angioma），是最常见的胃肠道血管异常，也是年长患者下消化道出血的常见原因。其分类、命名尚未统一，退行性变的认识和血管发育不良的称谓共存，也有发育不良并发退行性变的可能。

普遍认为结肠毛细血管扩张是结肠的退行性变，此已得到老年结肠镜检和无出血病史老年结肠标本研究所支持。应用结肠血管特殊注射技术研究表明，结肠毛细血管扩张源于黏膜下静脉，早期出现扩张、纡曲，但黏膜毛细血管正常；进而扩张，变形的血管数量增多，并穿过黏膜肌层累及黏膜毛细血管；最后局部黏膜被扩张、纡曲的毛细血管网所取代。据此推测，引流黏膜静脉和黏膜毛细血管血液的黏膜下静脉，在穿越结肠肌层时，由于肠肌的收缩，在此处造成部分、间歇、低度阻塞，如此反复，经过多年，随着年龄增大而逐渐发展、加重。先引起黏膜下静脉扩张、纡曲，继之黏膜静脉，最后黏膜毛细血管扩张，毛细血管前括约肌功能丧失，并有小动静脉瘘形成。也有认为患者原本存在着先天性血管发育异常，随着年龄的增大和心肺疾病的发生，这些病变血管易受 Boley 机制和缺血的影响，使病变血管增大，变得明显可见。

结肠毛细血管扩张病变，常为多发性。主要见于盲肠及升结肠，Meyer 218 例统计，此处占 77.5%，国内的 21 例报告占 76.2%，其中又以盲肠为最多，少数可见于空回肠。盲肠多见的原因，可能与此处张力较大有关，根据 Laplace 定律，张力(T)与容量的半径(r)和压力(P)成正比，即 T = r · P，结肠在同一压力下，盲肠 r较大，则张力较大，对血管的影响亦较大。另外，此处为一特殊盲端，接受小肠而来的负荷并驱转肠内容物要格外用力和反复，可能也有一定影响。

扩张的毛细血管一般为数毫米，通常不超过 5 mm。光镜下可见黏膜毛细血管扩张、扭曲，内衬单薄内皮细胞，偶见少量平滑肌细胞，此为易损伤出血且不易止血的组织学基础。

结肠毛细血管扩张症多见于 50 岁以上的年长者，无性别差异，突出的临床表现是下消化道出血。

二、诊断

（一）临床表现

出血为其突出的、基本的临床表现，主要特点为：①平静出血，出血不伴胃肠症状和病史。②基本表现为便血、黑粪、无呕血。③出血量可多可少，一般较少，约 15% 的患者出血严重，此与动静脉交通形成有关。④粪便颜色多变，可为鲜红、紫红、黑粪或柏油样便，每次发作颜色可不尽相同，反映了不同部位的出血或出血速率不同，肠蠕动快慢亦有影响。颜色较一致者，提示出血部位固定。⑤出血常为复发性。⑥90% 以上的患者出血可自限。⑦少数患者贫血可为首发表现，有的患者便血不明显，或长期少量出血未引起注意，约 10% 的患者贫血可为其唯一表现。

有近 50% 的患者有心脏病证据，有报告 25% 有主动脉狭窄。后者与血管发育不良的关系尚无定论。

（二）特殊检查

1. 内镜检查　结肠镜检查很有价值，应属首选，不但能发现病变，并能与其他常见出血疾病进行鉴别。典型病变为樱红色、光滑、隆起，一般 2 ~ 4 mm，常多发。因病变很小，可小至 1 ~ 2 mm，如无对本症的警觉，易于漏诊，因而必须充分做好肠道准备，仔细检查；因血管病变可受血压、血流量的影响，因而低血容量，严重贫血时可不明显；有些药物如哌替啶（度冷丁）的应用，也可使某些血管异常变得不清楚；创伤、内镜吸引也可引起类似变化，应予以避免，及时判断。如不能确定者，可短期复查，所见部位、范围、形态与第一次相同者，则可排除创伤；由于有的病变很小，不易辨认，但不能排除本症者，不宜取活检，以免出血，亦无特异性。内镜检查虽可发现病变，但与其他微小血管病区分有时是困难的，包括蜘蛛样血管瘤、遗传性出血性毛细血管扩张症、血管瘤，甚至放射性肠炎、溃疡性结肠炎、克罗恩病、缺血性肠炎等所致类似血管病变。胃镜检查可确定上胃肠道有无血管扩张，以利鉴别。

近年出现的新一代放大内镜，可把微小病变放大 100 ~ 200 倍，并可瞬时变焦，使用方便，对毛细血管扩张病变的诊断，无疑提供了一更加敏感的检测手段。

2. 选择性血管造影　为主要确诊检查手段，特别适用于内镜检查未发现病灶而仍有活动性出血病例。可选择肠系膜上、下动脉及腹腔动脉，直至找到出血灶并了解病变范围。在出血时和非出血时均可检查，出血时可确定出血部位，当出血量超过 0.5 ml/min 时，可见造影剂外漏于肠道的出血灶，但结肠血管扩张仅 10%~20% 可见外漏征象。仅见血管结构异常而无造影剂漏出的活动性出血，应排除其他原因。病变血管造影有下列特征：①扩张血管静脉排空延缓：当静脉期其他内脏静脉已排空，病变血管仍然显影。提示血管扩张后，静脉内血流缓慢、瘀滞。此征象最常见，约占 90%。②血管丛：为浓集染色，由扩张的小静脉连接扩张扭曲的黏膜血管和黏膜下静脉组成，常在回结肠动脉末端形成卵圆形或烛台样的血管簇集影，排空减慢，动脉相看得最清楚，至静脉相仍能看到。此征象可见于 70%~80% 的病例。③静脉早期充盈：在注射造影剂,4~5 秒的动脉相时,静脉即充盈。表明动静之间已有交通形成。此征象可见于60%~70%的病例。以上三种征象可单独或联合存在。④有活动性出血者,动脉相可见造影剂漏出,并持续整个检查过程,漏出可确定出血部位。如无血管扩张其他征象,出血可能另有病变。

3. ECT　ECT 核素检查为非创伤性,简单方便,特别适于不能、不愿内镜检查和血管造影者。在毛细血管扩张明显部位,可见核素点状浓集,并可提示病变分布、范围。活动性出血时检查,当肠内积血达一定量时,可见核素区域性浓集。但由于肠的蠕动,只能结合肠蠕动输转方向,大致提示可能的出血部位。

4. 胶囊内镜　为一无线胶囊内镜,重约 3.45 g,11 mm×26 mm 大小,由微型照相机、电池、光源、影像捕捉系统及发送器等部件组成。在胃肠道循行过程中,可获取 50 000 张图像资料以供分析。此技术可发现肠道毛细血管扩张及其出血,特别是目前内镜尚不能完全达到的小肠病变。唯有价格昂贵。

三、鉴别诊断

(一)遗传性出血性毛细血管扩张症

遗传性出血性毛细血管扩张症(hereditary hemorrhagic telangiectasia,HHT)亦称 Osler－Weber－Rendu 病,为一常染色体显性遗传性疾病,是胃肠又一毛细血管扩张性疾病,也是又一胃肠微血管出血性疾病。已发现 HHT 患者位于 9q3 染色体的基因为 Erdoglin 基因,为一结合转化生长因子 β(TGF－β)的膜糖蛋白,通过 TGF－β 调节过程一处或多处紊乱,可能引起血管发育不良。HHT 胃肠出血特点、检查方法及其表现、组织学特点,几乎与上述结肠毛细血管扩张症一样,极易相混,但有下列特点可以区分:

1. 80%有家庭史,此资料必须作详细的家系调查方可获得。

2. 结肠外表现,HHT 不仅累及结肠,而小肠、胃更为多见;不仅累及胃肠道,而肺、脑、肝等脏器亦可受累;不仅见于内脏,而且皮肤、黏膜亦可累及。物理检查颜面,胸,手、足甲周,鼻,唇,舌,口腔等处可见毛细血管扩张,或有反复鼻出血及其他皮肤黏膜出血史,偶见血尿。特殊检查可发现胃、小肠毛细血管扩张及出血征象。如无肠外表现及出血病史,则 HHT 诊断难以成立。

3. 出血部位及胃肠出血严重性与年龄有关,青少年以复发性鼻出血最为常见,10 岁以后虽可有胃肠道出血,但较少见,40 岁以前多无严重出血,50~60 岁出血频度达高峰,有的可很严重,可有呕血及不同颜色的血便。但再晚,70~80 岁以后出血病例又见减少。胃肠出血与年龄关系机制不明,可能有血管退行性变因素参与,在女性可能与雌激素有关。有发现妇女绝经后出血频率大增,也有年轻妇女妊娠后出血机会减少,产后又增多,此为雌激素治疗提供了根据。早期,出血可能主要来自小静脉及毛细血管,出血量较少;后期,多有动静脉交通,破裂时出血严重。HHT 的动静脉交通及小动脉瘤,已被造影证实。结肠毛细血管扩张出血虽也和年龄有关,但主要见于 50 岁以上的老年人,无本病的广泛性和波动性。

(二)其他病因所致下消化道出血疾病

如炎症性肠病、大肠癌及其他大肠肿瘤、憩室与憩室炎、门脉高压性肠病、动静脉畸形、缺血性结肠炎、肠梗阻等,参见本书有关章节。

四、治疗

结肠毛细血管扩张症与 HHT 的治疗基本一致,对病变血管无有效治疗,治疗主要围绕出血的防治。由于病变的多灶性和多部位分布,有些治疗措施应用受限。

(一)药物止血

对症处理,有一定疗效,但不能预防复发。

1. 抗凝止血　凝血酶、血凝酶(立止血)口服或内镜下局部喷洒,立止血亦可肌注或静注。

2. 降低血管压力、血流　结肠毛细血管扩张及 HHT,病变血管缺乏弹力层和肌层,不能收缩止血,但可通过减少血流或收缩腹腔大血管减少血流,使静脉血流减少,压力减低,流速减慢,从而凝血止血。出血严重时可用生长抑素、血管加压素、垂体后叶素静脉滴注,亦可通过动脉造影导管滴入血管加压素,对活动性出血 80%有效。

3. 中药止血　如白芨浓煎液后 100 ml,口服,每日 3~4 次,每次服用时还可加入去甲肾上腺素 2~4 mg。

4. *沙利度胺(反应停)治疗* 对血管发育不良所致的反复消化道出血患者有一定疗效。用法:反复消化道出血的患者用反应停 100 mg/d,疗程 4 个月,观察治疗前与治疗期间患者出血次数和血红蛋白含量的变化。有研究结果证实:经 4 个月治疗患者的出血次数显著减少,血红蛋白含量显著上升,临床症状亦明显改善。

(二)技术性止血

通过内镜进行技术性止血,包括双极电凝止血,氩气,Nd:YAG 激光止血,微波凝固止血,硬化剂注射等,适于胃、结肠的出血。

(三)雌激素预防出血

文献报告及作者经验,确能减少出血次数和需要输血量。治疗机制未明,已证明雌激素引致鼻黏膜上皮化生,出现角状鳞状上皮层增厚,增强了局部损伤的保护;电镜发现雌激素可恢复异常血管内皮细胞的连续性;可能还有促凝作用,动物模型雌激素动脉内注射后,肠系膜循环停滞;有的研究还发现 HHT 患者皮肤及鼻组织有雌激素和黄体酮受体,但正常对照者则无。

一般炔雌醇 0.625 mg/d,醋酸甲羟孕酮 0.25 mg/d,但不同制剂剂量可不一样,可用 3~6 个月。预防出血需用时间较长,单用雌激素即已有效,黄体酮可减少子宫内膜癌的危险,但又增加了乳腺癌的风险。虽然目前尚无不良后果报告,但更长期应用的安全性有待评估。

(四)手术治疗

为一选择性治疗,适用于结肠毛细血管扩张症的某些病例,主要是右半结肠切除。适应证是通过内镜或血管造影证实右侧结肠有血管扩张,并持续出血,经结肠镜或其他方法不能止血。结肠切除的范围不因左半结肠憩室的存在而扩大,只切除右半结肠,因 80% 的出血性憩室局限在右侧结肠。保留左半结肠的危险(再出血和死亡率)不比广泛的次全切除大,预计只有 20% 的再出血率。

HHT 患者,由于病变分布的广泛性,手术治疗的机会不多,除非证明反复出血的位置固定。

第二节 结肠憩室鉴别诊断与治疗

一、概述

结肠憩室病(diverticular disease of the colon)是结肠壁向肠腔外的囊袋状突出,1894 年由 Cruveilhier 首先描述。可分为真性(先天性)与假性(获得性)两类,前者是结肠壁的先天性全层薄弱,憩室含有肠壁各层。后者系肠腔内的压力增高时黏膜及黏膜下层穿过肠壁肌层的薄弱部位向外疝出。真性结肠憩室多为单发,几乎仅见于盲肠或升结肠。假性结肠憩室常为多发性,但发生部位不同地区间存在明显差异。西方国家 75%~90% 的结肠憩室发生在乙状结肠,而亚洲国家 70%~90% 则发生于右半结肠。国内第一军医大学南方医院总结 3245 例纤维结肠镜检查结果,检出 44 例结肠憩室,检出率为 1.33%。其中盲肠及升结肠占 88.64%,乙状结肠仅 5 例(11.36%)。真性结肠憩室临床罕见,临床上见到的几乎全是假性结肠憩室,故习惯上所称结肠憩室病实为假性结肠憩室。

本病确切的发病机制还不清楚,但显然与肠壁先天发育不良或异常、肥胖与年龄增长使肠壁变得薄弱、膳食中纤维减少致结肠内压力增高和炎症等因素有关。临床表现绝大部分为亚临床型,可终身无症状,仅约 10% 的患者出现腹痛、腹泻、便秘或便血等消化系统症状。

结肠憩室病的发病率世界各地不同,流行病学调查显示西方发达国家的发病率相当高,是最常见的疾病之一,约占人群的 10%。亚洲地区的发病率较低,但近年随经济发展、膳食结构的改变和人口的老龄化也呈明显上升趋势。本病通常发生在 40 岁以上的人,老年人多见,据认为与精神紧张、饮食和便秘等因素有关。在美国,50 岁以上的人口中大约 1/3,而 80 岁以上大约有 2/3 发生憩室病。本病的性别差异国内外各地报道不一。据 Parks(1969)报道以女性居多,男女之比为 2:3。国内张逸飞等报道老年人结肠憩室男性显著高于女性,男女之比为(10~46):1。北京协和医院资料则显示男女比例相近。

二、诊断

约80%以上结肠憩室的患者无症状，仅有的症状包括偶发性腹痛、便秘、腹泻等，常可伴随有肠道动力性疾病的表现。常常是在做钡灌肠X线摄片或内窥镜检查时最终被意外发现。临床上发现的与憩室有关的症状，实际上是其并发症的表现，包括憩室出血、急性憩室炎及其引发的脓肿、腹膜炎、瘘管和肠梗阻等。这些并发症若不能及时发现和处理，常常危及生命。因此本病的诊断需要耐心地询问病史，反复仔细地检查腹部体征，观察脉搏和体温，监测血象变化，辅以腹部直立位和平卧位X线摄片、气钡双重对比灌肠造影、结肠镜以及腹部和盆腔CT扫描来做出判断。

（一）单纯结肠憩室病

1. 临床表现　绝大部分无症状。偶有的典型症状为间歇性左下腹绞痛，可伴有便秘、腹泻或便秘与腹泻交替等肠激惹综合征样的大便习惯改变。这可能与憩室病并发的动力障碍性疾病有关。如未并发感染，则无发热。体检时左下腹可有轻到中度触痛，但无腹肌紧张与反跳痛。在消瘦患者的左下腹可触及一个乙状结肠痉挛收缩形成的条状包块。

2. 实验室检查　在未并发炎症和出血等情况下，血常规检查结果无异常改变，大便隐血实验为阴性。

3. 影像学检查　结肠气钡双重对比造影是结肠憩室最有价值的诊断方法，可以显示憩室的大小、形态、数目、分布等憩室本身表现和相应部位结肠的形态改变。一般结肠憩室的大小和形态随充钡或充气的时相和肠管的收缩状态不同而变化。当憩室内充满气体时，呈大小不等的空泡；如果憩室部分充钡时表现为新月征，此新月征向中心渐淡；若完全充钡充气，可见涂以钡剂的憩室呈囊袋状、指状、楔状及不规则状高密度影突出于腔外，边缘较光滑，典型的还可见有细颈与肠壁相连，囊袋状阴影大小随进入的钡气多少而改变。正面观察为环形影或双环影，后者中央环为憩室颈的投影；当取仰卧位时，钡剂沉积于憩室内，形成"低洼积钡"而显示典型的"钡斑影"，钡剂流出时则显示"环线征"或"靶征"。而立位时可见憩室内的液平面。病变常累及乙状结肠，伴或不伴其他肠段的改变。

4. 内镜检查　电子内镜检查可发现憩室囊口。因小的憩室口可能被黏膜皱襞掩盖，故需仔细检查方可发现。当有结肠节段性痉挛时，可见肠腔狭窄。

（二）憩室并发出血

本病是下消化道大出血的首位病因。10%～30%的结肠憩室病患者可并发出血，其中约2/3来自右半结肠。特别是年轻患者盲肠和升结肠的孤立性憩室具有较大的出血倾向。结肠憩室的进行性增大导致病变穹窿部的细小动脉血管过度伸展，血管壁逐渐变薄、破裂，可能是憩室并发出血的主要原因。

1. 临床表现　患者常先有下腹部不适，接着排出暗红至鲜红色的血便，中等或大量，可伴有痉挛性腹痛。偶有右半结肠憩室的缓慢出血可产生黑便，需与上消化道出血鉴别。大约80%以上的患者出血可自行停止，但出血的复发率20%～25%。大量和持续性出血可导致面色苍白、心动过速、直立低血压或休克。腹部体征仅有轻微腹胀和肠鸣音活跃。

2. 实验室检查　血常规检查可见血红蛋白和血细胞比容降低。但如正常并不能否定急性憩室出血的诊断。小细胞低色素性贫血常提示患者有慢性出血。

3. 影像学检查　腹部X线平片检查对本病无诊断价值。钡灌肠对比造影仅仅有助于有下消化道出血停止后，血管造影和内镜检查结果均阴性患者憩室病的确定，但造影所检出的憩室与出血的发作不具有因果关系，不能确定为出血部位，故钡灌肠对比造影对活动性出血患者已不再起主要作用。

对下消化道出血极其敏感的检查方法当属核素扫描，可用于区别活动性出血和间歇性出血及确定出血的部位。如锝硫胶体或^{99m}锝标记红细胞的核素闪烁出血扫描利用体外的γ计数器来检出肠腔内渗血，可在1小时内完成。用已标记上红细胞的核素进行检查可在24小时内重复扫描，可检出间歇性出血。同时可显示胃肠道的解剖轮廓，发现憩室位置。血管造影仅适用于有活动性出血而血流动力学已稳定的患者，可检出每分钟0.5 ml的出血，阳性率可达60%～80%。通过选择性地向肠系膜上动脉或下动脉内注入血管造影剂，可见出血的憩室部位有造影剂蓄积，某些病例还可发现由造影剂外渗而出现的囊状憩室影。

4. 内镜检查　电子结肠镜对憩室出血有确诊价值，可以直观地发现憩室口的活动性出血，并有助于与内痔、直肠肿瘤、息肉或弥漫性黏膜出血性病变等引起的出血相鉴别。但对下消化道大出血的患者是否进行本检查还存在争议。

(三)急性憩室炎

急性憩室炎是结肠憩室病中最常见的并发症。在已知有憩室病的患者中,有10%~25%的患者至少有一次急性憩室炎的发作。而据Rodkey和Welch报道美国麻省总医院收治的结肠憩室病病例中43%为急性憩室炎和局部感染。本病可发生在结肠的任何部位,包括直肠。与西方国家不同,我国急性憩室炎以右侧结肠较为常见。急性憩室炎的发生与滞留在憩室中粪便等物的刺激和/或憩室黏膜形成的无痛性微穿孔有关,炎症常波及临近的结肠壁、肠系膜和其他器官,故准确的概念应为憩室周围炎。本病可自行缓解,反复发作可形成慢性憩室炎。一般来说,憩室炎常常并发蜂窝织炎或脓肿,另外约有20%存在瘘管。内瘘可能来自相邻器官与病变炎症结肠和邻接的肠系膜黏着,可有或无脓肿存在。随着炎症过程的恶化,憩室的脓肿自行减压,溃破至黏着的空腔脏器,从而形成瘘管。憩室炎并发肠梗阻者国外约占10%,国内憩室病引起完全性结肠梗阻者不多见,但由于水肿、痉挛和憩室炎的炎症变化所致的部分梗阻则是常见的。当一个局限的脓肿破裂或憩室游离穿孔入腹腔后,可造成化脓性或粪性腹膜炎等严重的并发症。后者虽然发生率极低,但化脓性腹膜炎的病死率较高,约为6%,而粪性腹膜炎的病死率则高达35%。

1. 临床表现

(1)临床分期:Haghes等将憩室病的炎性并发症分为4类:①局限性腹膜炎;②局限性结肠周围或盆腔脓肿;③结肠周围或盆腔脓肿穿破后的弥漫性腹膜炎;④继发于结肠游离穿孔的弥漫性腹膜炎。以后,Hinchey等提出了相同的分类。Grendell等根据炎症波及的范围和病情的进展,将本病分为以下四期:①Ⅰ期,憩室周围蜂窝织炎伴镜下脓肿形成;②Ⅱ期,结肠周围或盆腔有肉眼可见的脓肿形成;③Ⅲ期,弥漫性化脓性腹膜炎;④Ⅳ期,弥漫性粪性腹膜炎。

(2)症状:常见腹痛和发热。急性发作时有程度不同的左下腹局限性疼痛,偶尔出现耻骨上、右下腹或整个下腹部疼痛。可呈刺痛、钝痛和绞痛,呈持续性逐渐加重。可伴有便秘或排便频数,排气后可使疼痛缓解。Ⅱ期患者腹痛更为恒定和明显,常伴食欲减退、恶心和呕吐。Ⅲ期为弥漫性化脓性腹膜炎阶段,腹痛严重、广泛,并有腹胀、呕吐、便秘等肠梗阻表现。Ⅳ期即弥漫性粪性腹膜炎患者,病情迅速恶化,呈脓毒血症状态,常伴有虚脱和循环衰竭。本病发热的表现与脓毒血症的严重程度和病变范围有关,早期为低热,随炎症向邻近部位扩散,腹膜炎、脓肿的形成,可呈持续性高热。炎症累及膀胱可产生尿频、尿急等泌尿系统症状。

(3)体征:早期患者可触及左下腹触痛及左下腹或盆腔肿块。蜂窝织炎或脓肿形成时,则出现局限性腹膜炎的体征,如肌紧张、压痛、反跳痛及腹部包块。Ⅲ期以上弥漫性化脓性腹膜炎患者出现典型腹膜炎体征,有广泛而明显腹部压痛、反跳痛和肌强直,肠鸣音消失,并可出现麻痹性肠梗阻的体征。个别患者可见脓肿向邻近肠腔和脏器破溃形成瘘管的表现。

2. 实验室检查　轻度憩室炎中约半数有白细胞计数增高,Ⅱ期以上的患者均有明显的白细胞计数增高。炎症累及膀胱时,可有轻度的脓尿、血尿或两者均有。虽然憩室炎时发生大量直肠出血是罕见的,但急性憩室炎时30%~40%患者最初的临床表现是粪便隐血阳性。

3. 影像学检查

(1)腹部X线平片:在早期患者无明显异常表现,个别患者可能出现局部肠梗阻或包块压迫征象;结肠周围脓肿较大时,立位腹部X线平片可见与肠腔相通的脓肿内的气液平面;弥漫性腹膜炎时可见肠梗阻和气腹的征象;在膀胱内见到气液面则提示为结肠膀胱瘘存在。

(2)钡灌肠气钡对比X线造影:传统的结肠气钡双重对比造影对憩室炎可提供高度特异性的诊断信息,但在憩室炎急性期应为禁忌,以免引起或加重肠穿孔而导致致死性钡剂性腹膜炎。对诊断不明的患者,可用水溶性造影剂做低压灌肠。可见憩室轮廓不规则,边缘锐利或囊状模糊,憩室周围及邻近肠管有痉挛和肠壁增厚,导致肠腔狭窄,并呈典型的锯齿状外观。但多数情况下憩室本身常不显影,以下征象提示憩室炎:①结肠壁外有一脓肿或与肠腔相通的瘘管;②结肠壁内脓肿显示钡剂充盈缺损;③肠壁因炎症和脓肿形成的外来压迹;④结肠壁内窦道;⑤瘘管。

(3)CT：现在的研究表明，腹部CT检查对急性憩室炎的诊断价值优于结肠对比灌肠X线造影，并几乎全部取代后者。尤其适合那些怀疑有脓肿、穿孔、老年人或免疫力低下者及经内科治疗无效或诊断尚难明确的患者。憩室炎Ⅰ期时的典型征象为受累的结肠肠壁增厚、病变肠腔狭窄伴有结肠周围脂肪的炎性水肿。后期出现的脓肿和瘘管则很容易明确诊断。特别是对憩室炎穿孔的检出极其敏感，小量的腹腔内游离气体亦可识别。

(4)B型超声：对病灶部位结肠壁增厚、结肠周围脂肪炎症改变、脓肿和瘘管均有较好的识别能力。但在结肠梗阻或显著的麻痹性肠梗阻时易受肠腔内气体的干扰。

4. 内镜检查　急性憩室炎时通常禁忌行电子内镜检查，以免因操作中注气而引起急性穿孔，污染腹腔，故一般应在急性炎症消退后6~8周进行。但须排除直结肠癌时，可考虑早期行内镜检查。急性憩室炎可见憩室黏膜水肿、红斑和肠段痉挛。如能发现自憩室有脓性分泌物排出，对急性憩室炎的诊断具有决定性意义。值得注意的是，少数憩室可向肠腔内翻出而似息肉状，应特别注意区别，以免误做息肉切除术而致肠穿孔、腹膜炎。

三、鉴别诊断

(一)结肠癌

结肠癌与憩室病有较多相似之处：均随年龄增大发病率增加；可发生在任何结肠部位，乙状结肠多发；临床症状相似，如大便习惯改变，下腹痛；均可引起梗阻或穿孔；临床病程均较隐匿；均可引起出血。但憩室炎腹痛较剧烈，伴有发热、白细胞增多；结肠癌出血是潜血阳性或少量出血，而憩室病出血可少量、中等量或大量出血。约有20%的憩室患者合并有息肉或肿瘤假阳性率较高。结肠镜是首选的检查手段。

(二)阑尾炎

盲肠憩室炎或乙状结肠的憩室炎位于右下腹时，可出现类似阑尾炎症状，但阑尾炎较憩室炎更为常见，多有转移性腹痛的特点。盲肠憩室炎早期疼痛固定于右髂窝，而不在脐周或上腹部，疼痛亦不是从脐周或上腹部开始，从症状出现到入院时间较长(3~4天)，呕吐少见，恶心和腹泻多见。如果不排除阑尾炎，需进行手术探查，如发现有憩室炎，通常一并切除。因此，遇到右下腹疼痛病因不明确时，可行CT扫描以排除憩室炎。

(三)炎症性肠病

结肠炎性疾病和憩室炎均可出现腹痛，大便习惯改变，便血和发热。溃疡性结肠炎易同憩室炎鉴别，溃疡性结肠炎几乎都波及直肠，故直肠镜检即可简单准确地排除溃疡性结肠炎。憩室炎和克罗恩病均可形成窦道、梗阻和脓肿，当造影发现多发的腔内病变和纵行的黏膜下瘘管，则克罗恩病的可能性较大。老年患者的憩室病和克罗恩病较难鉴别时，可行灌肠或内镜检查以获正确诊断。

(四)缺血性结肠炎

广泛的血管硬化及憩室病常见于老年人，两病可同时发生。两病都可有严重的急性腹痛和伴有肠梗阻体征的腹痛，这两种疾病很难鉴别。结肠X线特有的拇指纹表现能诊断缺血性结肠炎。内镜接触后易渗血，活检时出血明显，黏膜可见红斑或散在出血点，病变呈点片状分布。

(五)不同类型结肠憩室的鉴别诊断

1. 单纯结肠憩室病　首先需与肠激惹综合征和轻度急性憩室炎相鉴别。仅根据临床表现很难区别单纯结肠憩室病与肠激惹综合征，钡灌肠和内镜具有重要鉴别诊断价值。如出现发热和白细胞增多时则应怀疑急性憩室炎，但需通过临床观察，在急性炎症消退方可进行钡灌肠检查确诊。

另外，许多下腹和盆腔疾病如阑尾炎、Crohn病、子宫内膜异位症、盆腔炎、缺血性结肠炎、结直肠癌等均可有与本病相似的疼痛类型，需注意鉴别。

2. 憩室并发出血　动静脉畸形与憩室出血是引起下消化道大出血的两个最常见疾病，且临床表现相似，均为间歇性出血，需首先注意鉴别。血管造影检查对两者的鉴别最有意义，如出现以下征象，应考虑动静脉畸形：①引流静脉的提前和延期充盈；②小动脉的簇积；③血管丛显影。

另外，还需与其他可引起下消化道出血的疾病鉴别，包括溃疡性结肠炎、Crohn's病、缺血性结肠炎、结直肠肿瘤和门脉高压引起的结肠和直肠肛门静脉曲张出血。

3. 急性憩室炎　不同病理阶段的临床表现各异，故鉴别诊断应围绕有关的炎症性、机械性、血管性和肿瘤性疾病来考虑，结合 CT、内镜和结肠对比灌肠 X 线造影检查来进行，通常都能明确诊断。如早期轻症患者临床表现与肠激惹综合征相似，鉴于我国憩室病主要位于左半结肠，典型急性憩室炎时临床症状则酷似阑尾炎，及时的影像学检查有助于三者的鉴别；而老年人合并心血管疾病或高凝倾向，突然出现腹痛、血便伴腹部压痛和肌紧张时，要更多地想到急性缺血性肠病的可能；对弥漫性腹膜炎的患者，应与各种胃肠穿孔，包括消化性溃疡、Crohn's 病和胃肠道的恶性肿瘤引起的穿孔鉴别；结肠周围或盆腔脓肿则应与其他原因导致的空腔脏器穿孔引起的脓肿，如阑尾脓肿、输卵管卵脓肿等进行鉴别；发生结肠膀胱瘘、结肠阴道瘘或结肠皮肤瘘者，需同 Crohn's 病和恶性肿瘤相鉴别，内镜下瘘管活检常可区别；合并肠梗阻者则需与结直肠癌、Crohn's 病、结肠结核、结肠子宫内膜异位症及乙状结肠扭转相鉴别。

四、治疗

(一) 内科治疗

1. 单纯结肠憩室病　对无症状的结肠憩室病是否需要特殊处理还存在争议，但对已出现腹痛和肠功能紊乱的结肠憩室病患者，应用高纤维膳食疗法可极大地减少或消除与憩室有关的胃肠道症状。其机制可能与增加粪便容积和水分、降低肠腔内压、调节肠道运动和减少疼痛性痉挛有关。目前，最便宜和广泛推荐使用的膳食中的植物纤维是未加工的麦麸，剂量为 10～25 g/d，掺入粥、面包等食物中分次给予，剂量从小到大逐渐增加到患者能耐受为止。一般需 4～6 周才达到。可口的小麦来源的纤维还有全谷粉面包和谷类早餐食物。很多从蔬菜类提取的亲水胶体已有销售，但价格较贵。需要说明的是，抗胆碱能药物和其他改变动力的药物、镇静催眠药、抗抑郁药和抗生素对此类患者无使用价值，吗啡和有关的麻醉剂则属禁忌。

2. 急性憩室出血　内科治疗包括药物和内镜下操作治疗两方面。前者主要是输液支持疗法，包括静脉补液、输注鲜血和成分输血、补充凝血因子以及严密的生命体征监护。病情稳定后可进行各种内镜下的治疗操作，包括高频电凝止血、注射硬化剂和激光凝固法。

3. 急性憩室炎　此类患者需要积极的综合治疗。对一般状态良好，仅有轻微炎症而无麻痹性肠梗阻的患者，可在门诊给予流质饮食和口服抗生素观察，但大多数急性憩室炎的患者需住院治疗。对无严重并发症者，可先采用内科综合疗法，包括禁食、胃肠减压、静脉补液、广谱抗生素和严密临床观察等。一般胃肠减压仅在有呕吐或有结肠梗阻证据时才使用。可供选用控制革兰阴性需氧菌和厌氧杆菌的抗生素很多，应持续使用 7～10 天。但不用抗生素自行消退的急性憩室炎也常看到。大多数病例经积极的内科治疗 48～72 小时后其症状将迅速减轻，如确定肠梗阻已缓解，可逐渐恢复进食。继续恢复约 1 个月，可给予高纤维膳食，以防止病情再次发作。必要时可选用潘他唑新(镇痛新)或盐酸哌替啶镇痛，但解痉剂在处理急性憩室炎患者中并无地位，吗啡和有关的嘛醉剂仍属禁忌。如出现严重并发症或内科保守治疗不能控制病情，应及时考虑手术。

(二) 血管内介入治疗

对出血部位不明确的急性憩室出血患者，可先行血管造影检查确定病变范围，接着将导管选择性插入营养血管内输注垂体加压素，以收缩动静脉血管和肠壁的平滑肌，减少局部血流量和促进出血部位血栓形成而及时止血。最后还可通过血管造影来证实出血是否得到控制。一般情况下，有效的治疗应持续的输注 24～48 小时，然后逐渐减量至停用。另外，亦可考虑用经导管使用吸收性明胶海绵、不锈钢圈或自体的血凝块进行栓塞治疗。

(三) 手术治疗

1. 手术指征　目前认为需要手术处理的憩室病患者可分为两大类，一类为无并发症而可择期手术者；另一类则为出现了各种并发症需要急症手术者。综合起来，对具有下列情况者可考虑手术治疗：①急性憩室炎初次发作对内科治疗无反应者；②有 2 次或 2 次以上的急性憩室炎发作，即使内科治疗获满意效果者；③ <40 岁且需要住院治疗的首次发作的急性憩室炎患者，亦应行选择性手术以免以后暴发而急症手术；④由于免疫缺陷的病员发生憩室炎时无法激起足够的炎性反应，因此是一致命的疾病，发生穿孔、破裂入游

离腹腔者极常见，为此对以往有一次急性憩室炎发作的病员当需要进行长期免疫抑制治疗前，应先做选择性切除手术解除憩室炎复发以致发生各种并发症的危险；⑤急性憩室炎并发蜂窝织炎、脓肿或瘘管形成者；⑥急性憩室炎伴弥漫性腹膜炎者；⑦急性憩室炎并发结肠梗阻者；⑧急性憩室出血者；⑨急性憩室炎有炎症累及泌尿道的证据；⑩持续存在的包块，不能排除结肠癌者。

在上述手术指征中，尤其在无并发症的病例需特别注意勿将肠激惹综合征合并结肠憩室病的患者误当作憩室炎患者进行手术。据 Morson 报道，约有 1/3 为憩室炎做选择性手术的标本中无炎症的病理证据。

2. 手术方式　由于乙状结肠是憩室病最常受侵部位，故很少切除结肠的其他部分，通常施行乙状结肠切除一期吻合术，有降结肠受累时才考虑行左半结肠切除。如果在行择期手术时遇到意想不到的脓肿或重度活动性炎症，则可行末段降结肠造瘘术和直肠残余部分的远段黏液瘘或 Hartmann 闭合术，2～4 个月后再行结肠造瘘闭合术。

（1）单纯结肠憩室病：在对憩室病进行择期性切除手术前，应做全面检查和充分准备，包括肠道清洁和抗生素准备。必须确定合适的近切端与远切端，结肠应充分游离，并保证吻合肠段有良好血供和吻合口无张力。Benn 等认为将吻合口位于直肠上可明显降低憩室炎的复发。并非所有结肠憩室都需切除，但在吻合口远端不应留有憩室。对内科治疗无反应而进行急症切除手术的病员，术前可能不适宜行肠道清洁准备。在这种情况下可选 Hartmann 手术，或采用术中近端结肠灌洗清洁后一期端端吻合，不做结肠造口。

（2）憩室出血：对憩室出血的患者，只有在内科治疗无效时才考虑手术。一般采用对包括出血憩室在内的肠段进行切除的方法。对盲肠和升结肠憩室出血者，可将右半结肠切除并将末段回肠与中段横结肠吻合，对乙状结肠和降结肠憩室出血者，可将左半结肠切除并将横结肠与近段直肠吻合。全结肠切除仅适合于：①全结肠广泛憩室病并出血者；②右侧结肠血管畸形伴左半结肠广泛憩室病；③大量出血来自一未能证实部位。但此手术并发症多，病死率高，应谨慎选择。

（3）急性憩室炎及其并发症：憩室病伴并发症者最好是既行引流脓肿，控制腹膜炎，又切除炎性病变肠段。近年来大量资料证明，切除穿孔肠段明显优于旧式的近段肠管转向结肠造瘘术和穿孔区域引流的方法。与老的三期法相比，二期法即一期肠切除 + 结肠造瘘术，二期结肠造瘘闭合术在生存率、并发症发生率、住院时间、伤残发生率等方面均有很大改善。故以往三期手术的方法目前已被一期和二期手术所取代。但在具体决定一期或二期手术时有几点必须重视的因素：①肠腔空虚、无粪质；②肠壁无水肿；③拟吻合肠段的血供良好；④腹腔感染和污染较局限；⑤手术医师对病员全身情况以及有无其他特殊危险因素的了解。近年来之所以热衷于一期吻合，主要原因在于曾患弥漫性腹膜炎并施行 Hartmann 术的病员重建肠道连续的困难。

至于二期手术可有两种选择，一是 Hartmann 手术为远端缝闭，近端结肠造口，二期再行吻合。在因弥漫性化脓性腹膜炎或弥漫性粪性腹膜炎而行切除手术时，一般适用这一术式。另一种是一期吻合，辅助性近端结肠造口或回肠造口或结肠内绕道术，一般适用于因非弥漫性化脓性腹膜炎或弥漫性粪性腹膜炎手术，而因其他因素不宜一期吻合者。

对右侧结肠憩室炎的手术仍有分歧，按 Schmit 等的意见，如能排除癌肿，局限性结肠切除已足够，如癌肿不能排除或肠活力有疑问，应作右半结肠切除术。但 Fischer 和 Farkas 认为急性憩室炎伴局限性蜂窝织炎的患者，只要能排除癌肿，不能切除的，术后应用抗生素就可治疗成功。

对憩室病的急性炎性并发症进行手术时，足量第二代或第三代头孢菌素及甲硝唑静脉滴注是必需的。某些患者可能需从静脉中给予应激剂量的类固醇激素。此外，由于急性炎症反应，输尿管常可受累，在急症手术中误伤概率极大，为此宜常规手术前做膀胱镜检查，放置输尿管导管作支撑。

（4）急症手术：急症手术患者宜取膀胱截石位，经中线剖腹切口进行探查，探查目的是确定诊断，判断腹腔炎症情况，了解肠道准备是否充分，以及有无其他病变。据 Colcock 报道，可高达 25% 患者术前诊断为憩室炎伴脓肿或瘘管，结果发现为穿孔性癌肿。显然，如果是癌肿，切除目标和范围就将改变。

第三节　结肠气囊肿病鉴别诊断与治疗

一、概述

肠道气囊肿病又称肠囊样积气症，是指在肠道黏膜下或浆膜上存在很多气囊的一种少见疾病。位于浆膜下者类似肥皂泡状或淋巴瘤样，可呈单个分散存在或簇状，大小自数毫米至数厘米不等，位于黏膜下者外观不易看到，受累肠管触诊犹如海绵样，肠壁断面呈蜂窝状。囊肿为无菌性的，囊肿壁薄，内衬以单层扁平或立方上皮细胞，似符合扩张的淋巴管，囊肿内含气体，彼此间并不相互沟通，气体成分除氧含量少，可能与吸收有关外，余与空气相仿。本病最常发生于小肠，特别是回肠，其次是结肠以及身体其他部位。近年来随着结肠镜的普及，结肠气囊肿病(pneumatosis cystoide carge intestinal)有逐渐增多趋势，目前国内已有数百例报道。

本病的发病原因和机制尚不清楚，目前有机械性、营养失调性和细菌性等学说。易患因素包括梗阻性肺病、硬皮病、一氧化二氮麻醉、乳果糖、类固醇或近期肠道手术。从临床资料来看，婴幼儿多于急性肠道感染后发病，而成人则常伴有消化道机械性不全梗阻和营养失调等，故推测其发病可能与肠道感染、肠道内压力增高以及肠道内细菌大量繁殖产生大量气体有关。当胃肠道黏膜有破损时，肠道气体可自破损处进入肠壁。有慢性阻塞性肺部疾病者，气体可能自破裂的肺泡进入纵隔，并沿主动脉及肠系膜血管周围到达肠系膜、胃肠韧带和肠壁浆膜下。营养不良食物中缺乏某些物质或碳水化合物代谢障碍等导致肠腔内酸性产物增多，可能使肠黏膜通透性增加，酸性产物与肠壁淋巴管内碱性碳酸盐结合，产生二氧化碳气体，与血中的氮气交换而形成气体囊肿。

二、诊断

(一)临床表现

本病可发生在任何年龄，以30~50岁较多见。男性多于女性，男女之比为(3~5)∶1。单纯的结肠气囊肿症一般没有症状，多为原发的呼吸道和胃肠道的表现，如慢性支气管炎或哮喘、溃疡合并幽门梗阻、炎症性肠病、憩室炎、胃肠道肿瘤以及慢性肠梗阻等。少数不伴其他胃肠疾病者称作“原发性”肠气囊肿症。在疾病某一时期大多出现胃肠症状，如发作性腹泻持续几日或几周，大便稀含有很多黏液和气泡，里急后重，腹胀，腹痛伴便秘或大便变细，便血也不少见。气囊肿有时自行破裂引起气腹而不伴有腹膜炎表现，偶尔可引起腹膜粘连，黏膜下囊肿堵塞肠腔而导致肠梗阻。体检亦无特殊发现，个别患者出现腹部膨隆，可触及扩大的肠型，叩诊鼓音。暴发性肠气囊肿症多发生在有自身免疫缺陷患者伴急性肠道感染及肠壁坏死时，临床表现有明显的中毒症状和腹膜刺激征。

(二)X线诊断

1. *X线平片*　采取卧位及直立位摄片，摄片前宜清洁灌肠。当气囊小、数量又少时，多无特征性表现，若气囊大而多，尤其位于浆膜下，可有较特异的表现，包括：①充气肠曲的边缘可见聚簇或波浪状的连续囊状透光区，大小不等，自粟粒至葡萄大小，直径通常1~2 cm，呈串珠状、葡萄状或蜂窝状排列；②气囊破裂形成气腹时，立位片可见膈下游离气体；③间位肠曲征(Chilaiditi)，是气腹时气体积于横膈和肝或胃底之间，使膈升高，肝或胃底下降，造成相当大的间隙，充气的肠曲易上升而进入间隙内，形成间位肠曲，气囊肿的肠曲更易形成间位，使肠壁的囊状透光区显示更清晰，此征出现对该病诊断帮助甚大。

2. *钡灌肠造影*　可进一步明确X线平片的发现和肯定气囊肿的分布部位及范围，常有下列表现：在充钡肠腔边缘有大小不等的囊状透光区，如气囊在浆膜下，透光区常位于充钡肠腔轮廓之外缘。若气囊凸入肠腔之内则在肠腔边缘可见较透亮的息肉样的充盈缺损，大小自1~2 cm至整段肠壁均可，挤压时可变形，须注意与息肉和肿瘤性充盈缺损鉴别。

(三)结肠镜检查

结肠气囊肿在做内镜检查时，可见黏膜面多发的大小不等的半球形隆起，表面光滑完整，呈透明或半透明状,基底较宽,无茎蒂。以内镜的镜身压挤肿物时可改变其形状,当囊肿被活检钳夹破后见气泡冒出,随之隆起塌陷或消失。取活体组织检查多为正常黏膜。

总之,本病较少见,临床上很少能单独做出诊断。对有腹部隐约不适的患者,腹部透视如发现膈下有游离气体而无腹膜炎时,结合其伴有的呼吸道疾患病史,应考虑本病的可能性,及时进行结肠镜检查和/或X线检查,常可做出明确诊断。

三、鉴别诊断

结肠气囊肿症常需与结肠息肉和恶性肿瘤相鉴别。主要依靠X线钡餐和内镜检查。X线钡剂检查时,息肉或肿瘤引起的充盈缺损不因钡剂充盈量的多少而发生大小和形态的改变,且其密度较气囊肿所致充盈缺损为高。结肠镜及活组织检查可确诊。另外,还需与肠源性囊肿相鉴别。后者往往发生在回肠远端,位于肠壁内,多见于儿童,且一般为单发肿物。

四、治疗

(一)原发病治疗

结肠气囊肿症如无明显症状,可进行临床观察,无须特殊治疗,有时囊肿可自行消失。如肠气囊肿伴随其他疾病,如肺气肿、慢性支气管炎和幽门梗阻、炎症性肠道疾病、消化道恶性肿瘤等,则应针对这些原发疾病进行治疗,这是本病治疗的关键之一。

(二)一般治疗

结肠气囊肿症如有明显的腹部不适、腹胀、腹泻等临床症状时,可行氧吸入治疗,有报道用高压氧吸入以2.5个大气压,每日1次,每次2小时,2~3次后即可取得气囊肿消失和症状缓解的效果。气囊内气体主要为非氧成分,血中高浓度氧通过梯度弥散将囊内气体消除,氧进入囊肿后很快被组织代谢利用而消失。另外,有报道加强营养并补充B类维生素对本病有较好的疗效,可使症状缓解甚至消失。

(三)中药治疗

较大剂量的三七或云南白药口服,有助于缓解病情。服药方法:三七粉3~4.5 g/d或云南白药2.0 g/d,每6小时1次。亦有报道用浓茶和活血化瘀或收敛性的中草药灌肠对本病有一定的功效。方法:浓茶或适量云南白药保留灌肠,2周为1个疗程,每疗程间隔10天,治疗半年可治愈。

(四)内镜下治疗

先将气囊用活检钳夹破,然后用微波治疗仪的电极头轻触囊肿进行凝固,治疗后残存黏膜呈灰白色。每次输出功率约40W,时间2~3秒为宜。

(五)外科治疗

在需手术治疗时,如病变只限于一般肠袢,可做肠部分切除及吻合术,如病变广泛则应以缓解梗阻为主。暴发性肠气囊肿症应在用广谱抗生素控制感染及胃肠减压的同时进行手术治疗,这类患者预后不佳,手术病死率高。但需注意不要用电切,以免气囊肿内气体爆炸。

第四节　结肠扭转鉴别诊断与治疗

一、概述

肠扭转是一段肠袢沿肠系膜长轴旋转或两段肠袢扭转成结而造成闭袢性肠梗阻的一组疾病。先天发育异常或后天的许多生理、病理因素均可诱发本病,常因肠袢及其系膜过长,在自身重力或外力推动下发生肠扭转致肠腔受压、狭窄,形成机械性肠梗阻。本病并不少见,是肠梗阻的主要病因之一,临床上约15%的肠梗阻是由各种肠扭转引发的。肠扭转多发生有游离肠袢的肠段,如小肠、乙状结肠和盲肠,其中小肠约占80%。本病如不及时处理,常可在短时期内发生肠绞窄、坏死,病死率为15%~40%。

二、诊断

（一）临床表现

发病急骤，进展迅速，可早期出现休克。多有剧烈腹部绞痛，频繁呕吐，腹胀，不排气、排便等典型肠梗阻症状。腹部触诊可触及膨胀的肠管，质地较软，有压痛，边界不清，叩诊鼓音。不同类型、部位肠扭转，具有各自的特点，分述如下。

1. 先天性肠旋转　多数在新生儿期出现高位肠梗阻的症状，呕吐物含有大量胆汁，曾有正常胎便排出者，应考虑先天性肠旋转异常的诊断。约有20%病例伴有高胆红素血症，原因尚不清楚。

2. 小肠扭转　可发生于任何年龄，青壮年多见。儿童多为肠道及肠系膜发育畸形所致，成人则多有肠系膜肿瘤、肠粘连等某些肠道病理改变的基础。常于饱食后剧烈活动时发作，腹部绞痛位于脐周围，常为持续性疼痛阵发性加重。常可放射至腰背部，患者往往不敢平仰卧，喜取胸膝位或蜷曲侧卧位。早期腹部仅有不对称性隆起和轻压痛体征。随病情发展，腹痛和腹胀加剧，出现肌紧张和反跳痛，但没有高亢的肠鸣音。极易发生休克。

3. 盲肠扭转　主要见于40岁以下的青年人，男性多见。急性绞痛位于右侧腹部，伴有恶心、呕吐、不排便排气或腹泻。腹部不规则隆起，常在右中腹部或上腹触及压痛性肿块，可有不同程度的腹膜刺激征，叩诊为鼓音。

4. 横结肠扭转　多为功能性，表现为上腹部急性腹痛，待排气、排便后好转。而粘连引起的扭转，多为腹部炎症或手术引起，表现为中上腹部绞痛，并可在中上腹部触及胀大、压痛的肠管。

5. 乙状结肠扭转　多见于中老年男性，常有便秘习惯，或以往有多次腹痛发作经排气、排便后缓解的病史。主要症状是腹部持续性胀痛，可有呕吐和腹部下坠感，但无排便、排气。腹部高度不对称性膨隆、轻压痛，但腹膜刺激征不明显，称为“亚急性型”。部分病例也可急骤发作，剧烈腹痛、频繁呕吐，阵发性加剧，腹部压痛、肌紧张和移动性浊音，早期出现休克，称为“急性暴发型”。

（二）X线诊断

1. 小肠扭转　部分扭转者，早期可无异常发现。全扭转者可见十二指肠膨胀，空肠和回肠换位，或排列成多种形态的小跨度蜷曲肠袢等特有的征象。有时可见不随体位移动的长液平面、假瘤征和咖啡豆征。

2. 盲肠扭转　腹部X线平片可见右下腹部有充气或含液气平面的巨大肠袢，可呈“逗点型”阴影。常在左上腹部伴有一个液平面而误认为是扩大的胃。亦可伴有多个小肠充气液平面。钡灌肠显示横结肠梗阻。

3. 乙状结肠扭转　X线平片可见巨大的双腔充气肠袢自盆腔达膈下，可呈“马蹄铁”样改变。立位时为两个大液气平面。晚期近段结肠也逐渐充气扩张。钡剂灌肠X线检查见扭转部位钡剂受阻，钡影尖端呈锥形或“鸟嘴”形。低压盐水灌肠也有助于诊断，若灌入液体尚不足500 ml不能再灌入（正常可灌入3000～4000 ml），即可证明梗阻在乙状结肠。

（三）结肠镜诊断

在扭转的相应部位可见有肠腔狭窄、梗阻。但需注意：①不能注气过多，以防增加闭袢肠管内的压力；②如有腹膜刺激征，疑为肠绞窄时，忌行内镜检查。

三、鉴别诊断

1. 腹内疝　与部分肠扭转的临床表现极其相似，急骤发病，迅速出现绞窄性肠梗阻的症状。X线检查和选择性血管造影是鉴别的主要手段。X线平片可见充气的肠袢聚集一团，钡餐检查可见一团小肠袢聚集在腹腔某一部位，周边呈圆形。选择性血管造影可见小肠动脉弓形移位。个别患者则需剖腹探查才能确诊。

2. 急性坏死性胰腺炎　血清和腹水中淀粉酶增高具有重要诊断意义。X线检查、B型超声和CT检查可见胰腺阴影增大，密度增高，边缘不清。

3. 结肠癌　可有低位肠梗阻的表现，但病史都较长，缺乏突发腹绞痛史；腹部可触及坚硬、边界清楚的肿块；钡剂灌肠可以确诊。

4. 结肠套叠　5～6个月的幼儿多见，急性起病，间歇性哭闹、恶心、呕吐，果酱样粪便，触诊右下腹部空虚，右上腹部触及腊肠样肿块。钡剂灌肠可见钡剂呈杯口状阴影。

5. 其他　先天性肠旋转不良与十二指肠闭锁或狭窄的鉴别比较困难，可早期手术探查。

四、治疗

（一）一般治疗

应严格禁食，同时进行持续性胃肠减压。及时补充液体，纠正水、电解质平衡紊乱。可给针对肠源性细菌感染的抗生素，防治感染的发生。

（二）非手术治疗

1. 适应证　①全身情况较好，血压、脉搏基本正常的早期肠扭转。②无腹膜刺激症状、体征或经初步非手术治疗明显好转者。③对年老、体弱、发病超过 2 日的无绞窄的扭转也可试用。

2. 方法

（1）颠簸疗法：小肠扭转早期，病情较轻者可先试行手法复位。患者取膝肘体位，暴露下腹。术者立于病床一侧，用手按逆时针方向轻轻按摩腹部，同时用手抬起腹部后突然放松，如此反复，逐渐加重颠簸，尤其是脐部和脐下部位。腹胀明显者，可将腹部左右摇晃，上下反复颠簸，一般连续 3～5 分钟后休息一次，连续进行 3～4 次即可。通常在 1～2 次颠簸后即有轻快感，症状减轻。如颠簸后无便意，可给少量温盐水灌肠，以刺激肠蠕动。

（2）推拿疗法：患者取仰卧位，双手涂滑石粉后由剑突向下腹的方向抚摸 2～3 分钟，然后进行绕腹周推拿（与扭转方向相反）。如腹部抵抗感变为柔软，并听到肠鸣音亢进，也有气过水声，说明推拿有效。经推拿 10～20 分钟如无便意，可让患者起床活动，间隔 1～2 小时，再推拿一次。一般在 1～2 小时内有大量稀便排出，腹部松软凹下，肠型和阵痛消失。

（3）纤维结肠镜复位：适用于乙状结肠扭转早期的复位。与其他非手术疗法相比，此法成功率高、盲目性小、安全性大。操作方法：在明视下把结肠镜插入到梗阻处，一般距肛门 15～25 cm，该处的黏膜如无坏死和溃疡，可通过乙状结肠镜，插入约 60 cm 的肛管，注意插入时不应采用暴力，以免穿破肠壁。肛管穿过梗阻部位后，常有稀便和气体猛力冲出，患者立即感到异常轻松，为复位的标志。为防止复发可保留肛管 2～3 天。

（三）手术治疗

肠扭转如非手术治疗无效，或有可疑绞窄，应尽早剖腹探查，进行肠扭转复位术和（或）肠切除术。若腹腔渗液较多，必须行腹腔冲洗并行橡皮管引流，以减轻全身中毒症状；手术后还需大量抗生素治疗。

1. 先天性肠旋转　出现总肠系膜异常时，应将盲肠从升结肠固定于右外侧的腹膜壁层。亦可将升结肠系膜从回盲部至十二指肠空肠曲斜行固定于背侧的腹膜壁层，以防止小肠嵌入结肠系膜和后侧的腹膜壁层间引起梗阻；肠旋转异常Ⅰ型及Ⅱ型时，松解膜状索带和粘连，游离十二指肠和盲肠，整复扭转的肠管，使十二指肠沿着右侧腹直下，小肠置于腹腔右侧，将盲肠和结肠置于腹腔左侧部（Ladd 术）。为防止以后发生误诊，应常规切除阑尾；横结肠后位时，将扭转的肠管按反时针方向旋转 360°，使腹膜后的横结肠转到肠系膜根部的前方，固定盲肠与升结肠于右侧腹膜壁层，肠系膜血管前方的十二指肠下部移位到腹部右侧，解除肠系膜静脉淤滞。

2. 小肠扭转　手术时应尽快将扭转肠袢反旋转复位。如肠袢血循环良好，可不做特殊处理。如已出现绞窄性坏死，则应立刻进行病变肠段切除和肠吻合术，并尽量保留 1 m 以上小肠以提高长期存活率。

3. 盲肠扭转　探查扭转的盲肠（连同升结肠及末端回肠），如无坏死，将扭转的肠袢按其扭转的相反方向回转复位。复位后如肠系膜血液循环恢复良好，还需切开盲肠外侧后腹膜，将其前缘与盲肠外侧结肠带间断缝合 3～5 针固定盲肠，预防复发；如为移动性盲肠引起的盲肠扭转，可将其固定于侧腹壁；如盲肠扩张明显，先从两条结肠带起始端，间断浆肌层缝合 3～4 针，使盲肠腔缩窄，再与外侧后腹膜缝合固定盲肠；如盲肠有绞窄坏死，应行右半结肠切除，回横结肠吻合术。

4. 横结肠扭转　单纯机械扭转，可分离粘连后复位。如有坏死，则行坏死肠管切除，横结肠对端吻合术及必要的腹腔引流术。亦有人主张行扩大的右半结肠切除术以防复发。

5. 乙状结肠扭转 剖腹探查时,如肠管无坏死则行单纯扭转复位、肠系膜缩短固定术,肛门排气。如肠管扭转坏死,则视病情及腹膜炎的程度选择术式。全身情况尚良好者,可采用一期肠切除吻合术。重者则需切除坏死肠段后将断端做肠造瘘术,以后再二期手术近远端肠吻合术;如多次复发的乙状结肠扭转,可将过长的乙状结肠平行折叠,固定于降结肠内侧,也可行二期手术将过长的乙状结肠切除吻合。

四、预防

避免饱餐后立即进行剧烈或重体力劳动,改善膳食结构和生活习惯以防治便秘,即使治疗肠道蛔虫症等均有助于小肠和乙状结肠扭转的预防。而结肠扭转如能及时治疗,多数预后良好,如有肠绞窄,甚至破裂穿孔则预后较差。处理不及时或不当,其病死率较高。如结肠扭转非手术治疗好转后,应进一步检查发病原因,必要时,可行择期手术消除病因,以防复发。

第五节 缺血性结肠炎鉴别诊断与治疗

一、概述

缺血性结肠炎是由于结肠的血运障碍致肠壁缺氧损伤所引起的急性或慢性炎症性病变。轻者为一过性缺血,属可逆性改变,重者持续性肠缺血,可发生全肠壁坏死、穿孔。其病因繁多,包括:①动脉硬化或血栓形成;②动脉栓塞;③动脉痉挛或低灌注状态;④静脉阻塞;⑤肠腔内压力增高等。近年国内外学者均强调多种严重疾病相关的低灌注状态。本病可发生于全消化道,以左半结肠多见。Reeders 认为近 80% 的缺血性结肠炎发生于脾区、降结肠和乙状结肠。发病年龄多在 60 岁以上,男性略多于女性,男女比例为 1.5:1。临床上常见于低血容量性休克、心衰、肠系膜动脉栓塞或血栓形成、腹主动脉重建术或大动脉炎后,表现为急性腹痛、腹泻和便血。

2015 年 1 月美国胃肠病学院(ACG)在《美国胃肠病学杂志》发表《结肠缺血临床指南》,首次就结肠缺血的定义、流行病学、危险因素、临床表现形式、诊断方法和处理,提出明确规定的推荐建议或总结性的陈述意见,归纳概括了不同临床专科关于在结肠缺血的观点和认识,具有权威性。定义为当结肠灌注血液降低至不足以维持细胞质代谢功能的水平面时,导致结肠缺血疾病发生。该指南显示了结肠缺血诊治新规范。

二、诊断

(一)临床表现

缺血性结肠炎的临床表现由于其累及的范围、缺血损害发生的快慢和肠壁对缺氧的耐受程度不同而不同。起病可急可缓,多数起病急骤,主要表现为腹痛、腹泻和便血。腹痛常位于中下腹或左侧腹部,呈突发性绞痛或持续性钝痛。大便急,腹泻次数 3~20 次不等,并常伴有疼痛。腹痛后约 24 小时大多数患者出现便血,呈黑便或大便中带有鲜血,重症患者可出现血水样便或鲜血便。半数患者伴有明显的腹胀,少数出现恶心、呕吐和里急后重等消化道症状。重症者还伴有发热、心慌和乏力等全身毒血症症状。

腹部检查常可见与缺血结肠相对应的部位不对称性膨隆、轻度触痛和肠鸣音减弱或消失。如出现肌紧张和腹部反跳痛,则提示出现肠坏疽。直肠检查常可见带血的大便。

(二)危险因素

ACG 指南提出危险因素:在伴有典型特征的患者中,并发心血管疾病和糖尿病时应考虑结肠缺血;在可疑结肠缺血患者中,应询问肠易激综合征和便秘病史;慢性肾病与结肠缺血病死率增加有关;在可疑缺血患者中明确规定药物治疗和药物应用史具有重要意义,尤其是可导致便秘的药物、免疫调节剂和违禁药物;腹主动脉瘤和血栓形成也是危险因素。

(三)实验室诊断

多数患者有外周血白细胞增高,血红蛋白下降。粪便潜血试验常阳性,并有红细胞和脓细胞。

(四)影像学诊断

1. CT 诊断 静脉和口服 CT 造影应为结肠缺血患者的首选影像学检查方法,以评估结肠炎的分布和时期。CT 显示肠壁增厚、水肿、拇指印纹征或提示结肠缺血诊断，发现患者结肠积气和门静脉 - 肠系膜静脉气体，可预测透壁结肠梗死的发生。任何时候可疑右半结肠缺血（IRCI）或无法排除急性病肠系膜血管缺血性疾病（AMI）的患者应做多相 CT 血管造影（CTA）检查。

2. B 型超声诊断　可见肠壁增厚、肠腔狭窄。彩色多普勒超声可见病变肠段血流明显减少，有助于确定缺血的范围。放射性核素显影可见核素在病变部位聚集，亦有一定的诊断价值。

3. X 线检查　钡灌肠是本病的重要检查手段。该检查可以对病变的程度，尤其病变的范围有比较全面的了解，但有引起结肠穿孔的危险，因此对病情严重，伴有大量便血以及怀疑有肠坏死的患者应慎用。典型的影像表现有：①拇指印征（假性肿瘤征）：是缺血性结肠炎在结肠气钡双重造影检查时的早期表现。可在数天内消失。亦可出现肠管痉挛和脾区锐角征；因病变部位肠壁水肿、黏膜下出血，使结肠黏膜凹凸不平地突入肠腔，在钡剂造影时由于钡剂在该部位的不均匀分布而呈现拇指样充盈缺损。一般在起病后 3 天左右出现，持续 2～4 周。该表现在结肠脾曲最为常见，但也可以在其他部位见到。②结肠息肉样变：当炎症进一步发展，形成许多炎性息肉时，在病变部位可见到典型的结肠息肉样改变。③锯齿征：伴有广泛溃疡的患者，钡剂灌肠检查可见肠腔边缘不规则，呈锯齿样改变，与克罗恩病引起的表现很相似，单纯靠钡剂灌肠检查难以鉴别。④结肠狭窄：病变严重的患者，结肠钡剂检查还可见节段性结肠狭窄，部分患者可同时伴有结肠囊性扩张。在高龄患者，如果结肠狭窄仅仅局限于某一部位，病程较短，同时伴有腹痛、大便习惯改变和便血，钡剂灌肠检查所发现的狭窄需与恶性肿瘤引起的狭窄认真鉴别。在这种情况下，纤维结肠镜检查对确诊很有帮助。一部分患者可出现类似小肠 Kerckring 皱襞样的横嵴，为本病较特征性 X 线征象之一。

（五）结肠镜检查

在可疑结肠缺血患者中应在发病 48 小时以内进行结肠镜检查。但仅适用于 CT 检查结果异常的患者，且应进镜至疾病扩展的最远端。在伴有急性腹膜炎征象或不可逆缺血性损伤证据的患者中（即坏疽和积气），不应实施结肠镜检查。结肠镜检查是诊断缺血性结肠炎极有效的检查方式。当怀疑患者有缺血性结肠炎，但不伴有腹膜炎体征，腹部 X 线平片没有明显结肠梗阻和结肠穿孔的影像表现时，应考虑行结肠镜检查。能确定病变的范围、严重程度、有否活动性出血，同时可以获取活组织学检查标本，有助于与炎症性肠病和结肠癌的鉴别诊断。缺血早期可见黏膜苍白水肿，伴有散在的黏膜充血区和点状溃疡。在伴有黏膜坏死和黏膜下出血的部位可见到黏膜或黏膜下呈蓝黑色的改变，部分患者可见隆起的黏膜中有出血性结节，与在钡剂灌肠检查时见到的拇指印征或假性肿瘤征一致。连续的纤维结肠镜检查可以观察到病变的发展过程，黏膜异常可逐渐被吸收而恢复正常；或进一步加重形成溃疡和炎性息肉。镜下可见阶段性分布的肠黏膜充血水肿、脆性增加、斑片状出血灶、大小不等溃疡及褐色黏膜坏死结节，而间有正常黏膜。后期可见肠腔狭窄、线状瘢痕、假息肉和假憩室形成。活检见不同程度的黏膜下层坏死、出血和肉芽组织，纤维化或玻璃样变等；如 X 线已确诊或怀疑有肠坏疽、肠穿孔时，不宜做结肠镜检查。

慢性期的内镜表现随早期病变的范围和严重程度而有明显不同。以前发生过缺血性结肠炎的患者可仅仅表现为原病变部位肠黏膜的萎缩、变薄和散在的肉芽组织。

（六）血管造影

选择性肠系膜动脉造影有助于了解病变部位和范围，为手术治疗提供参考。主要表现为动脉主干的粥样硬化斑影、血栓阻塞造成的造影剂中断和病变部位造影剂外瘘。但造影只能评价血管的直径，而不能评价血流，只有当存在血管的痉挛、梗阻时才有意义。由于血管梗阻性病变仅占 1/10～1/6，故本检查结果阴性不能排除诊断。

三、鉴别诊断

缺血性结肠炎需考虑与以下疾病鉴别：溃疡性结肠炎、克罗恩病、肠结核、结肠息肉、肠道恶性淋巴瘤、结肠癌、血管畸形及结肠憩室等。根据其各自的临床特点，结合肠镜检查与病理活检多可明确区别（参见本书有关章节）。

四、治疗

早期诊断、及时治疗是减轻缺血的范围和程度，促进患者受损肠段修复的关键。根据结肠缺血严重程度分为轻型、中型和重型结肠缺血,大部分结肠缺血可自行恢复,且无须特殊治疗。对于轻型结肠缺血,可以观察或仅给予支持治疗。

(一)内科治疗

1. 一般治疗 卧床休息、禁食、胃肠道减压和肠道外营养有利于减轻肠道的负担,增加局部血液循环量。持续低流量吸氧或高压氧治疗可减轻肠道缺血、缺氧损伤,促进肠段修复,并有助于改善全身和局部状况。

2. 积极消除诱因和治疗原发病 如停服避孕药、甾体类固醇激素等药物,及时纠正心律失常、心力衰竭、急性心肌梗死、休克和脱水,控制血糖,缓解肠梗阻等。

3. 补充血容量,改善肠黏膜缺血状态 输注各种电解质溶液,必要时输血或血浆,纠正水、电解质和酸碱平衡,维持心输出量。

4. 扩张血管,改善微循环 可选用复方丹参 20~30 ml 静滴,每日一次,共 2~4 周,辅助硝苯地平(心痛定)或双嘧达莫(潘生丁)口服,对缓解症状,改善预后效果较好。罂粟碱可缓解肠系膜血管痉挛,可以 30~60 μg/h 速度静滴或肠系膜动脉插管输入。亦可用低分子右旋糖酐静滴。

5. 抗生素治疗 中、重结肠缺血患者或有继发感染的患者,应及时应用抗生素治疗。主要针对肠源性需氧菌和厌氧大肠埃希菌感染选用广谱的抗生素,如氨苄青素 4.0 g + 生理盐水 250 ml,静滴,2 次/d,联合甲硝唑 400 mg,静滴,1 次/d。严重患者如有肠穿孔或腹膜炎体征,及早行剖腹探查术。激素易诱发二重感染和肠穿孔等并发症,应避免使用。

6. 对症处理 发热者予以物理降温或药物治疗。腹痛明显者可用镇静、止痛剂。慎用解痉、止吐剂。

(二)外科手术

1. 手术适应证 ①急性肠系膜缺血如经罂粟碱肠系膜动脉插管输入无效者,应及早手术;②结肠缺血伴有低血压心动过速和无直肠出血的腹痛;③血管造影证实有血管闭塞或血栓形成者;④IRCI 和全结肠缺血;⑤结肠积气。

2. 手术方式 主要为肠系膜血管重建和手术切除坏死肠段以解除肠梗阻,前者包括血管移植、动脉旁路和内膜剥脱术。手术的关键是准确地判断肠管坏死范围。用温盐水纱布包敷肠管 10~20 分钟,然后观察肠管的存活情况,此法的敏感性可达 80% 左右。亦可用静脉内注射荧光素或彩色多普勒超声检查肠管的血流情况。

第六节 肠道子宫内膜异位症鉴别诊断与治疗

一、概述

直结肠子宫内膜异位症属外在性子宫内膜异位症的一种,由盆腔内(子宫直肠凹)的异位内膜向直结肠壁浸润而成。本病临床并不少见,可占子宫内膜异位症的 15%~40%,多发于 30~40 岁的妇女。其病因尚未完全明了,目前认为本病属于一种卵巢激素依赖性疾病,腹腔液中多种活性物质,如细胞分裂素、TNF-A 等在其发生过程中可能有决定性意义。临床主要以进行性排便异常、下腹痛、肛门坠胀、周期性便血等肠道症状为主诉,伴有不育、进行性痛经、月经不调和性交痛等病史。

子宫内膜异位症是良性病变,多位于浆膜。可因纤维化组织的大量增生,包绕周围的脏器而粘连成肿块。但可增生浸润,且有破坏性,可经血行、淋巴转移,其发生、发展和消散受卵巢支配。若侵入肠壁,可使肠壁增厚,呈结节状突向肠腔。加之黏膜表面充血、水肿和黏膜组织瘢痕挛缩,可使肠道扭曲变形,导致肠梗阻,临床易误诊为肠癌。

二、诊断

(一)临床表现

本病多见于育龄期的妇女,以 30~40 岁多发,其发病率约为 10%。消化道最常见部位为乙状结肠与直肠受累占 85%,小肠次之约占 7%,其中 3.6% 发生在远端回肠、盲肠,而阑尾占 3% 是最少受累的部位。患者除有婚后不育、乳房胀痛、进行性痛经史、性交痛史和月经不调等妇科症状外，主要的肠道症状表现为肠绞痛、下腹及肛门会阴部下坠胀痛，可放射至腰背部或向下放射至大腿部，排便时加重。同时有进行性排便异常、便秘或腹泻、便血（但这种血便多不带黏液），有时伴里急后重、恶心、呕吐，甚至排便困难，出现部分肠梗阻症状。本病临床症状与月经周期有关，至少在早期表现有较明显的周期性。常于月经前1~2天出现下腹胀痛等症状，或经期症状加重，反复发作，进行性加重，但月经后自然缓解。体检在病变相应部位可发现肿块，可伴压痛。不过，这种周期性并非绝对，约一半患者可能没有妇科症状。

（二）内镜检查

如能通过结肠镜对肠黏膜可疑紫蓝色病灶或结节样隆起物进行活组织检查，发现子宫内膜腺样上皮及较多的吞噬细胞中含有铁黄素，对本病的诊断有确诊价值。但需在月经期时进行活检才有阳性结果。一般在月经前或月经中期可见黏膜水肿、充血、皱襞肥厚。如见到肿块表面光滑的肠黏膜对诊断有意义，但有便血的患者病灶多已累及黏膜，肠镜下可见表面黏膜糜烂或溃疡，呈息肉样改变或肿块，可附有血斑。若黏膜呈鲜红色，提示黏膜外层出血，活检常报告为慢性炎症改变。但结肠镜所见与出血量不对称。另外，腹腔镜检查也有助于发现肠道浆膜面和腹腔内其他器官组织的病变。

（三）X线钡灌肠检查

可见范围较广泛、边缘明显的肠管狭窄和固定，但同一患者在月经周期的不同时期表现均有不同。较具特征的表现包括：①左侧卵巢子宫内膜异位肿块使乙状结肠受压移位，肠壁光整；②病变围绕肠管扩展，侧位呈环形狭窄，酷似直肠癌；③肠腔内光滑充盈缺损并完全性梗阻；④乙状结肠前壁光滑压迹，直肠前壁呈锯齿状；⑤黏膜下肿块，表面呈多个息肉状结节，局部黏膜明显皱缩。其中黏膜皱缩是较具特征的表现。

（四）诊断性药物治疗

有报道服用妇康片或丹那唑后，如果症状明显得到缓解，则有助于诊断。

（五）手术探查

鉴于结肠镜活检阳性率不高，必要时可以手术切开肠壁，取材后做快速冰冻切片检查，认为是一种阳性率甚高的诊断方法。

（六）其他检查

B型超声、CT等检查可帮助了解病变周围及肠壁的情况，但对于隐蔽部位的病变容易漏诊。

三、鉴别诊断

本病应与直肠癌、平滑肌瘤、溃疡性结肠炎等鉴别，尤其是直肠癌，但直肠癌引起的便血无定时，并且大便常常含有黏液或脓性坏死组织。而结肠癌的内镜或钡灌肠检查表现肿块主要在腔内，呈不规则息肉状或菜花样，局部黏膜破坏，管腔僵硬，与正常肠管有截然分界。其他疾病鉴别参见本书有关章节。

四、治疗

（一）药物治疗

美国妇产学院推荐促性腺激素释放激素类似物（GnRH－a）、孕激素、达那唑、复方口服避孕药片（COCP）、腹腔镜切除术以及非类固醇类抗炎药（NSAIDs）作为一线治疗措施。

1. *丹那唑*　鉴于本病与卵巢激素依赖性关系，丹那唑因可抗促性腺激素及抑制产生雌激素有关酶而达到抑制卵巢功能效果，常被用于直结肠子宫内膜异位症，并取得较好疗效。服用方法：从月经第一天开始，每日口服400~800 mg，连服6个月，病情即可显著改善。但应注意长期应用可能引起的男性化、合成代谢和肝脏不良反应等问题。

2. *GnRH－a（促性腺激素释放激素激动剂）*　如triptorelin、leuprolide、deslore1in、naferelin等，可通过引起GnRH受体规律下降，低GnRH致雌激素水平低下而使异位黏膜萎缩。但长期应用能使骨小梁密度丢失，引起骨痛。现主张用GnRH－a和小剂量丹那唑联合应用以提高疗效，降低不良反应。

3 *米司非酮*　属于抗孕激素，可能是一种安全性和疗效都较好的药物。有研究报道，子宫内膜异位症患者在月经周期的第2天开始口服米司非酮50 mg，1个月后症状即可明显改善，并且未见上述两种药物的不良反应。

(二)中医药治疗

朱文新等有报道以活血化瘀为基本原则,用血府逐瘀汤能控制病灶的扩大,消除疼痛,调理大便及月经,减少出血,总有效率达80%以上,且无明显不良反应。

(三)外科手术治疗

对有明显的盆腔内生殖器官异位病变,并引起严重的临床症状,而药物治疗无效者可用手术治疗。手术方式应当根据患者的年龄、病变范围及生育状况来决定。对于病变范围较小的孤立性病灶,可以进行完整的局部病灶切除,并保留卵巢;如果病变范围广泛、病情严重,无法切除病灶且药物治疗效果不佳者,则可切除双侧卵巢,使病灶自然萎缩。

(四)其他治疗

对于局限性的病灶,如果不在隐蔽部位,也可以采用腹腔镜下穿刺抽吸病灶,然后应用药物治疗的联合治疗方法;限于肠壁浆膜面的病灶还可以通过腹腔镜进行激光治疗。

第七节　门脉高压性肠病鉴别诊断与治疗

一、概述

门脉高压性肠病(portal hypertensive enteropathy,PHE)是1991年由Kozarek提出,指在长期门脉高压的基础上发生的非炎症性的、独特的肠道黏膜病变,表现为空、回肠和结肠肠道内异位静脉曲张、肠黏膜下毛细血管扩张、淤血、血流量增加以及毛细血管内皮和黏膜上皮超微结构的改变。在组织学上与门脉高压性胃病相似,可能是前者的延伸,两者统称为门脉高压性胃肠病。PHE的发病机制尚不十分清楚,可能与门脉高压时肠血流动力学异常、激素代谢紊乱和内毒素血症等有关。其临床表现除门脉高压症的表现如食管静脉曲张、脾肿大、腹水形成及消化道出血外,结肠镜可见结肠黏膜充血、水肿、糜烂及溃疡,有时可见蜘蛛痣样小动脉扩张。它是PHT患者发生急性或慢性下消化道出血的潜在原因。

近年来门脉高压性肠病的报道有逐渐增多趋势,发病率各地报道不一。据报道,肝硬化门脉高压症并发PHE约为84%。但Ganguly等对25例肝硬化门脉高压、10例非肝硬化门脉纤维变性和15例肝门静脉阻塞患者行肠镜检查发现,PHE的发生率为53%。而Zaman等对71例行肝移植的肝硬化患者进行乙状结肠镜检查,发现门脉高压性结肠病变为2.8%。PHE时的各种病变可在全结肠存在,Kozarek发现主要病变局限于右半结肠,国内则以肝曲以下的横结肠、降结肠、乙状结肠及直肠居多。PHE发生率随食管静脉曲张程度增加而增高。

二、诊断

首先要具备门脉高压的诊断标准,再结合结肠镜下所见或肠黏膜组织学可做出诊断。

(一)临床表现

PHE的临床表现不典型,常为原发的肝硬化门脉高压症的症状所掩盖,如脾大、脾功能亢进、腹水等征象。本身临床表现主要是消化道出血,占肝硬化门脉高压出血的0.5%~8%。一般出血较少且为自限性的,表现为便血或大便隐血阳性,伴有不同程度的贫血症状,少有需住院治疗或输血者。个别患者可发生下消化道大出血。另外,还可出现消化吸收不良和肠道菌群失调的症状。

(二)肠镜检查

Bini等认为包括肠壁炎症样病变和/或血管病灶。前者表现为肠黏膜充血、水肿、红斑、颗粒样变、弥漫性分布的猩红热疹样淤点或疱疹样红点,偶可见糜烂及溃疡。后者表现为樱桃红点征、毛细血管扩张和血管发育异常改变,并可见黏膜下小静脉曲张、迂曲并呈囊状扩张。部分患者可见黏膜下动脉蜘蛛痣样扩张或直接见到较多的直径较粗的黏膜下血管显露。而Naveau等认为直肠静脉曲张和黏膜血管扩张是门脉高压性结肠病的唯一内镜特征。

活检组织学显示:①黏膜层及黏膜下层均有不同程度的毛细血管及微静脉淤血、扩张,固有膜水肿。黏膜糜烂、溃疡、渗血和灶状出血。少数患者出血可累及肠道全层。②黏膜内和黏膜下有淋巴细胞和浆细胞浸润,少数病例为肠壁全层炎或伴中性多核细胞浸润。③黏膜下血管扩张、增生或血管壁增厚。④部分患者黏膜下层或肌间神经丛可见水肿及神经细胞变性。

三、鉴别诊断

1. 结肠毛细血管扩张　为下消化道出血常见原因,多见于高龄患者,不伴有门脉高压,多局限在右侧结肠,一般病变范围较小,肠镜检查可明确诊断。

2. 遗传性毛细血管扩张症(hereditary telangiectasia)　除消化道出血症状外,可见广泛的皮肤及黏膜的血管扩张,好发于小肠,也有发病于结肠者,表现为反复的消化道出血,贫血。

3. 血管发育不良(angiodysplasia)　见于主动脉狭窄的患者,行腹部血管CT,超声或动脉造影可明确诊断。发病多局限在右侧结肠。

4. 过敏性紫癜(Henoch - Schonlein purpura)　多见于青年人,有时也可见类似血管扩张样的病变。

四、治疗

因PHE本身无特异性症状,只要不发生并发症,一般不需要治疗。而一般的止血药物如组胺受体拮抗剂、质子泵抑制剂和硫糖铝等对控制PHE的下消化道出血均无明显疗效,故如何预防和治疗其并发症,降低门脉压力是治疗PHE的关键。目前认为治疗程序为:药物或内镜治疗→TIPS→手术治疗。

(一)药物治疗

由于肝硬化门脉高压时的充血性病变累及整个消化道,其程度与门脉压力有关,随门脉压力降低病变可减轻。因此,降低门脉压力的药物是本病的合理选择。

1. β - 受体阻滞剂　如普萘洛尔(心得安),可改善PHE的病变,减少由PHE导致的下消化道出血发生,是主要的药物之一。推荐用量;10 ~ 20 mg/次,2次/d。以后每隔1 ~ 3天增加原剂量的50%,达到有效血药浓度后维持治疗(10 ~ 160 mg /d)。而Misra报道应用普萘洛尔80 mg /d,共4天成功治疗门脉高压性结肠病所致出血。但服药期间应监测心率和血压,逐渐增加用量,防止发生低血压和心动过缓。

2. 生长抑素及其衍生物　有报道应用生长抑素250 μg可显著降低肝硬化门脉高压性胃肠病患者的肝静脉锲压和胃黏膜血流量,改善门脉高压性胃肠病出血。近来Yoshie等应用奥曲肽(善得定)治疗门脉高压性结肠病所致出血已获成功,并认为经奥曲肽治疗有效后可继续服用普萘洛尔降低门脉压力,可防止复发出血。

(二)TIPS

Kaiz等成功地用经颈肝内门体分流术(TIPS)治疗直肠肛门静脉曲张复发性出血,效果满意。该方法是用现代迅速发展起来的血管内介入的技术和原理,经颈静脉插管,通过右心房、下腔静脉和肝静脉,在肝内穿刺、开通肝静脉和门静脉之间的分流,经扩张后放置支架以保持该通道的开放,导致门脉高压的缓解。TIPS避免了外科分流术中全身麻醉和大手术的危险,尤其适合于那些药物治疗无效的复发性PHE和不能耐受手术治疗、全身条件较差的患者,大大降低了本病的致残率和致死率。但有诱发肝功恶化、肝性脑病、感染、支架阻塞和脱落等术后问题,有待进一步研究完善。

(三)内镜治疗

Kozarek用结肠镜对2例黏膜活动性渗血患者用热探头治疗后止血,另2例直肠静脉曲张出血经硬化剂治疗止血。内镜下套扎治疗直肠曲张静脉出血或结扎治疗,复发率低,安全有效,是值得推荐的一个新方法。Santoro报道应用NdYAG激光、缝扎治疗结肠出血灶亦取得较好临床效果。

(四)外科手术

如PHE病变弥漫,出血量较大时可考虑切除局部出血病变的肠段以紧急止血。但术后仍可再发其他肠段出血,不能根治,应谨慎。有关外科分流术降低门脉压力能减轻PHC尚需进一步研究。

(池肇春)

参考文献

[1] Azzaroli F,Turco L,Ceroni L,et al. Pneumatosis cystoides intestinalis[J]. World J Gastroenterol,2011;17(44):4932 -4936.

[2] Schouten JN,Garcia - Pagan JC,Valla DC, et al. Idiopathic noncirrhotic portal hypertension[J]. Hepatology,2011;54:1071 -1081.

[3] Canzonieri C, Centenara L,Ornati F, et al. Endoscopic evaluation of gastrointestinal in patients with hereditary hemorrhagic telangiectasia and correlation with their genotypes [J]. Genetics in medicine: official journal of the American College of Medical Genetics, 2014;16:3 - 10.

[4] Tursi A, Elisei W, Picchio M, et al. Moderate to severe and prolonged left lower - abdominal pain is the best symptom characterizing symptomatic uncomplicated diverticular disease of the colon: A comparison with fecal calprotectin in clinical setting [J]. J Clin Gastroenterol, 2015; 49:218 -222.

[5] Nigri G, Petrucciani N, Giannini G, et al. Giant colonic diverticulum: clinical presentation, diagnosis and treatment: systematic review of 166 cases [J]. World J Gastroenterol(WJG), 2015; 21:360 -368.

[6] Tursi A, Brandimarte G, Di Mario F, et al. Development and validation of an endoscopic classification of diverticular disease of the colon: the DICA classification [J]. Digestive diseases(Basel,Switzerland), 2015; 33:68 -76.

[7] Rodrigues - Pinto E,Pereira P, Macedo G . Primary pneumatosis cystoides intestinalis(with video)[J]. Gastrointest Endosc, 2014;79:1008 -1009.

[8] Adar T, Paz K . Images in clinical medicine,pneumatosis intestinalis [J]. N Engl J Med,2013; 368: e19.

[9] KaramanK, Tanoglu A, Beyazit Y, et al. Giant colonic volvulus due to colonic pseudo - obstruction[J]. BMT Case Rep,2015 Feb 25; 2015;pii:bcr2014207963.

[10] Theilen TM, Fiegel HC, Gfrörer S, et al. The coffee bean sign: diagnosing sigmoid volvulus in an 8 - year - old child [J]. Klin Padiatr, 2015;277:98 -99.

[11] Mekaroonkamol P, Cohen R, Chawla S. Portal hypertensive enteropathy[J]. World J Hepatol, 2015, 7:127 -138.

[12] Aoyama T,Oka S, Aikata H, et al. Major predictors of portal hypertensive enteropathy in patients with liver cirrhosis [J]. J Gastroenterol Hepatol, 2015;30:124 -130.

[13] Brandt LJ, Feuerstadt P, Longstreth GF, et al. ACG clinical guideline: epidemiology, risk factors, patterns of presentation, diagnosis, and management of colon ischemia(CI)[J]. Am J Gastroenterol, 2015;110:18 -44.

[14] Mosinska P, Fichna J. Ischemiccolitis: current diagnosis and treatment [J]. Curr Drug Targets,2015;16:209 -218.

[15] Plastaras L, Vuitton L, Badet N, et al. Acute colitis: differential diagnosis using multidetector CT[J]. Clin Radiol,2015;70: 262 -269.

第三十二章　肠易激综合征鉴别诊断与治疗

肠易激综合征(irritable bowel syndrome, IBS)是一种常见的肠道功能紊乱性疾病,其主要症状为腹痛、腹胀、排便习惯改变。IBS 最早于 1820 年由 Powell 报道,以后人们用很多名称来描述这一病症,如"过敏性结肠炎""结肠痉挛""易激结肠""黏液性结肠炎"等,但这些名称大多数并不能十分准确地概括此病,如结肠炎表示大肠有炎症改变,而 IBS 无肠黏膜炎症变化,主要特点是肠道功能的易激性,它不仅累及结肠,还可累及小肠,故近年来将此病统一命名为肠易激综合征。

IBS 是一种十分常见的疾病,据西方国家统计, IBS 在欧美人群的发病率为 9%~22%,其中仅 14%~50% 患者曾去医院就诊。尽管相当数量的 IBS 患者未曾就医,但 IBS 在门诊患者中患病率仍达每年 10.6%,居门诊就诊人数的第七位。我国学者对北京地区 2500 名普通人群进行了问卷式调查,发现 IBS 人群患病率为 8.7%,其中只有 20% 患者就医,大多数患者认为自己无病。另外对我国北方和南方 9 省市的 1100 名健康者进行问卷式调查,发现每年有 6 次以上腹痛、便后缓解者占 22.1 %。门诊就诊病例中, IBS 占就诊人数的 30%~50%。IBS 的发病年龄多在 20~50 岁,以中青年多见。女性患者多于男性患者,男女之比一般为 1:2。IBS 的患病率与种属差别有关,白种人患病率最高,黑种人最低,黄种人次之。文化程度、社会经济地位可能亦影响 IBS 的患病率。

第一节　发病机制

有关 IBS 的发病机制尚不完全明了。IBS 的症状,如慢性腹痛、腹部不适或腹胀、腹泻或便秘由特定的外周机制引起,其中以中枢和外周疼痛过敏最为重要。尽管近年在 IBS 的病因和发病机制上学者们作了一系列研究,但其详细的病因和发病机制目前尚不完全明确。大量研究表明 IBS 可能涉及多种因素,包括内脏高敏感性、脑-肠轴功能失调、肠道动力异常、肠道细菌感染与菌群失调、遗传与免疫因素、精神心理因素等。肠道传输和直肠排空异常、肠道腔内刺激物或消化不良的碳水化合物、脂肪、胆汁酸过剩、肠腔内和黏膜的刺激物改变黏膜的通透性、肠道内分泌细胞的产物及对炎性反应或胆汁酸合成变化的遗传敏感性,引起免疫激活或炎性反应的产生。

一、内脏高敏感与中枢神经系统过度警觉

内脏高敏感与 IBS 相关性早已提出,IBS 时内脏的过敏症发生率为 20%~90%。传入神经的敏感性,在肠的水平上自主神经系统(外周敏感性)和脊髓背角神经敏感性(中枢敏感性)、社会心理因素/精神疾病影响传入信号途径,它们相互作用导致严重的内脏痛。内脏高敏感是 IBS 病理生理学的标记,在人和啮齿动物各种应激均可影响内脏敏感性。新近研究发现促皮质素释放因子(CRF)和肥大细胞在外周内脏敏感性中发挥主要作用,CRF 受体拮抗剂可阻止过敏反应,肥大细胞稳定性可保持结肠上皮的屏障功能。

动物模型的研究指出,不同的生理应激、物理或免疫起源在 IBS 的病理生理学上发挥关键作用,特别是症状的开始。应激实验模型,当动物接受急性和慢性应激时,发现触发和永存因子决定应激对内脏敏感性和脑-胃肠轴相互作用的影响。新近研究发现,重复用热刺激腿和直肠后,IBS 患者内脏或皮肤内脏疼痛的敏感性增高,此种疼痛的敏感性增高可用氢溴酸右美沙芬(美沙芬)所阻止。有研究证明重复刺激引起内脏、躯体继发双向性痛觉敏感机制增加,且可被 N-甲基-D-天门冬氨酸介导,因此它可能是将来 IBS 治疗的靶。

IBS 时疼痛的中枢机制,用感觉实验和神经功能影像学证实,这些中枢性疼痛为广泛的痛觉过敏状态,其特征包括多灶性疼痛、疲劳、失眠、记忆困难、情绪障碍,与急性和外周性疼痛作比较,急性和外周性疼痛

对非甾体类抗炎药和类罂粟碱有反应，而对中枢性疼痛止痛效果最好的为去甲肾上腺素再摄取抑制剂和抗惊厥药。

二、结肠传输异常和排空障碍

IBS时表现慢性便秘或腹泻，此两者是IBS的主要临床特征之一。目前已知其发生机制与结肠传导异常和排空障碍有关。大约25%的便秘主导型IBS患者存在结肠传输缓慢，用肠道促分泌剂，如芦比前列酮和利那洛肽或促动力剂（如伊托必利）治疗对于缓解便秘及相关IBS症状（如疼痛和胃胀气）有效。

直肠排空障碍（耻骨直肠肌痉挛、盆底失弛缓和会阴下降综合征）可引起便秘主导型IBS症状，即便秘、排便费力、排便不尽感、胃胀气和左侧腹痛，这些症状可于排便后缓解。治疗排空障碍可减轻便秘主导型IBS的症状。

15%～45%腹泻主导型IBS患者伴有结肠传输加快，诊断时应排除几种可引起结肠传输增快而导致腹泻的疾病，如食物过敏或不耐受、糖酶缺乏、乳糜泻、麦麸不耐受、显微镜下结肠炎以及特发性胆汁酸吸收不良。

肠神经系统是一个复杂的网络，包括消化道黏膜、神经元的胞体和纤维、免疫系统和黏膜肥大细胞，它们之间相互作用，导致通路信使的分泌，如促神经生长因子可影响结肠动力和敏感性，在IBS时引起腹泻。研究还发现，胆汁酸的生物合成增加可使IBS患者引起腹泻，这是由于调节胆汁酸合成的基因变异，引起结肠传输加快所致。7α－羟基－4－胆甾烯－3－酮作为胆汁酸合成的产物代表，当它吸收不良时即可出现腹泻。

便秘主导型IBS肠道内细菌生态功能失调，反映肠发酵改变，硫酸还原增加和伴有其他细菌群的改变，影响胃肠生理学和导致IBS的发生。

三、感染与IBS

根据新近的研究显示，感染增加IBS的病原学作用，包括低度炎性反应、胃肠细菌改变和胃肠免疫系统改变，它们在IBS的发病机制上发挥重要作用。因此，恢复肠道菌群改变可能是一个理想的治疗方法，提出了益生菌治疗IBS的理论依据。应激伴随细菌性结肠炎可增强结肠背根神经节（DRG）的疼痛信号，蛋白酶和应激可直接介导结肠DRG神经元引起腹痛。

急性胃肠炎患者随访观察后发现，肠道感染后6个月内的肠功能紊乱发生率为25%，即使在病原体已被清除及肠黏膜炎性反应消退后，患者仍有IBS症状。有报道志贺菌属可诱发IBS，而致病菌激活黏膜免疫是IBS的触发因素。肠道免疫激活后释放的炎性介质，可作用于肠道神经内分泌网络，引起IBS的肠道症状。IBS患者存在肠道菌群失调，主要是表现为双歧杆菌和乳酸菌数量减少，肠杆菌数量增多。双歧杆菌/肠杆菌之比>1表示肠道菌群组成正常，双歧杆菌/肠杆菌之比≤1表示肠道菌群失调，其比值越低提示菌群失调越严重。感染是IBS发生的新途径。沙门菌或弯曲菌感染的一个队列随访研究，近10%患者的肠道细菌感染于感染后10年出现感染后症状，如腹痛或腹泻等。

近年发现，IBS患者的小肠细菌过度生长（SIBO）发生率较高，为50%～78%，而且SIBO与大多数IBS症状相关。最新又提出细菌蛋白酶与IBS的相关性，细菌蛋白酶在IBS的发病中发挥决定性作用。

四、基因/遗传与IBS

已有研究表明，有许多遗传因素或基因多态性/变异与IBS的发生紧密相关。动物模型显示，反复暴露于应激可引起肥大细胞降解、显微镜炎性反应和进而引起内脏高敏感性。Braak等选择了66例IBS患者，20例健康志愿者，对黏膜的显微镜炎性反应用免疫组化测定进行评价，结果与健康志愿者比较，IBS患者肥大细胞、T细胞和巨细胞减少、λ游离轻链阳性肥大细胞减少，但不是IgE和IgG阳性肥大细胞。

血清素转运基因（SERT或SLC6A4）多态性在IBS的胃肠功能障碍中可发挥作用。SERT多态性的发生率与高水平5－TH有关，且发现与IBS有重要关联，特别是有腹痛和腹泻的患者SERT是IBS发生机制的候选基因。Wang等从不同的5－羟色胺转运体启动子区基因多态性的患者，检查结肠炎黏膜的SERT mRNA

和蛋白水平，发现L/L基因型腹泻主导型IBS比便秘主导型的IBS患者高，而S/S基因型在腹泻主导型IBS比便秘主导型IBS显著高。与L/S型和S/S型比较，L/L基因型主要是SERT蛋白产生增加。SERT基因型启动子区域多态性在结肠黏膜可影响SERT mRNA和蛋白水平，因此在IBS动力相关的症状发生上发挥关键性作用。

全基因组关联研究和荟萃分析肯定了肠屏障的上皮完整性、先天免疫反应和自吞噬（自噬细胞）为炎症性肠病、IBS的相关危险因子。在IBS的基因变异上目前的了解还很有限。Camilleri等首次提出在IBS上注意对潜在基因因子干预，今后对IBS基因的探索与提高将是确立IBS发病机制的关键。

Chen等报道胰高糖素样肽-1（GLP-1）在IBS发病机制中的作用，肠道动力学改变和内脏的高敏感性是IBS主要的特征。用免疫组化检测结肠胰高糖素样肽-1受体（GLP-1R）的表达，用酶联免疫吸附试验测定血清GLP-1R浓度，用肌电图测定结直肠膨胀，与对照组比较，便秘主导型IBS粪含水量减少，腹泻主导型IBS粪含水量增加（$P<0.05$）。GLP-1R存在于结肠炎黏膜层、环形肌和肌间神经丛，其表达便秘主导型IBS时增加，而腹泻主导型IBS时低（$P<0.05$）。此外，外源性GLP-1和Exendin-4抑制结肠炎环形肌收缩。这些结果表明，GLP-1和GLP-1R与便秘型IBS和腹泻型IBS的发病机制密切相关。

五、食物及肠腔内成分与IBS

研究表明，许多食物与IBS的发病相关，包括热量、碳水化合物、蛋白和脂肪。IBS患者主张避免食用富含发酵低聚糖、二糖和单糖、多元醇的食物。IBS患者的饮食主张由低钙、镁、磷、维生素B_2和维生素A组成。IBS患者有肠道激素异常，担负胃肠激素调控和调节胃肠动力和感觉，在IBS患者可解释胃肠动力异常和内脏的高敏感性。

在IBS患者中，疼痛与进食时间具有相关性。在腹泻主导型IBS患者出现重复的、大幅度的传送性结肠收缩波，且传输速度也加快。通常是在膳食中含有脂肪和可至少500 kcal热量的进餐时诱发。糖类（如乳糖、果糖及山梨糖醇）吸收不良可能出现类似于IBS的表现。腹泻主导型IBS患者粪中的短链脂肪酸（含有碳原子少于6个）增多，当淀粉在小肠内未被吸收，这为结肠中的细菌合成短链脂肪酸提供了底物。在大鼠中，短链脂肪酸刺激结肠的传输和运动，这种刺激作用是通过肠内分泌细胞向肠腔内释放5-羟色胺来实现的。另外，短链脂肪酸还启动结肠的大幅度传递性收缩波，迅速推进结肠内的内容物。

IBS时约25%患者对食物过敏，其粪中嗜酸性阳离子蛋白和类胰蛋白酶比无食物过敏患者显著增高。为了诊断食物过敏存在，现在提倡测定嗜酸性阳离子蛋白，认为是目前最精确的试验，敏感度65%，特异度91%。

接触食品可引起过敏性肠炎，食品或食品添加剂可引起皮肤炎，同样也可引起过敏性肠炎和导致IBS症状的发生。食物斑贴试验报告用于确定引起过敏的食品或添加剂。

第二节　诊断与鉴别诊断

一、临床诊断

最主要的症状是腹痛、腹部不适与排便习惯和粪便形状的改变。起病隐匿，症状反复发作或慢性迁延，病程可长达数年至十数年，但一般不影响全身的健康状态。精神和饮食等因素可能诱发症状复发或加重。腹痛是肠易激综合征患者的主要症状，部位不固定，以左下腹多见，多伴有排便异常，大多可在排便或排气后减轻或缓解。腹泻的次数不等，一般2~5次/d，严重者可达十余次。大便可以呈糊状、成型软便或稀水样便，粪便可带有黏液，但不带有脓血。每周排便少于3次，排便困难，排便不尽感或便急等，多数患者可伴有腹胀和腹胀感，可有大使排便不尽感、排便窘迫感。此外，常可有胃肠外症状：①躯体症状：如颈、肩、腰、臀、肌肉、关节疼痛；②全身症状：相当一部分患者伴有失眠、焦虑、抑郁、头晕、头痛等神经系统症状和食欲、性欲异常；③心理异常；④工作能力下降。

IBS的临床表现无任何特异性，其病程漫长，可达数年至数十年。常有反复发作。由于患者间存在个体差异，故患者间的症状与程度变异很大。但均以腹部不适、腹痛、排便异常为主。此外，半数患者尚有不同程度精神症状，伴上胸或上胃肠道症状。临床上一般分为腹泻型、便秘型、腹泻便秘交替型及黏液便型四种。

（一）腹泻

多见于腹泻型 IBS，每日排便数次，多者可达 20 余次。常在早餐后多次排便，但腹泻很少发生在夜间，一般不会影响睡眠。腹泻常受精神紧张、情绪变化的影响，不会发生排便失禁。常有间断的排便正常，甚至便秘。排便多不成形或稀便，有时伴有黏液，但无脓血便。

（二）便秘

多见于便秘型 IBS，便少、排便困难，每周 1～2 次，偶有十多日排便一次。常伴腹痛、腹胀，便干或呈球状。有时因肛门括约肌收缩，大便呈铅笔样细条，表面有黏液。

（三）腹痛、腹胀

多发于左下腹降结肠或乙状结肠区，腹痛部位不固定，疼痛性质以钝痛和胀痛为多见，排气或排便后疼痛缓解。疼痛尚可牵连到腰、肾、肋部等，疼痛常在左肋脾区，甚至左肩部亦有疼痛，因结肠脾区为一锐角，气体不易通过，当多量气体聚集此处而引起疼痛，一般称为脾曲综合征。

（四）其他症状

可有咽部食管堵塞感，即中医所说的"梅核气"。近年研究有些患者咽下困难，可能由于吞咽次数增加引起食管反应性不蠕动或食管痉挛所致。有些患者出现胸骨后烧灼感、恶心、呃逆、胀满等，易与胃炎相混淆，需排除胃炎后方能考虑这些症状系由 IBS 所致。

此外，IBS 患者还常有心慌、乏力、多汗、失眠、焦虑等自主神经功能紊乱的表现。

二、辅助检查诊断

1. *实验室检查*　IBS 粪便病原体检查阴性，常规检查正常，但可有黏液。

2. *结肠镜检*　IBS 患者镜检时常因肠痉挛及激惹，使患者腹痛、腹胀而配合欠佳，使进镜困难。但肠黏膜肉眼观察及活组织检查均无异常改变。

3. *钡灌肠*　列为次选检查项目，还需行胃镜、B 超等检查以排除上消化道、肝、胆、胰、甲状腺等疾病。必要时行小肠气钡造影，了解小肠情况。

4. *结肠动力学检查*　可见结肠压力波和肌电波异常，但其特异性差，有待进一步研究。一般无明显体征。肠管可有轻度压痛，但压痛不固定，直肠指诊可检测到肛门痉挛、张力增高和触痛。

5. *其他*　对诊断可疑和症状顽固、治疗无效者，应选择性做以下进一步检查：①甲状腺功能检查；②乳糖氢呼气试验；③粪便培养；④72 小时粪便脂肪定量；⑤胃、十二指肠液镜检、培养；⑥胃肠通过时间测定；⑦胃、十二指肠压力测定；⑧75Se－粪胆酸牛磺酸试验（用于观察有无胆汁酸吸收不良）；⑨肠腔放置气囊扩张试验。

三、诊断标准

IBS 临床表现较复杂，缺乏特异诊断方法。因此，对 IBS 的诊断首先应排除各种器质性疾病。特别应注意不符合 IBS 诊断的情况。下列症状不是诊断所必备，但属 IBS 的常见症状，这些症状越多则越支持 IBS 的诊断：①排便频率的异常（每天 >3 次或每周 <3 次）；②大便性状异常（大便干结呈羊粪状/块状或大便稀烂甚至呈水样）；③排便过程异常（排便费力、急迫感、排便未尽感）；④黏液便；⑤胃肠胀气和腹部膨胀感。

IBS 的亚型分类则依据大便的性状分为四型：①IBS 腹泻型（IBS－D）：要求 >25% 的时间排烂便或水样便，且 <25% 的时间排硬便或干球便；②IBS 便秘型（IBS－C）：要求 >25% 的时间排硬便或干球便，且 <25% 的时间排烂便或水样便；③IBS 混合型（IBS－M）：要求仅排烂便/水样便和硬便/干球便的时间均 >25%；④IBS 不定型（IBS－U）：为粪便性状不符合上述三型中任何一种亚型。

罗马标准是对患者症状的评估。要诊断 IBS，除在症状上要符合标准外，还需要给患者做全面的体格检查、实验室检查及钡灌肠、肠镜检查以排除器质性病变。当患者有下列临床表现时，应警惕器质性病变可能：①老年起病；②半夜痛醒；③夜间因腹泻而致醒；④脂肪泻；⑤便血；⑥体重减轻；⑦发热；⑧腹肌紧张；

⑨反跳痛；⑩血沉增快及白细胞计数增加。当出现上述情况应考虑 IBS 以外疾病存在，应严密追踪观察。

2016 年制定出“罗马Ⅲ标准”这一标准的要点如下。

反复发作的腹痛或腹部不适，最近 3 个月内每月发作至少 3 日，伴有以下 1～3 条中 2 条或 2 条以上标准：

1. 排便后症状改善。
2. 症状发作时伴有排便频率改变。
3. 症状发作时伴有粪便性状（外观）的改变。

诊断前症状出现至少 6 个月，近 3 个月符合以上标准。

注：腹部不适是指难以用疼痛来形容的不适感，对于女性腹痛或腹部不适症状不能仅在月经期出现。

四、鉴别诊断

（一）与器质性疾病鉴别

消化道器质性疾患、系统性疾患和药物等均可引起易与 IBS 相混淆的症状，故应注意与下列疾病鉴别：①便秘型 IBS 应与结肠憩室病、结肠腺癌、妇科疾病（子宫肿瘤、子宫内膜异位症）、阑尾炎、消化性溃疡、胆囊炎以及代谢性疾病（糖尿病、甲状腺功能减退）鉴别；②腹泻型 IBS 应与溃疡性结肠炎、克罗恩（Crohn）病、感染性腹泻、假膜性肠炎、甲状腺功能亢进、慢性肾上腺皮质功能减退、胃泌素瘤、类癌以及吸收不良或乳糖不耐受等病症鉴别。以腹痛为主者应与引起腹痛的疾病相鉴别（表 32－1）。

表 32－1　肠易激综合征与肠道器质性疾病的鉴别诊断

项目	肠易激综合征	器质性疾病
症状	多见于中、青年女性	各年龄组均有，老年多见
	慢性经过，每次表现类同	进行性加重
	腹泻或便秘，粪量少，不带血	大便带脓血或脂肪泻
	睡眠中不出现	影响睡眠
	一般情况较好	明显消瘦
	下腹痛，进食加重，便后缓解	腹痛与排便关系不定
	症状与应激有关，心理疾病较突出	可伴心理疾病，但多为继发
体征	无发热	可有发热
	多有紧张、焦虑、自主神经功能紊乱	有紧张、焦虑，多属继发，不如 IBS 突出
	乙状结肠易触及，有痛觉过敏	腹肌紧张、反跳痛、高调肠鸣音
	结肠镜检查时易出现肠道痉挛腹痛，钡灌肠示结肠痉挛、结肠袋少	结肠镜检或钡灌示器质性疾病或明显炎症表现
实验室检查	粪便一般正常	粪检见大量白细胞、脓血或油脂、虫卵
	可有结直肠压力和通过异常	血沉加速，血白细胞升高，明显贫血
	其他实验室检查一般无异常	可有甲状腺功能异常（甲亢或甲低）
		可有氢呼气试验异常

（二）感染性肠病

包括细菌性痢疾、肠结核、阿米巴病、血吸虫病等。这些病多有急性感染史，虽经抗感染治疗，但未治愈，而表现为慢性腹泻、腹痛等 IBS 临床症状。在鉴别诊断中应依据感染病史，确切的粪便病原体检查阳性结果，和抗感染治疗效果而定。目前国内多在诊断未明，即盲目应用肠道抗生素，有时导致肠道菌群失调，而使腹泻加剧，病情迁延。有些 IBS 患者由于滥用肠道抗生素，而存在不同程度的肠道菌群失调。

慢性细菌感染时多次粪便常规及培养有阳性发现，以及充分有效的抗生素系统性治疗，症状改善明显，可明确诊断。慢性阿米巴痢疾：多次大便找阿米巴及甲硝唑试验治疗可明确诊断。血吸虫感染：血吸虫疫区患者可做乙状镜检查，取直肠黏膜找血吸虫卵，或用粪便孵化法和其他方法加以鉴别。

（三）吸收不良综合征

有腹泻，但大便中常有脂肪和未消化食物。

（四）乳糖酶缺乏

本病分先天性和后天性。临床表现主要是吃乳制品后即发生严重腹泻，便中有大量泡沫和乳糖、乳酸。食物中去除乳制品后，症状好转。本病我国发病率较高，尤以内地为著。该病可通过乳糖耐量试验或氢呼气试验作辅助诊断。

（五）缺血性肠病

常见于中老年人，由于肠道动脉供血不足导致缺血，而出现腹痛、腹胀。腹痛部位较固定，多在左上腹，腹痛与进餐有关，严重者便血。X线钡剂灌肠造影，典型者可见"指压痕征"，选择性血管造影有助于明确诊断。

（六）甲状腺疾病

有些甲状腺功能亢进症患者以腹泻表现明显，而易误诊，故原因尚不明的腹泻，应进行甲状腺功能检查。甲状旁腺功能亢进可出现便秘。可做甲状腺、甲状旁腺功能检查以进行鉴别。

（七）肠肿瘤

小肠的良性小肿瘤可发生腹泻和间歇性发作的部分肠梗阻。结肠肿瘤也可以出现类似肠道功能性疾病的症状。特别是对老年人更应注意。可进行X线钡剂造影检查或结肠镜检查以明确诊断。

（八）炎症性肠病

溃疡性结肠炎有发热、脓血便等异常表现，经X线钡剂造影或结肠镜检查可以鉴别。克罗恩病常有发热、贫血、虚弱等全身症状，X线钡剂造影或结肠镜检查即可鉴别。

（九）乳糖酶缺乏

乳糖耐量试验可以鉴别。乳糖酶缺乏有先天和后天之分。临床表现为吃乳制品后有严重的腹泻，大便含有大量泡沫和乳糖、乳酸。只要不吃牛奶或奶制品，症状即可改善。酸牛奶经乳酸菌将乳糖分解，可供这类患者食用。

（十）胃肠道内分泌肿瘤

促胃液素瘤可出现严重的腹泻和顽固的溃疡病，血清促胃液素水平极高，一般治疗无效。血管活性肠肽瘤（VIPoma）也引起严重腹泻；血清血管活性肠肽（VIP）水平增高。

第三节　治　疗

治疗目的是消除患者的顾虑，改善症状，提高生活质量。治疗原则是在建立良好医患关系基础上，根据主要症状类型进行对症治疗和根据症状严重程度进行分级治疗。注意治疗措施的个体化和综合运用。

一、饮食控制

明确饮食习惯与症状的关系，避免或减少下列食品：①可能的敏感食品（因人而异）；②产气食品，如奶制品、豆类、卷心菜、洋葱、葡萄干等；③高脂肪食品；④果糖和山梨醇的食物、饮料或药物。高纤维食物（如麦新等）能增加粪量，加速肠道转运，可改善便秘型IBS的便秘症状，但亦有报道认为其可加重症状（如腹胀和腹部不适）；合成的纤维素添加剂（如policarbophil，甲基纤维素和车前草制品），较天然纤维食品有更好的可溶性，可能较少引起腹胀或更有效。

二、心理和行为疗法

越来越多的证据显示，单纯药物治疗IBS的疗效欠佳，临床实验发现心理和行为（包括认知行为治疗、催眠术、生物反馈治疗）干预可有效用于IBS的治疗，是治疗IBS的有效方法。

（一）认知疗法

IBS患者存在特异的人格异常，IBS的发病与自主神经系统不稳定，对心理应激反应过强有关。因此，心理行为治疗有着重要的意义。许多患者经过心理咨询，自我调理，可在数周甚至数年达到症状缓解，提高生活质量。应用生物反馈技术治疗 IBS，对有心理障碍者疗效显著，不仅改善了患者的心理状况，而且缓解了腹部症状，提高了患者的生活质量。

经验性药物治疗失败后，患者对症状病理学意义存在明显的认知性焦虑，自认为患了重病甚至是不治之症，遇到器质性胃肠病，尤其癌症患者，常尽可能多地寻找与自己症状的相似之处，并任意推断，扩大联想，形成对 IBS 症状意义的曲解；曲解的认知反过来又加重患者症状性焦虑和其他心理障碍，最终形成认知和应付策略的恶性循环。多数患者就诊的目的就是想弄清肠道症状的意义所在，表现为对肠道症状严重性的过分关注。显然，以重建正确认知为目标的认知治疗用于 IBS 治疗具有针对性。

认知疗法就是以建立个人正确认知为目标，通过认知教育和行为技术纠正患者曲解的认识，达到正确认知的重建，缓解和消除心理障碍及躯体症状的一种心理学治疗方法。IBS 认知疗法的实质是通过会谈了解患者的发病过程、影响因素及患者的心理素质，发现患者对症状的观念、推理和情感特征，通过解释使患者从理性上认识到症状产生确实与某种特殊应激因素有关，引导患者放弃错误认知，以合理认知代替不合理认知，从而达到调整情绪和行为的目的。让患者把注意力指向外部世界，不要集中指向自身内部感觉，面对症状与症状和平相处，引导患者亲身体验，越关注症状，感觉症状越明显，这就是心身相互作用，不让患者每天体验病感，鼓励患者带着症状去工作、学习和生活，不把自己当成患病之人，通过各种行为活动打破心身交互的恶性循环，使症状减轻甚至消除。

认知因素是 IBS 患者躯体和心理症状的桥梁，认知疗法通过阻断心理因素和症状之间的恶性循环，有助于难治性 IBS 的治疗，是值得推广应用的替代治疗手段。

（二）行为疗法（behavioral therapy）

行为疗法的疗效已受到很多研究者的肯定，行为疗法有助于患者减轻焦虑程度，鼓励其建立健康的行为模式，增加患者对治疗的信心和医嘱顺从性。自我管理（self - management）是教会患者适应 IBS 的一种治疗方法。家庭自我调理的主要内容：①心理调理：包括自由联想、催眠疗法、情绪调节；②饮食调节：以清淡易消化、低脂肪、适量蛋白质食物为主，同时限制某些不耐受的食物；③按摩：包括腹部按摩和鼻翼按摩；④体育锻炼：如慢跑、打拳、打球等。

（三）催眠治疗

催眠疗法（hypnosis therapy）可改善 IBS 患者的症状。Simren 等发现，随机分入胃肠导向催眠治疗的 13 例患者与 13 例接受支持治疗的患者相比，治疗 3 个月后催眠治疗组患者基线结肠张力较高，但催眠疗法可降低脂类灌注诱发的结肠高敏感性。因此，认为催眠治疗通过中枢机制改变了结肠功能状态。Gonsalkorale 等对 239 例接受胃肠导向催眠疗法治疗的患者随访 1～5 年，发现自催眠疗法治疗后，83% 的患者症状持续缓解，生活质量得到改善，仅 17% 的患者症状加重。因此，胃肠导向催眠治疗可用于无明显心理学共病但经过常规治疗症状仍持续的患者。

三、药物治疗

尚无特效药物，但对于改善症状具有一定作用。目前临床上用于肠易激综合征治疗的主要药物分四类：①按需治疗药物：即患者有临床症状或预计将有症状发作时给予的对症处理，常用药物有胃肠解痉药、胃肠促动力药、胃肠运动节律调节药、消除胃肠胀气药、泻药、止泻药等。②具有调节内脏敏感性的药物，包括生长抑素 2 受体激动剂、5 - HT3 受体抑制剂，以降低小肠和直肠扩张感觉阈值，减弱胃肠道反射。③抗抑郁、抗焦虑药；既改善患者的精神状态，又调节胃肠功能。④抗菌药物，可以选用的药物很多。

（一）胃肠解痉药

1. 抗胆碱药　阻滞 M 胆碱受体，能解除平滑肌的痉挛，抑制腺体的分泌等作用，临床上用来缓解内脏绞痛，可作为症状重的腹痛的短期对症治疗。不良反应较多，常有口干、眩晕，严重时瞳孔散大、皮肤潮红、心率加快、兴奋、烦躁、谵语、惊厥。青光眼及前列腺肥大患者禁用。常用药物：①阿托品：0.3 mg，3～4 次/d，疼痛重时可肌内注射 0.5 mg。②山莨菪碱（654 - 2）：口服，一次 5～10 mg，3 次/d，疼痛重时可肌内注射或静脉注射，成人一般剂量 5～10 mg，1～2 次/d，也可经稀释后静脉滴注。③普鲁本辛（溴丙胺太林）：每次

15 mg,3～4 次/d。

2. 钙通道阻滞剂 可解除胃肠道平滑肌的痉挛,减弱结肠动力,对腹痛、腹泻、排便不畅、便急、排便不尽感以及由于痉挛引起的便秘有效。常用药物:硝苯地平、奥替溴铵(斯巴敏)和匹维溴铵(得舒特),后两者为高度选择性胃肠道钙通道拮抗剂。常用制剂:①硝苯地平(心痛定),口服,5～10 mg,15～30 mg/d,急用时可舌下含服。不良反应一般较轻。常见面部潮红、心悸、窦性心动过速。个别患者有舌根麻木、口干、发汗、头痛、恶心、食欲减退等。低血压患者慎用;孕妇禁用。②匹维溴铵(得舒特)是对胃肠道具有高度选择性解痉作用的钙通道拮抗剂。匹维溴铵作用于平滑肌细胞,能减少平台期慢波,抑制钙内流,从而减少慢波频率和基于慢波的峰电位幅度。由于肠道平滑肌慢波和收缩活动紧密相关,故而可减少肠道的收缩活动,产生抗痉挛作用,恢复正常的肠道动力,而有效缓解患者的腹痛、腹泻、排便困难、黏液便及腹胀感、胀气等症状,并且改善肛门直肠症状(包括排便不尽感和排便困难等);匹维溴铵还通过突触后抑制作用,阻滞自主神经释放乙酰胆碱的收缩作用,抑制了 IBS 患者结肠过度的胆碱能收缩活动;调节 IBS 患者内脏敏感性的作用,能显著降低直肠对扩张的敏感性,匹维溴铵减低 IBS 患者的内脏敏感性也是改善 IBS 症状的机制之一。匹维溴铵治疗腹泻型 IBS 症状与内脏敏感性的改善相关性大,治疗便秘型 IBS 症状与肛门直肠括约肌压力的改善相关性大。匹维溴铵是一种高电极四价铵基复合物,被限制通过肠壁胶质膜,故只有不足 10% 被吸收进入血液,之后几乎全部与蛋白结合,且对心血管平滑肌细胞的亲和力很低,故不会引起心血管系统的不良反应,不良反应少,患者对药物的耐受性好。少数患者服药后可有腹痛、腹泻或便秘,偶见皮疹、瘙痒、恶心、口干等。儿童和孕妇禁用。用法:口服,每次 50 mg,3 次/d,必要时每日可增至 300 mg。切勿嚼碎,于进餐前整片吞服,不宜躺着和在就寝前吞服药片。③奥替溴铵(斯巴敏):为四价氨化合物,是一种新型的选择性钙离子拮抗剂、毒蕈碱受体和速激肽 NK2 受体拮抗剂,特异性地作用于肠道平滑肌,调节肠道平滑肌细胞外和细胞内钙池之间的钙流动,防止平滑肌过度收缩,协调平滑肌运动,从而治疗肠易激综合征。用法:斯巴敏 40 mg,3 次/d。

3. 5－HT3 受体拮抗剂 可能通过作用于初级传入神经元或脊髓神经元上的 5－HT3 受体而影响内脏痛觉传递。临床研究发现阿洛斯琼 1 mg,2 次/d,口服对非便秘为主的 IBS 女性患者具有缓解腹痛不适,减少大便频率、促进大便成形的治疗作用。

(二)胃肠动力药

1. 选择性 5－HT4 受体激动剂 通过兴奋胃肠道胆碱能中间神经元及肌间神经丛的 5－HT4 受体,刺激乙酰胆碱释放,增加胃肠蠕动收缩,从而增强消化道的动力与协调性。常用制剂:西沙比利、莫沙比利、伊托必利等。

2. 5－HT4 受体部分激动剂 替加色罗(tegaserod,泽马可)是 5－ HT3 受体部分激动剂,它可以强有力地刺激胃肠道的神经元、肠细胞、平滑肌细胞的 5－HT4 受体,剂量依赖性地增强胃肠道运动和正常化受损的肠道功能,在结肠直肠膨胀、扩张时降低内脏的敏感性。可用于治疗便秘型 IBS 患者。推荐剂量:替加色罗6 mg,2 次/d,早晚各 1 次,饭前口服。本品不良反应很少,耐受性良好,没有明显的心脏方面的不良反应,对 QTc 间期无影响,没有明显的药物间相互作用。主要不良反应为腹泻,其他不良反应包括:腹痛、恶心、腹胀、头痛、头晕、偏头痛、腿部疼痛及意外损伤、关节痛、背痛和流感样症状等。

3. 阿片类拮抗剂 可加快患者减慢的小肠转运,缓解症状。常用纳洛酮片 10 mg,2 次/d。

(三)消化道运动双向调节类药

曲美布汀(trimebutine,舒丽启能,cerekinon)舒丽启能是一种胃肠道运动节律调节剂。对消化道运动的兴奋和抑制具有双向调节作用。舒丽启能通过抑制细胞膜钾离子通过,产生去极化,从而提高胃肠平滑肌的兴奋性。另一方面是阻断钙离子通道抑制钙离子内流,而达到抑制细胞收缩,使胃肠平滑肌松弛的目的。此外,该药对胃肠平滑肌神经受体也具有双向调节作用,在低运动状态下,作用于肾上腺素能 μ 受体,抑制了对胆碱能神经元起作用的钠的游离,Ach 游离量增加,肠道运动恢复正常状态。在运动亢进状态,作用于胆碱能神经元的 κ 受体,抑制乙酰胆碱的游离,抑制肠道运动,从而使紊乱的胃肠道功能得到调节改善。舒丽启能对胃肠道作用主要通过以下途径实现:①激活外周 μ、κ 和 δ 阿片受体。②释放胃肠肽如胃动素和调节另一些肽,如血管活性肠肽、胃泌素等的释放,促进胃排空,诱导肠道移行性运动复合波Ⅲ相,调节胃肠道运动。舒丽启能对 IBS 常见症状,如腹痛、腹胀以及大便频率、性状和排便异常均有明显的改善作用。用法:成人口服,每次 100~200 mg,连续 3 天。不良反应:偶有便秘、腹泻、腹鸣、口渴、口内麻木感、心动过速、困倦、眩晕、头痛及血清氨基转移酶(ALT、AST)上升等。有时出现皮疹等过敏反应,此时应停药。通常老年人生理机能较弱,用药时需加以注意;孕妇、儿童和哺乳期妇女用药的安全性尚未明确。

(四)止泻药

1. 地芬诺酯(diphenoxylate,苯乙哌啶)　是一类具有类似吗啡样肠道运动抑制药物,可作用于肠黏膜感受器,抑制肠道运动,促进肠道水分吸收,用于腹泻型 IBS 的治疗。用法:口服,2.5~5 mg,2~4 次/d,复方地芬诺酯片(lomotil):每片含盐酸地芬诺酯 2.5 mg,硫酸阿托品 0.025 mg。每次服 1~2 片,3 次/d。

2. 哌丁胺(loperamide,易蒙停)　本品对肠道平滑肌的作用与阿片类及地芬诺酯相似,可抑制肠道平滑肌的收缩,减少肠蠕动。适用于腹泻较重的 IBS 患者,但不宜长期使用。用法:成人首次口服 4 mg,以后每腹泻 1 次再服 2 mg,直到腹泻停止或用量达 16~20 mg/d,连续 5 天,若无效则停服;显效后每日给予 4~8 mg 维持。儿童首次口服 2 mg,以后每腹泻 1 次再服 2 mg,直到腹泻停止,最大用量达 8~12 mg/d。空腹或饭前 0.5 小时服药可提高疗效。不良反应轻微,主要有皮疹、瘙痒、口干及腹胀、恶心、食欲减退等。感染性腹泻患者慎用;肠梗阻和便秘的患者不宜应用。

3. 比特诺尔(胶体酒石酸铋)　本品在肠道碱性介质中能形成稳定的胶体黏液蛋白复合物。稳定的胶体能保护受伤的肠黏膜,刺激上皮细胞分泌黏液,形成适当的胶体渗透压,有助于缓解腹痛、腹胀和止泻。铋-黏液蛋白复合物还有助于吸附化学物质和有毒物质并有抗菌、抑菌作用。以上作用均能促进正常胃肠蠕动的恢复。此外,二胺氧化酶有对抗(DAO)降低的作用,减少肠黏膜的损伤。且具有杀灭幽门螺杆菌的作用,有利于溃疡的愈合和炎症的消除,缓解并消除非感染性结肠疾病的症状。对肠易激综合征的有效率为 89.2%。用法:口服,每次 165 mg(3 粒),3~4 次/d,儿童用量酌减。一般 4 周为 1 个疗程。偶可出现便秘。服用本品期间,大便成黑褐色为正常现象。肾功能不全患者及孕妇忌用。

4. 思密达(smecta,蒙脱石)　本品的主要成分为双八面体蒙脱石,系由双四面体氧化硅单八面体氧化铝组成的多层结构,其粉末粒度达 1~3 μm。该物质具有极高的定位能力。口服本品后,药物可均匀地覆盖在整个肠腔表面,并维持 6 小时之久。思密达可吸附多种病原体,将其固定在肠腔表面,而后随肠蠕动排出体外,思密达对大肠杆菌毒素、金黄色葡萄球菌毒素和霍乱毒素也有固定作用,同时减少肠细胞的运动失调,恢复肠蠕动的正常节律,维护肠道的输送和吸收功能。思密达还可减慢肠细胞转变速度,促进肠细胞的吸收功能,减少其分泌,思密达可通过和肠黏液分子间的相互作用,增加黏液凝胶的内聚力、黏弹性和存在时间,从而增强黏液屏障,保护肠细胞顶端和细胞间桥免受损坏。用于腹泻型 IBS 的治疗。用法:成人 3 次/d,每次 1 袋;饭前服用,将本品溶于半杯温水中送服。

5. 次碳酸铋　有保护胃肠黏膜及收敛止泻作用,每次 0.3~0.9 mg,3 次/d,饭前服。

6. 中药制剂　谷参肠安等对相当部分的腹泻患者有明显的疗效。

(五)导泻药

对便秘患者可酌情使用导泻药,但不宜长期使用。大黄和番泻叶等药物具有抑制肠腔水分吸收与增加水分分泌及促进肠动力的多重作用。这些药物导泻作用强,适用于短期、间歇使用。长期滥用会导致药物的依赖反而加重便秘的顽固性。一般宜采用作用温和、不良反应少、适宜长期使用的缓泻药,包括通泰胶囊、福松(聚乙二醇,polyethyleneglycol,PEG)、乳果糖、山梨醇等。这些药物主要通过水吸附作用或渗透作用增加肠腔水分,使粪便容积增加,对电解质平衡影响很少。一般的不良反应为腹胀,但大多可以忍受。在使用这些药物的基础上指导患者建立定时排便的习惯,逐渐停用泻药。

(六)纠正内脏感觉异常的药物

1. 5-HT3 受体拮抗剂　5-HT3 受体存在于肠神经元,通过释放 5-HT 增加神经介导运动、黏膜分泌和刺激内脏痛觉。因此,对 IBS 患者,尤其内脏痛觉阈值下降而导致腹痛者,可试用 5-HT3 受体拮抗剂,如阿洛斯琼(alosetron)、恩丹西酮(ondensetron)及格拉司琼(granisetron)等。

2. 5-HT4 受体激动剂　研究发现替加色罗(tegaseron)选择性作用于 5-HT4 受体,具有促动力和降低内脏感觉敏感性的双重作用。已有临床试验证实,替加色罗可改善便秘型 IBS 患者的腹痛、腹胀和腹部不适等症状，可用于伴有明显腹痛的便秘型 IBS 患者。

3. 生长抑素及其类似物　生长抑素（samatostatin）及其类似物奥曲肽（octreotide）具有缓解躯体和内脏疼痛的作用，但对 IBS 的治疗作用尚待进一步的研究。有研究表明，奥曲肽可增强结肠感觉阈值，改善不适和疼痛，这种机制可能是通过作用于外周神经、中枢或肠黏膜中相关受体来完成的。

4. 鸦片肽受体激动剂　μ、δ、κ 鸦片肽受体激动剂均具有缓解内脏痛觉的作用，其中 κ 受体激动剂 fedotozine 无吗啡样中枢作用，不影响胃肠运动，是肠道感觉过敏而胃肠运动正常的 IBS 患者较为理想的治疗药物。

（七）抗抑郁、焦虑药

小剂量的抗抑郁药有中枢止痛、减少内脏的高敏感性、改变肠道的转运及减轻并存的抑郁等作用，可改善 IBS 患者的精神痛苦、情绪障碍，缓解 IBS 患者腹痛、腹泻、便秘等消化道症状。精神心理学的改善可诱导胃肠症状的缓解；抗抑郁药有与精神情绪作用无关的止痛作用；调节内脏胃肠痛觉的 5－羟色胺介质活性及其受体，同时对调节胃肠道动力有重要作用。

1. 地西泮（安定）　本品为抗焦虑药，具有抗焦虑、镇静、催眠及中枢性肌肉松弛作用，每次 2.5～10 mg，口服，2～4 次/d。本品可致嗜睡、轻微头痛、乏力、运动失调，与剂量有关，老年患者更易出现上述反应。偶见低血压、呼吸抑制等，长期应用可致耐受性与依赖性、突然停药有戒断症状出现，宜从小剂量开始。

2. 多虑平（adapin，多塞平，doxepin）　本品为三环类中镇静功能较强的抗抑郁药，有一定的抗焦虑作用，抗胆碱作用较弱。口服，每次 25 mg，3 次/d。不良反应少，少数患者可有轻度兴奋、失眠、口干、便秘和视物模糊，某些症状可在继续用药中自行消失。青光眼患者、心肌梗死恢复期患者禁用。

3. 帕罗西汀（赛洛特）　是一种强有力的高选择性 5－羟色胺再摄取抑制剂，可有效调节 5－HT 的功能，5－HT 通过不同亚型，不仅对精神神经功能具有重要的调节作用，而且是胃肠功能调节的重要递质，帕罗西汀类抗抑郁药可通过调整下丘脑－垂体－肾上腺（HPA）轴的稳态影响机体功能，减轻机体对外界应激反应的水平来缓解 IBS 临床症状。所以，应用帕罗西汀有助于阻断 IBS 躯体症状和精神心理障碍间的恶性循环，促进患者临床症状的长期缓解。帕罗西汀治疗以腹痛、腹泻为主且伴有明显抑郁心理障碍的 IBS 患者确有良好效果，由于它对去甲肾上腺素及多巴胺再摄取的影响极小，故三环类药物常见的抗胆碱能及心血管方面不良反应较少。用法：口服，20 mg，1 次/d。饭时服。连续用药 3 周，疗程为 8 周以上。

4. 氟西汀（百忧解）　也是选择性 5－HT 再摄取抑制剂，毒副作用少，且患者依从性好，不似传统三环类抗抑郁药有较多的毒副作用，且有高效、安全、方便、耐受性好的优点。用法：口服，每日 20 mg，1 次/d。

一般抗抑郁药起效时间较慢，需 14～20 天，应和患者解释清楚，坚持服药至起效。部分患者服抗抑郁药的开始几天胃肠症状明显甚至加重，这可能和其对胃肠神经直接作用有关，这时可降低抗抑郁药的用量，联用镇静药继续治疗，渡过诱导期，进入正常治疗。疗程不宜过短，需要服用一定的疗程（3～4 个月），症状控制后可逐步减量，稳定后才考虑停药。对症状顽固，反复发作，有明显精神心理异常者应延长疗程，甚至长期维持治疗。Kam 报道三环类和 5－羟色胺再摄取抑制剂对 IBS 症状改善率和完全缓解率分别为 89% 和 61%。

（八）益生菌治疗

双歧杆菌、乳酸杆菌、酪酸菌等制剂，可纠正肠道菌群失调，对腹泻、腹胀有不同程度的缓解作用。

（九）中医治疗

泰乐冲剂（中药合剂，主要成分为返魂草、郁金、白芍、生麦芽等）治疗 IBS，结果疗效明显优于对照组。推测其可能通过抗乙酰胆碱的 M 受体和影响肠平滑肌的离子通道，以达到解痉、止痛、止泻的作用。

（十）针灸治疗

耳穴贴压疗法（取穴神门、肝、脾、肾区）、穴位贴敷疗法（取穴神阙）、电位治疗器结合针刺疗法（取穴足三里、上巨虚、三阴交）治疗 IBS，均取得满意结果，有效率为 95.8%、94%、92.5%。

四、分型治疗

（一）腹泻为主的治疗

1. 抗胆碱能药　如山莨菪碱（654－2）、胃复康等，因不良反应较多渐被其他药物替代。目前推荐应用

mebeverin 10 mg；双环胺（dicyclomine）10 mg；prifineumbromide 30 mg；3 次/d。亦有应用溴化赛米托品（cimetropium bromide）50 mg 餐前服，取得良好效果。

2. *盐酸醋丁酰心胺*（lidanidine，HCE） 具有单一抗运动，无麻醉的抗胆碱能作用，用量为 2 mg，每日 3～4 次。亦可用可乐定（氯压定）0.3～0.4 mg，3 次/d，口服，能促进小肠对液体物质吸收，增强结肠对电解质的吸收，以减慢小肠的转运时间，有较好的止泻效果。

3. *钙通道阻滞剂* 硝苯地平（心痛定）10～20 mg 或维拉帕米（异搏定）40 mg，3 次/d 口服，可抑制胃结肠反射，缓解腹痛，减少便次。

4. *阿片类止泻剂* 盐酸洛哌丁胺（易蒙停）（loperamide）作用于肠壁的阿片受体，阻滞乙酰胆碱和前列腺素释放，抑制肠蠕动，增加水、电解质吸收。每次口服 2 mg，2～3 次/d，每日用量不得超过 10 mg。大便成形后可渐减用量至停药。有的患者可出现口干、腹胀，甚至呈假性肠梗阻等不良反应。亦有服复方苯乙哌啶，本药系哌替丁衍生物，除有止泻效果外，尚有兴奋中枢神经作用，大剂量有止痛和欣快感，长期使用有依赖性。

5. *微生态调节剂* 是通过微生物学技术，将人体内正常菌群分离出来，经纯培养后，进行工业化生产，制成益生菌制品，再按原途径回归人体，调整微生态失常，达到防治疾病增强免疫功能作用。微生态调节剂除有益生菌制品（Probiotic）外，尚有益生菌生长促进物质益生元（Prebiotik）。益生菌制剂服后进入肠道，迅速定植于肠道黏膜，并迅速繁殖形成生物学屏障，分解葡萄糖产生乳酸，使肠道 pH 值降低，抑制致病菌的繁殖生长，纠正肠道菌群失调，恢复和维持肠内微生物生态系统稳定，改变肠道运动功能。常用益生菌制剂有：①培菲康（bifico）：为双歧杆菌、嗜酸乳杆菌、粪链球菌等组成，对抗生素、化疗药物具有抵抗性的乳酸菌制剂，使患者服用抗生素、化疗药后，肠内菌群保持平衡，消除由菌群失调引起的一些症状。每次服 2～4 粒，2～3 次/d。②乐托尔（lactel）：主要含嗜酸乳杆菌及其代谢产物，具有抑制肠道致病菌的生长，阻止细菌、病毒与肠绒毛黏附作用。每次 1 粒，3～4 次/d。③聚克通：主要含嗜酸乳杆菌、乳酸乳杆菌及乳链球菌 3 种乳酸菌，对多种抗生素有抵抗性。每次 2 粒，3 次/d。④佳士康（gastrferm）：主要为活性粪肠球菌，能耐受多种抗生素。每次 1～2 粒，2～3 次/d。⑤米雅 BM（Miya－ABM）：为宫入菌（酪酸菌），是芽孢厌氧梭状杆菌，在体内不受胃酸、胆汁等影响，是一体内正常菌群，可阻止有害菌定植，纠正肠内菌群紊乱，每服 2 片（含宫入菌 40 mg），3 次/d。此外，尚有丽珠肠乐、整肠生、金双歧、回春生、乳酸菌素、乳酶生等，均属此类药物。

（二）便秘为主的治疗

1. *饮食调整* 进食有软化和扩大粪便容积的食物，如粗纤维多的食物，适量多饮水，定时排便。

2. *莫沙必利* 刺激肠肌神经丛 5－HT4 受体，引起副交感神经末梢乙酰胆碱的释放，与平滑肌上毒蕈碱受体结合增加，引起消化道运动增强。人类肌层胃体部、幽门部、结肠和直肠均有 5－HT4 受体分布，故可引起上述部位平滑肌收缩，使运动增强。通过兴奋节前神经元的 5－HT4 受体，并作用于肠肌丛神经节细胞使乙酰胆碱释放，增加胃肠推动力，促进排便。每次 5～10 mg，3 次/d，餐前半小时服。

3. *盐酸伊托必利*（itopride hydrochloride，*为力苏*，Eithon） 本品具有多巴胺 D_2 受体拮抗活性和乙酰胆碱酯酶抑制活性，通过两者的协同作用发挥胃肠促动力作用。由于拮抗多巴胺 D_2 受体活性的作用，因此，尚有一定抗呕吐作用。

4. *普卢卡必利*（prucalopride） 普卢卡必利为苯丙咪唑类药物，选择性作用于肠道感觉神经元的 5－HT4 受体，加速结肠传输和近端结肠排空，同时可调节肠道的不协调运动。另有发现普卢卡必利对胃、小肠和结肠均有促动力作用。对正常传输型和慢传输型便秘均有治疗作用。对慢性便秘患者有很好的疗效和安全性。普卢卡必利 2 mg，1 次/d，12 周为 1 个疗程。

5. *乳果糖* 口服 20 ml，2 次/d，可增加便次，使粪便变软，缓解排便困难。但有过敏者应慎用。

6. *甘露醇* 2～4 g，3 次/d；或服葡甘聚糖每次 1 g，3 次/d。

（三）腹痛为主的治疗

注意情绪与腹痛的关系，必要时采取暗示疗法或局部热敷、理疗、按摩或封闭。近年报道钙通道阻滞剂有良好作用，对胃肠平滑肌有松弛作用，尤其对食管及结肠作用为佳，腹痛患者可试用硝苯地平（心痛定）及解痉镇痛剂等。

选择胃肠道钙通道抑制剂能解除胃肠道平滑肌痉挛,抑制餐后结肠运动反应。对 IBS 患者腹痛治疗效果较好,对腹泻和便秘亦有一定疗效。常用选择性钙通道拮抗剂有匹维溴胺(得舒特)50 mg/次,3 次/d;双环胺(dicyclomine)10~20 mg/次,3~4 次/d;cimetropium bromide 50 mg/次,3 次/d,口服。新近又应用乐健素(复方枸橼酸阿尔维林)通过阻断 Ca^{2+} 内流缓解平滑肌痉挛,还能通过 5-HT1A 受体阻断作用降低内脏高敏状态,可有效缓解 IBS 患者腹痛、腹胀主要症状。据报道,复方枸橼酸阿尔维林治疗 IBS 患者腹胀或直肠肛门不适的疗效高于匹维溴胺。

(池肇春)

参考文献

[1] Michael C. Peripheral mechanisms in irritable bowel syndrome[J]. N Engl J Med,2012;367:1792-1802.

[2] Anand P, Aziz Q, Willert R,et al. Peripheral and central mechanisms of visceral sensitization in man[J]. Neurogastroenterol Motil, 2007;19(1 Suppl):29-46.

[3] Larauche M. Novel insights inthe role of peripheral corticotropin-releasing factor and mast cells in stress-induced visceral hypersensitivity[J]. Neurogastroenterol Motil, 2012;24:201-205.

[4] Larauche M, Mulak A, Taché Y. Stress-related alterations of visceral sensation: animal models for irritable bowel syndrome study[J]. J Neurogastroenterol Motil, 2011;17:213-234.

[5] Verne GN, Price DD, Callam CS,et al. Viscerosomatic facilitation in a subset of IBS patients, an effect mediated by N-methyl-D-aspartate receptors[J]. J Pain,2012;13:901-909.

[6] Phillips K, Clauw DJ. Central pain mechanisms in chronic pain states--maybe it is all in their head[J]. Best Pract Res Clin Rheumatol, 2011;25:141-154.

[7] Willot S, Gauthier C, Patey N,et al. Nerve growth factor content is increased in the rectal mucosa of children with diarrhea-predominant irritable bowel syndrome[J]. Neurogastroenterol Motil, 2012;24:734-739.

[8] Wong BS, Camilleri M, Carlson P, et al. Increased bile acid biosynthesis is associated with irritable bowel syndrome with diarrhea[J]. Clin Gastroenterol Hepatol,2012;10:1009-1015.

[9] Chassard C, Dapoigny M, Scott KP, et al. Functional dysbiosis within the gut microbiota of patients with constipated-irritable bowel syndrome[J]. Aliment Pharmacol Ther, 2012;35:828-838.

[10] Lee BJ, Bak YT. Irritable bowel syndrome, gut microbiota and probiotics[J]. J Neurogastroenterol Motil,2011;17:252-266.

[11] Ibeakanma C, Ochoa-Cortes F, Miranda-Morales M, et al. Brain-gut interactions increase peripheral nociceptive signaling in mice with postinfectious irritable bowel syndrome[J]. Gastroenterology,2011;141:2098-2108.

[12] Carroll IM, Ringel-Kulka T, Siddle JP, et al. Alterations in composition and diversity of the intestinal microbiota in patients with diarrhea-predominant irritable bowel syndrome[J]. J Neurogastroenterol Motil,2012;24:521-530.

[13] Serghini M, Karoui S, Boubaker J, et al. Post-infectious irritable bowel syndrome[J]. Tunis Med,2012;90:205-213.

[14] Steck N, Mueller K, Schemann M,et al. Republished: bacterial proteases in IBD and IBS[J]. Postgrad Med J,2013;89:25-33.

[15] Braak B,Klooker TK,Wouters MM,et al. Mucosal immune cell numbers and visceral sensitivity in patients with irritable bowel syndrome:is there any relationship? [J]. AMJ Gastroenterol,2012;107:715-726.

[16] Kumar S, Ranjan P, Mittal B,et al. Serotonin transporter gene (SLC6A4) polymorphism in patients with irritable bowel syndrome and healthy controls[J]. J Gastrointestin Liver Dis,2012;21:31-38.

[17] Wang YM, Chang Y, Chang YY, et al. Serotonin transporter gene promoter region polymorphisms and serotonin transporter expression in the colonic mucosa of irritable bowel syndrome patients[J]. Neurogastroenterol Motil, 2012;24:560-565.

[18] Camilleri M, Katzka DA. Irritable bowel syndrome: methods, mechanisms, and pathophysiology. Genetic epidemiology and pharmacogenetics in irritable bowel syndrome[J]. Am J Physiol Gastrointest Liver Physiol, 2012;302:1075-1084.

[19] Chen Y, Li Z, Yang Y,et al. Role of glucagon-like peptide-1 in the pathogenesis of experimental irritable bowel syndrome rat models[J]. Int J Mol Med,2013;31:607-613.

[20] El-Salhy M, Ostgaard H, Gundersen D, et al. The role of diet in the pathogenesis and management of irritable bowel syndrome (Review)[J]. Int J Mol Med,2012;29:723-731.

[21] Carroccio A, Brusca I, Mansueto P, et al. Fecal assays detect hypersensitivity to cow's milk protein and gluten in adults with irritable bowel syndrome[J]. Clin Gastroenterol Hepatol,2011;9:965 – 971.

[22] Stierstorfer MB, Sha CT, Sasson M. Food patch testing for irritable bowel syndrome[J]. J Am Acad Dermatol,2013;68:377 – 384.

[23] Didari T, Mozaffar S, Nikfar S, et al. Effectiveness of probiotic in irritable bowel syndrome: Updated systematic review with meta – analysis [J]. World J Gastroenterol,2015;21:3072 – 3084.

[24] Canvan C, West J, Card T. The epidemiology of irritable bowel syndrome [J]. Clin Epidemiol,2014;6:71 – 80.

[25] Geoffrey CW, Ginelle AB, Michellw MB, et al. Irritable bowel syndrome: A concise review of current of current treatment concepts[J]. World J Gastroenterol,2014;20:8796 – 8806.

[26] Chun – Yan Li, Shu – Chuen Li. Treatment of irritable bowel syndrome in China: A review[J]. World J Gastroenterol,2015;21:2315 – 2322.

第三十三章 阑尾炎鉴别诊断与治疗

第一节 急性阑尾炎鉴别诊断与治疗

急性阑尾炎的临床表现相对非特异性，容易与其他疾病同症非同病，极易造成临床的误诊误治，误诊率国内统计为4%~5%，国外报道高达30%。急性阑尾炎为常见急腹症，诊断急腹症的思路有助于急性阑尾炎的鉴别诊断，应将每一例疑似阑尾炎的病例同急腹症的诊断与鉴别诊断对待。急性阑尾炎的诊断不能单纯依赖临床症状体征，相关辅助检查不具有特异性表现，使急性阑尾炎诊断多数情况为排他性诊断，需与其他急腹症相鉴别。

一、鉴别诊断

（一）需要与内科急腹症鉴别的疾病

1. *右下肺炎和胸膜炎* 右下肺和胸腔的炎性病变，可反射性引起右下腹痛，有可能误诊为急性阑尾炎。但肺炎及胸膜炎常常有咳嗽、咳痰及胸痛等明显的呼吸道症状，而且胸部体征如呼吸音改变及湿性啰音等也常存在。腹部体征不明显，右下腹压痛多不存在。胸部X线，可明确诊断。

2. *急性肠系膜淋巴结炎* 多见于儿童，常继于上呼吸道感染之后。由于小肠系膜淋巴结广泛肿大，回肠末端尤为明显，临床上可表现为右下腹痛及压痛，类似急性阑尾炎。但本病伴有高烧，腹痛、压痛较为广泛，有时尚可触到肿大的淋巴结。

3. *局限性回肠炎* 病变主要发生在回肠末端，为一种非特异性炎症，20~30岁的青年较多见。本病急性期时，病变处的肠管充血，水肿并有渗出，刺激右下腹壁腹膜，出现腹痛及压痛，类似急性阑尾炎。位置局限于回肠，无转移性腹痛的特点，腹部体征也较广泛，有时可触到肿大之肠管。另外，患者可伴有腹泻，大便检查有明显的异常成分。

（二）需要与妇产科急腹症鉴别

1. *右侧输卵管妊娠* 右侧宫外孕破裂后，腹腔内出血刺激右下腹壁腹膜，可出现急性阑尾炎的临床特点。但宫外孕常有停经及早孕史，而且发病前可有阴道出血。患者继腹痛后有会阴和肛门部肿胀感，同时有内出血及出血性休克现象。妇科检查可见阴道内有血液，子宫稍大伴触痛，右侧附件肿大和后穹隆穿刺有血等阳性体征。

2. *卵巢囊肿扭转* 右侧卵巢肿蒂扭转后，囊肿循环障碍、坏死、血性渗出，引起右腹部的炎症，与阑尾炎临床相似。但本病常有盆腔包块史，且发病突然，为阵发性绞痛，可伴轻度休克症状。妇科检查时能触到囊性包块，并有触痛，腹部B超证实右下腹有囊性包块存在。

3. *卵巢滤泡破裂* 多发生于未婚女青年，常在月经后2周发病，因腹腔内出血，引起右下腹痛。本病右下腹局部体征较轻，诊断性腹腔穿刺可抽出血性渗出。

4. *急性附件炎* 右侧输卵管急性炎症可引起与急性阑尾炎相似的症状和体征。但输卵管炎多发生于已婚妇女，有白带过多史，发病多在月经来潮之前。虽有右下腹痛，但无典型的转移性，而且腹部压痛部位较低，几乎靠近耻骨处。妇科检查可见阴道有脓性分泌物，子宫两侧触痛明显，右侧附件有触痛性肿物。

（三）需要与外科其他急腹症疾病鉴别

1. *溃疡病急性穿孔* 溃疡病发生穿孔后，部分胃内容物沿右结肠旁沟流住入右髂窝，引起右下腹急性炎症，可误为急性阑尾炎。但本病多有慢性溃疡病史，发病前多有暴饮暴食的诱因，发病突然且腹痛剧烈。查体时见腹壁呈木板状，腹膜刺激征以剑突下最明显。腹部透视膈下可见游离气体，诊断性腹腔穿刺可抽出上消化道液体。

2. *急性胆囊炎、胆石症*　急性胆囊炎有时需和高位阑尾炎鉴别，前者常有胆绞痛发作史，伴右肩和背部放散痛；而后者为转移性腹痛的特点。检查时急性胆囊炎可出现莫菲征阳性，甚至可触到肿大的胆囊，急诊腹部B超检查可显示胆囊肿大和结石声影。

3. *急性梅克尔憩室炎*　梅克尔憩室为一先天性畸形，主要位于回肠的末端，其部位与阑尾很接近。憩室发生急性炎症时，临床症状极似急性阑尾炎，术前很难鉴别。因此，当临床诊断阑尾炎而手术中的阑尾外观基本正常时，应仔细检查末段回肠至1 m，以免遗漏发炎的憩室。

4. *右侧输尿管结石*　输尿管结石向下移动时可引起右下腹部痛，有时可与阑尾炎混淆。但输尿管结石发作时呈剧烈的绞痛，难以忍受，疼痛沿输尿管向外阴部、大腿内侧放散。腹部检查，右下腹压痛和肌紧张均不太明显，腹部平片有时可发现泌尿系有阳性结石，而尿常规有大量红细胞。

二、治疗

非手术治疗的适应证：①轻症单纯急性阑尾炎；②客观条件不允许或者患者拒绝手术；③合并严重器质性疾病无法耐受手术者；④阑尾周围脓肿。

1. *非手术治疗*　①一般治疗：主要为卧床休息、禁食，给予水、电解质和热量的静脉输入等；②合理抗生素应用；③谨慎使用止痛药；④对症处理：如镇静、止吐、必要时放置胃减压管等。

2. *手术治疗*　分为开腹阑尾切除术和腹腔镜下阑尾切除术。

(1)开腹阑尾切除术：切口选择标准麦氏点切口或剖腹探查切口。沿结肠带向盲肠顶端寻找阑尾。顺行或逆行切除阑尾。阑尾根部处理：阑尾根部结扎，荷包包埋；阑尾根部单纯结扎非荷包包埋；阑尾根部坏疽或无法结扎，行盲肠阑尾根部“8字”缝合。

腹腔引流放置的适应证：阑尾切除术后仍有少量渗血者；阑尾附近有较多脓性渗出液者；阑尾位置较深或者阑尾坏疽；阑尾根部结扎不牢靠，存在残端瘘可能者。

(2)腹腔镜下阑尾切除术：由于探查明确，术后发生腹腔粘连的概率以及程度少，可以作为急性阑尾治疗的首选方式。脐孔、耻骨两侧或者左侧麦氏点上下放置三个套针。顺行或逆行切除阑尾。阑尾根部套扎线结扎；Homlock钳夹；可吸收线结扎；阑尾根部坏疽或无法结扎，行盲肠阑尾根部8字缝合。

取物袋从观察孔取出阑尾或修剪阑尾后，从10 mm TROCAR取出。腹腔引流放置的适应证：阑尾切除术后仍有少量渗血者；阑尾附近有较多脓性渗出液者；阑尾位置较深或者阑尾坏疽；阑尾根部结扎不牢靠，存在残端瘘可能者。

第二节　慢性阑尾炎鉴别诊断与治疗

一、鉴别诊断

慢性阑尾炎是阑尾急性炎症消退后遗留的阑尾慢性炎症病变。部分慢性阑尾炎无明确急性阑尾炎发作史，症状含糊不清，体征除有时可触及阑尾点压痛外也不肯定，诊断不易，常致误诊。因此，常需要与许多慢性腹痛的疾病相鉴别。

1. *溃疡性结肠炎*　腹痛多局限左下腹或下腹部，当病变累及右下腹结肠可出现与慢性阑尾炎相似症状，伴有腹泻或便秘，常有脓血和黏液，随病情发展腹痛加剧，排便后可缓解，里急后重，急性起病可出现发热，肠镜可明确诊断，结肠黏膜呈连续性病灶，其病变常由结肠远端(直肠、乙状结肠)开始，向结肠近端发展，以左半结肠多见。病变黏膜血管纹路消失，黏膜脆而易出血，有脓性黏液，黏膜有颗粒样改变，伴有糜烂或多数形状不规则、大小深浅不同的溃疡，覆盖有黄白色或血样渗出物。病理显示非特异性炎性病变和纤维瘢痕，同时常可见黏膜糜烂、隐窝脓肿，通过结肠黏膜活检，可明确诊断。

2. *克罗恩病*　慢性反复性腹痛，以右下腹以及脐周痉挛性阵痛多见，可于餐后发生，排便后暂可缓解。易与慢性阑尾炎相混淆，伴有腹泻、腹块、瘘管形成和肠梗阻为特点，可伴有发热、贫血、营养障碍，以及关节、皮肤、眼、口腔黏膜、肝脏等肠外损害。肠镜可明确诊断,可见散在的、大小不一的口疮样溃疡,周围发红。溃疡之间黏膜正常。随着病变的进展,口疮样溃疡融合为纵行溃疡,铺路卵石样改变,肠腔狭窄,活检病理示慢性肉芽肿,中心无干酪坏死。

3. *肠结核*　好发于回盲部,可出现右下腹慢性腹痛,午后低热,盗汗,消瘦,其他部位如肺部或生殖系统可有结核病灶。结肠镜检查及活检有助鉴别,如仍不能鉴别,可试用抗结核治疗。如疗效不显著,常需开腹探查,经病理检查才能诊断。病理检查中,结核病可发现干酪性肉芽肿。

4. *右侧输尿管结石*　输尿管结石向下移动时可引起右下腹部痛,有时可与阑尾炎混淆。但输尿管结石发作时呈剧烈的绞痛,难以忍受,疼痛沿输尿管向外阴部、大腿内侧放散。腹部检查,右下腹压痛和肌紧张均不太明显,腹部 X 线平片有时可发现泌尿系有阳性结石,而尿常规有大量红细胞。

5. *慢性附件炎*　有程度不同的慢性下腹痛,下腹部坠胀、疼痛及腰骶酸痛等症状,时轻时重,并伴有白带增多、腰疼、月经失调等,且往往在经期或劳累后加重。妇科检查时双侧或单侧附件区压痛,增厚感,或出现压痛性的包块,白细胞数目升高或正常。

6. *右半结肠癌*　右侧腹部慢性隐痛和胀痛,伴有大便稀薄,有脓血,排便次数增多,可交替出现腹泻与便秘,肉眼血便少见,粪便隐血实验常为阳性,疾病进展可出现腹部包块,消瘦,贫血。结肠镜可明确诊断。

二、治疗

手术治疗是唯一有效的方法,但在决定行阑尾切除术时应特别慎重。慢性阑尾炎确诊后,原则上应手术治疗,切除病理性阑尾,特别是有急性发作史的患者,更应及时手术。对诊断可疑的患者或有严重并发症的高龄患者,应暂行非手术治疗,在门诊追踪观察。手术中如发现阑尾外观基本正常,不能轻易只切除阑尾后关腹,应仔细检查阑尾附近的组织和器官如回盲部,回肠末端 1 m,小肠系膜及其淋巴结。女性患者还应仔细探查盆腔及附件,以防误诊和漏诊。因此,推荐腹腔镜下阑尾切除术为首选手术方式。

（毛伟征）

参考文献

[1]　黎介寿, 吴孟超, 黄志强. 阑尾手术. 普通外科手术学[M]. 北京:人民军医出版社,2008:365 - 374.

[2]　Heng - Fu L, Hong - Shiee L, I - Rue L. Laparoscopic treatment of perforated appendicitis[J]. World J Gastroenterol, 2014; 20:14338 - 14347.

[3]　Daniel JS, Nicolaj D, Stephen RO, et al. Diagnosing appendicitis: evidence - based review of the diagnostic approach in 2014 [J]. West J Emerg Med,2014;15: 859 - 871.

[4]　Lin KB, Chan CL, Yang NP, et al. Epidemiology of appendicitis and appendectomy for the low - income population in Taiwan, 2003 - 2011[J]. BMC Gastroenterol 2015;15:18.

[5]　Boudewijn RT, Fraukje W, Rutger FRB, et al. Routine ultrasound and limited computed tomography for the diagnosis of acute appendicitis[J]. World J Surg,2010; 34:2278 - 2285.

[6]　Haven R, Brent B. To CT or not to CT? The influence of computed tomography on the diagnosis of appendicitis in obese pediatric patients[J]. Can J Surg, 2015;58:181 - 187.

第六篇

胆系疾病

第三十四章　胆系功能障碍性疾病鉴别诊断与治疗

第一节　胆囊运动功能障碍性疾病鉴别诊断与治疗

一、原发性胆囊运动功能障碍鉴别诊断与治疗

（一）概述

原发性胆囊功能障碍是指无任何明显胆囊器质性病变的一种动力障碍性疾病，包括胆囊运动功能障碍、胆道张力异常和胆道协同失调。原因不明，依动力障碍的特点分为四型：①运动功能亢进型：对运动反射亢进，脂肪餐后15分钟，胆囊排空速度比正常快，但胆囊的紧张功能及形态均正常。②紧张功能亢进型：多见。空腹时胆囊比正常小，脂肪餐后排空可能正常。③胆囊运动功能低下型：紧张功能正常，空腹时胆囊形态和大小正常，但脂肪餐后胆囊排空缓慢。④胆囊紧张后运动功能低下型：空腹时胆囊比正常大，颈部不清楚，脂肪餐后排空缓慢，正常脂肪餐胆囊排空时间常为30～45分钟，此类患者常在1小时以上。

（二）诊断与鉴别诊断

临床表现轻重不一，最常见的症状为右上腹或上腹部疼痛，多在饭后发生，一般比胆绞痛轻，有时疼痛向右肩部放射，但也有上腹或右上腹剧痛者，甚至Murphy征阳性。此时应与急性胆系疾病相鉴别。此外，还有恶心、呕吐、上腹胀满、上腹不适、腹泻等消化不良症状。患者对脂肪饮食不耐受，常因进食而引起上述症状的出现。一般无明显体征或有右上腹压痛。

诊断时应与下列疾病鉴别：

1. *无结石性胆囊炎*　本病易发生于非胆系疾病的大手术、严重创伤、败血症及长期胃肠外营养的危重患者。其主要临床表现为发热、右上腹痛伴有恶心、呕吐、右上腹压痛，有时可触及肿大胆囊，白细胞计数增高。B超或CT显示胆囊增大，胆囊壁增厚水肿。根据手术史或重度感染或创伤史、发热、血象增高和B超或CT所见，与胆囊功能障碍鉴别不难。

2. *十二指肠炎*　十二指肠炎以球部最多，因此又称为十二指肠球炎，本病很少独立存在，多数与慢性胃炎、胃溃疡等合并存在，占94.8%，其发病可能与胃酸、蛋白酶、酒精及*H. pylori*感染有关。临床上有上腹痛、消化不良症状，有时与胆囊功能障碍性疾病易于混淆。但十二指肠炎上腹部痛可有饥饿痛、夜间痛、进食缓解的特点，尤其高脂肪饮食可缓解疼痛。胃镜检查可确定诊断。而胆囊运动障碍性疾病进脂肪饮食不耐受，甚至进脂肪饮食使症状加重。

3. *功能性消化不良（FD）*　是胃的动力障碍性疾病，患者有持续和反复发作的腹部胀满、嗳气、早饱、恶心、呕吐、上腹痛、胃灼热和厌食等。可有饥饿痛、夜间痛，胃排空迟缓或有胃潴留，有时与肠易激综合征、胃食管反流病同时并存。胃镜检查仅有轻度胃炎或无异常发现。患者常有心理障碍因素存在。根据上述特点可与胆囊运动障碍疾病相鉴别。值得提出的是功能性消化不良也可引起胆囊运动障碍，称为继发性胆囊运动功能障碍，则FD是病因。

（三）治疗

首先应避免精神紧张，打消各种顾虑，生活规律、加强锻炼。对运动功能亢进和张力增高的患者，应少

食脂肪多的食品。对运动功能减退和张力降低的患者，可不必严格限制脂肪摄入。腹痛重者可适当应用镇痛剂或解痉剂。近年有人提出用硝酸盐类如硝酸异山梨酯（消心痛）、硝酸甘油治疗运动功能亢进的患者收到一定疗效。经内科治疗无效的患者可考虑做胆囊切除术。

二、继发性胆囊运动功能障碍鉴别诊断与治疗

（一）概述

继发性胆囊运动功能障碍由许多原因引起。常见的病因有糖尿病、胃手术后、肠易激综合征、迷走神经切除术后、功能性消化不良、妊娠、全胃肠外营养和肥胖等。迷走神经病变或切除后，引起胆囊容积增大，静息压力升高，脂肪餐后胆囊排空减慢；迷走神经功能异常，也引起胆囊排空迟延；胃窦切除后幽门－胆囊反射弧破坏，造成胆囊收缩功能减弱；胆囊收缩素（CCK）释放减少或释放迟延，引起胆囊收缩障碍。

（二）诊断与鉴别诊断

1. 诊断　由糖尿病所致者，有糖尿病史、血糖增高，除原有糖尿病表现外，表现右上腹痛、饱胀，对脂肪食物不耐受等。通过 B 超、核素闪烁扫描等可确诊。胃手术后，胆囊排空功能减弱，空腹胆囊容积明显增大，但其综合胆囊收缩功能与术前相比无明显差异。肠易激综合征患者空腹胆囊容积、最小残余容积、2 小时末的容积明显低于正常人；最大收缩所需时间比正常人明显长，而其最大收缩率明显低于正常人。功能性消化不良时应排除各种器质性的肝、胆、胰和胃肠疾病，且有胆囊收缩延缓。全胃肠外营养患者有胆囊排空明显降低，胆石症的发生率增高。晚期妊娠妇女的空腹胆囊容积、餐后残余容积以及全天胆囊容积均为正常对照的 2 倍，餐后胆囊排空减慢，以及黄体酮水平增加影响胆囊平滑肌收缩所致。不管由何原因所致，当胆囊功能障碍发生后，可有上腹或右上腹痛、恶心、上腹部饱胀或有消化不良等的表现。

2. 鉴别诊断　主要与原发性胆囊运动障碍性疾病，同时与十二指肠炎、慢性胆囊炎相鉴别。慢性胆囊炎 95% 合并结石，所以过去有胆绞痛病史，临床上表现消化不良、厌食油腻、上腹饱胀、打嗝、呃逆、反胃等，B 超是诊断慢性胆囊炎的重要手段，可见胆囊壁增厚或萎缩，胆囊内有结石和沉积物，有胆囊积液者有胆囊增大。此外，尚应与慢性胃炎鉴别。慢性胃炎分浅表性和萎缩性两种。临床上表现上腹不适、饱胀、恶心、呕吐、上腹痛、反酸、嗳气等症状，通过胃镜可确定胃炎类型、病变程度及 *H. pylori* 是否阳性等，而 B 超检查胆囊大小、胆囊排空及胆囊壁厚度正常，可与继发性胆囊运动障碍相鉴别。

（三）治疗

主要是针对不同病因进行病因治疗。糖尿病患者首先控制血糖，治疗各种并发症，做好饮食控制。及时应用消炎利胆药和促进胆囊动力药物，如消炎利胆片、舒胆通、利胆素、保胆健素、胆宁等。红霉素、普瑞博思（西沙比利）、莫沙必利、舒丽启能等具有促进胆囊收缩，提高胆囊排空指数的作用。功能性消化不良的治疗目前争议问题较多。2005 年《胃肠病学杂志》刊登了美国胃肠学会发布的消化不良诊疗指南，对无高危症状且年龄≤50 岁的患者，可做两种治疗选择：①用已确定有效的非侵入性方法检查并治疗 *H. pylori* 感染，如根治成功但症状未缓解，则行酸抑制试验；②质子泵抑制剂（PPI）行经验性抑酸治疗 4～8 周。根除 *H. pylori* 治疗效果显著优于安慰剂组。目前 *H. pylori* 感染常用根治方法是联用 PPI（标准剂量，2 次/d）、阿莫西林 1 g，2 次/d，克拉霉素 0.5，2 次/d，疗程 10～14 天，如果患者对青霉素过敏，可用甲硝唑 400 mg，2 次/d。消化不良患者应通过进食高脂饮食和可诱发症状的特定食物，少食多餐可能对他们会有一定帮助。如能对患者的病情进行解释，消除患者顾虑，许多患者并不需药物治疗。但也有一些学者认为抑酸剂和黏膜保护剂治疗的效果并不优于安慰剂组，一方面是由于 FD 的疗效评价难以掌握，另一方面也表明还需要设计严格的大样本量的临床研究，才能做出较客观和肯定的评价。

对术后患者用利胆药可改善胆囊排空功能。近年 Zoli 报道快速静脉注射不含电解质的复方氨基酸能提高血浆中 CCK 浓度，促进胆囊排空，对全胃肠营养的患者可防止结石的形成。

第二节　奥狄（Oddi）括约肌运动功能障碍诊断与治疗

一、概述

Oddi 括约肌运动障碍（sphincter of Oddi dysfunction，SOD）又称胆道运动障碍、胆囊切除术后综合征等，可由多种病因引起。SOD 属功能性动力疾病，主要影响 Oddi 括约肌（SO）的胆道部分，引起间歇性腹痛。Oddi 括约肌由 4 个部分组成：①胆总管括约肌（BS）；②胰管括约肌（PS）；③壶腹括约肌；④中间纤维。近几年来随着 ERCP、Oddi 括约肌测压（SOM）、超声检查、核素扫描等诊断手段的开展，发现 SOD 并非是十分罕见的疾病。但至今难以建立 SOD 的正确诊断和缺乏特异的客观指标，以决定其治疗方法。

SOD 见于：①胆囊切除术：胆囊切除术后 SOD 发病率为 0.88%。在美国每年约为 70 万人进行胆囊切除术，其中 6100 例发生 SOD。我国胆石症行胆囊切除术的病例很多，估计 SOD 病例也不会少，但尚缺乏统计资料。②继发于其他疾病：如系统性硬皮症、糖尿病或慢性假性肠梗阻。③特发性：病因不明者。④药物：能升高括约肌张力的药物有胆碱能激动剂、α－激动剂、H1 激动剂、阿片类药物。

胆囊是 CCK 的靶器官，胆囊切除后作用于胆道包括 Oddi 括约肌的 CCK 水平相对增加，局部神经－体液调节功能紊乱而造成 Oddi 括约肌痉挛，使胆管内压力增高，出现右上腹痛等症状。Oddi 括约肌分布有大量的 VIP 能神经元，对 Oddi 括约肌起抑制作用。有学者应用经皮神经刺激（TENS）对 SOD 患者研究发现 TENS 后血浆 VIP 水平升高，SO 压力降低。推测 SOD 患者的上述改变系 VIP 神经分布在 SO 水平损害所致，导致 Oddi 括约肌失弛缓症。

二、SOD 分类

SOD 根据发病机制分 SO 狭窄和 SO 动力障碍两大类。狭窄由炎症、创伤、感染、结石、瘢痕等因素引起，SO 动力障碍为 SO 的功能性失调，引起胆管或胰管的间歇性梗阻、括约肌痉挛，影响平滑肌功能可能是动力障碍的一个机制。根据 SOD 的发生部位与病因，分胆和胰 SOD 两种。

1. 胆 SOD（Hogan－Geenen 分类）　分为三型：

Ⅰ型（胆管狭窄）：胆型痛、肝功能异常（肝酶 > 正常 2 倍）、共通胆管扩张 > 12 mm；RCP 引流延迟 > 45 分钟。

Ⅱ型：胆型痛伴有下列 1 项或 2 项：①肝功能试验异常（肝酶 > 正常的 2 倍）；②共通胆管扩张 > 12 mm；③RCP 引流延长 > 45 mm。

Ⅲ型：仅有胆型痛。

2. 胰 SOD　亦分为三型：

Ⅰ型：胰性痛：淀粉酶/脂肪酶 > 正常的 2 倍；胰管扩张，头部直径 > 6 mm，体部 > 5 mm。

Ⅱ型：胰疼痛，并有下列之中的一项：①淀粉酶/脂肪酶 > 正常的 1.5～2 倍；②胰管直径头部 > 6 mm，体部 > 5 mm。

Ⅲ型：仅有胰痛。

三、诊断

（一）临床特征

1. 胆 SOD　胆囊切除后胆痛与 SOD 是同义词，然而多数患者胆囊切除后有胆痛而无 SOD 存在。从理论上胆囊切除后胆囊储存胆汁功能丧失引起胆道压增高与括约肌收缩，但其发生机制尚不明了。SOD 的发生率胆囊切除术后为 1%～2%，而 10%～20% 患者胆囊切除后胆痛症状持续，此时应与 SOD 相鉴别。美国每年行胆囊切除术的患者超过 700 000 例，但很少有发生 SOD。

典型的 SOD 多发生在 40～60 岁女性，且在 5 年内有胆囊切除史和存在胆痛。胆痛的特征表现为：①严重的、不变的右上腹疼痛，每次持续 2～5 小时；②疼痛病程常存在 3 个月；③每次发作持续不少于 24 小时；

④主要发生在膳食后,常伴有恶心、呕吐和不安。然而这些特征也见于不累及胆囊和胆管的其他疾病,因此并无特异性,从症状上给诊断带来一定困难。

2.胰 SOD　胰 SOD 的临床特征酷似胰腺炎,呈急性复发性或慢性胰腺炎表现和疼痛,但胰痛并无一致的特征。Ⅲ型患者仅有胰痛,疼痛本身可能是功能性腹痛综合的表现。Sherman 等报道胰 SOD 时 90% Ⅰ型患者和 35% Ⅲ型患者呈括约肌压力增高。新近 Chen(2000)证明跸(opossum)使用卡巴胆碱(拟胆碱药)引起 SO 一过性梗阻,可引起急性胰腺炎。

(二)SO 测压(SOM)

SOM 是诊断 SOD 的金标准,且在疑诊 SOD 患者的处理上是一个重要的诊断手段,为治疗提供依据。可测定括约肌基础压、SO 时相收缩压、频率、传导方向及高压带的长度。多数 SO 时相收缩波幅为顺行的约占 60%,逆行的可见于正常人。基础压 >40 mmHg 提示 SO 狭窄,SO 动力障碍患者 SO 收缩相逆行的波幅增高。有时增高显著称为 SO 过速。一致认为 SOM 对胆 SOD 的诊断有很高价值。SOD Ⅰ型 80%~90% 患者基础压增高,Ⅱ型功能障碍患者约 1/2 有 SOM 异常,Ⅲ型 SOD 时 SOM 异常发生率低,为 7%~30%。有报告 593 例胰腺炎或胰胆痛患者分别进行胰和胆括约肌压测定。结果:60% 患者发现有括约肌功能异常,18.9% 胰括约肌功能障碍测压增高,11.4% 胆括约肌压力增高。特发性胰腺炎时 SOD 的发生率为 72%,且胆和胰 SOD 同时发生。值得注意的是 SOM 后胰腺炎发生率为 6%~31%,因此 SOM 的检查由于技术上的复杂性和有一定的危险性,使应用受到一定限制。同时应指出 1 次测压不增高,不能排除 SOD,应重复做 ERCP 测括约肌压;如果患者症状持续,临床上又高度怀疑 SOD,多次 SOM 检查可提高 SOD 的检出率。

(三)放射线检查(胆系闪烁图检查和超声影像检查)

当前用 ^{99m}Tc 用于疑诊 SOD 患者的诊断,注射 CCK 可增加试验的敏感性。通过电子计算机、定量计分系统来估计胆囊排空。OS 功能正常者积分 0~4,SOD 患者积分 5~12。本检查的缺点是有些结果与正常个体重叠影响临床的评价。

脂肪餐超声诊断,主要利用脂肪刺激胆流,SO 功能正常的患者胆管直径减小或无改变,而在 SOD 患者则见胆管扩张,用 Lipomul 注射后 45 分钟进行超声影像检查和测定共通胆管直径,认为胆管直径增加 2 mm 或更多为异常。

虽放射检查为非侵入性,似乎比 ERC、SOM 和内镜括约肌切开术为好,但临床实际中发现相关性并不高。Rosenblatt 等报告疑诊 SOD 300 例,用 SOM、脂肪餐超声和肝胆核素扫描诊断,提出 SOM 基础压 > 40 mmHg,活动相和收缩频率增加,逆行的收缩超过 50%,脂肪餐 45 分钟胆管扩张 >2 mm,而核素扫描则显示清除参数增加,出现上述指标考虑为异常。SOM 为诊断 SOD 的金标准,脂肪餐敏感性增加到 53%,其中以Ⅰ型相关指数最高达 90%,而Ⅱ型或Ⅲ型相关指数为 50% 或 <50%。另外,在治疗上脂肪餐超声和核素扫描可预测 SO 切开术的反应,两种异常的患者进行 SO 切开术 85% 患者长期有反应。

四、治疗

(一)内科治疗

迄今为止尚未发现对 SOD 的特效药物治疗,目前临床上多应用平滑肌松弛剂如亚硝酸盐和钙离子拮抗剂,亚硝酸盐在动物和人证实可松弛 SO,可能使症状消失。钙离子拮抗剂可松弛各种组织平滑肌,包括 SO,但疗效持续时间短。新近提出 SOD 的新治疗即电针刺治疗,针刺胆囊 -34(GB -34)穴(此穴位于右小腿侧面),可降低 SO 基础压,且增加 SO 波幅频率且持续,由于血浆 CCK 水平增加伴有 SO 收缩抑制。认为是通过神经影响 CCK 分泌和 SO 动力起到治疗作用。

动物试验显示,肉毒杆菌毒素注入 SO 可使 SO 基础压显著降低。也用在疑诊 SOD 的患者。Ⅲ型 SOD 反应率 55%,复发性胰腺炎患者反应率 80%,反应持续几个月。此外,还可预测对括约肌切开术的治疗反应。

(二)外科治疗

最常采用的是手术括约肌切开术,它比内镜括约肌切开术的复发率低,但疗效并不比内镜括约肌切开术高,在胆痛和复发性胰腺炎患者治疗反应率为 40%~70%,目前多数学者主张内镜括约肌切开术可替代手术括约肌切开术或括约肌成形术。

(三)内镜处理

对于 SOD 患者来说，内镜括约肌切开术(EST)是最常应用和有效的治疗方法，尤其是胆 SOD 治疗反应率为 30%~70%。Ⅰ型胆 SOD 对 EST 有反应，且推荐不需要做 SOM，Ⅱ型和Ⅲ型 SOD 患者为了预测 EST 的疗效，应先做 SOM，SO 基础压增高的患者 EST 的疗效为 91%，疗效可持续 4 年。SO 基础压不增高的患者做或不做 EST 之间在症状改善上无任何差别。提示 SO 压力正常或动力障碍患者进行 EST 疗效差。多数Ⅲ型胆 SOD 患者，有些报告显示括约肌高压的发生率高，因此 EST 疗效与Ⅱ型胆 SOD 相似。

胰性括约肌高压，用 EST 治疗有某些程度减轻，复发性胰腺炎患者对胆括约肌切开术无疗效，胰 SOD 用胰括约肌切开术治疗几乎 2/3 病例呈阳性反应，术后作鼻胆管引流发生胰腺炎的危险性很低，是较为安全和理想的一种治疗方法。Linder 等报道 33 例疑诊 SOD 作 SOM，19 例发现有 SOD，行 EST 治疗，与疑诊 SOD 而 SOM 压力高的患者做比较，前者症状获改善，但仍持续有疼痛症状，提出胆痛由多种因素引起，不能由单纯压力增高来解释。

第三节　胆囊管综合征鉴别诊断与治疗

胆囊管综合征亦称为胆囊管运动功能障碍，是由各种原因引起的非结石性、部分性和机械性胆囊管梗阻所致。此时胆汁从胆总管进入胆囊，进食脂肪或用 CCK 后，由于胆总管的梗阻或狭窄胆汁不能通畅地从胆囊排出，导致胆囊的剧烈收缩和疼痛。最常见的原因为缩窄带或炎性粘连压迫，胆囊管过长和/或邻近器官粘连发生扭转，引起胆囊管和胆囊联结部角度过小；也可能为原发性或先天性狭窄或纤维化所致。胆囊可有轻度炎性存在，部分患者可有 Oddi 括约肌狭窄并存。

一、诊断与鉴别诊断

胆囊管综合征多见于女性。临床表现主要为右上腹或上腹部疼痛，向背部放射。常因脂肪餐而诱发，有的呈胆绞痛发作，每次发作长达数小时。胆囊区可有不痛或叩击痛，发作期偶可触及肿大胆囊，Murphy 征可阳性。如果合并黄疸常提示合并 Oddi 括约肌狭窄。影像学对本征诊断价值颇大，CCK 胆囊造影术，在 CCK 作用显示胆囊收缩强烈，伴有胆囊区疼痛，可见胆囊管狭窄或造影剂中断，胆总管显示不清或完全不显影。ERC 可见胆囊管不显影，或狭窄变形，胆囊 B 超检查，可排除胆管内小结石，有助于本征诊断(表 34-1)。

表 34-1　胆囊管综合征鉴别诊断

鉴别要点	胆囊管综合征	胆囊管结石	慢性胆囊炎	胆囊无力症	Oddi 括约肌功能障碍
右上腹疼痛特点及压痛	有右上腹痛 一般无压痛， 偶有绞痛	有右上腹痛、上腹绞痛 可有压痛	疼痛轻、胀痛或刺痛，一般无压痛	多为钝痛，无压痛	右上腹痛、一般无压痛，痛可持续 2~3 个月，主要发生在餐后
上腹部饱胀不适	可有	可有	常有	少有	可有
恶心、呕吐	无	无	可有	无	常有
消化不良	一般无	无	常有	可有	可有
CCK 胆囊造影	胆囊管狭窄， 造影剂中断	胆囊管狭窄 或造影剂中断	胆囊充盈不佳	充盈良好 无收缩	胆囊管显影清楚，直径 >6 mm
B 超	胆囊增大或正常， 胆囊管狭窄	可见胆囊管小的结石增强光团	胆囊壁增厚或萎缩，胆囊内有结石	胆汁排空迟延	胆管扩张，共通胆管直径增大
Oddi 括约肌压力	正常	正常	正常	正常	增高，胰管压力也增高

二、治疗

因本综合征多为器质性病变引起，尤其是有粘连、狭窄者药物治疗无效，故一旦确诊即应做胆囊切除术；如果同时伴有 Oddi 括约肌狭窄，应行括约肌切开术。

（池肇春）

参考文献

[1]　池肇春. Oddi 括约肌功能障碍诊治进展[J]. 临床肝胆病杂志,2005;21:134 - 136.

[2]　Sadowitz B, Azer W, Neulander O. A dilated cystic duct stump as a cause of postcholecystectomy syndrome[J]. Am Surg, 2011, 77:e67 - 68.

[3]　Hall TC, Dennison AR, Garcea G. The diagnosis and management of sphincter of Oddi dysfunction: a systematic review[J]. Langenbecks Arch Surg, 2012;397:889 - 898.

[4]　Pariente A. Endoscopic sphincterotomy for suspected sphincter of Oddi dysfunction after cholecystectomy: the last EPISOD[J]. Rev Prat, 2014; 64:914 - 917.

[5]　Cotton PB, Durkalski V, Romagnuolo J, et al. Effect of endoscopic sphincterotomy for suspected sphincter of Oddi dysfunction on pain - related disability following cholecystectomy: the EPISOD randomized clinical trial[J]. JAMA, 2014;311:2101 - 2109.

[6]　Judd S, Miller L, Antaki F. Symptomatic calculi in a remnant gallbladder: a rare cause of post - chlolecystectomy syndrome and biliary pancreatitis[J]. Endoscopy, 2014;46 Suppl 1 UCTN:E67 - 68.

第三十五章　胆囊炎鉴别诊断与治疗

第一节　急性胆囊炎鉴别诊断与治疗

一、急性结石性胆囊炎(acute calculous cholecystitis)

在急性胆囊炎中至少有90%的病例合并结石,目前认为急性结石性胆囊炎初期炎症是由于胆囊结石直接损伤受压部位黏膜而引起,细菌感染是在胆汁淤滞的情况下出现。主要致病原因:①胆囊管梗阻:胆囊结石移动至胆囊管附近时,可阻塞胆囊管或嵌顿于胆囊颈部,嵌顿的结石直接损伤黏膜,以至胆汁排出受阻,胆汁淤滞、浓缩。高浓度的胆汁酸盐具有细胞毒性,引起细胞损害,加重黏膜的炎症、水肿甚至坏死。②细菌感染:致病菌多从胆道逆行进入胆囊,或循血循环或淋巴途径进入胆囊,在胆汁流出不畅时造成感染。主要致病菌为革兰阴性杆菌,以大肠埃希菌最常见。

(一)诊断

1. 临床表现　女性多见,50岁前为男性的3倍,50岁以后为1.5倍。急性发作主要是上腹部疼痛,开始可仅有上腹胀痛不适,逐渐发展可呈阵发性绞痛;夜间发作常见,饱餐、进食肥腻食物常诱发发作。疼痛放射到右肩、肩胛和背部。可伴有恶心、呕吐、厌食、便秘等消化道症状。如病情发展,疼痛可呈持续性、阵发加剧。患者常出现轻度至中度发热,通常无寒战,可有畏寒,如出现寒战、高热,表示病情严重,如胆囊坏疽、穿孔或积脓或合并胆管炎。10%~20%的患者可出现轻度黄疸。

体格检查右上腹胆囊区常有压痛,炎症波及浆膜时可有腹肌紧张及反跳痛,Murphy's征阳性。胆囊胀大时可触及并有触痛,如胆囊被大网膜包裹则形成边界不清、固定压痛的肿块;如发生坏疽、穿孔则出现弥漫性腹膜炎表现。

2. 辅助检查　85%的患者白细胞升高,有时抗感染治疗后或老年患者可不升高。血清丙氨酸转移酶、碱性磷酸酶常升高,约1/2的患者血清胆红素升高,1/3的患者血清淀粉酶升高。B超检查可见胆囊增大、胆囊壁增厚(>3 mm),明显水肿时可见“双边征”,胆囊内结石显示强回声,其后有声影;对于急性胆囊炎的诊断准确率为85%~95%。CT、MR检查均可协助诊断。

(二)鉴别诊断

典型的临床表现、结合实验室和影像学检查,诊断一般无困难。需要做出鉴别诊断的疾病包括:消化性溃疡穿孔、急性胰腺炎、高位阑尾炎、肝脓肿、胆囊癌、结肠肝曲肿瘤或小肠憩室穿孔,以及右侧肺炎、胸膜炎和肝炎等疾病。

1. 胃、十二指肠穿孔　穿孔早期表现为右上腹剧烈疼痛,类似急性胆囊炎,但腹痛范围会很快扩大,类似胆汁性腹膜炎。

2. 急性胰腺炎　该病多有右上腹疼痛、恶心、呕吐,有时伴有黄疸,酷似急性胆囊炎,且急性胰腺炎时胰淀粉酶显著增高。

3. 急性肠梗阻　肠梗阻时有腹痛、恶心、呕吐、不排便等症状,有时类似胆囊炎,腹部平片可见气液平面。

(三)治疗

急性结石性胆囊炎需采取手术治疗。应争取择期进行手术。手术方法首选腹腔镜胆囊切除术,其他还有开腹胆囊切除术、胆囊造瘘术。

1. 非手术治疗　也可作为术前准备。包括禁食、输液、营养支持、补充维生素、纠正电解质紊乱及酸碱代谢失衡。抗感染治疗可选用对革兰阴性细菌及厌氧菌有效的抗生素或联合用药。对症应用解痉止痛药、消炎利胆药。对于老年或重症患者，应监测血糖及心、肺、肾等器官功能，治疗并存疾病。多数患者经非手术治疗能控制病情发作，待日后行择期手术。

2. *手术治疗*　急性期手术力求安全、有效、简单，对于高龄、体弱、合并其他重要脏器疾病者，选择手术方法应慎重。

(1)急诊手术的适应证：①发病在48～72小时之内者；②存在胆囊穿孔、弥漫性腹膜炎、并发急性化脓性胆管炎、急性坏死性胰腺炎等并发症者；③经非手术治疗无效或病情恶化者。

(2)手术方法：①胆囊切除术：首选腹腔镜胆囊切除，也可应用传统的或小切口的胆囊切除术。②部分胆囊切除术：如评估分离胆囊床困难或可能大量出血者，可保留胆囊床部分胆囊壁，应用物理或化学方法破坏该处黏膜，将胆囊其余部分切除。③胆囊造口术：对高危患者或局部粘连解剖不清者，可先行造口术减压引流，3个月后再行胆囊切除。④超声或CT导向下经皮肝胆囊穿刺引流术：可减低胆囊内压，急性期过后再择期手术。适用于病情危重又不宜手术的化脓性胆囊炎患者。

二、急性无结石性胆囊炎(acute acalculous cholecystitis, AAC)

(一)诊断

急性无结石性胆囊炎发生率占急性胆囊炎的5%～10%，胆囊内并无结石存在。病因尚不明确，通常在严重创伤、烧伤、腹部非胆道手术如腹主动脉瘤手术、脓毒症等危重患者中发生，约70%的AAC患者伴有动脉粥样硬化；也有认为是长期肠外营养、艾滋病的并发症。致病因素主要是胆汁淤滞和缺血，导致细菌的繁殖且供血减少，更容易出现胆囊坏疽、穿孔。

无结石性胆囊炎临床少见，多为老年男性，常发生于大手术后(尤其心血管手术)、严重创伤或烧伤后、长期禁食、全胃肠外营养、休克、严重感染等应激患者，或同时合并糖尿病、严重心血管疾病、MODS。该病为一种凶险的急腹症，可表现为右上腹痛、发热、黄疸、恶心、呕吐；体格检查有右上腹压痛、胆囊增大、Murphy征阳性、局部反跳痛及肌紧张。但总体症状、体征不特异，确诊有赖于辅助检查。

1. *腹部超声检查*　①胆囊内未见结石；②胆囊增大(长径≥8 cm，横径≥5 cm)；③胆囊壁增厚(≥3 mm)；④胆囊周围积液；⑤超声Murphy征阳性(即超声探头向胆囊加压引起疼痛)。

2. *腹部CT检查*　胆囊壁厚≥3 mm；胆囊黏膜因炎症充血有增强效应，增强期呈致密细线状阴影，浆膜层因水肿形成低密度环绕胆囊全壁；如为产气杆菌引起胆囊炎，则胆囊内、胆囊壁及胆管内可见低密度气体影像；胆囊周围积液，胆囊、肝脏界限模糊。

3. *ERCP检查*　临床怀疑胆囊管综合征可做此项检查，如造影后胆囊管迂曲狭长、显示不清，肝内外胆管显示良好，则诊断成立。

(二)鉴别诊断

1. *急性后位或高位阑尾炎*　发病开始时腹痛在上腹部或脐周围，随后转移至右上腹或右侧腹部而与急性胆囊炎相混淆，B超检查没有急性胆囊炎征象有助于两者鉴别。

2. *右肾结石*　右肾结石所致的绞痛可位于右上腹部，有可能误诊为胆绞痛，肾结石多伴腰背痛，放射至会阴部，肾区有叩击痛，往往有肉眼血尿或显微镜下血尿，发热不多见，腹部X线片可显示阳性结石，B超显示肾结石或伴右肾盂扩张。

3. *急性胰腺炎*　尽管急性胆囊炎病例中有部分病例血清淀粉酶升高，或因胆石性胰腺炎使急性胆囊炎和急性胰腺炎鉴别困难，但两者同时存在者比较少见。急性胰腺炎患者腹痛和压痛多在上腹正中或偏左侧，血清淀粉酶升高幅度较急性胆囊炎为高，B超显示胰腺肿大、边界不清等急性胰腺炎征象，CT检查对诊断急性胰腺炎较B超更为准确。

4. *胃及十二指肠急性穿孔*　多数患者有溃疡病史，腹部板样强直、压痛、肌卫、反跳痛明显，肠鸣音消失，X线平片或透视腹腔内有游离气体，鉴别诊断多不难。

5. *右侧大叶性肺炎和胸膜炎*　两者均可出现右上腹痛，右上腹部也可有压痛和肌紧张而可能误诊为急性胆囊炎，但大叶性肺炎多有咳嗽、胸痛等症状，早期有高热、血白细胞计数增高，胸部检查呼吸音减弱、出现啰音或胸膜摩擦音，X线胸片检查有助于诊断。

6. *心绞痛*　可表现为严重的上腹或肋骨后疼痛，伴气短，多见于肥胖患者，有时与急性胆绞痛、服囊炎混淆，心电图检查有助于鉴别。

三、治疗

急性无结石性胆囊炎多合并其他严重疾病，容易发生胆囊坏疽、穿孔，危及生命，早期治疗可以显著降低病死率。其治疗包括保守治疗、手术治疗、胆囊穿刺造瘘或抽吸。临床上可根据患者病情轻重、年龄大小以及有无合并疾病等综合考虑，选取合适的治疗方式。

1. *保守治疗*　对无腹膜炎、全身症状轻、B超等检查无胆囊周围积液者可试行保守治疗，包括去除病因、纠正血流动力学不稳定、改善微循环及抗感染治疗。急性无结石性胆囊炎感染细菌主要为革兰阴性菌和厌氧菌，可以先根据经验选用抗生素，获得胆汁细菌培养及药敏结果后再改用敏感抗生素。保守治疗期间密切注意病情变化，及时手术干预。

2. *手术治疗*　急性无结石性胆囊炎48小时内胆囊穿孔发生率8%，超过48小时穿孔率达40%，因此及时手术非常重要。如果胆囊三角解剖不清或患者不耐受经典胆囊切除术，可逆行切除胆囊，也可行胆囊大部切除术或胆囊造瘘术。如术者腹腔镜手术经验丰富，也可行LC或胆囊部分切除术。（具体方法见本章第三节）

3. *经皮穿刺胆囊造瘘或抽吸*　对于前述难以耐受手术的高龄危重患者，适时施行胆囊造口、经皮经肝胆囊穿刺引流（percutaneoustranshepatic gallbladder drainage，PTGBD）等，可及时引流出脓性胆汁，减轻胆囊张力，减轻全身和局部过重的炎性反应，缓解病情发展，给后续治疗带来转机，同样是具有重要意义的有效治疗方法。Simorov等研究认为AAC患者行胆囊造口术优于开腹胆囊切除术，而PTGBD可认为是一种微创化的胆囊造口术，具有创伤小、操作简单、可避免急诊承受麻醉和手术的风险等优点。PTGBD治疗AAC主要适应证为：①高龄患者，伴发多种疾病，行麻醉和LC（OC）治疗风险高或存在手术禁忌证。②AAC诊断明确，发病时间较短（<48小时），腹部体征较轻，无或仅有轻症脓毒血症表现，临床诊断排除胆囊坏疽穿孔。③近期因腹部创伤已行手术治疗，或其他部位创伤，病情尚未完全稳定的病例，此时急诊手术风险较高，可选择PTGBD治疗。④拒绝接受腹腔镜（或开腹）胆囊切除术的病例。而在进行PTGBD的治疗过程中，我们体会需要把握以下几个关键环节：①选用合适内径的穿刺导管，可减少出血、胆漏等并发症。②进入胆囊的穿刺点处宜选择胆囊体中上部，此处解剖上无大的血管和胆管，穿刺后发生并发症的风险较小。③穿刺成功后胆囊内留置导管4~6 cm并妥善固定，防止滑脱；如穿刺管堵塞，术后可行穿刺管冲洗。PTGBD术后须严密观察患者病情变化，如临床症状无缓解甚至加重，伴脓毒血症表现，需及时复查CT，一旦出现胆囊周围积液增加、胆囊腔内积气等情况，及时行腹腔镜（或开腹）胆囊切除术，切勿贻误，以免造成严重后果。④PTGBD治疗后病情缓解的病例，病情稳定后若无手术禁忌证，建议PTGBD术后1个月以上行LC治疗，防止再发。

4. *内镜下胆囊管支架植入或ENBD*　该法能使胆囊管通畅引流，改善临床症状及预后，为治疗急性无结石性胆囊炎提供了另一种选择。ENBD不但能减轻胆囊炎症，引流其内容物，还能在腹腔镜手术中帮助确认胆总管位置，避免术中损伤。

第二节　慢性胆囊炎鉴别诊断与治疗

慢性胆囊炎（chronic cholecystitis）是一种较为复杂的胆囊慢性疾病，是胆囊持续的、反复发作的炎症过程。常为急性胆囊炎的后遗症或因胆固醇的代谢紊乱而引起；它可以伴有或不伴有胆囊结石，在结石形成以前或在结石形成以后开始有病变；临床上常有上腹部不适和消化不良，有时或伴有急性发作。

一、诊断标准

B超检查作为首选，可显示胆囊壁增厚，胆囊排空障碍或胆囊内结石。口服胆囊造影逐渐为B超检查所替代，但如胆囊显影淡薄或不规则显影则表明胆囊功能障碍或胆囊管梗阻，有助于慢性胆囊炎的诊断。正确的诊断有赖于以下各种特殊检查。

胆囊超声检查能证实诊断，既方便患者又无痛苦，且是非侵入性检查方法，因此是诊断慢性胆囊炎高度敏感和准确的手段，其敏感性和准确性均在90%以上。B超可以显示胆囊的大小、壁的厚度、黏膜是否粗糙不平和胆囊内有无结石或胆固醇沉积、胆囊是否能活动、与周围脏器有无粘连。

腹部X线平片可显示胆囊膨胀和阳性结石的征象、罕见的胆囊钙化（瓷化胆囊）。

直接经皮经肝胆道造影、逆行胰胆管造影可显示胆道分支，发现胆总管结石，同时可行肝胰壶腹括约肌切开取石及放置胆道导管行引流术。

放射性核素扫描用 ^{99m}Tc - PMT静脉注射行肝胆动态显像，如延迟超过1～4小时才显示微弱影像，而肠道排泄相正常，首先考虑慢性胆囊炎。

二、鉴别诊断

慢性胆囊炎尤其要与胆囊功能障碍性疾病相鉴别，因为腹腔的许多疾病可影响胆囊的功能、出现胆囊功能紊乱。如胆囊息肉样变，胆管结石等。需与慢性胆囊炎相鉴别的疾病尚有溃疡病、反流性食管炎、慢性胃炎、慢性胰腺炎、慢性肝炎等。

1. *消化性溃疡* 常有慢性节律性上腹部疼痛，伴有反酸、嗳气等。胃镜或X线钡餐可明确本病诊断。腹部B超未发现胆囊炎症或结石等。

2. *反流性食管炎* 胸骨后烧灼感或疼痛，可伴有恶心、呕吐、泛酸等，胃镜检查证实食管下端炎症。

3. *慢性胃炎* 有上腹部不适或疼痛史，伴有饱胀、嗳气、恶心、呕吐等症状，胃镜检查以及活检提示胃炎，而B超检查胆囊无炎症。

4. *慢性胰腺炎* 有上腹不适、消瘦、消化不良等症状，便脂肪定量 >6 g/24 h。影像学检查提示胰腺钙化、胰管结石、胰腺局限性或弥漫性增大或缩小等。B超检查无本病的征象。

5. *慢性肝炎* 一般原有病毒性肝炎病史，肝炎标志物阳性，右上腹疼痛主要为胀痛、隐痛，蛋白电泳 γ -球蛋白明显增高，腹部B超等提示慢性肝炎的影像学特点。

三、治疗

1. *非手术疗法* 通过对胆囊炎、胆结石形成机制的研究，人们已认识到饮食营养与胆囊炎、胆结石之间有着一定的关系，胆固醇结石与人们的过度营养有关，而胆色素结石又与食物中蛋白质的缺乏不无联系，胆色素结石的发生还和胆道蛔虫病有着密切的关系。

对于诊断明确的慢性胆囊炎患者，可先试行内科保守治疗，给予低脂饮食，防止胆囊炎的急性发作。有胆结石的患者，可试行口服熊去氧胆酸，行溶石治疗。利胆药物可用小剂量硫酸镁或中药疏肝利胆片等口服。有胆绞痛发作时，应用抗胆碱药物进行解痉治疗。

2. *手术治疗* 手术治疗慢性胆囊炎，是目前腹部外科常见的手术之一。全世界每年有上百万的患者要做这种手术，但是手术治疗也不是十分理想的治疗方法，有的术后还会产生并发症，仍有0.5%～3%的病死率。特别是因病情突然恶化而被迫施行手术者，病死率更高。一般来说，手术疗效取决于患者年龄，手术时机，年龄越大，手术时间越晚，效果越差。

第三节 胆囊炎外科治疗的现状

对于症状较明显或反复发作的胆囊炎以及伴有胆囊结石者，要考虑手术治疗，予以胆囊切除术，效果较好。对无结石性慢性胆囊炎以及不能除外胆道功能紊乱者，则手术治疗要予以慎重。对于因肝病、胃肠疾病引起的胆囊功能不良，有慢性胆囊炎表现者，要经过适当时期的药物治疗，临床症状实无好转者，方考虑手术治疗。手术适应证：①有症状和/或并发症的胆囊结石；②结石直径超过2～3 cm；③合并瓷化胆囊或萎缩性胆囊炎；④合并糖尿病者在糖尿病已控制时；⑤有心肺功能障碍者。

一、腹腔镜胆囊切除术(LC)在胆囊炎治疗中的应用

腹腔镜胆囊切除术创伤小、恢复快,随着手术器械的改进以及技术的提高,已逐步成为首选术式,对于各种急慢性胆囊炎以及无症状胆囊结石均适用。近年来,许多学者不断探索 LC 新的手术入路,从四孔法改进为三孔法、三孔法改进为二孔法甚至单孔法,均取得较好的疗效。

1. *四孔法* 第 1 个 10 mm Trocar 在脐周,放置腹腔镜,此孔为盲穿,应注意防止穿刺并发症的发生。经此套管置入腹腔镜后应先检查穿刺部位有无腹腔脏器损伤等并发症。其他穿刺孔位置分别位于上腹正中剑突下方右侧 2~3 cm,置入 10 mm Trocar,右肋缘下方腋中线、腋前线分别穿刺 2 个 5 mm Trocar。标准四孔法具有术者间良好的相互配合、手术区充分暴露、术野更加清晰等优点,能提高手术成功率、增强术者信心、安全有效。

2. *三孔法* 在脐下缘或上缘切口 10 mm 作为第 1 孔,建立气腹后经 10 mm Trocar 置入 30°腹腔镜探查;第 2 孔选择镰状韧带与肝前缘交界处的剑突下体表投影处,肝圆韧带右侧插入 10 mm Trocar 作为主操作孔;第 3 孔在胆囊底部相应体表部位,右锁骨中线与肋缘交点右下方约 2 cm 插入 5 mm Trocar。在四孔法熟练的基础上,选择开展三孔法 LC 是有效、安全。

3. *二孔法* 脐孔置入 10 mm Trocar 建立气腹并作为观察孔,剑突下建孔作为主操作孔。采用免气腹二孔法行腹腔镜胆囊切除术亦取得良好的效果。二孔法最主要的是对术者的技术水平要求高,必须具备熟练的内镜操作技巧、临床经验和解剖学知识。

4. *单孔法* 2007 年 Zhu J F 提出了经脐入路内镜手术(transumbilical endoscopic surgery, TUES)的概念,并于同年完成经脐入路单孔腹腔镜胆囊切除术,单孔手术方法安全、美观,但技术难度大,有待器械的进一步改进。

二、腹腔镜胆囊次全切除术(LSC)在胆囊炎治疗中的应用

LSC 是降低中转开腹率、提升手术安全性的有效措施。顾名思义,LSC 是指在某些特殊情况下,如胆囊床深在、肝硬化背景、胆囊三角解剖不清等,为保证手术的安全性,采取的保留部分胆囊组织于原位,不完整切除胆囊的术式。其术式具体可分为三种:①LSC Ⅰ式:保留胆囊床上胆囊壁的 LSC,适用于胆囊床暴露困难,有大出血可能者;②LSC Ⅱ式:保留部分胆囊壶腹的 LSC,适用于胆囊三角解剖困难者;③LSC Ⅲ式:是前两种术式的结合,既保留部分胆囊壶腹,又保留胆囊床上的胆囊壁。

施行 LSC 术应注意以下几点:①强调对残留胆囊黏膜的处理,去除其分泌功能。电凝烧灼是去除残留黏膜最有效的方法。②关于胆囊管的处理,术中若能分辨胆囊管残端可钳闭或缝扎,若胆囊壶腹残留较多,在确认有胆汁经胆囊管流出后,间断缝闭;若胆囊管辨认困难,切不可盲目结扎,以免损伤胆道。③常规在小网膜孔处放置引流管。④关于意外胆囊癌,文献报道发生率为 0.2%~0.8%。如果胆囊癌的胆囊壁被切开,易导致残留癌和腹腔播散。术前应常规检查腹部超声、CT 和肿瘤标志物。若术前怀疑胆囊癌,不宜行 LSC。LSC 术的优势如下:扩大了腹腔镜手术的适应证,避免中转开腹,减小创伤,术后康复快;安全有效,可降低胆道损伤风险;避免了部分腹腔镜下胆囊造瘘术,从而避免了二次手术;手术难度低、可操作性强,低年资医生和基层医院医生容易掌握。因此,遇到复杂的 AC 时,LSC 较 LC 更为安全、有效,不必追求手术台上的"完美",适时行 LSC 可避免中转开腹、减少创伤、降低风险。

三、经皮经肝胆囊穿刺引流术(PTGBD)在急性胆囊炎治疗中的应用

PTGBD 适用于难以耐受手术的急性胆囊炎伴有其他脏器疾患的老年急性胆囊炎患者,或病情较重者,难以耐受麻醉和手术治疗,手术病死率高达 14.0%~30.0%。PTGBD 作为一种简单、有效、微创、经济的胆囊和/或胆道引流术,具有确定的引流效果,是急、危、重症胆道疾患的有效急救措施。对于难以耐受手术的急性胆囊炎患者,PTGBD 可避免急诊 LC 和 OC 的风险和创伤,为急性发作控制后择期行胆囊切除术起到了重要的桥梁作用;可作为妊娠期急性胆囊炎的一种姑息性治疗方法,为产后胆囊切除术做准备。

有资料显示,超声引导下 PTGBD 的失败率为 0~6.0%,引流管脱出率为 5.0%~18.0%,与操作相关的

并发症发生率为4.0%~18.0%,其中包括结肠损伤穿孔。可见,PTGBD虽是一个简单的操作,也应充分准备,慎重实施。存在以下情况时,应禁用或慎用PTGBD:①有明显出血倾向者;②患者一般情况差,有腹腔积液,尤其是存在肝前积液者;③胆囊明显萎缩者;④因肥胖、肠腔积气等原因,超声检查对胆囊全貌显示不清者;⑤胆囊坏疽明显,近于穿孔或已发生穿孔者,此时建议在可CT引导下行PTGBD。

经皮经肝胆囊穿刺引流术(PTGBD)引流管脱出发生率高,应予重视,并积极预防。如果发生引流管无胆汁引出,首先应判断引流管是否阻塞,可试用生理盐水冲洗,若引流管通畅,但仍无胆汁引出,可初步判定为引流管脱出,超声或经穿刺管造影均可证实。一旦发生引流管脱出,若为非经肝路径,易出现胆汁性腹膜炎,最好能够在6小时内再次行PTGBD,或手术治疗;若为经肝路径,则不易发生胆汁漏,再次确定性治疗的时限可延长至24小时。

四、开腹胆囊切除术在胆囊炎治疗中的应用

开腹胆囊切除术安全性高,但较腹腔镜创伤大、恢复慢,目前主要应用于以下情况:①怀疑合并有胆囊癌;②合并胆管结石及胆道狭窄;③胆囊充血水肿较重或与周围组织粘连紧密,导致Calot三角解剖不清,或怀疑有胆道变异时,应在腹腔镜手术中及时中转开腹以保证手术安全。

第四节 急性化脓性胆囊炎鉴别诊断与治疗

一、概述

急性化脓性胆囊炎(acute suppurative cholecystitis,ASC)是急性单纯性胆囊炎的继续发展,梗阻因素未能解除或继发严重的感染,炎症性病理改变侵犯胆囊全层,除水肿充血外,黏膜可有坏死或溃疡形成,胆囊腔内和浆膜出现纤维素性或脓性渗出物,胆囊内胆汁呈黏稠灰白色,或胆囊积脓。ASC为外科的急腹症,绝大多数是由于结石嵌顿或梗阻,导致胆囊壁血运障碍,从而继发细菌感染,造成胆囊内积脓,有造成胆囊壁坏疽或穿孔可能。急性化脓性胆囊炎发病在72小时以内,由于局部炎症水肿尚不严重,周围组织粘连少,解剖关系清楚,应早期给予积极手术。

二、诊断

(一)临床表现

腹痛是急性化脓性胆囊炎的最突出症状,以腹痛就诊患者占90%以上,常在进食油腻食物以后,多为剧烈的绞痛,位于上腹中部,可能伴有恶心、呕吐;在绞痛发作后,便转为右上腹部疼痛,呈持续性,疼痛可放射到右肩或右腰背部。当胆囊肿大,胆囊炎症刺激邻近腹膜时,右上腹部疼痛症状更为突出。随着腹痛持续加重,患者可出现寒战、高热,体温在38~39℃之间,多为先腹痛后发热,甚至出现严重全身感染的症状,此情况在老年患者更为突出。15%~20%患者有轻度黄疸,多因炎症累及胆总管或伴有Oddi括约肌痉挛、水肿。大多数患者右上腹部压痛、肌肉紧张、Murphy's征阳性,常可触及肿大而有触痛的胆囊,有些患者可在右上腹部触及一边界不清楚的炎性包块,为肿大的胆囊被大网膜包裹所致。如并发胆道穿孔,发生胆汁性腹膜炎时,腹式呼吸常受影响并有全腹的腹膜刺激征。并发症有胆囊穿孔、胆囊内瘘、急性气肿性胆囊炎。

(二)实验室诊断

急性化脓性胆囊炎时的血象检查表现为,白细胞计数及中性多核白细胞$(10\sim15)\times10^9/L$,有时甚至可到达$20\times10^9/L$以上,提示高度怀疑合并胆囊坏疽或穿孔、胆源性肝脓肿。血清转氨酶升高,AKP升高较常见,部分患者有血清胆红素及血清淀粉酶升高表现。十二指肠引流收集胆汁进行检查,可发现胆汁内有脓细胞、胆固醇结晶、胆红素钙沉淀、寄生虫卵等。胆汁培养可发现致病菌。

B超:胆囊超声检查能证实诊断,既方便患者又无痛苦,且是非侵入性检查方法,因此是诊断慢性胆囊炎高度敏感和准确的手段,其敏感性和准确性均在90%以上。B超可以显示:胆囊壁增厚超过3 mm;胆囊壁内有透声带或无回声区;胆囊增大,横径大于50 mm;胆囊腔内充满弥漫性中等大小至粗糙的回声团,这种回声

团不伴声影,不分层。

腹部X线平片:可能发现胆囊阳性结石的征象;增大的胆囊阴影或右上腹的密度增高区域或肠积气衬托大胆囊的半月形压迹;反射性肠扩张,邻近肠管(十二指肠、结肠或空肠)扩张积气;胆道积气;膈下有脓肿时可发现右侧膈肌升高及胸膜炎症反应。

直接胆道造影:包括PTC、ERCP、经皮肝胆囊穿刺造影等。在胆道感染急性期,常先行PTCD和ERBD引流,待炎症消退后经留置的导管造影。

三、鉴别诊断

需与急性化脓性胆囊炎相鉴别的疾病尚有溃疡病、反流性食管炎、急性胰腺炎等。

1. *消化性溃疡急性穿孔*　穿孔早期可表现为右上腹剧烈疼痛,类似急性胆囊炎,但腹痛范围很快扩散到全腹,类似胆汁性腹膜炎,但患者多有溃疡病史,腹部平片有气腹存在,B超亦可帮助鉴别诊断。

2. *高位阑尾炎*　位于肝下的急性阑尾炎,易与急性胆囊炎相混淆,但急性阑尾炎没有典型的胆绞痛,Rovsing征阳性,肝功能无变化,钡灌肠、B超可协助诊断。

3. *急性胰腺炎*　急性胰腺炎常与急性胆道感染同时存在。腹痛多在上腹部偏左,并有剧烈腰痛。尿淀粉酶测定、腹穿液淀粉酶测定及B超、CT有助于鉴别诊断。

4. *急性肠梗阻*　急性肠梗阻也可出现右上腹阵发性绞痛,并伴有恶心、呕吐,有时误诊为急性胆囊炎。但肠梗阻时可有肠鸣音亢进。X线可见肠管扩张、气液平面存在。

四、治疗

(一)手术适应证

急性化脓性胆囊炎绝大多数是由于胆囊颈部或胆囊管结石嵌顿或梗阻,导致胆汁排出受阻,胆囊内压力增高,胆囊壁血运障碍,从而继发细菌感染,造成胆囊内积脓。病变进一步发展,可造成胆囊壁的坏疽或穿孔。因此,急性化脓性胆囊炎本身就是手术适应证。

(二)手术时机的选择

长期以来对急性化脓性胆囊炎的手术时机的选择尚存争论。传统的理论认为发病在72小时以内,由于局部炎症水肿尚不严重,周围组织粘连少,解剖关系清楚,应早期给予积极手术。发病72小时后,由于局部炎症,水肿严重,周围组织粘连,致解剖关系不清,给手术操作带来困难,且易造成胆管损伤和出血,故主张先行保守治疗,待急性期过后再行择期胆囊切除术。也有人认为,多数患者采用非手术治疗是能好转的;在急症期患者对手术的耐受能力都较择期手术差,病死率也高,特别在老年人或有糖尿病和心、肺、肾等并发症时,手术的病死率更明显增高。更有人主张,非穿孔性胆囊炎及结石者,一律先行保守治疗,待局部炎症减轻后择期手术。近年来,有人提出不同的意见,认为保守治疗病死率很高,因此,一旦确诊,应争取早期手术。从本组资料来看,入院时大多已超过72小时,入院后进行适当的术前准备后,积极的给予手术治疗,大都能顺利地完成一期胆囊切除术,未发生严重的手术并发症,无手术病死率。因此,我们主张:①急性化脓性胆囊炎,入院后一旦确诊,应给予积极的术前准备,不失时机地争取手术治疗;②不受发病时间和年龄的限制,着重了解主要脏器的功能情况;③良好的技术及娴熟的手术技巧是手术成功的关键,因此,应由具有一定经验的主治医师以上的医师担任主刀;④重视围术期的处理及合理、有效的使用抗生素是手术成功不可忽视的重要环节。

(三)手术方式的选择

1. *胆囊造瘘术*　有人认为对于年龄过大,全身情况差及伴发其他严重疾病,如心肺疾患、肝肾功能不良者,可先行胆囊造瘘术或经皮胆囊穿刺置管引流术,二期再行胆囊摘除。但也有人认为胆囊造瘘术的病死率很高,术后并不能完全改善胆囊病变部位的血液循环,阻止病变的发展,以致大出血、局部脓肿败血症等严重并发症,同时给患者带来第二次手术痛苦。学者认为,只要术前给予一定的术前准备,一般能够耐受胆囊造瘘术的患者,大多能顺利完成胆囊切除术或胆囊大部切除术,并未增加手术创伤和延长手术时间,不会因此而增加手术病死率。

2. 胆囊切除术　适用于绝大部分急性化脓性胆囊炎患者。如伴有萎缩性胆囊炎或胆囊炎症较重，胆囊壁各层解剖关系不清，可行胆囊次全切术，即切除胆囊大部分前壁，使胆囊自肝床游离，尽可能结扎胆囊管，切除胆囊余部。残留肝床胆囊黏膜以苯酚灼烧即可。自从 1882 年 Langenbuch 报道胆囊切除术后，胆囊床窝常规放置引流以来，一直沿用至今，但近年来有人提出不同意见。学者认为，由于急性化脓性胆囊炎发病时间比较长，腹腔炎症、水肿大多比较严重，术后还是常规置放腹腔引流为妥。我们通过临床实践深刻体会到：急性化脓性胆囊炎由于炎症、水肿，创面渗血渗液多，有时甚至出现胆漏，并且绝大部分急性化脓性胆囊炎的手术过程常需切开胆囊，从而造成腹腔污染，腹腔引流有利于及时排出腹腔内积液及观察引流物的性状和量，同时可发现术后意外的胆漏、出血，并及时处理。因此，本组病例均常规放置腹腔引流管，术后根据术中胆囊管及胆囊动脉处理情况及引流液的性状和量，并结合 B 超情况决定拔管时间及方式：常规处理胆囊管的病例一般 24 ~ 48 小时可外拔引流管，并以逐渐退管方式拔除，防止一次性拔管后出现迟发型胆漏和出血并发症；胆囊管经缝扎或未予特殊处理者，术后拔管时间一般在 5 ~ 7 天后，待引流管周围被网膜包裹形成纤维窦道，再拔除引流管。但应注意腹腔镜下安置腹腔引流管不如开腹可靠，尤其是术毕排气腹时可造成引流管移位，应在直视下观察引流管位置是否发生移位，并随时调整其腹腔内长度，以防止影响术后引流效果。

（李忠廉　刘军舰）

参考文献

[1] 黄新利. 老年急性非结石性胆囊炎的手术治疗体会[J]. 吉林医学，2014;35:3303 - 3304.

[2] 张建新，金炜东，曹钧，等. 经皮经肝胆囊穿刺引流术在治疗高龄危重患者急性胆囊炎中的应用[J]. 临床外科杂志，2014;22:759 - 761.

[3] 刘欢，张文兴，黄秉一，等. 经脐入路“两孔法”腹腔镜胆囊切除术的临床应用(附 11 例报告)[J]. 腹腔镜外科杂志，2009;14: 231 - 232.

[4] 杜庆云. 免气腹两孔法腹腔镜胆囊切除 37 例临床观察[J]. 右江医学，2011;39:186 - 187.

[5] 陈兵. 二孔法腹腔镜胆囊切除术的临床应用体会[J]. 华西医学，2010;25: 2253 - 2254.

[6] 高君，孙文兵. 急性非结石性胆囊炎的诊断和治疗[J]. 中国临床医生，2010;38(11): 3 - 6.

[7] 毕保洪，李华，李伟，等. 腹腔镜治疗急性化脓性胆囊炎 452 例[J]. 中国微创外科杂志，2014;14:917 - 919.

[8] 邹奇，王勇，陈杰，等. 经皮经肝胆囊穿刺引流联合二期手术治疗高龄高危急性化脓性胆囊炎 47 例[J]. 实用医学杂志，2014;30:2981 - 2982.

[9] 池肇春. 实用临床胃肠病学[M]. 北京：军事医学科学出版社，2015:1298 - 1313.

[10] Simorov A, Ranade A, Parcells J, et al. Emergent cholecystostomy is superior to open cholecystectomy in extremelyill patients with acalculous cholecystitis: a large multicenter outcome study [J]. Am J Surg, 2013;206:935 - 941.

[11] Saeed SA, Masroor I. Percutaneous cholecystostomy (PC) in the management of acute cholecystitis in high risk patients[J]. J Coll Physicians Surg Pak, 2010; 20: 612 - 615.

[12] Loberant N, Notes Y, Eitan A, et al. Comparison of early outcome from transperitoneal versus transhepatic percutaneous cholecystostomy [J]. Hepatogastroenterology, 2010;57: 12 - 17.

第三十六章　胆石症鉴别诊断与治疗

胆石症是一种病变复杂处理困难的常见病，其发病率在一般工业国 10%～20%，我国为 8%～10%，自 B 超普遍应用于临床以来，胆结石的检出率明显增高，其确切的发病率还有待统一完整的流行病学调查。胆石症的成因是复杂的、多因素的，各地区的结石由于地理环境和生活习惯的不同，其成因也不一致，但代谢障碍、胆汁滞留、胆道感染和核心作用为主导因素。

胆结石的临床表现取决于结石的位置、大小、有无梗阻和感染等。也有无症状的，国外报道 20%～30% 的无症状结石偶然在其他腹部手术时发现，如不予治疗，50%～70% 则将出现症状。国内 11 298 例胆石症中胆囊结石占 52.8%，原发性肝内外胆管结石占 36.2%，胆总管结石占 11%。胆石症最常见的并发症为急性胆囊炎、急性胰腺炎、上行性胆管炎和胆囊坏疽，其次为 Mirizzi 症候群，胆囊胆管瘘和胆石性肠梗阻。结石部位不同，所引起的病理变化不同，临床表现也不同，因此诊断、治疗与预后也各异。

第一节　胆囊结石鉴别诊断与治疗

胆囊结石在我国发病率较高，根据临床表现可分为急性结石性胆囊炎、慢性结石性胆囊炎和无症状胆囊结石。

一、急性结石性胆囊炎鉴别诊断与治疗

（一）诊断

临床表现：主要为骤发右上腹持续性疼痛，几乎见于所有病例，但也有无明显者，占 20%～40%，疼痛多发生于进油腻餐后 3～4 小时，也可见于半夜或凌晨，疼痛剧烈时向背部或右肩胛骨下角放射，随后较为持续性并局限于右上腹胆囊区，初期的疼痛反应为胆囊急剧收缩，企图排除结石的梗阻，致使胆囊过度扩张的结果，后来由于炎症累及胆囊浆膜层及邻近腹膜，使疼痛局限于胆囊确切部位；疼痛也可沿右侧肋缘向肩胛骨角或肩胛骨间放射，炎症刺激膈肌时，则可有右肩部疼痛；疼痛持续的时间和严重程度可鉴别急性胆囊炎与胆绞痛，前者可持续数日，后者鲜有超过数小时者。恶心、呕吐常见于早期，是胆囊内压迅速增高的反射现象。另外，可有发热（37.5～38.5℃）、畏寒等症状。体检可见患者呈急性痛苦病容，少数患者（约 10%）可见轻度黄疸，是伴有胆管炎或炎症波及邻近肝实质或导致胆道括约肌痉挛而发生梗阻的结果。如黄疸明显则必须考虑胆总管结石的存在或胆囊结石压迫胆总管引起的梗阻性黄疸。腹部检查可见右上腹及剑突下有局限性腹膜炎表现，25%～40% 的病例可触及胆囊区痛性包块，Murphy 征阳性，有时在右侧背部肩胛角下可查得 Boas 征。影像学检查腹部平片能发现 10%～15% 的结石，B 超能准确地发现胆囊结石或其他病变达 90% 以上，可显示胆囊增大（横径 > 50 mm），胆囊壁水肿，肥厚（ >3 mm），多数病例可见强光团块和声影，及胆囊收缩功能不良，彩色 Doppler 的应用又大大改进了其准确性，对临床出现黄疸者可行 ERCP。MRCP 诊断胆囊结石的敏感度达 97.7%，优于 B 超。

（二）鉴别诊断

应与下列疾病鉴别：①急性阑尾炎：尤其是高位，肝下型阑尾炎，该病与急性结石性胆囊炎临床体征相似，但阑尾炎可有转移性疼痛的特点，可借助 B 超明确诊断。②急性胃、十二指肠溃疡：此病疼痛可与进食有明显的关联。③急性胰腺炎：该病疼痛部位居于中腹部，急性期血尿淀粉酶可明显升高。④绞窄性小肠梗阻：由于小肠血运受阻，故在疼痛的同时几乎不能闻及肠鸣音，严重时可导致休克。⑤急性肠系膜血管栓塞：该病与急性结石性胆囊炎的鉴别要点与绞窄性小肠梗阻相似，但病程可能更加急骤，实验室检查中 D－Dimer 可明显升高。⑥右肾结石：疼痛亦以绞痛为主，但可同时伴有会阴部放射性疼痛，排尿时可见肉眼血

尿。⑦右下叶肺炎伴胸膜炎：疼痛、发热等临床症状和体征与急性结石性胆囊炎相似，但可伴有明显的咳嗽、咳痰。⑧心绞痛：有冠心病史。疼痛向左侧肩背部放射，严重时会出现濒死感。

（三）治疗

1. 早期处理　包括水与电解质的补充，鼻胃管吸引和禁食以减少缩胆囊素从上段小肠释出，虽然炎症从化学性开始，并且大多数的胆汁培养也是阴性，但为了防止胆囊积脓和脓毒血性并发症，大多数外科医生还是选择系统地应用抗生素。另外，如果要做手术，抗生素也可减少创口感染。根据胆汁培养的结果一般选用第三代头孢菌素，如与厌氧菌混合的感染，需要联合应用甲硝唑、氨基糖苷类和/或青霉素。为了保证正确的治疗急性胆囊炎，必须在12～24小时内确诊。

2. 决定性治疗　通过十余年的临床观察，体外震波碎石（ESWL）、经皮胆囊切开取石（PCCL）及碎石不能有效地治疗有症状的胆囊结石。微创胆囊造影（minieholeeystomy）成功率虽也达97%，但不能保证对胆石症的长期治愈，因为有功能的胆囊还存在，胆石的复发不可避免，并且也不能排除胆囊癌的危险。目前常用的治疗方法有：

（1）经皮胆囊剥脱术（percutaneous ablation of the gallbladder）：是一种非手术剥除胆囊的方法或化学性胆囊切除术。本法包括两个步骤：先用高频双极电凝或铁夹钳闭阻塞胆囊管，然后对胆继续进行硬化治疗[如无水酒精、十四硫酸烷钠（sodium－tetradecyl sulfate］以达到治病目的。结石的分布因解剖因素（左肝内胆管较长）以肝左叶为十四烷硫酸钠最多，肝内胆管结石合并严重感染时则成化脓性胆管炎，有的形成多发性肝脓肿，广泛性肝内胆管结石合并胆管狭窄者，肝脏长期处于胆道梗阻的情况下，胆汁淤滞甚至外溢，结果导致胆汁性肝硬化。

（2）小切口胆囊切除术（cholecystcctomy through small incision）：是指用小切口（5 cm）进行胆囊切除，切口必须位于中线而不是右肋缘下，术式遵循传统的手术并有一定的改进，如用头灯、环状拉钩和长的器械。需要扩大切口的约占15%，对选择期和急性胆囊炎皆适用。比未限制切口的胆囊切除，具有住院时间短（3.5天比8.5～11天），能较早的恢复工作。

（3）部分胆囊切除（partial cholecystectomy）：当仅能辨清胆囊底部而漏斗区由于纤维性变和炎症，使Calot三角区看不清而不能牵开时行胆囊切除可能是冒险的，此时可切开底部做导引切除胆囊可见的前壁，留下附于肝床的后壁不动。黏膜刮除并电凝，漏斗区置引流。近来有经腹腔镜进行此项手术的，无论采用LC或OC行胆囊部分切除，皆必须于胆囊床行吸引引流。

（4）胆囊造口：胆囊造口常被认为是治疗急性胆囊炎的末策，因它只能姑息性地改善症状，却有进一步发展结石的危险。虽然如此，但胆囊造口术在处理那些由于伴随疾病或年龄过大不适合手术的患者仍占有一席之地，简单快速地进行外科手术（OC或LC）或在放射线呈超声的导引下经皮手术，待患者的心肺功能或一般情况经内科治疗改善后再行择期胆囊切除术。开腹造口可在局麻或全麻下通过右肋缘下切口，直达胆囊底部，取除结石后置管引流抽空胆囊，以便以后行胆囊造影了解是否还有残留结石。近年也有在超声引导下行胆囊穿刺抽吸而不用引流的报道。

（5）胆囊切除术（laparoscopic cholecystectomy，LC）：在腹腔镜的帮助下行胆囊切除术由于其创伤小，住院时间短，术后疼痛轻，恢复快，费用低为治疗急性胆囊炎的首选。但作为常规选择则必须强调它还有20%～25%的病例有中转为开腹胆囊切除术（OC）的可能，因此早期决断必须考虑到术中可能出现的困难，这样远比固执进行艰难的手术，结果造成严重并发症而被迫中止为好。正确的手术步骤应要随具体情况而转移，首先进行探查以估计手术的技术性困难，特别是有关Calot三角的结构。大而膨胀的胆囊必须加以抽吸然后用拉钩抬起。若大的结石嵌顿在Hartmann袋不能移出则可能成为问题，如果在适当的暴露下仍不能安全地完成预期的手术则必须中转。随着LC的推广应用，并发症的报道日渐增多，针或套管损伤血管，手术、电灼和钛夹损伤胆管，另外还有胆囊窝出血、胆漏、胆总管结石残留等都屡见不鲜，其中主要并发症为胆道损伤，较传统的开腹法（0.2%）高2～3倍。当术中疑有胆损伤时，最精确的诊断方法为术中胆道造影或术中ERCP，损伤必须立即予以修复。近年由于技术的成熟和器械的改进，这种并发症已渐减少，Murai等用超声吸引器剥离Calot三角区，暴露胆囊管及胆囊动脉达到骨骼化而出血甚少，尤其适用于发炎的胆囊。Stuart等术中常规应用胆道造影，可发现术前未料及的胆道解剖和胆总管结石。Llecchio等11 400例LC的经验认为，由于术中使用胆道造影大大降低了胆道损伤和结石残留，即使有胆道损伤也能在术中发现并及时得到处理。

3. 手术时机

(1)对严重的进行性胆囊炎：手术的时机要根据发作的严重程度而定；①患者的一般情况或体征恶化；②有明显的弥漫性腹膜炎；③可触及炎性腹部包块；④胆囊内或周围组织可见气体；⑤开始有肠梗阻表现。

(2)估计为非进行性者：①早期做胆囊切除；②急性发作性消退后6~8周行择期胆囊切除。

(3)对早期手术的评价：①早期手术有明显的优点，能减少住院时间，避免复发；存在问题为早期胆囊切除会出现并发症（包括遗漏胆总管结石）发生率和病死率增加的危险。②近年多家研究的结果显示，早期与择期LC相比效果无大差异，但早期LC无论在医疗和社会经济的效益上都超过择期LC。③早期胆囊切除的积极策略也适用于老年和糖尿病患者，除非他们同时有明显的心脏病、坏疽性疾病。

二、无症状胆囊结石鉴别诊断与治疗

（一）诊断及鉴别诊断

无症状结石可在两种情况下被认定，一些患者是在仔细研究轻度或非特异性腹部症状时被发现，虽然表面上看这些主诉可能与胆石并无关系，但进一步追寻则可发现结石并不真是没有症状；剩下的才是真正的无症状结石，这些大多在进行其他检查（如腹部平片）时偶然发现，但更多的是在静脉肾盂造影摄片上被认出。

如前所述，部分无症状胆囊结石患者可能会偶发非特异性腹部症状，而其中大部分患者多以胃部不适为主，故而在鉴别诊断时应特别注意与急慢性胃炎或胃、十二指肠溃疡相鉴别。前者的主要鉴别点在于疼痛的性质和位置，以中上腹钝痛为主，必要时可行胃镜检查，明确诊断；后者的鉴别点在于疼痛与进食有明显关联，抑酸类及质子泵抑制剂治疗有效。

（二）治疗

对无症状胆囊结石是不是需要施行预防性胆囊切除术，目前尚有不同意见，主张不做胆囊切除术的理由是，这类患者术前无症状或仅有不典型的消化不良症状，如贸然手术，术后症状常常比术前更多。还有人认为，胆囊结石只有1%的癌变机会，胆囊切除术后的并发症发生率也为1%左右。主张做预防性胆囊切除术的理由是这类结石很难自行消失，且有随时发作的可能，长期的慢性刺激总会存在恶变的可能性。另外随着年龄的增长，发生心脑血管疾病或者糖尿病的概率增加，从而更加增大了手术的风险，故晚做不如早做。

无症状胆囊结石行胆囊切除的适应证，还包括所有瓷化的胆囊（13%~22%的患者伴有癌症）和镰状细胞贫血病（sickle cell disease）的年轻患者。

第二节　肝内胆管结石鉴别诊断与治疗

肝内胆管结石（intrahepatic stone）系指始发于肝内胆管系统的结石，不包括胆囊内排降并上移至肝内胆管的结石，也不包括继发于损伤性胆管狭窄、胆管囊肿、胆管解剖变异等其他胆道疾病所致胆汁停滞和胆道炎症后形成的肝胆管结石。肝内胆管结石按其化学成分分为胆红素钙（褐色素）结石，胆固醇结石和混合结石，其中绝大部分为胆红素钙结石，其形成原因主要为胆汁淤滞、细菌感染和胆汁黏蛋白。而胆固醇结石的形成，根据间接的证据，代谢因素扮演重要的致病角色。结石的分布因解剖因素（左肝内胆管较长）以肝左叶为最多，肝内胆管结石合并严重感染时则成化脓性胆管炎，有的形成多发性肝脓肿，广泛性肝内胆管结石合并胆管狭窄者，肝脏长期处于胆道梗阻的情况下，胆汁淤滞甚至外溢，结果导致胆汁性肝硬化。

一、诊断与鉴别诊断

肝内胆管结石的临床表现分为急性期、慢性期及静止期。急性期的主要症状为腹痛、黄疸、发热，即典型的夏柯三联征。慢性期症状不典型，常被误诊为慢性消化不良、胃病等，发病初期常为间歇性的上腹痛，偶伴低热，黄疸轻或无黄疸，经常规治疗后常能缓解症状，但会有反复发作的情况出现。静止期有少部分患者无症状，常于查体或就诊其他疾病时偶然发现，此类患者的肝内胆管结石多位于胆管末梢。近年无症状性肝内胆管结石的病例增多，可能由于诊断性影像学进步的结果。体检可发现肝脏增大，有触痛，约15%的患者有脾大。影像学检查中，B超是普外科最常用也是首选的检查方法，但因B超主观因素大，与操作者技术密切相关，同时不能提供胆管术的整体影像，且难以显示胆管狭窄部位和合并的肝外胆管下端结石。因此，B超属于筛查手段，如B超检查有困难，需明确结石位置或怀疑胆道狭窄，还应进行ERCP或MRCP检查。经皮胆管造影（PTC）在肝胆管结石合并狭窄时可见肝管呈杯口状狭窄，其下胆管正常狭窄以上肝胆管明显扩张，并可见结石影。CT检查不受肥胖、肠内气体及腹水的影响，有弥补B超不足的优点，对结石的显示率明显高于B超，扩张的胆管内圆形或椭圆形的高密度影肯定为肝内胆红素结石征，假阳性率甚低，同时还可以较全面地显示肝内胆管结石分布，胆管系统扩张情况和肝实质的病变，对肝胆管结石具有重要的诊断价值，缺点是对胆固醇结石或胆色素结石因含钙少而不易查出。MRCP可以多方位显示肝内胆管树，准确判断肝内结石分布，胆管系统狭窄与扩张的部位和范围以及肝实质病变，其为无创性胆道影像诊断方法，并兼具断层扫描及胆道成像的优点，对肝胆管结石的诊断价值优于CT和胆道造影，缺点是费用较高。

肝内胆管结石应与下列疾病相鉴别：①肝内小的钙化灶，常孤立存在，且不会造成肝内胆管梗阻或胆汁淤积的声像图。②慢性胆管炎，可形成局部强回声团，但后方无声影，不会造成胆管扩张。③肝血管瘤，其回声团为中低性质，较易鉴别。

二、治疗

肝内胆管结石的理想治疗应能“取净结石，解除狭窄，去除病灶，通畅引流，留有后路”。为达此目的，手术方式的个体化设计和多种术式的联合使用，是当前实施肝胆管结石手术的两大特点。在由于肝内胆管结石而致的急性梗阻性化脓性胆管炎适应急诊经皮肝胆系引流术（PTBD）以替代急诊剖腹或内镜下经乳突入路，局麻下的PTBD可以减少这种严重患者的危险性，紧急的探查不允许决定性治疗，并终致胆道减压不完全。内镜下经乳突入路对治疗胆管远端结石安全、有效，但要弄清其对肝内结石伴有急性胆管炎治疗的优越性，还需要更多的实践和深入的研究。胆管内镜检查在治疗肝内结石的作用曾被强调，随着纤维胆管镜的精密和经皮、肝进入胆管入路的发展，经皮、经肝胆道内镜（PTCS）可用非手术方法移除肝内结石，但取出结石的大小还受PTBD管道内径的限制，尤其是伴有胆管狭窄时更为困难。为了克服这一困难，应用激光胆道内镜取石已获得成功。肝切除不但能取除结石及相关病灶，还能避免结石复发和胆管癌等后遗症。肝切除还适用于肝叶或段全部萎缩，此外还包括肝内末梢胆管多处狭窄和/或囊性扩张不能用内镜或介入法治疗的，特别是如果左叶或左外侧段受累者。右肝管狭窄伴右肝内胆管结石致右叶萎缩，或右肝管囊性扩张伴结石并疑有癌变者可行右半肝或右叶切除。手术病死率不高但并发症存在。当PTCS揭示胆管狭窄累及右或左肝管或肝管合流处，而肝实质相当正常时，可在合流处或左、右肝管相当于狭窄水平面做肝空肠端侧吻合；在双侧肝内胆管结石，PTCS显示胆道狭窄位于肝管合流处时则适应肝切除加肝空肠吻合术；如肝胰壶腹括约肌功能不好也是肝空肠吻合术的指征，对单纯的胆肠吻合，目前大多认为胆肠吻合后建立了胆汁的通道却丧失了乳头的调节功能，同时也难以纠正胆管的狭窄，结石仍易复发，因此只能在解除梗阻和去除病灶的基础上应用。近年由于介入放射线学的进步，对残留的或复发的肝内胆管结石伴有胆管狭窄者，经皮扩张治疗已成为难治性肝内胆管狭窄的首选，好几种器械如球囊导管或金属支架都可扩张治疗。关于肝内胆管的胆固醇结石的治疗首选非手术方法，因为位于周边胆管的结石不易取得，又没有明显的肝内胆管扩张，胆道镜取石的成功率据报道胆固醇结石较胆红素结石为低。如果结石的成分确定为胆固醇则可能没有治疗指征，但如可疑伴有肝内胆管癌则肝切除势在必行。从一些报道的资料显示，对一些没有肝段或肝叶萎缩的无症状患者无须治疗。肝移植手术适合于肝脏和胆管系统均已发生弥漫型不可逆损害和功能衰竭的Ⅱc型肝胆管结石。

第三节　胆总管结石鉴别诊断与治疗

一般认为多数胆总管结石(common bile duct stones, CBDS)来源于胆囊然后再经胆囊管进入胆总管即所谓继发性结石,也可原发于胆总管,当患者是先天性胆囊缺如时,则也可说这是原发性的。继发性胆管结石的化学组成与胆囊结石相似,原发性胆管结石则主要由胆红素组成,但是其胆固醇、胆红素、钙及其他化学组成的含量取决于当时形成结石的环境。

一、诊断与鉴别诊断

胆总管结石(CBDS)的自然史是不可预测的,小的结石可以自行排入十二指肠而不引起任何症状。也可暂时阻塞胰管引起胆源性胰腺炎发作,待落入十二指肠则症状缓解,也有的结石可长时间停留在胆总管而不出现症状。如结石阻塞加上胆汁感染则可引起胆管炎,典型表现可有 Charcot 三联征,即黄疸、胆绞痛及发热,80% 的患者黄疸时轻时重呈波动状,如为阻塞型则有尿胆红素增加,粪色浅淡甚至呈陶土色。胆绞痛是胆总管扩张的结果,体检可发现右上腹有压痛和肌紧张,肝可触及并有触痛。如伴有慢性胆囊炎、胆囊纤维化则不能摸到胀大的胆囊。胆总管结石的诊断常涉及黄疸的鉴别,高胆红素血症主要为结石性或直接反应部分,碱性磷酸酶通常在早期即见升高,而维持时间较血清胆红素更长。转氨酶可轻度增高,特别在伴有败血症和持续性黄疸时。由于维生素 K 的吸收有赖于肠内胆汁的存在,因此凝血酶原时间也可延长。影像学检查方面,B 超对胆总管结石由于其位置较深和十二指肠气体的干扰,诊断的准确率仅为 80% 左右。术中胆道造影(intraoperative cholangiography,IOC)一般用于既往有黄疸、过去有胰腺炎的胆囊结石者,尤其在术中发现胆总管外径比术前影像学诊断粗者,IOC 不仅能发现术前未诊断出的胆总管结石,而且能显示出胆道的走行和变异,帮助术者解剖,避免误伤。经皮经肝穿刺胆管造影(PTC)可以显示胆道梗阻的部位、性质和范围。ERCP 是当今胆总管结石确诊的主要手段,其可以明确结石的部位、大小和数目,并且能够准确地显示胆管梗阻的部位和程度。MRCP 是近些年来国内外临床上迅速推广并广泛应用的一种非介入性检查方法,具有诊断率高,不需造影剂,无损伤,无痛苦,无并发症等优点。

胆总管结石应主要与下列疾病相鉴别:

1. *病毒性肝炎*　患者有传染的接触史,在出现腹痛和黄疸以前常有明显的先驱症状如全身乏力、食欲减退等,其腹痛为肝区的钝痛,多不放射,黄疸出现迅速而消退比较缓慢,程度深浅不定。本症患者起病初期即有体温升高,但白细胞的增减不定,而淋巴细胞常有增加,肝功能试验在病变初期即有明显减退,且颇为突出。

2. *胰头癌*　患者年龄一般多在 50 岁以上,发病隐晦,往往先出现黄疸而后方伴有腹痛(以往无相似的腹痛黄疸史),黄疸属进行性,可发展至甚深程度而无波动表现,其粪便因缺乏胆汁呈灰白色后,将始终为陶土状;尿中尿胆素原也常为阴性,因阻塞往往是完全性,腹痛不常有,有腹痛者多为上腹部的持续性隐痛,往往向后背牵涉,即使病程已久,通常也多无感染的症状,体温和白细胞将始终正常;但其病变为进行性,至病程晚期常有消瘦和恶病质表现,肝功能试验符合阻塞性黄疸而无肝细胞的损害现象。

3. *其他疾病*　如先天性胆管囊肿,二次或多次胆道术后胆管狭窄等,均可通过临床及影像学检查得到较为明确的诊断。

二、治疗

(一)胆总管(common bile duct, CBD)探查

CBD 探查的目的是发觉并尽可能安全地取净胆管内所有结石,胆总管探查指征:①CBD 内结石成块状,可以一次取尽;②近期出现黄疸;③术中胆道造影发现结石;④CBD 扩张,直径 >12 mm;⑤胆囊内细小结石,直径小于胆囊管;⑥有胰腺炎史;⑦胆管炎或黄疸史。前三项为绝对手术指征,后四项为相对指征。

CBD 切开取石是常用的传统手术,一般在 CBD 中段纵行切开,用取石钳取出结石并加灌洗,如有结石嵌顿则需借助于球囊导管取出。CBD 探查通常包括用系列的金属探子(Barer 扩张器,Bakes common bile dilator）扩张 Vater 壶腹，如 4 ~ 5 mm 的扩张器可进入十二指肠则说明壶腹通畅，如万一不成则需切开十二指肠直接观察肝胰壶腹括约肌。过去认为 CBD 切开后必须置入"T"形管引流，术中可经 T 管做胆道造影以确保再无结石残留。T 管一般在术后 2 ~ 3 周取出，但新近的临床研究及多中心大样本观察显示，如果术前胆总管直径超过 1 cm，则可选择切开胆总管后使用胆道镜探查及网篮取石，而后一期缝合胆总管。此项技术具有住院时间短、费用低、术后患者恢复快等优点。

（二）胆管肠道吻合术

常用的胆管肠道吻合术有：

1. *胆总管十二指肠吻合术*　国内外学者褒贬不一，反对者认为其缺点为：①容易发生逆行感染；②可能出现盲端综合征。但也有一定优越性：操作简单、安全；对老年、危重患者不失为一较好的术式，唯要注意吻合口要大，位置要低。本法少有吻合口狭窄，盲端综合征也很少，效果与肝空肠吻合相仿，并且手术指征范围大，60 岁以上也能做，没有再手术的风险。

2. *间置空肠胆管十二指肠吻合术*　主要优点为避免肠胆反流引起的胆管炎，保持正常的胃肠道消化吸收功能，维持胃肠道正常的酸碱度，防止溃疡病的发生。虽然如此，本法的三处吻合口仍是主要缺点，肠胆反流并未完全解决。

3. *胆总管空肠 Ronx - en - Y 吻合术*　是近年较多提倡用于择期手术的术式，适应范围广，效果良好。其主要优点为：①无盲端综合征；②能防止肠胆反流及上行感染；③吻合口无张力，但有发生溃疡病的可能。

（三）借助内镜的手术

1. *内镜括约肌切开术（EST）*　一般为经口十二指肠镜括约肌切开，主要适用于：①胆总管结石尤其是嵌顿于壶腹伴阻塞性黄疸者；②已切除胆囊的胆总管结石；③残余复发性结石；④乳头部良性狭窄等，据报道成功率与排石率达 90% 以上，尤适于老年或危重患者。

2. *纤维胆道镜的应用*　用纤维胆道镜在术中观察胆总管开口形态及括约肌功能，对狭窄者可扩张或切开括约肌，结石取净率可达 90% 以上。

3. *电视腹腔镜下手术*　如腹腔镜下胆总管切开取石，T 管引流已普遍开展。Paganini 等报道的284 例非选择性病例成功率达 94.6%。胆总管空肠吻合术，应用腹腔镜免气腹装置及套袖装置，集开腹手术与腹腔镜手术优点为一体，达到两者的优势互补，使术者一只手可进入腹腔，弥补了腹腔镜手术只能看监视器在腹外操作的不足。

（李忠廉　王海博）

参考文献

[1]　崔乃强. 李忠廉. 崔云峰. 中西医结合胆道外科学[M]. 武汉：华中科技大学出版社，2009：225 - 232.

[2]　李忠廉. 胆石症[M]//池肇春. 实用临床胃肠病学. 2 版. 北京：军事医学科学出版社，2015：1314 - 1328.

[3]　Leslie H，Blumgart，william R，et al. Blumgart's Surgery of the liver，Biliary Tract，and Pancreas[M]. 4th edition. Saunders，2010：477 - 587.

[4]　Peterlejtner T，Szewczyk T，Firkowski P，et al. Endoscopic treatment of the choledocholithiasis——effectiveness，safety and limitations of the method[J]. Pol Przegl Chir，2012：84；333 - 340.

[5]　Chen CC. Use fulness of endoscopic papillary ballon dilation for removal of common bileduct as comparedto endoscopic sphincterotomy[J]. J Chin Med Assoc，2015：78；48 - 50.

[6]　Chang JH，Kim TH，Kim CW，et al. Size of recurrent symptomatic common bile ductstones and factorsrelated to reecurrence[J]. Turk J Gastroedntero1，2014；25：518 - 523.

第三十七章　胆系肿瘤鉴别诊断与治疗

第一节　胆囊癌鉴别诊断与治疗

一、概述

胆囊癌是胆系恶性肿瘤中最常见的一种(占64.7%),占胃肠道恶性肿瘤的第五位,其发病率近年有明显上升趋势。胆囊癌以50岁以上的女性多发,并随年龄增高而增加,70岁达高峰,与男性之比约为3∶1。(有些女性为男性的2~6倍)。胆囊癌最常见的致病因素是慢性胆囊炎和胆囊结石,特别是较大的结石和胆固醇结石。根据Kanoh等(2001)的研究证实,反复发作的慢性胆囊炎可能为导致癌肿的早期病变。国内资料胆囊瘤伴有结石者为20%~82.6%,而国外资料可达75%~90%,并多为胆固醇型结石,其流行病学接近胆囊结石,然而,这两者是否具有因果关系仍存争议。一般认为胆囊结石中1%~3%可发生癌变,也有人提出"隐性结石"5~10年后发生胆囊癌者占3.3%~50%。胆囊癌也可发生在其他胆囊良性病变的基础上,如胆囊息肉、腺瘤、胆囊腺肌病、瓷化胆囊(10%~50%伴胆囊癌,最新的报道提示其发病率为10%)等可能为其癌前病变。胆囊黏膜上皮在病理状态下由单纯增生发展为不典型增生,随着时间推移,部分不典型增生可发展为癌,Reclaclli等研究发现Mirizzi综合征患者胆囊癌的发生率为27.8%。另外还可见于胰胆管合流异常(PBM),众多研究结果支持PBM是发生胆系癌肿的独立高危因素。胆囊癌由于早期症状不明显,就医者多属中晚期,疗效甚差,5年生存率不到5%,绝大多数于1年内死亡。但也有人报道如能早期诊断及时手术切除,则5年生存率可达100%,只要能切除亦可达40%以上。Roa等报告196例早期胆囊癌(病变侵及黏膜肌层)的临床和病理研究发现132例大标本中看不出者,5年和10年的生存率为92%,经随访<40岁者5年生存率达100%。

二、诊断与鉴别诊断

胆囊癌约60%发生在胆囊底部,30%在体部,10%位于颈部;囊壁增厚可厚薄不匀,外观与慢性炎症难以区别。本病恶性程度较高,发展较快,转移也较早,转移途径以淋巴(94.4%)为先,也可经血行(64.8%)、神经、腹膜种植(60%)或直接经胆囊床侵入肝脏(Ⅳb和Ⅴ段)(91%)或导致胆囊积液;约半数患者侵犯胆总管而引起阻塞性黄疸,有时侵及胆囊管而导致急性胆囊炎;如侵及十二指肠则可出现幽门梗阻症状。临床变化甚大,除需与慢性胆囊炎、胆石症相鉴别外,进展期胆囊癌可以侵犯肝门,导致大血管受侵犯,黄疸甚至肝萎缩,临床表现往往和肝门部胆管癌难以区别。因此虽有正规的检查,术前确诊率仍然较低。绝大多数是术中或胆囊切除标本中的发现(1%~2%)。

为了提高术前确诊率必须注意以下几点:

1. 对经常治疗不见好转并出现下列情况的慢性胆囊炎、胆石症应提高警惕,加强随访:①右上腹包块或黄疸,食欲减退,体重减轻者;②有胆管炎表现者;③有肝门及周围器官受侵犯表现者;④年龄>50岁,女性最近有体重减轻、持续性右上腹疼痛者。

2. 对胆囊腺瘤、息肉等隆起病变应加强随访。日本学者为提高胆囊癌的早期诊断率,提出隆起病变直径>15 mm的几乎都是恶性病变。

3. 在影像动态的观察中,如发现胆囊壁有不规则的局灶性增厚,应高度怀疑有胆囊癌的可能。在各种检查中的主要表现为:①B超检查的声像特征:肿块直径>10 mm;胆囊壁不均匀增厚,蕈伞状肿块向胆囊腔内突出,基底宽;边缘不规则,不伴声影且不随体位变动;胆囊腔消失,充满弱回声或粗大不均的回声;胆囊区显示一不均匀的实质性包块，如伴有强回声光团则说明有结石存在，但结石的强回声有时可干扰或掩盖癌肿不易被发现而致漏诊。②内镜超声（EUIS）乳头状，低回声包块，胆囊壁的层次结构消失，根据层次结构消失的情况了解侵犯的程度从而指导手术治疗。内镜超声下直接穿刺活检对避免不必要的剖腹是有用的。③CT 表现分为三型，即厚壁型、腔内结节型和肿块型。根据 Kim 的观察，腔内包块型的精确度为 89%，肿块型 83%，而厚壁型仅 54%，螺旋 CT 可根据肿瘤被造影剂浓染的深浅度变化与周围脏器逐一对比从而得出早期胆囊癌局限性增厚图像，尤其对并发结石及胆囊萎缩者可以弥补 B 超检查的不足。MRCP 借助胆汁和胰液成像清晰比前两者能提供更详细的情况。④经皮、肝胆囊双对比造影（percutaneous transhepatic double contrast cholecystography，PTDCC）及经皮经胆囊镜检查（percutaneous transhepatic cholecystoscopy，PTCUS）结节型胆囊癌 PTDCC 呈现明显的凸出隆起性病变，小结节状，凹凸不平的不规则形钡斑与黏膜缺损。PTCCS 呈正常黏膜区隆起凹凸不平，有糜烂及散在出血。⑤胆囊动脉造影能显示胆囊动脉扩张，胆囊壁血管不规则和中断，胆囊壁有不规则的增厚和新生血管包绕的肿块。

胆囊癌应与胆囊息肉、胆囊良性瘤相鉴别，一般通过 B 超或 CT 检查可发现胆囊息肉或良性肿瘤的形态学比较规整，呈非浸润性生长。晚期胆囊癌多数患者由于癌肿侵及肝实质，造成肝功能损伤，呈肝细胞性黄疸，此时应与原发性肝癌相鉴别，但如已丧失手术机会，则鉴别诊断意义不大。

三、治疗

（一）外科治疗

主要为手术治疗，但由于手术前确诊率低，一般多在手术时发现或在切除的胆囊病理中确定，因此其手术方式必须根据病变的进展程度区别对待。对于无症状的良性息肉包括硬性息肉直径 >1 cm、年龄 >50 岁者有手术指征。息肉直径 >18 mm 应做开放式胆囊切除，如癌变已经证实则应考虑扩大切除。手术切除范围一般根据病理分级；对肿瘤局限于肌层（Ⅰ期）可行单纯胆囊切除，但对任何可疑的淋巴结必须摘除并做冷冻切片病理检查。胆囊癌分期标准对于手术治疗具有重大的指导意义，胆囊癌分期标准见表 37－1。

表 37－1　胆囊癌分期标准

分期	改良 Nevin 分期	日本分期	AJCC/TNM（第 5 版）	AJCC/TNM（第 6 版）
Ⅰ期	原位癌	局限于胆囊	黏膜或者肌层侵犯：T1，N0，M0 穿透胆囊壁：T2，N0，M0	黏膜或者肌层侵犯：T1，N0，M0
Ⅱ期	黏膜或者肌层侵犯	N1：淋巴结转移或者小的肝脏与胆道受侵	穿透胆囊壁：T2，N0，M0	单器官局部侵犯：T3，N0，M0 淋巴结转移：T1－3，N1，M0
Ⅲ期	穿透胆囊壁并侵犯肝脏	N2：淋巴结转移或者明显的肝脏和胆道受侵	<2 cm 的肝侵袭或者 N1 淋巴结转移：T3，N0，M0 或任何 T，N1，M0	局部进展型（T4，任何 N，M）
Ⅳ期	淋巴结转移	远处转移	>2 cm 的肝侵袭：T4，任何 N，M0 远处转移：任何 T，N2 或 M1	远处转移：任何 T，任何 N，M1
Ⅴ期	远处转移			

Shirai 等对 39 例Ⅰ期仅行胆囊切除，5 年生存率为 100%，因此Ⅰ期胆囊癌不适宜做根治或扩大的胆囊切除术；如肿瘤已侵入浆膜下层（Ⅱ期）、Ⅲ期和部分Ⅳa（T4，NO）期肿瘤则建议扩大或根治性胆囊切除，包括肝切除和区域淋巴结清扫。肝切除从胆囊床周围 2 cm 的楔形切除，常规扩大到右肝切除。为了减少出血和胆漏，有人建议做解剖性Ⅳb 和Ⅴ段肝切除。术中超声有助于分清肝段与肿瘤的境界。淋巴结清扫从单纯胆囊管淋巴结切除到胰、十二指肠整块切除，以及胰、十二指肠淋巴结清扫。扩大切除的并发症发生率可

达50%，病死率为5%，关键在于患者和肿瘤的选择。至于是否常规切除胆总管尚有争论，胆总管切除可能更方便于彻底清扫肝、十二指肠韧带淋巴结，但会带来更多的病死率。对消瘦患者过去没有进行过胆道手术，而肿瘤位于胆囊底部时不用切除胆总管即很容易地彻底清除所有的淋巴组织使肝门骨骼化；但如肿瘤位于胆囊颈部并疑有扩展至胆总管，或是炎症和瘢痕允许肝门淋巴组织适当地骨骼化时，切除胆总管然后做肝空肠 Roux - en - Y 吻合术；如果肿瘤侵及肝门，则必须扩大切除右肝管、动脉和/或门静脉并进行右三叶切除，左肝空肠 Roux - en - Y 吻合术。

（二）辅助治疗

虽然胆囊癌对绝大多数化疗不敏感，但近年通过各种方式进行化疗和放疗，包括术中或外照射，5 - FU 和/或丝裂霉素化疗还是收到一定的成效。Chao 等报道 15 例经过胆囊癌切除术后化疗和/或放疗在改善存活率方面比没有接受辅助治疗的无明显差异。而 Oswalt 等（1997）报道 13 例经辅助化疗患者的平均存活率为 20 周，而只做手术未经化疗的仅 8 周。Todoroki 等（1991）调查 3 例Ⅳ期胆囊癌完全切除后行术中放疗，结果接受术中放疗的 3 年存活率为 10.1%，而单做手术的为 0，Eleftheriadis 等（2001）用外照射治疗 1 例Ⅳ期不能切除的胆囊癌存活一年以上，认为外照射可能是一种治疗晚期胆囊癌安全有效的方法。Kresl 等（2002）用根治性切除继以外照射加 5 - FU 化疗获得 5 年生存率达 64%，这已是相当好的预后。

（三）姑息疗法

面对不能切除的比率太高，姑息治疗就显得十分重要，对肿瘤不能切除患者的存活期为 2～4 个月，1 年存活率不到 5%，因此必须考虑到解除疼痛黄疸和肠梗阻并延长生命，措施越简单越好；对黄疸患者通过各种方法（包括手术，内镜，支架等）行胆道引流、胆肠吻合解决梗阻；对肝门部晚期病例行第Ⅲ段肝空肠吻合术可以避开恶性梗阻，Kapoor 等（1996）报道 41 例成功率达 87%。化疗曾用于不能切除的患者，有人用 5 - FU、多柔比星（阿霉素，ADM）和亚硝基脲（nitrosureas）单独或联合治疗胆囊癌，反应甚小。近来有用丝裂霉素 C 经动脉做区域化疗与病史对照总的反应率 48%，有延长生存期 5～14 个月的报道（Makela&Kairaluoma，1993）。放疗也曾用于胆囊癌的姑息治疗，有人认为可以提高生存率，但收益甚微，存活仅 6～8 个月。

总的看来胆囊癌的预后黯淡，未经治疗总的 5 年存活率不超过 5%，多数生存期 5～8 个月。日本一篇多中心报道回顾性分析 984 例根治性切除的 5 年生存率 50.7%，而 702 例保守治疗的仅 6.2%。常规应用 LC 将减少术中发现早期胆囊癌的机会，故一般多主张对可疑胆囊癌病例以采用开放式胆囊切除术。对晚期胆囊癌的外科处理争议最多，争论主要在于对预后不良和长期存活机会减少的晚期胆囊癌进行根治手术是否应该，近年从日本和其他国家的回顾性资料提示根治手术是可以改善生存期的。而 Sanjaygaxlhi 对 357 例胆囊癌扩大切除手术中仅 43% 可获得切缘阴性的结果（RO 切除），故认为凡 RO 切除和淋巴结阴性者预后良好，而切缘阳性和伴淋巴结转移者即使行扩大切除其预后仍不佳。

第二节 胆管癌鉴别诊断与治疗

一、概述

根据国外资料胆管癌约占全部恶性肿瘤的 1.3%，尸检发率为 0.01%～0.46%。在我国多见于南方地区，近年发病率在国内外皆有上升趋势。男多于女（约 2∶1），绝大多数患者年龄在 65 岁以上，其峰值年龄较胆囊癌年轻 10 岁。胆管癌的病因不详，但常与一些胃肠或肝胆疾病并行，原因尚难肯定，如解剖学先天畸形，包括先天性胆总管囊性扩张、Caroli 病，胰胆管汇合异常（PBM）等；慢性炎症病变，如原发性硬化性胆管炎（PSC）和肝吸虫病；肝胆管结石；致癌物，如钍造影剂、亚硝酸盐、异烟肼、卡比多巴（甲基多巴肼）等；自体免疫性疾病，如慢性溃疡性结肠炎（CUC）。大多数胆管肿瘤（ >95%）为腺癌，长期以来认为胆管癌生长缓慢，但在一定患者也会迅速发展。血行转移不常见，但淋巴转移可发生于 1/3 病例直接侵犯肝脏或肝周围淋巴结，除直接侵犯转移，淋巴及血液转移外，神经周围组织间隙作为一个独立的肿瘤细胞转移途径在胆管癌的转移中起着重要作用。现代研究发现，胆管癌的神经周围间隙转移是癌肿局部复发的关键因素。半数以上侵及肝管分叉，临床上归为肝门部胆管癌。按病变发生部位肝外胆管可分为三组：肝门至胆囊管为上段占 50%~75%，自胆囊管至胰腺上缘 10%~25% 为中段，胰腺上缘至壶腹 10%~20% 为下段（不包括壶腹癌本身）。绝大多数不能切除的胆管癌患者在诊断后 6~12 个月内死亡，死亡常为肝功能衰竭或继发于胆道梗阻或感染性并发症，病变发生在胆管上部的预后不良，而近壶腹者较好。

一、高位胆管癌鉴别诊断与治疗

高位胆管癌也称肝门部胆管癌，发病隐袭，早期诊断困难，近年由于影像学技术的发展和外科分工的专业化，使本病的诊断有所提高。肝门部胆管癌临床最常见，目前分型仍然按照 1975 年 Bismuth 提出的分型标准分为以下 4 型：

Ⅰ型：肿瘤发生于左右肝管汇合处以下的肝总管。

Ⅱ型：肿瘤侵犯左右肝管汇合处，未侵犯左右肝管。

Ⅲ型：肿瘤出现于肝总管并侵及右肝管（Ⅲa）或左肝管（Ⅲb）。

Ⅳ型：肿瘤多为中心性或侵及左右肝管汇合处和左右肝管。

（一）诊断

1. 临床表现　上腹部不适或疼痛、食欲减退、消瘦、乏力、常在黄疸出现前 3~4 个月即可发生。有时可出现胆管炎症状，特别是在进行侵袭性操作（ERCP 或 PTC）之后。进行性梗阻性黄疸是胆管癌的主要症状，常伴有瘙痒，胆道完全梗阻时则出现陶土样便。除疼痛和黄疸外尚可有肝脏肿大、胆管炎表现及胆道结石症状等。

2. 体检　90% 出现黄疸，除乳头状癌可表现间歇性黄疸外，一般皆为进行性加重，晚期癌侵犯门静脉与肝脏可有肝脾大、腹水、严重衰弱。胆囊一般摸不到，如能触及则可能有远端梗阻。

3. 实验室诊断　90% 以上患者血清胆红素和碱性磷酸酶升高，随着病程的进展，血浆蛋白和凝血酶原时间异常。

4. 影像学诊断　B 超（BUS）、彩色多普勒（CDMG）和内镜超声（EUS）以其简便、快捷、无创和可重复性等优点，目前仍是诊断该病的首选方法。可见肝内胆管明显扩张，肝门部有团块状弱回声，判断梗阻部位的正确率为 95%，病因诊断的正确率为 88%。PTC、ERCP 可显示胆管内变化，图像清晰，可准确判断肿瘤的位置与受侵犯范围，成功率可达 90%；PTC 诊断高位胆管癌较 ERCP 为优，但术后会引起胆汁漏、腹痛、低热及胰腺炎等。CT、MRI 与 MRCP 能显示肝内胆管扩张的范围及肝门肿块的大小；MRCP 为能清楚确定病变部位及范围的术前检查方法，无须插管，避免感染，现已基本代替了内镜和经皮胆道造影。经皮肝胆道镜检查（PTCS）虽然有许多新的诊断方法，但胆道镜下活检对诊断胆道恶性病变仍为重要方法。选择性腹腔动脉造影或肠系膜上动脉造影可了解门静脉是否受压或浸润以便估计能否切除。经皮肝门静脉造影（PTP）能清晰地显示门静脉的分布和肿瘤的蔓延，高质量门静脉造影可估计行将切除的门静脉的部位与长度。术中 B 超探查肝内外胆管的扩张情况、病变部位，了解管壁的厚薄，肝内有无转移灶，门静脉主干、分支与肿瘤的关系等。数字减影血管造影（DSA）可显示肝门部血管的情况和与肿瘤之间的关系，随着 CTA 和磁共振血管造影等无创检查技术的日益成熟和完善，DSA 的临床应用日趋减少。

（二）鉴别诊断

绝大多数肝门部胆管狭窄和黄疸患者为胆管癌，但也有 10%~15% 的患者有可能是另外情况，最常见的有胆囊癌、Mirizzi 综合征和原发性良性局灶性狭窄。要区别胆囊癌与肝门部胆管癌是较难的，肥厚的、不规则的胆囊，侵及肝胆Ⅳ和Ⅴ段，有时累及门静脉根部或内镜下胆道造影见肝总管梗阻伴胆囊管阻塞皆提示胆囊癌。Mirizzi 症候群是由于大的胆石嵌于胆囊颈的结果，由于胆囊周围和胆管周围的炎症和纤维性变可以阻断近端胆管，这时很难与恶性的相区别；因此如无明显的禁忌证，对所有疑有肝门部病变的患者皆宜行剖腹探查。

（三）治疗

肝门部胆管癌早期发现难，就诊时多已出现黄疸，由于梗阻部位高，程度重，所以入院时已呈深度黄疸。肝功损害，给治疗带来困难。肝门部胆管癌的治疗至今仍以手术为主。手术切除的疗效明显优于姑息治疗。

1. 手术治疗

(1)术前评估:术前评估必须注意4个能否切除的决定因素:①肿瘤在胆系内的扩展;②血管的侵犯;③肝叶萎缩;④转移性疾病。

(2)可能切除的病期和评定:基于胆管分段的直接造影和胆道镜检查。不能切除的标准为:①肝管受侵犯达双侧二级胆管基底;②包埋或阻塞接近门脉主干分支;③一叶肝萎缩伴对侧门静脉支被包埋;④一叶肝萎缩伴对侧二级胆管根部受侵犯;⑤远隔转移(腹膜、肝、肺)。为了避免不必要的剖腹,在即将进行手术前行腹腔镜检查有助于认定一些不能切除的病例。

(3)治疗的选择:对治疗肝门部胆管癌治疗目标,即:①完全切除肿瘤、尽可能使切缘阴性,并恢复胆肠的连续;②如果不能切除则行经瘤引流或瘤侧旁路,提供满意的缓解,并可同时用放疗;③原位肝移植目前还未被大多数患者接受。

(4)切除术:根据术前的影像学检查,根治性切除是完全移除所有大体病变并确保切缘阴性(RO切除)。①根治性切除:①无扩展超过肝内二级胆管,没有侵及主要血管病变局限于肝总管的小肿瘤可行局部切除,即肝门部肝外胆管切除,肝门部肝内胆管空肠吻合术;②肝门部肝部分切除,肝外胆管切除、肝门部肝内胆管空肠吻合术,若吻合有困难也可行经肝胆管引流,本法适用于肝管分叉处,必须切除部分肝组织才能解剖二级胆管时;③肝叶切除(包括右二叶切除)、肝外胆管切除、肝内胆管空肠吻合术或左外侧肝管空肠Roux-en-Y吻合术;④如肿瘤已侵及肝门周围组织而累及门静脉、肝动脉及其分支者,可行包括肿瘤在内肝方叶整块切除、肝管空肠吻合术;⑤如一侧病变超过二级胆管则行同侧肝叶切除,如一侧门静脉受累也须做相应的肝叶切除;⑥如肿瘤侵及肝管分叉部则应考虑右三叶切除、左外叶肝管空肠Roux-en-Y吻合术,由于右肝叶切除容易引起肝功能不全,危险性较大,术前宜先做右门静脉支栓塞术。②肝移植术:适用于病变广泛浸润肝、十二指肠韧带或累及门静脉主干或左右门静脉支无法切除,但尚无肝脏、血行转移及腹膜种植。③根治切除的几点补充:关于RO切除,即保证切缘阴性,Ebata(2002)对胆管癌切除线进行病理观察,认为与胆管癌常沿胆管广泛镜下扩展,其范围常超过肉眼所见,因此一般浸润癌切缘距肿瘤10毫米已够,而非浸润性癌切缘至少应距肿瘤20 mm。根据Capussotti对36例行肝切除治疗肝门部胆管癌、RO手术的3年和5年生存率分别为43.1%和28.7%。对改善胆道恶性肿瘤切除后的生存期,Nakeeb建议积极采用胆道支撑管放置及手术切除,争取切缘阴性,加用放化疗新技术可改善患者的生存期。

2. 姑息治疗　适用于高位胆管癌无法做治愈性切除者。

(1)胆道减压:适用于顽固性瘙痒、胆管炎。常用的方法:①经皮肝胆道引流(PTBD),即经皮、经肝穿刺或借助内镜置入自膨性金属支撑架,(Wallstent)在大多数肝门部梗阻患者都能成功地完成。单纯黄疸并不是胆道减压必要的指征,因为应该考虑到黄疸可继发于门静脉阻塞而致肝功能不全的结果。肝内胆管不扩张应用胆道支撑架是不合适的,皮下引流应避免经萎缩肝叶。根据Becker等的报道,用Wallstents置于肝门和远端胆道的1年通畅率分别为40%与89%。故一般认为金属内置体可在肝门部肿瘤取得满意的结果,但术后胆道反复感染仍有待解决。②肝内胆肠旁路:第Ⅲ段胆管是最合适的选择,在肝门胆管癌的患者行Ⅲ段旁路结果最好。一年通畅率为80%,无围术期死亡。

(2)姑息性放疗:对不能切除的但无其他并存疾病的晚期肿瘤可行姑息性放疗,外照射联合腔内放疗是可行的方法。

(3)光动力疗法(photodynamic therapy):本法过去曾用于食管、结肠、支气管、膀胱等,近来有人认为对不能切除的肝门部胆管癌有效。放疗和光动力疗法有增加支架通畅和生存的可能,最终结果还需进一步观察。

二、远段胆管癌鉴别诊断与治疗

低位胆管肿瘤按解剖部位分为:中段胆管肿瘤,为发生在胰腺上缘到胆囊管之间的肿瘤;下段胆管肿瘤,为发生在胰腺上缘至Vater壶腹任何部位的肿瘤。远段胆管肿瘤占胆管癌的20%~30%,真正明确的中段癌不常见,因此有人(Nakeeb等)将胆管癌分为肝内、肝门周围和远端三组,从而排除了难以明确划分的中段。从组织学角度来看,绝大多数肝门部肿瘤为腺癌下段,以乳头状瘤为多见。

(一)诊断与鉴别诊断

临床表现与近段胆管癌不易区别,进行性黄疸75%~90%,腹痛,体重减轻、发热或瘙痒仅占1/3或更少，偶有间歇性黄疸可见于病变与乳头状者。胆管阻塞时可触及肿大的胆囊，常误诊为胰头癌；B 超可见梗阻近端胆管明显扩张和膨大的胆囊；适合做胆道梗阻的第一步检查。内镜下超声诊断(EUS)可发现肿瘤的位置及有无壁外浸润，有益于术式的决定。ERCP 能提供梗阻的部位并明确梗阻由胆管引起而不累及胰管，还可对胆道结石病例有用。对间歇性黄疸可以明确诊断，如常由于壶腹周围息肉样病变所致。胆道造影可确定肿瘤位置及切除的可能性。PTC 对远端胆道癌用处不大，CT 可评估血管是否受侵犯和/或转移病变，但很少能发觉包块。MRCP 用于评估胆总管梗阻部位准确率达 85%～100%。经皮穿刺活检由于肿瘤较小很难完成。

(二)治疗

完全切除是治疗远段胆管癌唯一有效的方法，大多数远段胆管癌需行胰、十二指肠切除。根据文献报道，远段胆管腺癌切除后的存活期比胰腺癌好些。切除后的辅助治疗(化疗和放疗)未曾证实能改善生存期，对未切除患者的胆道梗阻外引流的效果差，应尽量避免，可用手术旁路(胆管－空肠 Roux－en－Y 吻合术)或胆管内置支架，内用支架对远段胆管梗阻较易安放并比置入肝门部梗阻的通畅率为高，但同样也面临患者术后反复胆道感染的困扰。用手术旁路能很好地缓解黄疸并且病死率也相对较低，故有人认为，原则上能行手术治疗则不行胆道支架治疗。

第三节 肝胰壶腹癌鉴别诊断与治疗

壶腹癌包括来自壶腹、胆总管下端、十二指肠乳头和胰头的癌肿。具体来说指肝胰壶腹周围 1 cm 范围内的恶性肿瘤，包括肝胰壶腹本身、胆总管末端的胰内段、毗邻乳头的十二指肠降段的恶性肿瘤。

一、诊断与鉴别诊断

1. 临床诊断　本病男多于女，年龄以 40～70 岁为最多见。早期症状隐袭。可有体重减轻。间歇性上腹部不适或钝痛，进食加重，这与癌肿侵及腹腔神经丛有关；如肿瘤在十二指肠黏膜处，溃破可导致上消化道出血；大多数患者为进行性加重的黄疸，但肿瘤如位于胆总管开口处可形成梗阻，并因溃破、腐败、剥脱使梗阻缓解，是黄疸有时可呈波动性的原因。偶然发热、畏寒，呈现如胆道感染样表现。在梗阻性黄疸时有胆汁淤积所致的肝大。1/3 患者可触及胀大的胆囊。

2. 影像诊断　B 超显示胆管扩张和胆囊胀大可与肝细胞黄疸鉴别，胃、十二指肠造影可见十二指肠第二段有充盈缺损。内镜超声(EUS)、内镜多普勒(EDUS)能排除脂肪组织及气体的干扰，可更准确地显示病变范围。CT 能明确显示胰头部有无肿瘤，并提示梗阻原因——由肿瘤或结石所致；在显示胆总管下段和胰腺病变方面优于 B 超，但壶腹肿瘤病变较小有时不易发现，此时可行三维重建技术对其进行诊断和分期。MRI 可进一步明确壶腹周围肿瘤，ERCP 可显示近端胆道的情况，明确患者间歇性梗阻的原因。MRCP 是确定胆总管梗阻有价值的方法，据报道它对确定梗阻的位置和程度准确率为 85%～100%，在一定情况下可替代 ERCP。新近又有磁共振内镜的出现，其价值还待观察。另外，氟去氧葡萄糖正电子发射成像(FDG PET)为功能性图像，特点是观察肿瘤细胞对葡萄糖的摄取和代谢增高，虽然有限的研究显示该技术对发现胰腺癌敏感，但事实上把其用于怀疑胰腺癌的患者的诊断和分期上仍需探讨。由于多数患者确诊时常已进入晚期，最多 20% 可能切除，因此如何确定能不能切除则显得非常重要，CT 与 MRI 甚至腹腔镜或腹腔镜超声等技术虽然有助于这些患者的诊断，但许多医疗机构仍进行剖腹探查。

二、治疗

大多数非胰腺的壶腹周围新生物为可切除的病变，手术切除仍是唯一的有效治疗方法，术后 3～5 年生存率皆较胰头癌为高，新井田达雄等对 123 例乳头部癌的切除率达 97.5%，5 年生存为 55%。Howe 等总结他们所切除的 123 例壶腹癌平均大小为 3.7 cm，淋巴结阳性率为 45%，切除患者中存活期与不能切除者之比为 58.8 个月与 9.7 个月，主要预后因素在于转移性淋巴结阳性。因此，只要情况允许应尽早剖腹探查争取根治性手术——胰十二指肠切除。壶腹癌的局限性切除仅适用于风险较大的患者，同时肿瘤直径 <

0.6cm者。但也有人认为局部切除具有创伤小，手术并发症及病死率低的优点。Knox 等(1986)对 25 例患者行局部切除，无手术死亡，5 年生存率达 51%，最长生存时间为 5 年半。对不能切除或肿瘤已侵犯肠系膜上血管或已有肝转移，不适宜行广泛切除者可行姑息性手术，如胆囊管粗，胆囊可用做胆囊—空肠吻合术，否则建议行胆管—空肠吻合。施维锦推荐胆管空肠 T 管架桥内引流也取得较好的效果。另外，如条件允许还可辅以化疗或放疗。近年来，国内外不少医疗机构已使用腹腔镜行胰十二指肠切除术，取得一定成绩，但开腹手术仍不能被完全取代。

第四节　胆系良性肿瘤鉴别诊断与治疗

胆系良性肿瘤临床少见，文献中多为个案报道合并文献复习。据报道在所有胆道手术中良性胆管肿瘤约占 0.1%，在所有肝外胆管新生物中仅占 6%，至今约 200 例。肝外胆系最常见的良性肿瘤据报道 2/3 属于息肉、乳头瘤或腺瘤，女稍多于男，诊断年龄平均为 58 岁。腺瘤和乳突状瘤常见的部位以近壶腹部为最多，其次为胆总管，临床症状不典型，术前确诊困难，常靠术中胆道造影、B 超或胆道镜检出。

一、诊断与鉴别诊断

本病少有明显症状，部分病例可有类似轻度胆囊炎、胆管结石或下段胆管癌的表现，真正的良性胆管肿瘤必须与一些炎性病变相鉴别，两者不但临床表现极为相似，即胆道造影特征，甚至剖腹探查时的外观也难以分辨。没有能帮助医生把良性胆系肿瘤从其他更常见的胆道梗阻中鉴别出来的临床症状。体检也没有特异性，由于缺乏典型症状和体征，所以在术前临床诊断和实验室检查几乎都难想到良性病变。胆系良性肿瘤和那些貌似新生物的炎性包块皆常有黄疸的临床表现，有时还有上腹部绞痛，向背部或肩部放射并伴有恶心、呕吐，但很少有明显的体重减轻。由于这些肿瘤生长缓慢，一些临床症状可呈间歇性或在相当长的时间逐渐进展，直至最后出现梗阻性黄疸。由于大多数良性病变可以手术切除治愈，因此，对认为可能继发于肿瘤的胆道梗阻患者取得组织学诊断是必要的。那些假定为恶性病变进行简单的引流手术，不但会使会原本为无菌的胆道发生感染，并且还将影响后来进行适当的手术切除。20 世纪 70 年代初期强调 PTC 的实用性，后来又有 ERCP，但都不能鉴别肿瘤的良恶性。

二、治疗

良性肿瘤的治疗主要靠手术切除，据报道，术式的选择主要根据患者的年龄、医疗条件和肿瘤的位置而定。方法包括病变全切除，最好包括部分管壁和病变的胆管段切除；Roux－en－Y 胆管－空肠吻合或肝－空肠吻合发生在壶腹者，大多情况下可成功地进行扩大的局部切除。

三、其他病变处理

1. 假性肿瘤　可致肝外胆道梗阻的非恶性病变，非常近似新生物，即使剖腹探查时也千万不要把没有经组织学证实的病变当作新生物，并且也不要根据假定诊断经皮或内镜下进行不完全的外科引流，这样的操作不可避免地带来感染，以致不得不更换引流管，并还可影响有效的手术。

2. 炎性肿瘤　文献报道多表现为黄疸、腹痛，PTC 提示胆总管完全性阻塞。经胆道造影和血管造影的资料评估，提示可以切除，虽然综合检查仍难在术前确诊。但由于局限性切除手术的安全和良好质量的获得，对所有患者都可以切除梗阻病变进行胆－空肠 Roux－en－Y 吻合并做肝活检。

（李忠廉　王海博）

参考文献

[1]　崔乃强,李忠廉,崔云峰.中西医结合胆道外科学[M].武汉:华中科技大学出版社,2009:304－311.

[2]　王飞.94 例肝门部胆管癌临床分型、手术方式、病理类型及预后的分析[J].中国肿瘤外科杂志,2015;7:54－55.

[3]　国际肝胆胰学会中国分会中华医学会外科学分会,肝脏外科学组.胆管癌诊断与治疗———外科专家共识[J].临床肝胆病杂志,2015;319: 12－16.

[4]　池肇春.实用临床胃肠学[M].2 版.北京:军事医学出版社,2015:1329－1344.

[5]　Haq n, Khan BA, I mran M, et al. Frequency of gallblander carcinoma in patientswith acute and chronic cholecystitis[J]. J AYUB Med Coll Abbotabad,2014;26:191－193.

[6]　Hashimoto D, Chikamoto A, Sakata K, et al. Staging laproscopy leads to rapid induction of chemo therapy for unresectable panoreatobiliary cancer[J]. Asian J Endosc Surg, 2015;8:59－62.

[7]　Groot Koerkamp B, Fong Y. Outcomes in biliary malignancy[J]. J Surg Oncol, 2014;110: 585－591.

第七篇

胰腺疾病

第三十八章　急性胰腺炎鉴别诊断与治疗

第一节　概　述

急性胰腺炎(acute pancreatitis,AP)是常见急腹症之一,多因各种因素引起胰酶广泛激活,并对胰腺组织进行自我消化所致。近年来,随着分子生物学技术的迅猛发展以及疾病流行病学随访的广泛开展,急性胰腺炎病因及发病机制得到了深入的研究,诊治水平的提高,使该病的预后得到明显改善。

根据中华医学会外科学分会胰腺外科学组2014年《急性胰腺炎诊治指南》,AP定义是指多种形式病因引起的胰酶激活,继以胰腺局部炎症反应为主要特征,病情较重者可发生全身炎症反应综合征(systemic inflammatory response syndrome,SIRS),并可伴有器官功能障碍的疾病。急性胰腺炎诊断的建立包括:临床上表现为急性、持续性腹痛(偶无腹痛),血清淀粉酶活性增高大于或等于正常值上限3倍,影像学检查提示急性胰腺炎的特征性改变,排除其他疾病者,无其他器官功能障碍。少数病例血清淀粉酶活性正常或轻度增高,命名为轻型急性胰腺炎(mild acute pancreatitis),占85%~90%。反之,10%~15%因患者病情凶险,且病死率高达20%~15%,具有急性胰腺炎的临床及生化改变特征,局部并发症包括胰腺坏死、假性囊肿、胰腺脓肿,伴有远隔器官损伤,辅助检查发病后48小时CRP≥150 mg/L,Ranson评分≥3分,APACHE Ⅱ评分≥8分,Balthazar CT分级在D级以上,被命名为重症急性胰腺炎(severe acute pancreatitis)。

临床上对重症急性胰腺炎患者中病情极其凶险者称为:①早发性重症急性胰腺炎(early severe acute pancreatitis)。其定义是:SAP患者发病后72小时内出现下列之一者:肾衰竭(血清肌酐 > 1765.8 μmol/L)、呼吸衰竭(PaO_2≤60 mmHg)、休克(收缩压≤80 mmHg,持续15分钟)、凝血功能障碍(PT < 70%、和/或APTT>45秒)、败血症(体温>38.5℃、白细胞计数> 16.0×10^9/L、BE≤4 mmol/L,持续48小时,血或抽取物细菌培养阳性)、全身炎症反应综合征(SIRS)(体温 >38.5℃、白细胞计数> 12.0×10^9/L、碱剩余≤2.5 mmol/L,持续48小时,血或抽取物细菌培养阴性)。② 在病理结果证实前,临床上不使用病理诊断“急性水肿性胰腺炎”、“急性坏死性胰腺炎”临床上废弃“急性出血坏死性胰腺炎”、“急性出血性胰腺炎”、“急性胰腺蜂窝织炎”等名称。③临床上急性胰腺炎诊断应包括病因诊断、分级诊断、并发症诊断,如:急性胰腺炎(胆源性、重型、急性肺损伤),急性胰腺炎(胆源性、轻型)。④急性胰腺炎临床分级诊断:如仅临床用时,可应用Ranson′s标准或CT分级;如临床科研用时,须同时满足APACHE Ⅱ积分和CT分级。急性胰腺炎是胰酶在胰腺内被激活后对胰腺自身消化引起的炎症过程,可不同程度地波及邻近组织和其他器官系统。

急性胰腺炎的病因较多,主要由胆道疾病和乙醇引起,国内以前者多见,占50%以上,西方国家以后者常见,约占60%,其他较少见的病因有:①手术及创伤,如上腹部术后、ERCP术后;②内分泌与代谢障碍,如高脂血症、高钙血症;③药物,如硫唑嘌呤、噻嗪类利尿剂;④Oddi括约肌功能紊乱;⑤十二指肠乳头旁病变,如壶腹部周围癌和憩室、胰腺癌;⑥感染,包括病毒(如流行性腮腺炎病毒)、细菌、寄生虫(如蛔虫);⑦胰腺先天性异常,如胰腺分裂症;⑧血管性,如血管炎;⑨遗传性;⑩毒素,如蝎毒等。少数病因未明(特发性急性胰腺炎),其中有些病例可能是由于未能发现的胆道微小结石或胰腺分裂症所致。国外报道特发性急性胰腺炎占5%~7%。本病的发病机制尚未完全清楚,一直认为胰酶在胰腺内被提前激活是发病的始动机制。

胰酶被激活可能和胆汁、十二指肠液、胰液分泌亢进等因素有关。胰酶及其他生物活性物质引起胰腺水肿、出血、坏死和远处器官损伤和功能障碍。近年来发现白细胞过度激活、胰腺微循环障碍、肠道细菌易位、内毒素血症和继发感染在本病的发病机制中也起着重要作用。目前认为胰腺坏死和继发感染是死亡最重要原因。胰腺坏死可能是多因素所致,包括胰酶的直接作用和微循环障碍。肠道细菌易位是并发感染的重要原因。

本病为常见的急腹症,国外报道发病率为48~110/100万人。国内发病率尚无准确的流行病学统计资料,但有逐年上升的趋势,据不完全资料统计,占住院总人数的0.32%~2.04%。本病常发生于成年人,发病年龄多为30~70岁,平均年龄为55岁。胆源性急性胰腺炎多见于女性,酒精性急性胰腺炎则以男性为常见。

第二节 诊断与鉴别诊断

一、诊断

急性胰腺炎的诊断一般并不困难。急性上腹痛、发热伴上腹部压痛或腹膜刺激征,血白细胞升高,淀粉酶、脂肪酶升高和/或影像学检查B超、CT显示胰腺炎症,坏死,并排除其他急腹症者,即可诊断急性胰腺炎。早期诊断重型急性胰腺炎十分重要,但比较困难。

(一)症状

1. *腹痛* 几乎所有患者均有腹痛,无痛者少于2%。腹痛常于酗酒、饱餐后突发,10~30分钟达到高峰,通常位于上腹部,约半数向背部放射,呈持续性剧痛,一般镇痛药效果不佳。急性胰腺炎的疼痛除与胰腺本身病变范围有关外,还与其周围炎症涉及范围有关。

2. *恶心、呕吐* 2/3患者有此症状,发作频繁,呕吐后腹痛并不减轻。早期为反射性,内容物为食物、胆汁;晚期是由于麻痹性肠梗阻引起。

3. *腹胀* 在重症急性胰腺炎时,由于腹腔内渗出液的刺激和腹膜后出血引起。麻痹性肠梗阻致肠道积气、积液,亦可引起腹胀。

4. *黄疸* 约20%患者于病后1~2天出现不同程度的黄疸,多在数日内消退,其原因可能是胆管结石引起胆管阻塞或肿大的胰头压迫胆总管下端,或肝功能受损,而出现黄疸。如持续不退,应考虑胆源性胰腺炎。

5. *发热* 多为中度热,体温38~39℃,一般3~5天后逐渐下降,但重症急性胰腺炎患者则可持续多日不降。如一周后发热持续不退,或逐日升高,提示胰腺严重坏死或坏死继发感染。胆源性胰腺炎可有寒战、高热。

6. *手足抽搐* 为血钙降低所致,如血清钙<1.98 mmol/L,则提示病情严重,预后差。

7. *休克* 多见于重症急性胰腺炎,由于腹腔、腹膜后大量渗液、出血,肠麻痹肠腔内积液,以及呕吐,致体液丧失,均可引起低血容量性休克。另外,吸收大量蛋白质分解产物或肠毒素可导致中毒性休克的发生。

(二)体征

1. *腹痛* 轻型者多数有上腹部轻压痛。重型者可出现腹部明显压痛、反跳痛、肌紧张、腹胀、肠鸣音减弱或消失。可有腹部包块。腹部压痛及腹肌紧张其范围在上腹或左上腹部,由于胰腺位于腹膜后,故一般较轻。

2. *腹水* 重症急性胰腺炎时因腹膜后出血刺激内脏神经引起麻痹性肠梗阻,使腹胀明显,肠鸣音消失,呈现"安静腹",渗出液多时可有移动性浊音,腹腔穿刺可抽出血性液体,其淀粉酶含量甚高,对诊断很有意义。

3. *腹部包块* 部分重症急性胰腺炎患者由于炎症包裹粘连,渗出物积聚在小网膜腔等部位,导致脓肿形成或发生假性胰腺囊肿,在上腹可触及界限不清的压痛性包块。

4. *皮肤淤斑* 偶见部分患者脐周皮肤出现蓝紫色淤斑(Cullen征)或两侧腰出现蓝紫色淤斑(Grey-Turner征),是重症急性胰腺炎的表现之一。

（三）实验室诊断

1. 血象　白细胞和中性粒细胞均增高。

2. 淀粉酶　血淀粉酶在急性胰腺炎发作后6～12小时即升高，48～72小时逐渐恢复正常，诊断急性胰腺炎的敏感性和特异性均约为90%。非胰腺炎疾病淀粉酶也可升高，但通常升高少于1～1.5倍，升高超出正常值3倍以上是急性胰腺炎的特点，通常不出现在其他疾病。血清淀粉酶的高低与疾病严重程度无关，约10%重型患者血清淀粉酶正常，高低变化对病情和预后的评估无价值，无须每日作动态观察。有5%～10%病例高淀粉酶血症持续10天以上，少数持续数周至数月，但无胰腺炎持续存在的证据，原因未明。急性胰腺炎以外的疾病血清P型淀粉酶同工酶同样升高，目前这种检查已放弃不用。尿淀粉酶在发病后12～24小时开始升高，持续3～10天。其意义和血淀粉酶相似，但下列情况更有价值：①起病就诊较晚者，血淀粉酶可恢复正常，而尿淀粉酶仍升高。②肾衰竭、巨淀粉酶血症者，血淀粉酶升高，而尿淀粉酶正常或低于正常。③急性胰腺炎血清三酰甘油>20 g/L时，血淀粉酶往往正常，而尿淀粉酶却明显升高。测定2小时尿淀粉酶和淀粉酶－肌酐清除比率对急性胰腺炎与伴有血清淀粉酶升高的其他急腹症无鉴别意义。

3. 脂肪酶　血清脂肪酶升高，在发病72～96小时达到高峰，血液中持续的时间较长，可以用于疾病的诊断。血清脂肪酶检测诊断急性胰腺炎的意义和淀粉酶相似。但巨淀粉酶血症、腮腺炎时血清淀粉酶可升高，而血清脂肪酶正常。由于目前常用的血清脂肪酶测定方法所需时间较长，结果不及时，故通常不作为常规化验指标。

4. 其他血液学检查　急性胰腺炎可有血糖、三酰甘油、尿素氮、肌酐、ALT等升高，血清钙、血清白蛋白等降低。这些检查对急性胰腺炎的诊断，病情的评估有一定帮助。此外，胰蛋白酶、磷脂酶A2、粒细胞弹性酶、α_2巨球蛋白、C－反应蛋白、胰蛋白酶原活性肽、IL－6、IL－8、TNF（肿瘤坏死因子）等对急性胰腺炎的诊断和病情的评估可能有一定帮助，但由于各种原因不能广泛用于临床。

（四）影像学诊断

1. B超　在入院24～48小时内进行腹部超声检查，其最大价值是检查急性胰腺炎是否由胆石所致。急性胰腺炎约1/3的患者无任何超声图像上的异常，另外2/3的患者在发病的最初12～24小时内，B超检查可无任何异常发现。轻型急性胰腺炎胰腺呈弥漫性不同程度的肿大，胰腺实质回声呈均匀低回声（即弱回声型），表现为稀疏的灰色光点。胰腺边缘的轮廓一般均较规则，清晰，周围血管多清晰可见。重症急性胰腺炎胰腺内部出现弥漫性散在分布的低回声，间以不规则分布的中至高回声；形状不规则团块状高回声；若有严重性出血时则在积血区可出现相应的无回声区，在其深部则呈低回声，并出现飘移征象。当胰腺明显肿胀时（特别是胰头）可压迫下腔静脉及肠系膜上静脉，使血管前壁出现凹陷压迹或被压扁而呈平行线状回声；但值得注意的是：有20%～60%的患者由于胀气而不能进行超声检查。

2. CT　动态增强CT是目前急性胰腺炎诊断、炎症反应分期、严重程度分级和并发症诊断最准确的影像学检查方法，特别是鉴别水肿型和坏死型急性胰腺炎。还可用于引导细针穿刺以鉴别有无感染和指导经皮导管引流。有明显肾衰竭（血清肌酐≥177 μmmol/L）或对造影剂过敏者，不应使用造影剂。

起病最初几日行CT检查的价值仍有不同意见，一般认为不能排除严重急腹症时，应进行CT检查。否则通常在发病3～4天后CT检查才能鉴别水肿型胰腺炎和坏死型胰腺炎，过早检查没有帮助。临床怀疑并发症发生时应进行CT检查。此外，实验性急性胰腺炎早期给予造影剂，可能增加胰腺坏死。因此在发病3～4天内进行CT检查时，不宜静脉注射造影剂。

Balthazar CT评级（表38－1）和改良的CT严重指数评分（MCTSI）（表38－2）常用于炎症反应及坏死程度的判断。

3. 磁共振检查（MRI）　MRI诊断急性胰腺炎的价值与CT检查相似，MRCP（磁共振胰胆管成像）对查找急性胰腺炎的病因也有帮助。MRI无CT检查时的放射性损害和CT的造影剂可能加重胰腺损害的危险，因此比较安全。

表 38－1 Balthazar CT 评分

分级分类	炎症的严重程度
A 级	胰腺正常
B 级	胰腺局部或弥漫性肿大，但胰周正常
C 级	胰腺局部或弥漫性肿大，胰周脂肪酸结缔组织炎症性改变
D 级	胰腺局部或弥漫性肿大，胰周脂肪酸结缔组织炎症性改变，胰腺实质内或胰周单发性积液
E 级	广泛的胰腺内、外积液，包括胰腺和脂肪坏死，胰腺脓肿

注：磁共振成像（MRI）同 CT

表 38－2 MCTSI 评分

特征	评分
胰腺炎症反应	
正常胰腺	0
胰腺和/或胰周炎性改变	2
单发或多个积液区或胰周脂肪坏死	4
胰腺坏死	
无胰腺坏死	0
坏死范围≤30%	2
坏死范围＞30%	4
胰外并发症，包括胸腔积液、腹水、血管或胃肠道受累等	2

注：MCTSI 评分为炎症反应与坏死评分之和

4. X 线　胸片可见肺不张、炎症改变等。胸积液的出现提示重型急性胰腺炎。腹部平片可见肠胀气、哨兵袢、结肠切断征。

5. 心电图　有心肌缺血表现，可有类似急性心肌梗死的改变。

6. 逆行胰胆管造影（ERCP）　有增加胰腺损伤的危险。急性胰腺炎时这种检查的主要价值是确定胆石的位置和重型胆石性急性胰腺炎时在内镜下取出胆总管结石。

7. 影像学评估指标　1985 年由 Balthazad 提出 CT 严重度指数（MCTSI），以胰腺大小、轮廓、密度和胰周改变作为分级根据，将急性胰腺炎的炎症和坏死严重程度分别分为 5 级。根据胰腺炎症分级和坏死范围的两方面所得积分评定三级严重度：Ⅰ级：0～3 分；Ⅱ级：4～6 分；Ⅲ级：7～10 分。急性胰腺炎患者的并发症发生率和病死率随着该评分系统的累计评分而明显增加，小于 2 分时无死亡，7～10 分的病死率为 17%，大于 7 分可以行手术治疗。本方法的优点是：影像学角度评估胰腺和胰外病变，弥补了以上诸标准的不足。该系统具有定位准确，评分方法简单、易掌握等优点，因而具有代表性。由于 CT 检查是非创伤性的，多次检查可动态观察胰腺病变的演变过程，所以在局部估计的方法中具有独特的优点。动态 CT 的应用使其对急性胰腺炎的判断价值得到更进一步提升。相关的影像学检查还包括超声诊断、MRI 和 MRCP，尤其后者可避免射线和防止造影剂对胰腺的损伤，从而成为影像学在急性胰腺炎诊断方面的重要发展方向之一。

（五）诊断标准

临床上符合以下 3 项特征中的 2 项：①与 AP 相同的腹痛；②血清淀粉酶和/或脂肪酶活性至少高于正常上限 3 倍；③腹部影像学检查符合 AP 影像学改变。

（六）AP 病理分型

1. 间质水肿性胰腺炎（interstitial edematous pancreatitis，IEP）　大多数 AP 患者由于炎性水肿引起弥漫性和/或局限性胰腺肿大，CT 表现为胰腺均匀强化，但胰周脂肪间隙模糊，可伴有胰周积液。

2. 坏死性胰腺炎(necrotizing pancreatitis,NP)　部分 AP 患者伴有胰腺实质和/或胰周组织坏死。胰腺灌注损伤和胰周坏死的演变需数天,早期增强活力 CT 有可能低估胰腺及胰周坏死的程度,起病 1 周之后的增强活力 CT 更有价值。

(七)严重程度分级

1. 轻度急性胰腺炎(mild acute pancreatitis,MAP)　占 AP 的多数,不伴有器官移植功能衰竭及局部或全身并发症,通常在 1~2 周内恢复,病死率极低。

2. 中重症急性胰腺炎(moderately severe acute pancreatitis,MSAP)　伴有一过性(<48 小时)的器官功能障碍。早期病死率低,后期如坏死组织并感染,病死率增高。

3. 重症急性胰腺炎(severe acute pancreatitis,SAP)　占 AP 的 5%~10%,伴有持续的器官功能衰竭(48 小时以上)。SAP 早期病死率高,如后期合并感染则病死率更高。

器官功能衰竭的诊断标准依据改良 Marshall 评分系统,任何器官评分≥2 分可定义器官功能衰竭(表 38-3)。

表 38-3　改良 Marshall 评分系统

器官系统	评分				
	0 分	1 分	2 分	3 分	4 分
呼吸(PaO_2/FiO_2)	>400	301~400	201~300	101~200	≤101
肾脏[a]					
血肌酐(μmol/L)	≤134	134~169	170~310	311~439	>439
血肌酐(mg/dl)	<1.4	1.4~1.8	1.9~3.6	3.7~4.9	>4.9
心血管[b](收缩压,mmHg)	>90	<90	<90	<90	<90
		输液有应答	输液无应答	pH<7.3	pH<7.2

非机械通气的患者,FiO_2 可按以下估算:

吸氧(L/min)	FiO_2(%)
室内空气	21
2	25
4	30
6~8	40
9~10	50

[a] 既往有慢性肾衰患者的评分依据基线肾功能 进一步恶化的程度而定;[b] 未使用正性肌力药物

(八)病程分期

1. 早期(急性期)　发病至 2 周,此期以全身炎症反应综合征(SIRS)和器官功能衰竭为主要表现,此期构成第一个死亡高峰,治疗的重点是加强重症监护、稳定内环境及器官移植功能保护治疗。

2. 中期(演进期)　发病 2~4 周,以胰腺液体积聚或坏死后液体积聚为主要表现。此期坏死灶多为无菌性,也可能合并感染。此期治疗的重点是感染的综合防治。

3. 后期(感染期)　发病 4 周以后,可发生胰腺及胰周坏死组织合并感染、全身细菌感染、深部真菌感染等,继而可引起感染性出血、消化道瘘等并发症。此期构成重症患者的第二个死亡高峰。治疗的重点是感染的控制及并发症的处理。

(九)重症胰腺炎(SAP)的临床特征与诊断

由于重症急性胰腺炎常伴有脏器损伤和/或局部并发症,因此早期识别急性胰腺炎的严重程度可以早期预防、发现和及时治疗并发症,减低重症急性胰腺炎并发症的发生率,从而有助于降低疾病的病死率。

1. 综合评估系统 Bank 于 1983 年报道了急性胰腺炎预后的临床判断指标，其特点是在 Ranson 标准的基础上，着重于胰外重要脏器的损害状况的评估。Bank 标准不仅是急性胰腺炎的诊断依据，亦是手术指征。Glasgrow 或 Imrie 评分作为急性胰腺炎预后判断指标，与 Ranson 有些类似，但对全身其他系统（或脏器）的损害并未涉及。Knaus 创立了急性生理学和慢性健康评估系统（acute physiology and chronic health evaluation Ⅱ，APACHE－Ⅱ），这是一项根据生理测量值改变、年龄和以往健康状况来评估疾病严重性的方法，其可用于评估疾病最初的严重程度和以后出现并发症的概率大小。该评分是由急性生理参数、年龄指数和慢性健康指数相加所得出的评论。本方法用于急性胰腺炎疾病评估的优点是：①标准客观：对刚入院的急性胰腺炎患者，本方法可识别 2/3 严重病例，优于临床评估。②可采用常规检查，能每日重复应用。③APACHE－Ⅱ诊断标准在急性胰腺炎进程中的任何时期都可用来定量其严重程度，随后每日的 APACHE－Ⅱ评分可用于随访评估，观察其变化，可判断疾病恢复、发展或恶化。一般认为，APACHE－Ⅱ评分在入院时≤7 项阳性可能为轻型急性胰腺炎；若超过此数值，常宜考虑为重症急性胰腺炎。不足之处是其过于复杂而可行性差，在对急性胰腺炎的评估中，其理想分数界限难以确定。另外，该标准非急性胰腺炎所特异。

2008 年首次提出的 BISAP 评分，由于其简便易行，24 小时内能预测死亡风险而值得推广。涉及的内容包括：①血尿素氮 >25 mg/ml；②受损的精神状态（Glasgow 评分 >15 分）；③SIRS（全身炎症反应综合征）：（体温 <36℃或 >38℃，呼吸频率 >20 次/分或 $PaCO_2$ <32 mmHg，脉搏 >90 次/min，白细胞 $<0.4\times10^9$ 或 $>1.2\times10^9$ 或幼稚中性粒细胞 >10%，至少具备 2 项者为阳性；④年龄 >60 岁和⑤胸腔积液。上述 5 项，每一项阳性计 1 分，BISAP 评分范围为 0～5 分。研究发现，BISAP 评分≥3 时为短暂性器官损伤 *OR* 值为 7.4，95%可信区间为 2.8～19.5，持续性器官损伤 *OR* 值 12.7，95%可信区间 4.7～33.9），胰腺坏死 *OR* 值为 3.8，95%可信区间为 1.8～8.5。

以疾病严重程度判断多项综合指标分析：①CTSI 指数：AUC 曲线下面积 0.88（敏感度 87%，特异度 88%）；②Balthazar 评分：AUC 曲线下面积 0.84（敏感度 66%，特异度 85%）；③APACHE－Ⅱ评分：AUC 曲线下面积 0.77（敏感度 83%，特异度 52%）；④BISAP 评分：AUC 曲线下面积 0.68（敏感度 48%，特异度 82%）。以疾病病死率判断：①CTSI 指数：AUC 曲线下面积 0.80（敏感度 86%，特异度 74%）；②Balthazar 评分：AUC 曲线下面积 0.81（敏感度 78%，特异度 79%）；③APACHE－Ⅱ评分：AUC 曲线下面积 0.91（敏感度 100%，特异度 48%）；④BISAP 评分：AUC 曲线下面积 0.88（敏感度 89%，特异度 81%）。结论发现，临床评分系统更具优势。由此综合认为：多种评分系统比较：Balthazar 评分（≥5），CTSI 指数（≥4），APACHE－Ⅱ（≥10），BISAP 评分（≥3）诊断 SAP。

2. 血清学评估指标 磷脂酶 A2（PLA2）腺坏死的敏感性达 89%，特异性达 88%，可用于重症急性胰腺炎无菌坏死和感染坏死的鉴别。相关研究认为，重症急性胰腺炎患者血清 C 反应蛋白（CRP）的均值为 280 mg/L，而轻型急性胰腺炎的患者 CRP 均值为 45 mg/L，因此认为 CRP 有助于评估急性胰腺炎的严重度，可作为急性胰腺炎的病情监控和 CT 检查的筛选指标。血清淀粉酶样蛋白 A（SAA）是反映组织损伤和炎症程度的敏感指标，在重症急性胰腺炎的早期即可升高，并与 CRP 的水平变化具有一定的相关性。在特异性和敏感性方面优于 CRP。TNF－α、IL－6 和 IL－8 是急性炎症的重要介质，在重症急性胰腺炎早期升高，参与疾病病情的进展，其值的改变可有助于判断疾病的严重度。其中 IL－6 是很有价值的炎症因子，以 400 pg/ml为界，预测 SAP 的准确率在第 1、2 天分别达到 88%、80%。胰蛋白酶激活肽（TAP）是胰蛋白酶原被活化成胰蛋白酶后而释放的一个含有 5 个氨基酸的多肽，可进一步介导胰蛋白酶原活化为胰蛋白酶，研究证实尿 TAP 的测定对于重症急性胰腺炎的判断具有重要意义，且单独测定 TAP 的准确性并不低于 TAP＋CRP 的联合测定。尿胰蛋白酶原－2 的测定快速、简单、灵敏度高，与急性胰腺炎的严重度有很好的相关性，尿胰蛋白酶原－2 测定以判断疾病严重性及预后相关研究的荟萃分析结果，敏感度 82.3%；特异度 93.5%，AUC 曲线下面积 0.9673，说明尿胰蛋白酶原－2 能反映胰腺坏死的程度，是早期测定 AP 的可靠方法之一，能早期诊断重症急性胰腺炎，提示该指标可作为患者入院时严重度的筛选指标。对 MAP（急性轻症胰腺炎），SAP（急性重症胰腺炎）患者进行血小板功能、血小板数目、血小板脱颗粒标记物（血小板 4 因子，血小板球蛋白）等测定，发现血小板计数与 C－反应蛋白水平呈负相关，血小板活性与疾病严重性密切相关。血管紧张素 2（Ang－2）在 SAP 和 MAP 入院后 7 天水平具有显著差异，该指标的增高阐明疾病中血管渗漏综合征、低循环、低血压、肺水肿和肾灌注不足的发生机制。Ang－2 测定判断 AP 严重性 AUC 曲线下面积 0.81（灵敏度 90%，特异度 67%）。内脏脂肪素（一种胰腺外脂肪细胞特异性蛋白），入院后 1 天与 Ranson 评分相关性 $r=0.52$，与 APACHE－Ⅱ评分相关性 $r=0.48$，与 Balthazar APACHE－Ⅱ相关性 $r=0.27$，与胰腺坏死评分相关性 $r=0.43$，死亡组与生存组比较有显著性差异。血清抵抗素测定（入院后 1 天），与胰腺坏死程度相关性 AUC 曲线下面积 0.8，敏感度 80%，特异度 70%，机制涉及抵抗素与 NF－κB 活化有关，参与促炎症介质释放，参与诱导血循环障碍。同时相关的血清学指标还涉及羧肽酶 B 激活肽、核基质蛋白、脂多糖结合蛋白、基质金属蛋白酶 9 等，与急性胰腺炎严重度有密切关系。

3. *影像学诊断评定*　腹部平片计算 AP 患者肠道气体体积（GVS）示：轻型急性胰腺炎（MAP）（0.070），SAP（0.094），对照（0.057）。相关性分析：与 Ranson 评分 $r=0.762$，与 APACHE－Ⅱ评分 $r=0.801$，在二次胰腺感染患者中（0.107）高于未感染患者（0.079）。本研究结果显示，肠道积气与疾病严重性密切相关，调整肠道功能对疾病预后具有一定意义。

二、鉴别诊断

根据患者的病史、症状、体征及血、尿淀粉酶测定，不难诊断急性胰腺炎，但需要与肠系膜血管缺血和栓塞、胃或十二指肠穿孔、肠梗阻、胆绞痛及其他诱导胰淀粉酶升高的疾病（如巨淀粉酶血症、肾功能改变或肠道疾病等）鉴别，偶尔需与下壁心肌梗死、异位妊娠鉴别。

急性胰腺炎应与能引起上腹痛、恶心和呕吐的疾病相鉴别。急性胰腺炎常有血清淀粉酶和/或脂肪酶升高，可鉴别不伴高淀粉酶和/或高脂肪酶血症的疾病，如急性胃肠炎、急性心肌梗死。此外，急性胃肠炎常有进食不洁食物史，有腹部压痛，无肌紧张，呕吐后一般腹痛使用、镇痉药可使腹痛缓解，常有腹泻，病程短，常在数日内痊愈等可进一步帮助鉴别。急性心肌梗死还可根据冠心病史，特征性的心电图改变和血清心肌酶如 CPE、AST、LDH 升高等的改变进一步鉴别。

消化性溃疡急性穿孔、胆石症和急性胆囊炎、急性肠梗阻、急性肠系膜动脉栓塞等急腹症可伴有血清淀粉酶和/或脂肪酶升高，急性胰腺炎要与这些疾病鉴别有一定困难。但血清淀粉酶和/或脂肪酶升高超过正常值 3 倍以上以及 CT 显示胰腺和/或胰周炎症有助于诊断急性胰腺炎。此外，病史（如消化性溃疡史、胆绞痛史）、症状（如胆石症的腹痛多为间歇性）、体征（如 Murphy 征阳性见于急性胆囊炎）、影像学检查（如消化性溃疡急性穿孔 X 线检查膈下可见游离气体、急性肠系膜动脉栓塞血管造影可见肠系膜动脉闭塞）等亦对鉴别诊断有帮助。偶尔，鉴别诊断有困难，而患者情况急剧恶化，则需手术探查以确诊。

第三节　全身及局部并发症

一、系统性并发症

AP 病程进展过程中可引发全身性并发症，包括全身反应综合征（SIRS）、脓毒症（sepsis）、多器官功能障碍综合征（multiple organ dysfunction syndrome，MDOS）、多器官功能衰竭（multiple organ failure，MOF）及腹腔间隔室综合征（abdominal compartment syndrome，ACS）等。

急性呼吸窘迫综合征（ARDS）是重症急性胰腺炎的一个常见的严重并发症。业已证实重症急性胰腺炎继发急性肺损伤高达 60%～70%，终致继发 ARDS 达 20% 左右，并成为重症急性胰腺炎的主要死亡原因之一。其临床特点是突然发生进行性呼吸窘迫、过度换气、发绀、焦急、出汗等，常规氧疗法不能使之缓解。

临床资料统计发现重症急性胰腺炎者 23% 可出现急性肾衰竭，病死率高达 80%。患者可表现为少尿、蛋白尿、镜下血尿和管型尿等。

重症急性胰腺炎亦可引起低血压、心律失常、心力衰竭与心律失常，严重者出现弥散性血管内凝血（DIC）。

胰性脑病的发生率为 5.9%～11.9%，表现为神经精神异常、定向力缺乏、自主神经紊乱，伴有幻想、幻觉、躁狂状态等。疾病常为一过性，可完全恢复正常，也可遗留精神异常。偶尔可继发 Wernick 脑病，表现为眼球运动障碍、躯体共济失调及其意识障碍等。

重症急性胰腺炎继发感染或肠源菌移位均可向全身播散，出现腹腔外多处感染，以及毒血症、脓毒血症、败血症。疾病感染早期以革兰阴性杆菌为主，后期则为混合细菌感染，如大肠埃希菌、金黄色葡萄球菌、铜绿假单胞菌、产气荚膜杆菌、肺炎杆菌等。重症急性胰腺炎也可并发深部真菌感染，而念珠菌属占真菌感染的10%以上，其中又以白色念珠菌为主。但近年来非白色念珠菌的感染明显增加，特别是在重症急性胰腺炎昏迷患者。重症急性胰腺炎并发腹腔间隔室综合征是急性胰腺炎的一种特殊并发症，发生率为18.9%，同时疾病常并发低钙血症。一项研究显示，血清钙水平 <1.75 mmol/L 的重症急性胰腺炎患者病死率很高，也可并发低镁血症和低钾血症，但其机制尚不明了。还有部分患者可出现高脂血症，表现为高甘油三酯、乳糜微粒血症，伴轻度升高或正常的胆固醇。有学者报道高脂血症合并急性胰腺炎占总急性胰腺炎发病率的4%~53%。少数患者出现暂时高血糖，出现糖尿，轻型急性胰腺炎继发永久性糖尿病少见，重症急性胰腺炎偶可发生糖尿病酮症酸中毒或高渗性昏迷。

二、局部并发症

胰腺假性囊肿（pancreatic pseudocyst）是重症急性胰腺炎及胰腺损伤最常见的并发症之一。指急性胰腺炎后形成的由纤维组织或肉芽囊壁包裹的胰液积聚灶，有完整非上皮性包膜包裹的液体积聚，起病后4周，假性囊肿的包膜逐渐形成。急性胰腺炎患者的假性囊肿少数可通过触诊发现，多数通过影像学检查确定诊断。常呈圆形或椭圆形，囊壁清晰。

急性病胰周液体积聚（peripancrreatic fluid collection，APFC）发生于病程早期，表现出为胰周或胰腺远隔间隙液体积聚，并缺乏完整包膜，可以单发或多发。

急性坏死物积聚（collection，ANC）发生于病程早期，表现为混合物有液体和坏死组织的积聚，坏死物包括胰腺实质或胰周组织的坏死。

包裹性坏死（walled－off necrosis，WON）是一种包含胰腺和/或胰周坏死组织且具有界限清晰炎性包膜的囊实性结构，多发生于AP起病4周后。

重症急性胰腺炎并发胰腺感染是指有胰腺和/或胰周组织有细菌或真菌繁殖，并引起病理改变。重症急性胰腺炎中30%发生胰腺感染，其中3%~4%的患者发生胰腺脓肿。胰腺脓肿大部分为多种细菌混合感染，单一的细菌感染不足一半，其中厌氧菌和真菌感染分别在10%以上。重症急性胰腺炎伴发胰周积液，其症状、诊断要点与胰腺感染无明显差异，亦无明显的特异表现，少数可发展胰腺脓肿，表现为胰腺组织或胰腺周围脂肪发生局灶性坏死液化继发感染而形成的由纤维壁包裹脓液的腹内肿块，脓肿溃破腐蚀邻近脏器，可引起肠瘘、出血或细菌性腹膜炎等。患者在急性胰腺炎的症状和体征发生改变和加剧，表现为发热、肠麻痹、腹痛加剧伴腰背部疼痛，偶有胃肠道的症状（如恶心、呕吐及食欲减退）、持续性心动过速、呼吸加快，少数患者出现糖尿病症状。胰腺脓肿早期，症状与体征可能不一致，可能仅表现为急性胰腺炎改变，如上腹部疼痛，局部压痛，发热和白细胞增高。体检发现上腹部或全腹触痛及包块对诊断具有一定价值。B超检查可显示胰腺脓肿的有无、大小、数目和位置。CT检查显示，液体的积聚特别是积聚液体中存在气体。磁共振成像可显示胰腺增大和胰腺脓肿区血管稀疏征象。根据病变部位，临床将胰腺脓肿分为三型，即Ⅰ型（胰内型）、Ⅱ型（胰周型）和Ⅲ型（胰周胰外型）。

第四节 治 疗

急性胰腺炎的治疗模式经历了3个阶段：20世纪70年代，多数学者主张内科治疗；80年代，部分专家推荐早期手术；90年代以后，又提出了“个体化综合治疗”方案，并在传统的保守治疗仍不放弃的情况下，摸索出新的治疗手段和方法。根据重症急性胰腺炎病程演变规律，现可将其分为3期：第一期为急性反应期，时间约10天；第二期为感染期，时间为2个月左右，局部坏死感染到全身感染患者主要死亡在感染期内；第三期为腹膜后残余感染，并发胰周、腹膜后脓肿，时间在发病两三个月后，此期常导致迟发性多脏器功能衰竭，随着对急性胰腺炎发生、发展机制的了解，认为轻症急性胰腺炎以内科保守治疗为主，而重症急性胰腺炎则采取个体化的综合治疗方式。

一、针对病因治疗

1. 胆源性 AP 胆石症是目前国内 AP 的主要致病因素,凡有胆道结石梗阻者需要及时解除梗阻,治疗方式包括经内镜或手术治疗。有胆囊结石的 MAP 患者,应在病情控制后尽早行胆囊切除术;而 NP 患者可在后期行坏死组织清除术时一并处理或病情控制后择期处理。

2. 高血脂性 AP AP 并发乳糜状血或血三酰甘油 > 11.3 mmol/L 可明确诊断,需要时间降低三酰甘油水平,尽量降到 5.65 mmol/L 以下。这类患者要限制应用脂肪乳剂,避免应用可能升高血脂的药物。治疗上可采用小剂量低分子肝素,或血脂吸附和血浆置换快速降脂。

二、轻型急性胰腺炎治疗

主要是支持疗法。补液和细心监护是最重要的治疗措施。此外,要禁食(插胃管可增加不适,不宜采用)、镇痛、酌情应用抗生素。没有一个明确的恢复饮食时间的标准。需要用麻醉剂止痛者要禁食。腹痛和腹部压痛消失、肠鸣音恢复、患者有饥饿感可考虑恢复进食。一般在病程的 4 天内即能进食,不需要肠内营养或肠外营养支持。多数患者通过非手术治疗可以痊愈,少数患者可转变为重型急性胰腺炎。

一般治疗包括卧床休息,控制饮食,维持水、电解质、酸碱平衡及相应的对症治疗。如患者腹痛较重,可使用哌替啶行止痛处理。必要时也可选用 0.1% 普鲁卡因行交感神经、内脏神经或硬膜外阻滞,这种方法镇痛效果好,也有利于胰腺血循环的改善。

三、重型急性胰腺炎治疗

(一)支持疗法

急性胰腺炎目前还没有一种公认的特效药,支持疗法是帮助患者度过危险期。

1. 监护 应在重症监护病房密切观察病情变化。起病初应监护的指标:生命体征、SaO_2、尿量/2 h、血电解质(钾、钠、氯、钙、镁、磷)、肌酐、尿素氮/8 h、血常规、动脉血气、胸片等。血容量恢复后应监护的指标:生命体征、SaO_2、尿量/4 h、每天测定血电解质(钾、钠、氯、钙、镁、磷)、肌酐、尿素氮、血常规等。转入 ICU 后要及时发现器官功能衰竭的证据。

2. 维持水、电解质和酸碱平衡,保持血容量 快速补充足够的液体是预防急性胰腺炎全身并发症的关键措施,应在发病数小时内即输入足够的液体,恢复血容量,可补充平衡液、生理盐水或 Ringer 液。输注速度应根据患者有效血容量的状况而定(通过心率、血压、尿量、中心静脉压判断)。血容量校正后,输注速度主要根据基础需要量(35 ml/kg)和第三间隙(third space)的液体丢失量而定。通过导尿管正确记录尿量对补液速度的调整有积极作用,维持尿量 40 ~ 60 ml/h 以上。重型急性胰腺炎患者或有潜在的心肺疾患的急性胰腺炎患者进入 ICU 后,补液过程中,中心静脉压(必要时加肺静脉压力)的测定也是必需的,维持中心静脉压 10 cmH_2O。红细胞压积低于 25% 应予输血,最好能将红细胞压积维持在 30% ~ 35%,此时对胰腺实质的灌注最佳。

要维持电解质和酸碱平衡,及时纠正低血钾和酸中毒。静脉补充的氯化钾可达 100 mmol/d。

3. 镇痛 通常需要注射麻醉剂。常用的止痛药喷他佐辛(镇痛新)(pentazocine)、丁丙诺啡(叔丁啡)(buprenorphine)、哌替啶(pethidine)通常能止痛。剧烈疼痛者,应用患者自行控制的硬膜外麻醉治疗(patient control analgesia, PCA)是安全和有效的。麻醉药可选用长效和强效的丁哌卡因(布比卡因)(bupivacaine)。传统的观念认为吗啡能刺激 Oddi 括约肌收缩,必须禁用。但目前为止,没有明确的人体研究表明吗啡使胰腺炎病情加重。

4. 营养支持 在病程的早期即应开始。禁食超过 7 ~ 10 天者,应给予肠外营养支持(parenteral nutrition, PN),但长期 PN 可导致肠黏膜萎缩、感染增加等并发症。近年来研究表明,肠内营养(enteral nutrition, EN)与 PN 相比,疗效相似,但更安全和经济。EN 可经鼻空肠置管或造瘘置管。开始给予半量要素饮食,如能耐受,逐渐增量至全能营养配方,如不能耐受,就必须行 PN 治疗。有报道病后第 3 ~ 4 天即可行 EN 治疗,但开始 EN 的时机尚有待进一步研究。营养液中应包括糖、蛋白、脂类,只有高脂血症患者(血清三酰甘油 > 5.5 mmol/L)不能使用脂类供能。一般而言,重型患者需要的热量为 8000 ~ 10 000 kJ/d,50% ~ 60% 来自糖,15% ~ 20% 来自蛋白,20% ~ 30% 来自脂类。

(二)减少胰腺外分泌

1. 禁食、胃肠减压 禁食和胃管胃肠减压可减少胰液分泌。胃肠减压适用于有呕吐、明显腹胀和肠梗阻者。

2. 抗胆碱能药物 阿托品作为一种传统的常规治疗现在认为无效,不仅引起口干、心动过速而且使肠梗阻患者腹胀加剧。有报道用选择性毒覃碱 M1 受体拮抗剂哌仑西平(pirenzepine)。结果病死率降低,但推荐用于临床则还需进一步研究。

3. 质子泵抑制剂和 H_2 受体拮抗剂 至今尚不能证实质子泵抑制剂和 H_2 受体拮抗剂治疗急性胰腺炎有效,相反有报道西咪替丁会引起急性胰腺炎,大剂量西咪替丁明显增加实验性胰腺炎的病死率,目前不推荐应用 H_2 受体拮抗剂。

4. 胰高血糖素 能明显抑制胰腺分泌,选择性扩张肠系膜动脉。对实验性胰腺炎作用的结果报道不一。在对照的临床试验中,本药不能减少病死率和并发症。

5. 降钙素 能减少胃、胰腺分泌,减少止痛药用量,使血清淀粉酶早日恢复正常,但临床试验中不能减少病死率。

6. 生长抑素及其类似物 能抑制人类基础和刺激后的胰酶分泌。临床疗效结果不一。有报道能减少重型急性胰腺炎的病死率。但本药是很强的内脏血管收缩剂,而胰腺坏死与胰腺的低灌流有关。其疗效有待进行前瞻性对照研究。目前不推荐应用。somatostatin(生长抑素十四肽,施他宁)的用法是将本药加入生理盐水或 5% 葡萄糖溶液中,以 250 μg/小时静脉滴注。octreotide(生长抑素八肽,奥曲肽)的用法是将本药加入生理盐水中,以 0.025 mg/h 静脉滴注。疗程为 3 ~ 7 天。

(三)抑制、清除已释放的胰酶和炎性细胞因子

1. 加贝酯(gabexate) 能有效抑制几种蛋白酶和磷脂酶 A2,对实验性急性胰腺炎有预防作用,但临床试验结果不一。国内报道本药对重型急性胰腺炎有缩短病程和降低病死率的效果。最近国外有荟萃(Meta)分析的研究资料表明,该药能减少急性胰腺炎的全身并发症及转手术率,但不减少病死率。用法是将本药加入 5% 葡萄糖溶液、葡萄糖盐水或生理盐水中,以 1 mg/(kg · h)左右静脉滴注,开始用量为 300 mg/d,症状缓解后改为 100 mg/d,疗程 7 ~ 10 天。

2. 蛋白酶抑制剂 卡莫司特(camostate)、萘莫司特(nafamostate)、E - 3123 和弹性蛋白酶抑制剂等能减少实验性急性胰腺炎的病死率。

3. 换血及换血浆 初步报道可能有效,有待进一步研究。新鲜冰冻血浆疗效不一。

4. 腹腔灌洗 目的是洗出腹腔内已激活的消化酶、胰性腹水和坏死组织。早期临床研究表明能迅速缓解疼痛和改善心血管和呼吸功能。但有对照的临床研究表明,不能降低病死率。有报道年龄少于 50 岁、早期腹腔灌洗者有效。亦有人建议在灌洗液中加上抗生素和蛋白酶抑制剂,延长灌洗时间和重复灌洗。

(四)抑制胰酶合成

无对照的临床研究显示氟尿嘧啶(5 - FU)可能减少人类急性胰腺炎病死率,但有对照的试验证实 5 - FU 不能减少病死率和并发症。用毒性较大,可引起严重不良反应的 5 - FU 抑制胰酶合成治疗急性胰腺炎,还需要进一步的临床对照研究。

(五)抗感染

胰腺坏死并发感染占重型患者死因 80% 以上,如不及时治疗,病死率可接近 100%。最近研究表明,预防性应用抗生素可减少重型患者坏死胰腺组织的感染率、转手术率、并发症和病死率。胆源性急性胰腺炎及早应用抗生素,非胆源性患者在发病后 4 ~ 5 天进行增强 CT 扫描,如有胰腺坏死立即应用抗生素。病原菌 75% 是革兰阴性菌,10% 是厌氧菌。要选择高效广谱能透过血胰屏障的抗生素,首选亚胺培南(泰能、imipenem),推荐有胰腺坏死者使用 500 mg,3 次/d,共 2 周;其他可选择的有喹诺酮类(环丙沙星、氧氟沙星)、3 代头孢菌素类(头孢他啶、头孢噻肟)。通常联合应用有抗厌氧菌作用的药物(甲硝唑、替硝唑)。但亦有人认为预防性使用广谱抗生素会引起病原菌的菌种发生改变，也会导致耐药菌株的产生，使感染变得更严重和复杂。预防性应用抗生素有待进一步研究。

(六)全身性并发症的防治

1. *成人呼吸窘迫综合征(ARDS)*　急性胰腺炎患者中40%出现呼吸功能的损伤，部分能自行恢复，应给患者吸氧、监测氧饱和度维持在95%以上，必要时行X线检查，确定有无肺水肿或ARDS。有时，ARDS与心源性肺水肿很难区别，一般而言，心源性肺水肿PCWP > 18 mmHg。ARDS的治疗主要为气管插管和机械通气，机械通气情况下，应注意压力、容量相关的肺损伤，潮气量应 < 10 ml/kg，最高吸气压应 < 35 cmH_2O。推荐采用PEEP机械辅助呼吸，预防肺泡萎陷，降低FiO_2。最近研究表明，白介素－10促效药(IT9302)能减少实验性急性坏死性胰腺炎的急性肺损伤。

2. *急性肾衰竭*　要区分肾前性少尿(低血压或低血容量所致)与肾性少尿，滤过钠排泄分数(filtration sodium excretion fraction，FENa)的测定可能有帮助，一般而言，FENa < 1%表示存在肾前性原因，FENa > 2%提示肾脏实质的损伤。治疗上主要是营养支持，纠正水、电解质和酸碱平衡失调，应用利尿剂，控制氮质血症，必要时透析治疗。

3. *休克*　急性胰腺炎患者容易出现低血压并伴随高动力循环状态，这与血容量不足所致的低动力型休克不同。处理原则是严密监测血流动力参数、补充血容量、纠正酸中毒、改善心功能，必要时可用血管活性药物。

4. *消化道出血*　可用质子泵抑制剂、生长抑素和抗酸剂等进行预防和治疗。同时可应用冰盐水加血管收缩剂(去甲肾上腺素)配剂的溶液做胃内降温灌注治疗。

5. DIC　DIC的处理非常困难。主要治疗有抗凝治疗、补充凝血因子、抗纤溶治疗等。有血栓形成时应考虑肝素治疗。

6. *胰性脑病*　处理主要是维持血液循环，避免使用影响神志的药物。早期应用脱水剂、神经营养药等。

7. *糖尿病*　血糖超过13.9 mmol/L(250 mg/dl)时应使用胰岛素。

(七)外科治疗

参见手术治疗。

(八)局部并发症的治疗

1. *胰腺假性囊肿*　40%的急性胰腺炎出现急性液体积聚，其中50%自行吸收消失，另50%发展为假性囊肿。无症状的假性囊肿无须处理，随访观察；如出现症状或体积增大可先行经皮穿刺引流术；如继发感染则需要行外引流术。最近有人主张囊肿直径大于5 cm，持续6周以上，应予治疗。假性囊肿的治疗方法有外科外引流术、内引流术、囊肿切除术、B超或CT引导下经皮穿刺置管外引流、内镜下穿刺置管内和/或外引流。以上方法各有优缺点。目前尚无随机前瞻性研究对不同方法疗效进行比较的报道。

2. *胰腺脓肿*　胰腺及胰外侵犯区经临床及CT证实有脓肿形成者，应立即做手术引流。

3. *肠外瘘*　十二指肠或空肠瘘可采用持续负压吸引，有自愈的可能。结肠瘘宜行近端造瘘，待瘘愈合后再关闭近端造瘘口。应用生长抑素有助于肠瘘的愈合。

四、液体复苏及重症监护治疗

液体复苏、维持水及电解质平衡和加强监护治疗是早期治疗的重点，由于某种原因SIRS引起毛细血管渗漏综合征(capillary leak syndrome，CLS)，导致血液成分大量渗出，造成血容量丢失与血液浓缩。复苏液首选乳酸林格液，对于需要快速复苏的患者可适量选用代血浆制剂。扩容治疗须避免液体复苏不足或过度，可通过监测中心静脉压(CVP)/肺毛细血管楔嵌(PCWP)、心率、血压、尿量、血细胞比容(Hct)及混合静脉血氧饱和度等作为观察指标。

五、针对信号通道和炎症介质的治疗措施

目前针对信号通道和炎症介质的治疗大多限于动物实验阶段，但清除炎症介质、恢复抗炎症和促炎症细胞因子的平衡，对急性胰腺炎无疑是一种应用前景广阔的新型疗法。

（一）乌司他丁

乌司他丁是从健康男性尿液中分离提取的分子量为67KDa的一种糖蛋白，能够广泛抑制与急性胰腺炎发展有关的各种酶（如胰蛋白酶、弹性蛋白酶、磷脂酶A2等）的释放和活性，控制AP病情发展，另外还可稳定溶酶体酶，抑制溶酶体酶的释放，抑制心肌抑制因子的产生，改善微循环状况和组织灌注，保护器官功能免遭破坏，减少AP并发症的发生。有阻止轻症AP（mild acute pancreatitis，MAP）向SAP转化的作用，阻止SAP进一步发展，从而起到较好的临床治疗效果。此外，乌司他丁有效降低AP患者IL－8、TNF－α、IL－1β和干扰素－γ的水平，表明乌司他丁可通过阻断促炎症介质的释放，可及时阻断级联瀑布效应。一项随机对照和开放相结合的多中心临床试验显示，乌司他丁可减轻患者腹胀、腹痛症状，整体有效率可达90%，系统评价分析乌司他丁治疗有效率达93.12%，且住院天数明显降低。205例AP患者进行回顾性分析，以血PaO_2与吸氧浓度比值、呼吸频率和肺部X线检查等为观测指标，乌司他丁可降低肺损伤发生率和损伤程度。但其不良反应涉及：白细胞减少或嗜酸粒细胞增多，恶心、呕吐，腹泻，肝损伤，偶见过敏反应。

（二）糖皮质激素

糖皮质激素能抑制多种促炎症介质，显著降低IL－6、IL－8及TNF－α的合成；具有抑制磷脂酶A2（phospholipase，PLA2）的活性和花生四烯酸的产生，通过激活超氧化物歧化酶和抑制黄嘌呤氧化酶，发挥清除氧自由基的作用；进而抑制血小板活化因子（platelet activating factor，PAF），防止血小板凝聚、微血栓形成，防治弥漫性血管内凝血，改善胰腺组织微循环；早期（即在SAP出现以前），大剂量应用糖皮质激素将有可能阻断MAP向SAP的转化，在重症患者中使用，有可能阻断SAP不断恶化的病理过程。但一旦出现多器官功能衰竭，其作用将可能下降。有关研究显示，目前国内外对糖皮质激素在AP中应用一般的观点是：对MAP一般不主张应用，对SAP可短期大剂量应用，尤其应针对SAP的急性反应期的应用。

（三）骨髓间充质干细胞（bone marrow mesenchymal stem cells，BMSCs）

作为一种具有多向分化潜能的细胞，可跨越中胚层向内、外胚层的其他组织细胞转化，并具有再生、修复及抗炎的作用。目前的研究已证明，BMSCs有治疗AP的潜能，主要通过向损伤部位迁移并增殖，转化为胰腺干细胞，参与组织再生，修复血管内皮，改善血流；同时参与调控炎症相关细胞因子的释放，减轻炎症反应以及参与淋巴细胞调节，行免疫调节功能来发挥其治疗作用。

（四）血液滤过

临床研究发现早期血液滤过能够下调血液中多种促炎症介质水平，如TNF－α、IL－1β、IL－6、IL－8，尤其是治疗72小时后下降幅度最大，血液滤过提高SAP总体治愈率而改善疾病整体预后，而且有效地缩短了患者住院时间、降低了治疗后中转手术治疗率，实验室指标和临床观察指标都提示血液滤过治疗SAP具有一定的应用前景。但在血液滤过中如何有选择地清除有害的炎症介质和保留有益的炎症介质尚待进一步研究。

（五）IL－1β转换酶抑制剂（interleukin－1beta－converting enzyme inhibitor，ICE）

使用实验小鼠构建SAP模型，ICE治疗7天胰腺坏死程度明显减轻，健康胰腺组织比例显著升高。胰腺炎发作12小时后治疗仍然有效，结果发现ICE可明显提高实验动物的7天生存率，降低肝、肺、胰腺损伤程度及血清TNF－α、IL－1β表达量。

（六）infliximab

TNF－α是主要由活化的单核/巨噬细胞分泌的促炎症介质，具有多种生物学活性，与AP炎症程度密切相关。infliximab是一种人鼠融合TNF－α单克隆抗体。动物研究发现，infliximab明显降低SAP大鼠血清淀粉酶水平，减少胰腺组织中性粒细胞数及减轻胰腺组织出血、实质和脂肪坏死，改善胰腺损伤评分。此外，infliximab同样减轻肺部水肿和疾病继发的急性肺损伤，但目前在临床应用方面还有待大规模样本证实。

（七）PAF受体拮抗剂

PAF是一种多功能磷脂递质，有广泛的生物活性，可引起很多生理、病理反应。有研究对270例AP患者行PAF拮抗剂（lexipafant，来昔帕泛）的干预治疗，结果显示来昔帕泛能显著减少AP患者的器官衰竭积分，发病后48小时内使用可降低患者的并发症（脓毒血症、胰腺假性囊肿）、促炎症介质水平（IL－8、E－选择素）。而来昔帕泛治疗AP随机对照试验的系统评价显示，来昔帕泛组有降低病死率、减少器官衰竭、降低并发症的趋势,但无统计学意义。来昔帕泛在 AP 中的疗效仍有待于更大规模、高质量的随机对照研究进一步证实。

(八)弹性蛋白酶抑制剂

重组 Guamerin 是一种从水蛭提取出来的由 57 个氨基酸残基组成的富含半胱氨酸的多肽。Guamerin 对弹性蛋白酶有很强的抑制活性,其对中性粒细胞弹性蛋白酶和胰弹性蛋白酶的抑制率分别可达 86.4% 和 83.2% 。采用基因重组技术表达的重组 Guamerin 纯度可在 98% 以上,且在小鼠体内不引发体液免疫反应,具有一定应用前景。雨蛙肽诱导 SAP 小鼠的胰腺出血、肿胀;Guamerin 治疗后病理现象明显减轻,雨蛙肽诱导 SAP 小鼠淀粉酶、IL-6 和 TNF-α 水平显著升高,Gumerin 治疗后明显下降,结果表明重组 Gumerin 通过抑制炎症反应减轻 SAP 时胰腺的损伤。

(九)IL-10

是主要由 Th2 细胞产生一种单键糖蛋白,能抑制单核巨噬细胞合成和表达,TNF-α、IL-β、IL-6 及 IL-8 等,减轻组织炎症;并能抑制 Th1 细胞产生干扰素-γ,抑制免疫反应。在诱发家兔 SAP 前 30 分钟静脉注射合成的新型 IL-10 增效剂,能明显降低血中 IL-8 和 TNF-α 水平,减少腹水量,抑制肺内中性粒细胞浸润和移行,改善预后。在基因治疗方面,采用脂质体 pcDNA3 携带人 IL-10 基因治疗 SAP 动物模型能降低血淀粉酶水平,降低血清 TNF-α 水平,减轻胰腺组织损伤,降低动物病死率,减轻 SAP 严重程度。

(十)STAT **活化蛋白抑制剂** 1(protein inhibitor of activated STAT-1,PIAS1)

位于大鼠 8 号染色体长臂 24 区,基因全长 1956bp,蛋白分子量 71 kDa,目前发现可与缺氧、炎症和张力负荷所激活的 STAT1 相互作用而特异性抑制 STAT1 所诱导的下游基因的转录。近期的研究发现 PIAS1 蛋白表达与 AP 病情的严重度变化呈负相关,采用 SiRNA 技术沉默胰腺腺泡细胞株 AR42J 细胞 PIAS1 基因后可能强化雨蛙素诱导的胰腺腺泡细胞 P38 丝裂原活化蛋白激酶活性与下游促炎症介质的表达调控,并通过 P38 丝裂原活化蛋白激酶下游途径强化雨蛙素活化 Caspase-3 凋亡途径所诱导的细胞凋亡,从而为调控 PIAS1 表达治疗 AP 提供理论依据。进一步的研究发现,腺病毒 Ad5/F35 携带 PIAS1 治疗 SAP 大鼠可降低血清 TNF-α、IL-1β、IL-6 水平,降低肺组织 ICAM-1 和 MMP-9 蛋白表达,抑制肺部微循环通透性,减轻疾病的严重程度,为 PIAS1 基因治疗模式用于 SAP 继发急性肺损伤提供了一定的理论依据。

同时研究认为应用氧自由基清除剂(如甘露醇、灯盏花、超氧化物歧化酶类似物、还原型谷胱甘肽)维护正常细胞的代谢,并与亲电子物质及氧自由基等毒性物质结合,使细胞免受损害,从而抑制或减少自由基的产生,可保护胰腺细胞膜的完整性。也有研究认为,诱导细胞凋亡的药物有亚细亚蒿素等,可通过诱导细胞凋亡而减轻急性胰腺炎的严重程度。因此,针对信号通道和炎症介质的介导治疗使炎症介质和抗炎症介质维持一种相对水平,免疫应答趋于平衡,从而有可能减轻胰腺组织的损伤。

六、抗生素应用

AP 不推荐静脉使用抗生素以预防感染。针对部分易感人群(如胆源性、高龄、免疫低下等)可能性发生的肠源性革兰阴性杆菌易位,可选择的抗生素包括:喹诺酮类、头孢菌素、碳青霉烯类用甲硝唑等行预防感染治疗。治疗急性胰腺炎应遵循的原则涉及:能透过血胰屏障(如碳青霉烯类、部分三代头孢菌素、喹喏酮和甲硝唑);能在胰腺组织内形成有效浓度;能有效抑制已知的致病菌,并在实际工作中应注意剂量足够、联合用药的原则。目前胰腺真菌感染还不是很普遍,但呈稳定增长趋势。由于缺乏大规模前瞻性随机对照试验,预防性使用推荐的标准化抗真菌药物治疗时机尚未成熟,因此对于急性胰腺炎是否应把抗真菌药物纳入预防性使用抗生素体系,目前仍有争议。总之,急性胰腺炎患者具有多重感染、混合感染比例高的特点,我们认为初始经验性治疗应考虑联合应用抗生素,特别当急性胰腺炎继发严重感染、APACHE-Ⅱ评分高的时候,应以碳青霉烯类、糖肽类和抗真菌药物联合应用,以求及时控制感染,挽救患者生命。

七、肠道微生态的调节和营养支持治疗

改善肠道微生态对积极预防和治疗肠道衰竭、防止急性胰腺炎进展有重要意义。其主要措施有:及早给予促肠道动力药物,包括生大黄、硫酸镁、乳果糖等;给予微生态制剂,如活菌制剂:给予双歧杆菌活菌或

选择性肠道脱污剂等调节肠道细菌菌群;应用谷氨酰胺制剂及纤维素保护肠道黏膜屏障。

急性胰腺炎的营养支持治疗涉及:采用鼻-空肠管或鼻-胃管输注法。营养治疗的目的是在不刺激胰腺分泌和加剧胰腺自身消化的基础上,满足新陈代谢增高的需要,提高机体对多因素刺激的耐受性。近年研究表明,置管于Treitz韧带远侧的空肠的肠内营养不仅满足了患者机体营养的需要,并可保护肠黏膜屏障,改善肠道功能,参与机体肠道微生态的调节,防止肠源性全身炎症反应综合征和多器官功能衰竭的发生,同时肠内营养具有简单、实用、价廉、安全的优点。因此,认为营养支持治疗的原则在提倡个体化的前提下应遵循以下情况:①多数轻症、无并发症的急性胰腺炎患者可不必应用营养支持治疗。②重症急性胰腺炎患者则早期应用营养支持治疗(在血流动力学和心功能稳定的情况下)。③主张在重症急性胰腺炎第一阶段以完全肠外营养(TPN)为主,一般需2~3周;第二阶段予以空肠置管行肠内要素饮食2~3周;第三阶段当患者的症状、体征以及CT检查胰腺实质基本正常后则逐渐过渡到口服饮食,但含脂肪少。在胰腺组织坏死达50%以上,胰腺外分泌功能受影响时,有必要补充胰酶制剂。④进行肠内营养时,应注意患者的腹痛、肠麻痹、腹部压痛等胰腺炎症状、体征是否加重,并定期复查电解质、血脂、血糖、总胆红素、血清白蛋白水平、血常规及肾功能等,以评价机体代谢状况,调整肠内营养的剂量。总之,肠道微生态的维持和营养支持治疗可减轻肠道菌群紊乱状态,减少细菌移位,有利于预防急性胰腺炎的继发感染,提高患者生存率。

八、中药的应用

有报道中药柴芍承气汤、清下1号(主要成分为柴胡、黄芩、胡黄连、大黄等)、丹红大黄汤、茵陈一类中药的提取物(DA-9601)、清胰汤等在急性胰腺炎的治疗方面取得十分显著的效果。其机制涉及传统的中药可改善胰腺炎微循环障碍、降低炎症介质的释放、防治肠源性细菌移位、减轻内毒素血症及参与调节细胞的凋亡等,在急性胰腺炎的病理条件下有利于阻止其向出血、坏死、感染方向发展等作用。中西医结合综合治疗是治疗急性胰腺炎的重要手段之一。

九、特殊治疗手段

内镜介入治疗是改善急性胰腺炎预后的重要措施之一,其可解除共同通道的梗阻,减少胆汁的胰管反流,减少并发症,降低急性胰腺炎的病死率。同时内镜介入以其微创性、可重复性、并发症少、费用低等优点,正逐步取代部分外科手术,成为胰腺疾病治疗的一个方向。

腹腔内灌洗,其目的是将重症急性胰腺炎渗出液中含有多种毒性物质和有害物质如胰酶、PLA2、类前列腺素活性酶和激肽等引出体外,并能将继续坏死的胰腺组织引出体外,可加速毒素的排除,同时降低腹腔间隔室综合征的发生率。注意事项:在灌洗的过程中仍应以B超和CT做动态观察,当出现胰腺坏死并有感染时即改为剖腹探查,按手术治疗原则进行病灶清除和彻底引流。

用于重症急性胰腺炎治疗的血液净化技术主要包括血液透析、血浆置换和血液滤过。而血液滤过可缓解炎症反应引起的血液中多种炎症介质的异常升高,阻断SIRS,减少MODS的发生。在治疗中需要密切监测,以免不良反应的发生。许多医院已将其作为治疗重症急性胰腺炎的常规方法加以应用。

Imaizumi报道了区域动脉灌注蛋白酶抑制剂和抗菌药物给药途径较全身静脉给药途径在降低急性胰腺炎病死率和胰腺感染方面具有优势。随后相关研究提供了进一步的临床依据,认为区域化蛋白酶抑制剂给药时胰腺组织局部的药物浓度高于全身静脉给药时的5倍,而抗菌药局部的药物浓度可能高于全身静脉给药的5~10倍。大规模临床治疗资料的结果发现,急性胰腺炎进行区域动脉灌注而需要进行手术者仅为9%,而未进行区域动脉灌注的患者为32%,并且患者的生存率较未进行区域动脉灌注者显著升高,因此认为区域动脉灌注药物是一种有效的治疗手段。

十、腹腔间隔室综合征的治疗

重症急性病胰腺炎(SAP)患者常合并腹腔间隔室综合征(ACS),当腹内压(intra-abdominal presure,IAP)>209 mmHg时常伴有新发器官功能衰竭,因而成为SAP患者死亡的重要原因之一。IAP测定简便,使用的方法是经导尿管膀胱油压法,患者平卧,以耻骨联合作为0点,排空膀胱,通过导尿管向膀胱内滴50 ml

生理盐水,测得平衡时水柱的高度即为 IAP。ICS 的治疗原则是及时采用有效措施缓解腹内压,包括胃肠减压及导泻、镇痛镇静、使用肌松剂及床边血滤减轻组织水肿,B 超或 CT 引导下腹腔内与腹膜后引流减轻腹腔压力。不建议 AP 早期将 ASC 作为开腹手术的指征。

十一、外科治疗

掌握急性胰腺炎的外科处理时机尤为重要。临床实践已证明,早期手术不能终止急性胰腺炎病理过程,反而可能加重全身循环代谢紊乱,增加外源性感染途径,因此对手术时机的把握、手术方式的选择、微创和介入治疗的适应证等应引起内、外科医生的高度重视。综合当前的观点,强调手术治疗的原则是在早期先行积极的综合性非手术治疗,而在内科治疗无效,同时有手术指征时才考虑外科手术。在手术过程中提倡规范化、简单化、微创化,并根据病因采用多样化的手术治疗手段。

(一)胰腺和/或胰周感染性坏死的手术治疗

1. *手术指征*　临床上出现脓毒血症,CT 检查出现气泡征,细针穿刺抽吸物涂片或培养找到细菌或真菌者,可诊断为感染性坏死,需考虑手术治疗。手术治疗应遵循延期原则,一旦诊断坏死感染可立即应用针对性抗生素治疗,严密观察抗感染的疗效,稳定者可延缓手术。B 超或 CT 导向下经皮穿刺引流(PCD)胰腺和/或胰周感染的脓液,缓解中毒症状,可作为手术前的过渡治疗。

2. *手术方式*　包括 POCD、内镜、微创手术和开放手术。微创手术包括小切口手术、视频辅助手术(腹腔镜、胃镜等)。开放手术包括经腹膜后途径的胰腺坏死组织清除并置管引流。对于有胆道结石患者,可以考虑加做胆囊切除或胆总管切开取石,建议术中放置空肠营养管。

(二)局部并发症的治疗原则

APFC 和 ANC:无症状者,无须手术治疗。症状明显,出现胃肠道压迫症状,影响肠内营养不良或进食者,可在 B 超或 CT 引导下行 PCD 治疗,感染或压迫症状不缓解需进一步手术处理。WON:无菌性 WON,原则上不进行手术治疗,随访观察。发生感染时,可行 PCD 或手术治疗。

(三)其他并发症的治疗

1. *胰瘘*　多由胰腺炎症、坏死感染导致胰管破裂引起。治疗包括常规引流和抑制胰腺分泌,以及内镜和外科手术治疗。

2. *腹腔大出血*　首选血管造影检查以明确出血部位,如为动脉性(假性动脉瘤)出血则行栓塞术。未明确出血部位或栓塞失败者可考虑积极手术止血或填塞止血,同时做好凝血机制的监测和纠正。

3. *消化道瘘*　可来源于 AP 本身,但也可能性与手术操作有关,以结肠瘘最为常见。治疗与胰瘘治疗原则上相同,包括常规引流及造口转流手术。

(池肇春)

参考文献

[1] 中华医学会外科学分会胰腺外科学组:急性胰腺炎诊治指南(2014)[J]. 临床肝胆病杂志,2015;31:17-20.

[2] Lim CL, Lee W, Liew YX, et al. Role of antibiotic prophylaxis in necrotizing pancreatitis: A meta-analysis[J]. J Gastrointest Surg, 2015;19:480-491.

[3] Chhabra P, Rana SS, Sharma V, et al. Grey Turner's sign in acute necrotizing pancreatitis[J]. Ann Gastroenterol, 2015;28:147.

[4] Watson P. Pancreatitis in dogs and cats: definition and pathophysiology[J]. J Small Anim Pract, 2015;56:3-12.

[5] Kumar R, Pahwa N, Jain N. Acute kidney injury in severe acute pancreatitis: An experience from a tertiary care center [J]. Saudi J Kidney Dis Transpl, 2015;26:56-60.

[6] Li J, Yang WJ, Huang LM, et al. Immunomodulatory therapies for acute pancreatitis[J]. World J Gastroenterol, 2014;20:16935-16947.

[7] Olah A, Romics Jr L. Entera nutrition in acute pancreatitis: Areview of the current evidence[J]. World J Gastroenterol, 2014;

20:16123 - 16131.

[8] Rana SS, Bhasin DK, Rao C, et al. Portal hypertenisive billopathy developing after acute severe pancreatitis[J]. Endosc Ultrasound, 2013;2:228 - 229.

第三十九章　慢性胰腺炎鉴别诊断与治疗

第一节　概　述

慢性胰腺炎(chronic pancreatitis,CP)是由于各种原因造成的胰腺组织结构和功能持续性损害,胰腺组织节段性或弥漫性的发生慢性进行性炎症,其病理学特点为包括胰腺腺泡减少、腺体萎缩、纤维化、钙化及胰腺导管串珠样改变(chainoflakes)等不可逆的胰腺实质破坏。临床主要表现为反复发作或持续性的腹痛、消瘦、黄疸,腹部包块,以及内外分泌功能不全如糖尿病、脂肪泻等。

慢性胰腺炎较常见于欧美国家,其发病率近年来呈逐渐升高趋势,最近报道为7.9人/10万,并以慢性酒精中毒为常见病因。我国CP发病的病因为酒精性35%、胆源性34%、特发性13%。最新研究结果表明,我国CP发病病因为特发性61%、酒精性34%和其他5%。近年研究显示,我国CP患病率有逐年上升趋势,我国CP患者临床特征与西方国家相仿。慢性胰腺炎多见于中老年人,以40~60岁多见,男性多于女性。我国CP癌变率,死亡率3.3%,与西方国家类似。

2012年为了更好地规范CP的临床诊治,由中华医学会杂志社、中华胰腺病杂志社牵头在上海召开研讨会,多学科专家包括内科、外科、内镜、内分泌、营养和病理多学科等国内著名胰腺病专家集思广益,共同制定了我国首部CP多学科《慢性胰腺炎诊治指南》,首次提出CP临床表现分期分型、修订CP诊断标准和流程、强调多学科协作和逐步升级的治疗模式,并增加对CP预后的评估。

2014年中华医学会外科学会胰腺外科学组公布了《慢性胰腺炎诊治指南》,定义为CP是各种病因引起胰腺组织和功能不可逆改变的慢性炎症性疾病。基本病理特征包括胰腺实质慢性炎症损害和间质纤维化、胰腺实质钙化、胰管扩张及胰管结石等改变,主要表现为反复发作的上腹部疼痛和胰腺内、外分泌功能不全。国内发病率有逐年增加的趋势,但尚缺乏确切的流行病学资料。《指南》对诊断作了修改,提出了新的分期标准,治疗方面尤其在外科治疗方面有了新的扩充。

慢性胰腺炎的病因与发病机制尚未完全阐明,受国家、地区、地理环境、生活习惯、经济状况等多因素影响。至于急性胰腺炎是否会转化为慢性胰腺炎,仍有争论,各家报告不一。这可能是由于慢性胰腺炎和急性胰腺炎的诊断标准不统一所致。目前,常见的病因包括:

1. *慢性酒精中毒*　慢性酒精中毒是西方国家慢性胰腺炎的最主要病因,约占慢性胰腺炎患者的80%。乙醇的摄入量和发生慢性胰腺炎的相对危险度的对数呈直线相关。乙醇摄入的延续时间也很重要,若每日乙醇摄入量相同,发生慢性胰腺炎的危险度也随延续时间而升高。在西方国家,慢性胰腺炎患者多数有长期的酗酒史,平均酗酒18年(至少4~5年)出现慢性胰腺炎症状,每天摄入150 g,甚至75~100 g就可引起酒精性胰腺炎,饮食中多脂肪和蛋白质成分为致病诱因,吸烟可使慢性胰腺炎产生钙化。机制可能是,酒精增加胰液和胰酶的分泌,引起胰腺内蛋白沉淀和钙化形成;刺激十二指肠乳头致水肿或炎症,引起胰管梗阻和胰管内高压,胆汁反流入胰管,破坏胰腺腺泡的细胞膜,致胰酶外溢,腺泡细胞发生自我消化。

2. *胆道系统疾病*　我国慢性胰腺炎的病因与西方国家有所不同——以胆道系统疾病为主。据北京协和医院统计,近10年共215例慢性胰腺炎病例的资料,慢性胰腺炎最常见的病因是胆道系统疾病,其次为慢性酒精中毒。我国近5~7年7个城市10家医院的慢性胰腺炎病因统计资料显示,胆道系统疾病仍是慢性胰腺炎最常见的病因,占36.7%~60%,而胆管结石在胆道系统疾病中最为常见,占77.2%。胆源性疾病导致慢性胰腺炎的致病机制尚未清楚。引起慢性胰腺炎的胆系疾病有急慢性胆囊炎、胆管炎、胆石症、Oddi括约肌痉挛或功能障碍等。由于50%~70%的人群中,胆总管和胰管共同开口于十二指肠乳头部,因此,当胰管胆管交界汇合处狭窄或受压致梗阻时,都可导致胰液流出道梗阻,胆胰反流,胰管内压增高,致胰小管破裂，胰液进入间质，引起胰腺炎症反应继而破坏胰腺组织及胰管系统。这类患者的病程短、胰腺分泌功能损害轻，疗效较好。

3. 热带性胰腺炎（tropical pancreatitis） 热带性胰腺炎多发生于亚洲、非洲、南美的发展中国家，青少年好发，多于5～15岁初次发病。病理学检查显示胰管结石较大，胰管明显扩张，胰液潴留，胰腺组织萎缩和纤维化。临床主要表现为轻重不等的腹痛，发病数年后出现难治性糖尿病和脂肪吸收不良。其自然病程可简洁地概述为"儿童期反复腹痛，青春期糖尿病，成年早期死亡"。

热带性胰腺炎和遗传性胰腺炎有许多类似的临床表现，提示遗传易感性在热带胰腺炎发病中起作用的可能性。最近，Rossi等对16例热带性胰腺炎患者的血清进行DNA分析，发现部分患者存在R117H基因的缺失，提示此基因变异可能是热带性胰腺炎的发病因素之一，并可作为一项早期诊断指标。目前，对该症的研究热点主要集中于遗传因素、微量元素缺乏和氧应激方面。

4. 遗传性胰腺炎 遗传性胰腺炎较少见，占慢性胰腺炎的1%～2%，属于常染色体显性遗传病，发病年龄早，常于10～12岁起病，男女发病率大致相同。遗传性胰腺炎是一种常染色体显性遗传性疾病，主要是位于第7号染色体长臂（7q35）上的阳离子胰蛋白酶原基因突变。常见的突变为R122H突变（密码子122，外显子3精氨酸—组氨基酸）和N29I（密码子29，外显子2）。较少见的突变如Kajal Ⅰ型丝氨酸蛋白酶抑制剂（SPINK－Ⅰ）突变。

5. 其他病因 包括高蛋白高脂肪饮食、高脂血症、高钙血症、胰腺分裂症（pancreas divisum）、胰腺损伤、十二指肠梗阻、自身免疫紊乱及原因未明的特发性慢性胰腺炎（idiopathic chronic pancreatitis）等。

6. 自身免疫 自身免疫可能是慢性胰腺炎的病因之一，慢性胰腺炎可合并干燥综合征、原发性胆管硬化、原发性胆汁性肝硬化等免疫性疾病。1978年，Nakano等首先报道了干燥综合征合并慢性胰腺炎应用肾上腺皮质激素（激素）后囊肿消失的病例。干燥综合征合并慢性胰腺炎的特点为：①常无腹痛或无明显临床症状；②胰腺弥漫性增大；③经十二指肠镜逆行胰胆管造影（endoscopic retrograde cholangiopancreatography，ERCP）发现主胰管呈弥漫性不规则狭窄；④周围胰导管内有淋巴细胞浸润；⑤对激素敏感。还有学者发现，部分慢性胰腺炎患者伴有高球蛋白血症和自身抗体试验阳性。

7. 梗阻 主胰管由于肿瘤、良性壶腹部狭窄、瘢痕（如胰腺外伤）而发生梗阻，可导致不同类型的慢性胰腺炎。其病理特点是腺泡萎缩和纤维化以及导管系统扩张。与酒精性慢性胰腺炎不同，梗阻性慢性胰腺炎导管内栓子和结石非常少见，当梗阻因素解除后，胰腺的结构和功能可得到部分改善。

8. 创伤 临床不明显的腹部或背部创伤也可能产生明显的胰腺损伤而导致慢性胰腺炎。发病机制与梗阻性慢性胰腺炎类似，但炎症和假性囊肿更为常见。认识到这一点对临床医生来说非常重要，因为大多数此类患者都合并严重的胰导管断裂，单纯药物治疗效果较差，宜采用外科治疗，尤其给予部分胰切除术效果较佳。

9. 胰腺分裂 胰腺分裂是最常见的胰腺先天性发育异常，占4%～11%。由于胚胎发育过程中，腹侧和背侧胰腺融合不良，分裂的背侧胰腺分泌的胰液通过副乳头排出，但由于副乳头常较狭小，易引起梗阻，造成炎症，从而诱发胰腺炎反复发作。但目前对胰腺分裂能否成为慢性胰腺炎病因尚存争议。

10. SPINK 研究发现，基因缺陷丝氨酸蛋白酶抑制剂SPINK－Ⅰ蛋白部分表达所致SPINK水平不足，可导致CP。研究提示，CP可导致胰腺癌。

第二节 诊断与鉴别诊断

一、诊断

（一）临床表现

早期慢性胰腺炎可无明显临床症状或仅有轻度消化不良症状，晚期可有慢性胰腺炎本身、胰腺分泌功能不全及并发症的表现。

1. 腹痛 最突出症状，见于50%～90%的患者，但无明显的特点。多位于中上腹或左上腹，可放射至腰背部。疼痛性质可为隐痛、钝痛、剧痛或钻痛，常诉深部或穿透性痛，剧烈时可伴恶心、呕吐。早期疼痛多为间歇性，随病情加重发作频度增多，持续时间延长，最后转为持续性腹痛。进食、饮酒、高脂肪餐均可诱发腹痛，往往因惧怕饮食而限制食量，导致体重下降。前倾坐位、侧卧屈膝时疼痛可减轻，平卧位加重，被称为胰性疼痛体位（pancreatic posture）。腹痛发生机制主要与胰腺内神经受炎性介质刺激和神经受损、胰管阻塞造成的胰管内压增高等因素有关。急性发作时患者可有急性胰腺炎腹痛表现。

2. 吸收不良综合征　胰腺具有很强的代偿能力，大多数腺泡组织损坏后才会出现胰腺外分泌功能不全，最终50%~80%的患者可出现吸收不良综合征的表现，包括脂肪、蛋白、碳水化合物吸收障碍，其中以脂肪吸收不良最早出现。轻症患者仅有餐后饱胀、嗳气、不耐受油腻食物等症状。胰脂肪酶分泌量下降至正常的10%以下发生脂肪泻（steatorrhea），表现为排便次数增多，每天可达10余次，大便量多，泡沫样、有恶臭，表面发油光或含有油滴，镜检可见脂肪滴。严重者伴有脂溶性维生素A、维生素D、维生素E、维生素K缺乏而造成夜盲症，皮肤粗糙和出血倾向等。食欲差、惧怕饮食，外加长期丢失脂肪和蛋白质可导致消瘦和严重营养不良。

3. 糖尿病　胰腺慢性炎症最后破坏胰岛，使其功能受损，胰岛素分泌减少。胰腺内分泌功能不全表现为糖尿病，60%为隐性糖尿病，出现糖耐量异常，10%~20%为明显的糖尿病。长期饮酒导致的慢性胰腺炎更易并发糖尿病。

慢性胰腺炎主要表现为反复发作的腹痛，脂肪泻，氮质泻，胰腺钙化和糖尿病。轻症者体格检查异常表现不多，可仅有上腹部轻压痛。严重的晚期伴脂肪泻者，消瘦明显。急性胰腺炎发作时，上腹部可有压痛和肌紧张。在临床工作中主张将慢性胰腺炎分为慢性复发性胰腺炎和慢性胰腺炎。

（二）体征

无特异性体征。腹部压痛轻，与腹痛程度不相称。胰腺假性囊肿形成时，腹部可触及表面光整包块，少数可闻及血管杂音，系由假性囊肿压迫脾动脉、静脉所致。胰头显著纤维化或假性囊肿压迫胆总管下段，可出现持续或逐渐加深的黄疸。

（三）实验室诊断

1. 一般实验室诊断　慢性胰腺炎急性发作时血白细胞可升高；如合并胆道感染时也可以明显升高。检测血淀粉酶、胆红素、碱性磷酸酶有助于了解慢性胰腺炎病情发展，有无胆道梗阻或肿大胰头压迫胆总管。粪便脂肪定性或定量检查是诊断慢性胰腺炎脂肪泻的重要方法，其中van de Kamer法是诊断脂肪泻的“金标准”，阳性标准为：24小时粪便脂肪大于7 g。但此法无法确定是胰源性脂肪泻。应用改良van de Kamer法，即在补充胰酶制剂后脂肪泻减轻提示胰源性脂肪泻。最近的近红外反光分析，粪便弹性蛋白酶1测定是很有价值的方法。

2. 胰腺外分泌功能测定

（1）直接刺激试验：根据胰泌素试验的结果，异常胰腺外分泌类型有：A. 完全异常型：胰腺外分泌低下，即胰液排泌量、碳酸氢盐浓度和胰酶量三者均低于正常。见于广泛性胰实质破坏时，如重症慢性胰腺炎及晚期胰腺癌。B. 胰液量异常型：仅胰液排泌量减少，通常是胰腺癌引起，因胰管阻塞所致。胰头或胰体部癌压迫远端胰管时，胰液量的减少较明显，胰尾部癌往往影响不大。C. 碳酸氢盐浓度降低型：见于慢性胰腺炎胰管部分阻塞时，由于远端胰管内胰液淤滞，致胰液内重碳酸盐与氯离子交换增加，重碳酸盐浓度降低。D. 酶减少型：仅胰酶减少，多见于胰腺纤维化或萎缩病变，亦见于吸收不良综合征、溃疡型结肠炎等。从上述异常分泌类型来看，慢性胰腺炎由于胰腺纤维化或萎缩，多表现为胰酶减少型，其后由于胰管钙化和狭窄也可引起胰液排出量减少，甚至完全异常型改变。胰癌在早期主要是胰液量减少，但是随着病情发展胰酶分泌也受影响，因此，对疑有慢性胰腺炎或胰腺癌时，胰泌素试验阳性有助于诊断。

①增大胰泌素试验（augmented secretin test）：研究发现正常人在增大胰泌素试验时，胰液分泌量增加1倍，碳酸氢盐浓度则增加0.15倍，淀粉酶增加0.3倍；慢性胰腺炎患者的特点是碳酸氢盐浓度减少或不变，胰液量有一定程度增加；胰腺癌患者有固定性胰液和碳酸氢盐分泌。高胰腺分泌患者，胰液、碳酸氢盐和胰酶分泌均明显增加。一般认为如患者的标准胰泌素试验正常，无须做增大试验。当标准试验不正常而结果不明确时，则须进一步做增大试验，旨在证实胰腺分泌异常。

②促胰酶素—胰泌素联合试验(Pancreozymin－Secretin test,P－S test):见表39－1。

1)原理:用促胰酶素刺激胰酶分泌,以胰泌素刺激胰腺水分及碳酸氢盐分泌,故理论上能较全面地反映胰分泌功能。

2)临床意义:正常值:肠液流量>90 ml/80 min或2 ml/(kg·80 min);最高碳酸氢盐浓度>80 mmol/L;淀粉酶>7400 Somogyi U/80 min。两项以上异常可以认为胰外分泌功能障碍,一项异常为可疑,其中碳酸氢盐显著低下者为高度可疑,三项低下者多表示重症慢性胰腺炎或胰头癌。有报告慢性胰腺炎患者有碳酸氢盐分泌障碍而胰酶分泌可以正常(与正常人检查结果有重叠现象),而胰腺癌则主要是胰酶分泌减少。本试验假阳性率为8%,假阴性率为6%。部分研究结果,认为它与单独进行胰泌素试验相比,并无明显差别。

表39－1　胰腺外分泌功能试验

一、直接试验
- (一)胰泌素试验
- (二)增量胰泌素试验
- (三)胰酶泌素合试验
- (四)胰酶泌素－胰泌素联合试验

二、间接试验
- (一)Lundh标准餐试验
- (二)无管法胰功能试验
  - 1. BT－PABA试验
  - 2. 胰月桂基试验
- (三)放射性同位素试验
  - 1. 双标记Schilling试验
  - 2. ^{131}I－三酰甘油和^{131}I－油酸对比脂肪吸收试验
  - 3. ^{14}C－三酰甘油和^{3}H－油酸对比脂肪吸收试验
  - 4. $^{14}CO_2$呼吸试验
  - 5. 放射性硒试验
  - 6. 胰腺、腮腺联合放射性硒试验
- (四)粪便试验
  - 1. 显微镜检查粪便脂肪及肌纤维
  - 2. 粪便脂肪和氮排量测定
  - 3. 粪便糜蛋白酶测定
  - 4. 粪便弹性蛋白酶1测定
- (五)胰酶测定
- (六)其他试验

③胰酶泌素(cholecystokinin－pancreozymin, CCK－PZ,胆囊收缩素－促胰酶素):CCK除刺激胆囊收缩外,还有刺激胰腺腺泡分泌消化酶的生物活性,据此可了解胰腺外分泌功能。临床意义:慢性胰腺炎时,脂肪酶排泌减少所出现的时间比其他消化酶为早,故测定脂肪酶作为P－S试验的指标,可以提高灵敏度。但应注意的是,在慢性胰腺疾病病变较轻时胰酶可能仍有足量分泌,仅仅在严重分泌功能不全时,方出现胰酶分泌量减少。P－S试验诊断胰头癌的阳性率为80%~90%,胰体和胰尾癌为77.8%。诊断慢性胰腺炎的阳性率与胰头癌相似,结果亦难以鉴别慢性胰腺炎与胰腺癌。

(2)间接试验

①Lundh标准餐试验:上海瑞金医院1980年应用本试验于临床共38例次,结果是健康者与非胰腺疾病对照组数值相近,无明显差异,两组合并结果为每小时(36.93±15.57) IU/kg,对照组中最低值为每小时19.33 IU/kg。而胰腺疾病组则明显降低,为每小时(11.21± 6.94) IU/kg。约75%的胰腺癌患者,83%~90%的慢性胰腺炎患者,于Lundh试验餐后显示胰蛋白酶分泌量显著降低。Ashton等报告,ER慢性胰腺炎显示轻度病变时,Lundh试验的平均胰蛋白酶浓度已有中度降低;ER慢性胰腺炎有明显变化时,酶浓度显著降低,说明本试验结果确实能反映胰腺病变程度,但不能提供病因诊断,无法区别慢性胰腺炎和胰腺癌。对鉴别脂肪泻的病因有一定帮助,如为胰原性,则本试验结果显著低于正常,其他原因引起的脂肪泻结果正常或稍低。另外在少数急性胰腺炎恢复期,胰脂肪酶的恢复较其他酶为慢,提示后者在判断恢复程度上仍有一定价值。

本试验要求受试者有正常的胃肠功能,试验餐才能有规律地从胃排向十二指肠,刺激胰液分泌。试验前需排除胃切除术后、迷走神经切断、小肠吸收不良、壶腹部梗阻等因素,否则会造成假阳性。本试验不适用于急性胰腺炎,因试验餐会加重病情。Lundh试验对于慢性胰腺疾病的检出有90%的敏感性和特异性,不过有人认为试验餐的作用不如外源性激素强,尤其刺激碳酸氢盐和胰液的作用较弱,其刺激重碳酸盐的作用只有标准胰泌素试验的2%左右,但本试验具有以下优点:采用生理性刺激与正常餐后状态相似;避免外源性激素作用；经济而无不良反应，临床易于推广。

②无管法胰功能试验：以上各种试验均需插十二指肠管或双腔管，患者不易接受，因而设计了这类无管法胰功能试验。其基本原理是给患者口服某种试验物质，在小肠内被胰酶分解，释放出的中间产物从小肠黏膜吸收，经肝代谢，由尿排出。测定一定时间内血中存留的或由尿排出的分解产物的量，可反映胰外分泌功能。常用的有 BT－PABA 试验、胰月桂基试验（PLT）等。

1）BT－PABA 试验（Bz－Ty－PABA 试验）：胰腺分泌的糜蛋白酶是肽链内切酶，对芳香族氨基酸羧基侧的肽链裂解有高度特异性。苯甲酰－酪氨酸－对氨苯甲酸（N－benzoyl－L－tyrosyl－P－aminobenzoic acid，BT－PABA）是以 PABA 为示踪基团，加上酪氨酸和苯甲酰的合成小肽。BT－PABA 无毒性，口服后一般无不良反应。口服 BT－PABA 后，在小肠内被糜蛋白酶水解成苯甲酰－酪氨酸（Bz－Ty）和 PABA，后者迅速被小肠吸收，经肾排泄，测定服药后一定时间内的尿中 PABA 的排出量，可反映胰腺分泌糜蛋白酶的能力。PABA 一般在 6 小时内即可大部分由尿排出，故收集 6 小时尿即可。

文献报道 BT－PABA 试验反映胰功能不全的敏感性为 80%～100%。现认为，本试验对测定中、重度胰功能不全为一简便有效的方法，对反映轻度胰功能不全则敏感性很低甚至无效。据报告，急性胰腺炎无显著异常。而慢性胰腺炎、胰腺癌时 PABA 回收率明显降低，胰腺癌尤为明显。本试验对鉴别肝外阻塞性黄疸的部位也有一定价值。日本学者（1997）认为，尽管该试验较之胰泌素试验敏感性和特异性低，不过本试验更多的是用来监测疾病的病程和治疗作用，优点是具有重复性和非侵入性。但是 BT－PABA 试验可出现假性异常结果，有时由于尿液收集困难（尤其老人与儿童），会影响试验的正确性。血清 PABA 测定可弥补此缺点，血清 BT－PABA 峰值在伴有或不伴有脂肪泻的慢性胰腺病患者均可降低，同时测定血清和尿中 PABA 可提高本试验的特异性。

全胰切除后尿中仍发现有 PABA 排泄，对此尚无肯定解释，有认为完整的 BT－PABA 可有少量从肠吸收；近年来发现人的胃肠黏膜内（主要在空肠）含有一种能裂解 BT－PABA 的酶；另外，有可能与未及时停用胰酶制剂有关。

2）胰腺月桂基试验（pancreolauryl，PLT）：或称二月桂酸荧光素试验。

原理：与 BT－PABA 试验相似，可能更为敏感或特异，但试验方法较复杂。二月桂酸荧光素（flurescein dialauration）由人工合成，口服后在肠内被胰腺分泌的芳香脂酶（aryl esterase）水解，生成游离荧光素，后再经小肠吸收和肝内结合，从尿中排泄。根据口服一定量的二月桂酸荧光素后尿中游离荧光素的含量，判断胰腺的分泌功能状态。

临床意义：在慢性胰腺炎伴严重外分泌功能不全时，PLT 阳性率较高，可达 93%～95%，Gullo 等报道该试验敏感性为 79%，特异性为 93%，确诊率达 88%。Lock 等发现血清 PLT 方法对于进展性慢性胰腺炎具有较高的诊断价值，但对轻中度慢性胰腺炎则较差。而 Dominguez（1998）等则持异议，认为血清 PLT 试验结果在轻中度慢性胰腺炎时常发生异常，可能原因是具体试验方法的差异。Lankisch 等报告在 P－S 试验正常时，BT－PABA 试验的假阳性率为 12%，本试验仅 5%。假阳性见于胆道旁路手术、胆囊切除术后、胆囊无功能、炎症性肠病等病例。已知肠内某些细菌（如链球菌）能水解荧光素月桂酸，因此全胰切除术后，本试验的假阳性可能与肠内菌群增多有关。胰脂酶对二月桂酸荧光素的水解反应依赖于胆盐及其浓度，因此 PLT 还有助于了解胰腺脂肪酶和胆盐的分泌情况。

③放射性核素试验

1）双标记 Schilling 试验（double label schilling test，DLS）

临床意义：胰功能不全者由于 R－B12 吸收不良，以致 R－B12/IF－B12 比值下降。该试验不仅在重度胰腺外分泌功能不足，而且在碳酸盐分泌障碍的慢性胰腺炎早期具有诊断价值。在反映胰功能方面，此试验的敏感性大致相同于胰蛋白酶排量试验，至少相当于粪便脂肪吸收试验，而特异性则超过之。如给予必需氨基酸刺激胰腺，可能提高本试验的灵敏性。本试验简便、迅速，对胰源性和小肠疾病引起的脂肪泻亦有鉴别价值。由于本试验要求特定试剂，放射性同位素试验要求较高，故在我国未及推广应用。

2）^{131}I－三酰甘油和^{131}I－油酸对比脂肪吸收试验：若小肠吸收功能良好，而有胰功能不全胰酶减少，^{131}I－三酰甘油的消化吸收发生障碍，血中放射性物质减少，粪便中排出的放射性物质增加，服用胰酶后可纠正。

临床意义:单纯胰功能不全时,血液和粪便内放射性物质的量均正常。正常人服^{131}I - 三酰甘油后6小时,全身血液内的放射性物质占服入剂量的7%以上;72小时内粪便放射性物质为口服剂量的0~3%,超过5%说明有胰功能不全。给患者服胰酶制剂再做^{131}I - 三酰甘油试验,如大便^{131}I - 甘油排泄量较前明显减少也说明有胰功能不全。各种原因引起的小肠吸收不良时,不论用^{131}I - 三酰甘油或^{131}I - 油酸检查,血液内放射性物质均减低,粪便排出的放射性物质均增加。

本试验由于以下缺点,现已少用。对鉴别胰源性消化不良或小肠性脂肪吸收不良虽有理论依据,但临床实际检测结果有较大的重叠性;胃排空率、体内的脂类代谢和贮存、^{131}I 由尿路排出的速度等,均可影响血中的放射性;以^{131}I 标记的脂肪不很稳定,可能有游离^{131}I 释出,部分随粪便排出,致使经肠道排出的放射性物质增多。此外,市售的甘油三酯中只含有30%~60%的纯品,其余部分为游离的脂肪酸,故试验时最好用纯品的三酰甘油标记、检验,方能减少误差。

3)^{14}C - 甘油三酯和3 H - 油酸对比脂肪吸收试验:本试验原理同^{131}I 标记三酰甘油和油酸对比试验,但无须测定72小时粪便中放射性物质。慢性胰腺炎伴脂肪泻患者,血中^{14}C 放射性显著低于正常,而3 H放射性与对照组无差异,结果3 H/^{14}C 比值明显增加。

4)^{14}C 呼吸试验:口服^{14}C 标记的三棕榈酸酯(tripalmitin)或甘油三酯后,测定^{14}C CO_2 的放射活性。Benini等认为该试验是一种与粪便脂肪显著相关的定性诊断方法。胰功能不全者呼气中^{14}C O_2 值显著低于正常人,曲线呈平坦型,敏感性高,但在一些有脂质代谢异常的疾病如甲状腺功能亢进、糖尿病、高脂血症、肥胖常可使^{14}C 尿素呼吸试验出现假阳性。

5)放射性硒试验

原理:胰腺在合成消化酶过程中,需要氨基酸,正常人每日分泌胰液可达1000~2000 ml,每100 ml胰液中含蛋白质1~2 g,亦即胰腺至少摄取蛋白质10~40 g,说明胰腺对氨基酸(包括蛋氨酸)的需要量是很大的。硒(Se)与硫(S)元素的化学性质相似,以核素^{75}Se 取代蛋氨酸中的硫原子,使之成为^{75}Se 蛋氨酸,其生物学特征与蛋氨酸相同。

临床意义:Slichci等用此法检查17名正常人和19名胰腺疾病患者,发现经注射胰酶泌素和胰泌素后,可使正常人十二指肠液中含蛋白部分的^{75}Se 放射性明显升高或出现最大的放射性,而胰腺疾病患者只轻度增加,仅及正常人的1/4。

6)胰腺、腮腺联合放射性硒试验:大致与放射性硒试验相同,但不用激素刺激而用试验餐刺激。McColl等报道在慢性胰腺炎患者,腮腺和胰腺排泄放射性硒降低,腮腺的排量不降低,因而此试验还有鉴别诊断的意义。

④ 粪便试验

1)显微镜检查粪便脂肪及肌纤维:这是一种最简单但较粗糙的试验。胰源性脂肪泻时粪内以中性脂肪为主,在镜下为透明反光小滴,染成黄色或棕黄色。苏丹Ⅲ染色的脂肪滴常超过100个小滴/HP的正常范围。小肠疾患的脂肪泻以脂肪酸和脂肪皂为主,脂肪酸在镜下呈成堆的针状结晶,脂肪皂为无定形结晶,不易辨认。肠蠕动亢进,脂肪或蛋白消化不良(最常见于胰外分泌功能减退时)可增多。显微镜下见肌纤维成淡黄色柱状,有纤细的横纹,严重时,甚至可见肌细胞的核。

2)粪便脂肪和氮排泄量的测定:胰源性消化不良时可粪便脂肪与粪氮排量增高同时存在。测定粪便脂肪含量,粪氮含量超过2.0 g,提示胰功能减退,口服胰浸膏可纠正之。由于胰腺有良好的代偿功能,有报道慢性胰腺疾病患者,胰脂肪酶或蛋白酶分泌功能丧失85%~95%时才发生脂肪泻和粪氮排量增高。

3)粪便糜蛋白酶(chymotrypsin)测定:应用合成的低分子底物,用特殊的滴定方法测定粪便中胰蛋白酶和糜蛋白酶,后者敏感性较前者为高,加之糜蛋白酶较其他蛋白或脂肪分解酶稳定,故目前一般只测定粪便中糜蛋白酶。粪便糜蛋白酶正常最低值为6.6 IU/g粪便,慢性胰腺病患者中此排泄量常减低。经P-S试验证实的重度和轻度的胰外分泌功能不全者,其粪便糜蛋白酶测定的阳性率分别为72%~95%和41%~64%。有报道,本试验有29%的假阳性率,见于非胰腺疾病引起的脂肪泻和其他原因所致腹泻(胰酶在肠腔中稀释)、阻塞性黄疸(缺少胆盐)等。目前多数采用本试验作为胰腺功能的一项筛选试验,其优点是:适用于诊断小儿胰腺囊性纤维化，因小儿不易插管，做 P－S 试验有困难；粪便糜蛋白酶在室温下存放数日不降低其活性，因此可用邮递方法将标本送检。

最近有诸多学者进行粪便弹力蛋白酶 1（elastase 1）测定，认为是一种有价值的无管试验方法。慢性胰腺炎时十二指肠液中弹力蛋白酶 1 量减少，且粪便弹力蛋白酶 1 也减少，但此后的学者也有不同的报道。此外，除众所周知的淀粉酶和脂肪酶外，还有胰蛋白酶、核糖核酸酶、脱氧核糖核酸酶、胰 γ－谷氨酰转移酶、半乳糖基转移酶等，这些酶的测定大多数用于急性胰腺炎和胰腺癌的诊断。另外，还有一些胰腺外分泌功能试验如腮腺中唾液检查、胰腺 DMO 试验、血清胰多肽测定和十二指肠液中乳铁蛋白测定等，这些试验在诊断胰腺外分泌功能时均具有一定的价值。

3. 胰腺内分泌功能测定

（1）血糖和糖化血红蛋白测定：继发于 CP 的糖尿病现归类为ⅢC 型，诊断标准为糖化血红蛋白（HbA1c）≥6.5%，空腹血糖（FBG）>7 mmol/L，其他指标包括血清胰岛素及 C 肽等。这些指标通常在胰腺内分泌功能损失 90% 以上才出现变化，敏感性低。

（2）胰多肽（pancreatic polypeptide，PP）测定：胰多肽是胰腺 PP 细胞所分泌的一种胃肠激素，餐后血浆 PP 水平迅速升高。慢性胰腺炎患者空腹和餐后血浆 PP 水平均明显降低。

（3）血清 CCK 测定：慢性胰腺炎患者因胰酶分泌减少，对 CCK 反馈抑制作用减弱，血清 CCK 可明显升高。

（四）影像学诊断

1. X 线腹部平片　有 25%～60% 慢性胰腺炎有胰腺钙化，平片显示 T11～L3 长轴呈横向走行右低左高多少不等呈散在点片状致密影或不规则形，结石在胰管内，钙化于胰实质，两者可同时存在或单独存在。胃肠 X 线钡餐造影或低张十二指肠造影，可见胰头增大、胰头压迫十二指肠降段内缘，压迹弧度较平，黏膜光滑未见破坏，十二指肠圈扩大。

2. 腹部超声（US）　如有以下 3 种情况之一者可确诊慢性胰腺炎：①胰腺内点状或弧状强回声（结石）；②胰管扩张 >3 mm 并伴有胰管壁不平整与胰腺小囊肿相连呈断续状；③胰管萎缩或局限性肿胀。由于腹部超声受其他因素影响较大，有时需其他影像进一步确定。

3. 超声内镜（EUS）　可克服腹部超声诊断之不足，EUS 能显示胰腺实质的改变，有助于慢性胰腺炎早期诊断。但尚缺乏诊断早期慢性胰腺炎的金标准。目前确诊意见：胰实质改变为局灶性低回声；强回声灶直径 >3 mm；胰腺小叶结构增强；主胰管狭窄；主胰管扩张；分支胰管扩张。EUS 对主胰管狭窄清晰度不如 ER 慢性胰腺炎。

4. CT　可显示胰腺萎缩或胰实质增大；胰腺钙化；主胰管扩张；管壁不规则或串珠样改变；有时可呈现假性囊肿形态。CT 发现胰腺钙化敏感性最高，但对胰管分支和胰实质早期改变仍有一定困难。

5. 经十二指肠镜逆行胰胆管造影（ERCP）　对慢性胰腺炎早期可显示分支胰管扩张或狭窄。慢性胰腺炎晚期可显示主胰管异常呈不规则扩张或狭窄，可伴结石、蛋白栓；主胰管或分支水平的囊肿。亦可发现胰腺分裂症。

6. 胰管内超声（IDUS）　将超声探头经十二指肠乳头逆行插入至主胰管，慢性胰腺炎特征性表现为环亮回声带，周围有细网结构环绕，由于其高分辨率，可显示直径 <30 mm 的囊性损害及直径 <20 mm 实质性损害。可确定胰管结石的位置，为内镜治疗如放置胰管支架、激光碎石等创造条件。

7. 胰管镜检查（PDS）　可直接观察胰管内病变如狭窄、扩张、阻塞，还能进行活检，但不能进入胰管分支，观察分支病变。

8. 磁共振成像（MRI）　诊断慢性胰腺炎略逊于 CT，尤对腺钙化和胰管结石不如 CT。磁共振胰胆管成像（MRCP）诊断慢性胰腺炎，可清晰显示主胰管狭窄、扩张，还能清晰显示主胰管结石，能显示与主胰管不相通假性囊肿，此优于 ERCP，但对分支胰管改变的显示有时不清，不如 ERCP。若动态 MRCP 静注 secretin，则成像更清晰。

（五）病理学和细胞学诊断

经内镜超声引导细针穿刺吸取活组织行病理学检查，或经 ER 慢性胰腺炎收集胰管分泌液作为细胞学检查,可为慢性胰腺炎与胰腺癌(pancreatic cancer)的鉴别诊断提供重要依据。

(六)诊断标准

1. 影像学特征表现

(1)典型表现(下列任何一项):①胰腺结石。②分布于胰腺的多发性钙化。③ERCP 显示主胰管不规则扩张和全胰腺散在的不同程度胰管分支不规则扩张。④ERCP 显示近侧主胰管完全或部分狭窄(胰管结石、蛋白栓或炎性狭窄),伴远端主胰管和分支胰管不规则扩张。

(2)不典型表现(下列任何一项):①MRCP 显示主胰管不规则扩张和全胰腺散在的不同程度胰管分支不规则扩张。②ERCP 全胰腺散在的不同程度胰管分支胰管扩张,或单纯主胰管不规则扩张或伴有蛋白栓。③超声或 EUS 显示胰腺内高回声病变(结石或蛋栓),或胰管不规则扩张伴胰腺形态不规则改变。④CT 显示主胰管全程不规则扩张伴胰腺形态不规则改变。

2. 组织学特征表现

(1)典型表现:胰腺外分泌实质减少伴不规则纤维化;纤维化主要分布于小叶间隙形成“硬化”样小叶结节改变。

(2)不典型表现:胰腺外分泌实质减少伴小叶间纤维化或小叶内和小叶间纤维化。

3. 典型腹痛　典型上腹部疼痛或用其他疾病不能解释的上腹部疼痛,伴或不伴体重减轻。

4. 血清和尿淀粉酶异常　下列任何一项:①连续多点观察血清胰酶高于或低于正常值。②连续多点观察尿胰酶高于正常值。

5. 胰腺外分泌功能试验异常　任何时候外分泌功能试验在 6 个月内有 2 次以上检测结果异常。

具有上述 1 或 2 任何一项典型表现,或者 1 或 2 疑似表现加 3、4 和 5 中任何两项可以确认。1 或是任何一项疑似表现考虑为可疑患者,需要进一步临床观察和评估。

(七)分类和分期

1. 分类　见表 39 - 2。

表 39 - 2　CP 分类

类型	致病因素
慢性钙化性胰腺炎	酒精性、遗传性、高脂血症性、高钙血症性、特发性、药物性等
慢性阻塞性胰腺炎	狭窄性十二指肠乳头炎、胰腺分裂、损伤等
慢性炎症性胰腺炎	血管性、糖尿病等
自身免疫性胰腺炎	硬化性胆管炎、原发性胆汁性肝硬化、干燥综合征等

2. 分期　根据临床表现、形态学改变和胰腺内、外分泌功能受损程度不同分为 4 期。

(1)早期:出现腹痛、血清或尿淀粉酶增高等临床症状,CT、超声波检查多无特征性改变,EUS、ERCP 或组织学检查可有轻微改变。

(2)进展期:主要表现为反复腹痛或急性胰腺炎发作,胰腺实质或导管出现特征性改变,胰腺内、外分泌功能无显著异常,病程可持续数年。

(3)并发症期:临床症状加重,胰腺及导管形态明显异常,胰腺实质明显纤维化或炎性增生改变,可出现假性囊肿、胆道梗阻、胰源性门脉高压、胰源性胸腹水等并发症。胰腺内、外分泌功能异常,但无显著临床表现。

(4)终末期:腹痛发作频率和严重程度可降低,甚至疼痛症状消失;胰腺内、外分泌功能显著异常,临床出现腹泻、脂肪泻、体重下降和糖尿病。

(八)诊断流程

见图 39 - 1。

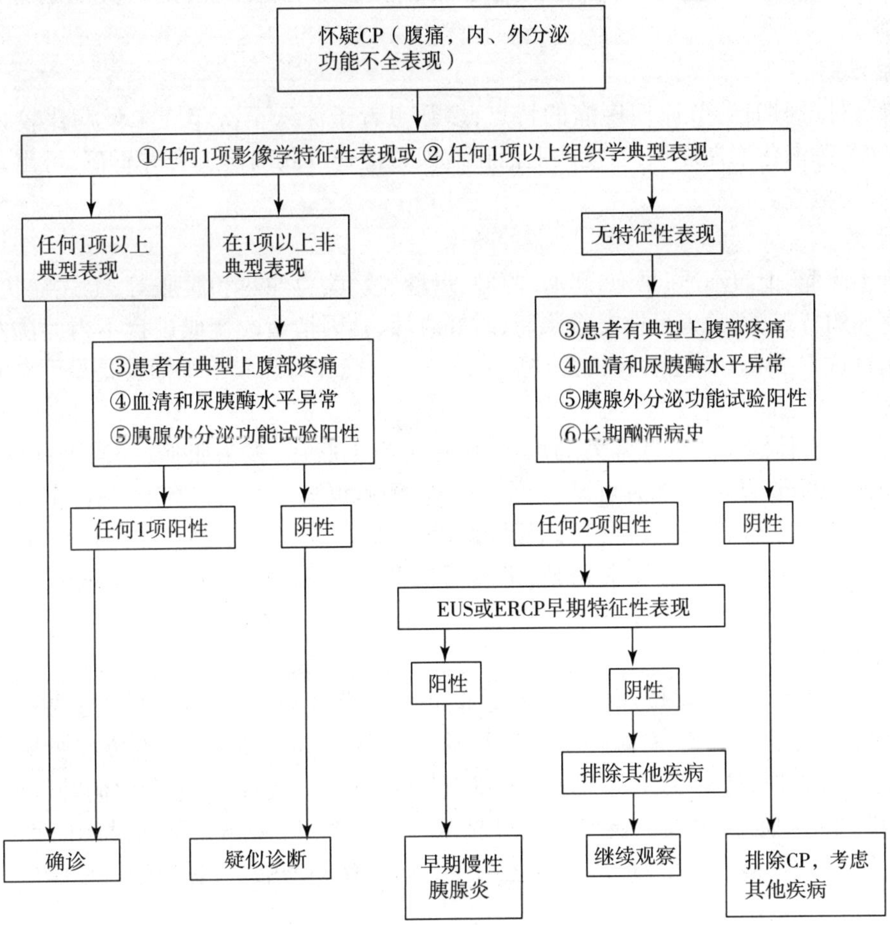

图 39－1　CP 诊断流程

二、鉴别诊断

慢性胰腺炎患者以腹痛为主诉时，首先要排除其他疾病引起的腹痛如消化性溃疡、胆道疾病、肠系膜血管病、胃恶性肿瘤及妇科疾病引起的急腹症等。

如出现上消化道出血应同其他原因引起的上消化道出血相鉴别。

慢性胰腺炎与胰腺癌的鉴别十分重要也比较困难，因为胰腺癌的上腹饱胀、隐痛、消瘦、黄疸等临床表现与慢性胰腺炎相似，胰腺外分泌功能亦可受损，影像学检查也有相近之处，所以综合分析肿瘤标记物（CA19－9，CEA），影像学资料（ERCP、MRCP、FDG－PET、EUS、IDUS 等）以及细胞学检查结果是鉴别诊断的重点，必要时可以行手术探查。最近有研究发现慢性胰腺炎患者发生 K－ras 基因突变并非罕见，但这种变异的存在有增加胰腺癌发生的危险。所以，关于检测 K－ras 点突变用以早期发现胰腺癌的临床价值尚有待进一步研究。

（一）食管贲门失弛缓症

本病表现为胸骨后或上腹疼痛，可为闷痛、烧灼感、隐痛、针刺痛或锥痛，一般无剧痛，可放射至背部或颈部，服硝酸甘油制剂或进食热饮后可缓解，疼痛一般不向背部、双肋、前胸放射。X 线钡餐检查对本病最有价值，可见食管远端“鸟嘴样狭窄”。其疼痛机制可能与下列因素有关：①食物较长时间停留在食管；②并发食管炎，食管溃疡，食管黏膜充血、水肿、糜烂；③ LES 发生阵发性痉挛。

（二）食管裂孔疝

本病表现中上腹部（胸骨后或剑突下）不适感或烧灼感、嗳气、反胃等，疼痛以隐痛为主，其次为胀痛或剧痛。可放射至肩背，常在进食时或进食后出现，食后卧位易诱发，尤其睡前饱食也易发生。食后散步可缓解，少吃少痛，不吃不痛，无饥饿感，可并发上消化道出血，无胰腺分泌功能障碍、腹部压痛等。确诊主要依靠X线钡餐检查。

（三）消化性溃疡

具有上腹部慢性、周期性、节律性疼痛的特点，多数患者于深秋至次年春末发病比较频繁。可伴有早饱、腹胀、反酸、嗳气等消化不良症状，内镜或上消化道钡餐检查可获确诊。合并胃癌，可出现持续性隐痛或胀痛，应及早做胃镜检查。

（四）慢性胃炎

临床表现为上腹痛、上腹不适、早饱、恶心、呕吐、反酸、嗳气、胃灼热和腹胀等，上述症状与进食无关，也无消化性溃疡疼痛的特点，通常为慢性上腹胀痛，时好时坏，常因情绪改变或进食不当而诱发。服用抗酸剂或幽门螺杆菌阳性抗 *H. pylori* 治疗后症状得到显著改善。内镜和胃黏膜组织活检是最可靠的诊断方法。

（五）胃下垂

胃下垂常发生在身体虚弱或胃低张力的患者，临床上有上腹痛，多为胀痛，每当进食后或多食后出现，站立及运动时加剧，仰卧或垫高臀部时可减轻，此时上腹部痛也随之好转。疼痛一般而论不放射。患者在站立时触诊剑突下，压痛明显，嘱患者卧位，则压痛减轻或消失，无胰腺分泌功能障碍表现。确诊需靠X线钡餐。疼痛可能是由于脾胃韧带等韧带松弛，进食后或多食后胃内容物增多，致使韧带受到牵拉而引起疼痛。

（六）胃黏膜脱垂

胃黏膜脱垂表现为上腹隐痛、烧灼痛，甚至绞痛，可向后背放射，但不向双肋、前胸放射，常伴恶心、呕吐。症状的出现与体位、进食有关，右侧卧位时容易发生，左侧卧位较少出现，坐位或屈膝时疼痛缓解不明显，进食后可加剧，制酸剂可缓解症状。可通过X线钡餐进行确诊。钡透下患者取俯卧位或右侧卧位时，可见可变的十二指肠球部中心性缺损。典型病例可见幽门管增宽，胃黏膜皱襞通过幽门管进入十二指肠球部，使十二指肠球部呈"降落伞"状。疼痛的发生与十二指肠蠕动增强、胃黏膜脱垂使幽门发生不完全梗阻所致。

（七）十二指肠憩室与憩室炎

单纯十二指肠憩室可均无症状，并发憩室炎时可有中至重度上腹钝痛，持续几分钟至几小时，向背部放射，饱食后加剧，呕吐后缓解，白天出现，晚上减轻或消失。服用抑酸剂有一定的疼痛缓解。常有饱胀感、恶心、呕吐，憩室部位可有压痛，炎症严重时可并发肠出血或穿孔。无胰腺分泌功能障碍的表现。

（八）腹主动脉瘤

腹痛常见且剧烈，多位于脐周或中上腹，可向背部、盆腔、会阴及下肢放射，与进食、排便无明显关系，进食处或服抑酸剂疼痛缓解不明显，在脐与耻骨间有时可摸及搏动性包块，在包块处可听到收缩期杂音。X线、CT可协助诊断。

（九）慢性胆囊炎

本病表现为慢性、反复发作性上腹部疼痛，疼痛部位多位于右上腹或中上腹，少数可发生于胸骨后或左上腹，多为持续性隐痛，常发生于晚上和饱餐后，进食油腻或多脂食物后疼痛可加剧，疼痛常向左侧肩胛下区放射，持续1～6小时常可自行缓解。急性发作或伴化脓性胆管炎时，可有持续剧烈右上腹痛，伴发热或有寒战、黄疸、恶心、呕吐，由于某种原因高热、脱水、中毒引起水、电解质和酸碱失衡，甚至发生感染性休克，病情危重。当胆囊管或胆总管发生结石嵌顿时，可发生胆绞痛，伴频繁恶心、呕吐，黄疸逐渐加深。查体右上腹压痛，Murphy 征阳性。当胆囊肿大时，右上腹可触及囊性包块。B超、CT、ERCP、胆囊及胆管造影有助于诊断。

（十）脾曲综合征（非特异性功能性肠病）

为一种结肠功能性疾病，表现为左上腹痛，呈持续增长性胀痛，其疼痛程度与胀气程度不同往往相一致。排便或清洁灌肠后胀气消失时疼痛也消失，发作持续半小时至数小时不等。伴嗳气、上腹部饱胀不适。肠道症状无器质性原因可查，诊断前症状出现了至少6个月。X线示结肠脾曲有明显积气。

第三节　治　疗

目前，在慢性胰腺炎治疗领域仍存在很多困惑。第二军医大学附属长海医院根据既往研究和临床应用经验，提出了CP治疗的“MESS”创新模式，即药物治疗→体外震波碎石(ESWL)→内镜治疗→外科治疗。至今长海医院采用该模式治疗4000余例次患者，有效率>88%，并发症<5%。

一、治疗原则

去除病因，控制症状，纠正改善胰腺内、外分泌功能不全及防治并发症。

二、体外震波碎石

(一)适应证与禁忌证

1. 适应证　胰管结石≥0.5 cm(包括阳性结石和阴性结石)、结石导致ERCP插管失败患者。

2. 禁忌证　胰腺恶性病变、胰腺脓肿、存在凝血功能障碍、震波传递径路存在动脉钙化和腹腔动脉瘤。

(二)疗效

ESWL后显著提高引流成功率和结石清除率(90.8%)，患者胰管减压成功，结石完全清除率为72.4%；可有效缓解患者疼痛症状。

(三)治疗并发症

包括急性胰腺炎、出血、穿孔、感染和“石街”(即粉碎结石聚集胰管远端导致急性胰液引流障碍)。

三、内科治疗

胰酶制剂为慢性胰腺炎的最初药物选择。其他止痛药、抗生素、生长抑素、制酸剂等的使用在慢性胰腺炎的治疗中也占据相当重要的地位。以对症治疗为主。

(一)非特异性治疗

1. 戒酒、戒烟、控制饮食　健康的生活习惯和生活方式对于慢性胰腺炎患者显得尤为重要。

2. 慢性胰腺炎腹痛的治疗　大多数慢性胰腺炎患者在疼痛发作时需用止痛剂治疗，常用的止痛剂为非甾体类抗炎药物(NSAIDs)或麻醉剂。应先经过影像学检查明确腹痛确切原因，给予相应治疗，慢性胰腺炎腹痛原因包括胰管梗阻引流不畅、压力增高；胰腺组织炎症使胰腺组织压力增高；胰腺炎症能使胰腺内感觉神经数增多；炎症破坏胰腺感觉神经鞘，使其接触炎症毒性物质也可引起疼痛。治疗：① 非特异性治疗，可用非甾体类抗炎物质，或阿片类镇痛剂，但长期应用易成瘾。② 饮食采用低脂、高碳水化合物，减少对胰腺外分泌刺激。③ 抑制胃酸分泌，提高十二指肠内的pH值，减少胃酸刺激引起的胰液分泌，可应用H_2受体拮抗剂或质子泵抑制剂。④ 大剂量胰酶制剂治疗，可使胰腺外分泌的负反馈机制，使CCK释放减少，因而使胰液分泌降低，从而使胰内压力降低缓解腹痛。⑤慢性胰腺炎存在胰组织氧应对胰腺造成损伤引起腹痛，尤其是酒精性慢性胰腺炎，既有酒精及其代谢产物对胰腺直接毒性作用，又有胰组织氧应激，故用抗氧化剂治疗，如维生素A、维生素C、维生素E、硒及甲硫氨基酸缓解疼痛。⑥生长抑素可减少胰液分泌也可止痛(图39-2)。

3. 抗生素的应用　与急性胰腺炎相似，使用环丙沙星，甲硝唑等。

(二)降低胰腺内压力

胰液分泌的增多、胰管的扩张、胰管的阻塞乃至胰腺组织纤维化及假性囊肿是胰管和/或胰组织压力升高的主要因素，而压力的增加引起胰腺血流和pH值的改变，缺血和H^+是引起疼痛的重要刺激因子，由此提出一系列的针对性治疗措施。

1. 营养支持　慢性胰腺炎时推荐的食物是低脂高碳水化合物，因其对胰腺外分泌的刺激最小。全胃肠道外营养(TPN)能为机体提供营养支持和避免口服，使全胃肠道处于“休息”状态，从而减少胰腺分泌，降低胰管内压力。

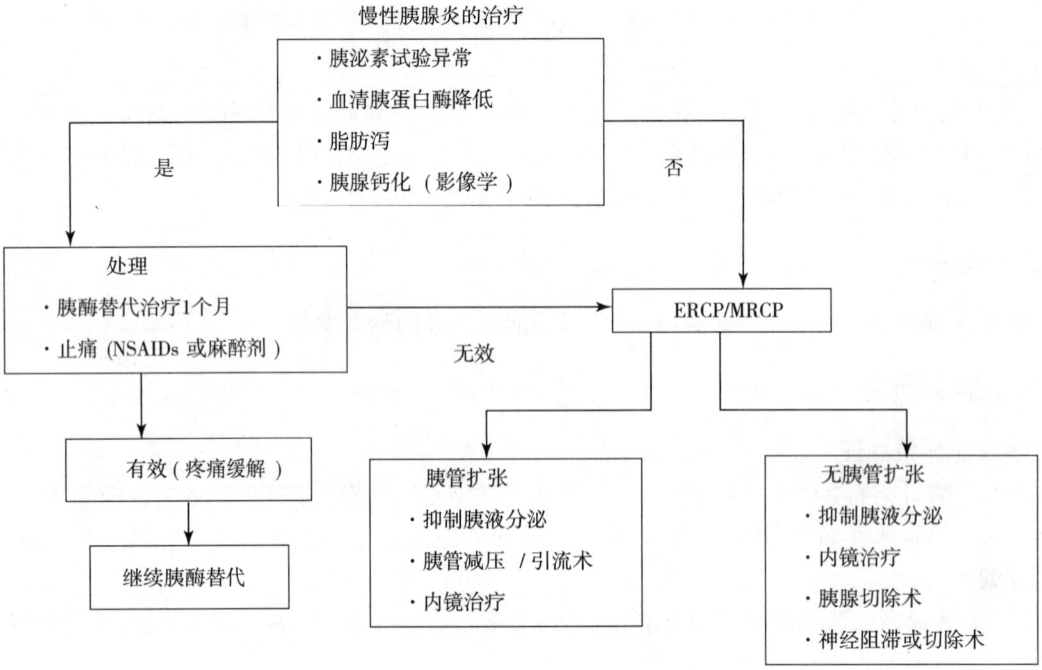

图 39－2　慢性胰腺炎疼痛的治疗

2. *抑制胃酸分泌*　抑制胃酸分泌的理论基础是提高十二指肠腔内 pH 值，减少酸刺激引起的胰腺外分泌。常用药有 PPI 类或 H_2 受体拮抗剂等。

3. *胰腺外分泌功能不全胰酶替代治疗*　胰腺分泌胰酶，主要是脂肪酶、蛋白酶（糜蛋白酶、胰蛋白酶）及淀粉酶，人体只有胰腺分泌脂肪酶，且其受损较其他酶为早而严重。理想胰酶制剂需具备：① 含有高浓度酶，特别是脂肪酶。② 耐胃在胃酸中不易失活。③ 按适当比例与营养物质时进入十二指肠。④ 在十二指肠碱性环境下可快速释放。目前临床证实疗效较好的胰酶制剂有得每通、达吉、康彼申，为了保证胰酶制剂的疗效达到最佳状态，可合用 H_2 受体拮抗剂或质子泵抑制剂。由于长期胰酶缺乏导致吸收不良，因此同时应补充维生素 A、维生素 D、维生素 E、维生素 K，以及水溶性维生素 B 叶酸。

美国消化病学会（AGA）推荐胰酶制剂为慢性胰腺炎疼痛治疗的最初药物选择。它可以使许多慢性胰腺炎患者的疼痛得到缓解，可能的机制是胰酶制剂使胆囊收缩素释放肽（CCK RP）的变性充分，因而减少 CCK 的释放，减少胰液分泌，降低胰管压力，从而减轻胰源性疼痛。理想的胰酶制剂应具备高酶含量、能耐受胃酸的灭活及在十二指肠碱性环境中迅速释放活性酶成分等特点。临床效果较好的胰酶制剂有 Creon（得每通）、Dages（达吉）、Combizym（康彼申）等。

值得注意的是，在以疼痛为主要症状的慢性胰腺炎患者中，胰酶制剂的成分应以蛋白酶为主，且为非肠溶衣制剂；而当合并有吸收不良时，胰酶制剂的成分则主要为脂肪酶和胰蛋白酶，而无糜蛋白酶的肠溶衣制剂。另外，应当注意胰酶引起的口腔痛、肛门刺激、腹部不适、高尿酸血症及蛋白质过敏等不良反应。

4. *胰腺内分泌功能不全治疗*　主要是糖尿病的治疗，约 50% 慢性胰腺炎患者发生隐性糖尿病。对糖尿病的治疗首先控制饮食，限制碳水化合物摄入，采用糖尿病饮食。胰源性糖尿病是一种脆性糖尿病（brittle diabetes），血糖很难控制，如给予胰岛素，患者血糖可以突然降低并持续数小时，甚至出现致命性低血糖反应。这是因为受损的 α 细胞未能释放足够的胰高血糖素以对抗胰岛素引起的低血糖，有的则是对胰岛素有抵抗。所以，对胰源性糖尿病患者首先要限制糖的摄入，提倡糖尿病饮食。尽量口服降糖药替代胰岛素。但是糖尿病的并发症如视网膜病变、糖尿病神经病变、糖尿病肾病等的发生率，在胰源性和原发性糖尿病之间没有什么差别。所以，慢性胰腺炎患者的高血糖一般都要用胰岛素控制。因此，必须根据患者血糖水平从小剂量开始给予胰岛素治疗，并严格遵循个体化原则监测病情变化。

5. *生长抑素类似剂*　奥曲肽降低血浆胆囊收缩素（CCK）水平和抑制胰液分泌，从而减轻胰管内压力而缓解疼痛。常用剂量为 100~200 μg,餐前皮下注射,症状减轻后可减至中、晚餐前或仅在中餐前注射 1 次,以后改为口服胰酶制剂。奥曲肽治疗后,假性囊肿体积缩小甚至消失,胰腺间质压力减轻。由于奥曲肽的价格贵且注射部位疼痛,使其大范围的应用受到限制。

6. 抗氧化剂治疗 降低胰腺内氧应激可改善慢性胰腺炎的疼痛。别嘌呤醇及抗氧化剂(有机硒、胡萝卜素、维生素 C、维生素 E 和甲硫氨基酸)可能对缓解慢性胰腺炎的腹痛有帮助。

(三)慢性胰腺炎脂肪泻治疗

脂肪泻是慢性胰腺炎时胰腺外分泌功能不全时的主要表现。由于脂肪消化酶的分泌功能减弱或丧失,致使脂肪吸收障碍造成脂肪泻的产生,患者出现消瘦、营养不良及脂溶性维生素缺乏等症状。脂肪泻的治疗首先要注意饮食,应为低脂、高蛋白、高碳水化合物。高碳水化合物富含纤维,而纤维过多的食物常灭活胰蛋白酶和糜蛋白酶,因此对于重度脂肪泻或临床脂溶性维生素缺乏时尽量为低纤维饮食。另外,提高食物中中链三酰甘油的百分比,不仅能提供热卡,而且可促进脂溶性维生素的吸收和减少脂肪泻。其次,在应用胰酶替代治疗的同时,可加用 H_2 受体拮抗剂或其他抗酸剂抑制胃酸的分泌,常可增加疗效。

(四)慢性胰腺炎内镜治疗

1. 胰管狭窄 ①胰管扩张胰管狭窄、阻塞,引流不畅,可行内镜下胰管扩张术,解除狭窄可使用扩张导管或气囊导管扩张,有时因胰管狭窄明显,使扩张导管和气囊导管无法通过狭窄部,致使操作失败。Eiebert 等采用了 7F Soehendra 支架取出器,利用其顶端螺旋扩张。具体操作:先将导丝穿过病变部,经导丝置入支架取出器,在持续 X 线透视下,由助手按顺时针方向捻进支架取出器,当通过狭窄段后,原位保留导丝,退出支架取出器,置入支架。②乳头括约肌切开术:因 Oddi 括约肌功能失调,引起胰液引不畅,胰管压力增高,使胰管扩张,可行乳头括约肌切开术,使胰管引流畅通。③胰管括约肌切开术:由于胰管括约肌狭窄,胰液引流不畅,可单行胰管括约肌切开术,若患者术前有胆管扩张和碱性磷酸酶升高,需行乳头括约肌切开术及胰管括约肌切开术。④副乳头括约肌切开术:是针对胰腺分裂症引起的慢性胰腺炎。⑤胰管支架置入术:内镜下置入胰管支架可改善胰管引流,降低胰管压力,可先行乳头括约肌切开术,通过胰管扩张后置入胰管支架。术后可使 75%~80% 慢性胰腺炎患者病情缓解,由于支架易发生堵塞,故需 3~6 个月更换 1 次。

2. 胰管结石的内镜治疗 结石能使胰管引流不畅,增加胰管内压力。若结石位于壶腹部胰管远端 2~4cm内,可行乳头括约肌切开术,或主胰管括约肌切开术,以气囊导管或 Dormin 网篮将结石取出,放置鼻胰导管。必要时放置胰管内支架。由于胰管内结石较大,狭窄处结石或结石嵌入胰管组织不易取出,可行体外震波碎石、液电碎石或激光碎石。

3. 胰腺假性囊肿 先行 ER 慢性胰腺炎检查,明确囊腔主胰管是否相通,常先行主胰管括约肌切开术。若胰管有狭窄先用气囊或探条行导管扩张,而后再置入支架引流,或用鼻胰导管引流;支架或引流管应尽量靠近囊腔或放在囊腔中。若胰管与囊腔不相通,经 CT 或 B 超证实囊腔与胃或十二指肠肠壁间距 <1 cm,可在 CT、B 超或 EUS 引导下用针切开刀行囊肿胃造瘘术。或囊肿十二指肠造瘘术,囊肿扩张后放置内支架。

4. 超声内镜下内脏神经阻滞术 腹腔神经节位于 T12~L2 水平腹主动脉左前,在超声内镜引导下用 22 号穿刺针在腹腔神经节双侧注射布比卡因和氟羟泼尼龙行腹腔神经节阻滞术,可有效控制慢性胰腺炎引起的顽固性腹痛。

5. 胰瘘 慢性胰腺炎可导致梗阻远端胰管发生破裂或胰瘘,导致胰性腹水、胸腔积液及假性囊肿形成,分胰腺内瘘及外瘘。治疗可在内镜下置入胰管支架,使之越过瘘口段,达到桥关引流目的。内镜关闭瘘口的成功率约为 60%。

三、慢性胰腺炎中医药治疗

对于病情较轻的患者可以结合中药进行治疗。功效:清热利湿,疏肝理气,破滞行气,解毒止痛。常用方剂包括小柴胡汤,清胰汤[柴胡 25 g,木香、胡黄连各 15 g,蒲公英、白芍各 25 g,延胡索 10 g,大黄 20 g,黄芩 10 g,芒硝 15 g(另包分次溶化服)],胰腺炎速愈汤(金银花、大青叶、板蓝根、蒲公英、金钱草各 35~50 g,连翘、地丁、海金沙各 15~35 g,柴胡、郁金、大腹皮、苍术、清夏各 10~15 g,延胡索、川楝子各 15 g,枳壳、香附、厚朴各 15~25 g)等。具体用药应根据患者的不同症状和病因经中医辨证后加减用药。

四、外科治疗

(一)手术指征

1. 保守治疗不能缓解的顽固性疼痛。

2. 胰管狭窄、胰管结石伴胰管梗阻。

3. 并发胆道梗阻、十二指肠梗阻、胰源性门脉高压、胰源性胸腹水及假性囊肿等。

4. 不能排除恶性病变。

外科手术治疗慢性胰腺炎的主要目的是解除患者疼痛,并尽可能地保留胰腺组织功能,而不是纠正腺体的异常功能和逆转疾病的发展。有学者认为对于梗阻性慢性胰腺炎的患者和胆系疾病为病因的患者应早期手术治疗,手术应在疼痛、胃肠道或胆道出现梗阻等引起营养与代谢紊乱以前进行,尤其应在患者因顽固性疼痛而对止痛药成瘾之前进行。但对于其他类型的慢性胰腺炎患者,疾病进展主要取决于炎症变化和机体免疫系统的功能状态,手术仅是对症治疗,并不是越早手术越好,早期给予内科保守治疗也非常重要。

(二)胰管减压/引流术

胰管扩张达6~8 mm或更大时为行胰管引流术的指征,因为胰管的扩张意味着胰管系统和胰实质内压力的升高,此时胰酶制剂常不能缓解疼痛。当前的引流手术大多是基于Puestow和Gillesby描述的胰空肠吻合术的各种改良术式。Partington和Rochelle改良的保留脾脏胰空肠旁吻合术为做一自胰头至胰尾的胰空肠吻合口,最大限度地保留了胰腺组织的完整,可以减少胰腺内分泌功能不全的危险。这是一种相对安全有效的术式,病死率为0~5%,70%的疼痛长期缓解。

(三)胰腺切除术

1. 胰部分切除术　对于胰管轻度扩张胰头肿大的患者可行Frey设计的限制性胰头切除胰空肠纵行吻合术。手术剜除覆盖在Wirsung管和Santorini管、钩突部胰管及其属支管表面的胰腺组织,敞开胰体尾部主胰管与空肠吻合。胰腺组织的少量切除使本术式的胰腺内分泌功能不全危险性降至10%,对疼痛缓解效果达到80%以上。对于胰头部存在炎性包块的患者可行胰十二指肠切除术(Whipple术)及保留幽门的胰十二指肠切除(PPPD术)。无胰管扩张的胰头病变、胆总管或十二指肠梗阻是Whipple术的适应证。

2. 全胰腺切除术　适用于全胰腺性改变、胰管扩张不明显或多发分支胰管结石;其他切除术式不能缓解症状者;临床确有全胰腺萎缩、广泛钙化、主胰管及分支胰管有大量结石的患者;腹痛症状严重,无论是引流或部分胰腺切除均难以缓解症状,此类患者适于全胰腺切除手术。由于胰管小、胰腺病变弥漫,或尽管原来已行限制性胰腺切除或引流术而疼痛仍然持续的患者,建议行95%范围胰腺次全切除术。术后需终生接受胰岛素及胰酶制剂替代治疗的患者;遗传性慢性胰腺炎,因恶变发生率高,宜行全胰切除。

3. 远侧胰腺切除术　近端胰腺组织正常但主胰管狭窄的患者是远侧胰腺切除术的适应证,同时保留脾脏一样安全可靠,而且可延迟糖尿病的发生。尾部实质囊肿而胰管正常患者也是远侧胰腺切除术的适应证。

4. 中段胰腺切除术　适用于胰腺颈体部局限性炎症包块,胰头组织基本正常,胰尾部病变系胰体部炎性病变导致的梗阻性改变。胰腺远侧断面与空肠行Roux-en-Y端侧吻合,近侧胰腺断端常规缝合关闭,部分病例可行空肠与两侧胰腺断端分别吻合(Ω吻合)。

5. 引流及切除的联合术式(胰腺切除+引流术)

(1)Beger手术(保留十二指肠的胰头切除术,DPPHR术):适用于胰头肿块型CP,合并胰头颈部胰管结石及梗阻,胆总管胰腺段狭窄梗阻或十二指肠梗阻者。手术的优点为保留了十二指肠及胆管的连续性,最大限度地保存了胰腺内外分泌功能。此术术后疼痛缓解率达到80%~85%。

(2)Fre手术:适用范围是胰头炎性肿块较小,合并胰体尾部胰管扩张伴结石,胰腺段胆总管狭窄梗阻者。亦称限制性胰头切除联合管空肠吻合术(LR-LPJ术),是一种扩大的引流术式。切除胰头部腹侧胰腺组织,同时期纵行切开主胰管向胰体尾部延伸,纠正全线管狭窄并取石,胰腺创面及胰管与空肠行Roux-en-Y侧侧吻合。

(3)Berne手术:适用于胰管、胆管无明显扩张,合并胰腺结石和胰腺组织广泛纤维板化、钙化,长期严重腹痛病史者。手术特点是不离断胰腺颈部,次全切除胰头部,不切开胰体尾部胰管,胰头部的创面与空肠

Roux－en－Y 吻合重建。

（4）Izbicki 手术：适于胰管不扩张的硬化性慢性胰腺炎。切除部分胰头组织，确保胆管和胰管引流，保留背侧部分胰腺组织，沿胰腺长径剖开胰管，且要"V"形切除部分胰腺组织，最后胰头创面与空肠行 Roux－en－Y 吻合。

（四）减少神经传导

慢性胰腺炎时胰腺神经囊水肿，尤其是神经鞘和神经束膜。损伤的神经鞘不能提供神经和其周围间质组织的屏障，致使产生疼痛的神经递质 P 物质和钙基因相关肽（CGRP）作用于未保护神经，且神经周围免疫炎症细胞浸润和生长相关蛋白 43 表达增加，这些可能是疼痛刺激的来源。慢性胰腺炎时，胰腺小叶内和小叶间痛觉神经数目增多和直径增大，一旦外界因素如压力、缺血、缺氧或生物活性物质如蛙皮素、前列腺素刺激胰腺的痛觉神经即可产生痛觉，而且慢性胰腺炎时，炎症可降低痛觉神经的痛阈和增加传入到中枢神经系统的信息。对于无明显胰腺形态学改变如假性囊肿、胰管钙化或奥狄括约肌狭窄的慢性胰腺炎患者应做神经阻滞术或神经切除术。

超声内镜下内脏神经阻滞术、腹腔神经节切除、内镜下切除内脏神经、腹腔镜下切除内脏神经或切断交感链的联系是较常用的手术。目前多采用内脏神经切断术。1947 年 Ray 发现切断胸腰段交感神经节后可以完全缓解牵拉和电刺激胰腺引起的疼痛，病变以胰头为主者可行胰头神经丛切除，病变部位以胰体尾为主可行左侧内脏神经节切除。1984 年 Warren 等提出去神经脾胰瓣术（Warrensy），该手术在门脉上方切断胰颈，切除大部分胰头，体尾自脾门由胰床分离而产生去神经效果，胰体尾借脾蒂与脾脏相连呈瓣形，空肠袢与胰瓣性 Roux－en－Y 吻合。

五、并发症的治疗

（一）胰假性囊肿

所谓胰假性囊肿，其壁由一层纤维肉芽组织而非上皮组织包绕，内含胰液和/或坏死组织、形态上类似真性囊肿。可并发出血、感染、囊肿破裂和压迫邻近器官，出现胃肠道出血、脓毒血症、胰源性腹水、内瘘、外瘘等。

并非所有假性囊肿都必须立刻处理，对那些囊肿直径大于 5～6 cm，腹痛明显，出现并发症，以及体积增大等情况的假性囊肿应该及时处理。处理方法包括：

1. 内引流　对于已经局限且无并发症的假性囊肿，适于做外科内引流。引流途径可经胃、经十二指肠或 Roux－en－Y 引流（即胃－囊肿吻合术）、十二指肠－囊肿吻合术或空肠－囊肿吻合术等。另外，经内镜引流的方法有胰括约肌切开壶腹部引流、经胃或十二指肠肠壁引流和支架引流等。

2. 外引流　假性囊肿不适宜采用内引流方法治疗时，则采用外引流。外引流可用于囊壁尚未形成或囊内感染者。对已经感染的假性囊肿，采用直接外引流；对囊壁尚未成熟形成的假性囊肿，则采用经胃间接引流，以防止胰腺外瘘。

3. 囊肿切除　当假性囊肿出现并发症时，可采用内镜、外科手术治疗消化道出血，内瘘、外瘘等。

（二）上消化道出血

主要原因：①胰源性门脉高压后出现曲张静脉破裂出血或胃糜烂；②假性囊肿壁的血管或胰周血管受消化酶侵蚀破裂出血；③合并消化性溃疡；④酒精性慢性胰腺炎合并出血糜烂性胃炎，剧烈呕吐诱发贲门撕裂症引起出血。首先应该排除消化道溃疡、糜烂、胆道出血等。可行内镜、血管造影，明确病变是否为假性动脉瘤或小动脉破裂。此时推荐动脉瘤远端和近端血管结扎，并强调距炎症病变 12 cm 正常组织上缝合结扎，胰腺炎症及囊肿做相应的处理，如引流、清创等，但此法病灶处理不彻底，有一定的复发率。此法作为一种暂时的处置或无法进行彻底手术的病例。如有可能，行假性动脉瘤切除，炎症区近侧动脉结扎，当肠系膜上动脉受累时，切除该血管再植到腹主动脉上或用一段大隐静脉间植。如病变在胰体尾部，则包括假性动脉瘤和囊肿在内的胰远端切除术或胰次全切除术合并脾切除术。胰头部病变，达到切除病灶的目的，需行胰十二指肠切除术，但手术病死率高，有人推荐用栓塞或血管缝合结扎等治疗方法。

胰腺疾病所致孤立性脾静脉血栓形成是引起肝外型门静脉高压症，导致上消化道出血的罕见原因之一。脾静脉血栓形成,血流淤滞,最终部分或完全梗阻。梗阻发生后,脾静脉区静脉压力增高,脾淤血肿大,绕向门静脉干的侧支循环建立,其中以胃底贲门区黏膜下曲张静脉及胃网膜左静脉最为重要。扩张的胃网膜静脉、肿大的脾脏、正常的肝脏及证实有胰腺疾病等原发病灶和正常的门静脉压时可确立诊断。本症有效的治疗是脾切除,同时对胰腺基础病变也需一并处理,如胰腺部分切除等。

(三)胰腺癌

慢性胰腺炎 10~15 年可发生癌变,并且慢性胰腺炎患者的胰腺外肿瘤的发生率也比正常人群高,这与营养不良及免疫力低下有关。从另一方面讲,胰腺癌也可以由于胰管阻塞,引流不畅引起慢性胰腺炎。在诊断上约有 17% 的胰头癌很难和胰头部瘤样胰腺炎鉴别,此时可通过下述方法鉴别:①肿瘤标记物 CA19 - 9 检测,胰腺癌阳性率可达 84.4%。②K - Ras 基因突变检测,胰腺癌阳性率可达 94.7 %。③选择性血管造影有助于鉴别良、恶性病变。④在 B 超或 CT 引导下行胰肿物穿刺细胞学检查。

(四)其他

少数患者可出现胰源性腹腔积液。多由胰腺囊肿破裂所致,腹腔积液淀粉酶显著高于血淀粉酶。个别患者可发生多发性脂肪坏死,皮下脂肪坏死多见于下肢,骨髓脂肪坏死多发生在长骨。少数患者可有忧郁、躁狂、性格改变等精神症状。

总之,慢性胰腺炎目前的治疗方案是以控制症状、改善胰腺功能和治疗并发症为重点,强调以个体化治疗为原则的综合治疗。

(池肇春)

参考文献

[1] 池肇春,陈明. 腹痛的鉴别诊断与治疗[M]. 北京:中国医药科技出版社,2010:248 - 251.

[2] 张金丽. CT 影像学诊断慢性胰腺炎与胰腺癌的临床研究[J]. 中国医药导报,2011;8:142 - 143.

[3] 马永蔌,杨尹默. 重视慢性胰腺炎的外科治疗[J]. 临床肝胆病杂志,2012;28:561 - 564.

[4] 中华医学会外科学会胰腺外科学组. 慢性胰腺炎诊治指南(2014)[J]. 临床肝胆病杂志,2015;31:322 - 326.

[5] Kwek BE, And TL, Maydeo A, et al. Current status of endotherapy for chronic pancreatitis [J]. Singapore Med J, 2014; 55: 613 - 620.

[6] Munirai T, Aslanian HR, Farrell J, et al. chronic pancreatitis. a comprehensive review an d upgate, partII: diagnosis, complication, and management [J]. Dis Mon, 2015; 6:5 - 37.

[7] Ketwaroo GA, Freedman SD, Sheth SG. Approach to patients with suspected chronic pancreatitis: a comprehensive review [J]. Pancreas, 2015; 44:173 - 180.

[8] Boas FE, Kadivar F, Kelly PD, et al. Targeted transgastric drainage of isolated pancreatic duct segments to cure persistent pancreaticocutaneous fistulas from pancreatitis [J]. J Vasc Interv Radiol, 2015;26:247 - 251.

第四十章　胰腺肿瘤鉴别诊断与治疗

第一节　胰腺癌鉴别诊断与治疗

一、概述

胰腺癌(pancreatic cancer; carcinoma of the pancreas)主要指胰外分泌腺的恶性肿瘤,其主要起源于胰管上皮细胞,少数起源于胰腺腺泡细胞,分布于胰头、胰体及胰尾。主要临床表现为腹痛、消瘦、黄疸和消化不良等症状。胰腺癌具有发病隐匿、恶性程度高、病情进展快、预后差等特点。

胰腺癌是发病率和病死率几乎相等的恶性肿瘤,其病死率几乎达100%,近年来,胰腺癌的发病率和病死率有逐渐增高的趋势。根据国内外报道,美国胰腺癌发病率为10/10万,75岁以上老年人高达100/10万;2014年最新统计数字显示,发达国家(美国)胰腺癌新发估计病例数,男性列第10位,女性列第9位,占恶性肿瘤病死率的第4位。据《2013年中国肿瘤登记年报》统计,胰腺癌位列我国男性恶性肿瘤发病率的第8位,人群恶性肿瘤病死率的第7位,且呈快速上升趋势。

胰腺癌的真正病因目前尚不清楚,可能与吸烟、高脂肪饮食、慢性胰腺炎等因素有关。国内外研究资料提示,遗传因素、饮食、生活工作环境、化学放射毒物接触、某些疾病等因素与胰腺癌的发生密切相关。国外学者根据大量的前瞻性研究及病例对照研究结果,将胰腺癌相关的各种危险因素分为:明确、疑似和有争议的危险因素(表40-1)。积极摄入蔬菜和水果的饮食、长期饮用绿茶、过敏体质及扁桃体摘除术可能是胰腺癌的保护性因素。

表40-1　胰腺癌的危险因素

危险因素	明确	疑似	有争议或待证明
一般因素	年龄>40~50岁 男性 种族(黑人、犹太人)	地域(城市、发达国家、高纬度) A型血	
生活、环境因素	吸烟	红肉、高热量食物、高脂肪、高胆固醇等	饮酒、咖啡
		农药、杀虫剂、金属镉、亚硫酸盐、石棉、铬酸盐、蜡类磨光剂、清洗剂等	独身或离异、体力活动不足、社会经济状况、宗教、移民
		放射性物质等	生育>5胎
遗传因素	遗传性胰腺炎、家族性多发性非典型丘状黑色素瘤、Peutz-Jeghers综合征、遗传性乳腺-卵巢癌、遗传性非息肉性结肠癌		
疾病	导管内乳头状黏液瘤	糖尿病、慢性胰腺炎、恶性贫血、HP、男性高尿酸、沙门菌、器官移植术后、胆囊切除术后	消化性溃疡胃大部切除、阑尾切除术后
药物			非类固醇类抗炎药

最近提出HBV与胰腺癌有相关性。中国台湾前瞻性研究表明,HBV感染者的胰腺癌发病风险显著增加。美国病例对照研究表明,即使在乙型肝炎自然康复后,胰腺癌发病风险仍显著增加。

胰腺癌确诊时大多已有转移,主要由于胰腺周围无坚实的包膜,且胰腺血管、淋巴管丰富,故癌肿发展快,容易早期转移;另外胰腺位于腹膜后,发病隐匿,症状不明显,到有症状出现时多已转移。胰腺癌的转移方式主要有四种:直接蔓延、淋巴转移、血行转移和沿神经鞘转移。体、尾部的胰腺癌更易早期转移,而且转移范围广。经直接转移,癌肿转移至胰腺周围的器官和组织,如胆总管末端、肝、胃、十二指肠、左肾、脾及邻近血管等;经淋巴管可转移至胰腺所属淋巴结、邻近器官、肠系膜及主动脉周围淋巴结;经血行可转移至肝、肺、骨骼、胸膜、脑和肾上腺等;经神经鞘转移或癌肿压迫腹腔神经丛,可引起顽固、剧烈的腹痛和腰背痛。

胰腺癌具有遗传易感性,约10%的胰腺癌患者具有遗传背景,患有遗传性胰腺炎、Peutz-Jeghers综合征、家族性黑色素瘤及其他遗传性肿瘤疾患的患者,胰腺癌的风险显著增加。

二、诊断

(一)临床表现

由于胰腺解剖位置较深,又缺乏较简便、准确的检查方法,即使临床出现了比较明显的症状,也常找不到确诊的证据,因此,胰腺癌的早期诊断十分困难。同时,胰腺与肝、胆的关系密切,很多肝胆胰腺疾病的症状相似,鉴别诊断问题也比较复杂。

为了早期诊断的目的,应重视胰腺癌的各种首发症状。特别是下列初期临床表现应当加以重视:无明显诱因的上腹部不适,不适的部位较深、范围较广、性质多较模糊,与饮食的关系不一;上腹痛进行性加重,无类似消化性溃疡般的周期性、季节性;伴有乏力和进行性消瘦,不能解释的糖尿病。

对下列症状要高度警惕胰腺癌,必要时剖腹探查:近期内发生消瘦伴无法解释的上腹痛,尤其是老年的糖尿病患者;疼痛放射至背部,尤以夜间为甚,需蜷曲、前俯坐位或取胎儿样屈曲位始得缓解者;原来精神正常的老年人发生严重精神抑郁综合征者;不能以其他原因解释的持续不退的梗阻性黄疸,并伴有持续性腰痛或背痛者;老年人近期内发生持续性腰痛和背痛,伴有多发性静脉血栓形成,或游走性血栓性静脉炎者。

1. *上腹不适和腹痛* 上腹不适为胰腺癌的早期临床表现,与进餐相关,可表现为餐后腹胀不适、饱胀,也可伴有食欲减退、消化不良的症状。腹痛可在胰腺癌发病的全程出现,但程度轻重不一。胰腺癌腹痛的特点:①呈进行性加剧的钝痛、钻痛或绞痛,饭后及夜间加重,一般解痉、止痛药物难以缓解。②腹痛与体位相关,仰卧、脊柱伸展时加重,俯卧、蹲位、膝胸位时腹痛减轻。③腹痛剧烈者有持续腰背部剧痛;上腹及心窝部疼痛可为体尾部癌的首发症状。

2. *黄疸* 10%~30%胰腺癌以黄疸为首发表现,62%~90%的胰头癌有黄疸,57%~79%的患者在病程中出现黄疸,其中约80%为梗阻性黄疸,原因是胆总管下段受压迫或侵犯所致,少数为肝细胞性黄疸(含胰腺癌肝转移)。出现黄疸,是胰头癌的典型症状,常为肝外阻塞性黄疸,呈持续进行性加重,伴有皮肤瘙痒,尿色如浓茶,粪便为白陶土色。

3. *消瘦* 90%以上的患者出现明显而迅速的消瘦,亦为少数患者唯一的症状,其原因可能由于癌肿消耗、食欲减退、胰液分泌不足、消化吸收不良,以及疼痛、焦虑、失眠等所致。

4. *发热与胆囊肿大* 1%~10%胰腺癌患者可出现发热,表现为低热、高热、间歇热或不规则热。近半数胰腺癌可触及肿大的胆囊。临床上无痛性梗阻性黄疸伴有胆囊肿大(Courvoisier征)常提示胰头癌的可能,临床上只有30%~60%胰腺癌患者可以触及肿大的胆囊。Courvoisier征应结合临床考虑。如触及的腹部包块多属胰腺癌的晚期体征。

5. *其他* 胰腺癌还可伴有以下症状:①糖尿病:常使糖尿病的临床表现或原有糖尿病加重;②血栓性静脉炎:多见于胰尾部癌和晚期患者;③精神症状:部分患者可出现焦虑、抑郁、幻想等个性改变;④胰腺外分泌功能不全:表现腹泻、脂肪泻、腹胀、消化不良;⑤上消化道出血:表现为呕血、黑便或仅为大便潜血试验阳性;⑥胰腺癌常有不同程度的消化道症状:最常见的是消化不良和食欲减退,有时伴有恶心、呕吐。

(二)体征

早期无明显体征。中晚期可出现:①肝、胆肿大,出现黄疸时,胆汁淤滞可引起肝大,胆囊因胆汁淤积而胀大，触诊时可触及囊状、无压痛、表面光滑可推移的胀大胆囊，称 Courvoisier 征；②腹部包块及压痛；③腹部血管杂音，胰体尾癌压迫脾动脉或主动脉所致；④胸、腹水；⑤锁骨上淋巴结肿大等。

（三）实验室诊断

1. *血、尿、粪检查*　黄疸时血清胆红素升高，以结合胆红素为主，尿胆红素阳性，尿胆原阴性，粪可呈灰白色，粪胆原减少或消失。胰管梗阻或并发胰腺炎时，血清淀粉酶、脂肪酶可升高，尿淀粉酶升高。有吸收不良时，胰腺外分泌功能实验有一定参考价值，粪中可见脂肪滴。由于胰腺癌常伴胰腺胰管受压和梗阻，可出现血清碱性磷酸酶、GGT、LDH、转氨酶、胆红素升高。还可出现葡萄糖耐量异常或有高血糖和糖尿、贫血、血沉加快等。

2. *肿瘤标志物的检测*　寻找敏感性、特异性均高的分子标志物用以筛查早期胰腺癌，是胰腺癌研究的热点之一。目前标志物的研究不再局限于血清，其他体液如胰液、囊肿穿刺液、活检组织提取液、粪便提取液及腹水均可。胰腺癌肿瘤相关抗原是胰腺癌血清学诊断常用的指标，CEA、糖抗原（CA19－9、CA50、CA242、CA125）、胰腺癌相关抗原、胰腺癌胚抗原、胰腺特异抗原等标志物已用于临床多年。

（1）CA19－9：是胰腺癌的相关抗原。研究认为，CA19－9 以其较高敏感性（79%～81%）和较高特异性（82%～90%）成为目前检测胰腺癌的常用指标。其阳性界值＞37 U/ml。早期胰腺癌患者血清中 CA19－9 的水平不高，因此其对早期胰腺癌的检出价值有限。有学者提出，CA19－9 提示为恶性病变时，需要量达到很高水平，对于非梗阻性黄疸患者一般要 200 U/ml 以上，而有黄疸者为 300 U/ml 以上。即便按此标准，CA19－9 在早期胰腺癌中阳性率也仅为 33.2%，研究发现＜2.0 cm 胰腺癌阳性率也仅为 60.7%，因此当标志物升高时，大多数胰腺癌已大于 3 cm，病情已属中晚期。3%～7% 患者为 Lewis 抗原阴性血型结构，不表达 CA19－9，故此类胰腺癌患者检测不到 CA19－9 水平的异常。某些良性疾患所致的胆道梗阻及胆管的患者及胃肠道肿瘤、肝癌、肝硬化、肝衰竭等亦可导致 CA19－9 水平的升高。

（2）CEA：胰腺癌时阳性率 50%～60%，但特异性不高，若检测胰液中水平可望提高其检出率。

（3）CA242：是一种黏蛋白类糖抗原，正常人体组织中含量甚微。血清中升高主要见于胰腺癌，其敏感性与 CA19－9 相似或略低，而特异性较高，并且不受胆汁淤积的影响，因此可作为能与 CA19－9 相匹配的有价值的胰腺癌标志物。

（4）组织蛋白酶 E（CTSE）：CTSE 系人胃黏膜内 4 种不同天门冬氨酸蛋白酶之一。Azuma 等报道胰腺导管腺癌阳性率 72.7%，显著高于慢性胰腺炎 9.3%。Uno 等报道检测胰液中 CTSE 诊断胰腺癌的敏感性、特异性、准确性分别为 66.7%、92.0% 和 82.5%，在无主胰管梗阻的患者中其敏感性可达 85.7%。胰液内 CTSE 检测可能是诊断胰腺癌的一种有用的标志物。

（5）miRNA：近年来 miRNA（微小 RNA）的发现，为肿瘤的诊断、治疗及发病机制的进一步阐明带来新的希望。miRNA 是长度约为 21nt 的无编码功能的小分子 RNA，其通过和靶 mRNA 特定序列互补或不完全互补结合，诱导靶 mRNA 降解或阻止其翻译而发挥作用。在真核细胞的基因表达、细胞发育分化等方面，miRNA 起着重要的调控作用，同时也有望成为胰腺癌早期诊断的重要生物标记物。有可能作为一种新的肿瘤标志物，根据其在癌症中发生的特异性变化，可以帮助定性癌症，或者判断癌症的发展阶段，或者评估肿瘤的预后情况，甚至 miRNA 本身即可作为药物治疗癌症。目前已有 miRNA 与胰腺癌血清学标志物方面的研究，但目前该方面的研究尚处于临床验证阶段。2011 年，有学者报道，通过 miRNA－196a、miRNA－210、miRNA－375 等的检测，可将胰腺导管腺癌诊断的准确性提高 2～3 倍。

3. *基因诊断*　胰腺癌的发生过程中有多种基因参与，对这些发生变化的基因进行研究可为胰腺癌的早期诊断提供有价值的信息。目前发现癌基因、抑癌基因 p53 的突变、抑癌基因 Smad 4（DPC4）的失活、抑癌基因 p16 的突变或缺失等与胰腺癌的发生密切相关。

（1）K－ras 基因：K－ras 基因突变的检测已经应用于临床，研究提示 80%～90% 的胰腺癌都具有 K－ras 基因第 12 密码子位点的突变。临床一般采用 CT 或 B 超引导下经皮穿刺活检的细胞或组织学标本、血液、十二指肠引流液或粪便等标本进行检测，而通过 ERCP 获取纯胰液进行 K－ras 基因突变分析，能提高诊断胰腺癌的敏感性和特异性。

（2）p53 抑癌基因：50%～70% 的胰腺癌患者出现 p53 抑癌基因突变，但主要发生在不典型增生及肿瘤浸润部位，提示 p53 抑癌基因突变为肿瘤形成过程中晚期事件。通过粪便 p53 的突变的检测，其突变发生为 37.1%，明显高于良性消化系统组和正常人组。

(3) DPC4 抑癌基因：DPC4 抑癌基因是美国学者于 1996 年新鉴定的人 18 号染色体上的一个与胰腺癌有关的基因，DPC4 基因异常的类型 40% 为纯合子缺失，20% 为点突变，点突变的形式表现有无剪接位点突变、错义突变或阅读框架丢失等，这些改变导致 DPC4 基因功能丧失。其突变发生率较 K - ras 基因突变低，且分析研究方法比较复杂，难以作为胰腺癌早期诊断。

(4) KAI1 基因：应用研究 Northern blot 及原位杂交检测发现 89% (24/27) 的原发性胰腺癌标本中有 KAI1 mRNA 高表达。KAI1 基因是影响到胰腺癌细胞转移能力的一种相关基因，将来有可能成为胰腺癌转移潜能的一种检测指标。早期胰腺癌 KAI1 的表达明显增加，高于有淋巴结或远处转移的晚期胰腺癌患者。

(5) 全基因组关联研究 (GWAS)：研究发现，单核苷酸多态性 (SPN) 进行的研究工作显示，8 个分布于染色体区域的 SNP 可影响胰腺癌的发病风险，2 个 SNP 位于染色体 13q22.1 的非转录区 (Kruppel 样转录因子 KFL5 和 KFL12 之间)，KFL5 在胰腺癌中过表达，从而介导非 KRAS/RAF/MAPK/ERK 信号传导通路。5 个 SNP 位于染色体 1q32.1 的 105 kb 区域，包含 NR5A2 基因，该基因与胰腺的发育和内稳状态有关，也和脂联素的激活相关。1 个 SNP 位于染色体 5p15.33r 的 CLPTM1L 基因的内含子上，CLPTM1L 与肿瘤的发生相关。

(四) 影像学诊断

1. *B 超检查*　具有简便、价廉、无创、可反复操作等特点，被视为筛查小胰腺癌的首选方法。诊断胰腺癌的敏感性、特异性、准确性分别达到了 98%、95.9%、95.9%。B 超可直接显示胰腺及其周围脏器的超声影像，对于胰腺癌的诊断符合率可达到 70%~82%。超声引导下可行细针穿刺细胞学检查，做病理诊断。但 B 超检查的结果与仪器的灵敏度、检查者的水平和经验有密切关系，由于常常受肠道气体和腹壁组织的干扰，可能无法清楚显示胰腺全貌。

2. *螺旋 CT 扫描*　可清楚显示肿块的位置、大小及其与周围血管的关系，有无周围组织、淋巴结的转移，可用于胰腺癌术前有无血管侵犯及转移的判断。螺旋 CT 与传统 CT 相比图像伪影少，成像质量高、速度快，增强后动脉相显示更清楚。螺旋 CT 判断胰腺癌的准确率可达到 80%~89%。

3. *经内窥镜逆行性胰管造影 (ERCP)*　因大部分胰腺癌发生于导管上皮，肿瘤较小时，即可导致胰管病理性改变，主要表现为主胰管不规则狭窄和梗阻。ERCP 检查的优点是能观察胰管和胆管的形态，以及胰头病变有无浸润十二指肠乳头区。确诊率可达 85%~90%。早期癌 ERCP 影像学主要功能表现为主胰管扩张、狭窄或胰管内充盈缺损，部分病例仅有主胰管扩张。ERCP 获得的胰液及细胞刷检标本，可进行细胞学、肿瘤标志物或基因工程检测，为提高早期诊断提供了依据。其局限性在于 ERCP 不能显示肿块及邻近结构，而且是有创检查，有一定的并发症，如胆道感染、胰腺炎等；对病变起始于胰管小分支的患者，容易漏诊或误诊。

4. *超声内镜 (EUS)*　由于超声内镜具有探头频率高、距离胰腺近、胃肠道气体干扰少等特点，图像显示更为清晰，从而提高了胰腺癌的检出率，可以探测到直径 5 mm 的小肿瘤。EUS 在显示胰腺癌病灶全貌和侵及范围与程度等方面，明显优于 B 超、CT 及 ERCP，尤其在显示小胰癌方面具有独到的优越性，诊断胰腺癌的敏感性、特异性分别为 89%、97%，准确率达 90%~95.6% 以上，优于腹部 B 超和普通 CT。EUS 引导下的细针穿刺活检术 (EUS - FNA) 能对小于 10 mm 的病变进行穿刺细胞学检查，做病理诊断，对鉴别胰腺良、恶性占位尤为重要。EUS 弹性成像技术是近年来发展起来的一种新型的成像方法，目前主要用于胰腺占位性病灶的鉴别和良、恶性淋巴结细胞的鉴别。其诊断敏感性与特异性分别为 100% 和 67%。

5. *磁共振胆胰管成像 (MRCP)*　能清晰地显示胰胆管的细小结构，胰管或胆总管的完全性梗阻，适合梗阻性黄疸的病因诊断。MRCP 显示胰管扩张的准确率为 87%~100%，胰管狭窄准确率 78%。MRCP 代替诊断性 ERCP，可以避免内镜检查所带来的并发症，适用于那些病情较重、无法忍受 ERCP 或 ERCP 失败者，但在胰腺癌早期诊断方面尚不能取代 ERCP。

6. *内镜超声引导下细针穿刺 (EUS - FNA)*　EUS - FNA 可获得病变部位组织进行病理诊断，提高了 EUS 对于胰腺疾病诊断及胰腺肿瘤分期的特异性。胰腺肿瘤的诊断准确率为 60%~90%，对于良、恶性淋巴结的鉴别准确率高于 90%。在 EUS 引导下可对直径仅 5 mm 左右的病变进行穿刺。

7. 血管造影(DSA)　血管造影的目的是显示肿瘤与周围血管间的解剖关系，诊断准确率和敏感性不如B超、CT和超声内镜。

8. 正电子发射断层显像(PET)　此技术临床应用范围广泛，适用于肿瘤的诊断、微小转移灶的检测，还可用于疗效、预后的评价。对胰腺癌诊断的敏感性为82%~100%，特异性为67%~100%，假阴性率仅为2.6%。PET对胰腺癌的敏感性、特异性及确诊率均优于CT。但PET不提供精确的解剖学定位，且费用昂贵，不适用于临床常规应用。

9. 其他　随着影像学技术的不断发展，目前还有三维腔内超声、彩色多普勒腔内超声胰管内超声、经口胰管镜、螺旋CT动态增强扫描、螺旋CT血管造影、磁共振二磷酸吡哆醛锰(Mn2DPDP)增强扫描、磁共振血管成像等多种方法应用于胰腺癌的诊断。

(五)胰腺肿瘤TNM分期(AJCC第7版)

见表40-2。

表40-2　胰腺肿瘤TNM分期

T-原发肿瘤
T_X原发性肿瘤无法评估
T_0无原发肿瘤证据
T_{is}原位癌（包括PanIN-3）
T_1肿瘤局限于胰腺内，最大径≤2 cm
T_2肿瘤局限于胰腺内，最大径>2 cm
T_3肿瘤浸润至胰腺外
T_4肿瘤累及腹腔干或肠系膜上动脉
N- 区域淋巴结
N_X区域淋巴结无法评估
N_0无区域淋巴结转移
N_1有区域淋巴结转移
M- 远处转移
M_0无远处转移
M_1远处转移

(六)胰腺癌的病理分期

见表40-3。

表40-3　胰腺癌的病理分期

分期	T	N	M
0	T_{is}	N_0	M_0
ⅠA	T_1	N_0	M_0
ⅠB	T_2	N_0	M_0
ⅡA	T_3	N_0	M_0
ⅡB	T_1、T_2、T_3	N_1	M_0
Ⅲ	T_4	Any N	M_0
Ⅳ	Any T	Any N	M_1

(七)诊断流程

胰腺癌诊断流程见图 40－1。

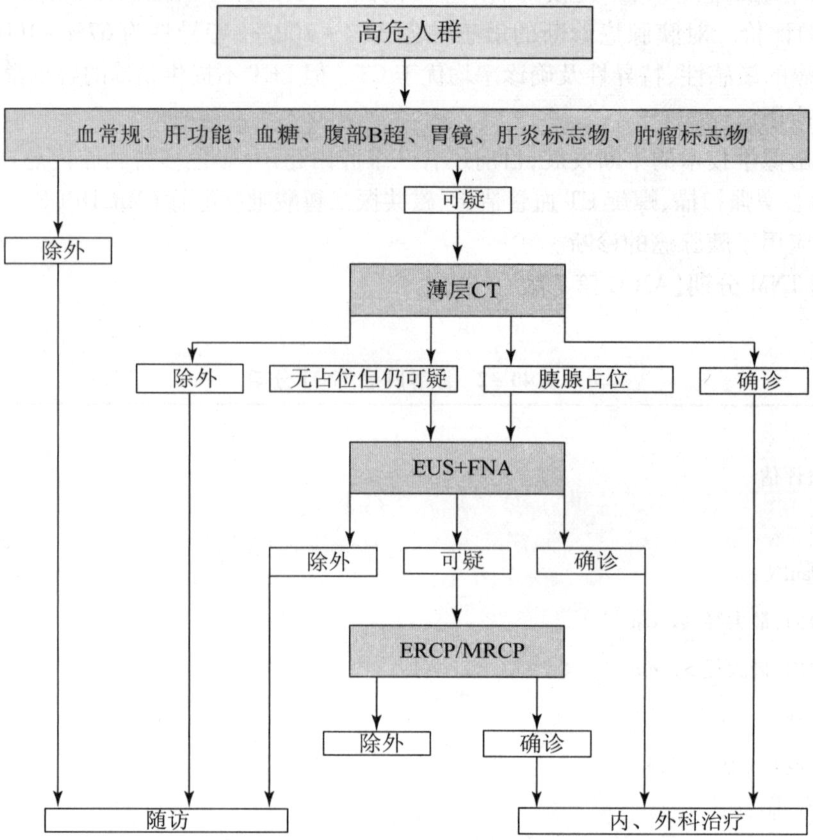

图 40－1 胰腺癌诊断流程

(八)胰腺癌的高危人群

1. 年龄大于 40 岁,有上腹部非特异性不适。
2. 有胰腺癌家族史者。
3. 突发糖尿病,特别是不典型糖尿病,年龄在 60 岁以上,缺乏家族史,无肥胖,很快形成胰岛素抵抗者。
4. 慢性胰腺炎在小部分患者中是一个重要的癌前病变,特别是慢性家族性胰腺炎和慢性钙化性胰腺炎。
5. 导管内乳头状黏液瘤,属于癌前病变。
6. 患有家族性腺瘤息肉病者。
7. 不明原因消瘦,体重减轻超过 10% 者。
8. 阻塞性黄疸者。
9. 良性病变行远端胃大部切除者,特别是术后 20 年以上的人群。
10. 有胰腺癌的高危因素,如吸烟、大量饮酒,以及长期接触有害化学物质等。

三、鉴别诊断

胰腺癌因临床表现多样化,胰腺癌早期症状多较隐匿而非特异,诊断相当困难,误诊率高。诊断胰腺癌须与下列疾病相鉴别。

(一)慢性胰腺炎

可以出现消化不良、消瘦、腹痛和黄疸等与胰腺癌相似的症状,相关的检查可有胰腺肿块,酷似胰腺癌;胰腺深部癌压迫胰管也可引起胰腺周围组织的慢性炎症,两者的鉴别十分困难,即使病理诊断也存在一定的不确定性。其鉴别要点:①慢性胰腺炎的病史一般较长,反复发作;胰腺癌病程较短,无反复发作史。②慢性胰腺炎的腹泻、消瘦症状经历较长病程后才出现;胰腺癌消瘦早期出现,而且消瘦严重。③腹部X线平片发现胰腺钙化点对诊断慢性胰腺炎有帮助。④B超、EUS或手术下胰腺穿刺细胞学活检可确定诊断。⑤一般慢性胰腺炎有反复发作的病史,可选择ERCP检查,或经超声或超声内镜引导下胰腺细针穿刺活检进行鉴别。

(二)壶腹周围癌和胆总管癌

乳头癌较胰头癌少见,壶腹癌开始为息肉样突起,癌本身质地软而有弹性,引起的黄疸常呈波动性;腹痛不显著,常并发胆囊炎,反复寒战、发热较多见。壶腹癌的切除率在75%以上,术后5年存活率较胰腺癌高。发生转移较迟,早期行根治手术则预后较佳。出血常见,可有反复发作的寒战、发热,十二指肠镜下可表现有菜花样隆起肿物,表面糜烂、溃疡,取材活检可明确诊断。下段胆总管癌更少见,与胰头癌鉴别常很困难。ERCP对两者早期鉴别很有价值,如ERCP显示“双管征”则更多地提示胰腺癌而不是胆总管癌。

(三)胆石症、胆囊炎

因胰腺癌可有腹痛、黄疸、发热等症状,需与胆囊炎、胆石症相鉴别。胆囊炎、胆石症多为剧烈持久的右上腹疼痛,常有间歇性加剧,可向右肩放射,如有结石梗阻则疼痛更为严重,恶心、呕吐明显,常有寒战、发热。黄疸多在腹痛后48小时内出现,抗感染治疗后多在短期内消退或波动;无明显的体重减轻。体征常有右上腹压痛和肌紧张,Murphy征阳性;腹部超声、CT及逆行胰胆管造影(ERCP)等检查可见肿大的胆囊和胆系结石征象。

(四)胆囊癌

少见,多继发于慢性胆囊炎和胆石症,表现为右上腹部持续性刺痛或钝痛,进行性消瘦和腹部包块,40%~50%病例伴有黄疸,右上腹疼痛先于黄疸,B超、CT和ERCP检查易与胰腺癌鉴别。

(五)胃癌

可有上腹痛、消瘦、厌食等症状,易与胰腺癌相混淆。胃癌发病率较高,贫血、大便潜血试验阳性相对较多见,而黄疸相对少见。两者鉴别主要依赖X线钡餐检查或胃镜检查。

(六)十二指肠穿透性溃疡

凡40岁以上的男性患者,近期有难以解释的上腹部疼痛,牵涉到腰背部,伴有消瘦者,都应考虑到有胰腺体尾癌的可能,需和十二指肠后壁的穿透性溃疡相鉴别。两者鉴别主要依赖X线钡餐检查或胃镜检查。

(七)慢性胃炎

早期胰腺癌常易误诊为慢性胃炎或消化不良。但慢性胃炎反复发作的上腹部不适或疼痛定位明确,无进行性消瘦,无黄疸及腹部包块。即使胃镜诊断为慢性胃炎,必要时应进一步检查以排除胰腺癌的可能。

(八)急性病毒黄疸型肝炎

部分胰头癌以黄疸起病,伴有厌食,需与急性黄疸型肝炎鉴别。急性肝炎发病年龄较轻,多有前驱症状,起病较急,消化道症状明显,肝大或肝脾肿大,肝区叩击痛阳性,血清转氨酶明显升高,黄疸多为肝细胞黄疸,肝炎病毒标志物阳性,超声或CT检查无胆管扩张、胆囊增大及肝胰占位性病灶可与胰腺癌相鉴别。

(九)糖尿病

部分胰腺癌患者以消瘦、血尿糖升高就诊,医师往往满足于糖尿病的诊断,而忽视了原发病的诊断。因此,对糖尿病患者,特别是老年起病、伴有上腹痛患者要警惕胰腺癌的可能,应进行超声或CT等影像学检查以排除胰腺癌。

(十)胰腺假性囊肿

胰腺假性囊肿一般有腹部包块、腹痛、恶心、呕吐、食欲减退和消瘦等临床表现,与胰腺癌相似。但该病多继发于急性或慢性胰腺炎或胰腺外伤,包块呈圆形或椭圆形,表面光滑。多有血清淀粉酶和脂肪酶的持续升高,超声、CT检查显示囊性包块有助于鉴别。

(十一)胰腺囊腺瘤和胰腺囊腺癌

均为较少见疾病,发病年龄约60岁,多见于女性。囊肿发展缓慢,病程较长,常无明显症状,主要是肿瘤压迫产生的症状,上腹部可触及包块。超声、CT检查显示囊性包块。大多术前难以确诊,取决于剖腹探查、经皮细针穿刺活检和术后标本的系列切片检查结果。手术切除率相对较高,预后较好。

(十二)胰腺结核

为罕见疾病。因可表现有上腹部疼痛、腹部包块、梗阻性黄疸等症状极易与胰腺癌混淆。但该病发病年龄较轻，病情发展较缓慢，病程较长，多有肺结核或腹腔结核以及结核毒性症状。皮肤结核菌素试验可呈强阳性，腹部平片胰腺部位可发现钙化灶。抗结核试验性治疗有效。

（十三）胰腺内分泌肿瘤

包括胰岛素瘤、胃泌素瘤、胰高血糖素瘤、血管活性肠肽瘤（VIP瘤）、生长抑素瘤和胰多肽瘤（PP瘤）等，均有明显的相应临床表现，如胰岛素瘤的典型Whipple三联症，胃泌素瘤的多发的严重溃疡等，不难与胰腺癌鉴别。当疑有内分泌肿瘤时，需进一步进行定性和定位的诊断。

四、治疗

胰腺癌的治疗仍以争取手术根治为主，对不能手术根治者常行姑息手术或放射治疗、化学治疗和对症治疗。胰腺癌治疗疗效极差，5年的总生存期仅为2%~3%。80%甚至90%以上胰腺癌就诊时已无法手术切除，其中50%~60%为局部晚期胰腺癌。不能手术切除的胰腺癌只能通过同步放化疗或化疗进行治疗。胰腺癌手术后，局部复发率高达50%~86%，5年生存率小于20%；而无法手术切除的胰腺癌，中位生存率一般小于1年。

80%以上的胰腺癌为不可手术切除者，因此放射治疗，尤其是同步放化疗是局部晚期胰腺癌的主要治疗手段。以吉西他滨为基础的同步放化疗可以提高局部晚期胰腺癌的中位生存期、缓解疼痛症状，从而提高临床获益率，成为局部晚期胰腺癌的标准治疗手段。另外，对于胰腺癌术后局部残存或切缘不净者，术后同步放化疗可以弥补手术的不足。

新近一些专家提出，应重视“可切除”胰腺癌的新辅助治疗。美国国立综合癌症网络（NCCN）指南对“可切除”胰腺癌的定义为：①无远处转移；②影像学检查显示肠系膜上动脉或门静脉形态结构正常；③腹腔动脉干、肝动脉、肠系膜上动脉周围脂肪境界清晰。提出两个新辅助治疗方案：①以5－FU为基础的联合放疗方案。采用静脉持续滴注2周、每周5天的5－FU[300 mg/(m^2·d)]＋放疗（3 Gy/d，每周5天，共2周）。②以吉西他滨为基础的联合放化疗方案。

（一）外科治疗

胰腺癌手术治疗的目的：①根治肿瘤；②延长患者生命；③改善及提高患者的生存质量；④缓解症状、减轻痛苦。根据肿瘤的部位、有无远处转移及胆道消化道的梗阻、全身状况及并发症、医疗条件及手术者的经验及能力选择具体的手术方式。具体手术方式有：

1. 胰腺癌根治术　①胰十二指肠切除术：分为标准的胰十二指肠切除术和改良的胰十二指肠切除术（保留幽门的胰十二指肠切除术）；②胰体尾切除术：适应证为直径小于2 cm的胰体尾癌、无胰胞膜侵犯、无胰周淋巴结转移、无远处转移。

2. 扩大的胰腺癌根治术　包括区域性胰十二指肠切除术及区域性全胰切除术。胰腺癌联合脏器切除术，如目前国内已成功施行胰体尾切除术加部分肝切除术。

3. 胰腺癌可切除性的评估标准

（1）可切除（resectable）：①无远处转移；②影像学显示肠系膜上静脉或门静脉形态结构正常；③腹腔动脉干、肝动脉、肠系膜上动脉周围脂肪境界清晰。

（2）可能切除（borderline resectable）：①无远处转移；②肠系膜上静脉或门静脉形态局限受累，狭窄、扭曲或闭塞，但其远近端正常，可切除重建；③肿瘤包裹胃十二指肠动脉或肝动脉局限性包裹，但未浸润至腹腔动脉干；④肿瘤紧贴肠系膜上动脉，但未超过180°。

（3）不可切除（unresectable）：①胰头癌：远处转移；肠系膜上动脉包裹超过180°，肿瘤紧贴腹腔动脉干；肠系膜上静脉或门静脉受累，不可切除重建；主动脉或下腔静脉浸润或包裹。②胰体尾癌：远处转移；肠系膜上动脉或腹腔动脉干包裹超过180°；肠系膜上静脉或门静脉受累，不可切除重建；主动脉浸润。

4. 姑息性手术　如胆囊－空肠吻合术，消除胆管梗阻或黄疸。

5. 内镜支架　对无法手术切除的胰头癌患者，估计生存时间较短且不能耐受手术的，可采用内镜支架植入，经皮介入胆管引流或植入支架等。

（二）内科治疗

1. 放射治疗　以往认为胰腺癌对放射线低度敏感。但近年来研究表明，放疗和化疗联合治疗可以提高胰腺癌的疗效，明显延长患者的生存期。随着放疗设备的改进和放疗技术的提高，可在术中、术后放疗，以减少局部复发。对无手术条件的患者可做高剂量局部照射及放射性同位素局部植入照射。

（1）适应证：放射治疗是绝大多数胰腺癌患者的主要治疗选择。主要的适应证为：①局部晚期胰腺癌；②晚期胰腺癌的镇痛放疗（腹痛或骨转移造成的疼痛等）；③ 胰腺癌术后肿瘤切缘不净或肿瘤残存者（R1 或 R2 手术）。

（2）放疗技术：上腹部肿瘤放疗的剂量限制器官是小肠、胃、肝脏、肾脏和脊髓。分程放射治疗或精确多野标准分次技术允许给予比以往更高的可接受外照射剂量，例如，分程放疗 60 Gy/10 周和精确放疗技术 60～72 Gy/7～9 周。虽然精确放疗可以避开肝脏、肾脏和脊髓，但部分胃和小肠仍在照射野内。由于长期生存率低，出现小肠或胃远端并发症风险的患者人数也很少。在高剂量区域的小肠和胃的体积非常小，也进一步降低了远期并发症风险。三维适形放疗（3DCRT）和调强放疗（IMRT）在胰腺癌的应用正在研究中。初步研究显示，5～6 个适形野或三维非共面技术比常规四野照射模式能更好地改善放疗剂量－体积分布特征，但通常胃后壁和十二指肠内侧壁无法避开高剂量区。

（3）不可手术切除胰腺癌的放射治疗：参见本书第 6 章第四节。

（4）可手术切除胰腺癌的放射治疗：参见本书第 6 章第四节。

总之，由于胰腺癌能行手术切除的比例少，术前对能否行根治切除的预测标准不统一，术前放化疗的研究不能广泛开展，但是术前放射治疗期间，由于发现远处转移，会使部分患者避免不必要的剖腹探查。完成胰十二指肠切除术（Whipper 手术）后的患者，术后放化疗可以提高一部分患者的局部控制率和长期生存率，但是不同的研究组结论不完全相同，需要进一步验证。2006 年 ASCO/AS－TRO 对 RTOG97－04 的随机分组研究进行了初步报告，该研究对胰腺癌患者进行了术前化疗＋手术＋术后同步放化疗＋术后化疗，比较术前/术后化疗中 5－FU 与健择的疗效，两组的术后同步放化疗均为 5－FU 的同步放化疗。初步结果表明，在 442 例可供分析的胰腺癌中，381 例胰头癌患者接受吉西他滨化疗者中位生存期、3 年生存率分别为 20.6 个月、32%，接受 5－FU 者为 16.9 个月和 21%，前者显著优于后者（$P=0.033$），但是对全部 442 例患者进行生存分析时，两组的生存率未显示明显差别（$P=0.20$）。

2. *化学治疗*　局限性非转移性胰头癌患者，单纯手术后局部复发高达 85%，随后肝转移发生率达50%～70%。对这部分患者应采用外科手术为主，以及术后辅助放疗、化疗等综合治疗。5－FU 连续静脉灌注或 5－FU加生化调节剂甲酰四氢叶酸钙（CF）联合化疗已被证实为安全有效的术后辅助治疗方法。

局部晚期不可手术的胰腺癌中位生存仅 6～10 个月。以 5－FU 为基础的化疗加放疗已证实可提高生存率。

已发生远处转移的胰腺癌，对于体力状态较好的患者可采用全身化疗以期延长生存期及提高生活质量。

单药化疗中，5－FU 仍然是目前治疗胰腺癌最常用的药物，但 5－FU 的最佳给药剂量及给药方法均未肯定。大多数研究结果表明在胰腺癌的化疗中 CF 与 5－FU 联合化疗不比 5－FU 单药化疗更为有效。新药双氟脱氧胞苷（cemcitabine，商品名健择），为一种嘧啶类抗代谢药物，阿糖胞苷类似物，对既往未经治疗的晚期胰腺癌患者生存率的影响优于 5－FU，而且以前用过 5－FU 治疗的患者经健择治疗，症状仍可明显改善（疼痛减轻、体重增加、体力状况改善）。

目前常使用的联合化疗方案一般比单药更有效，常使用的有 FAM、SMF 方案等。

目前推荐转移性胰腺癌临床应用的一线方案是美国东部肿瘤协作组推荐的健择治疗。

处方用药：

（1）局部晚期或术后辅助化疗方案：

方案 1：

5－FU	300 mg/m^2	输液泵连续静脉滴注	第 1～5 天/周 放疗期间每周重复

方案 2：

CF	500 mg/m^2	静脉滴注 2 小时	放疗 6 周内每周 1 次
5－FU	500 mg/m^2	CF 滴注时静脉推注	

（2）晚期胰腺癌的联合化疗方案：

方案 1：FAM 方案

5－FU	600 mg/m^2	静脉滴注	第 1、8、29、36 天	每 8 周重复
ADM	30 mg/m^2	静脉推注	第 1、29 天	
MMC	10 mg/m^2	静脉滴注	第 1 天	

方案 2：SMF 方案

streptozotocin	18 mg/m^2	静脉推注	第 1、8、29、36 天	每 8 周重复
MMC	10 mg/m^2	静脉滴注	第 1 天	
5－FU	600 mg/m^2	静脉滴注	第 1、8、29、36 天	

（3）目前一线化疗方案：

Gemcitabine	1000 mg/m^2	静脉滴注 30 分钟	每周 1 次，共 7 周，休 1 周后，每周重复 1 次，连用 3 周，休 1 周

近五年来，全球晚期胰腺癌中位总生存已从 3～6 个月提高到 8.5～11.1 个月，是质的飞跃，在日本达到了 9.7～16.4 个月，远高于全球平均水平。最近对转移性胰腺癌一线化疗推荐采用 S－1［替吉奥，由替加氟（FT）、吉美嘧啶（gimeracil，CDHP）和奥替拉西钾（potassium oxonate）组成］单药、FOLFIRINOX（5－FU、亚叶酸钙、伊立替康和奥沙利铂）以及 GEM（吉西他滨）联合 nab－P（白蛋白结合型紫杉醇），为晚期胰腺癌提供了多种选择。在日本，晚期胰腺癌的二线治疗率达 70% 以上，对延长总生存有很大贡献。有研究显示，对于 CEM 一线治疗失败二线选用 S－1 为基础的方案均有很好的反应率，如 S－1 联合奥沙利铂（SOX 方案）和 S－1 联合伊立替康（IRIS）方案，二线反应率均能达到 18.3%～20.9%。但切除胰腺癌术后 1 年内复发率高达 80%，是手术治疗的巨大挑战。自 GEST 研究报道 S－1 联合 GEM（GS 方案）的反应率高达 29% 后，GS 方案成为胰腺癌辅助治疗的热门标准方案。

3. *介入治疗*　胰腺癌动脉灌注化疗的基本原理为大剂量冲击化疗，目的是以高浓度的抗癌药在短时间杀伤大量的癌细胞。以超选择性动脉插管加植入式药泵进行区域性持续性灌注化疗效果较好。常有的联合化疗方案有：ADM（多柔比星）＋MMC＋5－FU；DDP（顺铂）＋5－FU；DDP＋MTX（甲氨蝶呤）＋5－FU。目前，对胰腺肿瘤的动脉灌注化疗在胰腺癌的镇痛、延长生存期、减少肝转移治疗上的价值已经得到肯定。

4. *内镜治疗*　对已有转移或手术风险大的胰腺癌患者，可通过内镜在胆道置入鼻胆管、塑料内置管或记忆合金支架缓解其胆道梗阻。胰头癌可伴有门静脉栓塞，致食管胃底静脉曲张；胰体、尾癌可因压迫脾静脉而致胃底静脉曲张。曲张静脉破裂出血时，可通过内镜注射硬化剂或套扎止血。

5. *免疫治疗*　胰腺癌免疫治疗仍在探索中。临床上单克隆抗体的效果尚不肯定。免疫调节剂，如 γ－干扰素、α－干扰素可提高各种治疗肿瘤药物的疗效，但单独应用的疗效并不显著。

6. *营养支持*　胰腺癌患者胰腺功能不全和脂肪泻，可补充消化酶，以改善胰腺外分泌功能不足的症状。

如胃肠道功能尚可，应尽量通过进食常规要素饮食补充营养，尽可能保存肠道功能。可通过鼻胃管注入。疾病终末期可给予完全胃肠道外营养。

7. *镇痛*　采用世界卫生组织（WHO）推荐的镇痛三阶梯治疗方案。即轻度疼痛使用非甾体类抗炎药，如消炎痛控释片；中度疼痛可用弱的阿片类药物，如曲马多缓释片；重度疼痛则应使用强的阿片类口服药物，如磷酸吗啡；注射剂可选用哌替啶、吗啡等。晚期胰腺癌患者腹痛十分顽固，可采用50%乙醇行腹腔神经丛注射或椎管内注射吗啡等镇痛。

8. *基因治疗*　体外研究表明，表达p16基因的腺病毒可抑制p16基因缺失的胰腺癌细胞株的生长。将反义K－ras表达质粒转导入胰腺癌细胞株，反义K－ras RNA能有效阻断K－ras蛋白合成，癌细胞株生长受抑制。因此，导入肿瘤抑制基因或抑制活化的肿瘤基因等治疗尚在探索之中，可能会为胰腺癌的治疗提供新的希望。

9. *EUS在胰腺癌治疗上的应用*　目前用于：①EUS引导下抗肿瘤病毒载体：EUS引导下将病毒载体注射入瘤体内治疗晚期胰腺癌是最近发展起来的新方法。ON－YX－015是首个用于治疗晚期胰腺癌的病毒载体，它具有依赖p53选择性复制和杀伤作用。应用基因重组人5型腺病毒（H101，溶瘤病毒）联合吉西他滨静脉化疗治疗晚期胰腺癌安全、可行，且联合治疗能有效改善患者的生存质量，疗效优于单独使用吉西他滨治疗。②EUS引导下放射性碘粒子植入术：用^{125}I放射性粒子在肿瘤组织中高剂量照射足以杀死肿瘤细胞。③EUS引导下腹腔神经节阻滞（EUS　CPN）：系通过向腹腔神经节注射化学药物起到阻滞神经、缓解疼痛的作用，是缓解胰腺癌所致疼痛的安全有效的方法。④EUS引导下射频消融。

五、预后

迄今，胰腺癌的预后仍然不能令人满意，根治手术后的5年存活率很低。Baylor等报道5000例胰腺癌患者，确诊后的平均存活率仅为6个月；存活1年的不到10%。其中手术时见胰腺癌肿仍限于胰腺内者仅占10%，这些病例在确诊后仅有40%存活6个月，20%存活1年，全部在26个月内死亡。因此，如何及早地发现与确诊早期胰腺癌病例，加强研究其治疗方法以提高治愈率，仍是十分迫切的课题。

第二节　胰腺肉瘤鉴别诊断与治疗

一、概述

胰腺肉瘤极为罕见，据国外资料报道1万~2万例连续尸检中也未见到1例，国内报道的也不多，仅有少量淋巴肉瘤病例。一般估计，其发病率占住院患者的0.0001%~0.00015%，占胰腺恶性肿瘤的0.1%。胰腺肉瘤主要的构成成分多起源于胰腺结缔组织、血管、神经组织。淋巴肉瘤是否来源于胰腺，是否真属于胰腺肉瘤，各家意见不一致。多数学者认为主要来自胰腺的导管和腺泡，其本质是癌而非肉瘤或癌肉瘤，也有人建议归入低分化癌类。也有少部分不同的观点，认为这些肿瘤来源于间叶，属于胰腺肉瘤，并有实验证实肿瘤的非上皮源性。由于少见，恶性程度不一，细胞来源不清，且诊断标准不统一，诊断较为混乱，病理学检查易于被漏诊。这种类型癌约占胰腺癌总数的1.56%，老年多见，男女之比为2:1。

二、诊断与鉴别诊断

（一）临床表现

多见于中青年人群，男女比例相似。腹痛、体重下降、上腹部压痛和腹部包块为最典型症状。但早期症状隐匿，缺乏特异性表现，主要有中上腹胀痛、不适、进食后饱胀、背痛，这主要是肿瘤生长，压迫周围器官所致。但因肿瘤生长迅速，病程进展较快，晚期可出现纳差、消瘦、贫血等恶病质表现。因肿瘤发生部位不同，到一定时期还可产生一些特异性的表现，如胰头部肿瘤可出现梗阻性黄疸、十二指肠或幽门梗阻，体尾部肿瘤可触及上腹部肿块，肿块质地坚硬、固定，呈圆形或者结节状，有压痛。晚期可转移至肝脏。有些学者认为出现无痛性梗阻性黄疸提示肿瘤晚期。

（二）辅助检查诊断与鉴别诊断

影像学检查对于胰腺肉瘤的诊断非常重要。B超可发现胰腺部位的巨大实质性肿块，密度均匀，边界清楚。消化道钡餐检查可发现胃、十二指肠受压或被推移的现象。CT 和 MRI 均可发现胰腺部位的占位性病变或局部增大，肿块密度增高、均匀，边界清楚，同时肿块和大血管以及周围器官的关系也能得到反映。当肿瘤增大到一定程度时，因肿瘤出血坏死内部可出现囊性变，需与其他囊性肿瘤相鉴别。ERCP 检查可发现胰管受压、突然中断、远端胰管扩张等表现，当肿瘤较小未累及胰管时，ERCP 也可为正常表现。血管造影检查可发现肿瘤区的血管减少，与胰腺囊肿、囊腺瘤和囊腺癌的表现相似。B 超或 CT 引导下细针穿刺行胰腺活组织检查是一种较好的病理学诊断方法，能够明确诊断，但其有一定风险，有误穿入周围大血管和脏器的可能，需要操作医师具有丰富的经验，目前应用并不广泛。

术前诊断很困难，患者往往出现压迫症状后才来就诊。影像学检查仅可发现胰腺或左上腹部实质性肿块，对其性质和来源仍不能确定。即使手术探查发现肿块也常因肉瘤极为罕见，而误认为是生长迅速的胰腺癌，或因其体积较大而考虑为胰腺囊腺癌或腹膜后肉瘤，只能依靠病理检查才能确定诊断。最好能够进行免疫组化分析，确定胰腺肉瘤的类型和组织来源，以排除其他器官肉瘤转移到胰腺。

诊断时应与胰腺癌、胰腺转移肉瘤、胰腺囊腺瘤、胰腺囊腺癌和胰腺囊肿相鉴别，请参阅本章相关节内容。

三、治疗

手术治疗仍是目前治疗胰腺肉瘤最有效的方法。根据肉瘤发生的部位可行胰十二指肠切除术或者是胰腺体尾部切除术以及全胰腺切除术，切除范围和要求同胰腺癌。Zhang 等报道的 9 例患者，手术切除术后中位生存期为 31 个月，最短的患者存活 5 个月，最长的患者存活 98 个月，说明手术切除仍有一定的疗效。对有胆道梗阻或胃、十二指肠梗阻而不能手术切除的患者，可行相应的引流手术，改善症状，延长生命。放射治疗和化学治疗无明显效果。

第三节 胰腺囊性疾病鉴别诊断与治疗

一、概述

胰腺囊性疾病（PCLs）是指由胰腺上皮和/或间质组织形成的肿瘤或非肿瘤性（单发或多发性肿瘤样）含囊腔病变。在人群中的发生率为 0.5%~15%，且随年龄增长而增加。胰腺囊性疾病分为非肿瘤性和肿瘤性两类。非肿瘤性主要为胰腺假性囊肿（PPs），而肿瘤性即胰腺囊性肿瘤（PCNs）。PCLs 分类见表 40－4。

表 40－4 PCLs 的分类

上皮源性肿瘤	非上皮源性肿瘤
导管内乳突状黏液性肿瘤	良性非上皮性肿瘤
黏液性囊性肿瘤	恶性非上皮性肿瘤
浆液性囊腺瘤	上皮源性非肿瘤性疾病
VHL 相关的浆液性囊腺瘤	淋巴上皮囊肿
浆液性囊腺癌	黏液性非肿瘤性囊肿
囊性神经内分泌肿瘤（G1，G2）	肠原性囊肿
腺细胞囊腺癌	壶腹旁十二指肠壁囊肿
囊性腺细胞癌	潴留性囊肿
实性假乳突状肿瘤	子宫内膜异位性囊肿
副脾上皮样囊肿	先天性囊肿
囊性错构瘤	非上皮性－非肿瘤性疾病

续表

囊性畸胎瘤(上皮样囊肿)	胰腺炎相关的假性囊肿
囊性导管腺癌	寄生虫性囊肿
囊性胰母细胞瘤	
囊性转移性上皮性肿瘤	
其他	

(一)先天性真性囊肿

是指其囊壁完整,囊壁内层由胰腺上皮细胞复衬者。部分真性囊肿的囊壁内衬上皮细胞,可因囊肿增大、囊内压力过高、炎症或胰酶的消化作用而逐渐改变其原有结构,甚至剥脱消失,以致临床上不易与假性囊肿相鉴别。真性囊肿分为以下几类:

1. *单纯真性囊肿*　罕见,多为单发,可见于2岁以下的婴幼儿。囊肿一般不大,直径多在3 cm以内,也有个别成人的直径大于10 cm。多为单房性,覆有单层立方上皮细胞,内含有清亮液体,可含有各种酶类。可以发生在胰腺任何部位,或发生在异位胰腺。临床多无症状,除了婴幼儿之外,大多数术前误诊为胰腺假性囊肿。由于罕见于成人,通常成人的这类病变应做囊肿摘除术,以免漏诊黏液性囊腺瘤。

2. *孤立性多囊病*　囊肿多不大,临床常无任何症状,多数是在影像学检查、其他手术或尸解时发现。应进一步检查有无家族史、其他器官的囊肿、中枢神经系统或视网膜的肿瘤。原则上无论囊肿的部位如何,均应手术治疗。手术方式以切除囊肿为原则,可依病变部位和大小分别选择单纯囊肿切除、胰远段切除(或加脾切除)或胰十二指肠切除术。由于胰腺真性囊肿以多房性和/或多发性居多,故内引流常不能奏效。因囊壁上皮具有分泌功能,故外引流术后常引起经久不愈的外瘘和感染,而不能排除胰腺囊性肿瘤的可能,故外引流术也不能作为本病的治疗方法。

3. *von Hippel－Lindau病相关的多囊病*　von Hippel－Lindau病是一种常染色体显性遗传病,以中枢神经系统肿瘤和视网膜血管瘤为特征。在30%以上的患者影像学检查可见胰腺的多囊病。囊肿可能累及整个胰腺,内覆盖立方上皮细胞。囊肿也可见于肾、肾上腺、肝和脾,也有报道von Hippel－Lindau病相关的浆液性囊腺瘤、胰腺血管瘤、胰岛细胞瘤。

4. *多囊性肾病相关的胰腺囊肿(Osathnondh－Potter病,Ⅰ型或Ⅱ型)*　Osathnondh－Potter报道:Ⅰ型为婴儿双侧多囊肾伴肝内胆管囊性增生和肺或胰腺多发囊肿;Ⅱ型为一侧多囊肾伴胰腺多发囊肿;Ⅲ型为双侧(偶尔为一侧)多囊肾,不伴胰腺或肾囊肿,偶尔伴肝内胆管囊肿;Ⅳ型伴有尿道梗阻。

5. *囊性纤维化相关的胰腺巨大囊性变*　为一全身性遗传性疾病,多见于白种人,其病变不限于胰腺,而累及体内许多分泌黏液的细胞,胃肠道和呼吸道受累突出,胰腺为纤维组织替代,腺泡呈微囊状,胰腺组织中可发现直径1～5 cm的囊肿。患者可有胰腺外分泌功能障碍和糖尿病。

6. *皮样囊肿*　罕见,多见于儿童,囊内有毛发、牙齿、软骨和汗腺等,囊壁可有钙化,大的皮样囊肿可引起压迫症状,均应行手术切除。

7. *肠源性囊肿*　文献报道数例,年龄为2～60岁,直径为2～5 cm的胰腺囊肿,囊壁含有胃壁上皮和平滑肌纤维。

(二)获得性囊肿

1. *潴留性胰腺囊肿*　是临床上较为常见的一种真性囊肿,系由各种不同原因所造成的胰管引流不畅、胰液潴留所致。潴留性囊肿是在某一部分胰管梗阻后,其远端逐渐扩张而形成。最常见的原因是慢性胰腺炎(约占88%)和胰腺癌(约12%),少见的由胰管内结石、寄生虫引起。潴留囊肿可为单房性或多房性,覆有上皮,囊液多为浆液性,可有各种胰酶。一般体积不大,其症状多属慢性胰腺炎的症状。表现有反复发作的上腹痛,并向后背放散,尿淀粉酶多在正常范围。偶尔也可长得很大并引起压迫症状。周围组织呈纤维化,但炎症不明显。如做胰管造影可显示囊肿及其所在部位。

2. *假性胰腺囊肿*　是胰腺囊肿中最常见的一种。假性胰腺囊肿占胰腺囊性疾病的70%～90%,多因重症胰腺炎和闭合性胰损伤所致胰管破裂、胰液外溢致其周围组织纤维增生而形成囊壁将积液包囊形成的囊肿。囊壁内没有上皮细胞,故名为假性囊肿。少数假性囊肿可发生于慢性胰腺炎患者。形成假性囊肿一般在2周以上,囊壁的厚薄与病程时间呈正比,囊肿的大小与原发病的严重程度及胰管的梗阻程度有关,大的囊肿囊内液体可达数升。囊内含有棕褐色或绿色液体,含有蛋白质、纤维素、炎性细胞及坏死组织,淀粉酶一般很高,主要表现为腹痛、呕吐、体重下降及腹部压痛。44%患者可触及腹部包块。随着囊肿逐渐扩大,邻近的胃、十二指肠、结肠受推移,产生相应的压迫症状;若继发感染,则成脓肿;一旦溃破将引起腹膜炎或穿入胃、结肠等导致内瘘;还可引起胆管梗阻和囊肿内出血。

假性囊肿多发于胰腺的体尾部,常位于胰腺的前面,囊肿部分后壁与胰腺相连,其他部分的囊壁则由后腹膜、肝胃韧带、胃后壁、胃结肠韧带、横结肠及大网膜等组成。假性囊肿的形成时间一般为2周以上,囊肿成熟时间则需要4~6周。囊肿内含液体,可为清亮或混浊,含量可由数十立方厘米至数千立方厘米不等。囊液的淀粉酶含量往往很高。若囊肿破裂,可导致胰性腹水、腹膜炎或出血等。有时囊肿可破入胃肠道形成自发性内瘘,或形成瘘管穿透横膈而导致胰性胸腔积液。

3. *退行性囊肿* 因胰腺内出血或坏死等病变继发引起。

4. *寄生虫性囊肿* 寄生虫性囊肿极罕见,棘球绦虫或猪囊虫均可引起,可有梗阻性黄疸或胰腺炎的表现。胰腺囊肿囊壁钙化的患者,如有流行病学史、外周血嗜酸性细胞增高和棘球绦虫血清学试验阳性,应考虑有棘球绦虫性囊肿的可能。有胰腺棘球囊肿增大后可出现上腹部肿物或伴有压迫症状,多同时有肝棘球囊肿。治疗同肝棘球囊肿,给予甲苯达唑治疗,同时将囊液抽吸后注入甲醛,再行内囊剥除术。

5. *赘生性囊肿* 由胰腺上皮细胞或腺泡细胞异常增生引起,常见的有胰腺囊腺瘤、囊腺癌、囊性畸胎瘤等。

(三)无症状肿瘤性胰腺囊肿

对自身无任何症状、因其他疾病行腹部影像学检查而发现的肿瘤性胰腺囊肿,称之为无症状肿瘤性胰腺囊肿。2015年4月,美国胃肠病学会(AGA)发表《无症状肿瘤性胰腺囊肿诊断与管理指南》,《指南》建议:

1. *筛查相关问题* ①胰腺囊肿直径<3 cm,内无实性成分或胰管无扩张者,1年内行MRI筛查。若囊肿大小或性质无改变,则此后每2年进行筛查共患难年。②胰腺囊肿存在至少2个高危征象者,如直径≥3 cm、主胰管扩张或存在实性成分,应进行EUS引导下的细针抽吸(EUS-FNA)检查。③若患者无相关EUS-FNA检查阳性结果,应于1年后行MRI筛查,此后每年进行筛查以确保可监测癌变风险的变化。④若囊肿性质出现明显变化,包括出现实性成分,胰管增粗和/或囊肿直径≥3 cm,应行EUS-FNA检查。

2. *停止筛查时间* 若5年后患者的胰腺囊肿性质无明显改变,或患者不再具有手术指征,则不建议继续筛查。

3. *手术时间* 囊肿中存在实性成分及胰管扩张和/或EUS-FNA检查有相关特征的患者,应接受手术以降低癌症相关死亡风险。手术台应转入胰腺外科经验丰富的医疗中心进行。

4. *手术后筛查* ①对于存在浸润或不典型增生的胰腺囊肿患者,囊肿切除手术后应每2年进行剩余胰腺的MRI筛查。②对于无高度不典型增生或恶性病变的胰腺囊肿患者,不建议行囊肿切除术后的常规筛查。

二、诊断

(一)临床表现

胰腺囊肿的临床症状与囊肿的类型、大小、部位以及原发病所处的阶段有关。有些囊肿体积较小,可无任何症状。而较大的囊肿则可产生较明显的症状。

1. *囊肿本身引起的症状* 上腹部饱胀不适、疼痛是胰腺囊肿的主要症状之一,占80%~90%。疼痛与囊肿生长的部位有关,常可反射到左肩部及腰背部,疼痛的性质多为持续性钝痛、胀痛,也可发生阵发性的绞痛。产生疼痛的原因,一般认为是由于囊肿压迫胃肠道、腹膜后和腹腔神经丛所致。若囊肿发生囊内出血或感染,也可引起疼痛。合并胆石症时可产生阵发性剧痛。

2. 压迫周围器官产生的症状 囊肿对胃肠道的直接压迫和推移或通过神经反射,以及胰腺外分泌功能不足,均可引起胃肠道功能的紊乱。常表现为上腹部不适、饱胀,餐后加重,恶心、呕吐,食欲减退,以及腹泻或大便秘结等。如囊肿位于胰头部,可压迫胆总管下端引起梗阻性黄疸;压迫十二指肠或胃窦部可引起完全性或不完全性幽门梗阻;压迫下腔静脉可引起下肢水肿或浅静脉曲张;压迫肾或输尿管可引起尿路梗阻和肾盂积水;压迫门静脉系统可引起腹水或门脉高压。

3. 消耗性症状 急慢性胰腺炎所产生的消耗、囊肿引起的胃肠道功能紊乱以及患者进食后因疼痛加重而产生的惧怕饮食心理等因素,都可引起明显消瘦、体重减轻。此外,胰腺外分泌功能不足可造成脂肪消化功能障碍,出现脂肪泻。

4. 囊肿的并发症所引起的症状 囊肿继发感染时可出现畏寒发热、心率加快甚至败血症症状;如囊内急性出血,可表现为囊肿迅速增大和休克症状;如囊肿破裂,可出现急性腹膜炎症状。

(二)体格检查

上腹部肿块是胰腺囊肿最主要的阳性体征。约90%以上的患者可在腹部触及肿块。肿块一般位于上腹中线或略偏左,大小不一,圆形或椭圆形,表面光滑,呈囊性感,有张力,有的边界较清,有不同程度的压痛,不随呼吸运动。

此外,慢性囊肿的患者往往比较消瘦。如囊肿压迫胆总管下端,可出现不同程度的黄疸。

(三)辅助检查诊断

1. 实验室诊断 血常规可表现为白细胞增高,尤其在继发感染时更加明显。部分假性胰腺囊肿患者在早期可有血淀粉酶的升高。有时血糖也升高,尿糖阳性,是胰岛功能不足的表现。大便中出现脂肪滴,表示胰腺外分泌功能不足。在囊肿病例中,血清胰蛋白酶和血浆抗凝血酶也常可明显增高,有助于胰腺囊肿的早期诊断。

2. X线诊断

(1)腹部平片:对于大的囊肿,腹部平片可显示软组织影。少数患者可显示胰腺或囊肿的钙化影,呈斑片状,是胰腺炎并发的胰腺结石或钙化所致。囊壁的钙化呈弧形致密线状影,可借此显示囊肿的位置、大小和形态。少数病例可出现左侧膈肌抬高,合并胸腔积液者可出现肋膈角模糊。囊肿继发感染形成脓肿,可出现皂泡状气体影。

(2)胃肠道钡剂造影:包括上消化道钡餐造影和钡剂灌肠两种方法,可有约80%病例为阳性表现。主要表现为囊肿对胃的压迫和推移,其次是对十二指肠、十二指肠空肠曲、横结肠、结肠脾曲和降结肠等的压迫和推移。据此可间接判断囊肿的位置、大小、形态以及胰腺的关系,除囊肿很小或距离胰腺很远以外,一般都可做出正确诊断。

(3)胰管造影:胰管造影的方法较多,目前应用的有内镜逆行胰胆管造影(ERCP)、术中胰管造影(OPT)、经引流管胰管造影、经皮经肝穿刺胆管造影(PTC)等。ERCP只能显示胰管受压、移位和狭窄以及囊肿与胰管是否相通等表现,不能为囊肿诊断提供更多的征象。OPT近年来应用增多,主要用于胰腺内较小囊肿的诊断。

(4)血管造影:选择性腹腔动脉和肠系膜上动脉造影,可显示动脉及其分支受压、移位,囊肿周围呈现一细胞“抱球”征象,血管稀疏拉直,囊内无血管分布是其特点。

3. 超声诊断 B超是临床上常用的首选检查方法,对胰腺囊肿的诊断准确率高达90%。B超可探知胰腺囊肿的部位、大小,囊壁的厚度以及囊肿的多少。假性囊肿的声像特征表现为胰腺局部可见一无回声区,多位于胰腺轮廓外,边界光滑整齐,呈圆形或椭圆形,后壁回声增强且与胰腺分界不清。较大囊肿往往挤压周围组织,使之受压而移位。因B超对患者无痛苦、无损害,常可用于观察假性胰腺囊肿的形成、发展和消退等演变情况,是最适宜的检查方法。

4. CT诊断 CT能准确地显示胰腺囊肿的部位、大小,测定囊壁的厚度、囊内容物的密度,探知有无囊内间隔或囊内新生物,了解囊肿与周围脏器、重要血管的相互关系,能为诊断和治疗提供充分的参考资料。特别对于肥胖或胃肠道胀气,B超不能正确诊断的患者,CT更能显示其优越性。

假性胰腺囊肿的典型CT征象为边界清楚的薄壁低密度囊性肿块,囊内液体密度接近于水或略高于水,若并发囊内出血或感染，密度可增高。囊壁一般呈均匀的软组织影，少数可合并钙化。不同患者囊肿的囊壁厚度不一，但同一患者的囊壁厚度一般趋向于均匀一致。有些患者还可以见到胰管扩张和胰腺钙化等影像。

5. *放射性核素显像诊断*　临床上常用 Se75 – 硒代蛋氨酸作为胰腺的放射显像剂。在假性胰腺囊肿时，胰腺核素显像的图像可出现放射性减低或缺损区，有助于胰腺囊肿的定位和诊断。

6. *B 超或 CT 引导下的穿刺活检术诊断*　在胰腺囊肿诊断基本明确后，还须鉴别囊肿的性质，特别强调必须鉴别假性胰腺囊肿和胰腺囊性肿瘤。单纯依靠影像学技术往往难以做出鉴别，而对胰腺囊肿的穿刺活检术则可为鉴别诊断提供有力的帮助。在 B 超或 CT 定位下选择穿刺点、决定进针方向和进针深度，能最大限度地避免周围脏器和大血管的损伤，一般不会发生严重的并发症。通过穿刺活检，可取得囊壁组织和囊液进行组织病理学、囊液中淀粉酶、肿瘤标志物、囊液细胞学、囊液黏度等检测，有助于胰腺囊肿性质的鉴别。

三、鉴别诊断

（一）胆总管囊肿

为先天性胆总管发育不良，临床上以间歇性腹痛、黄疸和腹部囊肿为特征，囊肿较大者不易与胰腺囊肿相鉴别。ERCP、CT（包括常规 CT 或经 PTC 螺旋 CT 胆道成像 SCTC）、MRI 和磁共振胆道成像（MRC）能显示胆总管的囊性扩张，有助于鉴别。

（二）肠系膜囊肿

肠系膜囊肿发病率较低，囊肿较小时可无症状，囊肿稍大时可有腹胀、腹泻。查体触及腹部包块，囊性感，活动度大。囊肿较大时可压迫肠管，引起肠梗阻；压迫输尿管引起肾盂积水等并发症。多发生在小肠系膜，位置多在脐部附近，左右活动范围大。X 线检查可见囊肿邻近肠管受压而表现为肠腔变窄或拉长；胃与十二指肠一般不发生移位，十二指肠袢也不扩大。B 超、CT、MRI 可探测到囊肿的位置和大小。

（三）大网膜囊肿

该囊肿活动度很大，但有粘连或靠近胃大弯侧时不易与胰腺囊肿相鉴别。上消化道钡餐检查或 CT 能显示囊肿位于小肠前方，横结肠常因囊肿的推挤而与升结肠靠拢，导致结肠肝曲变形，胃可被推挤而移位或变形，但十二指肠袢无变化。

（四）胰腺脓肿

主要继发于急性胰腺炎和胰腺手术。主要表现为腹痛加剧伴有腰背部疼痛，呈持续性钝痛，可伴有恶心、呕吐、腹胀、畏寒发热、白细胞增高等急性感染症状。查体在上腹部可触及圆形或椭圆形包块，有压痛。B 超检查极似胰腺囊肿。但腹部平片或 CT 检查发现囊肿内有气泡影时可明确诊断，必要时可行 B 超或 CT 定位下的细针穿刺，抽取囊液进行分析。但胰腺脓肿和假性胰腺囊肿的继发感染很难鉴别。

（五）原发性小肠肿瘤

原发性小肠肿瘤的腹痛多因肠梗阻、肿瘤的牵拉、肠管的失蠕动，瘤体中心坏死继发炎症、溃疡或穿孔所致。腹痛多有慢性、间歇性和进行性加重的特点。初起为隐痛或钝痛，随着病情发展可出现阵发性痉挛性绞痛。疼痛的部位与肿瘤有关，多位于中腹部、脐部及下腹部，亦可出现在上腹部。选择性腹腔动脉造影是诊断小肠肿瘤的有效方法，小肠镜检查对小肠肿瘤的诊断有很高的价值。

（六）肠系膜上动脉综合征

肠系膜上动脉综合征是由于某种原因先天性解剖变异和/或后天性因素，引起局部解剖的改变，使肠系膜上动脉压迫十二指肠水平段或升段，导致受压肠管近段内容物通过障碍、肠管扩张面产生上腹痛、呕吐等症状的临床综合征。多见于体型瘦长的年青女性。突出的是表现进餐后上腹部饱胀感或钝痛感。恶心、呕吐，呕吐物量大且富有胆汁。体位改变如胸膝位、俯卧位可使症状缓解。体检可见胃型、十二指肠型，局部压痛，可有振水音。X 线钡餐检查可确诊。

（七）其他肿瘤或囊肿

胰腺囊肿还须与肝囊肿、肝包虫病、腹膜后囊肿、肾囊肿、肾盂积水、胃或十二指肠平滑肌肉瘤坏死等囊性病变，以及胃肿瘤、脾肿瘤、肾上腺肿瘤等相鉴别。

四、并发症

胰腺囊肿的并发症多见于假性胰腺囊肿中，一般发生于发病后的6~12周。最常见的并发症为感染、囊肿破裂和出血。这些并发症一般来势凶猛，病死率很高。

1. 继发感染　多见于假性胰腺囊肿的急性期，常导致病情的迅速恶化。患者可出现畏寒、发热、白细胞增高等毒血症状，上腹部肿块可有明显压痛，囊内压力的增高可引起囊肿的破裂和出血，必须高度重视。治疗上除大剂量联合应用抗生素外，应积极手术，行外引流术。近年来，随着放射介入技术的发展，可在B超或CT引导下经皮囊肿穿刺置管引流术，能引流囊肿内的脓液，并可经引流管用抗菌药物进行囊内冲洗，效果良好。

2. 囊肿破裂　囊肿可因囊内压力的变化或外力的作用而破裂。表现为突发的上腹部剧痛而囊肿明显缩小或消失，出现急性腹膜炎体征，腹腔穿刺可抽出富含淀粉酶的液体。由于囊液的腐蚀性和感染作用，囊肿能自发地向消化道穿透，形成内瘘，如囊肿－结肠瘘等，有的可能因此而导致消化道出血。囊肿破裂是一种严重的并发症，一旦出现，应及早手术引流。

3. 出血　囊肿继发出血是直接威胁患者生命的严重并发症。上腹部及胰腺周围有许多较大的动脉血管，如胃左动脉、胃右动脉、脾动脉、脾静脉等，这些血管直接构成假性囊肿的一部分。由于囊肿的感染、压迫和胰酶的侵蚀，可导致这些大血管的破裂出血，此时患者可突发上腹部疼痛、面色苍白、心率加快、血压下降等休克症状，同时腹部肿块可明显增大。如患者已行囊肿外引流术，可见引流管中有大量鲜血涌出。此并发症病程极快，应紧急手术探查，根据出血情况止血或切除被累及的器官。

4. 其他并发症　如囊肿有较小的破裂可形成胰源性腹水，部分患者还可以有胰源性胸水；胰头部囊肿压迫胆总管下端可引起梗阻性黄疸；囊肿压迫门静脉系统，可形成胰源性门脉高压；胰岛功能减退时，可出现高血糖症。

五、治疗

胰腺囊肿的治疗方法须根据其类型、性质、部位、大小以及囊肿发展的不同阶段而定，一般可分为非手术治疗和手术治疗两种。近年来随着影像学和内镜技术的发展，临床上更多的临床医师选择内镜下或CT定位下的囊肿引流术。

（一）非手术治疗

1. 期待疗法　适用于小的囊肿或急性假性胰腺囊肿的早期。假性囊肿的早期，如无继发感染，部分积聚在小网膜内的积液可自行吸收。在急性胰腺炎或胰腺外伤后4~6周内，囊壁尚未形成，约有25%的囊肿可自行吸收消退，而发病6周以上囊肿能自行消退的仅有5%左右。因此，对于早期囊肿患者，在积极治疗急性胰腺炎这一原发病的基础上，可合并采用中医理气开郁、活血化瘀、清热解毒等方剂，促使囊肿内积液吸收。近年来人工合成的生长抑素已应用于临床，生长抑素对胰腺的外分泌功能具有显著的抑制作用，在胰腺炎或胰腺外伤后早期使用可减少胰液分泌，从而减少假性胰腺囊肿形成的可能。

2. B超、CT或内镜下的引流术

（1）经皮置管引流术：适用于感染性或非感染性囊肿。在B超或CT引导下，选择避开内脏器官或血管的部位性囊肿穿刺，在抽得囊液证实进入囊肿内后，经穿刺针放入导丝，拔出穿刺针后，沿导丝插入导管进入囊腔，经B超或CT证实导管位置适合后，拔出导丝，固定导管，即完成置管外引流。一般引流时间为2~4周，当引流管无液体流出，B超或CT证实囊肿消失或明显缩小时，证明引流成功，可拔出引流管。这种方法损伤小，操作时间短，适应证较广，有效率在70%以上。对于囊肿不能完全吸收者，也可改善症状，有利于进一步的外科处理。有些学者认为6周内的早期假性囊肿，直径大于6 cm者，很难自行吸收。若待6周后囊壁成熟，很可能发生囊肿破裂、瘘管形成、大出血、囊内感染等并发症，影响预后。这些假性囊肿可在早期行经皮穿刺引流术，可减少并发症的发生率，且改善预后。

（2）经皮经胃置管引流术：适用于囊壁紧贴胃后壁的假性囊肿。与前述方法不同之处在于不避开内脏器官，而是有意经过胃腔行囊肿穿刺，使导管经皮、胃前壁、胃腔和胃后壁进入囊肿内行引流。初期相当于囊肿外引流。随着时间的延长,在假性囊肿和胃腔之间沿导管形成一窦道,当导管拔出后,此窦道便构成囊肿与胃之间的内瘘,从而达到内引流的目的。

(3)内镜下或 EUS 引流术:适用于囊肿与胃或十二指肠紧贴者。其方法是在内镜下,是在内镜直视下用针形刀在胃肠道受压迫最明显处开口,进入假性囊肿后,将穿刺针从套管中抽出,注入造影剂,明确套管的确切位置,然后在引导钢丝的引导下,放入有多边孔的合适大小支架(7~12F)至囊肿腔。EUS 下可避免穿到血管或损失周围脏器,同时还能对穿刺进行引导。不管是胰腺囊肿合并感染还是胰腺脓肿,EUS 引导下经胃穿刺引流或者通过胃壁进入脓腔进行清创术都有良好的治疗效果。对于胰腺脓肿脓腔内合并大量坏死物质,单纯引流不能彻底清除脓腔内物质。因此,脓肿一旦形成应尽早进行内镜直视下清创手术。与手术或单纯的 CT 引导下穿刺引流相比,在治疗胰腺脓肿或胰腺囊肿发生感染时引流更彻底,且并发症少,术后复发率低。

对于非手术治疗的胰腺囊肿,应运用 B 超或者 CT 等方法对囊肿进行密切的随访。如囊肿增大不吸收,产生明显的临床症状,或囊肿出现感染、破裂、出血等并发症,应积极转为手术治疗。

(二)手术治疗

适用于经非手术治疗无效而有临床症状或产生并发症的假性胰腺囊肿、较大的真性囊肿以及各类胰腺囊性肿瘤。

1. 手术时机　对于有临床症状而体积较大的真性囊肿,如无并发症,可择期手术。对于急性胰腺炎或胰腺外伤后的假性囊肿,一般 6 周以内宜密切观察,辅以非手术治疗方法,期待囊肿的自行吸收或囊壁的成熟;6 周后,一般囊壁成熟增厚,通常认为囊肿直径大于 6 cm 可以行手术治疗。有学者根据胰腺囊肿的不同情况,将手术时机分为 3 类:急症手术、早期手术和择期手术。

(1)急症手术:适用于出现危及生命的急性并发症,如囊肿破裂、出血、继发感染囊肿形成等。

(2)早期手术:适用于囊肿产生较严重症状,如较重腹痛、发烧,肿块压迫导致黄疸、呼吸困难、幽门梗阻等症状者。怀疑为胰腺囊性肿瘤者。

(3)择期手术:适用于囊肿经非手术治疗无效,无并发症而有临床症状者。一般以发病后 2~4 个月手术为好,此时囊壁较厚,做各种内引流手术成功率较高。

2. 手术方式　胰腺囊肿的手术方法较多,对患者的具体手术方式应根据囊肿的类型、性质、部位、大小,以及患者的情况、囊肿的成熟粘连程度、手术医院的技术条件等具体情况而定。常用的手术方式有囊肿切除术、囊肿内引流术和囊肿外引流术。

(1)囊肿切除术:适用于位于胰腺体尾部的真性囊肿中体积较小而包膜完整者。对于潴留性囊肿可暂不手术。假性囊肿因与周围组织紧密粘连,所谓的囊壁即为其邻近的腹内脏器或血管,如勉强剥离,往往损伤周围器官或血管,易造成胰瘘,故不适合此手术。但对于怀疑为胰腺囊性肿瘤的囊肿,即使位于胰头部,手术较困难,也应尽量切除。

(2)囊肿内引流术:适用于假性囊肿或较大的单发真性囊肿。即将囊肿与空场、胃或十二指肠吻合,使囊内容物因流入消化道,囊肿逐渐塌陷萎缩,肉芽组织增生,最终被纤维组织所填塞,使囊腔消失,吻合口也闭锁。一般手术在囊肿形成后 6 周为宜,此时囊壁已成熟较厚,不易产生吻合口瘘。可根据囊肿的部位和大小,选择与胃、十二指肠或空场做吻合,吻合口以前应置于囊肿的最低位,吻合口径要足够大,一般以 5 cm 为宜,以防止吻合口狭窄。吻合以前应常规切取囊壁组织做病理检查,以排除胰腺囊性肿瘤的可能。实践证明,囊肿 – 空肠的 Rou – en – Y 吻合术的效果较好,既能引流囊肿,又能防止胃肠内容物的反流,已被广泛应用。

(3)囊肿外引流术:也称囊肿造袋术,是一种较为传统的方法。外引流是将胰腺囊肿内容物直接引流至腹腔外,术后可造成大量的水、电解质、蛋白质和胰酶的丢失,并对局部皮肤造成刺激或腐蚀作用较大,因而对全身和局部都有一定的损害,且术后常能形成经久不愈的瘘管或囊肿复发,术后处理较为困难,故目前已较少使用。仅用于囊肿有继发感染,患者情况差,不能耐受其他手术者;或囊壁脆薄及广泛粘连,不能行内引流术者。此手术是将囊壁切口与腹膜做间断缝合,使囊肿形成一袋形,袋口与外界相通,纱布填塞囊腔。外引流术可分为一期和二期,一期是将囊壁切开后与腹壁缝合,直接形成向外的袋状开口。二期是先不切开囊壁，将囊壁与腹壁缝合，过3~5天，待囊壁与腹壁形成粘连后，再切开囊壁，引流囊腔。一期手术比二期手术方便、实用。

(4)外－内序贯引流术：将囊肿与胃或空肠吻合，在吻合口放一支架，并通过引流管将囊液引出体外，待吻合口成熟后，拔出引流管。囊肿与胃肠道之间的窦道可以内引流囊液。适用于囊壁尚未成熟或吻合口薄弱的情况下。

(5)腹腔镜下胰腺囊肿切除术或囊肿引流术：国内外已有文献报道通过腹腔镜行囊肿剥离手术。或利用腹腔镜通过腹壁将引流管置入囊腔内，实现囊肿外引流。腹腔镜手术具有创伤小、术后恢复快等优点。

（池肇春）

参考文献

[1] 杜丽娟，詹茜，邵成，等. 胰腺囊腺瘤与囊腺癌39例的CT影像学特征［J］. 中华胰腺病杂志，2011；11：170－172.

[2] 池肇春. 排便异常的诊断与治疗［M］. 北京：中国医药科技出版社，2012：257－261.

[3] 中华医学会外科分会胰腺外科学组. 胰腺癌诊治指南(2014)［J］. 临床肝胆病杂志，2014；30：1240－1245.

[4] 涂传涛，王吉耀. 2015年美国胃肠病学会无症状肿瘤性胰腺囊肿的诊断与管理指南［J］. 临床肝胆病杂志，2015；31：657－658.

[5] 中华医学会外科学会胰腺外科学组. 胰腺囊性疾病诊治指南(2015)［J］. 临床肝胆病杂志，2015；31：1375－1378.

[6] Ambe P, Kautz C, Shadouh S, et al. Primary sarcoma of the pancreas, a rare histopathological entity. A case report with review of literature[J]. World J Surg Oncol, 2011; 3: 85－91.

[7] Hur YH, Kim HH, Park EK, et al. Primary leiomyosarcoma of the pancreas[J]. J Korean Surg Soc, 2011; 81: S69－73.

[8] Dewhurst CE, Mortele KJ. Cystic tumors of the pancreas: imaging and management[J]. Radiol Clin North Am, 2012, 50: 467－486.

[9] Yue T, Maupin KA, Fauon B, et al. Enhanced discrimination of malignant from benign pncxreatic disease by measuring the CA19－9 antigen on specific protein carriers [J]. PLoS One, 2011; 6: e29180.

[10] Teague A, Lim KH, Wang－Gillam A. Advanced pancreatic adenocarcinoma: a review of current treatment strategies and developing therapies [J]. Ther Adv Med Oncol, 2015; 7: 68－84.

[11] Bauer C, Hees C, Sterzik A, et al. Proapoptotic and antiapoptotic proteins of the toward gemcitabine and T－cell－mediated cytotoxicity [J]. J Immunother, 2015; 38: 116－126.

[12] Tanaka K, Tomita H, Osada S, et al. Significance of histopathological evaluation of pancreatic fibrosis to predict postoperative course after pancreatic surgery[J]. Anticancer Research March, 2015; 35: 1749－1756.

[13] Cardone RA, Greco MR, Zeeberg K, et al. Anovel NHE1－centered signaling cassette drives epidermalgrowth factor receptor－dependent pancreatic tumor metastasis and is a target for combination therapy [J]. Neoplasia, 2015; 17: 155－166.

[14] Shi HY, Xie J, Miao F. Pancreatic carcinosarcoma: first literature on computed tomography imaging [J]. World J Gastroenterol, 2015; 21: 1357－1361.

[15] Ren CL, Jin P, Han CX, et al. Unusual early－stage pancreatic sarcomatoid carcinoma [J]. World J Gastroenterol, 2013; 19: 7820－7824.

[16] Wang GX, Liu X, Wang S, et al. Stent displacement in endoscopic pancreatic pseudocyst drainage and endoscopic management [J]. World J Gastroenterol, 2015; 21: 2249－2253.

[17] Maker AV, Carrara S, Jamieson NB, et al. Cyst fluid biomarkers for intraductal mucinous neoplasms of the pancreas: a critical review from the international expert meeting on pancreatic branch－duct－intraductal papillary mucinous neoplasms[J]. J Am Coll Surg, 2015; 220: 243－253.

[18] Reid MD, Choi H, Balci S, et al. Serous cystic neoplsms of the pancreas: clinicopathologic and molecula characteristics[J]. Seminars Diagnostic Pathology, 2014; 31: 475－483.

[19] Al－Salem AH, Matta H. Congenital pancreatic cyst: diagnosis and management [J]. J Pediatr Gastroenterol Nutr, 2014; 59: e38－40.

[20] Limaiem F, Khalfallah T, Earrhat LB, et al. Pancreatic cystic neoplasms [J]. N Am J Med Sci, 2014; 6: 413－417.

[21] Antonini F, Fuccio L, Fabbri C, et al. Management of serous cystic neoplasms of the pancreas [J]. Expert Rev Gastroenterol

Hepatol, 2015;21:1357 – 1361.

[22] Krechler T, UlrychJ, Dvoák M, et al. Cystic tumors——our experience with diagnostics [J]. Vnitr Lek, 2013;59:572 – 577.

[23] Scoazec JY, Vullierme MP, Barthet M, et al. Cystic and ductal tumors of the pancreas: diagnosis and management[J]. J Visc Surg, 2013;150:69 – 84.

第四十一章　胰腺结石病鉴别诊断与治疗

一、概述

胰腺结石(pancreatic stones)是指主胰管结石和胰小管内的钙化灶。临床上所指的胰腺结石是主胰管结石,有临床症状者称为胰腺结石病(pancreatic lithiasis)。胰腺结石并不是一个独立的疾病,胰腺结石病是一种较少见的疾病,有报道其占尸检材料的0.09%~0.13%,近年来发病有增高趋势。按放射学特征分阳性结石及阴性结石,慢性酒精性胰腺炎多数是阳性结石,慢性非酒精性胰腺炎常是阴性结石。慢性酒精性胰腺炎在世界上以欧、美、日、印等地区多见。

胰腺结石可分为两种类型,一种是主胰管结石,而另一种是胰腺分支胰管结石。前者又称为真性结石,后者则称为假性结石。胰腺结石可以导致胰管梗阻,进而使胰液流出受阻,从而产生胰管内高压,使胰腺实质压力升高,并最终致使胰腺组织发生缺血。结石由磷酸钙和氢氧化钙结合产生,沉积在坏死部分,其周围可有慢性炎性改变。

结石的病因主要有:酗酒、复发性胰腺炎、胆道疾病、营养不良、甲状旁腺功能亢进、遗传因素和胰腺寄生虫、解剖异常等。慢性胰腺炎胰腺结石的发病率在30%以上,慢性酒精性胰腺炎患者70%~90%有胰腺结石。由于胰腺结石和慢性胰腺炎密不可分,结石去除后由结石和慢性炎症导致的胰腺组织的继发改变无法根除,导致治疗效果不佳,所以对成因的研究进展及治疗方法的合理选择在胰腺结石的治疗上有重要意义。

慢性胰腺炎是一种以不同病因破坏胰腺实质和继发的胰腺组织纤维化为特征的,具有渐进过程的炎症性疾病。在大多数国家,酒精是一重要的致病因素。胰腺结石病是慢性胰腺炎并发症之一,国外胰腺结石的检出率占同期慢性胰腺炎的30%~60%,国内为10%左右。近年来,由于慢性胰腺炎发病率上升,以及各种影像检查种类的增多,临床上对于胰腺结石病的检出率亦有增高的趋势。虽然其发病率不高,但常常会引起较为严重的后果,如腹痛反复发作、进行性的胰腺功能损害,加重慢性胰腺炎甚至诱发胰腺癌发生。

大多数研究认为胰腺结石是慢性胰腺炎一种比较独特的病理性改变,而非独立的疾病。它的形成及发展与慢性胰腺炎互为因果。慢性胰腺炎以不可逆的胰腺纤维化、胰腺腺体萎缩造成胰管梗阻,从而容易形成结石,而胰腺结石又可反过来加重胰管的梗阻,长期刺激可诱发胰腺癌的发生,即所谓慢性胰腺炎、胰腺结石、胰腺癌的进展"三部曲"。国外有报道称,胰腺结石合并胰腺癌的发病率为5.3%~10%。其机制可能为:① 胰管受结石长期慢性刺激,致上皮不典型增生,最终诱发癌变;②胰管结石合并感染,致使胰管多处形成不同程度的狭窄,在组织修复过程中增生超出正常范围从而形成新生物。近年来,胰腺结石的成因、产生机制以及治疗方法等成了人们研究的热点。

在众多因素中胰腺结石与慢性胰腺炎之间的关系最为紧密。慢性胰腺炎时,胰腺腺体被破坏,代之以弥漫性或局灶性纤维化,胰管狭窄或狭窄与扩张交替,胰液引流不畅,同时胰液的化学成分改变,碳酸钙盐、磷酸钙盐浓度升高,胰石蛋白(pancreaticstone protein,PSP)分泌减少,引起钙的沉淀并与脱落坏死的胰管上皮构成胰管结石。胰腺结石形成后,压迫刺激胰管上皮,产生溃疡、化生和纤维化,进一步加重胰管狭窄,并使慢性胰腺炎反复发作。

另一方面,酒精在胰腺结石的形成过程中也扮演着非常重要的角色。国外资料表明,胰腺结石患者中过量饮酒者比例较高,过量饮酒为胰腺结石发生的风险因素,且为出院后新发胰腺结石的风险因素,提示酒精有促进胰管结石形成的作用。也有学者认为,吸烟亦为慢性胰腺炎患者出现胰腺结石的危险因素,他们发现慢性胰腺炎患者在疾病初期戒烟可大大减少发生胰腺结石的风险。但是需要注意的是,吸烟与胰腺结石的研究较为复杂,因为吸烟的同时往往有饮酒,吸烟可以加快酒精对胰腺的损伤,而饮酒亦是胰腺结石的危险因素。因此，目前对于吸烟是否为胰腺结石的风险因素学术界仍有一定的争议，其在胰腺结石发生、发展中的作用尚待进一步的研究。

我国慢性胰腺炎的病因与西方国家有很大的差别，主要是胆道疾病，因此，胆道系统的疾患与胰腺结石的形成也有着一定程度的关联。可能由于胆胰管共同开口于十二指肠乳头，胆总管下段梗阻时常易继发胰管梗阻，并伴有可能出现的胆汁逆流入胰管，进而形成胰腺结石。

解剖异常所致的胰腺结石，多见于青少年，如胰腺分裂症。而其他一些因素，诸如甲状旁腺功能亢进、遗传、原因不明的特发性胰管结石等在胰腺结石的发展过程中同样有着不容忽视的作用。

胰腺结石的形成机制至今仍未完全明确。通常认为，胰腺结石的形成与胰管梗阻，胰液淤滞，胰液中的胰石蛋白减少有关。胰石蛋白可封闭碳酸钙的活性部位从而抑制碳酸钙形成结晶或沉淀。当胰石蛋白基因出现错误表达，或是病理因素如饮酒、营养不良等，导致胰石蛋白浓度下降，碳酸钙会结晶沉淀形成结石。自从胰石蛋白被认为是胰腺结石形成的主要机制开始，胰管结石的研究进入一个新的阶段。

另外，胰蛋白酶原、乳铁蛋白（lactoferrin，LF）、骨桥蛋白（osteopontin，OPN）分泌增加以及其他一些因素，包括胰腺分泌的钙、氧化应激、糖蛋白－2（glycoprotein－2，GP－2）、脂肪酸钙和胰管狭窄（梗阻）等均与胰腺结石形成有关。

外科手术治疗是胰腺结石最重要的治疗手段，且应早期手术以挽救胰腺内、外分泌功能。相比于外科手术，内镜下取石术具有创伤性小的优点，而且当仅局限于主胰管的胰腺结石体积不太大时，内镜治疗的成功率将会更高。在一系列的长期随访中，2/3 接受内镜治疗的患者都取得较好的治疗效果，尤其是在治疗前出现过短时腹痛的患者。

二、诊断

胰腺结石病的诊断主要依靠病史、临床症状和体征，并结合多种实验室检查和影像学检查方法来进行诊断。

（一）临床表现

1. 腹痛　胰腺结石病的临床表现多无特异性，而腹痛是胰腺结石病患者最常见的症状，患者多以间断慢性腹部疼痛而就诊，可能与结石引起胰管梗阻、狭窄，从而导致胰液引流不畅，胰管内压力升高所致，甚至可诱导胰腺炎的反复发作。腹痛初为间歇性，后可转为持续性，多位于上腹部，可放射至背部或两肋部，可伴发作性剧痛或绞痛，进餐后疼痛加剧，这是结石阻塞主胰管，多因饮酒、饱食、高脂肪餐或劳累而诱发。

2. 内外分泌功能与消化不良　反复发作的胰腺炎可损伤胰岛细胞而引起继发性糖尿病，胰腺外分泌功能受损会致使脂肪泻的发生。而由于患者的胰腺外分泌功能长期受胰腺结石影响，致消化功能欠佳，患者可表现为不同程度的消瘦、营养不良。发生率为 40%~70%。

3. 黄疸　因结石嵌顿使肝胰壶腹肌痉挛、狭窄、慢性炎症、纤维板组织增生胆总管下段或合并胆管结石等而出现黄疸。若胰腺结石长期刺激胰管可诱导胰腺癌的发生，癌变率为 10%~25%。患者若合并胰腺癌时，可以在上腹部触及肿块。

4. 癌变　病程长者，结石刺激胰管上皮增生、鳞状上皮化生，发生率各家报道不一，为 10%~25%。甚至发生癌变。Niderau 等收集了 1960~1989 年发表的 16 个有关慢性胰腺炎患者中胰腺癌发病率的研究，共 2429 例有 86 例发生胰腺癌，发病率为 3.5%。Lwenfels 报告 3981 例慢性胰腺炎患者中胰腺癌 115 例，发病率为 2.9%。随访研究发现，在诊断为慢性胰腺炎 10 年及 20 年后，发生胰腺癌的累计发病率分别为 1.8% 和 4.0%。

5. 继发感染　可有发热、全身不适、食欲减退、白细胞增高等感染表现。

综上所述，胰腺结石的临床表现主要有腹痛、脂肪泻、消瘦及糖尿病“三多一少”的特点。临床医师在诊断过程中必须明确：①胰腺结石的部位、大小、数量；②是否合并有主胰管的狭窄或扩张；③胰腺内、外分泌功能的损害程度；④是否合并有胰腺肿瘤。临床上凡是出现以上症状时应考虑是否有胰腺结石的可能。

（二）实验室诊断

脂肪泻时粪便中有多量脂肪滴和不消化的肌纤维。有黄疸者，总胆红素、结合胆红素、碱性磷酸酶增高。部分患者可出现血清淀粉酶升高,若合并胸、腹水,其胸、腹水中的淀粉酶含量往往也会明显升高。血糖测定及糖耐量试验可反映胰腺内分泌功能受损程度。有些患者也可出现血清 CA19-9 增高,但升高幅度一般较小,如明显升高者,应警惕合并胰腺癌的可能。值得一提的是,胰腺外分泌功能试验理论上也是慢性胰腺炎合并胰腺结石的重要依据。分为直接外分泌功能试验和间接外分泌功能试验两种。两者均通过测量胰腺分泌的胰液量、胰液电解质浓度和胰酶量来评估胰腺的外分泌功能。但由于敏感性较差,临床价值有限。

(三)影像诊断

1. *腹部X线平片* 采用前后位及侧位腹部X线平片是诊断胰腺结石最基本的检查,仅能显示高密度结石和钙化灶,分布于脊柱两侧、1~3腰椎平面。因绝大多数胰腺结石含有95%的碳酸钙,在腹部X线平片上表现三种类型:①弥漫型:有散在的粟粒样大小结石;②孤立型:为一个或数个块状结石;③混合物型:同一张X线平片上有粟粒状、黄豆状或块状结石同时存在。高达30%的慢性胰腺炎患者可以在腹部平片中观察到胰腺的钙化。缺点是敏感性和特异性较低,不能区分胰腺结石和钙化。腹部X线平片发现结石需与肾结石、输尿管结石、胆结石及淋巴结钙化鉴别,此时可加摄斜位X线片进行区别。

2. *腹部超声波诊断* 是诊断胰腺结石的首选检查方法。腹部B超简便、经济、无损伤、可重复性、无放射性和不受结石成分的限制、准确率高(93%)等优点。超声可显示扩张的胰管和结石,能明确主胰管内结石的位置、数量,根据腺体的大小、内部回声、胰管的扩张程度来判断梗阻的程度及胰腺功能情况等。胰腺在腹部超声下呈点状或弧形的强回声影像;结石直径>5 mm其后伴有声影,而<5 mm者不伴声。然而,腹部B超仍有一定的局限性,部分患者由于肠道气体干扰或体型,其胰腺(尤其是胰头部)不能得到充分的显示。有时B超在判断结石是在胆总管末端还是在胰头部仍有一定的困难。而且扩张的主胰管易与脾动脉、脾静脉相混淆。

3. *CT诊断* CT因为不受气体干扰,密度分辨率高,能显示胰腺实质、胰管和周围结构,确定结石的分布、判断有无合并胰腺肿瘤,对手术方案的制订有非常重要的意义。CT检查在弥补B超不足方面可以发挥主要作用,而多层螺旋CT可在薄层扫描的基础上进行重叠重建,更可以提高其对胰腺结石病的诊断价值。针对结石的特点及临床处理方法,胰腺结石在CT上可分为:Ⅰ型结石,主要位于胰头部,单发,结石较小,胰管无扩张或轻度扩张;Ⅱ型结石,主要位于胰体部,结石可较大,并伴胰管明显扩张;Ⅲ型结石,位于胰尾部;Ⅳ型结石,广泛分布于胰头、胰体和胰尾部,胰管多明显扩张;Ⅴ型结石,并发胰腺炎或胰腺癌。但CT的缺点也显而易见,即难以区分慢性胰腺炎钙化斑点和胰腺结石,难以显示细小的胰管和结石,也难与胰腺实质或血管内的钙化灶鉴别;图像欠连贯和直观,对胰腺阴性结石无诊断价值。

4. *内镜逆行胰胆管造影*(endoscopic retrograde cholangiopancreatography,ERCP) 是完整显示胰管系统的方法,被认为是诊断胰腺结石的金标准,成功率为90%以上,并发症为0.78%~3%。对胰腺阳性和阴性结石均有诊断价值,其敏感性及特异性居各类检查之首,可直接、准确、完整地显示胰腺结石阴影的分布、大小、数目及与主胰管和二级分支胰管的关系,主胰管、二级分支胰管及胆管是否合并狭窄、阻塞及扩张的程度等;胰管内充盈缺损提示阴性结石,可与胰腺内其他钙化性病灶鉴别,弥补腹部超声和CT检查的不足。胰管严重狭窄或结石阻塞时,可使胰管显影不完全或注射造影剂过快掩盖小结石,造成漏诊。但该项检查是有创的,对操作者技术要求高,有一定的并发症(0.78%~3%),可能会加重患者原有的胰腺炎症状。而且胰腺结石患者往往都存在着不同程度的胰管狭窄,容易造成插管失败或不显影。

5. *磁共振胆胰管成像*(magnetic-resonance cholangiopancreatography,MRCP) 近年来逐渐成熟的磁共振胆胰管成像技术能清楚显示整个胆胰系统,对胰管的形态、狭窄及扩张、结石影有全面的了解,具有重要的诊断价值,对医生提出合理的治疗方案提供重要依据;而且由于无创伤、无禁忌、无须造影剂就可获得与ERCP类似清晰、直观的图像,对ERCP操作失败者也能很好地显示胰管全貌,所以在诊断方面有逐渐取代ERCP的趋势。诊断价值与ERCP相似,胰头、胰体和胰尾部主胰管的显示率分别为79%、64%及53%,ERCP和MRCP诊断胰管扩张、狭窄及胰管内充盈缺损的一致率分别为83%~92%、70%~92%及92%~100%。但患者在MRCP检查中,医师除了要把握技术因素外,患者的配合、胃肠道准备也极为重要。

6. *超声内镜(EUS)诊断* 可避免胃、十二指肠内积气和腹壁脂肪酸组织的干扰,更清晰地显示胰腺及微小病变。EUS 可扫查胰管全程，不受胰管中断的影响，反之对胰管中断导致胰管扩张者，胰腺结石在超声影像上更容易识别。因此，胰腺结石检出率高于腹部 B 超和 ERCP 检查。

7.胰管镜检查　凡临床疑有胰管疾病，而经 X 线、超声、ERCP、CT、MRI 及超声内镜等一系列检查仍不能明确诊断的患者，可选择胰管镜检查。胰管镜下胰腺结石的特征为黏膜颜色较正常淡，黏膜充血水肿、凹凸不平，有瘢痕形成，血管纹理不清，腔内分泌物较多，可见蛋白栓及结石。

此外，腹腔镜超声检查等在发现结石和结石定位方面也有着十分重要的价值。因而，在胰腺结石的诊断中，各种影像检查手段各有其优缺点，建议采用综合影像学检查以提高结石发现率。

需要指出的是，在临床工作中，胰腺钙化常与胰腺结石混淆不清。而事实上，胰腺内血管钙化及胰腺实质钙化不同于胰腺结石。往往胰腺结石位于胰头部，且多伴有胰管不同程度的扩张；胰腺内血管钙化常为全身动脉粥样硬化的局部表现，与胰管走行方向不一致；而胰腺实质内钙化常发生于胰腺实质和脂肪坏死，并多位于胰腺的体尾部。

三、鉴别诊断

(一)胰腺癌

胰腺癌的临床表现变化多端，无特异性，因此难以确诊。但因多数人胰腺癌来源于胰导管，因此，进行腹部 B 超、CT、MRI、ERCP、选择性腹腔动脉造影、EUS、胰管镜、胰腺细穿刺活检及胰管镜下活检可显示胰导管的狭窄、梗阻、闭塞或充盈缺损等癌肿征象可协助诊断。其中 ERCP 对胰腺癌的正确诊断率达 92.7%~95.5%，能较早发现胰腺癌。胰腺癌 CT 扫描的特征为胰腺轮廓异常增大，胰腺周围脂肪层消失，局灶性密度减低的胰腺肿块，癌肿坏死或胰管阻塞继发囊性扩张等，其诊断率达 75%~88%。胰腺癌的 MRI 表现为 T1 值的不规则图像、肿瘤中心区 T1 值更高，合并胆道阻塞是胰腺癌的特征表现。

(二)慢性胰腺炎

临床表现出多样化。典型的临床表现为反复发作的腹痛、腹块、黄疸、消瘦及脂肪泻、糖尿病等胰腺内、外分泌能障碍的表现；但多数患者仅有恶心、呕吐、消化不良等非特异性症状。用 ERCP 诊断慢性胰腺炎比其他方法价值更高，表现出为主胰管呈不规则或串珠样扩张，可见假性囊肿、钙化、结石，并可显示胆总管有无异常。慢性胰腺炎的 CT 征象为胰腺体积增大或缩小、边缘不清、密度降低、胰腺钙化影、胰腺区域性透亮区，提示假囊肿的存在。

(三)慢性胆囊炎

以上腹部隐痛、嗳气、不能耐受油腻饮食等消化不良症状为主要表现，胆囊区可有压痛，少数胆囊积水患者可触及胀大的胆囊，多数患者有急性病胆囊炎反复发作史。急性病发作时表现出持续上腹部或右上腹部疼痛、阵发性绞痛，可向右肩或右肩胛下角放射，伴高热、寒战、黄疸、恶心、呕吐等临床症状，体检有右上腹部压痛、肌紧张及 Murphy 征阳性等。腹部 X 线平片、B 超、ERCP、CT、MRI 等检查发现结石或证实胆囊管阻塞是诊断慢性胆囊炎的确切证据。

(四)胆道结石

以右肋缘下上腹部疼痛，呈持续性、阵发性加剧，可有发热、黄疸、恶心、呕吐及大汗淋漓等为主要特征。多由饱餐或油腻饮食后而诱发。检查有右上腹部压痛、肌紧张及 Murphy 征阳性，少数患者有胆囊增大，白细胞计数增高。腹部 B 超发现伴声影的结石回声、无嵌顿时随体位变动而活动。腹部 X 线平片仅对 1/3~1/2 的胆囊结石有诊断价值。ERCP 可清楚显示各级胆管，明确结石、胆管狭窄或扩张位置和分布，有助于明确诊断。

(五)Vater 壶腹癌

以进行性黄疸、消瘦、右上腹痛、右上腹压痛及腹部肿块等为主要临床表现，腹部 B 超、低张十二指肠造影、ERCP、经皮肝穿刺胆管造影(PTC)、内镜、CT、MRI 及超声内镜等检查有助于明确诊断。

(六)消化性溃疡

消化性溃疡以慢性、节律性及周期性上腹疼痛为突出临床表现，但十二指肠后壁穿透性溃疡，若与胰腺粘连，可引起顽固性腹痛，制酸剂难以控制，应注意鉴别。

四、治疗

外科手术治疗是胰腺结石病的主要治疗手段，而其手术方式主要为胰肠侧侧吻合与胰管切开取石术。而在过去的25年内，内镜技术迅速发展，已可以利用类似胆管取石的方法进行胰管取石术。单个的结石可以通过气囊或者取石网篮从胰管内取出，而体积较大的结石则常常需要进行内镜下碎石术或者转而通过外科手术取出。

一系列的研究表明，去除胰管内的结石可以改善大部分慢性胰腺炎患者的临床症状，内镜治疗和外科手术治疗的随机对照试验显示，外科手术在梗阻性慢性胰腺炎患者腹痛症状的长期缓解率上更有优势。然而由于内镜下治疗的侵袭性小，因此常作为胰腺结石的首选治疗方法，只有在内镜治疗失败的情况下才选择进行外科手术干预。内镜治疗可以减少胰腺结石病患者接受外科手术的概率、延缓外科手术介入的时机，甚至可以使患者免受手术之苦，并且能够预测接受外科治疗的患者对于手术治疗的反应。而内镜治疗的一些辅助手段，诸如胰管括约肌切开术、胰管内碎石术以及胰管狭窄段的扩张则扮演着十分重要的角色。

(一)非手术治疗

1. *对症治疗* 症状发作时，应禁食或进低脂饮食，以减少对胰腺分泌的刺激。维持水和电解质的平衡。适当应用解痉止痛剂、胰腺分泌抑制剂、胰酶抑制剂和中药。应用目的是减少胰液的生成，并通过抑制胆囊收缩素的释放降低胰管内的静水压，从而减少对胰腺的刺激。但上述疗法并不能改变胰腺结石的大小或结石的形成。

2. *溶石治疗* 利用药物溶解胰腺结石的主要成分以使胰管恢复通畅，是药物治疗的主要目的。然而至今仍没有一种确切的药物可以溶解胰腺结石，有报告枸橼酸盐可增加胰腺结石的溶解度，因此在临床上可用枸橼酸口服治疗胰腺结石。Noda发现胰腺能分泌一种弱有机酸——二甲噁唑烷二酮(DMD)。该药能增加胰腺结石的碳酸钙的溶解度，使已形成的微小结石能自行溶解。因此，他用DMD的衍生物——三甲噁唑烷二酮(TMD，一种抗癫痫药)作为溶石剂来治疗胰管结石，取得了一定疗效。令人遗憾的是，由于该药具有肝毒性，因此还没有得到广泛的应用。药物溶石治疗胰腺结石还有待今后的进一步研究。

3. *内镜治疗*

(1)内镜加碎石：Kozarek等回顾性分析行体外震波碎石(ESML)结合ERCP治疗伴有结石的慢性胰腺炎，认为体外冲击波碎石结合内镜下主胰管取石有利于大多数慢性胰腺炎患者取得较好的疗效。

(2)内镜下乳突括约肌切开取石术(EST)：通过十二指肠内镜行十二指肠乳突括约肌切开，若结石直径<1 cm，可用取石网篮直接至胰管在X线下取石，或用取石气囊伸至胰管注气使气囊扩张后牵拉取石，超大型直径>1.5 cm，需先用取石钳、机械碎石器或高压液电碎石后再取出结石。取石术后主张应用胰导管插管内支撑引流术，以防胰腺管狭窄。

(3)内镜下胰管扩张术：主要适合于良性乳头及胰管括约肌狭窄、慢性胰腺炎、壶腹部癌和胰腺癌。

(4)内镜下胰管括约肌切开术：慢性胰腺炎伴发的胰管结石常位于壶腹部胰管近端2～4 cm，行主胰管括约肌切开术(EPS)后，可用气囊导管或Dormia取石网篮将结石取出；也为进一步扩张、置引流管等治疗带来方便。EPS适用于主胰管内的胰腺结石，或同时伴有胰管口旁短段胰管狭窄或有副胰管口狭窄者，多用于胰管结石取石、扩张及胰管支架治疗前的准备。

(5)内镜下胰管内引流术(ERPD)：主要功能适用于胰管结石伴短段狭窄，经胰管切开术无法纠正者。

内镜治疗吸引人的地方就在于它能够替代外科手术。内镜治疗的目的：取出慢性胰腺炎患者胰管的结石，从而减轻胰管的梗阻，缓解患者的疼痛症状。非手术方式去除胰管结石是非常具有挑战性的。内镜下取出胰管内结石通常比去除胆管结石更为困难，因为胰腺结石往往质地较硬，且在大多数情况下常同时存在胰管的狭窄。结石位于胰头部以及胰体部，结石并上段主胰管扩张是内镜下治疗的最佳适应证。将近50%的胰腺结石可以通过常规内镜技术去除，主要包括内镜下乳头括约肌切开术，或者球囊、取石网篮等取出结石。若结合ESWL则可以将结石取出率提高至60%～90%。而结石布满整个胰腺腺体或没有主胰管明显扩张的分支胰管结石患者，则不是内镜治疗的确切适应证。

短期和长期的随访结果表明，内镜治疗可以显著改善患者的腹痛症状(分别为77%～100%和54%～

86%)。在一项纳入1000名慢性胰腺炎患者的大型研究中,对所有患者在接受内镜治疗后进行了长期随访,结果65%的合并胰管狭窄和/或胰腺结石患者腹痛症状明显改善。同时,其他研究也得出了相似的结果,患者临床症状的改善率约70%。虽然大多数研究结果表明,内镜治疗并不能改善患者的胰腺功能,但也有人提出,内镜治疗后患者的胰腺外分泌功能得到了显著改善。

如上所述,内镜下治疗技术包含了胰管括约肌切开术、胰腺结石取出术(通过球囊、网篮,或鼠齿钳等)、支架留置术以及机械碎石术。有病例报道指出,在胰管括约肌切开后行内镜下气囊扩张(12~15 mm)是安全的,有利于较大结石从主胰管内取出。但该项技术在常规使用前还有待进一步的研究。另一种方法是将体积较大的结石转变为体积相对较小的结石,这样能够更容易地通过十二指肠乳头取出结石。上述过程可以通过机械碎石、胰管内液电碎石及EWSL等来完成。

(二)外科手术治疗

手术是治疗胰管结石最有效的方法,适用于其他和微创治疗失败或结石难于取出的病例。胰腺结石的外科手术原则是取尽结石,解除胰管梗阻,建立通畅的胰肠引流,防止胰腺实质进一步受损,去除引起胰管梗阻的结石,降低胰管的压力,尽可能多地保留正常的胰腺组织以及相邻的器官。

1. 手术指征 ①结石较大或结石嵌顿,无法用内镜治疗取石者;②症状较重,经非手术治疗无效者;③临床上不能排除癌变者。

2. 手术方式

(1)切开胰腺实质及胰管取石术:根据结石在胰腺内的不同部位,采取不同的术式。

(2)胰体尾部切除术:适用于胰体尾部有较多结石且胰管及胰实质毁损较严重者,切除后行胰断端对空肠端套式吻合。

(3)胰十二指肠切除术或全胰切除:适用于胰头部、胰体部的假性结石或全胰腺的广泛弥漫性假性结石。但此术式操作复杂、创伤大,术后并发症多且严重,采用此术时一定要慎重。

胰腺结石病患者若选择外科手术治疗,则需要取决于多种因素,如主胰管的直径、主胰管的狭窄程度、胰腺炎相关的假性囊肿、癌变倾向、胰腺炎相关的十二指肠或胆道梗阻、症状的严重程度以及患者是否耐受手术等。外科手术最适合于主胰管直径超过8 mm的患者且手术中可以同时处理狭窄部分的主胰管。

2010年的一份报道指出,在为期37个月的随访中发现,改良的Puestow式手术可以更有效地缓解患者的腹痛症状(80%~90%),并且更安全(并发症发生率为5.7%)。另两项前瞻性研究结果发现,与内镜相比,手术能更有效地缓解慢性胰腺炎患者的疼痛症状。但后一项研究有诸多局限性。内镜治疗组患者的胰管狭窄发生率非常高(84%),而且这些患者胰管内留置支架的时间可能过短(中位数为27周)。最近,荷兰人Cahen又对相同的患者进行了为期79个月的随访。该研究发现,与手术组相比,内镜治疗组中68%的患者仍旧需要进行胰管引流;此外,内镜组中47%的患者最终还得接受外科手术;手术在疼痛缓解方面明显优于内镜治疗,两者在生活质量提高和胰腺功能保留方面具有相似的结果。总之,上述这些结论适用于胰管狭窄合并胰腺结石的患者。相反,内镜联合或ESWL对于那些没有主胰管狭窄的胰腺结石病患者具有相当好的疗效。对于内镜治疗失败的患者而言,外科手术通常被认为是二线治疗。外科引流的病死率高达5%,而且患者的长期预后并不令人满意。主要是因为多达50%的患者在手术后的5年内会再次出现腹痛症状。

(池肇春)

参考文献

[1] 池肇春. 排便异常的鉴别诊断与治疗[M]. 北京:中国医药科技出版社,2012:264-272.

[2] Maruyama M, Arakura N, Ozaki Y, et al. Risk factors for pancreatic stone formation in autoimmune pancreatitis over a long-term course[J]. J Gastroenterol,2012;47:553-560.

[3] Takuma K, Kamisawa T, Tabata T, et al. Short-term and long-term outcomes of autoimmune pancreatitis[J]. Eur J Gastroenterol Hepatol,2011;23:146-152.

[4] Choi EK, Lehman GA. Update on endoscopic management of main pancreatic duct stones in chronic calcific pancreatitis[J].

Korean J Intern Med,2012;27:20 - 29.

[5] Bang BW, Lee TH, Song TL, et al. Twenty - second versus sixty - second dilation duration in endoscopic papillary balloon dilation for the treatment of small common bile duct stones: Aprospective randomized controlled multicenter trial [J]. Clin Endosc, 2015;48:59 - 65.

[6] Ohyama H, Hikata R, Ishihara T, et al. Efficacy of stone density on noncontrast computed tomography in predicting the outcome of extracorporeal shock wave lithotripsy for patients with pancreatic stones [J]. Pancreas, 2015;41:422 - 428.

[7] Wang CL, Ding HY, Dai Y, et al. Magnetic resonance cholangiopancreatography study of pancreaticobiliary maljunction and pancreatic biliary disease [J]. World J Gastroenterol, 2014;20:7005 - 7010.

[8] Lai KH, Chan HH, Tsai TJ, et al. Reappraisal of endoscopic papillary balloon dilation for the management of common bile duct stones [J]. World J Gastroenterol Endosc, 2015;7:77 - 86.

[9] Zhang GW, LinJH, Qian JP, et al. Analysis of risk factors for pancreatic duct stones formation in patients with alcoholic chronic pancreatitis [J]. Pancreatology, 2014;14:109 - 113.

第八篇

消化道激素肿瘤

第四十二章　胃泌素瘤鉴别诊断与治疗

一、概述

胃泌素瘤又名卓－艾综合征（Zollinger－Ellison syndrome，ZES），临床上较少见，但在胰神经内分泌肿瘤中仅次于胰岛素瘤而占第二位，由 Zollinger 与 Ellison 于 1955 年首先报道。引起此综合征的至少有三种情况：①胃窦 G 细胞增生（卓－艾综合征Ⅰ型）；②胃泌素瘤（卓－艾综合征Ⅱ型）；③产生其他生物活性物质的肿瘤，主要也在胰。前两种的活性物质均为胃泌素。后者的活性物质尚待确定，也许不止一种。

卓－艾综合征最常见的原因是胃泌素瘤。胃泌素瘤的发生率占消化性溃疡的 0.5%～1%。在美国其发病率为 1/1 000 000；丹麦 500 万人口中，17 年间发现 100 例。国内有学者报道连续 10 年对溃疡病患者行血清胃泌素测定，连同北京及上海许多医院的类似检查，认为中国人的发生率较低。胃泌素瘤的平均发病年龄为 45～50 岁，男性较女性多见为 3∶2，确诊的平均时间约为 6 年。

胃泌素瘤可分为散发性（sporadic gastrinoma，SG）以及多发性内分泌肿瘤Ⅰ型（multiple endocrine neoplasia typeⅠ，MEN－1）相关型两类。SG 更为常见，其临床表现与生物学行为更类似恶性肿瘤；10%～25% 的胃泌素瘤属于 MEN－1，有以下特点：①有明确家族史，家系中有第 11 对染色体 q13 的变异。②胃泌素瘤常为微小、多发，且多分布于十二指肠及其他部位，所以手术效果差。③肿瘤生长缓慢，带瘤生存时间长。

90% 以上的胃泌素瘤被发现位于“胃泌素瘤三角区”的解剖部位。该部位是由胆囊管与胆总管汇合点，十二指肠二、三段交汇点，胰腺颈体交接点三点连接线围成的三角形区域。其中发生于十二指肠壁者几乎与胰腺的一样多，约有半数以上的病例肿瘤为多发。原发于腹腔淋巴结的胃泌素瘤，包括胃、胰、十二指肠的周围，肠系膜、小网膜及胆总管的淋巴结等，以肠系膜淋巴结最多见。此外，尚见于胃、肠、脾门、卵巢、甲状腺、纵隔及肝等。肿瘤直径 0.1～20 cm，但多数较小，在 1 cm 以下。早年本病发现较晚，恶性病例占 60% 以上。近来病例发现较早，恶性者比例下降。常见的转移部位是局部引流淋巴结和肝，个别可至腹壁及骨等腹腔外部位。

少数呈典型症状的病例未见胃泌素瘤，只见胰岛细胞增生，非 B 细胞与 B 细胞之比增高，或有微小腺瘤病（microadenomatosis）。有 3/4 病例的溃疡部位并不特殊，也不是多发。胃的壁细胞增生，数目约为正常人的 6 倍，为十二指肠溃疡患者的 3 倍。

二、诊断

（一）临床表现

主要为消化性溃疡及其并发症。此外，可因高胃酸分泌而致腹泻，脂肪泻，脱水综合征，低血钾、代谢性酸中毒，低血钾性肾病。最常见的症状为腹痛，占患者的 70%～95%。其次为腹泻、胃灼热和体重下降，分别占 73%、44% 和 17%。患者只表现出一种症状者很少（为 11%），最常见的症状组合是腹痛与腹泻。体重下降伴有腹痛、腹泻和胃灼热是提示胃泌素瘤的重要线索。

1. 消化性溃疡　消化性溃疡见于 90% 以上患者，但只有 1/4 患者的溃疡为多发性，可出现于食管下端、十二指肠的第二、三、四段、空肠和回肠，亦有结肠溃疡穿孔的病例报告。

常见症状为上腹痛、胃灼热、反酸、呕血和/或黑便。这些症状不易被常规治疗所控制，胃大部切除后，溃疡常在短期内复发，极易出现溃疡的并发症，如出血、穿孔等。约1/4的病例以胃肠道出血为首发症状。

2. 腹泻　35%的患者以此为首发症状。在部分患者，腹泻是初发症状或唯一症状。其特点为，夜间腹泻；抽吸胃液或全胃切除后，可使腹泻减轻或消失。腹泻的原因为：①大量盐酸进入小肠，引起机械性和化学性刺激；②酸性胃液损伤小肠黏膜及黏膜下层；③胃泌素直接作用和黏膜损伤，使小肠对水和电解质吸收减少；④小肠运动增加。

3. 脂肪泻　部分患者有脂肪泻，其原因为：①大量盐酸进入小肠，小肠内pH值低下，胰脂肪酶因缺乏适宜环境而无活性，不能使三酸甘油酯分解为自由脂肪酸；②小肠内pH值低下，引起黏膜损伤，使脂肪滴在肠黏膜上皮细胞内形成的乳糜微粒减少，摄取脂肪后，血浆三酸甘油酯增加迟缓；③胆盐，特别甘氨酸的结合胆盐的等电点约为4.0，在酸性pH值时沉淀，以致乳糜微粒不能形成，从而脂肪吸收不良。

4. 多发内分泌腺瘤综合征　有10%~40%胃泌素瘤患者并发其他内分泌肿瘤，属于多发性内分泌瘤I型（MEN－Ⅰ）。常合并甲状旁腺功能亢进；此外，可合并垂体、肾上腺、甲状腺的腺瘤，亦可合并支气管和小肠的类癌；也可合并嗜铬细胞瘤，但罕见。Ballard等收集85例，受累内分泌腺的分布为：甲状旁腺88%，胰腺85%，垂体65%，肾上腺19%，甲状腺19%。

5. 杵状指　文献上只见一例，为15岁男孩。为典型的胃泌素瘤患者，病史3年，双手指全呈杵状。切除胰头3 cm的肿瘤后，恢复良好。1年后杵状指全消，3年后血清胃泌素正常，健康良好。此杵状指显然与胃泌素瘤有关，考虑为瘤释放的活性物质所致，其确切机制有待进一步研究。

（二）实验室诊断

1. 胃液分析

（1）基础酸排出量（BAO）：90%以上的病例盐酸超过15 mmol/h，有高于此值的一般消化性溃疡患者，也有低于5 mmol/h的胃泌素瘤患者。ZES 70%以上做过胃手术者大于5 mmol/h。

（2）最大酸排出量（MAO）：超过60 mmol/h。

（3）BAO/MAO＞0.6。其机制为，患者的胃几乎全部处于胃泌素最大刺激状态，当进一步刺激时，胃酸很少或不再增加排出。有人观察，只有70%的患者符合此值。

（4）胃液pH值：3或高于3，实际上可排除胃泌素瘤。

2. 血清胃泌素测定　正常值低于150 ng/L，本病患者需达500 ng/L或以上，方能诊断。实际上，至少半数病例未能达到诊断标准，故需激发试验。近来有学者报道在手术中测定血清胃泌素（外周静脉血和门静脉血），其结果降至正常可作为肿瘤完全切除的指标。

3. 激发试验

（1）胰泌素试验：静脉注射胰泌素2 U/kg体重快速静脉注射，在注射前10，1分钟以及注射后2.5，10，15，20以及30分钟分别抽血检测血清胃泌素浓度。90%胃泌素瘤患者于5～10分钟时达高峰，现多以血清胃泌素较基础值增高200 ng/L或以上作为诊断标准。本试验对当前诊断胃泌素瘤最有价值，省时简便，无副作用，胰泌素激发试验在诊断大多数患者中起到决定性因素的作用，原来认为胰泌素致胃泌素下降，对胃泌素瘤患者致上升；近期资料表明，胰泌素致所有人的胃泌素均上升，但程度轻微，只有胃泌素瘤能超过基础量200 ng/L，才有诊断价值。这一特点，使胰泌素激发试验在大多数患者的诊断中起到决定性因素作用。解释为G细胞上有胰泌素受体，激发后致胃泌素分泌增多。

无胃酸的高胃泌素血症亦可呈胰泌素试验阳性，解释为胃窦G细胞增生，胰泌素刺激后，有大量胃泌素释放。

（2）钙试验：给钙10 mmol（4 mg）/（kg·h）（葡萄糖酸制剂），在50 ml生理盐水中连续3小时静脉滴完，静脉血测定基础及注射钙1，2小时及完毕时的血清胃泌素，比基础增高400 ng/L以上，则可诊断为胃泌素瘤。解释为钙有刺激G细胞释放胃泌素的作用。胃泌素瘤对血清中钙水平的变化非常敏感，在胰泌素试验的结果模棱两可时，钙激发试验常被推荐。

（3）标准餐实验：胃泌素瘤患者餐后血清胃泌素增高不超过原来的50%，如增高100%则提示为G细胞增生或功能亢进，因而此激发实验可用于鉴别胃源性（如G细胞增生或亢进）与胰源型高胃泌素血症。

（4）嗜铬粒蛋白A（chromogranin A，CgA）测定：CgA诊断MEN－1的特异性和敏感性为100%和59%。即使没有肝转移的胃泌素瘤通常有CgA的升高。

4. 胃泌素瘤的定性诊断指南（中华医学会2008年）

（1）对经正规药物或手术治疗无效后仍反复发生的消化性溃疡、少见部位的消化性溃疡、消化性溃疡伴腹泻、MEN－1患者需考虑胃泌素瘤可能。

（2）血清胃泌素浓度＞1000 ng/L，胃酸pH＜2。

（3）对血清胃泌素浓度＞200 ng/L，但＜1000 ng/L者，进行胰泌素或钙离子激发试验。即注入2 μg/kg的胰泌素后30分钟内胃泌素水平上升幅度＞200 ng/L；或3小时内静脉滴注54 mg/（kg·h）的葡萄糖酸钙，胃泌素＞395 ng/L，可诊断胃泌素瘤。

（4）建议测定血清钙、PTH、胃泌素、PRL等激素的水平，以排除MEN－1。

胃酸增高是必不可缺的条件。血清胃泌素显著增高，常在每升数千纳克（ng/L）以上；若未达到诊断水平，可做胰泌素或钙激发试验。在生化诊断胃泌素瘤的同时，宜影像检查或门静脉插管取血测定胃泌素，以探索肿瘤部位。一种检查不能肯定时，可联合采用影像检查和门静脉血胃泌素测定，能略微提高影像检查的诊断率，有的达80%~90%的阳性率。CT和选择性血管造影联用，几乎能发现所有肝转移及腹后壁淋巴结病变；但对生化肯定的原发性胃泌素瘤，半数以上病例不能发现。术前影像检查阴性的胃泌素瘤患者，探查时有40%未能发现肿瘤。对于十二指肠部位的胃泌素瘤，常规的影像学方法发现率较低，手术中肠壁触摸检查、十二指肠壁内镜透照检查与十二指肠壁切开相结合可提高检出率。

胃泌素瘤的恶性趋势很强，有60%~85%的病例最后为恶性，开始阶段可以普通溃疡病的形式存在多年，故对暴发型及慢性溃疡均应警惕。

（三）肿瘤定位诊断

1. 影像检查　超声检查简便而低廉，但敏感性差，近来采用术中超声检查，干扰减少，准确性提高，有报道其对胰腺和胰周肿瘤的检查效果与超声内镜相当，但对十二指肠的病灶敏感性差。CT检查对肝转移瘤的敏感性较高，但对其他部位的肿瘤的敏感性差，尤其十二指肠和淋巴结的病灶检出率很低：而且其检出率依赖于其肿瘤的大小，直径＜1 cm的肝外肿瘤，CT不能检出，1~3 cm者检出率为30%，＞3 cm者检出率为95%。选择型血管造影（ANGIO）有较高的敏感性和特异性，但肿瘤直径小于2 cm时其敏感性下降。核磁共振（MRI）检查对肝内转移瘤敏感性高、特异性强，但对肝外病灶，其敏感性明显下降。超声内镜（EUS）检查具有高的敏感性和特异性（尤其对胰腺和胰周病灶的检测），有报告其定位诊断内分泌肿瘤的敏感性可达91%，最低可检测到5 mm的病灶（表42－1）。

表42－1　影像检查对胃泌素瘤的诊断价值（%）

检查项目	胃泌素瘤转移至肝		原发胃泌素瘤	
	敏感性	特异性	敏感性	特异性
B型超声	14	100	21~28	92~93
CT	35~72	98~100	35~59	83~100
选择性血管造影	33~86	96~100	35~68	84~94

2. 门静脉分支取血测胃泌素含量（SASI）　本法是导管经肝进入门静脉分支，根据分支静脉中明显增高的胃泌素含量（与动脉血比较），判定其引流区为胃泌素瘤的所在。本法能发现较小的胃泌素瘤（2.5 mm），尤其对散发性及胰外瘤的发现很有帮助；但操作复杂，需要技术条件高，并且只能进行区域性定位，有时不能指出肿瘤的确切存在位置。

3. 内镜检查　胃泌素瘤有半数发生于十二指肠，其中71%发生于第1段，21%在第2段，8%在第3段。常规方法对发现十二指肠的肿瘤敏感性差。上消化道内径的敏感性为40%。内镜超声对于胃泌素瘤的敏感性达46%~100%。

4. 经皮肝穿刺门静脉插管采血样(PTPVS)检查　可分别采集胰、十二指肠、空肠静脉血来测定胃泌素的浓度，有助于定位诊断。但该方法创伤大，而且结果往往模棱两可，目前较少采用。

5. 生长抑素受体核素显像(SRS)　生长抑素受体闪烁显像(SRS)是最近开展的用于胃泌素瘤定位诊断的影像学方法。其原理为胃泌素瘤表面有大量高亲和力的生长抑素受体，将放射核素标记的生长抑素类似物静脉注入体内，术前和术中探测其结合部位即可定位诊断胃泌素瘤。约90%的胃泌素瘤存在生长抑素受体，因此可将核素标记的奥曲肽注入体内，经ECT显像可以发现原发病灶和转移灶，该方法被认为是一种很有前途的敏感的定位方法，有条件的医院可以当作首选检查。具体方法为将^{123}I或^{111}In标记的奥曲肽进行静脉内注射，4小时和24小时行ECT检查获得图像，可检出92%的肝转移瘤，对胰腺内胃泌素瘤的检出率则近于100%。SRS应联合CT或MRI提供明确的肿瘤定位。

三、鉴别诊断

主要与高胃酸、高胃泌素血症鉴别。

(一)高胃酸

胃泌素瘤患者，一般胃酸显著增高，但一部分病例与十二指肠溃疡相重叠，甚至部分病例的胃酸并不很高。部分溃疡病患者，有胰泌素瘤同时存在，虽无血清胃泌素升高，但可能释放生物活性因子，致使胃酸增高，产生溃疡，应注意加以鉴别。

(二)高胃泌素血症

1. 伴高胃酸分泌　①胃窦G细胞增生(卓-艾综合征Ⅰ型)：消化性溃疡、高胃酸及高胃泌素血症与胃泌素瘤相同，但无胃泌素瘤。其全部临床表现乃由增生的G细胞释放过多的胃泌素所致。鉴别要点为本病胰泌素试验阴性及蛋白餐试验阳性。②残留胃窦综合征：Billroth Ⅱ型胃切除术时，有一部分残留的胃窦被包在十二指肠残端内，由于此残端胃窦接触碱性环境，致G细胞增生，血清胃泌素增高。③短肠综合征：小肠较大部分切除后，存在小肠的抑制胃泌素释放的物质(胰高糖素、GIP、VIP)被切除，使胃泌素释放增加。另外，胃泌素可能在肠内分解代谢，小肠切除后，代谢分解减少，故血清胃泌素含量增高。④胃幽门梗阻：此时胃潴留刺激胃窦G细胞，致胃泌素释放增加。⑤甲状旁腺功能亢进：可能由于高血钙和/或MEN-1同时存在。⑥MEN-1：胃泌素瘤存在的同时，尚有甲状旁腺、垂体或肾上腺的腺瘤。故应注意其他内分泌腺是否有肿瘤，以免漏诊。⑦幽门螺杆菌感染：无萎缩胃窦胃炎时可有高胃泌素血症，引起高胃酸分泌。

2. 伴低胃酸分泌　萎缩性胃炎、恶性贫血、迷走神经切断、胃癌等，通常情况下，胃酸与胃泌素有反馈抑制作用，当上述情况胃酸降低时，胃泌素即行升高。

3. 慢性肝、肾功能不全　胃泌素在肝和肾中代谢，且经肾排出；当肝或肾功能不全时，血清胃泌素即行升高。

四、治疗

(一)药物控制高胃酸分泌

早期使用的抗酸剂和抗胆碱能药，对高胃酸的控制无效，H_2受体拮抗剂能有效控制，使溃疡愈合。自PPI问世后现已不用。质子泵抑制剂：奥美拉唑(omeprazole)抑制胃酸的作用超过H_2受体拮抗剂，且持续时间长，对一般溃疡病每天一次20 mg，可强烈抑酸，使胃液酸度明显下降甚至降为零。对胃泌素瘤的溃疡，通常首次每日剂量60 mg，以后每日酌情20~180 mg，能达到理想的抑酸标准，数日内症状迅速消失，治疗1个月至4年的病例100% 溃疡愈合。由于奥美拉唑的长效作用，只有30%的每日剂量需要分次服。对H_2受体拮抗剂无效的本病病例，2周溃疡愈合率50%~70%，4周80%以上，8周94%~100%。兰索拉唑、泮托拉唑、雷贝拉唑和埃索美拉唑，均能可靠地抑制胃泌素瘤患者的胃酸分泌。在长期用药过程中，随着时间延长，药量需要增加，基本每年需增加一次。其调整剂量，取决于重新测定用药前1小时的胃酸排出量。

(二)手术控制高胃酸

1. 高选择性迷走神经切断　能降低胃酸平均66%(范围47%~99%)，从而减低用药量，提示此手术对绝大多数病例有效；随着时间延长，药量也需增加。此手术不宜轻易进行，应留待药物控制无效，未见肿瘤或肿瘤已经转移且不能手术时采用。如果同时进行幽门成形术，有可能去除幽门窦的胃泌素瘤，效果会更好。

2. *全胃切除*　胃泌素的靶器官是胃黏膜，能使壁细胞增生，产生大量胃酸。全胃切除，即不再产生胃酸，能收到溃疡愈合之效。在 H_2受体拮抗剂闻世前，为了解除溃疡威胁常以此为紧急治疗措施。近来控制胃酸的药物能有效地使溃疡愈合，此手术的应用已大为减少，且作为选择性手术采用，其指征为患者不能遵医嘱服药或无条件按时就医。全胃切除的手术病死率，早些年为15%，现经术前控制胃酸及选择性手术，已降到2.4%。

全胃切除患者的胃泌素瘤可以自行缓解（肿瘤部分或全部消失，或呈稳定状态）。但 Yet 复习文献267 例胃泌素瘤，并未发现全胃切除对瘤的缓解现象。提示全胃切除所致的缓解，只见于个别病例。其机制不详，推测可能是由于胃对胰岛恶性细胞有营养作用，或胃全切对某些患者有胃泌素瘤细胞的破坏作用所致。

（三）胃泌素瘤的治疗

1. *无转移的胃泌素瘤治疗*　胃泌素瘤虽可长期呈良性表现，但恶性趋势很高，死于肿瘤者接近一半。所以，对所有病例原则上应设法切除肿瘤。

由于胰泌素测定、肿瘤定位及术前控制胃酸的发展，对术前诊断及准备有所提高，能发现 90% 以上肝转移的病变，对无转移肿瘤的切除治疗率可达 30% 以上，尤其胰外瘤，切除治疗率会更高。在术前未见肿瘤的病例，术中发现达 1/3 以上。

手术应仔细检查胰、十二指肠、胃、肠系膜、肝、脾门等易发部位，并安全切除肿瘤。胰头的瘤，如果太大而不能切除，原则上不做胰－十二指肠切除术，因为引发的问题太多，只有个别病例成功。如果未见肿瘤，不要盲目切除远端胰腺，因 80%~90% 的胃泌素瘤位于胰头及十二指肠。此种手术不能提高治愈率。

近来有报道，对于小的十二指肠胃泌素瘤可行内镜下切除。

2. *有转移的胃泌素瘤治疗*　胃泌素瘤患者最常见的死亡原因是瘤的恶性本质。对转移病例已用过的治疗有化学疗法，肝栓塞，系统切除尽可能多的瘤组织、生长抑素类似物、干扰素及转移瘤的局部物理治疗等，疗效均不够理想。

（1）化学疗法：总的效果不够满意。链佐霉素（streptozotocin）及氟尿嘧啶，亦可加用 doxorubicin，50%~70% 的病例有效。Ohshio 报道，2 例胃泌素瘤伴多发肝转移的患者使用达卡巴嗪治疗，取得较好效果。

（2）系统切除肿瘤：术后有的病例生命延长，甚至血清胃泌素降至正常。

（3）长效生长抑素类似物：奥曲肽及其长效制剂能抑制胃泌素瘤释放胃泌素，抑制壁细胞释放胃酸，改善患者症状，提高生活质量，但对肿瘤组织无抑制生长作用。

（4）人白细胞干扰素：Erickson 等观察人胰岛细胞瘤 22 例，其中 18 例对治疗无效，改用干扰素，17 例有效，表现为肿瘤或其标志物缩小一半以上。这些病例包括 4 例胃泌素瘤，其中 3 例有效。

（四）多发内分泌瘤（MEN－1）的胃泌素瘤治疗

此种情况下的胃泌素瘤是胰的多发瘤，比散发性病例的恶性率低，手术切除很少能治愈，药物多能控制其胃酸分泌，故原则为药物治疗，对手术慎重考虑。尤其定位未发现肿瘤时，不宜手术。当胰瘤清楚发现且导管取血确定其为胃泌素瘤，可以切除肿瘤。如伴有甲状旁腺瘤，应先切除甲状旁腺瘤，大部分患者的胃酸分泌量及胃泌素均下降。对于 MEN－1 的胃泌素瘤是否行手术治疗目前尚未达成共识。有人主张如果肿瘤直径 >3 cm，应进行手术，因为这样的肿瘤易发生肝转移。伴有甲状旁腺功能亢进者，宜先切除大部甲状旁腺以降低血钙。

（五）奥曲肽（octreotide）的应用

奥曲肽是人工合成的 8 肽生长抑素类似物，能抑制胃泌素瘤释放胃泌素，抑制壁细胞释放胃酸。1 次皮下注射 50 μg，即可明显降低血清胃泌素达 10 小时，抑制胃酸长达 18 小时。通常用量多为 100~200 μg，皮下注射，2~3 次/d，个别病例有用 50 μg，2 次/d 或 500 μg，3 次/d，用期为数周、数月或长达 60 个月。多数病例溃疡缓解，胃泌素和胃酸下降，腹痛、腹泻改善，但长期用药疗效即逐渐减弱，对瘤组织无抑制生长作用。

奥曲肽可用于:①术前准备;②不能手术的病例;③消化性溃疡严重的病例。

(六)手术前后及严重溃疡的药物治疗

此时需要静脉及时给予大量制酸药物。奥美拉唑 60 mg,或埃索美拉唑 40 mg,每日 2 次,静脉给药,可使 90% 以上的 ZES 患者胃酸分泌得到良好的控制,且使用方便、有效。

(七)胃泌素瘤复发的检测

Fishbenyn 等对连续成功切除胃泌素瘤的 81 例患者,观察 3 年以上,结果是:①无复发者症状改善,酸排量及抑酸药需要量减少,血清胃泌素水平、影像学检查、胃泌素激发试验均正常。②复发病例中,胰泌素激发试验首先阳性者占 45%,血清胃泌素首先阳性者占 36%,两者同时阳性者占 18%,认为此两种检查是胃泌素瘤术后复发早期诊断的必需指标。③术后即刻胃泌素水平和胰泌素激发试验均正常的患者,其术后 3 年无病的可能性占 75%;而此 2 个试验在术后 6 个月、1 年及 2 年正常的患者,则其术后 3 年无病的可能性分别为 88%、95%、100%。④影像学检查和钙兴奋试验无助于复发瘤的早期诊断。因此,通过胃泌素水平和胰泌素激发试验及早发现复发的胃泌素瘤,是提高胃泌素瘤治愈率的重要步骤。

(池肇春)

参考文献

[1] Ramage JK, Ahmed A, Ardill J, et al. Guidelines for the management of gastroenteropancreatic neuroendocrine (including carcinoid) tumours (NETs)[J]. Gut, 2012;61:6 - 32.

[2] Oberg K, Akerström G, Rindi G, et al. Neuroendocrine gastroenteropancreatic tumours: ESMO Clinical Practice Guidelines for diagnosis, treatment and follow - up[J]. Ann Oncol, 2010;Suppl 5:v223 - 227.

[3] Janson ET, Sørbye H, Welin S, et al. Nordic Guidelines 2010 for diagnosis and treatment of gastroenteropancreatic neuroendocrine tumours[J]. Acta Oncol, 2010;49:740 - 756.

[4] Harper S, Carroll RW, Frilling A, et al. Primary lymph node gastrinoma: a cases and a review of the literature [J]. J Gastrointest Surg, 2015;19:651 - 655.

[5] Parente WL, Bari Olivier N, Refsal KR, et al. Serum concentrations of gastrin after famotidine and omeprazole administration to dogs[J]. J Vet Intern, 2014;28:1465 - 1470.

[6] Ferrnánde - Cruz L, Pelegrina A. Surgery for gastrinoma: short and long - term results [J]. Cir Esp, 2015;93:390 - 395.

[7] Soykan I, Ensari A, Karayalcin K. A rare cause of epigastric pain and diarrhea [J]. Gastroenterology, 2014;146:e1 - 2.

[8] Epelboym I, Mazeb H. Zollinger - Ellison syndrome: classical considerations and current controversies [J]. Oncologist, 2014;19:44 - 50.

第四十三章　胰岛素瘤鉴别诊断与治疗

一、概述

胰岛素瘤(insulinoma)又称为B细胞瘤,为最常见的具有分泌功能的胰腺内分泌肿瘤,占胰腺内分泌肿瘤的25%,但仅有5%~11%是恶性肿瘤。胰岛素瘤根据是否分泌激素又分为功能性与非功能性两大类,功能性胰岛细胞瘤有明显的内分泌紊乱症状、瘤体较小、定位困难;无功能性胰岛细胞瘤多以腹部肿块、腹痛为首诊方式。胰岛素瘤的发病率为每年2~4例/100万人口。胰岛素瘤可发生于任何年龄,但多见于青中年,约74.6%的患者发生于20~50岁,男性多于女性,男女之比为(1.4~2.1):1。多为单发,多数为良性,少数恶性。

大多数胰岛素瘤位于胰腺内或与胰腺直接相连的部位,大多数胰岛素瘤直径<2 cm,最小至0.2 cm,但也有大到遍及整个胰腺者。其发生部位均匀分布于胰头(36.2%)、胰体(28.2%)和胰尾(35.6%)。大约85%的胰岛素瘤为单发,6%~13%为多发,4%~6%伴有MEN-Ⅰ。异位胰岛素瘤伴低血糖综合征极为罕见(1.8%),最常见于十二指肠壁,其他部位还见于回肠、空肠、胃壁、脾门、胃脾韧带、肺、子宫颈和卵巢。

本病约83%为良性肿瘤,约7%为B细胞增生,恶性肿瘤不到10%,且常有肝及附近淋巴转移。肿瘤中约83%为单发性腺瘤,13%为多发性者,有4%见于Ⅰ型多发性内分泌腺瘤(MEN-Ⅰ)。肿瘤绝大多数生长在胰腺内,异位者罕见,胰腺头、胰体、胰尾的发病率基本相同,但胰头及钩突部位不易发现。瘤体直径一般在0.5~5 cm之间,但80%以上的肿瘤直径小于2 cm,这给定位诊断造成很大困难。肉眼观察肿瘤的切面大都呈灰白色或粉红色,质地较正常组织为软,血供丰富。多数肿瘤的边界清楚但无明显包膜;部分肿瘤有包膜或假包膜。

二、诊断

(一)临床表现

主要表现为胰岛素分泌过多所产生的低血糖综合征,而典型的症状好发于早餐前的空腹状态(凌晨),特别是在早餐延迟或运动发生时,也可能因劳累、饥饿、精神紧张、饮酒或发热后诱发。发作时症状由轻而重,由少而多,逐渐频发。每次发作时间长短不一,短者3~5分钟,长者可达数日。患者因有神经精神症状常被误诊为精神病、癫痫或短暂性脑缺血。由于患者不能耐受饥饿,知道多进食可以解除症状,于是大量进食,导致肥胖发生。

发作时空腹血糖可低于3.33 mmol/L(60 mg/dl),但临床表现与血糖浓度往往不成正比,而与血糖下降速度、时间、病程及个体对低血糖的耐受性等有关。

早期轻症者,当血糖快速下降时,大量肾上腺素分泌,此时多以交感神经过度兴奋为主,临床表现有出冷汗、乏力、心悸、饥饿感、面色苍白、手颤抖、恶心、呕吐等。如血糖继续下降,则可出现中枢神经系统,尤其是脑组织的缺糖综合征。此时,因高胰岛素血症促使钠、钾离子进入脑细胞,导致脑水肿及颅压增高。故血糖低于2.78 mmol/L(50 mg/dl)时常出现脑部症状及多种神经精神症状。

脑功能障碍一般从大脑开始,逐渐波及皮下、间脑、中脑、脑桥和延脑,从而有各自不同的临床表现:①大脑皮质受抑制:表现为意识障碍症状,包括意识蒙胧、定向障碍、识别能力减退、震颤、多汗、肌张力下降、嗜睡等。②皮质下-间脑受抑制:表现有神经精神症状,如躁动不安、痛觉过敏、视力模糊、呆视、肌肉颤动和阵挛等。③中脑受累时,表现为肢体强直性痉挛,头转向一侧,类似于癫痫大发作。④延脑受累后,患者进入深昏迷,呈去大脑强直,体温不升,各种反射消失,副交感神经兴奋,包括心动过缓、呼吸深快、瞳孔缩小、对光反应消失等。

胰岛素瘤的临床表现与腺瘤相同，但低血糖更为严重。如同时发现肝大、质硬，将有助于诊断。一般功能性的胰岛 B 细胞瘤发展迅速，常于确诊后 2～3 年内死亡。相反，良性胰岛素瘤如果长期被误诊为精神病，得不到手术治疗，随着频繁发作将逐渐发生智力障碍。

（二）肿瘤的定性检查诊断

主要目的是发现在空腹或禁食等情况下出现低血糖时，血浆胰岛素浓度仍高于正常，这是胰岛素瘤的病理生理特征，用来与其他原因所致的低血糖症进行鉴别。

1. 空腹及发作时血糖和胰岛素的测定　胰岛素瘤患者空腹或发作时血糖常低于 2.78 mmol/L(50 mg/dl)，与此同时血浆胰岛素浓度常高于 25 mU/L（正常值为 5～20 mU/L），由于瘤组织释放胰岛素常呈脉冲式或间歇式，加上胰岛素在肝内降解快，于是约半数患者空腹血糖可不低于 3.33 mmol/L(60 mg/dl)，空腹血浆胰岛素浓度也不超出 20 mU/L，因此，有人提出胰岛素与血糖的比值更为可靠，如胰岛素（mU/L）/血糖（mg/dl）>0.3，可作为胰岛素瘤的诊断标准。

2. 胰岛素释放试验　口服 75 g 葡萄糖做葡萄糖耐量试验（OGTT），于每次血标本查胰岛素水平。胰岛素瘤患者 OGTT 属低水平曲线，而胰岛素水平相对增高，如高峰大于 150 mU/L 则支持诊断。

3. C 肽测定　C 肽和胰岛素在胰岛内以等克分子的比例合成，C 肽比胰岛素更能反映胰岛 B 细胞的功能。原因是血浆胰岛素放射免疫测定法不能区分人和动物的胰岛素，注射动物胰岛素的患者血中有抗动物胰岛素的抗体，从而干扰了测定，而 C 肽不存在此情况。当空腹血浆 C 肽浓度高于 0.35 pmol/L 时，应考虑胰岛素瘤的可能。

4. 胰岛素原测定　在正常人血浆免疫反应性胰岛素中，胰岛素原占 20% 以下，胰岛素瘤能分泌过多的胰岛素原。但胰岛素原的测定比较困难，一般实验室不能做到。

5. 饥饿试验　这是一项最有价值的试验。患者需住院，在密切监测下追踪饥饿 48 小时，在饥饿实验开始前应做一简单神经检查，包括应激、共济、近事记忆及计算能力，以取得一基础值。饥饿开始时及以后每 4 小时取血测血糖及胰岛素，并观察临床症状（心悸、出汗），当血糖低于 2.24 mmol/L(40 mg/dl) 时应频繁监视神经葡萄糖缺乏症状，每 15 分钟送检血糖及胰岛素标本一次。在饥饿实验结束时送一次 C 肽标本，以鉴别内源性胰岛素分泌不当。只有在产生真性神经缺糖症状时才结束实验。90% 患者在此期间发生真正低血糖，另外 5% 需饥饿到 72 小时。在长时间饥饿中胰岛素水平应逐渐下降。如不能抑制住胰岛素及 C 肽水平，表明胰岛素分泌不成比例。在正常人中当血糖低于 2.24 mmol/L 时，循环中的胰岛素水平极低，在敏感的胰岛素分析中，如胰岛素水平超过可观察的限度，应疑有胰岛素瘤。特别是当 C 肽水平升高时，更支持胰岛 B 细胞分泌过多导致高胰岛素血症。

6. 刺激实验　也称激发试验，如甲苯磺丁脲（D860）试验，胰高血糖素试验，亮氨酸试验等，用以探查 B 细胞是否存在过强反应，这有助于胰岛素瘤的诊断，但部分胰岛素瘤患者无过强反应，而且刺激实验有时可引起严重而持久的低血糖反应。因此，该试验只限于饥饿试验未能确诊者。另外，各种刺激实验均有少数或部分假阴性结果。Stefenini 报道几种刺激实验的阳性率为：D860 试验 80%，胰高糖素试验 72%，亮氨酸试验 50%。

7. 葡萄糖利用率试验　使用人工胰腺装置连续注射葡萄糖，使血糖一直维持正常水平，计算所需葡萄糖的数量。可以看到胰岛素瘤患者的葡萄糖需要量过多。

（三）肿瘤的定位检查

经实验室检查确定有高胰岛素等分泌并疑有胰岛素瘤后，需进一步做出病理诊断，进行肿瘤定位检查，这是有效外科治疗的先决条件。

1. 无创性检查

（1）B 超：对消瘦、肿瘤大的患者超声检查最有帮助，但因解剖关系常妨碍对全部胰腺的了解，敏感度仅为 25%～30%，超声的应用受到限制。胰岛素瘤能透过超声，有完整的边缘。由于超声较普及，花费又小，常作为定位检查的第一步，其定位敏感性各研究报道不一，可达到 36.8%～61.0%。

（2）CT：用多排 CT 可获得较满意的胰腺影像，CT 平扫时胰岛素瘤的密度与正常胰腺实质相似，因此检出率较低，总体检出率文献报道不一，为 24.7%～55.0%。如果静脉内注入大量对比物及动态 CT 扫描，胰岛素瘤定位率可高达75%以上。King 等发现，双相增强螺旋 CT(DPSCT)可以检查出直径6～18 mm 的胰岛素瘤。双相多排螺旋 CT 扫描明显优于单相扫描，动脉相的敏感性更高,其诊断价值优于门脉相。

(3)MRI:胰岛素瘤在 MRI 的表现为 T1 加权相肿瘤较正常胰腺组织呈轻度的减弱信号，与周围胰腺组织信号差异不大,边界不清;而在 T2 加权相多呈高信号,边界清。利用脂肪抑制技术使腹膜后及周围脂肪显示的高信号受抑制,可以增强组织间的对比,提高检出率，有利于对小病灶的显示。目前,不同文献报道的 MRI 对胰岛素瘤检出率有较大差异,为31.6%～75.0%。与常规 MRI 相比,扩散加权磁共振成像(DWI)在诊断小形胰岛素瘤方面体现了一定的优势。

(4)生长抑素受体闪烁显像(SRS):SRS 是内分泌肿瘤定位诊断的一种新技术。由于内分泌肿瘤多具有高亲和力的生长抑素受体,故可用核素标记生长抑素类似物,与生长抑素受体结合后,闪烁法测定生长抑素受体。其定位敏感性为31.3%～50.0%。这种技术不仅可用作胰岛素瘤的定位检查,还可在术后对患者进行多肽受体放射性核素治疗。

2.有创性检查

(1)超声内镜检查(EUS):近年来,随着 EUS 内镜检查技术的广泛开展,为胰腺肿瘤的诊断开辟了新的途径。EUS 是在内镜前端安装一个高频超声探头,经内镜通过十二指肠及胃体部进行腔内超声近距离探测。由于其高分辨率,且更加接近靶组织和器官,因此可对胰腺进行更为精确和细致的观察。其定位敏感性为57%～94%。EUS 的诊断敏感性与肿瘤部位相关,有文献报道 EUS 诊断胰腺头、胰体、胰尾肿瘤的敏感性分别为92.6%、8.9%和40.0%。

(2)数字减影血管造影(DSA):在过去的20年中 DSA 一直被认为是胰岛素瘤定位诊断的“金标准”。文献报道 DSA 敏感度为43%～94%。因其为有创检查,目前并没有作为常规检查,对于超声、CT 等常规无法诊断的病灶可考虑行 DSA 检查。典型表现为动脉期肿瘤区血管增多、由于胰岛素瘤时血管较丰富,在动脉造影图像上呈边缘清晰的团块,有均匀致密的特征。在罕见的情况下,胰岛素瘤呈低血管性时则难以用血管造影来定位。

(3)经皮经肝门静脉采血测定胰岛素(PTPC):由于胰岛素瘤不断释放胰岛素,其附近静脉血内胰岛素含量必然升高,而远离肿瘤部位的静脉血内胰岛素则不高。PTPC 是经皮经肝穿刺肝内门静脉,并将导管插入至脾静脉近脾门处,逐渐后退,分段取血,退至肠系膜上静脉汇合处,改变导管方向进入肠系膜上静脉分段取血,最后取门静脉血。分别测量胰岛素含量,将各段静脉血的测定值作一曲线,胰岛素升高的峰值所在的区域即肿瘤所在区域。该方法定位准确率较高,但因其具有创伤性及费用高,门静脉采样困难、复杂,危险性高,现已弃用。

(4)选择性动脉钙刺激静脉采血测定胰岛素(ASVS):ASVS 是一种准确可靠的功能性定位检测方法,特别是对 MRI 未发现或诊断不明确的肿瘤有很好的诊断价值。其方法是经股静脉插管至右肝静脉,取肝静脉血测胰岛素基础值,然后经股动脉分别在胃、十二指肠动脉,肠系膜上动脉,脾动脉近段,脾动脉远段插管,分别快速注射葡萄糖酸钙,在第30,60,120秒时采肝静脉血测胰岛素。肿瘤供血动脉内注射钙剂后肿瘤受到刺激,短期内分泌大量胰岛素,一般30～60秒达高峰,2分钟后恢复至基础值。胰岛素峰值至少高于基础值的2倍即为阳性,峰值/基础值(即峰比值)最高的动脉所供应的胰腺区域即肿瘤所在区域。与 DSA 结合,可以互相验证和补充,对胰岛素瘤和胰岛细胞增生的术前定位诊断准确性很高,可达93%～95%,但因其属于创伤性检查,而且对技术要求很高,同时费用也较高,禁忌证及术后并发症多,现已弃用。

3.术中定位检查　术中定位方法主要有术中手法触诊检查、术中超声检查及术中 PTPC 检查。尽管多数胰岛素瘤可在术中触及而发现,但需要对胰腺进行充分游离,损伤较大,而且需要术者具有丰富的经验;即使如此,仍有10%的小形胰腺瘤术中不能触及。

术中 B 超(IOUS):由于 IOUS 排除了腹壁、肋骨和胃肠气体的干扰,图像比较清晰,敏感性可达90%～100%。该方法技术简单、可操作性强,是术中探查的首选。另外，IOUS 还可以同时显示胰管、胰段胆管、脾静脉和肠系膜上血管,以及肿瘤和这些脏器组织的毗邻关系,有利于选择手术方式,减少并发症;IOUS 能有效地发现术中不能触及的肿瘤，如胰头及钩突深部小的肿瘤。对于多发性胰岛素瘤的患者,IOUS 在定位诊断中具有重要价值。IOUS 与细致的触诊相结合，可以明显提高胰岛素瘤定位的准确率,甚至达到100%。

手法触诊与 IOUS 检查联合运用是胰岛瘤准确定位的最有效方法。

随着腹腔镜技术的成熟和发展,腹腔镜开始应用于胰腺外科手术中。腹腔镜超声检查可以代替开腹手术过程中外科医生探查胰腺的双合诊和术中超声联合检查,同时还可以明确肿瘤和胰管及血管的关系,避免胰管损伤,降低胰瘘的发生率。有文献报道对术前定位准确的胰岛素瘤用腹腔镜手术安全可行,对定位欠准确的肿瘤,腹腔镜超声是最有效的检查方法。

三、鉴别诊断

主要需与引起低血糖的功能性和器质性疾病鉴别(表 43 - 1)。

表 43 - 1 胰岛素瘤、功能性血糖过低症、肝原性低血糖症的鉴别

项目	胰岛素瘤	功能性血糖过低症	肝原性低血糖症
发病率	少见	少见	较多见
发作与情绪关系	无关	常有	无关
空腹时发作	常见	无	常见
白天发作	常见	常在上午 11 时下午 3 时	少见
发作与饥饿的关系	促进发作	无关	促进发作
发作与运动的关系	促进发作	通常无关	促进发作
疾病经过	进行性	非进行性	进行性
空腹血糖	降低或正常	正常	正常或降低
5 小时葡萄糖耐量试验	扁平曲线,偶尔呈现糖尿病型曲线,数小时后迅速下降至正常以下,不易自行回升至正常	正常或血糖上升迅速,高度正常,2 ~ 4 小时迅速下降至正常以下,易自行回升至正常	糖尿病型曲线,4 ~ 7 小时渐降至正常以下
禁食试验	低血糖反应	正常	低血糖反应
胰高血糖素试验	不正常	正常	不正常
肾上腺素反应	正常或不定	正常	血糖不上升
饮食反应	反应不定	采用高蛋白低糖饮食反应良好,高糖饮食反容易引起发作	采用高糖、中等量蛋白饮食反应良好,低糖饮食常易发作

(一)功能性血糖过低症

功能性血糖过低症又称神经源性低血糖症,主要见于一些自主神经过敏不稳定的或焦虑状态的人,是低血糖状态的常见类型。由于迷走神经兴奋性过高,刺激胰岛 β 细胞分泌胰岛素,或 β 细胞对正常刺激过度反应而致自发性低血糖。高糖饮食容易引起低血糖发生。病史长,症状轻。早餐前无血糖过低,而发作常于食后 2 ~ 4 小时发作,血糖值很少低至 2.24 mmol/L,每次发作历时 15 ~ 20 分钟,随后自行恢复。此外,血糖值与症状往往不相一致,有时血糖在低值而无症状;与此相反,有时症状明显而血糖并不降低。

(二)早期糖尿病

部分早期糖尿病可间歇出现血糖增高及糖尿,而在进食后 3 ~ 5 小时常有自发性低血糖的临床表现,这是由于某种原因胰腺释放胰岛素失调,进食后胰岛素分泌呈迟延而过高的反应,因此进食后血糖过高,数小时后则血糖过低。糖耐量曲线有下列特点:①空腹血糖正常或升高;②第 1,2 小时呈高血糖水平,超过 9 mmol/L;③在 3 ~ 5 小时血糖突然下降可达 2.8 mmol/L 以下,患者出现低血糖症状。此种低血糖应与肝源性低血糖相区别。肝源性低血糖有肝病病史,有严重肝病表现,具有肝病的症状和体征,肝功能异常。注射肾上腺素 0.5~1 mg 和/或胰高糖素后血糖上升不明显,可资鉴别。

(三)肿瘤

胰外肿瘤特别是胸腔或腹腔肿瘤也可引起自发性低血糖,如见于肝细胞癌、纤维肉瘤、间皮瘤、腹腔黏液瘤、胆管癌、肾上腺瘤或癌、盲肠癌、支气管肺癌、肾胚胎瘤。低血糖发生机制可能由于肿瘤时脂肪分解的减少,葡萄糖为主要的热量来源,同时肿瘤时葡萄糖需要量也增加,而肝向血中释放葡萄糖又受阻;也可能是肿瘤产生胰岛素样物质或对内生性胰岛素过度敏感,从而引起严重的低血糖。切除肿瘤后低血糖症状消失。以上肿瘤有各自的临床表现和特征,而胰岛细胞瘤在胰腺有肿瘤发现,因此鉴别并不困难。

(四)与胰岛素分泌不足疾病鉴别

见于:①慢性肾上腺皮质功能减退症(阿狄森病):约半数病例可出现低血糖症状,多发生于空腹时、于餐后 1~2 小时发生反应性低血糖症状。本病的主要临床表现是色素沉着、乏力、食欲减退、体重减轻、低血压,由于食量减少也易引起低血糖。患者对胰岛素敏感,血糖稍低于约 3.36 mmol/L 时即可发生显著的低血糖症状。②甲状腺功能减退:黏液性水肿与呆小症时常有胃酸缺乏、食欲减退、怕冷、水肿。由于甲状腺素分泌减少,致使糖在肠道吸收缓慢,糖原分解也减少,加上肾上腺皮质功能也低下,因而引起低血糖症发生。

(五)与其他原因是引起的低血糖鉴别

如见于荔枝病、哺乳期妇女、肾性糖尿、剧烈运动、饥饿、食物摄入不足等。

(六)胰腺假性囊肿

胰腺假性囊肿一般有腹部包块、腹痛、恶心、呕吐、食欲减退、消瘦等临床表现,与胰腺癌相似。但该病多继发于急性或慢性胰腺炎或胰腺外伤,包块呈圆形或椭圆形,表面光滑。多有血清淀粉酶和脂肪酶的持续升高,超声、CT 检查显示囊性包块可相鉴别。

(七)胰腺囊腺瘤和胰腺囊腺癌

均较少见疾病,发病年龄约 60 岁,多见于女性。囊肿发展缓慢,病程较长,常无明显症状,主要是肿瘤压迫产生的症状,上腹部可触及包块。超声、CT 检查显示囊性包块。大多术前难以确诊,取决于剖腹探查、经皮细针穿刺活检和术后标本的系列切片检查结果。手术切除率相对较高,预后较好。

(八)胰腺结核

为罕见疾病。可表现有上腹部疼痛、腹部包块、梗阻性黄疸等症状易与胰岛素瘤混淆。但该病发病年龄较轻,病情发展较缓慢,病程较长,多有肺结核或腹腔结核以及结核毒性症状。皮肤结核菌素试验可呈强阳性,腹部平片胰腺部位可发现钙化灶。抗结核试验性治疗有效。

四、治疗

胰岛素瘤唯一有效的治疗方法为外科切除,越早越好,以防止因反复低血糖引起的不可逆的中枢神经系统病变发生,如脑萎缩或严重的功能损害。当然,外科手术前的充分准备是必要的,手术成功与否关键在于术前定性、定位是否明确。

(一)外科治疗

1. 手术治疗的原则及技术 胰岛素瘤的诊断一经明确均应及早手术治疗,尽早切除肿瘤以消除肿瘤引起的激素分泌过多的症状,防止肿瘤的恶变及转移,尤其是位于胰头部者。由于胰岛素瘤大部分为良性,单纯肿瘤切除术便可取得满意效果,手术方式与肿瘤的良恶性,位置、大小密切相关。对位于胰尾部者,如肿瘤较大且深、边界不清、难以定性良恶或为多发性肿瘤时,应行胰体尾切除术,以便于检查胰尾,减少出血和避免胰瘘等并发症的发生;对位于胰腺颈部和体部的良性肿瘤,若瘤体难以摘除或局部集中者则采取局部切除术;对肿瘤位于胰头部,位置深且紧靠肠系膜上血管时,如术中快速病理切片证实为良性肿瘤,可采取楔形切除法,但切缘应距肿瘤 0.5~1 cm,如损伤胰管,可行保留胆总管的胰头部切除,胰腺远段空肠 Roux-en-Y 式吻合;如胰管胆总管同时损伤或肿瘤为恶性但无转移时,则应行胰十二指肠切除术;对胰岛细胞增生的病例,如经细致探查及术中 B 超未发现异位肿瘤,可行胰体尾切除术,大多能缓解症状。恶性肿瘤应根据具体情况行根治术,对于手术不能切除或已有远处转移的恶性胰岛细胞瘤,可采用化疗或介入治疗的方法。

2. 术中需注意的问题

(1)术中应静脉点滴葡萄糖,使血糖维持在4.44~5.56 mmol/L(80~100 mg/dl)水平,因此,术中必须多次测定血糖。

(2)术中确定小的胰岛素瘤位置后,应小心地将其周围的胰组织摘除。要特别注意避免破坏肿瘤的囊壁,以防止复发和继续存在。一旦肿瘤达到2~3 cm大小,就需保护胰腺导管。如果胰岛素瘤位于胰尾,最好将胰尾全部切除,并仔细结扎胰腺导管。在多发病变时可将胰尾做多个切面并摘除,此情况多见于多发性内分泌腺瘤。如胰腺导管已受损,允许简单向外引流,一般经较长时间可以闭合,而不存在胰腺总导管出口的梗阻。偶尔在胰岛细胞癌或肿瘤已侵及十二指肠、胆总管、胰腺总导管时,则应改做胰、十二指肠吻合术。然而,在吻合较小、未扩张的胆总管时比较困难,有时可导致继发性胆总管炎。

(3)当存在多发性腺瘤时,重要的是做多个腺瘤摘除,以保持胰腺功能,而不做全胰腺或次全胰腺切除。但是在大的、恶性肿瘤时,应积极考虑胰腺切除。手术指征应严格掌握。

(4)如手术中未发现肿瘤,并经探查在十二指肠、胃窦部、肠系膜、大网膜、美克憩室所在的末端回肠处未发现异位胰腺肿瘤时,应对胰腺组织进行冰冻活检,如病理证实为胰岛细胞增生,则行胰尾及胰体切除术。当病理回报不确切,应终止探查手术,术后进一步确诊。

3. 术后的处理

(1)肿瘤切除后患者可能出现短暂、轻度的反应性高血糖,约11.1 mmol/L(200 mg/dl),约1周后可自行恢复,很少需要强化的胰岛素治疗,只在发现有酮症酸中毒时才用胰岛素。为防止大量胰腺切除后引起的内分泌及外分泌不足,只要在十二指肠附近保留小于5%的胰腺组织残系即可。

(2)手术后并发症:包括由于未发现肿瘤及切除不完全而未能解除症状;由技术问题造成的胰腺瘘管、出血、偶见的梗阻及胆管炎,但此类并发症罕见,在所有患者中低于5%。其他的并发症还有糖尿病、消化不良、脂肪泻及胰腺炎等。

术后未能解除症状,且有神经系统症状者应再次手术,切除胰尾及胰体,该手术一般不产生任何严重不良反应,且能预防较永久的神经症状出现。出现糖尿病及消化不良的患者,常需胰岛素治疗,但剂量不会太大。出现脂肪泻者应限制脂肪的摄入。而胰腺炎的治疗同一般胰腺炎的疗法。胰腺瘘管常可自行愈合,但需时较长,关键在于引流通畅。

(二)内科治疗

仅是姑息性的,主要用于低血糖发作时的抢救,手术前的准备,或因周身情况不宜手术,或癌已转移、术后无效,以及患者拒绝手术治疗等情况。

减少肿瘤释放胰岛素的药物治疗是有限的,氯苯甲噻二嗪(diazoxide),剂量为400~600 mg/d,在术前及长期治疗中很有用,不良反应包括盐潴留及胃肠不耐受。另一良药为奥曲肽(octreotide),其他偶尔能用的药物是钙通道阻滞剂(isoptin)及苯妥英钠(dilantin)。

转移的胰岛素瘤,化学疗法为其适应证,最有效的方案是链尿霉素(streptozocin)及氟尿嘧啶(5-Fu)的联合治疗,其部分有效及完全有效率达60%。链尿霉素主要不良反应为肾毒性。也有人在上述方案中加入阿霉素(adriamycin)者。然而,化学疗法只能缓解症状,远期和近期疗效均不理想。

(池肇春)

参考文献

[1] Ramage JK, Ahmed A, Ardill J, et al. Guidelines for the management of gastroenteropancreatic neuroendocrine (including carcinoid) tumours (NETs) [J]. Gut, 2012; 61: 6-32.

[2] Zhou QL, Rong X, Wei F, et al. Different raman spectral patterns of primary rat pancreatic βcells and insulinoma cells [J]. J Biomed Opt, 2015; 20: 47001-47005.

[3] Wolf P, Winhofer Y, Smajis S, et al. Clinical presentation in insulinoma predicts histopathological tumour characteristics [J]. Clin Endocrinol (Oxf), 2015; 83: 67-71.

[4] Durczyński A, Hogendorf P, Szymański D, et al. Insulinoma - rare, but important clinical problem analysis of a series of 530 patients who underwent surgical treatment for the pancreatic tumor [J]. Przegl Chir, 2015; 86:505 - 510.

[5] Moon JH, Kim EK, Khang AR, et al. An insulinoma with an aberrant feeder from the splenic artery detected by super - selective arterial calcium stimulation with venous sampling [J]. Korean J Intern Med, 2015; 30:118 - 121.

第四十四章　生长抑素瘤鉴别诊断与治疗

一、概述

生长抑素瘤（somatostatinoma，SSoma）起源于分泌生长抑素的胰腺或胃肠道 D 细胞，占胃肠道、胰腺内分泌肿瘤的 1%，年发生率约为 1/4 千万，1977 年报道了首例胰腺生长抑素瘤。胰外发生生长抑素瘤主要见于十二指肠降部近壶腹处或位于壶腹乳头内，首次报道于 1979 年，此外还可见于副乳头、胆囊管、空肠、直肠和肺等。Nesi 等总结了至 2007 年文献报道的 201 例生长抑素瘤分布情况，发现 51.2% 的病例位于十二指肠，其次为胰腺，占 41.3%（表 44－1）。胰腺 50% 以上位于胰头，其次为胰尾、胰体，少数弥漫全胰腺。生长抑素（SS）分布在肠壁的神经网、胰岛的 D 细胞中，也见于胃的类似 D 细胞质中，并与胃分泌胃泌素的 G 细胞密切相处。神经系统分布见于下丘脑、视叶前区、边缘系统、脑干、大脑皮质、松果体、垂体后叶等。转移主要至肝和胰腺附近的淋巴结，还可至骨、皮肤、肾、卵巢、肾上腺、甲状腺和脾静脉等。本病可发生于任何年龄（有报道发病年龄 21～91 岁），胰腺生长抑素瘤女性多见，胰外则男性相对多见。45% 的病例可表现为 MEN－1 或 von Hippel－Lindau 病的一部分，十二指肠生长抑素瘤常合并 von Recklinghausen's 神经纤维瘤病（多发性神经纤维瘤病）。

表 44－1　201 例生长抑素瘤原发部位

原发部位	例数	百分比（%）
胰腺	83	41.3
胰头	47	23.4
胰体	6	3.0
胰尾	22	11.0
头/体	1	0.5
体/尾	2	1.0
弥漫	2	1.0
非特异	3	1.5
胰外	107	53.2
十二指肠	103	51.2
空肠	1	0.5

该病的临床表现复杂多样，虽然可因肿瘤细胞释放生长抑素（SS）而引起血浆生长抑素水平的升高，但仅有一小部分患者表现出轻度糖尿病、胆石症，以及腹泻/脂肪泻三联征为主的"抑制综合征"，大部分患者仅有腹痛、恶心、体重下降、排便习惯改变等非特异性临床表现甚至完全无症状。本病是非常罕见的内分泌肿瘤，自 1977 年至今，国内外文献报道 200 余例。

生长抑素是由胰岛 D 细胞分泌的由 14 个氨基酸组成的多肽，通常由生长抑素前体衍生而来。生长抑素是一种强有效的多肽类激素抑制剂。在中枢神经系统，生长抑素对垂体激素，如生长激素、促甲状腺激素释放激素、促肾上腺皮质激素和催乳素起抑制作用；在胃肠道和胰腺，生长抑素的作用非常复杂，它可能在多肽类激素调控消化和代谢过程中起关键的负反馈作用，生长抑素抑制胰岛素、胰高血糖素、胃泌素、胃动素、促胰液素、胆囊收缩素、胰多肽、血管活性肠肽等的释放。此外，它还对胃酸分泌、胰腺外分泌、胃排空、十二指肠和胆囊运动以及葡萄糖、氨基酸、甘油三酯的吸收有直接的抑制作用。

生长抑素瘤引起生长抑素过度分泌，产生临床上的“抑制综合征”，主要表现为胆石症、腹泻/脂肪泻、糖尿病与体重下降等。胆石症形成的原因是由于生长抑素抑制胆囊排空，减少胆流、增加胆汁中的胆固醇饱和度。腹泻是由于糖、脂肪、氨基酸吸收不良，导致大便渗透压升高而引起。脂肪泻与胆汁外分泌减少，脂肪吸收不良和胆流下降有关。糖尿病和胃酸减少分别是胰岛素与胃泌素受抑制的结果。此外，一些患者有明显的胰腺占位性病变，也降低了胰岛素的合成能力，胃酸分泌还直接受到生长抑素抑制。体重下降则是综合因素的结果。生长抑素对促胰液素、血管活性肠肽、促甲状腺激素、胃动素和生长激素的抑制作用在临床上无明显表现。由于生长抑素生理功能的复杂性，所以生长抑素瘤的临床表现差异很大。此外，至少10%的生长抑素瘤本身还可以分泌其他激素，包括胰高血糖素、胰岛素、降钙素、肾上腺皮质激素、胰多肽、前列腺素 E_2、内啡肽等，临床表现往往以某一种激素引起的症状为主。胰腺生长抑素瘤一般分泌多种激素，而十二指肠生长抑素瘤则以分泌胃泌素、VIP 和降钙素为主，这也造成了不同部位生长抑素瘤临床表现的差异。

二、诊断

(一)临床表现

1. 内分泌系统　生长抑素抑制生长激素和胰高血糖素的释放，使对胰岛素的需要量减少，对一般用量可能出现过量的表现，有的甚至出现低血糖。生长抑素抑制胰岛素的释放，故产生糖尿病或糖耐量下降。又因生长抑素同时抑制胰高血糖素的释放，所以仅呈轻度糖尿病或只有糖耐量下降。

2. 消化器官引起的症状

(1)胃：生长抑素抑制五肽胃泌素、组胺及饮食对盐酸释放的刺激作用，胃蛋白酶分泌和胃排空也受到生长抑素的抑制，因而有低胃酸消化不良，饭后上腹发胀。

(2)肠：生长抑素抑制糖、氨基酸和脂肪的吸收，改变肠的运动，结果有腹泻、排便习惯改变等症状。

(3)胆囊：抑制胆囊收缩素的释放和直接作用于胆囊，致胆囊收缩能力下降、胆汁在胆囊中淤积，诱发胆结石和脂肪泻。

(4)胰腺：抑制内、外分泌，致胰液、重碳酸盐和消化酶排出减少，遂有消化不良及脂肪泻。

此外，尚有下列症状：①口干：这可能由于生长抑素抑制唾液腺的分泌所致；②内脏血流减少。

3. 其他临床表现　有腹泻、体重下降、贫血、脐周围痉挛性痛等，多见于十二指肠生长抑素瘤，而缺乏典型的“抑制综合征”，这可能与肿瘤产生的激素量少、生物活性不高或者是肿瘤尚未长大到能产生足够多的激素之前已被切除的缘故。发生于十二指肠降段、壶腹部的生长抑素瘤可因压迫或造成壶腹或胆总管阻塞而出现梗阻性黄疸和/或急慢性胰腺炎，或因肿瘤出现溃疡导致出血，这些症状可使医生或患者警觉而发现肿瘤。有的同时有促肾上腺皮质激素及降钙素增多的表现(分别出现库欣综合征和腹泻)。个别十二指肠病例可出现类癌综合征表现，如头颈部皮肤潮红、腹泻、阵发性低血压。

(二)实验室诊断

1. 贫血　是正细胞正色素性贫血。可能由于生长抑素抑制肾脏的红细胞生成素的释放，从而抑制造血反应所致。

2. 胃酸降低　基础胃酸及刺激后的胃酸分泌均降低。文献报道，1 例基础胃酸只有 0.04 mmol/h，用五肽胃泌素后，高峰酸排出量为 2.84 mmol /h。

3. 基础血浆生长抑素测定　正常为 5～25 pmol/L，本病显著增高，常达正常值的 100 倍。文献记载为 100～65324 pmol/L。或为 >1000 ng/L，有的高达 16 800 ng/L。

4. 激发试验　适用于基础血浆生长抑素不高而临床怀疑为生长抑素瘤的病例，于清晨空腹进行，包括：①钙－五肽胃泌素试验：同时静脉注射钙(2 mg/kg)和五肽胃泌素(500 μg/kg)。于注射前及注射后 2,4,6,10,15,30 及 45 分钟静脉取血测血浆生长抑素，生长抑素瘤患者的生长抑素高峰比基础量增高 2～12 倍，正常对照不升高。生长抑素瘤切除后则为阴性。②甲苯磺丁脲(Ds60)试验：静脉注射甲苯磺丁脲 1 g，于注射前及以后10,20,40,60及90分钟,静脉取血测血浆生长抑素。Pipeleers等对5例生长抑素瘤的观察,2例胰生长抑素瘤及1例十二指肠生长抑素瘤增高5~10倍。Budmiger对1例血浆生长抑素水平正常的壶腹乳头生长抑素瘤进行钙－五肽胃泌素试验和甲苯磺丁脲的比较试验,前者增高12倍,后者不增高,未达注射前基础生长抑素的高限,提示前者敏感性比后者高。

5. 胰腺功能试验　胰泌素试验及Lundh餐时,胰腺分泌的液量、重碳酸盐及消化酶均下降。

6. 其他　血糖增高、葡萄糖耐量下降或血糖降低。

(三)生长抑素受体测定

目前有许多方法如免疫组化、PCR、闪烁扫描法等,可以通过测定生长抑素受体(SSTR)来诊断消化道神经内分泌肿瘤。SSTR一共有5种亚型,与配体的亲和力有所不同。生长抑素瘤一般表达SSTR－5,可以作为标志物。

(四)影像学诊断

十二指肠降段的生长抑素瘤并不少见,故内镜及钡餐造影会有助于发现。超声、CT、MRI、PET－CT、腹腔选择性血管造影、腹腔静脉取血测生长抑素等,可以对肿瘤定位。近年来,也有通过EUS－FNA诊断生长抑素瘤的报道。

转移病灶的定位可能较困难，生长抑素受体闪烁扫描法可帮助肿瘤定位，目前共发现5种不同的生长抑素受体亚型,80%的神经内分泌肿瘤有生长抑素受体，特别是SSTR－2与^{131}In－pentetreotide有高亲和力，最大益处是用于远处播散的诊断，特别是淋巴结、肺和骨，且能检测到直径>0.5 cm的肿块，其敏感性为67%，特异性为100%。

三、鉴别诊断

本病应与下列疾病鉴别。

(一)与其他原因所致的消化不良鉴别

引起消化不良的原因分器质性消化不良和功能性消化不良两大类。器质性消化不良以消化系统疾病引起最多见,其次为心血管疾病、内分泌及代谢疾病、免疫性疾病、药物、慢性中毒等。

1. 消化系统疾病　包括食管炎、食管癌、消化性溃疡、胃癌、胃切除术后、卓－艾综合征、结肠癌、溃疡性结肠炎、慢性肠道感染(细菌性、霉菌性、寄生虫)、肠细菌失调、小肠内细菌异常繁殖、胆囊炎、胆石病、慢性肝外胆管阻塞;胰腺炎、胰腺癌、胰腺囊性纤维化;肝炎、肝硬化、肝癌、原发性胆汁性肝硬化;淋巴管阻塞(包括肠淋巴管扩张症)、Whipple病、淋巴细胞瘤、双糖酶缺乏症等。

2. 心血管疾病　见于缩窄性心包炎、充血性心力衰竭、肠系膜血管功能不全等。

3. 内分泌及代谢性疾病　包括糖尿病、甲状腺功能减退、甲状腺功能亢进、肾上腺皮质功能不全、甲状旁腺功能减退、垂体功能亢进或减退、类癌综合征、电解质紊乱等。

4. 免疫性疾病　包括非热带性口炎性腹泻、克罗恩病、自身免疫性肝炎、桥本甲状腺炎等。

5. 其他　如药物(非类固醇抗炎药、抗生素、洋地黄)、慢性中毒(工业、农药、金属)、酒精等。功能性消化不良指通过各项检查未发现有消化系统及全身器质性疾病,而有消化不良表现者。

上述这些疾病有各自病因和临床特征,详细了解病史,认真体检,辅以影像学和实验室检查,鉴别并不困难。

(二)与其他原因所致的慢性腹泻鉴别

慢性腹泻主要由消化系统疾病引起,但全身系统性疾病引起者也不少见。Ssoma应与下列疾病鉴别。

1. 肠原性腹泻　慢性细菌性痢疾、溃疡性结肠炎、肠菌群失调、大肠癌、恶性淋巴瘤、肠吸收功能障碍、炎症性肠病、慢性血吸虫病、华支睾吸虫病、姜片虫病、放射性肠炎、肠易激综合征等。

2. 胃原性腹泻　慢性胃炎、胃癌、胃切除术后、门脉高压性胃病等。

3. 胰原性腹泻　慢性胰腺炎、胰腺癌、胰腺囊性疾病、胰腺结石病等。

4. 肝、胆疾病　胆汁淤积症、慢性肝炎、肝硬化、慢性胆囊炎、胆石症、胆系肿瘤等。

5. 内分泌与代谢疾病　甲状腺功能亢进、甲状腺功能减退、慢性肾上腺皮质功能减退症、糖尿病、尿毒症等。

6. 慢性中毒 慢性金属中毒、慢性酒精中毒、慢性药物中毒、慢性工业中毒。

7. 免疫性疾病 低 γ - 球蛋白血症、系统性红斑狼疮、自身免疫性肝炎、桥本甲状腺炎、多发性肌炎、白塞病、干燥综合征。

五、治疗

生长抑素瘤基本为恶性瘤(恶性率 >90%),宜尽量手术切除。胰头瘤尽可行 Whipple 胰十二指肠切除;胰体瘤可行胰次全或部分胰切除;胰尾瘤可行胰远端切除;胰头瘤而大手术有困难者也有行胰次全切除者;弥漫型癌行全胰腺切除。局限转移不是手术禁忌证，文献报道 19 例胰生长抑素瘤中,14 例有肝及附近淋巴结转移,其中 9 例同时对原发瘤进行全部或部分切除,收到缓解症状的效果。生长抑素瘤发生胆石症的概率为 25%~65%,故手术探查时可做预防性胆囊切除术,以预防胆囊结石的发生。

有报道无转移的胰生长抑素瘤 5 例,手术切除原发瘤,随访 3 个月至 4.5 年,情况良好,无复发。胰外生长抑素瘤手术切除的可能性更大。对不能手术、已有广泛转移或手术后未获治愈的病例,可单用链尿霉素或联合应用氟尿嘧啶、阿霉素的化学疗法,可延长生存期。对于肝脏多发转移灶可行肝动脉碘油栓塞术。

Angeletti 对 3 例表达生长抑素受体的患者应用奥曲肽 0.5 mg/d 皮下注射后，血浆生长抑素浓度明显下降，其中 2 例患者的糖尿病和腹泻症状改善。文献上曾有肝转移的生长抑素瘤 1 例,用人白细胞干扰素治疗,前 3 天 3×10^6U/d,然后 6×10^6 U/d,经数月治疗,血浆生长抑素下降一半以上并可撤除胰岛素的治疗。

(池肇春)

参考文献

[1] Arima H, Natsugoe S, Maemura K, et al. Asymptomatic somatostatinoma of the pancreatic head: Report of a case[J]. Surg Today,2010; 40:569 -573.

[2] Bhandari R, Riddiough G, Lokan J, et al. Somatostatinoma of the minor papilla treated by local excision in a patient with neurofibromatosis type 1[J]. JOP, 2015;16:81 -84.

[3] Prachayakul V, Aswakul P, Deesomsak M, et al. Gastricsomatostatinoma an extremely rare cause of upper gastrointestinal bleeding[J]. Clin Endosc, 2013;46:582 -585.

第四十五章　多发内分泌腺瘤鉴别诊断与治疗

多发性内分泌腺瘤(multiple endocrine neoplasia, MEN)是在一个患者身上同时或先后出现2个或2个以上内分泌腺体肿瘤或增生而产生的一种临床综合征，它是一种罕见的常染色体显性遗传病,可呈家族性发病。

根据临床表现、病理特点及分子遗传学变化,可将MEN分为2型：MEN－1型和MEN－2型。MEN－1型,亦称Wermer综合征,主要临床表现为甲状旁腺腺瘤、胃肠胰肿瘤(以胃泌素瘤和胰岛素瘤常见)和垂体前叶瘤(以泌乳素瘤常见)。MEN－2,临床又可分为3种亚型:①MEN－2A:主要为甲状腺髓样癌、嗜铬细胞瘤和甲状旁腺增生或腺瘤;②家族性甲状腺髓样癌(familial medullary thyroid carcinoma,FMTC):其特征是家族多成员患有MTC而无甲状旁腺及肾上腺髓质病变,但可有先天性巨结肠病。③ MEN－2B:主要为甲状腺髓样癌、嗜铬细胞瘤和黏膜神经纤维瘤。MEN分型、病变部位及临床生化检测指标见表45－1。

表45－1　MEN分型、病变部位及临床检测指标

MEN分型	病变部位	肿瘤/疾病名称	临床生化检测指标
MEN－1	甲状旁腺	原发性甲状旁腺功能亢进	离子钙，全段甲状旁腺激素
	胰腺	胰岛细胞瘤	胰岛素，空腹血糖
		胃泌素瘤	胃泌素
		其他肿瘤	嗜铬粒蛋白A,胰多肽,胰岛素原,胰高血糖激素
	垂体	泌乳素瘤	泌乳刺激素
	前肠	类癌	5－羟色胺，5－羟吲哚乙酸
		胸腺类癌	
MEN－2	甲状腺	甲状腺髓样癌	5－羟色胺
	甲状旁腺	原发性甲状旁腺功能亢进	离子钙，全段甲状旁腺素
	肾	嗜铬细胞瘤	儿茶酚胺，3－甲氧基肾上腺素,人垂草扁桃酸(VMA)，嗜铬粒蛋白A

第一节　多发性内分泌腺瘤1型（MEN－1型）鉴别诊断与治疗

一、概述

MEN－1，亦称Wermer综合征,是一种罕见的常染色体显性遗传病,患病率为1/3万~1/5万,病死率为26%~50%。其临床表现除了常见的甲状旁腺腺瘤、神经内分泌肿瘤和垂体瘤外，还可有脂肪瘤、胸腺类癌、嗜铬细胞瘤、肾上腺瘤和卵巢肿瘤等20余种不同肿瘤组合。因此，MEN－1的定义为任意2种主要的内分泌肿瘤(甲状旁腺腺瘤、胃肠胰肿瘤和垂体前叶瘤)的组合。MEN－1分为散发型和家族型。散发型是指存在两种与MEN－1相关的常见内分泌肿瘤,但无家族史。家族型是MEN－1患者的一级亲属中,患有其中一种常见的内分泌肿瘤。本病患者一级亲属中发病危险率为50%,其遗传方式为常染色体显性遗传。病变累及情况见表45－2。

MEN－1与消化系统有关是因为胰岛细胞肿瘤的发生。不同类型的细胞均可作为MEN－1型的一个组成部分，分泌各种不同的内分泌激素，出现各种临床症状。胰岛细胞瘤中以胃泌素瘤最多(60%~75%)，其次为胰岛素瘤(25%~30%)，血管活性肠肽瘤，胰高糖素瘤和生长激素抑制激素分泌瘤。

表 45-2 MEN 1 型的病变和频率

器官组织	病变	频率%			
		日本学者	Ballard	Eberle	Brennan
垂体	腺瘤	66.7	65	54	65
甲状旁腺	增生、腺瘤	80.0	88	97	75
胰岛	腺瘤、癌、增生	73.3	81	82	偶尔
甲状腺	腺瘤	8.9	19		偶尔
肾上腺皮质	腺瘤	33.3	38		偶尔
脂肪细胞	脂肪瘤		13		偶尔
其他	类癌		少数		偶尔

胃泌素瘤60%为恶性，良恶性主要是依靠是否侵犯引流淋巴结、血管或有无转移病灶来判断。瘤体可发生在胰的各部，直径常在1 cm左右。显微镜下瘤细胞小而规律，呈柱状或网状排列，胞质稍呈嗜酸性。血管活性肠肽瘤55%为恶性，其他为腺瘤，极少数为非β细胞增生，80%以上肿瘤位于胰体或胰尾，瘤体多数为单个，大小不等，直径1.5~10 cm。胰岛素瘤多为腺瘤，少数为腺癌或增生。肿瘤多分布在胰尾，单发或多发，也可深藏于胰腺中成为微腺瘤，瘤体直径为数毫米至数厘米，光镜下可见瘤细胞排列成索状或团块状，为大小不等的胰岛B细胞，胞质淡染，内含颗粒。胰高糖素瘤60%~70%为恶性，转移早，但生长慢，胰尾最多，胰体次之，胰头最少，肿瘤最大直径可达5 cm。电子显微镜下见特征性胰岛A细胞所组成的肿瘤具有均匀、大小相同的致密颗粒，周围缺晕圈。生长抑素瘤，多数为恶性，容易发生肝转移，原发肿瘤多位于胰头部，肿瘤组织主要为含生长抑素的细胞。

在MEN-1中，垂体腺瘤的发生率为22%~47%，以泌乳素腺瘤最多见，其次是生长激素腺瘤或无功能性腺瘤，促肾上腺皮质激素腺瘤较少见。MEN-1相关的垂体腺瘤患者占单发垂体腺瘤患者的0~4.6%，10岁以前罕见发病，女性发病在30岁左右，男性在45岁左右。泌乳素型腺瘤的发病年龄为30~35岁。已有资料表明：目前发现的MEN-1相关的垂体腺瘤患者中，最小发病年龄为5岁。

近年来，大量分子生物学研究成果表明，位于染色体11q13的MEN-1抑癌基因突变是家族性和部分散发性MEN-1的最重要原因。

二、诊断

(一)胰腺肿瘤

常见的胰腺肿瘤主要有胃泌素瘤、血管活性肠肽瘤(VIP瘤)、胰岛素瘤以及胰高糖素瘤，由于是分泌激素的种类不同，临床表现也各不相同。

1. 胃泌素瘤　参见本书第四十二章。

2. 血管活性肠肽瘤(VIP)　本病特征为水样腹泻、低血钾、胃酸缺乏或低胃酸(watery diarrhea, hypokalemia, achlorg、hydriaa或hypochlorhydria, WHDA或WDHH)综合征。主要临床表现有：①水样腹泻是最明显增加的症状：初为间歇性，逐渐加重为持续性。大便为水样，不含血、黏液和细胞，每日排便量3~10 L。②低血钾：与水样便同时存在，日排钾可达300 mmol，患者表现乏力，肌张力降低，腱反射减弱甚至出现软瘫。长期低血钾可导致低钾性肾病，绝大多数患者死于肾衰竭。③胃酸缺乏：由于VIP及低血钾抑制胃酸分泌，约半数患者有低胃酸。此外，还有高血钙、低于血镁、皮肤潮红等。④VIP测定：正常人血浆VIP含量1.5~20 pmol/L，超过60 pmol/L可初步诊断本症。影像学检查如B超、CT、MRI、选择性腹腔动脉造影、放射性核素扫描等，能显示直径1 cm以上肿瘤，其中CT、选择性动脉造影灵敏度较高。

3. *胰岛素瘤*　参见本书第四十三章。

4. *胰高糖素瘤*　典型病例有皮肤病变、消瘦、口炎、贫血、糖尿病五联征。皮疹为游走性坏死性红斑，以下腹、臀部、会阴、大腿多见，最具特异性，与皮肤病细胞质缺乏锌、脂肪酸或必需氨基酸有关。糖尿病较轻，为正细胞正色素贫血，此外尚有体重减轻、口腔炎和舌炎等。血浆胰高糖素测定正常值为 50～100 μg/L。本病患者常在正常值的 10 倍以上。B 超、CT、选择性血管造影能发现直径 1 cm 以上的原发肿瘤。此外，门静脉分支取血测胰升糖素也有助于肿瘤定位。

（二）甲状旁腺瘤

甲状旁腺瘤主要表现为甲状旁腺功能亢进，约半数患者可无症状，或轻微高钙血症，尿路结石和纤维性骨炎比原发性甲状旁腺功能亢进少见。常见的消化性溃疡并非完全由高钙血症引发，而是考虑有 MEN－1 合并胃泌素瘤的因素。

本病实验室检查可发现高血钙，低磷血症和血浆甲状旁腺素（PTH）浓度上升，此外还有高尿酸、高氯性酸中毒，血碱性磷酸酶升高。X 线检查有普遍性骨质疏松，纤维囊性骨炎者颅骨呈颗粒状密度减低，指（趾）骨有骨外膜下骨吸收或耻骨联合处的软骨下骨吸收。腹平片可见肾脏或泌尿道结石。颈部 B 超可发现直径 1 cm 以上的甲状旁腺瘤，准确率 70% 以上。颈和纵隔 CT 扫描的诊断符合率很高，^{125}I 和^{75}Se 蛋氨酸扫描可发现 80% 的病变。此外，双侧颈静脉和无名静脉插管取血测 PTH 的特异性强，定位诊断率达 70%～90%。

（三）垂体腺瘤

其症状大多与肿瘤大小及有无激素分泌有关。泌乳素腺瘤：女性表现为闭经、溢乳、不孕，男性则表现为性欲减退、阳痿、乳房发育等。生长激素腺瘤：青春期骨骺未融合前发病表现为巨人症，成年后发病则表现为肢端肥大症。促肾上腺皮质激素腺瘤：表现为皮质醇增多症，如向心性肥胖、满月脸、水牛背、皮肤紫纹、糖尿病等；较大占位性病变则可引起视力模糊、视野缺损、头痛、垂体功能低下等。

诊断主要根据患者的临床表现、视觉功能及内分泌学、影像学检查资料进行综合判断。有分泌功能的垂体瘤的诊断需要依靠血浆催乳素、生长激素和 ACTH 的测定。而蝶鞍及其周围组织 CT 扫描则对无功能垂体瘤诊断有十分重要的意义。有侵蚀的垂体瘤，在蝶鞍侧位片上可见蝶鞍变形。B 超、CT、选择性血管造影能发现直径 1 cm 以上的原发肿瘤。此外，门静脉分支取血测胰升糖素也有助于肿瘤定位。

三、鉴别诊断

MEN－1 型因有两个部位以上有腺瘤存在，因此发现一处腺瘤后应在甲状旁腺、胰腺、垂体、肾上腺及甲状腺等进行全面检查，以排除单个器官的腺瘤病。另外，本病患者常有腹泻、糖尿病、低血钾、低胃酸等复杂症状，因此，应详细了解病史，并与引起上述症状的疾病展开仔细的鉴别。在鉴别诊断上实验室检查和影像学诊断具有重要的诊断与鉴别诊断意义。

四、治疗

（一）胰腺肿瘤

1. *胃泌素瘤*　MEN－1 型的胃泌素瘤常多发，恶性率低，手术切除很少能治愈，多采用药物控制胃酸的分泌。H_2 受体阻滞剂如雷尼替丁、法莫替丁能有效控制高胃酸分泌，使溃疡愈合。奥美拉唑（omeprazole）是一种胃酸泵抑制剂，抑制胃酸的作用超过 H_2 受体阻断剂，且持续时间长，对胃泌素瘤的溃疡通常首次日用量 60 mg，以后每日酌情调整在 20～180 mg，能达到理想抑酸标准。奥曲肽（octreotide）是人工合成的 8 肽生长抑素类似物，能抑制胃泌素瘤释放胃泌素，抑制壁细胞释放胃酸。1 次皮下注射 50 μg 能显著降低血清胃泌素达 10 小时，抑制胃酸达 18 小时，可用于手术前准备、消化性溃疡严重的病例和不能手术的患者。

药物不能控制的高胃酸，消化性溃疡不能缓解的病例可采用高选择性迷走神经切断术及全胃切除术。但随着强力抗胃酸分泌药物的问世，全胃切除术有被药物取代之势。

目前，全胃切除术适用于不耐受抗酸药物或不愿长期服药的少数患者。胰腺内定位清楚的胃泌素瘤可采用肿瘤摘除术，全胰切除因术后问题太多已很少应用。

2. VIP瘤　早期手术,彻底切除肿瘤可使症状消失,患者获得痊愈,是首选治疗方式。手术时应仔细寻找VIP瘤,临床确诊而未能发现原发灶时,行胰腺远段切除后,获得疗效。即使恶性肿瘤合并转移,若能大部切除原发灶,临床症状亦可缓解。不能手术者可试用链佐霉素化疗和肝动脉栓塞。

药物治疗适用于术前准备和症状控制,包括静脉快速输液、补钾、纠正代谢性酸中毒;应用奥曲肽减轻腹泻和血浆 VIP 水平,剂量 200～500 μg/d;肾上腺皮质激素如泼尼松 30～80 mg/d 或注射地塞米松 5～10 mg/d 可以有助于临床症状缓解。

3. 胰岛素瘤　手术治疗是根治本病的唯一有效方法。术中检查顺序为胰头、钩突部、胰体、胰尾。良性胰岛素瘤多采取手术摘除肿瘤,对胰体尾多发瘤可采取连同脾脏的胰体尾切除术。如术中未发现肿瘤应对胰腺组织进行冰冻活检,病理证实为胰岛细胞增生,可行胰体尾大部切除术。

内科药物治疗主要用于严重低血糖发作抢救、术前准备及不宜手术等情况。常用药物有葡萄糖,抑制胰岛素释放的二氮甲噻嗪(氯苯甲噻二嗪)、氯丙嗪、普萘洛尔(心得安),拮抗胰岛素外周作用的糖皮质激素、胰高糖素等。已有转移或术后复发的胰岛素瘤,可采用链尿霉素与氟尿嘧啶联合化疗,但只能缓解症状。

4. 胰高糖素瘤　治疗以手术切除为主,切除肿瘤后临床症状即显著好转。有肿瘤转移的病例也应积极切除原发灶及转移灶。不能耐受手术者可采用链尿霉素和氟尿嘧啶联合化疗或肝动脉栓塞疗法缓解临床症状。奥曲肽通过抑制胰升糖素释放也可改善症状,并使皮肤病变得到缓解。

(二)甲状旁腺瘤

本症一旦确诊应及早手术,探查全部甲状旁腺,切除甲状旁腺腺瘤。目前主张采用全切或次全切仅保留1/2个腺体,维持正常生理功能。药物治疗用于纠正高 血钙危象或高氯性酸中毒及术前准备。包括口服中性磷酸盐溶液、应用氯甲双磷酸二钠和降钙素降低血钙。

(三)垂体腺瘤

MEN－1 相关的垂体腺瘤的治疗国内外说法不一。国内部分专家认为,MEN－1 患者,无论是垂体腺瘤还是其他腺体肿瘤,均应以手术治疗为主,必要时辅以放疗和化疗,可取得较好疗效。手术可按发现病变的先后顺序进行,对同时患有多种内分泌器官的肿瘤,应尽可能彻底切除病灶。国外部分专家认为,泌乳素腺瘤初始治疗宜选用多巴胺受体激动剂,如溴隐亭、喹高利特或卡麦角林;对肢端肥大症患者,生长抑素类药物是主要选择;如药物治疗无效,可选择手术治疗。但促肾上腺皮质激素型腺瘤宜选用手术治疗;鉴于肿瘤的多发性和较高的复发率,在尽可能多的保留正常组织功能的情况下,应彻底切除病变组织。

第二节　多发性内分泌腺瘤－2型（MEN－2型）鉴别诊断与治疗

一、概述

MEN－2型,也是一种常染色体显性遗传性肿瘤综合征,本型病变包括甲状腺髓样癌(MTC)、肾上腺嗜铬细胞瘤和甲状腺疾病,以甲状腺、肾上腺髓质和甲状旁腺内神经内分泌细胞发生增生或肿瘤为主要特征。根据不同的临床表现,MEN－2 型可分为 3 个亚型: 2A 型(MEN－2A)、家族性甲状腺髓样癌型(familial medullary thyroid carcinoma, FMTC)和2B型(MEN－2B)。

最近的研究结果显示,MEN－2 的发生与常染色体 11q11.2 上 RET 癌前基因的突变有关。

二、诊断

(一)临床表现

1. MEN－2A　又称 Sipple 综合征,占 MEN－2 的 70%～80%。其临床症状主要是2种或以上特定的内分泌瘤,如甲状腺髓样癌(medullary thyroid carcinoma, MTC)、肾上腺嗜铬细胞瘤(pheochromocytoma, PCC)及甲状旁腺瘤/增生等。大多数 MEN－2A 患者发病起始阶段往往表现为双侧、多发 MTC。具有典型的 MTC 先证者在35岁前可有颈肿或颈痛现象,临床可有腹泻、四肢酸软等症状,生化检查可有血清降钙素升高。PCC 一般在 MTC 后发生或伴发,但 13%～27% 的 MEN－2A 患者可先发于 MTC,且大多呈多中心性,双侧性，儿茶酚胺及其代谢产物排泄增加可以是疾病早期唯一的异常，临床表现为阵发或持续性高血压。大多数 MEN－2A 患者的甲状旁腺功能亢进（hyperparathyroidism，HPT）症状轻微，但有些患者可伴有高钙尿症和肾结石。少部分患者上背部还可能出现瘙痒性皮肤苔藓样淀粉样变（pruriticcutaneous lichenoid amyloidosis）。

2. 家族性甲状腺髓样癌（FMTC）　占 MEN－2 的 10%～20%，一般呈双侧、多中心性，MTC 为主要临床表现，而无甲状旁腺及肾上腺髓质病变（可伴有先天性巨结肠），但需家族中至少有 4 人或以上罹患 MTC 才可诊断为 FMTC。

3. MEN－2B　又称 Wagenmann － Froboese 综合征，约占 MEN－2 的 5%。所有的 MEN－2B 患者早期即表现为侵入性的 MTC；50% 患者有 PCC，约半数呈双侧、多发性，若不及时诊治，可导致患者在手术前后因心血管性高血压死亡。MEN－2B 患者无临床意义上的甲状旁腺瘤/增生。70%～100% 的患者在婴儿期或儿童早期可见舌前背表面、腭和咽的黏膜神经节瘤（mucosal ganglioneuroma）以及特殊面容。随着年龄增大，嘴唇变得突出，唇红缘有黏膜下层结节；角膜神经增厚、突出；60%～90% 的患者眼睑神经逐渐增厚，上睑缘外翻。另外，40%～90% 的 MEN－2B 患者的胃肠道可见弥漫性神经节瘤，约 75% 病例呈现 Marfan 综合征样体型。

MEN－2 的 3 种亚型各自具有不同的临床特点：MEN－2A 的临床特点是 MTC、PCC，和/或合并 HPT；FMTC 以 MTC 为主要临床表现，而无甲状旁腺及肾上腺髓质病变，但可伴先天性巨结肠；MEN－2B 是在 MEN－2A 基础上伴有黏膜或黏膜下多发性神经瘤，Marfan 综合征样体型。国际 RET 突变协会定义了 MEN－2的诊断标准（表 45－3）。

表 45－3　MEN－2 各亚型的诊断标准

亚型	MTC	PCC	HPT	家系中患病人数
MEN2A[a)]	全有	半数有	1/5	有任意
MEN2B[b)]	全有	半数有	无	任意
FMTC	全有	无	无	4

注：a）需有 PCC 和/或 HPT 的诊断；b）需要舌、唇、结膜下区和消化道黏膜神经瘤的特征

血降钙素基础水平、葡萄糖怀疑 MEN－2 时应行 B 超及 CT 检查甲状腺及肾上腺，以了解甲状腺髓样癌及嗜铬细胞瘤的大小、部位、数目，与周围器官的关系及有无淋巴结转移。血降钙素基础水平、葡萄糖酸钙与五肽胃泌素联合刺激试验为早期诊断 MTC 提供了可靠手段。肾上腺嗜铬细胞瘤临床表现为高血压，除测血压、进行血尿儿茶酚胺及其代谢产物定量分析外，必要时行激发试验，测定运动后血中肾上腺素水平有助于提高诊断阳性率。此外，外周血与选择性下腔静脉行双肾上腺静脉插管取血测神经肽 Y 也有助于诊断与定位。甲状旁腺病变通常为多个腺体的增生或腺瘤，临床甲状旁腺功能亢进（甲旁亢）的症状较轻。

（二）基因诊断

近年来，随着基因检测技术的发展，突变基因检测已成为 MEN－2 诊断的重要手段。研究显示，几乎所有的 MEN－2 患者都与 RET 原癌基因突变有关。至今，在已发现的 RET 基因 200 余种突变中，最为常见的突变类型为错义突变，常累及受体蛋白胞外富含半胱氨酸的二聚体结构域（8－13 号外显子）和胞内酪氨酸激酶催化位点（15，16 号外显子）。MEN－2A 和 FMTC 一般由 8～14 号外显子的突变所致，而 MEN－2B 多因 15～16 号外显子突变而发生。检测 RET 基因突变能够对 MEN－2 进一步明确诊断。

三、治疗

MEN－2 的治疗主要是切除甲状腺髓样癌和嗜铬细胞瘤。对于甲状腺髓样癌强调早期诊断并及时行根治性切除，即全甲状腺切除加颈淋巴清扫术，可延长患者的存活期，甚至可以根治本病。需要注意的是，在切除甲状腺髓样癌或癌前病变前，应查明有无嗜铬细胞瘤，以免麻醉或手术中出现高血压危象。若两者同时存在，则先切除嗜铬细胞瘤，控制高血压后，再行甲状腺髓样癌手术。对嗜铬细胞瘤应手术切除受累肾

上腺，由于多为双侧发病，对切除双侧肾上腺者应充分作好预防发生肾上腺危象的准备。

（池肇春）

参考文献

［1］ Waldmann J, Lopez CL, Langer P, et al. Surgery for multiple endocrine neoplasia type 1 – associated primary hyperparathyroidism[J]. Brit J Surg,2010;97:1528 – 1534.

［2］ Goudet P, Murat A, Binquet C, et al. Risk factors and causes of death in MEN1 disease. A GTE (Groupe dÉtude des Tumeurs Endocrines) cohort study among 758 patients[J]. World J Surgy, 2010;34:249 – 255.

［3］ Romei C, Mariotti S, Fugazzola L, et al. Multiple endocrine neoplasia type 2 syndromes (MEN 2): results from the ItaMEN network analysis on the prevalence of different genotypes and phenotypes[J]. Eur J Endocrinol,2010;163:301 – 308.

［4］ Ong DS, Lakhani V, Oates JA Jr. et al. Kindred with prominent corneal nerves associated with a mutation in codon 804 of RET on chromosome 10q11[J]. Arch Ophthalmol, 2010;128:247 – 249.

［5］ Sadowski SM, Triponez F. Management of pancreatic neuroendocrine tumors in pqtients with MEN1[J]. Gland Surg,2015;4:63 – 68.

［6］ Preda V, Sywak M, Learoyd D, et al. Anew associated – multiple endocrine neoplasia type 1 and maligant periphera nerve sheath tumor[J]. Clin Case Rep, 2015;3:29 – 31.

［7］ Kapoor N, Shetty S, Asha HH, et al. An unusual presentation of a patient withmultiple endocrine neoplasia type – 1[J]. J Clin Diagn Res, 2014;8:MJ0 1 – 2.

［8］ Zhao JQ, Chen ZG, Qi XP,. Molecular diagnosis and comprehensive treatment of multiple endocrine neoplasia type 2 in southeastern Chinese[J]. Hered Cancer Clin Pract,2015; 13:5 – 8.

［9］ MacIntosh RB, Shivapuja PK, Krzemien MB, et al. Multiple endocrine neoplasia type 2B: maxillofacial significance in 5 cases [J]. J Oral Maxillofac Surg, 2014;72:2498. e1 – 17.

第九篇

腹膜疾病

第四十六章　原发性腹膜炎鉴别诊断与治疗

原发性腹膜炎(primary peritonitis)是腹腔无感染源,亦无与外界相通的损伤而产生的腹腔细菌性感染,病原菌经由血行、淋巴管、肠壁或女性生殖道等途径侵入腹膜所致的腹膜炎。其最常见的致病菌是肺炎双球菌和溶血性链球菌,革兰阴性杆菌罕见,且在儿童较成人常见,但近年来发现部分也由大肠埃希菌等G-细菌混合感染。自发性细菌性腹膜炎(spontaneous bacterial peritonitis,SBP)是其中一种特殊类型,特别多见于晚期失代偿期肝脏疾病的患者,常表现有发热、腹痛、腹泻、低体温、肝性脑病的体征甚至休克表现。

第一节　诊断与鉴别诊断

一、诊断

(一)临床表现

1.临床特征　本病以发热、腹痛、腹膜刺激征和白细胞升高为临床特征,但约半数患者临床表现隐匿。有的肝硬化患者以短期内腹水骤增、对利尿药抗药、发生肝肾综合征、肝性脑病等为早期表现,应加以注意。

除原有肝病表现外,主要是原发性腹膜炎的临床特点。

(1)腹腔无脏器穿孔等原发病灶,多急性起病。

(2)80%患者有发热,体温37.5~40℃。热型不规则,以弛张热多见,少数为持续性低热,或伴有畏寒。

(3)半数患者伴有腹痛,多为持续性胀痛,也有急性剧痛或阵发性绞痛,伴上腹部或脐周压痛,但全腹压痛者少见。顽固性腹水者可无压痛。部分患者伴有腹泻及呕吐。

(4)约40%患者有腹肌紧张、反跳痛和肠鸣音减弱等腹膜刺激征,但较轻微。

(5)原有肝硬化腹水者,腹水可急剧增加,半数以上为顽固性腹水,对治疗反应差。

2.临床分型

(1)根据病情轻重分为轻症型与重症型。轻型者病情进展缓慢,腹痛轻微,体温37.5~38.5℃,无明显中毒表现,腹肌轻度紧张,轻度腹胀、压痛、肠鸣音减弱,白细胞(12~20)×10^9/L。重型者起病急剧,体温39℃以上,全腹膨隆,明显压痛、反跳痛,白细胞(20~60)×10^9/L,机体中毒明显,可导致死亡。

(2)依原发性腹膜炎的病理改变和临床表现不一,分为普通型、休克型、肝性脑病型、顽固性腹水型和无症状型等5个类型。

①普通型:腹膜及肠壁轻度充血、水肿、无明显脓苔,腹腔内有少量淡黄色、无臭味的稀薄脓液。临床上腹痛轻微,体温37.5~38.5℃,体检腹肌轻度紧张,压痛多局限于下腹或右下腹,肠鸣音减弱,白细胞计数(10~20)×10^9/L,病情进展慢,无明显中毒表现,相当于轻症型。

②休克型:起病急,体温在39℃以上,腹痛剧烈,腹肌紧张明显,压痛、反跳痛广泛,肠鸣音消失,中毒症状明显,多数患者在腹痛或发热数小时至1天内发生感染性休克,且难以纠正,可致死亡。

③肝性脑病型:多见于晚期肝硬化患者合并原发性腹膜炎者。此型发热、腹痛不很明显,但黄疸深、肝功损害严重,血氨高。早期出现神志恍惚等肝性昏迷前期症状,逐渐进入昏迷。

④顽固性腹水型:此型发生于肝硬化失代偿期患者。原有慢性腹水,利尿药可改善症状。合并原发性腹膜炎后,肾功能进一步损害,钠水潴留加重,致顽固性腹水形成。治疗效果差,对钠与水均不能耐受,也无利尿效应,预后极差。

⑤无症状型:约占7%。临床症状不明显,多在常规腹腔试验性穿刺时得到诊断。

此外,原发性腹膜炎的不典型病例约占35.5%,仅有低热和轻微腹胀,而无腹部症状与体征。

(二)实验室检查

1. *腹水检查*　显示腹水为渗出性、草黄色、外观混浊,李凡他反应阳性,但比重很少<1.018。腹水的比重、蛋白、葡萄糖测定对诊断意义不大。腹水培养的阳性率在用抗生素前为82.7%,用抗生素后为10%~49%。腹水白细胞$>500\times10^6$/L,中性粒细胞>50%或$>250\times10^6$/L,有诊断意义,其敏感性100%,特异性96%。此外,腹水呈酸性,pH值为(7.25±0.06),较单纯肝硬化腹水为低。pH值与白细胞、中性粒细胞呈负相关。

2. *血培养*　阳性率40%~60%。

3. *其他化验室检查*　①血白细胞$>10\times10^9$/L,中性粒细胞升高。重度脾功能亢进者白细胞可正常或低于正常,血小板和红细胞也低于正常。②肝功能减退:在原有白蛋白低下的基础上进一步下降,白/球比例倒置,其严重程度依原有肝功能分级与腹腔感染的严重程度而定。③谷丙转氨酶和谷草转氨酶升高,乳酸脱氢酶、碱性磷酸酶、谷氨酰转肽酶亦升高,有胆道梗阻或胆汁郁积者更高。④胆红素升高,见于胆道梗阻患者,胆囊炎、胆石症者直接胆红素升高明显。⑤血尿素氮、肌酐的升高,见于少尿患者,提示肾功能受累或有发生肝肾综合征的可能。⑥大多数患者腹腔感染后血氨可致升高,提示要预防肝性脑病发生。⑦水、电解质紊乱,部分患者有低钠、低钾或代谢性酸、碱中毒的化验室指标。⑧伴肝性糖尿病者血糖升高或葡萄糖耐量不正常。⑨鲎试验呈阳性者提示感染较重,且以革兰阴性菌感染的可能性大。⑩甲胎蛋白定性可以阳性,定量亦可升高,但多为一过性,且为低度升高,提示肝细胞有坏死、再生的过程。

其他辅助检查:B超、CT、MRI等影像检查显示肝硬化的影像特征。腹腔炎症致肠胀气、肠麻痹者X线腹部透视可见小肠扩张,有时结肠亦呈胀气状态。

本病诊断不难。肝硬化腹水患者,如有发热、腹痛、腹部压痛或伴腹肌紧张;腹水符合急性炎症,白细胞$>500\times10^6$/L,中性粒细胞>50%(或$>250\times10^6$/L)或伴腹水培养阳性者即可诊断。为争取早期诊断,应注意:①不明原因或不同程度的腹痛;②进行性或难治性腹水;③突然发生休克;④发生肝性脑病或短期内黄疸明显加深者,应疑及是否合并原发性腹膜炎。对非肝硬化而合并原发性腹膜炎者应注意发热与腹痛的症状。

二、鉴别诊断

诊断时主要应与结核性腹膜炎和继发性腹膜炎鉴别。有报道误诊为继发性腹膜炎者可高达50%。

(一)结核性腹膜炎

结核性腹膜炎的特点:①腹壁软或揉面感;②腹水的白细胞增多,以淋巴细胞为主,超过50%;③肺部可能找到结核病灶;④可有午后低热、面颊潮红、夜间盗汗、血沉增快等结核中毒征象;⑤抗结核治疗有效,加用激素效果更著;⑥腹水培养或动物接种结核菌可阳性。

(二)继发性腹膜炎

1. 腹腔有原发病灶,尤其胃肠穿孔、阑尾穿孔等急腹症征象。腹痛多半先局限于上腹部或右下腹部,伴局限性压痛,后波及全腹部,全腹肌紧张或板样硬,广泛而明显的反跳痛。

2. 腹水总蛋白和乳酸脱氢酶增高明显,糖含量减少。若为急性重症胰腺炎引起的腹水多为淡红色血性,腹水淀粉酶升高,且高于血、尿淀粉酶。

3. 腹水多为混合感染,原发性者有78%~88%为单一细菌感染。

4. 如有气腹存在,则高度提示继发性腹膜炎。

5. 发热和白细胞升高者急性炎症现象更明显。

(三) 其他

迅速增多的腹水或腹水呈全血性者应注意有癌性腹水的可能。如为肝癌，特别应注意是否有原发性肝癌破裂的可能。

第二节　治　疗

以控制感染、治疗原发病和对症处理为原则。

一、一般支持和保肝疗法

输血、输注氨基酸、人血白蛋白等以提高机体抵抗力。补充热量，每天不低于2000~2500 kcal，以利于炎症控制。补充大量C族维生素、B族维生素和维生素K。及时纠正水、电解质平衡紊乱。

二、应用抗生素

使用抗生素的适应证是：①即使无症状但腹水白细胞 $>1000\times10^6/L$ 或中性粒细胞 $>500\times10^6/L$；②临床症状符合原发性腹膜炎，腹水白细胞 $>500\times10^6/L$，中性粒细胞 $>250\times10^6/L$，即使细菌培养阴性；③临床症状典型，腹水细胞计数虽未达上述标准。抗生素的选择可根据腹水培养阳性细菌和药敏而定。在细菌培养尚未回报或细菌培养阴性者可根据临床症状用药。鉴于肝硬化合并原发性腹膜炎者，感染的细菌以革兰阴性菌多见，故可采用抗阴性菌及对肝脏毒性少的抗生素，如氨卞西林(氨卞青霉素)、先锋霉素等，或用更为广谱的抗生素。用药时间依病情而定，一般需2周左右，才能慢慢缓解，然后减量视病情再维持2~4周。

三、利尿剂的使用

安替舒通40~100 mg，3次/d，效果不理想者可谨慎加用氢氯噻嗪(双氢克尿塞)25 mg，3次/d，或加呋塞米(速尿)注射。用利尿药期间要密切观察，防止过度利尿导致电解质紊乱、诱发肝性脑病发生。

四、局部引流或腹腔灌洗

可减轻炎症刺激和毒素吸收。每天或隔天放腹水1000~2000 ml，然后注入抗生素，炎症好转后停止。此法抗生素直接用于腹腔，对控制感染可能有帮助。每次引流不宜过多，以免诱发肝性脑病。或用2条管，用1条管灌入林格复方氯化钠液及5%葡萄糖2000~3000 ml，另1条管放液3000~4000 ml，每天或隔天1次。但腹腔穿刺有引发二重感染的可能，宜慎用。对原发性腹膜炎患者不能行腹水回输。顽固性腹水患者在放腹水的同时，宜输注丢失的白蛋白，以提高血清白蛋白水平，提高白/球蛋白比值。

五、对休克型的治疗

原发性腹膜炎发生休克者，提示革兰阴性菌感染可能性大。对此感染性休克的治疗应加大抗生素量，至少二联应用。要提高机体抵抗力，改善肝脏微循环，对缩血管的升压药宜慎用，并密切观察药物对肝脏的损害，以防发生肝坏死。

六、对肝性脑病型的治疗

肝功能低下的患者，发生原发性腹膜炎后其肝功能可进一步损害，有者可导致肝性脑病发生。要注意在肝性脑病前期即要对白蛋白的输注量加以控制，并可加用肝用氨基酸输液(支链氨基酸、肝脑清)等。亦可根据病情使用谷氨酸钠、谷氨酸钾、精氨酸和左旋多巴等。

原发性腹膜炎诊断成立后应常规使用 H_2 受体拮抗药或质子泵抑制药，如选用奥美拉唑(洛赛克)、兰索拉唑(达克普隆)、耐信、雷贝拉拉唑等口服或静脉滴注，以防在门脉高压性胃病基础上发生应激性溃疡或急性胃黏膜出血。如已合并上消化道出血，更应及时给予上述药物进行抢救治疗。但新近提出肝硬化腹水的患者应用 PPI 治疗伴有发生 SBP 的危险性显著增加，因此主张除非合并消化性溃疡并出血，一般不主张用 PPI、ICUB。

至于肝肾综合征的防治应测量 24 小时尿量并作肾功能监护，按急性肾衰竭处理。如能及时控制腹腔炎症，肾功能有可能得到恢复。

七、诱因的治疗

对肝硬化患者合并肠炎、菌群失调症、胆囊炎急性发作和上呼吸道感染等应及时给予治疗并控制。非肝硬化患者合并原发性腹膜炎者，如能对原发病及时有效的处理，将有利于原发性腹膜炎的治疗。

第三节　预　后

本病病死率高，文献报道可达 48%~95%，半数死于感染后 5 天内，且以前 3 天为多。早期诊断、早期治疗者预后较好。肠原性细菌感染的病死率高于非肠原性者。外周血和腹水中性粒细胞 >80%、血清总胆红素 >130 μmol/L、血清白蛋白 <25 g/L、血白细胞总数 $>25\times10^9$/L 者预后不良。

由于发病率、病死率及复发率高，预防显得尤为重要。积极治疗基础疾病，维持较好的肝功能状态是预防 SBP 的重要环节，应避免各种创伤性检查和治疗，以减少菌血症的发生。必须行创伤性手术时，可预防使用抗生素。腹水是感染的重要条件，腹水低蛋白浓度有利于本病的发生和复发，因此减少或消除腹水，提高腹水蛋白浓度是预防的重要措施。

高危患者，如对利尿药不敏感或腹水蛋白总量 <10 g/L，应做预防性抗菌治疗。抗生素预防的目的在于干扰肠道细菌定位转移、防止菌血症及腹水感染。

预防性应用抗生素应具备：①能有效对付来自肠道正常菌丛的革兰阴性杆菌的感染，用药期间不产生耐药性。②对肠道厌氧菌丛影响小，尽可能维持正常菌群，防止肠道致病微生物植入。③药物毒性作用最低。④经济有效。

最近有人报道喹诺酮类抗菌药物如氟哌酸（FPA），由于其良好的耐受性和只选择性地清除需氧革兰阴性杆菌，不损伤肠道正常厌氧菌，且可显著增加肝硬化腹水患者腹水中总蛋白和补体 C_3 及血清补体 C_3 浓度，增加腹水杀菌能力等特点，已在临床上广泛应用。但长期使用 FPA 也将造成细菌生态紊乱，故认为肝硬化腹水患者不应长期进行消化道抗菌处理。对于慢性肝病中病情较重、抵抗力低下的高危 SBP 患者，给予口服不吸收的抗生素（如 FPA、环丙沙星等），对于预防 SBP 发生具有重要作用。为防止干扰肠道正常菌群，可采用间断服用，如服用 5～7 天，停服 3～5 天，如此反复。

（陈林昊　陈贻胜）

参考文献

[1] 池肇春. 实用临床胃肠病学[M]. 北京：军事医学科学出版社，2015：1476－1480.

[2] 邵东，汪良芝. 肝硬化合并自发性腹膜炎腹水细胞因子测定的临床意义[J]. 实用临床医药杂志，2009；13：84－86.

[3] 谢俊平，高德义. 派拉西林/他唑巴坦治疗肝硬化并自发性细菌性腹膜炎的成本效果分析[J]. 中华医院感染学杂志，2011；21：1211－1213.

[4] Xu HB, Wang HD, Li CH, et al. Proton pump inhibitor use and risk of spontaneous bacterial peritonitis in cirrhotic patients: a systematic review and meta－analysis[J]. Genet Mol Res, 2015; 14: 7490－7501.

[5] Salerno F, La Wura V. Treatment of spontaneous bacterial peritonitis[J]. Dig Dis, 2015; 33: 582－585.

[6] Tandon P, Garcia－Tsao G. Bacterial infections, sepsis, and multiorgan failure in cirrhosis[J]. Semin Liver Dis, 2008; 28: 26－42.

[7] Gines P, Angeli P, Lenz K, et al. EASL clinical practice guidelines on the management of ascites, spontaneous bacterial peritonitis, and hepatorenal syndrome in cirrhosis[J]. J Hepatol, 2010, 53: 397－417.

第四十七章　急性腹膜炎鉴别诊断与治疗

急性腹膜炎(acute peritonitis)是由于胃肠道丧失了完整性,致其内容物(包括胃酸、肠内容物、胆汁、胰液、血液等)或细菌进入腹膜腔内,引起腹膜脏层和壁层或腹腔内液体的急性炎症。急性腹膜炎可以是局限性或弥漫性,其严重程度取决于胃肠道穿孔或破裂的部位、原已存在的肠道病变、感染的来源及宿主局部防御感染的抵抗力。

产生急性腹膜炎的病因很多,主要可归纳成2种类型,即无菌性腹膜炎和感染性腹膜炎。无菌性腹膜炎最常见的原因是腹腔内出血,产生化学性刺激和炎性反应。但其由于血液的再吸收,通常呈自限性。其他体液如胆汁、胃液、肠液、尿液以及外科手术时的线结和手套上的滑石粉等均可引起无菌性腹膜炎。癌肿侵犯腹膜时,若伴有出血或黏液性分泌物也可引起无菌性腹膜炎。感染性腹膜炎可根据病变的原因(腹腔内脏器是否有病变或损伤,内源性或外源性污染等)分为原发性和继发性。继发性腹膜炎较原发性腹膜炎常见,多有明确的原因,如急性阑尾炎或憩室炎而致内脏穿孔、溃疡(消化性溃疡,Crohn病,恶性肿瘤)穿孔、肠缺血、肠梗阻和包括医源性干预(如外科手术、穿刺活检)在内的创伤等。

细菌性腹膜炎的发病机制与以下因素相关联:①细菌污染的程度及细菌的负荷;②细菌的毒力与多株细菌的协同作用;③存在细菌生长的辅助因素,如肠内容物、惰性物质(如钡剂)、纤维蛋白、异物;④充分的宿主反应;⑤恰当的医疗干预。这些因素均可影响细菌性腹膜炎患者的后果。当细菌负荷与毒力消除或降低、宿主防御功能完整、医疗干预控制污染源及有效的抗菌治疗时,继发性腹膜炎的危险性减低。

第一节　诊断与鉴别诊断

一、诊断

(一)根据临床表现与实验室诊断

1. *症状*　由脏器炎症引起的腹膜炎常先有原发病症状,如腹痛、呕吐、恶心、发热,可伴有寒战。

2. *体征*　腹部压痛、腹壁肌肉紧张和反跳痛是急性腹膜炎的典型体征。腹部胀气,叩诊时可呈鼓音;胃肠道穿孔时,肝脏浊音界缩小或消失;腹腔液体积聚时可出现移动性浊音。肠鸣音随病情进展逐渐减弱,甚至消失。直肠指诊可发现直肠前窝、子宫或膀胱陷窝饱满及触痛、膨隆、硬结或波动感,表示盆腔有感染或形成脓肿。

3. *实验室诊断*　血液中白细胞计数以及中性粒细胞比例均明显增高;中性粒细胞常有中毒颗粒及核左移现象。在严重的弥漫性腹膜炎患者病情险恶,机体免疫功能与反应能力低下的患者,血中白细胞计数可不增高,但中性粒细胞比例仍可增高甚至可有中毒颗粒出现。尿液可因失水而浓缩,比重增加,可出现蛋白尿、管型等。血生化检查可发现代谢性酸中毒、呼吸性碱中毒和电解质紊乱的指标。

4. *诊断性腹腔穿刺术*　腹腔穿刺吸取腹腔内渗液进行常规检查、生化检查、涂片及细菌培养对腹膜炎的诊断和治疗具有重要价值。

急性腹膜炎患者腹腔穿刺抽出液外观,据其病因不同可有不同,大多数呈混浊或脓性,也可为暗红色或淡红色、深黄绿色或茶色,不透明。常规化验检查可发现其比重>1.018,Rivalta反应阳性,蛋白质定量>30 g/L。白细胞计数是最重要的,具有诊断意义。白细胞计数及多形核白细胞绝对浓度(absolute polymorphonuclear cell concentration, APMN),其中APMN = WBC × % PMN/100。白细胞>300×10^6/L,考虑细菌感染,>500×10^6/L可以确诊。若APMN计数值超过正常上限(>25%),高度提示有感染的存在。若APMN计数异常升高(>50%)则提示有腹腔内脓肿或腹膜炎的并发症发生。在判断上述结果时应注意到以下 2 种情况的存在：①是腹水的培养阴性，而白细胞计数或 APMN 增高的患者，即腹水细菌培养阴性的中性白细胞性腹水（culture negative neutrocytic ascites，CNNA）。因此，单纯 APMN 升高不可能作为诊断感染性腹水的唯一标准。采用低浓度微生物培养方法可减少 CNNA 的发生。②是细菌培养阳性而白细胞计数或 APMN 计数低的患者，无感染性腹水的特征，亦无腹膜炎的临床表现，即细菌性腹水。

胃肠道穿孔所致继发性细菌性腹膜炎患者中，腹水中乳酸盐和 pH 值有明显异常。由于细菌代谢的酸性物质增多，故腹水 pH 值常≤7.3。由于 1 分子的葡萄糖经厌氧代谢可形成 2 分子乳酸盐，腹水乳酸盐常 >0.63 mmol/L，因此在大多数情况下乳酸盐与 pH 值呈负相关。感染性腹水中乳酸脱氢酶（LDH）值明显增高，腹水 LDH 和血清 LDH 正常上限比例≥1.0。腹腔内有细菌性感染时，腹水葡萄糖常 <50 mg/dl（2.8 mmol/L），其与空腹血糖之比 <1.0。此外，腹水中淀粉酶含量升高，考虑胰性腹水或胃肠道穿孔伴有胰液渗漏。胆道系统穿孔时腹水胆红素水平大于血清胆红素水平。腹水中肌酐值升高提示膀胱或输尿管破裂，尿液外渗。下列生化指标的改变有助于内脏穿孔所致腹膜炎的诊断：①Gram 染色多种微生物阳性；②葡萄糖值 <50 mg/dl（2.8 mmol/L）；③腹水 LDH 值大于血清 LDH 的正常上限；④腹水蛋白浓度 >20 g/L；⑤治疗期间连续培养阳性，尤其在采用对微生物敏感的杀菌抗生素时，连续培养阳性对继发腹膜炎诊断的特异性和敏感性增高；⑥治疗后 48 小时重复腹腔穿刺检查，APMN 大于初期值时。上述这些生化指标对内脏穿孔所致腹膜炎诊断的敏感性 100%，特异性仅 45%，而对继发性腹膜炎的特异性可达 91%。

进行腹腔穿刺术时，应掌握正确的穿刺技术，穿刺部位的选择对提高阳性率十分重要。通常以病变部位穿刺的阳性率最高。且应注意腹腔穿刺时体位的变化。穿刺术时应注意到穿刺的针腔内是否有液体的存在，因为腹膜炎早期腹穿大多为腹腔液，只有腹水达到 100 ml 左右才可抽出液体。此外，穿刺抽取液应立即送检，以免因为放置时间过久而影响细胞计数。

如若腹腔内渗液不多，腹腔穿刺不成功，为明确诊断，可行诊断性腹腔灌洗。用无菌生理盐水灌洗后抽取灌洗液送检。

（二）影像诊断

1. *腹部 X 线检查*　腹部 X 线平片可能显示大肠和小肠有不整齐的气体充盈及境界不清晰的肠袢，同时有液体的聚集（气液平面），肠管呈弥漫性扩张。当气体缓解时，肠壁可显示增厚，毗邻的肠袢间距离增加，表明有水肿或腹膜液体的存在，在两肠管之间往往可见腹腔内游离液体。腹膜腔内游离气体，尤其在膈下出现对胃肠穿孔的诊断具有重要诊断价值。缓慢的钡灌肠可决定大肠是否有梗阻的存在，但需慎用，必要时可选择复方泛影葡胺灌肠造影更为安全。

2. *B 超检查和/或 CT 扫描*　B 超和/或 CT 扫描能够灵敏地探测出腹腔内游离液体，并可了解积液在腹腔内的分布，这对于诊断包裹性腹腔积液和有无脓肿的存在是非常重要的，可避免盲目腹腔穿刺，可提高腹腔穿刺的成功率。且对大多数腹腔内实质性脏器病变能发现异常表现并做出诊断，部分可以排除或缩小诊断范围。

B 超和/或 CT 扫描有助于鉴别门脉高压性和非门脉高压性腹水。肝脏结构的改变提示肝硬化的可能。当发现腹腔内静脉曲张、脐静脉复通、脾肿大及侧支循环的建立有利门脉高压的诊断。B 超和/或 CT 扫描有助于发现肝静脉或门静脉的血栓形成（Budd - Chiari 综合征）。在非门脉高压性腹水检查，两者有助于发现淋巴结病，肠系膜肿块，以及肝、胰、卵巢等实质性器官的肿块。

二、鉴别诊断

根据临床典型的症状、体征及腹腔穿刺液检查，急性腹膜炎的诊断一般不困难，但由于原发性腹膜炎的症状和体征与继发性腹膜炎相似，两者在治疗方法上也有不同，前者需内科治疗，后者需要外科手术，原发性腹膜炎患者手术病死率约 80%，而继发性腹膜炎患者非手术治疗，病死率较高。因此，需认真加以鉴别。

继发性腹膜炎的主要病因是内脏穿孔，在内脏穿孔时，约 30% 以上的患者由于腹膜的脏层和壁层被腹水分离开，而致临床症状和体征变得不明显，给诊断带来困难。腹水中蛋白总量，LDH 值和葡萄糖值的测定有助于区别原发性腹膜炎和继发性腹膜炎。约 2/3 以上继发性腹膜炎患者至少有下列 2 项结果阳性：腹水葡萄糖水平降低，常 <50 mg/dl；LDH 值升高并大于血清 LDH 正常值上限，或 LDH 值 >225 μmol/L；总蛋白含量>10 g/L。腹水培养和革兰染色发现有多种细菌混合感染可确诊为继发性腹膜炎,尤其是在抗生素治疗48 小时后,培养仍阳性者。而原发性腹膜炎常为单一细菌感染,约 80% 的患者在单剂抗生素治疗后,腹水培养可转变为阴性。在抗生素治疗 48 小时后反复地腹腔穿刺抽液检查,以评估治疗对腹水 PMN 计数和培养的作用,有助于鉴别诊断。如果腹水中 PMN 值进行性下降,或在 48 小时末降低于治疗前水平时应怀疑继发性腹膜炎的存在。在非穿孔性继发性腹膜炎患者,腹水 PMN 值常超过治疗前水平,腹水培养仍阳性。相反,在原发性腹膜炎患者经适当治疗后,腹水 PMN 值迅速下降,腹水培养转为阴性。非穿孔性继发性腹膜炎的上述指标诊断价值不如穿孔性继发性腹膜炎明显。

第二节 治 疗

一、一般支持疗法

1. 卧床休息 采取半卧位,使腹腔内渗液积聚在盆腔,有利于腹膜炎症的局限,减少毒素吸收,同时可避免使膈肌抬高而影响肺的换气功能。

2. 胃肠减压 一旦腹膜炎诊断明确,应立即插入鼻胃管减压,以预防和治疗胃肠道胀气,降低肠腔张力,缓解腹胀,促进肠蠕动。减压应持续到胃抽吸液开始变得澄清并减少,患者肠蠕动恢复,肠鸣音恢复正常及开始肛门排气或排便。若患者有持续性麻痹性肠梗阻,应采用较长的 Miner - Abbott 管进行减压。结肠胀气的患者可采用肛门排气。

3. 禁食 通过禁食减少消化液的生理分泌量,同时起到胃肠减压作用,通常在鼻胃管抽吸停止后,可缓慢恢复经口摄食。

4. 吸氧 腹腔内细菌感染可继发全身炎症反应,可致肺部血管系的通透性增加,使液体漏入肺间质组织和肺泡中,影响呼吸功能;腹部反射性强直和膈痉挛膈肌抬高可进一步影响通气功能。因此,严重的腹膜炎时,应当给予补充氧治疗。通常采用面罩或鼻导管给氧。偶尔需气管插管并使用呼吸机,以使氧气更好地输送到组织中。吸入 O_2和改善血氧浓度降低而致肺动脉高压,PaO_2应保持在 60~80 mmHg 比较合适。若需长期供给 >60%~80% 的氧浓度时,通常应采用气管内插管和机械性换气,不管采取何种供氧技术,都必须使吸入的 O_2通过增湿器使之湿化。

5. 改善组织灌注,纠正水、电解质紊乱 腹膜炎患者均表现不同程度的血容量减少,这是由于大量血管外液体被蓄积在炎性腹膜腔和肠腔内的结果,即所谓的第三间隙。同时重度感染、高热、胃肠减压、引流等也可导致液体量丢失。因此,应积极纠正体液的失衡。液体补充,以晶体溶液为主的静脉输注液为好,并给予适量的血制品以纠正贫血和凝血因子异常。由于感染、高热、腹膜腔内渗液、炎症等原因,机体对营养需要量的增加,对感染严重,不能进食而有营养障碍的患者应采用肠外营养疗法。

完全胃肠外营养(TPN)静脉输注速度应保持 24 小时恒定或采用输液泵。在 TPN 疗法开始时可按 8~10 g 葡萄糖加胰岛素 1 国际单位(IU),此后逐渐增加至 12~15 g 葡萄糖加 1 IU,经过 5~7 天胰岛功能适应后,可逐渐减量直至完全停用。使用中应每天监测血糖、尿糖、电解质等。若血糖超过 11.2 mmol/L (200 mg/dl)时,应减慢输入的速度,且适当地增加胰岛素的用量。若血糖达 33.3~38.9 mmol/L(600~700 mg/dl)时应立即停止高渗葡萄糖输入,因其可导致非酮症酸高渗性昏迷的危险。若病情缓解,适量经口喂食时,可每日减少 TPN 液并逐渐减量至停用,不可突然停止。停用后 12 小时内需输入 10% 葡萄糖以免发生低血糖。

二、抗生素的应用

腹腔内感染的诊断一旦确定,应立即开始采用抗生素治疗。应根据最可能引起感染的细菌或腹水培养结果选择敏感的和能穿透腹膜的抗生素。人胃肠道细菌大约有 10^{14}个,包括需氧菌、兼性厌氧菌和厌氧菌。胃肠道穿孔后接种于腹膜腔的细菌谱是依据穿孔的部位而定。

原发性腹膜炎传统推荐治疗药物是青霉素或氨苄西林。但肺炎双球菌对青霉素的耐药性不断增加,达

17.8%~20.1%,耐青霉素的肺炎双球菌已成为治疗学上严重的问题。第三代头孢菌素如头孢曲松或头孢噻肟将会成为原发性腹膜炎治疗的选择药物,这些药物与氨苄西林+氨基糖苷类抗生素同样有效,由于一些肺炎双球菌在青霉素和头孢菌素间存在交叉耐药性,因此对第三代头孢菌素无反应时,可用万古霉素。含有氨基糖苷类抗生素的治疗方案不适用于老年、肾功能不良或休克的患者。因为氨基糖苷类抗生素会增加这类患者耳、肾脏毒性。若怀疑大肠埃希菌为致病菌时,腹膜炎的初期治疗应包括头孢菌素如头孢曲松或头孢噻肟+甲硝唑。由于肝硬化患者伴发原发性自发性腹膜炎有较高的复发危险性,长期口服诺氟沙星400 mg/d,可预防其复发,但担忧会发生选择性对喹诺酮耐药而限制其使用。

继发性腹膜炎常为需氧菌和厌氧菌的混合感染,最理想的抗生素疗法是能有效地抗革兰阴性肠杆菌(如大肠埃希菌)和厌氧菌(如脆弱类杆菌)的药物。抗生素的选择通常可采用集中药物单用或联用。在对厌氧菌敏感的药物研究中发现,碳青霉烯类、甲硝唑、替卡西林/克拉维酸钾以及氨苄西林/舒巴坦等对腹内感染时最常见的厌氧菌-脆弱类杆菌的作用最强。但在选择该药治疗严重腹膜炎时最好能根据药物敏感试验的结果选用,氨基糖苷类抗生素、喹诺酮类或头孢噻甲羧肟均无抗厌氧菌活性。

在细菌性腹膜炎治疗中,除了选用抗厌氧菌治疗外,还应同时给予抗革兰阴性需氧杆菌的治疗。已证实氨基糖苷类抗生素对需氧肠道菌丛有较高抗菌活性,但由于可能具有的耳、肾毒性等,以及需经常检测和调整血清的血药水平,该药已逐渐少用。

若腹膜炎系由女性生殖道上行细菌感染所致时,其致病菌多为链球菌、淋病双球菌、衣原体、肠杆菌属和类杆菌属。若系胃或十二指肠穿孔所致,发病初期为化学性腹膜炎,随后病情进展可变为细菌性腹膜炎,最常见致病菌为肠杆菌属和厌氧菌,穿孔时间超过12小时或腹膜炎已形成时,应采用抗生素治疗3~5天。通常使用头孢二代、三代,或碳青霉烯类。胆囊、小肠穿孔所致腹膜炎时,应采用对抗肠杆菌属、脆弱类杆菌、肠球菌的抗生素,可选用哌拉西林/他唑巴坦,亚胺培南/西司他丁,加甲硝唑。结肠穿孔所致细菌性腹膜炎,其治疗应针对需氧菌和厌氧菌,推荐使用亚胺培南/西司他丁、哌拉西林/他唑巴坦,或包括氨基糖苷类抗生素、阿莫西林和甲硝唑的三联疗法。在抗生素治疗过程中,应注意肠道内正常菌群的维护,避免菌群失调及肠道真菌感染的发生。

在无发热、白细胞计数正常、自觉症状良好的患者,可以停用抗生素治疗,因其感染的复发率几乎接近0。外科剖腹术后7~10天仍持续发热、白细胞计数增高、应怀疑有残存的腹内感染,应进行相应的检查和治疗。

三、外科治疗

1. 手术指征　当有下列情况之一时,应决定及早施行手术:①经上述非手术治疗6~8小时后(一般不超过12小时),腹膜炎症及体征不缓解反而加重者;②腹腔内原发病严重,如胃肠道或胆囊坏死穿孔、绞窄性肠梗阻、腹腔内脏器损伤破裂,胃肠手术后短期内吻合口瘘所致的腹膜炎;③腹腔内炎症严重,有大量积液,出现严重的肠麻痹或中毒症状,尤其是有休克表现者;④腹膜炎病因不明,无局限趋势者。

2. 手术治疗时的麻醉与切口　①麻醉:常用连续硬膜外麻醉或全麻;②切口:原则上手术切口应选择在靠近原发病灶部位为好,若原发灶不能确定的病例,需进行较广泛的探查时,可选用脐部的旁正中切口,以便向上或向下延长切口,以利原发病灶的处理。如有腹部手术史,可经原切口或在其附近做切口,开腹后小心肠管,分离粘连时要避免破坏肠管壁。

3. 手术方法

(1)处理原发病:清除感染的病因是治疗腹膜炎最重要的措施,应根据不同患者结合患者的具体情况做出合理的选择。①病灶切除:对化脓性阑尾炎、胆囊炎发病不超过72小时者,可行阑尾、胆囊切除术,已绞窄坏死的肠袢应予以切除。出血坏死型胰腺炎的胰腺坏死组织及胰周坏死组织应予以清创切除。②穿孔:破裂脏器的修补,如十二指肠球部溃疡并发的急性穿孔,腹部外伤所致的空腔脏器破裂,损伤不严重的,可以施行穿孔或破裂处的修补。对于胃、十二指肠溃疡穿孔时间不超过12小时、腹腔污染不严重可考虑行胃大部切除术。③造瘘:对于原发病灶病变严重,患者难以耐受手术切除者,如胆囊坏疽、穿孔者,可行胆囊造瘘,减轻脏器腔内压力,以利炎症的控制。④外置:因小肠系膜根部扭转发生的广泛的小肠坏死,患者不能耐受手术切除，可暂行坏死肠袢的外置，待病情改善后再行坏死肠袢切除术。

(2)清理腹腔：清除包括腹腔渗出液、空腔脏器损伤后的漏出液（胃液、肠液、胆汁、胰液、食物残渣及粪汁等）吸出及腹腔内异物（异物碎片、粪石、胆石、蛔虫等）的取出。附着在腹膜表面的脓苔，易去除的应尽量剥除，不易去除的则不要强行剥除，以免增加肠管的损伤，加重术后粘连。

清理腹腔后是否冲洗腹腔，应依据腹腔污染的范围和程度而定。一般主张腹膜炎较局限，脓液稀薄易清除，量少的无须冲洗。反之，弥漫性腹膜炎，腹腔渗漏出液量多，脓液黏稠的，应予以冲洗腹腔。临床上常用温生理盐水冲洗。

(3)引流：急性化脓性腹膜炎经病灶切除、腹腔清理较彻底后不需要留置引流，但对有下列情况之一者应考虑放置引流：①感染坏死病灶未能彻底清除或暂不能清除（如坏死界限尚不清），手术部位有较多的渗液或渗血者。②可能有消化液漏出，如穿孔修补、胃肠、胆肠、胰肠吻合及胰腺坏死灶清创术后等。③腹腔内残留液、渗出液、渗血较多。④已形成腹腔局限性脓肿者。引流的方式有：开放性和闭合性被动引流，闭合性主动引流。作为空腔内置引流，一般需2周以上，管周瘘管形成完善，经造影检查远端通畅，引流管夹闭后无不良反应，方可拔管。

(4)手术后的处理：① 一般处理：监测生命体征、各种生化、常规指标。予以镇痛、胃肠减压，促进胃肠功能早日恢复，清除腹胀。取半卧位。② 加强营养支持，增强患者的抗病能力及修复能力：予以胃肠外营养，酌情输血、补充白蛋白，免疫力低下的补充免疫球蛋白。③ 使用抗生素，控制感染。腹膜炎常是混合感染，以革兰阴性菌及厌氧菌感染最为常见。应联合用药。④ 有引流的患者应观察并记录引流液的量和质，保持引流管通畅。脓液黏稠或有坏死组织较多时，可用生理盐水低压冲洗。

（陈林昊　陈梦诗　陈贻胜）

参考文献

[1] 池肇春.实用临床胃肠病学[M].北京：军事医学科学出版社，2015：1481－1495.

[2] Welbourn HL，Hartley JE. Management of acute diverticulitis and its complications[J]. Indian J Surg，2014；26：429－435.

[3] Nakagoe T，Miyata H，Gotoh M，et al. Erratum to：surgical risk model for acute diffuse peritonitis based on a Japanese nationwide database：an initial report on the surgical and 30－ day mortality[J]. Surg Today，2015；45：1244.

[4] Doklestic SK，Bajec DD，Djukic RV，et al. Secondary peritonitis－evaluation of 204 cases and literature review[J]. J Med Life，2014；7：132－138.

第四十八章 结核性腹膜炎鉴别诊断与治疗

结核性腹膜炎是由结核杆菌感染腹膜所引起的慢性腹膜炎症。结核杆菌侵犯腹膜仅占2%~4%。结核性腹膜炎多继发于其他部位的结核病灶,以输卵管结核或肠结核蔓延至腹膜者最常见。

在合并HIV感染的患者中肺外结核的发病率达50%~70%,而非HIV感染的患者中仅10%~15%。20%结核性腹膜炎患者可同时伴发肝硬化和门静脉高压性腹水。大多数患者的发病年龄在20~40岁,女性稍多见,此可能与输卵管结核或内分泌因素有关。约50%的结核分枝杆菌腹膜炎发生于门诊患者腹膜透析(continuous ambulatory peritoneal dialysis,CAPD)治疗的第1年内。

结核杆菌侵犯腹膜的主要途径有:① 由活动性肺结核或粟粒型结核血行播散至腹膜所致;② 由胃肠道结核、输卵管结核等直接蔓延;③ 由肠系膜淋巴结干酪坏死灶破溃而致。

第一节 诊断与鉴别诊断

一、诊断

(一)临床表现

主要有腹胀、腹痛、发热、腹泻、体重减轻等结核中毒症状,查体可有腹水、腹部压痛、腹部柔韧感和贫血。粘连型和干酪型结核性腹膜炎患者腹部常可触及肿块,系由粘连、增厚的网膜与肠袢缠绕或包裹性积液等所致。多位于脐周,也可见于腹部其他部位。其大小不一,边缘不整齐,表面不平时可呈结节状。

(二)实验室检查

半数以上患者有轻至中度贫血,重度贫血少见。渗出型、干酪型或播散型结核、继发感染时,白细胞计数和中性粒细胞值可明显增高。多数患者血沉增快。PPD试验,其结果呈强阳性,则提示体内有结核杆菌感染。血清抗结核抗体常呈阳性。采用聚合酶链反应(polymerase chain reaction,PCR)可检出1~100 fg纯化结核杆菌核酸(DNA),相当于1~20个结核杆菌。其阳性率为26.5%~80.0%,适用于肺外结核的快速诊断。

(三)胃肠X线钡剂检查

在多数患者可发现腹膜增厚、腹膜粘连、胃肠结核、肠梗阻、肠粘连,时可见肠内瘘形成及肠管漂浮征等一些腹腔内结核的征象,有助于诊断。

(四)腹水检查

腹水常呈草黄色、外观微混浊,有时可呈血性,多为渗出性改变。干酪样坏死者,腹水可呈稀乳糜状,静置后自行凝固成块或纤维素形成。比重常>1.018,蛋白定性试验阳性。85%以上的患者腹水蛋白超过25 g/L,白细胞计数>(250~500)$\times 10^6$/L,以淋巴细胞为主(70%)。血清-腹水白蛋白比值>0.5,或血清-腹水白蛋白梯度常>11 g/L。但若病程较长、结核毒血症状不明显或因低蛋白血症等原因可使腹水不典型可类似漏出液,此时SAAG可<11 g/L。此外,结核性腹膜炎时腹水胆固醇酯、乳酸脱氢酶(LDH)、腹水/血清LDH比(>0.6)、溶菌酶活性均升高;腹水中糖降低1.65 mmol/L(<30 mg/dl),约为血糖的1/2;腹水pH值降低而乳酸盐水平升高。

(五)CT检查

结核性腹膜炎患者CT表现的共同特点包括游离状腹水,肠系膜内软组织带影增厚伴血管束密集状,受累网膜污迹样改变和腹膜光滑均匀增厚。

(六)腹腔镜检查

目前研究表明,腹腔镜检查诊断结核性腹膜炎的准确性最高,预测值也最大。但存在并发症的可能。

故老年患者提倡在进行腹腔镜检查前应先采用无创性的实验室检查和经验性治疗。

二、鉴别诊断

结核性腹膜炎的临床症状极不典型，给诊断带来了困难。临床上对长期发热、腹痛、腹胀的患者，伴白细胞计数在正常范围或偏低、血沉增快，应提高警惕，认真地结合相关辅助检查进行鉴别。

（一）以发热为主要表现

如伴有白细胞计数偏低时，须与伤寒相鉴别。后者有相对缓脉、玫瑰疹、神志淡漠、听力减退、脾大等，结合血肥达试验有助鉴别。如伴有进行性消瘦、贫血、腹部肿块时，须与腹型淋巴瘤、恶性组织细胞病相鉴别。如伴急性腹痛、腹肌紧张、白细胞计数升高时，应与急性阑尾炎、继发性腹膜炎、原发性腹膜炎、胆囊炎等相鉴别。

（二）以腹水为主要表现

结核性腹膜炎的腹水多为渗出液，但若病程较长、结核毒血症的症状不明显，或因低蛋白血症等原因可使腹水变得不典型可呈现类似漏出液，此时须与肝硬化腹水相鉴别。慢性肝病史、脾大、脾功能亢进表现、凝血酶原时间延长、出血倾向、食管胃底静脉曲张、肝脏功能检查、腹腔穿刺抽腹水检查等有助鉴别。若腹水呈血性时，须与癌性腹水鉴别。后者多见中年以上患者，常有贫血、消瘦、恶病质；腹水可找到癌细胞、腹水 LDH 增高、腹水/血清 LDH＞1 0；相关的辅助检查可发现原发性癌肿等有助鉴别。对腹水顽固不消的患者还应与缩窄性心包炎（心音遥远、静脉压升高、奇脉、肝大等）、肝静脉阻塞综合征（胸腹壁静脉曲张、脐部以下腹壁静脉出现自下向上逆流等）、慢性胰源性腹水（腹水淀粉酶升高等）、癌肿腹腔转移（B 型超声波、内镜、CT/MRI、妇科检查可发现原发性癌肿）等鉴别。

（三）以腹部肿块为主要表现

由于本病的腹部肿块可发生在不同部位，可根据相应部位脏器的肿瘤（如肝癌、胃癌、结肠癌、胰腺癌、卵巢癌、恶性淋巴瘤、腹膜间皮细胞瘤等）鉴别。

第二节　治　疗

早期诊断和早期治疗有助于提高疗效和改善预后。

一、综合治疗

结核性腹膜炎患者应进行全身综合治疗，给予高热量、高蛋白、高维生素饮食。胃肠道症状明显或有肠梗阻影响进食时，应给予流质、半流质或胃肠外高营养，并注意纠正水和电解质紊乱。营养不良、消瘦患者可适当增加水解蛋白、复方氨基酸等以增加机体能量。若伴有腹腔内混合其他细菌感染时应酌情给予抗生素治疗等。

二、抗结核药物治疗

肺结核治疗的原则适用于结核性腹膜炎的治疗。其关键是早期、足量、全程地彻底抗结核治疗，避免复发，防止并发症的发生。理想的抗结核药物应具备杀菌或较强的抑菌作用；在体内可达到有效的抑菌浓度；并能渗透入细胞、浆膜腔内；疗效迅速而持久、毒性低、不良反应少；使用方便、价格低廉等。在治疗前最好能对所分离的结核杆菌进行药物敏感试验，可进一步提高疗效。目前采用的药物有异烟肼、利福平、吡嗪酰胺、乙胺丁醇和链霉素。

三、激素治疗

在抗结核治疗中加用激素可缩短患者的中毒期，减少中毒症状。由于激素能降低毛细血管壁和细胞膜的通透性，减少炎性渗出和反应，并可促进腹水吸收，同时可减轻腹腔内纤维化或肠粘连的形成。因此，结核中毒症状严重或腹腔内有大量渗出液的患者，在采用抗结核强化治疗同时可加用肾上腺皮质激素治疗，如泼尼松龙 30～40 mg/d，以改善一般中毒症状和减少腹膜粘连所导致的并发症。腹腔内注入尿激酶能有效地降低渗出性结核型腹膜炎所致的粘连和包裹性积液的发生。

四、腹水的治疗

大量腹水伴有呼吸困难等压迫症状时，可适当地放腹水，每次 1500 ml 左右。放腹水后可向腹腔内注射链霉素 1.0 g、异烟肼 0.1 g、地塞米松 5 mg，每周 1～2 次。必要时也可应用利尿药。

五、手术治疗

少数结核性腹膜炎患者虽经抗结核药物治疗后，其伴发的完全性或不完全性肠梗阻、肠穿孔、肠瘘、包裹性积脓、粘连及干酪样坏死病灶等未见好转，或诊断不清，不能排除其他原因的急腹症和腹腔内肿瘤者，可考虑剖腹探查，并进行相应的手术治疗。

（庄　莹　陈贻胜）

参考文献

[1] 庄莹，陈贻胜．结核性腹膜炎［M］//池肇春．实用临床胃肠病学．北京：军事医学科学出版社，2015：1499－1452.

[2] Eghdami L, Kwon J. Peritoneal tuberculosis presenting as persistent ascites［J］J Obstet Gynaecol Can，2015；37：295－296.

[3] Abdelaal A，Alfkey RE，Abdelaziem S，et al. Role of laparoscopic peritoneal biopsy in the diagnosis of peritoneal tuberculosis . A seven－year experience［J］. Chirurgia（Bucur），2014；109：330－334.

[4] Dülger AC，Karadas S，Mete R，et al. Analysis of cases with tuberculous peritonitis：a single－center experlence［J］. Turk J Gastroenterol，2014；25：72－78.

[5] Yeh HF，Chiu TF，Chen JC，et al. Tuberculous peritonitis：analysis of 211 cases in Taiwan［J］. Dig Liver Dis，2012；44（2）：111－117.

[6] Hong KD，Lee SI，Moon HY. Comparison between laparoscopy and noninvasive tests for the diagnosis of tuberculous peritonitis［J］. World J Surg，2011；35：2369－2375.

第十篇

肝脏疾病

第四十九章　急性病毒性肝炎鉴别诊断

第一节　急性病毒性肝炎鉴别诊断

一、概述

急性病毒性肝炎患者为数众多,据2012～2014年临床报告的急性病毒性肝炎患者分别为138、125、122万例,占传染病报告总数的20%左右。其中甲型、乙型、丙型、戊型和未分型人数分别为2.2万~2.6万(甲型)、93.5万~108.7万(乙型)、20.2万~20.3万(丙型)、2.7万~2.8万(戊型)、3.2万~4.0万(未分型)。但是由于很多患者不清楚个人既往HBV、HCV感染情况、临床检测水平有限、未进行随访,部分研究表明其中大部分患者并非急性HBV或HCV感染,而是慢性HBV或HCV感染急性发作。

随着甲肝疫苗的广泛接种以及卫生条件改善,甲型和戊型肝炎已明显减少,多为散发,少有暴发流行。急性HBV感染预后与感染年龄以及机体免疫状态密切相关,婴幼儿感染容易慢性化,而成人HBV急性感染只有极少数转为慢性HBV感染,或发展为慢性乙型肝炎、肝硬化甚至肝癌。随着非法采血的取缔以及HCV筛查的开展,急性HCV感染也有所减少。极少数急性病毒性肝炎患者病情进展迅猛,可发展为急性肝衰竭。

急性病毒性肝炎包括急性黄疸型和急性无黄疸型,其中急性黄疸型肝炎大多起病较缓,前驱表现为全身不适、乏力、纳差、恶心、呕吐和发热,有的患者可能突发荨麻疹,关节疼痛,3～10日后出现尿色加深,随后出现黄疸。全身症状在黄疸期可能好转,部分患者出现肝内胆汁淤积,而且通常在发病1～2周内黄疸最明显,然后在2～4周的恢复期逐渐消退。体检可见不同程度的黄疸,通常肝大并触痛,但边缘平滑且质软,15%~20%的患者有轻度的脾大。无慢性肝病体征。

实验室检查发现患者在黄疸期血清胆红素逐日升高,多在1～2周内达高峰。血清丙氨酸转氨酶(ALT)及天冬氨酸转氨酶(AST)在黄疸出现之前就开始上升,在疾病极期达峰值,急性肝炎可有极高的酶活性,通常AST增高幅度不及ALT,恢复期随血清胆红素缓慢下降。

通常可以通过相关免疫学指标区分不同的急性病毒性肝炎类型。

1. 急性甲型肝炎　HAV感染2～3周后,抗HAV－IgM即可出现,大多数在120天内转阴。

2. 急性乙型肝炎　①HBsAg与抗－HBs:HBV感染者血清转氨酶升高前2～8周,血清中即可检出HBsAg。HBsAg是急性HBV感染最早出现的抗原,一般持续2～3个月转阴。②HBeAg与抗－HBe:血清HBeAg阳性可见于急、慢性肝炎和无症状携带者。自HBV感染潜伏期的早期至临床症状消失,在血清中可以测到。

3. 急性丙型肝炎　血清HCV RNA在感染后1～2周内即可检出,完全痊愈的病例血清HCV RNA消失,而HCV抗体持续存在较长时间。HCV感染易于慢性化,大多数输血后HCV感染者易于出现ALT升高,60%~85%发展为慢性肝炎。

4. 急性丁型肝炎　HDV感染血清中一过性地出现HDAg,几天后消失,继之,血清抗HD－IgM阳性,该类患者HBsAg检测通常为阳性。

5. *急性戊型肝炎*　目前抗 HEV - IgG 试剂盒有待完善，抗 HEV - IgG 和 IgM 试剂盒的灵敏度和特异性均较差，需要结合流行病学史和临床表现进行诊断。抗 HEV - IgG 的假阳性较高，不能依据其诊断为 HEV 感染或重叠感染。

二、鉴别诊断

（一）非嗜肝病毒引起的肝炎

部分非嗜肝病毒有时也可引起急性肝炎。非嗜肝病毒往往损伤机体多个器官系统，肝脏损伤往往只是其临床表现之一，但有时与病毒性肝炎难以区别。非嗜肝病毒感染也可有黄疸和血清转氨酶增高，常较轻。肝脏组织学改变常非特异性：腺泡内灶性坏死、脂肪性变，肝血窦和汇管区单个核细胞浸润，腺泡结构完整。

1. *传染性单个核细胞增多症*　传染性单个核细胞增多症是由 EB 病毒（EBV）引起的全身性单核吞噬细胞反应。多见于青少年。发热、咽峡炎、皮疹、全身性淋巴结肿大、脾大明显。约半数患者有轻微黄疸。外周血白细胞数正常或增高，异型淋巴细胞占 10%～50%。血清 ALT 多明显增高，但常不及病毒性肝炎。抗 EBV - IgM 和 EBV DNA 是特异性的血清标志物（表 49 - 1）。

2. *巨细胞病毒性肝炎（表 49 - 1）*　巨细胞病毒（CMV）通过唾液、性接触和宫内或围生期传播，原发性感染后，CMV 常不能被宿主完全清除，隐伏在宿主体内，免疫功能正常时病毒的再活化受到细胞介导免疫的控制，患者常无临床症状，在 T 细胞免疫功能严重受损时出现再活化。

CMV 在新生儿期常为隐性感染，部分可伴有溶血性贫血和肝炎，是新生儿黄疸的主要原因之一。先天性 CMV 感染可以导致肝纤维化、门脉高压或胆道闭塞。儿童先天性 CMV 肝炎随访观察表明，肝脏炎症常自行缓解，而主要的后遗症是弱智和重听。

成人感染可出现发热，黄疸可继续 2～3 周。ALT 和 ALP 增高，消化道症状和 ALT、AST 升高都不及病毒性肝炎明显。血象可有不典型淋巴细胞。偶尔发生致死性的大块肝细胞坏死；有时引起肉芽肿性肝炎。部分患者可伴长期不明热，偶有胆汁淤滞。慢性 HBV 混合感染 CMV 的患者大多病变加重，可使病变活动，甚至发生活动性肝硬化。可从尿或唾液中分离病毒或 PCR 检测病毒核酸。血清抗 CMV - IgM 阳性。肝组织见腺泡内淋巴细胞和多形核细胞灶性聚集，肝细胞核内有 CMV 包涵体。

表 49 - 1　急性乙型肝炎与 EB 病毒和巨细胞病毒肝炎鉴别

特征	急性乙型肝炎	EBV 肝炎	CMV 肝炎
起病发热	±	+，黄疸后不退	+，黄疸后不退
食欲减退	±	+ +	±
咽痛	+	-	-
皮疹	±	+	±
淋巴结肿	±	+ +	-
黄疸	轻重不一，可较久	轻微，短暂	轻重不一，可较久
肝	肿大，压痛	肿，不痛	肿大，压痛
脾	肿大，不痛	肿大，压痛	可轻微肿大
血常规	淋巴细胞相对增高	异型淋巴细胞增高	淋巴细胞相对增高
血清标志物	HBsAg、抗 HBc - IgM	抗 EBV - IgM	抗 CMV - IgM

（二）其他病毒引起的肝炎

部分病毒感染导致机体损伤并没有显著的器官特异性，可以引起全身多器官系统损伤，比如：①婴儿疱疹肝炎可能是全身疱疹性疾病的一部分；成人播散性疱疹病罕见，但应用肾上腺皮质激素和免疫抑制剂的患者，可发生疱疹性肝炎。②柯萨奇病毒：可引起成人肝炎。③水痘 - 带状疱疹病毒：在水痘或带状疱疹时可并发肝功能异常。④麻疹病毒：大多数成人麻疹有轻微肝脏损害，少数出现黄疸。⑤副黏液病毒：引起散发肝炎，病情严重。肝组织见巨核肝细胞，电镜下肝细胞质内有副黏液病毒核壳结构。

（三）药物性肝炎

药物导致的肝损伤机制目前尚未完全阐明，目前认为与细胞色素 P450 酶（CYP450）代谢激活、细胞内钙稳态破坏、线粒体损伤、细胞凋亡、自身免疫激活、胆汁淤积和胆小管损伤等机制有关（参见本书第六十四章药物性肝病鉴别诊断与治疗）。

药物性肝炎（DILI）的临床表现缺乏特异性，常有乏力、纳差、黄疸、血清转氨酶的升高等表现，血清胆红素升高和凝血酶时间延长与肝损伤的严重程度密切相关。以过敏反应为主的 DILI 可以伴有发热、关节痛、淋巴结肿大等表现。以胆汁淤积为主的 DILI 可表现为黄疸、皮肤瘙痒和血清碱性磷酸酶、谷氨酰转肽酶的增高。由于 DILI 的临床表现无特异性，常容易被误诊为病毒性肝病，若能够早期识别，停用相应肝损伤药物，病变常可逆转。

中华医学会消化病学分会依据急性 DILI 的主要临床特点，将其诊断线索归纳为：①排除肝损伤的其他病因；②具有急性药物性肝损伤血清学指标改变的时序特征；(3)肝损伤符合该药已知的不良反应特征。根据上述临床线索，则列出 3 种 DILI 的关联性评价：

(1)诊断标准：①有与药物性肝损伤发病规律相一致的潜伏期；②有停药后异常肝脏指标迅速恢复的临床过程；③必须排除其他病因或疾病所致的肝损伤；④再次用药反应阳性。符合以上诊断标准的① + ② + ③，或前 3 项中有 2 项符合，加上第④项，均可确诊为药物性肝损伤。

(2)排除标准：①不符合药物性肝损伤的常见潜伏期；②停药后肝脏异常升高指标不能迅速恢复；③有导致肝损伤的其他病因或疾病的临床证据。如具备第③项，且具备第①、②项中的任何 1 项，则认为药物与肝损伤无关。

(3)疑似病例：①用药与肝损伤之间存在合理的时序关系，但同时存在可能导致肝损伤的其他病因或疾病状态；②用药与发生肝损伤的时序关系评价没有达到相关性评价的提示水平，但也没有导致肝损伤的其他病因或临床证据。

药物性肝炎多有服用药物史，停药后肝功能异常可完全消失，大多不会发展为慢性肝炎，病理组织学检查出现小叶或腺泡区带的坏死、嗜酸粒细胞浸润、单纯性淤胆、肉芽肿型肝炎、肝细胞脂肪变等。上海胡锡琪教授等曾对患者临床和/或病理表现进行积分诊断和排除药物性肝炎，存在较好的灵敏度和特异性，但是由于积分过于复杂，还在进一步优化。此外，部分药物可诱发自身免疫反应，临床表现及实验室检查与自身免疫性肝炎极为相似，鉴别需依靠病理学以及停药后的病情缓解等进行综合判断。

（四）中毒性肝炎

中毒性肝炎是由化学毒物（如磷、砷、铊、四氯化碳等）、药物或生物毒素所引起的肝功能不良或肝脏病变。目前特别需要注意职业性或环境污染导致的中毒性肝炎。动物实验证明，化学毒物所致中毒性肝炎有如下共同点：① 有类似肝炎的明确病理改变；② 病变严重程度与接受剂量有关；③ 人群普遍易感，所发生的病变类似；④ 可出现群体性发病，急慢性均可；⑤ 容易复制动物模型。

毒物引起肝脏损失的疾病。按亲肝毒物对肝脏毒性大小可分为：①剧毒类，如磷、三硝基甲苯、硝基苯、四氯化碳等；②高毒类，如苯胺、氯仿、砷化氢、砷、锑、汞等；③低毒类，如二硝基酚、甲苯二胺、二氯苯、苯、乙烯、乙醚、铅、铬等。

按接触化学毒物的时间和量可分为急性和慢性中毒性肝炎两类，以慢性者多见。慢性中毒病理变化为脂肪聚积和纤维化，多起病隐匿，症状不明显，类似慢性病毒性肝炎，少数出现黄疸、肝大、压痛及胃肠道症状等，重症患者可发展成肝硬化。急性中毒性肝炎病理变化为肝细胞坏死和脂肪聚积，发病急骤，常无前驱症状，一般在 24 ~ 48 小时出现食欲减退、恶心、呕吐、腹痛、肝大、血清转氨酶增高等中毒症状，严重者出现急性肝衰竭。

对于化学毒物中毒除脱离接触和应用适当的特效解毒药剂外，治疗原则与其他病因所致的肝病相似，比如保肝、利胆、高热量、高蛋白饮食等。

此外，重症感染如败血症、伤寒及暴发性流脑等也可引起中毒性肝炎。以婴幼儿、老年人以及有糖尿病、肿瘤、艾滋病等基础疾病的患者多见,大多有明显的感染征象,如全身炎症反应综合征等,ALT 值一般不超过 200～300 U,但有极少数患者可以出现急性肝衰竭。这类患者治疗主要是积极控制感染,适当护肝治疗。

(五)急性妊娠脂肪肝

急性妊娠脂肪肝(AFLP)又称“妊娠期急性脂肪肝”“妊娠特发性脂肪肝”“妊娠期肝脏脂肪变性”等。急性妊娠脂肪肝是妊娠晚期特有的致命性疾病,病因及发病机制尚未阐明。

急性妊娠脂肪肝起病急骤,病情变化迅速,多发生在妊娠 28～40 周的初产妇,存在妊娠期高血压综合征、双胎和男胎较易发生。

尽管该病临床表现与急性肝衰竭非常相似,但也有明显不同:①病毒学检测多为阴性,多无明确用药史;②发病初期可有急性剧烈上腹痛,淀粉酶增高,似急性胰腺炎;③皮肤、巩膜黄染明显,血清直接胆红素增高,但尿胆红素常阴性;④反映了肝实质损伤程度的麝浊多正常;⑤B 超检查为脂肪肝波形,而非肝脏大片坏死;⑥病理特点为肝小叶至中带细胞增大,胞质中充满脂肪空泡,无大块肝细胞坏死。

急性妊娠脂肪肝患者多有不同程度的妊娠水肿、蛋白尿和高血压,合并肾衰竭者约占 50%。病情严重者可于发病后 7～12 天引起流产、死胎或早产。急性妊娠脂肪肝的病情进展迅速,休克、DIC、败血症、肝衰竭和肾衰竭是其死亡原因(参见本书六十三章急性妊娠脂肪肝鉴别诊断与治疗)。

(李　旭　张振华)

第二节　慢性病毒性肝炎鉴别诊断

一、概述

既往有乙型、丙型、丁型肝炎或 HBsAg 携带史或急性肝炎病程超过 6 个月,而目前仍有肝炎症状、体征或肝功能异常者,可以诊断为慢性肝炎。部分患者可以发展成肝硬化,少数可发展为肝癌,尤其是未进行有效抗病毒治疗的患者。

病毒性肝炎发病机制较复杂,不同类型的病毒引起疾病的机制有所相同。HBV 对肝脏的损害机制较复杂,多认为是通过免疫应答介导肝细胞炎症坏死,如细胞毒性 T 细胞(CTL)通过溶细胞机制及非溶细胞机制造成肝脏损伤。其中 NK 细胞、NKT 细胞、CTL 直接造成肝细胞损伤仅占肝细胞病变的一小部分,而通过 CTL 激活产生细胞因子起很大作用。丙型病毒性肝炎发病机制亦较复杂,更容易引起肝外损伤,主要包括:①丙肝病毒直接杀伤作用;②免疫反应;③自身免疫;④细胞凋亡。其中主要是免疫损伤。丁型病毒性肝炎:①病毒肝细胞可能有直接杀伤作用;②免疫反应。慢性病毒性肝炎:除炎症、坏死之外,有不同程度纤维化,按炎症和纤维化程度分 0～4 级和 0～4 期。肝衰竭:大块或亚大块肝实质坏死。肝硬化:依据肝损伤活动与否而有所不同,活动期肝硬化伴明显炎症,假小叶边界不清;而静止性肝硬化,肝硬化结节内炎症轻,假小叶边界清楚。

依据流行病学史、相关临床症状体征以及实验室检测可以诊断慢性病毒性肝炎,通过病原学检测可以具体区分病因(具体见急性病毒性肝炎章节),其中丁型肝炎病毒属于缺陷病毒,只有乙肝感染者才可能存在。

慢性病毒性肝炎的常见症状为反复出现乏力、全身不适、食欲减退、肝区不适或疼痛、腹胀、低热;体检可见面色晦暗、巩膜黄染,可有蜘蛛痣或肝掌、肝大、质地中等或充实感,有叩痛,脾大。肝硬化或肝衰竭患者可有腹腔积液、腹部压痛及反跳痛、下肢水肿、出血倾向及肝性脑病。实验室检测可见 ALT 持续升高或反复波动,白蛋白降低,球蛋白升高,白/球比例倒置,凝血酶原时间延长,少数患者自身抗体及类风湿因子可出现阳性反应,循环免疫复合物可增多而补体 C_3、补体 C_4 可降低。根据肝损害程度临床可分为:①轻度:病情较轻,症状不明显或虽有相关症状体征,但生化指标仅 1～2 项轻度异常者。②中度:症状及体征,居于轻度和重度之间者。肝功能有异常改变。③重度:有明显或持续的肝炎症状,如乏力、纳差、腹胀等,可伴有肝病面容、肝掌、蜘蛛痣或肝脾大,而排除其他原因且无门脉高压症者。

实验室检查谷丙转氨酶反复或持续升高,白蛋白减低或 A/G 比例异常,丙种球蛋白明显升高,凡白蛋白≤32 g/L,胆红素 >85.5 μmol/L,凝血酶原活动度 40%~60%,三项检测中有一项者,即可诊断为慢性肝炎重度。部分病例出现肝外器官损害,如慢性关节炎、慢性肾小球炎慢性溃疡性结肠炎、结节性多动脉炎、桥本甲状腺炎等。

肝炎肝硬化:早期肝硬化多依靠病理、超声、CT、Fibroscan 及血清学肝纤维化组合检测等。临床诊断肝硬化多已属于中、晚期,指慢性肝炎患者有门脉高压表现,如腹壁及食管静脉曲张,腹腔积液,肝脏缩小,脾大,门静脉、脾静脉内径增宽,且排除其他原因能引起门脉高压者。

二、鉴别诊断

(一)溶血性黄疸

溶血性黄疸是由于大量红细胞破坏,形成大量的非结合胆红素,超过肝细胞的摄取、结合与排泌能力。凡能引起溶血的疾病均可产生溶血性黄疸,包括先天性溶血性贫血,比如地中海贫血、遗传性球形红细胞增多症等和后天性获得性溶血性贫血,比如自身免疫性溶血性贫血、新生儿溶血病、不同血型输血后的溶血及蚕豆病、伯氨喹、蛇毒、毒蕈、阵发性睡眠性血红蛋白尿等。

一般为轻、中度黄疸,呈浅柠檬色,急性溶血时可有发热、寒战、头痛、呕吐、腰痛,并有不同程度的贫血和血红蛋白尿(尿呈酱油色或茶色),严重者可有急性肾衰竭。慢性溶血多为先天性,可伴贫血、脾肿大。

血清总胆红素增加,以非结合胆红素为主,结合胆红素基本正常或轻度升高。由于血中非结合胆红素增加,结合胆红素形成也代偿性增加,从胆道排至肠道也增加,致使尿胆原、粪胆素随之增加,粪色加深。肠内的尿胆原增加,重吸收至肝内也增加,由于缺氧及毒素作用,肝难以处理过多的尿胆原,导致血中尿胆原增加,并从肾脏排出,故尿中尿胆原增加,但无胆红素。急性溶血时尿中有血红蛋白排出,隐血试验阳性。血液检查可见血红蛋白降低、网织红细胞增加、骨髓红细胞系列增生旺盛等。

(二)梗阻性黄疸

由于肝外/内胆管阻塞所致的黄疸分别称为肝外/肝内阻塞性黄疸。黄疸进行性加重或有明显波动者应考虑到肝内外梗阻;阻塞性黄疸尤其是恶性梗阻性黄疸多见皮肤瘙痒,而肝细胞性则较少见。肝外阻塞性黄疸较深,可有肝脏肿大。皮肤呈暗黄或绿褐色,因胆盐在血中潴留刺激皮肤神经末梢而多有搔痕。因胆道阻塞,胆汁不能进入肠道而粪色变淡或呈陶土色,尿胆原减少或缺如。胆道阻塞后,肠道内缺乏胆汁酸、胆固醇等,加以脂溶性维生素的缺乏,临床上可表现为皮肤瘙痒、消化不良、脂肪泻、皮肤黄色疣、出血倾向、骨质疏松、大便呈白陶土色等,血中结合胆红素显著升高,尿胆红素阳性。

肝内阻塞性黄疸一般 <10 ULN,肝外阻塞性黄疸可达 15~30 ULN,且少有波动。肝外梗阻 AKP 升高较明显,恶性梗阻更为明显。粪胆原排出明显减少,粪便可呈陶土色。

良性梗阻性黄疸最常见的胆管结石或胆囊结石、慢性胰脏炎胰头部假性肿瘤、胆管因发炎或手术后造成之狭窄、其他如罕见的胆道出血、血块阻塞了胆管,造成黄疸;肝吸虫或误入胆道的蠕虫等,部分该类患者黄疸可以波动较大或反复出现。

恶性梗阻性黄疸的病因有胆管癌/胆囊癌、胰脏头部癌、十二指肠乳头癌、肝癌栓塞、癌症病患导致胆管旁淋巴结肿大压迫胆管造成胆管阻塞,如果肿瘤不切除,黄疸成进行性加重。

此外,部分患者肝内微小胆管存在胆汁淤胆而导致肝功能受损,需要鉴别(具体见本章淤胆型肝炎节)。

(三)脂肪肝

脂肪肝是指由于各种原因引起的肝细胞内脂肪堆积过多的病变。脂肪性肝病严重威胁国人的健康,成为仅次于病毒性肝炎的第二大肝病。其临床表现轻者无症状,重者病情凶猛。一般而言,脂肪肝属可逆性疾病,早期诊断并及时治疗常可恢复正常。依据病因可以分为酒精性脂肪肝和非酒精性脂肪肝。

1. 酒精性脂肪肝　酒精性脂肪肝的发生与饮酒时间、饮酒量及营养状态相关。个体遗传基因也影响患者对酒精的敏感性,HLA-B8、B40 者容易发生酒精性肝炎和肝硬化。酒精性肝病缺乏特异性临床表现,诊断过程中应详细询问病史,特别是饮酒史,包括饮酒的种类、量、时间、方式和进食的情况。注意了解有否贫血，周围神经炎等症状。程度不同的贫血貌、皮肤血管扩张明显，可有黄疸，肝大。酒精性肝硬化失代偿期有脾大、蜘蛛痣、腹水、肝性脑病等。

通常酒精性肝病有如下特征：①有饮酒史，男性≥40 g/d，女性≥20 g/d，时间≥5 年。②ALT、AST 增高，后者增高更明显。AST/ALT 比值大于 2 有诊断意义。肝组织内 ALT 比 AST 活性受抑制更显著。③γ－谷氨酰转肽酶（γ－GT）分布在肝细胞质和毛细胆管内皮中。酒精性肝病时升高较明显。④氨基酸谱中 α 氨基丁酸和亮氨酸成比例的升高。⑤靛氰绿滞留试验异常。⑥血清内酒精性透明小体抗原或抗体阳性。⑦多以血清 IgA 水平升高为主，虽可出现 ANA 和 SMA 阳性，但一般滴度较低，且很少出现抗 LKM1 和 pANCA 阳性。⑧肝脏活检可见酒精性透明蛋白小体，巨线粒体。

2. *非酒精性脂肪肝*　其病因主要包括肥胖、快速减肥、营养不良、糖尿病、药物以及妊娠，其中以肥胖性脂肪肝和糖尿病脂肪肝最为常见。肝内脂肪堆积的程度往往与体重成正比。30%～50% 的肥胖症合并脂肪肝，重度肥胖者脂肪肝病变率高达 61%～94%。肥胖人体重得到控制后，其脂肪浸润亦减少或消失。糖尿病患者中约 50% 可发生脂肪肝，其中以成年患者为多。因为成年后患糖尿病患者有 50%～80% 是肥胖者，其血浆胰岛素水平与血浆脂肪酸增高，脂肪肝病变既与肥胖程度有关，又与进食脂肪或糖过多有关。

脂肪肝的临床表现多样，患者多于体检时偶然发现。多数脂肪肝患者呈超力体型，轻度脂肪肝多无临床症状，中、重度脂肪肝有类似慢性肝炎的表现。非酒精性脂肪肝多有如下特征：①无饮酒史或间断少量饮酒（远小于上述酒精性脂肪肝饮酒量标准）；②排除病毒性肝炎、药物性肝病、全胃肠外营养、肝豆状核变性等；③可有超重/内脏性肥胖、空腹血糖增高、血脂紊乱、高血压等代谢综合征；④可有乏力、消化不良、肝区隐痛、肝脾大等；⑤可有 ALT、AST 轻至中度升高，γ－GT 多正常或轻度升高；⑥B 超、CT 或 MRI 表现符合弥漫性脂肪肝；⑦肝组织学检查可见肝实质细胞脂肪变性，肝细胞气球样变性，肝小叶炎症和肝组织纤维化

（四）自身免疫性肝病

包括自身免疫性肝炎、原发性胆汁性肝硬化和原发性硬化性胆管炎。

1. *自身免疫性肝炎*　是由自身免疫反应介导的慢性进行性肝脏炎症性疾病，临床特征为不同程度的血清转氨酶升高、高 γ－球蛋白血症、自身抗体阳性，组织学特征为以淋巴细胞、浆细胞浸润为主的界面性肝炎，严重病例可快速进展为肝硬化和肝衰竭。根据血清自身抗体可将 AIH 分为 3 型，Ⅰ型 AIH 最为常见，ANA 和/或 SMA 阳性；Ⅱ型 AIH 的特征为抗 LKM1 阳性；Ⅲ型 AIH 的特征为血清抗 SLA/LP 阳性。

2. *原发性胆汁性肝硬化*　与 AIH 在临床症状和实验室检查方面有相似之处，但多见于中年女性，以乏力、黄疸、皮肤瘙痒为主要表现，肝功能检查碱性磷酸酶、γ－谷氨酰转肽酶明显增高，血清总胆固醇、三酰甘油、低密度脂蛋白可增高，免疫球蛋白以 IgM 增高为突出表现。血清 AMA 为疾病特异性抗体，病理上可出现胆管上皮损伤炎症、胆管消失及汇管区肉芽肿。

3. *原发性硬化性胆管炎*　是以肝内、外胆道系统广泛炎症和纤维化为显著特点，多见于中青年男性，常伴溃疡性结肠炎，部分患者 ANCA 阳性，但无特异性。胆管造影可见肝内外胆管狭窄与扩张相间而呈串珠状改变，诊断需除外肿瘤、结石、手术、外伤等继发原因，病变仅累及肝内小胆管时诊断需靠组织学检查，典型改变为纤维性胆管炎。

（李　旭　张振华）

第三节　重型病毒性肝炎（肝衰竭）鉴别诊断

一、概述

肝衰竭是多种因素引起的严重肝脏损害，导致其合成、解毒、排泄和生物转化等功能发生严重障碍或失代偿，出现以凝血功能障碍、黄疸、肝性脑病和腹水等为主要表现的一组临床症候群，病死率极高。引起肝衰竭的常见原因有肝炎病毒、药物毒物、各种病原体感染、自身免疫性肝病、代谢性肝病、缺血缺氧、肝脏肿瘤、肝移植和妊娠急性脂肪肝等，在中国最常见的原因是肝炎病毒（主要是乙肝病毒），其次是药物毒物（如

乙醇、化学制剂等)。在欧美国家,药物是引起急性和亚急性肝衰竭的主要原因,酒精常引起慢性或慢加急性肝衰竭。儿童多见于遗传代谢性疾病。

肝衰竭的发生机制因病因不同而各异,确切的发病机制尚不十分清楚,存在多种因素相互作用和影响。目前认为导致肝衰竭发生的原因大致可以分为化学性损伤和免疫损伤两大类。化学性损伤与在肝脏解毒的物质相关,通过影响细胞膜、线粒体、胞内离子的稳定和各种降解酶类等起作用。免疫性损伤和细胞毒性T细胞反应、巨细胞的激活、细胞因子、一氧化氮和补体等相关。“内毒素－巨噬细胞－细胞因子风暴”被认为是肝衰竭发病机制的核心。较多的研究发现以下因素可能参与乙肝病毒所致肝衰竭:①宿主因素:宿主的遗传背景和宿主的细胞免疫与引起肝衰竭者肝细胞凋亡或坏死相关。②病毒因素:细胞内过度表达的HBsAg、HBV的X蛋白和HBV的变异和基因型等均与肝细胞的坏死和功能衰竭相关。

药物毒物的代谢谱、肿瘤坏死因子相关凋亡诱导配体诱导的凋亡途径等均可能在肝衰竭中起着重要的作用。

二、诊断

肝衰竭的诊断主要依据病史、临床症状体征、实验室检查、肝组织坏死部位和范围进行划分。

(一)急性肝衰竭

急性起病,2周内出现Ⅱ度及以上肝性脑病(按Ⅳ度分类法划分)并有以下表现者:①极度乏力,有明显厌食、腹胀、恶心、呕吐等严重消化道症状;②短期内黄疸进行性加深;③出血倾向明显,血浆凝血酶原活动度(PTA)≤40%(或INR≥1.5),且排除其他原因;④肝脏进行性缩小。肝细胞呈一次性坏死,可呈大块或亚大块坏死,或桥接坏死,伴存活肝细胞严重变性,肝窦网状支架塌陷或部分塌陷。

(二)亚急性肝衰竭

起病较急,2~26周出现以下表现者:①极度乏力,有明显的消化道症状;②黄疸迅速加深,血清总胆红素(STB)大于正常值上限10倍或每日上升≥17.1 μmol/L;③伴或不伴有肝性脑病;④出血倾向明显,PTA≤40%(或INR>1.5)并排除其他原因者。肝组织呈新旧不等的亚大块坏死或桥接坏死;较陈旧的坏死区网状纤维塌陷,或有胶原纤维沉积;残留肝细胞有程度不等的再生,并可见细、小胆管增生和胆汁淤积。

(三)慢加急性(亚急性)肝衰竭

在慢性肝病基础上,短期内发生急性或亚急性肝功能失代偿的临床症候群,表现为:①极度乏力,有明显的消化道症状;②黄疸迅速加深,血清STB大于正常值上限10倍或每日上升≥17.1 μmol/L;③出血倾向,PTA≤40%(或INR≥1.5),并排除其他原因者;④失代偿性腹水;⑤伴或不伴有肝性脑病。肝组织在慢性肝病病理损害的基础上,发生新的程度不等的肝细胞坏死性病变。

(四)慢性肝衰竭

在肝硬化基础上,肝功能进行性减退和失代偿:①血清STB明显升高;②白蛋白明显降低;③出血倾向明显,PTA≤40%(或INR>1.5),并排除其他原因者;④有腹水或门静脉高压等表现;⑤肝性脑病。肝组织主要为弥漫性肝纤维化以及异常增生结节形成,可伴有分布不均的肝细胞坏死。

三、鉴别诊断

(一)重度黄疸的病毒性肝炎

各型病毒性肝炎所致肝功能损害伴有显著胆红素增高,常见于乙型和戊型病毒性肝炎。当血清总胆红素超过171 μmol/L,甚至达500 μmol/L以上时,起病时症状较重,但黄疸出现后消化道症状改善,病程中一般情况较好,全身乏力和消化道症状不很严重,出血倾向不明显,PTA>40%。此类患者大都预后较好,并发症少,少部分患者可进一步加重而发生肝衰竭。

(二)胆道梗阻性疾病和胆道感染

各种原因引起的肝内外胆管病变、机械性梗阻、胆道感染等可引起高黄疸,血清总胆红素超过171 μmol/L,而肝功能损害轻,ALT大都升高幅度小,疾病早期就出现以直接胆红素升高为主(直接胆红素/总胆红素>65%),γ谷氨酰转肽酶和碱性磷酸酶升高较明显,PTA>40%(大都正常)。患者厌油、乏力症状和出血倾向不明显，如伴有感染则常有发热、右上腹痛（有时伴有肩背部痛）、肝大、murphy's 阳性等症状及体征有助于鉴别，B 超、CT、MRCP、ERCP 等影像学检查有助于了解肝内外胆管阻塞、扩张和体积等情况。部分严重的胆道感染者，如急性化脓性胆管炎伴有意识改变时可与肝衰竭并发肝性脑病患者混淆，但这类患者常伴有高热、寒战、腹痛、墨非征阳性、感染中毒症状重、血压下降，外周血各项炎症因子明显升高，血常规、C 反应蛋白、降钙素原等和肝、胆、胰影像学可资鉴别。

（三）肝内胆汁淤积综合征

不同原因所致肝内胆汁淤积综合征，特别是胆汁淤积性肝炎，可以有高度黄疸，总胆红素超过 171 μmol/L，有时易误诊为肝衰竭。但该类患者常伴有明显的皮肤瘙痒、粪色变浅甚至呈白陶土样大便，部分年龄大者有心动过缓现象，临床上有“三个分离”现象：即黄疸深而消化道症状轻，黄疸深而血清转氨酶水平正常或轻度升高，黄疸深而凝血酶原时间正常或轻度延长。患者一般情况好，无明显乏力，肝性脑病、腹水、出血等并发症少见，γ 谷氨酰转肽酶和碱性磷酸酶升高较明显。

（四）感染性疾病

许多感染性疾病，如败血症、伤寒、斑疹伤寒、肺炎双球菌肺炎、疟疾、布氏杆菌病、粟粒性结核、新型布尼亚病毒感染、钩体病等均有肝功能损害，可伴有纳差、乏力、黄疸、意识改变，有时可与急性肝衰竭相混淆。但感染性疾病有感染的相关表现，如肌肉关节疼痛、血象、C 反应蛋白、降钙素原等炎症因子高，起病时即有发热是其特点之一，原发病的特点及流行病学资料和病原学检查可帮助鉴别。抗感染治疗后肝功能很快好转是诊断和鉴别诊断的另一重要特点。

（五）肝脏缺血

多见于失血性休克、心脏手术、肝移植术等，可因肝动脉血流灌注明显降低而导致肝细胞缺血缺氧，从而发生肝细胞变性坏死，出现黄疸和转氨酶升高，部分患者总胆红素超过 171 μmol/L 并有 PTA 明显下降至 40% 以下，意识改变等，易与肝衰竭相混淆。但该类患者一般会伴有其他脏器灌注不足的表现，如肾脏表现为少尿，尿比重高、肌酐尿素氮升高等，在休克纠正、血供恢复时，肝肾功能较快恢复正常。

（六）精神分裂症

当急性肝衰竭有精神、行为异常且不伴有明显黄疸时，易误诊为精神分裂症。精神分裂症主要症状为精神、思维障碍，行为异常，患者意识清楚、智力正常，肝功能和凝血功能正常，无明显消化道症状和出血倾向。既往病史或受刺激史及肝功能、PT、血氨检查等可供鉴别。

（七）其他疾病引起的昏迷

许多疾病可致昏迷，如流行性乙型脑炎（重型）、流行性脑脊髓膜炎（爆发性）、中毒性菌痢、新型布尼亚病毒感染等感染性疾病，低血糖昏迷、尿毒症昏迷、酮症酸中毒等。除意识障碍部分疾病伴肝功能损害，一般 PTA >40%，胆红素 <171 μmol/L，血氨正常，所以除各个疾病有其特有的临床特点、实验室特点外，诱因、流行病学资料、血氨、游离氨基酸等的检查有助于鉴别。

（八）肝硬化（失代偿期）

慢性肝衰竭需与肝硬化（失代偿期）鉴别，慢性肝衰竭是在肝硬化基础上，出现肝功能进行性减退，以腹水或肝性脑病等为主要表现的慢性肝功能失代偿的临床表现，当各型肝硬化失代偿期患者的 PTA <40% 时，临床上即归为慢性肝衰竭。其余生化指标和影像学表现两者无明显差异。

（李　旭　谢琴秀）

第四节　淤胆型病毒性肝炎鉴别诊断

一、概述

本病又称为毛细胆管炎型肝炎，是以肝内胆汁长期淤积为主要表现的一种特殊的病毒性肝炎临床类型，分为急性和慢性两种类型。急性淤胆型肝炎起病类似急性黄疸型肝炎，大多数患者可恢复。慢性淤胆型肝炎在慢性肝炎或肝硬化基础上，兼有梗阻性黄疸临床表现，同时排除了其他原因引起的肝内、外梗阻的一组临床综合征。

目前甲型、乙型、丙型、丁型、戊型肝炎病毒均有报道可致淤胆型肝炎。急性淤胆型肝炎中，急性甲型肝炎病毒有 2.7%~4.59% 发展为淤胆型肝炎；虽然急性乙型肝炎淤胆型并不比其他型病毒性肝炎常见，但在中国为乙型肝炎高发区，病毒性肝炎肝内胆汁淤积中 HBsAg 阳性者占 36.5%；丙型肝炎病毒目前尚无报道；急性戊型肝炎 20% 发展为淤胆型肝炎，尤其老年患者更常见。慢性淤胆型肝炎较急性淤胆型肝炎常见，资料显示慢性肝炎的 32%，肝炎后肝硬化的 43% 可发生胆汁淤积。患者中男性明显多于女性，男女比例为(2~4)∶1，中年多见。乙型肝炎病毒感染占 80%~87%，丙型病毒感染占 6%，乙型和丙型肝炎病毒混合感染占 10.8%~15%。

淤胆型肝炎发生肝内胆汁淤积的机制尚不明确，可能与毛细胆管微绒毛原发损伤有关，或者由于肝细胞的损伤，致使肝细胞合成、分泌和排泄胆汁的功能障碍所致。

二、诊断

1. *病史*　与病毒性肝炎患者有密切接触史或输血史、不洁饮食史、在外就餐史等。

2. *临床表现*　起病类似急性黄疸型肝炎，可有畏寒、发热、食欲减退、恶心、呕吐、厌油、腹胀和全身乏力等。但随着症状的减轻，黄疸逐渐加深，出现皮肤瘙痒，以夜间为主，皮肤有抓痕，大便灰白。慢性者消化道症状和肝外症状轻，仍有黄疸和皮肤瘙痒，皮肤变厚，并可有色素沉着、黄色瘤等，部分患者出现腹泻，腹泻多与黄疸程度一致。肝内梗阻性黄疸持续 3 周以上，并除外其他肝内外梗阻性黄疸者。黄疸具有“三分离”特征，即黄疸深而消化道症状轻；黄疸深而 ALT 上升的幅度低；黄疸深而凝血酶原活动度下降不明显。

急性者肝脏一般在右锁骨中线肋缘下 2~3 cm，少数可达 6 cm 以上，质地中等，边缘钝，表面光滑，部分病例可有轻度触痛和叩击痛，少数病例可有脾大，质呈中等硬度。慢性者整个肝脏均匀肿大，表面多光滑，中等硬度，无压痛。脾大也较多见，尤其是肝硬化伴有淤胆的病例。

3. *实验室检查*　肝功能检查，血清总胆红素升高，以直接胆红素为主，占胆红素总量的 65% 以上。血清 ALT 和 AST 早期升高，当黄疸加深时反而下降甚至降至正常，而肝外梗阻性疾病，早期轻度升高，后期肝细胞受损时则明显升高。γ 谷氨酰转肽酶(γ－GT 或 GGT)，碱性磷酸酶(ALP 或 AKP)，总胆汁酸(TBA)，胆固醇(CHO)，β－脂蛋白，三酰甘油，甘油三酯和脂蛋白－X 可升高。腺苷脱氨酶(ADA)在肝细胞有损害时，其表现与 ALT 相似，但肝外梗阻性黄疸却很少升高。

周围血白细胞多在正常范围，少数病例可增高，中性粒细胞大多正常，少数增高。尿胆红素阳性，尿胆原大多阴性，部分可呈弱阳性。粪胆原及粪胆素一般均阴性。

PT 正常或轻度延长，PTA 一般在 60% 以上(要在补充维生素 K 后再检测)。可检出某型肝炎病毒标志物。

影像学检查，可做 B 超、CT、MRI、MRCP 和 ERCP 等检查，无胆管扩张、胆结石或肿瘤等引起梗阻性黄疸的证据。

三、鉴别诊断

本病需与多种肝内胆汁淤积性疾病相鉴别，主要有以下几点。

(一) 急性黄疸型肝炎

由于细胞的肿胀、坏死，毛细胆管内胆汁逆流，在黄疸期可出现短暂的肝内胆汁淤积，皮肤瘙痒，大便呈灰白色，多数在数日内消退。老年人肝细胞生理功能减退，肝内胆汁淤积时间可延长，故应予以注意，并应结合有关化验进行分析，通过临床治疗观察来加以判断。

(二) 药物性肝内胆汁淤积

很多药物都可以引起肝内胆汁淤积，其特点有：用药后 1~4 周内出现肝损害表现，也可短至数小时长至 1 年；无黄疸前期症状；某些患者可有发热、皮疹等过敏表现，外周血中嗜酸粒细胞增多，肝炎病毒标志物均阴性；其 AKP 高于正常上限(upper limit of normal，ULN)2 倍，或 R 值(R 为 ALT/ULN 与 AKP/ULN)≤2；停药后黄疸逐渐消退，再用药复发。

（三）妊娠期肝内胆汁淤积

多发生于妊娠中、晚期，占88.1%，也有早至妊娠8周。通常先发生皮肤瘙痒，2～4周后出现黄疸，初起为手掌、脚掌或脐周，渐加剧而延及四肢、躯干、颜面部，夜间加重，严重者引起失眠。患者一般情况良好，食欲佳，个别患者有无力及轻度食欲减退、腹胀、腹痛或腹泻等。瘙痒大都在分娩后24～48小时内缓解，黄疸消失较慢，大都在分娩后1～2周消退，肝大者占31.9%，多在右肋下2 cm以内，脾不大。血清总胆红素轻度增高，平均在30～40 μmol/L，最高不超过正常上限10倍，以直接胆红素为主，ALT、AST轻度升高者在2～10倍正常上限，分娩后10天左右降为正常。α－谷胱甘肽转移酶升高，其灵敏性和特异性优于胆汁酸和肝酶，α－羟丁酸脱氢酶显著升高与胆红素、AKP升高呈平行关系；血清甘胆酸及总胆汁酸升高；PT正常。再次妊娠时于相同的时间或稍后再次出现黄疸。

（四）原发性胆汁性肝硬化

是一种自身免疫性疾病，它是肝内胆小管上皮慢性非化脓性破坏性炎症，长期持续肝内胆汁淤积可导致肝硬化。多见于中年以上女性，以瘙痒症为初发症状，待数月或一年后出现黄疸。黄疸长期不退，这时有肝脾大，AKP至少为正常上限的4倍以上，总胆红素至少为正常上限的2倍以上，ALT至少为正常上限的2倍以上。有各种免疫指标阳性，95%患者抗线粒体抗体（AMA）阳性。肝组织学检查有助于确诊（肝穿活检阴性并不能排除本病）。

（五）原发性硬化性胆管炎

目前病因不明，认为是一种自身免疫性疾病，是一种炎症性，纤维化性胆管疾病，涉及肝内外胆管，可进展为肝硬化和肝衰竭。多见于男性，从20～70岁均可患病。表现为间歇性发热、寒战、伴黄疸、瘙痒，病程长可达数年，大多数患者抗中性粒细胞胞质抗体（ANCA）阳性，MRCP或ERCP检查可见胆管多灶性狭窄和节段性扩张。

（六）其他伴肝内胆汁淤积的疾病

手术后良性肝内胆汁淤积，有麻醉手术创伤、低血压休克、感染史等。大约25%慢性酒精性肝病合并肝内胆汁淤积，此病患者有长期大量饮酒史，且往往提示预后不良。

（七）良性特发性复发性肝内胆汁淤积

该病有一定的家族发病倾向，发病常在青春期后20岁以前开始，病因不明。主要症状有瘙痒、食欲减退、乏力、呕吐及大便颜色变浅，半数患者有右季肋部疼痛，黄疸复发间隔的时间为数月至数年，黄疸持续1个月至数年不等。血清胆红素以直接胆红素升高为主，总胆红素可达171 μmol/L以上。病理检查肝外胆管无异常。变化主要在小叶中心区，为非特异性肝细胞改变，单核细胞浸润及轻度肝细胞变性。黄疸消退时肝组织学多为正常。

（李　旭　张振华）

参考文献

［1］　陈智. 肝衰竭发生与发展过程中的免疫机制研究进展［J］. 中华肝脏病杂志，2012；20：733－736.

［2］　中华医学会感染病学分会肝衰竭与人工肝学组，中华医学会肝病学分会，重型肝病与人工肝学组. 肝衰竭诊疗指南［J］. 国际流行病学传染病学杂志，2013；40：1－7.

［3］　徐洪涛，刑同京. 肝衰竭的基础与临床［M］. 北京：科学技术文献出版社，2013.

［4］　周倩，李君，李兰娟. 重型肝炎的细胞移植治疗［J］. 中华传染病杂志，2013；31：691－694.

［5］　李兰娟，任红. 传染病学［M］. 北京：人民卫生出版社，2013：195.

［6］　池肇春. 实用临床肝病学［M］. 2版. 北京：人民军医出版社，2015：125－156.

［7］　中华医学会妇产科学分会产科学组. 2011年中华医学会妇产科学分会妊娠期肝内胆汁淤积症诊疗指南［J］. 中国医学前沿杂志（电子版），2013：34－40.

［8］　计洋，辜建勋，沈忠源. 沈忠源教授中西医结合治疗淤胆型肝炎的经验［J］. 中西医结合肝病杂志，2013；23：238－244.

[9] 李有实,何太清. 扶正消瘀方合高压氧治疗慢性淤胆型肝炎的临床观察[J]. 中医临床研究,2014;6:133-136.
[10] European association for the study of the liver. EASL clinical practice guidelines: management of cholestatic liver diseases[J]. J Hepatol,2009; 51:237-267.
[11] Nassim K, Harry RD, Florence A, et al. Hepatitis E virus infection [J]. Clin Microbiol Rev,2014;27:116-138.
[12] Clodoveo F, Marco S, Dilia G, et al. Hepatitis C virus syndrome: A constellation of organ-and non-organ speci autoimmune disorders, B-cell non-Hodgkin' slymphoma, and cancer[J]. World J Hepatol,2015;7:327-343.

第五十章　病毒性肝炎抗病毒治疗

2015 年 10 月 25 日公布的中国《慢性乙型肝炎防治指南》，是继 2010 年首次修订后对该指南进行的又一次完善和更新。新指南为我国慢性乙型肝炎（CHB）防治在今后一定时期内提出了规范。

第一节　核苷（酸）类似物治疗 CHB 现状与进展

核苷（酸）类似物（NA）治疗 CHB 通过 15 年的临床实践已得到共识，NA 抑制乙肝病毒（HBV）复制，减轻肝细胞坏死和炎症活性，逆转肝纤维化和肝硬化，预防肝细胞癌发生，从而提高了患者生活质量和改善预后。普遍认为联合治疗比单治疗的疗效高，但联合的形式何种最佳尚无一致共识。由于 NA 对 cccDNA 无作用，仅能抑制乙肝病毒复制，故需要长期用药，这给患者带来严重精神和经济负担。自 1999 年批准应用拉米夫定（LAM）治疗 CHB 迄今已有 5 种核苷类（NAs）药物，包括两大类：一类为核苷类似物：拉米夫定、替比夫定（LdT）、恩替卡韦（ETV）；另一类为核苷（酸）类似物：阿德福韦酯（ADV）和替诺福韦酯（TDF）。ETV 和 LdT 抗病毒作用强，耐药性低，是一线推荐药物。核苷/核苷（酸）类似物抑制 HBV 多聚酶而抑制 HBV 复制，减轻肝坏死和炎症活性，逆转肝纤维化和肝硬化，预防肝细胞癌（HCC）发生，从而改善患者生活质量和生存率。

一、核苷（酸）类似物抗病毒作用机制

HBV 进入肝细胞后，病毒核衣壳裂解并释放松弛环状 DNA（rcDNA），rcDNA 进入肝细胞核，在宿主和病毒 DNA 聚合酶作用下合成共价闭合环状 DNA（cccDNA），然后以 cccDNA 为模版转录成 4 种不同长度的 mRNA 和前基因组 RNA（pgRNA），翻译 HBV 的各种蛋白并启动逆转录以合成病毒负链 DNA，再以负链 DNA 为模版，形成新的子代 rcDNA。NA 可抑制新的 HBV DNA 合成，但对已有的 cccDNA 无作用，cccDNA 可在肝细胞内持续存在并作为复制的模板，因此 NA 停药后仍有可能复发。

新近报告指出，通过治疗抑制 HBV 复制和 ALT 正常化，可能与下调宿主负调节有关。Li 等将 52 例 HBeAg 阳性 CHB 患者分为 2 组，一组接受 LdT（600 mg/d），另一组用 LAM（100 mg/d）。结果 2 组均达到 HBV 复制抑制和 48 周时 ALT 正常化。与健康对照组比较有低循环 CD_8T 细胞[$(29.44\pm11.55)\%$ vs. $(37.17\pm7.30)\%$，$P=0.03$]和程序死亡阳性 CD_8T 细胞（$PD-1^+CD_8T$）增高[$(16.48\pm10.82)\%$ vs. $(7.02\pm3.62)\%$，$P=0.0001$]和 CD_4^+ CD_{25}^+ $FoxP3^+$ 调节 T 细胞（Tregs）[$(23.64\pm9.38)\%$ vs. $(13.60\pm6.06)\%$，$P=0.001$]增高，治疗 24 周时 HBV DNA 和 HBeAg 降低，其机制不明。在 12 和 24 周 2 个治疗组 $PD-1^+$ 细胞和 Treg 细胞逐渐和显著减少。NA 介导 HBV 抑制可能通过下调宿主免疫性负调节的产生，且可部分恢复 CD_8T 细胞分泌炎症前细胞因子的能力，这个免疫应答与可能与 HBV DNA 和 HBsAg 水平有关。病毒负荷降低有助于抗病毒 T 细胞应答的恢复。Zheng 等对 15 例 HBeAg 阳性 CHB 患者用 ADV 治疗，12 周后肝活检发现肝内 HBV DNA 和 cccDNA 显著降低，HBeAg 患者肝内 CD_8^+T 淋巴细胞增加，HBV DNA 降低，其可促进抗病毒免疫性恢复和有助于 HBeAg 消失。

NA 可控制 HBV 复制，但不能清除 HBV，PEG IFN 虽可清除 HBV，但由于全身反应大，有些是严重的，使应用受到限制。TNF－α 和淋巴毒素 β 受体上调 APBEC3A（apolipoprotein BmRNA editing enzyme，catalytic polypeptide－like 3A，载脂蛋白 B mRNA 编辑酶催化多态样蛋白质 3A）和 APOIPEC3B 胞苷脱氨酶，最后降解 cccDNA，阻止 HBV DNA 再激活。

HBV 改变宿主细胞基因表达，有利于支持 HBV 复制和存活，促进肝细胞损伤。Tian 等在 HepG2 细胞进行研究显示，HBV 引起组蛋白基因位点修饰改变，LdT 不仅纠正靶基因表达，同时也参与关键基因表观遗传

的修饰，作者认为组蛋白修饰异常可能主要涉及宿主细胞 HBV 的进入、炎症、纤维化和癌形成。LdT 明显恢复体内和体外由 HBV 引起的表达异常和组蛋白 H3K4 me3（组蛋白 3 第 4 位赖氨酸三甲基化）和 H3K27 me3（组蛋白 3 第 27 位赖氨酸三甲基化）基因位点修饰与肝细胞的发病机制有关，揭示 HBV 介导肝损伤的新机制。

不同的 NA 作用于 HBV 复制的不同环节，ADV、TDF、ETV 和 LdT 抑制逆转录启动；LAM、ADV、TDF 和 LdT 抑制负链 DNA 合成；ETV 和 LdT 也可抑制正链 DNA 合成。

二、慢乙肝抗病毒核苷（酸）类似物治疗的长期性

现有的核苷/核苷（酸）类似物抗病毒治疗是安全、可耐受，在降低病毒炎症和改善临床结局有很高疗效。现已证明，应用 NA 可明显改善肝组织学、逆转肝纤维化或肝硬化，以及减少肝细胞质癌症的发生。但仅能使小部分 HBeAg 阳性并伴 ALT 升高的患者实现 HBeAg 血清学转换甚至 HBsAg 消失，对于大部分 CHB 患者，尤其是 HBeAg 阴性 CHB 和肝硬化患者仍需要长期抗病毒治疗。多项研究表明，HBeAg 阳性 CHB 患者 NA 标准治疗后停药 1 年后的临床或病毒学复发率高达 15.9%～82.5%，HBeAg 阴性 CHB 患者则高达 47.0%～91.4%。因此，为了减少停药后临床或病毒学复发，综合国内外制定 CHB 管理共识或指南提出停药标准：①对 HBeAg 阳性患者，治疗中出现血清学转换伴 HBV DNA 转阴持续最少 12 个月后可以考虑停药（我国指南认为疗程最少需要 2 年）；②对 HBeAg 阴性患者，亚太地区慢性乙肝管理共识指出，HBeAg 阴性且经治疗后 HBsAg 未转阴的患者治疗疗程尚不明确，但目前认为治疗持续 2 年并间隔至少 6 个月的 3 个不同时间点 HBV DNA 阴性，则可考虑停药。我国提出停药标准为：使用 NA 治疗总疗程 >2.5 年，HBV DNA 水平持续低于检测下限（至少复查 3 次，间隔 6 个月 1 次）者，可以考虑停药。国外指南认为，应尽可能延长治疗，并重视停药后监测。特别是明确肝硬化诊断的患者在接受抗病毒治疗后更不能随意停药。不少学者认为，最好实行个体化治疗，以增加 HBsAg 消失和优化治疗持续时间。由此可见，需要制定一个更可靠的 NA 长期治疗 CHB 的停药标准。鉴于 NA 虽可快速有效抑制 HBV DNA 复制，但对 cccDNA 无作用，因此需要长期治疗，甚至终身抗病毒治疗。

NA 治疗的优化策略在治疗上有很高的临床现实意义。优化治疗策略是指根据患者基线的特点，如 ALT 水平、病毒载量等选择适当药物，在治疗过程中对患者应答的监测，对早期病毒应答欠佳者及时调整治疗方案，以达到更佳的长期疗效。NA 治疗 CHB 在 12 周时低血清 HBV DNA 水平是独立预测早期病毒应答因子，因此，血清 HBV DNA 水平可用于 CHB 的治疗选择。

优化治疗策略的临床研究包括：①根据基线优化治疗；②根据早期应答优化治疗；③根据基线特征结合早期应答优化治疗，可预测远期疗效和耐药的发生。因此专家建议：NA 治疗期间应动态进行疗效监测，治疗 12 周时初步评估病毒学应答，在继续治疗时，对无病毒学应答者加强监测，治疗 24 周时 HBV DNA < 300 copies/ml 患者为完全应答者，继续该 NA 治疗，每 3 个月监测 1 次 HBV DNA；24 周时 HBV DNA 在 $300 \sim 1 \times 10^4$ copies/ml 之间者为部分应答，继续该 NA 治疗，每 3 个月监测 1 次 HBV DNA；24 周时 HBV DNA $>1 \times 10^4$ copies/ml 者加用无交叉耐药的其他抗病毒药。

三、单治疗或联合治疗

NA 单治疗如果选用得当有显著的抗病毒治疗效果，替诺福韦和恩替卡韦耐药性低而药效最强，可作为一线单治疗选择药物。国内应用的 NA 有 LAM、ETV、ADV 和 LdT，TDF 也已由国家中医药管理局批准上市。我国 CHB 患者超过 80% 选择口服 NA 抗病毒治疗，根据中国乙肝随访与临床科研平台（CR－HepB）2014 年度工作进展报告，核苷类药物使用情况以 LAM、ETV、ADV 应用最多，分别为 5%、33%、30%，此外 LdT 11%，TDF 仅 1%。鉴于我国是乙肝病毒肝炎大国，国家经济基础仍较薄弱，广大群众对医疗卫生费用承担尚有一定困难，因此，NA 单治疗较为符合国情。

NA 仅能抑制 HBV 复制，仅降低 HBV DNA，对 cccDNA 无作用，因此 HBsAg 阴转率（清除率）甚低。Kim 等报告 5409 例 CHB 患者，开始用 LAM 或 ETV，随访中位数 6 年，结果 110 例 HBsAg 血清清除（清除率 0.33%/年）。基线 ALT 水平 > 正常上限 5 倍是伴有高 HBsAg 清除概率（*HR* 1.80，$P<0.01$）。HBsAg 清除

后随访1年2例肝硬化发生HCC或死亡(危险率0.7%/年),其比无HBsAg血清清除者明显低(*HR* 0.09,*P*<0.01),HBsAg逆转和/或HBV DNA逆转者,不需要再治疗。指出NA治疗后HBsAg清除可有良好的临床结局且疗效持久。

一组20例HBeAg阳性CHB患者用LdT治疗52周获完全应答,然后继用IFNα－1b治疗者比继用LdT治疗患者的复发率低(30% vs.40%,*P*>0.05)。操作特征曲线下面积在24周时比12周和24周时明显增高。并发现SVR高低与HBsAg水平相关。停止治疗后24周SVR患者血清HBsAg水平降低,在24周时血清HBsAg水平降低>1000 IU/ml比HBsAg水平降低<1000 IU/ml SVR显著高。Huang等报告30例CHB患者用NA治疗失败无应答患者用TDF治疗结果安全有效。TDF治疗超过48周时HBV DNA水平显著下降,HBV DNA随着治疗时间延长不能检测率逐渐增加。治疗48周时病毒应答率、HBeAg转换率和VBT(viral breakthrough,病毒突破)分别为88.9%、6.7%和0。结果指出,对NA无应答的患者使用TDF治疗可迅速抑制HBV DNA复制,ALT正常化率很高,不良反应事件发生率低。

目前NA单治疗存在的问题:①由于某种原因对cccDNA无作用,因此需要长期治疗,长期用药可引起HBV基因变异,引起耐药发生,如拉米夫定、替比夫定。②HBsAg阴转率低(<10%)。③HBV DNA在治疗期间有效降低,停药后疗效逐渐消失,VCR持续时间不能长期维持,导致复发。④长期用药给患者带来沉重的经济负担。⑤对HBsAg、抗HBc在指导临床停药时的价值,尚需进一步探索。

乙肝抗病毒药物联合治疗有两种形式,一是核苷/核苷(酸)类似物与干扰素联合,其疗效安全性仍需更多的证据加以阐明。二是不同核苷/核苷(酸)类似物之间的联合。主要功能是利用无交叉免疫耐药位点核苷/核苷(酸)类似物协同治疗不同病毒群,从而减少耐药突变株。联合方式有多种形式,包括ETV＋TDF、ETV＋Furin抑制剂、ETV＋PEG－IFNα－2a、ADV＋PEG－IFNα－2b、NA＋异甘草酸镁、LAM＋ADV、TDF＋ADV、LdT＋ADV等。其中以ETV＋TDF认为是最佳联合方式。一般而论,不管哪种联合方式对CHB患者HBV DNA下降、HBeAg转换和VCR均高于单用NA治疗,但尚缺乏大系列病例的对照试验研究与验证。

慢性HBV感染的抗病毒治疗,追求双重目标即病毒反应(血清HBV DNA不能检出)和HBeAg血清应答(血清HBeAg转换/消失)是比较困难。Yang等用ETV＋Furin(弗林蛋白酶)抑制剂联合治疗,在HepG 2.2.15细胞的研究发现,可加强HBV复制的抑制和减少HBeAg的分泌。

NA联合干扰素治疗的研究,在疗效上并无很大的优势。218例HBeAg阳性CHB患者,分3个治疗组:PEG－IFNα－2a单治疗72例,治疗48周,或13周时加用ETV治疗24周73例,或治疗前用ETV治疗24周,在21周开始用PEG－IFNα－2a 73例。结果治疗后24周HBeAg 3组从基线均达到显著减少,HBeAg血清转换率3组相似HBV DNA附加ETV组降低最明显,不良事件发生率单治疗和联合治疗组也相似。一组61例HBeAg阳性CHB患者分别用PEG－IFNα－2b＋ADV与单用PEG－IFNα－2b作比较,结果也显示HBeAg血清转换率分别为11/30(36.7%)vs.8/31(25.8%)(*P*＝0.36),相比之下血清HBV DNA不能检测的%联合组比单治疗组显著高(76.7% vs.29.0%,*P*<0.001),甲状腺功能障碍联合组比单治疗组较多见。小队列病例研究显示,LdT＋TDF联合治疗HBeAg阳性和阴性的CHB患者,用药52周,显示显著的病毒和生化反应,但HBV DNA降低联合治疗并不高于单药治疗。

对于急性恶化的CHB患者可于早期用糖皮质激素＋核苷酸类似物治疗以控制病情。13例患者,7例存活,5例死亡,1例接受肝移植,治疗后2、4周HBV DNA显著下降。研究显示,糖皮质激素＋核苷酸类似物治疗有充分的病毒学疗效来对抗CHB的急性恶化,且存活患者HBV DNA快速降低令人注目。

对于新治疗患者,联合治疗与单治疗CHB其疗效和耐药性尚无共识。Liu综合文献328例分析支持联合治疗的疗效高于单治疗。LAM＋ADV联合治疗12周时比单治疗较快地引起HBV DNA降低,48周时有较高的病毒应答率(90.0% vs.78.9%,*P*＝0.01),ALT正常化和HBeAg转换未发现两者之间不同。96周时联合组ALT正常化和HBeAg转换高于单治疗组,联合治疗组无病毒耐药发生,ETV组6例发生病毒突破(viral breakthrough)。日本报告1例HBeAg阳性C基因型CHB患者接受TDF＋ETV治疗后,引起病毒突破,指出耐ETV病毒潜在引起病毒突破。

研究显示,TDF对未经治疗和LAM耐药CHB患者有相似的抗病毒疗效。但TDF用在ADV耐药患者是不一致的。98例CHB患者用TDF治疗进行分析,其中44例未经NA治疗(NN),30例ADV耐药(ADV－

R),24 例对 ADV 次优应答(ADV - S),NN 患者比 ADV - R 和 ADV - S 基线 HBV DNA 高。指数回归分析,3 组之间 HBV DNA 降低动力学不同,以 NN CHB 患者为快,在 12 个月时 NN、ADV - R、ADV - S 不能检出 HBV DNA 率分别为 77.2%、60% 和 75%。初步认为经 ADV 治疗患者比未经治疗患者 HBV DNA 降低慢,在这些患者可考虑 TDF + ETV 优化联合治疗。HBeAg 阳性的慢性 HBV 感染有高病毒载量而 ALT 正常患者,TDF + emtricitabine(恩曲他滨 200 mg/d,核苷酸逆转录酶抑制剂)联合治疗比 TDF 单治疗有较好的病毒抑制作用,虽然 HBeAg 血清转换率和 HBsAg 消失率低。

对 HBeAg 阳性、HBV DNA≥10^5/ml 和 rtN236T 突变,对 ADV 治疗无反应的患者,主张抗病毒联合治疗。Yue 等治疗 65 例成年 CHB 患者,分为两组:A 组($n = 33$)用 ADV + PEG IFN,48 周;B 组($n = 32$)接受 ADV + LAM,48 周,以后继续 LAM 单治疗 24 周。治疗前后测定病毒载量和乙肝标记。所有患者接受肝活检确定组织活性指数(HAI)、炎症和纤维化期的治疗应答。结果治疗 24 周和 48 周时和治疗终止后 24 周,HBV DNA 降低率、病毒应答(VR)、HBeAg 阴转率、ALT 正常化率,A 组比 B 组的疗效显著增高,$P < 0.05$,但前者不良反应率高,缺乏 HBeAg 血清转换提示伴有高病毒载量和高 ALT 水平。

2014 年第 49 届 EASL(欧洲肝脏研究学会)年会中关于 PGE IFN 治疗 NA 经治 CHB 患者的研究结果均提示,对于经治 HBV DNA 检测不到,HBeAg 低水平,或者已达到指南推荐停药标准的 CHB 患者,使用 PGE IFN 治疗可帮助其摆脱 NA 药物长期治疗的困扰,即对于已接受 NA 治疗获得一定疗效的患者,适时选择 PGE - IFN 治疗,可获理想治疗结局。但哪些 NA 经治患者采取 PGE - IFN 联合或换用治疗等问题值得进一步探讨。在这次年会上张文宏报告 192 例 NA 治疗 2 年以上仍获得病毒学应答或未获得 HBeAg 清除或血清学转换的 CHB 患者,分别给予 NA 继续治疗或加用 PGE IFN 治疗 48 周,停药后随访 24 周,研究结果显示,对于经 NA 长期治疗的 CHB 患者,接受 NA + PGE IFN 治疗后可获较高 VR(60.2%,),基线 HBsAg 定量 < 1000 IU/ml 患者 100% 获得完全应答(HBeAg 清除,且 HBV DNA < 2000 IU/ml),91% 实现 HBsAg 清除,这为如何识别适合 PGE IFN 治疗的 NA 经治 CHB 患者提供了有力的参考。另一个口头报告介绍了荷兰 Janssen 团队报道的国际多中心、双盲对照研究——ARES 的最新结果。结果显示与 ETV 单治疗相比,CHB 患者经 ETV 治疗 24 周后加用 PGE - IFN - α - 2a 治疗有获得停药后持久应答率,HBsAg 定量下降更多,研究者认为 PGE - IFN - α - 2a 治疗能预防 ETV 经治患者停药后复发,可能是因为 PGE - IFN - α - 2a 提高了机体免疫能力所致。

四、核苷(酸)类似物治疗的安全性与耐药

核苷(酸)类似物治疗一般具良好耐受性,但长期治疗的安全性仍有待证实。在 CHB 患者长期治疗中,应特别关注患者肾、心及骨骼等重要器官有无损害。另一方面应提出来的是 NA 的线粒体毒性,可引起乳酸酸中毒、脂肪再分配、肝性脂肪变性、肾近曲小管受损、肌病、周围神经病变、血液系统疾病及心肌病等。因此,长期使用 NA 应特别警惕患者肾损伤和代谢性骨病发生。尽管核苷/核苷(酸)类似物只能抑制 HBV 复制,长期治疗(一般 4 ~ 5 年)可停药,停药后 > 50% 患者不需要再治疗。近年 CHB 患者发生肝细胞癌(HCC)受到广泛关注。一组 306 例 HBeAg 阴性 D 基因型 CHB,接受 NA 治疗 18 个月结果 2 例(1.0%)CHB 患者、23 例(20%)代偿肝硬化患者发生 HCC。因此,众多学者共识,在长期治疗过程中一定要警惕 HCC 发生。用干扰素治疗 HCC 的危险性降低 > 70%,NA 治疗组 7 年 HCC 发生率 7.32%,对照组 22.7%。CHB 患者伴有慢性肾病时 NA 治疗宜选用 ETV 和 LdT。失代偿肝硬化患者有肾损害的 CHB 患者中长期 LdT 治疗可有肾功能持续改善,其作用机制尚不明了。

ETV - 901(AI463901)是一项累计的开放性长期随访研究,1051 例 CHB 患者应用 ETV 中位时间为 184 周,常见的不良事件发生率≥10%,主要是上呼吸道感染、头痛和咽喉炎。我国报道随访 1766 例应用 ETV 治疗的 CHB 患者,治疗 192 周时严重不良事件发生率和因不良事件而停药率均 < 1%。LAM 不良事件发生率低,安全性类似安慰组。ADV 毒性小,可明显增加抑制 HBV DNA 复制,治疗 5 年时累计耐药基因突变发生率为 29%,病毒学耐药发生率为 20%,临床耐药发生率为 1%。替比夫定的总体不良事件发生率和拉米夫定相似。TDF 安全性大,也很少发生耐药突变。

耐药是 CHB 治疗达不到治疗总目标的一大障碍。耐药导致病毒学反弹,生化学突破,肝炎复燃,增加肝

脏失代偿,甚至发生 HCC 的风险;还会加大后继治疗的难度,增加长期治疗的医疗成本;耐药可导致 S 基因突变,产生免疫逃逸,可感染未接种或已接种乙肝疫苗者。耐药引起的 rtA181T/Sw172 *突变株可能有潜在致癌性。由于不同 NA 的抗病毒效力和耐药基因屏障不同,这些药物长期治疗的耐药率差异显著。根据现有临床试验数据,LAM 治疗 1 年耐药率为 20%,治疗 5 年的耐药率高达 70%,单用 LAM 易产生耐药,联合用药可显著降低耐药发生率。LdT 治疗 2 年,HBeAg 阳性和阴性 CHB 患者的耐药率分别为 25% 和 11%。目前,我国 CHB 抗病毒治疗的耐药问题较为严重。如在 NA 治疗中,存在多种不规范的治疗情况,包括单药随意序贯、短期内频繁换药,以及耐药后不合理加药或换药等。ADV 治疗 5 年 HBeAg 阳性和阴性 CHB 累积耐药率分别为 42% 和 29%。我国报道 ADV 治疗 HBeAg 阳性 CHB 患者 5 年累积耐药率为 14.6%。CHB 患者抗病毒治疗耐药严重,直接与使用高耐药的 NA 品种有关。

由于病毒基因型耐药突变的发生早于生物化学物突变前几个月,因此,早期发现耐药并及时处理可避免肝炎发作。在依从性良好的患者中,一旦发现 HBV DNA 升高,则有可能出现耐药可能性,除检查患者依从性外,并在 1 个月后复查 HBV DNA,有条件者可进行基因型耐药检测,当基因型耐药或证实出现病毒突破时,应立即予以挽救治疗。LAM 或 LdT 耐药加或换用 TDF;ADV 耐药加或换用 ETV;ETV 耐药加或换用 TDF;TDF 耐药加或换用 ETV,可获得较好的抗病毒疗效。

五、结语

核苷/核苷(酸)类似物经过 15 年的临床试验与应用,对慢性乙型肝炎患者的疗效得到肯定,但因对肝内 cccDNA 无作用,仅能抑制 HBV 复制,决定了它的长期用药的必要性。各种 NA 之间由于某种原因药物分子结构上的差异和基因突变,致使产生耐药的发生率有高低之分。一般而论,联合用药,包括与 PEG IFN 和 Na 间联合其疗效高于单治疗。有关单治疗、联合治疗疗效的最终结论、联合用药的方式尚需在今后临床实践中进一步双盲、对照试验加以确立。今后增加低耐药 NA 的应用,寻求对抗 cccDNA 的抗病毒药是今后重点研究课题,如获成功将会给 CHB 抗病毒治疗带来里程碑式进展。

第二节 乙型病毒性肝炎抗病毒治疗

一、抗病毒治疗的适应证

一般适应证包括:①HBeAg 阳性者:HBV DNA≥10^5拷贝/ml(相当于 20 000 IU/ml);HBeAg 阴性者,HBV DNA≥10^4拷贝/ml(相当于 2000 IU/ml)。②ALT≥2×ULN,如用 IFN 治疗,ALT 应≤10×ULN,血清总胆红素应<2×ULNI。③ALT<2×ULN,但肝组织学显示 Knodell HAl≥4,或炎症坏死≥G2,或纤维化≥S2。

对持续 HBV DNA 阳性,虽达不到上述治疗标准,但有以下情形之一者,亦应考虑给予抗病毒治疗:①对 ALT 大于 ULN 且年龄>40 岁者,也应考虑抗病毒治疗;②对 ALT 持续正常但年龄较大者(>40 岁),应密切随访,最好进行肝活组织检查,如果肝组织学显示 Knodell HAl≥4,或炎症坏死≥G2,或纤维化≥S2,应积极给予抗病毒治疗;③动态观察发现有疾病进展的证据(如脾脏增大)者,建议行肝组织学检查,必要时给予抗病毒治疗。

在开始治疗前应排除由药物、酒精或其他因素所致的 ALT 升高,也应排除应用降酶药物后 ALT 暂时性正常。在一些特殊病例如肝硬化或服用联苯结构衍生物类药物者,其 AST 水平可高于 ALT,此时可将 AST 水平作为主要指标。

二、药物治疗应答

1. *原发性无应答* 治疗 24 周 HBV DNA 下降<1 log copy/ml。原发性无应答不是由于耐药性,可能由于病毒株应答差或机体药代学致血浓度不够。

2. *病毒应答(VR)* 血清 HBV DNA 测不出,如为阳性但比基线降低>2 log,称为部分病毒应答(PVR)。

3. *生化应答(BR)* ALT 降至正常水平。

4. 组织学应答(HR) 肝活检炎症坏死减轻 >2 积分,同时肝纤维化减轻。

5. 病毒学复发 停药后分别 2 次测定,HBV DNA 上升 >1 log/ml。

6. 完全应答 ① HBsAg/抗 - Hbe 血清转换和 HBV DNA 阴性,ALT 正常;②HbsAg 消失,HBV DNA 阴性,ALT 正常。

三、核苷(酸)类似物治疗

已获准的五个核苷(酸)类似物可被分成三组:L - 核苷类抗病毒药物,包括拉米夫定(LAM)和替比夫定(LdT);开环膦酸核苷类药物,包括阿德福韦酯(ADV)和替诺福韦酯(TDF);脱氧鸟苷核苷类似物,包括恩替卡韦(ETV)。这些药物主要通过抑制前基因组 RNA 逆转录为 HBV DNA 而起作用。它们对 HBV DNA 的复制模版 cccDNA 没有直接的抑制作用,因此治疗中断后极易出现病毒反弹。新近又推出新药恩曲他滨。

初始治疗应根据抗病毒活性和耐药风险来选择药物。恩替卡韦、替比夫定和替诺福韦的抗病毒活性高于拉米夫定和阿德福韦酯;与阿德福韦酯、替比夫定和拉米夫定相比,恩替卡韦和替诺福韦的耐药率较低。

1. 慢性乙型肝炎(CHB)的抗病毒一线治疗 2015 年世界卫生组织《慢性乙型肝炎病毒感染治疗指南》优先推荐 TDF 及 ETV,而没有推荐其他药物,包括干扰素(IFN),含普通 IFN 和长效 IFN(PEG - IFN)。原因是 IFN 尤其是 PEG - IFN 价格在低收入国家(LMIC)较贵且有较多不良反应,运用过程中需要密切观察,所以不推荐作为一线抗病毒治疗的药物。2015 年乙型肝炎治疗美国肝病研究学会(AASLD)推荐意见,HBV 的治疗目标为预防肝硬化、肝衰竭和 HCC,所以,对于疾病进展风险较高,诸如威胁生命的肝病、最近发生肝衰竭、HCC 风险较高,将开始免疫抑制治疗的 HbsAg 阳性患者以及进展性肝病风险较高的无肝硬化患者应开始治疗,寻常风险较低的患者,则可以监测和推迟治疗。

PEG - IFN 用于治疗 HBeAg 阳性和阴性患者的疗程均为 48 周,并应遵循 12 周无效的停药原则;对于应用 NUC 治疗的患者,停药后的复发风险很高,不能轻易停药,尤其是肝硬化患者最好不停药,对于无肝硬化的 HBeAg 阳性患者,用药至发生 HBeAg 血清学转换并且巩固治疗 12 个月后,可考虑停药,对于无肝硬化的 HBeAg 阴性患者,需要达到 HbsAg 转阴或治疗 4 ~ 5 年,HBV DNA 持续检测不出,方可考虑停药。

2. 核苷(酸)类似物的疗程与停药标准 对于 HBeAg 阳性慢性乙型肝炎患者,在达到 HBV DNA 低于检测下限、ALT 复常,HBeAg 血清学转换后,再巩固至少 3 年(经过至少 2 次复查,每次间隔 6 个月)仍保持不变且总疗程至少已达 2 年者,可考虑停药,但延长疗程可减少复发。

对于 HBeAg 阴性慢性乙型肝炎患者,疗程应更长:在达到 HBV DNA 低于检测下限,ALT 正常后,至少再巩固 4 年(经过至少 3 次复查,每次间隔 6 个月)仍保持不变且总疗程至少已达到两年半者,可考虑停药。由于停药后复发率较高,可以延长疗程。

3. HBV 相关肝硬化(LC)抗病毒治疗 对于未用过 LAM 的代偿期 LC 且皮肤功能正常的成人患者,建议 ETV 用 0.5 mg/d,而对于失代偿期肝硬化且肾功能正常的成年患者 ETV 则建议用 1 mg/d(表 50 - 1)。对于肝硬化,尤其是失代偿期患者,需要长期甚至终生治疗。因此,推荐使用耐药发生率低的核苷(酸)类药物治疗,且不能随意停药。一旦发生耐药变异,应及时加用其他已批准的能治疗耐药变异的核苷(酸)类似物。

表 50 - 1 推荐治疗成人肝硬化的 CHB 药物和剂量

药物	剂量
TDF	300 mg/d
TDF + 恩曲他滨	TDF 245 mg + 恩曲他滨 200 mg
ETV(成人肝功能代偿和未用过 LAM)	0.5 mg/d
ETV(成人肝功能失代偿肝病患者)	1 mg/d

4. 阻断 HBV 母婴垂直传播抗病毒治疗 目前尚没有一个指南推荐孕期或孕前常规行抗 HBV 治疗。免

疫耐受期的孕妇,因为她们绝大多数为高病毒载量,尽管对新生儿进行联合免疫阻断,仍有10%~30%的新生儿感染HBV,同时应用口服核苷类药物对这部分孕妇、安全,可在4~8周降低病毒载量。新生儿HBV感染阻断率几乎达到100%。①适应证:高病毒载量HBV携带者或高病毒载量处于免疫耐受期(HBV $>10^7$/ml)孕妇;过去曾有生产史且采用乙型肝炎免疫球蛋白(HBIG)及乙型肝炎疫苗预防失败者;可能有致命的早产和可能的长产程。对于妊娠期间乙型肝炎发作的患者,应该推荐及时进行抗病毒治疗,可选择TDF或LdT,治疗时间及停药同一般慢乙肝患者;对于慢性HBV携带即ALT正常的孕妇,在妊娠中晚期应该进行抗病毒治疗,目的主要是降低新生儿HBV母婴传播感染率。②应用药物和用药时间:2015年WHO指南指出孕期如果需要抗HBV治疗只推荐用TDF,而欧美指南推荐药物的顺序为TDF、LAM和LdT。国内推荐药物的顺序为LAM、LdT和TDF。高病毒载量的HBV携带孕妇,多建议在妊娠的24~28周开始服药,选用LdT或TDF,产后1个月停药。国内提出产后6个月停药。

5. *核苷(酸)类似物的耐药*　抗病毒药物耐药是限制长期使用核苷(酸)类似物治疗的主要因素。耐药的首要表现是病毒学突破,即血清HBV DNA水平在最低点的基础上升高超过1 log或血清HBV DNA再次转为阳性。与野生型病毒株相比,大多数抗病毒药物耐药突变复制能力降低,故血清HBV DNA水平在治疗开始时很低。但是在继续治疗过程中,补偿性突变的出现可恢复变异病毒的复制能力,进而导致血清HBV DNA水平增加。病毒学突破常伴随生化的突破或在生化突破(患者ALT正常后又出现ALT的升高)之前发生。抗病毒耐药的发生不仅会导致初始应答的消失,而且有时会引起急性重型肝炎和肝脏失代偿。

每3~6个月监测血清HBV DNA的水平对评估病毒学应答和病毒学突破至关重要。耐药性突变检测结果可以指导挽救治疗策略的选择,特别是对那些使用过不止一种核苷(酸)类似物的患者。

对绝大多数核苷(酸)类似物耐药者,尤其是失代偿期肝硬化患者,需及早进行挽救治疗(rescue therapy)。具体挽救治疗方案推荐如下:

(1)LAM耐药:加用TDF或ADV。

(2)ADV耐药:如存在rtN236T变异,加用ETV、LAM或LdT;如存在rtA181T/V变异,加ETV。

(3)LdT耐药:加用TDF或ADV。

(4)ETV耐药:加用TDF或ADV。

(5)TDF耐药:目前尚无TDF耐药的资料,理论上可加用ETV。

6. *治疗失败定义和二线抗病毒治疗*　原发性抗病毒治疗失败定义为:使用抗病毒药物治疗3个月,HBV DNA水平下降≥1 $\log_{10}$ IU/ml。继发性抗病毒治疗失败定义为:已获得过初始抗病毒疗效(HBV DNA水平下降≥1 $\log_{10}$ IU/ml)的患者HBV DNA水平从最低点反弹回≥1 $\log_{10}$ IU/ml水平。对于或怀疑抗病毒耐药的患者,建议换用TDF治疗。而对于怀疑或证实对ADV存在耐药时换用TDF或ETV。到目前为止未发现TDF的耐药突变。

四、IFN-α治疗

我国已批准普通IFN-α(2a、2b和1b)和聚乙二醇干扰素α(2a和2b)[PegIFN -α(2a和2b)]用于慢性乙型肝炎的抗病毒治疗。荟萃分析结果表明,普通IFN治疗慢性乙型肝炎患者,HBeAg血清学转换率、HBsAg消失率、肝硬化发生率、HCC发生率均优于未经IFN治疗者。有关HBeAg阴性患者的临床试验结果表明,普通IFN-α疗程至少1年才能获得较好的疗效。

干扰素的推荐剂量与用法为:普通IFN-α 3~5 MU,每周3次或隔日1次,皮下注射;Peg IFN -α2a:180 μg,每周1次,皮下注射;Peg IFN-α2b:1.0~1.5 μg/kg体质量,每周1次,皮下注射。一般疗程为12个月。如有应答,为提高疗效亦可延长疗程。如治疗6个月仍无应答,可改用或联合其他抗病毒药物。

有下列因素者常可取得较好的疗效:①治疗前ALT水平较高;②HBV DNA $<2\times10^8$拷贝/ml(相当于4×10^7 IU/ml);③女性;④病程短;⑤非母婴传播;⑥肝组织炎症坏死较重,纤维化程度轻;⑦对治疗的依从性好;⑧无HCV、HDV或HIV合并感染;⑨HBV基因A型;⑩治疗12周或24周时,血清HBV DNA不能检出。其中治疗前ALT,HBV DNA水平和HBV基因型,是预测疗效的重要因素。有研究结果表明,在PegIFN -α2a治疗过程中,定量检测HBsAg水平或HBeAg水平对治疗应答有较好的预测价值。

治疗前应检查：①生物化学指标，包括 ALT、AST、胆红素、白蛋白及肾功能；②血常规、尿常规、血糖及甲状腺功能；③病毒学标志物，包括 HBsAg、HBeAg、抗 - HBe 和 HBV DNA；④对于中年以上患者，应进行心电图检查和测血压；⑤排除自身免疫性疾病；⑥尿人绒毛膜促性腺激素检测以排除妊娠。

治疗过程中应检查：①血常规：开始治疗后的第 1 个月，应每 1 ~ 2 周检测 1 次血常规，以后每个月检测 1 次，直至治疗结束；②生物化学指标：包括 ALT 和 AST 等，治疗开始后每月检测 1 次，连续 3 次，以后随病情改善可每 3 个月检测 1 次；③病毒学标志物：治疗开始后每 3 个月检测 1 次 HBsAg、HBeAg、抗 - HBe 和 HBV DNA；④其他：每 3 个月检测 1 次甲状腺功能、血糖和尿常规等指标，如治疗前就已存在甲状腺功能异常或已患糖尿病者，应先用药物控制甲状腺功能异常或糖尿病，然后再开始 IFN 治疗，同时应每月检查甲状腺功能和血糖水平；⑤应定期评估精神状态：对出现明显抑郁症和有自杀倾向的患者，应立即停药并密切监护。

治疗过程中，应密切监测并积极处理 IFN 的不良反应。其不良反应包括：

（1）流感样症候群：表现为发热、寒战、头痛、肌肉酸痛和乏力等，可在睡前注射 IFN - α 前，或在注射 IFN - α 的同时服用解热镇痛药。

（2）一过性外周血细胞减少：主要表现为外周血中性粒细胞和血小板减少。如中性粒细胞绝对计数 $\leqslant 0.75\times10^9/L$ 和/或血小板 $<50\times10^9/L$，应降低 IFN - α 剂量，1 ~ 2 周后复查，如恢复，则逐渐增加至原量。如中性粒细胞绝对计数 $\leqslant 0.5\times10^9/L$ 和/或血小板 $<30\times10^9/L$，则应停药。对中性粒细胞明显降低者，可试用粒细胞集落刺激因子（G - CSF）或粒细胞巨噬细胞集落刺激因子（GM - CSF）治疗。

（3）精神异常：可表现为抑郁、妄想、重度焦虑等精神疾病症状。对症状严重者，应及时停用 IFN - α，必要时会同神经精神科医师进一步诊治。

（4）自身免疫性疾病：一些患者可出现自身抗体，仅少部分患者出现甲状腺疾病（甲状腺功能减退或亢进）、糖尿病、血小板减少、银屑病、白斑、类风湿关节炎和系统性红斑狼疮样综合征等，应请相关科室医师会诊共同诊治，严重者应停药。

（5）其他少见的不良反应：包括肾脏损害（间质性肾炎、肾病综合征和急性肾衰竭等）、心血管并发症（心律失常、缺血性心脏病和心肌病等）、视网膜病变，听力下降和间质性肺炎等，应停止 IFN - α 治疗。

IFN - α 治疗的绝对禁忌证包括：妊娠、精神病史（如严重抑郁症）、未能控制的癫痫、未戒断的酗酒或吸毒者、未经控制的自身免疫性疾病、失代偿期肝硬化、有症状的心脏病。IFN 治疗的相对禁忌证包括：甲状腺疾病、视网膜病、银屑病、既往抑郁症史。未控制的糖尿病、高血压，治疗前中性粒细胞计数 $<1.0\times10^9/L$ 和/或血小板计数 $<50\times10^9/L$，总胆红素 >51 μmol/L（特别是以间接胆红素为主者）。

第三节　丙型病毒性肝炎抗病毒治疗

在全世界有 1.7 亿~2.0 亿人感染 HCV，为了预防 HCV 感染，目前尚无疫苗或免疫球蛋白可利用，标准的治疗为 PEG - IFNα/RBV 联用 48 周，结果持续病毒反应（SVR，治疗结束后随访 6 个月或 12 个月以上疗效维持不变，无复发）在 HCV 基因 1 型患者 <50%（在北美、欧洲和我国是最常见的感染类型）。新近为了加速抗病毒治疗的研究，进行了可靠的试管内培养，且在临床试验许多抗病毒治疗靶和治疗挑战进行评价，这些新的抗病毒药物，除了改变现在的治疗状况，PEG - IFNα/RBC 和 DAA 三联治疗，SVR 从低于 50%，提高到 70% 以上，同时并有效地缩短了治疗持续时间。

只有确诊为血清 HCV RNA 阳性的丙型肝炎患者才需要抗病毒治疗。参照美国肝病学会及中华医学会肝病学分会等制定的相关指南，应根据丙型肝炎的急慢性、获得抗病毒治疗应答的可能性、肝脏疾病严重程度、可能的严重不良反应、并发症情况、患者的治疗意愿和可行性等因素，进行个体化抗病毒治疗。而且所有慢性 HCV 感染者应避免饮酒，如果 HAV 保护性抗体或抗 - HBs 阴性，应注射相应疫苗。

2011 年欧洲肝脏研究学会（EASL）首部《HCV 感染诊治指南》在《肝脏病学杂志》在线发表，美国肝脏病研究学会（AASLD）更新了丙肝指南，具体提出了基因 1 型慢性 HCV 感染治疗指南方案，为提高 SVR 率和 HCV 清除率带来新的希望。随着基因学的研究，已肯定宿主基因 IL28BP 编码干扰素 γ，其多态性是丙肝治疗后预测患者获得 SVR 的强有力因子。随着非核苷类抗 HCV 药物的开发和临床Ⅰ、Ⅱ、Ⅲ期试验的实施，一批直接作用抗病毒(direct acting antiviral,DAA)药物的问世,给 HCV 感染的治疗带来了曙光,无干扰素治疗方案有望成为现实。

2015 年 10 月 25 日公布中国更新的《丙型肝炎防治指南》。新指南对丙肝的流行病学、高危人群筛查、自然史及疾病负担、实验室检查、肝纤维化非侵袭性诊断、治疗目标、抗病毒治疗的药物推荐、抗病毒治疗的评估与监测、聚乙二醇干扰素 + 利巴韦林(经治患者的)治疗推荐、特殊人群抗病毒治疗方面进行了大量的修改。

一、丙肝治疗适应证

见表 50 - 2。

表 50 - 2　2015 年 CHC 患者治疗的适应证

治疗的优先程度	患者人群
需要治疗	所有 HCV 感染初治或经治的代偿期或失代偿期肝病患者
优先治疗	显著肝纤维化或肝硬化的患者(F3 ~ F4),包括失代偿期肝硬化;人类 HIV 合并感染;HBV 合并感染;计划肝移植的患者;肝移植后 HCV 复发患者;显著临床肝外表现患者;虚弱疲劳患者;传播 HCV 的高危个体[静脉吸毒者(peoplewho inject drugs,PWID)、有高危性行为的男男同性恋者、准备怀孕的育龄期妇女、血液透析者以及监禁人群]
考虑治疗	中度纤维化(F2)患者
可延迟治疗	无或轻度肝损伤患者(F0 ~ F1),并且没有上述肝外表现的患者
不建议治疗	非肝病所致预期寿命有限的患者

二、急性丙型病毒性肝炎治疗

IFNα 治疗能显著降低急性丙型肝炎的慢性化率,因此,如检测到 HCV RNA 阳性,即应考虑抗病毒治疗。在急性起病后的 8 ~ 12 周后进行复检,若仍无病毒的自发清除,则应该进行干扰素为基础的抗病毒治疗。目前对急性丙型肝炎治疗尚无统一方案,建议给予普通 IFN,隔日 1 次肌内或皮下注射,或者 PEG - IFN,1 次/周,皮下注射,疗程为 12 ~ 24 周。是否联合 RBV 治疗尚有争议,应根据个体情况来决定,若使用,则利巴韦林剂量为 800 ~ 1000 mg/d。

三、基因型治疗

1 型患者的治疗见表 50 - 3,表 50 - 4。

表 50 - 3　初治及既往 PEG - IFNα 联合 RBV 治疗失败的 HCV 单独或 HCV HIV 合并感染的非肝硬化患者的治疗方案

基因型	PEG - IFNα, RBV 和 sofosbuvir	PEG - IFNα RBV 和 simeprevir	sofosbuvir 和 RBV	sofosbuviR 和 ledipasvir	ritonavir - paritaprevir 和 ombitavir	sofosbuvir 和 simeprevir	sofosbuvir 和 daclatasvir
基因 1a	12 周	初治、复发 12 周	不适用	8 ~ 12 周,不联合 RBV	不适用	12 周,不	12 周,不联
基因 1b	12 周	部分、无应答 24 周	不适用	不适用	不适用	联合 RBV	合 RBV
基因 2 型	12 周	不适用	12 周	不适用	不适用	不适用	12 周,不联合 RBV

续表

基因型	PEG－IFNα，RBV 和 sofosbuvir	PEG－IFNα RBV 和 simeprevir	sofosbuvir 和 RBV	sofosbuviR 和 ledipasvir	ritonavir－paritaprevir 和 ombitavir	sofosbuvir 和 simeprevir	sofosbuvir 和 daclatasvir
基因 3 型	12 周	不适用	24 周	不适用	不适用	不适用	12 周，不联合 RBV
基因 4 型	12 周	初治、复发 12 周 部分、无应答 24 周	不适用	12 周，不联合 RBV	12 周，联合 RBV	12 周，不联合 RBV2	12 周，不联合 RBV
基因 5/型	12 周	不适用	不适用	12 周，不联合 RBV	不适用	不适用	12 周，不联合 RBV

表 50－4　初治及既往 PEG－IFNα 联合 RBV 治疗失败的 HCV 单独或 HCV HIV 合并感染的代偿期肝硬化（Child－Pugh A 级）患者的治疗方案

基因型	PEG－IFNα，RBV 和 sofosbuvir	PEG－IFNα RBV 和 simeprevir	sofosbuvir 和 RBV	sofosbuviR 和 ledipasvir	ritonavir－paritaprevir 和 ombitavir	sofosbuvir 和 simeprevir	sofosbuvir 和 daclatasvir
基因 1a	12 周	初治、复发 12 周	不适用	12 周联合 RBV，或 24 周不联合	不适用	12 周联合 RBV，	12 周联合 RBV，或 24 周不联合 RBV
基因 1b	12 周	部分、无应答 24 周	不适用	RBV，或 24 周联合 RBV（有疗效预测不佳因素）	不适用	或 24 周不联合 RBV	
基因 2 型	12 周	不适用	16～20 周	不适用	不适用	不适用	12 周不联合 RBV
基因 3 型	12 周	不适用	不适用	不适用	不适用	不适用	12 周不联合 RBV
基因 4 型	12 周	初治、复发 12 周，部分、无应答 24 周	不适用	12 周联合 RBV，或 24 周不联合 RBV，或 24 周联合 RBV（有疗效预测不佳因素）	24 周联合 RBV	12 周联合 RBV，或 24 周不联合 RBV	12 周联合 RBV，或 24 周不联合 RBV
基因 5/6 型	12 周	不适用	不适用	12 周联合 RBV，或 24 周不联合 RBV，或 24 周联合 RBV（有疗效预测不佳因素）	不适用	不适用	12 周联合 RBV，或 24 周不联合 RBV

（一）含 IFN 的治疗

1. 基因 1 型包含 IFN 的方案 1　每周应用 PEG－IFNα、每日基于体质量的 RBV（<75 kg 或≥75 kg 的患者剂量分别为 1000 或 1200 mg/d）和 sofosbuvir（400 mg/d）的治疗方案，治疗 12 周。

2. 基因 1 型包含 IFN 的方案 2　①每周应用 PEG－IFNα、每日基于体质量的 RBV（<75 kg 或≥75 kg 的患者剂量分别为 1000 或 1200 mg/d）和 simeprevir（150 mg/d）的联合方案。②存在 NS3 蛋白酶序列 Q80K 变异的基因 1a 型感染者，不推荐该联合方案。③simeprevir 与 PEG－IFNα 和 RBV 联合应用 12 周，然后，对于初治和既往复发的患者，包括肝硬化患者额外再单独应用 PEG－IFNα 和 RBV 治疗 12 周（总疗程 24 周），对于既往部分应答或无应答者，包括肝硬化患者，应另治疗 36 周（总疗程 48 周）。④治疗时应监测 HCV

RNA，如果治疗第4、12或24周时的HCV RNA水平≥25 IU/ml，应停止治疗。

（二）无IFN的治疗

1. 基因1型无IFN的方案1　①用sofosbuvir（索非布韦）（400 mg）和ledipasvir（雷迪帕韦）（90 mg）固定剂量联合片剂，每日1次单片药物。②无肝硬化的初次和经治患者，可采用这固定剂量联合方案治疗12周，不联合RBV。③无肝硬化的初治患者，如果基线时HCV RNA水平 $<6\times10^{6}$（6.8log）IU/ml，疗程可缩短至8周。④代偿期肝硬化的初治和经治患者采用本方案12周，同时联合基于体质量的RBV（<75 kg或≥75 kg的患者剂量分别为1000或1200 mg/d）。⑤RBV禁忌或不耐胺的代偿期肝硬化患者，应接受本方案治疗24周，不联合RBV。⑥对于代偿期肝硬化经治患者以及存在不利于应答的预测因素，例如血小板计数 $<75\times10^{9}$/L的患者可应用 本方案加RBV治疗。

2. 基因1型无IFN的方案2　①应用ombitasvir（75 mg）、paritaprevir（12.5 mg）和ritonavir（利托那韦）（50 mg）复合单片药（2片，1次/d，与食物同服）以及dasabuvir（250 mg，1片，2次/d）的无IFN的固定剂量联合方案治疗。②无肝硬化的1b亚型患者接受本治疗12周，不联合RBV。③有肝硬化的1b亚患者接受本治疗12周，联合基于体质量的RBV（<75 kg或≥75 kg的患者剂量分别为1000或1200 mg/d）。④无肝硬化的1a亚型患者接受本治疗24周，联合基于体质量的RBV（<75 kg或≥75 kg的患者剂量分别为1000或1200 mg/d）。⑤肝硬化的1a亚型患者接受本治疗24周，联合基于体质量的RBV（<75 kg或≥75 kg的患者剂量分别为1000或1200 mg/d）。

3. 基因1型无IFN的方案3　①应用sofosbuvir（400 mg/d）和simeprevir（150 mg/d）的无IFN的联合方案。②对于肝硬化患者，推荐加用基于体质量的RBV（<75 kg或≥75 kg的患者剂量分别为1000或1200 mg/d）。③对于RBV禁忌的肝硬化患者，必须考虑将疗程延长至24周。

4. 基因1型无IFN的方案4　①应用sofosbuvir（400 mg/d）和daclatasvir（60 mg/d）的联合 方案，疗程12周。②对于肝硬化患者，推荐加用基于体质量的RBV（<75 kg或≥75 kg的患者剂量分别为1000或1200 mg/d）。③对于RBV禁忌的肝硬化患者，必须考虑将疗程延长至24周。

四、HCV基因2型患者的治疗

1. 基因2型方案1　①可用RBC（<75 kg或≥75 kg的患者剂量分别为1000或1200 mg/d），疗程12周。②肝硬化患者，特别是肝硬化经治患者，疗程应延长至16～20周。

2. 基因2型方案2　肝硬化和/或经治患者可应用每周PEG－IFNα、每日用RBV（<75 kg或≥75 kg的患者剂量分别为1000或1200 mg/d）和sofosbuvir（400 mg/d），疗程12周。

3. 基因2型方案3　肝硬化和/或经治患者可应用sofosbuvir（400 mg/d）和daclasvir（60 mg/d）的无IFN联合治疗，疗程12周。

五、HCV基因3型患者的治疗

1. 基因3型方案1　①可应用每周PEG－IFNα、每日基于体质量的RBV（<75 kg或≥75 kg的患者剂量分别为1000或1200 mg/d）和sofosbuvir（400 mg/d）的联合方案，疗程12周。②对于sofosbuvir加RBV治疗后未获得SVR的患者，此三联方案是有效的选择方案。

2. 基因3型方案2　①可应用每日基于体质量的RBV（<75 kg或≥75 kg的患者剂量分别为1000或1200 mg/d）和sofosbuvir（4400 mg/d）联合方案，疗程24周。②对于肝硬化经治患者以及sofosbuvir加RBV治疗未获得SVR的患者，此治疗并非最佳，应考虑其他治疗方案。

3. 基因3型方案3　①无肝硬化的基因3型HCV感染者可采用sofosbuvir（400 mg/d）和daclatasvir（60 mg /d）的无IFN方案，疗程12周。②有肝硬化的基因3型HCV感染初治经治患者，可采用sofosbuvir（400 mg/d）和daclatasvir（60 mg /d），同时还要联合基于体质量的RBV（<75 kg或≥75 kg的患者剂量分别为1000或1200 mg/d），疗程24周。在此人群中等待联合RBV 12周疗程和不联合RBV 12周疗程和不联合RBV 24周疗程的进一步数据比较。

六、HCV 基因 4 型患者的治疗

1. 基因 4 型包含 IFN 的方案 1　可应用每 PEG - IFNα、每日基于体质量的 RBV（<75 kg 或 75 kg 的患者剂量分别为 1000 或 1200 mg/d）和 sofosbuvir（400 mg/d）的联合方案，治疗 12 周。

2. 基因 4 型包含 IFN 的方案 2　①可应用每周 PEG - IFNα、每日基于体质量的 RBV（<75 kg 或 75 kg 的患者剂量分别为 1000 或 1200 mg/d）和 simeprevir（150 mg/d）的联合方案。②simeprevir 与 PEG - IFNα 和 RBV 首先联合应用 12 周，然后，对于初治和复发的患者，包括肝硬化患者额外再单独应用 PEG - IFNα 和 RBV 治疗 12 周（总疗程 24 周）；对于既往部分括肝硬化患者，应另治疗 36 周（总疗程 48 周）。③治疗时应监测 HCV RN，如果治疗第 4、12 或 24 周时的 HCV RNA 水平 ≥25 IU/ml，应停止治疗。

七、无 IFN 的治疗

1. 基因 4 型无 IFN 的方案 1　①可应用无 IFN 的 sofosbuvir（400 mg/d）和 ledipasvir（90 mg/d）固定剂量联合片剂，每日 1 次单片药物。②无肝硬化的初治和经治患者，可采用这一固定剂量联合方案治疗 12 周，不联合 RBV。③基于基因 1 型患者数据，代偿期肝硬化的初治和经治基因 4 型患者，应采用这一固定剂量联合方案治疗 12 周，同时联合基于体质量的 RBV（<75 kg 或 75 kg 的患者剂量分别为 1000 或 1200 mg/d）。④RBV 禁忌或不耐受的代偿期肝硬化患者，应接受固定剂量 sofosbuvir 和 ledipasvir 联合方案治疗 24 周，不联合 RBV。⑤基于基因 1 型患者数据，对于基因 4 型代偿期肝硬化经治患者以及存在不利于应答的预测因素，例如血小板计数 $<75 \times 10^9/L$ 的患者，应用固定的剂量 sofosbuvir 和 ledipasvir 及 RBV 联合方案治疗，疗程可延长至 24 周

2. 基因 4 型无 IFN 的方案 2　①无肝硬化的 HCV 感染患者可应用 ombitasvir（75 mg）、paritaprevir（12.5 mg）和 ritonavir（50 mg）复合单片药（2 片，1 次/d，与食物同服），联合基于体质量的 RBV（<75 kg 或 75 kg 的患者剂量分别为 1000 或 1200 mg/d）。疗程 12 周，不联合 dasabuvir。②有肝硬化的 HCV 可应用 ombitasvir（75 mg）、paritaprevir（12.5 mg）和 ritonavir（50 mg）复合单片药（2 片，1 次/d，与食物同服），联合基于体质量的 RBV（<75 kg 或 75 kg 的患者剂量分别为 1000 或 1200 mg/d）。疗程 12 周，不联合 dasabuvir，但是这一方案正在等待进一步数据证实。

3. 基因 4 型无 IFN 的方案 3　①可应用 sofosbuvir（400 mg/d）和 daclatasvir（60 mg /d）的无 IFN 方案，疗程 12 周。②基于无 IFN 的其他联合方案的数据，对于肝硬化患者，推荐加用基于体质量的 RBV（<75 kg 或 75 kg 的患者剂量分别为 1000 或 1200 mg/d）。③对于 RBV 禁忌的肝硬化患者，必须考虑将疗程延长至 24 周。

八、HCV 基因 5/6 型患者的治疗

1. 基因 5/6 型方案 1　可应用每周 PEG - IFNα、每日基于体质量的 RBV（<75 kg 或≥75 kg 的患者剂量分别为 1000 或 1200 mg/d）和 sofosbuvir（400 mg/d）的联合方案，治疗 12 周。

2. 基因 5/6 型方案 2　①可应用无 IFN 的 sofosbuvir（400 mg/d）和 ledipasvir（90 mg/d）固定剂量联合片剂，每日 1 次，单片药物。②无肝硬化的无肝硬化的初治和经治患者，可采用这一固定剂量联合方案治疗 12 周，不联合 RBV。无肝硬化的初治和经治患者，可采用这一固定剂量联合方案治疗 12 周，不联合 RBV。③基于基因 1 型患者数据，代偿期肝硬化的初治和经治基因 4 型患者，应采用这一固定剂量联合方案治疗 12 周，同时联合基于体质量的 RBV（<75 kg 或 75 kg 的患者剂量分别为 1000 或 1200 mg/d）。④RBV 禁忌或不耐受的代偿期肝硬化患者，应接受固定剂量 sofosbuvir 和 ledipasvir 联合方案治疗 24 周，不联合 RBV。⑤基于基因 1 型患者数据，对于基因 5/6 型代偿期肝硬化经治患者以及存在不利于应答的预测因素，例如血小板计数 $<75 \times 10^9/L$ 的患者，应用固定的剂量 sofosbuvir 和 ledipasvir 及 RBV 联合方案治疗，疗程可延长至 24 周。

3. 基因 5/6 型方案 3　①可应用 sofosbuvir（400 mg/d）和 daclatasvir（60 mg /d）的无 IFN 方案，疗程 12 周。②基于无 IFN 的其他联合方案的数据，对于肝硬化，推荐加用基于体质量的 RBV（<75 kg 或 75 kg 的患者剂量分别为 1000 或 1200 mg/d）。③对于 RBV 禁忌的肝硬化患者，必须考虑将疗程延长至 24 周。

八、不等待肝移植的失代偿肝硬化患者的治疗

1. 失代偿期肝硬化患者　Child - Pugh B 和 C 级，评分最高 12 分，并且没有危及生命的并发症，可给予 sofosbuvir(400 mg/d) 和 RBV 治疗 16 ~ 20 周（基因 2 型），sofosbuvir 联合 ledipasvir(基因 1,4,5,6 型)，或 sofosbuvir 联合 daclatasvir(所有基因型)，均加上基于体质量的 RBV(<75 kg 或75 kg的患者剂量分别为 1000 或 1200 mg/d)。

2. 有 RBV 禁忌或不耐受的失代偿期肝硬化患者　应给予 sofosbuvir 联合 ledipasvir(基因 1,4,5,6 型)，或 sofosbuvir 联合 daclatasvir(所有基因型)，不加 RBV，疗程 24 周。

九、影响抗病毒治疗作用的因素

新近被开展的全基因关联研究（genome - wide association study）发现并得到证明，宿主基因 IL28B 和 ITPA(inosine triphosphatase，次黄苷三磷酸酶)在 HCV 感染上有重要作用。对 PEG - IFN/RBV 的治疗应答与胰岛素对抗、肝脂肪变性和肝纤维化有关。HCV RNA > 800 000 IU/ml 的患者 SVR 劣于病毒载量低的患者，肝纤维化轻(F2)者疗效优于肝纤维化程度较重(F3 ~ F4)的患者。血小板减少、中性粒细胞减少、贫血和高胆红素血症的患者应用三联方案治疗时，可能出现药物不良反应或疗效较差。

Takita 等报告，抗病毒治疗疗效(SVRs)与 BMI、白蛋白、总胆固醇、PEG - IFN 和 RBV 剂量、rs8099917 基因型相关，其中 PEG - IFN/RBV 剂量和 rs8099917 基因型最为重要。Sarin 也指出脂肪变性时常伴有 3 型基因型感染、纤维化Ⅱ期或 >Ⅱ期、高 BMI 高病毒载量时抗病毒疗效减低，在已往治疗中由于病毒和宿主因子导致治疗失败。这些影响因子包括年龄 >50 岁、男性、民族、基因型、IL28B 基因、脂肪性变、肥胖和胰岛素对抗。我国人口中 IL28B 基因型主要为 C/C 基因片段(85% 以上)，基因 1 型感染者对标准治疗的 SVR 率 > 70% 以上。

十、IFN 治疗的禁忌证

1. IFN 治疗的绝对禁忌证　包括妊娠、严重精神病史、未能控制的癫痫、未戒断的酗酒或吸毒者、未经控制的自身免疫性疾病、失代偿期肝硬化、严重心脏病。

2. IFN 治疗的相对禁忌证　包括甲状腺疾病、视网膜病、银屑病、既往抑郁症史、未控制的糖尿病、高血压，治疗前中性粒细胞计数 $<1.0\times10^9$/L 和/或血小板计数 $<50\times10^9$/L，总胆红素 >51 μmol/L。

十一、抗病毒治疗患者的监测与随访

(一)治疗前应检查

包括：①生物化学指标，包括肝、肾功能；②血常规、尿常规、血糖及甲状腺功能；③病毒学标志，包括抗 - HCV、HCV RNA 载量及 HCV 基因型；④心电图检查和测血压；⑤检测 ANA 并注意是否存在自身免疫性疾病；⑥尿人绒毛膜促性腺激素(hCG)检测以排除妊娠；⑦检测患者 IL - 28B 基因型。

(二)治疗过程中应检查

包括：①血常规：开始治疗后的第 1 个月，应每 1 ~ 2 周检测 1 次血常规，以后每个月检测 1 次，直至治疗结束。②肝肾功能及尿常规：治疗开始后每个月检测 1 次。连续 3 次，以后随病情改善可每 3 个月检测 1 次；③病毒学标志：治疗开始后的第 4,12,24,36,48 周分别检测 HCV RNA，治疗结束后至少要检测 12、24 和48 周的 HCV RNA。④其他：每 3 个月检测 1 次甲状腺功能、血糖和尿常规等指标；如治疗前就已存在甲状腺功能异常或已患糖尿病者，应每个月检查甲状腺功能和血糖水平。⑤应定期评估精神状态：对出现明显抑郁症和有自杀倾向的患者，应停药并密切监护。

(三)疗效监测

1. 监测治疗中及治疗应答情况，应使用监测下限 <15 IU/ml 的实时 PCR 试剂。

2. 对于采用 PEG - IFNα、RBV 和 sofosbuvir 三联治疗 12 周的患者，应在治疗基线、第 4 周和 12 周(治疗结束时)、治疗结束后 12 或 24 周检测 HCV RNA。

3. 对于采用 PEG－IFNα、RBV 和 simeprevir 三联治疗 12 周，再加上 PEG－IFNα、RBV 另外治疗 12 周或 36 周的患者，应在治疗基线和第 4，12，24（初治以及既往复发患者治疗结束时），48 周（既往部分应答及无应答患者治疗结束时）及治疗结束后 12 周或 24 周检测 HCV RNA。

（四）停药原则

1. 对于采用 PEG－IFNα、RBVT 和 simeprevir 三联治疗的患者，如果治疗第 4，12 或 24 周检测 HCV RNA ≥25 IU/ml，应该停止治疗。

2. 考虑立即更换为包括另一种 DAA 含 IFN 的治疗方案，或者不包括蛋白酶抑制剂的无 IFN 的治疗方案。

3. 对于其他治疗方案，还没有明确的停药原则。

十二、抗 HCV 小分子化合物治疗新进展

DAA 药物是指可特异性、靶向作用于 HCV 感染的药物，又称 HCV 特异性靶向抗病毒治疗（specifically targeted antivival therapy），近年来 DAA 药物研究取得迅速进展，掀开了丙型肝炎治疗新篇章。DAA 药物的联合应用可提高疗效，减少药物的不良反应，并深度抑制病毒变异，预防紧急耐药发生，成为新的治疗趋势。DAA 作用于 HCV 复制周期，根据其作用机制可分为 NS3/4NA 蛋白酶抑制剂、NS5A 蛋白抑制剂、核苷与非核苷类 NS5B 聚合酶抑制剂与内部结合位点（internal ribosome entry sito，IRES）抑制剂等。

2015 年欧盟批准的治疗丙型肝炎药物见表 50－5。

表 50－5 2015 年欧盟批准治疗丙型肝炎药物

药品	治疗基因型	规格	使用剂量
PEG－IFNα－2a	1－6 型	注射液，180，135 或 90 μg	1 次/周，180 μg，皮下注射
PEG－IFNα－2b	1－6 型	注射液，每 0.5 ml 50 μg	1 次/周，皮下注射，1.5 μg/kg
RBV		胶囊，200 mg	早上 2 片，晚上 3 片
sofosbuvir	1－4 型	片剂，400 mg	每天 1 片，早上服用
simeprevir	3 型	胶囊，150 mg	每天 1 粒，早上服用
daclatasvir	1，4 型	片剂，30 或 60 mg	每天 1 片，早上服用
sofosbuvir		片剂，sofosbuvir 400 mg	每天 1 片，早上服用
ledipasvir	1，4，5，6 型	ledipasvir 90 mg	
paritaprevir		片剂，paritaprevir 75 mg	每天 2 片，早上服用
ombitasvir		ombitasvir 12.5 mg	
ritonavir	4 型	ritonavir 50 mg	
dasabuvir	1 型	片剂，250 mg	2 次/d，每次 1 片

上述 DAA 药物的开发和临床应用，说明 HCV 抗病毒治疗已进入无干扰素时代。与 DAA 合用可能会有复杂的药物相互作用，尤其是用于无干扰素方案时。因此，使用时需要符合严格的规则。sofosbuvir/sofosbuvir 的固定剂量组合片剂可与所有逆转录病毒药物合用。但此方案尽可能不与 tenofovir/emtricitabine 及 atazanavir/ritonavir、darunavir/ritonavir、lopinavir/ritonavir 合用。ritonavi 强化的 paritaprevir、ombitasvir 和 dasabuvir 复合制剂不应与 efavirenz、etravirine 或 nevirapine（奈韦拉平）合用。atazanavir 和 darunavir 不与 ritonavir 合用，其他蛋白酶抑制剂也禁忌与此复合药物合用。

十三、结语

全世界 HCV 感染流行率平均为 3%～5%，1.7 亿～2.0 亿人感染 HCV，每年新感染者 300 万～400 万。我

国自然人群丙肝抗体流行率为3.2%，约有4000万感染者，感染HCV 10～20年后肝硬化的发生率为10%～20%，一旦发展为肝硬化，每年肝癌发生率为1%～7%。10多年来PEG－INFα/RBV一直是丙肝患者的标准治疗。值得注意的是，30%～60%丙肝患者对标准治疗有禁忌证。DAA的问世，提高了SVR率，缩短了疗程，提高了治愈率。

（池肇春）

参考文献

[1] 慢性乙型肝炎长期治疗讨论会专家. 核苷和核苷类似物治疗慢性乙型肝炎的长期性[J]. 临床肝胆病杂志，2014；30：1099－1103.

[2] 会议纪要. 核苷酸类似物抗病毒治疗慢性乙型肝炎的优化策略[J]. 临床肝胆病杂志，2011；27：340－342.

[3] Gong LL, Zhao BB, Fan wf, et al. Correlations of IFN－γ－inducible protein－10 with the risk of chronic hepatitis B and the efficacy of interferon therapy in Asians[J]. Int Clin Pathol, 2015; 8: 8367－8375.

[4] Wang JL, Du XF, Chen SL, et al. Histological outcome for chronic hepatitis B patients treated with entercavir vs lamivudine－based therapy[J]. World J Gastroenterol, 2015; 21: 9598－9606.

[5] Xie QL, Zha Y, Wu LH, et al. The efficacy and satety of entecavir and interferon combination therapy for chronic hepatitis B virus infection: A meta－analysis[J]. PloS One, 2015; 10: e132219.

[6] Papachrysos N, Hytiroglou P, Papalavrentios L, et al. Antiviral therapy leads to histological improvement of HbeAg－negative chronic hepatitis B PATIENTS[J]. Ann Gastroednterol, 2015; 28: 374－378

[7] van Bömmel F, Berg T. Antiviral therapy of chronic hepatitis B[J]. Interviology, 2014, 57: 171－180.

[8] Li CZ, Hu JJ, Xue JY, et al. Viral infection parameters not nucleoside analogue itself correlates with host immunity in nucleoside analogu therapy for chronic hepatitis B[J]. World J Gastroenterol, 2014; 208): 9486－9496.

[9] Lucifora J, Xia Y, Reisinger F, et al. Specific and non hepatotoxic degradation of nuclear hepatitis B virus cccDNA[J]. Science, 2014; 343: 1221－1228.

[10] Sun J, Xie Q, Tan D, et al. The 104 week efficacy and safety of telbivudine － based optimization strategy in chronic hepatitis B patients: a randomized, controlled study[J]. Hepatology, 2014; 59: 1283－1292.

[11] Kim GA, Lim YS, An J, et al. HBsAg seroclearance after nucleoside analogue therapy in patients with chronic hepatitis B: clinical outcomes and durability[J]. Gut, 2014; 63: 1325－1332.

[12] Yang HY, Zheng NQ, Li DM, et al. Entecavir combined with furin inhibitor simultaneously reduces hepatitis B virus replication and e antigen secretion [J]. Virol J, 2014; 16: 165.

[13] Panda C. Telbivudine plus tenofovir in combination therapy in patients with chronic hepatitis B infection——an Indian experience [J]. J Assoc Physicians India, 2013; 61: 785－788.

[14] Patwardhan VR, Sengupta N, Bonder A, et al. Treatment cessation in non cirrhotic, e－antigen negative chronichepatitis B issafe and effective following prolonged anti－viral suppression with nucleosides/nucleotides[J]. Aliment Pharmacol Ther, 2014; 40: 804－810.

[15] Yao GB, Zhu Zhu M, Cui ZY. A7－yearstudy of lamivudine therapy for hepatitis B e antigen－positive chronic hepatitis B patients in China[J]. J Dig Dis, 2009; 10: 131－137.

[16] DMinde Z, Yimin M, Guangbi Y, et al. Fiveyearof treatment with adefovir dipivoxil in Chinese patients with HBVeAg－positive chronic hepatitisB [J]. Liver Int, 2012; 32: 137－146.

[17] Pan C, Park JS. Current recommendations of managing HBV infection in preconception or pregnancy[J]. Front Med, 2014; 8: 158－165.

[18] Younossi ZM, Stepauova M, Estep M, et al. Dysregulation of distal cholesterol biosynthesis in association with relapse and advanced disease in CHC genotype 2 and 3 treated with sofosbvir and ribavirin [J]. J Hepatol, 2016; 64: 29－36.

[19] Nanba S, Ikeda F, Fujioka S, et al. Effectiveness of extending treatment duration in therapy with pegylated interferon and ribavirin for genotype 2 hepatitis Cvirus infection [J]. Acta Med Okayama, 2015; 69: 237－244.

[20] Tong J, Wang YW, Lu YA. New developments in small molecular compounds for anti－hepatitis C virus (HCV) therapy[J]. J Zhejiang Univ Sci B, 2012; 13: 56－82.

[21] Kim JJ, Culley CM, Mohammad RA. Telaprevir: AN oral protease inhibitor for hepatitis C virus infection[J]. Am J Health Syst Pharm, 2012; 69: 19 – 33.

[22] Forestier M, Zeuzem S. Triple therapy with telaprevir: results in hepatitis C virus – genotype 1 infected relapsers and non – responders[J]. Liver Int, 2012; Feb, 32 Supple 1: 44 – 50.

[23] Kumada H, Toyota J, Okanoüe T, et al. Telaprevir with peginterferon and ribavirin for treatment – naive patients chronically infected with HCV of genotype 1 in Japan[J]. J Hepatol, 2012; 56: 78 – 84.

[24] Foster GR, Hézode C, Bronowicki JP, et al. Telaprevir alone or with peg – interferon and ribavirin reduces HCV RNA in patients with chronic genotype 2 but not genotype 3 infections[J]. Gastroenterol, 2011; 141: 881 – 889.

[25] Rao HY, Wel L.. EASL recommendation on treatment of hepatitis C 2015[J]. J Clin Hepatol, 2015; 31: 1008 – 1017.

第五十一章　肝硬化诊断与鉴别诊断

第一节　概　述

肝硬化原是一个病理诊断名词,后应用于临床诊断。其含义是以弥漫性肝实质变性、坏死、广泛纤维组织增生和肝细胞再生结节形成,导致肝结构改变、血循环动力学障碍和肝功能异常等为主要特点。早期无明显症状,后期则出现不同程度的门脉高压和肝功能障碍的表现。

有关肝硬化的分类复杂繁多,有的按病因分类,有的按病变分类。目前,一般按国际肝病研究会(IASL)分类,按病因则分为病毒性肝炎性、酒精性、胆汁性、隐匿性肝硬化;按病变则分为小结节型、大结节型、大小不一结节混合型和不完全分隔型肝硬化。国内常结合病因、病变及临床表现综合进行分类,常分为门脉性(相当于小结节型)、坏死后性(相当于大小结节混合型)、胆汁性、心源性(淤血性)、寄生虫性及色素性肝硬化。其中最常见的是门脉性肝硬化(约占所有肝硬化的80%),其次是坏死后肝硬化及胆汁性肝硬化。在血吸虫病及中华支睾吸虫病流行地区,寄生虫性肝硬化也较常见。随着时间的推移,近年发现非酒精性脂肪肝并发肝硬化病例逐渐增多,引起广泛的重视。

目前肝硬化的诊断仍以病史、症状与体征、实验室、影像诊断和肝活检为依据。随着非创伤性诊断方法的进展,非创伤性诊断已逐渐代替肝活检这一诊断手段。瞬时弹性成像(transient elastography, TE)是近年来快速发展的一项新型、快速、无创、经济、可定量地测定肝纤维化程度及进行肝纤维化分级的方法。

我国脂肪性肝病诊疗规范化专家建议推荐 FibroScan(肝脏瞬时弹性成像)肝脏硬度测定可用于肝纤维化程度的评估。非酒精性脂肪性肝病(NAFLD)纤维化评分[积分 = 1.675 + 0.037 × 年龄(岁) + 0.094 × BMI(kg/m^2) + 1.13 × 糖调节受损/糖尿病(是 = 1,否 = 0) + 0.99 × AST/ALT 比值 0.013 × 血小板(× 10^9/L)0.66 × 白蛋白(g/dl)],有助于判断 NAFLD 患者进展性肝纤维化的有无。NAFLD 纤维化评分分界值下限(-1.455),可以提高进展性肝纤维化阴性诊断的准确性(评估组和验证组阳性预测率分别为 93% 和 88%);采用分界值上限(0.676),可以提高进展性肝纤维化阳性诊断的准确性(评估组和验证组阳性预测率分别为 90% 和 82%)。

超声弹性成像(TE)可全面了解整个肝脏实质,弥补了肝穿刺活检的局限性。TE 通过测量肝僵硬度(LSM)来反映肝硬化程度。然而 TE 诊断肝硬化受多种因素的影响,如性别、BMI、全身代谢性疾病等。目前约 1/7 的 TE 诊断结果与肝穿刺活检结果不一致。磁共振弹性成像(MRE)的应用前景值得期待,MRE 可完整评估肝脏实质的病变,且不受肥胖、腹水的影响。肝脏实质的僵硬度本身并不等同于肝硬化,其他原因如炎症、脂肪变、血管充血、胆汁淤积、门静脉高压等亦可导致肝僵硬度增加,从而使 MRE 评估纤维化受到干扰。声频辐射加压脉冲影像技术(ARFI)亦是一种测定肝硬化程度的影像学技术,初步研究结果显示 ARFI 评估肝硬化的效果与 TE 相似。

TE 诊断肝纤维化尽管有很多优势,但研究发现 TE 存在局限性及影响 LSM 的因素。以往研究显示 LSM 受体质指数(BMI)、ALT、性别、肝硬化结节、代谢综合征等影响。但中国香港 1 项研究认为 LSM 不受脂肪变性、ALT 升高、BMI 及种族的影响。Castera 等用 5 年时间前瞻性研究了 13 369 例受检者,约 1/5 人群的不能被解释,主要原因是肥胖,尤其是腰围增加和操作经验有限;另外,年龄、女性、2 型糖尿病、高血压、ALT 水平也影响 LSM 的可靠性。

肝硬化的鉴别诊断应包括两个方面,即症状鉴别和不同病因引起肝硬化的鉴别诊断,前者包括黄疸、消化道出血、肝性脑病、并发感染、肝肾综合征等的鉴别诊断,可参见本书相关章节。

第二节　门脉性肝硬化诊断与鉴别诊断

一、概述

门脉性肝硬化是最常见的一种肝硬化类型，占肝硬化病例的半数以上。病毒性肝炎为最常见的病因，肝内 HBsAg 检出率75.3%，这充分说明乙型肝炎病毒是引起肝硬化的主要原因。肝硬化的发生可能是由于机体免疫功能不足，使肝细胞反复遭受破坏，以及肝细胞结节状再生，加上广泛纤维组织增生，致使正常的肝小叶结构破坏，最后形成肝硬化。在欧美慢性酒精中毒是导致肝硬化的主要原因。此外，药物或毒物中毒、免疫异常、循环障碍、营养不良、感染性以及隐匿性也可引起门脉性肝硬化。预后取决于肝硬化的严重程度。晚期终末肝病绝大多数死于肝硬化严重并发症，如食管静脉曲张破裂出血、肝性脑病、并发严重感染、肝肾综合征等。

二、诊断

(一)病史

包括肝炎、饮酒、感染、中毒、心力衰竭、心肌病或心包炎等病史。

(二)临床表现

代偿期肝硬化可长期无症状或症状轻微，缺乏特异性。主要表现有乏力、食欲减退、恶心、腹胀不适、上腹隐痛及腹泻等。肝功能检查多正常或轻度异常。少数患者可见蜘蛛痣，肝脏轻至中度肿大。脾脏可正常或轻度肿大。失代偿期患者除上述症状加重外，主要表现为肝功能减退和门脉高压所致的症状与体征。患者表现疲倦及衰弱无力、食欲减退、恶心、腹泻等。门脉高压表现脾大、侧支循环建立出现食管静脉曲张破裂出血、腹水形成。肝功能减退表现黄疸、出血倾向、皮肤色素沉着、血管蜘蛛痣、内分泌与代谢失调、男性患者常有性功能减退和女性化、醛固酮增多、糖尿病、甲状腺功能异常低 T3 综合征。

(三)辅助检查诊断

1. X 线或内镜诊断　可确定食管或胃底静脉曲张(参见第五十二章门脉高压的诊断、鉴别诊断与治疗)。

2. B 超诊断　肝硬化早期肝脏正常或增大，晚期缩小，截面积变小。肝被膜增厚，呈锯齿或凹凸状，肝下缘变钝。肝内实质回声增强增密，肝区呈增强短小粗线状回声。肝内再生结节较大时，可见圆形或不规则回声减低区，边界清楚。门、肝静脉管径变细、迂曲。门静脉主干扩张，大于 1.3 cm。脾大，由于门脉高压脾静脉内径增宽，大于 1 cm。失代偿期出现腹水，大量腹水时，肝前间隙及腹腔内有大片无回声暗区，腹腔暗区内可见肠袢漂浮及肠蠕动。

3. CT 诊断　可见肝各叶比例失常，肝密度降低，肝门增宽移位。脾大，大于 5 个肋单元。少量腹水时，肝周围可见一低密度阴影 CT 值为 20 Hu 左右。大量腹水时肝脏缩小，轮廓不规则，脾大。肝有增生结节形成时根据结节大小，结节直径 <3 mm 为小结节；>3 mm 为大结节；间隔粗细若间隔 <1 mm 为细间隔，>1 mm 为粗间隔。门脉性肝硬化多为小结节性。

4. 实验室诊断

(1)生化检查：①血清胆红素：失代偿期可出现结合胆红素和总胆红素升高，胆红素的持续升高是预后不良的重要指标。②血清白蛋白、球蛋白及其比值：血清白蛋白正常值为 35~55 g/L，球蛋白为 20~30 g/L，A/G 比例为(1.5~2.5)∶1。肝硬化时血清总蛋白正常、降低或可增高，但白蛋白降低，球蛋白增高，白/球蛋白比值降低或倒置。肝脏是合成白蛋白的唯一场所，在没有蛋白丢失的情况(如尿蛋白)时，血清白蛋白量常可反应肝脏储备功能。在肝功能明显减退时，白蛋白合成减少。肝硬化时常有球蛋白升高，蛋白电泳也可显示 γ 球蛋白显著增高和 β 球蛋白轻度升高。③凝血酶原时间(PT)：是反映肝脏储备功能的重要预后指标，晚期肝硬化及肝细胞损害时明显延长，如用维生素 K 后不能纠正，更说明有功能的肝细胞减少。④血清谷丙转氨酶(ALT)和谷草转氨酶(AST)：是反映肝损害的敏感指标，但缺乏病因的特异性。其升高程度不一定与肝损害程度一致。据研究,ALT 在细胞胞质内合成,AST 则在线粒体内合成。如线粒体也遭受严重损伤,AST 逸出多而增高明显。当慢性肝炎演变至肝硬化时,往往 AST > ALT,故 AST/ALT 比值增大,反映肝细胞损伤的严重程度。⑤γ - 谷氨酰转肽酶(γ - GT):90% 肝硬化患者可升高,尤其以 PBC 和酒精性肝硬化升高更明显,合并肝癌时,明显升高。⑥碱性磷酸酶(AKP):70% 的肝硬化患者可升高,合并肝癌时明显升高。

(2)反映肝纤维化的血清学指标:经过动物实验和临床 - 病理对照研究发现了不少对判断肝纤维增生有一定价值的血清指标。国内应用较多有血清 III 型前胶原氨基端肽(PIIINP)、IV 胶原(CIV)、层连蛋白 P1(Lam)、透明质酸(HA)。总的来说,在动物实验中这些指标和肝脏中相应的细胞外基质成分有良好的相关性;在临床研究中这些指标和肝组织病理学纤维化程度也有较好的相关性,由慢性肝炎、肝纤维化到肝硬化逐步升高,如能除外肝外疾病及肝脏炎症活动的影响,对诊断肝纤维化有一定帮助。但是各组之间有较多的重叠,仅凭一次结果难以做出肯定的诊断,而且目前国内此类试剂盒急需标准化并提高其稳定性。联合应用多项指标综合判断,并进行动态测定可能更有助于判断肝脏纤维增生变化趋势和治疗效果。

5. 肝组织检查　肝组织活检仍然是肝硬化诊断的金标准。肝活检可以通过经皮、经颈静脉,腹腔镜、开放手术或 B 超、CT 引导下细针穿刺的方法进行。有益于无任何临床症状及实验室检查异常的"早期"代偿期肝硬化患者的诊断。但是对于晚期肝病及具有典型临床表现、实验室结果及影像学发现的患者没有必要进行该项检查,除非为了明确炎症的程度。肝活检不仅可以明确诊断,还有助于确定肝脏疾病的病因。但这也不是绝对的,原发性损伤(如非酒精性脂肪性肝病和自身免疫性肝炎)可能在检查时无阳性发现。另外,肝活检有助于两种以上病因共存的肝脏疾病(脂肪肝和病毒性肝炎,血色病和病毒性肝炎)及自身免疫重叠综合征、传染性疾病的诊断。

6. 非创伤性血清学模型　2014 年 4 月世界卫生组织首次推出 APRI 和 FIB4 作为定期监测肝纤维化程度不同的工具。APRI 和 FIB4 评分对应的肝纤维化分期采用的是 Metavir 系统,F0:无纤维化;F1:肝门束扩大,但未形成间隔;F2:肝门束扩大,有小的间隔形成;F3:间隔很多无肝硬化;F4:EF DGWX。APRI 指数 =(AST 相对其正常上限值的倍数 ×100/血小板计数),我国用评分计算器,结果 <0.5,排除纤维化; <1.0 时排除肝硬化; >1.5 时怀疑纤维化; >2.0 时怀疑肝硬化。FIB4 =(年龄 × AST)÷(血小板 × ALT 的平方根)。结果 <1.45,分期为 F0 - F1;XFJS >3.25 时,分期 F3 - F4;1.45 ~3.25 时应定期复查。上述两项检测手段便捷、数据来源简单。作为血清学模型诊断肝硬化,开拓了新纪元。类似的血清学模型还包括 Fibrotest(α2 - 巨球蛋白、结合珠蛋白、γ - GT、总胆固醇、血小板计数)、Fibrometer(透明质酸、凝血酶原时间、血小板计数、AST、α2 - 巨球蛋白、尿素、年龄)、Forns 指数(年龄、γ - GT、总胆固醇、血小板计数),这些模型在最佳阈值下的 AUROC 达 0.78,0.88,可使约 1/3 的患者避免肝穿刺活检。但评估肝硬化分期尚有难度,也不能保证在其他阈值下同样保持良好的敏感性、特异性,因此,并不能广泛应用于临床。

三、鉴别诊断

(一)与表现为肝脾肿大的疾病鉴别

1. 慢性肝炎　肝硬化代偿期主要应与慢性肝炎进行鉴别。两者临床表现相同,但后者肝脏质地中等,表面光滑,B 超等影像学检查有辅助鉴别诊断意义。

2. 原发性肝癌　原发性肝癌多发生在肝硬化的基础上,两者的鉴别常有困难。该病肝脏多明显增大,表面凸凹不平,由质地坚硬的结节形成,碱性磷酸酶升高,影像学检查发现占位性病变,尤其 CT 常示不完全强化和边缘强化。反复检测 AFP,如 AFP > 800 ~ 1000 μg/L,首先考虑肝癌。动态监测 ALT 与 AFP 更具临床意义,若 AFP 持续升高(>8 周)而 ALT 逐渐下降,多考虑肝癌。必要时行选择性肝动脉造影或 B 超引导下肝穿刺活检。

3. 某些累及肝脏的血液病　如慢性溶血性贫血、特发性血小板减少性紫癜、淋巴瘤等,实验室检查及影像学检查可协助鉴别,并不困难。

（二）与引起腹胀的疾病的鉴别

1. 与非腹水腹部胀大鉴别

（1）巨大卵巢囊肿：巨大卵巢囊肿可致腹部胀大、水波感以及不固定性叩浊，而与肝硬化腹水混淆。如下发现可资鉴别：①往往腹呈球形，前后径大于左右径；②下腹部胀大更明显；③平卧时前腹叩浊，而侧腹叩鼓，移动性浊音不明显；④阴道检查可提示囊肿源于卵巢；⑤尺试验阳性；⑥X 线或 B 超可发现胃肠道受压而移位现象；⑦患者一般情况良好，缺乏肝脾肿大、腹壁静脉曲张等体征。

（2）其他巨大腹部囊肿：有时在大网膜、腹膜后、胰腺上存在巨大囊肿或巨大肾积水，尿潴留所致巨大膀胱，在西北地区腹腔内包虫病等可引起腹部胀大，有时须与肝硬化腹水区别。这些情况腹部胀大往往不对称，腰腹部叩鼓有肠鸣音，X 线检查可发现胃肠受推压现象，B 超或 CT 常能明确囊肿存在和来源。包虫病可根据流行病学史和卡松尼试验确诊。

2. 肥胖以及腹部胀气　有时肥胖腹壁脂肪增厚，可致腹部膨隆，胃肠胀气肠管扩张也可致腹部膨隆。但两者叩诊呈鼓音，更无移动性浊音，有时见到蠕动波，听诊发现肠鸣音等不难鉴别。

（三）与心脏和血管疾病所致腹水鉴别

1. 慢性充血性心力衰竭　某些心脏病如风湿性心脏瓣膜病、肺源性心脏病、在发生慢性心力衰竭时可出现肝大、腹水和水肿，偶有时须与肝硬化鉴别。心力衰竭患者常有慢性心脏病史、颈静脉怒张、肝颈反流征阳性，心脏杂音和心肺体征，腹水常呈渗出液，心衰控制后肝大和腹水消失等是肝硬化所不具备的。

2. 心包填塞征　由于结核或化脓性等渗出性心包炎、缩窄性心包炎（有时也可由外伤、阿米巴或血吸虫等引起），心脏受压，舒张功能受限，静脉回流减少，心排血量减少，导致静脉淤血，肝大、腹水和水肿，甚至以腹水为主要表现。腹水多为渗出液，或渗漏之间，有时与肝硬化混淆。但心包填塞征有颈静脉怒张、肝颈反流征阳性、血压偏低而脉压差小、有奇脉、静脉压增高等与肝硬化可以鉴别。

3. 巴德－基亚里综合征　是指肝静脉和/或临近下腔静脉部分或完全阻塞造成肝静脉血液回流受阻而形成的综合病征。分急性和慢性两种类型。因有肝大、腹水以及广泛的浅静脉曲张可与肝硬化混淆。急性期通常起病急，有不同程度的发热、右上腹痛，甚而休克，死亡。存活者腹痛持续存在约数天至数月，以后逐渐减轻。相继出现门静脉压增高的一系列表现，肝脾肿大，最大可达肋下 6～8 cm，有压痛；漏出性腹水和食管静脉曲张，体表静脉曲张广泛，多位于胸腹侧壁、腰背部，站立时更明显，血流方向向上，同时伴有下肢静脉曲张，水肿等。肝功能 ALT、胆红素等轻度升高，白蛋白轻度下降。X 线或胃镜可发现食管静脉曲张证据，选择性肝静脉血管造影和腹腔静脉造影可显示阻塞部位、范围、侧支循环情况，前者还可测定肝静脉嵌入压和游离压。核磁共振可取代血管造影。值得注意的是柏－查综合征病因甚多，如先天异常、充血性心力衰竭、心包填塞、心房黏液瘤、红细胞增多症、骨髓增生性疾病、肝癌、胰腺癌、肾上腺癌等癌细胞转移或压迫、妊娠、外伤、肝脓肿、血管炎等。也可以在肝硬化的基础上合并本病，本病又可引起肝硬化。

4. 门静脉血栓形成　门静脉血栓形成虽然罕见，但诱发该病的疾病甚多，最常见的是慢性肝脏疾病，包括肝硬化，可能与门静脉血流受阻流量减少、门静脉周围淋巴结炎和纤维化有关；尚有肝癌、胰腺癌、肺癌和胃癌等腹腔恶性肿瘤之癌组织直接或间接侵犯或压迫门静脉及其分支；化脓性门静脉炎、胆道感染、肝脓肿、阑尾炎、急性坏死性胰腺炎等腹腔炎性疾病；真性红细胞增多症、原发性（或继发性）血小板增多症、原发性（或继发性）血液高凝状态等。临床分为急性和慢性两型。急性型少见，起病急，常表现剧烈腹痛、腹胀、恶心呕吐，有肠缺血表现时可有腹泻和便血。腹部压痛，肠鸣音减弱，多无肌紧张和反跳痛腹水和肝大。慢性型症状则与门静脉梗死部位和范围和侧支循环建立情况密切相关，门静脉主干梗死表现为门静脉高压的表现，食管静脉曲张和顽固性腹水，腹壁静脉曲张，肝脾肿大、下肢水肿等。肝内门静脉分支梗死可伴有食欲减退、腹胀和轻度黄染、蜘蛛痣、肝掌、中度贫血等肝病表现。可并发食管静脉曲张可破裂大出血、原发性腹膜炎、肝性脑病等。罕可伴肠系膜上动脉栓塞需紧急手术治疗。肝硬化患者突然出现腹痛和/或顽固性腹水，应警惕本病。非肝硬化门静脉血栓形成则应与肝硬化鉴别。B 超彩色多普勒可测门静脉宽度、血流方向和流速，列为首选检查。CT 虽对门静脉轴位和肝门部门静脉显示欠清晰，配合强化和动态观察诊断率甚高。MRI 可清楚显示门静脉及其形态，配合血管造影也可观察血流方向和流速。血管造影特异性和敏感性皆高。可视实际情况选择。

5. 肝小静脉闭塞症　本病主要由于食用大量含有毒生物碱的药物，如土三七、狗尾草以及乌拉坦、阿糖胞苷、硫唑嘌呤、氮芥或肝区放射治疗等引起肝脏中央小静脉，小叶下静脉等的内膜炎和纤维化，造成管腔狭窄、闭塞或血栓，引起不同程度肝细胞坏死、萎缩和弥漫性肝纤维化，但无假小叶形成。临床表现酷似巴德－基亚里综合征，而无肝静脉梗阻的证据。急性期可发热、食欲减退、恶心呕吐、腹泻和肝功能损害；亚急期肝脾肿大、腹水和不同程度的肝功能损害，慢性期主要表现为门静脉高压，常与肝硬化混淆。有过量服药史和恶性肿瘤接受放化疗者，出现肝脾肿大、腹水，应警惕本病，肝活检组织病理学检查可确诊。

（四）与其他肝脏疾病所致腹水鉴别

病毒性肝炎可以出现腹水。与肝硬化不同，急性肝炎病程短，起病后3周内出现高热、精神症状，黄疸和肝功能损害发展快，严重程度与腹水多少呈正比，肝炎标志物阳性。原发性肝癌也可出现腹水，其性质可以是漏出液，也可以是渗出液或介于渗漏之间，不少为血性腹水。腹水呈进行性迅速生长，胎甲球蛋白阳性，有时腹水沉积物可找到瘤细胞，结合肝脏生长情况与肝硬化不难区别，腹部超声检查，CT检查及肝活检病理检查等有利确诊。

（五）肾脏疾病所致腹水鉴别

慢性肾炎肾病型、肾病综合征等，大量蛋白尿，低蛋白血症，高度水肿，高胆固醇血症，可以出现漏出性腹水，但无门静脉高压的表现，一般与肝硬化不难鉴别。

（六）与腹膜疾病所致腹水鉴别

1. 结核性腹膜炎　1/3的结核性腹膜炎患者出现腹水，为渗出液，少数为血性，偶为乳糜性。常有结核中毒症状，包括午后低、中度发热、疲乏、食欲减退、消瘦、盗汗、消瘦等。部分患者有周身结核病的证据，如肺结核、结核性胸膜炎等，与肝硬化鉴别不难。对于症状不典型者，结核菌素试验强阳性或血清学检查检测抗体阳性有重要参考价值。腹水涂片、接种发现结核杆菌有确诊意义，但阴性不能否认诊断。抗结核治疗效果良好。肝硬化腹水也可合并结核性腹膜炎，此时，腹水性质介于渗出液和漏出液之间，腹水葡萄糖与血糖之比往往小于0.96，抗结核治疗虽然有效，但药物选择应慎重，以免药物的肝损害作用使病情更为复杂。

2. 胆固醇性腹膜炎　胆固醇性腹膜炎少见。患者有长期腹水不被吸收的历史，细菌培养和结核菌培养皆阴性，可能误诊为肝硬化。但本病有如下特点与肝硬化腹水不同：①渗出性腹水存在时间较长，一般无肝炎病史；②肝脾不大，无门静脉高压的证据；③腹水呈黄色、淡黄色或褐色混浊，可见浮游的结晶；④腹水比重高达1.020～1.030；⑤黏蛋白定性试验阳性；⑥腹水白细胞（0.1～2.3）$\times 10^9$/L；⑦显微镜下可见腹水中存在大量扁平、长方形或棱形胆固醇结晶；⑧血胆固醇显著增高。

3. 多发性浆膜炎　多发性浆膜炎是指腹膜、胸膜、心包等浆膜先后或同时发生炎症，多与结核病、风湿热、结缔组织病等有关。发生腹水时为渗出液，并有原发病的临床表现，与肝硬化不难区别。

4. 糖衣肝　罕见。本病是由于严重慢性肝周围炎，造成肝脏表面形成一层坚硬的纤维膜，可能是毒力较弱的细菌引起的慢性浆膜结缔组织增生，状似冻糖，故名。早期无症状，晚期出现低蛋白血症，门静脉高压和淋巴循环障碍等而导致重度顽固性腹水，腹水为漏出液，可与肝硬化混淆。本病有慢性腹膜炎症历史，通常无恶病质，罕有消化道出血和黄疸。腹腔镜或手术探察可确诊。不宜行肝穿活检。

（七）与癌性腹水鉴别

腹内脏器癌肿均可转移至腹膜产生大量腹水，临床不时会见到肿瘤原发灶相当隐蔽而已有广泛腹膜转移的病例。该病腹水发展迅速，多为血性，腹水中纤维连接蛋白（FN）增高，乳酸脱氢酶（LDH）较血清中为高，如腹水中找到癌细胞，腹膜转移癌可确诊。原发性肝癌或肝转移癌、恶性淋巴瘤在未有腹膜转移时，腹水细胞学检查为阴性，此时主要靠B超、CT等检查寻找原发灶。对鉴别非常困难者，腹腔镜检查可明确诊断。

（八）与营养障碍疾病鉴别

营养障碍原因造成的营养不良可以引起低蛋白血症和/或维生素 B_1 缺乏，导致周身水肿和严重腹水，有时误诊为肝硬化。

（池肇春）

第三节　酒精性肝硬化诊断与鉴别诊断

酒精（乙醇）是酒精性肝病（alcoholic liver disease，ALD）的直接病原。酒精80%～90%在肝内代谢，经过肝细胞胞质内乙醇脱氢酶（ADH）催化氧化为乙醛。在乙醇氧化过程中产生大量的氢离子，并与辅酶1结合。辅酶1还原成还原型辅酶1。还原型辅酶1与辅酶1的比值上升，使细胞氧化，还原反应发生变化，造成依赖于还原型辅酶1/辅酶1的物质代谢发生改变，这些改变成为代谢紊乱和致病的基础。

酒精代谢产物乙醇对肝细胞有直接毒性作用。乙醛为活性化合物，能干扰细胞多方面的功能，如影响线粒体产生ATP、蛋白质的合成及排泌、损害微管蛋白、脂肪排泌障碍，而在肝细胞内蓄积，引起肝细胞渗透、膨胀以至崩溃。

酒精在肝内的氧化过程导致肝细胞代谢紊乱，它可促进脂肪合成增多，脂肪酸氧化减少，从而引起酒精性脂肪肝。酒精在代谢过程中引起高乳酸血症，通过刺激脯氨酸羧化酶的活性和抑制脯氨酸的氧化，使脯氨酸增加，而使肝内胶原形成增加，加速肝硬化的过程。

近年来实验证明，酒精性肝炎以及酒精性肝炎发展的肝硬化，可能涉及多个机制。体液细胞免疫在发病机制中起重要作用。研究认为酒精性肝炎时，肿大的肝细胞不能排除微丝（Filamets）且在肝细胞内聚集形成酒精性透明小体，并引起透明小体抗体的产生。自身的肝抗原和分离的酒精透明小体可刺激患者淋巴细胞分化，并产生各种淋巴因子，包括移动抑制因子、转移因子、成纤维因子和细胞毒因子等。其中细胞毒因子和成纤维因子在导致肝细胞损害和纤维增生以及使其病变持续发展的过程中，可能起着一定的作用。

一、诊断

（一）病史

主要靠详细询问饮酒史，再结合患者的临床表现及辅助检查结果，必要时可行肝脏活体病理组织检查，既有确定的诊断价值，又可帮助分型，同时对酒精性肝病的轻重分型及鉴别诊断有重要意义。一般饮酒量70～160 g/d，持续3～5年即可引起肝损害，酒精性肝硬化的诊断需有10年以上酗酒史。饮酒量计算：饮酒（g）＝含酒精饮料（ml）×酒精含量（%）×0.8（0.8%为酒精比重）。

（二）临床表现

酒精脂肪肝常无明显症状，或有消化不良、上腹隐痛等。酒精性肝炎与病毒（或中毒）性肝炎相似。酒精性肝纤维化及肝硬化可有慢性肝炎或肝炎后肝硬化的表现，但有多至10年以上酗酒史。

（三）实验室检查

AST较ALT升高明显，AST/ALT＞2，γ－GT升高有助于酒精性肝病诊断。肝内郁胆、AKP、血甘油三酯及胆固醇增高，低白蛋白血症，血清酒精性透明小体抗原及抗体出现，应考虑酒精性肝炎、酒精性肝纤维化和酒精性肝硬化。有报告酒精中毒者血红蛋白A1可增高，但特异性较差。20世纪80年代发现，血清糖类缺乏性转铁蛋白（carbohydrate deficient transferring，CDT）是酒精中毒特异的标志物，连续饮酒精50～80 g/d 1周，即可出现CDT异常，其敏感性达80%，特异性达97%，假阳性率低。

（四）影像检查

B超、CT、CRI等检查多表现为脂肪肝、肝脏弥漫性炎症性改变。肝硬化时，肝脏变形，肝裂增宽，脾脏增大。

脂肪肝B超显示肝脏增大，包膜光整、边缘变钝，肝实质呈均匀一致的细小回声，有细小光点密集，声束衰减。肝内管道结构欠清晰，有的肝脏脂肪浸润不均匀，在肝内形成局限性弱回声区，多位于左内叶近胆囊处和尾叶，呈形态不规则片状低回声，边界较清晰。动态扫描时无球体感，周边无声晕。酒精性肝炎B超显示肝脏增大，肝实质回声多为稍增强不均质，而不是减弱回声。肝内"假平行管征"（pseudoparallel channel sign）的出现对酒精性肝炎诊断有很大帮助。"假平行管征"是在肝内门静脉肝段或亚肝段分支旁出现平行的管状结构，彩色多普勒显示为扩张的肝动脉分支。酒精性肝硬化B超显示肝脏各径线值增大，肝内回声密集增强、增粗，与其他慢性肝病不易区分。超声切面图像可显示无数圆或类圆形低回声结节，分布于全肝,结节较肝炎后肝硬化者细小而均匀,大小多为0.2～0.5 cm,结节周边可见纤维组织包绕而呈网络状强回声。肝包膜增厚,回声增强,但并不出现肝炎后肝硬化常见的锯齿状改变,肝脏体积缩小。

B超检查对酒精性肝病最方便,且无创,便于重复检查。酒精性脂肪肝,当肝脂肪含量高于30%时,B超即可检出;高于50%的脂肪肝,B超的敏感性可达90%。

CT及MRI检查,酒精性脂肪肝与其他脂肪肝一样都是中性脂肪在肝内蓄积。当脂类在肝内蓄积超过肝重的5%,或组织学上30%以上的肝实质脂肪化时,称为脂肪肝。轻度酒精性脂肪肝,肝内含脂量为肝重的5%～10%,中度为11%～25%,重度为大于26%～50%。CT对脂肪肝的诊断有其优越性,正确性优于B超。正常人肝脏的CT值有个体差异,但总是高于脾脏的CT值,且脾脏CT值相对恒定,两者有明显相关性,所以诊断标准一般参照脾脏CT值。如果肝、脾密度比值小于1或肝脏CT值低于脾,即可诊断为脂肪肝。

酒精性肝硬化患者行MRI检查较CT更有优越性,除有上述CT表现外,还具有以下优点:①可多方位成像,有利于病灶定位;②多参数成像,提供更多信息,有利于病变定性;③利用MRI的流空效应,清楚显示肝内血管结构,可进一步了解血流、血管形态及分布情况,有利于鉴别诊断;④MRI的流空效应能清楚显示和辨别肝外的门体分流及门脉高压时的血管扩张、迂曲现象。

(五)肝组织病理检查

酒精性脂肪肝90%肝细胞脂肪变性,肝细胞内大量脂肪堆积,有者融合成脂肪囊。酒精性肝炎除肝小叶中央区肝细胞坏死,其周围有中性粒细胞为主的炎细胞浸润,还可有纤维组织增生及Mallory小体,有助于诊断。酒精性肝硬化多为小结节型肝硬化,肝脏及其他组织中含铁增多。

(六)其他

应排除病毒性、药物性、代谢性及其他病因所致的肝病。

二、诊断标准

1. 有长期饮酒史,一般超过5年,折合乙醇量男性≥40 g/d,女性≥20 g/d,或2周内有大量饮酒史,折合乙醇量>80 g/d。但应注意性别,遗传易感性等因素的影响。乙醇含量的换算公式:g =饮酒量(ml)×乙醇含量(%)×0.8。

2. 上述临床症状。

3. 实验室诊断。

4. 肝脏B超或CT检查有典型表现。

5. 排除嗜肝病毒现症感染以及药物、中毒性肝损伤和自身免疫性肝病等(Ⅲ)。

符合第1、2、3项和第5项或第1、2、4项和第5项可诊断酒精性肝病;仅符合第1、2项和第5项可拟诊酒精性肝病。

符合酒精性肝病临床诊断标准者,其临床分型诊断如下。

(1)轻症酒精性肝病:肝脏生化、影像学和组织病理学检查基本正常或轻微异常。

(2)酒精性脂肪肝:影像学诊断符合脂肪肝标准,血清ALT、AST或GGT可轻微异常。

(3)酒精性肝炎:血清ALT、AST或GGT升高,可有血清STB增高。重症酒精性肝炎是指酒精性肝炎患者出现肝功能衰竭的表现,如凝血机制障碍、黄疸、肝性脑病、急性肾衰竭、上消化道出血等,常伴有内毒素血症。

(4)酒精性肝硬化:有肝硬化的临床表现和血清生物化学指标的改变。

三、鉴别诊断

(一)与非酒精性脂肪性肝病鉴别

许多疾病可致脂肪肝,如糖尿病、高脂血症、肥胖、药物、营养不良等,均可引起脂肪肝。

(1)糖尿病性脂肪肝:患者无饮酒史,有明确糖尿病史,结合血糖和尿糖检测可以鉴别。

(2)高脂血症:测定血胆固醇、甘油三酯、载脂蛋白或血标本为乳糜血,可帮助诊断,加之无饮酒史,不难鉴别。

(3)肥胖性脂肪肝：首先询问患者有无饮酒史，如饮酒量、饮酒历程，是否能排除酒精性脂肪肝，若不符合酒精性脂肪肝，有肥胖体征，测定体重指数≥25 kg/m^2，可视为肥胖。B超检查呈脂肪肝表现，可诊断为肥胖性脂肪肝。

(4)使用药物特别是长期应用皮质激素可致脂肪肝。患者无饮酒史，有长期用药史，可诊断为药源性脂肪肝。

(5)肝炎后脂肪肝：多见于急性病毒性肝炎恢复期或慢性肝炎患者。由于患者进食热量过高或活动较少，体重增加明显，使肝内脂肪沉积，形成脂肪肝。

(6)妊娠急性脂肪肝：病因尚不明，多见于初孕妇女妊娠36～40周，亦有妊娠30周或分娩后数日发病者，过去称急性黄色肝萎缩，母婴死亡率高达75%以上。

(7)营养不良性脂肪肝：多见于摄入食物不足或消化吸收障碍以及慢性消耗性疾病者，无饮酒史，易鉴别。

［附注］　当前较多采用体重指数来判定是否肥胖。体重指数＝体重(kg)/身高^2(m^2)。体重指数≥30 kg/m^2为肥胖。1999年WHO又发表了《对亚太地区肥胖及其治疗的重新定义》，提出亚洲成年人超重和肥胖的判断标准为：体重指数≥23 kg/m^2为超重，≥25 kg/m^2为肥胖。对此我国专门成立中国肥胖问题工作组，经大量调研、汇总分析，提出如下建议：体重指数≥24 kg/m^2 为超重，≥28 kg/m^2 为肥胖。

(二)病毒性肝炎

常有明确生活在流行区或与肝炎患者密切接触的病史，或曾输血应用血浆等制品。患者常有恶心、呕吐、厌油腻食物、食欲缺乏，肝区疼痛不适等症状。有或无黄疸，肝大，有叩触痛。化验肝炎标志物阳性，肝功异常等。

(三)肝炎后肝硬化

有时两者并存，难以区分(表51－1)。

表51－1　酒精性肝硬化与肝炎后肝硬化的鉴别

项目	酒精性肝硬化	肝炎后肝硬化
病史	多年饮酒史	常有肝炎史，有肝炎密切接触史，输血及应用血浆制品史
年龄	常大于40岁(平均50岁)	各年龄均有
贫血	常见	少见
叶酸缺乏	常见	少见
缺铁	常见	少见，除非有消化道出血
肌肉消耗	常见	伴腹水时有
肥胖	常见	少见
Dupuytren 痉挛	约有25%	少见
周围神经炎	常见	少见
腮腺肿大	约有25%	少见
蜘蛛痣	＋＋＋	＋
发热	常见	较少见(可见于SBP，肝癌)
肝脏	常增大	正常或缩小
血清IgG	＋	＋＋＋
血清IgA	＋＋	＋
血清IgM	＋＋	＋
肝脏病理学		

续表

项目	酒精性肝硬化	肝炎后肝硬化
类型	多小结节	多大结节
脂肪变性	常见	少见
Mallory 小体	常见	很少见
中央区坏死	+	-
中性粒细胞浸润	+	-
癌变	少见(5%)	较常见(15%)

(四)与代谢性或其他肝病鉴别

(1)甲状腺功能亢进性肝病(甲亢性肝病):甲亢可由多种病因所致,多与自身免疫有关。甲状腺素分泌过多,可直接或间接损害肝细胞。由于机体代谢增加、耗氧增加使肝细胞相对缺血、缺氧,并因分解代谢亢进损伤肝细胞,甲亢可引起肝脏多样病变,主要为肝脏脂肪变性,局限或弥漫性肝细胞坏死,肝实质萎缩,间质性肝炎,静脉淤血等。临床除有甲亢表现外,可有肝区不适、黄疸、便次增多、食欲差、腹胀、恶心等。另外,可有肝脾大,肝功异常,血清 T_3、T_4、ALT、胆红素、AKP 增高,白蛋白减少,凝血酶原时间延长等。有时甲亢症状较轻,而误认为单纯性肝病,从而延误治疗。另外抗甲状腺药物可引起肝损害,须与甲亢本身所致的肝损害进行鉴别。应用抗甲状腺药物,一般在用药 8～14 天出现肝损害表现,当用药前肝功正常,结合用药史,应考虑到药物性肝损害,应改换药物,并加用保肝、退黄等药物治疗。由于甲亢易出现脂肪肝,亦应与酒精性脂肪肝及肝炎相鉴别。

(2)血吸虫性肝病:曾在流行区居住与疫水有接触者,应注意鉴别。患者可有不明原因肝脾肿大,如有腹泻、便血,虽常饮酒,也应多次检查粪便找血吸虫卵或乙状结肠镜检以及免疫检查 COPT、IHA、ELISA 或皮内试验。排除血吸虫病。

(池肇春)

第四节　原发性胆汁性胆管炎诊断与鉴别诊断

2015 年 9 月中旬《胃肠病学》《肝脏病学杂志》《美国胃肠病学杂志》《消化道(Gut)》《肝脏病学》等多家消化领域权威期刊载同一篇文章,由 12 位来自全球各国的肝病学专家共同提出,将原发性胆汁性肝硬化(primary biliary cirrhosis,PBC)更名为原发性胆汁性胆管炎(primary biliary cholangitis,PBC)。更改为胆管炎降低了 PBC 的疾病严重程度且也符合本病的实际,因为患者初诊时并无肝硬化,甚至终身不发展为肝硬化,但肝硬化一名词对众多非肝硬化的 PBC 患者的精神和物质生活产生了许多不利影响。原发性胆汁性胆管炎(PBC)是以肝内中等小叶间胆管或间隔胆管引起慢性非化脓性破坏性胆管炎(CNSDC)为始发病变的自身免疫相关性肝病。早期可无症状或仅有皮肤瘙痒、ALP、γ -GT、IgM 明显升高并出现线粒体抗体(AMA)是其特征。黄疸出现后多呈慢性进行性非胆道狭窄性淤胆。血胆固醇明显升高或伴黄色瘤。也可伴发其他自身免疫性疾病。随着疾病的发展,肝脾大。肝内在 CNSDC 病变基础上可见小胆管周围淋巴细胞浸润和肉芽肿、小胆管增生、肝细胞内铜沉积、肝小叶碎屑样坏死、淤胆、纤维组织增生,最后形成肝硬化。晚期可见门静脉高压、食道静脉曲张、腹水或肝功能衰竭。本病好发中年以上妇女。PBC 的病因与发病机制尚未明确,但有许多证据证明,本病的发生、发展同自身免疫有关。肝内淤胆则进一步引起肝损伤和肝硬化。

PBC 时具有明显的家族聚集现象。有细胞与体液免疫异常,90% 的 PBC 患者抗线粒体抗体(AMA)阳性,60% 患者抗平滑肌抗体(SMA)阳性。有 CD_4^+、CD_8^+ 为主的肝内门脉区和胆管破坏区淋巴细胞浸润,T_S 功能减低等。

综合当前 PBC 发病机制的假说:PBC 是在遗传易感背景下,或有病原体感染、化学药剂等分子模拟机制的参与，机体对胆管的自身免疫耐受被打破，同时，胆管上皮细胞膜上诱发以线粒体膜 PDC—E2 为主的自身抗原的表达，激发细胞与体液免疫，产生自身免疫介导的胆管炎症和损伤引起的淤胆，进一步损害胆管和肝细胞，终于发生胆汁淤积性肝硬化。

一、诊断

根据临床表现与体征诊断，包括：

1. 症状与体征　PBC 起病缓慢而隐袭，多年可能毫无症状。常见症状有乏力、口干、瘙痒、黄疸。黄疸早期呈波动性进展，后期则进行性加重，显示阻塞性黄疸特点。肝大且硬，与门脉性肝硬化呈萎缩倾向不同。脾大者接近 33%~37%，后期明显。可有皮肤黄色瘤此外，还可见到杵状指（8%）、蜘蛛痣（32%）以及因铜含量增加出现于角膜缘的色素环。到肝硬化晚期，可发生门脉高压、水肿、腹水、上消化道出血、肝性脑病、肝衰竭等。

2. 实验室检查　PBC 实验室检查的最重要特点是 ALP、γ－GT 明显升高和 AMA（M_2）阳性。96% 有症状的 PBC 患者血清 ALP 显著升高。达正常值的 5 倍。据称，ALP 与 γ－GT 升高的程度与胆管的损伤和消失相关。IgM 升高也具有特征性。血清胆红素升高具有肝内淤胆的特征。线粒体抗体（AMA）是 PBC 最具诊断价值的免疫学标志，最早用间接免疫荧光法检测，血清滴度在 1∶40 或以上。

3. B 超诊断　肝脏因胆汁淤积而肿大，肝内实质回声增强，分布不均。肝内毛细胆管管径扩张。

二、诊断标准

（一）国外诊断标准

1. PBC 早期诊断标准（Mitchison 等 1992 年）　①没有发现肝病的临床症状；②胆红素、ALP、ALT 正常；③AMA 40 倍以上阳性；④肝活检组织符合 PBC 表现。

2. PBC 诊断标准（Neuberger，1997 年）　①异常的肝功能指标：ALP＞正常值上限 4 倍，或胆红素＞正常值上限 2 倍，或转氨酶＞正常值上限 2 倍；②血清 AMA 滴度＞1∶40；③肝活检组织符合 PBC 特征。

3. 日本 PBC 诊断标准（厚生省“难治性肝炎调研班”1992 年）　具备下列之一者可诊断为 PBC：①肝组织学中可见慢性非化脓性破坏性胆管炎（CNSDC），化验检查同 PBC 无矛盾，少数病例 AMA 或抗 PDH 抗体（M_2 抗体）可呈阴性。②AMA 或 M_2 抗体阳性，组织学检查虽然不见 CNSDC 变化，但同 PBC 的肝组织所见并无矛盾。③没有检查肝组织学的机会，但 AMA 或 M_2 抗体阳性，并且从临床表现与发展经过均考虑为 PBC 者。

（二）我国 2015 年 PBC 诊断推荐意见

符合下列 3 项标准中的两项则可诊断 PBC：①反映胆汁淤积的生化指标如 ALP 升高；②AMA 或 AMA－M_2 阳性；③AMA/AMA－M_2 阴性，但肝穿刺病理符合 PBC。

（三）PBC 综合诊断指征

1. PBC 临床超前期（无症状、胆管系酶正常）的诊断　AMA 特别是 M_2抗体（抗 PDC—E_2抗体）阳性和肝活检小胆管的 CNSDC 变化。

2. PBC 无症状期的诊断　虽无肝病相关症状，但出现 ALP、γ－GT 或 5′－NT 的升高，AMA 或 M_2抗体阳性，肝活检有 PBC 特征性变化或无矛盾性变化。

3. PBC 有症状期的诊断　好发中年以上妇女，长期有慢性肝内淤胆的症状（黄疸呈黄绿色、瘙痒、一般状态尚佳等）、体征（肝脏明显肿大、黄色瘤、脾大或门脉高压等）和淤胆相关酶（ALP、肝门束扩大，γ－GT 或 5′－NT 等）明显升高，以及影像学检查排除胆道系统梗阻者，即应考虑 PBC。当 AMA 阳性，特别是 M_2抗体（抗 PDC—E_2抗体）阳性，和/或肝组织学有典型的相应分期的病理变化者，就应确诊为 PBC。

三、鉴别诊断

（一）自身免疫性肝炎（AIH）

AIH 具有遗传背景，25% 患者可出现 AMA 阳性；特别是遇到 AMA 阴性、ANA 阳性、ALT 又较高的 PBC

患者均须认真鉴别诊断。通常 AIH 时 AMA 滴度较低,而 PBC 时 ALP、γ－GT、IgM 及血清胆固醇远比 AIH 时高。此外,PBC 时 M_2抗体阳性与肝组织学特征更具鉴别价值。

(二)原发性硬化性胆管炎(PSC)

PSC 时常呈慢性淤胆、胆管系酶升高、好伴发自身免疫病,甚至 AMA 呈弱阳性,因而须与 PBC 鉴别。要点是,PSC 以男性为主,好伴发溃疡性结肠炎,ERCP 或胆管系造影显示胆管硬化与狭窄,肝活检特征是小胆管增生性纤维化与洋葱皮样胆管纤维化特征。

(三)淤胆型结节病

结节病是一种原因不明的全身性疾病,上皮样肉芽肿病变可累及多个脏器,包括肝脏,部分患者可出现淤胆、瘙痒、ALP 升高,甚至出现门脉高压和腹水,故应与 PBC 鉴别。要点是:结节病男女发病相等,肺部有结节样病灶,可在 X 线胸片中显示,AMA 阴性。肝结节病的病理特点是:肉瘤样的肉芽肿分布于肝小叶内和汇管区,肉芽肿由类上皮样细胞包绕。

(四)药物性肝病

某些药物如甲基睾丸酮、口服避孕药、氯丙嗪、红霉素、去氧氟尿苷等,往往引起以小胆管损伤为主的淤胆型药物性肝病。因有淤胆及 ALP、γ－GT、5′－NT 升高等易与 PBC 混淆。鉴别要点是:药物性肝病有明确用药史,多在 6 周内急性发病,停药后好转,AMA 阴性。

(五)重叠综合征(overlapping syndrome)

1970 年 Popper 等曾报道,肝组织中可见 PBC 特征的 CNSDC 变化,临床上却表现为慢性活动性肝炎的病例,无瘙痒、黄疸、黄色瘤,也无总胆固醇与 ALP 的明显升高,只是 AMA、SMA 呈高滴度,当时称为重叠综合征(overlapping syndrome)。后据 Geubel 等(1976 年)报道,对这种患者使用泼尼松龙和硫唑嘌呤有效而与 PBC 不同。提示可能系 PBC 与另一种自身免疫病并存。目前已知,PBC 可与其他肝病或非肝脏疾病(如 AIH、酒精性肝病或 SLE 等)并存。PBC 可与 AIH 重叠存在,表现为 AMA 阳性,ANA 及 SMA 也阳性,滴度≥1:160,对泼尼松(龙)治疗有效。为此,在鉴别诊断时,必须注意重叠综合征的存在。

(六)自身免疫性胆管炎(AIC)

临床发现,有些患者具有 PBC 的特征:女性为主,ALP、γ－GT 增高,ANA 高滴度,肝活检病理变化也与 PBC 相似,只是 AMA 阴性。从前将其分类为"抗线粒体阴性的 PBC"。目前认为这些患者属于"自身免疫性胆管炎"(autoimmune cholangitis,AIC),是一种新认识的独立的自身免疫性疾病,同 PBC 有相似的病程。当然,看法尚有争议。最近有学者提出,AIC 是以 AIH 与 PBC 重叠(overlap)发病或变异型(Variant)损伤为特征的自身免疫性肝病。

此外,必要时,PBC 还需要与胆道系结石或肿瘤等疾病引起的继发性胆汁性肝硬化、肝豆状核变性、肝淋巴瘤以及 PBC 常见的伴发病等,进行鉴别和区别,以保正确诊断。

(池肇春)

第五节 坏死后性(大结节性)肝硬化诊断与鉴别诊断

1974 年国际肝胆疾病命名、诊断标准和诊断方法标准化会议决定用大结节肝硬化代替坏死后肝硬化,因为其他类型的肝硬化也可因肝坏死而形成,但因该命名长期没有使用,故坏死后肝硬化一直沿用至今。大结节性肝硬化最常见的病因是病毒性肝炎,尤其是乙型肝炎。一组尸检资料显示,有病毒性肝炎病史者 54.1%。急性重症肝炎发展为大结节性肝硬化最短为 3 个月左右,慢性肝炎病情反复加重,可于 3~10 年演变为大结节性肝硬化。此外,酒精中毒、药物中毒、工业中毒或动植物中毒也可引起肝坏死,最后演变成大结节性肝硬化。

一、诊断

(一)临床表现

本病发病以中年多见,男略多于女。大结节肝硬化占全部肝硬化的比例,国内为 7.8%~23.8%,国外为

8.4%~11%。起病时有中等度发热、全身不适、疲乏无力、食欲减退，恶心、呕吐，厌油、腹胀及腹泻等。60%~80%患者有肝区痛或腹痛。个别患者有门脉血栓形成，黄疸常见。出血倾向明显，凝血机制障碍较门脉性肝硬化为著，腹水形成，一旦出现，则持续存在，常为预后不良现象的指征。晚期患者消瘦，呈肝病面容，皮肤蜘蛛痣及肝掌，巩膜黄染，肝大可触及结节，质硬，晚期多有腹水征。并发症有感染、上消化道出血、肝细胞癌、胆结石。

（二）实验室诊断

肝功能常有严重障碍，ALT明显增高，γ－GT明显增高，大多数患者血脂异常，血浆白蛋白下降明显，凝血酶原时间延长。凝血因Ⅴ、Ⅺ、Ⅻ等减少，纤维蛋白原减少。80%病例血MAO增高。

（三）腹腔镜诊断

可观察肝结节的形态分布、肝叶增大或缩小对诊断很有帮助，也可在腹腔镜直视下进行活检。

（四）肝活检

是诊断的重要手段。病理下可见肝脏萎缩，肝表面结节大小不等，以大结节占多数，结节呈红色、褐色或绿色，镜下可见大小不等的结节被不规则的结缔组织束分隔。全部肝结构扭曲变形，汇管区和中央静脉移位。中央静脉稀少为特征性病变。大的再生结节为肝硬化突出的表现。

（五）B超诊断

1. 肝脏形态失常　肝左叶缩小，有时超声不易显示，肝右叶较肥大，肝被膜增厚，高低不平，呈结节样向表面隆起。

2. 肝内结节　肝内有多个大结节，直径5 cm左右，结节区回声增强，边界清楚，周围有较强回声光带包绕。此时应与肝癌、肝血管瘤鉴别。

二、鉴别诊断

（一）门脉性肝硬化

门脉性肝硬化多为隐袭、缓慢进展，多于门脉高压明显后，出现腹水或上消化道出血而就诊。黄疸多为较轻，从B超、腹腔镜也可鉴别。坏死后肝硬化病程短，肝功能障碍也较明显，癌病率较高，预后差。门脉性肝硬化出现腹水后仍可维持数年甚至10年以上。大结节性肝硬化病理下可见肝脏萎缩，肝表面结节大小不等，以大结节占多数，镜下可见大小不等的结节被不规则的结缔组织束分隔。

（二）重症肝炎

重症肝炎与大结节肝硬化早期很难区分，如有肝质地硬、脾大，应做肝穿刺或腹腔镜进行鉴别。

（三）原发性胆汁性胆管炎

原发性胆汁性肝硬化进展缓慢，多年可能毫无症状。常见症状有乏力、口干、瘙痒、黄疸。黄疸早期呈波动性进展，后期则进行性加重，显示阻塞性黄疸特点。PBC实验室检查的最重要特点是ALP、γ－GT明显升高和AMA（M_2）阳性。96%有症状的PBC患者血清ALP显著升高。达正常值的5倍。

（四）血吸虫病性肝硬化

有血吸虫疫水接触史，病情进展缓慢，脾大明显，结肠黏膜活检多可见到血吸虫卵。肝活检也可能见到血吸虫卵。

（池肇春）

第六节　心源性肝硬化诊断与鉴别诊断

心源性肝硬化是由各种心血管疾病发生右心衰竭后，由于长期肝大、淤血、缺氧，引起肝细胞质坏死、变性、纤维化所导致的肝硬化，临床上并不少见。据统计心源性肝硬化占充血性心力衰竭尸检病例的4.4%~15%。新中国成立后，由于某种原因对链球菌感染防治的加强，风湿性瓣膜所致肝硬化已不多见。见于风湿性心脏病、高血压性心脏病、肺心病、冠心病、心肌病，较少见者有梅毒性心脏病、动脉导管未闭、主动脉狭窄、三尖瓣闭锁不全合并房间隔缺损、结节性多动脉炎所致心脏病变、先天性肺动脉瓣狭窄、室间隔缺损、法乐四联征、原发性肺动脉高压、艾森曼格综合征等。上述疾病功能引起右心功能不全，由于长期肝淤血、肝大、缺氧导致肝纤维化。由心包炎所致者主要由慢性缩窄性心包炎引起，以结核引起为最多见。由肝静脉阻塞综合征引起者临床上罕见。肝静脉阻塞时心脏正常，无颈静脉怒张，肝－颈逆流征阴性，无奇脉，此可与右心衰竭及心包炎相鉴别。

一、诊断

随着对心血管疾病防治水平的提高和广大患者及时就医，结核病的积极防治，心源性肝硬化病例已明显减少。

（一）病史

有慢性心血管或心肌病及心包炎病史。有原发病的各自临床表现。心力衰竭持续半年以上者。

（二）临床表现

有右心衰竭的各种症状与体征，包括发绀、缺氧、呼吸困难、颈静脉怒张、右心增大、静脉压增高、持续肝大、腹水及肝－颈逆流征阳性等。如肝脏有与心搏动一致的搏动，提示三尖瓣关闭不全。缩窄性心包炎时除右心衰竭表现外常有脉压变小、奇脉、心音遥远等特征。一般心力衰竭病例可出现一过性脾肿大，随着心衰的控制脾脏也缩小，如不见缩小应考虑本病。同时心源性肝硬化的脾脏质地较心力衰竭的脾脏硬。可出现脾功能亢进的表现，但一般不引起门脉高压，因此也不发生食管静脉曲张。出现黄疸时一般为肝性黄疸。

（三）B 超诊断

肝脏长期淤血致肝大。肝内回声光点增多增强，分布均匀。肝静脉、下腔静脉内径增宽，肝静脉 > 1 cm，下腔静脉 >3 cm。晚期可有脾大及门静脉增宽。下腔静脉及肝静脉在深呼吸时，内径变化不明显。

二、鉴别诊断

（一）门脉性肝硬化

有慢性肝病史。包括病毒性肝炎、慢性酒精性肝病，或有肠道感染、营养不良、寄生虫感染等病史。临床上有慢性进行性透视图、食欲减退、恶心、腹胀、腹泻等慢性肝病的症状，有蜘蛛痣、肝掌、肝病而容等体征。门脉高压表现，脾大、腹水、腹壁静脉曲张等。进行性肝功能减退的表现。黄疸、出血倾向、PT 时间延长，ALT 常增高。低蛋白质血症、白/球倒置，性功能障碍，色素沉着，维生素缺乏，糖尿病等。B 超提示早期肝大，晚期缩小，肝表面凹凸不平，肝脏边缘变钝，肝静脉增宽，肝实质回声水平增高。CT 平扫早期肝增大，晚期萎缩，密度增设，肝脏边缘呈波浪状或小结节状突起，增强扫描肝静脉增粗、扭曲。

（二）单纯性充血性心力衰竭所致肝淤血性肝大

1. 单纯性充血性心力衰竭所致肝淤血性肝大，在心力衰竭控制后均相应回缩，如肝回缩程度与心衰好转不平行，可有静脉压显著增高但肝脏不相应肿大，则倾向于心源性肝硬化。

2. 心源性肝硬化有肝脏硬度增加、持续性黄疸，而肝区压痛不明显。脾大变硬，心衰控制不回缩者多考虑心源性肝硬化。

3. 如心力衰竭控制后腹水未见明显消退，或腹水的程度较下肢水肿更明显者，支持心源性肝硬化的诊断。

4. 长期持续腹水超过 3 个月以上，利尿效应差，支持心源性肝硬化。

（三）慢性下腔静脉阻塞综合征

慢性下腔静脉综合征腹水量多，穿刺排放腹水后迅速恢复或增长。常伴有下肢水肿及下肢静脉曲张。肝大比脾大显著。上腹及下胸部，尤其侧胸腹壁静脉明显，且下腹壁血流方向为自下而上。上肢静脉压比上肢显著增高。下腔静脉造影可显示阻塞部位。

（四）慢性巴德－基亚里（Budd－Chiari）综合征

Budd－Chiari 综合征多见于 20～40 岁。病情进展缓慢，起始表现上腹痛、肝大、消化不良症状。上腹部及下胸部近剑突处出现静脉曲张。脾大明显，腹水为漏出液，量多，增长迅速。下腔静脉和肝静脉造影可显示阻塞部位、程度和范围，具有重要诊断价值。

（池一凡）

第七节 寄生虫性肝硬化诊断与鉴别诊断

寄生虫性肝硬化主要是由于血吸虫或肝吸虫（华支睾吸虫）等虫卵沉积于汇管区，因虫卵及其毒性产物的刺激，从而引起大量结缔组织增生导致肝纤维化及门静脉高压，本病从病理形态学上讲属于再生结节不显著性肝硬化。我国长江流域及其以南的广大地区，曾有血吸虫病存在和不同程度的流行。晚期血吸虫病在我国是引起肝硬化的重要原因之一，其他寄生虫如疟虫、杜利什曼原虫、华支睾吸虫、肝片吸虫均可引起肝硬化，但均属少见。故本文主要介绍血吸虫性肝硬化。

虫卵是慢性血吸虫病的主要致病因子，门静脉内血吸虫卵随血流到达肝脏后，因虫卵直径大于汇管区微血管直径，故大量虫卵受阻于肝微循环而嵌顿于汇管区门静脉内，并诱发宿主一系列应答即肉芽肿形成，继之大量纤维化而致压迫汇管区微血管网，有的微血管被虫卵充填阻塞，以致血流受阻，结果来自肠系膜静脉的门脉血流至汇管区受阻而导致窦前性肝外门静脉高压，高血容量，而通过汇管区进入肝窦的血流则增加明显减少，肝内则为低血容量。由于Ⅲ带肝细胞得不到足够的血氧和营养，引起肝细胞营养不良、浊肿、萎缩及肝功能障碍，最终导致肝硬化发生。

一、诊断

（一）有血吸虫流行病学史

在流行区易感季节，有疫水接触史均有感染的可能。

（二）临床表现

晚期血吸虫肝病可分为巨脾型、腹水型和侏儒三型，其中以巨脾型多见，约占70%。三型间有交叉并存的现象，血吸虫肝硬化是晚期血吸虫病的主要表现，以门脉高压、脾大和脾功能亢进为特征。

各型的共有表现常有反复发作的腹痛、腹胀、食欲减退等消化道症状。腹泻常见，带有黏液，2～4次/d，乏力、消瘦明显，部分可有低热，可逐步丧失劳动力。同时可伴有肝功能异常，轻中度黄疸、鼻衄、牙龈出血、下肢水肿、腹水和脾大等慢性肝病表现，严重者有门脉高压、食管静脉曲张、消化道大出血。肝脏轻度肿大、质韧。肝掌和蜘蛛痣较少见。

巨脾型的脾大超过脐水平，或横径超过腹中线，质地坚硬，表面光滑，在肿大脾脏内缘有明显的切迹，可有压痛。脾区可听到收缩期杂音。多数（90%以上）有明显的脾功能亢进，表现为贫血、白细胞血小板减少。肝脏可肿大，但肝功能处于代偿期者居多，较少出现腹水。需要注意的是，脾大的程度与门脉的压力的高低并不一致，也不与食管、胃底静脉曲张的发生率、曲张程度呈正比。

（三）实验室诊断

晚期因有脾功能亢进，常有贫血、白细胞和血小板减少。嗜酸粒细胞可轻至中度增多，但不常见。多次采用粪便沉淀后孵化法或乙状结肠镜下直肠黏膜活检，虫卵的阳性率较高。环卵沉淀实验、冻干血球间接血凝试验和酶联免疫吸附试验可呈阳性结果。肝功能晚期，白/球蛋白比例倒置，白蛋白降低，血清胆红素大部分正常，少部分轻至中度升高。

（四）肝活检诊断

本病肝脏发生显著的纤维化，纤维组织向肝小叶内延伸，但肝小叶未被完全分隔，不呈现增生的结缔组织向小叶内生长和划分成假小叶的现象。纤维组织包绕多个肝小叶并形成多小叶结节，结节内再生不显著。肝表面凹凸不平，见有沟纹将肝表面划成许多直径3～5 cm向表面微隆起的大结节，或使肝呈分叶状。切面，可见结缔组织沿门静脉分支增生，呈树枝状分布。较大的门静脉支壁增厚。镜下，在小叶间或门管区可见许多散在的慢性虫卵结节和由胶原纤维包绕的钙化虫卵或卵壳。门管区、小叶间以及门静脉周围的结缔组织明显增生；可伴小胆管增生和慢性炎性细胞浸润，上述病变使局部肝细胞坏死消失。有研究发现，晚期血吸虫性肝病可合并乙型肝炎病毒感染(HBsAg 阳性)。

二、鉴别诊断

与门脉性肝硬化及其他原因所致的肝硬化鉴别,血吸虫性肝硬化的门脉高压症状如腹水、脾大和静脉曲张较为明显,而肝功能的损害症状较轻,肝大且肝表面高低不平;门脉性肝硬化则以肝功能损害的症状如乏力、黄疸、蜘蛛痣等为多见,肝多萎缩而不肿大,脾大较少(表 54 - 2)。

表 51 - 2　血吸虫性肝硬化和门脉性肝硬化的鉴别

项目	血吸虫性肝硬化	门脉性肝硬化
年龄	较轻(<40 岁)	较大(>40 岁)
腹泻	多见	少见
食欲	尚佳	较差
黄疸	少见	常见
蜘蛛痣	少见,小且少	多见,大且多
肝脏	多轻度肿大,表面可有结节	多缩小,触诊时很少触及
脾脏	多数肿大,巨脾常见	脾大者较少
腹内肿块	可见	少见
侏儒症	可见	无
肝功能损害	多数较轻	多数明显
呕血诱发肝性脑病	少见	常见
癌变特点	可发生结肠癌,肝癌少见	可发生原发性肝癌
直肠镜检	常有病变	无

(池肇春)

参考文献

[1]　池肇春. 实用临床肝病学[M]. 北京:人民军医出版社,2015:200 - 203.

[2]　池肇春,马素真. 消化系统疾病鉴别诊断与治疗学[M]. 北京:人民军医出版社,2006:713 - 720,852 - 854.

[3]　Soresi M, Giannitrapani L, Cervello M, et al. Non invasive tools for the diagnosis of liver cirrohosis[J]. World J Gastroenterol, 2014;20:18131 - 18150.

[4]　Tang R, Chen H, Miao Q, et al. The cumulative effects of known susceptibility variants to predict primary cirrhosis risk [J]. Genes Immun,2015;16:238 - 245.

[5]　Ceni E, Mello T, Galli A. Pqthogenesis of alcoholic liver disease: Role of oxidative metabolism[J]. World J Gastroenterol, 2014;20:17756 - 17772.

[6]　Stickel F. Alcoholic cirrhosis and hepatocellular carcinoma[J]. Adv Exp Med Biol, 2015;815:113 - 130.

[7]　Iwaisako K, Tawra K, KoyamaT, et al. Strateries to detect hepatic myofibroblasts in liver cirrhosis of different etiologies[J]. cURRPathobiol Rep, 2014; 2:209 - 215.

第五十二章　门脉高压症鉴别诊断与治疗

第一节　概　述

门脉高压症(portal hypertension,PHT)是一个严重的临床综合征,是最常见的肝血管疾病,它又是肝硬化最严重的并发症之一。由于门脉病变的位置不同,分肝外和肝内门脉高压症两种,前者又分肝前型和肝后型,后者分窦前、窦性和窦后三种。肝内门静脉高压占门脉高压症的80%~90%。人体每分钟约有1.5 L血液由肝动脉和门静脉系统经终末肝动脉和终末门静脉流入肝窦,其中70%~80%来自门静脉,仅20%~30%来自肝动脉。肝门静脉系由肝门静脉及其属支组成,是入肝的营养血管,它收集小肠、大肠、胃、食管下段、脾脏、胰腺、胆囊以及网膜的静脉血入肝。门静脉主干长6~8 cm,直径约1.25 cm。通常门静脉半数由肠系膜上静脉和脾静脉汇合而成,1/3由肠系膜上静脉和脾静脉合成,肠系膜下静脉注入肠系膜上静脉。其余的由脾静脉、肠系膜上静脉和肠系膜下静脉共同合成。门静脉不同于一般静脉,它两端均与毛细血管网相连。门静脉一端是小肠、大肠、胰腺、胃、脾脏等脏器的毛细血管,另一端为肝小叶内的肝窦。

正常门静脉压力(PVP)为6~15 mmHg,下腔静脉系统正常压力为3~6 mmHg。通过肝脏的血流由于肝前、肝内或肝后性梗阻而引起门静脉压超过25 mmHg或肝静脉梯度(HVPG)超过15 mmHg(正常为3~5 mmHg),或PVP超过下腔静脉压5 mmHg,称门脉高压症(PHT)。HVPG检测对肝纤维化是一项非常好的标志物,也是临床预后最好的标志,其对于慢性肝病进展到肝硬化有预测作用。有报告HCV移植后来年HVPG≥6 mmHg或≥10 mmHg,可以预测疾病将进展到肝硬化失代偿期,其可靠性高于肝活检。门静脉高压症患者在钡餐透视时70%~80%显示有明显的胃底和/或食管静脉曲张。据统计,未出血的食管静脉曲张患者中有1/4~1/3的患者后来会发生静脉曲张破裂出血。

肝性脑病是另一个门脉高压症严重的结局,它和静脉曲张破裂出血是门脉高压症导致肝硬化患者死亡的主要原因。临床上诊断肝硬化时大约有半数病例已发生胃食管静脉曲张。胃食管静脉曲张发生率和增长率平均为每年7%,首次静脉曲张出血的年发生率小静脉曲张为5%,大静脉曲张为15%。静脉曲张出血1年复发率为60%。出血后6周病死率为5%~20%,病死率的高低与疾病严重程度相一致,其中以Child-Turcotte-Pugh(CTP)C级最高达30%,A级无一例死亡。内镜下曲张静脉红色条纹或血泡征、晚期肝病(Child-Turcotte-Pugh B级或C级)、肝硬化失代偿期为静脉曲张出血的高危患者。

导致门脉高压症的病因众多,80%以上由各种慢性肝病引起肝硬化所致。根据门脉血反流受阻的部位分为肝内、肝外两大类。

一、肝内门脉高压症

1. 窦前型门脉高压症　见于血吸虫病性肝硬化、先天性肝纤维化、慢性白血病、淋巴瘤等。一些细胞毒药物、砷、铜、氯乙烯等,经肝窦内星状细胞摄取,导致肝纤维化阻塞门静脉根部而引起门脉高压。

2. 窦后型门脉高压症　最多见。各种原因如病毒性肝炎、酒精性肝病、非酒精性脂肪性肝病、妊娠性脂肪肝、各种免疫性肝病,如肝血色病、肝窦状核变性(Wilson病)、自身免疫性肝炎等引起肝硬化,导致窦后型门脉高压症。在我国70%~80%的门脉高压是由慢乙肝肝硬化所致。除肝硬化外,一些非肝硬化疾病,如先天性肝纤维化、各种急慢性肝炎、脂肪肝、急性重型肝炎等,均可因肝细胞坏死、肿胀、脂肪变性等压迫肝窦引起门脉高压。

3. 特发性门脉高压症　旧称Banti综合征,是指肝内、肝外并无门静脉阻塞而患者有门脉升高、脾大、食管静脉曲张、腹水等表现,病因不明,可能与自身免疫有关。也可能与腹腔内感染有关。由于脾大,使脾静脉血流增多导致门脉高压。

二、肝外门脉高压症

1. 肝前型门脉高压症　指肝脏本身无病变，而肝外门静脉或其主要属支发生阻塞所致。可见于：①门静脉闭塞或狭窄；②门静脉海绵状血管瘤；③门静脉、脾静脉血栓形成：见于腹腔感染、手术、外伤、血液凝固性增高；④上腹部原发性肿瘤或转移瘤，如肝癌，对门静脉或脾静脉的浸润和压迫。

2. 肝后型门脉高压症　肝脏本身无病变，但在肝静脉、下腔静脉、心源性包括阻塞性心肌病、瓣膜性心脏病和缩窄性心包炎引起下腔静脉回流受阻可导致门脉高压。Budd - Chiari 综合征是肝静脉阻塞的典型例子。肝小叶静脉闭塞病（VOD）是非栓塞性肝内小静脉阻塞性疾病。常见于接受放疗、化疗的患者。

门脉高压形成的基本原因为门静脉血流量和血管阻力增加。根据流体力学的概念，门静脉压可用 Ohm 定律的数学公式：$\Delta P = Q \times R$ 来计算。ΔP 是血管内压力，Q 为血流量，R 是阻力。可见不论是门静脉血流量增多或血管阻力的增加均会使门脉压增高，若 R、Q 两者均增加则门脉压升高更为显著。血管阻力（R）可由 Poisenille 定律来计算。$R = 8\eta L/\pi r^4$，其中 η 为血液黏度系数，L 为血管长度，r 为血管的半径。可见血流阻力与血管的长度和血液的黏滞度成正比，与血管的半径的 4 次方成反比。

有关门脉高压的发生机制已往有"内脏结构紊乱""内脏循环高动力""递质代谢障碍"三种学说，至今一直沿用。

第二节　门脉高压症诊断

由于门脉高压超过 80% 病例由肝硬化引起，因此患者常有肝硬化失代偿的表现，如肝大、肝掌、蜘蛛痣、黄疸、出血倾向和男性乳房发育等（参见本书第五十一章肝硬化）。

一、门 - 体侧支循环建立与开放

门 - 体侧支循环的建立与开放是门脉高压的独特表现，门 - 体循环有很多侧支，临床上最重要的是食管下段、胃底、近贲门处黏膜下的静脉曲张，严重者可见食管中段、上段也有曲张静脉，是肝硬化上消化道出血（大量）的主要原因（占 52.4%），表现呕血或黑便。其次是直肠静脉丛形成痔核，痔核破裂可导致便血和慢性失血性贫血。

腹壁静脉曲张显露见于肝硬化门脉高压或下腔静脉阻塞。Budd - Chiari 综合征伴下腔静脉阻塞时，腹壁两侧及腰部静脉曲张，其血流方向均向上。脐静脉是门脉左支的延续，其扩张提示病变在肝内。脐周腹壁形成迂曲的静脉，血流方向为：脐以上向上，脐以下向下。以此血流方向有助于与上腔或下腔静脉梗阻造成的侧支循环相鉴别。脐周静脉显露见于 Cruvelhier Baumgarten 综合征（克 - 鲍综合征），沿静脉可听到杂音及触及震颤。继发性胆汁性肝硬化伴门脉高压时偶可见胆总管黏膜下与胆总管周围静脉曲张，这给胆管手术带来很大的困难。

二、脾大和脾亢

脾大是本病的主要临床表现之一，有时是临床最早发现的体征。但脾大小与门脉高压的高低无明显的关系。肋下不能触及时可借助于脾叩诊与超声扫描来反映，有时脾大向膈下伸展。由于脾内大量贮血，脾内血流减慢，血细胞被单核 - 巨噬系过多吞噬，可出现一系或两系血细胞减少，后期往往是骨髓造血或血细胞释放受抑之故。

三、腹水

腹水是门脉高压常见的表现，此时由于肝窦压力升高（>10 mmHg），肝静脉排血受阻，肝窦后压增高，导致大量液体包括白蛋白流向 Disse 腔，肝脏淋巴细胞液生成增多，可达正常人的 20 倍。当胸导管不能引流过多的淋巴液时，淋巴液就从肝包膜淋巴管及肠浆膜层漏入腹腔。门脉高压引起的腹水，血清蛋白梯度

(SAAG) >11 g/L,非门脉高压性腹水 SAAG≤11 g/L,可将两者加以鉴别。

四、肝性脑病

约 20% 肝硬化患者代偿良好,但门脉高压时侧支循环开放,导致门 - 体静脉分流,氨、γ 氨基丁酸等有毒物质或抑制性神经递质可绕过肝脏直接进入血脑屏障,门 - 体侧支可使血氨增高至 >1000 μg/L,甚至高出正常的 2~3 倍,引起慢性肝性脑病。个别特发性门脉高压患者也有此现象。

五、门脉高压性胃肠血管病

是长期门脉高压所致的胃肠黏膜血管病变,其发病部位依次为胃、小肠、大肠和直肠。病理改变为胃肠道微循环障碍、黏膜缺血性改变。诊断主要依靠内镜。表现黏膜血管扩张充血,黏膜水肿糜烂或有出血灶。

六、门胆病(portal billopathy)

门胆病(PB)在门脉高压时是一个少见的情况,由肝外门脉梗阻引起胆道和胆囊壁的形态异常。表现胆汁淤积性黄疸、腹痛、胆囊结石、侧支循环和腹水。仅 5%~30% 发展为有症状的胆道梗阻。

七、门脉高压息肉(portal hypertensive polyps)

门脉高压时常有胃黏膜改变,但门脉高压时有关胃、十二指肠息肉的报道很少。Amarapukarrvt 报告 3811 例上消化道内镜,检出息肉 121 例(3.2%),其中门脉高压患者 631 例检出息肉 16 例(2.5%),包括门脉高压息肉 9 例,6 例息肉样增生和胃底腺息肉 1 例,无门脉高压息肉检出率 180 例(3.3%),可见息肉的发生率两组相似(2.5% vs3.3%,P =0.3957)。门脉高压息肉和门脉高压胃病时黏膜血管直径 >50 μm 者明显增多。与无门脉高压患者和正常胃黏膜相比血管密度增加。发病机制不明,在门脉高压症时胃黏膜息肉的发生也许与血管生成增加有关。

八、胃窦血管扩张(antral vascular ectasia,GAVE)

胃窦血管扩张是一个不常见但却常常是严重上消化道出血的原因,约占非静脉曲张上消化道出血的 4%。主要通过胃镜进行诊断,表现为红色斑点或条纹,称为蜂窝胃(honeycomb stomach)。组织学上有 4 个改变特征,即黏膜毛细血管扩张、局灶性血栓形成、主细胞增殖和纤维板透明变。诊断时主要应与门脉高压性胃病鉴别。但往往两者同时并存。约 30% 患者 GAVE 与肝硬化联合存在。自身免疫性疾病主要表现 Reynaud 病和硬皮病,约 60% 患者有 GAVE 同时存在。其他自身免疫性和结缔组织疾病,如 Sjogren 综合征、系统性红斑性狼疮、原发性胆汁性肝硬化和系统性硬化病偶有 GAVE 发生。GAVE 的发病机制尚不明了,可能与机械应激、体流和自身免疫因子及血流动力学改变等因素有关。

九、辅助检查诊断

(一)实验室诊断

血常规、肝功能、免疫学检查及肝纤维化的血清学检查等对其有帮助。肝功能检查白蛋白下降,球蛋白增高,白/球比例倒置。肝病活动期,转氨酶和胆红素常增高,凝血酶原时间可延长。肝炎后肝硬化患者肝功能损害常较血吸虫病引起的严重。肝外型门静脉高压肝功能可正常。血常规及血小板检查,常因脾功能亢进呈全血细胞减少表现。

(二)超声诊断

B 型超声显像检查对门脉高压的诊断具有重要的诊断价值。包括腹部实时 B 超、腹部血管彩色多普勒及超声内镜。其间接征象为脾大、腹水,由肝硬化引起者,有肝脏特征性改变;直接征象为门静脉、脾静脉和肠系膜上动脉直径增宽。正常人门静脉主内径一般为 0.6~1.0 cm,若门静脉主干内径 >1.4 cm,脾静脉直径 >1.0 cm 提示门静脉高压,半数以上患者脾静脉和肠系膜上静脉内径 >1.0 cm,若两者的内径大于前者,或三者随呼吸运动的变化幅度减弱或消失则更有意义。彩色多普勒检测优于一般 B 超,对引起肝外型门脉高压的血管病变如 Budd - Chairix 综合征有重要辅助诊断价值。

超声对门脉高压症的诊断有特殊价值，特别是食管静脉曲张阴性者，它能显示脾大与扩大的门脉、脾静脉、肠系膜上静脉、胃左(冠状)静脉及其他侧支循环，包括脐旁静脉和开放的脐静脉。有时，还能见到门脉主干阻塞，门脉血栓形成，以及门脉海绵窦样变。肠系膜上静脉 - 下腔静脉分流与门 - 腔静脉、脾肾静脉的分流均可见到。Aoyama 等用胶囊内镜(CE)报告由食管 - 胃 - 十二指肠镜(EGD)诊断的 EV 71 例，CE 诊断 EV 检出率 72%(51/71)对 F2、F3 比 F1 检出率高(87% vs 61%)。EGD 发现的 PHG 35 例 CE 诊断 24 例(69%)，可见 CE 检出率低，且费用高，故不作为常规检查项目。

(三)内镜和超声内镜(EUS)诊断

内镜诊断食管静脉曲张优于食管钡餐。曲张静脉的大小与门脉压高低不成比例，只能粗略地反映其程度。门脉高压上消化道出血时内镜检查可确定出血的原因。Karki 等报告 60 例门脉高压上消化道出血，47 例(78.3%)为肝硬化，13 例(21.7%)为非肝硬化门脉高压。最多见的上消化道内镜发现是食管静脉曲张 56 例(98.3%)，接着是胃病 49 例(81.6%)，胃充血 19 例(31.6%)，十二指肠充血和糜烂性胃炎各 16 例(26.6%)，胃静脉曲张 12(20%)，肝硬化和非肝硬化食管静脉曲张的发生率相似，分别为 97.9% 和 100%。十二指肠溃疡仅见于肝外梗阻性门脉高压(12.5%)。EUS 可预测静脉曲张出血和静脉曲张出血复发。

(四)肝脏瞬时弹性成像纤维扫描(FibroScan transient elastography)诊断

肝脏瞬时弹性成像诊断是近几年开展的一种非创伤性、快速、可行定量测定诊断肝纤维化的新方法。有超声弹性成像和磁共振弹性成像两种方法，以后者检查效果好。据报告该检查与纤维化血清学检测(Fibro Test)联合诊断效率最高，可使 84%~95% 的慢性肝炎患者避免肝穿，也可与门冬氨酸氨基转移酶 - 血小板比值指数(aspartate transaminase to platelectsratio index，APRI)、记分方法进行联合诊断，误诊率低为 6%~7%。FibroScan 诊断肝脏硬度可有效预测肝纤维化程度。

Liu 等报告 259 例肝硬化患者，用 FibroScan(FS)测定肝和脾的硬度分别为 24.27 kPa(182 mmHg)和 44.64 kPa(309 mmHg)，肝脾硬度增加同时有 Child - Pugh 记分增加。肝硬度与脾硬度呈正相关($P<0.05$)，肝脾硬度与食管静脉曲张、门静脉宽度、脾厚度、脾容量和脾静脉宽度呈正相关。脾硬度比肝硬度的相互关系更大。脾硬度与白细胞计数和血小板计数呈负相关。肝和脾硬度增加也同时有静脉曲张的严重度增加，预测食管静脉曲张脾硬度的 AUC(曲线下面积)比肝硬度 AUC 大(为 0.804 vs 0.737)。由此可见，肝和脾硬度的测定与门脉高压相关，但脾硬度测定有更高的临床价值。也有报告根据肝硬度可预测食管静脉曲张的大小。

FibroScan 是一种新型肝纤维化无创检测仪器。由于食管静脉曲张(OV)程度不同，出现相应的肝硬度。Lif 等报告 158 例乙肝病毒相关肝硬化患者，对无 OV、轻度 OV、中等度 OV、严重 OV，它们相应的 FS 值分别为(21.7 ± 9.9) kPa、(32.1 ± 13.6) kPa、(42.3 ± 20.0) kPa 和(54.5 ± 16.2) kPa($P<0.001$)。提出肝硬度测定可预测食管静脉曲张大小。Sharrma 等报告脾硬度测定可用于无创性食管静脉曲张(EV)评估，鉴别大和小的静脉曲张和有无出血。

(五)门脉造影诊断

属于侵入性检查，有经脐静脉门静脉造影、经脾门静脉造影、术中门静脉造影和经皮肝穿刺门脉造影(percutaneoustranshepatic portography，PTP)等。现国外多采用 PTP。主要用于：①显示侧支循环的类型和范围；②研究门脉高压的血流动力学变化；③排除门脉血栓形成；④决定分流术的术式。

(六)多层 CT 诊断

多层 CT(multidetector MDCT)进行食管扫描，有可能替代内镜筛选 EV 和预测出血的危险性。Dessoukycf 对 137 例肝硬化内镜检查 EV，0 级 EV 47 例(34%)、1 级 EV 52 例(38%)、2 级 EV 29 例(21%)、3 级 EV 9 例(7%)。MDCT 不同级别静脉曲张率分别为 98%、99%、98% 和 99%，与内镜结果相似。同时 MDCT 还可发现食管外的一些病变为其特点，且检查易被患者接受，值得推广应用。

(七)肝血流动力学测定诊断

1. 门脉压测定

(1)肝静脉嵌入压：经肝静脉插管测肝静脉嵌入压，其最高压力可被作为门脉压，下腔静脉压减去肝静脉嵌入压可取得门脉—肝静脉嵌入压的梯度。酒精性肝硬化时，肝静脉嵌入压反映其门脉压，窦前性门脉高压时，肝静脉嵌入压正常或低于门脉压。肝静脉嵌入压增高的意义有：①提示肝内性门脉高压；②可确定上消化道出血来自食管静脉曲张、急性出血的患者，它变化的高低可预示出血将是否持续。

（2）经肝内门脉直接测压或经纤维胃镜测定食管曲张静脉压力：对窦前性门脉高压最有价值。晚近用^{99m}Tc －MIBI直肠给药对门体分流程度估测有助。

2. 肝血流量测定　注射BSP或ICG后，自外周静脉与肝静脉中测其消失时间，根据Pick原理计算肝总血流量，肝病时肝血流量可以正常、减低或增高。

门脉血流量增加者不是分流术的理想对象。肝硬化患者的肝血流量低于500 ml/min，无论何种治疗其预后均差。

3. 门脉压力梯度测定（HVPG）　HVPG测定可预测曲张静脉形成和破裂的风险。HVPG的正常值为3～5 mmHg，若HVPG＜10～12 mmHg，一般不会形成曲张静脉，也不会发生曲张静脉破裂出血。此外，HVPG检测也用于观察降门脉压药物疗效。

第三节　门脉高压症鉴别诊断

一、特发性门脉高压症（idiopathic portal hypertension，IPH）

是一种不伴有肝硬化的原因不明的脾大、贫血和门脉高压的疾病，并已排除了血吸虫病、血液病、门脉或肝静脉阻塞以及先天性肝纤维化。本病临床上常见隐匿起病，脾大明显为主要症状，肝不大，可有消化道出血、贫血、水肿等，肝功能试验多正常或轻度正常，也可有脾功能亢进的血象。84%有食管静脉曲张。诊断标准：①有肯定的门脉高压、食管静脉曲张；②脾大伴脾功能亢进；③肝功能正常或近正常；④肝闪烁扫描骨髓不显影；⑤肝活检有汇管区纤维化但无弥漫性结节增生；⑥超声及门脉造影有侧支静脉；⑦门脉压高于肝静脉嵌入压，有①、④、⑥、⑦，即可诊断为本病（表52－1）。

表52－1　特发性门脉高压症与肝硬化性门脉高压鉴别

	特发性门脉高压症	肝硬化性门脉高压
1. 腹腔镜	肝表面尚光滑，但不平，可见少数结节	肝表面满布大小结节
2. 肝组织学	纤维化只限于汇管区，还可见血管瘤样结构；汇管区与包膜区、汇管区之间有架桥，小叶结构仍保存，无结节增生	汇管区可有纤维化，汇管区与中央静脉区间有架桥联接，小叶结构失常，肝实质内有结节增生
3. 肝静脉造影		
①肝静脉大分支	多数规则，少数轻度不规则	中度或显著不规则
②肝静脉中小分支突然变细	半数	大多数
③肝静脉分支及中小分支成角	角锐	角宽
④肝静脉小分支迂曲、广泛弯曲	大多数	少数
变细	少数	全部
阻塞	个别	半数
⑤肝静脉形状	垂柳状	光秃如冬天的树枝
⑥三支肝静脉在肝边缘区吻合支	有	无
⑦肝窦显影	均匀	不均匀
4. 肝静脉嵌入压（均值＋SD 例数）	222.6＋72.0　33例	276.1＋92.8　25例

二、巴德－基亚里综合征(Budd－Chiari 综合征,BCS)

是由于肝静脉、肝段下腔静脉血栓或癌栓形成,膜性狭窄或闭塞以及某些心脏疾病均可引起肝静脉流出道梗阻,使肝脏出现肝窦淤血、出血、坏死等病理变化,最终导致窦后门静脉高压症的一组临床综合征。病理上分为血栓性、膜性、纤维狭窄性三种类型。临床表现首先与阻塞部位有关,肝静脉阻塞者主要表现为腹痛,肝大、压痛及腹水;下腔静脉阻塞者尚有下肢水肿、溃疡、色素沉着甚至静脉曲张。病变累及肾静脉可出现蛋白尿或肾病综合征。B 超、多普勒、CT、核磁共振、肝或下腔静脉造影等有助于确诊。BCS 的临床表现包括三个方面:① 门脉高压的症状与体征,包括消化道出血、腹痛、腹壁静脉曲张、肝脾肿大和腹水。②下腔静脉高压的症状与体征,如下肢水肿、静脉曲张,突出表现为在腰骶部和胸腹壁出现粗大迂曲的、由下向上走向的静脉曲张。③ 继发于门脉高压和下腔静脉高压引起的表现,如脾大和脾亢,子宫静脉淤血而致月经紊乱、原发性或继发性不孕,因精索静脉淤血发生的性功能障碍等,然而这些表现均无特异性。按病程及临床表现分暴发型、急性型、亚急性型和慢性型。

三、肝小静脉闭塞症

是由于野百合碱、化疗药物、毒物、放疗等因素导致的肝内中央静脉和小叶下静脉内皮肿胀或纤维化,引起的管腔狭窄甚至闭塞。临床表现非常类似于巴德－基亚里综合征,患者多急性起病,迅速增长出现上腹剧痛、腹胀、腹水、肝大、压痛等。多数患者可在发病前有呼吸道、胃肠道或全身出现前驱症状,也可伴随发热、食欲减退、恶心、呕吐和腹泻等症状,但黄疸、脾大和下肢水肿少见,急性期多伴有肝异常。本病约半数于 2～6 周内恢复,20% 死于肝功能衰竭,少数发展为肝硬化门脉高压。本病的诊断主要依靠肝活检,腹腔镜下活检最具诊断意义。诊断标准:

(1)巴尔的摩标准:胆红素≥34 μmol/L,伴有移植后 3 周内出现以下 2～3 项表现者:①肝大合并右上腹痛;②腹水;③体重增加超过原有的 5% 以上。

(2)改良的西雅图标准:移植后 20 天内至少有以下 3 条中的 2 条:①胆红素增加≥34 μmol/L;②肝大,有上腹痛;③腹水 +/－,不能解释的体重增加超过原有体重的 2%。

四、与脾大疾病鉴别

1. 霍奇金(Hodgin)病及其他淋巴瘤　鉴别要点有:①全身表现:发热、盗汗、消瘦、乏力及贫血。②肝脾淋巴结肿大。③骨骼及皮肤损害:皮内结节及蕈样真菌病,红斑及湿疹。④X 线检查可见肺、骨骼和纵隔受损的表现。⑤血象,早期仅见红细胞减少,晚期则全血细胞减少。⑥骨骼及淋巴结穿刺涂片或活检发现 Reed－Stemderg 细胞可确诊。

2. 特发性血小板减少性紫癜　本病病因不明,分为急性和慢性两种。急性多见于小儿,发病前 1～3 周常有上呼吸道感染、水痘、麻疹及病毒感染史,皮肤黏膜有出血斑点,牙龈出血、鼻衄,甚至胃肠道、泌尿道及颅内出血,肝脾常肿大;慢性者多见青年女性,可有皮肤牙龈出血,出血不严重,但反复发作,脾轻度肿大。骨髓检查发现血小板、巨核细胞减少或消失即可确诊。

3. 其他血液疾病　自身免疫性溶血性贫血、遗传性球形细胞增多症、白血病和黑热病、疟疾等疾病有脾大体征,应与之鉴别。

五、上消化道出血

当患者以急性上消化道大出血就诊时,应与消化性溃疡、胃癌、食管癌等鉴别。病史、体征、B 超、内镜有助鉴别。

六、腹水

典型的肝硬化腹水为漏出液,少数患者可因肝病本身的原因或并发症的出现,可呈现不典型的表现,其中极少为渗出液,较多介于漏出液和渗出液之间,偶尔呈血性。肝硬化腹水须与心源性、肾性、营养不良性、癌性等疾病所致的腹水鉴别。除腹水本身检查之外，还需结合病史、体征和其他资料如肝肾功能、B超等进行鉴别（参见本书第五十一章肝硬化的诊断与鉴别诊断）。

第四节　门脉高压症内科治疗

一、食管－胃静脉曲张破裂出血的一般治疗

（一）卧床休息，保持呼吸道通畅

食管胃底曲张静脉破裂出血的患者应绝对卧床休息，卧床时宜平卧并将下肢抬高。患者如有过度精神紧张可适当给予地西泮（安定）等药物，但禁用对肝脏有损害的药物，如氯丙嗪（冬眠灵）、吗啡、巴比妥类药物，以防诱发肝性脑病。应保持患者呼吸道通畅，头部偏向一侧，以防血液误吸入气管而发生窒息死亡。

（二）吸氧、禁食

食管胃底曲张静脉破裂出血的患者多有低氧血症，而低氧血症是诱发出血的因素，故应及时给予吸氧；发生呕血时，应先禁食，根据出血停止情况逐渐改为流质、半流质，然后再过渡到普通饮食。饮食上应注意不要食用粗糙、过硬的食物，以防诱发再出血。

（三）预防感染

如果发生感染可使食管胃底曲张静脉破裂出血患者血氨升高，诱发肝性脑病发生。因此，要合理地选用抗生素以治疗和预防感染的发生。

（四）严密观察病情

除应进行心电监护外，还要严密观察呕血及黑便情况；精神神志的变化；脉搏、血压和呼吸的变化；周围静脉特别是颈静脉的充盈情况；记录患者出入量；定期复查血常规、血氨及血尿素氮的情况。

（五）补充血容量

对食管胃底曲张静脉破裂出血的患者，首要的措施不是施行各种特殊检查，而是根据临床经验和最简单的检查，判断其血容量状态，如存在血容量不足，应及时、迅速地补充血容量，使之维持正常，纠正低血容量性休克。凡收缩压 <90 mmHg，脉搏在 120 次/min 以上，或呈休克状态者，须立即输血，最好输全血。在等待全血时，可先输注右旋糖酐、706 代血浆或血浆等。输血的量与速度取决于失血的量与速度。简便的估计方法是倾斜试验。如倾斜（上半身抬高）3 分钟后脉率增加 30 次/min 者，需输血 500 ml 左右。坐起时出现休克者需输血 1000 ml；如平卧位出现休克，则需输血 2000 ml 左右。输血速度可以收缩压为指征。收缩压为 90 mmHg 时，1 小时内应输血 500 ml；血压降至 80 mmHg 时，则 1 小时内应输血 1000 ml；如收缩压降至 60 mmHg，则 1 小时内应输血 1500 ml。当然，这个估计方法并不准确，还要看患者输血后循环状态是否转而稳定。如收缩压上升，脉压差达 30 mmHg，脉率减缓而有力，口渴消除，不再烦躁，肢体温暖，尿量增多，提示血容量恢复。休克指数（脉率/收缩压）反映血容量丢失及恢复情况。休克指数为 1 表示血容量丢失 20%～30%，大于 1 则丢失血容量 30%～50%，输血后指数下降到 0.5 则提示血容量已经恢复。

食管胃底曲张静脉破裂出血患者在补充血容量时应注意：①输血时应尽量输鲜血，因为鲜血有较多的凝血因子，有利于止血。肝硬化患者红细胞中缺少二磷酸甘油酸（2－3－diphosphoglyceric acid），影响组织摄取血氧，而血库贮血中此物质及其他凝血因子均有减少；此外，输库存血每日血 NH_3 可增加 2011.74 μmol/L。如供鲜血困难，也可用 3～5 天内近期库血，亦可输血浆、血小板悬液等。②门静脉高压症处于高循环动力学状态，血容量比正常人高 30% 左右，较能耐受出血，故多数人主张补充血容量不宜过多，一般只需达到纠正休克即可，而不强求使患者红细胞比容恢复至出血前水平。过量扩充血容量可提高门静脉压，促发患者再出血，对此应有足够的认识。Conn 曾提出如下警言：“不出血患者无须输血！”肝硬化时，“输血越多，预后越坏！”但亦有人认为这种观点不全面，患者出血的原因并非完全由于高血容量，假如不纠正贫血，肝脏缺氧会进一步损害肝脏功能，引起肝衰竭，不利于恢复，也给进一步处置带来困难。现一般认为输入的血为失血量的 2/3～3/4。③曲张静脉出血时部分血液向下流至肠道，其中 75% 的水分可被吸收，致出血后 6～24 小时血液稀释，红细胞比容下降，此时应输红细胞，不可过分补充血容量，因为血容量每增加

100 ml,门脉压可上升(1.4±0.7) cmH_2O,会加重心脏负荷;④抢救严重出血患者,应采用高位大隐静脉切开,插入较大导管至下腔静脉以保证输入需要,并随时监测中心静脉压。如输血后中心静脉压恢复正常而血压不升,则应注意纠正心肌功能不全和酸中毒。⑤大量快速输血仍不能稳定其循环状态时,则应由动脉加压输血。⑥扩充血容量的同时,应特别注意维持电解质的平衡。⑦在实际应用时,输血量应参考 BP、尿量、CVP、RBC 压积及通过简单的实验而灵活掌握。

2015 年英国肝硬化静脉曲张出血防治指南提出:(1)复苏和初步的建议:大量出血的患者应输血、血小板及凝血因子,但过度输血与输血量不足均会导致损害。血流动力学稳定的患者中,血红蛋白应调整至 70~80 g/L。对于非急性出血和血流动力学稳定的患者不应输注血小板,对于急性出血且血小板计数 $<50\times10^9$ 的患者应输注血小板。有下列任何一项者,应输注新鲜冰冻血浆:①纤维蛋白原 <1 g/L;②凝血酶原时间或活化部分凝血酶原时间 >1.5 倍正常值上限。正在服用华法林的急性出血患者,应给予 PPSB(凝血酶原复合物)。重组活化凝血因子Ⅶ可用于治疗急性静脉曲张出血。(2)控制出血:所有怀疑或者已明确为静脉曲张出血的患者,应使用抗生素;所有怀疑有静脉曲张出血的患者,应尽早使用血管收缩剂,直到出血控制或连续使用 5 天。上述措施取得令人满意效果后,对急性出血的 Child B 级或 Child 评分 <14 分的 Child C 级患者应尽早行 TIPSS。不推荐使用质子泵抑制剂,除非有消化性溃疡。(3)无法控制的急性出血:如果出血难以控制,可使用三腔二囊管压迫止血,直至内镜治疗、TIPSS 或手术治疗。

二、降低门静脉高压的药物治疗

门脉高压症引起的上消化道出血的原因是食管静脉曲张破裂出血和门脉高压充血性胃病,包括胃黏膜病变和肝源性消化性溃疡。食管静脉曲张破裂出血最多见,且是门脉高压症最严重的并发症之一,其首次出血病死率为 40 % 以上,再次出血病死率达 60 % 以上。门脉高压出血的药物治疗是非手术治疗的一个主要手段。

临床上药物治疗门脉高压的目的在于:①预防食管静脉曲张的发生;②预防首次食管静脉曲张破裂出血;③治疗急性食管静脉曲张破裂出血;④预防再次食管静脉曲张破裂出血。国内外有关这方面的文献很多,结论也不完全一致,有的甚至相互矛盾。降门脉高压的药物治疗包括降低门脉压力和曲张静脉壁压力及紧张度,从而减少出血的危险,主要包括两类药物即缩血管药物和舒血管药物,或是通过减少门静脉侧支血流,或是使门体侧支阻力下降达到降低门脉压力的效果,降低门脉高压症药物颇多,现将能降低门脉高压的药物进行分类,见表 52-2。

表 52-2 常用降低门静脉高压的药物

分类	药名	分类	药名
血管收缩药物		血管扩张药物	
非选择性 β 受体拮抗剂	普萘洛尔,长效普萘洛尔,卡维地洛	α-受体拮抗剂	苯氧苄胺,哌唑嗪,酚妥拉明
选择性 β_1受体拮抗剂	阿替洛尔	α_2-受体激动剂	可乐定
β_2受体拮抗剂	ICI-118511	有机硝酸酯类	硝酸甘油,硝酸异山梨酯,单硝酸异山梨醇酯
血管加压素	垂体后叶素,特利加压素	钙拮抗剂	硝苯地平,维拉帕米,桂利嗪,汉防乙甲素,尼群地平
生长抑素	施他宁,奥曲肽	5-羟色胺受体拮抗剂	酮舍林,利坦舍林
其他类		ACEI 制剂	雅思达,蒙诺等
利尿剂	呋塞米,螺内酯	血管紧张素Ⅱ受体拮抗剂	氯沙坦
己酮可可碱		硝普钠	
食管收缩剂	甲氧氯普胺,多潘立酮		
中药	丹参,当归,赤芍		

(一)血管收缩剂

1. 血管加压素(vasopressin,VP)及其类似物

(1)垂体加压素:半个多世纪以来加压素一直用为降低门脉压药物,起到止血、减少输血量等作用,可是未能减少出血的复发和改善预后,也未能降低病死率。加压素是由垂体后叶分泌的一种血管活性物质,是一短周期多肽,生物学半衰期15~24分钟,药物学半衰期<5分钟。加压素直接作用在动脉平滑肌引起血管收缩,直接参与收缩内脏血管床的小动脉和毛细血管前括约肌,增加毛细血管前/后阻力比值,使内脏循环血量减少60%。加压素对脾动脉和肠系膜动脉有显著的收缩作用,使肠系膜上动脉及脾动脉血流减少,降低内脏静脉周围和门脉血流,致使门脉压力降低。加压素还可使奇静脉血流减少,明显减低胃左静脉和食管曲张静脉的血流灌注,直接减低曲张静脉壁的张力和压力。加压素还可直接影响胃-食管下端括约肌压迫扩张的侧支静脉,达到止血的目的。止血成功率在45%~85%。

现在已共识采用小剂量加压素静脉滴注。一次给200 U溶于5%葡萄糖液500 ml中以0.2~0.4 U/min速度慢滴,持续12~24小时,如出血逐渐控制,24小时后减半量滴注,36小时后用1/4量,如再出血可加大至0.5~0.6 U/min,至多用48小时,滴注过速可引起肠绞痛。垂体加压素可引起全身血管收缩,引起冠状动脉、脑动脉等血管收缩,50岁以上有缺血性心脏病者慎用,但与硝酸甘油或酚妥拉明合用可防止心脏并发症发生。

加压素有不少不良反应。不良反应的大小与用药剂量、时间、给药速度与途径有关。加压素增加右心和肝静脉压可显著损害心功能。心肌的缺血缺氧易于发生心律失常、冠状动脉血栓形成、心绞痛及心肌梗死。长期使用加压素后由于心排血量减少和抗利尿作用可导致心力衰竭发生。加压素可显著增加系统血管阻力和动脉压,引起血压增高、脉压差减小、皮肤苍白、发生脑血管意外和下肢缺血。此外,加压素可激发纤维蛋白酶原引起纤维蛋白溶解作用,可影响出血部位的止血效果,且可增加出血倾向,甚至发生严重出血。加压素使平滑肌收缩可引起肠绞痛、小肠梗死和门脉血栓形成。其他不良反应尚有水中毒(抗利尿作用所致)、肠缺血坏死、反应性红斑等。并发症的发生率8%~74%,约25%的患者发生严重并发症,此时需立即减小用药剂量或撤除治疗。

(2)特利加压素(terlipressin):是垂体后叶素的衍生物,在体内缓慢地转化为垂体加压素,作用时间较长,对心脏不良反应较小,首剂2 mg,以后每隔4~6小时,静注1 mg,总量可达10 mg。一项研究比较了特利加压素与奥曲肽对肝硬化的急性血流动力学的影响,发现特利加压素降低门脉压力和血流量方面效果更持久。

(3)可利新(glyPressin):是人工合成的血管加压素类似物,亦有类似加压素的作用,通常给予1~2 mg静脉滴注,1次/6 h,连用5天,止血率可达70%。

2. 生长抑素及其类似物

(1)生长抑素(somatostatin,SRIH,SS):生长抑素(施他宁,Stilamin)主要由下丘脑、胃窦、胰腺D细胞及肠产生的一种14肽激素,经肝脏代谢。血浆半衰期为2~4分钟。可选择性地收缩内脏血管,抑制胰高血糖素、血管活性肠肽及胃泌素的释放。门脉高压时SRIH对肠系膜动脉有收缩作用,减少门脉血流,达到降低门脉压力的目的。SRIH降低门脉压除直接作用于血管平滑肌外,与肠循环需求降低及肠血管多肽受抑制(正常使门脉血流增加,门静脉扩张)有关。SRIH尚有降低肝动脉血流作用。静脉注射SRIH后引起选择性内脏血管收缩,减少内脏血流,降低门脉压。SRIH还可显著降低奇静脉血流,致使通过胃-食管侧支循环血流量显著减少。SRIH很少发生心血管并发症,有替代加压素治疗静脉曲张出血的倾向。用法:常用量为0.5~1.0 μg/kg,静脉注射比持续静脉滴注作用为大。持续静脉一般为250~500 μg/h,首先静脉推注50 μg,随后持续静脉滴注24小时。加于500 ml的5%葡萄糖液或葡萄糖盐水中持续静脉滴注,一般在12小时可控制出血。对复发出血者更有效。有研究比较了特利加压素与生长抑素或内镜治疗的效果,提示特利加压素在控制急性出血方面类似后两者。

(2)奥曲肽(octreotide):又名善得定(sandostatin),是人工合成的八肽生长抑素衍生物,半衰期70~90分钟。奥曲肽对内脏血管有收缩作用,对胃黏膜及黏膜上皮具有保护作用,对内、外分泌均有抑制作用,从而可降低内脏血流量和肝血流量,使门脉血流量及侧支循环血流量减少,以致降低门脉压。用法:首剂

0.1 mg 肌内注射、皮下或静脉注射,0.1~0.2 mg 静脉点滴,1 次/6h,连用 3~5 天。

(二)血管扩张剂

1. *有机硝酸酯类* 硝酸酯类属亚硝酸盐,其通过刺激鸟嘌呤环化物,使 cGMP 生成减少,降低细胞内钙的通透性及抑制细胞内钙从肌质网释放,是作用明显的扩血管药物。常见有硝酸甘油、单硝酸异山梨酯(消心痛)、二硝基异山梨醇。血流动力学表明此类药物有降低门脉压力的作用。

(1)硝酸甘油(nitroglycerin,NTG):NTG 直接作用于血管平滑肌,具有强大的扩张静脉和轻度扩张动脉作用,使动脉压下降,刺激压力感受器反射性地收缩内脏血管,使门脉血流减少,致使门脉压力降低。其作用机制可能是通过血管平滑肌含氮氧化物的介导而使血管扩张。NTG 有强大的扩张静脉作用,可逆转加压素增高的门脉阻力,从而进一步降低门脉压。同时 NTG 能增加冠状动脉血流量,降低心脏后负荷,改善心肌顺应性,故能逆转加压素在心血管方面的不良反应。同时可逆转加压素的系统血管作用,可明显降低并发症的发生率,并保持加压素收缩内脏血管的治疗作用,使更有效地控制食管静脉曲张破裂出血。NTG 可使门脉血流降低的同时,还可使门脉侧支循环阻力增高,因此如能与普萘洛尔(心得安)合用,两者对内脏血管床的收缩作用相加,而降低门脉压力的效果优于两者单独应用。小剂量(硝酸甘油 20 μg/分)即可使静脉舒张,形成静脉池,使静脉回流量减少,心脏充盈压降低,但动脉压并无变化,门脉流量、门脉压及 HVPG 亦影响很小。大剂量时,既降低静脉回流量,也降低动脉压,兴奋交感神经系统,引起内脏动脉收缩,从而减少门脉血流及降低其压力。但同时易引起血压下降,组织缺氧。门脉高压症患者对此类药可产生耐受性,因而较少单独作为预防用药。临床上多与血管加压素合用,既可提高两者降低门脉压的作用,又可减少两者的不良反应。本药口服后有肝脏首过效应,生物利用度低,不宜口服,建议舌下或静脉给药。用法:舌下含化 0.4~0.6 mg/次,1 次/30~60min;静脉用法:一般和垂体后叶素合用,硝酸甘油 10 mg + 垂体后叶素 80 U + 5% 葡萄糖液 500 ml 中持续静滴 8 小时。用药过程中需监测血压。毒副作用有心慌、头晕、皮肤红潮、烦躁、视物不清及恶心、呕吐等。对严重肝硬化伴亚临床缺氧者不宜应用;还可抑制血小板凝聚,高危出血患者亦应慎用;青光眼、脑出血、低血压、休克及对本药过敏者禁用。

(2)二硝酸异山梨醇酯:又名消心痛(isosorbide dinitrate,ISDN),与硝酸甘油的作用相似,但作用持续时间较之长。用法:10 mg/次,3 次/d。

(3)单硝酸异山梨醇酯(Isosorbide mononitrate,ISMN):是单硝酸异山梨醇酯经肝脏脱硝基形成的活性代谢产物,属于长效硝酸制剂。口服吸收完全,生物利用度可达 100%,半衰期为 4~5 小时,降低门静脉的压力作用机制同硝酸甘油。用法:口服 20 mg,2~3 次/d。毒副作用较硝酸甘油少且轻。

2. *5-羟色胺受体拮抗剂*

(1)酮舍林(ketanserin, Ket):内源性 5-羟色胺(5-HT)是由小肠黏膜嗜铬细胞合成与释放的一种血管活性物质,能引起静脉的强烈收缩。肝硬化门脉高压时,血浆 5-HT 浓度增高,肝脏血管床有 5-HT-2 型受体(S2),5-HT 通过 S2 介导门脉血流阻力增加,酮舍林可拮抗 5-HT 对门静脉的收缩作用,从而扩张门静脉系统血管,静脉淤血,回心血量减少,继之降低心排血量,门脉血量减少;同时可以降低肝内的血管及侧支循环阻力。本药口服吸收完全。用法:20 mg/次,2 次/d,最大剂量 40 mg/次,2 次/d。不良反应有头晕、倦怠、注意力不集中、心律失常、Q-T 间期延长及体位性低血压等,且有报道其可诱发肝性昏迷。孕妇、严重肝肾功能不全,Ⅱ、Ⅲ度房室传导阻滞及低血钾慎用。

(2)利坦舍林(ritanserin,Rit):是一种新型的特异性 S2-受体拮抗剂,降门脉压的作用更强、更持久。作用机制类似酮舍林。用法:0.08 mg/(kg·d),持续增长静脉滴注 7 天。对全身血流动力学影响小。

(三)其他类

1. *利尿剂* 常用药为呋塞米(速尿)和螺内酯(安体舒通)。可通过降低有效血容量并减低已增高的心排血量,反射性引起内脏血管收缩,也可激活血管活性物质,减少内脏血流量,而降低门静脉及脐静脉压。

2. *己酮可可碱* 本药可改善红细胞变形能力,降低血黏度,从而降低肝血管阻力及门静脉压力。可望成为一种新药。

3. *胃动力药* 可增加食管下括约肌张力的药物可减少曲张静脉的血流,对降低门脉压力有一定作用。选择药物有:甲氧氯普胺(胃复安)、多潘立酮。西沙必利的效果尚未见报道。

4. 中药　有研究表明丹参、当归、赤芍等均可改善肝脏微循环、扩张门静脉，降低肝动脉阻力，降低门静脉压力，并有抑制肝纤维化的作用。

(四)联合用药

由于门静脉高压发病机制复杂，单一用药很少使门脉压降低20%以上，且大部分有毒副作用，为此，有些研究者根据药物的不同作用及其相反相成的原理，采用联合用药，降门脉压作用增加或不变，而各自的不良反应则相互抵消，最常用的联合用药是血管收缩药加血管扩张药。

治疗急性出血的联合用药，血管加压素迄今仍是食管静脉曲张出血的首选药之一，用量为0.2～0.4 U/(kg·min)，如再增加剂量，疗效不会提高，只会增加其毒副反应。如能有效控制出血，可每隔6～12小时减半量以至停用，持续用药4～6小时不能控制出血，或每次撤药后再发出血，宜采用其他治疗措施。鉴于加压素的全身严重不良反应，因此有学者加用硝酸甘油，以40～400 μg/(kg·min)速度同时滴注，根据患者血压而调整用量或滴速。此种联合治疗的优点是减少并发症的发生，控制出血的效果以及病死率均与单用加压素相似。联合用药虽不能增加降低门脉压的幅度，但其最大优点是保持全身血流动力学的稳定，且能改善肝肾血流。用法：加压素4 U/min持续静脉滴注，至20分钟时加用扩血管药，异丙基肾上腺素0.002 mg/ml，50 ml/h静脉滴注；硝普钠1 μg/(kg·min)静脉滴注，硝酸甘油每次0.4 mg/次，每15～30分钟1次静注。可依情况选用上述一种药。硝普钠不能清除加压素的胃肠道反应，且能影响肺泡气体交换，使多数门脉高压患者发生低氧血症；异丙基肾上腺素则因兴奋内脏血管平滑肌的β受体，使血管扩张，可导致门脉压增高。因此，临床上多应用硝酸甘油。

三、预防首次出血

(一)非选择性β受体拮抗剂

用于静脉曲张出血的一级和二级预防。治疗禁忌证：①难治性腹水；②收缩压<100 mmHg，平均动脉压<82 mmHg；③急性肾损伤；④肝肾综合防治征；⑤自发性细菌性腹膜炎；⑥脓毒血症；⑦ 不能随诊；⑧患者治疗依从性不佳。

1. 普萘洛尔(心得安)　是一种非选择性β_1和β_2肾上腺能阻滞剂，通过阻滞心脏的β_1受体，使心率减慢，心排血量降低，内脏循环血量相继减少，进而影响到门脉流量，降低门脉压；阻滞内脏血管β_2肾上腺素能受体，兴奋α-肾上腺素能受体，使去甲基肾上腺素浓度增高，导致内脏血管收缩，内脏循环阻力增加，门脉血流量降低，尤其是阻滞肝动脉血管壁的β_2受体，引起肝动脉收缩，血流量减少，肝窦内压力降低，导致门脉压下降。可使门脉压力减低25%～35%，减少门静脉血流30%，使奇静脉血流量减少31%～35%。心得安对肝血流并不减少或减少甚微，因反射性地增加了肝动脉血流，心得安也不影响脑肾血流。

用法：一般从小剂量开始，直到心率减慢达25%后改维持剂量，但同时要求基础心率不少于55次/min。开始用10～20 mg，2～3次/d，以后逐渐增加剂量，最大耐受量80～100 mg，2次/d。约40%患者对心得安治疗无效，其原因：①严重肝硬化(Child-Pugh B.C级)患者血流动力学不稳定。②小剂量虽减慢心率及减少心输出量，但并不能降低门脉压，加大剂量则有效；心得安只对高心输出量有效，对心输出量增高不显著者无反应。

本药毒副作用较小，如昏睡、阳痿、Raynaud's呼吸困难、头晕、恶心和头痛，也可以诱发肝性脑病。这是因为心得安使肝血流量减少，影响到肝的合成和解毒能力，肝清除内源毒素(如氨)的能力降低，周围组织摄取或肾氮排泄减少所致。因此，长期应用虽可预防曲张静脉再度破裂出血而提高其生存率，但是对严重肝功能损害者慎用，以免诱发肝性脑病。Vinel研究了心得安对肝脏代谢活性的影响。发现心得安能影响与肝血流无关的固有廓清率，直接抑制与肝脏摄取过程有关的廓清率。由于β受体对肾上腺素能刺激敏感，故长期使用过程中骤然停药可发生反跳现象，即β受体阻滞剂撤除综合征，可激发静脉曲张出血，有心律失常的患者可引起突然死亡。禁忌证：对本药过敏、支气管哮喘、严重心动过缓、Ⅱ～Ⅲ度房室传导阻滞、重度心衰、急性心肌梗死、休克等患者禁用；对严重肝肾功能不全、特别是有肝性脑病、出血倾向者、孕妇等应慎用。

2. 其他非选择性β受体拮抗剂　如纳多洛尔和长效普萘洛尔，用药剂量分别为40～160 mg/d，作用机制及注意事项同心得安；近年来卡维地洛作为一种新的非选择性β受体拮抗剂逐渐引起学者的关注，由于同时存在阻断β受体和α1受体的作用，卡维地洛可同时降低门静脉血流量和肝内血管阻力，其降低HVPG的程度甚至高于心得安或内镜下套扎治疗EVL的疗效，且耐受属于良好；此外此药具有强抗氧化作用，可能存在潜在益处。推荐起始剂量6.25 mg/d，压力作用优于心得安。但不推荐用于预防再出血。

（二）选择性β-受体拮抗剂

其作用较心得安为差，因为心得安具有阻滞β_1及β_2受体的双重作用，而β_1受体拮抗剂阿替洛尔（Atenolol）只作用于心脏，β_2受体拮抗剂ICI-118511只作用于内脏血管床，故它们降低门脉压的作用均不如心得安。

1. β_1受体拮抗剂　以阿替洛尔（atenolol）为代表，它选择性地阻断心脏的β_1-受体，使心率减慢，心排量减少，降低门静脉的血流灌注，从而降低门静脉压力。本药口服吸收快但不完全（约吸收50%），主要经肾脏以原形排泄。给药方法同心得安，用药剂量：25～50 mg，1～2次/d，以后逐渐增大剂量至100 mg，1～2次/d维持。毒副作用有心动过缓、体位性低血压、头晕和胃肠道不适等。禁忌证基本同心得安。

2. β_2受休拮抗剂　ICI-118551，特异性阻断内脏血管平滑肌细胞β_2受体，只作用于内脏血管床使内脏血管收缩，减少内脏血流动继而减少门脉血流及侧支循环血流，从而降低门脉压。α-受体相对兴奋，内脏血管阻力增加，门静脉血流量降低，特别是肝动脉收缩，肝动脉阻力增加，血流量减少，肝窦内压力下降，门脉压降低。不过本药临床应用经验较少，有待进一步研究。

四、预防静脉曲张再出血

最常用模式是在心得安（血管收缩药）基础上加用其他血管扩张药，最初报道的是心得安加硝酸甘油或单硝酸异山梨醇，其降低肝硬化HVPG的幅度大于两者的单一用药。心得安加可乐定能明显减低肝硬化的门脉压、门脉分支流量，效果优于两者的单独应用；心得安加酮舍林，能进一步降低WHVP、HVPG及奇静脉流量。而且对心得安无反应者，加用酮舍林以后，亦显示良好的降压效应；利坦舍林可使门脉压明显下降、加用心得安后，更进一步降低。

2015年4月Baveno Ⅳ在Baveno Ⅴ基础上进行修改后提出：

1. 预防静脉曲张出血方案　①联合非选择性β受体阻滞剂（NSBB）（心得安或纳多洛尔）+EVL作为一线治疗方案。②不应单用EVL进行治疗，除非NSBB不能耐受或存在禁忌证。③NSBB单药治疗用于不能或不愿应用EVL治疗的肝硬化患者。④一线治疗（NSBB+EVL）失败后，选择覆膜支架TIPS。

2. 难治性腹水二级预防　（1）肝硬化合并难治性腹水患者应慎用NSBB，且需密切监测血压、血清钠和肌酐水平。（2）如出现以下情况NSBB应减量或停用：①收缩压≤90 mmHg；②低钠血症（<130 mmol/L）；③急性肾损伤。（3）停用可诱发以上情况的药物（如非甾体类抗炎药、利尿剂）。（4）如果存在明确的可导致上述指标变化的诱因（如自发性腹膜炎、出血），那么在消除这些诱因且上述指标异常恢复到基线值后，可考虑再次应用NSBB。（5）再次使用NSBB时，剂量应重新调整，以最小剂量开始服用。（6）如果患者对NSBB持续不耐受或具备TIPS指征，可考虑覆膜支架TIPS。

3. 门脉高压性胃病（PHG）二级预防　①PHG需与胃窦血管扩张症相鉴别，两者治疗方式不同。②NSBB应作为预防PHG再出血的一线治疗手段。③NSBB和/或内镜治疗失败且仍需输血的PHG患者，应考虑行TIPS。

五、内镜治疗

内镜下曲张静脉套扎（EVL）能有效预防食管曲张静脉首次出血。与非选择β受体阻滞剂相比，EVL在预防曲张静脉首次出血方面更为有效。

（池肇春）

第五节 门脉高压症外科治疗

一、紧急处理

发生曲张静脉破裂出血者，应进行必要的紧急处理。首先，应建立1～2条静脉通路，以保证迅速补充血容量。先滴注平衡盐溶液或乳酸钠等渗盐水，同时行血型鉴定、交叉配血和血常规、血细胞比容检查。定期检测血压、脉率，并观察周围循环情况，作为补液、输血的参考指标。同时，应用止血药物。可选用生长抑素或奥曲肽，可显著减少腹腔内脏血流。肝功能较差的患者，首先采用三腔两囊管压迫止血，或在纤维内镜下注射硬化剂或套扎止血，必要时可行TIPS治疗。对肝功能好的患者，应积极采取手术止血，不但可以防止再次出血，而且是预防发生肝性脑病的有效措施。

需要注意的是，对于门静脉高压症合并曲张静脉破裂出血患者，第一线治疗仍为药物和内镜治疗，而外科手术治疗（包括分流术和断流术）应作为第二线治疗，终末期肝病者则可考虑实施肝移植手术。

二、经皮经肝曲张静脉栓塞术（PTO）

目前，该技术已较少采用。PTO治疗始于20世纪70年代，因受限于影像质量、介入器械、血管栓塞材料等因素，一度该治疗被认为难度高、风险大、再出血率高。但随着近年来介入治疗技术的快速发展、DSA的普及，PTO技术在临床上的应用价值得到了广泛关注。由于以往使用的栓塞材料（无水乙醇、吸收性明胶海绵、螺旋钢圈等）不能将曲张静脉及其来源和分支血管彻底、持久性栓塞，靶血管在短期内再通率较高。因此，对PTO治疗肝硬化并发食管胃底静脉曲张出血中、长期疗效还需有更多的临床来验证。

三、经颈静脉肝内门腔静脉内支架分流术（TIPS）

参见本书“第十四章 食管－胃静脉曲张及其破裂出血鉴别诊断与治疗。”

四、分流术

适应证为内镜及药物治疗无效或复发、门奇静脉断流术后再出血。主要术式包括限制性分流术和选择性分流术两大类。

1. 限制性分流术　是将门静脉血流全部或大部分通过分流吻合口进入体循环，不再注入肝脏，如门静脉与下腔静脉分流术、肠系膜上静脉与下腔静脉吻合、中段或近段脾－肾分流术等。非选择性分离术主要用于曲张静脉破裂大出血时急诊分流、严重腹水患者的择期分流、布－加综合征以及不适合选择性分流术患者的肝移植前的准备。

（1）门静脉下腔静脉分流术：简称门－腔分流术，术后能使门静脉压力降低200～300 mmH_2O，能有效防止再次出血，缺点是1/4的患者术后发生严重的肝性脑病。主要用于严重腹水及曲张静脉出血对其他非手术治疗无效，将来也不会行肝移植的患者，不能用于无出血史的患者。严重肝功能障碍伴有黄疸、顽固性腹水、自发性脑病等是其禁忌证。由于该术式较易引起脑神经症状和肝性昏迷，因此一般的门静脉高压患者不宜常规采用。

具体方式有端侧吻合、侧侧吻合以及间置人工或自身血管搭桥分流三种术式。端侧分流即将门静脉在肝门处离断，近心端缝扎闭合，远心端与下腔静脉端侧吻合，将门静脉血全部转流至下腔静脉内，该术式操作简单，减压有效，吻合口血栓形成机会少，但门静脉血不进入肝脏，术后感性脑病发生率极高，已淘汰。现主张侧侧分流术。此术是通过降低肝窦内压力和门静脉压力梯度而治疗曲张静脉破裂出血和控制腹水，效果较好，分流后仍有部分门静脉血流入肝，肝性脑病发生率较端侧分流少。侧侧分流吻合口径越大，疗效越好，但术后肝性脑病发生率也越高。间置人工或自身血管搭桥分流术，实际上也是一种限制性门腔静脉侧分流。此种术式无须广泛解剖下腔静脉和门静脉，操作相对方便，分流后血管近期通畅率约为90%，但远期疗效有待进一步证实。

(2)脾－肾分流术：包括脾切除、脾静脉与左肾静脉的端侧分流。主要适用于有明显脾大及显著脾功能亢进、有食管胃底曲张静脉出血史者。优点是同时解决了脾功能亢进，术后肝性脑病发生率显著低于门腔分流。缺点是吻合口血栓形成发生率高，复发出血率也较高。

(3)系－腔静脉分流术：即肠系膜上静脉与下腔静脉间的分流术。有端侧、侧侧和H型架桥等多种吻合方法。适用于脾静脉条件不好，肝门粘连难以分离、门静脉闭塞或曾行脾切除者。该术式避开了门静脉主干，属于外周型分流。与限制性门腔静脉分流相似，其分流量小，对肝脏门静脉供血影响较小，术后肝性脑病发生率及远期存活率均较好。但当肠系膜上静脉有明显炎症，静脉周围粘连等，静脉解剖条件所限，则不适合这种分流术。

2. 选择性分流术　所谓选择性分流术，是指一方面使食管、胃、脾的静脉血能迅速通过分流吻合口得到分流减压，同时又能保持肠系膜静脉、门静脉的血流注入肝脏的一类术式，如远端脾－肾分流术。目前选择性分流术较非选择性分流术更常做。

(1)远端脾－肾分流术：即将脾静脉在肠系膜上静脉汇合处切断，近心端结扎，远端与左肾静脉行端侧分流。其理论依据是门静脉系统有功能性分区现象，即分为相对高压的脾胃区和相对低压的肠系膜区。通过结扎胃冠状静脉、胃右静脉和和胃网膜右静脉，将胃脾区与肠系膜区分开。保留脾脏和脾胃韧带。然后游离脾静脉，离断脾胰静脉支。自肠系膜上静脉汇合处切断脾静脉，近端缝闭，远断端与左肾静脉行端侧吻合。选择性地将胃及食管下段的静脉血通过胃短静脉、脾静脉、左肾静脉减压，同时维持门脉、肠系膜上静脉的向肝血流。此手术能有效地控制门静脉高压症患者食管胃底曲张静脉破裂出血，同时能维持门静脉的向肝灌注血流，肝性脑病发生率低于其他全门静脉腔静脉分流术，故可提高术后存活率，对日后可能进行的肝移植手术操作也不会造成太大影响。此术式适合于肝代偿功能良好，并有合适的静脉解剖条件和门静脉向肝血流的患者。有腹水、门静脉栓塞、门静脉离肝血流、肝功能代偿差的患者不适合做此分流术。另外，由于该术式在技术上较为困难，操作复杂，出血量较多，故不适合于急诊止血。

(2)冠状静脉分流术：将胃冠状静脉与下腔静脉直接吻合，或用自体静脉及人造血管移植架桥分流。同样难度较大，较难推广。

五、断流术

断流术的适应证包括：①食管胃底静脉曲张出血经内镜及药物治疗无效，或内镜及药物治疗后复发。②门体静脉分流术后再出血。③肝功能代偿(Child A、Child B)。④重度脾大及脾功能亢进。⑤广泛门静脉系统血栓或无法进行分流术。

断流术可阻断门奇静脉间反常血流，控制曲张静脉出血，保持门静脉高压及向肝血流，维护肝功能。但其不能充分降低门静脉压力，远期出血复发率高；脾切除后促进门静脉血栓形成，损害肝功能；且可加重门静脉高压性胃病。

1. 贲门周围血管离断术　离断手术中以脾切除加贲门周围血管离断术最为有效，是目前国内治疗食管胃底曲张静脉出血的主要手术方式，不仅离断了食管胃底的静脉侧支，还保存了门静脉入肝血流。这一术式还适用于门静脉循环中没有可供与体静脉吻合的通畅静脉，肝功能差(Child C级)，既往分流手术和其他非手术疗法失败而又不适合分流手术的患者。

该术式实际上是在Hassab手术的基础上演化而来。Hassab经血管造影证实，绝大多数肝硬化门静脉高压患者存在门－奇静脉侧支间的反向血流，提出脾切除后应在胃外将胃脾韧带中的胃短血管和胃左血管以及冠状静脉所有上行通过食管裂孔及膈肌的动静脉分支予以结扎，胃短动静脉及腹段食管周围的血管全部切断结扎，使食管胃底黏膜下曲张静脉引流改善，消除充血，奇静脉血流量下降，从而预防了曲张静脉破裂出血。Hassab手术操作简单，疗效也较好，但只是离断了胃底贲门浆膜外的血管，而没有处理肌层和黏膜下层的曲张静脉，因此术后食管静脉再出血率较高。我国在此手术的基础上进一步演化出适应我国门脉高压患者的胃底贲门周围血管离断术。其手术要点包括：脾切除术，同时切断了胃短静脉；切断结扎胃后静脉；切断结扎胃冠状静脉向胃小弯近侧、贲门及腹段食管6～8 cm进出肌层的所有分支，包括食管支、高位食管支以及有时存在的异位高位食管支。异位高位食管支有时汇入冠状静脉，有时直接汇入门静脉，距贲门较远，在贲门上 5 cm 左右才发出分支进入食管肌层；切断可能存在的进入胃底或食管下段左侧肌层内的左膈下静脉。如此近端胃、贲门、食管下段 6～8 cm 被完全游离，除胃底、食管肌层及黏膜下血管以外与高压的门静脉系统的血管联系被完全切断。但应注意不可伤及胃、食管肌层，以免发生致死性的坏死和胃、食管瘘。不可伤及迷走神经干，也不要伤及膈肌脚，不要过高游离食管下段，以免撕破胸膜返折而进入后纵隔，但不进入食管下段肌层的分支。

贲门周围血管离断术不论在急诊手术或择期手术止血效果均比较确切，手术技术较易掌握，手术病死率低，对肝功能打击小，术后脑病发生率低。手术并发症主要有胃、食管肌层损伤缺血导致消化道瘘、膈下感染、腹腔出血、胃黏膜缺血损害加重甚至发生出血、门静脉系统血栓形成等。由于术后门静脉压力下降不多，曲张静脉会再形成，远期再出血率高于门体分流手术。

2. 直视下胃冠状静脉栓塞加脾切除术　胃冠状静脉栓塞术即手术时，在胰腺上缘直接向胃冠状静脉的起始部内注入 TH 胶，以替代贲门周围血管的结扎和离断。TH 胶的化学成分为含显影剂的丙烯酸正辛酯，遇液体后可迅速固化。该手术不仅可栓塞浆膜外的曲张血管，并可栓塞胃黏膜下的血管，因而可更彻底地阻断门奇静脉间的反常血流。本术式应注意防止异位栓塞的问题。注入胃冠状静脉的栓塞剂，可被高压门静脉的反常血流冲向头侧体静脉，使门静脉和曲张静脉联系中断，这是防止发生异位栓塞的关键。还要严格控制栓塞剂用量，一般为 8～12 ml，防止栓塞范围过大。

3. 联合断流术　亦称 Sugiura 手术。由 Sugiura 在 1967 年首先报道。手术步骤分为两部分，即经胸手术和 4～6 周后的经腹手术。经胸手术取第 6～7 肋间的左外侧开胸切口，纵行切开位于食管上方的中纵隔胸腔。扩张的静脉形成静脉丛包绕胸段食管下段。扩张的静脉和食管壁平行，并通过一些大的穿支静脉和食管黏膜下静脉相通，意味着自发形成的门腔分流，必须避免受损。彻底离断、结扎胸段食管 12～18 cm 长度范围内的穿支静脉，通常有 30～50 支，该段食管去血管化，为横断食管准备。在横膈水平离断食管，食管前壁的黏膜层和肌层彻底离断而后壁肌层需要保留完整。食管黏膜层的重建用 5－0 不可吸收间断缝合，4－0 可吸收现重建肌层。经腹手术取腹正中切开或左侧肋缘下切口。切除脾脏，沿着胃壁离断距贲门 7 cm 上的胃大小弯侧、胃后、贲门、胃左血管通向贲门、食管的分支以及腹段食管周围的血管，离断迷走神经后置，彻底游离贲门、食管，使之与周围脏器分离。但应注意，我国门静脉高压症患者以肝炎后肝硬化为主，肝功能分级较差，Sugiura 手术创伤太大，术后并发症多，不宜在我国广大的基层单位普遍推行。

联合断流术即在同一术野中同时做断流术和分流术。如断流术采取贲门周围血管离断术，分流术采用肠腔静脉侧侧分流术，肠腔桥式分流术或脾肾分流术。有学者认为“断流加分流”是有互补作用的，能综合断流及分流的长处，但其远期疗效有待进一步研究证实。

六、肝移植

参见本书第五章肝移植。

（陈增银　史光军）

参考文献

[1] 邓晗，祁兴顺，郭晓钟.《2015 年英国肝硬化静脉曲张出血防治指南》摘译[J]. 临床肝胆病杂志，2015；31：852　854.

[2] 池肇春. 实用临床肝病学[M]. 2 版. 北京：人民军医出版社，2015：247－262.

[3] Ilyas JA, Kanwal F,. PRIMARY prophylaxis of varceal bleeding [J]. Gastroenterol Clin North Am，2014；43：783－794.

[4] Kim JH, Kim JM，cCho YZ, et al. Effects of candesartanb and propranolol combination therapy versus propranolol monotherapy in reducing portal hypertension[J]. Clin Mol Hepatol，2014；20：376－383.

[5] Satapathy SK, Sanyal AJ. Nonendoscopic management strategies for acute esophagogastric variceal bleeding[J]. Gastroenterol Clin North Am, 2014；43：819－833.

[6] Sarin SK，Kumar A. Endoscopic treatment of gastric varices[J]. Clin Livcer Dis，2014；18：809－827.

[7] Wang W, Yan J, Wang H, et al. Rapamyein ameliorates inflammation and fibrosis in the early phase of cirrhotic portal

hypertension in rats through inhibition ofmTORC1 but not mTORC2[J]. PLoS One,2014;Jan:9:e83908.

[8] Cellich PP,Crawford M,Kaffes AJ,et al. Portal biliopathy:Multidisciplinary management and outcomes of treatment[J]. ANZ J Surg,2015;85:561 - 566.

[9] Nunoi H,Hirooka M,Ochi H,et al. Portal biliopathydiagnosed using color Doppler and con trast - enhanced ultrasound [J]. Intern Med,2013;52:1055 - 1059.

[10] Amarapurkar AD, Amarapurkar D,Choksi M,et al. Portal hypertensive polyps:distrinct entity[J]. Indian J Gastroenterol, 2013;32:195 - 199.

[11] Seicean A. Endoscopic ultrasound in the diagnosis and treatment of upper digestive bleeding:a useful tool[J]. Gastrointestin Liver Dis,2013;22:465 - 469.

[12] Karki L,Gorkhaly MP,Karki BB. Study of upper gastrointestinal tract endoscopic findings in portal hypertension[J]. JNMA J Nepal Med Assoc,2013;52:337 - 342.

[13] Liu F,Li TH,Han T,et al. Non - invasive assessment of portal hypertension in patients with liver cirrhosis using FibroScan transient elastography [J]. Zhonghua Gan Zang Bing Xa Zhi,2013;21:840 - 844.

[14] Sharma P,Kimake V,Tyagi P,et al. Spleen stiffness in patients with cirrhosis in predicting esophageal varices[J]. Am J Gastroenterol,2013;108:1101 - 1107.

[15] Dessouky BA,Abdel Aalel SM. Multidetector CT oesophagography: ANalternative screening method for endoscopic diagnosis of oesophageal varices and bleeding risk[J]. Arab J Gastroenterol,2013;14:99 - 108.

[16] Kong DR, Ma C,Wang M,et al. Effects of propranolol or propranololplus isosorbide - 5 - mononitrate on varical pressure in schistosomiasis[J]World J Gastroenterol,2013;19:4228 - 4233.

[17] Fuccio L, Mussetto A, Laterza L,et al. Diagnosis and management of gastric antral vascular[J]. World J Gastroenterol, 2013; 5:6 - 13.

[18] Peng Y, Qi XS, Guo XZ. Report of the BavenoVI consensus Workshop:stratifying risk and individualizing care for portal hypertension[J]. J Clin Hepatol, 2015;31: 1202 - 1207.

第五十三章　肝硬化影像诊断与鉴别诊断

第一节　B超诊断

肝硬化(cirrhosis of liver,CL)是肝纤维化的终末阶段,肝纤维化是肝小叶结构未被纤维间隔完全改建,若肝纤维化继续发展,肝小叶和微循环结构被完全改建,形成假小叶,此时称为肝硬化。欧美国家以酒精性肝硬化多见,占全部肝硬化的50%~90%;亚非国家则以肝炎后肝硬化为主,日本70%的肝硬化由丙型肝炎发展而来;在我国,肝硬化占肝病的16%,以20~50岁多见,男女比例为4:1,约80%的患者与乙型肝炎病毒感染有关。肝硬化早期可无明显症状,后期可出现不同程度的肝功能不全和门静脉高压,并出现相应的症状和体征。

一、肝硬化的病理分类

肝硬化的分类经过数十年的发展,某些分类方法曾经使用多年后被废弃,如门静脉性肝硬化和坏死后肝硬化。目前按病理形态学将肝硬化分为4个类型,为国际肝病学界所通用。

1. *小结节性肝硬化*　肝硬化结节大小较均匀,一般都<3 mm(多数<2 mm),个别结节不超过1 cm,但随着疾病的进展,小结节可发展成大结节,结节间纤维间隔较薄而一致。

2. *大结节性肝硬化*　结节较粗大,且大小不一,直径一般3~5 mm,大者直径可达数厘米,结节由多个病变小叶组成,其中也可能存在正常小叶,纤维间隔宽窄不一,一般较宽。

3. *混合性肝硬化*　为上述两型的混合,大小结节比例基本相等。此型肝硬化很常见。

4. *不完全分割性肝硬化*　又称再生结节不明显肝硬化,多数小叶被纤维间隔包绕形成较大的多小叶性结节,纤维间隔向肝小叶内延伸,但肝小叶分割不完全,结节再生现象不明显。此型在我国主要见于血吸虫性肝硬化。

门静脉性肝硬化相当于小结节性肝硬化,为各种病因引起的肝硬化最常见者,欧美主要见于酗酒后,我国主要见于病毒性肝炎后;坏死后肝硬化相当于大结节性肝硬化或混合性肝硬化,其在肝实质大片坏死的基础上形成。

二、早期肝硬化超声表现

早期肝硬化的病理改变与肝纤维化类似,包围肝小叶的结缔组织间隔较狭窄和整齐,肝内结节形成不明显,肝内血管改建轻微。由此在肝硬化早期的超声表现上可见肝脏增大,肝脏各经线的测值均有不同程度的增宽,肝脏内部回声稍增粗、密集、分布较均匀,肝脏包膜尚平整,门静脉、肝静脉和肝动脉内径、结构和血流频谱改变不明显,脾一般不增大。超声对早期肝硬化的诊断特异性不强,有时需要结合病史、血清学检查,甚至肝穿刺活组织检查进行鉴别。

三、典型肝硬化超声表现

1. *形态轮廓*　中晚期肝硬化结缔组织大量增生,纤维间隔明显增多,正常肝细胞破坏,大量的肝再生结节形成,假小叶形成,肝脏形态发生改变,主要表现为右叶和左内叶萎缩,而尾叶及左外叶肥大,有时在尾叶可形成乳头状结节,严重者肝门右移。肝脏表面高低不平,可呈波浪状、锯齿状或凹凸状等(图53-1)。

2. *肝实质*　肝小叶被纤维结缔组织所分割,形成众多假小叶,肝内回声增高、增粗、增多,分布不均匀(图53-2)。再生结节明显时,肝内密布大小不等的稍高回声或稍低回声,形态圆形或类圆形,大小为0.1~

0.5 cm,少数可超过1.0 cm(图53-3)。当再生结节较大时,表现为近圆形或稍不规则形低回声,境界清楚,注意与血管瘤和小肝癌鉴别。若肝实质发生大片状坏死,可见5 cm左右或更大的高回声区,周围常有较粗的高回声带包绕,有的尚可夹杂有形态不规则的低回声区,注意与肝癌鉴别。血吸虫肝硬化时,肝内可见较多分布不均匀、长短不一的线状高回声,其间包绕大小不一、形态各异的低回声区,呈鳞片状、网络状或地图状改变;伴大量腹水时,肝回声相对增高。

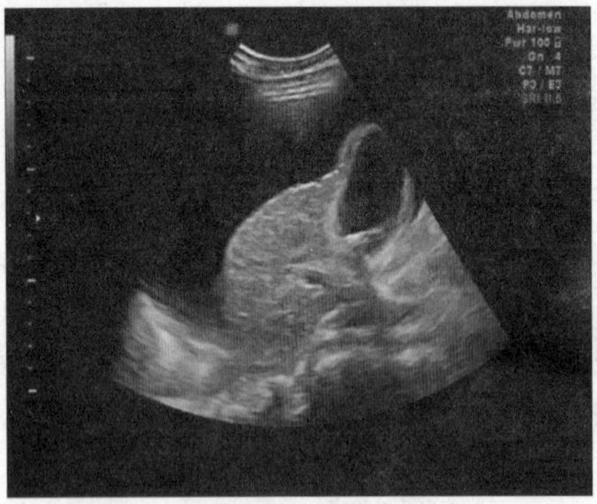

图53-1　肝硬化 肝脏体积缩小,大量腹水,胆囊壁明显水肿增厚

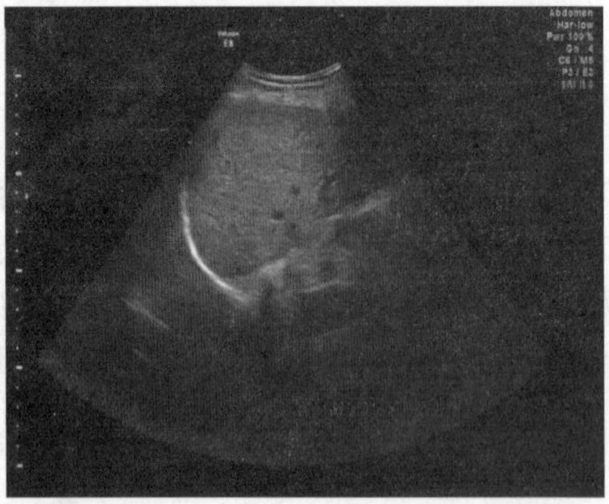

图53-2　假小叶形成,回声不均匀

3. 肝血管　肝窦、中央静脉、门静脉分支和肝静脉属支被破坏和压迫,肝内血管网明显减少。

肝硬化时,肝静脉可部分不显示或呈粗细不一,弯曲的不规则状。由于纤维组织的收缩、牵拉和再生结节的压迫作用,致肝静脉及其属支的走形僵直、管腔狭窄,甚至闭塞,彩超多普勒超声显示肝静脉内血流的走向较僵直,可呈双向流动,若有血栓形成,则肝静脉内出现充盈缺损,但其较罕见。

肝硬化时,二维超声显示门静脉主干及左右支常可有扩张,正常成年人门静脉内径1.0~1.2 cm,随着门静脉高压的严重程度不同,其扩张程度亦有一定差异,通常在1.4 cm以上(图53-4)。脾静脉和肠系膜上静脉亦可扩张,前者内径可从正常的0.4~0.7 cm,扩张到2 cm以上,后者可从0.4~0.6 cm扩张到1.5 cm以上。门静脉系统因肝内正常结构被破坏,假小叶及肝内血管网减少,异常吻合生成,门静脉压力逐渐增高,彩色多普勒显示门静脉主干及其分支管腔内色彩可变淡,门静脉主干可呈双向血流,色彩随血流方向改变而变化。脉冲多普勒显示门静脉流速减慢,峰值流速低于15~20 cm/s。门静脉血栓形成多见于主干内,亦可向左右分支延伸,超声表现为门静脉内径呈不规则增宽,管腔内见条索状或团块状低中等回声,其回声强度与血栓形成时间有关,常附于血管内膜面上,游离缘较整齐,游离缘尤其两侧端有时可见絮条样结构漂浮于血流中,较大的血栓使近端门静脉增宽,若血栓未完全阻塞管腔,在血栓处彩色血流充盈缺损,血流束变细且不规则;若完全阻塞血管,则血栓处管腔内无血流信号显示,血栓内部多无彩色血流信号。

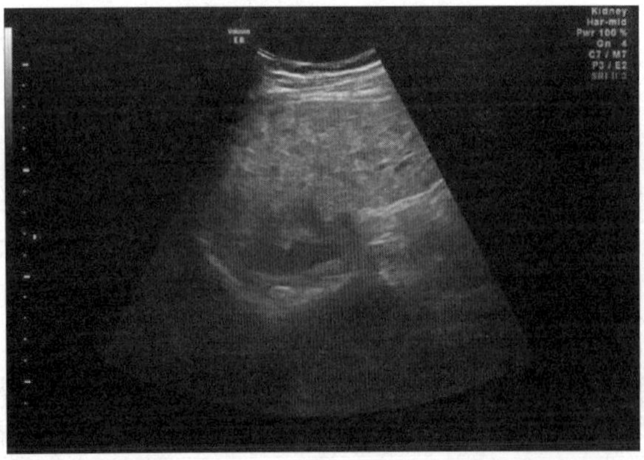

图53-3　肝内可见高回声再生结节

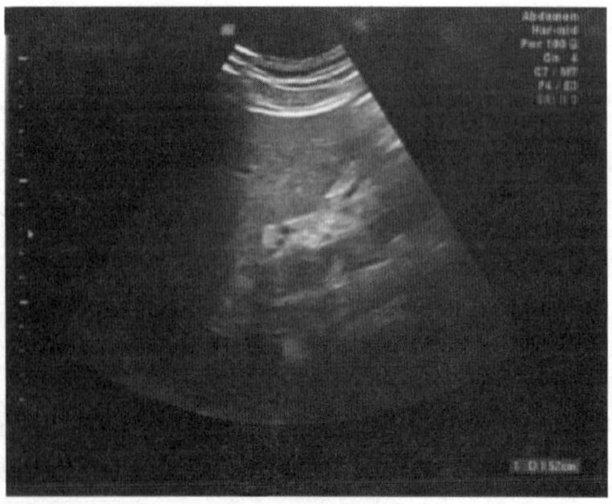

图53-4　肝硬化门静脉增宽并血栓形成

肝脏门静脉、肝动脉双重供血。肝硬化时,门静脉在多种原因的作用下血流量减少;肝动脉因其弹性较

好，对肝脏起了代偿供血作用。二维超声下肝动脉较正常易于显示，内径增宽，以 3～5 mm 多见；彩色多普勒下在肝门部见与门静脉伴行的搏动性条状彩色血流（图 53－5），在肝内也可见到点状闪烁搏动血流；脉冲多普勒超声显示肝动脉血流速度增高（正常时峰值流速为 20 cm/s 左右）（图 53－6）。

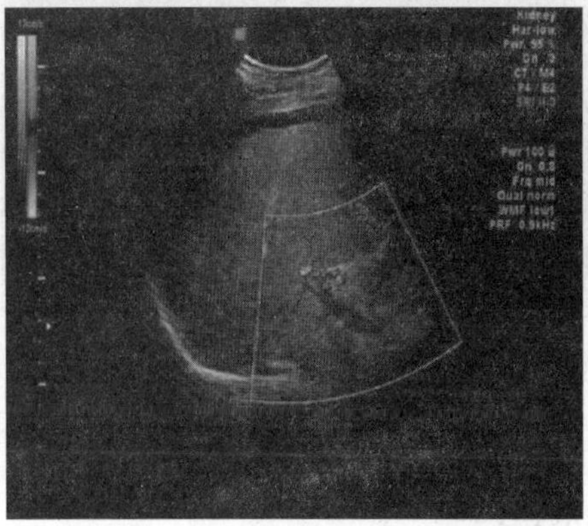

图 53－5　门静脉反向血流

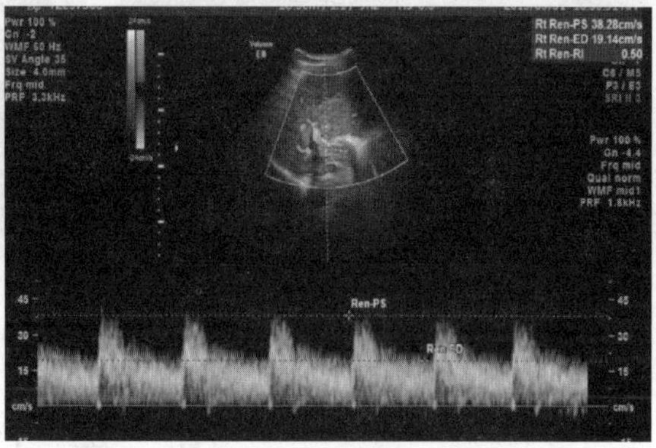

图 53－6　肝动脉频谱

在肝内血流阻力的作用下，多重侧支循环可开放。超声常见的有脐静脉开放、胃冠状静脉增宽、胃底食管静脉曲张、胰体尾周围的脾、肾和胃、肾静脉支增宽增多。彩色多普勒超声可显示出肝血流，流向脐部，与脐部静脉相通（图 53－7），并可显示由门静脉流向肝静脉的血流信号。

门静脉主干栓塞后，局部侧支循环形成，门静脉呈海绵样变性（图 53－8）。二维超声显示网状管道，彩色多普勒超声显示内有向肝性的静脉型血流，无病变的近端门静脉及其属支内径增宽，血流变慢。

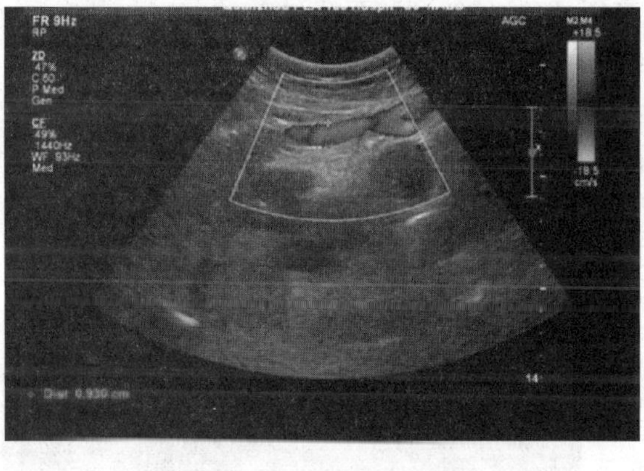

图 53－7　脐静脉开放

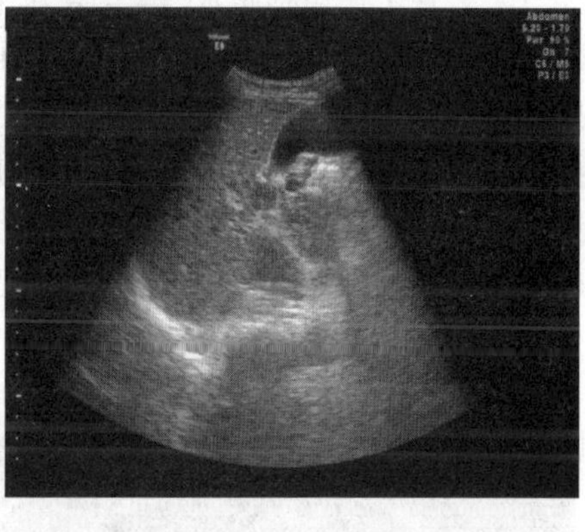

图 53－8　门静脉海绵样变性

4．脾脏　脾脏因门静脉高压导致长期慢性淤血而增大，成年人脾门处脾厚度 >40 mm，左肋缘下能容易地探及脾脏边缘，最大长径 >110 mm。脾门区脾静脉内径增大，超声显示脾包膜回声增粗增高，脾实质一般无明显改变，仍呈分布均匀的低回声，门静脉高压长期影响下，脾实质可显示回声稍增高、增密，偶可见脾内弥漫分布的数毫米结节状高回声，后方多无声影（图 53－9）。

5．其他　肝硬化时，体腔和组织间隙液体增多，少量腹水可在盆腔最低处或肝肾隐窝探及无回声，随着腹水量的增多，肝周亦可见带状无回声，侧动探头可见其与腹腔内其他部位无回声相连；大量腹水时，可见肠管漂浮于其中，有时需与巨大卵巢囊肿相鉴别。有些中晚期肝硬化患者的胸腔内可探测到少量或中等量胸腔积液。胆囊壁水肿较常见，一般超声表现为胆囊壁增厚，由于水肿明显，胆囊壁为内层低回声，外层高回声的双层结构；有时胆囊壁增厚明显时，可显示为高低回声相间的多层结构（图 53－10）。

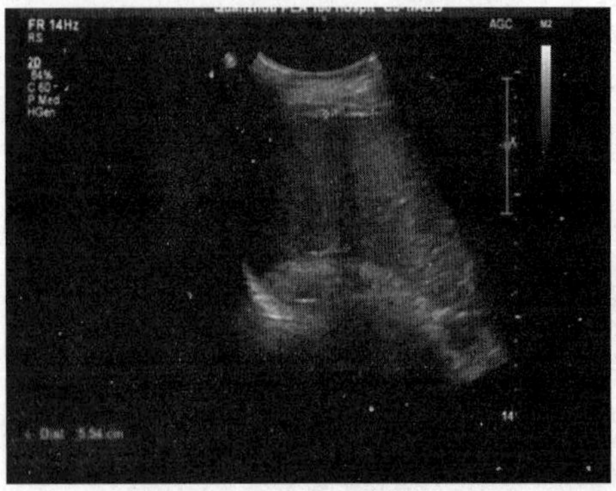

图 53－9　脾大，厚度约 55 mm

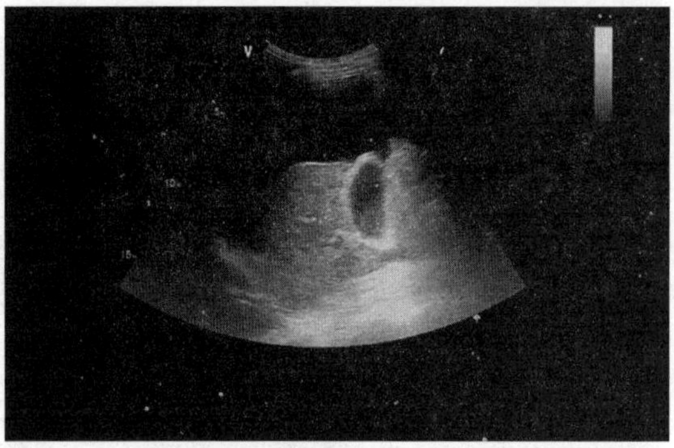

图 53－10　胆囊壁明显水肿增厚，大量腹水

第二节　CT 诊断

肝硬化的 CT 表现从密度测量上对肝硬化诊断帮助不大，因为肝硬化的病理基础是胶原纤维组织增生代替肝细胞，假小叶形成，所以在 CT 密度上可以相似。但偶有见到肝硬化时肝脏密度轻度增加。

肝硬化时 CT 表现上有意义的是肝脏轮廓、大小及肝实质的均质性三方面的变化。典型表现为肝脏缩小，结节状或锯齿状轮廓。在肝右叶缩小同时出现肝尾叶及左叶外侧的增大。由于右叶和左叶内侧段的缩小，往往导致肝门及肝间隙的增加。由于肝硬化时脂肪含量增加随之可以出现密度减低（图 53－11～图 53－14）。

肝硬化 CT 表现上还包括腹水、再生结节、门脉高压征象，虽然肝脏再生结节的密度与肝实质相同，但根据其轮廓不规则可做出诊断。偶尔在平扫时，再生结节的密度高于肝实质的密度。当再生结节较大时则与肿瘤表现相似，在平扫时为低密度影，增强时表现为与肝实质相同的等密度（图 53－15）。

肝硬化门脉高压在 CT 表现为脾大，门静脉系统血管增粗、纡曲。平扫时肝门，胃周围、食管下端贲门和脾门出现团块状软组织密度影，增强扫描时见到密度增高的血管影。另外，腹水很容易在 CT 上发现，表现为脏器与脏器间、脏器与腹壁之间的带状水样密度影。

肝硬化患者，由于胆汁排泄障碍，常引起胆囊结石及慢性胆囊炎（图 53－11 至图 53－16）。

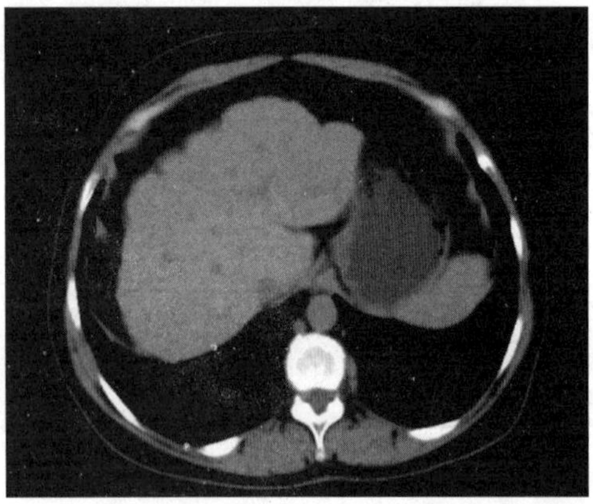

图 53－11　肝硬化表面呈波浪状

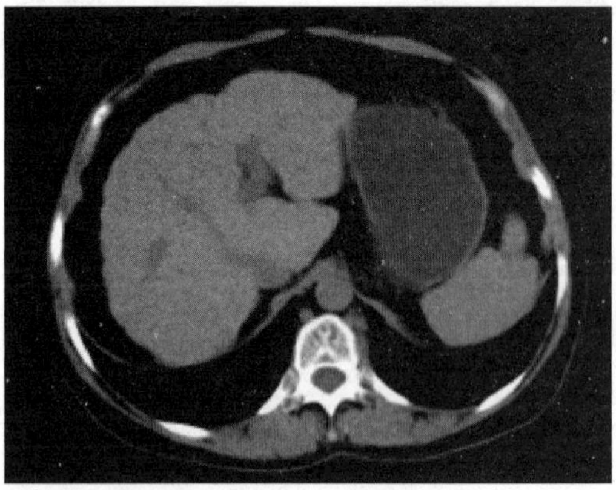

图 53－12　肝硬化合并门脉高压表面呈波浪状

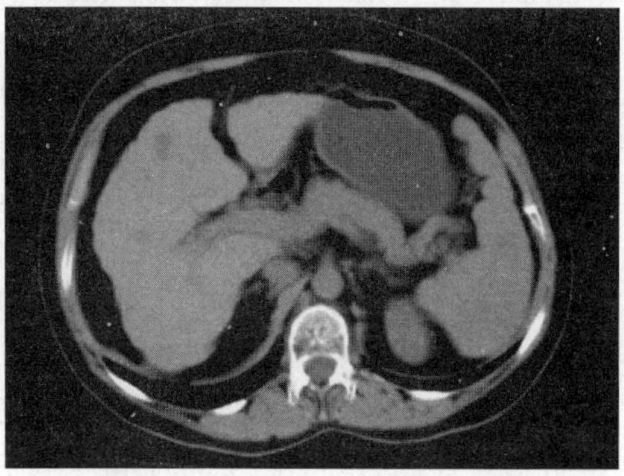

图 53－13　肝硬化合并门脉高压表面呈波浪状；肝裂明显增宽

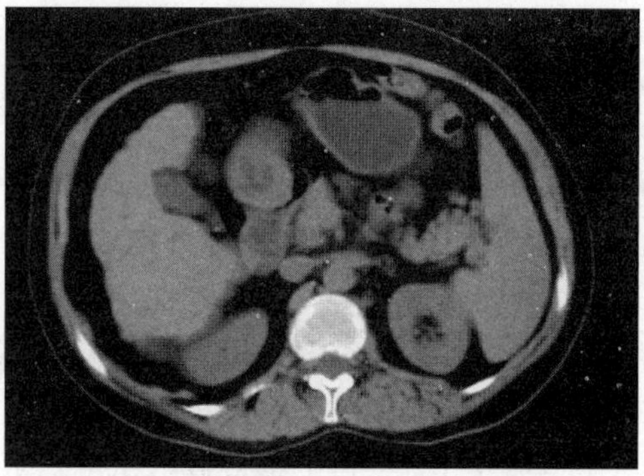

图 53－14　肝硬化合并门脉高压脾脏增大；门静脉宽；胆囊结石

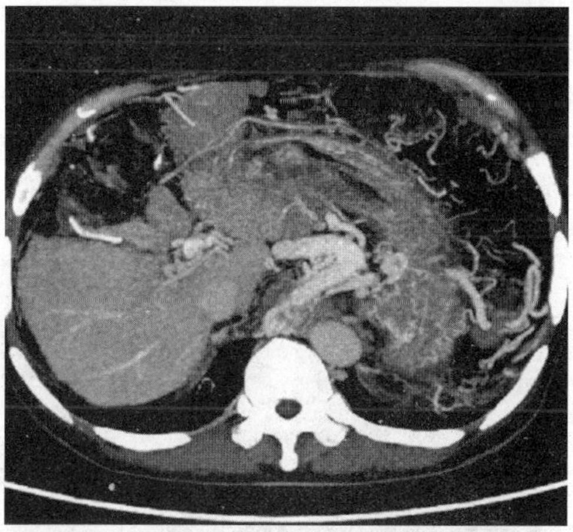

图 53－15　肝硬化伴门脉高压 CT 增强扫描示，肝门及胃底多发静脉血管强化影呈海绵样变

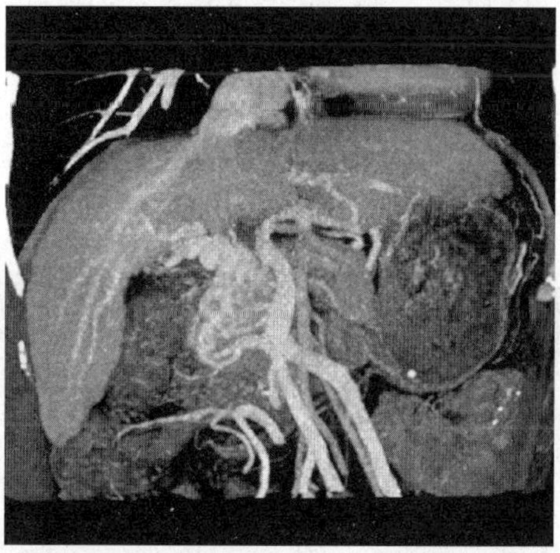

图 53－16　肝硬化门脉高压 CT 增强扫描示，门静脉周围多发静脉血管强化影呈海绵样变

第三节　MR 诊断

MRI 分辨力高，是诊断肝硬化较有价值的手段。不仅多方位显示肝脏的形态特征和病理改变，还有助于区分再生结节、退变结节和 HCC。另外，还可提供肝硬化时其他异常改变的信息，如门静脉高压，侧支血管开放等，为临床诊断和治疗方案的制定提供较多信息。

一、形态改变

MRI 可显示肝脏的外形和轮廓的改变。早期肝硬化或伴有脂肪肝时肝脏的体积可以增大，大多数情况下肝脏因纤维瘢痕收缩面变小，肝脏外形不规则，呈波浪状或驼峰样改变，有时可类似于肿瘤。肝叶比例失常，常见的是尾叶和左叶外侧段代偿性增大而右叶萎缩，许多病例可见到右前叶的萎缩比右后叶更加明显，导致肝脏前缘变平坦。肝裂增宽，可见到间位结肠和肝外胆囊（图 53－17）。

二、信号改变

肝硬化时肝脏的信号强度可以均匀或不均匀。纤维化改变不影响肝细胞内水的含量，因而肝脏的 T1、T2 弛豫时间无变化。肝硬化伴有肝炎或脂肪沉淀时肝内信号不均匀，在 T1WI 上表现为斑片状的高信号区。另外，肝硬化时可伴有铁的沉淀，导致肝脏信号下降。

MRI 对肝硬化的重要价值在于能显示再生结节，发现也往往不易和结节型 HCC 鉴别。再生结节是由晚期肝硬化广泛增生的胶原纤维分割和变性、坏死、增生的肝细胞形成。结节状增生的肝细胞内胆汁淤积，脂肪变性，胆色素及含铁黄素沉积，使其 MRI 信号颇具特征性。在 T1W I 上呈等信号或稍高信号，在 T2W I 上呈等信号及稍低信号。结节内部信号均匀，无包膜。对再生结节在 T2WI 上呈低信号，多数学者认为与铁质含量增加有关，约 25% 的再生结节有铁质沉着，但在某些病例再生结节内并无铁质沉淀，在 MRI 上也显示为低信号。Kita 等的病例对照研究表明，肝硬化再生结节周围均有纤维间隔，在纤维间隔及门静脉区见不同程度的炎性改变，另外有少数肝硬化在纤维间隔内见大量血管间隙。而肝硬化时的肝组织相对信号较正常肝明显增高。结果表明，肝硬化在 T2WI 上信号强度增高，可能为纤维间隔内炎性改变或扩张的血管间隙使水含量增多所致。周围纤维间隔形成小环状或网状高信号区，高信号的纤维间隔使再生结节呈相对低信号。弥漫性分布的再生小结节在 T1WI 上表现为均匀的粟粒状高信号影。增强扫描示肝硬化再生结节无强化表现，在强化的肝实质对比下，再生结节显示 Wie 边界清楚的低信号灶。另外，在 T2WI 上可见到不规则线状异常高信号为纤维组织带，在动态增强早期可有轻度的强化，而延迟强化比较明显。伴有脂肪浸润的肝硬化和脂肪变性的再生结节在反相图像上显示更佳。再生结节可压迫肝内血管，表现为管径变细，官腔变窄，肝段静脉和肝内下腔静脉之比的变化可提示肝硬化的存在。

肝细胞特异性对比剂的应用有助于进一步诊断。再生结节可有明显强化，因为肝硬化再生结节仍保留了肝细胞的呼吸功能，可吞噬肝细胞特异性对比，但因其在再生过程中胆管的排泄功能不全，所有排泄延迟。但有时肝硬化的强化程度也会有下降，因为大量纤维组织增生，不能很好地吸收对比剂，含铁血黄素沉淀的再生结节信号很低，而且受到损害的肝细胞也不能很好地吸收对比剂（图 53－17～20）。

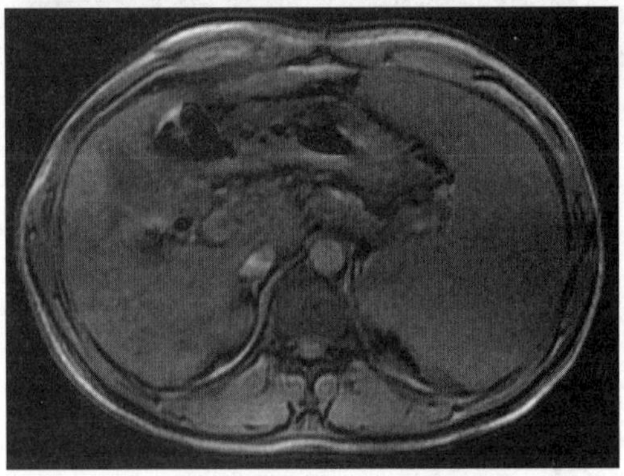

图 53－17　肝硬化 T1WI 示肝脏体积缩小，边缘毛糙

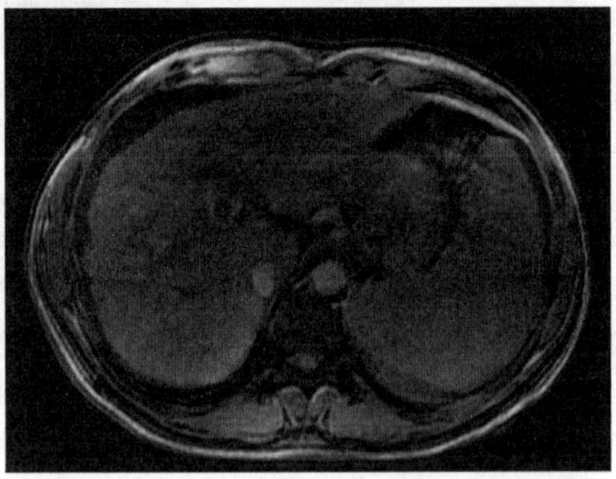

图 53－18　肝硬化 T1WI 示肝脏体积缩小，肝内信号不均匀

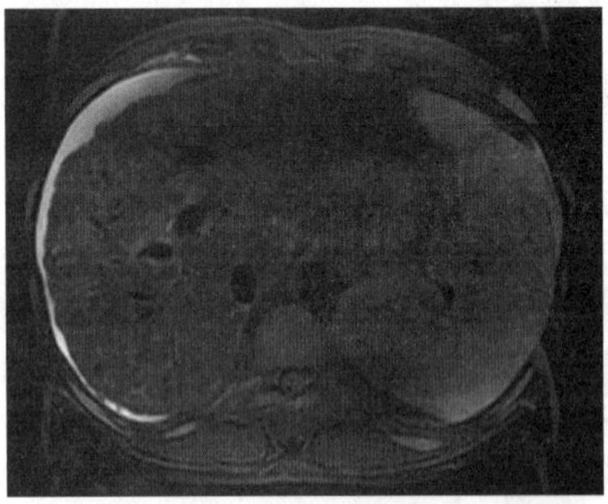

图 53－19　肝硬化 T2WI 示多发低信号结节，周边可见环形的高信号

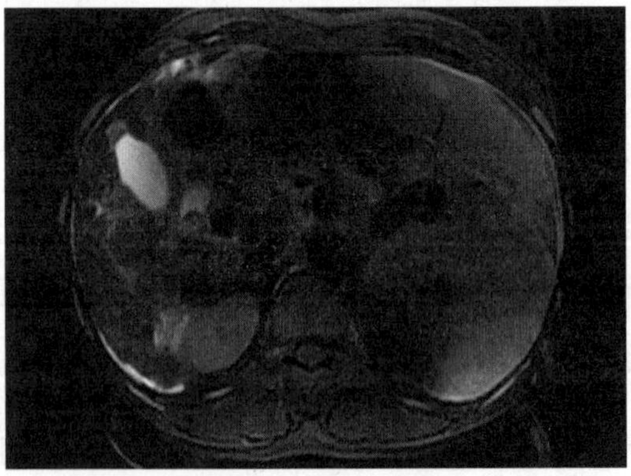

图 53－20　肝硬化 T2WI 示脾脏体积增大，门静脉增粗，脾血管静脉增粗

三、继发性改变

肝硬化的继发性改变有门静脉高压、脾大和腹水。门静脉高压时门静脉迂曲、扩张，侧支循环形成，常见的部位有食管下端静脉，胃冠状静脉，重新开放的脐静脉以及肝内门、肝静脉交通等。MRI 无须对比剂即可显示血管，而且可任意方向成像。SE 序列中血管有流空现象，侧支血管表现为特定部位的结节状、条索状流空信号，有时可扭曲成团块。门静脉高压早期，门静脉主干可扩张，随着病程的发展，进肝的血流量下降而门静脉可恢复正常甚至变细，向肝血流也可逆转为离肝血流。门静脉主干有血栓形成时，肝门区可见侧支形成。MRI 相位对比技术还可估计血管开放、血流方向和肝硬化血流速率。增强扫描因门静脉分流使肝内血供减少，肝实质的强化受到影响，因此肝脏强化往往不均匀。脾大的判定标准和 CT 相同，不但表现为脾脏直径增大，有时表现为厚度增加，因为含铁血黄素的沉着，脾内可见多发点状的异常信号，为长 T1、短 T2 信号。腹水表现为肝周或脾周呈带状的长 T1，长 T2 信号。

MRA 可清楚地显示侧支血管的全貌和范围，并可显示肝内门静脉和肝静脉的相对位置关系，以及测量两者间最短的距离，为 TIPSS 手术操作进行向导。

肝硬化 MRI 检查的重要意义在于及早发现恶性结节。再生结节为良性，但有许多文献报道，肝癌的发生与慢性肝病有关，良性再生结节可经腺瘤样增生、非典型性腺瘤样增生、高分化 HCC 发展为经典的 HCC。其中腺瘤样增生和非典型性腺瘤样增生已归类为退变结节。US 和 CT 对他们的检出和定性都极其困难，而 MRI 可显示之。因再生结节有积聚铁和脂肪的能力，而这两者可能和正常肝细胞的癌变以及刺激其生长有关。因此，密切随访再生结节的信号变化有利于早期发现恶变的存在。有一组病埋报道 12 个穿刺证实的良性再生结节，经随访其中 10 个发现有增大且有恶变。因此，有学者建议对于大的再生结节给予经皮无水乙醇注射（PEI）。再生结节如其内部有信号提示有恶变，如为单发则建议手术治疗。在 T2WI 上可见低信号结节中的高信号灶，称为“结节中的结节”。这种病灶穿刺也许不能选准部位，而 AFP 往往阴性，因此 MRI 更具价值，而且可在 MRI 指导下进行穿刺（图 53－21～图 53－26）。

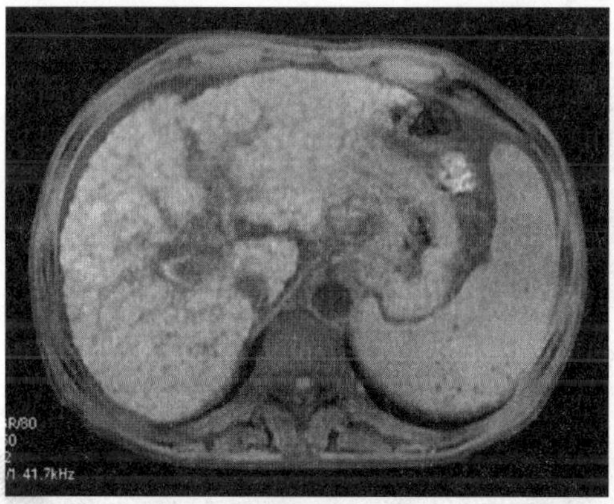

图 53－21　乙型肝炎所致的肝硬化 T1WI 示肝脏体积略缩小，肝内信号不均匀，内可见结节样稍高信号

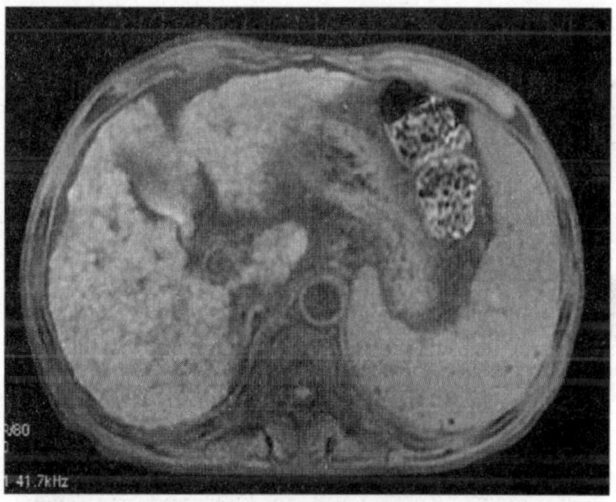

图 53－22　乙型肝炎所致的肝硬化 T1WI 示肝脏体积略缩小，肝内信号不均匀，内可见结节样稍高信号

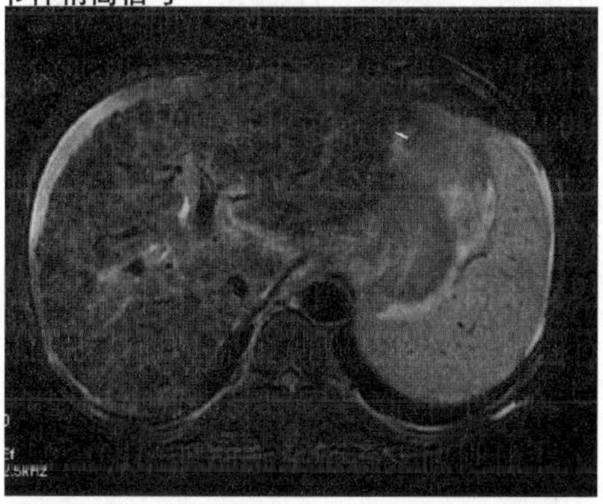

图 53－23　乙型肝炎所致的肝硬化 T2WI 上可见多发低信号结节，周边可见环形的高信号

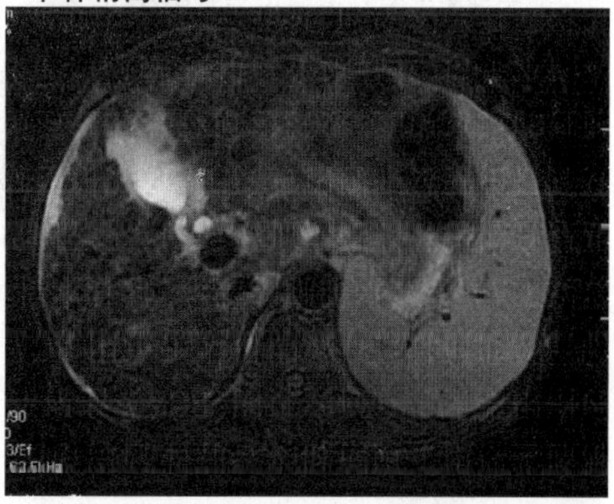

图 53－24　乙型肝炎所致的肝硬化 T2WI 上可见多发低信号结节，周边可见环形的高信号

肝再生结节还需和结节状增生(NRH)进行鉴别。NRH为少见的良性病变,常发生在无肝硬化的基础上,为肝细胞增生所致的弥漫性结节,常常和慢性系统病变如类风湿性关节炎、Felty综合征、Crest综合征、骨髓增殖异常等有关。50%的疾病也可见到门静脉高压。肝细胞的增生可使肝三联(动脉、静脉、胆管)包裹在结节内。但结节的增生不伴有纤维反应,因此可以和肝硬化鉴别。结节内Kepffer细胞可吸收^{99Zn}TC胶体硫,吸收弥漫性的、片状的,因NRH是弥漫性的过程,出血结节可出现缺损,有关的报道极少,US和CT的诊断困难。

四、影像学方法比较

肝硬化在US上的典型性表现为增粗的、不均匀的回声,实质回声增强且肝表面呈结节状,另外也可观察到肝叶比例失调、门静脉高压、腹水等征象。多普勒超声可观察血供和血流情况,门静脉高压时可见到门静脉主干扩张,侧支血管开放,晚期肝硬化可见到门静脉粗大及离肝血流,了解有无血栓形成和血液流速的改变,但对肝硬化结节的诊断较困难。特别是伴有脂肪浸润和弥散性肝硬化结节,定性准确率不高。

CT上也可直观显示肝脏的形态和轮廓改变,增强扫描可观察肝脏密度变化和血管情况,肝硬化时肝内门静脉血流分布和量的改变,加上间以脂肪浸润,整个肝脏的强化不均匀,而且强化程度也下降。典型的肝硬化结节在平扫上为高密度,增强后为等密度,和少血供的HCC难以鉴别。特别是弥漫性肝硬化和弥漫性肝癌的鉴别有一定的困难,门静脉有无癌栓有助于鉴别,因后者几乎100%伴有门静脉癌栓,但肝硬化伴门静脉血栓形成时则难以鉴别。另外,CT对蜕变结节的诊断无能为力。CTA全方位显示肝内血管,为TIPSS手术的操作进行导向,但需要注射造影剂。门控静脉分流术后的CT和CTA随访可清楚显示吻合口及分流道的通畅情况(图53-25~图53-28)。

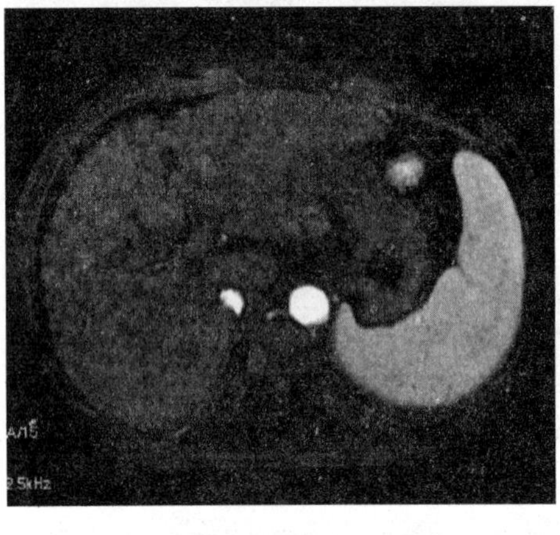

图53-25　乙型肝炎所致的肝硬化T1WI动脉期示肝内多发结节未见异常强化

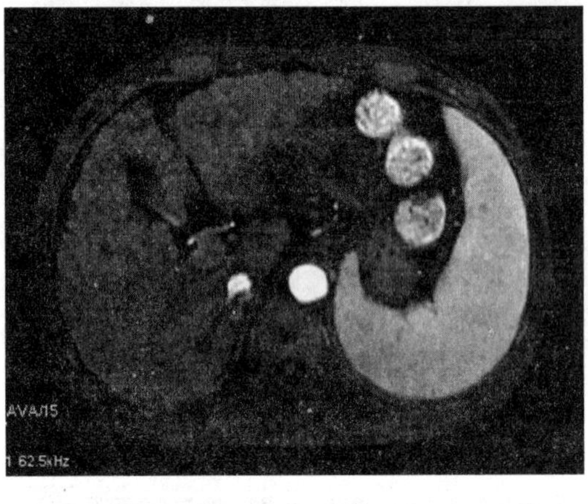

图53-26　乙型肝炎所致的肝硬化T1WI动脉期示肝内多发结节未见异常强化

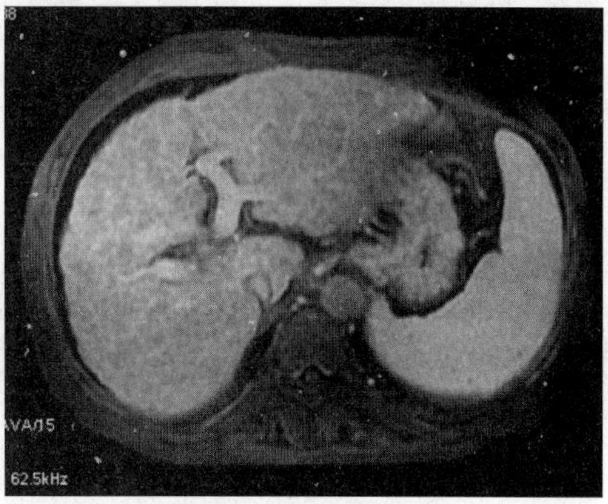

图 **53 - 27**　乙型肝炎所致的肝硬化门脉期肝实质强化不均匀，肝实质内多发低信号结节，周边有环形强化

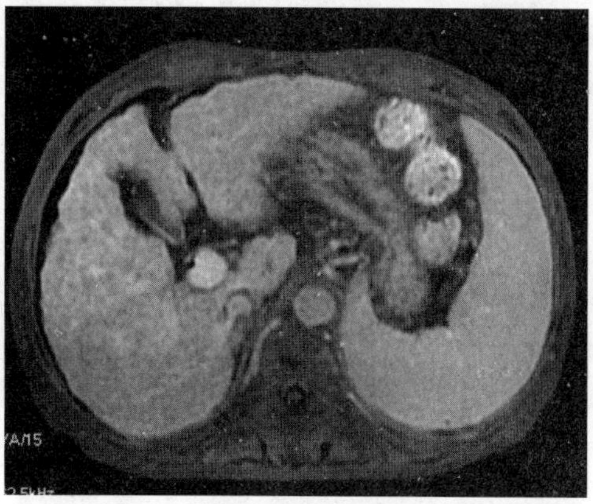

图 **53 - 28**　乙型肝炎所致的肝硬化门脉期肝实质强化不均匀，肝实质内多发低信号结节，周边有环形强化

（王欣璐　尹吉林　罗建平　庄阳辉）

参考文献

[1] Lurie Y, Webb M, Cytter - Kuint R, et al. Non - invasive diagnosis of liver fibrosis and cirrhosis[J]. World J Gastroenterol, 2015;7;21:11567 - 11583.

[2] Sirli R, Sporea I, Popescu A, Dănilă M. Ultrasound - based elastography for thediagnosis of portal hypertension in cirrhotics [J]. World J Gastroenterol,2015;7;21:11542 - 11551.

[3] Trovato FM, Tognarelli JM, Crossey MM, et al. Challenges of liver cancer: Future emerging tools in imaging and urinary biomarkers[J]. World J Hepatol,2015;18;7:2664 - 2675.

[4] Marchioni Beery RM, Vaziri H, Forouhar F. Primary Biliary Cirrhosis and Primary Sclerosing Cholangitis: a Review Featuring a Women's Health Perspective[J]. J Clin Transl Hepatol,2014;2:266 - 284.

[5] Tarantino L, Ambrosino P, Di Minno MN. Contrast - enhanced ultrasound in differentiating malignant from benign portal vein thrombosis in hepatocellular carcinoma[J]. World J Gastroenterol,2015;28;21:9457 - 9460.

[6] Kalafateli M, Konstantakis C, Thomopoulos K, et al. Impact of muscle wasting on survival in patients with liver cirrhosis[J]. World J Gastroenterol,2015;28;21:7357 - 7361.

[7] Shounak M, Vimal R, Colin S, et al. A retrospective analysis of the impact of diastolic dysfunction on one - year mortality after transjugular intrahepatic porto - systemic shunt, liver transplantation and non - transplant abdominal surgery in patients with cirrhosis[J]. Ann Gastroenterol,2015;28:385 - 390.

第五十四章　肝硬化内科治疗

第一节　一般内科治疗

一、一般疗法

(一)休息

处于代偿期的患者,可适当减少活动,并可酌情参加一些轻体力工作,但应注意劳逸结合,以不感到疲劳为度;而对于失代偿期的患者,应停止工作,休息乃至基本卧床休息。因有研究者提出直立体位可激活潴留系统并影响肾血流灌注,推测卧床休息对肝硬化腹水患者有一定益处,另外卧床休息可减轻肝脏负担,故传统上推荐卧床休息。但尚无对照试验证实卧床休息在治疗中的有效性。

(二)保持乐观情绪

精神处于消沉或紧张状态,可使机体的免疫功能降低,对保持病情稳定不利;相反,精神向上,情绪乐观,则可调动和增强机体的免疫功能,有利于肝硬化的病情稳定。

(三)避免使用对肝脏有损害的药物

肝硬化合并其他疾病(如感染等),必须应用某些对肝脏有损害的药物时,一定要掌握以下原则:选用对肝脏毒性最低的药物;剂量要小,疗程要短;对肝功能进行监视,如发现有明显损害要立即停药。

(四)积极治疗对肝脏有影响的并发症

影响肝脏的并发症,对肝硬化保持病情稳定和肝功能恢复不利。如各种心脏病引起的心衰,可造成肝淤血,从而损害肝脏导致加重肝硬化的病理改变,故应及时纠正心衰;再如,寄生虫感染、药物中毒、营养不良和胆系感染等,均可引起肝损害,应分别给予相应的治疗,以尽可能消除加重肝硬化的各种因素。

二、饮食营养疗法

肝硬化的基本治疗是支持疗法,故饮食营养疗法在肝硬化治疗中具有重要意义。这是因为部分肝硬化患者常有营养缺乏,原因是:①因食欲减退,食物摄入不足;②失代偿期患者,因胃肠水肿或消化酶分泌减少,对食物的消化吸收不良;③因肝功能障碍,肝脏不能将储存或吸收来的营养成分,进行正常的代谢;④因肝组织损害,肝脏需要更多的营养成分进行修补,肝对营养成分的需要量增大;⑤因大量利尿和排放腹水,而使蛋白质丢失。营养缺乏导致机体免疫力下降,易继发感染,还可表现为难以纠正的低蛋白血症、腹水、水和电解质及酸碱平衡紊乱,严重者有肝性脑病及肝肾综合征危险。另外,不恰当的饮食亦会加重病情。

正确而又合理的饮食营养疗法,可改善肝脏的代谢功能,提供各脏器组织的营养需要;促进损伤肝细胞的修复和再生;增强解毒作用,减少毒性物质生成,并促进其分解和排出;增强机体免疫功能,提高抵抗力;尚有促进肝内营养素的储存、转运和调节作用,可防治肝硬化继发的营养缺乏症和营养缺乏所致的肝损害。

肝硬化患者的饮食营养,应保证充分的热量和高维生素。没有并发症的肝硬化患者的饮食热量为126～168 kJ(30～40 kcal)/(kg·d),蛋白质1～1.5 g/(kg·d)。营养不良者摄入热量为168～210 kJ(40～50 kcal)/(kg·d),蛋白质1～1.8 g/(kg·d)。营养成分占总热量的比例,应是蛋白质和碳水化合物各占40%,脂肪占20%。严禁饮酒,食管静脉曲张者应禁食坚硬粗糙食物。一般通过进食的方式补充,如有补充不足或进食困难时,可采用胃肠外营养补充。具体实施过程中要掌握以下原则。

(一)关于蛋白质

病情稳定者,应供给含丰富蛋白质,尤其是含高生物效价蛋白质的食品,如牛乳或乳制品(蒸发乳、脱脂乳及奶粉等)、豆制品、蛋类、鱼或瘦肉等。动物蛋白含有较多蛋氨酸,后者可补充甲基,有抗脂肪肝作用,且可提高多种食物的生物效价,应优先供给。病情严重者,含蛋氨酸、甘氨酸、丝氨酸、苏氨酸、组氨酸、赖氨酸、谷氨酸、门冬氨酸等的食物,在体内产氨较多,故不宜多用,以免诱发肝性昏迷。肝性昏迷者,应严格限制蛋白质的摄入,以减少血氨来源;对有肝性昏迷倾向者,应禁用含芳香氨基酸(如苯丙氨酸、酪氨酸、色氨酸等)的食物,以免诱发肝性昏迷。对肝性昏迷或有肝性昏迷倾向者,应给予含支链氨基酸(包括亮氨酸、异亮氨酸、缬氨酸)的蛋白制剂,因后者可纠正氨基酸的平衡失调,减少进入血脑屏障的芳香族氨基酸,有利于肝性昏迷的意识恢复,且对必须限制蛋白质饮食的患者,可维持正氮平衡,还可促进蛋白质的合成代谢,对肝细胞的再生有益。

(二)关于碳水化合物

应给予高糖饮食,因糖类能使肝糖原增加,可促使肝细胞再生,还可防止毒素对肝细胞的损害。如果患者不能多食高糖食物,可口服甜食品如果子露、甜果汁、糖藕粉、果酱和蜂蜜等,最好给葡萄糖。在肝硬化时,供给葡萄糖比葡萄糖替代糖(D－果糖、山梨醇)为好,因后者转变为葡萄糖时受限制,且可代谢为乳酸盐,发生低血糖及乳酸中毒。此外,替代糖还易导致能量丰富的磷酸盐消耗增高,从而使尿酸形成增多,致发生高尿酸血症。肝硬化患者,若糖耐量降低、血糖升高,而有肝原性糖尿病时,则应禁用或限制食用含糖食物。

(三)关于脂肪

脂肪供给以适量为宜。因补充过多,在肝内蓄积可形成脂肪浸润,妨碍肝糖原合成,降低肝脏代谢功能;但补充过少,食物乏味,影响食欲,且妨碍脂溶性维生素的吸收。脂肪每日摄入量以不超过 50 g 为宜。

(四)关于维生素

摄取维生素含量丰富的食物,可促进病变肝细胞恢复。肝硬化患者,由于机体的新陈代谢增加,同时在治疗中常输入大量的葡萄糖液,随着糖代谢增高,相应对维生素 B_1 的需要量也增加,故易引起维生素 B_1 缺乏,减少机体能量的供应。肝功能障碍时,肝脏不能顺利地将维生素原或维生素转变为代谢活性型,使维生素利用率降低。维生素 C 能促进肝细胞再生及肝糖原合成,并能增强肝脏解毒能力。故肝硬化患者应从食物中补充大量的多种维生素(维生素 A、B 族、维生素 C、维生素 E、维生素 K 等)。维生素 C 每日应供给 100～200 mg。

三、保肝药物的应用

保肝药包括改善肝脏功能、促进肝细胞再生、增强肝脏解毒功能。肝硬化时,盲目采用过多药物,有可能增加肝脏的负担,对肝脏的修复反而不利,故应防止滥用,合理选择和应用保肝药。

(一)解毒类保肝药

1. *还原型谷胱甘肽型*　谷胱甘肽参与体内三羧酸循环及糖代谢,使人体获得高能量,是细胞内重要的调节代谢物质。该药上的巯基与过氧化物和自由基结合,以对抗氧化剂对巯基的破坏,保护细胞膜中含巯基的蛋白质和酶不被破坏,维持细胞生物功能具有重要作用。其还具有整合解毒作用,把机体内有害的毒物排出体外,保护肝细胞免受损害。

2. *硫普罗宁*　本药通过提供巯基来活化超氧化物歧化酶,从而增强肝脏对抗各种损害的能力。本药可使肝细胞线粒体中的 ATP 酶活性降低,ATP 含量升高,从而改善肝功能。本药通过酰胺酶水解,生成的甘氨酸系脂肪族氨基酸,带有一碳单位,主要参与嘌呤类核苷酸的合成,故具有促进肝细胞再生的作用。本药的巯基可与自由基可逆性结合成二硫化物,为一种自由基清除剂。

(二)促肝细胞再生药物

1. *多烯磷脂酰胆碱*　本药以完整的分子与肝细胞细胞膜及细胞器膜相结合,对已破坏的肝细胞膜进行生理性修复:使肝细胞膜的流动性增加,让受损失的肝功能和酶活力恢复到正常状态;调节肝脏的能量平衡;促进肝细胞的再生及将中性脂肪和胆固醇转化成容易代谢的形式;重组成细胞骨架,抑制肝细胞凋亡,抑制肝星状细胞活化,减少氧化应激与脂质过氧化和降低炎症反应等多个方面保护肝脏。此外,这些磷脂分子尚可分泌入胆汁,具有稳定胆汁的作用。

2. 促肝细胞生长素 该药能明显刺激新生肝细胞的DNA合成，促进损伤的肝细胞线粒体、粗面内质网恢复，促进肝细胞再生，加速肝细胞的修复，恢复肝功能，改善肝巨噬细胞的吞噬功能，防止来自肠道的进一步损害，抑制肿瘤坏死因子(TNF)活性和 Na^+、K^+ - ATP酶活性抑制因子活性，从而促进肝坏死后的修复，同时具有降转氨酶血清胆红素和缩短凝血酶原时间。

(三)促进能量代谢类药物

1. 维生素类 主要是水溶性维生素类，包括维生素C，复合维生素B。维生素C具有还原性，能减轻肝细胞的脂肪变性，促进肝细胞再生和肝糖原合成，而复合维生素B则参与糖、脂肪和蛋白质在机体的代谢。脂溶性维生素剂量大时反而会加重肝脏负担，一般不使用。

2. 辅酶类 辅酶A能激发三羧酸循环，促进糖、脂肪和蛋白质的代谢；而辅酶Q10可使肝脏组织超氧化歧化酶的活性升高，增强肝脏组织对自由基的清除能力从而起到保护肝脏的作用。

3. 门冬氨酸鸟氨酸 该药主要成分为L-鸟氨酸-L-天冬氨酸。鸟氨酸与血液循环中有毒的氨结合，将后者转化为对人体无毒的物质。本药通过加速鸟氨酸循环来加强肝脏细胞的解毒功能，能在数小时内迅速降低过高的血氨，纠正氨基酸的失代偿，改善脑部症状及功能。天门冬氨酸能参与肝细胞内核酸的合成，有利于修复被损伤的肝细胞。此外，由于天冬氨酸对肝细胞内三羧酸循环代谢过程的间接促进作用，促进了肝细胞内的能量生成，使得被损伤的肝细胞的各项功能得以迅速恢复。

(四)中草药及其提取物

1. 水飞蓟素 该药主要含有水飞蓟宾、水飞蓟停、异水飞蓟宾、水飞蓟宁。其具有清除自由基、抑制5′-脂氧酶、抗脂质过氧化、保护肝细胞膜、促进受损肝细胞合成DNA及结构蛋白、免疫调节和抗肝纤维化等药理作用，其中以水飞蓟宾的含量最高，活性也最强。水飞蓟宾具有很强的抗氧化作用，能对抗脂质过氧化，增强谷胱甘肽的活性，清除肝细胞内的活性氧自由基，稳定肝细胞膜，保护肝细胞。此外，水飞蓟宾还可抑制肝星状细胞的活性和转化生长因子、肿瘤坏死因子等细胞因子的表达而具有抗炎、抗纤维化作用。

2. 甘草酸类制剂 该类药物临床常用的有甘草酸单铵、复方甘草酸苷、甘草酸二铵、甘草酸二铵脂质配位体及异甘草酸镁。甘草酸类药物具有较强的抗炎、保护肝细胞及改善肝功能的作用，多种肝毒剂所致肝损伤有预防治疗作用。有肾上腺皮质激素样作用，但无明显皮质激素样不良反应。其主要是通过控制炎症因子和免疫性因子而发挥抗肝损害作用。常见的不良反应有低钾、水钠潴留、水肿，故对于严重低钾、高钠血症、高血压、充血性心力衰竭、肾衰竭者应禁用，妊娠妇女和新生儿慎用。

(曾冠男 陈贻胜)

第二节 肝硬化的氨基酸疗法

一、氨基酸治疗的机制

自从Fischer等发现苯乙醇胺和羟苯乙醇胺在血中浓度增高会导致肝性脑病，并在1976年用主要含丰富支链氨基酸的复方氨基酸(FO-80)治疗家犬肝性脑病模型以来，氨基酸治疗肝硬化引起的肝性脑病和亚临床型(潜在型)肝性脑病受到重视。综合研究显示，BCAA补充对肝脏的有益作用包括：①可以有效降低肝硬化患者的蛋白质代谢，刺激肝脏蛋白合成，纠正负氮平衡，改善营养状况，促进好的临床结局。②BCAA可以不通过肝脏代谢，血清中含量少由此减轻肝脏负担。③应用BCAA制剂在提高肝硬化患者血清蛋白水平的同时可使其血糖水平下降，但不会加重胰岛素抵抗。④膳食中补充BCAA不但未见肝性脑病发生，相反通过饮食补充蛋白增加了氮含量。补充BCAA可通过增高血浆中BCAA浓度，降低血浆中AAA水平，并竞争性阻止其通过血-脑屏障。⑤BCAAs对肝硬化患者的免疫功能尤其是CD细胞、NK细胞和肝相关淋巴细胞(LAL)有免疫增强作用，其中亮氨酸可能起重要作用。在生理浓度下，亮氨酸可刺激胰岛素分泌，与空腹胰岛素(FINS)浓度呈量效关系。还可通过星状细胞刺激肝细胞生长因子的合成。高BCAA配方的理论优势包括高亮氨酸可增加蛋白质合成而降低其分解；BCAA可为脑、心脏、肌肉提供能量；在分解代谢和血胰岛素低下时,可调节肌肉中氨基酸的外流;改善骨骼肌对氨的代谢;增加脑中去甲肾上腺素合成;降低芳香族氨基酸对脑的损伤。

此外,口服 BCAA 还能减少肝衰竭和静脉曲张出血的发生,降低 Child - Pugh A 级肝硬化患者肝细胞癌的发生率,预防肝病相关事件的发生,并能改善乏力和失眠等症状,提高患者的生活质量。Kawaguchi 等所进行的一项前瞻性研究表明,氨基酸失衡是肝硬化患者发生 HCC 的一个重要危险因素。补充 BCAA 可降低 HCC 风险并延长肝硬化患者的生存期。

BCAA 参与葡萄糖 - 丙氨酸循环(肌 - 肝能源循环),在糖与脂肪不足情况下,BCAA 提供的能源占全量的 20%~30%;BCAA 促进肝和肌蛋白合成,抑制蛋白分解,使血中 AAA 下降;在骨骼肌中,三种 BCAA 参与谷氨酰胺的合成以对氨起解毒作用。

Freund 用 FO - 80 治疗肝硬化肝性脑病。研究认为其疗效机制是:① 提高血浆 BCAA 浓度,通过和其他中性氨基酸竞争运转使血浆 AAA 通过血 - 脑屏障减少,阻止或减少假性神经递质的产生。② 肝功能障碍能量不足时,BCAA 为主要供能形式,保护机体。③ 增加 BCAA 的量可使能源充沛、减少蛋白质的分解,促进或加强肝内蛋白质合成,减少或抑制了肌蛋白的分解,使血浆芳香族氨基酸下降。④ BCAA 占人体必需氨基酸的 40%,主要在骨骼肌内代谢。正常人动脉血氨约 50% 由骨骼肌处理。BCAA 进入肌内组织后可促进氨的清除。⑤ 由于其氨基酸溶液的组成是以 BCAA 为主,较常规氨基酸溶液产氨量减少。故认为 BCAA 治疗可减低 AAA 浓度,提高 BCAA/AAA 比值,使氨基酸正常化,能改善慢性肝硬化所造成的低蛋白血症。

二、氨基酸治疗方法与疗效评价

临床常用的治疗肝硬化的复方氨基酸主要是含三种支链氨基酸浓度较高者。分为口服制剂和注射制剂两类。前者包括六合氨基酸颗粒和复方氨基酸颗粒剂等,后者包括六合氨基酸注射液和复方氨基酸(3AA)注射液等。这些制剂主要含亮氨酸、异亮氨酸及缬氨酸等 3 种支链氨基酸,可补给支链氨基酸,调节肝脏病患者氨基酸代谢紊乱及支链氨基酸与芳香族氨基酸比例失调引起的假性神经递质出现的肝性脑病。临床上已用于肝性脑病、慢性迁延性肝炎、慢性活动性肝炎及亚急性与慢性重型肝炎引起的氨基酸代谢紊乱。

(一) BCAA 口服制剂

口服的 BCAA 或以 BCAA 为主的复合 BCAA 均在小肠内被吸收,不能达到大肠,因此不会被细菌分解而增加肠道氮的生成,有一定的降氨作用。口服 BCAA 补充剂尚可致正氮平衡,促进血浆白蛋白的升高,促进蛋白质的合成,纠正或改善血浆中 BCAA/AAA 的比例失调。其作用相似于等量的饮食中蛋白质,但不会引起脑病。因此口服 BCAA 不但对肝性脑病有良效,且可使血浆氨基酸长期平衡在正常或接近正常的范围,阻断慢性肝病氨基酸代谢失衡的恶性循环。特别是在限制蛋白质摄入的患者,为了纠正氮的平衡、改善营养,是采用口服 BCAA 补充剂的指征。口服用量,一般每日 10~30 g,7~14 天为 1 个疗程。报告有的有效,也有无效的报告。日本大阪医科大学的 Tsuda 等对 32 例服用 BCAA 颗粒后血清白蛋白水平并未获得改善的失代偿肝硬化患者改用给予 50 g 经过调味的富含 BCAA 的肠内营养,一天 2 次(白天和晚上各一次)。在治疗开始后 1,3,5 个月时检查患者血浆白蛋白水平和肝硬化主要症状。结果:在治疗开始后 3 个月患者血浆白蛋白水平明显提高[(3.14 ± 0.32) g/dl vs (3.5 ± 0.31) g/dl, $P<0.01$],Child - Pugh 评分明显下降($P<0.01$)。在多数(53%~80%)患者中,治疗 3 个月后肌痉挛、乏力、易疲劳、水肿和睡眠紊乱均获得改善。而且,约 90% 的患者在治疗 5 个月后症状完全消失。这些结果提示换用富含 BCAA 的肠内营养可提高那些服用 BCAA 颗粒无效的肝硬化患者的生活质量。

影响口服 BCAA 补充剂疗效的原因之一是其味苦,这往往造成患者对服用富含 BCAA 补充剂的依从性较差。由于温度是影响口感的重要因素,Itou 等探讨了加热对 BCAA 稳定性和对肝硬化患者服用富含 BCAA 补充剂依从性的影响。结果显示,在 BCAA 加热至 80℃后,缬氨酸、亮氨酸或异亮氨酸水平均无明显下降。与服用时温度为 25℃的相比,加热到 60℃后才服用的富含 BCAA 补充剂的热量摄入明显增加。此外,加热后的富含 BCAA 补充剂能明显增加血液淋巴细胞计数。提示加热对 BCAA 的稳定性无影响,并可提高患者服用富含 BCAA 补充剂的依从性。结果可能使肝硬化患者的营养状况得到改善。也有研究认为,白天给予的 BCAA 主要用于合成能量，不能有效刺激肝脏合成血清蛋白，因此建议睡前口服。

（二）BCAA 注射制剂

与口服制剂主要用于预防和改善肝性脑病相比，BCAA 注射制剂不受肠道吸收能力的影响，治疗肝性脑病和促苏醒的作用更大。有研究表明，BCAA 注射液（250～500 ml/d）联合乙酰谷酰胺或纳洛酮治疗肝性脑病效果较好，促苏醒时间短，疗效明显优于单用 BCAA 的对照组。乙酰谷酰胺可改善神经细胞代谢，维持神经应激能力，是 BCAA 进入脑细胞的载体，且其本身具有降氨作用，尤其在患者内环境偏于酸中毒时效果尤佳。纳洛酮也具有纠正肝性脑病血流动力学紊乱，改善低氧血症及其所致的脑缺血区微循环障碍，抑制中性粒细胞释放氧自由基及细胞内钙离子超载，稳定缺血神经膜上 $Na^+ - K^+ -$ ATP 酶活性，改善脑细胞代谢，从而保护脑细胞的正常功能，最终达到对肝性昏迷患者的催醒作用。特别是肝性脑病患者 β－内啡呔含量超过正常人体内水平，其升高水平与肝性脑病严重程度呈正相关。纳洛酮是阿片受体拮抗剂，能迅速通过血脑屏障。其与阿片受体亲和力远高于 β－内啡呔等吗啡样物质，从而阻断了 β－内啡呔对意识的影响。

复方氨基酸产品不少，用于肝硬化和肝性脑病者应选含三种支链氨基酸为主要成分者。对昏迷患者宜先静脉给药，清醒后改口服药维持或巩固治疗，口服制剂尚可对潜在性病例作预防用药。还要注意长期使用静脉制剂者会引起氨基酸平衡失调。目前尚未观察到明显的不良反应发生。但静脉滴注速度过快，可能引起恶心、头晕、头痛、面红等不良反应。

尽管不少研究认为 BCAA 治疗可降低 AAA 浓度并增加 BCAA/AAA 比值，导致氨基酸谱正常化，改善低蛋白血症和纠正脑病症状，但也有报道对慢性脑病症状的改善不够满意。Gluud 等近期对随机试验所进行的系统评价认为口服支链氨基酸对肝性脑病的影响有益，能改善 HE 表现但不能提高生存率。Les 等认为补充 BCAA 能改善轻微型 HE，但在发生 HE 后通过饮食补充 BCAA 并不能减少 HE 的复发。

故认为对肝硬化和肝性脑病的治疗，氨基酸疗法是主要的一种。其对纠正负氮平衡，促进蛋白合成或贮存，提高血浆蛋白的含量，降低血浆非蛋白氮和尿素氮的含量及改善患者的营养状况是有益的。但仍不能忽视针对诱因的治疗和其他对症处理。特别是对 HE 复发危险因子的确认可能有助于发展新的预防策略，从而减少因 HE 反复发作引起的脑损伤。

总之，BCAA 治疗肝衰竭是基于其独特的药理学特性。BCAA 对氨解毒成为谷氨酰胺（GLN）有促进作用，可降低肝硬化的血氨浓度。许多证据显示，在肝硬化时 BCAA 不足的主要原因是 BCAA 在骨骼肌中被不断用于合成谷氨酸，后者可作为使氨解毒成为 GLN 的底物。BCAA 治疗肝衰竭患者时可能发挥了一些积极作用，这在 BCAA 水平明显下降的患者中可能更明显。但另一方面，由于 BCAA 对 GLN 合成有刺激作用，BCAA 补充可能会促进肠道和肾脏 GLN 的分解而增强氨的产生，从而对肝性脑病的发展起了有害影响。因此，为了提高 BCAA 对肝病患者的治疗效果，应避免其对氨产生的有害影响，虽然这种有害影响在健康者和/或其他疾病患者中是微乎其微的。在治疗肝性脑病时，建议同时给予 BCAA（纠正氨基酸失衡，促进氨解毒成为 GLN）和 α－酮戊二酸（抑制 GLN 在肠细胞分解成氨）以及（或）苯丁酸（促进 GLN 经肾脏排泄）。

（庄　莹　陈贻胜）

第三节　肝硬化腹水的治疗

肝硬化腹水多出现在肝硬化失代偿期，需要多方面综合治疗，包括休息、治疗原发病、控制水和钠盐的摄入量、合理应用利尿剂、纠正低蛋白血症，大量腹水还可以通过穿刺放液、腹水回收及外科治疗。

肝硬化腹水患者较其他肝病并发症风险高，包括顽固性腹水、SBP、低钠血症或肝肾综合征（HRS）。欧洲指南将仅有腹水而无上述并发症的腹水定义为非复杂性腹水，并根据国际腹水协会（IAC）定量标准将其分为 3 级（表 54－1）。

表 54-1　腹水分级和治疗建议

腹水分级	定义	治疗
1 级腹水	少量腹水，仅通过超声检测到	无须治疗
2 级腹水	中量腹水，明显的中度对称性腹部膨隆	限制钠的摄入和利尿剂
3 级腹水	大量或严重腹水，显著的腹部膨隆	腹腔穿刺大量放液，随后限制钠的摄入和利尿剂（除非患者为顽固性腹水）

（一）一线治疗

目前尚无 1 级或少量腹水自然史方面的资料，也不清楚 1 级或少量腹水患者发展为 2 或 3 级腹水有多快。2 级或中量腹水患者可在门诊治疗，而不需要住院，除非他们有其他肝硬化并发症。大部分患者肾钠排泄并无严重受损，但钠的排泄相对低于钠的摄入。治疗日标是，拮抗肾钠潴留，以达到负钠平衡。这可通过减少钠摄入和服用利尿剂增加肾钠排泄来进行。虽然采取直立体位激活钠潴留系统和轻微损害肾灌注，但不建议被迫卧床休息，因为还没有临床试验评估，是否如此做能改善腹水药物治疗的临床疗效。

1. 饮食控制　肝硬化腹水治疗的主要目的是使患者处于负钠平衡状态。10%~20% 的腹水患者对单独饮食控制钠盐有应答，其余大部分患者对利尿剂有应答。因此，限制钠盐（2 g/d 亦即 88 mmol/d）是腹水的首选治疗方式。更严格的饮食钠盐含量减少并不必要，而且由于其可能削弱营养状况甚至有潜在的危害。尿钠排出量相对较高（>78 mmol/d）和仅有少量或中等量腹水患者可能对限钠有应答。没有资料支持在既往无腹水的患者中预防性限钠。患者体重变化和尿钠测定可反映治疗效果。24 小时尿钠测定可以评估钠潴留程度，监测利尿剂治疗的应答，间接评估患者饮食钠控制的依从性。以每天体重减轻 0.5 kg 左右最为合适。若血清钠水平不低于 130 mmol/L，则无须限制水分的摄入，因为限制水分摄入并不能加快利尿，仅在稀释性低钠血症患者应限制液体的摄入。

2. 利尿剂　证据显示，肝硬化腹水患者肾钠潴留主要是由于近端和远端肾小管钠重吸收增加，而不是钠负荷滤出减少，近端肾小管钠重吸收增加的介质尚未完全阐明，而沿远端肾小管钠重吸收增加主要与醛固酮增加有关。因此，在腹水治疗中醛固酮拮抗剂较袢利尿剂更为有效，是首选的利尿剂。对于少量腹水且基础尿钠排出量较高的患者，推荐只需使用安体舒通（螺内酯）——一种利尿剂治疗即可，起始剂量为 100 mg/d，如无应答，每 7 天（每次 100 mg）逐步增加直至最大剂量 400 mg/d。在集合管起利尿作用的阿米洛利疗效较醛固酮拮抗剂差，仅用于那些醛固酮拮抗剂治疗有严重不良反应的患者。

螺内酯的半衰期长起效慢，且可能会造成高钾血症，而呋塞米是一种强效袢利尿剂，单独应用易导致低钾血症，所以现在推荐螺内酯与呋塞米联合使用，尤其是对于大量腹水的患者。一般以螺内酯（100 mg/d，最大量为 400 mg/d，每次增加 100 mg）与呋塞米（40 mg/d，最大量为 160 mg/d，每次增加 40 mg）合用。每 3~5 天根据需要增加剂量，但两者的剂量比例需维持在 5:2，有利于维持正常血钾水平。伴有肾实质性病变的患者（如糖尿病肾病或 IgA 肾病）易发生高钾血症而需适当减少螺内酯的剂量。

利尿治疗中腹水的每天最大吸收量不超过 1 L。在有四肢水肿时，每日体重减轻没有限制，但水肿消退后，每日体重减轻的最大值应在 0.5 kg 左右，否则利尿治疗将使有效血容量降低。利尿治疗中应定期监测血清电解质和肾功能，尿电解质的监测有助于利尿剂治疗方案的调整。一旦腹水消退，利尿剂的应用应逐渐减至最低有效剂量。当肝性脑病、血清钠 <120 mmol/L 或血清肌酐 >2.0 mg/dl（180 μmol/L）应暂停利尿剂并考虑二线治疗方案。非甾体类抗炎药可影响利尿剂疗效，促进肾衰竭的发生和引发胃肠道出血，应避免使用。

以下介绍几种临床上常用的利尿药物。

（1）螺内酯：适用于醛固酮过量分泌产生的水肿，故为肝硬化腹水患者的首选利尿剂。该药物可竞争性地结合远端肾小管上醛固酮受体，从而增加水的排泄、保留钾离子和氢离子。半衰期为 24 小时，肝硬化者更长，因此可以 1 天 1 次给药，达到峰值效应大约需要 3 天。禁忌证：对该药物过敏、无尿、肾衰竭、高钾血症。与抗凝药物联用可降低效应，与钾或保钾药物联用可增加其毒副作用。在男性可导致乳房发育和阳痿。

（2）呋塞米：通过干扰氯离子结合的协同转运系统而增加水的排泄，并抑制钠和氯在髓袢升支和远端肾小管的重吸收。剂量个体化,6～8 小时重复给药,直至达到理想的利尿效果。禁忌证:对该药物过敏、肝性脑病、无尿、严重的电解质紊乱。联用二甲双胍则可降低呋塞米的血药浓度;另外,呋塞米可干扰降糖药物的作用、拮抗筒箭毒碱的肌肉松弛作用;与氨基糖甙类同时给药可增加耳毒性。

(3)氨苯喋啶和阿米洛利:作用部位和作用机制相似,均在远曲小管及集合管皮质段抑制 Na^+-H^+ 和 Na^+-K^+ 交换,并非通过拮抗醛固酮而起作用。口服后 4～8 小时作用达高峰,可持续 24～48 小时。

(4)美托拉宗(metolazone):通过抑制远端肾小管钠的重吸收而增加钠、水、钾以及氢的排出,适于治疗充血性心力衰竭时的水肿。其利尿作用在肾功能减退时亦不减弱。

使用利尿剂治疗的并发症可能有:肾衰竭,肝性脑病,电解质紊乱,男性乳房发育和肌肉痉挛有关。利尿剂诱导的肾衰竭最为常见,这是由于血管内容量损耗所致,通常是过度利尿治疗导致的结果。利尿治疗被认为是肝性脑病诱发因素之一,然而作用机制尚不清楚。单独使用袢利尿剂治疗可发生低钾血症。醛固酮拮抗剂或其他保钾利尿剂治疗可出现高钾血症,特别是在有肾损害的患者。低钠血症是利尿剂治疗另一种常见的并发症,常见的慢性低钠血症很少有严重危害,快速纠正低钠血症可能更有害,现在认为患者血清钠降低至小于 120～125 mmol/L 时应暂时停止利尿剂。随醛固酮拮抗剂的使用,常见男性乳房发育。利尿剂还可引起肌肉痉挛,如痉挛严重,应减少或停用利尿剂,输注白蛋白可缓解症状。在利尿剂治疗第 1 周期间,很大一部分患者出现利尿剂诱导的并发症,在此期间应经常监测血肌酐、钠、钾浓度。不需要常规检测尿钠,除非是无应答者,则其尿钠可对利尿剂治疗有应答的钠提供评估。

肝硬化患者静脉给予呋塞米可能会导致肾小球滤过率下降,应尽量避免。临床上给予呋塞米 80 mg 静脉推注,以区分肝硬化腹水患者是否对利尿剂治疗敏感。一般来说,8 小时尿钠 <50 mmol 为利尿剂抵抗,而 >50 mmol 为利尿剂敏感。对前一类患者应尽快选择其他治疗方法。

3. 利水剂　加压素－V2－受体拮抗剂或 Kappa－阿片样受体拮抗剂能选择性地增加尿的水分排泄,而不改变钠的排泄,特别适用于有水潴留且伴有低钠血症的患者。GerbesAL 等和 Wong 等的研究证实了该类药物治疗肝硬化腹水患者的有效性和安全性。这些患者尿量增加,而尿渗透压呈剂量依赖性降低,即游离水的清除增加。此外研究发现,治疗期间安慰剂组患者体重增加,而低剂量 V2－受体拮抗剂组的患者体重稳定不变,高剂量组体重则下降。目前该类药物正在进行Ⅱ期/Ⅲ期临床试验,不久即可应用于临床治疗。

另外,血管收缩剂可纠正肝硬化时外周血管的扩张状态,将来可能成为腹水的治疗选择。奥曲肽、八肽加压素和米多君(midodrine)已用于临床研究,远期疗效则有待进一步证实。

(二)二线治疗

对于上述饮食控制及药物治疗无明显效果的患者,可以考虑二线治疗方案,尤其是针对 3 级大量腹水的患者。

1. 腹腔穿刺放液和静脉补充白蛋白　腹腔穿刺放液是快速缓解大量腹水的一种安全有效的方法,可迅速缓解张力性腹水患者的气急和腹胀症状。3 级腹水患者首选腹腔穿刺大量放液(LVP)治疗。在 3 级腹水患者当中:①LVP 联合白蛋白输注较利尿剂更为有效,且显著缩短住院时间;②LVP + 白蛋白较利尿剂更为安全,在大多数研究中,与那些利尿剂治疗患者比较,LVP 治疗患者低钠血症,肾损害,肝性脑病发生率低;③就再入院或生存率而言,两种治疗方法之间并无差异;④LVP 操作过程安全,局部并发症如出血、肠穿孔风险极低。

大量放腹水主要的并发症为感染、出血和血流动力学不稳定等。但是长期应用发现,即使凝血功能障碍,大量腹腔穿刺放液仍是安全的。大量放腹水与循环功能障碍有关,其特征为有效血容量减少,称为腹腔穿刺术后循环功能障碍(PPCD),而预防循环功能障碍最有效的方法是应用白蛋白。亦可用右旋糖酐 70 替代白蛋白,但效果较差,因为其半衰期(数天)较白蛋白(数周)短,且具有一定的抗凝作用。1985 年有学者证实在补充白蛋白的情况下,对利尿剂耐药的张力性腹水患者,每次放腹水 4～6 L 是安全的,患者的电解质、血清肌酐改变明显减少。如果穿刺放液 >6 L,建议给予静脉输注白蛋白,每放液 1 L 输注白蛋白 6～8 g。2004 年一项研究调查了 500 余例肝硬化患者,人均腹水放液量为 (8.7 ± 2.8) L,其中大部分患者的血小板少于 50×10^9/L,超过四分之一的患者凝血酶原时间明显延长,但是无一例患者出现严重的并发症或出血。腹水的钠含量约为 130 mmol/L,因此一次穿刺放液 6 L 可去除 780 mmol/L 钠离子。而腹水患者每日摄入

88 mmol/L的钠，从非泌尿系排泌的钠大约为10 mmol/d，因此如果剔除尿钠排泌的因素，每日潴留约78 mmol的钠，那么穿刺放液6 L腹水可去除10日潴留钠（天数=780 mmol/78 mmol）。

LVP应联合白蛋白输注一起治疗（每放液1 L腹水输注白蛋白8 g），以预防LVP后循环功能障碍。LVP>5L的患者，不推荐使用除白蛋白之外的其他血浆扩容剂，这是因为它们不能有效的预防腹腔穿刺术后循环功能障碍。LVP<5L的患者，腹腔穿刺术后循环功能障碍发生风险较低，然而，一般认为，由于关注到替代血浆扩容剂的使用问题，这些患者仍应予以白蛋白治疗。LVP后，患者应接受最低剂量的利尿剂治疗，以预防腹水重新积聚。

2. 自身腹水浓缩静脉回输　腹水中的蛋白成分基本上与血浆相似，因此利用半透膜的有限通透性，将腹水浓缩或超滤，保留分子量>6000的蛋白成分。通常可将腹水浓缩至原先的20%~50%，钠盐被大量清除。自身静脉回输后，每次可补给患者自身白蛋白20~60 g；并增加有效血容量和减轻肾压迫，肾血流量明显改善，尿量增加，对利尿剂的敏感性也增加；且可消除钠盐潴留和去除其他低分子毒性物质，而对血浆电解质无明显影响。

该方法的不良反应和并发症可有发热、寒战、感染和上消化道出血等。但只要术前腹腔或肠道内应用抗生素，适当降低门脉压力，是可以预防的。但有必要与放腹水-补充白蛋白方法作比较，进一步评价其费用-效益。

3. 自体腹水浓缩腹腔回输　采用腹腔对腹腔的超滤浓缩方法，在有效滤出水分、尿素氮及内毒素的同时，能充分保留蛋白，补充C_3和巨噬细胞，操作简便，安全可靠，不丢失内源性蛋白质，增加剩余腹水的调理素活性，并可避免静脉回输的不良反应和并发症，可用于对自身腹水浓缩静脉回输不适应的难治性腹水患者。

4. 经颈静脉肝内门体分流术（TIPS）　TIPS是一种门脉高压减压术，类似于侧-侧门体分流术，能明显增加肾钠排泌。几项前瞻性随机对照研究比较了反复腹腔穿刺放液与TIPS的疗效，见表54-2。这四个临床试验的结果明确提示TIPS控制腹水有显著的效果。但是该法远期疗效不佳，术后3个月支架堵塞发生率很高。在美国国立卫生研究院协作会议上，该法被列为“不确定疗法”。因此目前，在出现难治性腹水的Child-Pugh A级和B级患者中，TIPS仅作为等候肝移植术的过渡疗法。

表54-2　TIPS与腹腔穿刺放液治疗大量腹水的大型前瞻性研究中重要特征性指标的比较

	Rossle等	Gines等	Sanyal等	Salerno等
入选患者/患者总数	60/155	70/119	109/525	66/137
完全反应（%）	79vs24	51vs17	58vs16	61vs3
TIPS的生存益处	是	否	有趋势	是
Child-Pugh C（%）	38	37	?	76
Athyltox. Zirrhose（%）	79	51	62	42
严重的脑病（%）	23vs13	60vs34	29vs18	61vs39
TIPS平均直径（mm）	9	8~10	10	?

5. 腹腔颈静脉腹水分流（peritoneovenousshunt，PVS）　腹腔-静脉分流术只在不愿或不能进行反复放腹水治疗的患者中使用。腹膜-静脉分流还可使部分肝肾综合征患者得到改善。从皮下插入一单向阀门的导管（第一代的LeVeen管或第二代的Denver管），连接腹腔与上腔静脉，使腹水从压力较高的腹腔进入压力很低的上腔静脉。1974年美国LeVeen等首先用带特殊小腔的细管行PVS治疗顽固性腹水。应用装有特殊压力感受器单向阀门或瓣膜的硅胶管，一端置入腹腔内游离于腹水中，另一端沿腹壁、胸壁皮下插入颈外静脉，到达近右心房处的上腔静脉。这一装置主要依靠呼吸运动发挥作用，吸气时腹压升高，而胸腔内上腔静脉压力降低，当腹腔流体静力压大于中心静脉压3 cmH_2O（1 cmH_2O=0.098 kPa）时，瓣膜开启，腹水进入上腔静脉；无压力梯度时则瓣膜关闭，不发生逆流。术后心搏出量、肾血流量、肾小球滤过率、尿量以及尿钠排

泌均增加,并可降低血浆肾素活性和血浆醛固酮浓度,如配合利尿剂使用则效果更好。主要缺点是分流管阻塞率较高,第一年阻塞率可达50%,且可导致腹腔感染、弥散性血管内凝血(DIC)以及诱发食管静脉破裂出血和心力衰竭。另外,颈静脉的使用和肠粘连的发生使其后的TIPS和肝移植难度增加,且尚无证据表明该法能改善腹水患者的生存率。因此,近年来该法逐渐弃用。Denver管放置的适应证为:①经严格内科处理或外科手术降低门脉压力后仍然无效的肝硬化腹水,且不宜行TIPS以及肝移植术的患者;②不宜做外科分流手术的难治性腹水以及癌性腹水的腹腔减压。

6. *肝移植术*　腹水的出现常提示肝硬化进入晚期甚至终末期,且肝移植患者1年存活率可达85%,因此对难治性腹水患者,肝移植术是较理想的治疗方法。在发达国家和地区,肝移植术已列为临床常规手术。

7. *顽固性腹水治疗*　顽固性腹水占肝硬化腹水的5%~10%,其定义为对限制钠摄入和大剂量利尿剂治疗不敏感,或药物治疗后4周内再次复发的腹水。根据利尿剂治疗失败的特征,顽固性腹水分为利尿剂抵抗性腹水(对限钠和大剂量利尿剂治疗1周无效)和利尿剂难治性腹水(利尿剂导致的并发症限制了利尿剂有效量的应用,从而使腹水难以控制)。患者极其痛苦,且易出现肝肾综合征、肝性脑病、自发性腹膜炎、败血症、内毒素血症等各种并发症,预后极差,病死率高,为肝硬化治疗中的难点。顽固性腹水的诊断标准见表54-3。

表54-3 肝硬化顽固性腹水的定义和诊断标准

利尿剂难治性腹水:	由于发生利尿剂诱导的并发症而妨碍有效的利尿剂剂量使用,腹水不能被动员或治疗后早期复发而不能被预防
利尿剂抵抗性腹水:	由于对限钠和利尿剂治疗无应答,腹水不能被动员或治疗后早期复发而不能被预防
必要条件	
1. 疗程:	患者必须强化利尿剂治疗(螺内酯400 mg/d和呋塞米160 mg/d)至少1周,并且是<90 mmol/d的限制钠盐饮食
2. 无应答:	平均体重减少<0.8 kg超过4天,并且尿钠排出<钠的摄入
3. 早期腹水复发:	首次动员4周内再现2级或3级腹水
4. 利尿剂诱导的并发症:	利尿剂诱导的肝性脑病,是指在缺乏任何其他诱发因素的情况下发生脑病。利尿剂诱导的肾损害,是指对治疗应答的腹水患者血肌酐升高大于100%至>2 mg/dl。利尿剂诱导的低钠血症,定义为血清钠下降>10 mEq/L至血清钠<125 mEq/L。利尿剂诱导的低或高钾血症定义为,尽管采取了适当的措施,血钾<3 mEq/L或者>6 mEq/L

许多诱发因素促进难治性腹水的发生,包括:①前列腺素抑制剂,如非甾体类消炎药的应用会减少肝硬化腹水患者尿钠的排泌,产生氮质血症,从而可能使这类患者从利尿剂敏感转为顽固性。因此,建议尽量避免合并用药。②近期有上腹部手术史。

顽固性腹水的治疗如下。

(1)反复腹腔穿刺放液联合白蛋白输注:大量证据显示,反复LVP是治疗顽固性腹水的一种安全有效的方法。近年来,新腹腔穿刺设备(如大口径、多孔的腹穿针)的广泛应用,不仅提高腹腔穿刺大量排液的速度,而且降低了操作的难度和风险。腹腔穿刺大量排液会造成机体大量白蛋白的丢失,从而加重营养不良及感染的概率。输注白蛋白可预防LVP相关的循环功能障碍。指南推荐LVP+白蛋白(每放液1 L腹水输8 g白蛋白)是顽固性腹水的一线治疗方法。

(2)利尿剂治疗:对于有利尿剂相关并发症(如肝性脑病、肾损害、电解质紊乱等)的患者应长期停用利尿剂,其余患者如在利尿治疗下尿钠排泄大于30 mmol/d时,可继续使用利尿剂。

(3)经颈静脉肝内门体分流(TIPS):需要说明的是,TIPS虽然可以解除患者的症状,但是以加速肝衰竭和肝性脑病为代价的。需频繁LVP或那些腹腔穿刺术无效(如有包裹性腹水)的患者,可考虑TIPS。TIPS后腹水的消退较慢,多数患者需要持续应用利尿剂和限盐。TIPS通常可将利尿剂抵抗者转变为利尿剂敏感者，所以 TIPS 术后应调整利尿剂的用量。TIPS 不推荐用于严重肝衰竭（血清胆红素 >5 mg/dl，INR >2 或 Child – Pugh 评分 >11，当前肝性脑病≥2 级或长期肝性脑病），伴随活动性感染，进行性肾衰竭或严重心肺疾病的患者。

（4）腹水超滤浓缩回输：顽固性腹水如果单纯腹穿排放腹水，会丢失大量的自身蛋白。腹水回输技术作为治疗顽固性腹水的方法之一，可以解决这个问题。腹水回输包括直接回输和腹水超滤浓缩回输两种。前者现已逐渐弃用。腹水浓缩回输的基本原理是：大量抽取腹水后，采用超滤或透析等方法，将大量小分子和中分子等有害物质滤出，而腹水中的蛋白、补体等有用成分通过外周静脉回输给患者，同时遵循清除腹水和扩容两大原则，可以增加有效血容量，提高血浆渗透压，增加肾脏灌注，使机体排水排钠增加，从而减少腹水的生成。有文献报道，同位素示踪实验证实回输腹腔的白蛋白，部分可重吸收入血而提高血浆渗透压。与静脉回输相比，在疗效上相近，但安全性更高，可避免静脉回输的不良反应。有研究报道：腹水超滤浓缩回输术加小剂量血浆应用，对治疗肝硬化顽固性腹水，疗效有累加作用。腹水超浓缩回输能迅速减轻患者痛苦，纠正低蛋白血症，并且未导致电解质紊乱、肝性脑病等不良反应，因此不失为一有效的治疗顽固性腹水的方法。

（5）肝移植：肝移植被认为是唯一能改善生存率、治疗肝肾综合征最合适的治疗方法。对于顽固性腹水患者，一旦患者对于常规药物的治疗无应答，21% 的患者将在 8 ~ 10 个月内死亡，肝移植考虑作为此类患者的最终治疗手段。目前，肝移植 3 年和 5 年生存率超过 80%。肝移植是目前治疗难治性腹水的最根本措施，但由于肝源缺乏、免疫排斥反应、价格高等因素，导致其临床开展仍处于瓶颈期。

（6）其他药物治疗

①特利加压素：特利加压素是一种血管加压素类似物，通过选择性结合内脏血管的平滑肌细胞上的血管加压 1 型受体而发挥收缩平滑肌血管的作用，通过内脏和肝门脉系统血流的再分布，特利加压素有效增加了肾脏血流，被广泛应用于治疗肝硬化患者血管性出血和肝肾综合征。特利加压素能通过收缩内脏血管，降低门静脉压力，减少肝门脉血流，减少脾脏及肠系膜血流，减少腹水的形成；还能通过血管收缩后内脏血流重新分布，使得肾脏灌注增加，使 RAAS 系统及交感神经系统失活，使血浆中醛固酮、肾素等血管活性物质的浓度降低，增加肾脏水、钠的排泄而降低腹水量。因此，特利加压素能有效针对腹水产生的多个重要环节，减少腹水的形成。2011 年，一项多中心试验评估了特利加压素在顽固性腹水中的作用。研究包括了2 例肝硬化顽固性腹水的患者，结果提示联合特利加压素和白蛋白比联合白蛋白和腹腔穿刺放液能更有效控制腹水。

②Vaptans 类药物：Vaptans 类药物的使用给顽固性腹腔积液利尿治疗带来了新的希望。Vaptans 类药物为抗利尿激素拮抗剂，具有无溶质水利尿作用，只排水，不排电解质，可显著增加尿量、纠正高血容量性低钠血症，对肾功能、尿钠、循环功能与肾素 – 血管紧张素 – 醛固酮系统活性没有显著影响，最常见的不良反应是口渴。目前已经研制的 Vaptans 类药物有：V2 受体拮抗剂：tolvaptan（托伐普坦）、satavaptan（萨特普坦）、mozavaptan（莫扎伐普坦）、lixivaptan（利伐普坦）等。其中托伐普坦已被美国 FDA 批准用于治疗与肝硬化腹腔积液、心功能衰竭和抗利尿激素分泌异常综合征（SIADH）相关的高容量或等容量性低钠血症（血清 Na^+ <125 mmol/L）。在低钠血症患者治疗过程中，临床观察到 Vaptans 能缓解腹水的严重程度。短期研究表明，使用萨特普坦后肝硬化患者的腹水明显消退。然而，2012 年，Wong 等报道了包括 1200 例患者的 3 项随机双盲对照试验的结果。在肝硬化腹水患者中，随访 48 周内，萨特普坦不能促进腹水的消退。在同时接受腹腔穿刺放液的患者中，萨特普坦增加了病死率。研究结果提示虽然萨特普坦矫正了肝硬化患者的低钠血症，但它对腹水缺乏有效的治疗作用。因此，Vaptan 类药物在治疗肝硬化低钠血症过程中的长期有效性和安全性还需要进一步研究。

③米多君：在肝硬化腹水中，有效循环血容量不足，肾血液量减少，肾小球滤过率下降，肾小管重吸收钠增加，是形成顽固性腹水的主要原因。利尿剂一直是腹水治疗的主要用药，用于减少钠重吸收而排水利尿，不能从根本上增加肾脏血流灌注量和肾小球滤过率。

目前，使用血管收缩药纠正内脏血管过度扩张成为肝硬化腹水治疗的一个热点，Singh 等研究证明米多君对顽固性腹水治疗有一定疗效。盐酸米多君是一种前体药物，口服给药后转化为其活性代谢产物脱甘氨酸米多君,脱甘氨酸米多君选择性与外周血管肾上腺 α_1 受体结合,引起小动脉、小静脉收缩,回心血量增加和外周阻力升高。同时还能减少腹水患者抗利尿激素以及亚硝酸盐活性,改善患者循环。另有研究表明,盐酸米多君能显著降低血浆肾素活性,增加肾小球滤过率,有着明显改善全身血管阻力的可能,在利钠利尿方面发挥着一定的作用。盐酸米多君口服给药后呈线性药动力学特征,生物利用度高,安全性、耐受性好。盐酸米多君及其代谢产物在 24 小时内几乎完全在尿中被排泄,40%~60% 的活性代谢产物可被排泄,2%~5% 未经改变的盐酸米多君及其残余部分以药理学上无活性的形式被排泄。长期口服不仅能改善全身血流动力学并能更好地控制腹水,而且没有患者出现的肾功能或肝功能不全的负面影响。由此表明,盐酸米多君联合常规药物治疗肝硬化顽固性腹水对控制腹水的疗效联合治疗优于单用常规治疗,用对顽固性腹水患者将是一个较好的治疗选择。

④奥曲肽:奥曲肽是人工合成的天然生长抑素八肽衍生物,其药理作用与生长抑素相似,但作用持续时间更长;据报道,奥曲肽可减少门静脉主干血流量,降低门静脉压力。其机制为奥曲肽作用于内脏血管平滑肌,通过开放钙通道使 Ca^{2+} 内流而引起血管的收缩;通过抑制胰高血糖素、降钙素基因相关肽等内源性具有扩张血管作用物质的释放;降低内脏血管对扩血管物质的敏感性,使门静脉血流流速和血流量降低,从而使门静脉压力下降,减少腹水的形成。还可能通过作用于肾单位集合管及球旁器的生长抑素受体而直接抑制肾素释放,抑制肾素－血管紧张素－醛固酮系统,使得血管阻力下降,血浆醛固酮降低,进一步减少腹水的形成。

(7)抗感染:顽固性腹水往往与自发性细菌性腹膜炎相伴而至,对于此类患者需要先寻找致病菌,然后进行积极的抗感染治疗,控制感染则可控制腹水。喹诺酮类抗菌药仍是预防自发性细菌性腹膜炎的首选,应用利福昔明可明显减少自发性细菌性腹膜炎 5 年的复发率。

（王昭月　马　雄）

第四节　肝硬化时水、电解质和酸碱失衡的治疗

一、肝硬化时水电失衡与治疗

(一)水代谢障碍

肝功能障碍时有水的排泄失调。肝病时抗利尿激素(ADH)分泌增加,此可能不是对细胞外液渗透性改变的一种反应,所谓“非渗透性 ADH 刺激”,因为肝病时尤其是肝硬化时由于内脏淤血、低蛋白血症及总的周围阻力降低,由于有效血浆容量减少,导致容量压力感受器的刺激减少以及 ADH 释放增加。ADH 分泌增加,同时肝脏的降解减少,使自由水在肾集合管反弥散增加,自由水清除障碍,致使水在体内潴留。

肝硬化时有效循环血流量减少,肾血流减少,使肾小球滤过率降低,尿钠排泄减少,使水分相应地被保留。这可能是由于低肾流率及肾小管近端氯化钠重吸水增加,致使 Henle 远曲袢滤过减少所致。当肾小管尿排率相当低时,即使体循环中 ADH 缺乏,也可能有远端肾小管潴留水,此时尽量与毛细血管间隙渗透压相等,但也有肾小管流出减少或滤过液重吸收增加,这种现象称为肝硬化时非 ADH 调节的水回渗作用。排水障碍,引起水、钠潴留,导致腹水和水肿发生。

(二)钠代谢障碍

钠是细胞外液的主要阳离子,成人体内的总量约 100 g,约 1/2 分布在细胞外液,35%~40% 存在于骨骼,其余的分布于细胞内液。正常人每 100 g 肝组织含钠 6~12 mmol。血浆中 91% 的碱基为钠,与弱酸组成各种缓冲体系,维持体内的酸碱平衡。

肝硬化时主要引起血清钠降低,低钠血症的类型以稀释性低钠血症为多见。

1. 稀释性低钠血症　肝病时稀释性低钠血症常见,血钠明显降低,但总体钠中度增加。临床上主要有水中毒的临床表现,而水中毒的症状主要取决于低渗的进展速度。

慢性稀释性低钠血症患者，即使血钠低至125 mmol/L(低于135 mmol/L为低血钠)临床症状可不明显，若血钠下降速度很快，于几十分钟或数小时内降至130 mmol/L，则常可有临床症状，如头晕、头胀、头痛、厌食、肌肉抽动、恶心、呕吐等；重度急性水中毒，由于脑水肿，颅内压急剧增加，可有脑水肿的各种表现。可有剧烈头痛、呕吐、定向障碍、嗜睡、惊厥、神志不清，甚至昏迷死亡；腱反射减弱或消失，出现病理反射或有视神经盘水肿；血压正常或增高，静脉充盈、呼吸增快。尿量多少不一，比重低，尿钠及尿氯往往增加。血液稀释，红细胞计数、血红蛋白及红细胞压积均下降，平均红细胞体积增大，血浆蛋白低，血尿素氮一般正常。

轻度及中度水过多的治疗主要是严格限制水分摄入，进干食，使水代谢呈负平衡。重症水过多的患者，特别当出现精神神经症状，如昏迷、惊厥时需迅速纠正低渗状态。常用3%～5%氯化钠溶液，可迅速提高细胞外液渗透压，使细胞内液外移，减轻细胞水肿。一般剂量为5～10 ml/ kg体重，先给100 ml(2～3 ml/ kg体重)于1小时内缓慢静脉滴注，或用公式计算：

$$需补钠量(mmol) = (142 - 血钠测定值) \times 体重 \times 0.6$$

开始给需补充量的1/3或1/2，不要急于在12～24小时内使血钠恢复正常。在滴注过程中，严密观察精神状态、血压、脉搏、心肺功能、尿量及血钠情况，以调节剂量与滴速。对老年或有心肾功能不全患者应慎用。滴注完毕观察1～1.5小时，如病情需要可再把余下的1/2～1/3量，分次补给。如有血容量过多，出现心肺功能不全时，可用呋塞米(速尿)20～40 mg，加入10%～50%葡萄糖液20～40 ml，缓慢静脉注射，以迅速排水。有ADH分泌过多时需用25%山梨醇或20%甘露醇250 ml静脉加速滴注。对急性危重病例可试用透析疗法将多余的水分排出。惊厥时用5%氯化钙或10%葡萄糖酸钙10～20 ml，静脉缓慢注射，也可用水合氯醛灌肠。

对低血钠患者用高钠治疗，用氯化钠10～15 g/d，不但可纠正低钠低渗状态，还可用于治疗腹水。有学者用高钠(10～15 g/d)治疗8例低钠血症患者，应用7～14天，结果全部治疗病例血清钠水平增高而尿量增加，平均每日尿量2 200 ml，腹围平均缩小4.2 cm。研究认为通过高钠治疗，纠正低钠血症，扩充血容量减少低血容量而导致的ADH分泌，恢复肾小管的利尿反应，达到治疗腹水的目的。

2. *真性低钠血症*　临床上呈低渗性失水和低钠的症状。轻度失水时可无症状，也无口渴感为其特征。中度失水时患者烦躁不安、神志不集中、软弱无力、坐位或立位血压下降，可出现体位性低血压。血压低、脉压小、静脉塌陷。因钠丢失、低渗，易有恶心、呕吐、四肢麻木、无力、挛痛，以腓肠肌明显。重症失水时皮肤弹性减低、卧位时血压下降以至休克，可伴有氮质血症以至发生急性肾衰竭，尿少以至无尿，体力及智力减退，可出现神志淡漠、昏厥、木僵，以至发生昏迷。

低血钠的表现与血钠下降的程度和速度有关。轻度缺钠(血钠125 mmol/L)时，表现视力模糊、恶心、唾液增多、软弱无力、表情淡漠、食欲减退。中度低血钠症(110～120 mmol/L)时，可有肌肉痛性痉挛、肌阵挛、头痛、运动失调、腱反射减退或亢进、视力模糊。严重低血钠(<110 mmol/L)时，则有定向力丧失、躁动、嗜睡、痉挛及昏迷等。发病缓慢者症状不明显，多有软弱无力、食欲减退、恶心呕吐、肌肉痉挛、头痛、嗜睡。实验室检查尿比重高、尿钠低、尿氯低或缺如。血钠低、尿素氮升高、血液浓缩、血浆蛋白和血钾增高、二氧化碳结合力降低。

治疗主要以补充高渗液为主，可用生理盐水1 000 ml加10%葡萄糖液250 ml及5%碳酸氢钠100 ml静脉滴注。如有明显缺钠性低钠血症(Na^+ <120 mmol/L)，为了防止补充水分过多，在肾功能允许条件下，可小心静脉缓慢滴注3%～5%氯化钠溶液。补钠量可按以下公式计算：

$$补钠量(mmol) = (142 - 所测血钠值) \times 体重 \times 0.2$$

1 g氯化钠含Na^+ 17 mmol，根据补钠量，算出所需氯化钠量，再换算为含Na^+溶液，如生理盐水、高渗盐水等。

以上液体的Na^+、Cl^-比值与血浆相近，但HCO_3^-含量则较血浆为高，因此，适合于失水伴有酸中毒患者，补液后如尿量增多至30～40 ml/h，应补钾，可在1000 ml液体中加入10%氯化钾30～40 ml，每日给3～4 g。补液过程中宜密切注意患者血压、脉搏、呼吸、皮肤弹性、尿量、血与尿实验室检查结果，作为衡量疗效的指标，同时有酸碱平衡失调者应给予纠正。

3. 无症状性低血钠　其发生是与体内钠的分布异常有关。肝功能障碍时，体内高能磷酸键减少，钠泵作用减弱，细胞内的钠不能主动运转到细胞外，钾不易进入细胞内乃使细胞外液钠减少。见于肝病晚期，并非由利尿剂或放腹水所致，提示有严重肝功能障碍。患者多有腹水、水肿及水排泄障碍，且水比钠潴留更为显著。

本型治疗棘手，预后不良。限制水、钠摄入可有一定的治疗作用。对利尿剂多不敏感。氨茶碱有短暂增加肾血流和肾小球滤过率，减少近端肾小管的重吸收作用。

4. 高钠血症　当血清钠浓度高于150 mmol/L时称为高钠血症（高钠高渗综合征），临床上较少见。见于：① 水摄入减少，一日不饮水，丢失水约1200 ml，约为体重的2%。② 水的丢失多于钠的丢失。见于高热、吐泻、消化道引流或瘘、应用大量渗透性利尿剂等。③ 钠排泄障碍。如肝肾综合征少尿，接受高渗氯化钠、碳酸氢钠治疗。

治疗主要是纠正总体钠过多与高渗性失水。单纯脱水时，应迅速纠正病因，补充无钠溶液，可用5%葡萄糖液静脉滴注。缺水量的估计：

$$缺水量 = 0.6 \times 体重(kg)\left(1 - \frac{140\ mmol/L}{测得血钠\ mmol/L}\right)$$

液体选择以等渗葡萄糖液为首选，或用生理盐水与5%葡萄糖液按1/4 ∶ 3/4的比例配方静脉滴注，补液不宜过快过量，以免引起等张性脑水肿。当水丢失多于钠丧失（丢失2/3液是纯水，1/3是等张液）时引起低张液体丧失，开始治疗用生理盐水，或适当给予血浆和其他血容量扩张剂，待循环衰竭纠正后，再给予低张盐水（0.45%盐水，即1/2的5%葡萄糖 + 1/2的生理盐水）。对盐中毒型患者，由于细胞外液扩张而细胞内液容量丢失，使细胞内水外移，可引起急性肺水肿。可用速尿治疗，同时应及时补水，以免加剧高渗。补液量可按公式计算：

$$过剩盐量 = 0.6 \times 体重(kg) \times (测得血钠\ mmol/L - 140\ mmol/L)$$

$$缺水量 = 过剩盐量 \div 140$$

$$= 0.6 \times 体重(kg) \times \left(\frac{测得血钠\ mmol/L}{140\ mmol/L} - 1\right)$$

（三）钾代谢障碍

肝病时钾代谢紊乱主要为低钾血症。据报道，重症肝病时体内钾贮备明显降低，低血钾发生率为3.4%～51.82%。

1. 肝硬化时低钾血症　钾缺乏的临床表现不仅取决于血钾降低的程度，更重要的是缺钾发生的速度和期限。低钾血症时一方面细胞外液 H^+ 增多（细胞内酸中毒），促进肾小管上皮细胞增加氨的合成；另一方面肾静脉对氨的逆回扩散增加，致使血氨增高，可诱发肝性脑病。当血清钾低于2.5 mmol/L以下时出现肌无力，甚至软瘫，以四肢近端肌肉为多见。少数病例有持物费力、腿沉、眼睑下垂。重者有呼吸肌及膈肌无力，引起呼吸困难，输尿管及膀胱运动功能麻痹，发生尿少或尿闭。可有弥漫性肌病伴有纤维萎缩及肌球蛋白尿。心肌受累可发生心力衰竭和心律失常。

钾不足时，Na^+ 和 H^+ 转入细胞内，肾小管细胞排出 H^+ 增加，Na^+ 与 H^+ 交换加强，增加了重碳酸盐（HCO_3^-）的重吸收，引起低钾性代谢性碱中毒。因此，补充钾不仅可纠正低钾血症，同时也可纠正代谢性碱中毒。此外，尚可有口苦、食欲减退、腹胀等胃肠道症状，尿浓缩功能不足，常有多饮、多尿，HCO_3^- 重吸收增加。低钾还影响肝糖原的合成和贮存，低钾时尿前列腺素排出增多。

2. 低血钾的治疗　首先应去除致病因素，积极治疗肝病。尽可能恢复患者日常饮食，进食各种蔬菜、水果、肉类、鱼类、豆类等，以增加钾盐的摄入。

补钾治疗前应首先改善肾脏功能。一般当尿量为30～40 ml/h维持6小时以上时，或尿量在500 ml/d以上时方可补钾。缺钾量的估计，除根据血钾测定外，尚需结合临床表现加以判断。通常血清钾每降低1 mmol/L，相当于体内失钾约100～200 mmol。当血钾低于3 mmol/L时，血钾丧失200～400 mmol。

轻度缺钾，以口服钾盐为方便、完全。首次10%氯化钾20 ml，30～60 ml/d，分次服。10%氯化钾用果汁或牛奶稀释，可减少胃肠道反应。较严重病例或不能口服者，给静脉补充氯化钾。一般以10%氯化钾15～30 ml加入10%或5%葡萄糖液1000 ml中静脉滴注，通常每日补充3～6 g（40～80 mmol）。并有酸中毒或不伴低氯血症者，可给31.5%的谷氨酸钾20 ml加入5%葡萄糖液中，静脉缓慢滴注。低血钾伴有缺镁者可用氯化镁或硫酸镁治疗，剂量为1 mmol/kg(1 g硫酸镁 = 42 mmol Mg^{2+})，加入葡萄糖液中静脉缓慢滴注，4小时以上滴完。

应当提出，钾进入细胞内较为缓慢，一般需补钾4～6天，严重者10～20天才能使细胞内缺钾得到纠正。对难治性低钾血症应注意无合并酸中毒、低镁血症。纠正酸中毒及补充镁后低钾血症可迅速纠正。并发低血钙时应补给钙剂。纠正酸中毒脱水后或应用碱性药物如碳酸氢钠、乳酸钠，使细胞外钾进入细胞内，或由于稀释的原因可加重缺钾，治疗中应特别注意。对细胞内失钾较久、肾衰竭多尿期、严重腹泻、滴注葡萄糖等使钾大量进入细胞内等情况，可增加氯化钾的治疗用量，每日可给8～12 g。

(四)锌代谢障碍

锌是人体最重要的微量元素之一，有200多种代谢酶的活性需要锌的存在。锌的日需量成人为15 mg/d。人血清锌正常值为7.65～22.95 μmol/L。

锌缺乏的治疗包括：

1. *去除病因和诱因*　肝病本身或继发因素，如营养不良、吸收不良等常可导致缺锌。因此，治疗时除积极治疗原发病外，尚需排除导致缺锌的各种因素。如为低蛋白血症或吸收不良所致者给予补充蛋白质。应当改善肠道功能，增加消化吸收能力，以增加食物锌的吸收。给予含锌多的食物，如肝、各种肉类、奶、鱼、面食、大豆及其制品等。人奶内的锌易于吸收，且锌的活性大。有些因素可影响锌的吸收，如发热、感染、完全胃肠外营养、胰腺功能不足、饮酒等。因此，应当及时去除上述因素，如感染时及时应用抗生素，饮酒者戒酒。

2. *锌剂治疗*

(1)制剂、剂量、用法：有关锌剂的治疗剂量，目前各家意见不一。根据口服锌的试验，服纯锌25 mg，2小时后血清锌最高值增至19.9 μmol/L，4小时后血清锌降低，认为以每6小时给药一次为合理。一般认为每日120 mg已能满足治疗需要。常用的制剂有：① 硫酸锌：每100 mg含元素锌22.75 mg，常用150 mg/d，口服。重症患者600 mg/d，口服。一般以不超过200 mg/d为宜。也可采用每日200 mg，连服4天、停10天的间歇疗法，效果良好。或用10%硫酸锌，每周3次，每次10 ml顿服。② 醋酸锌：30 mg/d，口服，亦可肌内注射。对高氯血症或肝性脑病患者用醋酸锌200 mg，3次/d，口服。有报告收到满意疗效。③ 不能口服者，可静脉用10～20 mg离子锌(相当于4.4%硫酸锌1～2 ml)加入1000 ml生理盐水中静脉缓滴，每日1次，2周为1个疗程。在治疗过程中应定期测定血清锌浓度，观察药物反应，及时了解有无不良反应发生，提高治疗的安全性。

大剂量锌剂治疗有一定的毒性，以小剂量应用为宜。为了减少锌剂对胃肠黏膜的刺激和腐蚀作用，可选用胶囊丸剂，或饭后服，或与肉食品同时服。食物可影响锌的吸收，故宜以两餐间服用为好。用锌剂治疗超过半年者，应定期检查血象，了解有无缺铁性贫血和其他不良反应发生。

(2)不良反应：口服锌剂毒性不大。口服大剂量可溶性锌盐对消化道黏膜有腐蚀作用，可引起黏膜溃疡及出血，表现为胃痛、胸骨后疼痛、流涎、喉头水肿、恶心、呕吐等。更大剂量可引起剧烈腹痛、便血、脉速、血压下降，甚至发生胃穿孔。锌有刺激前列腺增生作用，引起前列腺的肥大增生。长期口服锌剂可引起缺铁性贫血。

3. *治疗肝性脑病*　肝性脑病病例用锌剂治疗，可使血锌和尿素氮值上升，使脑病明显改善。用醋酸锌200 mg，3次/d，口服，连用7天，据报道疗效显著。但长期用锌剂治疗能否改善肝性脑病，以及使用多少醋酸锌才能保证正常血浆锌水平等，有待今后进一步研究。

(五)硒代谢障碍

硒是动物体内必需的微量元素，是重要的营养物质之一。硒广泛分布于土壤中，因此，食物硒的含量很大程度取决于土壤的硒的浓度和可利用性。从肠道吸收的硒进入血浆后，大部分与α或β球蛋白结合，一小部分与血浆极低密度和低密度脂蛋白结合，且脂蛋白有能力将硒运到组织，其余与一种尚未鉴定的血浆蛋白结合，结合部位在蛋白质的巯基上。

肝病缺硒后，肝细胞的GSH－PX活性降低、肝代谢功能紊乱，对过氧化物的清除能力降低，引起肝细胞膜脂质过氧化损害，膜功能破坏，导致肝细胞退行性变和坏死，肝功能减退恶化，进一步促进肝纤维化，使原有的肝病加重。由于肝脏代谢和解毒功能的减低，可导致出血或肝性脑病发生。其次表现肌肉不适、肌强直、肌无力、肌萎缩为特征。缺硒后脂质过氧化反应增加，可引起心肌纤维坏死、心肌广泛出血，可突然发生急性心力衰竭而死亡。少数缺硒病例，也可导致慢性心肌病。冠心病死亡率增加，心肌梗死发生率增高。可有溶血性贫血。

治疗包括：①治疗原发病，消除诱发因素：由饮食来源缺乏所致者，应增加含硒高的食物，如谷物、肉类、鱼、家禽、海产品、圆葱等。对长期（20 天以上）胃肠外营养患者，成人应每日静脉补充硒 40～150 μg，严重硒缺乏患者每日静脉用硒 200～900 μg，应用 7 周。低蛋白血症患者应给予补充人体白蛋白。②硒补充：肝病和肌病时用亚硒酸钠 150～750 μg/d，同时用维生素 E 5～10 mg、维生素 C 300～600 mg/d。治疗肌无力、肌萎缩有显著改善，肌张力增加，脑电图恢复正常。骨骼肌受累时用硒甲硫氨酸 100 μg/d 静脉点滴，治疗 7 天。溶血性贫血时用亚硒酸钠 3 μg/（kg·d），静脉点滴，同时给予补充铁剂。缺硒所致大骨节病时用 0.1% 亚硒酸钠溶液，剂量：小于 5 岁为 0.5 ml/d；6～10 岁为 1 ml/d；小于 11 岁为 2 ml/d；3～6 个月为 1 个疗程。同时口服维生素 E 能减少亚硒酸盐迅速变为不溶性硒。

硒治疗不良反应较多，可有皮肤黏膜炎症溃疡，使用较大剂量时可有头痛、头晕、倦怠乏力，口内、呼吸和汗液中有蒜臭味，恶心、呕吐、食欲减退、腹泻等。也可引起肝大、肝功能异常、心动过缓和低血压。严重者尚有脱发、脱指甲、疲劳、忧郁等。

（六）铜代谢障碍

铜是人体必需微量元素之一。成人体内含铜 1.26～1.89 mmol（80～120 mg），其中肝内含量最高为 0.13 mmol，其次依次为脑、心、肾。铜是许多酶的成分，包括细胞色素 C 氧化酶、超氧化物歧化酶、酪氨酸酶、单胺氧化酶、抗坏血酸氧化酶、赖氨酰氧化酶、多巴胺 β－羟化酶、铁氧化酶（铜蓝蛋白）、尿酸酶等，直接参与组织细胞的酶化过程。其中最重要的是线粒体的细胞色素 C 氧化酶，铜缺乏时此酶活性丧失可导致线粒体水肿和破坏，如见于胰腺泡细胞、肠上皮细胞和肝细胞。细胞质超氧化物歧化酶是一种铜锌酶，有细胞保护作用。铜蓝蛋白是一个特殊的含铜糖蛋白，由肝细胞合成，除与铁代谢有关外，对血浆游离残基起到清扫作用，氧化儿茶酚胺、5－羟色胺。肝病时引起铜代谢紊乱，主要是血铜增高。正常成人血清铜含量，男性为 10.99～21.98 μmol/L（70～140 mg/dl），女性为 12.56～24.34 μmol/L（80～155 mg/dl）。

高铜血症治疗：

1. 促进铜盐排泄　（1）二巯基丙磺酸钠（DMPS）：5% DMPS 2.5 mg 肌内或静脉注射，2 次/d。（2）二巯基丁二钠（DMSA）：1～2 g DMSA 溶于 10% 葡萄糖液 40 ml 内静脉缓注，1～4 次/d，每月或半个月注射 10～12 天。（3）硫酸锌或葡萄糖酸锌：一般用 5% 硫酸锌 2～4 ml，3 次/d，饭后服。不良反应有恶心、呕吐、食欲减退、口唇发麻或烧灼感等。也可用葡萄糖酸锌 60 mg，3 次/d，饭后服。（4）藻酸双酯钠（PSS）：每次0.1 g，3 次/d，口服，有一定疗效。（5）联合用药：①病情进展快的急性型或晚期重症患者，首选 DMSA，配合尿排铜最高的青霉胺治疗；②青霉胺治疗病情缓解后，为了减少青霉胺的不良作用，应改用口服硫酸锌治疗；③硫酸锌与青霉胺并用时，两者口服的时间至少应相隔 2 小时，以防止青霉胺与锌离子在肠道内结合，降低疗效。

2. 减少胃肠吸收铜　①硫化钾：每次 20 mg，3 次/d，口服；②硫酸锌：每次 200 mg，3 次/d，口服。

3. 食物中铜的摄入　①减少摄入含铜多的食物：豌豆、青豆、蚕豆、黄豆、扁豆、玉米、坚果类、蕈类、乌贼、鱿鱼、动物内脏（猪肝、猪腰、牛肝）、各种贝类、螺类、蟹类、虾类、猪肉、羊肉等应禁食或尽量少食。②可食用含铜量较低的食物：精白米面、萝卜、藕、白菜、瘦猪肉、瘦鸡、芹菜、奶等。

二、肝硬化时酸碱平衡失调与治疗

肝脏的功能改变对体内酸碱平衡有很大的影响，首先肝脏内进行乳酸代谢以维持酸碱平衡；其次肝病的程度常与酸碱内稳失衡的程度成正比，即从酸碱平衡失调可以预测肝病的预后。在肝病的治疗不当时，也可造成酸碱内稳失衡。同时肝病患者的酸碱内稳失衡可以与某些致肝肾功能损害并存，所以检测体内的血气分析和酸碱内稳平衡对估计病情和指导治疗有重要意义。

（一）肝硬化时乳酸酸中毒

肝脏是乳酸代谢的主要器官，乳酸酸中毒的发生机制主要是糖原异生降低以及同时并发的低血糖和/

或低血压。此外，合并感染、休克、糖尿病、肾衰竭、通气过度，使用果糖、山梨醇治疗均可导致乳酸酸中毒发生。

乳酸酸中毒的常见临床表现和其他代谢性酸中毒相似，可以出现血压降低、呼吸深而快、心悸、恶心、呕吐、腹痛、嗜睡、神经错乱、木僵，逐渐转入昏迷，可危及生命。轻症或早期病例仅有轻度气急，无神志障碍现象，病程经过可几小时至数周。

治疗主要是治疗原发肝病，根据不同病因进行有效治疗。对乳酸酸中毒本身的治疗包括三方面：①阻断乳酸产生的来源；②纠正酸中毒；③用药物或透析方法消除体内积存的乳酸。

由于肝脏在 $pH=7$ 时只产生乳酸而不消除乳酸，故要求于2～6小时内使血浆达到接近正常范围。常用碱性药物治疗，宜选用碳酸氢钠，乳酸酸中毒时对碱性药物有“抵抗”性，其产生原因可能为：①由于乳酸中毒时继续不断产生氢离子；②肝脏在 $pH<7$ 时只产生乳酸不消除乳酸；③其他形式的代谢性酸中毒时细胞内呈碱中毒，而乳酸酸中毒时细胞内外往往均呈酸中毒，尤其是 $pH<7$ 时，故补充的重碳酸氢钠约有1/3～1/4进入细胞内进行缓冲作用，因此需用量大。用量常超过实际计算量的数倍。为了治疗安全，早期治疗时给等渗碳酸氢盐，因高渗碳酸氢盐对有循环衰竭患者，可促使氧离曲线不适当的偏移，进一步加重组织缺氧。

大量补充重碳酸盐，可能引起钠负荷过多，因此对肝硬化腹水患者、老年人及有心、肺功能不全患者，可进行血液或腹膜透析，透析又可加速有害药物的排出。透析液不应含乳酸钠，可用碳酸氢钠或碳酸钠代替。因为此时乳酸氧化障碍，可加重乳酸酸中毒。

有人主张用胰岛素和葡萄糖治疗。胰岛素可激活丙酮酸脱氢酶，有利于乳酸的清除。对于伴休克的患者，抗休克和碱性药物治疗应同时进行。

（二）肝硬化时碱中毒

1.呼吸性碱中毒　肝硬化时以呼吸性碱中毒为多见，其发生的主要机制为通气过度。肝病时一些血管活性物质，如一些肠道激素不能被灭活，到达肺部或刺激呼吸中枢，分别松弛支气管平滑肌和刺激体内化学感受器，产生过度通气。此外，这些血管活性物质在血中浓度增高致使血管间正常时不开放的交通支开放，导致血液分流，动静脉血混合降低了血中的氧含量而引起低氧血症，特别是周围或肺动静脉分流，低氧血症明显时则引起通气过度。呼吸中枢细胞内酸中毒、内毒素脂多糖作用于呼吸中枢可引起通气过度。此外，高氨血症、黄体酮也可刺激呼吸中枢导致通气过度。

临床上主要表现呼吸深而快，可感胸闷、气急。当游离钙降低或细胞内缺 K^+ 时可表现肌内震颤、疼痛、手足搐搦。碱中毒时血红蛋白对氧的亲和力增加，组织缺氧更严重，表现注意力不集中、头晕、头痛、兴奋不安、幻觉、昏迷、昏厥、意识障碍，但不能通过吸氧纠正。病情重者可伴发心律失常、循环衰竭，最终发展为代谢性酸中毒。

2.代谢性碱中毒　代谢性碱中毒的发生主要与以下因素有关：① 呕吐或胃管吸引：引起 HCl 丢失，细胞外液容量减少，H^+ 转入细胞内；② 应用利尿剂：噻嗪类、呋塞米（速尿）可引起水及尿，Na^+、H^+、Cl^-、K^+ 丢失，使细胞外液浓缩 H^+ 移入细胞内，K^+ 丢失，HCO_3^- 浓缩重吸收增加，此时 PCO_2 虽也升高，但因 CO_2 很易被呼出，结果使 HCO_3^-/H_2CO_3 比值和pH值升高，导致代谢性碱中毒和低钾血症。③严重缺钾：血钾降低严重时，细胞每移出3个 K^+，便有2个 Na^+ 和1个 H^+ 进入细胞内，致使细胞外液中 H^+ 减少，同时肾小管排泄 H^+，与小管滤过的 Na^+ 相交换，因此 HCO_3^- 重吸收增加；低钾或缺钾状态下，肾上腺皮质活动亢进，大大增加肾脏尿素等分解，使 NH_3 产生增多，最终导致低钾性代谢性碱中毒。

临床上缺乏特异性症状和体征，有时与低血钾很难区别。化验检查：$pH>7.45$，$HCO_3^->28$ mmol（正常22～27 mmol/L），$PaCO_2$ 升高（正常35～45 mmHg），CO_2 总量升高（正常24～32 mmol/L），常有低氯、低钾、钠正常或升高可协助诊断。

（三）三重酸碱失衡

三重酸碱失衡（triple acid－base disorders，TABD）系指三种酸碱失衡于同一患者。分为两种类型：呼酸型TABD即呼吸性酸中毒＋代谢性碱中毒＋代谢性酸中毒，呼碱型TABD即呼吸性碱中毒＋代谢性碱中毒＋代谢性酸中毒。肝硬化时并发的TABD多为呼碱型TABD，多见于肝病末期及治疗不当病例。常常是在肝性脑病并呼吸性碱中毒及代谢性碱中毒同时，又合并感染、休克、出血、肝肾综合征而致代谢性酸中毒，从而形成 TABD。

呼吸性碱中毒是发生 TABD 的基础，在呼碱的基础上，若患者进食少，体内脂肪分解加快，可产生过多酮体；肝功能衰竭时酮戊二酸堆积；感染性休克、低氧血症可使乳酸血浓度升高；肝肾综合征时肾小球滤过率下降，体内酸性物质（如磷酸盐、硫酸盐）增多，均可导致 AG 增高而产生高 AG 代酸，若并发腹泻、肾小管酸中毒、过量使用盐酸精氨酸等，则可发生高氯性代谢性酸中毒。

在呼碱、代酸的基础上，若并发呕吐、胃肠减压，或不适当地用排钾性利尿剂、碳酸氢钠、谷氨酸钾（钠）等碱性药物，则可导致代碱而产生呼碱型 TABD，所以代碱多为医源性所致。此外，亦可在呼碱并代碱的基础上，并发代酸而致 TABD。

肝硬化并发 TABD 的诊断步骤：

（1）同步测定患者的脉压 pH、$PaCO_2$、静脉血清 K^+、Na^+、Cl^-、Ca^{2+}。

（2）确定原发酸碱失衡。

（3）计算酸碱失衡代偿预计值（按 Carroll 公式，见表 54－4）。

（4）计算阴离子间隙（AG）。

（5）计算潜在"HCO_3^-"。

表 54－4　Carroll 酸碱失衡代偿预计值公式

酸碱失衡类型		代偿预计值计算公式
代酸		$PaCO_2 = 40 - (24 - HCO_3^-) \times 1.2 \pm 2$
代碱		$PaCO_2 = 40 - (HCO_3^- - 24) \times 0.9 \pm 5$
呼酸	急性	$HCO_3^- = 24 + (PaCO_2 - 40) \times 0.07 \pm 1.5$
	慢性	$HCO_3^- = 24 + (PaCO_2 - 40) \times 0.4 \pm 3$
呼碱	急性	$HCO_3^- = 24 - (40 - PaCO_2) \times 0.2 \pm 2.5$
	慢性	$HCO_3^- = 24 - (40 - PaCO_2) \times 0.5 \pm 2.5$

应当结合病史、临床表现、实验室血气分析综合判断酸碱失衡类型，但不计算 AG 则不能诊断代酸，不测"潜在"HCO_3^- 亦不能诊断代碱和 TABD，可见计算 AG 和测定"潜在"HCO_3^- 是提高肝病并发 TABD 诊断率的关键。

肝硬化一旦并发 TABD，提示病情严重，肝功能严重失代偿，预后差，病死率高达 78.95%，在处理 TABD 时，应分清酸碱失衡的性质、严重度和主要诱因。首先应判断哪一种失衡是原发的，哪一种是代偿的，后者不应被纠正。代偿的常见原因除呕吐外，大多为医源性因素所致，由于不适当地应用强酸利尿剂，使 K^+、Cl^- 丢失过多，而又未能补足而造成代谢性碱中毒。低钾、低氯、低循环血量是诱发代碱的三个基本环节，为了预防代碱发生，除激素、利尿剂和高渗糖的剂量不宜过大外，要正确纠正低钾、低氯和低循环血量。故凡 TABD 患者不存在高钾血症的危险因素，如肾衰竭、腹水等和内分泌异常，就应补充钾盐；只要不存在水中毒的危险，或水分排泄障碍，如肾衰竭、腹水等和内分泌异常，就应补充水分。

肝硬化并发 TABD 时，其 pH 值可升高、降低或正常，只有在 pH 值明显降低时，在密切观察下，使用碱性药物。以细胞外液 HCO_3^- 的含量计算补碱公式。

$$补\ HCO_3^-量 = (正常\ HCO_3^- - 实测\ HCO_3^-) \times kg\ 体重 \times 0.2$$

设实测 HCO_3^- 为 10 mmol/L，体重 60 kg，代入公式：

$$补\ HCO_3^-量 = (24 - 10) \times 60 \times 0.2 = 168\ mmol$$

1 g $NaHCO_3$ 含 HCO_3^- 27 mmol/L，将计算出应补 $NaHCO_3$ mmol 数的半量作缓慢静滴，密切观察血气变化，如 pH 值升高接近正常（7.40）时，应停止静滴 $NaHCO_3$，切忌使用过量碱性药物。

呼碱型 TABD 因呼碱和代碱同时存在，由于机体对碱中毒的缓冲能力较弱，此时氧离曲线左移，血红蛋白与氧的亲和力增加，加重组织缺氧，故预后差。若 pH 值明显升高，应补充下列药物：

(1)精氨酸：用盐酸精氨酸 10 g(可补充 H^+ 和 Cl^- 各 48 mmol)加入 5%～10% 葡萄 500 ml 内于 4 小时静滴完。必要时 24 小时可使用 20～40 g，因直接提供 H^+，能有效地纠正代碱。精氨酸在肝内催化尿素合成，释出 CO_2，加速氨的排泄，对纠正呼吸性碱中毒、高氯性脑病苏醒也有一定疗效。

(2)钾盐：为纠正低钾低氯代谢性碱中毒的有效措施。TABD 患者常伴有低钾血症，补钾之前必须注意肾功能，应掌握见尿补钾，多尿多补，少尿少补，24 小时尿量 <500 ml 不补的原则，每 1 g 氯化钾含 K^+ 和 Cl^- 各 13.4 mmol，血钾每增加 0.5 mmol/L，pH 值降低 0.1。而每天尿中钾约 40 mmol，相当氯化钾 3 g，补钾量可根据下列公式计算：

补钾量 mmol =(正常血钾 − 测得血钾)× 体重公斤 ×0.4

因 1 g 氯化钾含 K^+ 13.4 mmol，因此补钾量 ÷13.4 即为需补充的氯化钾克数。补钾时应同时补充每天从尿中排出的 3 g 氯化钾。由于 58% 左右的钾存在于细胞内，目前尚无直接测定细胞内钾的检测方法，故对于严重缺钾者，一日应补充氯化钾 8～12 g(包括口服)，需 5～7 天才能得到纠正。如低钠患者补充钠盐时，应同时补充钾盐；低钠和低钾同时存在时，更应首先或同时补充钾盐。如以高 AG(正常氯)代酸为主要矛盾时，摄入适量生理盐水或等渗葡萄糖液后，随着尿量的增加，有助于 AG 的下降。如呼碱型 TABD 伴有 pH 值明显升高者，提示体内 HCO_3^- 明显增加和低氯，除补充氯化钾或精氨酸外，还可补充氯化铵或静注小剂量氯化钙。氯化铵 1 g 相当于 18.5 mmol H^+，每天口服 6～12 g，或用 0.9%～2% 氯化铵液静滴。也可用血氯提高至 90 mmol/L/L 计算。应补充的 Cl^-(mmol/L) =(90 − 测得的血氯)× kg 体重 ×(0.2～0.25)。对肝肾功能损害者忌用氯化铵。

（池肇春）

第五节　肝硬化的中医治疗

祖国医学没有肝硬化的病名，其记载散见于相关病症的认识和辨证论治，早期肝硬化可见于“胁痛”“积聚”“癥瘕”“痞块”等病证，晚期肝硬化并腹水、并消化道出血可见于“臌胀”或“单腹胀”“水蛊”“吐血”“便血”等病证。

代偿性肝硬化主要见于中医的积聚病证，积聚的发生主要关系到肝脾两脏，气滞、血瘀、痰结是形成积聚的主要病因病机，其中聚证以气机阻滞为主，积证则气滞、血瘀、痰结三者均有，而以血瘀为主。失代偿性肝硬化主要见于中医的臌胀病证，臌胀的病因病机重点为肝脾肾三脏功能失调，气滞、淤血、水饮互结于腹，其特点为本虚标实。初、中期多见肝郁脾虚，中后期常累及于肾，常见瘀血阻络，脾肾阳虚，肝肾阴虚，气血水互结，晚期水湿之邪，郁久化热，内扰心神，引动肝风，卒生神昏、出血等危象。

积聚应辨别初、中、末期虚实的不同，积证大体可分为初、中、末三期，一般初期正气未至大虚，邪气实而不甚，表现为积块较小，质地较软，虽有胀痛不适，而一般情况尚可。中期正气渐衰而邪气渐甚，表现为积块增大，质地较硬，疼痛持续，并有饮食日少，倦怠乏力，形体渐瘦等症。末期正气大虚而邪气实甚，表现为淤块较大，质地坚硬，疼痛剧烈，并有饮食大减，神疲乏力，面色萎黄或黧黑，明显消瘦等症。在调补脏腑虚损的同时，聚证重调气，积证重活血。

臌胀虽属虚中夹实，虚实错杂，但虚实在不同阶段各有侧重。一般早期多为肝脾失调，肝郁脾虚，淤血阻络；继则肝肾阴虚，正虚邪实；终则肝、脾、肾三脏俱损，水、痰、瘀互结。治宜在辨虚实的基础上，确立攻补并施之法。若证偏重脾肾阳虚、肝肾阴虚者应以补虚为主，祛邪为辅；证偏重气滞、血瘀、水饮者应以祛邪为主，补虚为辅。补虚不忘实，泄实不忘虚，切忌一味攻伐，导致正气不支，邪恋不去，出现危象。

一、积聚的证治方药

1. 气结血瘀

[主症]　腹部积块渐大，按之较硬，痛处不移，饮食减少，体倦乏力，面黯消瘦，时有寒热，女子或见经闭

不行，舌质青紫，或有淤点淤斑，脉弦滑或细涩。

［治法］ 祛瘀软坚，补益脾胃。

［方药］ 膈下逐瘀汤合六君子汤。五灵脂、赤芍、桃仁、红花、川芎、乌药、玄胡、香附、枳壳、丹参、莪术、三棱、鳖甲、煅瓦楞、党参、白术、茯苓。或配合服用鳖甲煎丸、化症回生丹消症散积。

2. 正虚瘀结

［主症］ 积块坚硬，疼痛逐渐加剧，饮食大减，面。色萎黄或黧黑，消瘦脱形，舌质淡或紫苔灰糙或舌光无苔，脉弦细或细数。

［治法］ 补益气血，化瘀消积。

［方药］ 八珍汤合化积丸。气虚甚者，可加黄芪、淮山药、苡仁等益气健脾。舌红光无苔，脉细数为阴液大伤，可加生地、玄参、麦冬、玉竹等养阴生津。

二、臌胀的证治方药

1. 气滞湿阻

［主症］ 腹胀按之不坚，胁下胀痛，饮食减少，食后作胀，嗳气不适，小便短少。舌苔白腻，脉弦。

［治法］ 疏肝理气，利湿消水。

［方药］ 柴胡疏肝散合胃苓汤。柴胡、枳壳、芍药、川芎、香附、白术、云苓、猪苓、泽泻、桂枝、苍术、陈皮、厚朴。若苔腻微黄，口干而苦，脉弦数，为气郁化火，可酌加丹皮、栀子。

2. 寒湿困脾

［主症］ 腹部胀满，按之如囊裹水，颜面微显水肿，下肢水肿，院腹痞胀，精神困倦，怯寒懒动，食少便溏，尿少。舌苔白滑或白腻，脉缓。

［治法］ 温中健脾，行气利水。

［方药］ 实脾饮。附子、干姜、白术、木瓜、槟榔、茯苓、厚朴、木香、草果、甘草、生姜、大枣。水肿重者可加挂心、猪苓、泽泻；气虚少气者可酌加黄芪、党参。

3. 湿热蕴结

［主症］ 腹大坚满，脘腹撑急，烦热口苦，渴不欲饮，小便短黄。舌边尖红，苔黄腻或灰黑，脉弦滑或数。

［治法］ 清热利湿，攻下逐水。

［方药］ 中满分消丸合茵陈蒿汤。厚朴、枳实、姜黄、黄芩、黄连、干姜、半夏、知母、泽泻、猪苓、茯苓、白术、橘皮、砂仁、人参、白术、茯苓、车前子、茵陈、栀子、大黄、甘草。腹胀甚、大便秘结可加商陆、大黄，或十枣汤以攻逐水饮。

4. 肝脾血瘀

［主症］ 腹大坚满，按之不陷而硬，青筋怒张，胁腹刺痛拒按，面色晦暗，头颈胸臂等处可见红点赤缕，唇色紫褐，舌质紫暗或边有淤斑，脉细涩。

［治法］ 党参、白术、茯苓、甘草、活血化瘀，行气利水。

［方药］ 调营汤。川芎、赤芍、大黄、莪术、玄胡、当归、瞿麦、槟榔、葶苈子、赤茯苓、桑白皮、大腹皮、陈皮、官桂、细辛、甘草组成。大便色黑，可加参三七、侧柏叶；硬块甚者加穿山甲、水蛭；瘀痰互结者加白芥子、半夏等；胀满过甚可用十枣汤以攻逐水饮。

5 脾肾阳虚

［主症］ 腹大胀满，形如蛙腹，撑胀不甚，朝宽暮急，面色苍黄，胸闷纳呆，便溏，畏寒肢冷，水肿，小便不利，舌质色淡，舌体胖边有齿痕，苔厚腻水滑，脉沉弱。

［治法］ 温补脾肾，行气利水。

［方药］ 附子理中丸合五苓散加减。附子、干姜、党参、白术、甘草、猪苓、茯苓、泽泻、桂枝。纳呆腹满，食后尤甚可加黄芪、山药、苡仁、白扁豆；畏寒神疲、面色青灰，脉弱无力酌加仙灵脾、巴戟天、仙茅；腹筋暴露者稍加桃仁、赤芍、三棱、莪术等。

6. 肝肾阴虚

［主症］　腹大坚满，甚则腹部青筋暴露，形体消瘦，面色晦滞，小便短少，口燥咽干，心烦少寐，齿鼻时衄血，舌红绛少津，脉弦细数。

［治法］　滋养肝肾，凉血化瘀。

［方药］　六味地黄丸或一贯煎合膈下逐瘀汤加减。熟地黄、山萸、山药、茯苓、泽泻、丹皮、沙参、麦冬、枸杞、当归、五灵脂、赤芍、桃仁、红花、川芎、乌药、玄胡、香附、枳壳。若大便秘结者，加知母 8 g、瓜蒌仁 10 g。若午后虚热、多汗者，加地骨皮 15 g。若胁肋闷胀，疼痛不甚者，去川楝子，加柴胡 10 g，鳖甲 20 g。若肝区刺痛，则去当归，加白芍 15 g、郁金 12 tg、三七末 4 g。若胃脘胀满，饮食难消化者，加鸡内金 12 g、春砂仁 9 g、神曲 9 g。若阴虚有痰者，则去枸杞子，加川贝 10 g、桑白皮 12 g。若烦热口渴，舌红而干者，加知母 9 g、石膏 15 g、淡竹叶 15 g。若大便干者，加火麻仁或是瓜蒌仁等。若津伤口干者，重用石斛加花粉、芦根、知母；鼻齿出血者，加栀子、芦根、藕节炭。

臌胀并发血证（上消化道出血），治宜泻心汤（大黄 10 g，黄连、黄芩各 5 g，上药三味，以水 800 ml，煮取 250 ml，顿服）合十灰散（大蓟、小蓟、柏叶、荷叶、茅根、茜根、大黄、山栀、牡丹皮、棕榈皮各等份，烧灰存性，研极细，用纸包之，以碗盖地上一夕，出火毒。用时先将白藕捣碎绞汁，或萝卜汁烧灰存性，研极细，用纸包之，以碗盖地上一夕，出火毒。用时先将白藕捣碎绞汁，或萝卜汁半碗，调灰 15 g，食后服下）。

臌胀并发神昏（肝性脑病），治宜辨证方药的基础上加服安宫牛黄丸、紫雪丹、至宝丹。

三、积聚臌胀的非口服疗法

1. 中药脐部贴敷疗法　肚脐，穴名神阙，脐和，为经络之总枢，与诸经百脉相通。现代药理研究发现，脐部是透皮给药以及缓释长效的理想给药部位。可依据辨证论治组成脐部贴敷剂。常用药物有菟丝子、莱菔子、砂仁、地龙、汉防己、肉桂、麝香、牛黄等。可加入月桂氮草酮、冰片等高效透皮吸收促进剂。中药脐部贴敷疗法可显著地降低血浆内毒素的含量，降低门脉血流量，改善临床症状。

2. 中药穴位注射疗法　中药针剂穴位注射可获得药物功效和穴位刺激的双重疗效。常用中药针剂有黄芪注射液、当归注射液、丹参注射液等。常用穴位有足三里。

3. 中药灌肠疗法　一般认为，根据辨证论治的口服制剂均可灌肠用药。肝硬化腹水患者采用中药保留灌肠在治疗肠源性内毒素血症具有一定疗效。常用药物有制大黄、乌梅、黄连、黄芩、蒲公英、茵陈、黄芪、茯苓、白术、厚朴、当归、败酱草，或补骨脂、桂枝、茯苓、赤芍、大腹皮、生大黄、生山楂等。

四、肝硬化腹水中医的逐水疗法

肝硬化腹水的中医逐水疗法的基本策略是给“水邪”以出路，通过皮肤（发汗逐水法）、小便（利尿逐水法）和大便（泻下逐水法）逐水邪外出，以改善腹水症状，并降低复发率和复发程度。利尿逐水法一般可参照上述臌胀的证治方药，配合西药利尿剂运用，可显著提高临床疗效。

发汗逐水法可选用麻黄连翘赤小豆汤，《伤寒论》第 262 条曰：“伤寒，热瘀在里，身必黄。麻黄连翘赤小豆汤主之。”麻黄、杏仁、生姜意在辛温宣发，解表散邪；连翘、梓白皮、赤小豆旨在苦寒清热解毒；甘草、大枣甘平和中，其药物组合成为共奏辛温解表散邪，解热祛湿之效。阳黄为湿热侵袭机体，兼有外感证时应用麻黄连翘赤小豆汤既可散外邪又可内清湿热。一般主治湿热蕴郁于内，外阻经络肌肤之病证。有学者总结分析了近十年来《伤寒论》中麻黄连翘赤小豆汤的临床应用，发现麻黄连翘赤小豆汤主要适用于急、慢性荨麻疹、急性肾小球肾炎、慢性肾小球肾炎、奶癣、周围血管疾病、呼吸系统疾病等，且疗效显著，临床上辨证施治，可以达到异病同治的目的。现代药理研究发现，麻黄连翘赤小豆汤具有改善肝功能，利尿，抗炎，抗病原微生物作用。能降低四氯化碳所致小鼠血清谷丙转氨酶活性升高，同时明显降低血清总胆红素含量。肝组织学检查，发现本方能使肝细胞损伤程度降低，且部分动物肝细胞基本恢复正常。连翘、麻黄有利尿作用。连翘醇提水溶液有明显的抗渗出作用及降低血管壁隐性作用，且能增加炎性渗出细胞的吞噬能力。连翘煎剂对金黄色葡萄球菌及肺炎双球菌有抑制作用。若肝硬化腹水患者见有表证，恶寒、发热、黄疸、小便不利者，采用麻黄连翘赤小豆汤有利于腹水的消退和病情改善。

泻下逐水法主要适用于顽固性腹水，或兼胸水，水饮停聚胸腹而能耐受攻下者。症见胸腹脘胁痞满胀痛，或腹大坚实，或喘促气粗，口渴，大便秘结，小便短少，苔滑腻，脉沉数有力者。可用十枣汤，该方出自《伤寒论》，主治：悬饮。咳唾胸胁引痛，心下痞硬，干呕短气，头痛目眩，胸背掣痛不得息。臌胀，腹胀喘满，二便不利，舌苔滑，脉沉弦。临床常用于肝硬化腹水或兼胸水、晚期血吸虫病腹、渗出性胸膜炎、肾炎水肿等证属水饮内结，形气俱实者。药物及用法：采用芫花（熬）、甘遂、大戟各等份。上药捣末为散。身体强壮的人每次服用 1 g，身体虚弱的人 0.5 g。用水 300 ml，先煮肥大枣 10 枚，取 240 ml，去渣，纳入药末，平时清晨温热服用；若病不除者，第 2 天晚上服用，加 0.5 g，得快下利后，中病即止，可进米粥，护养胃气。

若患者并发上消化道出血或胃肠反应较重不便口服者，可采用臌胀逐水膏穴位外敷。药物组成及制法：甘遂 10 g、大戟 10 g、芫花 6 g、白术 15 g、水红花子 10 g、姜黄 10 g、肉桂 3 g、冰片 6 g，药物粉碎研末，180 目过滤网过筛后置入密封袋，常温下保存。用法：每次取 5 g 药物，用蜂蜜调成糊状，以 6 cm × 6 cm 膏药布制成敷贴剂，外敷神阙、期门、章门穴，保留 6 小时，每日 1 次，疗程 15 天。

（李瀚旻）

参考文献

[1] 邱德凯，马雄，李治平. 难治性消化系统疾病[M]. 上海：上海科学技术出版社，2007.

[2] 张志宏. 肝功能不全与水、电解质及酸碱平衡[M]//池肇春. 实用临床肝病学，北京：中国医药科技出版社，2000：67－73.

[3] 李君曼，韩清锡，陈贻胜，等. 肝病代谢障碍诊断与治疗[M]//池肇春. 实用肝病诊疗手册. 北京：中国医药科技出版社，1996：1－27.

[4] 李瀚旻. EMT/MET 失衡与“髓失生肝”[J]. 中西医结合肝病杂志，2012；21(1)：385－389.

[5] 李瀚旻. “补肾生髓成肝”治疗肝脏病的基础及临床应用[J]. 世界科学技术—中医药现代化，2013；15：1425－1428.

[6] 高萍，程留芳，刘春，等. 复方中药木疏胶囊抗大鼠肝纤维化的免疫机制[J]. 世界华人消化杂志，2008；16：1266－1272.

[7] 邱华，胡振斌，毛德文. 芪遂逐水膏穴位敷贴对肝硬化顽固性腹水患者生存质量的影响[J]. 中国中西医结合消化杂志，2009；11：306－308.

[8] 阮跃龙. 当归补血汤合五苓散加味联合西药治疗肝硬化腹水疗效观察[J]. 中国医疗前沿，2008；3：74－75.

[9] European Association for the Study of the Liver. EASL clinical practice guidelines on the management of ascites, spontaneous bacterial peritonitis, and hepatorenal syndrome in cirrhosis[J]. J Hepatol, 2010; 53: 397－417.

[10] Komatsuda A, Wakui H, Masai, R, et al. Tubulointerstitial nephritis and renal tubular acidosis of different types are rare but important complications of primary cirrhosis[J]. Nephrol Dial Transplant, 2010; 25: 3575－3579.

[11] Marzano A, Marengo A, Marietti M, et al. Lactic acidosis during Entecavir treatment in decompensated hepatitis B virus－related cirrhosis[J]. Dig Liver Dis, 2011; 43: 1027－1028.

[12] Lurie Y, Webb M, Cytter－Kuint R, et al. Non－invasive diagnosis of liver fibrosis and cirrhosis[J]. World J Gastroenterol, 2015; 21: 11567－11583.

[13] Senties－Gomez MD, Galvez－Gastelum FJ, Meza－Garcia E, et al. Hepatic fibrosis: role of matrix metallopro－teases and TGFbeta[J]. Gac Med Mex, 2005; 141: 315－322.

[14] Garciade Leon Mdel C, Montfort I, Tello Montes E, et al. Hepatocyte production of modulators of extracel－lular liver matrix in normal and cirrhotic rat liver[J]. Exp Mol Pathol, 2006; 80: 97－108.

第五十五章　肝硬化外科治疗

第一节　降低门静脉压力

从治疗方式上分，门脉高压症的治疗方法主要有药物、内镜和手术三大类。虽然手术对静脉曲张出血的止血效果明显，止血率可达95%以上，但手术方式对患者的创伤较大，而且术后常并发脑病、肝衰竭等严重并发症，甚至导致患者死亡。所以，目前的研究认为不主张行预防性手术来降低门静脉压力，因此手术治疗并不是门高压静脉曲张，尤其是无出血史的静脉曲张的首选治疗方式。内镜治疗与药物治疗相比，前者不能降低门静脉压力，对其他门高压并发症也没有治疗作用。因此，从理论上说，在降低门静脉压力方面，药物治疗有其他治疗无法替代的优越性。

治疗门脉高压的理想药物应该既能降低肝内阻力，又能维持或增加肝脏血流量，在扩张肝脏血管的同时，应避免全身内脏血管的扩张，并能减少肝纤维化及保护肝功能。但目前尚无如此理想的药物。有关常用降门脉高压的药物参见本书第五十二章门脉高压症诊断、鉴别诊断与治疗第四节门脉高压症内科治疗。

第二节　食管－胃底静脉曲张出血治疗

门静脉与腔静脉之间有四个交通支。分别为：胃底－食管下段交通支、直肠下端－肛管交通支、腹壁交通支、腹膜后交通支。在这四个交通支中，最主要的是胃底－食管下段交通支。这些交通支在正常情况下都很细小，血流量都很少。当门静脉高压发生时，这四个交通支的扩张由于正常的肝内门静脉通路受阻，门静脉又无静脉瓣，上述的四个交通支大量开放，并扩张、扭曲形成静脉曲张。在扩张的交通支中最有意义的都是在食管下段、胃底形成的曲张静脉。它离门静脉主干和腔静脉最近，压力差最大，因而受门静脉高压的影响也最早、最显著。该处曲张静脉破裂常导致致命性的大出血。食管－胃底曲张静脉破裂出血是门脉高压最突出也是首先需要面对的问题。

门静脉压力升高导致曲张的食管－胃底静脉血管破裂可发现急性大出血，呕吐鲜红色血液，一般情况下采用药物或者内镜即可达到止血的作用，由于肝功能损伤引起凝血功能损害、脾功能亢进引起血小板减少，故出血不易止住，当面对一些出血迅猛、内镜无法操作的患者而言，往往需要急诊手术进行止血处理。目前大多数专家比较赞成采用手术进行治疗，因此处理门脉高压食管－胃底静脉破裂出血外科治疗显得尤为重要。

一、急症外科处理

无论何种外科治疗，对于门脉高压患者，术前抽血化验、影像学检查、积极补液输血抗休克、术中备有足量血液等相关术前准备，当然获取患者家属同意外科治疗也是非常重要的，在这我们不再赘述。

（一）急症断流术

该手术具有操作简单，对肝功能要求低，术后肝性脑病发生率低，止血率较高、手术病死率及并发症率低、术后生存质量高、操作较简单等优点。但对处理高位食管支和异位高位食管支要求较高，术后有一定的再出血率（10%）。该手术优点多，手术简单，易于在基层医院展开，故给予详细叙述。

1. 切口的选择，手术切口常见左上腹做一“L”形切口、上腹部正中切口，切除剑突、“∧”字形切口，目前手术切口选择左侧肋缘下斜切口（如再行分流术腹腔粘连影响较小，做腹部切口时尽量保留脐静脉及侧支，保护脾静脉与后腹壁的交通支，若有大网膜等与腹壁形成的侧支也尽量保留）。

2. 对腹部进行探查，结束后将患者胃结肠韧带小心打开，然后从胃的中远端约1/3的位置开始分离并切断近端胃大弯侧血管，最后在胰尾上缘经脾动脉游离出来并结扎。患者的脾脏在手术过程中均被切除，直接切除脾脏有利于手术操作，减少手术时间；另一方面以上患者均存在脾脏功能亢进，切除脾脏可缓解患者脾脏亢进症状，还可改善患者凝血功能和肝脏功能。

3. 术中探查进一步确定诊断，游离上半胃，完全离断结扎胃短静脉，后沿小弯侧缝扎冠状静脉的胃支、食管支、高位食管支或异位食管支及伴行动脉，缝扎至贲门以上食管约7 cm。同时缝扎术中可见到的曲张静脉。缝扎方法全部可采用prolene线连续缝扎法并丝线双重缝扎法，即采用4－0 prolene线沿胃小弯连续缝扎，并在胃壁或食管曲张静脉两端取7号丝线双重缝扎，间距0.8～1.0 cm。缝扎时注意把握好进针深度，以免穿入胃腔，术后出现胃瘘等并发症。

4. 术后常规查血常规、血凝、血生化，应用生长抑素、止血药物、抗炎、抑制胃酸等药物，注意检测患者血凝、血小板及白蛋白，有条件者给予足量白蛋白，无条件者根据病情给予适量血浆，补充白蛋白与调节血凝。

5. 术后再次出血给予内科治疗，常规行胃镜；若出血不止，必要时再次手术。

（二）急症分流术

急症手术宜采取贲门周围血管离断术，该术式优点以上已给予叙述。分流术适合用于Child A、B级患者，日常所遇患者病情复杂，出血量大而急，血凝较差，出现肝性脑病风险性较大，故分流术以择期常见，在此不再讨论。

二、择期外科处理

（一）择期断流术

择期断流术中以脾切除＋贲门周围血管离断术最为有效，以上文章已经较为详细的描述，对于食管、胃底周围曲张静脉的处理，每个人都有不同的结扎、缝合处理方式，不再赘述。值得指出的是，选择自己最熟悉的手术方式，可以有效地降低手术风险及手术时间，对于手术后并发症的处理相对来讲也是得心应手。

（二）择期分流术

分流术可分为非选择性和选择性门体分流术，各种术式复杂，本节主要描述以下三种分流术：门腔静脉分流术、脾肾静脉分流术和肠系膜上静脉下腔静脉分流术。

1. 门腔静脉分流术　又分：

（1）大口径的门腔静脉侧侧分流术和端侧分流术：术后使高压的门静脉分流到低压的体静脉系统，降低了门静脉系统的压力而达到控制出血的目的。非选择性门体分流术治疗食管胃底静脉曲张破裂出血效果好，但门静脉血中含有肝营养因子，其丢失可造成肝细胞再生障碍，某些毒性物质可绕过肝脏直接作用于脑组织，故术后肝性脑病发生率高达30%～50%。可影响患者生存质量，且引起肝衰竭。此手术破坏了第1肝门结构，为日后肝移植造成技术上的困难，门腔静脉分流术与传统药物治疗的随机对比研究发现，手术组的生存率无明显提高。

（2）限制性门腔静脉分流术：全门体静脉分流术已逐渐被摈弃，而改做限制性门腔静脉分流术，其目的是充分降低门静脉压力，制止食管胃底静脉出血，同时保证部分入肝血流。代表术式有：限制性门腔静脉分流和门－腔静脉桥式（H形）分流。

2. 脾肾静脉分流术　该术式门体静脉分流适中，仍有相当量的门脉血供入肝，术后肝性脑病发生率低。由于吻合口小，静脉易扭曲，吻合口闭塞率高达25%～50%。而手术野显露差，操作难度大，该术式在国内应用较多，国外很少应用，认为术后肝性脑病发生率并不低于门腔静脉端侧分流术。

3. 肠系膜上静脉、下腔静脉分流术　该术式有端侧、侧侧和"H"形架桥多种方法吻合。适用于脾静脉条件不好，脾门粘连难以分离、门静脉闭塞或曾行脾切除术者。该术式避开了门静脉主干。与限制性门－腔静脉分流相似，其分流量较小，对于肝脏门静脉血供影响较小，术后肝性脑病发生率及远期存活率较好，当遇到肠系膜上静脉有明显炎症，静脉周围粘连等，静脉解剖条件所限，不适合这种分流术。

三、腹腔镜外科技术

鉴于腹腔镜技术及器械的快速发展与普及，使腹腔镜断流术成为可能。国内郑树国和鲁建国等也相继报道了腹腔镜贲门周围血管离断术治疗门静脉高压症，与传统开腹手术比较，腹腔镜手术具有创伤小、出血少、术后恢复快等显著优点。这是目前国内外的门静脉高压症外科治疗的重要发展趋势，应予重视。

四、肝移植

肝移植治疗终末期肝病应用前景广阔。肝移植治疗终末期肝硬化门静脉高压症患者的长期疗效明显优于其他治疗方式，5 年生存率可达 70%~80%。但尽管如此，鉴于我国慢性肝病人口众多、肝源短缺、等待时间长、费用昂贵等情况，且有相当一部分治疗患者已处于 HBV 病毒复制期，术后应用免疫抑制剂可能导致乙型病毒性肝炎迅速复发等问题，有待于进一步研究解决。

回顾我国门静脉高压症治疗的历史，尽管取得了一系列巨大的成就，挽救了许多患者的生命，但仍有诸多问题亟待解决。一是我国地域辽阔，门静脉高压症的病因各有不同，对断流术与分流手术孰优孰劣南北各家长期存在着明显分歧与争议。二是缺乏符合我国国情的门静脉高压症外科治疗共识或指南；基于我国与国外门静脉高压症的致病因素、种族、个体差异等不同，国外的门静脉高压症治疗指南并不完全适合于国人。三是我国目前的相关研究大多基于各自的临床经验，尚缺乏基于循证医学研究的数据和证据。为此，我们必须在继承经典基础上谋求创新发展，在临床上开展多中心、大样本和前瞻性随机对照试验。通过科学、详细的数据分析，汲取国外指南的精华，进行循证研究，旨在总结出高证据级别的国人门静脉外科治疗的经验，形成预防性治疗—初次出血治疗—控制复发—并发症治疗的阶梯性治疗模式；制定出符合国人的门静脉高压症治疗共识和指南，形成统一规范。特别注意门静脉高压症患者病因、肝功能分级、门静脉血流动力学状态、曲张静脉严重程度以及并发症的差异，决定其治疗不可能千篇一律，单一模式，必须综合考虑，采取不同治疗方式或组合，包括联合手术、内镜、介入及药物治疗等综合措施。

（史光军　陈增银　张裕民）

参考文献

[1] 池肇春. 实用临床肝病学[M]. 北京：人民军医出版社，2015：261 – 271.

[2] 池肇春. 实用临床胃肠病学[M]. 北京：军事医学科学出版社，2015：843 – 853.

[3] Luigiano C, Labichino G, Jucida A, et al. Role of endoscopy in management of gastrointestinal complicationsof portal hypertension [J]. World J Gastrointes Endosc, 2015; 7: 1 – 12.

[4] Farsad K, Kolbeck KJ. Clinical and radiologic evaluationof patientsbefore TIPS creation[J]. Am J Roentagenol, 2014; 203: 739 – 745.

[5] Chiodi D, Hernandez N, SaonaG, et al. Noninvasive diagnosis ofesophageal in cirrhosispatients[J]. Acta Gastroenterol Latinoma, 2014; 44: 108 – 113.

第五十六章　肝硬化并发症诊断、鉴别诊断与治疗

第一节　肝性脑病诊断、鉴别诊断与治疗

肝性脑病(hepatic encephalopathy,HE)旧称肝性昏迷(hepatic coma),系急性或慢性肝衰竭或门体静脉分流所引起的中枢神经系统功能紊乱,其主要临床表现为人格改变、行为异常、意识障碍及昏迷。轻微肝性脑病(minimal hepatic encephalopathy)常无临床症状,但神经心理试验有异常,既往所称的肝性昏迷仅是肝性脑病中程度严重的一级,并不能代表肝性脑病的全部。肝性脑病是肝衰竭患者常见并发症及死亡原因之一,尤其是急性肝衰竭患者病情易进展为脑水肿、颅内高压。

一、分类与命名

参照世界胃肠病学联合会专家共识,HE 分为 A、B、C 三型。见表 56－1。

表 56－1　肝性脑病公开型

类型	命名	亚型	亚组	神经系统	
A 型	急性发作			意识障碍及昏迷	脑水肿、颅高压、去大脑僵直、肌阵挛、癫痫发作
B 型	门体分流但无明显肝病			反复发作、持续异常	先天异常或外科分流术后,无明显肝病
C 型	肝硬化门脉高压或门体分流	发作性	有诱因 自发性(无诱因)	反复发作的急性脑病	可有或无诱因
		持续性	轻	持续性感知或运动障碍	一般与外科分流术有关
			重		
			治疗依赖		
		轻微 HE		无症状	神经心理或神经生理测试异常

二、临床表现与诊断

(一)临床表现与分级

目前我国应用最广泛的肝性脑病分级标准仍是 2001 年美国胃肠病学会实践标准委员会发布的 West－Haven 标准。将肝性脑病从轻到重分为 0 级到 4 级五个等级,其中 0 级没有能察觉的人格或行为变化,亦无扑翼样震颤,相当于轻微型肝性脑病(minimal hepaticencephalopathy,MHE),轻微的脑功能不良而无法通过标准的临床检查发现,它的特征性表现是运动功能和注意力有缺陷,需要通过神经心理或神经生理测试发现异常。

(二)辅助检查

具有严重的肝功能障碍,血氨异常升高,神经生理学测试(包括脑电图、脑诱发电位),神经心理学测试(数字连接试验、轨迹描绘试验、数字符号试验等),影像学检查(头颅 CT、MRI、磁共振质谱分析、功能 MRI 等)。

（三）诊断

参照2013重庆《中国肝性脑病诊治共识意见》（表56－2）诊断要点：①具有急性肝衰竭、肝硬化和/或广泛门－体分流病史、神经精神异常的表现及血氨测定等辅助检查，并排除其他神经精神异常。②可以采用West－Haven分级法对肝性脑病分级，对3级以上者可进一步采用Glasgow昏迷量表评估昏迷程度。(3)轻微型肝性脑病的诊断则依据肝性脑病心理学评分（psychometric hepatic encephalopathy score，PHES），其中数字连接试验（number connection test，NCT）A及数码符号试验（digit symbol test，DST）两项均阳性即可诊断轻微型肝性脑病。

表56－2　肝性脑病临床表现与分级

分级	临床表现要点
0	意识、智力、人格或行为方面无异常，无扑翼样震颤，神经心理生理学测试异常
1	轻微感知力减退，欣快或抑郁、焦虑，性格改变、睡眠节律改变，注意力不集中，可引出扑翼样震颤
2	倦怠或淡漠，轻度定向异常（时间和空间定向），轻微人格改变，行为错乱，语言不清，减法计算能力异常，容易引出扑翼样震颤
3	嗜睡到半昏迷，但是对语言刺激有反应，意识模糊，明显的定向障碍，思维混乱，对话能力丧失，扑翼样震颤可能无法引出
4	昏迷（对语言和强刺激无反应）

摘自《中国肝性脑病诊治共识意见》（2013重庆）

三、治疗

（一）去除诱因

对于C型肝性脑病来说，大部分肝性脑病有一定的诱发因素，而去除诱因后肝性脑病常能自行缓解。常见的诱因为感染（如自发性腹膜炎、肺炎、尿路感染及血流感染），利尿剂使用及电解质、酸碱平衡紊乱，消化道出血，腹腔穿刺放液术，高蛋白饮食及便秘，中枢神经系统抑制药物使用（如镇静安眠药）。B型肝性脑病，高蛋白饮食及便秘是其主要的诱因。A型肝性脑病，通常缺乏明确的诱发因素，肝性脑病程度重，易出现脑水肿、颅高压、深昏迷。因此，针对肝性脑病的基础治疗为预防和控制各种感染；维持水、电解质及酸碱平衡；控制饮食中蛋白质；保证足够的能量、维生素及微量元素供给；预防和及时处理消化道出血；避免使用可能诱发和加重肝性脑病的药物，如镇静安眠药物；抑制肠道细菌的过度繁殖；清洁与酸化肠道，保持大便通畅。

（二）营养支持治疗

2006年欧洲肠内肠外营养学会（ESPEN）制定的肝病肠内营养指南推荐的给予总热量35 kcal/（kg·d），蛋白质的摄入量为1.2～1.5 kcal/（kg·d）。2013年肝性脑病与氮代谢国际会议（The International Society for Hepatic Encephalopathy and Nitrogen Metabolism，ISHEN）专家共识认为，肝硬化伴有肝性脑病患者每天需要的热量为25～40 kcal/（kg·d），需要摄入的食物蛋白质为1.0～1.5 kcal/（kg·d），以植物蛋白质和奶类蛋白质为主，每天至少摄入25～45 g植物纤维，另应适当补充微量元素和多种维生素。有关肝性脑病患者限制蛋白质的过量摄入一直被认为是预防和治疗肝性脑病的基础治疗。虽然限制蛋白质摄入可减少肠道氨的生成和吸收，但长期负氮平衡必然导致营养不良，导致病情加重。而保证足够的能量，能减少机体蛋白质的分解代谢，减少内源性氨的生成。目前认为对于Ⅰ～Ⅱ度肝性脑病，蛋白质控制在20～40 g/d，以植物或乳类蛋白质为主，同时酸化肠道减少肠道中氨的吸收，并避免便秘。Ⅲ～Ⅳ度肝性脑病，暂禁食蛋白质，以糖类为主要热量来源，并加以支链氨基酸制剂。为保持氮平衡，患者苏醒后可逐渐恢复蛋白质饮食，开始时先给予20 g/d蛋白质，每3～5天增加10 g，最后逐步增加至40～60 g/d。

（三）减少肠道氨源性毒素的合成与吸收

口服不吸收双糖（乳果糖、乳梨糖）能酸化肠道，减少氨的形成与吸收；其导泻作用能促进肠内含氮毒性物质的排泄;酸化肠道后能促进乳酸杆菌等有益菌大量繁殖,抑制产氨细菌的生长。

肠道微生态制剂可抑制产生尿素酶细菌的生长,减少氨等其他有毒物质的合成与吸收。

口服肠道不易吸收的抗生素能有效抑制肠道产尿素酶的细菌,减少肠道氨的生成。目前最具有治疗前景的抗生素为利福昔明(400 mg,3 次/d)。新霉素、甲硝唑等抗生素因有潜在的毒性及导致耐药菌出现的危险,目前都已不主张使用。

导泻清洁肠道,对于消化道出血和便秘诱发的肝性脑病最有益,能排除淤血,酸化肠道,减少氨等毒素的吸收。

(四)促进体内氨的清除

门冬氨酸鸟氨酸,提供尿素和谷氨酰胺合成的反应底物鸟氨酸和门冬氨酸,从而清除血氨。每日 20~40 g。精氨酸、谷氨酸钾、谷氨酸钠等药物临床作用有限,循证学依据不足,临床已很少使用,但其有助于纠正酸碱平衡,谷氨酸钾尚可补充钾离子。

(五)拮抗假性神经递质

支链氨基酸可纠正氨基酸代谢不平衡,抑制大脑中假性神经递质的形成,同时提供能量,改善负氮平衡。调节神经递质的药物有氟马西尼(0.3~0.6 mg/次,静脉注射),为苯二氮草类受体拮抗剂,可以逆转苯二氮草衍生物引起的神经传导抑制,对部分肝性脑病患者有利。理论上纳洛酮、溴隐亭、左旋多巴、L-肉碱能调节神经递质,治疗 HE 是可行的,但缺少循证学依据支持,不常规推荐应用于临床。

(六)急性肝衰竭肝性脑病治疗

急性肝衰竭肝性脑病进展迅速,患者常进入Ⅲ~Ⅳ度肝性脑病,深昏迷,脑水肿、颅高压,易出现脑疝,预后凶险。

1. *ICU 监护* 密切监测心率、血压、氧和等生命体征;监测血糖;常规留置导尿,注意尿量;维持水、电解质酸碱;密切观测瞳孔、肌张力情况;常规留置胃管,床头抬高 30°,预防反流误吸;肝性脑病Ⅲ度以上,建议气管插管,呼吸机辅助通气,预防呼吸骤停;维持平均动脉压 75 mmHg,保证脑灌注。

2. *密切监测脑水肿和颅内高压* 国外均推荐使用颅内压(ICP)监测,国内由于技术难度高及护理复杂尚难普及。注意低血压、低血糖、低血钠、低氧血症、代谢性酸中毒、高乳酸、败血症等会促进脑水肿的发生。此外,感染和肝性脑病进展之间存在密切联系,积极控制感染。烦躁亦会加重脑缺氧,加重脑水肿,应积极镇静治疗,丙泊酚、右美托咪定等镇静,注意镇静治疗能引起血压下降,必要时扩容、去甲肾上腺素升压治疗。有癫痫、肌阵挛发生时,予以苯巴比妥或苯妥英钠拮抗,不推荐预防使用。

3. *降颅内压和脑水肿* 颅内高压主要是颅内水的总量增加,脑水肿的主要病理生理是细胞水肿。主要特征是星状胶质细胞肿胀。甘露醇脱水降颅压,0.5~1 mg/kg 快速滴注(15~20 分钟内),必要时每隔 4~6 小时重复使用;适当提高血钠浓度至 145~150 mmol/L,有助改善脑水肿;低温疗法,30~32℃,降低脑代谢,减少氨进入脑内,稳定脑血流,但低温可导致感染高发。过度通气治疗短暂有效,因低碳酸血症可诱导毛细血管前括约肌收缩,减少脑血流、降低颅内压。

4. *降血氨药物* 氨在颅内高压、脑水肿中起了重要的作用。C 型肝性脑病中,乳果糖、门冬氨酸鸟氨酸、支链氨基酸、酸化肠道导泻及肠道不吸收抗生素的应用能降低血氨、改善肝性脑病的进展,但是在急性肝衰竭脑水肿、颅高压治疗中,上述药物无循证学依据支持有效。

5. *人工肝血液净化治疗* 血液净化治疗是除紧急肝移植外最能有效治疗急性肝衰竭脑水肿、颅高压患者的措施。常规治疗为血浆置换(PE)+持续性血液透析滤过(CVVHDF)治疗。禁忌单纯 PE,而无 CVVHDF 序贯治疗。单纯 PE 仅能改善凝血功能及去除部分血浆中的毒素,且治疗时间段短,快速清除白蛋白结合毒素,血浆渗透压下降,易出现透析失衡综合征,加重脑水肿。另外置换的血浆含大量的枸橼酸,易出现酸碱平衡紊乱,促进肝性脑病进展;置换血浆含有保存液,较原有自身废血浆渗透压低,大剂量置换后血液渗透压下降,加重脑水肿;另外血浆置换时间短,无法清除血管外的细胞内外液的众多水溶性毒素,停止治疗后,即刻反弹。而采用 PE+CVVHDF,不仅改善凝血功能,清除血浆白蛋白结合毒素,同时由于序贯 CVVHDF 治疗,一方面可缓慢清除血氨、鲱氨、γ-氨基丁酸、芳香族氨基酸等水溶性的中小分子量的毒性物质,同时可达到血管内外、细胞内外毒素的平衡,避免因渗透压不平衡而加重脑水肿;另一方面 CVVHDF 治疗可清除内毒素、炎症因子、细胞因子，也能清除一氧化氮等血管活性物质，继而稳定血流动力学，稳定脑灌注，减少脑缺血发生。

血浆滤过透析（PDF）治疗实际上是CVVHDF后稀释法的延伸，只不过是将血滤器换成选择性血浆分离器，后稀释液补充的是新鲜冰冻血浆，连续进行6～8小时或更长时间。既能有效清除大分子的蛋白结合毒素和补充凝血因子，同时也能清除中小分子的水溶性毒素，适于合并肾衰、脑水肿的人工肝支持治疗的患者。CVVHDF与PE结合起来，可以相得益彰，互相弥补缺陷，发挥各自优势，尚可减少治疗时间及节省治疗费用，是理想的人工肝联合治疗模式。

不论PE＋CVVHDF或PDF治疗均能改善急性肝衰竭患者脑水肿、颅高压的病情，稳定血流动力学，改善急性肝衰竭患者的预后。部分患者安全过渡至紧急肝移植治疗，部分患者能等待肝细胞再生修复，改善肝功能，痊愈出院。

6. 肝移植　肝性脑病的严重性是紧急肝移植治疗非常重要的一个指征，通常都能挽救急性肝衰竭患者生命，但注意长时间脑水肿、颅高压可引起大脑永久性损害，即使肝移植也不能恢复脑功能。

第二节　并发感染的鉴别诊断与治疗

一、肝硬化合并败血症

败血症（septicemia）是致病菌或条件致病菌侵入血液循环，在其中生长繁殖、产生毒素而引起的急性全身炎症反应综合征。临床表现为急性起病，有寒战、发热、严重毒血症状、皮疹淤点、肝脾大和白细胞数增高等，严重者可出现急性器官功能衰竭，病情进一步加重后可发展为感染性休克、弥散性血管内凝血（DIC）和多器官衰竭。

败血症是一种严重的血流感染（bloodstream infection），即使给予适当的抗菌药物治疗，病死率仍高。因免疫力下降、接受侵入性诊治等原因，肝硬化患者更易并发败血症。在肝硬化住院患者中，败血症的并发率在2%～5%，且病死率显著高于非肝硬化患者，其发生率随病情严重程度递增，失代偿期患者败血症发生率明显高于代偿期。国外研究显示，约有70%的肝硬化住院患者曾有血流感染，并发菌血症的发病率约在12%，并发脓毒血症及败血症的比例约为40%，而在全部肝硬化患者中（包括院外感染）并发脓毒血症及败血症的比例约为21%。

（一）临床表现和实验室检查

肝硬化并发败血症临床症状与一般败血症的常见表现相似。绝大部分患者急性起病，首先出现寒战、高热，热型多样，可表现为弛张热及间歇热等表现，体温一般高于38℃。在部分肝硬化晚期、免疫功能明显障碍及有激素使用史的患者中，也可见出现持续低热的情况。值得注意的是，有研究统计表明，以肝性昏迷、腹泻等缓慢起病的病例也不在少数，临床上需要加强警惕。另外，金黄色葡萄球菌败血症时咳嗽、咳痰、肺部啰音、咽痛、关节酸痛、皮疹也较常见，由于毛细血管损害，皮肤黏膜可见出血点，脾脏常因反应性单核巨噬细胞增生活跃而肿大，伴有中毒性肝炎者可使黄疸加重。而血液循环中的大量金黄色葡萄球菌播散于全身组织，在局部生长繁殖并形成多发性脓肿。

各类毒血症状、消化道症状也是常见的临床表现。患者可表现为疲劳、食欲减退、头痛、谵妄、意识不清、神经精神症状，同时伴有厌食、腹痛、腹泻等。考虑到肝硬化疾病本身就可存在以上症状，故需对其加强分析鉴别，避免混淆与误诊。此外，对于稳定期患者突然出现病情反复、肝功能恶化，也要高度警惕出现败血症可能。

肝硬化并发败血症重症患者可出现休克，发生率为15%～43%。主要是由于病原大量繁殖、释放内毒素激活人体体液和细胞介导的反应系统，产生各种炎性介质和生物活性物质，使血流动力学发生急剧变化，导致循环衰竭。同时肝硬化患者体液分布异常、长期营养不良、有效循环血量原发性不足、感染后出现腹泻均是出现休克的高危因素。出现休克后还常常进一步并发肝肾综合征、肝性脑病等严重并发症。

白细胞总数大多显著增高，达$(10\sim30)\times10^9/L$，中性粒细胞百分比增高，多在80%以上，可出现明显的核左移及细胞内中毒颗粒。对于肝硬化失代偿期、脾功能亢进的患者，可见白细胞总数和中性粒细胞比例可较既往水平明显升高。不过在严重感染患者中，也可存在感染后骨髓抑制可能，从而出现白细胞明显下降，但中性粒细胞多数增高。肝功能、凝血指标也可随着病情变化有所改变。

血培养阳性是确诊的主要依据，为获得较高的阳性率，应尽可能在抗生素使用之前及寒战、高热时采集标本，反复多次送检，每次采血 5～10 ml。

目前针对感染出现了一些新的诊断指标如降钙素原、实时 PCR（RT－PCR）等，对败血症的诊断也有参考意义，但降钙素原对抗生素选择意义不大。对于休克、其他器官损伤，需依据相关检查发现诊断。

（二）诊断标准

具备以下前 3 项中的 1 项加上第 4 项即可确诊：①畏寒发热；②中毒性休克；③外周血白细胞及中性粒细胞增高或明显减少；④血或骨髓病原菌培养阳性。

（三）鉴别诊断

1. 高热伴寒战者　应与下列疾病鉴别：

（1）疟疾：间日疟为规则的间日发作高热、寒战与大汗以及明显的间歇缓解期。恶性疟的发热寒战多不规则，但白细胞总数与中性粒细胞均不高，在血液涂片或骨髓涂片中查到疟原虫。

（2）急性肾盂肾炎：可有高热与寒战，但常有腰痛与肾区叩痛，尿中可查到白细胞与脓细胞。尿培养有病原菌生长，但血培养为阴性。

（3）化脓性胆管炎：虽有高热、寒战，但常有胆绞痛史，患者有黄疸，血清直接胆红素增高，Murphy's 征阳性，血培养阴性。

上述两种情况，如血培养有病原菌生长，则说明已经并发了败血症。

2. 高热与白细胞显著增高者　应与下列疾病鉴别：

（1）与由于其他原因引起的败血症鉴别：如感染性休克、外伤或感染所致败血症、大叶性肺炎伴败血症、血液病并发败血症等。

（2）流行性脑膜炎：急性高热、头剧痛、呕吐、颈强直，凯尔尼格征阳性。皮肤多有淤血与淤斑。脑积液呈脓性，涂片可查到革兰阴性双球菌，血培养也可有该菌生长。

（3）流行性乙型脑炎：急性高热、意识障碍、轻度脑膜刺激征、脑脊液为非化脓性，其中性粒细胞轻度增高。

（4）流行性出血热：有地区性、季节性，先出现发热，数日后退热，但症状反加重，出现低血压－休克期，继而少尿期、多尿期。早期呈酒醉面貌，皮肤黏膜出血点，结膜水肿，蛋白尿，白细胞与中性粒细胞显著增高，血培养无病原菌生长。

（5）变应性亚败血症：原因不明，可能与免疫功能改变有关。发热可持续数月之久，但全身中毒症状不明显，且可有缓解期。皮疹彩喷反复短暂出现，多次血培养均阴性。抗生素治疗无效。吲哚美辛（消炎痛）类药物可有一定效果。肾上腺皮质激素治疗有效。

3. 高热伴白细胞减低的鉴别

（1）伤寒与副伤寒：起病较缓缓，发热多呈梯形上升，1 周后呈持续高热，可有玫瑰疹，听力减退，白细胞显著减低。肥达反应阳性，血、尿或骨髓培养可有伤寒或副伤寒杆菌生长。

（2）急性粟粒性肺结核：起病较缓，持续高热，血培养阴性。起病 2 周后 X 线片上可见粟粒性肺结核影像。

（3）恶性组织细胞增多症：持续发热，多呈弛张热或不规则热，经久不退，常出现贫血、消瘦、白细胞减少、多次血培养阴性。抗生素治疗无效。血液和骨髓涂片，淋巴结活检发现恶性组织细胞而确诊。

（四）治疗

肝硬化并发败血症时病情可急剧加重，诱发肝脏及其他脏器功能衰竭，是导致患者死亡的重要原因之一。因此，必须遵循早发现、早诊断、早治疗的原则，积极加以救治。肝硬化原发病并发败血症的关键是有效的抗感染药物使用，除此之外改善肝功能、并发症防治、对症支持治疗也不可或缺。

1. 一般和对症治疗　注意供给能量，加强营养，支持器官功能，及时纠正水与电解质紊乱，保持酸碱平衡,维持内环境稳定,加强护理,注意防止继发性肺炎,泌尿系感染及压疮等。

2. 抗感染治疗　早期合理使用抗生素可以显著提高肝硬化并发败血症患者的生存率,有证据表明每延误治疗1小时,患者生存率就会下降7.6%。各地根据耐药情况早期经验性选用合理抗菌药物之后,也要积极完善病原菌检查并根据结果调整用药。另外,考虑到肝硬化患者特殊的病理状态,药物选用也要充分考虑肝脏功能,避免对影响药代动力学或对肝脏产生不良反应。

3. 常用抗感染药物

(1)青霉素类:主要作用于革兰阳性细菌的药物,广谱青霉素抗菌谱除革兰阳性菌外,还包括对部分肠杆菌科细菌有抗菌活性。哌拉西林、阿洛西林、美洛西林对多数革兰阴性杆菌包括铜绿假单胞菌具抗菌活性。虽然大部分青霉素肝肾毒性较小,但在严重肝病时仍需严密观测肝功能变化,特别是美洛西林,其在肝肾功能严重不全及凝血异常患者需慎用。

(2)头孢霉素类:头孢菌素可分为三代,第一代主要用于革兰阳性菌和某些革兰阴性菌的感染;第二代抗菌谱较第一代广,对革兰阴性菌的作用较强,但对肠杆菌属和铜绿假单胞菌的活性较差;第三代对革兰阴性菌的活性甚强。大多数头孢菌素类药物主要经由肾脏排泄,但对于中度以上肝功能不全者头孢哌酮、头孢曲松可能需要调整剂量,另外也需警惕头孢哌酮的出血风险。

(3)头霉素、单环β-内酰胺类:主要包括头孢西丁、头孢美唑、氨曲南。头孢西丁高剂量使用时可能出现转氨酶升高,头孢美唑则存在出血风险,氨曲南易为ESBLs水解失活。

(4)β内酰胺酶抑制剂复方制剂:适用于产β内酰胺酶的大肠埃希菌、肺炎克雷白菌等肠杆菌科细菌、铜绿假单胞菌和拟杆菌属等厌氧菌所致的各种严重感染。需要警惕的是,此类药物不推荐用于新生儿,且哌拉西林/三唑巴坦不推荐用于儿童患者,同时头孢哌酮/舒巴坦使用后要注意出血风险,需补充维生素K_1。

(5)碳青霉烯类:对各种革兰阳性球菌、革兰阴性杆菌(包括铜绿假单胞菌)和多数厌氧菌具强大抗菌活性,对多数β内酰胺酶高度稳定,但对甲氧西林耐药葡萄球菌和嗜麦芽窄食单胞菌等抗菌作用差。不过对于此类超广谱抗生素使用,需警惕二重感染风险。

(6)喹诺酮类:大部分由肾排出,口服吸收良好,环丙沙星、左氧氟沙星对大肠埃希菌有一定疗效。但喹诺酮类药物在我国的耐药率较高,故需密切关注本地区药敏趋势。

(7)氨基糖苷类:对肠杆菌科细菌和铜绿假单胞菌等革兰阴性杆菌具强大抗菌活性,对葡萄球菌属亦有良好作用者,但不宜单用,需联合使用,同时联用时要警惕肾毒性加重风险。

(8)耐甲氧西林金黄色葡萄球菌(MRSA)的治疗药物万古霉素(去甲万古)作为MRSA首选药物临床效果显著且能穿透大多数组织,但该药对肝肾有一定毒性,使用时需进行血药浓度监测。替考拉宁具有较低的肾毒性且半衰期长,替考拉宁对耐万古霉素的肠球菌有效。利奈唑胺是一种全新类别的噁唑烷酮类合成抗菌药物,可口服给药且口服吸收快速、完全,组织穿透力强,轻至中度肝功能不全患者无须调整剂量。替加环素作为新型的广谱抗生素,对有抗药性的耐甲氧西林金黄色葡萄球菌也有活性且肝肾毒性更小,但因在血流中药物浓度都比较低,故仅在没有其他敏感药物可选或不能耐受其他有效药物的情况下酌情使用。

4. 中毒性休克　在肝硬化并发大肠埃希菌败血症患者中,需密切关注血压、心率等生命体征,警惕休克出现。一旦出现有休克迹象,需立即抗休克治疗。

5. 其他并发症防治　肝硬化患者一旦并发败血症,极易进一步出现肝性脑病、消化道出血、肝肾综合征等严重肝病并发症,故要加强病情观察、及时对症处理。

(五)预防

1. 控制传染源　谨慎选择侵入性诊治手段,对于各类导管需严格无菌操作并做到定期更换。如出现感染,需及时去除相关导管并对导管进行培养。加强感染患者的适当隔离,避免交叉感染后感染扩散。避免抗生素滥用,防止耐药菌出现。

2. 切断传播途径　加强医务人员手卫生,同时也需加强患者及家属的健康宣教。

3. 完善医院病原菌及耐药监测　建立医院完善的院内感染监控制度,定期发布本医院病原菌谱及耐药情况,指导临床合理用药。

二、肝硬化合并间发感染

肝硬化患者因其免疫功能障碍、长期住院等原因，容易出现间发感染，感染是肝硬化患者常见的并发症，也是引起死亡最多的并发症之一。非肝硬化住院患者感染率（包括院前感染和院内感染）5%～7%，而肝硬化住院患者的感染率高达32%～34%，如果肝硬化患者的肠道受损，感染率高达45%，有30%的肝硬化患者因感染导致死亡。泌尿系统感染、呼吸道感染、肠道感染是除外败血症、原发性腹膜炎之外的常见感染类型，也是加重病情、影响预后的重要因素。

肝硬化合并间发感染的高危因素包括：年龄、白蛋白水平、住院时间、侵入性操作、有无并发症、预防性应用抗菌药物。

（一）泌尿系感染

泌尿系感染在肝硬化住院患者中发生率在20%左右，国内外数据基本相似，在肝硬化患者感染中排在前四位，是其他患者发生率的2倍。女性患者发生细菌性尿路感染概率是男性的4倍。与一般认识不同的是，有国外研究表明，尿路细菌感染并不增加败血症、SBP和其他感染危险；且肝硬化后首先并发尿路感染与并发其他感染后继发尿路感染的发生率无显著差异，表明其与肝脏疾病严重程度无关，而与性别和糖尿病高度相关，这些都与肝硬化患者其他感染不同。

1. *临床表现*　泌尿系感染临床表现按具体部位不同分为以下几种：

（1）膀胱炎：通常指下尿路感染。成年妇女膀胱炎主要表现是尿路刺激，即尿频、尿急、尿痛，白细胞尿，偶可有血尿，甚至肉眼血尿，膀胱区可有不适。一般无明显的全身感染症状，但少数患者可有腰痛，低热（一般不超过38℃），白细胞计数常不增高。

（2）肾盂肾炎：①泌尿系统症状：尿频、尿急、尿痛等膀胱刺激征，腰痛和/或下腹部痛；②全身症状：寒战、发热、头痛、恶心、呕吐、食欲减退等，常伴有血白细胞计数升高和血沉增快。

2. *诊断和治疗*　诊断要点主要包括临床表现、尿液、血液常规检查、尿液菌落计数和培养。根据是否存在尿路结石、畸形或功能异常等并发症进一步可分为复杂性和非复杂性尿感；根据解剖位置可分为上尿路和下尿路感染；根据病程又可分为急性和慢性。

（1）治疗原则：抗感染治疗前需留取清洁中段尿进行常规检查，保持尿路通畅、积极纠正及处理复杂因素。对于无症状性菌尿一般不需进行抗感染治疗。

（2）急性非复杂性下尿路感染：病原菌多为大肠埃希菌，偶为肠球菌。可选用毒性小、口服用药，疗程3～5天。常可用一代头孢、喹诺酮类药物，剂量为正常治疗范围的低限。

（3）急性非复杂性上尿路感染：患者常伴有全身症状，初始治疗以静脉使用为宜，热退后可口服序贯，可选用二代或三代头孢菌素或喹诺酮类，也可选用酶抑制剂合剂，疗程为2～4周。

（4）肠杆菌科细菌、铜绿假单胞菌、肠球菌属多见。经验性可选静脉使用三代头孢、酶抑制剂合剂、喹诺酮类，但多需根据药敏结果选用抗感染药物，若复杂因素不去除则感染难以完全控制，易转为慢性。

（二）呼吸道感染

呼吸道感染是肝硬化患者最常见的感染之一，国内外报道的下呼吸道感染发生率在8%～20%，随着肝硬化程度加重，这一比例也相应升高。免疫力下降、长期卧床、反复住院、肝性脑病、痰液引流不畅或在住院期间进行鼻饲管、气管插管治疗和三腔管压迫是感染肺炎发生率增加的重要因素。误吸所致的吸入性肺炎是此类患者常见感染类型，包括细菌性和化学性肺炎。

感染的病原菌根据院内、院外的区别与当地常见病原菌谱相似，主要包括肺炎链球菌、流感嗜血杆菌、金黄色葡萄球菌、克雷白菌属、大肠埃希菌、铜绿假单胞菌、不动杆菌等。需要注意的是，在长期广谱抗生素或免疫抑制剂使用后，出现二重感染的概率将明显升高，可表现为多种病原合并感染。近年来，在肝硬化终末期肝病患者中，出现侵袭性肺真菌病的情况不在少数，对于存在高危因素且常规抗感染疗效不佳的患者需高度警惕。

呼吸道感染病原种类多样，抗感染治疗需根据当地耐药菌监测、病原学及药敏检查结果选择药物，同时要重视支持治疗、提高机体自身免疫力、加强翻身拍背排痰。肝硬化患者使用肺炎疫苗可以有效减低肺炎发生。

肝硬化并发肺部感染是肝硬化患者致死的主要原因，一旦出现其30天和90天病死率高达32%和51%，远高于并发其他部位感染。

（三）肠道感染

肝硬化患者肠道功能改变，易发肠道感染。肝硬化时因门静脉高压、肝功能障碍，可导致肠道细菌上移，繁殖并产生大量毒素及代谢产物，从而改变了肠黏膜通透性、屏障功能。另外，肝硬化时胃肠道分泌、吸收障碍、SIgA分泌减少，免疫力下降和胃内酸性环境改变，可引起肠道菌群紊乱，如双歧杆菌等下降、大肠埃希菌和肠球菌增多。感染机制主要是：病原体直接作用，侵袭小肠或结肠壁细胞；细菌毒素作用激活腺苷环化酶，引起cAMP上升促使肠黏液细胞分泌功能亢进；病毒在肠腔内形成高渗环境，反从肠壁吸收水分，病毒性腹泻主要是吸收功能障碍。肠道感染病原菌可以是细菌、病毒、寄生虫和真菌，表现为腹泻、恶心、呕吐和腹痛，并可有发热等全身症状。

肝硬化患者肠道感染发生率在10%~20%，是引起疾病进展恶化的主要原因之一，可进一步诱发败血症、肺部及泌尿道的其他感染。值得注意的是，因其他感染后使用抗感染药物也易引起艰难梭菌感染。

诊断可依据腹泻病程、发病年龄、发病季节及流行情况、粪便性状和粪便病原学检查结果明确。

治疗方面，一般的肠道感染在健康人群中多可自愈，但对于肝硬化患者应积极治疗。首先，适当补充液体及电解质是治疗的关键，同时根据病情严重程度并结合病原学检查选用适当的抗感染药物。其次，可使用肠道菌群调节药物，如乳酸杆菌、双歧杆菌等。另外，可适当使用肠黏膜保护剂，如蒙脱石以吸附病原体和毒素，增加其屏障作用。

抗感染药物使用原则如下：病毒性腹泻大都为自限性，无特效抗生素治疗，以对症处理为主；细菌性痢疾应用抗菌药物并不影响其结果，因此轻症不必用抗生素，较重病例可短程用药；霍乱应用抗菌药物可减少粪量、缩短病程和排菌时间；沙门菌感染无并发症的胃肠炎型不必应用抗菌药物，胃肠外感染应全身应用抗菌药物。具体药物选择，需根据病原菌种类、药敏结果。

三、肝硬化并发自发性腹膜炎

（一）病原菌与临床表现

自发性腹膜炎病原菌大多具有肠源性特征，多数为革兰阴性菌。国外荟萃分析显示，大肠埃希菌最常见（47%），肺炎克雷白菌次之（11%），其他需氧革兰阴性菌占11%，链球菌占26%，肠球菌占5%，厌氧菌不常见，仅占5%。

典型临床表现可见发热，白细胞及中性粒细胞增高、腹痛及反跳痛，但临床上出现以上典型症状者不到30%。多数患者可以低热、弥漫性轻微腹痛、腹水短期明显增多、利尿剂失效、难以解释的肝性脑病、呕吐等为首发症状。而有5%~10%为无症状者，临床容易漏诊。

肝硬化并发自发性腹膜炎后可进一步出现其他严重并发症，30%~40%患者出现肾功能障碍、5%的患者出现休克、10%~15%患者出现肝性脑病。

（二）诊断

1.病史与体格检查　有各种原因肝硬化病史，存在腹胀、尿少、腹痛、发热等情况时需怀疑自发性腹膜炎。腹部叩诊是较简便检查腹水的诊断方法，移动性浊音阳性对腹水诊断的敏感度为83%、特异度为56%。

2.腹水常规及生化　腹腔穿刺是诊断SBP的最重要手段。腹腔穿刺液外观混浊，腹水白细胞计数≥0.5×10^9/L或多形核白细胞≥0.25×10^9/L应考虑自发性腹膜炎。但这一诊断指标也存在一定问题，在伴有大量腹水情况下，渗出液被漏出液稀释，腹水细胞数常达不到诊断标准。此时，腹水内毒素阳性、腹水腺苷脱氨酶（ADA）>6000 U/L、腹水乳酸脱氢酶（LDH）>血清正常值上限的2/3以及血清－腹水白蛋白梯度<11 g/L对SBP的诊断均有一定的帮助。

3.腹水细菌学培养　多个前瞻性研究显示，当腹水多形分叶核白细胞计数≥0.25×10^9/L时，按常规方法进行细菌培养只有50%左右的阳性率；在床边将腹水放入血培养瓶中，细菌阳性率可高达80%。对于怀疑自发性腹膜炎患者还应进行血培养检查，30%的患者可同时存在血培养阳性。

4. 腹水培养阴性的中性粒细胞增多性腹水(culture - negative neutrocyticascites, CNNA)　腹水多形核白细胞计数增加而培养阴性者被称为“培养阴性的中性粒细胞性腹水”，是自发性腹膜炎的一种，患者的临床表现、体征、短期与长期生存率及抗菌药物治疗同自发性腹膜炎一致。诊断标准包括：腹水细菌培养阴性；腹水多性核白细胞≥$0.25 \times 10^9/L$；排除继发性腹膜炎；30 天内无抗菌药物使用。

5. 细菌性腹水　细菌性腹水其诊断依据为：腹水培养阳性；腹水多性核白细胞≤$0.25 \times 10^9/L$；无全身或局部感染证据。细菌性腹水有两种转归，或为短暂的一过性可自愈的细菌性腹水，或者发展为自发性腹膜炎。

(三)鉴别诊断

1. 继发性腹膜炎　继发于外科急腹症或腹部外科手术后，鉴别要点为起病急骤，常伴有明显的脓毒症表现；急性腹膜刺激征即“腹膜炎三联征”突出；腹腔穿刺为脓性，可见消化道内容物残渣；腹水生化葡萄糖降低、白蛋白(>10 g/L)和 LDH(>血清 LDH 水平)增高；细菌涂片与培养不是单一细菌，多为混合性细菌感染；X 线平片在空腔脏器穿孔时可见膈下游离气体。必要时行内镜、腹腔镜检查，或行剖腹探查术。

2. 结核性腹膜炎　患者多有结核病史或其他部位的结核病灶；可伴有午后潮热、盗汗等结核中毒症状；腹部触诊呈特征性揉面感；腹水淋巴细胞增多、抗酸染色阳性；血沉增快，血清结核抗体阳性；试验性抗结核治疗有效。

(四)治疗

自发性腹膜炎的治疗原则包括抗感染治疗、支持治疗、腹腔局部处理和免疫调节治疗。在发病 48 小时内接受治疗者，病情好转率可达 60% 以上；若超过，好转率仅为 20%~30%。

1. 抗感染治疗　应立即给予静脉抗感染药物治疗，首先进行腹水细菌培养或同时进行血培养。抗生素的选用原则为：

(1)经验性染治疗：首先选用对自发性腹膜炎常见的主要致病菌，革兰阴性杆菌，作用较强的抗生素，如三代头孢菌素、β 内酰胺酶抑制剂复方制剂、碳青霉烯类或氟喹诺酮类抗菌药。

目前产 ESBLs(产超广谱 β 内酰胺酶)的细菌菌株逐年增多，研究表明大肠埃希菌产 ESBLs 株的耐药率上升至 31.1%。产 ESBLs 菌对庆大霉素、环丙沙星、左氧氟沙星耐药率多在 40% 以上，更为严重的是对碳青霉烯类抗生素不敏感的大肠埃希菌已达 1.21%。因此各地根据耐药情况早期经验性选用合理抗菌药物之后，也要积极完善病原菌检查并根据结果调整用药。

对于院内感染的自发性腹膜炎、近期(3 个月内)因腹腔感染应用抗生素治疗过的患者，以及较严重的自发性腹膜炎，应避免使用头孢菌素、氨曲南等抗菌药物，可以使用 β 内酰胺酶抑制剂复方制剂，或联合氨基苷类抗生素，但需注意肾毒性。重症感染者可应用碳青霉烯类抗生素。

(2)针对性治疗：为避免细菌耐药、减少二重感染、减少毒性反应并降低治疗费用，在用药 48~72 小时后，可根据微生物学检查结果，选用有效的窄谱抗生素。常规抗感染治疗一般为 2~3 周。

2. 支持治疗　给予积极的营养支持，补充白蛋白、严格控制血糖对于提高机体免疫力和促进感染恢复有重要作用。研究表明，肝硬化并发自发性腹膜炎患者，在使用抗生素的基础上静脉注射白蛋白，可以降低肾功能不全的发病率和病死率。机制可能与白蛋白扩容可改善有效动脉血容量减少有关。

3. 利尿治疗　适当利尿可控制腹水量，改善患者腹胀等症状，常规包括限盐、口服利尿剂等。研究表明，单服呋塞米不如螺内酯有效，肝硬化患者口服呋塞米生物利用度低，但静脉使用又会引起肾小球滤过率下降；螺内酯利尿慢，但作用缓和且对电解质影响稍小，因此建议联合使用。大规模研究显示，联合使用螺内酯 100 mg 和呋塞米 40 mg 口服，可较快排钠并维持血钾水平，螺内酯每日最大剂量为 400 mg，呋塞米则为 160 mg，注意根据尿量等进行调整。

普坦类药物，如托伐普坦，作为抗利尿激素受体拮抗剂是新一类药物，可快速利尿并保钠，纠正低钠血症。但在严重肝病中有加重病情的报道，且对于无渴感及不能正常饮水进食的患者禁用。

4. 调节肠道微生态　通过口服肠道益生菌可纠正肠道菌群失衡，抑制有害细菌过度生长，减少细菌毒素易位。主要包括：双歧杆菌、乳酸杆菌以及地衣芽孢杆菌制剂。另外，补充益生原，如乳果糖、拉克替醇等口服或高位灌肠可促进肠道分解糖的有益菌群优势生长，抑制肠道分解蛋白的有害菌群；其酸性代谢产物并可促进肠源性毒素的排出。

谷氨酰胺是肠道上皮细胞、淋巴细胞和其他免疫细胞的重要能源，在肠屏障受损、细菌内毒素易位时，补充谷氨酰胺可减轻肠黏膜萎缩，修复肠屏障，降低肠壁通透性，并能促进淋巴细胞、单核－巨噬细胞增殖，增强免疫功能，减少肠道细菌内毒素易位、降低感染和多器官功能损伤的风险。

（张宇一　王介非）

参考文献

[1] 蒋俊民，赵朋涛，徐婵媛. 肝炎肝硬化患者合并败血症病原学及耐药分析[J]. 热带医学杂志，2012；12：851－863.

[2] 沈华江，王志炜，郭亚光. 肝硬化及重型肝炎并发败血症患者病原菌分布及耐药性分析[J]. 中华医院感染学杂志，2010；20：953－955.

[3] 郑链跃，陶爱萍，丁小平. 肝硬化患者医院感染的相关因素分析及治疗策略[J]. 中华医院感染学杂志，2014；24：130－132.

[4] 中华医学会消化病学分会，中华医学会肝病学分会. 中国肝性脑病诊治共识意见（2013 年，重庆）[J]. 中华肝脏病学杂志，2013；9：641－651.

[5] 中华医学会消化病学分会，中华医学会肝病学分会等. 肝硬化门静脉高压食道胃静脉曲张出血的防治共识（2008 年，杭州）[J]. 中华消化杂志，2008；28：551－558.

[6] 卫生和计划生育委员会卫生公益性行业科研专项专家组. 门静脉高压症食管胃曲张静脉破裂出血治疗技术规范专家共识（2013 版）[J]. 中华消化外科杂志，2014；13：401－404.

[7] Jasmohan SB, Jacqueline GO, Reddy KR, et al. Second infections independently increase mortalityin hospitalized patients with Cirrhosis: The North American Consortium for the study of end－stage liver disease (NACSELD) experience[J]. Hepatology, 2012; 56:2328－2335.

[8] Maria P, Jose MB, Juan J, et al. Diagnosis and management of bacterial infections in decompensated cirrhosis[J]. World J Hepatology, 2013; 5: 16－25.

[9] Puneeta TT, Angela D, Jeffrey ET, et al. High prevalence of antibiotic－resistant bacterial infections among patients with cirrhosis at a US Liver Center[J]. Clin Gastroenterol Hepatol, 2012; 10: 1291－1298.

[10] Laura R, Elena F, Marco M, et al. Effectiveness of sepsis bundle application in cirrhotic patients with septic shock: a single－center experience[J]. J Crit Care, 2013; 28: 152－157.

[11] Yesim C, Ayhan HC, Adil D, et al. The Role of serum procalcitonin levels in predicting ascitic fluid infection in hospitalized cirrhotic and non－cirrhotic patients[J]. Int J Med Sci, 2013; 10: 1367－1374.

[12] Wiest R, Krag A, Gerbes A. Spontaneous bacterial peritonitis: recent guidelines and beyond[J]. Gut, 2012; 61: 297－310.

第五十七章　肝细胞癌诊断与鉴别诊断

第一节　概　述

原发性肝癌(primary liver cancer, PLC)主要包括肝细胞癌(HCC)、肝内胆管细胞癌(ICC)和肝细胞癌－肝内胆管细胞癌混合物型等不同病理类型。由于其中 HCC 占 90% 以上,故本文主要介绍 HCC。PLC 又称原发性肝细胞癌(primay hepatocellular carcinoma, PHC)或称肝细胞癌(hepatic celluler cancer, HCC),是最常见的恶性肿瘤之一。据 2015 年最新估计,2012 年全球新发肝癌患者 78.25 万(居癌症发病第 6 位),死亡患者 74.55 万(居癌症死亡第 2 位)。其中 42.5% 发生在中国。在我国肝癌居三大癌症(胃、食管、肝癌)中的第 3 位,在农村仅次于胃癌,在城市则次于肺癌。全国每年约有 130 000 人死于肝癌。根据全国 11 个地区 3254 例肝癌资料分析,本病可发生于 2 个月婴儿至 80 岁老人,平均患病年龄为 43.7 岁,最高发于 40～49 岁。且发病率有逐渐上升趋势。

经多年研究,我国肝癌病因已渐趋明朗。HBV/HCV,黄曲霉素 B_1(AFB_1)和饮水污染(微囊藻霉素)是主要的病因因素,尤其是肝炎病毒,AFB_1 与 HBV 感染具有协同作用。酒精本身不诱发肝癌,只有在致癌物存在条件下,有辅助致癌作用。有报告 HCV 与酒精有协同致癌作用。AFP 结合 B 超是目前早期发现肝癌最简便经济而敏感的监测手段。HBV 或 HCV 血清标记阳性、有肝硬化或肝炎病史、35 岁以上男性是肝癌发病的高危人群,对这些人定期监测是早期发现肝癌的主要途径。

HCC 分子水平的研究进展很快。对 HCC 病因、发病机制、诊断等方面进行了广泛研究,尤其免疫遗传方面研究最多。新近 An 等均报告小肝癌细胞的肿瘤不均一性,伴有细胞增殖活性增加、P53 和 β－catenin(连环蛋白)基因的过度表达,认为这种过度表达可能与细胞增殖活性和肝细胞的分化有关。根据单核苷酸多态性,可对 HCC 的发生进行风险分层,涉及氧化应激与解毒通路、铁代谢、炎症细胞因子系统及 DNA 合成修复机制,以及细胞突变激活端粒酶逆转录酶启动子。HCC 复发的风险分层涉及原发病灶的转移、肝硬化结节中新发病灶、癌周肝组织基因突变、微血管侵犯、白细胞介素 6 和增殖分子的表达。研究发现 HCC 时除基因序列的改变外,DNA 甲基化、组蛋白修饰 miRNA 表达谱等表观遗传修饰异常也参与 HCC 发生、发展的病理、生理过程,并在此理论机制研究的基础上开辟了 HCC 治疗的新策略——表观遗传治疗。

研究表明,NAFLD/NASH 与 HCC 之间有因果关系。当前 NAFLD 相关 HCC 越来越多。NAFLD 患者 HCC 与隐匿性肝硬化、肥胖和糖尿病有关。HCC 常发生在无肝硬化的 NAFLD 患者。其发病机制可能涉及 NF－κB 等炎症通路、PTEN 等代谢异常以及氧化应激等方面。先天免疫在 NASH 发病中非常重要,肠道菌群紊乱可启动炎症反应激活先天免疫异常。

肝癌的病理大体标本分巨块型、结节型和硬化型三型,以巨块型最多,占 60% 左右。组织学上分肝细胞癌(88.77%)、胆管细胞癌(7.04%)和混合型肝癌(1.34%)。国内上海市中山医院报道 467 例肝癌,其中肝细胞癌 460 例占 98.5%。少见的有纤维板层型肝癌(FCL)和透明细胞癌。

HCC 的预后,取决于诊断的早晚,尤其是早期发现小肝癌。因小肝癌多为分化良好、多为二倍体、多为包膜完整的单个肿瘤,因此,切除后 5 年生存率高。国内汤钊猷等报告 5 年生存率 51.2%。但术后复发率仍高达 51.2%。因此,根治性切除后每 2～3 个月随访 AFP 与超声 5～10 年,这样可及时发现亚临床期复发的小肝癌。新近 Abe 等报告按影像特征将 HCC 分为三型:①A 型:巨块型有门静脉癌栓;②B 型:多结节无包膜型;③C 型:多结节有包膜型。A 型与 B 型患者于 7 个月内死亡(生存率中期指数为 4 个月),而 C 型患者通过介入或手术治疗后存活 4 年或更长时间,HCC 类型与淋巴结转移之间有关,长期存活的患者常提示为孤立的淋巴结转移。

随着诊断水平的提高，手术治疗的进步，PLC 的 5 年生存率也在不断提高。复旦大学肝癌研究所 50 年 9919 例原发性肝癌手术切除患者的资料提示，通常每 10 年都可看到 5 年生存率的提高。从 1958—1967 年的 13.5%，至 1998—2009 年提高至 44.5%。

第二节　肝细胞癌的早期诊断

肝脏具有强大的代偿能力，是身体代谢和解毒的重要器官。故肝癌早期可无任何症状，因此也不容易早期发现。过去，早期肝癌仅偶尔在上腹部手术时被发现。20 世纪 70 年代以来，用 AFP 和 B 超作为普查手段至今一直成为早期发现肝癌的主要途径。据上海中山医院报道，在肝癌普查中发现无症状与体征的亚临床肝癌占 83.6%、最大直径 <5 cm 的小肝癌占 53%。单个癌结节者占 58%，癌周包膜完整的占 58.6%，无门静脉或肝静脉癌栓的占 97.7%，与发病后临床诊断的病例相比，亚临床肝癌、小肝癌、单个癌结节、癌周包膜完整者、无门静脉或肝静脉癌栓的分别占 0、13.1%、23%、38.4% 及 42.7%，两者差别显著（$P<0.01$），充分证明肝癌普查可早期发现肝癌病例。

普查肝癌早期发现的第一个特点是，早期发现可大大提高肝癌切除率，从而提高 5 年生存率。由于绝大多数肝癌合并有肝硬化，并易有肝内播散，大大减少了手术切除的机会。20 世纪 70 年代初我国曾调查了 254 例原发性肝癌，其中能做手术切除的仅占 5.3%。肝癌普查所检出的病例由于多属早期，癌体较小，常可做局部切除者占 46.7%~75%。据上海医科大学肝癌研究所的资料显示，直径 <5 cm 的小肝癌根治性手术切除后 5 年生存率达 72.9%，小于 2 cm 的微小肝癌手术切除后的 5 年生存率达 86.4%，因此可见使肝癌患者预后得到改善的主要原因是在于早期诊断。

慢性病毒性肝炎，尤其是 HBV 和 HCV，与肝硬化和肝癌关系密切，HBsAg 或 HCV RNA 阳性患者 AFP 的存在或持续和进一步发展为肝癌密切相关。在世界范围内 80% HCC 是由于持续 HBV 感染作为病因。HBV 流行率高的地区 HCC 发生率高，即使在 HBV 流行率低的地区，HBV 仍是 HCC 发生的主要危险因素。在 HCC 高发区大于 90% HCC 患者有 HBV 感染的血清标记。HCC 患者血清中 HBsAg、抗 - HBe、抗 - HBc、抗 - HBcIgM、HBV DNA 阳性率分别高于对照组。HBsAg 阳性率为 14.7%~90%，HBsAg 阳性率之高远远超过无症状携带者。近年研究发现 HCC 患者抗 - HBx 的检出率在 85% 左右，而对照组低，即使在 HCC 发生率低的欧美，HCC 患者的 HBsAg、抗 - HBc 和抗 - HBx 检出率也明显高于对照组。新近有人提出抗 - HBcIgM 与 HCC 关系的报告，且提出关系大于 HBsAg。

HCV 是另一个与 HCC 发生关系密切的病因因素。在发达国家，HCC 患者血清中 HCV 流行率多数超过 50%，因此认为在 HBV 流行率低的国家或地区，HCV 是发生 HCC 的主要致病因素。许多发展中国家 HCC 中 HCV 阳性率为 13.3%~38.5%，我国 HCC 患者中 HCV 流行率为 7.5%~42.9%，提示在发展中国家和我国 HCV 不是 HCC 的主要病因。

HCC 有明显的家族聚集性，并在 HCC 家族中 HBsAg 携带率较高。河南商丘市用 AFP 普查 62 346 人中，检出 18 例 HCC，其中检出 HBV 感染标记的 17 例中有 14 例 HBsAg 阳性占 82.6%，同时调查 12 户家庭成员共 56 例，HBV 总感染人数 30 例占 53.6%，HBV 聚集户占 91.1%。提示 HCC 发生于 HBV 严重感染的家庭成员中，且多数患者具有 HBV 感染的标记。日本报告三个家族 54 个成员，有肝炎、肝硬化和 HCC 者共 15 名中 14 名 HBsAg 阳性，姐妹的子女 24 人中 20 人（83%）有 HBsAg 阳性，而兄弟的子女仅 1 名阳性。又为 HBV 感染可能通过母系传播，且发现 HCC 流行比较严重地区母子间 HBV 传播的频率也高。因此对 HBV/HCV 血清阳性者进行 AFP 定期追踪观察，有利于早期发现亚临床肝癌。

早期发现肝癌的关键目前认为对高危人群的普查是唯一有效的途径。我国幅员辽阔，人口众多，且又是肝癌高发地区，想全民普查从人力、物力和经济上均无能力办到，因此，对高危人群的普查是比较可行的措施。我国高危人群的标准为：年龄 35 ~ 65 岁，有肝炎病史 5 年以上或血清 HBsAg - 抗 - HCV 阳性者。日本高危人群的范围有：有肝病或肝炎史，有家属肝癌史，有输血史，或 HBsAg 阳性者。用 AFP 对肝癌的检出率为自然人群的 34 倍，有条件的地方对高危人群应每 3 ~ 4 个月监测 1 次，可极大提高亚临床肝癌的早期诊断率。如 AFP 异常，2 周内应复查，如显著上升，应高度怀疑肝癌，需进一步检查排除妊娠、生殖腺胚胎癌、活动期肝炎或肝硬化。据报告经 1 年随访者,肝癌检出率为 18.5%。普查患者 5 年生存率比非普查患者高 10 倍,前者肝切除 5 年生存率为后者的 4 倍。

我国自 1971 年应用 AFP 进行人群普查以来,取得了小肝癌研究的明显进展,近年普查手段由单一的 AFP 变为 AFP 合并超声显像,通过 AFP 与医学影像学的综合分析,提高了检出率和诊断的准确率。进入 20 世纪 80 年代以来,高危人群的检查由单一的 AFP 转为 AFP 和 B 超联合检测,为一种简便易行、准确可靠的肝癌影像学诊断方法,肝癌普查发现的病例由 B 超发现的占 34%~45.9%,基本解决了 AFP 阴性病例被漏检的问题,也使对 AFP 低浓度阳性(21~400 μg/L)的病例通过 B 超而得到及时确诊,避免了长期随访,以致失去治疗良机。

小肝癌大多为无临床表现的亚临床肝癌,其发现主要依靠普查、对肝患者群的监测以及中年人体检。普查应以肝癌高危人群为对象。

小肝癌的早期诊断:①小肝癌定性诊断:AFP 仍为我国小肝癌诊断中最好的肿瘤标记。通常正常值为 20 μg/L 以下,凡 AFP > 200 μg/L 而无肝病活动证据,可排除妊娠和生殖胚胎癌者应考虑肝癌而行超声等检查。通常 AFP 越低,肝癌越小,故 AFP 升高不到 200 μg/L 者亦应警惕。异常凝血酶原(PIVKA－Ⅱ)阳性率与肿瘤大小有关:<2 cm 者阳性率仅 33.3%,2~3 cm 为 41.2%,3~5 cm 为 55.6%,而 >5 cm 为 66.2%。岩藻糖苷酶(AFU)对小肝癌有一定诊断价值。(2)小肝癌的定性诊断:B 超是目前最常用的定位诊断方法。1 cm 小肝癌也不难查出,小肝癌阳性率为 92.2%。螺旋 CT 和碘油 CT 有助检出 0.5 cm 的小肝癌。MRI 对小肝癌检出率:>2 cm 者 97.5%,但 <2 cm 者仅 33.3%。^{99m}Tc－PMT 肝胆显像剂作延迟扫描,约 60% 肝癌,尤其分化好的肝癌有可能获得阳性显像,不同大小的肝癌其阳性率为:<2 cm 者 33.3%,2~3 cm 者 41.2%,3~4 cm 者 60.0%,4~5 cm 者 54.2%。肝血管造影通常仅在超声与 CT 仍未能定位的情况下进行。血管造影的阳性率 1~2 cm 者 77.8%,2~3 cm 者 88.5%,3~4 cm 者 71.4%,4~5 cm 者 88.9%。

第三节　肝细胞癌的临床诊断

与其他疾病一样,诊断依靠临床表现、实验室检查和特殊检查进行综合诊断。

一、临床表现

如上所述亚临床肝癌或早期肝癌多无症状体征,通常通过 AFP 或 B 超而做出诊断。中、晚期肝癌患者常见的临床表现主要有:上腹巨块型或多结节肿块、上腹痛、食欲减退、体重减轻和乏力。根据国内 3254 例的资料,起病症状以肝区痛为最多,占 57.2%,其他依次为上腹肿块、胃纳减退、乏力、消瘦、腹胀、发热、腹泻、急腹症等。

(一)肝大与肝癌肿块

患者以肝肿块为主诉的占 37%~64%,而检查时发现肝肿块者达 80%~100%。肝癌生长在血液丰富的肝内,生长迅速,多数自阻力较小的上腹腔方面发展,因此多在肋 3 下或剑突下触到肿大的肝和肿块,肿块隆起于肝面,凹凸不平,可随呼吸、体位改变而移动,质地硬伴有压痛。

(二)肝区痛

为肝癌患者常见的症状,约占 68.5%,由肿瘤侵及肝包膜膨胀所致,或因肿块破裂刺激腹膜、肿块压迫肝管或邻近胃肠道或直接浸润腹壁而产生。多为肝区隐痛,当刺激膈神经或肝癌破裂时可有上腹部剧痛。

(三)消化道症状

1/3 以上患者早期即有食欲减退,少数有腹泻。食欲减退常与肿瘤增大压迫胃部或因肝脏损害导致消化功能紊乱有关。腹胀为一常见表现,其出现早期可能由于肝肿块包膜紧张所致。晚期与肿瘤增大胃幽门或十二指肠受压引起胃肠胀气或腹水有关。腹泻常因消化吸收功能障碍或因机体抵抗力减退、合并肠道感染有关。

(四)体重减轻

约 42% 患者有此症状。体重减轻为肝癌的重要症状之一。其发生多与消化不良、胃肠功能不良有关。

至晚期消瘦显著,并出现恶病质。少数患者出现体重增加,可能为水肿或腹水所致。

(五)黄疸

黄疸常因癌肿压迫或侵入胆管,或肝门转移性淋巴结肿大压迫胆管而引起,也可能原存的肝硬化或肝癌组织广泛浸润产生肝细胞性黄疸所致。

(六)腹水

腹水产生可能与肝癌合并肝硬化、门脉高压有关,此种腹水多为淡黄色,如合并自发性腹膜炎亦可呈草黄色且混浊。肝癌晚期直接压迫门静脉、肝静脉、下腔静脉或前两者有癌栓形成,或癌肿侵及腹膜,或肝癌在肝广泛播散,也可引起腹水。肝癌结节破裂或癌肿腹膜浸润时多为血性腹水。

(七)发热

肝癌本身引起的发热,多为低热,可能由肿瘤缺血坏死或坏死产物吸收所致,也可能因体内2,5-表异雄酮不能与葡萄糖醛酸结合,而有致热作用;或因肝功能不良,使胆固醇不能降解为胆酸,而具有致热作用所致。

(八)肝区血管杂音

肝癌时在癌肿部位常可闻及血管杂音,这是由于肝癌动脉血管丰富而迂曲,粗动脉骤然变细,或因巨大的癌肿压迫肝动脉或腹主动脉,在相应的部位听到吹风样血管杂音。

(九)肝细胞癌与胆管癌联合

有关肝细胞癌与胆管癌(CC)联合时对其临床特征了解很少。从性别上看男女相似分别52%对48%,HCC一般男性发病率高,男女发病率为67%对33%,单纯CC时男30%和女70%。另一临床特征未发现伴有慢性肝病,肝胆联合肿瘤比单纯HCC切除率高。但术后5年生存率与HCC或CC无显著差别。

(十)复发性HCC特征

复性肝细胞85%~90%在残存的肝上发生,且肝内复发部位是遍及全肝,30%~40%复发的肝癌在原发肿瘤反侧。根据对手术患者的统计,70%的复发见于术后2年内且存活率低。日本肝癌研究组一个全国性的调查显示,肝内复发患者仅1.6%患者再作肝切除术,再切除后1年、3年和5年生存率分别为93%、59%、47%。Arii等(2001)指出,多中心癌发生患者,尤其患者有第三个原发癌患再切除后5年生存率高达80%。

(十一)原发肝病表现

包括肝病面容、肝掌、蜘蛛痣、腹水、腹胀、腹泻等。

二、肝癌的肝外表现

肝癌时由于癌肿本身代谢异常或癌组织对机体发生种种影响而引起内分泌或代谢方面的紊乱,可有特殊的肝外全身性表现,称为伴癌综合征。据报告伴癌表现已超过50种,其中以红细胞增多症、低血糖症、高血钙症和高胆固醇血症较为多见。此外,尚有性早熟、促性腺激素综合征、皮肤卟啉症、异常纤维蛋白原血症和类癌综合防治征等,但比较少见。

(一)红细胞增多症

发生率2.8%~11.7%。多见于男性患者,通常无临床症状,化验时可发现红细胞与血红蛋白高于正常。发生机制尚不明了,可能与下列因素有关:①肿瘤细胞合成与分泌红细胞生成素,刺激骨髓产生过多的红细胞。②肿瘤可产生一种球蛋白底物,经肾红细胞刺激因子(REF)相互作用后,生成过量的红细胞生成素。③肿瘤迅速生长,使相邻的肝组织缺氧,可刺激肾脏分泌红细胞生成素。④肿瘤广泛侵犯肝组织或同时伴有肝硬化时,肝脏灭活功能低下,红细胞生成素相应增多。Brownstein等认为,肝硬化患者出现红细胞增多是癌变的一个可靠指标。

(二)低血糖症

发生率为4.6%~27%。可分为两型:Ⅰ型:常见,癌肿生长迅速,细胞分化差,患者食欲减退,明显消瘦、乏力。低血糖常于肿瘤后期发生,易于控制。Ⅱ型:较少见,癌肿生长较缓慢,细胞分化良好,患者食欲好,晚期才出现衰弱无力,多于死亡前2~4个月内发生,症状严重,不易控制。低血糖症的发生机制尚不完全明了,可能与肿瘤产生胰岛素样物质、癌组织对葡萄糖的利用增加、肝癌组织取代正常肝组织、肝糖原的积累异常等因素有关。临床上表现低血糖症状,如饥饿、出汗、流涎、乏力、震颤、交感神经兴奋(心动过速、呼吸加快、出汗、瞳孔扩大、血压升高等)、肌阵挛,严重者发生昏迷、肢体强直性痉挛或伸肌痉挛,如果持续低血糖引起副交感神经兴奋时,则表现心动过缓、呼吸浅慢、瞳孔缩小、对光反射消失、血压下降等,可危及生命。

(三)高钙血症

发生率为7.8%~15.6%。高钙血症发生的机制,可能与下列因素有关:①肿瘤细胞分泌异位甲状旁腺激素或类似甲状旁腺样多肽,促进骨吸收而引起高钙血症。②肿瘤组织产生维生素D样物质,可使肠钙吸收增加。③前列腺素E的作用。免疫细胞特别是单核细胞、单核巨噬细胞可合成与释放具有溶骨作用的前列腺素,淋巴细胞也有释放溶骨因子作用,当有骨转移时,骨巨噬细胞使前列腺素分泌增加和骨溶解,引起高钙血症发生。④破骨细胞激活因子(OAF),系属一种多肽,具有溶骨作用,致使血钙增高。

肝癌伴高钙血症程度较轻者,无明显症状。当发生高钙危象时,患者出现嗜睡、精神错乱,甚至昏迷,常被误诊为肝癌脑转移或肝性昏迷,应注意鉴别。

(四)高胆固醇血症

发生率为11%。高胆固醇血症的发生可能是由于癌细胞完全缺乏正常的负反馈系统,使胆固醇合成增加,或可能由于肝癌细胞膜上缺乏相应的受体,使乳糜微粒不能摄入肝细胞内或肝癌细胞内结合胆固醇能力的缺陷而引起高胆固醇血症。

少见的伴癌综合征尚有血小板增高症、异常的低蛋白原血症、甲状腺功能亢进、类癌综合征、皮肤卟啉病、降钙素增高、类白血病反应、嗜酸性细胞增多症、多发性肌炎、血栓性静脉炎、脑脊神经根病等。

上述的肝内、肝外表现,临床上无特征性,难以做出肯定诊断,目前临床上已可从肝癌影像上和肝癌肿瘤标记检测上得到明确诊断(参见本章第四节和第五节)。

第四节　原发性肝癌的影像诊断

一、超声诊断

超声显像为肝癌定位诊断中的首选方法,并有辅助定性的价值,配合AFP普查还可早期发现亚临床肝癌和小肝癌。其检测低限约为1 cm。典型肝癌的B超表现为环形征、镶嵌征和癌栓,癌瘤呈高回声、等回声、低回声及混合型四型。依肿瘤形状分结节型、巨块型和弥漫型。门静脉分支或主干内癌栓对HCC有辅助诊断价值。彩色超声尚可提供占位性病变的血供情况,从而有助于肝细胞癌与肝良性占位性病变的鉴别。超声引导下肝穿活检不但具有确诊意义,还可作鉴别诊断和发现更小的肝癌。超声多普勒检测是最近几年开展的新技术,可发现肝固有动脉增粗、癌瘤周围出现彩色血流包绕征、癌瘤实质内也可出现彩色血流、癌瘤病灶局部和/或全部血流量增加,还可发现动脉-门静脉瘘的出现。

肝细胞癌主要需与胆管细胞癌、转移性肝癌、肝血管癌以及肝硬化再生结节进行鉴别。瘤块径<2 cm的低回声需与硬化再生结节和肝血管瘤,高回声病变需与肝血管瘤;>2 cm的病变则要与肝血管瘤和转移性肝癌相鉴别。

B型超声、X线、CT和AFP的灵敏度分别可达约90%、90%和75%,如两者联合应用,则检出率可达近100%。甚至单纯采用B超或加结合超声引导下活检,便基本上可解决>2 cm瘤径肝癌的诊断问题。

二、电子计算机X线体层扫描(CT)

CT是目前肝癌诊断和鉴别诊断最重要的影像检查方法,用来观察肝癌形态及血供状况、肝癌的检出、定性、分期以及肝癌治疗后复查。其检测低限1~2 cm。HCC CT图像表现:①结节型:显示为低密度团块,内部密度多不均匀,在平扫上呈环形低密度,增强后出现不均匀强化。②巨块型:呈边缘不鲜明的低密度区,增强后大多数更为清楚。③弥漫型:整个肝脏为被结缔组织包围的无数个小肿瘤结节所充满,显示为低密度大小不等团块。④小肝癌、仔结节,呈低中等密度圆形病灶,注入造影剂后,病灶明显加强,持续23~33秒,而后复现低密度。门脉造影CT(CTAP)可明显提高诊断率,直径<1 cm癌灶检出率可达75%~80%。

以螺旋 CT 进行 CTAP 最为敏感优选。碘油 CT,即经肝动脉注入碘油后做延迟(7～14 天)CT 可能检出 0.5 cm 小肝癌,呈明显碘油浓聚的图像。HCC 主要应与肝血管瘤和非典型增生与良性腺样增生鉴别。多排螺旋 CT 扫描速度极快,数秒内即可完成全肝扫描,避免了呼吸运动伪影;能够进行多期动态增强扫描,最小扫描层厚为 0.5 mm,显著提高了肝癌小病灶的检出率和定性准确性。

三、血管造影诊断

一般行选择性肝动脉造影(DSA),因本法属侵入性,且对少血管型肝癌和左叶肝癌显示不佳,故仅在 US 与 CT 尚未能确定者使用。肝癌在 DAS 的主要表现为:①肿瘤血管,出现于早期动脉相;②肿瘤染色,出现于实质相;③较大肿瘤可见肝内动脉移位、拉直、扭曲等;④肝内肝癌侵犯可呈锯齿状串珠状或僵硬状态;⑤动静脉瘘;“池状”或“湖状” 造影剂充盈区等。

四、磁共振成像(MRI)诊断

无放射性辐射,组织分辨率高,可以多方位、多序列成像,对肝癌病灶内部的组织结构变化如出血坏死、脂肪变性以及包膜的显示和分辨率均优于 CT 和 US;对于小肝癌 MRI 优于 CT。在肝癌与肝血管瘤的鉴别方面则有其优点。血管瘤时早期及后期相均呈由边缘逐渐向中心区渐进的典型浓染改变,在 T1 加权图像上表现为均匀的低信号区;在 T2 加权图像上呈均匀的高信号区。在静注 Ga－DTPA 后的动态 T1 图上,早期即现周边强化并持续,T1 和 T2 值均显著长于肝细胞癌。单结节型肝癌呈镶嵌状,色调密度多彩。随着癌瘤坏死而水分之增加,T1 及 T2 加权延长。显著纤维化硬化性癌灶 T2 加权可显示为高信号区。小肝癌 T1 加权图像呈稍低、等或稍高信号,内部信号不均匀,T2 值 <90 毫秒。

五、放射性核素扫描诊断

胶体平面显像因肝左叶或浅层病变径≥1.5 cm,于深层病变径≥2 cm 方能显示,故实用价值有限。目前临床上采用单光子发射计算机体层摄影(SPECT)和正电子发射计算机体层摄影(PECT)。与平面显像比较,前者可显著提高小病灶的检出率如对径 1.5～2 cm 病灶的检出率为 18%～52%,而平面显像几乎为 0。目前 SPECT 已可检出 2 cm 肝癌。后者可检测肝肿瘤血流量、氧代谢和血液量,从而能以获取机体生理、生化信息,做出定量分析。

六、正电子发射计算机断层成像(PET－CT)

PET－CT 是将 PET 与 CT 融为一体而成的功能分子影像成像系统,既可由 PET 功能显像反映肝脏占位的特殊化代谢信息,又可通过学习 CT 形态显像进行病灶的精确解剖定位,并且同时全身扫描可以了解整体状况和评估转移状况,达到早期发现病灶的目的,同时可了解肿瘤治疗前后的大小和代谢变化。

第五节　肝细胞癌的实验室诊断

一、肝癌肿瘤标记诊断

用于肝癌诊断的肿瘤标记很多,其中以 AFP 应用最多最广,诊断阳性率也最高,但仍有约 20% 病例 AFP 阴性,需要通过其他肿瘤标记检测进行诊断。一般 AFP >200 μg/L 在 HCV 相关肝硬化患者应高度怀疑有 HCC 可能,但此项检查在非洲对 HCC 的诊断是不敏感的,说明 AFP 的检测还有种族的差异。

国内常用 AFP 及其异质体用于肝癌的普查、早期诊断、术后监测和随访。对于 AFP≥400 μg/L 超过 1 个月,或≥200 μg/L 持续 2 个月,排除妊娠、生殖腺胚胎癌和活动性肝病,应该高度怀疑肝癌;关键是同时进行了影像学检查(CT/MRI)是否具有肝癌特征性占位。尚有 30%～40% 的肝癌患者 AFP 检测呈阴性,包括 ICC、高分化和低分化 HCC,或 HCC 已坏死液化者 AFP 均可不增高。目前不少医院采取多种标记联合检测方法,可提高 HCC 的检出率。通常用 AFP + CEA + SF + CA－50 联合检测,简称为肝癌全套,不仅对 HCC 可提高诊断价值,而且还有鉴别诊断意义,如转移性肝癌等 AFP、SF 及 CA－50 常为阴性。

AFP 异质体的检测方法有:①亲和层析法,虽较费时,但敏感度较高,可测出血清浓度 100～200 μg/L AFP 的糖链变化;②免疫亲和层析电泳法;③亲和交叉免疫力电泳自显影法:可测定 100 μg/L AFP 异质体;④抗体亲和点印迹法:可检测浓度 20～50 μg/L AFP 异质体。目前已有多种凝集素用来检测 AFP 的异质体,如伴刀豆球蛋白(ConA)、小扁豆凝集素(LCA)等。

除 AFP 外,肝癌标记物检测尚有异常凝血酶原(DCP)、γ－谷氨酰转肽酶(GGT)、碱性磷酸酶同工酶(AKP)、α－L－岩藻糖苷酶(AFU)、醛缩酶同工酶 A(ALD－A)、5'－核苷酸磷酸二酯酶同工酶－Ⅴ(5NPD－Ⅴ)、乳酸脱氢酶(LDH)、铁蛋白(SF)、肝癌基因标记物等,对 HCC 的诊断各有不同程度的诊断价值。部分 HCC 患者可有癌胚抗原(CEA)和糖类抗原 CA19－9 等异常增高。

全基因组 DNA 芯片或定量实时逆转录聚合酶链反应(RT－PCR)有可能鉴别 HCC 的早期标志物,如磷脂酰肌醇蛋白聚糖(GPC)3、高尔基体蛋白(GP)73、端粒酶逆转录酶(TERT)、热休克蛋白(HSP)70、丝氨酸/苏氨酸激酶 15(STK6)和磷脂酶 A2(PLAG12B)等。GPC3、HSP70 和谷氨酰胺合成酶(GS)的免疫组化染色联合检测对早期小肝癌的诊断具有高度特异性。近年研究显示,HCC 患者血清 Dickkopf－1(DDK－1)水平增高,可作为血清标记用于 HCC 诊断,还具有监测 HCC 复发转移的能力,同时发现血清 DKK－1 水平与 HCC 患者肿瘤直径、Edmondson－Steiner 分级及静脉浸润等密切相关,可提高 AFP 阴性的 HCC 的诊断率。

二、肝功能检查

肝功能异常,可源于原发肝病(慢性肝炎、肝硬化),亦可因肝癌进展所引起。其本身虽无直接诊断价值,但却有助 AFP 对肝癌的诊断以及与良性肝病的鉴别。关系较密切者有酶学、蛋白总量、A/G、胆红素、凝血酶原等,如:①若 AFP 及 ALT 两者都增高,首先考虑肝炎;若 AFP 迅速下降而 ALT 仍高,多考虑肝炎;若 AFP 持续升高而 ALT 逐渐下降,呈“分离曲线”多考虑肝癌。②AFP 值比原来成倍上升,即便 ALT 增高,仍应先考虑肝癌可能。③AFP＞400 μg/L,不管是否有慢性活动性肝炎症状,ALT 高低如何,应首先考虑肝癌。若 AFP 在 200～400 μg/L,有慢性活动性肝炎表现,又不能除外肝癌者应定期追踪观察。④连续观察 AFP 和 ALT 曲线至关重要,若 AFP 与 ALT 呈平行曲线,多考虑肝病活动期,若两曲线分离则提示可能为亚临床肝癌。也有报告个别慢重肝病例 AFP 有高达 1500 μg/L 者,因此 AFP、ALT 均增高的病例定期追踪观察实属头等重要之事。

应当指出,有部分 HCC,并无肝炎、肝硬化,只因长期 HBV、HCV 长期携带,通过病毒与肝细胞蛋白 DNA 整合,引起肝细胞突变,最终导致癌发生,这些患者肝功能检查往往正常。可见肝功能检查仅能作为诊断的参考。

三、肝炎病毒标记

多数 HCC 患者 HBV 标记阳性,少数患者 HCV RNA 或抗－HCV 标记阳性。对于 HBsAg 阳性患者,肝上有占位时不要轻易排除肝癌,应进行全面检查分析,仍不能诊断时,应密切追踪观察以免漏诊。

四、外周血中肝癌细胞测定

肝癌患者的癌组织中,编码黑色素瘤抗原的 MAG－1 和 MAGE－3 基因的 mRNA 也具有高度特异性表达。彭吉润等发现以黑色素瘤抗原(MAGE－1 和 MAGE－3)基因 mRNA 为特异性标志物,用巢式 Rr－PCR 技术检测肝癌患者外周血中的肿瘤细胞,因此用上述基因 mRNA 作为标志物,用于检测播散到肝癌患者外周血中的肿瘤细胞。取血 10 ml,用上述方法对其外周血单个核细胞中 MAGE－1 和MAGE－3基因 mRNA 进行了检测,结果表达基因者分别为 44% 和 36%,在肝癌患者肝癌组织中,表达 MAGE－1 和 MAGE－3 基因者分别为 58% 和 56%,两种 MAGE 基因 mRNA 的检出率与肿瘤 TNM 分期、直径密切相关,Ⅲ期和Ⅳa 期肝癌患者的单个核细胞中,两种 MAGE 基因的阳性率达 92.3%,而Ⅰ期和Ⅱ期阳性率仅为 33.3%;肿瘤直径大于 3 cm 患者的阳性率达 80%,也显著高于直径小的肝癌。

我国目前有 30%～40% 的肝癌患者检测 AFP 为阴性,因此如能把外周血 MAGE 基因 mRNA 检测方法,与常规血清 AFP 检查联合使用,可以大大提高肝癌的检出率,并用基因检测方法有利于了解肝癌是否复发及转移。

五、Dickkopf - 1 与肝细胞癌诊断与鉴别诊断

2012 年我国 Shen 等首次报告 Dickkopf - 1 可与 AFP 互补提高肝细胞癌诊断率,引起了广泛的反响。Dickkopf - 1 转录和血清蛋白上调,血清和组织 Dickkopf - 1 水平增高在肝细胞癌的迁移、侵袭和肿瘤生长上发挥功能作用。近年的研究显示,HCC 患者血清 Dickkopf - 1 水平增高,可作为血清标记用于 HCC 诊断,还具有监测 HCC 复发转移的能力,同时发现血清 DKK - 1 水平与 HCC 患者肿瘤直径、Edmondson - steiner 分级及静脉浸润等密切相关。HCC 时 DKK - 1 血清浓度升高可与慢性 HBV 感染、肝硬化鉴别,若 DKK - 1 和 AFP 联合测定可提高诊断准确率。DDK - 1 在 HCC 诊断上补充 AFP 测定的不足,改善 AFP 阴性 HCC 患者的确诊率,和 HCC 与非恶性慢性肝病的鉴别。此外也可作为如果与 AFP 联合检测可提高诊断率;由于其他肿瘤和其他疾病如骨疾病、一些炎症、神经退行性疾病等鉴别也可表达增高,故诊断时应认真做好鉴别;预后判断指标:对放化疗、手术治疗或其他保守治疗后动态观察 Dickkopf - 1 的变化,判定疗效、了解有无复发和转移,作为评估预后的指标。

六、肝穿刺活检

在超声引导下经皮肝穿刺空芯针活检(core biopsy)或细针穿刺(fine needle aspiration,FNA)进行了组织工作学或细胞学检查,可以获得肝癌的病理学诊断依据以及分子标志物等情况,对于明确规定诊断、病理类型、判断病情、指导治疗以及评估预后都非常重要。

第六节　肝癌的分期和肝脏储备功能评估

一、肝癌的分期

(一)TNM 分期(UICC/AJCC,2010 年)

T - 原发病灶

Tx:原发肿瘤不能测定

T0:无原发肿瘤的证据

T1:孤立肿瘤没有血管受侵

T2:孤立肿瘤有血管受侵或多发肿瘤直径≤5 cm

T3a:多发肿瘤直径 >5 cm

T3b:孤立肿瘤或多发肿侵及门静脉或肝静脉主要分支

T4:肿瘤直接侵及周围组织,或致胆囊或脏器穿孔

N - 区域淋巴结

Nx:区域淋巴结不能测定

N0:无淋巴结转移

N1:区域淋巴结转移

M - 远处转移

Mx:远处转移远处转移

M0:无远处转移

M1:有远处转移

分期:

Ⅰ期:T1N0M0

Ⅱ期:T2N0M0

ⅢA 期:T3aN0M0

ⅢB 期:T3bN0M0

ⅢC 期:T4,N0M0

ⅣA 期:任何 T,N1M0

ⅣB 期:任何 T,任何 N,M1

TNM 分期主要把肝功能根据肿瘤的大小、数目、血管侵犯、淋巴结侵犯和有无远处转移而分为Ⅰ～Ⅳ期，由低到高反映了肿瘤的严重程度;其优点是对肝癌的发展情况做了详细的描述，最为规范，然而此分期在国际上被认可程度却较低。

(二)BCLC 分期(马塞罗那临床肝癌分期,2010 年)

BCLC 分期与治疗策略，比较全面地考虑到肝功能和全身情况，并且具有循证医学高级别证据的支持，目前已在全球范围被广泛采用，但我国有许多外科医师认为 BCLC 分期与治疗策略对于手术指征控制过严，不太适合中国的国情和临床实际，仅作为重要参考(表 57－1)。

表 57－1　HCC 的 BCLC 分期

期别	PS 评分	肿瘤状态		肝功能状态
		肿瘤数目	肿瘤大小	
0 期:极早期	0	单个	<2 cm	没有门脉高压
A 期:早期	0	3 个以内	任何	Child－Pugh A－B
B 期:中期	0	多结节肿瘤	<3 cm	Child－Pugh A－B
C 期:进展期	1～2	门脉侵犯或 N1、M1	任何	Child－Pugh A－B
D 期:终末期	3～4	任何	任何	Child－Pugh C

二、肝脏储备功能评价

通常采用 Child－Pugh 分级(表 57－2)和吲哚氰绿(ICG)清除试验等综合评价肝实质功能。肝脏体积可作为反映肝脏储备功能的一项重要指标，能客观反映肝脏的大小，肝和肝实质的容量，间接反映肝脏的血流灌注和代谢能力，客观评估患者肝脏对手术的承受能力，有助于指导选择合适的手术方式。对于肿瘤直径>3 cm 的肝癌可采用 CT 和/或 MRI 扫描计算预期切除后剩余肝脏的体积。标准残肝体积则是评估肝切除术患者肝脏储备功能的有效且简便的方法，对预测患者术后发生肝功能损害的程度及避免患者术后发生肝衰竭有重要的临床指导作用。已有研究表明，采用 CT 扫描测定国人的标准残肝体积(standard remnant liver volume,SRLV)<416 ml/m^{2}中、重度肝功能代偿不全发生率比较高。

表 57－2　Child－Pugh 分级

指标	评分(分)		
	1	2	3
总胆红素(μmol/L)	<34	34～51	>51
血清白蛋白(g/L)	>35	28～35	<28
凝血酶原时间(秒)	1～3	4～6	>6
腹水	无	轻度	中等量
肝性脑病(级)	无	1～2	3～4

按积分法,5～6 分为 A 级,7～9 分为 B 级,10～15 分为 C 级

ICG 清除试验主要是反映肝细胞质摄取能力(有功能的肝细胞量)及肝血流量,重复性较好。一次静脉注射0.5 mg/kg 体重,测定 15 分钟时 ICG 在在中的潴留率(ICG - R15),正常值 < 10%,或通过清除曲线可测定肝血流量。

第七节　肝癌诊断标准

一、病理学诊断标准

肝脏占位病灶可肝脏转移灶活检或手术切除标本,经病理组织学和/或细胞学检查诊断为 HCC,此为金标准。

二、临床诊断标准

在所有的实体瘤中,唯有 HCC 可采用临床诊断标准,国内外都认可,非侵袭性、简易方便和可操作强,一般认为主要取决于三大因素,即慢性肝病背景,影像学检查结果以及血清 AFP 水平;但是学术界的认识和具体要求各有不同,常有变化,实际应用研究时也有误差,因此,结合我国的国情、既往的国内标准和临床实际,在满足以下条件中的(1) + (2)a 两项或者(1) + (2)b + (3)三项时,可以确立 HCC 的临床诊断:

(1)具有肝硬化以及 HBV 和/或 HCV 感染(HBV 和/或 HCV 抗原阳性)的证据。

(2)典型的 HCC 影像学特征:同期多排 CT 扫描和/或动态对比增强 MRI 显示肝脏占位在动脉期快速不均质血管强化(arterial hypervascularity),而静脉期或延迟期快速洗脱(venous or delayed phase washout)。

① 如果肝脏占位直径≥2 cm,CT 和 MRI 两项影像学检查中有一项显示肝脏占位具有上述肝癌的特征,即可诊断 HCC。

② 如果说肝脏占位直径为 1 ~ 2 cm 则需要 CT 和 MRI 两项影像学检查都显示器肝脏占位具有上述肝癌的特征,方可诊断 HCC,以加强诊断的特异性。

(3)血清 AFP≥400 μg/L 持续增长 1 个月或≥200 μg/L 持续 2 个月,并能排除其他原因引起的 AFP 增高,包括妊娠、生殖系胚胎源性肿瘤、活动性肝病及继发性肝癌等。

第八节　原发性肝癌的鉴别诊断

一、甲胎球蛋白阳性肝癌的鉴别诊断

AFP 是一种糖蛋白,提纯的分子量为 72 000,含有 3% ~ 4% 碳水化合物,由丝氨酸、丙氨酸、脯氨酸等 18 种氨基酸组成,主要由肝细胞粗面内质网上的核糖体合成,也可由卵黄囊和胃肠道合成。在胎儿生长期肝细胞有合成 AFP 的能力且分泌进入到血,胎龄 10 ~ 20 周达高峰,以后逐渐减少;出生后 1 周消失。正常成人在血中仅有微量浓度的 AFP,一般低于 10 ~ 30 μg/L。但在临床上有许多肝脏良性肝胆病,如新生儿 ABO 溶血、肝内胆管结石、急性黄疸型肝炎、暴发性肝衰竭、急性重型肝炎、慢重肝、肝硬化等时也可有 AFP 增高,但增高程度较低,一般在 200 μg/L 以下,个别病例也有高达 1500 μg/L 者。此外,一些肿瘤,如生殖腺胚胎性肿瘤(如精原细胞瘤)、前列腺癌、胃癌和胰腺癌或伴肝转移也可有轻度 AFP 增高,尚有报告妊娠时也可有 AFP 增高。因此,当血清 AFP 增高时除肝癌外,应想到上述疾病的可能。鉴别时应着重抓住以下几个方面:

(一)动态观察 AFP 变化

大量临床资料表明,AFP 动态变化对肝癌,小肝癌诊断具有重要意义。AFP 动态变化一般分为:①高浓度稳定型;②急剧上升型;③持续上升型;④马鞍型;⑤持续低浓度型;⑥反复波动型;⑦先高后低型;⑧急剧下降型。前 4 种类型常见于肝癌,后 3 种类型常见于急、慢性肝病。

1.肝细胞癌　有 72% ~ 90% 患者 AFP 阳性,其中约 70% > 400 ~ 500 μg/L。肝癌细胞分化过低或过高者可为阴性,胆管细胞癌大多为阴性,如同时有 ALT 增高,应进行动态观察,并与肝炎鉴别。

2. 慢性肝病　如肝炎、肝硬化，应对患者的血清 AFP 水平进行动态观察。肝病活动时 AFP 多与 ALT 同向活动，且多为一过性升高或呈反复波动性，一般不超过 400 μg/L，同时也较短暂。应结合肝功能检查，作全面观察分析。重型肝炎时 AFP 可明显增高，甚至有高达 500 μg/L 或更高者。AFP 与肝炎预后有关，即 AFP 显著增高者较 AFP 正常者预后为好，提示 AFP 增高可能反映肝细胞再生。慢性活动性肝炎 AFP 可有轻至中等度升高，一般在 50～300 μg/L，比肝癌增高的幅度低，且不持续增高，经治疗后可恢复正常。如果 AFP 与 ALT 两者的曲线分离，AFP 上升而 ALT 下降，即 AFP 与 ALT 异向活动和/或 AFP 持续上升达高浓度，则应警惕 HCC 可能。

3. 新生儿肝炎　30% 新生儿肝炎可测出 AFP，发生率随病情的严重度增加，大多明显增高，此可与先天性胆道闭锁相鉴别，后者大多正常。

4. 肝硬化　多数患者 AFP 正常，少数增高。AFP 的合成可能反映肝细胞损害和病变活动的程度，大多低于 300～400 μg/L，如持续大于 400～500 μg/L，则要考虑癌变可能。

5. 转移性肝癌　AFP 正常或轻至中等度增高，>500 μg/L 者少见。消化系肿瘤如胃癌、胰腺癌无肝转移时绝大多数为阴性，仅个别胃、胰、大肠癌病例 AFP 可阳性。

6. 消化系统肿瘤　某些发生于胃肠以及胰腺的腺癌也可引起血清 AFP 升高，称为肝样腺癌（hepatoid adenocarcinoma）。鉴别诊断时，除了详细了解病史、体检和影像学检查外，测定血清 AFP 异质体有助于鉴别肿瘤的来源。如为肝样腺癌时，AFP 以扁豆凝集素非结合型为主。

7. 其他　肝损伤、充血性肝大、共济失调毛细血管扩张症、先天性酪氨酸病、孕妇（3～6 个月）、睾丸或卵巢胚胎性肿瘤（如精原细胞瘤、恶性畸胎瘤、卵巢癌等）也常有 AFP 增高。最近报告对产妇做羊水内 AFP 测定，有助于产前诊断畸形，以便及时进行人工流产。

（二）AFP 异质体

胚胎 AFP 和肝癌 AFP 的免疫性虽未见差异，但其糖链结构可有不同，即实验室采用亲和交叉免疫电泳自显影法。根据 AFP 对刀豆凝集素（Con－A）和小扁豆凝集素（LCA）亲和性的差异，可将 AFP 分成两种异质体，即 Con－A 结合型（AFP－R－C）和非结合型（AFP－N－C）AFP；LCA 结合型（AFP－R－L）和非结合型（AFP－N－L）AFP。肝细胞癌 AFP 为结合型，其他疾病产生的 AFP 为非结合型，这样使 AFP 假阳性率由 18% 下降至 2%，不少学者提出 LCA 结合性 AFP 亚型是早期诊断 HCC 相当有用的标记物。

（三）AFP 与另 1 项或多项肿瘤标记物联合检测

AFP 与另 1 项或多项肿瘤标记物联合检测可互补诊断，尤其可提高甲胎蛋白阴性肝癌的诊断率。常用的联合形式有：AFP＋FT（铁蛋白）、AFP＋GGT－Ⅱ（γ－谷氨酰转肽酶同工酶）、AFP＋DCP（脱 γ 羧基凝血酶原）；多项联合形式有：AFP＋GGT－Ⅱ＋醛缩酶同工酶 A（ACD－A）＋岩藻糖苷酶（AFU）＋ALP－1、AFP＋GGT－Ⅱ＋α_1－AT（α_1－抗胰蛋白酶）、AFP＋AFP 异质体＋GGT－Ⅱ＋α_1－AT、AFP＋CEA＋SF（血清铁蛋白）＋CA－50。

二、甲胎蛋白阴性肝癌的鉴别诊断

原发性肝癌时有 10%～20% 为 AFP 阴性，此时应与 AFP 阴性肝病相鉴别，以免漏诊或误诊，特别是排除肝癌诊断应慎重。除外 AFP，可结合其他肿瘤标记物检测、临床表现和影像学所见全面综合分析后进行鉴别。

（一）肝海绵状血管瘤

肝海绵状血管瘤为肝血管瘤中最多见的良性肿瘤，发病率女性多于男性。以肝右叶多见，其次为肝左叶、肝尾状叶、肝方叶。肿瘤生长缓慢、病程较长，半数患者无症状，肿瘤增大可有上腹隐痛不适、厌食、恶心、呕吐、瘤体内出血、血栓形成或感染可有发热、寒战，肿瘤压迫胃肠可有腹胀、腹痛呃气，压迫门静脉可引起门脉高压，膨胀的血管瘤体破裂引起剧烈腹痛、内出血、休克。半数以上患者腹部可触及包块，有囊性感，无压痛。表面多光滑，软硬不一，随呼吸上下移动，有的包块可听到血管杂音。影像学检查可确诊。与肝癌的鉴别见表 57－3。

表 57－3　原发性肝癌与肝海绵状血管瘤鉴别

鉴别要点	原发性肝癌	肝海绵状血管瘤
性别	男性多见	女性多见
病程	较短	长
合并肝硬化	多，约 80% 以上	极少
肿块特点	质硬、压痛、无压缩性	质软或中等硬，多无压痛
肝功能	中、晚期多有变化	正常
AFP	阳性	阴性
血清酶	可升高	无并发症一般正常
肝血池扫描	病变区放射性减低	病变区放射性增强
CT	增强后病变区更明显	增强后病变区缩小

肝动脉造影是诊断肝血管瘤最可靠的方法，主要有以下特点：①动脉期即可见肿瘤区域内有许多血管湖，造影剂在血管湖内滞留时间较长，可达 20 秒或更长时间，至静脉期仍不消失。②肝血管的粗细正常，瘤体较大时可有血管移位，无动静脉交通。③门静脉正常，无癌栓。④血池影延续至静脉相、成为浓度大的微密影；血池的分布勾画出海绵状血管瘤的大小和形态为其特征性表现。

（二）肝囊肿

肝囊肿占肝良性及瘤样病变的 1/2，随着 B 超、CT 等影像检查的普及，发病率近年有明显上升趋势。肝囊肿病因不同，通常分为先天性、炎症性、创伤性和肿瘤性四类，其中以先天性占绝大多数。先天性囊肿多见于女性，生长缓慢，早期可无任何不适，直至壮年和老年期，随囊肿增大，始被诊断，40～60 岁者约占患者总数的 78%，一般肝囊肿小者可无任何症状，直径 >10 cm 时可引起各种压迫症状，压迫肝脏则出现右上腹或肝区隐痛或胀痛、阻塞性黄疸、门脉高压症等。压迫邻近器官可引起呼吸困难、机械性肠梗阻，伴有多囊肾者可有肾衰竭发生。确诊依靠影像学诊断。

（三）继发性肝癌

胃肠道的癌瘤如胃、胰、胆道、结肠、直肠癌等约半数经门静脉系统转移到肝，胃、胰腺癌也可经淋巴道或直接蔓延至肝。肺、乳腺、甲状腺等部位的癌瘤、皮肤或眼部的黑色素瘤等，亦可经肝动脉而播散至肝。

临床上以原发癌瘤为主要表现，临床表现常较轻，病程发展亦较缓慢。与肝癌的鉴别主要靠 AFP 和影像诊断，绝大多数继发性肝癌 AFP 阴性。少数患者轻度增高。

（四）肝良性腺瘤

临床上极少见，按细胞来源分肝细胞性、胆管细胞性和混合性腺瘤三种。多为孤立结节，肿瘤呈球形向肝表面膨出，以直径 5～15 cm 多见。

肝腺瘤多见于中年女性，发病年龄在 15～45 岁。有慢性或轻度发作性腹痛，部分患者呈急腹痛，70% 患者有腹腔内出血。AFP 阴性和一般无肝炎病史可与肝癌鉴别。肝腺瘤常需通过病理检查才能确诊。

（五）肝母细胞瘤

临床上少见，多发生于婴幼儿，2 岁以下占半数，为肝原发性恶性肿瘤，早期可触及右上腹包块，质地坚硬而无明显压痛，继而发现贫血、消瘦、发热，少数患者有黄疸，可合并性早熟。恶性程度高，进展快，首先在肝内转移。临床上应与小儿肝细胞癌鉴别。确诊依靠病理。

（六）肝血管肉瘤

肝血管肉瘤又称肝血管内皮肉瘤、Kupffer 细胞肉瘤等，为一种肝脏间质性肿瘤，少见。恶性程度高，常不伴肝硬化也无病毒性肝炎病史，临床上难与 AFP 阴性肝癌鉴别。

三、HCC 影像学诊断的鉴别诊断

（一）B 超诊断

B 超诊断 HCC 时，主要需与胆管细胞癌、转移性肝癌、肝血管瘤以及肝硬化再生结节进行鉴别。瘤块 <2 cm 的低回声病变需与硬化再生结节和肝血管瘤鉴别，高回声病变需与肝血管瘤鉴别；>2 cm 的病变与肝血管瘤和转移性肝癌相鉴别。

（二）CT 诊断

CT 诊断肝癌时应与下列疾病鉴别：

1. 肝血管瘤　肝血管瘤在平扫 CT 上大多呈圆形或类圆形均匀低密度，边界清楚、平整；在动态 CT 上，可见边缘区出现斑状或絮状不规则强化，并随时间延长呈向心性扩散，病变可变为等密度，一般持续 15 分钟，然后恢复为低密度。肝细胞癌在增强后很少出现增强效应，且时间甚短。

2. 非典型增生与良性腺样增生　伴发于肝硬化的非典型增生及良性腺样增生的直径 <2 cm 者，在 CT 上呈等密度块，增强仅有轻度强化，仍呈略低密度或等密度，高密度者极少，或有中心呈放射状低密度区瘢痕图像可为诊断根据之一。

（三）MRI 诊断

MRI 诊断 HCC 时应与下列病变鉴别：

1. 肝血管瘤　在造影 MR 上，早期及后期均呈由边缘逐渐向中心区渐进的典型浓染改变。在 T1 加权图像上表现为均匀的低信号区；在 T2 加权图像上呈均匀的高信号区。在长回波 T2 加权图像上呈瘤/肝信号强度比值明显增加。在静注 Gα－DTPA 后的动态 T1 图上，早期即出现周边强化并持续。T1 和 T2 值均显著长于肝细胞密度。海绵状血管瘤因内部滞留有大量氧合血液而含水量增加，致明显 T2 延长，显示增强，呈均匀高信号，由自旋回波图上以二点术出的 T2 极有鉴别价值。于瘤径 >2 cm 病例对肝癌的灵敏度可达 100%，故可与血管瘤相鉴别。

2. 类肿瘤病变　肝硬化再生结节在 T_2 加权图像上呈低信号。腺瘤样增生及非典型腺瘤样增生在 T_1 加权图像上呈略高信号，而在 T_2 加权图像上则呈等至低信号。

（池肇春）

参考文献

[1] 中华人民共和国卫生部. 原发性肝癌诊疗规范（2011 年版）[J]. 临床肝胆病杂志，2011；27：1141－1159.

[2] Bruix J, Gores GJ, Mazzaferro V. Hepatocellular carcinoma: clinical frontiers and perspectives[J]. Gut, 2014; 63: 844－855.

[3] 池肇春. Dicckopf－1 对肝细胞癌的诊断价值及其研究进展[J]. 中西医结合肝病杂志，2012，22：321－322.

[4] European Association for the Study of the Liver, European Organisaton for Research and Treatment of Cancer. EASL－EORTC clinical practice guidelines: managementof hepatocellular carcinoma[J]. J Hepatol, 2012; 56: 908－943.

[5] Joo I, Lee JM, Lee dh, et al. Noninvasive diagnosis of hepatocellular carcinoma a on gadoxetic acid－enhanced MRI: can hypointensity on the hepatobiliary phase be use as an alternative to washout? [J]. Cancer Cell Int, 2015; 7: 29.

[6] Zhao H, Zou LW, Zheng SS, et al. Association between the NQO1 C609T polymorphism with hepatocellular carcinoma risk in the Chinese population [J]. Asian Pac J Cancer Prev, 2015; 61: 1821－1825.

[7] Duseja A. Staging of hepatocellular carcinoma [J]. J Clin Exp Hepatol, 2014; 4(Suppl 3): S 74－79.

[8] Chen YL, Lin HC, Lin KH, et al. Low hemoglobin level is associated with the development of delirium after hepatectomy for hepatocellular carcinoma patients [J]. PLoS One, 2015; 10(3): e0119199.

[9] Nishikawa H, Kati R, Kimura T, et al. Clinical implication of performance cirrhosis[J]. J Cancer, 2015, 6: 394－402.

[10] Ma L, Chua MS, Andrisani O, et al. Epigenetics in hepatocellular carcinoma: an update and future therapy erspectives[J]. World J Gastroenterol, 2014; 20: 333－345.

[11] Jain D. Tissue diagnosis of hepatocellular carcinoma [J]. J Clin Exp Hepatol, 2014; 4(Suppl 3): S 67－73.

[12] Cao K, Lu C, Han S, et al. Expression of Girdin in primary hepatocellular carcinoma and its effect on proliferation and invasion [J]. Int J Clin Exp Pathol, 2015; 8: 551－559.

[13] Shah S, Shukla A, Paunipagar B. Radiological features of hepatocellular carcinoma[J]. J Clin Exp Hepatol, 2014; 4(Suppl 3): S 63－66.

[14] Mikuriya Y, . Tashiro H, Kobayashi T, et al. Clincopathological features of hepatocellular carcinoma [J]. Langenbecks Arch Surg, 2015; 400: 471－476.

[15] Shen Q, Fan J, Yang XR, et al. Serum DKK－1as a protein biomarker for the diagnosis of hepatocellular carcinoma: a large－scale, multicentre stugy[J]. Lancet Oncol, 2012, ; 13: 817－826.

第五十八章　肝细胞癌治疗

第一节　治疗原则与治疗流程

当今提出肝癌的多学科治疗，包括外科手术切除、消融、经肝动脉灌注化疗栓塞（TACE）、放疗及化疗等。个体化综合治疗是目前肿瘤的主要模式。在疾病发展的不同阶段、不同条件下，根据患者的具体情况，结合循证医学证据，制定出以一种治疗为主，其他治疗为辅的综合治疗方案，以期达到最大限度地改善患者生存质量，延长生存的目的。虽然目前治疗原发性肝癌的手段较多，但其适应证及疗效不尽相同。因此，需要慎重考虑每例原发性肝癌的个体化治疗方案。更为重要的是，大多数原发性肝癌患者都合并有基础肝疾病，因此应该根据患者的身体状况、肝功能储备能力、有无远处转移、血管侵犯及肿瘤大小、部位、数量等，实施个体化综合治疗模式。

一、治疗原则

（一）早期治疗

无论对亚临床期（Ⅰ期）或中期（Ⅰ期）患者而言，尽可能早地进行治疗是获得根治的最主要关键。有两条界线十分重要：5 cm 和门静脉主干癌栓。对于小于 5 cm 的肝癌进行切除，获得根治的希望明显高于大于 5 cm 者。在门脉主干还没有癌栓时进行切除，还有根治希望；而一旦门脉主干出现癌栓，即使切除也难有根治的可能。单强调早期治疗还不够，还要强调“有效治疗”。对有切除条件和可能的患者，切除的疗效明显优于非手术切除者，这在文献上已早有定论。为此，早期治疗必须是“早期”和“有效”的治疗，即手术切除或一切相当于切除的其他疗法。以上只是一般而言，不同个体的预后还取决于其肿瘤的生物学特性。

（二）积极治疗

积极治疗至少有三方面的含义：①对手术后亚临床期复发或单个肺转移的再切除。②对不能切除肝癌的缩小后切除。③各种局部治疗的反复多次的治疗。资料表明，即使根治性切除，其 5 年复发率仍高达 60%~70%，小肝癌切除者也达 40%~50%。材料表明，根治性切除后如能定期随访，可发现亚临床期的复发或转移，此时如能进行再切除，不仅可在原有基础上使 5 年生存率进一步提高 10%~20%，且可给患者提供第二次根治的希望。“不能切除肝癌的缩小后切除”不仅导致不能切除肝癌总的生存率明显提高，而且提供了根治的希望。

近年越来越多的资料表明，各种局部治疗的反复多次治疗与单次治疗的疗效大不相同。如放射介入疗法，如单次应用，罕见有获得根治者，而多次应用则又达到根治者。瘤内无水酒精注射也一样，单次注射难获根治，而多次注射则疗效明显提高。为此，“再栓塞”或“再注射”与否，效果大不一样。

（三）综合治疗

肝癌至今尚无特效疗法，而且临床上获得手术切除者又仅属少数。大多数患者仍旧依赖非手术治疗。近年资料表明，无论通过手术或非手术的方法进行治疗，如能综合应用得当，常可获得事半功倍之效。如能较合理地综合应用一些单独应用时均无根治希望的方法，有时不仅疗效明显提高，出现 1 + 1 > 2 的现象，甚至个别有因此获得根治者。在经手术的综合治疗中，肝动脉插管加结扎，然后进行化疗灌注或栓塞治疗，加上局部内或外放射治疗，以及生物治疗等，常可使不能切除的肿瘤明显缩小而获得二期切除者。实验与临床研究均证明，“三联”优于“二联”，“二联”又优于“单一”治疗。综合治疗必须根据不同患者、肿瘤的不同情况和不同的肝功能情况而定。通常应注意“攻”与“补”的合理，即“抗癌”与“提高机体抵抗力”的辨证关系。

（四）个体治疗

个体治疗主要看“不同患者的不同情况”“肿瘤的情况”和“肝功能情况”等。患者情况包括年龄、身体状况、重要脏器病变等。近年合并糖尿病者不少，要提高警惕。肿瘤情况主要包括大小、数目、部位和癌栓等。肝功能情况主要可分为“代偿”和“失代偿”，西方则多用 Child A，B 和 C 来划分。因此，治疗的选择要因人、因瘤和因肝功能不同而异。

二、治疗流程（图 58－1）

1. 对于单个肿瘤且肝功能 A/B 级患者，手术切除是首选治疗方式。如上述患者检测肿瘤直径＜3 cm，射频消融（RFA）推荐为手术切除之后的第二选择。对肝功能 A/B 级，肿瘤数目 2 或 3 个且最大直径≤3 cm 的患者手术切除或 RFA 这两种方法均可作为首选治疗方案。

2. 对于肝功能 A/B 级且肿瘤数目≥4 个患者，首选经肝动脉化疗栓塞术（TACE）治疗，其次推荐包括分子靶向治疗和肝动脉灌注化疗。

3. 对肝损害的评估，非外科手术治疗的常规评估仍用 Child－Pugh 分级作为非外科治疗时的肝功能评估手段。

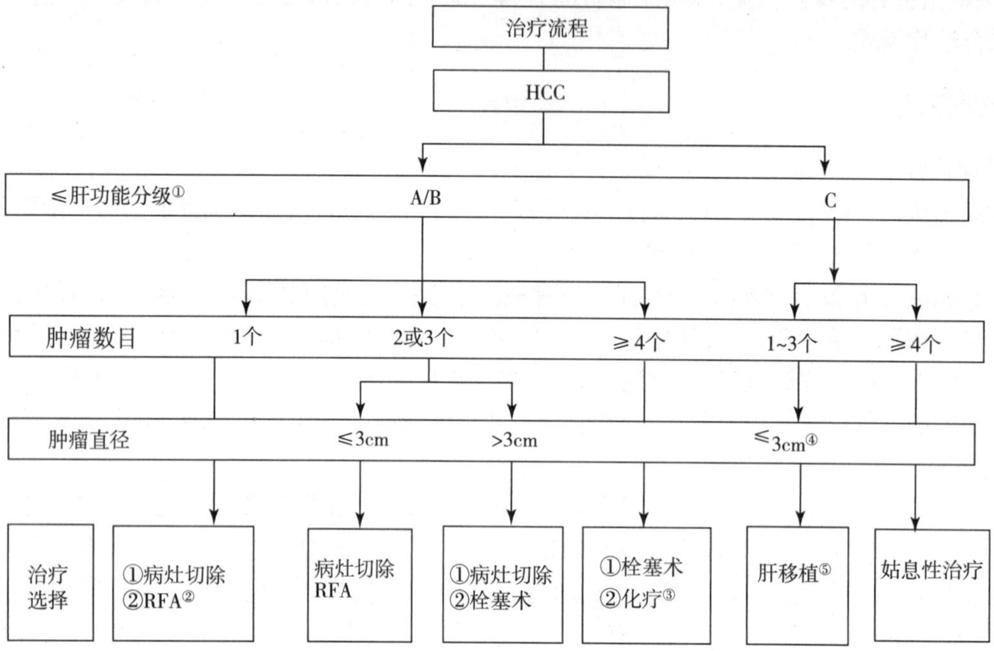

图 58－1　日本肝病学会（JSH）HCC 指南第 3 版治疗流程

①考虑非手术治疗时需进行 Child－Pugh 分级；②肿瘤直径≤3 cm 时可选择；③可选择口服药物药物或肝动脉灌注；④单个肿瘤直径≤5 cm 或 2～3 个肿瘤直径≤3 cm；⑤年龄≤65 岁

第二节　外科治疗

一、术前准备

术前准备至关重要，尤其是伴肝硬化者。首先是彻底弄清楚肿瘤情况、肝功能情况与患者全身情况。手术者术前亲自做超声检查，有助于决定手术体位与切口，估计肿瘤与重要血管、管道的距离，计划切除范围等。因年合并糖尿病患者不少，术前应加以控制。原则上术前应保肝治疗，不宜用大剂量化疗或中药攻下之品。新近做放射介入治疗其肝功能尚未恢复者，不宜急于手术。ALT 和 GGT 明显增高者宜短期保肝治疗。有报道，Child A 肝硬化患者的手术病死率：ALT＜正常值 2 倍者为 3.9%，ALT 为 2～4 倍正常值者为

13.0%,ALT>正常值4倍者达37.5%。其他还包括适当营养和休息,术前酌情补充葡萄糖、维生素,肠道准备,术前置胃管等。

二、适应证与禁忌证

(一)肝癌手术切除的适应证

肝癌手术切除需要与患者手术的耐受程度和肝脏代偿协同考虑。肝癌患者手术切除适应证:①患者的一般情况尚好,能够耐受重大手术。②无骨、肺及其他远处转移。③肿瘤局限于肝脏的一段、一叶或一侧,对侧肝脏已经有明显代偿。④余肝无严重肝硬化,手术前试验检查,肝功能代偿良好,能耐受一定范围的肝脏切除。⑤无严重的门静脉高压症。⑥血清白蛋白>30 g/L,凝血酶原活动度>60%。⑦无肝病晚期的腹水、黄疸、恶病质;肝癌尚局限,因胆管癌栓出现黄疸者除外。⑧年龄可作为参考因素,身体状况良好者,老龄并不妨碍施行肝部分切除术。对于巨大肝细胞癌(>10 cm),由于手术切除范围大,在合并肝硬化的患者,手术后并发症的发生和病死率均较高,故常采取二期切除的方法,最常见的是使用经肝动脉化疗栓塞,待肿瘤体积缩小后行二期手术。巨大肝癌的手术切除指征:①患者一般情况良好;②肝功能在正常范围;③凝血酶原时间延长不超过正常范围3秒;④癌组织局限于肝脏一侧或相邻的几个肝段内;⑤无肝外转移;⑥余肝呈明显增大失代偿。

(二)肝癌手术切除的禁忌证

1. 心肺功能差或合并其他重要器官系统严重疾病,不能耐受手术者。
2. 肝硬化严重,或肝功能处于失代偿状态,出现黄疸、腹水或恶病质,Child-Pugh C级。
3. 存在肝外转移。
4. 病变为弥漫型,或超过肝的两叶以上伴有明显肝硬化,或第一、二、三肝门已受严重侵犯。
5. 伴有严重出血倾向,凝血酶原时间低于50%,经用维生素K治疗不能纠正。

三、对肝癌患者肝组织切除量的估计和适应证

(一)术前肝脏储备功能对肝切除量的影响

肝衰竭是肝切除术后的一种严重并发症。尽管肝外科手术技术的发展及术前患者的合理筛选,已使肝切除术的手术病死率明显下降,但该并发症的发生率仍为10%~20%。肝切除量或剩余体积多少取决于肝储备功能,目前临床应用的肝储备功能检测试验很多。①最常用的是Child-Pugh肝功能分级法。分A、B、C三级。C级,显示肝功能严重损害,对麻醉和手术的耐受性均差,手术后并发症发生率和手术死率较A级者高4~5倍,原则上为手术禁忌证。②Nagashima等提出一种慢性肝功能不全评分(CLD评分),CLD评分超过2.5分仅接受1或2个肝段切除的患者,术后也都死于肝衰竭。该评分系统在预测肝切除手术后死亡风险上比Child-Pugh评分系统更可靠。对合并慢性肝功能不全患者进行肝切除手术时的选择标准为:Child-Pugh A级、CLD评分≤1.5分的患者,可进行肝脏大部分切除手术;Child-Pugh B级、CLD评分1.6~2.0分患者,仅做肝段切除手术;Child-Pugh C级、CLD评分2.1~2.5分患者,只做局限性肝切除手术;CLD评分>2.5分以上的患者不能进行任何类型的肝切除术。③吲哚氰(ICC)清除试验。试验正常值:15分钟的潴留率(ICG 15)<10%,最大清除率(ICG Rmax)为每分钟>0.8 mg/kg。当ICG Rmax每分钟>0.8 mg/kg,则提示肝储备功能良好,可耐受半肝切除;如果ICG15为30%~40%,或ICG Rmax为每分钟0.4~0.8 mg/kg,则仅可作肝段切除;倘若ICG15 >40%,或ICG Rmax为每分钟0.3~0.4 mg/kg,则只能做局部肝切除或肝包膜下肿瘤切除;而当ICG Rmax<0.2 mg/kg时,则禁做任何类型肝切除。肝硬化患者ICG15为15%~20%,切肝量应<50%;ICG15为20%~30%,应慎重进行肝切除手术,切肝量应限制在肝段切除或不规则局部肝切除,ICG15超过30%患者不宜进行任何类型的肝切除术。④直接反映肝脏储备能力的重要指标:肝脏大小和肝细胞数目多少,目前在国内外越来越受到重视,肝脏体积和重量已被视为与Child-Pugh分级同等重要的肝储备功能的指标,在基本的病理状态下,肝脏体积越大,肝脏储备功能就越好,对手术耐受也越强。⑤其他指标,如半乳糖负荷试验以及利多卡因代谢试验等,均能可靠地定量反映肝脏储备功能。

(二)手术前肝脏切除量的评估方法

1. 水浸法　将离体肝脏放入充满水的容器中,后将肝脏放入容器,其中溢出的水的体积则为肝脏体积。该法只能用于离体肝测量,不能用于术前活体上的评估以及术后残余肝脏体积的测量。

2. SPECT　单光子发射计算机断层成像术(SPECT)所形成的图像不仅显示了肝脏的形态体积,而且还反映了肝脏的摄取功能。同位素肝显像是一种功能与形态相结合的检查方法。虽然其操作具有一定的复杂性,在国际上 SPECT 仍然是测量剩余肝脏体积的一个重要而常用的方法。

3. CT　1979 年 Heymsfield 首先采用了 CT 断层显像方法测量尸体肝及离体肝脏的体积。将 CT 的二维图形通过扫描仪输入计算机,按 CT 图像的顺序采集图像数据,然后再重建肝脏三维和三维体积测量,与排水法所得到的肝脏相对真实体积比较后得到的误差 < 5%。该技术被迅速应用到肝癌术前切除范围及切除量的评估,术后肝脏残余量及术后肝脏容量改变动态观测以及活体肝移植术前供肝切取范围及大小的预判。

四、肝癌切除术方法要点

(一)肝癌根治性切除与姑息性切除

中华外科学会肝脏外科学组推荐原发性肝癌的根治性切除手术适应证为:①肝功能分级属 A 级或能恢复到 A 级;②肝储备功能基本在正常范围以内;③受肿瘤破坏的肝组织 < 30% 或无瘤侧肝脏达全肝组织的 50% 以上。我国规定的肝癌切除范围较美国 NCCN 指南和英国胃肠学会发布的指南中规定的要宽泛一些。因我国原发性肝癌患者数量庞大,合理的放宽手术指征、加强术后的辅助治疗不失为一种很好的治疗方式。

外科对原发性肝癌的根治性切除标准是:①肿瘤切除后断端及余肝无残癌存留,无远处转移,无癌栓。②术前 AFP 升高者,术后短期内降至正常范围。但有国内外多数文献报道肝癌根治性切除后 5 年复发率均在 50% 以上,甚至高达 95%。姑息性肿瘤切除:指切除部分或大部分肿瘤组织,也称减体积性肝癌切除术。目前对术前判断为不能切除的肝癌,多不主张行此手术,因有创伤较大,残余肿瘤生长更加活跃,以及导致肿瘤种植、转移之虞。但临床上此类手术的施行尚不少见,出于安全性考虑而做出的被动选择,少数是因为并发症的救治。

原发性肝癌姑息性肝切除适应证:①肝癌合并门静脉癌栓(PVTT)和/或腔静脉癌栓;②原发性肝癌合并胆管癌栓;③原发性肝癌合并肝硬化门静脉高压症。

姑息性肿瘤切除手术方法基本与肝切除相似。但术中注意:①因创面存在肿瘤组织,组织松软容易破溃,难以止血,类似创面宜对拢缝合,或填入游离大网膜后再对拢缝合,较为安全;②手术野应用消毒蒸馏水反复冲洗,减少腹腔内和切口的肿瘤种植、转移。

术后加强肿瘤治疗,包块残余肿瘤的超声介入如无水酒精注射、放射介入治疗、腹腔内化疗药物灌注等,以尽可能延缓残余肿瘤的侵袭性生长扩散。

(二)规则性与不规则性半肝切除

肝癌的肝切除术分为规则性和非规则性肝切除。规则性肝切除是按照肝内血管的解剖结构进行分叶分段施行手术,也指广泛肝切除、肝叶切除和肝段切除。不规则性肝切除术不完全按照肝脏的分叶分段的解剖,在距离肿瘤 1 ~ 2 cm 处做肿瘤切除,亦称局部根治切除。

1. 规则性肝切除术　基于外科临床使用要求,国内外所采用的规则性肝切除命名有所不同,Couinaud 和 Goldsmith、Woodburne 系结合大体解剖及肝内结构命名,我国常采用分叶分段法命名(表 58 - 1)。

(1)左半肝切除术:患者取仰卧位。一般采用上腹正中切口,必要时可向左上方延长,切断剑突和肋弓软骨,亦可采用右肋缘下斜切口,很少需做胸腹联合切口者。

表 58 - 1　规则性肝切除的命名

Couinaud	Goldsmith、Woodburne	吴孟超
右肝切除术(Ⅴ、Ⅵ、Ⅶ、Ⅷ段)	右肝切除术	右肝切除术(右前叶、右后叶)
左肝切除术(Ⅱ、Ⅲ、Ⅳ段)	左肝切除术	左肝切除术(左外叶、左内叶)
右叶切除术(Ⅳ、Ⅴ、Ⅵ、Ⅶ、Ⅷ段,或加Ⅰ段)	扩大的右肝叶切除术	右三叶切除术(右半肝、左内叶)

续表

Couinaud	Goldsmith、Woodburne	吴孟超
左叶切除术（Ⅱ、Ⅲ段）	左外侧段切除术	左外侧叶切除术
扩大的左肝切除术（Ⅱ、Ⅲ、Ⅳ、Ⅴ、Ⅷ段，或加Ⅰ段）	扩大的左肝切除术	左三叶切除术（左半肝、右前叶）

①分离左半肝：在切除肝脏之前，先分离附着在左半肝上的结缔组织和韧带。先切断、结扎肝圆韧带，利用其肝侧残端将肝脏轻轻下拉，沿前腹壁剪断镰状韧带。将肝脏向后、向下推开，更好地显露、切断冠状韧带，并结扎、切断在膈面背侧的左三角韧带。然后，切断肝胃韧带和切开肝十二指肠韧带（注意勿损伤肝蒂），左半肝即被分离。

②处理第1肝门的肝门脉管：分离肝脏后，用大拉钩将肝脏拉向上方，显露第1肝门。有时为了防止切除肝叶过程中大出血，可先用一纱布条或导尿管套入肝蒂脉管处，以备控制血流。处理肝门脉管常用的方法有两种：ⅰ.鞘外结扎法：即在Glisson鞘外一并结扎左肝管、肝左动脉和门静脉左支。先沿Glisson鞘左干上、下各0.5 cm处做钝性分离并深入到肝实质内1 cm左右。分离时勿撕裂在鞘内走行的血管。分离清楚后，在距门静脉主干分叉左侧2 cm左右处，用粗丝线结扎两道；可暂不切断，待左肝叶实质全部离断后，再验证一下所结扎的左干是否正确无误。然后，在两结之间切断，取走左肝，脉管干残端做缝扎。ⅱ.鞘内分别结扎法：当肝门脉管有异常走行时，需将Glisson鞘分开，分别结扎左肝管、肝左动脉和门静脉左支。左肝管和肝左动脉需先切断，门静脉则暂不切断，作为以后切除肝叶的标志。

③处理第2肝门的肝左静脉：第1肝门处理完毕后，将肝脏拉向下方，显露出第2肝门。此时，需先辨清肝左静脉与肝中静脉的解剖关系，有时肝中静脉与肝左静脉分别注入下腔静脉；有时肝中静脉先汇入肝左静脉后再注入下腔静脉。还应注意肝左静脉在肝外部分较短，常需切开肝包膜才能辨清。用刀背慢慢分离肝左静脉与肝中静脉分叉处，保留肝中静脉，再用钝头粗圆针引粗丝线，贯穿肝实质，结扎肝左静脉，然后切断，分离第2肝门。

④离断左半肝：沿肝中静脉左侧缘0.5 cm处切开肝包膜，用刀背钝性分离肝实质，将所遇的左肝脉管，一一用弯止血钳钳夹后切断、结扎。在此过程中切勿损伤肝中静脉主干。再从肝的脏面前缘向肝实质内钝性分离，最后切断门静脉左支，完全离断左半肝。肝断面的血管和肝管应一一用细丝线结扎或缝扎，渗血可用热盐水纱布敷压止血。

⑤网膜覆盖肝断面：因左半肝切除术已将肝镰状韧带切除，故肝的断面需用丝线间断缝合再加用小网膜或大网膜缝合覆盖，既预防肠粘连，又有助于止血。如仍有出血，应在创缘用褥式缝合止血。检查无渗血或漏胆汁后，于左半肝窝及网膜孔处各置一香烟引流或双腔管引流，再逐层缝合腹壁。

（2）右半肝切除术：仰卧位，右腰背部用沙袋、软垫垫高，使身体与手术台平面成15°~30°角。一般采用右上经腹直肌或右上正中旁切口探查。当决定行右半肝切除时，因手术范围较大，可向右上方延长，行胸腹联合切口，并切开膈肌。婴儿或儿童行右半肝切除术时，可不作开胸，单用右上腹切口或肋缘下切口，必要时切断右肋弓软骨即可。

①分离右半肝：先切断肝圆韧带和镰状韧带，轻轻向下拉开肝脏，再切断右三角韧带和冠状韧带。切开右三角韧带前层（肝膈韧带）时，勿损伤膈面的肝裸区。然后，轻轻向内上方翻转右半肝，靠近肝脏剪断冠状韧带后层（肝肾韧带），剪断时注意勿损伤右肾上腺。继续将肝脏翻向上方，以利显露下腔静脉。分离右半肝时，可能出血较多，操作要仔细，并注意防止撕裂汇入下腔静脉的肝短静脉和右肾上腺血管。

②处理第1肝门的肝门脉管：先切除胆囊，并利用胆囊管残端插入T形管，行胆总管造瘘，既有利于术中检查肝切面有无漏胆，又有利于术后胆道减压。当切断胆囊管和胆囊动脉后，即可清楚显示出第1肝门的解剖结构。然后分离、结扎、切断右肝管和肝右动脉，显出门静脉右支。因为门静脉右支较短，在肝门深处分出，位置较高，故应仔细分离肝组织，将血管结扎、切断。当门静脉右支太短、太深时，可先行结扎，暂不切断，以免引起误伤；待右半肝实质分离完毕，验证门静脉右支结扎部位正确后，再予切断，残端加作缝扎。

③结扎切断肝短静脉：将肝右后叶翻向左侧，仔细分离、切断右肝冠状韧带后层残留部分和肝肾韧带，即可显出由肝右后叶直接回流入下腔静脉的肝短静脉。肝短静脉一般有4~5支，较细小，壁薄，又靠近下腔

静脉，撕裂后易引起大出血，故应尽量靠近肝实质处仔细结扎后切断，下腔静脉侧残端加作缝扎。处理第2肝门的肝右静脉：将肝右叶放回原处，向下拉开，即可显露第2肝门。分离第2肝门的结缔组织，显露肝右静脉，结扎后切断。肝右静脉一般在右叶间裂处，在下腔静脉的前壁或右壁开口，其主支距下腔静脉很近，分离时容易损伤下腔静脉，造成严重出血，故当不易分辨时，宜从肝右叶实质内分离、结扎肝右静脉。

④切除右肝叶：将第1和第2肝门处理完毕后，即可见将要切除的肝叶组织色泽变暗，和正常肝组织界限分明。行肝叶切除时，按呈现出的右半肝缺血界限，先用刀切开前、后表面被膜，再稍偏向病侧切开肝组织，然后用刀柄或手指伸入肝组织内，做钝性分离。当遇到血管或胆管时，应一一分出结扎、切断。这样，可以避免在切除肝叶时发生大出血。切肝过程中如仍有较多出血时，亦可暂时阻断第1肝门。

⑤处理断面：肝断面的出血点和漏胆处应分别仔细缝扎。再从T形管注入生理盐水10～20 ml，检查有无漏胆情况。然后，将创缘尽量用丝线行褥式缝合，再用大网膜覆盖创面，并用丝线将其与肝脏包膜缝合固定。将切断的镰状韧带和肝圆韧带固定在原位，以防术后发生肝下垂。检查无出血、无胆汁漏后，在肝断面下方置一香烟引流或双腔管引流，如作胸腹联合切口，胸腔内置一橡胶管引流，缝合切口。

(3)右三叶肝切除：肝右三叶切除范围包括右后叶、右前叶及左内叶，膈面沿镰状韧带右侧0.5～1.0 cm处和下腔静脉右壁之间切肝，脏面则从左纵沟的右侧转向肝门横沟上缘经肝门右切迹达下腔静脉右壁。肝处理方法的起始手术步骤同右半肝切除术。将左侧肝门做解剖分离，可处理左内叶的管道，同时切实保护左外叶。先显露脐切迹，将肝圆韧带的断端用止血钳夹住并向后上方牵拉，敞开脐切迹后，即可见到肝圆韧带向下走形至脐切迹的地步，此处即为门静脉、肝动脉和胆总管的左支进入肝实质的部位。门静脉、肝动脉和胆总管的左支长约数厘米，需在左内叶的脏面解剖这些管道。在分离时不可损伤门静脉左干的囊部或矢状部以及左肝管、肝左动脉，否则会导致左外叶肝坏死。除非肿瘤累及尾状叶，通常情况不做尾状叶切除。另一重要步骤是离断脐切迹处的门静脉、肝动脉以及胆管左支发出至左内侧叶的反馈支，一旦这些反馈支血管被离断，即可沿镰状韧带向后直达下腔静脉的分界线，再沿此分界线向后逐步离断肝组织直达下腔静脉的右侧。接近膈肌可见肝中静脉，需要予以切断结扎。如肝右静脉未曾处理，此时可至肝内行切断结扎。

(4)左外侧叶切除术：此手术不需要在肝门处解剖肝外血管和胆管。可先切断左三角韧带和左冠状韧带游离左外叶，离断左内叶和左外叶的连接部以暴露脐切迹，在肝圆韧带和镰状韧带左侧1 cm处切肝，自前向后离断左侧肝组织，逐一结扎切断所遇到的血管和胆管。当离断肝组织至脐切迹的基底部时即可遇到门静脉分布到Ⅱ段和Ⅲ段的左侧分支，可予以切断结扎。保持镰状韧带的左侧分离肝组织，可以保留供血给Ⅳ的反馈支血管。向后离断肝组织接近闭锁的静脉导管时，应注意分辨肝左静脉予以切断结扎，肝切面镰状韧带向下翻转覆盖。

(5)左三叶切除术：此手术包括切除左半肝和右前叶（Ⅱ、Ⅲ、Ⅳ、Ⅴ、Ⅷ段，Ⅰ段也可包括在切除范围）。膈面以右叶间裂为界，脏面以肝门右切迹右端延伸至右肝下缘，向左沿肝门横沟上缘至左纵沟。肝处理方法应首先解剖游离左叶的血管结构，步骤与左肝切除术相同。如同时切除尾状叶时，则肝左动脉和门静脉左支应在靠近分叉部结扎切断，这样可以同时阻断尾状叶和左肝的血供。如欲保留尾状叶，这些血管应做发出尾状叶支的远端处加以结扎切断。

(6)肝脏的出血与止血：

① 肝血流阻断法：1908年Pringle所创的肝血流阻断法一直沿用至今，这项技术仍是肝癌切除术中减少出血的简单和有效的方法。但肝癌的患者往往伴有肝硬化，其肝脏对缺血的耐受性较差，长时间入肝血流的阻断或术中大出血均可加重处于代偿边缘的肝脏负担，加之手术切除部分肝脏正常组织，术后发生肝衰竭的可能性很大；故常温下间歇性阻断第一肝门，每阻断15分钟开放5分钟，这样能减少肝脏持续缺血时间，使本应较长的阻断时间分次进行，减轻肝脏损伤，并可使术者在较清晰的肝创面上止血。15分钟是肝硬化患者入肝血流阻断的安全上限，其阻断后的肝损伤是可修复的，非正常的肝脏实质对间歇性阻断耐受较持续性阻断好，且间歇性阻断使术者有较充分的时间从容完成肝癌切除手术，同时在开放期间内脏血流经门静脉的回流可避免肠管发生过度淤血肿胀。但间歇性阻断在肝癌切除过程中出血量要高于持续性阻断。如果采用选择性肝血流阻断，只阻断欲切除侧的肝动脉、门静脉，而不影响保留侧的肝组织的血流灌注，避免了保留的肝组织受到缺血的伤害，并有切除范围界线清晰、术中血流动力学稳定、可以允许更长时间的肝

血流阻断，使术者有充分的时间对创面进行精细处理，尤其是肠系膜血流仍可通过保留侧肝脏回流入体循环，不会发生因肝门阻断造成的肠内细菌及内毒素易位和肠黏膜损伤，使患者术后并发症发生率低，肝功能损害轻。但选择性肝血流阻断也有其缺点，就是肝硬化门脉高压症的患者肝门区有较丰富的曲张血管，如解剖肝门区有导致大出血的可能。因此对于不同位置，不同大小的肝癌应采取不同的手术方式，如周围型小肝癌应采取直接的局部肝组织切除，而不需要阻断肝血流；如肿瘤需行半肝切除则应采用选择性肝血流阻断；如肿瘤侵犯多段肝组织，但患者伴有肝硬化门脉高压不能选择半肝切除的术式，可使用高选择性肝血流阻断技术，既达到阻断切除部分肝组织的血流，减少出血，又可以保护保留的、带有肝硬化病变的肝组织不受损害，还可以不解剖带有静脉曲张的肝门部以减少出血的机会。

②肝癌切除中要注意的问题：在尾叶肝癌切除中要注意肝尾叶常有 2～4 支静脉回流下腔静脉，小心分离后应缝扎，以防止打结时滑脱导致大出血；肝中叶肝癌切除时易损伤肝静脉或腔静脉而引起大出血，故切肝应从两侧开始，斜行向下，最后会师于下腔静脉前壁在肝内结扎缝扎肝短静脉，以免损伤下腔静脉，切肝至第二肝门时也应注意保护肝右静脉；Ⅷ段位于肝右、中静脉之间，深部与下腔静脉相邻，术中分离时稍有不慎即可能损伤大静脉而引起致命性出血或空气栓塞，切除时应由下向上、由浅入深地向第二肝门分离，到大部分离断后辨认肝右和肝中静脉并小心钳夹分离切除肿瘤，若出现血管小的撕裂伤可缝合止血，若出血凶猛则提示伤口大，可做 HVE 控制出血后以无损伤聚丙烯线修补血管裂口。

③肝脏创面的处理至关重要，肝创面出血多数是由于漏扎肝断面的小血管所致，通过彻底结扎、缝扎肝创面的血管和/或褥式缝合肝创面可得到止血的效果。还有部分的患者是由于肝硬化、肝功能较差，凝血因子的合成不足和术中出血较多引起的凝血功能下降所致的肝创面的广泛渗血，这类出血首要解决的是患者的凝血机制问题，可输注纤维蛋白原、冷沉淀等，改善患者的凝血功能；局部可用热盐水纱布压迫热敷创面；对于这部分患者还应在术前 3～5 天就使用如维生素 K 类的凝血因子，术中切肝前就使用改善凝血功能的药物，这样可减少术中出血。肝脏切除创面我们不主张行对拢缝合，因对拢缝合对保留的肝脏组织损伤较大，并可影响肝静脉的回流，对本来就有肝硬化的患者造成更大伤害。肝创面止血不好可导致患者术中出现 DIC，直接威胁患者的生命，还可能出现术后肝创面出血需再次手术止血。近年来，还出现了一些专门用于断肝的器械，如彭氏吸刮器、微波刀、超声刀（CUSA）、水刀等，同时尚有用于肝创面出血的止血器械如高频电刀、氩气刀、激光刀等，使肝癌患者术中出血量已得到明显改善。

2. 非规则性肝切除　也称局部根治性切除术。施行此切除术的依据在于：①我国肝癌 90% 合并有慢性肝炎和肝硬化，规则性切除尤其是半肝以上的切除，由于切除的肝实质过多，会造成术后肝功能代偿不足，并发症和手术死亡增多。②肝癌的发生有单中心和多中心两种模式，以后者较多，这是肝癌复发的基础；肝癌往往早期出现门静脉转移，这是转移的基础，因此大量切除肝实质并不能显著预防肝癌的复发和转移。③肝癌的部位往往并不局限于肝的某一叶或某一段，骑跨于肝叶、肝段之间的肝癌较多见，因此，具体实施的肝切除术，多数不能严格按照肝叶、肝段进行。④肝癌多发者也甚多见，分布于几个叶或几个段，整块的规则性肝切除也会造成术后肝功能代偿不足。⑤解剖学的研究发现，肝内肝动脉、门静脉和肝静脉各自有充分的侧支循环，不规则肝切除并不会造成残留肝明显的肝组织缺血或坏死。

临床上选择实施规则性或非规则性肝切除时，应该考虑残留肝的质、残留的肝量、肿瘤的解剖部位和疗效四个互相关联的因素，在下列情况下宜选择非规则性肝切除：①小肝癌伴有慢性活动性肝炎，比较严重的肝硬化导致的肝脏代偿能力有所下降时；②肿瘤骑跨于两个或多个肝叶或肝段，或多发性肿瘤扩散在肝脏的各个叶或段；③肿瘤紧贴下腔静脉或第一肝门部位，即使规则性切除仍无法保证肿瘤周边各个部位有足够切缘距离；④肿瘤呈浸润性生长，边界不清，无法确定肝脏某一平面为合适的相对“根治性”切面；⑤门静脉内已出现影像学或肉眼可辨别的癌栓；⑥复发性肝癌，残留肝体积较小，已难实施规则性切除者。

非规则性切除的手术方法，诸多方面与规则性切除相同。部分位于肝脏边缘或表面部位的小肝癌切除，可用术者的手指压迫肝组织止血，切面对拢贯穿缝合即可。多数非规则性肝切除应在常温下间歇性肝门阻断止血下完成，部分特殊的肝肿瘤切除尚需常温下全肝血流阻断。切肝的方法是先在距肿瘤 1～2 cm 的肝表面用电刀切开肝被膜作为预定切线，以指折和钳夹法相结合离断肝实质，在断肝过程中根据肿瘤的形状，以尽量保证足够肝切缘和勿损伤肝内主要管道为原则，不断调整肝切面，部分位置较深在的小肝癌，往往有完整包膜，其内后侧基底部因靠近肝内主要管道结构，往往难以保证足够的肝实质，可在肿瘤包膜外沿包膜分离剜除肿瘤，遗留的肝切面，如为肝外侧平面型者，可妥善止血后用大网膜或大块吸收性明胶海绵覆盖，或对拢缝合；如为肝内唇型者，常行对拢贯穿缝合，以免留有死腔。

（三）肝癌的位置与肝切除术

1. *肝三叶切除*　巨大肝癌占据半肝以上，肝功能 Child A 级、脾脏无明显肿大、无门静脉高压症征象且肿瘤边界清楚者，如右后叶或左外叶有代偿性增大，可行右或左三叶肝切除即极量肝切除术。对特大肝癌（直径≥15 cm）宜沿肿瘤的边界切除。

2. *半肝切除*　大肝癌局限于以中肝静脉为界的一侧肝内，虽有肝硬化但肝功能为 Child A 级者，可沿中肝静脉的肿瘤一侧，离断肝实质，最好保留中肝静脉主干行半肝切除，即控制肝切除量<50%。

3. *肝叶切除*　即肿瘤位于一支门静脉干供血的相邻两肝段切除，如 2、3 段，4 段，5、8 段，6、7 段切除等，适用于肝功能 Child A 级或经短期（1 周左右）保肝和支持治疗后达到 Child A 级者合并肝硬化、脾大而无中度以上食管静脉曲张、肝功能 ChildB 级经治疗后好转达到 A 级者离断肝实质最好采用不影响残肝血流的肝血管阻断方法，如选择性入肝血流阻断法，包括半肝血流阻断法、半肝完全血流阻断下无血切肝法或前入路悬吊法切肝术，以尽量减少残肝缺血再灌注损伤，确保术后顺利恢复。如肝功能 Child A 级，肿瘤临近三个肝段，也可行三个肝段的联合切除术，如 5、6、7 段联合切除，4、5、6 段联合切除，6、7、8 段联合切除。

4. *中肝叶切除*　特指 4、5、8 段肝切除，适用于大肿瘤位于 5、8 段累及 4 段肝脏的患者。这一术式操作难度较大，肝实质离断面积大，可形成左、右、后三个大的肝断面，费时较多，离断肝实质过程中除以前入路用超声刀断肝不影响残肝血流灌注外，均需长时间阻断入肝血流，故术前肝功能应为 Child A 级。如合并明显肝硬化伴门静脉高压症征象或肝功能指标有异常者，施行中肝叶切除应非常慎重。

5. *肝尾叶切除*　由于生长于肝尾叶的大肿瘤显露困难，可依据肝局部切除的肝功能标准确定单纯行肝尾叶切除者。如果需联合 5、6 段或左肝 2、3 段或左肝 2、3、4 段切除，由于切除的是有功能的肝组织，对残肝储备功能要求要高于其他肝切除术式。无合并肝硬化者切除肝组织可达 50%，如合并明显肝硬化，尽管肝功能为 Child A 级，肝实质切除量也应控制在 50% 以下，并严格控制肝血流阻断时间，尽量降低残肝的热缺血再灌注损伤，最好行选择性肝门阻断下切除或非阻断入肝血流前入路超声刀离断肝实质。

6. *局部肝切除、肿瘤剜除术或肝段切除术*　依据肝功能检查指标，胆红素 27～33 μmol/L 或 ICG－R15 20%～29% 可施行局部肝切除、肿瘤剜除术或肝段切除术；但对于大肝癌，尤其是直径≥10 cm 的肝中央型大肝癌，因为创伤大，施行该三种术式时应尤其慎重，对于肝周边型大肝癌可在加强保肝和围术期处理同时考虑选用。

（李忠廉）

第三节　化疗和靶向治疗

一、化疗

大多数肝癌患者就诊时往往已达晚期，错过手术、消融或 TACE 治疗的机会，预后极差。以往对这类患者往往是采取支持对症治疗，而从 20 世纪 50 年代开始，人们开始尝试用化疗进行系统治疗这些晚期肝癌患者。研究结果表明，只要严格掌握化疗适应证和禁忌证，系统治疗（包括化疗和靶向治疗）优于单纯支持对症治疗。通过系统治疗，可以减轻肿瘤负荷，改善肿瘤相关症状，并提高生活质量，甚至可以延长生存期。我国原发性肝癌诊疗规范（2011 版）提出包括已经发生肝外转移的晚期患者；虽为局部病变，但不适合手术切除、射频或微波消融和 TACE 治疗，或者局部治疗失败者；弥漫型肝癌；合并门静脉主干和/或下腔静脉癌栓者为系统治疗的适应证。

肝癌的化疗起始于 20 世纪 50 年代，5－FU 是第一个用于肝癌的化疗药物。之后先后有蒽环类、铂类均用于肝癌的治疗。但这些化疗药物的单药有效率均未能超过 20%，总体疗效不尽如人意。所以，NCCN 指南没有推荐任何化疗药物用于肝癌的治疗。近年来,一些分子靶向治疗新药肝癌治疗方面取得了比较确切的疗效,成了肝癌药物治疗的一个热点。另外,新一代细胞毒性药物如卡培他滨、吉西他滨、奥沙利铂等在消化系统恶性肿瘤中显示了良好的疗效,也推动了对肝癌全身化疗的研究。在我国,于 2013 年由国家食品药品监督管理局批准奥沙利铂用于"不适合手术切除或局部治疗的局部晚期和转移的肝细胞癌的治疗",成为全世界首例获得批准应用于肝癌系统治疗的化疗药物。

我国是率先应用奥沙利铂来治疗原发性肝癌的国家。2004 年,我国学者张燕等报道奥沙利铂在体外具有抑制肝癌细胞株 HepG2 细胞的增殖的作用。其机制可能是通过上调 Bax 基因和下调突变型 p53、Bcl-2 基因的表达,导致细胞周期停滞于 S 期和 G_2/M 期而导致细胞凋亡。随后,相继多数研究结果显示,奥沙利铂可在体外通过影响 Bcl-2 家族、caspase 家族或 survivin 基因等的表达来抑制包括 HepG2、SMMC-7721、Bel-7402 和 HCCLM3 等肝癌细胞株的增殖。并且,奥沙利铂用于荷瘤小鼠、荷瘤兔等体内肝癌模型,也显示出一定的疗效。

在临床研究方面,奥沙利铂单药用于肝癌全身化疗的临床研究不多,2008 年由 Yen 等报道应用奥沙利铂单药全身化疗治疗原发性肝癌的Ⅱ期临床研究结果。纳入共 36 例复发、转移或无法手术切除的晚期原发性肝癌,采用静脉给药方式,治疗至病情进展或出现不可耐受的毒性反应。结果 1 例部分缓解,16 例病情稳定,19 例病情进展,有效率为 47%,中位生存期为 6 个月。

2007 年秦叔逵等报道了前瞻性、随机、对照的Ⅲ期临床研究结果。研究对比了 FOLFOX4 与表柔比星单药化疗对无法手术切除或局部治疗的晚期肝癌化疗疗效,纳入共 371 例晚期肝癌患者,结果显示 FOLFOX4 组中位生存时间为 6.47 个月,客观有效率为 8.15%。优于表柔比星的 4.9 个月,2.76%。该研究首次证明了含奥沙利铂的全身化疗对治疗肝癌安全有效,并在我国获得批准用于不适合手术切除或局部治疗的晚期或转移性肝癌的治疗。

2007 年,Boige 等报道 XELOX 方案治疗晚期原发性肝癌的多中心Ⅱ期临床研究结果,纳入共 50 例既往未接受过抗肿瘤治疗且无法手术切除的晚期原发性肝癌患者。结果显示,部分缓解 3 例,病情稳定 29 例,疾病控制率 72%,中位无进展生存期为 4.1 个月,中位总生存期为 9.3 个月。主要的 3/4 级不良反应为腹泻(16%)和神经毒性(6%)。因此,认为 XELOX 方案治疗晚期原发性肝癌使患者易耐受,且显示出了一定的抗肿瘤疗效,值得进一步研究。

2003 年,Taïeb 等报道了奥沙利铂联合吉西他滨(GEMOX)方案治疗晚期原发性肝癌的临床研究结果,该研究对比了两种不同剂量组合的 GEMOX 方案的疗效,共纳入 21 例患者,其中第一组 11 例接受吉西他滨 1000 mg/m^2 iv gtt,第一天;奥沙利铂 100 mg/m^2 iv gtt,第二天。第二组 10 例接受吉西他滨 1500 mg/m^2 iv gtt,第一天;奥沙利铂 85 mg/m^2 iv gtt,第二天。2 周重复给药,直至病情进展或出现不可耐受的药物毒性。结果两组显示 4 例部分缓解,病情稳定 10 例,病情进展 7 例,总客观缓解率为 19%,中位无进展生存期 5 个月,中位总生存期 12 个月,两组中位总生存期和中位无进展生存期无差异。3/4 级药物毒性反应主要为血小板、中性粒细胞减少,第一组毒性反应发生率明显低于第二组。结果显示 GEMOX 方案治疗晚期原发性肝癌是可行的治疗方案,且第一组化疗方案的耐受性更好。2011 年在 ASCO 年会上,Taïeb 研究团队再次报道了 GEMOX 方案治疗晚期原发性肝癌的多中心回顾性分析结果,共入组 210 例经 GEMOX 方案治疗的晚期原发性肝癌患者,可评价 190 例。结果显示客观缓解率 21%,疾病控制率 62%,中位无进展生存期 6 个月,中位总生存期为 10.5 个月。

二、靶向治疗

分子靶向治疗是以肿瘤细胞特异性过表达分子标志物为靶点,选择相应的阻断剂,干扰或彻底阻断与该分子密切相关的信号传导通路,达到抑制肿瘤细胞生长或转移的目的。

索拉菲尼是一种芳基脲类衍生物,可通过阻断 Raf 丝氨酸/苏氨酸激酶亚型而抑制 Raf/MEK/ERK 信号通路。此外,索拉菲尼抑制 VEGFR-2,VEGFR-3,PDGFR-beta 和 Kit 等在血管生成中起重要作用的上游受体的酪氨酸激酶。因此,索拉菲尼可以诱导肿瘤细胞死亡和抑制血管生成,并且可通过尚未明确的机制诱导肿瘤细胞系的凋亡。研究还发现,索拉菲尼的促凋亡活性在联合某些化学药物(如吉西他滨)或西罗莫司(mTOR 信号通路抑制剂)时得到显著提高。这些研究结果表明,化学药物或信号传导抑制剂联合索拉菲尼时可能比这些药物的单药治疗有更好的抗肿瘤疗效。

SHARP 研究是一项多中心、随机、双盲、安慰剂对照Ⅲ期临床研究,共入组 602 例原发性肝癌患者,按 1:1比例随机分组为索拉菲尼治疗组和安慰剂治疗组。结果显示索拉菲尼能够延缓原发性肝癌的进展,明显延长晚期患者生存期(OS 10.7 个月 vs. 7.9 个月;TPP 5.5 个月 vs. 2.8 个月),且安全性较好。目前,索拉菲尼相继已在欧洲 EMEA、美国 FDA、我国 SFDA 等获得批准,用于治疗不能手术切除和远处转移的原发性肝癌,也是目前中晚期肝癌在全世界唯一认可用于全身性治疗的药物。但其昂贵的价格限制了该药物在我国的推广使用。索拉菲尼的疗效可能表现为肿瘤组织的结构性改变,包括肿瘤血管生成的减少、肿瘤组织坏死增加或空洞形成,但这些不一定总是体现为整体肿瘤组织体积的缩小。此外,索拉菲尼与肝癌的其他标准治疗手段联合应用的疗效与安全性的相关研究仍在进行中,并且已经显示一定的疗效。

目前,一些前瞻性的临床试验评估索拉菲尼联合全身化疗或局部治疗的疗效。笔者比较了最近进行的索拉菲尼联合其他治疗的 14 项研究,共包括 470 名患者。其中有 10 项 2 期临床试验,3 项 1 期临床试验和 1 项 1/2 期临床试验。9 项临床试验是索拉菲尼联合其他全身治疗,5 项是索拉菲尼联合局部治疗。多数报告均是描述对相对较少例数的初步结果,往往不提供对整个患者人群的完整数据及结果。然而,这些患者人群特点类似于先前索拉菲尼单药临床试验的受试者特点,主要包括 70 岁以下,Child A 级肝硬化的晚期肝癌患者。这些临床试验结果中患者总生存期为 7.4～13.7 个月,疾病进展时间(TTP)为 3.7～7.6 个月,疾病控制率(DCR)为 48%～100%。其中一项随机对照试验中,进行了表柔比星联合索拉菲尼和表柔比星联合安慰剂的疗效比较。结果显示,较接受表柔比星加安慰剂组相比(49 例),表柔比星联合索拉菲尼组(47 例)的总生存期(6.5 vs. 13.7 个月)、疾病进展时间(2.8 vs. 6.4 个月)及疾病控制率(29% vs. 62%)明显得到了延长。在这些研究中描述的一些常见的不良反应发生率与索拉菲尼单药治疗时的发生率相似。然而,在另一项研究中,手足综合征的发生率在索拉菲尼联合氟尿嘧啶(55%)或联合奥沙利铂及卡培他滨(73%)时明显增高。而在其他临床试验中,索拉菲尼联合替加氟时皮肤反应的发生率仅为 9%。

这 14 项索拉菲尼联合其他治疗的临床试验中,有 5 项研究提供了索拉菲尼联合其他药物治疗后的总生存期,其中 4 项研究中的总生存期超过 10 个月;有 5 项研究提供的疾病进展时间中有 4 项研究的联合治疗组疾病进展时间超过 6 个月;有 11 项研究提供的疾病控制率中 8 项研究中的联合治疗组疾病控制率超过 60%。

总之,索拉菲尼联合其他药物治疗的临床研究对象与索拉菲尼单药治疗研究的患者人群相似(即主要包括 70 岁以下,有 Child A 级肝硬化的晚期肝癌患者)。这些研究中包括的患者例数远远少于索拉菲尼单药治疗的临床研究患者例数。研究结果显示,索拉菲尼联合其他药物治疗时其总生存期、疾病进展时间及疾病控制率要明显优于索拉菲尼单药治疗,但这些研究并没有进行直接的对比。索拉菲尼与其他药物联合治疗应用时并没有出现过多的毒性反应,但与氟尿嘧啶或其衍生物联合应用时手足综合征的发生率明显增高。

除了索拉菲尼之外,其他分子靶向药物如舒尼替尼、贝伐单抗、西妥昔单抗、厄洛替尼及沙利度胺等也在多种临床试验中与多种全身化疗方案联合应用于治疗晚期原发性肝癌。研究显示,靶向药物联合化疗时毒副作用可耐受,且显示出一定的疗效,但仍需要进一步研究。相信随着有关研究和临床观察的不断深入和实践经验的累积,将有更多有效的药物或治疗方案会给晚期肝癌患者带来希望。

第四节　消融治疗

肝癌局部消融治疗在过去 20 年发展迅速,已经成为除手术、介入治疗外的一种重要的肝癌治疗方法。局部消融治疗是借助影像技术的引导对肿瘤进行定位,应用物理或化学方法杀死肿瘤组织。肝癌的消融治疗包括射频消融、微波消融、冷冻消融、无水乙醇注射、聚焦超声消融等方法。目前常用的影像引导技术包括超声、CT 和 MRI,可以在腹腔镜、经皮或开放的条件下进行。消融治疗的特点是直接作用于肿瘤组织,具有高效快速的优势,且治疗范围局限于肿瘤及其周围组织,对机体影响小,可以反复应用。多个临床随机研究证实，射频消融治疗在完全消融率和所需治疗的次数方面要优于瘤内无水乙醇注射和微波消融，其在消融范围、消融形态、调控方式及安全性方面较其他消融治疗手段具有明显的优势。我国也于2011年由中国抗癌协会和中华医学会等共同发起，起草制定了《肝癌局部消融治疗规范的专家共识》，进一步推动了我国肝癌局部消融治疗的规范化。

局部消融治疗按其原理可以分为化学消融和物理消融。化学消融是指利用化学物质瘤内注射的方法使局部组织细胞脱水、坏死，从而达到杀灭肿瘤的目的，包括瘤内无水乙醇注射和瘤内无水乙酸注射等。物理消融则是通过加热或冷冻局部组织，从而杀灭肿瘤细胞的方法，目前常用的有射频消融、微波消融、冷冻消融及聚焦超声消融等，其中射频消融治疗是国际上应用最多、研究最多的局部消融治疗方法。

射频消融治疗最早于20世纪90年代初在临床上应用，但当时因其疗效有限，故仅被认为是肝癌姑息治疗的一种手段。之后改良的第二代射频消融电极针的出现使疗效大大提高，逐渐在临床上得到了重视。于20世纪90年代，Rossi等首次报道了肝癌射频消融治疗的临床研究结果，39例小肝癌患者在接受射频消融治疗后1、3、5年生存率分别为97%、68%、40%，与当时的手术切除的生存率相当。随后日本学者报道一项临床研究中，600余例肝癌患者接受射频消融治疗后1～5年的生存率分别达到94.7%、86.1%、77.7%、67.4%及54.3%。对于病灶直径小于2 cm的患者，5年生存率则达到了83.8%。2003年由意大利学者总结了该国2300余例肝癌患者射频消融治疗后并发症的发生情况，其中病死率为0.3%，严重并发症发生率为2.2%，包括腹腔内出血、肿瘤种植转移、肠穿孔及肝脓肿等。其他如发热、疼痛、皮肤烧伤等轻度并发症发生率为4.7%。结果显示，并发症的发生率主要与消融治疗的次数有关。无水乙醇注射消融及射频消融已在多个随机对照试验中进行了Child－Pugh A级的早期肝癌中安全性和疗效的比较。两者均显示较低的并发症发生率。而在完全缓解率和局部复发率上，射频消融治疗明显优于无水乙醇消融治疗（完全缓解率：65.7% vs. 36.2%，3年局部复发率：14% vs. 34%）。最近的荟萃分析收录了2535例接受肝切除术或射频消融术的肝癌患者，结果显示早期肝癌患者的肝切除术后生存率和并发症发生率明显优于射频消融治疗，而两组的局部复发率无明显差异。

一些研究者认为肝癌病灶直径等于或小于2 cm，且位于适当的位置时可以将射频消融治疗作为一线治疗方案。在一项研究中，将射频消融治疗作为初始治疗的218例肿瘤直径小于2 cm的单一病灶肝癌患者，术后病灶完全坏死率达到98%，并在随后31个月的随访期内维持持续完全缓解率为97%。最近在一项回顾性研究中，Peng等人报道经皮射频消融治疗在总生存期和无进展生存期上要优于手术切除，尤其是在肿瘤直径小于2 cm的中央型肝癌。一些回顾性研究的亚组分析结果显示，肿瘤大小是决定射频消融治疗或手术治疗有效率的关键因素。

影响射频消融治疗肝癌疗效的因素包括肿瘤大小、部位、分期、肝功能等。在Livraghi等的肝癌射频消融治疗临床研究中显示，病灶直径越小，完全消融率越高，生存率也越高。我国于2011年发布的《肝癌局部消融治疗规范的专家共识》中肝癌射频消融治疗的适应证为：①单发肿瘤最大直径≤5 cm，或者肿瘤数目≤3 cm，最大直径≤3 cm；②没有脉管癌栓和邻近器官的侵犯；③肝功能分级为Child－Pugh A或B级，或经内科治疗达到该标准；④不能手术切除的直径>5 cm的单发肿瘤，或最大直径>3 cm的多发肿瘤，局部消融治疗可作为姑息性治疗或联合治疗的一部分。禁忌证为：①肿瘤巨大或弥漫性肝癌；②伴有脉管癌栓或邻近器官侵犯；③肝功能Child－Pugh C级，经护肝治疗无法改善；④治疗前1个月内有过食管（胃底）静脉曲张破裂出血；⑤不可纠正的凝血功能障碍及严重的血象异常，有严重出血倾向；⑥顽固性大量腹腔积液，恶液质；⑦活动性感染，尤其是胆管系统炎性反应等；⑧严重的肝、肾、心、肺和脑等主要脏器功能衰竭；⑨意识障碍，或不能配合治疗。该共识中还指出，第一肝门区肿瘤为相对禁忌证；肿瘤紧贴胆囊、胃肠、膈肌或突出于肝包膜为经皮穿刺路径的相对禁忌证；伴有肝外转移的病灶不应视为禁忌，仍然可以采用局部消融治疗控制肝内病灶。

2015年NCCN指南中指出对于<3 cm的肿瘤，单用消融治疗就可达到治愈。而肿瘤大小在3～5 cm之内的肿瘤，可联合消融治疗及肝动脉介入治疗。对于超过5 cm的不可切除/不可手术的肝癌，应考虑肝动脉介入治疗或系统化疗。对于肝功能良好的患者，消融后复发或残留时，可应用索拉菲尼，但索拉菲尼是否能作为消融辅助治疗，目前尚不明确。

2015 年 51 届美国临床肿瘤学会(ASCO)年会上,一项关于射频消融(RAF)用于不可切除的结直肠癌肝转移(CRC LM),结果显示,化疗联合 RFA 组 30 个月总生存率(OS)为 61.7%,单纯化疗组为 57.6%,两组 OS 率有显著性差异($P=0.01$)。化疗联合 RFA 组与单纯化疗组的中位 OS 期分别为 45.6 个月和 40.5 个月。射频的微创优势可在完全毁损肝转移灶的同时,保留更多肝体积,使患者既达到 RO 治疗又能保证正常肝脏功能。对于不可切除的肝转移患者,射频联合化疗的方法可使其又增加一种治疗选择。

据报道,射频消融治疗的主要并发症为发热、疼痛、皮肤浅Ⅱ度烧伤、少量胸腔积液和少量气胸等轻微并发症及感染、消化道出血、腹腔内出血、肿瘤种植转移、肝衰竭和肠穿孔等严重并发症。做好术前准备、严格遵守操作规范、准确定位和尽量减少消融次数可减少并发症的发生。并发症发生后及时发现及对症处理可减少并发症所带来的损伤。感染主要有肝脓肿和穿刺点感染。严格实施无菌操作,术后应用抗生素等可预防感染。消化道出血主要原因是食管下段静脉曲张出血或应激性溃疡出血。伴有严重门静脉高压的患者,术前应预先处理门静脉高压;术后常规使用抑酸药,预防应激性溃疡出血。腹腔内出血原因为穿刺后肝脏组织或肿瘤破裂出血、患者凝血功能障碍等。出现腹腔内出血时根据出血量的不同,临床表现亦不同。严重时可出现冷汗、血压下降及其他休克表现。严格掌握适应证,尽量减少穿刺次数,对凝血功能差的患者,术前进行纠正后治疗。对于肝脏表浅病灶,尽量选择腹腔镜下或开腹直视下进行操作可降低该并发症的发生。另外,胃肠、胆管和膈肌等或位于第一肝门区等部位均为危险区域。对这些部位的肿瘤进行射频消融治疗,可能热损伤临近的脏器或脉管,导致肿瘤破裂和出血等风险,因此要特别注意。

射频消融治疗作为肝癌治疗的一项新技术,在肝癌的综合治疗中的作用日益显著。今后随着医疗技术的发展、设备的进步,肝癌射频消融的疗效将会不断提高,应用将更加广泛。

第五节　肝动脉栓塞化疗

肝脏由肝动脉和门静脉双重供血系统供血,正常肝组织的 30% 的供血来自肝动脉,其余大部分供血来自门静脉,而肝细胞癌的供血 90% 以上来自肝动脉,门静脉供血极少(图 58－2)。选择性地堵塞肿瘤供应动脉后肿瘤组织的供血减少约 90%,导致肿瘤组织缺血坏死,而正常组织的供血相对减少。栓塞剂阻塞肿瘤供应动脉的同时也可作为化疗药物的载体,将化疗药物缓慢释放到肿瘤组织里。这种利用栓塞剂及化疗药物栓塞肿瘤供应动脉的治疗方法称之为经导管的肝动脉化疗栓塞(transcatheter arterial chemoombolization, TACE)(图 58－3、图 58－4)。TACE 的操作方法有以下几种:①动脉内灌注化疗药物后进行动脉栓塞;②动脉栓塞前后进行化疗药物灌注;③化疗药物与栓塞剂混合栓塞;④单纯碘油化疗药物乳剂进行栓塞加用颗粒性栓塞剂。栓塞化疗的优点在于栓塞剂可作为化疗药物的载体,使药物以高浓度长时间储留于肿瘤组织内缓慢释放,增加抗癌作用。血管栓塞后对靶血管、靶器官和局部血流动力学方面产生影响,栓塞的血管可能会导致局部机化形成永久性栓塞,最终可使靶器官缺血坏死,当然,栓塞水平、栓塞程度、栓塞剂种类、靶器官本身供血特点等因素也会影响栓塞结果。

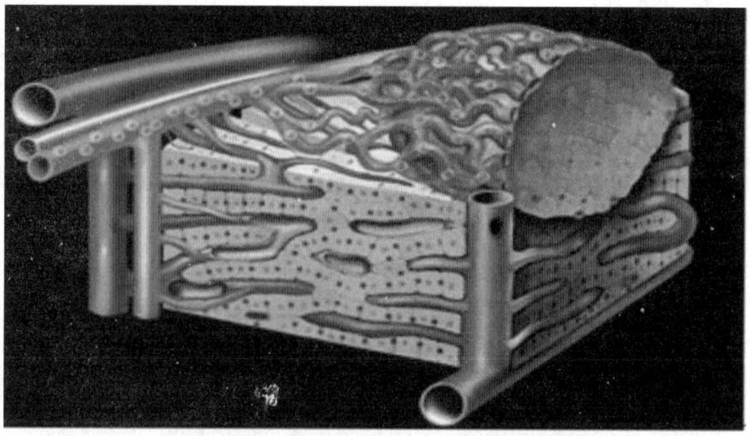

图 58－2　肝癌的供血特点

栓塞水平是指栓塞所造成的靶血管闭塞的部位。如碘化油可栓塞毛细血管,造成靶器官的严重缺血坏死,PVA、吸收性明胶海绵等可栓塞小动脉,可用于止血或肿瘤供应血管的栓塞,靶器官的缺血坏死程度也不同程度地受侧支循环的血供状态。栓塞程度越大靶器官的坏死程度越大,但临床上病灶的坏死程度往往小于栓塞程度的估算。其主要原因考虑为潜在的侧支循环恢复供血或原栓塞血管再通所致。

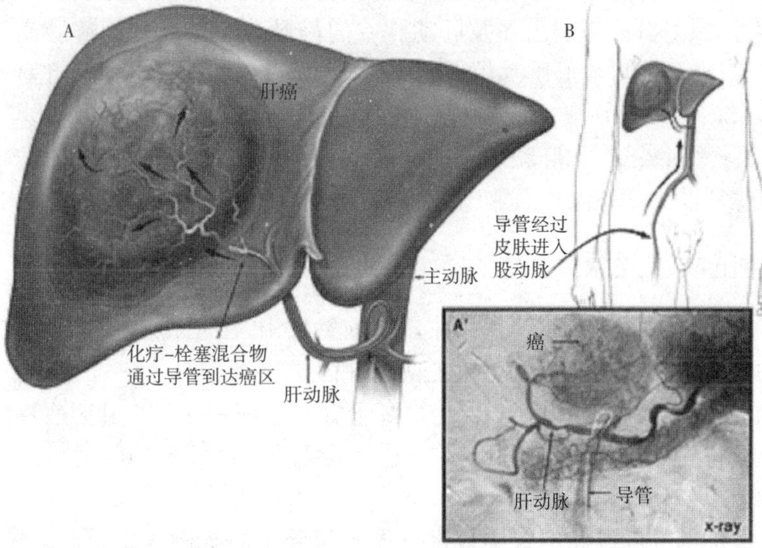

图 58－3　肝肿瘤动脉化疗栓塞术的技术模式图

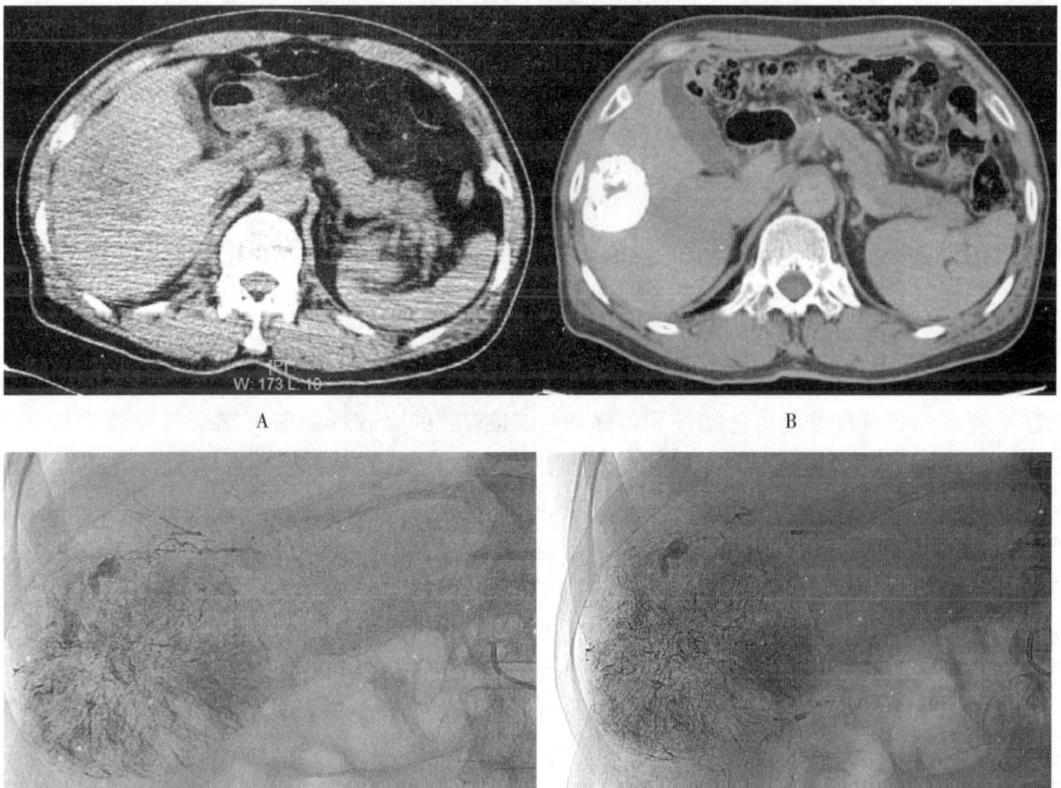

图 58－4　肝肿瘤动脉化疗栓塞治疗前后影像学资料

A. 肝右叶约 5 cm 大小占位性病变,经其他辅助检查诊断为原发性肝癌;B. 接受肝肿瘤动脉化疗栓塞术后 10 个月复查腹部 CT,肝右叶病灶内碘油聚集,病灶大小较前有所缩小;C. 术中经微导管进行超选择性肝肿瘤动脉化疗栓塞,病灶内碘油聚集;D. 经碘油及吸收性明胶海绵充分栓塞后造影示肿瘤供应动脉完全堵塞

中华医学会放射学分会于2011年发布的"原发性肝细胞癌经导管肝动脉化疗性栓塞治疗技术操作规范专家共识"里提出了TACE的适应证为:①外科手术不能切除,或虽能手术切除,但患者不愿接受手术的肝癌病灶;②巨块型肝癌,肿瘤占整个肝脏的比例<70%;③多发结节型肝癌;④肝癌手术前的减瘤治疗,以降低肿瘤分期,为二期手术切除创造机会;⑤肝功能Child-Pugh分级A、B级,ECOG评分0-2分;⑥门静脉主干未完全阻塞,或虽然门静脉主干完全阻塞,但肝门有较多代偿性侧支血管形成;⑦外科手术失败,或切除术后复发的肝癌患者;⑧肝癌破裂出血及肝动脉-门静脉分流造成的门静脉高压出血;⑨肝癌切除术后的预防性肝动脉灌注化疗;⑩肝癌肝脏移植术后复发。同时,该共识还将以下几种情况列入禁忌证:①肝功能属Child-Pugh C级;②凝血功能严重减退,且无法纠正;③门静脉主干完全阻塞,侧支血管形成少或门静脉高压伴逆向血流;④合并感染,如肝脓肿不能同时得到治疗;⑤肿瘤全身广泛转移,预计患者生存期<3个月;⑥患者恶液质、多器官功能衰竭;⑦肿瘤占全肝的比例≥70%。

一、肝脏相关血管的解剖关系

1. 腹腔干　腹腔干在T12~L1椎体水平由腹主动脉前壁发出,供应肝、胆、胃及十二指肠近端、胰腺、脾脏等。腹腔干最常见的三个主要分支是肝总动脉、脾动脉和胃左动脉。

2. 肝动脉　肝动脉一般由腹腔干发出,向右行,在肝十二指肠韧带处分为肝固有动脉和胃、十二指肠动脉。肝固有动脉向右上方行,分为肝左、右动脉。胃、十二指肠动脉由肝总动脉发出后向下行,在幽门下缘分为胃网膜右动脉和胰十二指肠上动脉。

3. 肝动脉的变异　肝动脉的起源和走行中最常见的为腹腔干向头侧发出胃左动脉,向左发出脾动脉,向右发出肝总动脉。但一部分患者的肝动脉血管起源存在着变异,如肝左动脉来自肠系膜上动脉或肝总动脉异位开口于肠系膜上动脉,肝右动脉发自胃左动脉亦较为常见。根据先前报道的肝动脉变异发生率来看,肝动脉发自肠系膜上动脉者最常见(约占20%),其次是发自胃左动脉(约18%)。

二、常用的栓塞剂

1. 碘化油　碘化油具有黏性和非水溶性的特点,注入后可导致毛细血管血流阻滞,长期滞留于肝癌组织中,可与多种化疗药物结合进行化疗栓塞,碘化油与化疗药物混合后成为碘化油乳剂。目前临床上常用的碘油有超液化碘油、碘苯脂,40%碘化油溶液,其中超液化碘油应用最多。碘化油为高密度造影剂,故有利于术中电视监视和术后复查。但因血流冲刷可使碘油栓塞效果降低,且血管内膜对碘油且有一定排空作用,而不宜单独使用碘化油进行栓塞。

2. 吸收性明胶海绵　吸收性明胶海绵属于蛋白基质海绵,堵塞血管后可起到网架作用,能快速形成血栓。吸收性明胶海绵具有良好的可压缩性和再膨胀性,压缩后的吸收性明胶海绵通过导管到达靶器官后可迅速膨胀复原,停留于血管中,利用其网状结构使血细胞聚集并触发局部凝血反应而堵塞血管。吸收性明胶海绵无毒、无抗原性、摩擦系数小,并且可被机体吸收,一般在栓塞2~3周后血管可部分或完全再通。目前有直接制备成150~2000 μm的明胶海绵颗粒,可与不同血管的管径吻合。

3. 聚乙烯醇颗粒(PVA)　PVA颗粒是由聚乙烯醇泡沫与甲醛经交链、干燥、粉碎、过筛而制成。PVA在体内不易降解吸收,遇水性液体体积将增加约20%,为非水溶性、永久性栓塞剂。PVA对病变血管的毛细血管床或前小动脉进行充分栓塞,因其不可吸收性,堵塞血管彻底、永久,栓塞效果良好。但其栓塞后血管不易形成侧支循环而造成肝内缺血、缺氧明显,故PVA对肝功能的影响相对于碘化油或吸收性明胶海绵更大。TACE时导管应尽可能做到超选择肿瘤供应血管,才能最大限度地将药物和栓塞剂注入肿瘤组织内,并降低肝损伤。

4. 其他　除了上述三种临床上最常用的栓塞剂之外,还有如鱼肝油酸钠、无水乙醇、平阳霉素、海藻酸钠、药物缓释微球、放射性栓塞剂、中药制剂等栓塞剂也在临床上使用。

理想的栓塞剂应具有无毒、无抗原性并具有良好的生物相容性;能迅速闭塞,血管,并易经导管传送,易消毒等特点。临床上应用的栓塞剂种类较多,各种栓塞剂特性不一。中短效栓塞剂短期内容易再通(碘化油、吸收性明胶海绵等),长效栓塞剂易导致非靶器官的误栓(PVA等),放射性栓塞剂容易产生非靶器官的放射性损伤,部分栓塞剂对患者疼痛刺激较大,耐受性差(无水乙醇,鱼肝油酸钠等)。不同栓塞剂栓塞效果也不相同,需根据患者病情合理使用才能达到最佳治疗效果。

三、TACE 的疗效评估

目前有两种标准用于评估原发性肝癌 TACE 治疗后的肿瘤反应性。RECIST 标准和 mRECIST 标准:RECIST 标准由美国国立癌症研究所于 2000 年发布,是一个统一化的客观疗效评估标准。这个评价标准单维量测量肿瘤病灶的最大径,目前已在大多数肿瘤相关研究中使用。然而,人们在使用中发现这个标准也存在一些问题,而催生了修改后的 RECIST 标准(1.1 版)。在 RECIST 1.1 版标准中,其主要变化包括病灶数目的评估、淋巴结的病理学评估、确认治疗反应、疾病进展及肿瘤坏死大小。

在 2000 年,欧洲肝脏研究协会的专家小组认为测量肿瘤体积的减少(如增强的计算机断层扫描)是评价肝癌患者局部疗效的最佳方法。大多数研究报告中对肝癌的局部疗效的评估手段都依据该建议。之后,上述专家小组继续改良了评估方法,并获得了欧洲肝脏研究协会的批准。该修正案承认美国肝脏疾病研究协会(AASLD)—美国国家癌症研究所杂志(JNCI)的指南,并被称为改良的 RECIST(mRECIST)标准。目前认为 mRECIST 更适用于评估肝癌 TACE 治疗的肿瘤反应性。下面是两种标准在肝癌局部疗效评估中的定义。

RECIST 1.1 版标准:完全缓解(CR)被定义为所有病灶消失。部分缓解(PR)被定义为病灶的最大径减少超过 30%。病情进展(PD)被定义为病灶最大径增加超过 20%。病情稳定(SD)被定义为病灶缩小程度没有达到 PR 标准,或肿瘤增大程度没有达到 PD 标准。

mRECIST 标准:完全缓解(CR)被定义为增强计算机断层扫描下动脉期没有被增强的肿瘤区域,提示肿瘤完全坏死。部分缓解(PR)被定义为被增强区域病灶的最大径减少超过 30%。病情进展(PD)被定义为被增强区域病灶最大径增加超过 20%。病情稳定(SD)被定义为病灶缩小程度没有达到 PR 标准,或肿瘤增大程度没有达到 PD 标准。

四、TACE 常见的并发症及处理

TACE 常见的并发症有发热、恶心、呕吐、腹痛、胆心反射、肝脓肿、上消化道出血、急性肝功能损伤等。

发热多是由于栓塞肿瘤细胞坏死吸收造成,属于吸收热,多在栓塞后 2~3 天出现,一般在 5 天内可自行缓解。高热者可给予物理降温或使用退热药物进行降温,必要时可使用抗生素。

恶心及呕吐是因为介入过程中使用的药物或造影剂刺激所致,多在术中及术后几小时内出现,术前禁食水及应用止吐药可预防该并发症的发生,出现呕吐时嘱患者头偏向一侧,避免呕吐物误吸入气管。

腹痛一般是由栓塞后缺血、坏死部位引起,也有术中栓塞剂误入胃、十二指肠动脉或胆囊动脉引起的疼痛,必要时可给予镇痛药物进行止痛。

胆心反射是由于化疗栓塞刺激迷走神经所引起的严重的不良反应,表现为胸闷、心率减慢、心律不齐、血压下降,严重时可导致死亡,术中出现该不良反应时可给予吸氧、阿托品静脉推注、多巴胺升血压等对症治疗。

肝癌病灶缺血坏死后继发感染,严重时可形成肝脓肿。发生肝脓肿时应给予抗生素治疗,如能进行穿刺引流,可行经皮肝穿刺引流。

上消化道出血可能的原因为上消化道溃疡出血或门静脉高压导致的出血,应常规应用止血药、抑酸药及生长抑素类药物等。若出现大量出血,可考虑应用三腔管压迫止血、急诊内镜下硬化剂注射或结扎曲张静脉或肝胃冠状静脉及胃底静脉栓塞等。

急性肝功能损伤是因为化疗栓塞引起肝细胞受损破坏,多表现为一过性肝功能异常,包括胆红素、谷丙转氨酶、谷草转氨酶、碱性磷酸酶、白蛋白等指标的异常变化。通过合理、适当和保肝治疗,多数急性肝损伤可逐渐好转。

其他并发症如血细胞减少、肺动脉栓塞、血管腔内导管打结、过敏性休克等也有文献报道。术前应根据每个患者的病情,尽可能提前判断介入后可能出现的并发症,进行预防性处理,出现并发症时应及时给予处理，最大限度地降低并发症给患者带来的危害。

五、应用 TACE 的个体化治疗

（一）原发性肝癌合并门静脉癌栓的治疗

肝癌患者中有 3.6%~23% 合并有门静脉癌栓，而合并门静脉癌栓的肝癌患者中位生存时间仅为 2.7~4 个月。癌栓的形成是一个多因素、多环节的过程。门静脉癌栓的出现是导致肝内转移的原因之一，合并癌栓的患者预后差。癌栓形成后加重门静脉高压，而且癌栓脱落后还可引起肺动脉栓塞，或直接侵犯下腔静脉。目前对合并门静脉癌栓的肝癌的治疗方法包括手术治疗、放疗、药物治疗及介入治疗。过去肝癌伴门静脉癌栓曾被认为是 TACE 的禁忌证，而最近的研究发现肝脏储备功能良好、门静脉周围侧支循环形成良好的前提下，TACE 也是一种安全有效的治疗手段。2010 年国际肝胆胰联合会的专家共识声明提出对于无法手术切除的中晚期肝癌，即使合并门静脉癌栓，TACE 也仍是标准治疗手段。同时，TACE 联合射频消融术、放射性粒子植入术、微波消融术、门静脉化疗栓塞术、门静脉支架置入术等其他介入手段，或联合索拉菲尼、放射治疗等治疗合并门静脉癌栓的肝癌的研究也有报道。

（二）肝癌合并肝动脉－门静脉分流的治疗

肝癌合并肝动脉－门静脉分流的发生率为 19%~63%。肝动脉－门静脉分流可加重门静脉高压，并可促进肿瘤细胞的肝内转移。肝动脉－门静脉分流在造影时出现区域门静脉分支或主干提前显影，出现双轨征。根据肝动脉－门静脉显影的速度可分为快速型（显影时间 2 秒之内）、中速型、慢速型（显影时间 3 秒以上）。对于快速型，推荐使用直径 1000~2000 μm 的栓塞剂；中速型推荐 500~900 μm 的栓塞剂；慢速型应用 300~500 μm 的栓塞剂。快速型和中速型不建议应用碘化油栓塞，慢速型可应用黏稠度较大的碘油乳剂栓塞，若碘油在病灶中聚集良好可继续注入，然后使用颗粒性栓塞剂。

（三）肝癌的肝动脉－门静脉联合双重栓塞治疗

原发性肝癌的供血主要来自肝动脉，约占 90%，门静脉供血仅占 10% 左右。尽管如此，只栓塞肿瘤供应动脉时肿瘤完全坏死率低，栓塞后复发率高，这可能与肝癌的双重供血特点有关。理论上只有对肝动脉和门静脉进行联合栓塞才能完全阻断肿瘤的供血，达到使肿瘤完全坏死的目的。所以，部分学者采用 TACE 联合门静脉化疗栓塞术（PVCE）的办法治疗无法手术的中晚期肝癌患者，证实肝动脉－门静脉联合化疗栓塞治疗优于单独 TACE 治疗。

另外，也有国内学者报道利用微导管进行肝动脉－门静脉联合栓塞的治疗方法。肝动脉与门静脉通过肝动脉/门静脉短路、胆管周围动脉丛、肝窦和门静脉滋养动脉等途径可相互交通，而且肝动脉终末支的压力为 30~50 mmHg，是门静脉终末支的 8 倍。因此。进行栓塞时肝小叶终末支和肝窦内滞留的碘油，顺着动门脉压差，通过上述交通支逆行充盈门静脉末梢，这是经肝动脉的肝动脉－门静脉联合栓塞治疗的理论基础（图 58－5）。

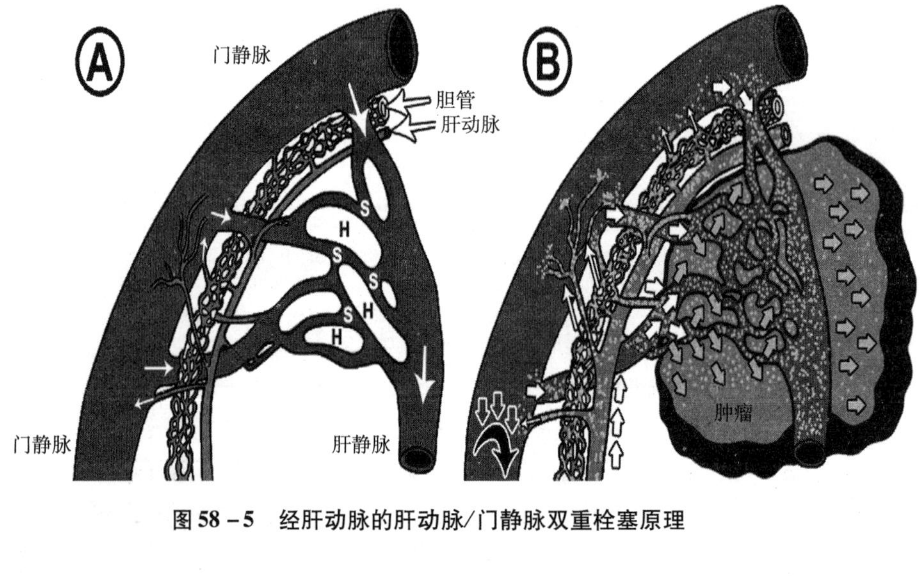

图 58－5　经肝动脉的肝动脉/门静脉双重栓塞原理

经肝动脉注入的栓塞剂经肝动脉/门静脉短路、胆管周围动脉从、肝窦和门静脉滋养动脉等交通支逆流入门静脉,形成肝动脉/门静脉双重栓塞。

(四)TACE 联合其他治疗手段的综合治疗

原发性肝癌经 TACE 治疗后易发生侧支循环血供,且原发性肝癌患者本身合并有基础病如肝硬化、门静脉高压等而造成 TACE 治疗困难及疗效降低。因此,采用多种治疗手段联合 TACE 可增加 TACE 的疗效,提高患者生存率。目前已报道 TACE 联合多种治疗模式如放疗、分子靶向治疗、无水乙醇注射、消融治疗、氩氦刀、热疗等。多数肝癌经 TACE 治疗后,残存肿瘤细胞在缺血、缺氧的环境下会分泌血管内皮生长因子等促进新生血管形成的细胞因子。因而,在接受 TACE 后在局部进行无水乙醇注射、射频消融、氩氦刀等治疗可使局部肿瘤组织凝固性坏死,并造成滋养血管闭塞,局部纤维组织反应性增生,限制肿瘤生长。

热疗是用加热方式治疗肿瘤的一种方法。肿瘤组织血管生长畸形,结构紊乱,并有血窦及畸形的毛细血管网形成,因此,肿瘤组织的血液供应比正常组织明显增多,但肿瘤血管的血液循环速度明显降低,仅为正常组织的 1%~10%,致使肿瘤组织对热的扩散能力降低,温度易在肿瘤组织内局限性增高。大部分肿瘤组织中心区域往往处于低血供、低 pH 值状态,散热更不易扩散,可使肿瘤组织达到肿瘤细胞的杀伤温度(41.5℃)导致肿瘤细胞的死亡,而正常组织受热时凭借其良好的血液循环,可以充分散热而不易受到损伤。

肿瘤热疗的生物学机制包括直接杀伤作用(致热效应)和间接作用(非致热效应)。直接杀伤作用主要表现为直接破坏肿瘤细胞膜结构,诱导肿瘤细胞坏死或凋亡;间接作用则通过破坏肿瘤血管及血流、抑制肿瘤源性的血管内皮生长因子及其产物的表达、降低 pH 值、形成超氧化物及自由基,间接抑制肿瘤生长。当肿瘤组织的温度超过 41.5℃后,既可抑制肿瘤细胞的 DNA、RNA、蛋白质的合成,又影响肿瘤细胞膜的状态及功能,使细胞膜通透性增加,因此联合 TACE 时可以起到协同作用,加重对 DNA 损害。TACE 可减少肝癌组织的血供,减少或消除血流的冷却效应,延长化疗药物在肿瘤组织的停留时间,同时热效应可以增加肿瘤组织对化疗药物的摄取,提高肿瘤组织对化疗药物的敏感性。国内研究比较了 60 例原发性肝癌的单纯 TACE 及 TACE 联合热疗的疗效,结果显示 TACE 联合热疗的有效率明显高于单纯 TACE 组(60% vs. 36.7%),KPS 评分改善率及疼痛缓解率优于单纯 TACE 组,且恶心、呕吐、脱发、低热及肝功能损伤等不良反应无明显差异。在另一项 TACE 联合热疗治疗原发性肝癌的 Meta 分析中纳入 907 例患者,比较 TACE 联合热疗组及单纯 TACE 治疗组的生存率、总有效率和生活质量改善率。结果显示,联合治疗的 1,2 年生存率、总有效率及生活质量改善率高于单纯 TACE 组,且骨髓抑制等不良反应的发生率低于单纯 TACE 组。

(沈雄虎)

第六节 中医药治疗

肝癌多属本虚标实之证,其本虚主要以肝、脾、肾三脏亏虚为主,标实以气滞、血瘀、痰浊、水湿、癌毒为主。中医学认为人是一个有机的统一整体。在结构上,各个脏腑与形体官窍密不可分,保持了整个人体结构上的完整性。在生理、病理过程中,各脏腑组织相互协调、相互影响,一脏有病日久往往延及它脏。肝藏血,调节人体全身之气机。人体各个脏腑结构功能的正常主要依赖于气血的濡养,而脾胃又为"后天之本,气血生化之源",脾胃运化功能正常,则气血生化有源。肾为"先天之本"主藏精,《素问》提出"肾生骨髓,髓生肝"。《医宗必读》提出"乙癸同源,肝肾同源",《难经》提出"见肝之病,则知肝当传之于脾""肝病传脾,脾当传肾",即肝、脾、肾三脏在生理病理上密切相关。综上所述,中医对肝癌的辨证不仅仅是辨肝脏之病,而应当在分清脾、肝、肾之所属的基础上,结合标实来辨气滞、血瘀、水湿、癌毒等证。

本病早期以祛邪调理为主,可采用疏肝解郁、理气和营、清热利湿之法;中期当攻补兼施、扶正祛邪,可用健脾益气、活血化瘀、攻毒消积、软坚散结、消癥破积之法;晚期治疗当以扶正缓治为主,留存生机,可用滋补肝肾、健脾护胃、平肝熄风、清热化痰开窍之法。临床采用辨证论治进行个体化"精准治疗"是中医药治疗的基本策略。"以毒攻毒"一直是中医药治疗肝癌的重要策略。近年来,肝癌的组织微环境理论极大地推进了中医药整体和辨证论治优势的发扬光大,一些看似"平淡无奇"的中药有时能产生"意想不到"的临床疗效。其中肝再生微环境影响肝癌的发生、发展是近些年来的新认识，改善肝再生微环境是肝癌防治的新策略。补肾生髓成肝治疗法则指导的系列方药改善肝再生微环境防治肝癌的发生、发展已具有较高级别的循证医学证据，通过下丘脑－垂体－肝轴、神经－内分泌－免疫－肝再生调控网络、骨髓干细胞转化为肝脏细胞等途径，改善肝再生微环境可能是中医药防治肝癌的疗效机制。

一、口服汤剂运用

1. 肝郁气滞证　肝主疏泄，调畅气机，调节情志。肝失疏泄，情志失调，气结成块积于腹中。

(1)证候主症：腹部结块固定不移，质软不坚，脘胁胀闷不舒，患者常表现情志抑郁，善太息，舌苔薄白，脉弦等。

(2)治则治法：疏肝解郁，理气散结。

(3)代表方药：逍遥散加减(柴胡、当归、白芍、白术、茯苓、香附、郁金、生姜、薄荷、炙甘草)。

(4)随症加减：若肝气横逆犯胃，胃失和降，见胃脘胀满，嗳气呃逆者，可酌加山楂、麦芽、合欢皮、绿萼梅、八月札等疏肝理气和胃。若见恶心呕吐严重者，可酌加代赭石、旋复花、生姜等降逆止呕。若兼有热象，烦躁易怒，口苦咽干，舌质红者，可酌加白花蛇舌草、半枝莲、苦参等清热解毒。年老体弱，身体羸瘦，神疲乏力者可合用异功散。

2. 气滞血瘀证　气机郁结日久，气行则血行，气郁则血瘀，脉络不通，积滞成块。

(1)证候主症：腹部结块明显，质地较硬，固定不移，常有刺痛，胃纳差，食后腹胀，嗳气得舒，面色晦暗黧黑，面颈胸臂可见血痣赤缕，舌质紫暗或有淤点、淤斑，脉细涩等。

(2)治则治法：活血化瘀，消肿散结。

(3)代表方药：柴胡疏肝散合血府逐瘀汤加减(陈皮、柴胡、川芎、香附、枳壳、赤芍、桃仁、红花、当归、生地、牛膝、甘草)。

(4)随症加减：若兼见患者消瘦、面色萎黄，神疲乏力等脾虚气滞，可酌加佛手、木香、厚朴等健脾理气。若胁下胀满疼痛较甚者，可酌加青皮、大腹皮、川楝子、沉香、乌药等理气散结止痛。若积块疼痛如锥刺，可酌加莪术、三棱、王不留行、泽兰等破血消积。若见腹壁青筋暴露血瘀严重者，可改用大黄蛰虫丸。若见女子月经延后或闭经，可改用桂枝茯苓丸。

3. 肝胆湿热证　湿热熏蒸，中焦输运，壅滞肝胆，肝失疏泄，胆汁淤积排泄不畅。

(1)证候主症：患者腹部结块，固定不移，常伴有烦热口苦，面、目、皮肤发黄，小便赤涩不畅，大便秘结，舌质红，苔黄腻，脉象弦数等。

(2)治则治法：清泄湿热，消积退黄。

(3)代表方药：茵陈蒿汤合龙胆泻肝汤加减(茵陈、栀子、大黄、黄芩、龙胆草、木通、泽泻、田基黄、土茯苓、柴胡、甘草、生地)。

(4)随症加减：若恶心呕吐，脘痞腹胀，食欲减退严重者，可酌加陈皮、山楂、厚朴、苍术等健脾化湿，和胃止呕。若伴有砂石样结石者，可酌加金钱草、郁金、车前子等利湿退黄，消石通淋。若热甚者，可酌加半边莲、半枝莲、蒲公英、大青叶等清热解毒。若大便不通较甚者，可将大黄用量加大，或加用芒硝通腑泄热。若痰瘀互结者，可酌加半夏、白芥子、丹参、土鳖虫等健脾化湿散结。

4. 肝郁脾虚证　肝气横逆犯脾，脾失健运，水湿蕴结。

(1)证候主症：腹大胀满，形似蛙腹，面色苍黄，脘闷纳呆，神疲乏力，肢冷水肿，小便短少，舌体胖，苔淡白，脉沉细等。

(2)治则治法：疏肝健脾，化湿散结。

(3)代表方药：参苓白术散合香砂六君子汤加减(白扁豆、白术、茯苓、甘草、枳壳、莲子、党参、砂仁、山药、薏苡仁、半夏、陈皮、木香)。

(4)随症加减：若患者腹胀明显，因情志不舒而病情加重者，可酌加大腹皮、玫瑰花、佛手、广藿香等疏肝行气，健脾化湿。若每因劳累而病情加重，伴有明显的胃纳差、便溏、食欲不佳明显者，可酌加黄芪、刺五加、绞股蓝、香附等益气健脾。若患者体质虚弱，自汗较多可酌加浮小麦、黄芪等补气固表止汗。若见畏寒肢冷,泄泻,水肿,小便清长者,可改用真武汤合五皮饮温阳利水消肿。

5. *肝肾阴虚证*　积病日久,正气大亏,肝肾俱虚,阴液耗损,水湿内停。

(1)证候主症:腹大胀满,可见青筋暴露,面色晦暗,唇紫,咽干口燥,心烦失眠,小便短少,患者可神志不清,手足震颤,舌质红绛少津,苔少,脉弦细等。

(2)治则治法:滋养肝肾,利水养阴。

(3)代表方药:一贯煎合大补阴丸加减(北沙参、麦冬、当归、熟地、生地、枸杞、川楝子、鳖甲、黄柏、知母、猪脊髓、蜂蜜、墨旱莲、女贞子)。

(4)随症加减:若阴伤较甚,出现口干明显,鼻腔、牙龈等部位出血,舌红无光,可酌加石斛、玉竹、麦冬等滋补肾阴,生津润燥。若见咳嗽,痰中带血,甚至大口咯血,可伴有胸痛、胸闷、消瘦者,可酌加白茅根、茜草炭、蛤粉炒、阿胶、三七粉等止血。若出现骨蒸潮热,盗汗烦躁者,可酌加地骨皮、丹皮、青蒿、白薇等清透虚热,凉血除蒸。若患者阴虚阳浮、手足震颤明显,可酌加牡蛎、白芍等滋阴息风。若患者血瘀明显,舌质瘀暗,可选加姜黄、郁金、三棱、莪术、皂角刺等。

6. *热毒内蕴证*　邪毒日久,上扰心神,内入营血,破血妄行。

(1)证候主症:患者可骤然大量呕血,血色鲜红,大便下血,严重者可见意识昏迷,烦躁不安,四肢抽搐,口臭便秘,溲赤尿少,舌红苔黄,脉弦滑数等。

(2)治则治法:凉血,止血,开窍。

(3)代表方药:黄连解毒汤合犀角地黄汤加安宫牛黄丸或至宝丹加减[犀角(常用水牛角代替)、生地、芍药、丹皮、黄芩、黄连、黄柏、栀子、牛黄、冰片、麝香、珍珠、朱砂、雄黄、郁金、玳瑁、琥珀、龙脑、安息香]。

(4)随症加减:若热盛生风动血严重者,可酌加穿心莲、白花蛇舌草、地龙、蜈蚣等清热解毒,息风止痉。若患者热度炽盛,耗伤阴液,阴液大亏,动风抽搐,可酌加麦冬、石斛、牡蛎等滋阴息风。若大出血不止,气随血脱,出现汗出如油,面白肢冷,脉微欲绝,用大剂量独参汤或生脉散以益气回阳固脱。

大量的临床与实验研究表明,姜黄素具有抗氧化、抗炎、抑制病毒和抗肿瘤的作用,用于治疗肝癌具有抑制肝癌细胞增殖,诱导肝癌细胞凋亡,抑制肝癌血管新生的作用。由于姜黄素不溶于水,故含姜黄素的中药(姜黄、郁金等)水煎剂疗效有限,通过现代工艺处理可显著提高其生物利用度,更好地发挥临床疗效。建议在上述辨证论治汤剂治疗的基础上,口服肝婷牌姜黄胶囊(国食健字 G20040809,专利号:ZL02149639.0)可提高临床疗效。

二、中成药运用

1. *复方斑蝥胶囊*　由斑蝥、莪术、三棱、熊胆粉、人参、黄芪、半枝莲、女贞子、甘草等组成,能破血散结、攻毒蚀疮,临床常用于原发性肝癌气虚血瘀的患者。口服 2 次/d,每次 3 粒,饭后半小时服药。用药期间忌辛辣、油腻等刺激性食物。

2. *金龙胶囊*　由鲜蕲蛇、鲜金钱白花蛇、鲜守宫组成,能破瘀散结、解郁通络,临床常用于原发性肝癌气滞血瘀的患者。口服每天 3 次,每次 4 粒,妊娠及哺乳期妇女禁用。服药期间若见过敏者,应立即停药,并给予相应的治疗措施。

3. *肝复乐胶囊*　由柴胡、木通、茵陈、半枝莲、香附、党参、白术、黄芪、土鳖虫、桃仁、败酱草、郁金、牡蛎等组成,能疏肝健脾、化瘀软坚、清热解毒,适用于原发性肝癌肝郁脾虚的患者。口服 3 次/d,每次 6 粒,Ⅱ期原发性肝癌疗程为 2 个月,Ⅲ期原发性肝癌疗程为 1 个月。有明显出血倾向者慎用,孕妇忌服。

4. *慈丹胶囊*　主要由莪术、山慈姑、鸦胆子、马钱子粉、蜂房等组成,益气养血、化瘀解毒、消肿散结,适用于原发性肝癌瘀毒内蕴的患者。口服 4 次/d,每次 5 粒,1 个月为 1 个疗程,孕妇禁用。

5. *康莱特注射液*　是从中药薏苡仁中提取的药物,能益气养阴、消癥散结,适用于原发性肝癌气阴两虚的患者且对中晚期患者具有一定的止痛作用,临床上配合介入治疗其疗效更显著。成人 1 次/d,缓慢静脉滴 200 ml,21 天为 1 个疗程,间隔 3~5 天后可进行下一疗程。首次使用,滴注速度应缓慢,开始 10 分钟滴速应为 15~20 滴/min,20 分钟后可持续增加,30 分钟后可控制在 40~60 滴/min。

6. *艾迪注射液*　由斑蝥、人参、黄芪、刺五加等组成,能清热解毒、消瘀散结,适用于原发性肝癌热毒蕴结的患者，临床上常用于联合介入治疗或配合放、化疗。成人静脉滴注 1 次/d，每次 50～100 ml，用 0.9% 氯化钠注射液或 5%～10% 葡萄糖注射液 400～450 ml 稀释后使用。若与放、化疗合用时，疗程与放、化疗同步；单独使用 15 天为一周期，间隔 3 天，2 周期为 1 个疗程。手术前后使用或介入治疗，均 10 天为 1 个疗程；晚期恶病质患者，30 天为 1 个疗程。孕妇及哺乳期妇女禁用，首次用药给药速度开始 15 滴/min，30 分钟后如无不良反应，给药速度可控制在 50 滴/min。

7. 鸦胆子油乳注射液　由精制鸦胆子油、精制豆磷脂、甘油组成，临床上能提高患者的免疫力，对控制腹水效果较好。本品具有清热解毒、消癥散结功效，适用于原发性肝癌热毒内结的患者。用灭菌生理盐水 250 ml 稀释后立即静脉滴注，1 次/d，每次 10～30 ml，1 个月为 1 个疗程。本品尚可进行局部瘤体内注射或肝动脉灌注栓塞治疗。

8. 消癌平注射液　主要由通关藤组成，能清热解毒、化痰散结，适用于原发性肝癌热毒内蕴的患者等。静脉滴注每次 20～100 ml，用 5% 或 10% 葡萄糖注射液稀释使用，1 次/d，亦可运用于肝动脉介入治疗。

9. 三氧化二砷　中药砒霜的主要成分是三氧化二砷，本身毒性很大，用治白血病获得很大成功。中药砒霜治疗肝癌早有临床运用，近些年来，三氧化二砷治疗原发性肝癌的临床与实验研究进展很快。实验研究表明，它不仅可通过诱导血管内皮细胞凋亡而使肿瘤血管闭塞供血不足，尚可抑制癌细胞增殖、诱导肿瘤细胞凋亡等而起到抗癌作用。在治疗原发性肝癌时可经静脉小剂量缓慢滴注或局部瘤体内注射等。

10. 去甲斑蝥素　中药斑蝥具有攻毒蚀疮、逐瘀散结的功效，其中的斑蝥素常用于癌症的治疗。去甲斑蝥素为斑蝥素的衍生物，具有抑制肝癌细胞生长、诱导肝癌细胞凋亡等作用，临床上可用它制成合剂进行瘤体内注射或静脉滴注。

11. 青蒿素类　为中药青蒿的提取物，具有抗疟、解热、镇痛、抗病原体、抗肿瘤的作用，特别是其中的青蒿琥酯能明显抑制肝癌细胞的生长，故临床上常用青蒿琥酯制剂进行肝瘤体内注射或肝动脉灌注治疗。

12. 莪术油　从中药莪术中提取出的莪术油内含莪术醇、β－榄香烯、莪术二酮等多种抗癌活性成分，其不仅能通过诱导肿瘤细胞凋亡而抑制其增殖，尚能直接杀伤癌细胞、调整机体免疫功能和护肝作用，故临床上常运用莪术油制剂进行肝动脉灌注栓塞治疗。

（李瀚旻　吴　娜）

参考文献

[1] 中华医学会放射学分会介入学组协作组：原发性肝细胞癌经导管肝动脉化疗栓塞治疗技作规范专家共识[J]. 中华放射学杂志，2011;45:908－912.

[2] 中国抗癌协会肝癌专业委员会，中国抗癌协会临床肿瘤学协作专业委员会，中华医学会肝病学分会肝癌学组. 肝癌局部消融治疗规范的专家共识[J]. 肿瘤，2011;31:385－388.

[3] 朱鹏，徐宗（译）.《2015 年美国国立综合癌症网络肝胆肿瘤临床实践指南（V2 版）》更新要点及临床路径[J]. 临床肝胆病杂志，2015;31:840－849.

[4] 戴德银，李宏斌，彭海波. 中成药在肝癌放、化疗后的临床应用[J]. 中国药业，2007，16(13):61－62.

[5] 吴万垠，邓嵘，区勇全，等. 经肝动脉灌注莪术油微球对大鼠移植性肝癌的治疗作用[J]. 中华肝脏病杂志，2000，8(1):26.

[6] 李瀚旻，赵宾宾，高翔，等. "补肾生髓成肝"改善肝再生微环境防治肝癌的作用及机制[J]. 湖北中医药大学学报，2015，17(1):5－8.

[7] Takayama T, Sekine T, Makuuchi M, et al. Surgical treatment for hepatocellular carcinoma [J]. Jpn J Clin Oncol, 2011; 41: 447－454.

[8] Bruix J, Gores GJ, Mazzaferro V. Hepatocellular carcinoma: clinical frontiers and perspectives[J]. Gut, 2014;63:844－855.

[9] Takayasu K. Transarterial chemoembolization for hepatocellular carcinoma over three decades: current progress and perspective [J]. Japan J Clin Oncol, 2012; 42: 247－255.

[10] Govaere O, Komuta M, Berkers J, et al. Keratin 19: a key role player in the invasion of human hepatocellular carcinomas[J]. Gut, 2014;63:674－685.

[11] Sotiropoulos GC, Charalampoudis P, Delladetsima I, et al. Surgery for giant primary neuroendocrine carcinoma of the liver. [J] Gastrointest Surg,2014; 18:839 - 841.

[12] Galun D, Basaric D, Zuvela M, et al. Hepatocellular carcinoma: From clinical practice to evidence - based treatment protocols [J]. World J Hepatol, 2015;7:2274 - 2291.

[13] Ramesh H. Resection for hepatocellular carcinoma[J]. J Clin Exp Hepatol, 2014;4(Suppl 3):S90 - 96.

[14] Schlachterman A, Craft WW Jr., Hilgenfeldt E, et al. Current and future treatments for hepatocellular carcinoma[J]. World J Gastroenterol,2015;21:8478 - 8491.

[15] Limquiaco JL, Wong GL, Wong VW, et al. Evaluation of model for end stage liver disease (MELD) - based systems as prognostic index for hepatocellular carcinoma[J]. J Gastroenterol Hepatol,2009;24:63 - 69.

[16] Truty MJ, Vauthey JN. Surgical resection of high - risk hepatocellular carcinoma: patient selection,preoperative considerations, and operative technique[J]. Surg Oncol,2010;17:1219 - 1225.

[17] Peng ZW, Zhang YJ, Chen MS, et al. Radiofrequency ablation as first - line treatment for small solitary hepatocellular carcinoma: long - term results[J]. Eur J Surg Oncol,2010;36:1054 - 1060.

[18] Kalyan A, Nimeiri H, Kulik L. Systemic therapy of hepatocellular carcinoma: current and promising[J]. Clin Liver Dis,2015; 19:421 - 432.

[19] Knox JJ, Cleary SP, Dawson LA. Localized and systemic approaches to treating hepatocellular carcinoma[J]. J Clin Oncol, 2015;33:1835 - 1844.

[20] Mendez - Sanchez N, Vasquez - Fernandez, Zamora - Valdes D, et al. Sorafenib, a systemictherapy for hepatocellular carcinoma [J]. Ann Hepatol,2008;7:46 - 51.

第五十九章　胆汁淤积症鉴别诊断与治疗

第一节　概　述

胆汁淤积是由多种原因所致胆汁分泌或排泄障碍，导致胆汁不能正常流入十二指肠，从而反流入血液循环中。临床上表现为黄疸、瘙痒、尿色深和黄脂瘤等。除了人体肝脏细胞采用主动的运输方式分泌胆汁外，胆管上皮细胞也参与胆汁的分泌和转运，因此任何肝细胞和胆管细胞分泌和转运功能障碍都会导致胆汁淤积。根据胆汁淤积发生的部位，常以肝门为界限分为肝内和肝外胆汁淤积两大类。病理上肝内胆汁淤积以小叶中央周围胆汁淤积为主，肝外胆汁淤积时胆汁淤积可在叶间胆管见到，肝实质有胆汁漏出。电镜下有毛细胆管扩张，内有胆红素管型。

胆汁的形成、分泌和排泄机制非常复杂，当各种原因引起胆汁的形成、分泌和排泄障碍时均可导致胆汁淤积。早期研究已经阐明，胆汁分泌并不是由于流体静压的作用，而是一个需要耗能的主动排泌过程。肝细胞和胆小管细胞都具有摄取和分泌胆汁成分的功能，行使功能依靠的是细胞膜上某些蛋白分子。胆汁分泌形成胆汁流可分为肝细胞水平和胆管水平两部分，各自通过相应的转运体，完成胆汁的分泌，形成胆汁流。胆汁淤积可以由肝细胞内胆汁形成的功能性缺陷所致(肝细胞性胆汁淤积)，也可由于小胆管或胆管内胆汁分泌或流动的障碍所致(胆管性胆汁淤积)。此外膜流动性降低，细胞骨架和囊泡运输的损伤，紧密连接的缺陷和细胞内信号传导途径的损伤等均可导致胆汁淤积。尽管近年来此领域有不少进展，但许多问题仍未阐明。

第二节　肝内胆汁淤积诊断

一、病史

仔细病史询问及体格检查很重要，可以为诊断提供有价值的信息。对于许多病例，有经验的临床医生可以仅凭病史及体格检查就可判断胆汁淤积的性质。病史询问中需要排除既往的肝外疾病史。同时，完整的职业史及药物使用史是必要的，包括临床表现出现前 6 周之内使用过或不连续使用的任何药物，包括草药、维生素及其他化学物质，因为这可能与药物性胆汁淤积有关。对于胆汁淤积患者，要注意其发病前或病程中发热史，尤其是伴随寒战和右上腹痛时提示阻塞性疾病(尤其是胆总管结石)引起的胆管炎，但也可见于酒精性疾病，偶尔也见于病毒性肝炎。既往胆道手术史增加了存在胆道阻塞的可能性。家族史可能对遗传性胆汁淤积性肝病疾病有诊断价值。一些胆汁淤积性疾病仅见于某些特殊情况下(如妊娠、儿童、肝移植、HIV 感染)，并可能需要其他人群所不需要的特殊检查。

二、临床表现

1. 黄疸　黄疸为胆汁淤积最重要的临床表现。根据不同疾病呈慢性或急性出现，且黄疸的严重度因疾病和病因不同、病情轻重、病程长短而有差异。可在瘙痒前或后发生。黄疸的发生是因肝内的毛细胆管或小胆管因不同原因发生阻塞，或发生胆汁淤积，由于其上方胆管内压力不断增高、胆管扩张，终致胆小管与毛细胆管破裂，胆汁中的胆红素反流入血中，从而出现黄疸。胆汁淤积症时因肝细胞多不发生坏死，主要为结合胆红素增高，因此与肝性黄疸不同，皮肤多呈黄绿色，慢性淤胆时可呈暗黄色。部分患者因粪中无胆汁致大便呈灰白色。

2. 瘙痒及抓痕　胆汁淤积可引起皮肤瘙痒，有时在黄疸之前出现，到淤胆肝病的晚期可以消失，是胆汁淤积的主要特征，20%～50%的黄疸患者，以及大部分原发性胆汁性肝硬化患者均可以出现。伴随慢性疾病的瘙痒有时极为痛苦，导致患者失眠、精神抑郁，甚至自杀。尚没有找到引起瘙痒的确切物质，可能与胆酸的升高或胆汁中的致痒因子潴留刺激神经末梢有关。近来研究认为可能与类阿片系统紧张相关，内源性亲脂胆酸可能导致不明的致痒因子释放，刺激中枢神经系统的类阿片受体，可试验运用纳洛酮等阿片拮抗剂。伴随瘙痒总有皮肤抓痕，反映患者受瘙痒折磨的程度，可以遍布全身手能抓到的部位。新鲜的抓痕交替在旧的伤痕上提示患者有慢性胆汁淤积性疾病。

3. 黄脂瘤　皮肤脂质沉着形成黄脂瘤，发生率依病因而有不同。如原发性胆汁性肝硬化50%病例发生黄瘤斑，其发生与血脂特别是胆固醇水平增高有关，它是胆汁淤积长期持续与严重的表现，当胆固醇持续增高达20.8 mmol/L，时间持续3个月以上即有可能在皮肤形成黄瘤。好发在眼内眦或手掌皱襞处，也常发生在腕、肘、踝、臂部及会阴等处，可呈多个结节隆起，即所谓黄瘤斑。胆汁淤积发生缓解或于晚期有肝衰竭发生，此时血脂及胆固醇合成减少，其瘤则可缩小甚至消失。

4. 继发表现

(1)脂肪吸收障碍：脂肪泻是晚期慢性胆汁淤积性肝病患者的常见临床表现，主要由于小肠内缺乏胆酸以及微粒体的形成受损，导致食物中脂肪消化障碍。并发胰腺酶缺乏、小肠疾病或考来烯胺治疗也是可能的因素。脂肪泻常导致患者体重下降，脂溶性维生素吸收障碍以及钙离子吸收障碍。

(2)骨病：最常见的是骨质疏松。10%～40%胆汁淤积患者出现椎骨变细或压缩骨折。胆汁淤积患者的骨密度、骨小梁容积均低于同性别的其他同龄人，骨密度降低程度与胆汁淤积的严重度和持续时间呈正比。其发病机制尚不明确，通过对原发性胆汁性肝硬化患者的组织学研究表明，这些患者的成骨细胞功能下降，可能是胆红素抑制了成骨细胞的增生，其他因素如钙的吸收障碍、激素治疗、运动减少或蛋白合成障碍等也可能有关。

(3)吸收不良：可致体重减轻，长期可引起维生素A、维生素D、维生素E和维生素K缺乏。50%的胆汁淤积幼儿在4岁时出现维生素E缺乏表现，通常最先出现反射减弱，此后逐渐出现共济失调、震动和位置感下降，外周神经障碍和四肢麻痹等。维生素E缺乏与肠腔内低胆酸浓度导致的吸收障碍有关。血清维生素E的水平通常较低，但在高脂血症的患者中可能正常。维生素E与血清总脂类的比值是检测维生素E更确切的指标。有20%～60%的成人胆汁淤积患者血清维生素E水平下降，尤其是病程长、病情重者，但以神经系统障碍为表现的成人罕见。

三、实验室诊断

1. 血清胆红素　主要是结合型胆红素增高，血清胆红素总量一般不超过342 μmol/L，也有高达855 μmol/L者，结合胆红素占60%以上。胆汁淤积减轻后胆红素一般可迅速降低，轻度的胆红素增高可恢复至正常。血清胆红素增高除胆汁淤积时胆红素反流入血外，与红细胞寿命中等缩短也有关。若直接胆红素/总胆红素>50%（正常35%以下）提示胆汁淤积可能性大。

2. 胆酸升高　成人的胆汁酸池(3～4 g)每日通过肠肝循环大约6次，并通过肝脏排泌至胆汁。正常时血清的胆汁酸不超过10 μmol/L，其中20%为胆酸，其余大部分为鹅脱氧胆酸和脱氧胆酸。胆汁淤积时总血清胆酸可升高至100～200 μmol/L，但是由于升高的部分为硫酸盐，可通过肾脏滤过，所以即使胆汁流动完全停止，尿的排泄也降低了血清胆酸的升高。血清胆酸对于诊断胆汁分泌受损较血清胆红素敏感，但是对于大多数的胆汁淤积不如碱性磷酸酶敏感，而且许多肝病如肝硬化、急慢性肝炎均可有胆酸升高，因此是一个敏感但非特异的指标。

3. 血清碱性磷酸酶与血清γ－谷氨酰转肽酶　血清碱性磷酸酶升高是胆汁淤积最具有特征性的早期表现。研究证实，酶的活性升高主要由于酶的合成增加所致，并非活化增加引起，同时与胆酸刺激分离的肝细胞合成碱性磷酸酶，并增加胆汁排泄碱性磷酸酶有关。γ－谷氨酰转肽酶存在于肝细胞的毛细胆管膜及小胆管细胞的顶端膜上。结扎大鼠胆管后肝组织γ－谷氨酰转肽酶活性及mRNA水平逐渐升高，同时伴有小胆管增生，小胆管细胞内γ－谷氨酰转肽酶活性增加，相对而言，肝细胞内活性增加却不明显。大多数胆汁

淤积疾病患者血清 γ－谷氨酰转肽酶均升高，然而Ⅰ型进行性家族性肝内胆汁淤积和良性复发性肝内胆汁淤积患者血清 γ－谷氨酰转肽酶水平通常正常，但肝组织内酶的活性升高，推测可能因为原发性胆酸排泌障碍所致。无症状患者通常在常规实验室检查时或因另一疾病随访时发现血清 ALP 和 γGT 水平的显著升高。单纯的血清 γGT 水平升高对胆汁淤积的特异性差，也可因酒精及药物摄入对酶的诱导引起。单纯的血清 ALP 升高见于胆汁淤积性肝病包括某些少见疾病［如进行性家族性肝内胆汁滞留症（PFIC）1 型或 2 型，胆汁酸合成障碍］，但也可由骨骼快速生长（如儿童）、骨病（如 Paget 病）或妊娠引起。欧洲肝病学会 2009 年对血清 AP 和 γGT 截断值进行了讨论，建议为 ALP 超过正常上限的 1.5 倍，γGT 超过正常上限的 3 倍。2015 年我国《胆汁淤积性肝病诊断和治疗共识》也建议 ALP 超过正常上限的 1.5 倍，γGT 超过正常上限的 3 倍可诊断胆汁淤积性肝病。但在进行性家族性肝内胆汁淤积（PFIG）1 型和 2 型及良性复发性肝内胆汁淤积（BRIC）等 γGT 可不高。

4. *高脂血症*　胆固醇和磷脂以脂滴的形式从胆汁排出，并与胆酸结合成混合微粒。慢性胆汁淤积患者的血清胆固醇和磷脂、三酰甘油均升高。血清脂蛋白也有异常，可能是因为血清卵磷脂胆固醇酰基转移酶缺乏所致。胆固醇在红细胞膜上聚集，影响了膜的流动性。胆汁淤积患者棘红细胞的出现可能与高密度脂蛋白异常，尤其是富含载脂蛋白 E 有关。当胆固醇水平 >10.4 mmol/L 并持续达 3 个月以上时，皮肤可出现胆固醇沉积引起的黄瘤（xanthomas）。

5. *铜聚集*　胆汁是铜排泄的主要途径。长期胆汁淤积的患者，如原发性胆汁性肝硬化、原发性硬化性胆管炎等患者肝脏中铜的浓度可达到 Wilson 病的程度，但这些患者血清铜和铜蓝蛋白通常正常或稍高，罕见凯－弗环（Kayser－Fleischer ring）。

6. *血清脂蛋白增加*　系低密度脂蛋白增加，而高密度脂蛋白则降低。淤胆的肝脏分泌一些异常脂蛋白，与血浆卵磷脂胆固醇酰基转移酶活力降低有关。有一种异常的低密度脂蛋白——脂蛋白 X（LP－X）在肝内、肝外淤胆时均增高，具有鉴别诊断价值。

四、影像学诊断

腹部 B 超由于具有较高的敏感性和特异性，是区分肝内和肝外胆汁淤积首选的影像学检查方法，且无创、方便及相对价廉，因此，通常是用来排除肝内、外胆管扩张和包块性病变的第一步。胆总管扩张超过 8 mm以上提示肝外梗阻。超声检查的缺点在于其检查结果与操作者有关，且在某些疾病如硬化性胆管炎中所观察到的胆道异常有可能被漏诊，此外对于胆总管下端及胰腺通常显示不清楚。腹部 CT 对读片者的依赖性较弱，但涉及射线暴露，而且在显示胆道系统方面可能不如超声。单纯从诊断考虑，MRCP 是显示胆道系统的安全有效的方法。在具备最先进技术且经验丰富的医疗中心，MRCP 显示胆道系统梗阻的准确性接近 ERCP。MRCP 在观察梗阻胆道邻近胆道有更多优越性，可以显示出胆管壁内改变和肝实质及其他器官的病理变化。然而，当患者仅是轻度 PSC 改变且无胆道扩张，MRCP 可能漏诊，因此对于有正常 MRCP 者要警惕仍需排除早期 PSC。因此，对于难以确诊者做诊断性 ERCP 仍然有意义。

五、内镜诊断

肝外胆道梗阻可由结石、肿瘤、囊肿或狭窄引起。显示胆道及治疗肝外胆道梗阻的金标准是 ERCP，然而即使是有经验的操作者，仍有较高的并发症发生率（3%～5% 发生胰腺炎；当行括约肌切开术时，2% 合并出血，1% 合并胆管炎，0.4% 发生操作相关的死亡）。因此，在考虑肝外胆道梗阻且尚不确定是否需要内镜干预时，应该首先行 MRCP 或超声内镜（EUS），以避免不必要的 ERCP。EUS 在检测胆道结石及引起肝外胆道梗阻的病变方面与 MRCP 相当，在设备完善的内镜中心其可先于 MRCP 检查。对 PSC 患者，ERCP 的主要作用是可进行治疗和诊断性获取细胞学标本。

六、肝活检诊断

对于诊断不明确的肝内胆汁淤积且 AMA 阳性者，应该行肝活检来明确原因。胆汁淤积的形态学特点有助于区别机械性胆管阻塞或其他原因引起的肝内胆汁淤积（例如药物、手术性黄疸）。胆汁淤积容易发生在小叶中心区,在肝细胞和毛细胆管中常发现淤积的胆汁。如果胆汁淤积伴随肝门脉管变化,包括组织和细胞肿胀,小胆管增生和中性粒细胞浸润,则考虑诊断胆管阻塞。许多疾病会影响小叶内胆管,所以病理学家需常规检查肝内胆管以确认是否发生了胆管损伤和缺失。在进行组织学评估时,由于取样标本的高度差异,活检标本应至少包含 10 个门管区。活检发现应分为以下几种:①累及胆道的疾病(典型的胆管损害),主要病因为 AMA 阴性 PBC、独立的小胆管 PSC、ABCB4 缺乏、肉样瘤病、特发性肝内胆管缺失症或迁延性药物性胆汁淤积。②不累及胆道的疾病,主要病因为一系列的贮积性或浸润型肝病、肝脏肉芽肿(不伴胆管炎)、结节性再生性增生、紫癜、窦状隙扩张和肝硬化;③仅有轻微的组织学异常的肝细胞性胆汁淤积,见于良性复发性肝内胆汁淤积、雌激素或促蛋白合成类固醇治疗、败血症、完全胃肠外营养或作为副瘤表现。肝活检的另一作用是可以明确肝脏病变程度,为临床治疗提供方向。除了病因本身引起肝脏病变外,慢性胆汁淤积会引起肝组织的纤维化,最后发生胆汁性肝硬化,还会引起肝细胞的改变如肝细胞胆汁淤积、铜淤积和 Mallory 小体形成等,这些表现常提示胆汁淤积存在时间较长,易导致肝脏组织的损伤。

第三节　肝内胆汁淤积症鉴别诊断

一、诊断

1. 定位诊断　根据临床表现和实验室检查确定存在胆汁淤积后,需要根据胆汁淤积发生的部位确定肝内或肝外,这将影响到后续的治疗。影像学如 B 超、MRCP 或内镜学检查如 ERCP、超声内镜有助于其鉴别诊断。

2. 定性诊断　确定存在肝内胆汁淤积后,需明确其来源于肝细胞损伤或肝内胆管系统受损,各自由何原因引起,如药物性、PBC、PSC 等。

肝内胆汁淤积主要与肝外胆汁淤积、肝细胞性肝损伤鉴别。

二、肝内胆汁淤积与肝外胆汁淤积的鉴别

两者的鉴别可从临床表现、生化改变及组织学三个方面进行鉴别(表 59－1)。

表 59－1　肝内与肝外胆汁淤积的鉴别

	肝外		肝内	
	急性	慢性	急性	慢性
临床表现				
黄疸	＋＋	＋＋＋＋	＋＋＋	＋
瘙痒	＋	＋＋＋	＋	＋＋＋
脂肪泻	－	＋	－	＋
黄瘤	－	＋	－	＋
骨软化	－	＋	－	＋
肿大	＋＋＋	＋＋＋	＋	＋＋
胆管扩张	＋＋	＋＋＋	－	－
生化改变(生化值增高)				
结合型胆红素	＋＋	＋＋＋	＋＋＋	＋
胆固醇	＋－	＋＋＋	＋	＋＋＋
LP－X、ALP、5’－NT、LAP、γ－GT、AST/ALT、胆酸	＋＋＋	＋＋＋	＋＋＋	＋＋＋

续表

	肝外		肝内	
	急性	慢性	急性	慢性
PT	+	+ +	+	+
组织学				
门脉胆管胆汁	+	+ −	−	−
门脉血管外胆汁	+	+	−	−
大量胆汁梗阻	+	+	−	−
胆瘘	+	+	−	−
胆管炎	+	+ −	+ −	−
中性白细胞及淋巴细胞	−	−	+	+
假性黄瘤细胞（巨大泡沫状细胞）	+ −	+	+ −	+
限板纤维化	−	+	−	+
影像学				
肝内外胆管扩张	+ +	+ +	−	−

三、肝内胆汁淤积与肝细胞坏死鉴别

见表 59－2。

表 59－2　肝内胆汁淤积与肝细胞坏死的鉴别诊断

	肝内胆汁淤积	肝细胞坏死（肝炎）
年龄	常见于年轻患者	通常在年轻者
瘙痒感	早期出现，或与黄疸先后出现	罕见
肝区痛	常见并发生于早期	肝区钝痛，常见
黄疸特点	多变，通常轻微	发生快，恢复时黄染消失缓慢
肝大	稍肿大，质韧或硬	肝大并有压痛，质软或韧
脾大	可有或无	常见约 20%
灰白色粪便	多为间歇性	无
血清胆红素	主要为结合型	主要为结合型
尿胆原尿	一定时间内无	通常增加
血清胆固醇酯	通常增高并与胆固醇酯平行	通常稍高，但与胆固醇酯比值下降
血清 ALP	与胆红素或比例上升	轻度上升
ALT，AST	<100	>100
血清蛋白电泳	β_1 球蛋白常增加	通常白蛋白低，γ 球蛋白升高
凝血酶原时间	延长，但对注射维生素反应迅速	通常延长，对注射维生素 K 反应不佳
血清铁	正常	常在早期上升
肝扫描	正常	弥散性异常

第四节　肝内胆汁淤积症治疗

一、营养治疗

由于胆汁中胆固醇含量高时，可影响胆汁黏稠度，使胆汁液量减少而致淤胆加重，因此应给低脂肪(40 g/d)低胆固醇饮食为宜。每天要保持一定的水分进入体内，特别是食欲欠佳的患者，必要时静脉补给或插鼻饲管，水分可使胆汁黏稠度下降，有利于胆汁排出体外。胆汁淤积时因进入肠道的胆汁减少或缺如，致使脂肪及脂溶性物质吸收障碍，因此长期胆汁淤积的患者，可引起脂溶性维生素缺乏，应适当补充维生素 A、维生素 D、维生素 K 及维生素 E。为了补充维生素 A，应食用含维生素 A 较丰富的食物，如胡萝卜、菠菜、韭菜、香菜、雪里红、黄花菜、杏干、动物肝脏、蛋黄、牛奶、咸水鱼等。也可用维生素 AD 丸。口服维生素 A 的同时口服适量维生素 E 0.1~0.2 g，1 次/d 有利于维生素 A 的吸收、储存和利用。鱼肝油每毫升含维生素 D_3 约 100 U，浓缩鱼肝油每毫升含维生素 D_3 12 000 U。维生素 D_2(麦角骨化醇)每胶囊含维生素 D_2 5000~10 000 U，注射剂每毫升含 400 000 U。维生素 D_3有每毫米含 300 000 U 和 600 000 U 两种制剂。维生素 D 治疗，一般主张从小剂量开始。鱼肝油 5~10 ml，3 次/d；维生素 D_2或维生素 D_3每日剂量为 5 000~10 000 U 口服。一般需 2~6 周后才见效，单用维生素 D 治疗效果不佳者，可配合用钙制剂 1 g/d 可提高疗效。维生素 K_1或维生素 K_2可肌内或静脉注射，10 mg，1~2 次/d，水溶性维生素 K_3可口服或肌注，2~4 mg，3 次/d。长期淤胆时，肝细胞的线粒体和微粒体可有形态和功能的改变，而影响 ATP 合成，故应补充 ATP。为了维持高热量，常用高蛋白高碳水化合物饮食，若肝肾功能明显障碍者要适当限制高蛋白饮食，以防加深黄疸，甚至诱发肝性脑病。胆汁淤积时因胆道胆酸排泄量明显减少，常 <10 g(健康人可达 300 g/d)，这样脂肪吸收也随之减少，必要时给予中链脂肪酸口服，它不会引起血脂增高，并对胰腺功能不全、胆汁缺乏消化不良、吸收障碍患者提供能源。严重低蛋白血症患者可补充白蛋白、血浆，可提高血浆胶体渗透压、改善血浆蛋白水平。

二、病因治疗

(一)药物性胆汁淤积

治疗关键是停用和防止重新给予引起肝损伤的药物及属于同一生化家族的药物。同时应尽快清除和排泄体内药物。保肝药物应尽量简化，应用疗效确切的药物，可选择的药物包括 S 腺苷蛋氨酸(SAMe)、UDCA、还原型谷胱甘肽、多烯磷脂酰胆碱等。动物实验表明，SAMe 可以改善药物性肝损伤时氧化应激状态、线粒体功能障碍，改善乙醇诱导性细胞色素 P450 的活性，促进肝脏恢复。皮质激素在药物诱导的胆汁淤积性肝病中可考虑使用，特别是那些有免疫高敏感性证据者，但应监测其相关不良反应。对于药物治疗效果欠佳、病情迁延不愈者，可以酌情考虑人工肝支持治疗。

(二)病毒性肝炎所致胆汁淤积

病毒性胆汁淤积性肝病患者应在积极抗病毒治疗的基础上予保肝、退黄利胆等治疗。急慢性淤胆型肝炎患者中应用 SAMe、UDCA，有较好的耐受性，退黄效果优于常规保肝治疗。在排除禁忌证情况下，可短程使用肾上腺皮质激素，但可能存在病毒爆发及容易并发细菌、真菌感染、出血等风险，应慎重使用。人工肝对于顽固性病毒性胆汁淤积也有效果。

(三)酒精性肝病合并胆汁淤积

原则为戒酒和营养支持，减轻酒精性肝病的严重程度，改善已存在的继发性营养不良和对症治疗酒精性肝硬化及其并发症。戒酒是酒精性肝病最主要的治疗措施。常规药物治疗可选择多烯磷脂酰胆碱、甘草酸制剂、水飞蓟类、UDCA、SAMe 等。腺苷蛋氨酸可以改善酒精性淤胆性肝病的临床症状和生化指标，长期治疗可延长生存期或延迟肝移植，多烯磷脂酰胆碱对酒精性肝病患者有防止组织学恶化的趋势，甘草酸制剂、水飞蓟素类、多烯磷脂酰胆碱和还原型谷胱甘肽等药物有不同程度的抗氧化、抗感染、保护肝细胞膜及细胞器等作用，临床应用可改善肝脏生物化学指标。

对于合并胆汁淤积的重症病例，在排除严重肝炎，以及并发胰腺炎、消化道出血、肾衰竭或活动性感染后，可推荐使用肾上腺皮质激素治疗。AASLD 的酒精性肝病诊疗指南中推荐的预后评估方法是 Maddrey 辨别函数（maddrey discriminant function，MDF），MDF ＝ 4.6 ×（患者的凝血酶原时间 － 对照凝血酶原时间）＋总胆红素（mg／dl）。激素使用的阈值（MDF 评分≥ 32 定义为高风险病死率患者）可能存在一个最大限度，超过这个阈值，以减少炎症级联反应的内科治疗可能弊大于利。当 MDF ＞ 54 的患者比起不处置的患者，使用激素有更高的病死率。应用激素治疗的剂量和疗程在临床试验中是多变的，AASLD 指南建议接受 40 mg／d，使用 4 周，然后减量维持 2 ～ 4 周或者停药的方案。

（四）原发性胆汁性胆管炎

原发性胆汁性肝胆管炎的患者，包括无症状者，应该长期服用 UDCA（10～15 mg/kg·d）。PBC 早期，UDCA 保护受损胆管细胞免受胆汁酸毒性作用可能占优势。而在进展期胆汁淤积中，UDCA 通过转录后调控机制，包括刺激合成、靶向作用和转运体的顶膜插入来刺激受损肝细胞分泌。受损肝细胞分泌的刺激作用可能占主导地位。此外，刺激胆管碱性胆汁和抑制胆汁酸诱导的肝细胞和胆管细胞凋亡都有利于 UDCA 在 PBC 患者中发挥有效的作用。但是能显著降低 PBC 患者的血清胆红素、ALP、γ－GT、胆固醇及 IgM 水平，且能显著提高非肝移植生存率，延缓早期 PBC 的组织学进展。布地奈德（糖皮质激素）与 UDCA 联合应用可改善早期 PBC 的生化指标和肝脏组织学，但对晚期 PBC 作用不佳。对 UDCA 治疗反应不佳的早期 PBC 患者应用布地奈德（糖皮质激素）联合 UDCA 治疗，长期观察表明是安全的，且可以延缓或阻止疾病向肝移植方向恶化。然而，据报道存在门脉高压的第 4 期 PBC 患者门静脉血栓形成可能与布地奈德的短期应用有关。因此，布地奈德不能应用于肝硬化患者。研究显示其他免疫抑制剂如硫唑嘌呤、环胞素 A、甲氨蝶呤、苯丁酸氮芥以及麦考酚酸吗乙酯长期应用可能有效、无效或存在潜在危害，因而不推荐为 PBC 的标准治疗。生活质量低下的失代偿期肝硬化、出现顽固性腹水、自发性细菌性腹膜炎、复发性静脉曲张破裂出血或肝癌预期在 1 年内死亡者。此外，严重的难治性瘙痒症也可考虑肝移植。当患者胆红素接近 6 mg/dl（103 μmol/L）、Mayo 危险评分≥7.8、MELD 评分＞12，就应该在移植中心进行移植评估。许多移植中心报道 1 年和 5 年的生存率分别超过 90% 和 80%～85%。许多患者在肝移植后没有肝病征象，但抗线粒体抗体状态不变。肝移植术后此病复发率是 18%，但极少与移植物无功能有关。

（五）原发性胆汁性胆管炎－自身免疫性重叠综合征

UDCA 和糖皮质激素是 PBC－AIH 重叠综合征的最佳治疗选择。另一种治疗方法是，开始时单独使用 UDCA，如果在某一恰当的时间段内（比如 3 个月）没有达到充分的生化应答时加用糖皮质激素。在开始阶段泼尼松（强的松）使用量是 0.5 mg/（kg·d），一旦 ALT 水平出现应答就要逐步减量。布地奈德是 AIH 一个非常有效的治疗方法，在一些 PBC－AIH 重叠综合征患者中治疗也有效。其他免疫制剂，例如硫唑嘌呤，对这些患者的长期治疗情况尚不清楚。在需要长期使用免疫抑制剂的患者，要考虑能减少类固醇用量的药物。

（六）原发性硬化性胆管炎（PSC）

UDCA（15～20 mg/d）可以改善血清肝功能和预后生化指标。然而，一项多中心研究显示，对 150 例 PSC 病例使用高剂量的 UDCA 28～30 mg/（kg·d）5 年以上，虽然整个 UDCA 组出现生化指标改善，但因为 UDCA 治疗组达到初期如需肝移植或疾病进展到血管曲张风险增高，故该研究未发现 UDCA 能改善预后。UDCA 减缓 PSC 相关肝病进展的作用机制目前仍不清楚，但高剂量 UDCA 可能对晚期 PSC 不利。对于高危人群，如有结直肠癌家族史、既往有结直肠肿瘤或长期范围广泛的结肠炎者，要特别考虑应用 UDCA，因为 UDCA 可能有预防 PSC 伴 IBD 患者中结肠肿瘤形成的作用。皮质激素和其他免疫抑制剂未证实能改善 PSC 的疾病活动度或预后。小规模的随机安慰剂对照或前瞻性研究已经研究了免疫抑制剂的作用机制，如泼尼松龙、布地奈德、硫唑嘌呤、环孢霉素 A、甲氨蝶呤、霉酚酸酯、他克莫司等，具有对抗 TNFα 作用的因子如依那西普、己酮可可碱和抗 TNF 单克隆抗体，以及抗纤维化因子如秋水仙碱、青霉胺、甲苯吡啶酮。然而并无证据支持这些药物的疗效，因而不被推荐常规用于治疗 PSC。明显胆管狭窄的定义是胆总管直径＜1.5 mm 和左右肝管直径＜1 mm。在人胆管性 PSC 中明显胆管狭窄发生率高，报道为 10%～50%。动物和人体的研究都提示胆管狭窄减压术可以预防损害加剧和逆转纤维化性肝病。内镜治疗胆道狭窄常常可改善肝生化指标和瘙痒症,也可以减少反复发作性胆管炎发生风险。塑料支架置入伴或不伴前期扩张术被广泛用于促进 PSC 胆汁引流。

肝移植是晚期 PSC 的唯一治疗方法,可以治愈该进展性疾病。在有经验的医学中心,近期的肝移植后1 年和 10 年生存率分别高达 90% 和 80% 。PSC 肝移植后的胆道改建方法应用广泛的是切除肝外胆道树和 Roux－en－Y 胆总管空肠吻合术。肝移植后 PSC 复发率不同的文献报道不一,高达 1/3 的患者移植后复发。由于它们都导致相似的胆道损害,因此很难定义是因为缺血性胆道损伤、感染、药物损害、移植肝储存损害,或慢性排异。在不同的队列研究中,PSC 复发与皮质激素抵抗排异、使用 OKT3、储存损害、ABO 不相容、巨细胞病毒感染、男性或宿主－受体性别差异相关。有进展性结肠炎或结肠异常增生者,有报道称在做肝移植前先行病变结肠切除术来避免溃疡性结肠炎,可以起到保护患者避免 PSC 复发的作用。

(七)妊娠期肝内胆汁淤积(ICP)

治疗的目标是缓解瘙痒症状,降低血清总胆汁酸水平,改善肝功能,最终达到延长孕周,改善妊娠结局的目的。①UDCA:为妊娠期 B 级药物,可用于治疗妊娠中晚期 ICP 患者,目前尚未发现 UDCA 造成人类胎儿不良反应及围产期远期不良影响的报道,妊娠中晚期使用安全性良好。67%～80% 的 ICP 患者瘙痒减轻、肝功能改善。推荐剂量为 10～20 mg/(kg・d),分 3 次口服。②SAMe:S 为 SFDA 批准的用于 ICP 治疗的药物,尚未发现对胎儿的不良反应和对新生儿的远期不良影响。SAMe 可以改善某些妊娠结局,如降低剖宫产率、延长孕周等,可以改善肝脏生物化学指标。SAMe 可用于 UDCA 标准治疗后瘙痒症状改善不明显的情况。推荐剂量静脉滴注 1 g/d,口服 1～2 g/d。③地塞米松:地塞米松在改善症状和生化指标、改善妊娠结局方面疗效不确切,应慎重应用。主要应用在妊娠 34 周前,估计在 7 天之内可能发生早产的 ICP 患者,或病情严重需计划终止妊娠的促胎肺成熟。推荐剂量地塞米松 6 mg,12 h /次,共 4 次。孕期前 3 个月用药的母亲胎儿唇裂的发生风险增高。器官移植病例中有报道胎膜早破和肾上腺功能减退的风险增加。考虑其对胎儿及新生儿的不良影响,不作为 ICP 的首选治疗。

三、对症治疗

1. *胆汁淤积性瘙痒*　发病机制尚不清楚,大多数的学者认为,瘙痒可能与内源性阿片肽释放增加,以及胆酸的积聚有关,除此之外, 5－羟色胺系统, 内源性大麻素系统,组胺系统等也有可能与瘙痒相关。

(1)抗组胺药物:抗组胺药可用来治疗各种皮肤病等病症引起的瘙痒。抗组胺药的现代分类包括:有镇静作用、轻度镇静作用和无镇静作用的抗组胺药。对于胆汁淤积患者,镇静作用可能是抗组胺药物发挥治疗胆汁淤积性瘙痒作用的原因。

(2)肝酶诱导剂:酶诱导剂——苯巴比妥(phenobarbitone)和利福平(rifampicin),也可改善瘙痒,这些制剂可诱导细胞色素 P450,促进胆酸的羟化和尿中的排除。利福平较苯巴比妥在治疗瘙痒方面更为有效,其作用发挥较快而持久,所以,在过去的数年中,利福平是治疗胆汁淤积性瘙痒的肝酶诱导剂中最受关注的一个,一般以 300～600 mg/ d 单剂口服。有报道称,给予 300～450 mg/d 或 10 mg/kg 剂量的利福平可以改善继发于 PBC 的胆汁淤积性瘙痒,但其中的机制未阐述。用利福平治疗美沙酮(一种镇痛药)成瘾患者时可引起阿片戒断反应,所以有人推测,利福平在阿片肽系统活性升高时可能有阿片拮抗作用。值得注意的是,治疗瘙痒剂量范围内的利福平可有肝脏毒性,所以用药期间必须随访肝功能。另外,利福平可通过干扰维生素 D 的吸收而加重骨质软化;通过超敏反应引发胆汁淤积性肝炎,甚至发生胆汁淤积性瘙痒等并发症。事实上,由于利福平潜在的副作用,我们对于其在 PBC 患者的应用仍持保留态度。

(3)阿片拮抗剂:如纳洛酮、纳曲酮。静脉推注 0.4 mg 阿片拮抗剂纳洛酮,然后以 0.2 μg/(kg・min)的剂量持续滴注,可缓解胆汁淤积患者的瘙痒症状,减少搔抓活动次数,一些临床对照试验也有相同的结果。纳曲酮也有减轻胆汁淤积时瘙痒的作用,然而其有一定程度的肝脏毒性,其使用时需监测肝功能。值得注意的是,胆汁淤积患者用阿片拮抗剂后会产生阿片戒断反应,为了防止和尽量减少这种反应的发生,有的学者建议,采用开始小剂量而后逐渐增加剂量的方法,也有人认为阿片拮抗剂的使用应该个体化,不同的瘙痒患者采用不同的剂量有可能达到最佳的效果。

(4)5－羟色胺拮抗剂:虽然5－羟色胺及5－羟色胺受体系统与胆汁淤积性瘙痒的关系还未阐明,但已有一些研究报道了恩丹西酮在胆汁淤积性瘙痒治疗中的应用。一个随机的安慰剂对照试验发现静脉推注4 mg或8 mg恩丹西酮数小时后,患者的瘙痒症状较之安慰剂组有显著改善。

2. *胆汁淤积性疲劳*　疲劳症状出现在81%的胆汁淤积性肝病患者中。当前尚无有效改善胆汁淤积性肝病患者疲劳症状的治疗方法。熊去氧胆酸是PBC治疗的有效药物,它可以延缓疾病的发展进程,延长移植前的生存时间,然而对伴随的疲劳症状无明显的改善作用。肝脏移植也不能降低疲劳的发生,甚至在肝脏移植一年后,疲劳仍是患者痛苦的症状,尽管疲劳程度减轻。

避免刺激提倡健康的生活方式,包括足够的睡眠、有规律的锻炼、戒酒和戒咖啡等都有好处。抗抑郁药、抗氧化剂可以部分减轻抑郁患者的疲劳。

四、中医治疗

肝内胆汁淤积的中医治疗主要包括辨证和辨病两方面。

1. *黄疸的辨证治疗*

(1)阳黄:病程较短,黄色鲜明,属于热证、实证。可用茵陈蒿汤加味,通过清热利湿、佐以通便治疗热重于湿;茵陈五苓散加减,通过利湿化浊、佐以清热治疗湿重于热;犀角散加味,通过清热解毒凉血治疗热毒炽盛;大柴胡汤加减,通过疏肝利胆、清热导滞治疗胆道阻滞。

(2)阴黄:病程较长,黄色晦暗,属于寒证、虚证。可用茵陈术附汤加味,通过温中健脾利湿治疗寒湿阻遏;膈下逐瘀汤加减,通过活血化瘀退黄治疗瘀血停积。

2. *辨病治疗*

(1)妊娠期肝内胆汁淤积症:护肝利胆汤、茵陈蒿汤、中药胆淤冲剂等中药方剂与思美泰等西药配合可能与单纯西药治疗相比有着更好的疗效。

(2)原发性胆汁性肝硬化:方茵陈注射液、"止痒方"(石菖蒲、甘草等)、"软坚散"(丹参等)、"消黄散"等中药方配合UCDA对于改善胁痛、瘙痒等症状、降低肝酶、血清胆红素有较好的效果。扶正化瘀胶囊和复方鳖甲软肝片为我国SFDA批准用于抗肝纤维化。

(3)淤胆型肝炎:茵栀黄注射液、生大黄粉口服、消瘀退黄汤、茵陈蒿汤根据报道都能取得较好的疗效。

第五节　肝外胆汁淤积症鉴别诊断与治疗

一、诊断

肝外胆汁淤积的诊断主要是通过病史、临床表现及相关辅助检查来确定。

(一)病史

病史询问对于肝外胆汁淤积症的诊断及鉴别诊断很重要。如既往有多次胆石症发作再次出现腹痛、黄疸、发热需考虑胆管结石可能;如出现慢性中上腹或右上腹疼痛,伴进行性黄疸加重、体重减轻需考虑胰胆道肿瘤;如患者有蛔虫病史,突发腹痛、黄疸亦要考虑胆道蛔虫病可能;如反复出现过性腹痛、黄疸、发热,需排除SOD可能;胆道手术史对于诊断肝外胆汁淤积有帮助,如肝移植后胆管吻合口狭窄。因此,对于怀疑肝外胆汁淤积症的患者,首先需要仔细询问相关病史。

(二)临床表现

肝外胆汁淤积由于存在胆汁排泄障碍,因此与肝内胆汁淤积的临床表现类似,最主要表现为皮肤巩膜黄染、尿色加深。部分患者由于胆道不完全梗阻或急性起病,血中总胆红素可无不升高或轻度升高,但γGT和ALP可明显升高。黄疸的原因主要为非结合型胆红素不能按正常速度排出,致使胆道内压逐渐升高,当它达到一定程度后,发生胆汁逆流入血。早期肝细胞功能多为正常,然而慢性胆汁淤积后可引起胆汁淤积性肝硬化。与肝内胆汁淤积类似,由于胆汁排泄障碍,可出现黄脂瘤、皮肤瘙痒、脂溶性维生素障碍导致凝血功能异常。部分完全胆道梗阻患者可出现陶土样大便。与肝内胆汁淤积不同的是,肝外胆道梗阻由于胆道压力升高、胆道炎症可引起中上腹或右上腹痛、高热、寒战。严重者可引起感染性休克或意识障碍。此外,由于病因不同有各自的原发病表现与体征。

(三)实验室诊断

生化学检查常见 γGT 和 ALP 升高为主,伴血清胆红素升高,其中以直接胆红素升高为主,ALT、AST 升高较常见,但一般升高幅度没有 γGT 和 ALP 明显。由于胆汁排泄障碍,可出现血清胆固醇水平升高。由于维生素 K 吸收障碍,可出现凝血酶原时间延长。伴急性感染时,血常规可见白细胞明显升高伴核左移。此外,根据原发疾病可伴有相应改变。如肿瘤性疾病可出现 CA199 等肿瘤指标升高。需要指出的是胆汁淤积的患者可能会轻度 CA199 升高,但经有效治疗后可动态下降。

(四)影像诊断

肝外胆道梗阻的诊断主要基于影像学结果。B 超检查由于价格低廉、操作方便,常用于胆道疾病的诊断,可较好地观察胆囊、肝内外胆管的情况,然而对胆总管下端及胰腺通常显示不清楚,因此对于肝外胆管特别是胆总管下端病变,B 超的治疗价值有限。腹部 CT 可观察肝内外胆管情况,对胆总管下端病变也有诊断价值。然而,对于肝外胆道病变,最具诊断价值的影像学检查为 MRCP。MRCP 可以显示出胆管壁内改变和肝实质及其他器官的病理变化。然而,当患者仅是轻度 PSC 改变且无胆道扩张,MRCP 可能漏诊,因此对于有正常 MRCP 者要警惕仍需排除早期 PSC。因此,对于难以确诊者仍然有意义做诊断性 ERCP。超声内镜 EUS 在检测胆道结石及引起肝外胆道梗阻的病变方面与 MRCP 相当。显示胆道及治疗肝外胆道梗阻的金标准是 ERCP,其优点除了影像诊断外可行胆管测压、局部取活检及治疗,缺点为有创性检查,存在术中、术后出血、胰腺炎等并发症可能且价格较昂贵。因此,在考虑肝外胆道梗阻且尚不确定是否需要内镜干预时,应该首先行 MRCP 或 EUS,以避免不必要的 ERCP。

二、鉴别诊断

首先肝外胆汁淤积应与肝内胆汁淤积鉴别,两者的鉴别可从临床表现、生化改变及组织学三个方面进行鉴别。

与肝内胆汁淤积症相同,肝外胆汁淤积症的鉴别诊断同样分两方面。首先,需确定是否存在肝外胆汁淤积,主要根据临床表现、影像学检查与肝内胆汁淤积鉴别。其次,根据病史、临床表现及辅助检查确定引起肝外胆汁淤积的病因,如胆道结石、PSC、胆胰肿瘤等。

胆汁淤积性黄疸与单纯胆红素增高性黄疸,临床上极易混淆。因此,应与肝细胞性和肝前性黄疸进行鉴别,如与溶血性黄疸、肝细胞性黄疸鉴别见表 59-3。

表 59-3　主要黄疸类型的鉴别诊断

鉴别项目	溶血性黄疸	肝细胞性黄疸	淤胆性黄疸		
			肝内淤胆	肝外结石阻塞	肝外癌肿阻塞
年龄	儿童、青年	青年	不一定	中年以上	50 岁以上多见
既往史	家族史	有肝病史	接触肝毒药物肝炎史	胆结石史	无
发病	先天性,后天性	急、慢性	急、慢性	急性反复发作	渐进性
症状					
发热	-~+	+~-	+~-	-~++	-~+
腹痛	-	+~-	-~±	++~+(绞痛)	+(持续隐痛)
瘙痒	-	-~+	+~+++	-~+	+~++
黄疸	柠檬黄色, 轻至中度	金黄色 多为一过性	深绿至黄绿色 持续时间不等	深-暗黄至黄绿色 间歇性	暗黄至黄绿色 进行性
贫血	+~++	-	-	-	-~+

续表

鉴别项目	溶血性黄疸	肝细胞性黄疸	淤胆性黄疸		
			肝内淤胆	肝外结石阻塞	肝外癌肿阻塞
体征					
肝大	-	+(有压痛)	+~++	-~+	+(无压痛)
脾大	-~+	±~+	-~+	-	-
胆囊大	-	-	-	-~+	±~++(无压痛)
腹水	-	-~+(重肝,肝硬化)	-	-	-~+(血性)
白陶土粪	-	-	-~+(短时)	+(间歇性)	+(持续性)
实验室检查					
TB	+~+++,非结合性	+~+++主要是结合性,但非结合性也增高	++~+++主要为结合性	+~++主要为结合性	+~+++主要为结合性
UB	+~+++	+~++	+~++	+	+
CB	-~+	+~+++	++~+++	++~+++	++~+++
ALT	-~+	++~+++	+~++	-~+	+~-
ALP	-	-~+	+~++	+~++	++~+++
γ-GT	-	+~++	++~+++	+~++	++~+++
总胆固醇	-	正常~↓	+~++	正常~↑	+~++
LP-X	-	-	+~-	+	+
尿胆红素	-	+	+	+	+
影像学					
B 超	无胆管扩张	无胆管扩张	无胆管扩张	肝内外胆管扩张	肝内外胆管扩张,占位肿瘤
ERCP	-	-	-	结石时可见结石影,肝内胆管扩张	可见肿瘤阻塞,肝内胆管扩张
CT	-	肝病征象	-	肝管扩张,结石	肝内胆管扩张,肿瘤胆管扩张
泼尼松治疗	无效	部分有效	有效	无效	无效

TB:胆红素总量;UB:结合型胆红素;CB:非结合型胆红素

另外,胆汁淤积之间,如由结石、炎症所致者与肿瘤所致者进行鉴别。

三、治疗

肝外胆汁淤积治疗的重点应是病因治疗,因为如能去除肝外胆道梗阻的原因即使不用其他治疗则胆汁淤积也可随之减轻或消退。由于近年来内镜技术的发展,内镜下治疗在肝外胆道疾病的重要性已经逐渐超过了传统的外科治疗。

(一)胆总管结石

目前首选为 ERCP 治疗,特别是对于高龄或其他心肺疾病而不能耐受外科手术的患者。其操作包括胆道引流、网篮取石;对于胆总管巨大结石可使用机械碎石、液电碎石和腔内激光碎石,其成功率根据报道均在 80% 以上,但需要特殊的设备装置。对于内镜下取出困难的胆总管结石或不能耐受长时间操作的患者,可插入塑料胆道支架引流，并辅以口服溶石药物如UDCA和萜烯，可有效保持胆道通畅并使结石缩小，增加再次ERCP取石的成功率。体外冲击波碎石可用于不适宜常规ERCP或机械碎石的巨大胆总管结石。绝大多数患者仍需先行ERCP和乳头括约肌切开以更好地定位结石。及时体外冲击波碎石成功，由此产生的结石碎片往往太大而无法自行排出，必须通过ERCP取出。德国一项多中心研究显示其对胆总管结石的成功率为86%，病死率为1.8%，胆管炎是其最常见的并发症。对于非外科治疗效果不佳的患者，如果情况允许，应考虑行开腹手术。此外，对于胆总管结石患者，多可出现发热、腹痛、白细胞升高等胆道感染的表现，特别是发生急性化脓性胆管炎时，除了尽量解除病因外，需禁食、针对胆道感染常见病原菌的经验性抗感染及补液支持治疗。

（二）胆胰恶性肿瘤

胆胰肿瘤有手术指征时，首选外科手术治疗。由于多数胆胰恶性肿瘤发现时已失去手术条件，除了针对原发病灶局部放疗、化疗之外，内镜下光动力治疗可能对改善黄疸、生活质量及生存率有益处。当发生恶性阻塞性黄疸时可行内镜下姑息治疗，主要为胆道支架的植入。常规使用的支架有两种，一种为塑料支架，优点是价格比较低廉，缺点是维持胆道通畅的时间较短，平均为2~4个月，而自膨式金属支架可以维持胆道通畅时间将近10~12个月，缺点为价格昂贵。尽管作为姑息性治疗，外科旁路术与内镜支架植入术相比，两者胆道减压的成功率和总生存率类似，但后者并发症的发生率明显要低。

（三）原发性硬化性胆管炎

见本书第六十章第三节原发性硬化性胆管炎。

（四）术后胆管良性狭窄

胆管手术或肝移植术后可能发生胆管良性狭窄。对于这些患者，既往首选外科手术干预，通常选择Roux-en-Y肝管空肠吻合术，但术后仍有约20%可能发生吻合口狭窄，且病死率较高。随着内镜技术的发展及设备的不断创新，目前对于这类患者首选为内镜下治疗。通常的治疗方式包括气囊扩张、胆道支架置入或两者联合应用。单纯气囊扩张短期疗效较好，但容易复发。而内镜下胆道多个塑料支架置入或可回收金属支架置入成功率高、并发症低且远期复发的概率明显减低。

（陆伦根　蔡晓波）

参考文献

[1] 陆伦根，曾民德. 胆汁淤积性肝病[M]. 北京：人民卫生出版社，2007.

[2] 池肇春. 黄疸的鉴别诊断与治疗[M]. 北京：中国医药科技出版社，2006：102-127.

[3] 池肇春，王青. 药物性肝病[M]. 北京：军事医学科学出版社，2010：159-175，195-203.

[4] 池肇春. 实用临床胃肠病学[M]. 2版. 北京：军事医学科学出版社，2015：101-111.

[5] Jüngst C, Lammert F. Cholestatic liver disease[J]. Dig Dis, 2013; 31: 152-154.

[6] Mam MH, Gossard AA, Sinakos E, et al. Pathogenesis and management of pruritus in cholestatic liver disease[J]. J Gastroenterol Hepatol, 2012; 27: 1150-1158.

[7] Hirschfield GM, Heathcote EJ, Gershwin ME. Pathogenesis of cholestatic liver disease and therapeutic approaches[J]. Gastroenterology, 2010; 139: 1481-1496.

[8] Mayo MJ. Cholestatic liver disease overlap syndromes[J]. Clin Liver Dis, 2013; 17: 243-253.

[9] Carey EJ, Lindor KD. Current pharmacotherapy for cholestatic liver diseas[J]. Expert Opin Pharmacother, 2012; 13: 2473-2484.

[10] Lam P, Soroka CJ, Boyer JL. The bile salt export pump: clinical and experimental aspects of genetic and acquired cholestatic liver disease[J]. Semin Liver Dis, 2010; 30: 125-133.

[11] Paumgartner G, Pusl T. Medical treatment of cholestatic liver disease[J]. Clin Liver Dis, 2008; 12: 53-80.

[12] Peter B. Cotton, Joseph Leung. 宛新建，胡冰，刘枫译. 高级消化内镜：ERCP[M]. 上海：上海科学技术出版社，2010：73-86.

第六十章　自身免疫性肝病鉴别诊断与治疗

自身免疫性肝病是一组自身免疫异常导致的肝脏疾病，特点是血清中存在自身抗体，主要包括自身免疫性肝炎、原发性胆汁性胆管炎、原发性硬化性胆管炎及重叠综合征。

第一节　自身免疫性肝炎鉴别诊断与治疗

自身免疫性肝炎（AIH）是一种异常免疫反应介导的针对肝细胞的肝内炎症性疾病。AIH 以不同程度的血清转氨酶升高、高 γ - 球蛋白血症、血清特征性自身抗体阳性、肝组织学特征性改变和对免疫抑制治疗应答为特征。目前认为遗传与环境因素在 AIH 的发病中起重要作用，正常的免疫调节发生紊乱，发生针对肝细胞成分抗原的免疫反应是其主要的发病机制。病毒感染、药物和环境因素则是 AIH 常见的诱发因素。AIH 可以发生于世界范围内任何地区和种族，流行率至少在 1∶10 000 以上，多见于女性，男女比例约为 1∶4。AIH 是一种严重的进行性疾病，约 40% 未经治疗的患者在诊断为 AIH 后 6 个月内死亡。经免疫抑制剂治疗后，80%～90% 的患者可获得临床和生物化学缓解，获得临床缓解的患者预期寿命与健康人群无差别。AIH 患者 10 年总体生存率在 82%～95%，20 年总体生存率约为 48%。AIH 肝脏相关死亡或移植率与就诊时是否有肝功能失代偿和是否发展至肝硬化紧密相关。一般情况下，突然起病、严重发作并伴有持续性胆汁淤积、结肠炎、肝性脑病、腹水和广泛小叶坏死的患者预后较差，病死率较高。而起病隐匿且无黄疸或在发病初期较平稳者预后较好。死亡主要原因为肝脏衰竭、食管静脉曲张破裂出血和感染。

一、诊断与诊断标准

（一）症状与体征

AIH 患者起病隐匿，最常见的症状是嗜睡或极度疲劳、不适、恶心、呕吐、上腹部不适或疼痛、关节痛、肌痛、皮疹等。10%～20% 的 AIH 患者没有明显症状，只是在生化筛查时意外发现血清转氨酶水平升高才被发现。少数患者表现为急性、亚急性甚至暴发性起病。本病常伴有肝外免疫性疾病，如自身免疫性甲状腺炎、类风湿性关节炎、干燥综合征等。

（二）实验室检查

AIH 患者血清生化异常主要表现为 IgG 升高引起的高 γ - 球蛋白血症。AIH 的其他生化异常表现为肝炎性改变，主要为天门冬酸氨基转换酶（AST）、丙氨酸氨基转换酶（ALT）活性和胆红素浓度升高；而血清碱性磷酸酶正常或轻微升高，γ - 谷氨酰转肽酶可能升高，但并不显著。血清 α_1 - 抗胰蛋白酶、铜蓝蛋白和铜浓度一般正常。

大多数 AIH 患者血清中存在一种或多种高滴度的自身抗体。根据血清自身抗体，AIH 可分成 2 个血清学亚型。Ⅰ型 AIH 最常见，可发生于任何年龄段人群，占全部 AIH 的 60%～80%，以抗核抗体（ANA）、抗平滑肌抗体（SMA）、抗可溶性肝抗原/肝胰抗原抗体（SLA/LP）阳性或核周型抗中性粒细胞胞质抗体（pANCA）阳性为其特征。Ⅱ型 AIH 主要发生于儿童，以抗肝肾微粒体 1 型抗体（LKM - 1）或者抗肝细胞胞质 1 型抗体（LC - 1）阳性为特征。

（三）组织学特点

活动性 AIH 特征性的组织学改变是界面性肝炎，伴有主要为淋巴浆细胞的致密淋巴细胞在汇管区及其周围或界面旁的浸润和肝细胞碎屑样坏死。在严重病例，常见小叶受累、桥接样坏死、肝细胞玫瑰样花结形成、结节再生、胆管增殖和纤维隔及假小叶形成。随着疾病的进展，肝细胞持续坏死，肝脏出现进行性纤维化，最终可发展为肝硬化。

(四)诊断标准

临床工作中当同时出现临床症状与体征、实验室异常(血清 AST 或 ALT 和血清总 IgG 或 γ－球蛋白升高),血清学(ANA、SMA、抗 LKM1 或抗 LC－1)和组织学改变(界面性肝炎)时,在排除其他导致慢性肝炎的疾病,包括病毒、遗传性、代谢、胆汁淤积和药物性疾病的基础上,可诊断 AIH。AIH 的明确和疑似诊断标准见表 60－1。临床症状较少或不典型,实验室、血清学或组织学改变疑似的患者,应通过诊断性评分系统评估。

为方便广泛应用,2008 年国际自身免疫性肝炎小组提出了 AIH 简化诊断积分系统(表 60－2)。简化诊断积分系统分为自身抗体、血清总免疫球蛋白 G(IgG)水平、肝组织学改变和排除病毒性肝炎四个部分,每个组分最高计 2 分,共计 8 分。得 6 分者为“可能”的 AIH;≥7 分者可确诊 AIH。与 1999 年修订的诊断积分系统相比(表 60－3),简化诊断积分系统敏感性较差,特异性较好。简化标准能更好地对同时伴有其他自身免疫性疾病的患者进行排除性诊断。但需注意的是,简化标准容易漏诊部分不典型患者如自身抗体滴度低或阴性和/或血清总 IgG 水平较低甚至正常的患者。因此,对于疑似而简化标准不能确诊的患者,建议再以 1999 年积分系统进行打分,以免漏诊不典型患者。2015 年我国《自身免疫性肝炎诊断和治疗共识》基本上采用上述诊断标准。简化诊断积分系统可用于我国 AIH 患者的临床诊断,具有较高的敏感性和特异性。

表 60－1　自身免疫性肝炎诊断标准

特征	明确	疑似
肝组织学	中度或重度的界面性肝炎,小叶性肝炎或中央区－汇管区桥接坏死,但无胆管病变或明确的肉芽肿或其他提示不同病因的主要病变	同“明确”栏
血清生化检查	血清转氨酶不同程度升高,特别是(但不排除性的)血清碱性磷酸酶升高不明显。血清 α_1－抗胰蛋白酶、血清铜和铜蓝蛋白浓度正常	同“明确”栏,但如果 Wilson 病被排除后,可包括血清铜和铜蓝蛋白浓度异常的患者
血清免疫球蛋白	总血清球蛋白或 γ－球蛋白或 IgG 水平超过正常上限的 1.5 倍	血清球蛋白或 γ－球蛋白或 IgG 水平超过正常上限的任何升高
血清抗体	血清 ANA、SMA 或抗 LKM－1 抗体滴度大于 1∶80。较低的滴度(特别是抗 LKM－1)在儿童中有显著意义	同“明确”栏,滴度为 1∶40 或以上。这些血清抗体阴性,但也包括其他特定的抗体阳性者
病毒标志物	目前感染甲型、乙型或丙型肝炎肝炎病毒标志物阴性	同“明确”栏
其他致病因素	平均酒精消耗量少于 25 g/d。最近无已知的肝毒性药物服用史	酒精消耗量少于 50 g/d,最近无肝毒性药物史。如果有确切的证据表明在戒酒和停用药物后持续存在肝损害,消耗较多酒精的患者或最近服用肝毒性药物的患者也可包括在内

表 63－2　AIH 简化诊断积分系统

变量	标准	分值	备注
ANA 或 SMA	≥1∶40	1 分	
ANA 或 SMA	≥1∶80		
或 LKM－1	≥1∶40	2 分*	多项同时出现时最多 2 分
或 SLA	阳性		

续表

变量	标准	分值	备注
IgG			
	>正常值上限	1分	
	>1.10倍正常上限	2分	
肝组织学	符合AIH	1分	界面性肝炎、汇管区和小叶内淋巴浆细胞浸润、肝细胞穿入、玫瑰样花结被认为是特征性AIH组织学改变,3项同时存在时为典型AIH表现
	典型AIH表现	2分	
排除病毒性肝炎	是	2分	
		≥6分:AIH可能　≥7分:确诊AIH	

自身抗体部分多项同时出现时最多得2分;肝组织学部分:"典型"AIH为①界面性肝炎、汇管区和小叶内淋巴浆细胞浸润;②肝细胞穿入现象(炎症活动时可观察到某一肝细胞穿入另一个更大的肝细胞内);③肝细胞玫瑰花结样改变。"符合"AIH指存在淋巴细胞浸润的慢性肝炎表现,但缺乏典型AIH的三项特征

表60-3　1999年修正的自身免疫性肝炎诊断积分系统

参数/临床特征	计分	参数/临床特征	计分
女性	+2	药物史	
		阳性	-4
ALP(正常上限倍数):AST(或ALT)(正常上限倍数)的比值		阴性	+1
<1.5	+2		
1.5~3.0	0	平均酒精摄入量	
>3.0	-2	<25 g/d	+2
		>60 g/d	-2
血清γ-球蛋白或IgG与正常值的比值			
>2.0	+3	肝脏组织学检查	
1.5~2.0	+2	界面性肝炎	+3
1.0~1.5	+1	主要为淋巴浆细胞浸润	+1
<1.0	0	肝细胞呈玫瑰花结样改变	+1
		无上述表现	-5
ANA,SMA或LKM-1滴度		胆管改变	-3
>1:80	+3	其他改变	-3
1:80	+2		
1:40	+1	其他免疫性疾病	+2
<1:40	0		
AMA阳性	-4	其他可用的参数	
		其他特异性自身抗体(SLA/LP,LC-1,ASGPR,pANCA)阳性	+2
		HLA DR3或DR4	+1
肝炎病毒标志物		对治疗的反应	
阳性	-3	完全	+2
阴性	+3	复发	+3

注:治疗前总分:确诊>15,疑诊10~15;治疗后总分:确诊>17,疑诊12~16

二、鉴别诊断

（一）急性病毒性肝炎

主要是急性起病的 AIH 和急性病毒性肝炎的鉴别。两者的主要区别在于：①AIH 以女性青年居多，而急性病毒性肝炎男女比例相仿。②AIH 慢性活动性肝炎的症状较明显，出现蜘蛛痣、肝掌较为常见，一半左右患者出现脾大，而急性病毒性肝炎的上述症状体征较少见。③AIH 患者可伴有内分泌功能紊乱（如女性患者可出现闭经）及多系统症状，而病毒性肝炎上述表现较少见。④AIH 可出现血小板减少、高 γ－球蛋白血症、自身抗体阳性、凝血酶原时间延长，而急性病毒性肝炎患者则较少见上述临床情况。⑤急性病毒性肝炎患者血清中常可检测到病毒感染标志物，而 AIH 患者血清中病毒感染标志物一般为阴性。

（二）慢性病毒性肝炎

慢性病毒性肝炎临床表现及肝脏病理学活检与自身免疫性肝炎相似。两者的主要区别在于：①慢性病毒性肝炎除明显的消化道症状外，全身反应较少；AIH 则多见肝外症状。②慢性病毒性肝炎患者一般血清中没有自身抗体而病毒感染标志物多呈阳性，但 AIH 患者自身抗体多为阳性，而病毒感染标志物标志为阴性。③然而，大约 20% 的慢性乙型或丙型肝炎病毒感染的患者出现 ANA、SMA 升高，但大多数情况下滴度相对较低。在这种情况下，检测 pANCA 可能有帮助，因为慢性病毒性肝炎患者伴有 ANA、SMA 阳性的患者很少出现 pANCA 阳性。

（三）原发性胆汁性肝硬化

AIH 和原发性胆汁性肝硬化都好发于女性，早期通常都无症状，但 AIH 可发生于任何年龄，而原发性胆汁性肝硬化主要见于绝经后的女性。两者的主要鉴别点在于：①肝脏生化方面，AIH 以转氨酶升高为主，而原发性胆汁性肝硬化以胆汁淤积（碱性磷酸酶、γ－谷氨酰转肽酶）为主。②自身抗体方面，AIH 以 ANA、SMA 和 LKM－1 升高为主，而原发性胆汁性肝硬化以抗线粒体抗体升高为主。③肝组织学方面：AIH 以界面性肝炎，小叶性肝炎或中央区－汇管区桥接坏死为主，而原发性胆汁性肝硬化以非化脓性胆管炎及小或中等胆管破坏为特征。④治疗反应方面，AIH 对泼尼松联合硫唑嘌呤免疫抑制治疗应答较好，而原发性胆汁性肝硬化对 UDCA 治疗反应较好。

（四）原发性硬化性胆管炎

两者的鉴别点在于：①AIH 女性多见，而原发性硬化性胆管炎多见于 40 岁左右男性。②AIH 多伴发自身免疫性甲状腺炎、类风湿性关节炎、干燥综合征等，而原发性硬化性胆管炎主要伴发炎症性肠病。③AIH 以转氨酶升高为主，而原发性硬化性胆管炎以胆汁淤积（碱性磷酸酶、γ－谷氨酰转肽酶）为主。④组织学方面，AIH 以界面性肝炎，小叶性肝炎或中央区－汇管区桥接坏死为主，而 PSC 以胆管闭塞、胆管周围纤维化，胆管稀少或胆汁性肝硬化为特征。⑤AIH 胆管影像学检查一般无异常，而 PSC 可显示肝外、肝内胆管有多发性狭窄扩张的串珠状表现。⑥免疫抑制治疗 AIH 效果较好，而治疗 PSC 几乎无效。

（五）药物性肝损伤

药物可以诱导 AIH 的形成。药物诱导的 AIH 和药物性肝损伤的临床特征相似，而且药物性肝损伤也可出现自身抗体，因此，AIH 和药物性肝损害在临床初诊时易混淆。两者的主要区别在于：①AIH 的诱导药物 90% 以上为呋喃妥因和米诺环素，而其他药物多引起药物性肝损伤。②AIH 特征性的组织学改变是界面性肝炎，伴有汇管区及其周围或界面旁浆细胞的浸润和肝细胞碎屑样坏死。而汇管区中性粒细胞的浸润及肝内胆汁淤积多见于药物性肝损伤。③对于病情严重或者免疫特征明显的药物性肝损伤患者，可使用激素缓解病情。AIH 在激素停药后会复发，而药物性肝损伤一般不会复发。

（六）系统性红斑狼疮

两者主要的区别在于：①经典的系统性红斑狼疮很少有肝脏病变，即使有，也是先有全身症状，后才有肝脏损害，而 AIH 从一开始即有明显的肝损害。②系统性红斑狼疮的肝外器官损害较 AIH 更为严重。90% 以上系统性红斑狼疮患者有关节症状，84% 的患者有皮肤损害，75% 的患者有肾脏损伤。③系统性红斑狼疮的血液中 SMA 多为阴性，而 AIH 则多为阳性。④系统性红斑狼疮患者的狼疮细胞阳性率达 80%～90%，且持续阳性难以逆转，而 AIH 患者狼疮细胞的阳性率仅为 15%。

三、治疗

AIH 启动因素的特性和范围目前尚不十分清楚。而且，引发免疫应答的自身抗原也不可能被去除，故主要通过抑制致病性免疫应答来进行治疗。

(一)治疗指征

见表 60－4。

表 60－4 AIH 的治疗指征

绝对指征	相对指征	无指征
血清 AST＞正常上限 10 倍	症状(疲劳、关节疼痛、黄疸)	无症状和轻度界面性肝炎或汇管区肝炎
血清 AST＞正常上限 5 倍，且 γ－球蛋白或 IgG＞正常上限 2 倍	血清 AST 和(或)γ－IgG 水平低于绝对指征	非活动性肝硬化
桥接样坏死或多小叶坏死	界面性肝炎	失代偿期非活动性肝硬化

(二)标准治疗方案

1. *泼尼松联合硫唑嘌呤治疗* 泼尼松(龙)初始剂量为 30～40 mg/d，并于 4～6 周内逐渐减量至 15 mg/d，并以 5～7.5 mg/d 维持；硫唑嘌呤剂量为 50 mg/d 或 1 mg/(kg · d)，可尝试在维持治疗中完全停用泼尼松(龙)而硫唑嘌呤单药维持治疗。一般优先推荐联合治疗方案，特别适用于同时存在下述情况的 AIH 患者：绝经后妇女、骨质疏松、脆性糖尿病、肥胖、痤疮、情绪不稳及高血压患者。糖皮质激素的减量应遵循个体化原则，血清生化改善明显的患者可较快减量，而疗效不明显时可在原剂量上维持 1～2 周，以便观察疗效。泼尼松剂量低于 15 mg/d 时，建议以 2.5 mg/d 的幅度渐减至维持剂量(5～7.5 mg/d)。提倡个体化治疗，根据血清转氨酶和 IgG 恢复情况调整泼尼松(龙)剂量。对于硫唑嘌呤应答但不耐受者可考虑在 泼尼松(龙)基础 上加用吗替麦考酚酯(0.5～1 mg/d)，分两次服用，但也应严密监测血常规变化。

2. *泼尼松单剂治疗* 初始剂量为 40～60 mg/d，并于 4 周内逐渐减量至 20 mg/d。单药治疗适用于合并血细胞减少、巯基嘌呤甲基转移酶缺乏、妊娠、恶性肿瘤以及疗程小于 6 个月的 AIH 患者和 AIH 可能诊断患者的试验性治疗。

(三)监测药物不良反应

无论是单用泼尼松还是与硫唑嘌呤联合治疗，所有患者都必须监测相关的药物不良反应。少于 10% 的患者因不良反应而中断治疗。这种情况下较合适的做法是：在控制病变活动性的前提下，单用皮质类固醇或硫唑嘌呤之一，且必须采用能控制疾病活动的最低剂量。对皮质类固醇有较大不良反应的患者可考虑单用硫唑嘌呤。

1. *皮质类固醇激素的不良反应* 长期使用皮质类固醇激素可出现严重不良反应。其中除了常见的 Cushing 征(满月脸、痤疮、水牛背、向心性肥胖)以外，还有骨质疏松和脊柱压缩、缺血性坏死、2 型糖尿病、白内障、高血压、感染和精神病。患者由于不能接受其外貌上的变化及肥胖是造成中断治疗最常见的原因(占 47%)，其次为骨质减少造成的脊柱压缩(占 27%)和脆性糖尿病(占 20%)。

原有糖尿病、骨质疏松症、情绪不稳或有精神病史以及难治性高血压的患者，其皮质类固醇激素相关不良反应会表现得更为明显。虽然这些情况并不是使用皮质类固醇激素的禁忌证，但这类患者在治疗过程中需特别小心并严密监测以防治不良反应的发生。另外，上述患者可考虑在初始治疗中就加用硫唑嘌呤。

需长期接受糖皮质激素治疗的 AIH 患者，建议治疗前做基线骨病检测并每年监测随访。未行甲型和乙型病毒性肝炎疫苗接种或对上述病毒易感的 AIH 患者均应在治疗前接种上述疫苗。

2. *硫唑嘌呤的不良反应* 硫唑嘌呤的不良反应包括胆汁淤积性肝炎、静脉闭塞性疾病、胰腺炎、严重的恶心及呕吐、皮疹和骨髓抑制。有不到 10% 的患者在接受硫唑嘌呤 50 mg/d 这一剂量时会出现上述不良反应，但可因减量或停用而改善。部分患者会因服用硫唑嘌呤而产生剧烈恶心和上腹痛，可用硫唑嘌呤的类似物 6－巯基嘌呤来代替。以下人群不推荐使用硫唑嘌呤：先前已存在血细胞减少、恶性肿瘤、巯基嘌呤甲基转移酶缺乏。鉴于妊娠期间服用硫唑嘌呤的风险尚不明确，建议孕妇尽可能停用。美国FDA将硫唑嘌呤定为妊娠D级，故建议尽量在妊娠期间停用。鉴于产后AIH病情可能发生恶化，可在分娩前2周重新予以标准化治疗。并且产后每3周监测一次血清AST或ALT水平，至少随访3个月。硫唑嘌呤治疗前或治疗过程中出现血细胞减少的AIH患者，建议检测其血巯基嘌呤甲基转移酶活性。

（四）治疗反应与对策

疗程中每3～6个月检测一次血清AST或ALT、总胆红素和γ－球蛋白或IgG水平，以观察是否有所改善。治疗应维持至AST或ALT、总胆红素、γ－球蛋白或IgG水平降至正常范围以内。2010年AASLD关于AIH诊治指南推荐完全生化应答的定义为血清转氨酶和IgG水平完全正常，而不是前一版指南中血清转氨酶低于正常上限2倍以内。目前认为，获得完全生化应答的患者肝内炎症一般比较轻微或正常，肝内组织学改变可缓解。除完全生化应答外，停用免疫抑制剂的指征包括肝内组织学恢复正常、无炎症活动的表现，因为即使轻度界面性肝炎的存在也预示着停药后复发的可能。

1. *治疗缓解*　治疗缓解是指症状消失，血清转氨酶、胆红素和γ－球蛋白恢复正常水平，肝组织学复常或处于非活动性肝硬化状态。AIH治疗缓解后，可在大于6周的时间内逐渐停用泼尼松；撤药期间每3周检测一次血清AST或ALT、总胆红素和γ－球蛋白的水平，停药后每3月复查一次；之后的1年内甚至终生，建议每半年复查一次相关实验室指标。

2. *复发*　AIH复发是指经免疫抑制治疗缓解后，血清AST或ALT ＞ 3 × ULN。撤药后初次复发患者，建议再次以初始治疗的剂量给予泼尼松联合硫唑嘌呤治疗，之后逐渐减量并以硫唑嘌呤2 mg/(kg · d)单药或泼尼松小剂量(10 mg/d)维持治疗。鉴于大剂量硫唑嘌呤可能引发的严重不良反应(如骨髓抑制甚至衰竭)，临床工作中硫唑嘌呤用量最大不超过75 mg/d，并且硫唑嘌呤服用过程中患者需每2周检测一次血常规以监测骨髓造血情况，故该药单独维持治疗要求患者本身有良好的依从性。因此，若无明显激素不良反应，一般以小剂量泼尼松(10 mg/d)来进行单药维持治疗。对于有AIH复发史、以硫唑嘌呤或小剂量泼尼松长期维持治疗的患者，建议至少治疗24个月且血清AST或ALT持续正常，经充分权衡利弊后才可尝试逐渐停药。

3. *治疗应答不完全*　治疗应答不完全是指经2～3年治疗后，尽管考虑到存在相关并发症，但临床表现、实验室指标和肝组织学并无或仅轻微改善；上述指标并无进一步恶化。AIH治疗应答不完全进一步的治疗措施为：泼尼松剂量每月减少2.5 mg直至最低维持剂量(≤10 mg/d)以防血清AST或ALT的恶化；激素耐受时，硫唑嘌呤2 mg/(kg · d)可作为替代疗法，使此类患者处于无症状、实验室指标稳定的状态。

4. *药物毒性*　AIH治疗的药物毒性是指进行性发展的容貌严重变化、症状性骨质疏松、情绪不稳、控制不佳的高血压、脆性糖尿病或进展性血细胞减少。AIH出现药物毒性进一步处理措施为：药物减量或停用；使用可耐受的药物以合适剂量维持治疗。布地奈德是第二代皮质类固醇激素，其在肝脏的首过清除率较高(约90%)。来自欧洲的多中心临床研究表明，布地奈德联合硫唑嘌呤治疗，较泼尼松和硫唑嘌呤治疗能更快诱导缓解，而糖皮质激素相关不良反应显著减轻，可作为AIH的一线治疗。目前多用于需长期应用泼尼松(龙)维持治疗的AIH患者，从而减少激素的不良反应。在肝硬化门脉侧支循环开放患者中，布地奈德可通过侧支循环直接进入体循环而失去首过效应的优势。同时布地奈德还可能引起门脉血栓潜在风险，因此不宜在肝硬化患者中应用。

5. *治疗失败*　常规治疗过程中出现临床症状、实验室检查或组织学恶化，即治疗失败，建议给予大剂量泼尼松(60 mg/d)单药或泼尼松(30 mg/d)联合较大剂量硫唑嘌呤50～75 mg/d联合治疗。生化指标改善后每月将泼尼松减量10 mg，硫唑嘌呤减量直至达到标准化治疗剂量。治疗失败的成人AIH患者给予大剂量泼尼松或泼尼松联合较大剂量硫唑嘌呤治疗仍无效后，可考虑换用其他药物如环孢素、他克莫司或吗替麦考酚酯。吗替麦考酚酯或环孢素是在治疗失败的患者中应用最多的试验性替代免疫抑制剂。来自欧洲一项研究表明，泼尼松联合吗替麦考酚酯作为AIH的一线治疗，可使88%的患者出现生化应答(即血清生化和血清IgG水平恢复正常)，而且生化应答往往在治疗开始后的3个月内。12%的患者出现生化部分应答。治疗失败患者需考虑肝移植术的可能性。

（五）肝移植

下列AIH患者需考虑肝移植：急性肝衰竭、失代偿期肝硬化且终末期肝病模型(MELD)≥15分，或符合肝移植标准的肝癌患者。AIH 复发的肝移植患者建议以泼尼松 + 硫唑嘌呤联合治疗，相关剂量应根据 AST 或 ALT 被抑制的水平来调整，或者可增加激素用量并同时优化钙调磷酸酶抑制剂的剂量（推荐他克莫司）。若复发患者长期 AST 或 ALT 无法复常，建议在激素合用钙调磷酸酶抑制剂的基础上加用吗替麦考酚酯。肝移植后的难治性复发性 AIH 患者，当进展至移植肝功能丧失时应考虑再次肝移植。

第二节　原发性胆汁性胆管炎鉴别诊断与治疗

原发性胆汁性肝硬化（PBC）是一种胆汁淤积性肝脏疾病，病理上表现为进行性肝内小胆管破坏，伴汇管区和汇管周围炎症及肝纤维化，最终导致肝硬化和门脉高压。本病发病机制不明，可能与细胞、体液免疫异常和遗传有关，好发于 50 岁以上女性，男女比例为 1∶9。血清抗线粒体抗体（AMA）阳性对该病诊断具有特异性。PBC 患者的预后差异很大。有些患者从不出现症状，而一些患者可进行性恶化。无症状患者总的中位生存时间显著长于有症状患者。估计确诊后的总体中位数生存期为 10 ~ 15 年，而进展期（Ⅲ、Ⅳ期）者中位数生存期约为 8 年，总胆红素升高 > 136.6 ~ 171.0 μmol/L 者中位数生存期仅约 2 年。提示预后不良的指标包括高龄、总胆红素升高、肝脏合成功能减退、组织学分期晚期及有症状的 PBC 发生门脉高压的并发症。及时确诊后给予熊去氧胆酸（UDCA）治疗，可延缓疾病进展并推迟需要肝移植的时间。

一、诊断与诊断标准

参见本书第五十一章第四节。

二、鉴别诊断

参见本书第五十一章第四节。

三、治疗

（一）PBC 的标准治疗

UDCA 是用于治疗 PBC 的一线药物。多数主张每日 13 ~ 15 mg/（kg · d），应长期乃至终身应用。胆管破坏导致的疏水性胆酸在肝细胞内潴留可能是 PBC 病变进展的主要原因。UDCA 治疗作用机制：①胆汁转移作用。UDCA 可促进胆汁分泌胆汁酸和其他有机离子、阻止疏水性胆汁酸诱导胆汁淤积；并能过上调 BSEP 和 MRP2 的表达，促进胆汁酸的转运；UDCA 还可诱导钙离子敏感性蛋白激酶 C（protein kinase C, PKC）异构体移位至肝细胞膜，促进肝胆管囊泡摄粒作用，激活 PKC 依赖的信号转导途径增加胆汁酸的分泌。②保护胆管细胞、抗胆汁酸细胞毒性。UDCA 可使胆汁亲水性增加，使细胞毒性降低。也能改变胆汁酸转运蛋白的表达，抑制胆管细胞增殖和分泌。③抗胆汁酸诱导的凋亡，抗氧化应激反应。UDCA 可通过减少线粒体去极化，抑制细胞色素 C 的释放和 casepase 的激活，阻止去乙酰化、转化生长因子 β、Fas 配体等诱导的凋亡；同时 UDCA 还可通过激活表皮生长受体促细胞促分裂原活化蛋白激酶途径激活，阻止线粒体功能，抑制凋亡，减少胆汁酸调节的细胞毒性。因此，UDCA 治疗可以明显改善患者胆汁淤积的生化指标，降低发生食管静脉曲张和肝硬化的风险，并可以提高患者的生存率，不需要肝移植的生存期明显延长。UDCA 不良反应轻微，少数患者可发生腹泻。

（二）UDCA 应答欠佳患者的治疗

关于对 UDCA 的应答，欧洲肝病学组关于"胆汁淤积性疾病"中 PBC 治疗的指南给出了两种标准：巴黎标准（UDCA 治疗 1 年后胆红素≤17 μmol/L，ALP≤3 ULN，AST≤2 ULN）和巴塞罗那标准（UDCA 治疗 1 年后 ALP 下降 40% 或降至正常），当 PBC 患者应用 UDCA 治疗 1 年后未达到上述两种标准之一可认为"对 UDCA 应答不佳"。部分 PBC 患者存在对 UDCA 应答不佳，应答不佳的进展期 PBC 患者 10 年死亡率高达 91%，15 年死亡率可高达 100%。因此，研究探索针对应答欠佳患者的治疗方法尤为迫切。

1. 乙基鹅去氧胆酸（OCA）　OCA 是人初级胆汁酸中鹅去氧胆酸的一种新型衍生物，为法尼酯 X 受体（FXR）的天然配体。OCA 可促进胆汁分泌，并具有抗纤维化的作用，可以用于治疗胆汁淤积性肝病包括

PBC 及肝脏相关的代谢紊乱如非酒精性脂肪性肝炎等。有研究显示,服用 UDCA 并加用 OCA 10~50 mg/d,能显著降低 PBC 患者 ALP、γ-GT 和 ALT 水平。瘙痒是 OCA 最常见的不良事件,瘙痒的发生与药物的剂量有关,剂量减低可能降低瘙痒的发生率。OCA 是近十年来研发用于治疗胆汁淤积性肝病的药物,研究显示它是治疗 PBC 确实有效的单药。OCA 的诞生可能会为 UDCA 疗效欠佳的 PBC 患者治疗开启另一扇新的大门。

2. *布地奈德*　布地奈德是第二代肾上腺糖皮质激素,口服后具有大约 90% 的肝内高首过效应,全身血清低水平,大大减少甚至避免了全身不良反应。对 UDCA 治疗应答欠佳的 PBC,联合布地奈德(6~9 mg/d)可改善 PBC 患者的生化指标、组织学炎症活动度及纤维化程度。但需要注意的是布地奈德可加重 PBC 患者骨质疏松程度。

3. *甲氨蝶呤*　小剂量甲氨蝶呤可作为一种免疫调节剂,具有抑制淋巴细胞增生、组织巨噬细胞活化、抑制中性粒细胞产生粒细胞和单核细胞趋化因子、抑制白细胞介素 6 活性等作用。研究显示联合甲氨蝶呤(7.5~15 mg/周),75% 的 UDCA 治疗应答欠佳的 PBC 患者乏力、瘙痒症状改善,伴有生化指标的好转。然而,其安全性和确切疗效仍需进一步评估。

4. *贝特类*　贝特类降脂药是一类人工合成的过氧化物酶增殖体激活受体 α 的配体,能通过下调胆汁酸合成的限速酶胆固醇 7 α 羟化酶来影响胆汁酸的代谢。此外,贝特类药物还可通过激活过氧化物酶增殖体激活受体 α 增加多药耐药相关蛋白 3 的表达,使磷脂分泌到胆汁,与疏水胆汁酸形成胶团,而对胆管上皮细胞起保护作用,从而可减轻 PBC 患者肝胆管的炎症。氯贝特和吉非贝齐尚未有用于 PBC 患者的相关报道,而苯扎贝特贝特具有潜在的致癌性。因此,我们建议应用非诺贝特。非诺贝特(160 mg/d)联合标准剂量的 UDCA 13~15 mg/(kg · d)可显著改善 UDCA 应答欠佳 PBC 患者的血清 ALP、γ-GT、ALT 水平,但是否能降低病死率和肝移植率仍需长期随访资料。

5. *他汀类*　他汀类作为一种羟甲基戊二酰辅酶 A 还原酶抑制剂,可促进胆汁酸代谢、解毒和转运,从而改善胆汁淤积,但结论多基于动物实验。研究发现,UDCA 应答欠佳 PBC 患者联用他汀类可以降低患者的总胆固醇及 LDL 水平,但不能改善 PBC 患者的胆汁淤积。且他汀类降脂药在肝毒性及横纹肌溶解等方面不良反应的报道,使其用于 PBC 长期治疗的安全性还有待验证。

6. *骨髓间充质干细胞*　骨髓的间充质干细胞是一类具有弱免疫原性特质的干细胞,能够调节免疫、阻止炎性介质释放,并在特定微环境中增殖并转化为受损组织细胞,从而修复病损组织、缓解临床症状,为治疗自身免疫性疾病提供了新的途径。PBC 发病机制不明,免疫调节紊乱导致的胆管上皮细胞、肝细胞凋亡在疾病进程中可能发挥重要作用。PBC 也是一类自身免疫性疾病,常合并有类风湿性关节炎、甲状腺炎等免疫系统疾患,单用 UDCA 治疗常令临床医师"力不从心"。因此,应用具有免疫调节及定向分化能力特点的间充质干细胞进行移植有望成为有前景的治疗方案。有学者进行了异基因骨髓间充质干细胞移植治疗难治型(即应答不佳)PBC 的研究,结论为异基因间充质干细胞移植的安全性好,疗效维持时间较长,可以改善生化指标,可能对控制和延缓疾病进展有一定的疗效。

(三)症状处理

参见本书五十九章胆汁淤积治疗部分。

(四)肝移植

凡血清胆红素超过 170 μmol/L,有肝硬化失代偿证据,如食管静脉曲张出血、硬化剂或套扎治疗无效,或反复发生自发性细菌性腹膜炎、顽固性腹水和肝性脑病患者,均应考虑予以肝移植治疗。对有严重疲劳、瘙痒或骨质疏松等生活质量严重下降者,也应考虑肝移植手术。肝移植术后 1 年生存率达 90%,5 年生存率达 80%,而且生活质量良好。

第三节　原发性硬化性胆管炎鉴别诊断与治疗

原发性硬化性胆管炎(PSC)是慢性胆汁淤积性疾病,病因不明,可能与遗传、免疫机制有关,其特征为肝内外胆管炎症和纤维化,进而导致多灶性胆管狭窄。PSC 的患者率为 8.6~13.6/10 万,男性与女性的比例约为2∶1,诊断的中位年龄是40岁左右。本病预后较差,10年生存率约为65%。大多数患者最终发展为肝硬化、门静脉高压和肝功能失代偿。目前尚无有效的治疗药物,肝移植为终末期PSC的唯一有效治疗手段。

一、诊断与诊断标准

PSC的诊断缺乏特异性试验,目前主要依赖典型的淤胆表现和胆道造影表现来确诊,同时排除各种因素引起的继发性硬化性胆管炎。

(一)症状与体征

PSC最常见的症状为乏力、瘙痒与黄疸;在发生胆管狭窄时可有继发性细菌性胆管炎,表现为上腹痛、发热、黄疸,晚期有消瘦、腹水、食管胃底静脉曲张及肝性脑病。大约80%的PSC患者伴发炎症性肠病。6%~30%的PSC患者可并发胆管癌。体检半数有肝大、脾大、黄疸、黄疣及皮肤色素沉着。

(二)实验室检查

PSC最常见的血清生化指标异常是碱性磷酸酶(ALP),通常升高2~3倍,但ALP正常并不能排除PSC诊断。血清胆红素可有波动,但晚期患者持续显著增高。约超过50%的PSC患者血清中可检测到多种自身抗体,包括抗核抗体(ANA)、抗平滑肌抗体(SMA)、抗核周型抗中性粒细胞胞质抗体(pANCA)、抗内皮细胞抗体和抗双磷脂酰甘油抗体等,但这些抗体对PSC的诊断价值不大。目前也尚未发现PSC特异性自身抗体,因此并不依据免疫球蛋白的升高及自身抗体来诊断PSC。

(三)影像学检查

内镜下逆行胰胆管造影(ERCP)是诊断PSC的金标准。PSC典型的造影表现为胆管呈串珠样或枯树枝样改变。病变通常同时累及肝内和肝外胆管,但有少部分(<25%)患者仅仅有肝内胆管病变。相反,只有极少数患者(<5%)的病变局限于肝外胆管。ERCP诊断PSC的敏感性和特异性均很高,但ERCP为有创操作,有一定并发症。

目前磁共振胰胆管造影(MRCP)因具有非侵入性和良好的操作性而越来越多地被应用于PSC诊断。MRCP可特异性发现胆道节段性纤维化狭窄伴囊状扩张。MRCP诊断PSC的准确性与ERCP相当,其敏感性和特异性分别为≥80%和≥87%,目前已成为诊断PSC的首选影像学检查。MRCP较ERCP更易显示肝内胆管扩张与狭窄;而对于MRCR显示不理想的大胆管病变,ERCP仍有较好的诊断价值。尽管MRCP具有较好的诊断准确性及安全性,但可能漏诊仅有早期改变的PSC。此外,对于严重的肝纤维化患者,MRCP会表现为轻度的肝内胆管改变,从而导致误诊为PSC。因此,一般建议对于怀疑为PSC的患者首先行MRCP,不能确诊时可考虑行ERCP。

(四)病理学检查

PSC患者肝脏组织病理学检查的典型表现为洋葱皮样胆管纤维化,但肝穿刺活检的获取率仅10%左右,且继发性硬化性胆管炎也可出现这种病理特征。因此,对于胆道影像学有异常发现的患者,并不需要进一步进行肝组织穿刺活检。然而,如果胆道造影无明显异常,患者疑诊为小胆管PSC,或考虑患者有重叠综合征,肝组织学检查有助于确定诊断。肝组织学可分为4期。汇管期(Ⅰ期):汇管区水肿、炎症、小胆管增生,这些病变仍在界板以内;汇管周围期(Ⅱ期):汇管周围区纤维化、炎症、伴或不伴小胆管增生、可见碎屑样坏死;分隔期(Ⅲ期):分隔纤维化,碎屑样坏死;硬化期(Ⅳ期):胆汁性肝硬化。

(五)诊断标准

目前PSC的诊断主要包括三方面:①典型胆汁淤积的生化表现;②胆管影像学检查显示肝外、肝内胆管有多发性狭窄扩张的串珠状表现;③除外可引起硬化性胆管炎的继发因素,包括长期胆管梗阻、感染、IgG4相关性硬化性胆管炎等;④肝活检组织示胆管闭塞、胆管周围纤维化、胆管稀少或胆汁性肝硬化。当患者临床表现、生化指标及组织病理学特点均符合PSC,但胆管造影正常时,可诊断为小胆管PSC。

二、鉴别诊断

(一)原发性胆汁性胆管炎

参见本章第二节原发性胆汁性肝硬化鉴别诊断。

(二)胆管癌

3.3%~36.4%的成人PSC可发展为胆管癌,其相对危险性是普通人群发病率的1560倍。有食管静脉曲张出血是明显的危险因素。PSC也可增加肝脏、胆囊及胰腺肿瘤的危险性。在做出PSC诊断后每年肝胆系恶性肿瘤发病率为1.5%。检测CA-199尚难做出早期诊断,必要时可行胆管刷检、活检等病理检查。2015年《原发性硬化性胆管炎诊断和治疗共识》建议对所有PSC患者第6~12个月行超声或CT\MRI及癌胚抗原(CA)199来筛查胆管癌。

(三)继发性硬化性胆管炎

继发性硬化性胆管炎是一种由多病因引起的综合征,最终导致肝内或肝外胆管进行性纤维化,甚至消失。早期病变主要位于胆道系统,肝功能损害轻微,晚期可引起肝衰竭。除原发性胆管炎外,还可有感染性胆管炎和血管性胆管炎,应根据病史中有无胆道外科手术史或胆石症来加以鉴别。PSC与IgG4相关硬化性胆管炎(IgG4-SC)的鉴别诊断的难度较大。绝大部分IgG4-SC患者的血清中可检出高水平的IgG4,PSC患者也可出现IgG4升高但多处于轻度升高水平。目前认为血清IgG4≥135 mg/dl可作为IgG4-SC的血清学诊断标准之一,故对于疑似PSC患者,建议筛查血清IgG4水平以除外IgG4-SC。

三、治疗

处理的目的是治疗症状和胆汁淤积的并发症及延缓疾病进展。另外,应仔细识别和治疗或预防已知的PSC并发症,如脂溶性维生素缺乏症、骨质疏松、主要胆管狭窄和胆管癌。肝移植术是唯一有效的治疗,用于终末期肝病和门脉高压、肝衰竭和复发性或难治细菌性胆管炎患者。

1. *对症治疗* 慢性胆汁淤积可导致疲劳、瘙痒、脂肪吸收不良引起的脂肪泻、脂溶性维生素吸收不良、代谢性骨病等,其处理与PBC的并发症处理相似。瘙痒以考来烯胺(消胆胺)、利福平和苯巴比妥治疗;脂溶性维生素缺乏以维生素A、维生素D、维生素E、维生素K制剂替代治疗;细菌性胆管炎以广谱抗生素治疗。

2. *药物治疗* 利胆、免疫抑制和抗纤维化制剂已被用于PSC治疗。然而,没有药物被显示可改变其自然史。多项研究报道标准剂量的熊去氧胆酸[UDCA,13~15 mg/(kg·d)]虽然可以改善血清肝功能检测指标,但无法改善症状,更不能改善PSC的预后。停用UDCA后PSC患者生化指标显著恶化。大剂量应用时[28~30 mg/(kg·d)]还增加死亡和肝移植的风险。目前一般不推荐使用大剂量的UDCA作为PBC患者的药物治疗。

3. *ERCP治疗* PSC内镜治疗的目的主要是促使胆汁排泄通畅以缓解胆汁淤积症状。"显著狭窄"定义为胆总管狭窄至直径≤1.5 mm或肝胆管狭窄至直径≤1.0 mm。45%~58%的PSC患者在随访中出现显著狭窄。当胆管存在显著狭窄导致胆管炎、黄疸、瘙痒、右上腹痛或生化指标恶化时,需考虑行ERCP治疗。内镜治疗的常用的方法有括约肌切开、导管或球囊扩张、支架置入等。相对手术治疗来说,它有如下优点:①手术相对简单,诊断的同时可以治疗;②用一种方法可扩张多处狭窄;③能重复治疗,对患者危险性小。一般应避免手术切开肝外胆管和胆道重建,因为此类手术增加胆管炎的风险,且经外科手术干预后,增加肝移植的难度。

4. *肝移植术* 肝移植术是治疗终末期原发性硬化性胆管炎的唯一方法。肝移植术的指征主要为已出现门脉高压或蛋白合成功能减低(如低白蛋白血症、凝血酶原时间延长)的PSC患者,肝活检证实肝硬化同时伴有进行性胆汁淤积,或反复发作急性胆管炎而药物治疗疗效较差者也可作为肝移植术的候选者。PSC行肝移植术的结果已显著提高,肝移植术后1年和5年的生存率分别为90%~97%和85%~88%,且大多数病例生活质量很高。为了不保留PSC患者的胆总管,一般采用胆总管空肠吻合术,而不是通常采用的供者和受者的胆管与胆管的吻合术。并发胆管癌的PSC患者不应接受肝移植术,因为其远期疗效极差,中位生存时间仅为14个月。

第四节　重叠综合征鉴别诊断与治疗

一、诊断与诊断标准

(一)AIH－PBC 重叠综合征

该病临床表现主要为疲劳、黄疸和瘙痒,有时也伴发肝外表现(如干燥综合征和关节炎);生化学表现为兼有 AIH 及 PBC 的血清生化学特征,主要包括氨基转移酶、碱性磷酸酶(ALP)、谷氨酰胺转肽酶(γ－GT)以及免疫球蛋白 M(IgM)、IgG 同时有不同程度的升高;自身抗体的类型也是混合性的,如抗线粒体抗体(AMA)阳性患者中存在高滴度的抗核抗体(ANA)/ 抗平滑肌抗体(SMA)或高滴度的抗可溶性肝抗原(SLA)。AIH－PBC 重叠综合征患者中 60% 抗－双链 DNA 抗体(dsDNA)阳性,而在 AIH 患者中阳性率为 26%。所以,在 PBC 患者出现抗－dsDNA 需要警惕重叠综合征的出现。组织学检查显示胆管和肝细胞损伤同时存在,并导致胆汁郁积和肝细胞坏死,而出现中度－重度界面性肝炎是诊断 AIH－PBC 重叠综合征的必要条件。

AIH－PBC 重叠综合征诊断标准通常采用巴黎标准:AIH 诊断标准中两项以及 PBC 三项诊断标准中的两项同时或者相继出现。巴黎标准用于诊断 AIH－PBC 重叠综合征有较好的敏感性和特异性,分别达到 92% 和 97%。其中,AIH 诊断标准:①血清 ALT≥5 倍的正常值上限;②血清 IgG≥2 倍的正常上限或者血清 SMA 阳性;③肝脏组织学提示中重度界面性肝炎或者碎屑样坏死。PBC 诊断标准:①血清 ALP≥2 倍的正常值上限或者血清 γ－GT≥5 倍的正常值上限;②血清 AMA 阳性;③肝脏组织学显示明显的胆管损害。

(二)AIH－PSC 重叠综合征

AIH－PSC 重叠综合征的临床表现包括疲劳、黄疸、腹痛和复发性胆道感染等,血清 ALP 和 γ－GT、氨基转移酶和免疫球蛋白明显升高。该病好发于儿童、青少年和年轻成人,约半数伴发炎症性肠病。AIH－PSC 重叠综合征的诊断标准是相加性的,即在明确的 PSC 诊断的基础上,同时存在 AIH 的诊断。PSC 患者的诊断主要依赖于胆管造影,如内镜下逆行胰胆管造影,表现为胆管不规则的、多发的局部狭窄和扩张,形成典型的"串珠样改变"。组织学改变在 PSC 诊断中也可作为鉴别诊断依据,主要表现为胆管周围纤维化,汇管区炎症,不同程度的汇管周围性肝炎和肝实质改变。PSC 患者满足以下条件者即可诊断为 AIH－PSC 重叠综合征:①AIH 修订评分系统治疗前分值＞15;②ANA 或抗平滑肌抗体滴度至少 1∶40;③组织学特征为界面性肝炎、淋巴细胞浸润和玫瑰花结等。

(三)PBC－PSC 重叠综合征

在许多病例中,特别是胆管消失的进展期病例,很难鉴别 PBC 和 PSC,组织学和免疫学特征均很相似。因此,虽然这两种情况可能存在,但目前还很难以定义,因为仅少数报道 PBC 和 PSC 特征共存的病例。

二、鉴别诊断

重叠综合征本身诊断即较为复杂,而且尚未有公认的诊断标准去判别重叠综合征。重叠综合征一般应从临床表现、自身抗体、影像学与肝组织学等方面行鉴别,总结于表 60－5。

表 60－5　自身免疫性肝病重叠综合征鉴别诊断

变异综合征	临床特点	实验室特点	血清学发现	组织学特点
AIH＋PBC	疲劳、黄疸、免疫疾病	胆汁淤积和肝炎性检查,IgM 和 IgG 水平升高	AMA(M2)、ANA、SMA	界板性肝炎、胆管炎、铜沉积
AIH＋PSC	溃疡性结肠炎、瘙痒、胆管形态异常	胆汁淤积和肝炎性检查,ALP∶AST＞1.5,IgG 水平升高	ANA、SMA、上述均无	胆管炎

续表

变异综合征	临床特点	实验室特点	血清学发现	组织学特点
AIH+病毒(HCV)	疲劳	肝炎性检查,由PCR发现的病毒血症	自身免疫型:ANA和(或)SMA≥1∶320,γ-球蛋白升高、与核心表位257-269反应的抗LKM-1	自身免疫为主型:界板性肝炎、汇管区淋巴细胞聚集和脂肪变
自身免疫性胆管炎	疲劳、瘙痒	胆汁淤积和肝炎性检查,IgG水平升高	AMA阴性、ANA和/或SMA阳性	胆管炎(PBC样)、胆管消失、少或无汇管区炎症(PSC样)

三、治疗

(一)AIH-PBC重叠综合征

治疗尚未统一,目前主要根据经验治疗。目前多数学者主张糖皮质激素联合熊去氧胆酸(UDCA),有利于改善生化学、组织学表现,改善患者预后。一项研究显示,联合应用泼尼松龙和UDCA治疗14例重叠综合征患者,50%(7例)得到生化学完全缓解,71.4%得到部分缓解。而有些学者建议采用序贯疗法,初始以泼尼松龙0.5 mg/(kg/d)治疗2周,以降低转氨酶和水平;然后,在糖皮质激素减量时,加用UDCA 13~15 mg/(kg·d)治疗。而泼尼松龙联合UDCA治疗不能缓解或不能耐受泼尼松龙不良反应的患者,可加用其他免疫抑制剂(如硫唑嘌呤)治疗。有文献报道应用布地奈德、环孢素A治疗AIH-PBC重叠综合征。AIH-PBC重叠综合征的预后较差。患者可发展为肝硬化,并发食管静脉曲张甚至破裂出血、腹水,肝衰竭或者接受肝移植的比例比单纯PBC患者高。

(二)AIH-PSC重叠综合征

UDCA联合糖皮质激素(泼尼松龙)治疗AIH-PSC重叠综合征,可改善患者血清生化指标,但是组织学及长期疗效未得到证实。AIH-PSC重叠综合征建议使用大剂量UDCA >20 mg/(kg·d)。AIH-PSC重叠综合征的存活率明显优于单纯PSC,但相比于单纯AIH,肝衰竭发生率和肝移植率较高。

(张启迪　陆伦根)

参考文献

[1] 池肇春,马素真.消化系统疾病鉴别诊断与治疗学[M].北京:人民军医出版社,2006:717-718.

[2] 姚光弼.临床肝脏病学[M].第2版.上海:上海科学技术出版社,2012:303-342.

[3] 郭津生,王吉耀.自身免疫性肝病[M]//陈灏珠,林果为,王吉耀.实用内科学.14版.北京:人民卫生出版社,2013:2012-2019.

[4] 陆伦根,曾民德.胆汁淤积和自身免疫性肝病[M].2版.北京:人民卫生出版社,2014:174-258.

[5] 中华医学会风湿病学分会.自身免疫性肝病诊断和治疗指南[J].中华风湿病学杂志,2011;15(8):556-558.

[6] 胆汁淤积性肝病诊断治疗专家委员会.胆汁淤积性肝病诊断治疗专家共识2013[J].中华肝脏病杂志,2014;22:9-19.

[7] Gleeson D, Heneghan MA. British Society of Gastroenterology (BSG) guidelines for management of autoimmune hepatitis[J]. Gut, 2011;60:1611-1629.

[8] Lindor KD, Gershwin ME, Poupon R, et al. Primary biliary cirrhosis[J]. Hepatology, 2009;50:291-308.

[9] Chapman R, Fevery J, Kalloo A, et al. Diagnosis and management of primary sclerosing cholangitis[J]. Hepatology, 2010;51:660-678.

[10] Mayo MJ. Cholestatic liver disease overlap syndromes[J]. Clin Liver Dis, 2013;17:243-253.

第六十一章　非酒精性脂肪性肝病鉴别诊断与治疗

1980年,Ludwig等对一组无饮酒史患者进行肝活检时发现了脂肪性肝炎,并将其定义为非酒精性脂肪性肝炎(non - alcoholic steatohepatitis, NASH)。1986年Schaffner和Thaler等建议称之为非酒精性脂肪性肝病(non - alcoholic fatty liver disease, NAFLD)。1998年Day等发现有15%~50%的NASH可并发进展性肝纤维化和肝硬化,NAFLD从此得到学术界的广泛关注。NAFLD现已在全球范围内广泛流行,是肝脏疾病中最为常见的一种。其疾病谱包括单纯性脂肪肝(nonalcoholic simple fatty liver, NAFL)、非酒精性脂肪性肝炎(小叶和/或门静脉的炎症、肝细胞气球样变性、Mallory小体及纤维化)及其相关的肝纤维化、肝硬化等。有资料显示,在欧美国家普通成年人NAFLD患病率为20%~33%,其中至少10%~15%为NASH,后者10年内肝硬化发生率为15%~25%,其中30%~40%将会死于肝癌、肝衰竭和肝移植后复发。在被认为发病风险较低的中国,部分地区流行病学调查显示普通成年人NAFLD发病率亦在15%~18%。从性别方面来看,女性更易患NAFLD,一般以35~50岁为发病高峰。从年龄方面来看,男性发病年龄较女性早,但发病率均随年龄的增长而增长,且有年轻化趋势。有数据显示,NAFLD在青壮年人群中,男性发病率为14.75%,女性为5%。儿童的发病率为3%~10%,而肥胖儿童的流行情况上升至38%~53%。单纯性脂肪性肝病若积极治疗可完全恢复,NASH若能及早发现、及时治疗,多数能逆转,也有1/3患者可发展成肝纤维化,进展至肝硬化时治疗效果欠佳,预后较差。肥胖、高脂血症、高血压、2型糖尿病等与胰岛素抵抗相关的疾病是NAFLD的主要危险因素。NAFLD发病机制尚不完全清楚,一般认为它是一种遗传 - 环境 - 代谢应激相关性疾病。目前学术界普遍接受的理论是“二次打击”学说。第一次打击是指由多种因素导致肝细胞内的脂质过量沉积。第二次打击是在前者基础上,脂质过量沉积的肝细胞发生氧化应激及脂质过氧化反应,最终导致炎症坏死和纤维化的产生。

第一节　诊断与诊断标准

NAFLD是指除外酒精和其他明确的肝脏损害因素所致的,以肝细胞内脂肪过度沉积(脂肪重量超过肝脏本身的5%~10%)为主要特征的临床病理综合征。它是与胰岛素抵抗和遗传易感性(可能与PNPLA3基因相关)密切相关的获得性代谢应激性肝损伤。NAFLD可分为原发性和继发性两大类,在文献中NAFLD一般指原发性非酒精性脂肪性肝病。原发性NAFLD主要与肥胖、高脂血症、2型糖尿病、高血压、代谢综合征等相关。现有前瞻性报道,“多血质”与异常代谢的铁负荷综合征亦与NAFLD发生、发展密切相关。继发性NAFLD一般少见,多与营养因素、医源性因素、环境因素等相关,如饥饿、全胃肠外营养,空回肠旁路术,使用胺碘酮、甲氨蝶呤、他莫西芬等药物所引起。

一、诊断

综合《2010年非酒精性脂肪性肝病诊疗指南修订版》与《2012年美国非酒精性脂肪性肝病诊疗指南》的意见,NAFLD的诊断主要通过询问患者的病史、临床表现、实验室及影像学检查等进行综合判断。

(一)诊断标准

患者起病隐匿,病程进展缓慢,多数患者早期常无特异性临床症状,常在健康体检和/或因其他疾病而进行腹部B超检查时发现。患者常伴有体重超重和/或内脏性肥胖、空腹血糖增高、血脂紊乱、高血压等代谢综合征相关症状。随着病情的加重,可出现乏力、食欲减退、恶心、呕吐、右上腹胀满甚至黄疸等类似慢性肝炎的临床表现。严重者发展成NASH或肝硬化时,可出现肝病面容、腹水、肝掌、蜘蛛痣、脾大等肝功能失代偿的表现。15%~20%非酒精脂肪性肝炎终将发生肝硬化。代谢综合征的组分越多、肝酶异常、体重和年龄增加，以及肝脏炎症、气球样变和不同程度肝纤维化，都是NAFLD患者疾病进展的危险因素。代偿期非酒精性脂肪性肝炎(NASH)肝硬化病程可以很长，然而一旦发生失代偿则病死率很高。肝细胞癌可发生在伴或不伴肝硬化的NASH患者，预想在不久的将来可能成为肝细胞癌的首要病因。

1. 临床诊断　年龄超过50岁，尤其是女性；肥胖，尤其是内脏性肥胖；糖耐量异常或2型糖尿病；高血压；高脂血症；有代谢综合征家族史或符合代谢综合征的诊断标准；近期内体重波动明显者常为发病的高危人群。轻至中度肝脂肪变但无任何肝脏炎症迹象者，在15～20年内进展至肝纤维化的可能性很低。约20%合并高血压的NAFLD患者、并存糖尿病患者肝病进展快。明确NAFLD的诊断需符合以下3项条件：①无饮酒史或低饮酒折合乙醇量：一般国内学者都将饮酒时间定为过去的12个月内，乙醇折合量男性<140 g/周，女性<70 g/周；而美国学者则提高至男性<210 g/周，女性<140 g/周。②排除某些特定疾病：除外病毒性肝炎、药物性肝病（他莫昔芬、乙胺碘呋酮、丙戊酸钠、甲氨蝶呤、糖皮质激素等）、全胃肠外营养、肝豆状核变性和自身免疫性肝病等可导致脂肪肝的特定疾病。③肝活检组织学：其改变需符合脂肪性肝病的病理学诊断标准。

鉴于肝组织学诊断难以获得，非酒精性脂肪性肝病的临床诊断可根据如下几点：①肝脏影像学表现符合弥漫性脂肪肝的诊断标准且无其他原因可供解释；②有代谢综合征相关表现（肥胖、2型糖尿病、高血压、高脂血症等）的患者出现不明原因的血清丙氨酸氨基转移酶（ALT）和/或天冬氨酸氨基转移酶（AST）、γ－谷氨酰转肽酶（GGT）持续增高半年以上，减肥或改善胰岛素抵抗后，异常酶谱和影像学检查脂肪肝改善甚至恢复正常者可明确其诊断。

2. 实验室检查　NAFLD患者肝功能检查常表现为AST、ALT、GGT等轻至中度升高，其中又以ALT升高为主，但ALT升高的程度与肝损伤的程度不一定成直线相关，甚至在一些严重的NAFLD相关的肝硬化患者中，ALT也可完全正常。其AST/ALT>1，但一般不会超过2。NAFLD常伴有血脂、尿酸、空腹血糖等的异常。基于目前公认的阈值，30%～60%经活检证实的NASH患者为ALT水平正常。ALT>60 IU/L，有助于识别NASH可能性较大的患者。ALT水平升高对于诊断NASH的敏感性和特异性分别为45%和85%。NASH患者的ALT水平升高，可能与胰岛素对抗和肝内脂肪含量相关，然而，ALT水平正常的患者发生疾病进展的危险相当。尽管在合适的临床情况下，ALT和AST升高有中度特异性，但敏感性使其无法可靠地识别非酒精性脂肪性肝炎患者。在代谢综合征中，有肝脂肪变超声所见者，无论ALT和AST水平是否升高，具有发生非酒精性脂肪性肝炎的危险。甚至对于ALT水平正常的糖尿病患者，发生NAFLD和非酒精性脂肪性肝炎患病率仍然高，分别为76%和56%。

有人对几项临床和实验室参数单独及其组合进行了研究，以尝试用无创法诊断非酒精性脂肪性肝炎，其中研究最深入的为细胞角蛋白18，其为胱冬肽酶－3介导肝细胞凋亡产生的一种降解物。细胞角蛋白18和其他标志物联合应用，可进一步提高其性能特性。在一个多种族队列中，细胞角蛋白18检出脂肪性肝炎的敏感性和特异性分别为58%和68%。

3. 肝组织活检及病理学诊断　尽管影像学技术发展迅速，但肝组织活检仍被认为是NAFLD诊断的“金标准”，其在区分NAFLD与NASH、评判肝脏脂肪病变程度及炎症程度与肝纤维化分级等方面，仍具有不可替代的作用。肝活检是准确区分NASH和单纯性脂肪肝的唯一方法。但在病理上NAFLD是一种不能截然分开的连续疾病谱，可以用肝脂肪变、炎症和纤维化各自计分之和（SAF）表达。SAF积分可以半定量评估NAFLD或分别评估肝脂肪变、炎症和纤维化。有下列情况之一者，可考虑行肝组织活检：①经常规检查和诊断性治疗，仍未能明确诊断者。②存在NASH和进展性肝纤维化风险的高危人群但缺乏临床或影像学肝硬化证据者。③入选药物临床试验和诊断试验的患者。④由于其他目的而行腹腔镜检查（如胆囊切除术、胃捆扎术）的患者。⑤患者强烈要求了解肝病的性质及其预后。

2012年由美国肝病研究学会、美国胃肠病学院和美国胃肠病学会共同起草《非酒精性脂肪性肝病诊疗指南》中则推荐如下情况之一者可行肝组织活检：①对于可能存在脂肪性肝炎和进展期肝纤维化的NAFLD患者，推荐肝活检组织学检查。②合并代谢综合征以及NAFLD纤维化评分可用于明确脂肪性肝炎和进展期肝纤维化的高危人群。③对于无创措施难以排除肝脂肪变的其他病因或判断是否并存其他慢性肝病时，推荐肝活检组织学检查。

NAFLD 的病理学诊断和临床疗效评估可参照美国国立卫生研究院 NASH 临床研究网病理工作组指南，NAFLD 活动度积分（NAFLD activity score，NAS）和肝纤维化分期可作为分级分期的参考（表 61－1）。

表 61－1 NAS 和肝纤维化分期

NAS 积分（0～8 分）
（1）肝细胞脂肪变：0 分（＜5%）；1 分（5%～33%）；2 分（34%～66%）；3 分（＞66%）
（2）小叶内炎症（20 倍镜计数坏死灶）：0 分（无）；1 分（＜2 个）；2 分（2～4 个）；3 分（＞4 个）
（3）肝细胞气球样变：0 分，无；1 分，少见；2 分，多见
NAS 为半定量评分系统而非诊断程序，NAS＜3 分可排除 NASH，NAS＞4 分则可诊断 NASH，介于两者之间者为 NASH 可能。不伴有小叶内炎症、气球样变和纤维化但肝脂肪变＞33% 者为 NAFL，脂肪变低于 33% 者则称为肝细胞脂肪变。
肝纤维化分期（0～4）
0：无纤维化
1a：肝腺泡 3 区轻度窦周纤维化；1b：肝腺泡 3 区中度窦周纤维化；1c：仅有门脉周围纤维化
2：腺泡 3 区窦周纤维化合并门脉周围纤维化
3：桥接纤维化
4：高度可疑或确诊肝硬化，包括 NASH 合并肝硬化、脂肪性肝硬化以及隐源性肝硬化

NAFLD 纤维化评分（NFS）和增强的肝纤维化组合为临床和实验室参数的实例，具有相当高的准确性。NFS 是应用现成的临床数据（年龄、体质指数、是否存在高血糖、血小板计数、白蛋白水平以及 AST 和 ALT 的比值）计算的，帮助识别患较重疾病、可能从肝活检受益最大的患者，NFS 强调了代谢性危险因素在 NASH 进展中的重要性。

NAFLD 纤维化评分公式：

$-1.675+0.037\times$年龄（岁）$+0.094\times$体重指数（kg/m^2）$+1.13\times$空腹血糖受损或糖尿病（恶，无＝0）$+0.99\times AST/ALT$ 比值 $-0.013\times$血小板计数－白蛋白水平（g/dl）

NAFLD 纤维化评分阈值分类：①无纤维化至纤维化 2 期：评分低于－1.455。②不确定的纤维化：评分为－1.455～0.067。③纤维化 3 期和 4 期：评分大于 0.675。

NAFLD 病理学特征性改变为肝腺泡 3 区大泡性或以大泡为主的混合性肝细胞脂肪变，伴或不伴有肝细胞气球样变、小叶内混合性炎症细胞浸润以及窦周纤维化。按病理改变程度分类及病变肝组织是否伴有炎症反应和纤维化，NAFLD 可分为：单纯性脂肪肝、NASH 及与其相关的肝硬化。但 NAFLD 的分级、分期标准目前学术界尚没有统一的标准，以上半定量评分系统仅供临床参考。

①单纯性脂肪肝：它是指过多脂肪在肝脏堆积而没有或很少有炎症的肝脏良性病变，在一定条件下可向非酒精性脂肪性肝炎（NASH）发展。单纯性脂肪肝是疾病的早期阶段，患者一般无须药物治疗，其预后良好，常可完全恢复正常。肝小叶内＞30% 的肝细胞发生以大泡性脂肪变性为主的脂肪变，不伴有肝细胞变性坏死、炎症及纤维化。

②非酒精性脂肪性肝炎：它是指在肝细胞脂肪变性基础上发生的肝细胞炎症，＜25% NAFLD 可发展为 NASH，它的发生是影响 NAFLD 患者预后的关键，早期治疗 NASH 可防治肝纤维化，肝硬化的发生、发展。根据肝组织内炎症坏死程度及其进程，NASH 可分为非活动性、慢性和亚急性三种类型。非活动性 NASH 是单纯性脂肪肝或单纯性脂肪肝合并轻度非特异性炎症，一般不会并发肝纤维化；慢性 NASH 患者病程进展缓慢，多在 10 年以上，主要表现为肝细胞脂肪变性，伴轻重不等的炎症和气球样变；亚急性 NASH 患者罕见，常与减肥手术所致体重急剧下降或应用某些抗有丝分裂类药物有关，可在短期内并发亚急性肝衰竭和失代偿期肝硬化。NASH 是以脂肪浸润、肝细胞损害、炎症和纤维化为特征肝脏疾病，它是 NAFLD 病程进展的关键环节，是单纯性脂肪肝发展成肝硬化的中间环节。

③脂肪性肝硬化：它是因为正常肝小叶结构被破坏及假小叶形成和广泛纤维化导致的肝脏逐渐变形变

硬。其一般表现为小结节性肝硬化。

(二)影像学诊断

肝组织活检虽是确诊 NAFLD 的“金标准”,但因其具有创伤性、取样误差较大、可能存在严重并发症、难于被患者及其家属接受等原因,临床上早期定性检测及治疗方案的疗效评估多用非侵袭性的影像学检查,其中超声、计算机 X 线断层扫描(computed tomography, CT)、核磁共振成像三者运用最为广泛。但影像学研究的主要局限性,仍然是其不能将 NASH 与单纯肝脂肪变鉴别开来。

1. *超声诊断*　腹部 B 超检查是临床上最常用、最经济的检查方法。研究表明,脂肪肝程度与肝组织中脂肪变有正相关,因此腹部 B 超检查在诊断脂肪肝方面有很大的优越性,它对中至重度脂肪变性尤为敏感。但若单纯以腹部 B 型超声进行诊断时,可能会对肝脂肪变程度不高的患者存在漏诊情况,且检查结果容易受检查者的主观影响。因此,对于一些肝功能反复异常,在排除临床常见的其他致病因素外,除进行常规腹部 B 超外,有条件者应行肝组织活检,以便尽早确诊、评判肝组织炎症活动度及纤维化程度,为临床提供强有力的证据。对 NAFLD 患者进行定性诊断具备以下 3 项腹部超声表现中的两项者即可:①肝脏近场回声弥漫性增强(“明亮肝”:三酰甘油的含量超过肝湿重的 5%),回声强于肾脏;②肝内管道结构显现不清;③肝脏远场回声逐渐衰减。

当前研究最新最深入的两种影像学方法为瞬时弹性成像(FibroScan)和磁共振弹性成像(MRE)。瞬时弹性成像检查可在诊所进行定量,定量 NAFLD 患者的肝纤维化,然而需要进一步研究,以解决与肥胖或肝脂肪变程度较高有关的检测性能局限性。有人已经对几种不同的方法进行研究,包括振动控制的瞬时弹性成像(FibroScan)和声辐射力脉冲弹性成像,它们对于检出肝纤维化均有较高的准确性,是诊断晚期纤维化(肝硬化或肝硬化前期)最可靠的方法。

2. *CT 诊断*　在临床上,CT 和 B 超检查是诊断脂肪肝的最常用手段。对于脂肪肝的诊断及其分型而言,CT 检查更具有量化指标、定位准确性更优于 B 超,尤其是对轻度脂肪肝的诊断更有临床意义。一般来说,脂肪肝的肝密度普遍降低,而肝密度减低的程度与肝细胞内脂肪的含量呈负相关(即肝细胞脂肪含量越高,其 CT 值越低),因此可根据肝脏 CT 值降低的程度来估算脂肪肝的严重程度,做出定量诊断。定量诊断可为临床提供治疗客观依据,并对其疗效进行判断。在科研活动中,评估脂肪肝的临床疗效或评价社区人群脂肪肝干预措施的效果时,应以 CT 检查为标准。但 CT 检查有一定的局限性,如存在的干扰因素较多、具有放射性且费用较 B 超高,因此在肝脏筛选检查中仍以 B 超作为首选检查方法。肝/脾 CT 值是目前最为准确检测脂肪肝的科学方法。脂肪肝的肝/脾 CT 值 <1.0,根据其比值可分为轻、中、重三度,CT 比值 1.0~0.7 者为轻度,0.5~0.7 者为中度,小于等于 0.5 者为重度。

3. *核磁共振成像(MRI)诊断*　有研究指出 MRI 测定脂肪含量的严重度与肝活检有很好的相关性,其检查结果准确且无辐射。但因 MRI 价格昂贵,肝脏脂肪浸润灶的高信号缺乏特异性,与正常肝组织、肝内出血、高蛋白内容物等不能形成鲜明对比,且不适用于体内有金属植入物的患者,故现在应用磁共振弹性成像(MRE),可能比瞬时弹性成像更可靠。一项前瞻性研究对二维 MRE 用于肝纤维化分期以及晚期肝纤维化和较早期纤维化的能力进行检验,MRE 的预测准确性非常高。二维 MRE 检出较晚期肝纤维化患者的敏感性和特异性分别为 86% 和 91%。鉴别晚期和早期纤维化的受试者操作特征曲线曲线下面积为 0.92(P < 0.001)。尽管这些结果非常吸引人,但确实需要其他验证。总的来说,目前的影像学技术对于区分轻度或无纤维化与晚期肝纤维化相当可靠,但是仍不足以检出中度纤维化的患者。

4. *其他*　随着科学技术的进步,大量的新影像学技术如超声直方图、磁共振波谱(magnetic resonancespectroscopy, MRS)等的涌现,使得影像学检测在一定程度上为 NAFLD 的诊断提供了重要的科学依据。超声直方图是一种超声仪器上配置的定量分析软件,它提高了脂肪肝诊断的客观性。脂肪肝患者因肝细胞内脂肪增多对声的散射增加,因而声衰减增大,超声检查时其回声强度在肝区近场回声弥漫性增强,远场回声逐渐衰减,这些影像变化可以通过直方图进行定量分析,提高了脂肪肝诊断的客观性。MRS 是利用磁共振现象和化学位移作用对特定原子核及其化合物进行定量分析的方法,因而在代谢性疾病研究过程中发挥显著作用。该检查无创、直接、准确,可重复地测定细胞内糖脂代谢产物浓度,而这些是常规穿刺活检技术无法实现的。现在可以用于医学领域 MRS 研究的原子核 ^{31}P、^{1}H、^{23}Na、^{13}C、^{7}Li 等,由于人体组织含氢最多的是水和脂肪，故目前用于脂肪肝定性及定量的主要为^{1}H－MRS。Fibroscan 检测是用于判断肝纤维化程度的影像学技术，因具备无创、快速、安全方便、操作简便且能客观定量评价肝纤维化等优点而备受人们关注，目前在欧美国家已广泛使用，但在我国并未得到广泛普及。

三、病情评估

1. 对于存在代谢危险因素(内脏性肥胖、2 型糖尿病、血脂紊乱、高血压病、代谢综合征，以及近期体重增加或急剧下降)的患者，除需评估心、脑、肾等器官有无损伤外，建议常规检测肝功能和做上腹部超声检查。

2. 对于无症状性肝大、血清肝脏酶谱异常和/或影像学检查提示弥漫性脂肪肝的患者，建议进一步询问病史并做相关检查，明确有无其他损伤肝脏因素、是否存在 NAFLD 并寻找潜在的代谢因素。除详细采集包括近期体重和腰围变化、饮酒史、药物与肝脏毒性物质接触史以及糖尿病和冠心病家族史外，常规检查项目包括：人体学指标(身高、体重、腰围)和动脉血压；全血细胞计数；血清酶学指标，例如 ALT、AST、GGT 和碱性磷酸酶；HBsAg(阳性者检测 HBV DNA)、抗－HCV(阳性者检测 HCV RNA)、抗核抗体，还包括 TG、HDL－C、低密度脂蛋白－胆固醇的血脂谱；FPG 和糖化血红蛋白，如果 FPG≥5.6 mmol/L 且无糖尿病史者则做口服 75 g 葡萄糖耐量试验(OGTT)。

3. 对于临床诊断的 NAFLD 患者，可供选择的参考指标包括：①根据 FPG 和胰岛素计算稳态模型评估 IR 指数，根据 OGTT 判断餐后血糖调节能力和胰岛素敏感性；②全血黏度、超敏 C－反应蛋白、尿酸以及尿微量白蛋白等检测代谢综合征有关组分；③血清总胆红素、白蛋白以及凝血酶原时间反映肝脏功能贮备，疑似肝硬化的患者行胃镜筛查食管－胃静脉曲张并检测甲胎蛋白筛查肝癌；④颈部血管彩色多普勒超声检测动脉硬化；⑤肝脏超声检查结论不清，特别是不能除外恶性肿瘤时，做 CT 和磁共振检查；⑥相关检查明确有无铁负荷过重、睡眠呼吸暂停综合征、多囊卵巢综合征、甲状腺功能减退症、垂体前叶功能减退症等情况；⑦尽管肝活检至今仍是区分 NAFL 与 NASH 以及判断 NAFLD 分级和分期的唯一方法，但是 NAFLD 的临床诊断通常无须肝活检证实。

四、儿童和青少年 NAFLD 的诊断

对于年龄非常小或无超重的脂肪肝儿童，应排除脂肪酸氧化缺陷、溶酶体贮积病、过氧化物酶体疾病等遗传性肝病以及可导致成人脂肪肝的其他疾病。NAFLD 患儿常见血清自身抗体低滴度阳性，如果自身抗体滴度较高，特别是合并血清转氨酶明显异常和高丙种球蛋白血症，则应肝活检证实有无自身免疫性肝炎。对于疑似 NAFLD 儿童其肝活检指征为：NAFLD 的诊断难以明确，可能存在多种肝病，需要应用有潜在肝毒性的药物。在对儿童进行针对 NASH 的药物治疗之前，必须通过肝活检明确 NASH 的诊断。肝脏病理专家在阅读儿童肝活检标本时，应熟悉儿童 NAFLD 的特殊病理改变，勿因成人肝脏病理经验而误判。因为改变生活方式的非药物治疗，可降低 NAFLD 儿童的血清转氨酶水平并改善其肝组织学病变，为此应作为 NAFLD 儿童的一线治疗措施。

五、排除标准

在将影像学或病理学脂肪肝归结于 NAFLD 之前，需除外酒精性肝病(ALD)、慢性丙型肝炎、自身免疫性肝病、肝豆状核变性等可导致脂肪肝的特定肝病；除外药物(他莫昔芬、胺碘酮、丙戊酸钠、甲氨蝶呤、糖皮质激素等)、全胃肠外营养、炎症性肠病、甲状腺功能减退症、库欣综合征、β 脂蛋白缺乏血症以及一些与胰岛素抵抗相关的综合征(脂质萎缩性糖尿病、Mauriac 综合征)等可导致脂肪肝的特殊情况。在将血清转氨酶和/或 GGT 增高归结于 NAFLD 之前，需除外病毒性肝炎、ALD、自身免疫性肝病、肝豆状核变性、α_1 抗胰蛋白酶缺乏症等其他类型的肝病；除外肝脏恶性肿瘤、感染和胆道疾病，以及正在服用或近期内曾经服用可导致肝脏酶谱升高的中西药物者。对于无过量饮酒史的慢性 HBV 以及非基因 3 型 HCV 感染患者，并存的弥漫性脂肪肝通常属于 NAFLD 范畴。对于血清转氨酶持续异常的 HBsAg 阳性患者，若其血清 HBV DNA 载量低于 10^4 拷贝/ml 且存在代谢危险因素，则转氨酶异常更有可能是由 NAFLD 所致。每周饮用乙醇介于少量(男性＜140 g/周，女性＜70 g/周)和过量(男性＞280 g/周，女性＞140 g/周)之间的患者，其血清酶学异常和脂

肪肝的原因通常难以确定，处理这类患者时需考虑酒精滥用和代谢因素并存的可能。同样，对于代谢综合征合并嗜肝病毒现症感染和/或酒精滥用者，需警惕病毒性肝炎与脂肪性肝病以及 ALD 与 NAFLD 并存的可能。

第二节　鉴别诊断

导致脂肪肝的疾病有很多，如自身免疫性肝病、病毒性肝炎、酒精性肝病、药物性肝病、Reye 综合征、急性妊娠脂肪肝等，临床医生应结合患者的病史、临床表现、病理学检查及实验影像学检查等进行严格仔细的区分。现将临床上常见的、易与 NAFLD 混淆的几种疾病进行如下鉴别。

一、酒精性肝病(ALD)

酒精性肝病与非酒精性脂肪性肝病统称为脂肪性肝病。两者在病理特征方面(大泡性或大泡性为主混合性肝细胞脂肪变性)，临床表现(临床症状均为非特异性表现，可无症状，或有右上腹胀痛、食欲减退、乏力、体重减轻、黄疸等)，转归方面(最终都可发展为肝炎、肝纤维化、肝硬化和肝癌)，影像学检查等多方面相似。两者的组织学几乎无鉴别意义，其主要区别在于患者有无长期或短期大量的饮酒，故临床上医生应仔细询问患者的饮酒史，如饮酒种类、饮酒量、饮酒年限等。ALD 是由于长期大量饮酒导致的肝脏疾病。初期通常表现为脂肪肝，进而可发展成酒精性肝炎、肝纤维化及肝硬化；严重酗酒时可诱发广泛肝细胞坏死甚至肝衰竭。其在西方国家发病率较高，在我国发病率则在4%左右。但近年来人民生活水平的提高，发病率呈逐年上涨趋势。据部分地区流行病学调查显示，我国一些发达城市发病率现可达6%。从病因及发病机制发面来看，ALD 以饮酒造成肝脂肪变为基础，有报道指出长期饮酒者中发生 ALD 概率高达80%。肝脏是人体消化系统中最大的消化腺，70%~80%酒精在肝脏中进行代谢，乙醇及其代谢产物乙醛等直接或间接损害肝细胞，使肝细胞发生脂肪变性、酒精性肝炎、肝纤维化及肝硬化。而 NAFLD 的发病常伴随着肥胖、高脂血症、高血压、2 型糖尿病等代谢综合征，且需排除过量的酒精消耗，其发病机制主要为“二次打击”学说。从病理学方面来看，ALD 不仅引起肝实质细胞病变，同时也引起肝非实质细胞，包括 Kupffer 细胞、内皮细胞、HSC 的损伤。从诊断方面来看，ALD 为有长期饮酒史：一般超过 5 年，折合乙醇量男性≥40 g/d，女性≥20 g/d，或2 周内有大量饮酒史，折合乙醇量 >80 g/d[乙醇量换算公式：g = 饮酒量(ml) × 乙醇含量(%) ×0.8]。但应注意性别、遗传易感性等因素的影响。从实验室检查方面来看，肝脏酶学水平是评价肝脏功能的重要指标。虽然两者 ALT、AST 均可升高，但 ALD 的 AST 升高比 ALT 升高更明显，AST/ALT 常大于 2，说明 ALD 更容易损伤肝脏。其中 AST 和 GGT 升高可见于 ALD 各个阶段，是与 NAFLD 鉴别的重要指标。除上述生化指标外，ALD 常伴总胆红素、凝血酶原时间，平均红细胞容积和缺糖转铁蛋白等指标的升高。在治疗方面，戒酒是治疗 ALD 的关键因素，尽早严格持续戒酒是病因治疗，早期的患者疗效较佳，但由于酒精对多种肝再生机制具有抑制作用，中晚期的患者单纯戒酒不能完全获得康复，病情仍可进展，部分患者预后不良。

二、慢性病毒性肝炎导致的脂肪性肝病

病毒性肝炎和脂肪性肝病是我国肝病的两大主要类型，临床上尤以慢性乙肝、丙肝合并脂肪肝常见，临床现已将肝脂肪变列为慢性丙型病毒性肝炎患者组织学特征之一。有报道指出，病毒性肝炎患者肝脂肪变的发生率约为 50%，远高于正常人群。要对两者进行鉴别，需从患者的详细病史资料、病理检查、肝炎病毒标志物等多方面进行。病毒性肝炎病程持续半年以上者即为慢性病毒性肝炎。它是由各种肝炎病毒所引起的一种隐匿性发病、持续性进展的慢性传染性疾病。从病史方面来看，慢性病毒性肝炎导致的脂肪性肝病患者常有明确的病毒性肝炎既往史或现病史。从临床表现方面来看，各型肝炎临床表现差异大，常与肝脏脂肪浸润程度成正相关。一般发生在肝炎恢复期或病情稳定期，轻者可毫无症状体征，肝功能亦可正常；严重者可有不同程度的慢性肝病表现，如腹部不适、腹胀、腹泻，乏力，食欲减退，恶心呕吐，体重的改变，甚至伴有水肿、不典型的肝掌、蜘蛛痣，阳痿、闭经等。从病因病机方面来看，病毒性肝炎合并脂肪肝的发病机制尚不明确，可能与肝脏利用脂肪的能力低下有关，同时驱除脂肪缺乏也使脂肪外移减少，加上饮食、药物、

慢性感染等因素均可导致慢性病毒性肝炎患者并发脂肪肝。从病理学方面来看,丙型肝炎所致的脂肪肝一般较难与 NASH 相区别。NASH 病变以肝腺泡 3 区为主,其肝细胞损害及炎症纤维化主要位于肝小叶内,且更易有 Mallory 小体、细胞周围纤维化、气球样变等。丙型肝炎所致脂肪肝的病变主要位于门静脉周围,门脉淋巴滤泡、门脉周围纤维化和汇管区炎症更明显,常伴有小胆管上皮细胞损伤,碎屑样坏死伸向小叶内,导致汇管区明显扩大,甚至桥接形成宽大纤维间隔。从实验室检查方面来看,慢性病毒性肝炎导致的脂肪性肝病其肝炎病毒标志物为阳性。

三、药物性脂肪肝

药物性肝病是指某些药物或其代谢产物引起的肝脏损害,而药物性脂肪肝是其基本临床病理类型。药物性脂肪肝是指因不正确地使用药物而导致肝细胞内堆积大量脂肪的一种疾病。随着医药工业的迅速发展,新药的不断问世,其发病率亦呈逐年上涨趋势。引起药物性脂肪肝的药物主要有胺碘酮、四环素、阿司匹林、他莫昔芬(三苯氧胺)、糖皮质激素等,临床上有时很难区分是药物性脂肪变或脂肪型肝炎还是药物使潜在的非酒精性脂肪性肝病恶化。其在病理上分为两种,微泡性脂肪肝和大泡性脂肪肝。微泡性脂肪变的表现为肝细胞内充满微细的脂质空泡,胞核位于细胞中央,细胞呈现“泡沫样”外观。用油红 - O - 染色清晰地显示,小的红色脂滴充满于肝细胞质内,常伴轻度毛细胆管型胆汁淤积。这种微泡性脂肪肝的病理变化类似于 Reye 综合征、妊娠期急性脂肪肝及一些常见的由线粒体脂肪酸 β 氧化受损所致的疾病。导致微泡性脂肪变的药物有可卡因、丙戊酸钠(可造成微泡性脂肪性肝炎和肝硬化)、非甾体类抗炎药、阿司匹林等。大泡性脂肪肝表现为肝细胞肿大,胞质内含有单个大的脂滴,大的脂滴常将肝细胞核挤至细胞周边。导致大泡性脂肪变的药物有胺碘酮、乙烷雌酚、氟尿嘧啶等。也存在一些药物可同时导致两种类型的肝脂肪变。迄今为止,其发病机制仍不完全明确,可能与遗传因素、药物损伤线粒体功能、脂质代谢异常等有关。药物性肝病临床表现各不相同,与药物的类型、剂量、服用的时间、给药的途径以及机体自身状态等方面密切相关。有些药物仅一次大剂量使用,就可能会迅速发展为急性脂肪肝、脂肪性肝炎,甚至进展为肝硬化、肝衰竭。另一些药物长期、小剂量使用往往仅产生无症状性慢性脂肪肝。药物性脂肪肝肝损的临床表现与一般肝损伤无明显差异,表现为不同程度的乏力、食欲缺乏、恶心、呕吐及右上腹痛等消化道症状,可伴有肝脾大和黄疸,严重时可有腹水、肝性脑病等表现。药物性脂肪肝与 NAFLD 的区别主要依据服药史,结合生化、影像学检查及其停药后病情的转归等区分。

第三节　治　疗

随着人民生活水平的提高,不合理饮食导致营养过剩,超过机体的代谢能力,肥胖、高脂血症、高血压、糖尿病等代谢综合征的流行趋势全球化,非酒精性脂肪性肝病已成为各个国家、地区越来越重视的健康问题。NAFLD 本身除可直接导致肝硬化、肝衰竭、肝细胞癌外,还可影响其他慢性肝病的进展,并参与糖尿病、心脑血管等的发病。因此,对 NAFLD 的治疗尤为重要。

一、生活方式干预

饮食控制和运动是大多数 NAFLD 患者的主要治疗措施。减重是有益的,肝脏组织学的改善程度与体重减轻的幅度成正比。进行饮食干预 12 个月,通过磁共振波谱分析进行评估有 64% 的人 NAFLD 消退。

改革开放以来,我国居民生活水平、生活方式发生了迅速的转变。日益常见的高脂肪、高热量、低碳水化合物膳食方式以及劳动强度和体力活动强度的普遍下降,使肥胖、高脂血症、高血压等在我国成年人中迅速上升及病发年龄青年化。这些代谢综合征不仅是非酒精性脂肪性肝病,也是冠心病、心肌梗死、卒中等的主要危险因素。而早期的脂肪肝,只要注意饮食、坚持锻炼,肝细胞的脂肪化多半可以恢复正常。由此可见,我们应对日常的生活方式及饮食结构加以重视。

单纯性肝脂肪变性在肥胖者中高达 70%,在非肥胖者中为 35%;NASH 在肥胖者中占 18.5%,非肥胖者中占 2.7%。因此,控制体重是治疗 NAFLD 患者的首要任务。美国指南中指出,人体重至少下降 3%~5%

才能改善肝细胞脂肪变，下降10%以上才能改善肝脏的炎症坏死程度。世界胃肠病学组织NAFLD/NASH全球指南中则认为NAFLD患者体重应以减轻5%~10%作为治疗目标，而要改善NASH的组织学变化，体重则至少要下降7%以上。控制热量的摄入以保证人体正常生命活动所需的基本热量为前提，参照代谢综合征的治疗意见，推荐肥胖成人每日热量摄入需减少2092~4184 kJ(500~1000 kcal)。一般来说，正常从事轻度工作量成年人所需总热量为理想体重×20~25；中度工作量者为理想体重×30；重度工作量者为理想体重×35。建议低糖低脂的平衡膳食，减少含蔗糖饮料以及饱和脂肪和反式脂肪的摄入，增加膳食纤维含量。建议多吃蔬菜、瓜果、玉米、燕麦、洋葱、大豆及其制品等。积极锻炼适当进行中等量有氧运动，每周4次以上，累计锻炼时间至少150分钟。

运动可改善心血管健康，并且减轻外周脂肪和胰岛素对抗，但尚不清楚是否对NAFLD产生独立的益处。研究表明，有氧运动可引起更多的肝脏脂肪减少，且这一作用可能不依赖于体重减轻，运动时间每日不少于半小时，以中、高强度运动疗效较好。

对于不能减重的患者，应该考虑行减重手术，可改善甚至逆转NAFLD、NASH和(肝)纤维化。

二、中药保健药

(一)补肾消脂颗粒

女贞子10 g、决明子10 g、丹参20 g、泽泻10 g、荷叶10 g、山楂10 g、甘草6 g，制作成中药颗粒剂，开水冲服，每日1剂，疗程视病情轻重而定。具有补肾降脂保肝的功效。

(二)消脂保肝胶囊

肝婷脾姜黄胶囊除具有保肝消脂的作用外，还有保护毒物性肝损伤和增强免疫机能的功效，不仅常用于预防保健，还可治疗脂肪肝，降低脂肪肝患者肝硬化及肝癌发生风险。

(三)降脂减肥保健药

药茶是在茶叶中添加食物或药物制作而成的具一定疗效的保健养身饮料。药茶是祖国传统医学宝库中一个重要组成部分，早在三国时期就有对其的记载。因其具有制作工序简单，价格低廉，有一定效果，应用恰当，毒副反应较少较轻，可配合运用。

1. 首乌山楂乌龙茶　制何首乌10 g、山楂干15 g、荷叶10 g、乌龙茶5 g。将制首乌、山楂干、荷叶同时加入锅内，加水(水量根据个人喜好程度调整)煎煮至山楂熟烂，取出药汁，用药汁冲泡乌龙茶叶，代茶饮。具有清热利湿，健脾开胃，消食通便，补益精血等功效，可用于高脂血症、高胆固醇血症等体形肥胖者，特别是腹部肥胖为主者。

2. 山楂降脂茶　以山楂(30 g)为主药，加益母草10 g、茶叶5 g，将所有原料放入壶中，注入滚沸的开水冲泡即可，具有活血降脂、清热化痰之效。现代药理研究证明，山楂中的山楂酸、柠檬酸、黄酮类等，具有扩张血管、降血压、降血脂、助消化等作用，适合高血脂的人饮用。

3. 泽泻丹参茶　将绿茶、荷叶、泽泻、丹参各10 g放入水中煎煮，取药液服用，具有降血脂的作用。

4. 银杏叶茶　干银杏叶6 g，茶叶2 g，开水泡饮。现代药理研究表明，银杏叶能消除血管垃圾、预防脑血栓与中风、调节血脂、减低血黏稠、改善糖尿病、保肝等作用，但需注意，应在医生指导下服用。

三、药物治疗

对脂肪肝本身至目前为止尚无一种理想的治疗药物。临床上一般根据其原发病及危险因素进行针对性治疗。鉴于NAFLD为代谢综合征的重要组分并且大多数患者肝组织学改变处于NAFL阶段，治疗NAFLD的首要目标为改善IR，防治代谢综合征及其相关终末期器官病变，从而改善患者生活质量和延长存活时间。次要目标是为减少肝脏脂肪沉积并避免因“二次打击”而导致的NASH和肝功能失代偿，NASH患者则需阻止肝病进展，减少或防止肝硬化、肝癌及其并发症的发生。

(一)抗氧化类药物

可减轻脂质过氧化，以减少肝细胞炎症、坏死及纤维化的发生，用于脂肪性肝炎。临床常用药有还原型谷胱甘肽、多烯磷脂酰胆碱以及维生素E和维生素C等(参见本书第二章消化系统疾病 常用治疗药物)。

(二)胰岛素增敏剂

它是过氧化物酶增殖体激活受体的激动剂,使细胞膜上胰岛素受体对胰岛素的敏感性增加,促进细胞对葡萄糖利用,适用于 NAFLD 合并 2 型糖尿病患者,临床多用二甲双胍及噻唑烷二酮类(亦称格列酮类)。但美国指南从“病肝”治疗的角度提出不推荐应用二甲双胍治疗儿童和成人的 NASH,对于无糖尿病的成年 NASH 患者可用吡格列酮。

1. 二甲双胍　常用于合并 2 型糖尿病的 NAFLD,可通过增强外周胰岛素与胰岛素受体结合,增加组织对血糖的摄取作用,改善胰岛素的敏感性。此外,还具有改善机体的脂质代谢包括降低 TG、FFA,减轻体重,减少体脂尤其是内脏脂肪,使经门静脉到肝脏的 FFA 减少的作用。餐时或餐后服用,一般开始剂量为 250 mg,2 次/d,以后根据病情逐渐调整,每日最大量不宜超过 3 g,与胰岛素合用时,应视病情适当减少胰岛素的用量。本品在治疗期间,会出现不耐受的迹象,不必停药,症状会自行消失。过量服用时,可能会出现乳酸性酸中毒,长期使用可降低人体对维生素 B_{12} 的吸收。肝功不全者忌用。若患者服药过程中出现血乳酸增高 >3 mmol/L,尿酮体、血肌酐 >120 mmol/L 者,以及孕妇、嗜酒者、糖尿病高渗性昏迷、酮症酸中毒、肝肾功能不全、严重心血管疾病、严重感染等患者忌用。若患者出现心绞痛,心肌梗死、败血症以及心肺和肝肾功能恶化时,均应立即停药。鉴于二甲双胍对 NAFLD 儿童的肝损害无治疗作用,亦不推荐应用二甲双胍治疗儿童 NAFLD。

2. 噻唑烷二酮类　它的特点是能明显增强机体组织对胰岛素的敏感性,改善胰岛 β 细胞功能,实现对血糖的长期控制,同时,该类药物在降血压、调节脂质代谢、抗动脉粥样硬化以及对肾脏的保护方面也有效果。由于环格列酮、恩格列酮及曲格列酮有严重的肝毒性,已被淘汰,临床现常用罗格列酮和吡格列酮。但现有前瞻性报道,长期使用罗格列酮并未对疾病有额外获益,且长期应用可能会出现水肿、心脑血管等方面的疾病。而 2010 年修订版指南中明确指出,除非存在明显的肝损害(例如血清转氨酶大于 3 倍正常值上限)、肝功能不全或失代偿期肝硬化等情况,NAFLD 患者可安全使用吡格列酮及罗格列酮,以防治糖脂代谢紊乱,但这些药物对 NAFLD 患者血清酶谱异常和肝组织学病变的改善作用,尚有待进一步临床试验证实。故临床应用时,除非必须,暂不推荐运用罗格列酮进行治疗。吡格列酮运用时需严格掌握其适应证及禁忌证。在早餐前服用,起始剂量 15 mg 或 30 mg,最大剂量为 45 mg。长期使用可出现低血糖、水肿、血浆容积增加,导致心脏肥大等不良反应。孕妇及哺乳期妇女、儿童、有膀胱癌病史、骨质疏松症等患者禁用。

比较吡格列酮(30 mg)、维生素 E(800 IU)与安慰剂治疗无糖尿病的 NASH 患者(PIVENS)的试验首次显示对 NASH 患者具有令人信服的组织学益处。PIVENS 试验的主要转归为 NASH 组织学特征的改变,特别要求有肝细胞气球样变的改善。尽管吡格列酮未达到主要终点,但吡格列酮与肝脂肪变、胰岛素对抗和肝酶水平有关。在治疗结束时进行肝活检,与接受安慰剂的参与者(21%)相比,吡格列酮的参与者中有更高的比例(47%)达到脂肪性肝炎完全消退($P<0.001$)。吡格列酮的不良反应为 60%~70% 患者体重增加3~5 kg,经绝其后骨量减少,发生膀胱癌的危险性增加。应用维生素 E 可能与前列腺癌和出血性卒中的危险增加有关。

3. 降血脂药　研究显示,有 2/3 的高三酰甘油血症患者及 1/3 的高胆固醇血症患者存在脂肪肝,有高达 92% 的 NASH 患者存在高脂血症。同时,高脂血症又是引发心脑血管疾病的重要危险因素,因此运用降脂药是治疗 NAFLD 的重要手段之一。但脂肪肝患者本身伴有肝功能损害和肝脏脂质代谢障碍,而大多数降血脂药物促进血液中的脂质运输至肝脏进行代谢,加重了肝脏的代谢负荷,容易诱发肝脏功能的进一步恶化和肝脏脂肪沉积加剧,甚至某些调脂药长期服用可出现肝纤维化。因此,临床医生应该慎用降脂药物,用药期间需检测肝功能,必要时联合护肝药物。建议在治疗原发病、控制饮食、增加运动 3 个月后,如果血浆高胆固醇仍大于 6.46 mmol/L,或者低密度脂蛋白胆固醇大于 4.13 mmol/L,或三酰甘油大于 2.26 mmol/L,应给予对肝功能影响较小的降血脂药物。目前,临床上应用最广泛的一类调脂药物为他汀类降脂药,即胆固醇生物合成酶抑制剂。它是细胞内胆固醇合成限速酶,能抑制胆固醇在肝内合成,从而降低血浆总胆固醇和低密度脂蛋白胆固醇,包括辛伐他汀、普伐他汀、洛伐他汀等。长期应用本类药物,应定期监测血转氨酶和肌酸激酶,如前者升高到正常 3 倍,后者升高到正常 10 倍以上,都必须及时停药。儿童、孕妇及哺乳期妇女禁用。

4. 保肝抗炎药物　保肝抗炎药物在 NAFLD 防治中的作用和地位一直存在争论,但近些年来重新获得重视和规范应用。在基础治疗的前提下,保肝抗炎药物作为辅助治疗主要用于以下情况:①肝组织学确诊的 NASH 患者;②临床特征、实验室改变、影像学检查等提示可能存在明显肝损伤和/或进展性肝纤维化者,例如合并血清转氨酶增高、代谢综合征、2 型糖尿病的 NAFLD 患者;③拟用其他药物因有可能诱发肝损伤而影响基础治疗方案实施者,或基础治疗过程中出现血清转氨酶增高者;④合并嗜肝病毒现症感染或其他肝病者。现临床多用双环醇、多烯磷脂酰胆碱、维生素 E、熊去氧胆酸、s - 腺苷蛋氨酸和还原型谷胱甘肽等药物进行抗炎保肝。

5. 奥贝胆酸(OCA)　为法尼酯 X 受体(FXR)配体,用于治疗 NASH,25 mg,qd,治疗 72 周,可改善患者组织学。并可使脂肪变、小叶炎症、气球样变、纤维化等次要组织学终点改善。

6. 半乳糖凝集素 3 抑制剂(GR - MD - 02)　对 NASH 伴肝纤维化的小鼠模型具有治疗作用,1 期临床试验早期结果表明,该药用于治疗进展期肝纤维化 NASH 患者的安全性良好。

(三)积极处理肝硬化及其并发症

NASH 患者中有 20% 或更多将在一生中发生肝硬化。NASH 肝硬化患者中大约有 45% 在 10 年期间发生失代偿期肝硬化。根据临床需要采取相关措施,防治肝硬化门静脉高压和肝衰竭的并发症。重度静脉曲张患者可以从应用静脉曲张套扎或选择性 β - 阻滞剂预防出血的一级预防中获益。对于代偿期肝硬化患者,应每半年监测 1 次,了解其是否有失代偿或肝脏合成功能(国际标准化比值、胆红素和白蛋白水平)恶化的征象。对失代偿期肝硬化患者应该进行肝移植的评估。NASH 并发肝功能衰竭、失代偿期肝硬化以及 NAFLD 并发肝细胞癌患者可考虑肝移植手术治疗。肝移植术前应全面评估代谢危险因素及其并发症,术后仍需加强代谢综合征组分的治疗,以减少 NAFLD 复发和提高患者的生存率。

四、中医治疗

鉴于 NAFLD 的病因及病理机制复杂,临床表现多变,西药尚无根治药物,部分药物毒副反应较大,临床应用受到限制。大量的临床实践和研究证明,中医药治疗 NAFLD 可针对疾病的全过程发挥治疗作用,产生应有的临床疗效。若应用恰当,无明显毒副反应。

近几十年来,中医药作为 NAFLD 的药物治疗中的一种,对肝功能的恢复及改善其临床症状效果甚佳。目前为止,学术界对其中医证型的论述、分型方法、分型依据等尚未完全统一,以下是临床常用的几种证候治疗方药。

1. 肝郁气滞证　多因情志不遂,或因病邪侵扰,阻遏肝脉,致使肝气失于条达,肝失疏泄,调节气机失常,气机阻滞。

(1)证候主症:肝区不适,两胁胀痛,抑郁烦闷,喜叹息。兼见时有嗳气,纳食减少,大便不调,月经不调、乳房胀痛。舌质红,苔白而薄,脉弦滑或弦细。

(2)治疗法则:疏肝理气

(3)代表方药:柴胡疏肝散加减(柴胡、枳壳、泽泻、陈皮、法半夏、郁金、白芍、大黄、山楂、甘草)。

(4)加减运用:若胁肋痞满胀痛明显,可酌加沉香、木香、川楝子等破气除痞。若气郁日久化火,出现胁肋掣痛,口干口苦,烦躁易怒,小便色赤,大便秘结,可去川芎,酌加黄芩、黄连、夏枯草等清肝泻火。

2. 肝郁脾虚证　肝气郁结、疏泄不利,肝气横逆犯脾,脾气虚弱不能运化水谷。

(1)证候主症:胁肋胀闷不舒,时欲太息,倦怠乏力。腹胀不适,腹痛欲泻,食欲减退,恶心欲吐。舌质淡红,苔薄白或白,有齿痕,脉弦细。

(2)治疗法则:疏肝健脾。

(3)代表方药:逍遥散合香砂六君子汤加减(柴胡、半夏、白术、白芍、当归、茯苓、陈皮、山楂、麦芽、建曲、党参、木香、砂仁、厚朴、枳实、生姜、薄荷、甘草)。

(4)加减运用:若患者神疲乏力,面色虚浮,腹胀便溏,舌有齿痕,可酌加山药、薏苡仁、石菖蒲等健脾化湿。若肝气横逆犯胃,胃失和降,出现嗳气吞酸,呃逆呕吐,可酌加木香、延胡索、旋复花等疏肝理气,和胃止呕。

3. 痰湿内阻证 脾胃运化功能失常，水湿不运，日久积聚而成痰湿。

(1)证候主症：体态肥胖，脘腹胀满不适，周身困重，头晕恶心，食欲减退，倦怠无力，大便黏腻。舌质淡，舌苔白腻，脉沉滑。

(2)治疗法则：健脾益气，化痰祛湿。

(3)代表方药：二陈汤加减（法半夏、陈皮、茯苓、泽泻、莱菔子、山楂、葛根、黄精、白术、藿香、甘草）。

(4)加减运用：若患者头晕恶心明显，呕吐清水痰涎，可酌加苍术、厚朴、砂仁等健脾燥湿。若大便黏滞不爽，小便黄，舌苔厚，可酌加茵陈、瓜蒌等利湿健脾。

4. 湿热蕴结证 湿热蕴于中焦，湿受热蒸而使阳气损伤，气化不利导致体内气血运行受阻，易出现水湿浊秽的病症。

(1)证候主症：右胁肋部、脘腹胀满或疼痛，周身困重，身目发黄，口中黏滞，小便色黄，大便黏腻不爽。舌质红，舌苔黄腻，脉弦滑或濡数。

(2)治疗法则：清热利湿退黄。

(3)代表方药：茵陈蒿汤加减（茵陈、栀子、大黄、虎杖、厚朴、车前草、茯苓、白术、猪苓、泽泻）。

(4)加减运用：若湿重于热，湿阻气机，脘腹痞胀，恶呕纳差，可酌加山楂、苍术、薏苡仁等健脾理气，开胃止呕。若热重明显，心烦口苦，大便闭塞难解，可酌加黄连、龙胆草等清热解毒。

5. 痰瘀互结证 痰为津液结聚而成，瘀为血行停滞，两者常互为因果，胶着难解。

(1)证候主症：患者形体肥胖，胁下常有痞块，刺痛或钝痛，面色晦暗，四肢沉重。咯吐痰涎，纳呆厌油。舌体胖大，边有齿痕，舌质暗红、有淤斑，苔腻，脉弦滑或涩。

(2)治疗法则：活血化瘀，祛痰散结。

(3)代表方药：膈下逐瘀汤合二陈汤加减（柴胡、当归、桃仁、丹皮、赤芍、五灵脂、白术、半夏、陈皮、茯苓、大腹皮、枳实、穿山甲）。

(4)加减运用：若见女子月经推迟或闭经，可改用桂枝茯苓丸。若患者出现口苦，小便黄，苔黄腻，可酌加黄芩、黄柏等清热燥湿。

6. 中成药治疗

(1)强肝胶囊：由茵陈、板蓝根、当归、白芍、丹参、郁金、黄芪、党参、泽泻、黄精、地黄、山药、山楂、神曲、秦艽、甘草组成，能疏肝解郁、清热利湿、补养气血，适用于 NAFLD 的脾虚气滞、湿热内阻之证。饭后口服，每次 3 粒，3 次/d。服药期间忌食油腻，辛辣刺激性食物，忌酒，孕妇禁用。

(2)逍遥散：为调和肝脾的代表方，由柴胡、茯苓、白芍、当归、白术、生姜、薄荷、炙甘草，具有疏肝解郁、养血健脾之功效。从西医角度来说，其具有镇静、镇痛、抗惊厥的作用，临床常用于治疗 NAFLD 肝郁血虚脾弱者。口服每次 6～9 g，1～2 次/d。

(3)桑葛降脂丸：中医认为高脂血症病机与肾虚有关，桑葛降脂丸具有平肝补肾益脾的作用。其主要成分为桑寄生、葛根、山药、大黄、山楂、丹参、红花等，适用于 NAFLD 的脾肾亏损，痰湿瘀阻证。口服每次 4 g，3 次/d，1 个月为 1 个疗程。脾虚便溏者慎用，孕妇禁服。

(4)茵栀黄颗粒：该药是由《伤寒论》中茵陈蒿汤加减而来，由茵陈、栀子、黄芩、金银花等中药的提取物组成，主要用于 NAFLD 的湿热内蕴之证。开水冲服，每次 1 袋，3 次/d。妊娠及哺乳期妇女慎用。

(5)大黄䗪虫丸：由大黄、蛰虫、熟地、桃仁、芍药、黄芩、杏仁、干漆、水蛭、虻虫、蛴螬、甘草等组成，具有活血破瘀、软坚散结的功效，适用于 NAFLD 的痰瘀互结证。方中大黄、桃仁，通腑泄热，活血化血。地黄养阴补血，益精填髓。芍药养血柔肝，缓急止痛。黄芩清热解毒，虫类药走窜入络，软坚散结，甘草调和诸药。口服每次 5 g，3 次/d。孕妇禁用，若用药期间出现皮肤过敏者，应立即停服并做相应的治疗措施。

(6)绞股蓝总苷片：从天然中草药绞股蓝中提取并精制而成，其中含有多种人参皂苷，具有显著降低胆固醇、甘油三酯等作用。其具有健脾益气，除痰化瘀，降血脂的功效，适用于 NAFLD 的气虚痰阻证。口服每次 2～3 片，3 次/d。

(7)壳脂胶囊：由甲壳、制首乌、茵陈、丹参、牛膝组成，能补益肝肾、活血化瘀、清热利湿，适用于 NAFLD 痰湿内阻、气滞血瘀或兼有肝肾不足而有郁热之证。口服每次 5 粒，3 次/d。妊娠及哺乳期妇女禁用。

(8)血脂康胶囊：主要成分为红曲，能活血化瘀、祛痰除湿、健脾消食，适用于NAFLD的脾虚痰瘀阻滞之证。饭后口服，每次2粒，2～3次/d。孕妇及哺乳期妇女慎用，活动性肝炎或无法解释的血清氨基转移酶升高者禁用。用药期间应定期检查血脂、血清氨基转移酶和肌酸磷酸激酶；有肝病史者要注意肝功能的监测。在使用过程中，如发生血清氨基转移酶增高达正常高限3倍，或血清肌酸磷酸激酶显著增高时，应立即停用。

(9)水飞蓟素(利肝隆、利肝泰、益肝灵)：是从中药水飞蓟中提取出来一种抗氧化剂。能清除活性氧，对抗脂质过氧化；对肝脏具有保护作用，减轻一些肝毒素造成的损害；抗肝纤维化作用，提高肝细胞修复、再生能力；抗炎、抗肿瘤活性等。临床上常用于脂肪肝的治疗，成人每次70～140 mg，3次/d，症状改善后可减至维持量每次35～70 mg。一般3个月1个疗程，至少连续使用2个疗程，服药期间忌食油腻生冷之物。

(10)甘草酸制剂：甘草酸是从传统中药甘草中提取的一种活性物质，具有解毒、抗炎、抗病毒、抗肿瘤、调节免疫功能及保护肝细胞等作用，临床上用于治疗肝病的常用药有强力新、甘利欣、天晴甘美、天晴甘平等。强力新静滴每次80～120 mg，1次/d；甘利欣口服150 mg，3次/d或1次/d静脉点滴100～200 mg；天晴甘美每次0.1 g，注入10%葡萄糖注射液250 ml静脉点滴，1次/d，若病情需要，可增至每次0.2 g；天晴甘平每次150 mg，3次/d。因其最主要的不良反应为假性醛固酮增多症，故醛固酮症患者、肌病患者、低钾血症患者等禁用。

7. *针灸治疗*　临床研究表明，针灸具有降脂、阻断胰岛素抵抗及过氧化反应的功效，一般取穴丰隆、足三里、太冲、肝俞、三阴交等，根据患者的情况采取不同手法及方式，或补或泻，或针或灸，或采用其他穴位刺激法。同时，根据辨证加减，肝郁气滞者加行间，用泻法；肝肾两虚者加太溪、照海、复溜，用补法；瘀血内阻者加血海、地机，用泻法；痰湿困脾者加公孙、商丘，用泻法，每次取6～7个穴位，留针30分钟，期间行针1次，15次为1个疗程。

8. *证候疗效评定*　标准参照《中药新药临床研究指导原则》的疗效评定标准，采用尼莫地平法计算。疗效指数(%)=[(治疗前积分－治疗后积分)/治疗前积分]×100%。①临床痊愈：主要症状、体征消失或基本消失，疗效指数≥90%；②显效：主要症状、体征明显改善，疗效指数为70%～89%；③有效：主要症状、体征明显好转，疗效指数为30%～69%；④无效：主要症状、体征无明显改善，甚或加重，疗效指数<30%。

五、肝移植

NASH现已成为美国肝移植仅次于丙型肝炎的重要肝病。NASH特别是合并肥胖和糖尿病者，通常有多种并发症，从而影响肝移植的效果。重度肥胖者肝移植围术期并发症多。肝移植术后50%患者NAFLD复发。NAFLD肝移植的长期效果与其他病因肝移植患者相似。

(李瀚旻　吴　娜　池肇春)

参考文献

[1]　范建高，曾民德. 脂肪性肝病[M]. 2版. 北京：人民卫生出版社，2013：78－85.

[2]　王福生. 希夫肝脏病学[M]. 11版. 北京：北京大学医学出版社，2015：795－801.

[3]　池肇春，周长宏，史光军，等. 非酒精性脂肪性肝病[M]. 北京：军事医学科学出版社，2009：162－186.

[4]　沈峰，范建高. 2012年美国非酒精性脂肪性肝病诊疗指南解读[J]. 中国实用内科杂志，2012；32：676－679.

[5]　李晶莹，陆伦根. 药物性脂肪肝[J]. 实用肝脏病杂志，2012，15(4)：284－285.

[6]　中华医学会肝病学分会脂肪肝和酒精性肝病学组. 非酒精性脂肪性肝病诊疗指南(2010年修订版)[J]. 中华肝脏病杂志，2010；18：163－166.

[7]　刘红. 复方二氯醋酸二异丙胺治疗慢性病毒性肝炎合并脂肪肝临床观察[J]. 中外医疗，2011；30(11)：135.

[8]　王泽和，杨焰，黄密伶等. 影像技术在诊断非酒精性脂肪性肝病中的应用[J]. 胃肠病学和肝病学杂志，2013；22：197－200.

[9]　中国中西医结合学会消化系统疾病专业委员会. 非酒精性脂肪性肝病的中西医结合诊疗共识意见[J]. 中国中西医结合杂志，2011，31(2)：155－158.

[10]　范建高. 非酒精性脂肪性肝病的研究现状与展望[J]. 临床肝胆病杂志，2015，31(7)：999－1001.

[11] Hundal RS, Inzucchi SE. Metformin: new understandings, new uses[J]. Drugs, 2003; 63: 1879 – 1896.

[12] O'Shea RS, Dasarathy S, McCullough AJ. Practice guideline committee of the american association for the study of liver diseases; practice parameters committee of the american college of gastroenterology. alcoholic liver disease[J]. Hepatology, 2010; 50: 307 – 328.

[13] Erkan G, Yilmaz G, Cengiz M, et al. Lack of association of hepatic estrogen receptor – alpha expression with histopathological and biochemical findings in chronic hepatitis C[J]. Pathol Res Pract, 2013; 24(5): 993 – 998.

[14] Patel V, Sanyal AJ. Drug – induced steatohepatitis[J]. Hepatology, 2013; 9: 727 – 738.

[15] Tannae E, Sarch E, Hossein P, et al. Recent advances in dietary supplementation in treating non – alcoholic fatty liver disease [J]. World J Hepatol, 2015; 7(2): 204 – 212.

[16] Dimitrios P, Eleni A. Role of diet on non – alcoholic fatty lier disease: An updated narrative review[J]. World J Hepatol, 2015; 7: 575 – 582.

[17] Jun WL, John D, Michael M. Proteomic and genomic studies of non – palcoholic fatty liver disease – clues in the pathogenesis [J]. World J Gastroenterol, 2014; 20(26): 8325 – 8340.

[18] Licia P, Maria DB, Francesco B, et al. idative stress: new insights on the association of non – alcoholic fatty liver disease and atherosclerosis[J]. World J Hepatol, 2015; 7(10): 1325 – 1336.

第六十二章　酒精性肝病鉴别诊断与治疗

第一节　概　述

酒精性肝病(alcoholic liver disease,ALD)系由于长期大量饮酒导致的肝病,包括酒精性脂肪肝(alcoholic fatty liver,AFL)、酒精性肝炎(alcoholic hepatitis,AH)、酒精性肝纤维化(alcoholic hepatic fibrosis,AHF)、酒精性肝硬化(alcoholic cirrhosis,AC)及肝细胞癌(hepatocellular carcinoma,HCC)。ALD患者的年病死率为4.4/10万人,高于丙型肝炎患者。

一、病因与发病因素

饮酒是ALD的根本病因,90%~95%饮酒者可以发展为酒精性脂肪肝,但仅有30%~35%饮酒者发展为比较严重的酒精性肝病,提示ALD发病亦与其他因素有关。

ALD与酒精摄入量、饮酒种类与方式、营养状况、性别及年龄、基因与遗传多态性等因素有关:①酒精摄入量:是ALD发生的最重要的危险因素。关于饮酒的致病限量,目前尚有争议。欧洲14国ALD流行病学特点显示,每日酒精摄入量为30 g的饮酒者,其肝病或肝硬化的发病是不饮酒者的23.6和13.7倍。关于饮酒与酒精相关疾病风险的荟萃分析显示,中等程度的酒精摄入量(25 g/d)显著增加肝硬化的发病风险,且随着酒精摄入量的增加,其相对危险性也增加,例如酒精摄入量为50 g/d,肝硬化相对危险性可增至2倍;酒精摄入量为100 g/d,肝硬化相对危险性可增至接近5倍。②饮酒的种类和方式:红酒饮用者ALD的发病风险要低于其他类型的饮酒者。空腹饮酒、同时饮用多种类型的酒、频繁饮酒均可增加ALD的发病风险。急性大量饮酒(又称狂饮,24小时内过多过快饮酒)和慢性过量饮酒(4~6周内过多过频)也是增加ALD发病风险的决定性因素。③营养状况:酒精性肝病病死率的上升与营养不良的程度相关。维生素缺少如维生素A的缺少或者维生素E水平的下降,也可能潜在加重肝病。富含多不饱和脂肪酸的饮食可促使酒精性肝病的进展,而饱和脂肪酸对酒精性肝病起到保护作用。肥胖或体重超重可增加酒精性肝病进展的风险。④性别及年龄因素:与男性相比,女性对酒精有更高的易感性和低安全性,更小剂量和更短的饮酒期限就可能出现更重的酒精性肝病,归于酒精在女性体内的低容量分布,即单位酒精摄入量可使女性血液酒精浓度更高。另一个可能的机制为雌激素可增加肠黏膜对内毒素的通透性,从而增加TNF-α等细胞因子诱发的肝损伤。此外,随着年龄的增大,对乙醇的代谢能力下降,因此血中乙醇浓度容易升高,导致ALD的发病率升高,但ALD的发病年龄与饮酒起始年龄、饮酒习惯等有关。⑤遗传因素及基因多态性:同卵双生子同患ALD的概率是异卵双生子的3倍。目前已发现,乙醇脱氢酶(alcohol dehydrogenase,ADH)、乙醛脱氢酶(acetaldehyde dehydrogenase,ALDH)及细胞色素P4502El(CYP2E1)等酒精代谢酶系统基因表达的差异与ALD的发病密切相关,汉族人群的ADH2、ADH3和ALDH2等的等位基因频率以及基因型分布不同于西方国家,可能是中国嗜酒人群和酒精性肝病的患病率低于西方国家的原因之一。此外,其他与乙醇代谢相关的基因多态性还有TNF-α基因启动子、CD14内毒素受体基因及DNA修复基因等。ALD的病死率与种族相关,如含patatin样磷脂酶域3(patatin-like phospholipase do-main containing 3,PNPLA3)的各种变体与肝脂肪变相关,且促进ALD向肝硬化的进展。⑥并发症:酒精与肝炎病毒、HIV等有协同效应,在肝炎病毒感染基础上饮酒或在酒精性肝病基础上并发HBV/HCV感染,均可加速肝病的发生。

二、流行病学

嗜酒已成为当今世界日益严重的公共卫生问题。美国12岁以上人群中约1.11亿人有饮酒习惯,且以青年人为主。来自英国的研究同样显示饮酒起始年龄的年轻化,且妇女的酒类消费增长速度有赶超男子的趋势。近年来中国酒类产量不断增加,中国饮酒率也有增加趋势,2013 年中国已成为第二饮酒大国,仅次于美国。饮酒相关问题已成为中国乃至全世界面临的一大医学和社会问题。乙醇对肝脏有明显的毒性作用,ALD 在世界各地均是影响肝病发病率和病死率的一个重要因素。在美国,预计超过 200 万人患有 ALD,伴发 AH 的肝硬化患者的病死率比许多常见肿瘤高得多。在英国,从 1979 年至 2005 年期间 ALD 的入院率和病死率均增加了 1 倍多,其中 2005 年死于慢性肝病的患者中有 2/3 死于 ALD。从 1996 年至 2005 年期间英格兰和威尔士的重症监护室中 ALD 入院人数增加了 2 倍以上。

中国人群 ALD 的发病率也有逐年增加趋势。我国是一个地域宽广、民族众多的国家,至今尚缺乏酒精性肝病的全国性大规模流行病学调查资料,但各地一些流行病学调查为全国酒精性肝病状况提供了一些参考。例如,2004 年湖南省 ALD 的患病率为 4.36%,其中 AC 为 0.68%,AFL 为 0.97%,AH 为 1.50%,MAI 为 1.21%;男性 ALD 患病率为 6.0%,女性为 0.52%。

三、发病机制

本病发病机制较为复杂,目前尚不完全清楚,疾病的不同阶段其发病机制不同。酒精及其代谢产物对肝脏的直接毒性作用、氧化应激反应、肠源性内毒素血症、Kupffer 细胞活化、促炎因子释放、铁沉积等多种因素可能均参与了 ALD 的发生与发展。

1. *乙醇代谢产物及氧化应激所致的肝损伤* 肝脏是人体摄入酒精的主要代谢场所。在肝脏中,乙醇的氧化代谢通过三个酶系统催化完成,即 ADH、细胞色素 P450 系统(主要为 CYP2E1)、过氧化氢酶系统。乙醇代谢过程中产生的乙醛是引起 ALD 最主要的毒性物质,可导致肝细胞损伤、炎症及细胞外基质产生和纤维化的形成。乙醛可通过转化生长因子(transforming growth factor - β, TGF - β)诱导肝星状细胞(hepatic stellate cells, HSC)维持激活,促进炎症及纤维化的形成。乙酸可增加组蛋白乙酰化反应,一些特定基因启动子的组蛋白乙酰化可以调节巨噬细胞炎症因子的产生(如 IL - 6、IL - 8、TNF - α 等),在急性酒精性肝炎发病机制起重要作用。CYP2E1 在酒精代谢过程中可以产生乙醛和活性氧簇(reactive oxygen species, ROS),产生氧化应激反应(oxidative stress, OS)。在正常情况下细胞内存在自由基清除剂,如 SOD、GSH、维生素 E 等,然而长期饮酒使 CYP2E1 活性增加,导致自由基产生增加,抗氧化物质被大量消耗,体内的氧化 - 抗氧化机制失去平衡,氧化产物相对过剩。乙醇可通过下调铁调素(hepcidin)的表达促进肝内铁的沉积,进一步加重氧化应激。

酒精性肝病患者线粒体 DNA 损伤率是正常对照人群的 8 倍。线粒体 DNA 的损伤引起线粒体氧化呼吸链的功能异常,抑制电子沿着呼吸链的传递,造成线粒体呼吸链复合物活性降低,加剧线粒体功能障碍,降低脂肪酸 β 氧化,促进脂肪肝的发生。研究显示,氧化应激也可能通过过氧化物增殖激活受体(peroxisome proliferator - activated receptor - α, PPAR - α)及固醇调节元件结合蛋白 1(sterol regulatory element binding protein 1, SREBP - 1)干扰脂质合成调节来促进肝内脂肪沉积。研究结果显示过表达 CYP2E1 的 HepG2 细胞内发生蛋白酶体的氧化损伤,后者是造成包括细胞角蛋白 18 和 8 在内的不可溶蛋白在肝内聚集的原因之一,这可能是 ALD 病理改变 Mallory 小体形成的原因。酒精引起的 ROS 可以增加巨噬细胞对内毒素(lipopolysaccharide, LPS)的敏感性,从而促进 TNF - α 等炎性因子的产生。乙醇引起的脂质过氧化还可通过 PKC、PI3K 和 PKB/Akt 瀑布式激酶链引起肝星状细胞激活。

2. *肠源性内毒素血症在 ALD 中的作用* ALD 患者血清内毒素高达 8.5 ~ 206 pg/ml(正常值为 0.3 ~ 10.4 pg/ml),是正常人的 5 ~ 20 倍。LPS 可经门静脉进入肝脏内,通过 TLR4 途径产生炎症因子对肝脏产生"二次攻击",诱导和加重肝损伤,同时又加剧肠道黏膜屏障的损害,形成恶性循环。酒精摄入导致内毒素血症的可能机制为:①Kupffer 细胞功能失调导致解毒内毒素功能下降。②肠内细菌过度繁殖导致过量的内毒素产生。③肠黏膜屏障功能下降增加 LPS 和细菌入血的概率。乙醇和乙醛可通过各种磷酸化调节,引起紧密连接蛋白及黏附连接蛋白的重新分布,破坏紧密连接机构及功能,增加肠上皮对细菌及 LPS 的通透性,还可通过增加诱导型一氧化氮合成酶的活性,增加一氧化氮的产生,使细胞骨架蛋白发生重排,增加肠黏膜的通透性。此外,研究显示 ALD 患者结肠组织中高水平的 miR - 212 和低水平的 ZO - 1 可增加肠道通透性。

酒精可引起小鼠小肠锌缺乏，导致紧密连接蛋白的明显减少，破坏 Caco－2 单层上皮屏障功能。经门静脉入血的内毒素主要经过 LPS－TLR4 途径激活转录因子 NF－κB 和 AP－1，增加 TNF－α 及 IL－1β 表达，产生一系列炎症级联反应，促进 ALD 的发生。

3. *免疫反应* 酒精通过多途径激活肝内 Kupffer 细胞，肠道来源的 LPS 可以通过 Kupffer 细胞表面的 TLR4 受体途径的信号通路激活 Kupffer 细胞，产生一系列的促炎性因子，参与肝细胞的损伤。从慢性酒精摄入大鼠肝脏分离出来的 Kupffer 细胞内铁明显增多，且与 NF－κB 活性和 TNF－α 表达增高有关，说明铁过剩也有助于 Kupffer 细胞炎症信号的激活。活化的 Kupffer 细胞产生的 TNF－α 可增加肝脏脂质合成关键转录因子固醇调节元件结合蛋白 1－c(sterol regulatory element bindingprotein－1 c，SREBP－1 c)的表达，增加肝脏脂质合成及沉积。此外，酒精诱导的 Kupffer 细胞活化可抑制脂肪细胞脂联素生成，抑制脂联素的抗脂肪变性，导致酒精性脂肪肝的发生。长期酒精喂养的小鼠肝组织 NK 细胞数量及对 HSC 杀伤作用降低，长期饮酒可减弱 NK 细胞杀伤活化的 HSC 作用，抑制 NK 细胞及 IFN－γ 的抗纤维化作用。酒精喂养小鼠 4 日即可增加补体 C_3 和 TNF－α 在肝内的表达，在 C_3 基因敲除小鼠体内，酒精引起的肝内 TNF－α 增加却不能导致 ALD 发生。TLR4 基因敲除小鼠在摄入酒精的早期也有补体的激活和 TNF－α 的表达，说明 LPS/TLR4 并不参与 ALD 的早期发病机制，补体激活后的片段 C_3a 和 C_5a 可能在内毒素介入之前即激活了 Kupffer 细胞。最近一项研究显示，ALD 患者肝内可见 Th17 细胞激活，并产生 IL－17，促进中性粒细胞浸润，导致 ALD。在严重的 ALD 患者体内，酒精诱导产生丙二醛、4－羟基壬烯醛及其他脂质过氧化物加合物，以及丙二醛与乙醛加合物，它们可作为抗原物质激活免疫反应。研究显示 ALD 患者 69.6% 自身抗体阳性，其中抗核抗体(anti－nuclear antibody，ANA)阳性率为 63.8%。

4. *其他因素* PPAR－α 是一种控制脂肪酸转运和氧化的核内受体，既往研究显示酒精代谢产物乙醛可以直接抑制肝细胞内 PPAR－α 的转录活性，亦可间接通过氧化应激抑制 PPAR－α 的转录活性，从而抑制脂肪酸氧化，导致肝内脂肪沉积。近期发现 PPAR－α 还受其他一些因子的调控，如骨桥素(osteopontin)可以负向调节 PPAR－α，在 ALD 动物模型和患者骨桥素均明显增加。与骨桥素相反，脂联素(adiponectin)则可以正向调节 PPARα 活性，然而慢性酒精摄入可抑制这一过程，导致脂肪沉积。细胞自噬对于肝细胞内脂滴的移除具有重要作用。研究显示，长期饮酒可以抑制细胞自噬功能。microRNAs(miRNAs)可以调节基因的表达。近年来，miRNAs 在 ALD 中的作用越来越受到关注。酒精可以调节一些 miRNAs，且不同的 miRNAs 通过不同的机制参与 ALD 的发病机制，如酒精在体内外均可以诱导巨噬细胞 miR－155 的表达，后者表达可以增加 Kupffer 细胞对 LPS 的敏感性，从而增加 TNF－α 的产生。ALD 动物肠组织中 miR－212 表达增加，可负向调节 ZO－1，增加肠道通透性。miR－34a 可调节基质金属蛋白酶 1 和 2(matrix metalloproteases 1 and 2，MMP1/2)的表达，参与酒精性肝纤维化的形成等。其他与 ALD 发病机制有关的 miRNAs 还包括 miR－103、miR－107 和 miR－122 等。可见 ALD 分子水平的发病机制是复杂的，它是多因素、多途径、多层次的损伤，且各个因素之间相互关联共同促进 ALD 的发生与发展。

四、病理学

ALD 的形态学包括 4 组基本病变：①以大泡性为主的脂肪变；②肝细胞气球样变；③以小叶内为主的炎性浸润；④不同程度的肝纤维化和小叶结构扭曲，可进展为肝硬化。大泡性脂肪变是酒精性肝损伤的最常见形式。ASH 的定义是脂肪变性、肝细胞气球样变和以中性粒细胞为主的炎性浸润并存。尽管 Mallory－Denk 小体和巨型线粒体(mega－mitochondria)常常与上述所描述的基本病变相关。纤维化是进展至肝硬化的条件。ASH 患者具有纤维化进展的最高风险。纤维化的最终结局是小结节性肝硬化，偶见小结节和大结节混合性肝硬化。

五、临床表现

早期或病变轻微时可无症状，部分患者有右上腹不适或胀痛、食欲减退、乏力、体重减轻；随着病情加重，可有发热、黄疸、腹水、皮肤或黏膜出血、神经精神症状、蜘蛛痣和肝掌等表现。一些相对少见的表现有腮腺肿大，掌跖腱膜挛缩症，男性胸部发育，马德龙病(madelung's disease，MD)，后者也叫良性对称性或多发性脂肪瘤病，主要表现为蜘蛛痣分布区域内即颈部和上胸部对称性脂肪沉积或胸部夸张的女性外观。如果ALD发展到失代偿期肝病时可出现消化道出血、肝肾综合征和肝性脑病等。

第二节 诊断与诊断标准

一、临床表现与特征

临床症状为非特异性，可无症状，或有右上腹胀痛、食欲减退、乏力、体重减轻、黄疸等；随着病情加重，可有肝性脑病及震颤等神经精神症状，以及蜘蛛痣、肝掌及腹水等体征。

二、实验室诊断

早期可无异常 γ－谷氨酰转肽酶(GGT)升高，随着疾病的进展，血清天冬氨酸氨基转移酶(AST)、丙氨酸氨基转移酶(ALT)升高，以AST升高为主，但很少超过10倍正常值上限，AST/ALT＞2有助于诊断；GGT升高，总胆红素(T. Bil)升高，凝血酶原时间(PT)延长，缺糖转铁蛋白(CDT)和平均红细胞容积(MCV)等指标升高，通常在禁酒4周后这些指标可逐渐恢复正常。其他实验室异常可有中性粒细胞升高，发展至肝硬化时，可出现白细胞、血小板降低等脾功能亢进症的表现。

三、影像学诊断

影像学检查用于反映肝脏脂肪浸润的分布类型，粗略判断弥漫性脂肪肝的程度，提示是否存在肝硬化，但其不能区分单纯性脂肪肝与脂肪性肝炎，且难以检出＜33%的肝细胞脂肪变。应注意弥漫性肝脏回声增强以及密度降低，也可见于其他慢性肝病。

1. *超声波诊断* 规定具备以下3项腹部超声表现中的两项者为弥漫性脂肪肝：①肝脏近场回声弥漫性增强（“明亮肝”），回声强于肾脏；②肝内管道结构显示不清；③肝脏远场回声逐渐衰减。

2. *CT诊断* 弥漫性肝脏密度降低，肝脏与脾脏的CT值之比≤1。弥漫性肝脏密度降低，肝/脾CT比值≤1.0但＞0.7者为轻度；肝/脾CT比值≤0.7但＞0.5者为中度；肝/脾CT比值≤0.5者为重度。

四、诊断标准

根据2010年我国《酒精性肝病诊疗指南》，其诊断标准为：

1. 有长期饮酒史，一般超过5年，折合乙醇量男性≥40 g/d，女性≥20 g/d，或2周内有大量饮酒史，折合乙醇量＞80 g/d。但应注意性别，遗传易感性等因素的影响。乙醇含量的换算公式：g ＝饮酒量(ml)×乙醇含量(%)×0.8。

2. 上述临床症状。

3. 实验室诊断。

4. 肝脏B超或CT检查有典型表现。

5. 排除嗜肝病毒现症感染以及药物、中毒性肝损伤和自身免疫性肝病等。

符合第1、2、3项和第5项或第1、2、4项和第5项可诊断酒精性肝病；仅符合第1、2项和第5项可拟诊酒精性肝病。符合酒精性肝病临床诊断标准者，其临床分型诊断如下。

1. *轻症酒精性肝病* 肝脏生化、影像学和组织病理学检查基本正常或轻微异常。

2. *酒精性脂肪肝* 影像学诊断符合脂肪肝标准，血清ALT、AST或GGT可轻微异常。

3. *酒精性肝炎* 血清ALT、AST或GGT升高，可有血清T. Bil增高。重症酒精性肝炎是指酒精性肝炎患者出现肝功能衰竭的表现，如凝血机制障碍、黄疸、肝性脑病、急性肾衰竭、上消化道出血等，常伴有内毒素血症。

4. *酒精性肝硬化* 有肝硬化的临床表现和血清生物化学指标的改变。

然而，对于饮酒史而言，值得注意的是，欧洲指南规定＞30 g/d，没有规定饮酒时间，如果存在肝损伤的临床和/或生物学异常者即为可疑 ALD;美国指南既没有规定每日饮酒量,也没有饮酒持续时间,但建议对家庭成员进行问卷调查(CAGE 和 AUDIT)、咨询或者用实验室检验来验证或确认临床的怀疑。因为饮酒史的计算常受到患者和医生病史采集的影响,尤其是患者常常否认酗酒及少报酒精摄入量,再加上环境性因素,包括酒精饮料的量和类型、酒精滥用的持续时间和饮酒模式,宿主因素包括性别、种族、代谢综合征的共存、铁超负荷和慢性肝炎病毒感染等复杂危险因素的叠加,饮酒量和饮酒史是很难准确统计的。应用问卷调查的方法更能早期发现或诊断 ALD 患者。

第三节　鉴别诊断

一、酒精性肝病易误诊为病毒性肝炎

酒精性肝病除具有明显的饮酒史外,通过仔细调查可发现酒精性肝病,虽无特异的临床表现,但与病毒性肝炎仍有某些不同,如食欲减退及厌油,在脂肪肝早期并不出现,只有脂肪肝明显以后才出现,可资鉴别。同时,亦可通过特异的血清学及肝组织学检查乙型肝炎表面抗原(HBsAg)可资鉴别。然而,有时两者可以同时存在,应特别注意鉴别。

二、淤胆型酒精性肝病与外科急腹症鉴别

有发热,右上腹痛及胆道阻塞,易误诊为胆道疾病或外科急腹症。但淤胆型酒精性肝病常有血清 γ - 谷氨酰转肽酶(γ - CTP)、碱性磷酸酶(ALP)升高,常伴有肝大,有压痛,可提示诊断。

三、酒精性脂肪性肝病与非酒精性脂肪性肝病的鉴别

非酒精性脂肪性肝病(NAFLD)是一种无过量饮酒史,由各种原因引起的肝细胞内脂肪堆积,以肝细胞脂肪变性和脂质蓄积为主要特征的临床病理综合征,常与 ALD 难以区别(表 62 - 1)。首先,鉴别的前提是脂肪肝诊断的成立,在此基础上结合临床症状和体征。其次,抓住目前最主要的鉴别点,即有无饮酒史及具体情况,若不能明确鉴别或存在疑惑,再结合其他方面。第三,实验室检查是目前可以获得的主要辅助鉴别点,NAFLD 最常见的生化异常是转氨酶的升高,通常高于正常值上限的 1 ~ 4 倍,ALT 水平高于 AST,ALT/AST 比值通常 <1,即便是发生肝硬化时,比值也很少 >2,GGT 和 ALP 亦可升高,以 GGT 升高更为明显,其他各项指标的异常明显比 ALD 少见;ALD 根据病程的不同,可出现一系列生化指标的异常,包括白蛋白降低和凝血酶原时间延长等,一般来说,ALT/AST >2,血清糖缺陷转铁蛋白阳性,MCV 和血清免疫球蛋白水平增高,以及谷氨酸脱氢酶/鸟氨酸氨基甲酰转移酶比值 >0.6,较倾向于诊断 ALD。第四,如果能够获得病理可能会很大程度上辅助鉴别诊断,也有助于排除其他病因。最后,实在不能鉴别或者无法获取病理,可采取诊断性治疗,观察治疗效果及转归情况,辅助最终的鉴别诊断。

表 62 - 1　非酒精性脂肪性肝病与酒精性脂肪性肝病的区别

项目	非酒精性脂肪性肝病	酒精性脂肪性肝病
饮酒史	无饮酒史或酒精摄入量:男 <140 g/周,女 <70 g/周	长期饮酒史,且酒精摄入量:男 >140 g/周,女 >70 g/周
性别	女性为主	男性为主
超重或肥胖	常有	有或无
高血压、糖尿病等代谢性疾病	常有	常无
AST、ALT	以 ALT 增高为主,常见 ALT/AST >1	以 AST 增高为主,常见 AST/ALT >2
甘油三酯	常异常增高明显	异常增高或正常
空腹血糖	异常增高多见	异常增高或正常

第四节 治 疗

一、一般治疗

根据不同病理类型,ALD 总治疗原则大致相似,可分为以下几个方面:戒酒和营养支持的治疗,减轻 ALD 的严重程度;改善已存在的继发性营养不良;对症治疗 AC 及其并发症。治疗 ALD 的药物种类很多,各有一定的治疗效果,但迄今为止尚无特效药物。

二、戒酒

戒酒是 ALD 患者最重要的治疗干预,它对于防止 ALD 患者发生进一步的肝损伤、肝纤维化甚至肝癌十分重要。戒酒能显著改善各个阶段患者的组织学改变和生存率,并可减轻门静脉压力及减缓向肝硬化发展的进程。AFL 的治疗措施是戒酒,且被认为是唯一有效的治疗手段。约 5% 的 AH 患者在完全戒酒或饮酒量明显减少 1 年后,病情得到明显改善,然而如再继续过量饮酒,则可能在 1~13 年内发展为肝硬化。轻度 ALD 戒酒后,其病理表现在短期内即可明显好转,可使肝功能恢复正常或接近正常,病死率明显下降;严重的 ALD,伴有凝血酶原活动度降低和腹水时,戒酒后病情常有反复,但最终仍可缓解;在 ALD 后期,戒酒并不能终止其进展。

戒酒治疗的具体措施,包括确认患者嗜酒及酒精依赖的程度、进行心理治疗和药物辅助治疗。心理治疗通常由一般医护人员完成,包括告知其问题所在及其特性,并提供改变其行为的建议。对于较严重的患者,则需由心理医师给予认识行为和动机增强治疗。药物辅助治疗用于增加戒酒率及处理戒断综合征。

三、药物治疗

当营养治疗无效时,使用化合物和药物治疗的效果尚可的情况下还可作为戒断综合征的辅助治疗,包括水飞蓟素、还原型谷胱甘肽、美他多辛、腺苷蛋氨酸、多烯磷脂酰胆碱、硫普罗宁及甘草酸苷类等。

1. 抗氧化剂　如超氧化物歧化酶(SOD)、谷胱甘肽、维生素 E 等是存在于细胞内的自由基的清除剂,正常生理情况下能够使自由基的生成和降解维持动态平衡。在机体产生过多的活性氧或抗氧化能力较弱等病理情况下时,促氧化物与抗氧化物动态平衡失调,引起氧化应激反应导致细胞损伤。长期酗酒会导致人体内抗氧化剂的耗竭。氧化应激在酒精介导的肝毒性中是一个关键机制,抗氧化疗法有着潜在的治疗价值。临床上常用的药物有维生素 E、水飞蓟素、还原型谷胱甘肽(GSH)等。维生素 E 是临床上使用较早的抗氧化剂,脂溶性的维生素 E 可以在细胞膜上积聚,结合并清除自由基,减轻肝细胞膜及线粒体膜的脂质过氧化,从而减轻肝细胞损伤。

水飞蓟素(水飞蓟宾,益肝灵,利肝隆)作为重要的抗氧化剂,有保护细胞膜及其他生物膜的稳定性、抑制 TNF-α 的产生,降低肝脏Ⅰ型胶原、TIMP1 及 TGFβ1 的 mRNA 水平等作用。水飞蓟素还具有免疫调节及抗肝纤维化的功能,可用于 AHF、AC 的长期治疗,有临床试验显示对治疗 AC 有一定的优越性。GSH 仍然是较常用的药物之一,是人类细胞质中自然合成的一种肽,内含活性巯基(-SH)的三肽物质,由谷氨酸、半胱氨酸、甘氨酸组成,具有重要的生理功能。目前认为 ALD 的发生与乙醇过氧化过程中产生的大量自由基密切相关。GSH 对 ALD 患者的 ALT,AST,γ-GT 等转氨酶异常有良好的治疗作用,GSH 可与肝脏内的毒性代谢产物乙醛结合,防止乙醛所致的肝细胞变性、坏死以及肝纤维化等损害作用的发生,大剂量 GSH 能明显改善 ALD 的肝功能起到降酶、保肝作用。GSH 在联合治疗上也有一定效果。GSH 联合复方甘草酸苷治疗 ALD 不仅能明显抑制肝脏炎症,促进肝功能恢复,还具有明显抑制肝纤维化的功能。总的来说,与基础治疗以及其他保肝药如甘草酸二铵、葡糖醛内酯相比,GSH 可明显提高药物性肝病临床疗效、改善肝功能各指标。

2. 对抗和改善乙醇代谢的药物

（1）美他多辛胶囊：美他多辛是一种新型的对抗乙醇代谢治疗 ALD 的药物。美他多辛是吡哆醇 L－2 吡咯烷酮羧酸形成的复合物，为维生素 B_6 的衍生物。作为乙醛脱氢酶激活剂，美他多辛通过增加细胞内乙醇和乙醛脱氢酶活性而加快血浆中乙醇和乙醛的消除，减少乙醇及其代谢产物对肝脏或其他组织的毒性作用时间，可预防谷胱甘肽耗竭和脂质过氧化损害的增加，提高肝脏 ATP 浓度，加快细胞内氨基酸转运，拮抗乙醇对色氨酸吡咯酶的抑制作用，还能改变酒精引起的精神和行为异常。研究发现无论戒酒与否，美他多辛用药 6 周均能显著改善肝脏生化功能。在已有的临床研究和应用中，该药适用于急、慢性酒精中毒，ALD 及戒断综合征，其安全性高，未发现用药时有严重的不良反应发生的报道，因此该药可作为治疗急、慢性酒精中毒性疾病的一线用药。

（2）丙基硫脲嘧啶（PTU）：PTU 是一种改善乙醇代谢的药物，它的目的是改善高代谢状态减轻中央静脉周围坏死，减少肝细胞的氧耗，进而可能对 ALD 有效。多个长期疗效的观察研究提示，PTU 对重度 ALD 有一定效果，而对于轻、中度 ALD 无效，服药 1 个月可改善 ALD 临床症状，但也有一定的不良反应。

3. 保肝抗纤维化药物

（1）多烯磷脂酰胆碱：长期饮酒引起的酒精沉淀可导致生物膜上尤其是线粒体膜上的磷脂和磷酸卵磷脂的缺乏。多烯磷脂酰胆碱药物有不同程度的抗氧化、抗炎、保护肝细胞膜及细胞器等作用，它可能通过增加肝胶原降解而起抗肝纤维化作用，抑制 HSC 转变为成纤维细胞，从而抑制细胞外基质的分泌，提高胶原酶的活力，促使已形成的胶原分解。多烯磷脂酰胆碱对 ALD 患者有防止组织学恶化的趋势，临床应用可改善肝脏生化学指标，但不宜同时应用多种抗炎保肝药物，以免加重肝脏负担及因药物间相互作用而引起不良反应。其代表药物有多烯磷脂酰胆碱，为磷脂酰胆碱的高度纯化成分。通过临床和实验研究证明，多烯磷脂酰胆碱多烯磷脂酰胆碱能保持生物膜的完整性，降低脂质过氧化反应，促进肝细胞再生及改善膜流动性，抑制肝纤维化发展，有效治疗酒精性肝病。

（2）腺苷蛋氨酸：腺苷蛋氨酸又名 S－腺苷甲硫氨酸，是人体所有组织和体液中一种生理活性分子，能降低 TNF－α 水平，下调 TGF－β 的表达，抑制肝细胞凋亡和 HSC 的激活，提高细胞内腺苷蛋氨酸/S－腺苷半胱氨酸比值和肝微粒体谷胱甘肽贮量，从而阻止 ALD 的进展，延缓肝纤维化的发生。腺苷蛋氨酸也能为甲基的供体参与甲基化反应，促进谷胱甘肽的合成，起到抗氧化的作用，同时通过转硫基反应促进胆红素代谢，在肝内淤胆型的 ALD 治疗中具有重要的作用。值得注意的是，肝病患者常常合并不同程度的焦虑、抑郁等负性情绪，有学者认为腺苷蛋氨酸亦具有抗抑郁作用，可合成多种神经递质、血清素，从而改善抑郁情绪。

（3）还原性谷胱甘肽：还原性谷胱甘肽由谷氨酸、半胱氨酸组成，含有巯基，可以补充内源性谷胱甘肽的不足。谷胱甘肽具有广泛的抗氧化作用，可与酒精的代谢产物乙醛、氧自由基结合使其失活，并加速自由基的排泄，抑制或减少肝细胞膜及线粒体膜过氧化脂质体形成，从而保护肝细胞。此外，还可以通过 γ－谷氨酸循环维护肝脏的蛋白质合成。研究发现，ALD 发生与肝脏线粒体谷胱甘肽池的耗竭、肝内低氧血症、氧自由基增多等因素有关，因此，补充外源性谷胱甘肽有助于 ALD 的肝功能恢复。硫普罗宁系一种新型的含巯基甘氨酸类药物，对肝脏组织细胞具有保护作用，能够通过加快乙醇、乙醛的降解和排泄，防止甘油三酯的堆积；具有保护肝线粒体结构，改善肝功能；促进肝细胞再生，清除自由基，促进酒精性肝损害的修复，明显改善肝功能。但值得注意的是，该药可引起患者发热、皮疹及腹泻，偶可引起过敏性休克，严重者可导致死亡，因而限制其在临床上的应用。

（4）甘草酸类制剂：具有类似肾上腺皮质激素的非特异性抗炎作用而无抑制免疫功能的不良反应，可改善肝功能。代表药物为复方甘草酸苷、甘草酸二铵肠溶胶囊及异甘草酸镁注射液。有较强的抗炎、抗过敏、保护肝细胞膜及溶酶体膜结构，改善肝功能、调节免疫作用。通过临床观察，甘草酸类制剂联合谷胱甘肽治疗 ALD 可提高降酶效果，改善临床症状，不良反应少，值得进一步观察研究。

然而，值得注意的是，关于酒精性肝病的药物治疗方案的制订取决于对患者病情的正确评估。我国指南关于酒精性肝病严重程度及存活率主要提出了三种方法即 Child－Pugh 评分系统、Maddery 判别函数（DF）、MELD 分级。Maddery 判别函数被用于分析患者病情的严重程度，Maddery 判别函数即为 MDF = 4.6 × PT（S）差值 + T. Bil（mg/dl）。患者的得分大于或等于 32 时，死亡风险程度最高。有研究表明，1 个月的病死率高达30%~50%。尤其是,既有肝性脑病又DF分值升高的患者风险最高。虽然32阈值已转换成一个明确的分层,一旦患者超过这一门槛,死亡风险增高,但这并不是一定的。还有MELD>11也被用于作为患者预后差的指标。因此,对于酒精性肝病患者来说,除了常规的药物治疗如抗炎保肝类药物等外,其激素治疗是其一大亮点。目前,关于激素治疗酒精性肝病的临床试验很多,但尚无统一的标准,随机和盲法的原则也掌握的不是很恰当。有研究认为,MDF≥32的ALD患者应用激素治疗取得了明显的效果,减低了肝性脑病患者的病死率。然而,也有研究报道激素治疗ALD出现较高的真菌感染率,与对照组相比,病死率明显增加。美国指南中一项研究提出MDF>54的ALD患者使用激素治疗死亡风险增大,但这需要进一步证实。当前国内外研究者均推荐如果患者的MDF评分≥32,且无消化道出血和感染症状,可考虑应用激素,出现肝性脑病者更支持使用激素,综合国内外治疗流程其路线图如图62-1。有研究者指出,激素治疗后第7日患者的血胆红素水平低于治疗的第1天,提示患者对激素治疗有反应,预计存活率升高。如果治疗7日后如胆红素水平无改变即停止使用激素,不会导致严重的不良反应。而对严重酒精性肝硬化(如Child C级)患者可考虑肝移植治疗。

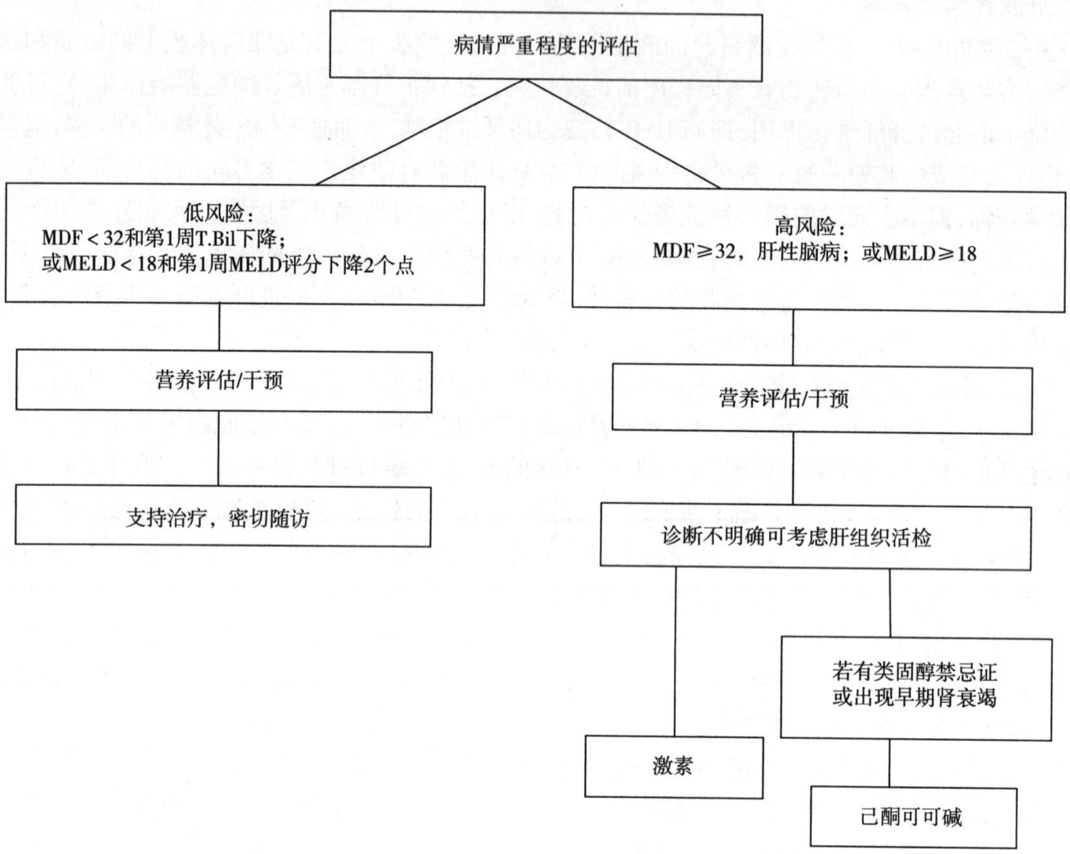

图62-1　酒精性肝病治疗路线图

（王宇明）

参考文献

[1]　贠建蔚，苌新明.酒精性肝病研究进展[J].国际消化病杂志，2012；32：44-47.
[2]　李良平.酒精性肝病诊断现状[J].实用肝脏病杂志，2014;17:9-11.
[3]　王洪岩，李鑫，徐有青.酒精性肝病发病机制研究进展[J].实用肝脏病杂志，2014;17:5-8.
[4]　中华医学会肝病学分会脂肪肝和酒精性肝病学组.酒精性肝病诊疗指南[J].中国肝脏病杂，2010;2：49-53.
[5]　Bruha R，Dvorak K，Petrtyl J. Alcoholic liver disease[J]. World J Hepatol,2012;4：81-90.

[6] Jaurigue MM, Cappell MS. Therapy for alcoholic liver disease[J]. World J Gastroenterol, 2014;20: 2143 – 2158.
[7] Rehm J, Samokhvalov AV, Shield KD. Global burden of alcoholic liver diseases[J]. J Hepatol, 2013;59:160 – 168.
[8] Penny SM. Alcoholic liver disease [J]. Radiol Technol, 2013;84:577 – 592.
[9] Liang R, Liu A, Perumpail RB, et al. Advances in alcoholic liver disease: an update on alcoholic hepatitis[J]. World J Gastroenterol, 2015;21: 11893 – 11903.

第六十三章　急性妊娠脂肪肝鉴别诊断与治疗

第一节　概　述

妊娠急性脂肪肝(acute fatty liver of pregnancy, AFLP)是一临床少见,但疾病严重的肝病综合征。其特征为多发生在初次妊娠(占45%),好发在妊娠最后3个月(妊娠晚期)即妊娠的30～36周期间或产后发病,子痫或先兆痫者占40%,其中14%为孪生妊娠妇女。近十余年来由于对AFLP认识和诊断水平的提高,治疗得当与及时,病死率由原来的80%下降至20%～30%。Pockros等统计,10年产妇AFLP的发生率为1/13328。近年有人报告为1/1～10万次分娩。

AFLP主要的和独特的肝组织学特征为小叶中央肝细胞有微泡脂肪浸润,此组织学改变与Reye综合征、牙买加人呕吐、丙戊酸(抗癫痫药)肝中毒、四环素肝中毒、中和长链乙酰CoA脱氢酶缺乏所致脂肪肝极相似。

AFLP的病因至今尚不明了,但一致认为它不是感染也不是遗传性疾病,损害特征为肝细胞有微泡脂肪浸润和线粒体异常,提出本病与脂肪代谢异常有关。在AFLP肝脂肪占肝重量的10%～20%,主要是甘油三酯和游离脂肪酸。提出本病有脂肪酸氧化、甘油三酯合成和/或脂蛋白合成和分泌损害。甘油三酯的毒性比较小,脂肪酸与线粒体功能有关,它可破坏膜影响蛋白合成。AFLP时有长链3－羟酰CoA脱氢酶(LCHAD)和短链乙酰CoA脱氢酶缺乏,引起脂肪β氧化缺陷,脂肪在肝内沉积,导致脂肪肝发生。

另有人提出AFLP与凝血病理异常有关,据妊娠兔DIC时的实验观察,在其分娩前后,因DIC使肝微循环障碍,导致肝细胞变性坏死。有报告ALFP、妊高征、合并DIC的孕妇、产妇的肝活检发现均有不同程度的肝细胞脂肪浸润,表明与共同的凝血异常病理引起的变化相关。

近年提出AFLP与先天免疫异常有关。先天性线粒体内β氧化缺陷患者出现肝微囊泡或大泡性脂肪变性。近年来的观察证实,母体病变与隐性遗传性脂肪氧化障碍有关,即缺乏长链3－羟酰CoA脱氢酶(LCHAD),胎儿LCHAD可导致孕妇肝脏脂肪积聚。还发现AFLP与HELLP(hemolysis－elevatedliverenzymes－low platelets,溶血、肝酶增高、血小板减少)综合征相关,产妇所生LCHAD缺乏的婴儿,发现LCHAD基因出现2个位点变异,即G1528C和C1132T发生突变,此可能是导致脂肪肝的主要机制。妊娠晚期如果孕妇是杂合子LCHAD缺乏型,胎儿β氧化酶缺乏可导致孕妇脂肪肝形成。近年的研究发现也证实,ROS(活性氧簇)介导线粒体凋亡是AFLP发病机制的关键。

AFLP的组织学表现,在光镜下小叶结构完整,小叶见水肿,压迫窦状隙,小叶中央肝细胞组织浸润有微泡脂滴,脂滴直径<1 μm,为AFLP的特征。上述改变见于疾病的早期和恢复期,此时常与病毒性肝炎水肿变性的肝细胞相混淆。偶尔有广泛的肝细胞质气球样变,脂肪沉积总是在小叶中央区域(3区),第1区和2区受累变化较多。脂肪染色,如红油“O”、苏丹Ⅲ、甲苯胺蓝、四氯化锇染色呈阳性,有助于诊断。组织冰冻切片时,如果用常规的组织固定,脂肪可因固定而被除去,加上脂肪变形,可使病损遗漏。进一步发展为微泡性脂滴,直径为2～21 μm,常伴有部分肝细胞胞质呈弥漫性气球样变,2/3病侧有轻度至中度肝内胆汁淤积,以小叶中央胆管为多见,亦可有明显的淤胆,包括毛细胆管内胆栓形成及急性胆管炎改变,少数病例显示胆管增生。3/4病例出现髓外造血,出现巨核细胞和幼稚细胞。病情进一步发展肝细胞出现巨大空泡。可无肝细胞坏死和细胞溶解,最多见的是单核细胞和淋巴细胞浸润,25%活检显示在小叶肝细胞间或门脉汇管区有大量淋巴细胞、浆细胞浸润,如果不进行脂肪染色,这些组织学出现与病毒性肝炎相似。肝细胞胞质凝固、核变小,出现空泡,胞体缩小至正常细胞的1/3大小,偶有嗜酸小体和有丝分裂图像。融合的中央带偶见凝固坏死。窦状隙缺乏纤维蛋白沉积,少数中央静脉炎。汇管区、中央静脉间距缩小,互相靠拢,甚至出

现管腔关闭。库普弗细胞增生,体积增大,吞噬活跃,胞质内有泡沫细胞残骸和脂褐素。

电镜下见到肝细胞水肿,胞质内含有许多小的脂肪沉积,脂肪也存于溶解体、粗面与滑面内质网和 Golgi 装置。糖原耗空,滑面内质网增殖,在 Golgi 装置脂蛋白显著缺乏,线粒体肿胀增大呈多形性,基质内有片状结晶体。Kuffer 细胞内吞噬较多脂滴,具有早期诊断及鉴别诊断意义。胆管扩张有微绒毛丧失,毛细胆管管腔有沉积物。

第二节　诊　断

凡妊娠晚期有子痫或先兆子痫的临床表现,血清 AST 中度或明显升高,又可排除病毒性肝炎时,应诊断本病。如具有上述典型表现及实验室所见,B 超或 CT 提示脂肪肝,即可确诊。

诊断要点:①妊娠 30～40 周发病。②起病急、恶心、呕吐,部分有上腹痛,出现黄疸并进行加深,可伴不同程度的高血压,易与先兆子痫混淆。③短期内出现肝、肾功能衰竭,多伴 DIC,心、脑、胰等脏器均有脂肪性变。④血清胆红素、ALT、AST、血氨、BUN 增高,尿酸明显升高,PT 延长,尿胆红素阴性。⑤影像学检查 CT 图像显示肝实质密度减弱;肝脏 B 超显示弥散的密集光点,强弱不均。

AFLP 时一般不做肝穿刺,因为重症 AFLP 时常有血液凝固障碍、血小板减少、腹水等并发症,故行肝穿刺有一定的危险。当鉴别诊断有困难时可慎重考虑行之。

凡妊娠晚期有子痫或先兆子痫的临床表现,血清 AST 中度或明显增高,又可排除病毒性肝炎时,应诊断本病。如具有上述典型表现及实验室所见,B 型超声或 CT 提示脂肪肝,即可确诊。

一、临床表现

AFLP 多见于妊娠晚期 3 个月,常在妊娠的 30～36 周发病,也可在产后发病。早期表现非特异性症状,如恶心、呕吐、上腹痛、腹部不适、易疲劳、周身不适为最常见的症状,如原有妊高征,常与其混淆而被忽视。腹痛多位于正中上腹,右上中或右下胸部。发病 1～2 周出现弥散性血管内凝血(DIC),患者可有阴道流血,甚至尿血、消化道出血。出现发热、头痛、背痛、腹泻及呕吐提示伴发胰腺炎可能,应作进一步检查。原有子痫及先兆子痫的患者有面部水肿、下肢水肿,也可出现腹水、头痛、烦渴、血压增高等。出现黄疸是一特殊表现,可为肝性黄疸也可是胆汁淤积性黄疸或两者并存。部分患者表现肌痛。5% 可见一过性多尿、烦渴类似尿崩症的表现,继而出现发热,黄疸呈进行性加深。严重呕吐可引起食管炎和食管贲门黏膜撕裂综合征(Mallory－Weiss syndrome),发生消化道出血。半数病例伴有高血压。进一步可迅速发生多脏器衰竭,以肝性脑病和肾衰竭为最主要,患者常死于肝、肾衰竭或 DIC。严重患者可并发急胰腺炎、低血糖及呼吸窘迫综合征。胎儿早产、死胎发生率明显增高。

体征较少,早期右上腹压痛可能是唯一的异常发现。肝一般触不到,如果疾病进展可出现黄疸、意识改变、水肿、腹水、高血压、蛋白尿等。水肿见于 21% 患者,比正常妊娠超过 2～4 倍。

妊娠急性脂肪肝临床特征总结在表 63－1、63－2。

表 63－1　妊娠急性脂肪肝:体征和症状

	患者数※(例)	发生率(%)
特征		
恶心、呕吐	107	84
腹痛、上腹不适	111	62
脑病	105	72
黄疸	111	98
低血糖	96	79

续表

	病人数※(例)	发生率(%)
腹水	30	5
肝外表现		
消化道出血	86	42
DIC	64	56
肾损害	70	76
胰腺炎	33	27

※ 利用作者报告的资料统计

表63－2　妊娠急性脂肪肝111例特征和表现

特征	平均数
发病开始时间	妊娠35周(26～40周)
发病率	1/13000分娩
年龄	27岁(18～38岁)
双胞胎妊娠	13%
男性胎儿	76%
复发	0/19
高血压或蛋白尿	37%
子痫前(高血压、蛋白尿、水肿)	21%

(二)实验室诊断

AFLP伴有许多异常的实验室发现:①血液学检查:血涂片含有有核红细胞,红细胞碎片。白细胞明显升高,$>10\times10^9/L$,凝血酶原时间(PT)和活化部分凝血活酶时间(APTT)延长,血小板(PLT)减少,抗凝血酶Ⅲ下降,3P试验阳性,纤维蛋白原和凝血因子Ⅴ、Ⅶ、Ⅷ下降,此与肝合成功能下降或DIC有关。②肝功能异常:血清AST轻至中度升高(常≤300 U/L),少数患者可显著增高达正常的20～30倍。ALT增高幅度相对较低,且早期即增高。AST/ALT>1,提示细胞器损害,碱性磷酸酶(ALP)轻至中度升高。血清氨和氨基酸水平升高,出现乳酸酸中毒,表明线粒体功能衰竭。血清胆红素增高,1分钟胆红素比例也可增高。③肾功能异常:早期即出现尿酸增高,与组织破坏和乳酸酸中毒,以及肾小管功能障碍,尿酸盐清除减少有关。多数患者有轻度肾功能障碍,有血浆尿素氮、肌酐及尿酸增高,后者提示肾小管功能障碍,如尿素氮低于正常提示预后不良。晚期尿素氮(BUN)及肌酐明显升高,提示肾衰竭。

(三)并发症

1. *肝功能损害*　AST及ALT均为中度升高,总胆红素明显升高,血氨升高可引起意识障碍和肝性脑病发生。

2. *肾衰竭*　AFLP患者几乎总是肝、肾衰竭并存。约60% AFLP的孕妇有肾衰竭。肌酐增高可在前驱症状或肝酶、胆红素升高之前出现。尸检发现肾微血管脂肪沉积,反映肾脏脂肪酸β氧化酶减少,导致脂肪酸代谢紊乱。晚期患者可出现急性肾小管坏死,分娩后肾衰竭可逐渐恢复。

3. *低血糖*　AFLP由于继发性肝糖原分解减少,常并发低血糖,如不及时发现和纠正可导致昏迷或死亡。也有少数患者发生胰腺炎引起高血糖。

4. *凝血功能障碍*　在症状出现前2～3周常已有血小板降低、纤维蛋白原下降、凝血酶原时间延长等凝血机制障碍,可有皮肤淤点、淤斑、齿龈出血、阴道或消化道出血、胎盘早剥,以及严重的产后出血等,并于产后几天内凝血机制可逐渐得到恢复。

第三节　鉴别诊断

容易与 AFLP 混淆的主要是急性病毒性肝炎、子痫前相关肝疾病。从病史和实验室检查有助于鉴别。AFLP 多发生于妊娠晚期的最后 3 个月即 30～36 周发病,肝活检为微泡型脂肪肝。AST 中度或明显增高,常发生 DIC。凡妊娠晚期有子痫或先兆子痫的临床表现,血清 AST 中度或明显增高,又可排除病毒性肝炎时,应诊断本病。如具有上述典型表现及实验室所见,B 型超声或 CT 提示脂肪肝,即可确诊。

一、急性病毒性肝炎

急性病毒性肝炎可在妊娠的任何时期发生,有肝炎密切接触史,肝炎血清标记阳性,血清转氨酶升高且比 AFLP 明显,而 DIC 在病毒性肝炎则不多见(表 63－3)。

表 63－3　妊娠急性脂肪肝与妊娠期急性重型肝炎的鉴别

项目	妊娠急性脂肪肝	妊娠期急性重型肝炎
起病时间	孕期 30～40 周或产后	孕期任何阶段
起病方式	突然	渐进
上腹痛	(＋)	多无
急性肾衰竭	(＋)	晚期可有
高血压	(＋)	(－)
发热	与黄疸同时发生,后期	常在黄疸之前发生
肝大	少见,无触痛	早期常肿大,有触痛
血清胆红素	大多＜171 μmol/L	＞171 μmol/L
ALT	大多＜400 U/L	＞400 U/L
白细胞增高	常见	少见
血尿酸	增高,为正常数倍	正常
血淀粉酶	可升高	正常
尿胆红素	(－)	(＋)
低血糖	常见	少见
肝炎病毒标记	(－)	(＋)
肝脏病理	肝细胞质呈微囊泡状有严重脂肪浸润、变性	肝细胞大块状坏死变性,炎症细胞浸润

二、妊娠高血压综合征(妊高征)

妊娠高血压综合征(pregnancy－induced hypertension syndrome,PIH)是妊娠特有的综合征,多发生在妊娠 20 周后至产后 48 小时之内,以高血压、水肿、蛋白尿为主要临床表现,严重时可发生抽搐、昏迷及重要脏器障碍。根据临床表现的程度不同分、中、重妊高征。肝损伤主要是肝小动脉痉挛,引起肝细胞质缺血、肿胀、坏死。无脂肪肝。可仅表现单项转氨酶升高,可有轻度黄疸;出血发生在门脉区血管,可致肝包膜下出血,形成血肿,严重者可有肝破裂、腹腔内出血,病死率极高。患者主诉右上腹痛,压痛和反跳痛明显,应考虑先兆肝破裂。

三、暴发性肝衰竭

急性妊娠脂肪肝是暴发性肝衰竭的病因之一，可引起暴发性肝衰竭的病因众多，应与引起暴发性肝衰竭的病因相鉴别，以免延误救治。暴发性肝衰竭还见于感染、药物、低血容量休克、急性心肌梗死、严重心律失常之心力衰竭、肝移植、高温、R 脑膜综合征等。由于病因不同，有各自的临床表现和不同的体征，应作一一鉴别。

四、与出血性和溶血性疾病鉴别

有许多疾病可引起出血，急性妊娠脂肪肝时因有凝血机制障碍，在症状出现前 2～3 周常已有血小板降低、纤维蛋白原下降、凝血酶原时间延长等凝血机制障碍，可有皮肤淤点、淤斑、齿龈出血、阴道或消化道出血，因此，应与其他原因是引起的弥散性血管内凝血相鉴别。此外，还应与血小板减少性紫癜、自身免疫性和药物性溶血性贫血、肿瘤溶解综合防治征等鉴别。

五、其他

四环素目前临床上已很少应用，因此由四环素引起脂肪肝的病例已很少见到。主要发生在使用大剂量四环素或有肾功能损害的患者。另外，还应与 HELLP（溶血、肝酶增高、低血小板综合征）鉴别。HELLP（haemolysis、elevated liver enzymes、lowplatelet count）是妊高征的一种特殊形式或并发症。在重度妊高征的患者中发生 HELLP 综合征的占 4%～12%，患者除有妊高征的典型症状外，常伴有全身不适、恶心、上腹痛、肝大、腹水、黄疸、出血倾向、呼吸系统窘迫以及心衰，严重病例可伴有 DIC。实验室检查：外周血涂片可见红细胞变形、破碎或呈三角形、棘形红细胞，可出现贫血、血清胆红素增高，以间接胆红素升高为主。妊娠终止后临床表现和实验室检查多能迅速恢复。

第四节　治　　疗

一、采取多科合作，成立抢救小组，分秒必争积极救治

AFLP 病情变化莫测，进展迅速，早期诊断、及时治疗是改善预后的关键，疾病可引起多脏器功能衰竭，尤其是肝、肾衰竭同时并存。同时由于凝血机制障碍引起多脏器出血，因此，应及时组织消化、肝胆外科、血液、肾内科、泌尿外科等科室成立抢救小组，根据患者具体病情，进行积极抢救。经验证明，如果救治得当，可显著改善预后。

二、对症治疗

针对各种并发症采取有效治疗措施，如使用一些保肝药物，应用广谱抗生素预防感染，应用激素保护肾小管上皮，高浓度葡萄糖治疗低血糖，以及纠正电解质紊乱等。有血凝障碍者冰冻血浆可扩充血容量、补充凝血因子、减少血小板凝集；胃出血者可用善得定（奥曲肽），待出血停止后应用质子泵抑制剂抑制胃酸分泌，保护胃黏膜；消化道、阴道或分娩时有大量失血者给予输血。出现大量腹水，可行腹腔引流，在肾衰少尿期可考虑血液透析治疗，纠正高钾血症、酸中毒，改善肾功能。

三、血浆置换

血浆置换（plasma exchange，PE）是用正常人血浆或血浆替代物取代患者体内成分异常的血浆，去除体内毒素、净化血液的方法。目前，用于肝病治疗的血浆置换基本采用非选择性膜式血浆分离器进行血浆置换术。该分离器一般由天然高分子材料或高分子聚合物物质组成，膜上具有无数小的膜孔，只允许滤过所有溶于血浆中的各种成分如激素、电解质、糖、维生素、蛋白质、免疫复合物等，血细胞、血小板等不能透过膜孔而留在膜另一侧，与等量转换液混合后输回体内。血浆转换方法简单、操作简便，置换过程中严格控制血浆

分离和补充血浆或代用品的量，保持出入平衡。可更多保留凝血因子，减少白蛋白丢失。

四、积极终止妊娠

及早终止妊娠是抢救母子的关键。目前主张一旦确诊即应积极终止妊娠，此后各脏器的病理改变有望逐渐得到恢复。近来有人主张有多脏器衰竭的患者经剖宫产后行肝移植后获救，但一般认为 AFLP 的肝损害只要产后给予适当支持治疗也可获恢复，无须肝移植。无论阴道或剖宫产分娩时均应防止出血发生，由于 AFLP 常有血凝障碍，因此剖宫产时不宜做 Pfanncenstiel 切口，此种切口剥离面广，往往发生切口愈合不佳或裂开；即使阴道分娩也应尽量避免做会阴切开。产后临床症状约数天可逐渐消失，但各脏器病理改变约需月余才能恢复，故产后仍需严密观察及进行对症支持治疗。

（池肇春　张　琪）

参考文献

[1] 池肇春. 妊娠急性脂肪肝[M]//池肇春. 实用临床肝病学. 2 版. 北京：人民军医出版社，2015：374－377.

[2] Dwivedi S, Runmei M. Retrospective study of seven cases with acute fatty liver of pregnancy[J]. ISRN Obstet Gynecol, 2013; 2013:730569.

[3] Nelson DB, Yost NP, Cunningham FG. Acute fatty liver of pregnancy: clinical outcome and expected duration of recovery[J]. Am J Obstet Gynecol, 2013; 209: 456. e1－7.

[4] Zhou G, Zhang X, Ge S. Retrospective analy of acute fatty liver of pregnancy: twenty－eight cases and discussion of anesthesia [J]. Gynecol Obstet Invest, 2013; 76: 83－89.

[5] Dey M, Reema K. Acute fatty liver of pregnancy[J]. N Am J Med Sci, 2012; 4: 611－612.

[6] Jin F, Cao M, Bai Y, et al. Therapeutic effects of plasma exange for the treatment of 39 patients with acute fatty liver pregnancy [J]. Discov Med, 2012; 13: 369－373.

[7] Hao－Feng Xiong, Jing－Yuan Liu, Li－Min Guo, et al. Acutefatty liver of pregnancy: over six months fllow－up study of twenty－five patients [J]. World J Gastroenterol, 2015; 21: 1927－1931.

第六十四章　药物性肝病鉴别诊断与治疗

第一节　概　述

药物性肝病(drug - induced liver disease,DILD)主要是指由临床治疗用药或个人以治疗、营养引起的肝细胞损伤性疾病。临床上比较常见。随着用药种类的逐渐增多,人们又常常缺乏正规的用药方法,因此由药物引起的不良反应的发生率不断升高。我国药物不良反应发生率占住院患者的10%~30%。目前可造成肝脏不同程度损害的药物多达2000余种,几乎遍及各类药物,其中许多抗生素、抗结核药物、抗真菌药、降血脂药对肝脏的毒性较大。中药一向被认为毒副作用小,使用安全,但随着中草药与中成药的广泛使用,能引起肝损害的中药不断被发现,如土三七、昆明山海棠等,已引起临床医师的高度重视。国内2013年的一份报告收集1994 - 2011年间279份中文文献共24112例药物性肝病患者,分析发现抗结核药和补充或替代药(CAMs)是DILI最常见的病因,而在欧洲、美国以NSAIDs为最常见的病因。在韩国全国性DILD前瞻性研究,发病率为12/10万人/年。草本药物27.2%、处方或非处方27.3%、保健食品或食物补充13.7%、药用植物或植物9.4%、民间疗法(folk remedies)8.6%、联合原因8.2%、中草药制剂3.2%,其他2.2%。目前,人类正暴露于6万种以上化学物质的威胁下,在我国特异质性药物肝损伤(DILI)占黄疸住院患者的2%~5%,占老年肝病的20%,占重症肝炎入院者的10%。亚临床的药源性肝病的发病率远比有症状者高,其中抗结核治疗者发生可逆性中度转氨酶升高者的比例为15%~30%,80%以上发生于用药1~7周,常用的免疫抑制剂环孢霉素A肝脏毒性的发生率为20%~40%。据统计,药物性肝损害的发生率仅次于皮肤黏膜损害和药物热。随着药物种类的增加,用药的日益增多,引起药物性肝病的发生率和病死率也在不断增加。因此加强药物性肝病的防治是一个亟须解决的临床问题。

药物在肝脏内进行代谢,通过肝细胞光面内质网上的微粒体内一系列的药物代谢酶(简称药酶,包括细胞色素P - 450,细胞色素C还原酶等)以及胞质中的辅酶Ⅱ(还原型NADPH),经过氧化、还原或水解形成相应的中间代谢产物(第Ⅰ相反应),再与葡萄糖醛酸或其他氨基酸结合(第Ⅱ相反应,即药物的生物转化),形成水溶性的最终产物,排出体外。最终代谢产物的分子量大于200的经胆系从肠道排出,其余的则经肾脏泌出。

药物引起肝脏损伤的机制可能为:①药物及其中间代谢产物对肝脏的直接毒性作用,②机体对药物的过敏反应或对药物特异质反应(idiosyncracy)生成的中间代谢产物的过敏反应。药物性肝病(简称药肝)的发病机制可通过改变肝细胞膜的物理特性(黏滞度)和化学特性(胆固醇/磷脂化)、抑制细胞膜上的K^+,Na^+ - ATP酶、干扰肝细胞的摄取过程、破坏细胞骨架功能、在胆汁中形成不可溶性的复合物等途径直接导致肝损伤,也可选择性破坏细胞成分,与关键分子共价结合,干扰特殊代谢途径或结构过程,间接引起肝损伤。

病理改变主要为肝细胞变性、坏死,肝内淤胆。此外,还包括下列少见的肝损害:①血管病变:肝窦扩张和肝性紫癜、肝静脉和门静脉阻塞(性激素);②硬化性胆管炎(肝动脉内灌注细胞毒药物如5 - 氟脱拉尿苷FUDR);③诱发肝肿瘤(性激素、达那唑)。

药肝的范畴及其影响药物主要有:①代谢性药肝:干扰肝脏胆红素摄取和排泄,多见于氯丙嗪、口服避孕药等。②急性实质性药肝:主要有肝细胞坏死,多见于对乙酰氨基酚、异烟肼等。③药物引起的脂肪肝:主要有胆汁淤积性损害和肝肉芽肿浸润,多见于异烟肼、青霉素衍生物等。④慢性实质性药肝:主要表现为慢性活动性肝炎及胆汁淤积,多见于甲基多巴、氯丙嗪等。⑤药物引起的胆管病变:表现为硬化性胆管炎,多见于氟尿嘧啶等。⑥药物引起的肝血管病变;可表现为静脉栓塞和肝窦状隙损害,多见于口服避孕药、硫唑嘌呤等。⑦肝脏肿瘤:有良性腺瘤、肝细胞癌,多见于口服避孕药、雄激素等。

药物所致的肝损害可累及肝内所有细胞并可能引起所有类型的肝损伤。临床表现和程度变化很大,一般分为急性和慢性两大类。第一次发病,肝功能异常持续半年以内的肝损伤为急性,发病两次以上或肝功能异常持续半年以上者为慢性。急性药物性肝病包括急性肝炎、肝内胆汁淤积、脂肪肝和混合病变等。慢性药物性肝病包括慢性肝炎和肝硬化、淤胆性肝损害、肝血管病变、肝良性肿瘤和恶性肿瘤等。

2015 年 3 月 18—19 日美国食品药品监督管理局(FDA)药品评价与研究中心(CDER)主办了第十五届 DILI(药物性肝损伤)专题研讨会。会议主题是如何分析和评价 DILI 信息,做出正确诊断。主要内容有:①ALT、AST、ALP 和总胆红素(TB)在 DILI 诊断中的意义;②美国胃肠病学会(ACG)指南介绍;③药物引起的严重肝脏毒性评估(eDISH)程序的发展和推广;④DILI 严重程度判断;因果关系评价量表(RUCAM 表)修正;⑥自身免疫性肝炎与 DILI;⑦药物相关免疫器官损伤;⑧新生物学标志物。

为提高我国临床医生对 DILI 的认识并开展相关科研工作,避免诊疗实践中的困惑,中华医学会肝病学分会组织国内有关专家在认真、系统总结国内外研究进展的基础上于 2015 年 10 月首次公布我国的《药物性肝损伤诊治指南》。《指南》采用 GRADE 系统对推荐意见的级别和循证医学证据的质量逐一进行评估。提出了 DILI 诊断流程图,并推荐了 DILI 的规范诊断格式,提出了治疗推荐意见。

第二节　急性药物性肝病

急性药物性肝病是指第一次发病,肝功能异常持续半年以内的肝损伤。其临床表现缺乏特异性,常有乏力、纳差、黄疸、血清转氨酶升高等表现,血清胆红素升高和凝血酶时间延长与肝损伤的严重程度密切相关。以过敏反应为主的 DILD 还可伴有发热、关节痛、淋巴结等表现。以胆汁淤积为主的 DILD 可表现出为黄疸、皮肤瘙痒和血清碱性磷酸酶、谷氨酰转肽酶的增高。临床上分以下几种类型。

一、急性肝细胞坏死型

急性肝细胞坏死型的临床表现与急性病毒性肝炎相似,若肝细胞坏死少可无明显的临床症状,而仅有肝酶增高;有的类似无黄疸型肝炎,表现乏力、纳差、上腹不适、恶心、呕吐、肝区痛或不适等;有的类似黄疸型肝炎,除出现上述症状外,出现肝性黄疸;若出现大块肝细胞坏死,则可能类似急性重型肝炎,可引起暴发性肝衰竭(fulminant hepatic failure,FHF),发病骤急,病情急转直下,一般在 10 天以内,长者 2～3 周,最短者 2～3 天,出现Ⅱ度以上脑病,能排除其他原因,如肝炎病毒感染、各种所致的肝缺血缺氧、代谢异常、麻醉及手术等原因是者称为急性重型药物性肝炎或 FHF。可引起急性肝细胞坏死的药物很多,主要由抗生素、抗结核药、抗肿瘤药、解热镇痛药等引起(表 64－1)。

表 64－1　可引起肝细胞坏死的主要药物

一、抗生素
(一)头孢菌素类
头孢呋辛(安可欣)头孢泊肟酯(博那)头孢特仑新戊酯(富山龙)头孢曲松钠(罗氏芬)头孢米诺钠(美士灵)头孢哌酮钠(舒普深)头孢克洛 头孢美唑钠(先锋美他醇)头孢地尼(全泽福)
(二)大环内酯类
阿奇霉素 克拉霉素
(三)青霉素类
哌拉西林 氨苄西林
(四)β－内酰胺类
帕尼培南(克培宁)美罗培南三水物(美平)亚胺培南(齐佩能)厄他培南(怡万之)
(五)喹诺酮类

续表

莫西沙星（拜复乐）帕珠沙星（锋珠新）加替沙星（芙蒂星）洛美沙星 左氧氟沙星 氧氟沙星 环丙沙星
（六）四环素类
盐酸米诺环素（玫满）
（七）抗真菌药
卡泊芬净（科赛斯）米卡芬净（米开民）伏立康唑（威凡）酮康唑 氟康唑
（八）抗结核药
利福霉素 利福平 异烟肼 乙胺丁醇 氨硫脲
（九）抗病毒药
齐多卡夫 替比夫定 拉米夫定 阿马卡韦（赛进）
二、抗肿瘤药
卡铂（伯尔定）索拉菲尼（多吉美）氟他胺（福至尔）曲妥珠单抗（赫赛汀）盐酸吉丁他滨（健择）阿糖胞苷 丝裂霉素 替莫唑胺（泰道）厄洛替尼（特罗凯）卡氮芥 环磷酰胺 光辉霉素 长春新碱 氟他米特 羟基脲 链脲霉素
三、麻醉药
氯仿 乙醚 氟烷 异氟醚 安氟醚
四、消化系统药
西咪替丁 法莫替丁 埃索美拉唑 美沙拉嗪（艾迪莎）鹅脱氧胆酸 双醋酚汀
五、心血管药
赖诺普利（捷赐瑞）胺碘酮 地尔硫䓬 厄贝沙坦 异搏定 烟酸
六、神经肌肉系统药
对乙酰氨基酚（斯耐普）乙酰氨基酚（必理通）坦度螺酮（希德）丙戊酸钠（德马金）拉莫三嗪（利必通）舍曲林（新亚曲灵，左洛复）阿米替林 去甲丙咪嗪 丙咪嗪 左旋多巴 克赛平 苯妥英钠 苯异英 烟肼酰胺 苯乙酰胺 溴隐亭 六羟双丙酮
七、内分泌和代谢系统药
甲巯咪唑 吉非罗齐
八、皮肤科用药
他卡丁醇（萌尔夫）依曲替酯 聚烯吡酮碘 甲氧呋豆素 鞣酸
九、放射检查用药
泛影葡胺（安其格纳芬）钆喷酸葡胺 碘普罗胺（优维显）碘番酸

（一）急性肝细胞坏死的发病机制

急性肝细胞坏死的发病机制极为复杂，首先是药物启动免疫反应，引起细胞因子及炎性介质的连锁反应，进而激发肝脏的施瓦茨曼（Schwartman reaction），终致肝细胞代谢网络紊乱，肝细胞溶解坏死。

1. *免疫反应*　药物所致肝细胞坏死，一般均与免疫损伤有关，体液及细胞免疫均参与这个过程，而以细胞免疫为主。使用药物后，如果宿主免疫亢进时，早期产生大量抗体，随门脉血流到达肝脏与药物抗原相结合，形成大量免疫复合物，沉积于肝窦，启动补体，引起局部的过敏坏死反应，导致肝细胞坏死。免疫损伤的细胞及其作用，包括细胞毒性T细胞（CTL或 $CD8^+$ 阳性细胞），抗体依赖细胞介导的细胞毒性作用（antibody－dependent cell－mediated cytotoxicity，ADCC），以及自然杀伤细胞（NK）。应用单克隆抗体免疫酶联技术，发现FHF患者有多个小叶大块肝坏死区有T淋巴细胞的弥漫性分布，其中主要是CTL（细胞毒性T淋巴细胞）细胞，介导免疫损伤。

2. *细胞因子*　免疫反应的效应细胞CTL及单核/巨噬细胞，通过自分泌或旁分泌生成细胞因子，增强免疫反应，促进免疫损伤。介导肝免疫反应的细胞因子，主要为肿瘤坏死因子（TNF）、白细胞介素－1（IL－1）

及白细胞介素-6(IL-6)。

TNF-α介导肝细胞坏死的机制:①TNF-α本是单核/巨噬细胞、星状细胞受内毒素刺激后生成的细胞因子,它又回馈地加强内毒素对效应细胞/靶细胞的作用;②TNF-α回馈刺激单核/巨噬细胞、星状细胞,使之生成与释放其他的细胞因子,如IL-1,6,8和炎性介质;③TNF-α诱导肝窦内皮细胞生成组织因子前凝血质,减少血栓素的表达,抑制纤溶,促进凝血,导致施瓦茨曼反应;④增加内皮细胞与白细胞黏附分子(ELAM-1)的表达,增强中性粒细胞、嗜酸粒细胞、嗜碱粒细胞及淋细胞与肝窦内皮细胞的黏附;⑤增强中性粒细胞、嗜酸粒细胞吞噬及杀伤细胞的作用;⑥TNF尚有毒素作用介导肝损伤。

IL-1介导肝细胞坏死的机制:①IL-1生成于单核/巨噬细胞、星状细胞,它又回馈地与这些细胞上的IL-1受体结合,促使其增殖与成熟,使之生成更多的IL-1、IL-6、IL-8、TGF等,使炎症坏死不断扩增。②辅助性T淋巴细胞在IL-1的刺激下,合成与释放T淋巴细胞生长长因子(IL-2)、肥大细胞生长因子(IL-3)、粒细胞-单核细胞生长因子(GM-CSF)、B淋巴细胞及嗜酸粒细胞生长因子(IL-5)以及IFN-α、IFN-γ等,这些年来因子分别促进CTL、B淋巴细胞及粒细胞质增殖分化,共同参与者免疫力反应,加重肝细胞免疫损伤。③IL-1能刺激血管内皮细胞合成与释放单核细胞趋化蛋白质-1(MCP-1)及血小板活化因子(PAF),它们与TNF一起,引起肝窦内皮细胞的炎症病变及凝血过程。

IL-6介导肝坏死的机制:①促进B淋巴细胞分化,使其成为能生成抗体的浆细胞,参与免疫反应;②IL-6作用于肝细胞,使其生成急性期反应蛋白(SAP),如纤维蛋白质原,后者在组织因子前凝血质的作用下,转变为纤维蛋白而沉淀。③IL-6激活辅助性T细胞,使之合成与释放IL-1,2,3,4,5,6,TNF-α、β,GM-CSF及TGF-β等,这些细胞质因子又反馈作用于辅助性T淋巴细胞,故具有生物放大镜作用。

目前认为TNF-α、IL-1、IL-6三者有协同作用,引起细胞因子的连锁反应,介导肝细胞坏死。

3.炎性介质　主要包括血小板活化因子和白三烯。血小板活化因子介导肝坏死的机制:①活化多形核粒细胞(PMN),使之积聚、脱颗粒而产生具有细胞毒的氧自由基和蛋白水解酶,直接或是间接导致肝脏氧化应激性损伤;并促进PMN与肝窦内皮细胞的黏附。②激活血小板并使其积聚,血栓素A_2生成增加,凝血过程增强,可形成微血栓及微循环障碍。

白三烯(LT)介导肝坏死的机制:①活化多形核粒细胞,促进PMN与肝窦内皮细胞的黏附,释放具有细胞毒性的氧自由基和蛋白水解酶等,以加重肝损伤。②LTD4是具有血管活性的白三烯,可使肝窦通透性增加,肝血流灌注减少,引起缺血性肝损害。

4.肝脏微循环障碍　用施瓦茨曼反应作为FHF的发病机制,可以解释FHF的一些临床现象。

5.肝细胞代谢网络紊乱　肝细胞损伤的另一途径是肝细胞膜结构的改变,膜结构一旦破坏,就引起连锁反应,构成恶性循环。其中氧自由基、谷胱甘肽、磷脂酶A_2和胞质内钙积聚代谢环节相互作用引起网络(NIKE)紊乱,被认为是肝细胞损伤的主要机制。

(二)急性肝细胞坏死的诊断

1.根据主要临床表现　患者可有急性、严重消化道症状如恶心、呕吐、厌食等,并有重度乏力及困倦,部分患者可有发热。迅速出现黄疸并急剧加重,黄疸愈明显,肝坏死愈严重,病死率也愈高。肝脏缩小,B超检查可得到证实。迅速肝性脑病,出现性格和行为改变,最后出现意识障碍,轻则嗜睡,重则半昏迷和昏迷。昏迷程度是判断预后的重要指标,昏迷愈深,病死率愈高。迅速发生和进行性加重的意识障碍,常伴有脑水肿,提示患者预后不良。由于凝血因子减少,部分患者可发生弥散性血管内凝血(DIC)引起多器官出血,如消化道出血、尿血、颅内出血等。

2.实验室诊断

(1)血生化改变:血胆红素迅速上升和明显增高,血胆红素一般在171 μmol/L以上。主要为直接胆红素增高。血清ALT、AST升高,可出现"胆酶分离"现象,提示病情严重。2008年美国Keefexca经研究建议将ALT正常值调整为男性<30 U/L,女性<19 U/L。FDA 2013 DILI指南临床试验区中基本停药原则为:①ALT/AST>8倍正常值;②ALT/AST>5倍ULN且持续2周;③ALT/AST>3倍ULN,EG >2倍ULN或国际标准化比值(INR)>1.5;④ALT/AST>3倍ULN伴有乏力、恶心、呕吐、右上腹疼痛或压痛、发热或皮疹、嗜酸粒细胞增多。2015第15届DILI会议上意大利学者Prati提出建议用"参考值"概念代替"正常值"。此外,DILI 时血清总胆固醇水平下降,胆碱酯酶活性降低,常伴有电解质紊乱和酸碱平衡失调。

(2)凝血障碍:凝血酶原时间延长,凝血酶原活动度 <40%,纤维蛋白原降低。发生 DIC 时,有血小板和凝血因子减少,继发性纤溶时 3P 试验阳性,血纤维蛋白降解产物(FDP)增高等。

3. 肝脏病理诊断　肝组织呈弥漫性大片坏死,坏死区肝细胞消失,一般无肝细胞再生现象,汇管区及坏死区可见淋巴细胞和单核细胞浸润。亚急性重型肝炎除有上述病变外,肝细胞和小胆管有程度不等的再生现象。

二、脂肪肝型

由于药物影响肝脏脂质蛋白的合成,使极低密度脂蛋白合成减少,肝脏分泌三酰甘油受阻,而至肝细胞内有大量脂肪沉积,以小叶中心最显著,同时有坏死、炎症和淤胆。服药 3 ~ 5 天后患者出现恶心、厌食、黄疸、肝大、上腹痛、尿色深等,有的可有氮质血症或胰腺炎症状。一般胆红素低于 171 μmol/L,ALT 升高明显,凝血酶原时间延长;偶有低血糖、尿少、肾功能减退、血尿素氮升高和代谢性酸中毒。

三、淤胆型肝炎型

淤胆型肝炎主要是指以肝内胆汁淤积为特征的肝脏疾病。可因发热、关节痛起病,尚有食欲减退、恶心、呕吐、厌油食、全身乏力、腹胀、肝区痛,待黄疸出现后症状迅速好转,继之转氨酶升高,随后转氨酶随病程顺利恢复正常,临床症状逐步好转,食欲增进,体力恢复。大便呈淡黄色或灰白色。肝大,一般在锁骨中线肋缘下 2 ~ 3 cm,少数可达 6 cm 以上,质地中等,边缘钝,表面光滑,部分病例可有轻度触痛或肝区叩痛;少数可有脾大,呈中等硬度。一般黄疸持续 1 ~ 3 个月,少数病例超过 4 个月以上呈慢性淤胆型。诊断主要依靠用药史、上述临床表现、实验室检查和特殊检查。

四、混合性肝病型

本型兼有肝实质和淤胆型损伤,临床上表现此两方面的症状,轻症者仅有瘙痒或肝功能异常。停用致病药后大多数患者的淤胆及肝炎均可消退,有时需经历几个月后才恢复,少数病例可转成慢性。可导致混合性或淤胆型肝炎的药物见表 64 – 2。

表 64 – 2　可引起淤胆或混合性药物性肝病的药物

一、抗生素类
新孢泊肟酯 头孢特仑新戊酯 头孢匹胺钠 头孢哌酮钠 头孢尼西钠 头孢曲松钠 头孢克洛 头孢米诺钠 头孢克肟 头孢呋辛钠 头孢美唑钠 阿奇霉素 克拉霉素 卡那霉素 阿米卡星 奈替米星 加替沙星 左氧氟沙星 环丙沙星 氧氟沙星 莫西沙星 芦氟沙星 洛米沙星 阿莫西林 哌拉西林 氨苄西林 克倍宁 亚胺培南 尼他培南 盐酸米诺环素 卡泊
芬净 米卡芬净 伏立康唑 酮康唑 氟康唑 两性霉素 伊曲康唑(斯皮仁诺)利福霉素 利福平 异烟肼 乙胺丁醇 氨硫脲 替比夫定 拉米夫定 阿巴卡韦(赛进)磺胺二甲基异嘧唑
二、抗肿瘤药
甲磺酸伊马替尼(格列卫)盐酸托泊替康(和美新)伊立替康(开普拓)培美曲塞二钠(力比泰)盐酸尼莫司汀(宁得朗)伊达比星(善唯达)紫杉醇 盐酸甲地孕酮 卡氮芥 他莫昔芬(特莱芬)环磷酰胺 光辉霉素 长春新碱 氟他米特 羟基脲 链脲霉素
三、麻醉药
氟烷 甲氧氟烷 安氟醚 七氟烷
四、消化系统药
马来酸伊索拉定(盖世龙)奥美拉唑 泮托拉唑 雷贝拉唑
五、心血管药
盐酸贝那普利(洛丁新)雷米普利 (瑞素坦)美托洛尔(倍他洛克)非洛地平(波依定)尼卡地平(佩尔)贝尼地平(可力洛)咪达普利(达爽)缬沙坦(代文)

续表

六、止血、抗凝剂和治疗贫血、白细胞减少药
氢氯格雷(波立维)贝前列素钠(德纳)西洛他唑(培达)重组人粒细胞刺激因子 重组人粒细胞巨噬细胞刺激因子 重组人促红细胞生成素(济脉欣)
七、神经肌肉系统药
乙酰氨基酚(必理通)布洛芬(芬必得)双氯芬酸钾(扶他林)洛索洛芬钠(乐松)酮洛芬(琪和)萘丁美酮(瑞力芬)坦度螺酮(希德)奥氮平 齐拉西酮(卓乐定)卡马西平(得理多)丙戊酸钠(德巴金)拉莫三嗪(利必通)奥卡西平(曲莱)马普替林(路滴美)帕罗西汀(寒乐特)雷莫司琼(奈西亚)阿米替林 去甲丙咪嗪 丙咪嗪 左旋多巴 克赛平 苯妥英钠 苯乙酰胺
八、内分泌和代谢系统药
格列齐特(达美康) 氟伐他汀(来适可)阿托伐他汀(立普妥)普伐他汀(美百乐镇)辛伐他汀(舒降之)
十、抗过敏和免疫系统药
重组人干扰素 β(利比)干扰素 α－2a 重组干扰素 α－2b 咪唑立宾(布累迪宁)西罗莫司(雷帕鸣)他克莫司(普乐可定)环孢素(田可,新山地明)

五、急性药物性肝病诊断标准

20 世纪 90 年代早期,Danan 和 Benichou 在国际共识性会议上提出了 RUCAM(罗素优克福因果关系评估方法)评分系统,此系统具有较高的可靠性、可重复性以及特异性,现多数沿用至今。2004 年日本学者提出,在 Danan 方案基础上增加药物淋巴细胞细胞刺激试验,其方法不分离外周血单核细胞,暴露于某种药物,用 3H－TdR 检测淋巴细胞细胞增殖情况,并根据这一客观指标提出另一临床量表,有更高的诊断诊断敏感性,但目前尚缺乏大样本量的临床数据的证实。

中华医学会消化病学分会肝胆病协作组提出 DILD 诊断标准:①有与药物引起肝病发病规律相一致的潜伏期,用药 1～4 周出现肝功能损害的征象;②有停药后异常肝脏指标迅速恢复的临床过程;③必须排除其他病因或疾病所致的肝损伤;④再次用药反应阳性。符合以上诊断标准的①＋②＋③,或前 3 项中有 2 项符合,加上第④项均可确诊为药物性肝病。

疑似病例:①用药与肝病之间存在合理流动的时序关系,但同时期存在可能性导致肝损伤的其他病因或疾病状态;②用药与发生肝损伤的时序关系评价没有达到相关性评价的提示水平,但也没有导致肝损伤的其他或临床病因或临床证据。对于疑似病例,应采用国际共识意见的 RUCAM 评分系统进行了量化评估。

第三节　慢性药物性肝病

一、慢性药物性肝炎的临床表现

慢性药物性肝炎一般由急性药物性肝炎演变而来,通常是指急性药物性肝炎症状持续不消失,伴有肝功能生化异常,或黄疸持续不退达 3 个月以上者。但也有一部分患者并无急性经过,一开始即呈慢性经过,此类患者多见于长期用药而药量较小的患者。通常起病后开始无症状或症状轻微,肝功能改变也常不明显,不易引起患者和医师的重视,而继续使用该药,或者是急性发病后未完全恢复,而再次用该致病药所致。患者表现慢性肝病症状,如乏力、食欲不振、腹胀不适、消化不良或腹泻、肝区不适或隐隐作痛,黄疸为肝性黄疸,血清直接与间接胆红素均增高,如为胆汁淤积性肝炎则以血清直接胆红素增高为主,呈现胆汁淤积的症状。轻型症患者可无明显肝病症状,而仅有肝功能异常改变,此类患者预后较好。重症患者或慢加急性肝衰竭(ACLF)预后不良,病死率高。多见于原有器质性疾病、老年患者,或有脂肪肝、慢性乙型肝炎、肝硬化或肝纤维化并存的患者。慢性药物性肝炎也可在慢性肝炎的基础上演变成肝硬化甚至肝细胞癌。

查体发现肝病面容,可有肝掌和蜘蛛痣,巩膜和皮肤黄染,肝大,可有压痛,边缘钝,中等韧或偏硬,脾常肿大。可有肝外表现，如出血倾向、关节炎痛、皮肤黏膜病变等。

可引起慢性药物性肝炎的药物很多，凡可引起急性药物性肝炎的药物都有可能引起慢性药物性肝炎（参见表64－1，64－2）。

二、慢性药物性肝炎的诊断

对临床上出现原因不明肝功能异常，表现乏力、纳差、肝区痛或不适，又有明确的服药史，是诊断药物性肝炎的重要依据。

1. 服药史　详细询问病史，要特别注意投药剂量、给药时间和症状出现时间的关系。要注意把药物反应与原有疾病引起的肝脏病变相鉴别。若患者肝脏改变是由所用药物引起的，则其表现应与可疑药物通常引起的表现相符合。患者往往否认服用任何有害药物，忽视了一些普通的或无毒性作用的药物，而正是这些药物如阿司匹林、口服避孕药和其他止痛药等，却可能是真正的病因。老年人记忆力差，服用的药物又较多，可靠的办法是参考以往的病历记录。除首先考虑在肝损害发病前近期内使用的药物外，也应注意到有些药物在停用后仍能使肝脏损害继续进展，对不典型病例要注意与其他肝脏疾病相鉴别，需特别注意与病毒性肝炎相鉴别。

2. 筛选最可能性的致病药　根据各种药物在体内代谢过程、毒副作用等，结合临床经验受损肝的病变类型、轻重程度不同等，综合评估出最可能的致病药物。药物引起的肝病类型或表现，虽非特异，但可有一定的规律，如发病时间的差异、临床和生化表现、有免疫过敏性或表现等，当患者的临床表现与某已知药物肝损害相符时，便高度提示该药为最可能的致病原。对被疑及的药物应立即停用，有时停药后肝受损可迅速得到逆转，这也可作为病因诊断的参考证据。

3. 排除其他病因　能损害肝脏、引起黄疸的病因很多，除药物外有许多隐匿的病因应予除外，如患者长期酗酒，应从病史中仔细查询，也从体征上发现线索。要确诊药源性黄疸需排除其他可能引起的肝功能损害因素。有急性肝炎表现的患者需进行甲、乙、丙、丁、戊型等肝炎病毒检查，以排除肝炎病毒引起的急性肝损害。应根据患者的具体病情进行B超、MRCP以及胆道造影检查，以便排除结石、肿瘤或其他原因引起的胆道梗阻性胆汁淤积。此外，还要仔细询问患者的工作环境以及有无接触化学毒物、重金属史，并进行有关的实验室检查，以便排除其他化学毒物引起的中毒性肝炎。

4. 停药性诊断　对于怀疑某种药物引起的肝损害，而又无直接证据者，可采用停药性诊断，如果停药后与药源性肝病有关的临床症状明显改善、肝功能有明显好转的趋势，则可考虑为此药引起的急性肝损害。疾病症状的消除时间取决于肝病的类型，药源性急性肝炎在停用有关药后1周左右症状即可消失，药源性胆汁淤积在停用有关药物后数月肝功能才能恢复正常。药物诱发的肝细胞性黄疸常在停药后1个月内消退，若该药引发了自身免疫性肝炎，则淤胆性肝炎常在停药后消退，但完全恢复需经历数月之久。

5. 再激发试验　再激发试验阳性是指停止使用某种药源性药物后，药物反应明显减轻，再给予同等剂量的该药后，又引发同样的药物反应。但再激发试验有一定的危险性，特别是对于可引起过敏反应的药物，即使很小剂量都有引起严重后果的可能，因此，临床上应尽量避免使用再激发试验。

三、慢性肝内胆汁淤积

由药物引起慢性肝内胆汁淤积并不常见。目前已知有众多的药物可引起慢性肝内胆汁淤积，其中以抗生素、抗肿瘤药、内分泌与代谢药、心血管药、神经－肌肉系统药物引起者占绝大多数（表64－2）。

慢性肝内胆汁淤积主要表现为黄疸（主要为结合胆红素增高）、皮肤瘙痒、黄瘤（皮肤脂质沉着形成）、吸收不良引起营养不良。由于食物内营养成分吸收障碍，体重明显减轻。蛋白质吸收不良出现全身低蛋白血症和全身水肿，维生素D与钙吸收不良可引起低钙血症和骨软化等。

实验室检查，结合胆红素增高超过60%、血清总脂、胆固醇、三酰甘油、β球蛋白增高和服药史有重要诊断价值。

四、药物性脂肪肝

几乎所有的药物均可引起高三酰甘油血症，导致脂肪肝发生。可引起药物性脂肪性肝病的药物有降脂药、抗生素、抗结核药、类固醇激素、雌性激素、非甾体类消炎镇痛剂、胺碘酮、抗癌药、降血糖药、抗精神病药、抗甲亢药、降压药、质子泵抑制剂等。所有药物引起肝毒性的发病机制相同。其机制为:①药物的直接肝损伤,为可预测者;②免疫或过敏特异质机制损伤;③代谢特异质机制损伤;④氧化应激损伤。对上述机制均起作用。新近认为,宿主体内的炎症反应可能激发特异性药物性肝病发生。

药物性脂肪肝病理学特征主要为3带肝细胞脂肪变、气球样肝细胞和Mllory小体。3带肝细胞周围和小静脉周围纤维化,有或无桥状坏死,小叶可有炎性细胞浸润。肝细胞脂肪变性,且为大泡和小泡混合性。

一般预后较好,很少发生肝硬化或肝癌,如能停药并适当给予护肝治疗,绝大多数患者可望得到恢复。

五、肝硬化

药物性肝硬化通常由慢性药物性肝炎演变而来,慢性肝内胆汁淤积、长期持续性黄疸可导致胆汁性肝硬化发生。药物性脂肪肝也可以引起肝硬化。

药物所致肝硬化,大多是由毒性型(可预测型)肝损害所致。此型可在动物身上复制,病变以肝小叶特定部位的肝细胞坏死为特征,病变的程度与给药剂量有关。但也有一部分肝硬化是由特异质型(非预测型)肝损伤所致,如见于慢性胆汁淤积所致的胆汁性肝硬化。此型病变更为广泛,可累及多个器官,肝脏病变以肝细胞坏死和胆汁淤积为主,常伴有显著的炎症反应,组织学上与自身免疫性肝炎相似,是药物直接对肝细胞免疫反应所引起。

药物诱发肝硬化的药物见于长期应用甲氨蝶呤(MTX)、无机砷剂、门冬酰氨酶、重氮丝氨酸、氮胞嘧啶、博来霉素、马利兰、阿司匹林、异烟肼、甲基多巴、氨甲磺胺己脲、烟酸、丙基硫氧嘧啶、戊丙酸、氟烷等。药物性慢性重型肺炎或亚急性重型肝炎引起大结节性或坏死后肝硬化。

药物性脂肪肝导致肝硬化有如下几个特征:①有明确用药史。②低蛋白血症较轻,因此出现腹水、下肢水肿也较轻,造成顽固性腹水者也较少见。③肝内胆汁淤积多见。多表现为小胆管、毛细胆管阻塞,引起胆汁流出受阻所致。④门脉高压表现。研究指出,脂肪肝本身可影响门脉高压。

六、血管性肝病

药物诱发的肝血管损害,布及肝脏血管系统的不同水平面,可累及肝动脉主干、肝小静脉或血窦等,也可累及门静脉系统或肝动脉。这些血管病变在临床上除肝静脉、门静脉或肝动脉可引起特异症状外,大多数血管病变无特异性征象,因此很难做出诊断,往往通过血管造影或肝活检做出诊断。可引起血管性肝病的药物见表64－3。

表64－3　可引起血管性肝病的药物

门静脉及其主要分支病变
口服避孕药 砷制剂
肝动脉及其病变
口服避孕药 甲基苯异丙胺
肝窦周围纤维化
维生素A 硫唑嘌呤 6－巯嘌呤 甲氨蝶呤 砷剂 二氧化钍 乌拉坦
肝窦扩张
口服避孕药 硫唑嘌呤 鹅脱氧胆酸
紫癜肝
雄性激素 硫唑嘌呤 砷制剂 二氧化钍 口服避孕药 皮质激素 甲羟孕酮 氯乙烯 三苯氧胺
小肝静脉阻塞
硫唑嘌呤6－巯鸟嘌呤6－巯嘌呤 四胺咪唑胺 丝裂霉素 阿霉素 长春新碱 吡咯烷生物碱 卡氮芥 维生素E 黄体酮 半胱氨酸
大肝静脉阻塞
6－巯嘌呤 氮烯咪胺 阿霉素 长春新碱 环磷酰胺

1. *肝紫癜病*　可由长期服用激素、抗肿瘤药及口服避孕药引起。其发病机制可能是药物对肝窦内皮细胞的损伤，网状支架塌陷、肝脏与中央静脉交界处阻塞，导致肝窦扩张成囊性变，它可能为肝结节增生的前身。病理切片可见散在、大小不等、充满血液的囊性空腔。通常直径为2～3 mm，最大可达4～5 cm。镜检见广泛的肝血窦或中央静脉沟通。肝窦壁的内皮细胞、星状细胞增生，Disse腔呈不规则扩张。

临床上肝紫癜病可无症状或仅有肝大，常出现肝酶增高和胆红素增高，严重的并发症有肝血性囊肿破裂致腹腔内出血和肝肾衰竭。

2. *Budd－Chiari综合征*(B－CS)　由药物所致者临床上并不多见。见于长期口服避孕药、抗肿瘤药如柔红霉素、长春新碱、环磷酰胺、多柔比星等的患者，造成肝静脉阻塞或栓塞，而长期肝静脉血液回流障碍可引起门脉高压症，肝多肿大明显，脾轻度肿大，肝功能损害轻，腹水蛋白含量高，上腹壁或胸壁静脉曲张血流方向均朝向下方。通过肝静脉造影、B超和CT可做出诊断。

3. *肝小静脉闭塞症*(veno－occlusive dissease of the liver，VOD)　是指小叶中央静脉和小叶下静脉损害导致管腔狭窄或闭塞而产生的肝内窦后性门脉高压症。临床上急性期出现肝大、黄疸和腹水，轻症者可康复，部分转入亚急性期，重症者多死于多脏器功能衰竭，少数发展为充血性肝硬化，出现门脉高压症状。VOD的临床表现与B－CS相似。急性期多突然起病，表现上腹痛、腹胀，迅速出现腹水、恶心、呕吐、腹泻及发热等，多有肝功能损害和黄疸。亚急性期以肝大和腹水为主要表现，可时轻时重或急性发展，病程可达数月以上。肝功能损害也时重时轻。慢性期肝逐渐缩小，脾大日趋明显，腹水相对稳定，少数患者出现

食管静脉曲张破裂出血、肝性脑病和肝肾综合征等。国际上有2个诊断标准可供参考：

(1)包尔的摩标准：总胆红素≥34 μmol/L，伴有3周内出现以下任何2项以上表现者：①肝大伴右上腹痛；②腹水；③比基础体重增加5%以上。

(2)西雅图标准：至少发生以下2项：①总胆红素≥34 μmol/L；②肝大；③右上腹或肝区痛；④比基础体重增加10%以上。

第四节　药物性肝病影像诊断

一、超声诊断

迄今的观察与研究阐明，糖尿病治疗药、抗肿瘤药、抗痛风药、抗精神失常药和抗癫痫药、降血压药、抗微生物药、抗风湿药、止痛和麻醉药、抗结核药和解热药、抗甲状腺药、激素类药、避孕药、保健食品、减肥药、民间验方以及传统草药方剂等，均有诱发药物性肝病的相当概率。近年以来，特别强调草药所致肝损伤。有报告传统草药位居众药之冠，占37.7%。国内16家医院多中心调查(2000—2005)急性药物中毒性肝损伤1 142例(含重症76例，死亡17例)中，因草药及其成药而引起者占21.5%，相当于抗结核药物(21.2%)。解放军三〇二医院报道确诊的药物性肝损伤100例中，草药类所致者占24%，居各药之首。上海对草药和相关保健品食品引起药物性肝病的研究表明，减肥保健品占30.5%，肝病药占6.1%；病型中肝细胞损伤型占36.5%，胆汁淤积型占39.02%。由于传统草药及其方剂属于“非处方药”，便于自行购服而极易造成检诊遗漏；尤其是广大非医药专业群体几乎普遍片面误认“自然”源药物安全有效而忽视其潜在毒性。这一点，必须引起重视。

(一)药物性急性肝炎、重型肝炎和胆汁淤积B超诊断

急性肝炎，是用药后除“肝脏适应”而外的最多发的药物性肝病。从肝炎样反应直至急性、亚急性重型肝炎和病程持续或长或短、症状表现轻重不一的胆汁淤积，其临床病理特征反应复杂而且可能瞬息变化。需要指出，急性药物性肝病不乏出现亚急性肝脏衰竭病例。解放军三〇二医院总结2002—2007年间1977例肝衰竭患者，其亚急肝衰31.53%病因是药物所致。

1. *二维超声指标*

(1)急性黄疸型肝炎：普通型轻、中度病例的声像几无特征性表现，但其超声检查特具重型化预测意义。

中度以上急性病例常有胆囊内腔“虚脱”和(或)壁肥厚改变,反映急性峰期肝内胆汁生成顿减而使胆囊处于萎缩状态。同时由于一过性门静脉高压致使胆囊静脉压也增高,遂使胆囊壁出现水肿增厚。这一胆囊声像改变随病情缓解而迅速消除,旋即恢复正常。但若出现下述重型肝炎的任何声像改变,均须警惕进展为临床重型即出现肝脏衰竭的可能。

(2)重型肝炎:急性(暴发性肝坏死)和亚急性(亚急性肝衰竭)重型肝炎的声像表现包括:①肝脏萎缩变形:表面呈现微细不整,反映萎缩肝的颗粒状改变和皱缩表现。此改变演化迅速,说明了肝坏死的速度与程度。②肝实质不规则回声:系散在性大块坏死与残存肝组织混在的反映,提示广泛的坏死脱落、出血和肝窦塌陷,可呈现为网状、斑状或颗粒状、地图样或虫蛀样肝声像。③肝内门静脉密集、移位、扭曲和腔径改变:表明肝大块坏死所致支架塌陷,如出现得早或表现重而不见恢复,则意味预后不良。④胆囊虚脱、壁肥厚:早期较快显现改善并转现轻度肿大者,提示预后良好。⑤腹水:少量时,出现于肝前和膀胱上三角区。如进一步增加,可在侧卧位时于低位一侧腹腔探及。大量腹水病例,于卧位体态立可清晰测到。

(3)胆汁淤积:淤胆型肝炎的基本声像表现类同急性黄疸型肝炎,唯肝脏实质回声因淤胆而呈增强。由于解剖学关系,肝脏各部的生物物理学相差而自有不尽相同的回声表现,可显示回声水平不一的斑驳状声像。又因胆汁淤积性小胆管损伤病理改变,肝内管道结构壁回声表现相应提高,呈示短小线状强回声弥漫散布,有若“繁星当空”之观。本病的淤胆虽属“肝内梗阻性黄疸”,但其生化学上多仍难同肝外(外科)梗阻性黄疸进行区分,但在声像图上却是辨别甚易。因后者必有肝内、外胆管扩张,故在病期稍长和病变不太明确的此类病例,其超声检查常可起到决定性的鉴别作用。

2. *彩色多普勒超声指标* 可见门静脉流量增加,门/肝比值增高。倘在伴随病程经过中出现门静脉流量减少,门和(或)肝静脉压亢进,即表明因肝细胞坏死与肿大已造成肝窦损害而发生了小血栓或出血。测定肝动脉血流,开创了急性肝衰的肝血循环动态分析及其预后预测技术。于空腹安静时测定与门静脉右前支并行的肝动脉收缩期最高流速(Vmax)、舒张期最低流速(Vmin)和阻力指数(RI = Vmax - Vmin/Vmax)发现:急性重型肝炎与普通型急性肝炎相比较, Vmax 与 Vmin 明显降低并显 RI 增高;如急性期 RI > 0.70,则须警惕暴发重型化而立发生肝衰竭。另又证实,门静脉流速减慢与病情严重程度相关。

(二)药物性脂肪肝 B 超诊断

1. *二维超声指标* ①肝外形:全肝大,前后径尤著。包膜光滑,下角圆钝:右下角 >75°,左下角 >60°。②肝实质:呈弥漫性云雾状增辉而现晶亮,但随深度的增加回声密度明显下降而亮度减低。肝膈背面区域回声尤为暗淡,横膈线显示不清。由浅而深的梯度衰减增重是最大特征。少数不均匀性或称部分性脂肪肝是肝细胞内脂肪小滴病变局限于肝的一叶或数叶者,其病变肝叶回声增加而相对未被浸润的肝叶仍保回声正常,二者间通呈直线状清晰分界。肝细胞内脂肪小滴病变呈索条状屈曲分布者,呈全肝各种明暗不规则的粗花纹声像图形。③肝内管道:较粗管道亦呈显示模糊,管壁多不可清晰识别,故而内径难以准确测定。

2. *彩色多普勒超声指标* 此较二维声像衰减更为显著。尽管穿行于脂肪浸润区内的血管走行一般仍循正常分布,血管形态与流速曲线亦不致发生异常表现,但由于脂肪肝所致声衰减大而不易清晰显示。在轻度病变中,可显示门静脉主干及一级分支中的血流,肝静脉则间断显现;在中度病变中,仅模糊隐现门静脉主干内的血流色彩,肝静脉中多无显示;在重度病变中,则无血流彩色显现。

3. *超声造影指标* 此检查可大大提升脂肪肝背景下肝局灶性病变的诊断率,其准确性、敏感性和特异性均可达至90%以上。

(三)慢性药物性肝炎、肝纤维化和肝硬化 B 超诊断

一切能以导致急性肝炎、胆汁淤积和自身免疫性肝炎的化学制品药物以及传统草药方剂,均有一定概率构成慢性肝炎,以至继续演进为肝纤维化、肝硬化。

1. *二维超声指标* 病变导致实质声学界面增多而且杂乱、声阻抗差异性增大,故声像表现为肝回声点状、线状和网状增强、增粗,不均匀,表面回声不平整以及边缘变钝。此外,又有伴随和继发胆囊、脾脏和门静脉系统等病理生理学改变的非特异性声像表现。

最近有学者提出根据肝脏声像图对纤维化程度的评分方案(表 64 -4),此或可有粗略量化意义。又有利用声像直方图分析肝纤维化严重程度的报道,认为超声测定的肝 - 肾灰阶比值(声像图导入计算机后,利用 Photoshop 软件定制直方图取材范围，测量肝近程、中程、远程灰阶值及右肾皮质阶值；将肝实质与自身肾皮质的灰阶比作为诊断肝纤维化的指标）较少受患者个体透声状况等因素的影响，因可作为临床无创伤诊断肝纤维化并评价其程度以及观察疗效的新指标。

表 64－4　肝脏 B 超对肝纤维化程度评分方案*

指标	1 分	2 分	3 分
肝脏被膜	光滑	水波纹	锯齿状
背向散射	中等回声	弱回声	高回声
实质回声	正常	密集	增粗
光点分布	均匀	局部不均匀	不均匀
血管走行	清晰	模糊	不清晰

* 依超声积分与病理学对比分析，纤维化的超声积分分界线为 9.85 ±2.11

早有实验证明，7.5 MHz 高频超声探头对肝表面不规则的检出率较 3.75 MHz 普通探头可明显提高，能由 83% 提升至 96%。有报道，应用高频探头扫查结合定量软件的有效放大和精确测量的功能，使肝包膜形态显示更加清晰，并将厚度测值精确到 0.01 mm；揭示其厚度与肝纤维化分期具有相关性，且在 S1 与 S2 期也有差异（$P<0.01, 0.05$），因而有助于肝纤维化的早期发现。

2. *彩色多普勒超声指标*　门静脉内径（Dpv）、门静脉血流速度（Vpv）、脾静脉内径（Dsv）、脾静脉血流速度（Vsv）及肝静脉频谱变化与肝纤维化发展的阶段性一致。有报道肝门静脉充血指数、门静脉直径/时间平均流速和肝动脉与门静脉的时间平均流速之比，在区分慢性肝炎和早期代偿期肝硬化上有较好的灵敏性和特异性。还有定量分析，肝静脉血流最大正向血流速度（Vs）与最大逆向血流速度（Va）之和（⊿V）表明，⊿V在 S0～S3 期之间差异无显著性意义，唯各与 S4 期之间的差异具有统计学意义。又有报道利用脉冲多普勒超声评估肝纤维化患者肝静脉频谱波形，发现随纤维化程度加重而肝静脉频谱形Ⅰ型（HV1）和Ⅱ型（HV2）明显增多，且组间差异显著。

3. *超声造影指标*　此检测技术可间接反映肝纤维化的程度。最近有报道使用超声造影剂 SonoVue（一种由六氟化硫微气泡组成的血池型示踪剂）进行检测肝纤维化，其肝内微循环血流动力学的改变主要表现为肝内循环时间缩短，即造影剂微泡（平均直径 2.5 μm）经肝动脉（HA）、门静脉（PV）及肝实质（PA）到达肝静脉（HV）的时间均逐渐缩短。研究结果显示，反映造影剂在肝内通过时间（TT）的参数 HA－HVTT、PV－HVTT 和 PA－HVTT 与肝纤维化程度间呈负相关，亦即随着肝纤维化程度的加重，上述 3 项指标均逐渐缩短，其中 HA－AVTT 和 PA－HVTT 在轻（S0－1）、中（S2－3）、重（S4）3 组之间差异具有统计学意义；PA－HVTT 在轻度与中度，轻度与重度组间差异有统计学意义，表明超声造影定量参数 HA－HVTT、PV－HVTT 和 PA－HVTT 可以较好地评价肝纤维化程度。

4. *纤维化扫描指标*　纤维化扫描（FibroScan）或称瞬时弹性检查是最近新兴拓展的测量肝脏硬度之非侵入性超声弹性成像诊断技术，它以超声剪切波在肝组织内的传播速度（组织硬度越高，波的速度越快）来确定肝纤维化和肝硬化的程度。临床实验证明，非常适用于诊断肝纤维化和肝硬化。国内外已有一些关于丙型与乙型肝炎肝纤维化的检测研究，台湾省学者研究认为单独应用此一肝脏硬度检测即可准确诊断肝纤维化（cut－off 值在 F≥1 为 6 kPa，阳性预测值为 91%），并可排除肝硬化（12 kPa，阴性预测值为 94%）。还有发现，本检测技术对广义药物性肝病之一酒精性肝病的诊断效果最好。其纤维化分期的 cut－off 值：F≥1 为 5.9 kPa，F≥2 为 7.8 kPa，F≥3 为 11.0 kPa，F＝4 为 19.5 kPa，ROC 曲线下面积分别为 0.84，0.91，0.90，0.92。

5. *肝硬化 B 超诊断*　肝硬化是超声诊断的主要适应证之一。根据肝脏外形不规整、表面凸凹不平，实质呈结节样、门静脉内径增宽和脾脏增大等声像，基本可以诊断。

（1）二维超声指标：

①肝外形:早期轻度肝硬化可无明显改变。进展至中至重度病例表现为左、右肝叶大小不对称,多现左大而右小,或亦可两叶均增大;特重度者则呈全肝萎缩并伴腹水。又常表现尾状叶肿大,与右叶横径比 > 0.65,与左叶前后径比 >0.50。

②肝表面:常呈凸凹不平,作细粒状、锯齿状,小结节状乃至大结节(径 >3 mm)状隆起改变而表现为断线样声像。此可代表肝硬化的轻重程度,出现肝前腹水时更易清晰观察。

③肝实质:回声粗糙、增辉,出现粗点状、短线状至网状或结节状改变。结节多呈强回声型,其周边毛糙或作细突状;但外形较规整且具包膜的结节可呈均匀低回声。左叶膈面在心脏舒缩运动时其曲度不显变化。部分病例可见肝硬化结节的形成。

④肝内管道:肝静脉变化最早显现,内径变细,行程迂曲,甚者可见到完整的静脉段消失。门静脉肝内段于肝硬化早期多无改变,进而出现扩张,尤多见于其左支及矢状段,最后也可呈为一无壁的管状无回声;但肝外段常扩张,内径 >14 mm。肝动脉分支较之健常人易于显示,系门静脉高压后的代偿性改变。肝管变化不为明显。

⑤脾脏及其他器官:脾脏体积增大,增厚尤著;长径亦延,于吸气态左肋下可探及。脾静脉内径可增宽, >10 mm。肠系膜上静脉亦可扩张, >7.5 mm。肝硬化失代偿病例可出现腹水。胆囊壁增厚, >5 mm,常呈双层征。

(2)彩色多普勒超声指标:

①门静脉:清晰显示,内径增宽,血流量增大,血流速度降低,尤在 Child C 级病例为然。有报道 PVV max13.6 ±4.9 cm/s,而在慢性肝炎为 38.2 ±5.5 cm/s(P =0.019)。偶可出现反向色彩和双向血流。

②肝静脉:因变细、扭曲、僵硬,甚至闭塞而间断显示,作点状色彩。

③肝动脉:较易显示,呈细小彩色支。HAVmax 升高(同上报道为 59.1 ±28.7 cm/s,对照健常者为 47.2 ±23.1 cm/s,P =0.031)。

(3)超声造影指标:此对早期肝硬化的超声诊断具重要意义,大有实用价值。最近有报道,实验上肝动脉渡越时间(HAVTT)明显缩短(造模前、后分别为 6.65 ±1.00 s、4.06 ±0.75 s,P <0.01);检测证明造影剂通过肝静脉时间于早期肝硬化时明显缩短,HVATT 为 7.5 ±2.1 s,而较健常组及肝纤维化组的分别为 13.0 ±2.2 s 及 11.8 ±2.7 s 差异显著(P <0.01),因可资为评估指标。

(4)纤维化扫描指标:以此技术手段诊断慢性肝炎患者肝硬化的精确度极高,cut - off 值在 10.3 ~ 17.3 kPa之间。在临床指征或生物化学检测阴性的肝硬化患者中,其诊断比例可达70%,此值比其他检测手段皆显高。同时,本检测技术又可用以预测肝硬化并发症,包括门静脉高压、静脉曲张出血、腹水和肝衰竭等,其阴性预测值均可达到90%以上,灵敏性和特异性也较高。肝硬化时根据肝脏外形不规整、表面凹凸不平,实质呈结节样、门静脉内径增宽和脾脏增大等声像,基本可以诊断。

(四)肝血管病变 B 超诊断

口服避孕药、抗白血病及肿瘤药、激素类制剂和楝子油、吡咯双烷生物碱,甚至某些药茶均可偶致肝血管病变。

1. 肝小静脉闭塞及肝静脉血栓形成　某些植物(如狗舌草)、化学药剂(如乌拉坦、硫唑嘌呤、阿糖胞苷、氮芥等)和肝区放疗偶可引起本病。其机制为因肝小静脉内膜炎与纤维化导致管腔变窄乃至闭塞或血栓形成,血流受阻而引起肝脏急剧肿大及腹水等(晚期类似心源性肝硬化)症状。声像图上,可显示上述病变各相应的表现,唯本病无肝静脉梗阻现象故可与柏 - 查综合征加以鉴别。

2. 非肝硬化性门静脉高压　本病的主要病理学特征为肝内门静脉管壁增厚,管腔变窄或闭塞。

3. 二维超声指标　①门静脉系统管壁增厚,回声增强,内径增宽:门静脉主干 >13 mm,脾静脉 >10 mm,肠系膜上静脉 >7.5 mm。疾病后期,又可出现内径变窄乃至闭塞。②侧支静脉交通:冠状(胃左)静脉 > 5 mm,胃短(脾)静脉、胃肾静脉、胃底食管静脉等均形扩张开放;脐静脉重开或并静脉导管重开等征象。③肝内光点增粗。

4. 彩色多普勒超声指标　门静脉内血流减少,红蓝相间,频谱显示低速血流。门静脉闭塞则无复显示血流色彩。

此外，药物性肝病可并发肝肿瘤（如肝癌）和肝血管瘤有各自影像特征（参见本书相关章节）。

二、CT 诊断

药物性肝病在影像学上的表现则是依据肝脏受损程度有相应的不同表现，早期可以是肝脏弥漫性病变，进一步损伤可以表现为脂肪肝及肝硬化的影像学表现。

CT 检查在诊断中尤其占有重要的一席之地。CT 值是肝脏影像密度的依据。正常人肝 CT 值因个体不同可有较大差异，但总是高于脾脏的 CT 值，且脾脏的 CT 值相对恒定，二者有明显的相关性，近年来国内外许多学者通过试验和临床病理证实 CT 值的高低与肝脂肪沉积量呈明显负相关，即肝细胞内脂肪含量越高，肝 CT 值越低。发生脂肪肝时，脂肪浸润区 CT 值下降，与脾的密度关系异常甚至倒置，临床上就是根据肝/脾 CT 值的大小对脂肪肝进行 CT 分级。分级标准：肝脏密度降低，CT 值稍低于脾脏，肝/脾比值≤1 为轻度脂肪肝；肝/脾比值≤0.7，肝内血管影变得模糊不清不能分辨为中度脂肪肝；肝脏密度显著降低甚至呈负值，肝/脾比值≤0.5，肝血管影因呈相对高密度而显影清晰为重度脂肪肝。

依照脂肪浸润程度和范围，分为弥漫性和局灶性脂肪肝。弥漫性脂肪肝表现全肝密度减低，诊断一般不需要增强扫描。局限性脂肪肝诊断不明确时需要增强扫描，因为脂肪浸润可不均匀，出现局灶未受累及区。国内学者称为正常肝岛（normal liver island），属于脂肪肝的特殊 CT 表现之一，有时易误诊为肿瘤。在中重度脂肪肝中，正常肝岛 CT 平扫呈高或略高密度，CT 值在正常肝实质范围内，通常位于胆囊附近、叶间裂附近或包膜下，以左叶内侧段最为常见，这可能与局部有胆囊动脉分支供应邻近肝组织使其相对血供丰富有关。正常肝岛 CT 有以下特征：①通常为非球形灶，与正常肝分界不清，呈移行性。②无占位效应，增强扫描往往可见血管影进入其内，而无周围血管推移受压现象。③强化密度变化与正常肝组织相似。无论是局限性或弥漫性脂肪肝，均须与肝癌、转移癌、血管瘤和肝脏局灶性结节再生等鉴别。肝癌多为快速强化和快速消退，门静脉受侵犯和瘤栓形成；转移瘤可见边缘环状强化；血管瘤早期边缘呈结节状强化，随时间延长，强化逐渐向中心扩散，最后变成与肝实质密度一致；肝脏局灶性结节再生的典型 CT 表现呈均匀强化，中央区瘢痕不强化以及可见中心供血动脉显影。结合病史仔细分析 CT 与超声表现，区别好同病异影和同影异病，可以明显提高我们的诊断水平。

第五节　药物性肝病鉴别诊断

一、急性药物性肝炎与急性病毒性肝炎的鉴别

药物性肝炎与急性病毒性肝炎有时两者不易鉴别。急性病毒性肝炎有肝炎患者接触史、应用血浆输血史，起病急，多数人有发热、畏寒，消化道症状明显，黄疸深、肝区痛、肝大，有压痛及叩击痛。血清胆红素增高或明显增高，且直接、间接胆红素均增高。急性药物性肝炎有服药史，起病缓慢，全身症状及消化道症状也较轻，有者无临床症状，仅有肝功能改变。ALT、AST 轻度增高或正常。胆汁淤积性肝炎时出现黄疸，以直接胆红素增高为主，占总胆红素的 60% 以上（表 64－5）。

表 64－5　急性药物性肝炎与病毒性肝炎的鉴别

项目	急性药物性肝炎	急性病毒性肝炎
症状与体征		
病史	用药史、过敏史	肝炎密切接触史
起病	多较缓	较急
全身不适、乏力	多不明显	多明显
消化道症状	较轻	较重
黄疸	可有，多轻，持续时间短	较明显，持续时间长

续表

项目	急性药物性肝炎	急性病毒性肝炎
肝大与压痛	肿大,压痛不明显	肿大,压痛较著
皮疹、瘙痒等过敏表现	或有	少或无
急性肝衰竭	少见	较多见
病程	较短	相对较长
预后	大多良好	多良好
实验室检查		
白细胞	总数正常或增高,嗜酸细胞增高	总数偏低或正常,淋巴细胞增高
血清 ALT、AST	轻度增高或正常	明显增高
血清 ALP	多增高	增高不明显
血清胆红素	以直接胆红素增高为主	直接胆红素和间接胆红素均增高
血清胆固醇	可增高	正常,可降低
病毒血清标记	阴性	阳性
病理组织改变		
肝细胞坏死	少,轻	多,且较重
脂肪性变	较多	极少
气球样变	少见	多见
嗜酸粒细胞浸润	可有	多无
胆汁淤积	常见	少见

二、慢性肝炎

多有血清酶学改变,病毒性肝炎标志物阳性。肝脏质地中等,表面光滑,B 型超声有辅助鉴别诊断意义。

三、胆石症

既往有胆绞痛史,高热、寒战,右上腹痛,Murphy 征阳性,白细胞增高、中性粒细胞增高,腹部 B 超有胆囊病变。

四、药物性黄疸与其他原因所致黄疸的鉴别诊断

药物引起黄疸的种类繁多,涉及多种抗生素、抗疟药、抗肿瘤药、降糖药等,除药物引起肝损伤出现肝细胞性黄疸和肝内胆汁淤积性黄疸外,一些药物也可引起溶血性黄疸和贫血。分氧化性溶血性黄疸和贸易商性深血性黄疸两大类。

(一)药物性肝细胞性黄疸与溶血性黄疸和胆汁淤积性黄疸的鉴别诊断

见表 64 -6。

表 64 -6　药物性肝细胞性黄疸与溶血性黄疸和胆汁淤积性黄疸的鉴别

	溶血性黄疸	药物性肝细胞性黄疸	淤积性黄疸		
			肝内淤胆	肝外结石阻塞	肝外癌肿阻塞
年龄	儿童、青年	青年	不一定	中年以上	50 岁以上多见
既往史	家族史,类似发作史	有肝病史	接触肝毒性药物引起肝炎史	胆结石史	无胆道手术史

续表

<table>
<tr><th rowspan="2"></th><th rowspan="2">溶血性黄疸</th><th rowspan="2">药物性
肝细胞性黄疸</th><th colspan="3">淤积性黄疸</th></tr>
<tr><th>肝内淤胆</th><th>肝外结石阻塞</th><th>肝外癌肿阻塞</th></tr>
<tr><td>发病</td><td>先天性，后天性</td><td>急、慢性</td><td>急、慢性</td><td>急性反复发作</td><td>渐进性</td></tr>
<tr><td>症状</td><td></td><td></td><td></td><td></td><td></td></tr>
<tr><td>发热</td><td>-~+</td><td>+~-</td><td>+~-</td><td>-~++</td><td>-~+</td></tr>
<tr><td>腹痛</td><td>-</td><td>+~-</td><td>-~±</td><td>++~+（绞痛）</td><td>+（持续隐痛）</td></tr>
<tr><td>瘙痒</td><td>-</td><td>-~+</td><td>+~+++</td><td>-~+</td><td>+~+++</td></tr>
<tr><td>黄疸</td><td>柠檬黄色，</td><td>金黄色</td><td>深绿~黄绿色</td><td>深-暗黄~黄绿色</td><td>暗黄~黄绿色</td></tr>
<tr><td></td><td>轻~中度</td><td>多为一过性</td><td>持续时间不等</td><td>间歇性</td><td>进行性</td></tr>
<tr><td>贫血</td><td>+~+++</td><td>-</td><td>-</td><td>-</td><td>-~+</td></tr>
<tr><td>体征</td><td></td><td></td><td></td><td></td><td></td></tr>
<tr><td>肝大</td><td>-</td><td>+（有压痛）</td><td>+~++</td><td>-~+</td><td>+（无压痛）</td></tr>
<tr><td>脾大</td><td>-~+</td><td>±~+</td><td>-~+</td><td>-</td><td>-</td></tr>
<tr><td>胆囊大</td><td>-</td><td>-</td><td>-</td><td>-~+</td><td>±~++（无压痛）</td></tr>
<tr><td>腹水</td><td>-</td><td>-~+（重肝，肝硬化）</td><td>-</td><td>-</td><td>-~+（血性）</td></tr>
<tr><td>白陶土粪</td><td>-</td><td>-</td><td>-~+（短时）</td><td>+（间歇性）</td><td>+（持续性）</td></tr>
<tr><td>实验室检查</td><td></td><td></td><td></td><td></td><td></td></tr>
<tr><td>TB</td><td>+~+++</td><td>+~+++</td><td>++~+++</td><td>+~++</td><td>+~+++</td></tr>
<tr><td></td><td>非结合性</td><td>主要为结合性
但非结合也增高</td><td>主要为结合性</td><td>主要为结合性</td><td>主要为结合性</td></tr>
<tr><td>UB</td><td>+~+++</td><td>+~++</td><td>+~++</td><td>+</td><td>+</td></tr>
<tr><td>CB</td><td>-~+</td><td>+~+++</td><td>++~+++</td><td>++~+++</td><td>++~+++</td></tr>
<tr><td>ALT</td><td>-~+</td><td>++~+++</td><td>+~++</td><td>-~+</td><td>+~-</td></tr>
<tr><td>ALP</td><td>-</td><td>-~+</td><td>+~++</td><td>+~++</td><td>++~+++</td></tr>
<tr><td>γ-GT</td><td>-</td><td>+~++</td><td>++~+++</td><td>+~++</td><td>++~+++</td></tr>
<tr><td>总胆固醇</td><td>-</td><td>正常~↓</td><td>+~++</td><td>正常~↑</td><td>+~++</td></tr>
<tr><td>LP-X</td><td>-</td><td>-</td><td>+~-</td><td>+</td><td>+</td></tr>
<tr><td>尿胆红素</td><td>-</td><td>+</td><td>+</td><td>+</td><td>+</td></tr>
<tr><td>影像学</td><td></td><td></td><td></td><td></td><td></td></tr>
<tr><td>B超</td><td>无胆管扩张</td><td>无胆管扩张</td><td>无胆管扩张</td><td>肝内外胆管扩张，结石</td><td>肝内外胆管扩张，占位肿瘤</td></tr>
<tr><td>ERCP</td><td>-</td><td>-</td><td>-</td><td>可见结石影，肝内胆管扩张</td><td>可见肿瘤阻塞，肝内胆管扩张</td></tr>
<tr><td>CT</td><td>-</td><td>肝病征象</td><td>-</td><td>肝管扩张，结石</td><td>肝内胆管扩张，肿瘤胆管扩张</td></tr>
<tr><td>泼尼松治疗</td><td>无效</td><td>部分有效</td><td>有效</td><td>无效</td><td>无效</td></tr>
</table>

TB：胆红素总量；UB：结合胆红素；CB：非结合胆红素

（二）药物性肝病致肝内胆汁淤积的鉴别诊断

药物性肝内胆汁淤积与肝外胆汁淤积的鉴别可从临床表现、特殊化改变及组织学三方面进行鉴别（表64－7）。

表64－7　药物性肝内胆汁淤积与肝外胆汁淤积的鉴别

鉴别项目	肝外胆汁淤积		药物性肝内胆汁淤积	
	急性	慢性	急性	慢性
临床表现				
黄疸	＋＋	＋＋＋＋	＋＋＋＋	＋
瘙痒	＋	＋＋＋	＋	＋＋＋
脂肪泻	－	＋	－	＋
黄瘤	－	＋	－	＋
骨软化	－	＋	－	＋
肝大	＋＋＋	＋＋＋	＋	＋＋
胆管扩张	＋＋	＋＋＋	－	－
生化改变（生化值增高）				
结合型胆红素	＋＋	＋＋＋	＋＋＋	＋
胆固醇	＋－	＋＋＋	＋	＋＋＋
LP－X、ALP、5'－NT、LAP、γ－GT、AST/ALT、胆酸	＋＋＋	＋＋＋	＋＋＋	＋＋＋
PT	＋	＋＋	＋	＋
组织学				
门脉胆管胆汁	＋	＋－	－	－
门脉血管外胆汁	＋	＋	－	－
大量胆汁梗塞	＋	＋	－	－
胆瘘	＋	＋	－	－
胆管炎	＋	＋－	＋－	－
中性白细胞及淋巴细胞	－	－	＋	＋
假性黄瘤细胞（巨大泡沫状细胞）	＋－	＋	＋－	＋
限板纤维化	－	＋	－	＋

药物性肝内胆汁淤积与肝细胞坏死的鉴别见表64－8。

表64－8　药物性肝内胆汁淤积与肝细胞坏死的鉴别

	药物性肝内胆汁淤积	肝细胞坏死（肝炎）
年龄	常见于年轻患者	通常在年轻者
瘙痒感	早期出现，或与黄疸先后出现	罕见
肝区痛	常见并发生于早期	肝区钝痛，常见
黄疸特点	多变，通常轻微	发生快，恢复时皮肤巩膜黄染消失缓慢
肝大	稍肿大，质韧或硬	肝大并有压痛，质软或韧

续表

	药物性肝内胆汁淤积	肝细胞坏死(肝炎)
脾大	可有或无	常见约20%
灰白色粪便	常有,但多为间歇性	无
血清胆红素	主要为结合型	主要为结合型
尿胆原尿	一定时间内无	通常增加
血清胆固醇酯	通常增高并与胆固醇酯平行	通常稍高,但与胆固醇酯比值下降
血清 ALP	与胆红素或比例上升	轻度上升
ALT,AST	<100	>100
血清蛋白电泳	β1 球蛋白常增加	通常白蛋白低,γ 球蛋白升高
凝血酶原时间	延长,但对注射维生素反应迅速	通常延长,对注射维生素 K 反应不佳
血清铁	正常	常在早期上升
肝扫描	正常	呈弥漫性异常

(三)药物性肝病与非酒精性脂肪性肝病的鉴别诊断

单纯从组织学或从 B 超影像学上不能将非酒精性脂肪性肝病与药物性脂肪性肝病两者之间进行鉴别。药物性脂肪性肝病也同样引起单纯性脂肪酸肝和非酒精性脂肪酸性肝炎两种类型。同时必须指出,药物性脂肪性肝病也常与其他原因所致脂肪酸肝并存,如与乙型或丙型肝炎、NAFLD、酒精性脂肪性肝病、先天性代谢肝病同时并存,因此脂肪肝是由何种原因为主引起,则常难以确定。

一般言之,药物性脂肪性肝病病理改变较轻,预后较好,很少发生肝硬化或肝癌,如能及时停药并适当给予护肝治疗,绝大多数患者可望得到恢复。临床上表现出病毒性肝炎样症状,乏力、食欲不振、肝区疼痛不适、肝功异常。有的表现自身免疫性肝炎样症状、肝衰竭、慢性胆汁淤积和脂肪性肝炎等。血生化有肝酶增高和(或)胆红素增高。

非酒精性脂肪性肝病是目前导致慢性子肝病最常见的原因,其流行率10%~39%,平均20%。同时期常伴有胰岛素抵抗、肥胖、2型糖尿病、高脂血症、高血压、代谢综合征等并存。相比之下,药物性脂肪性肝病只是一个少见原因,只要认真了解服药史,结合临床特征、病理改变和实验室所见,两者鉴别并不困难(表67-9)。

表64-9　非酒精性脂肪性肝病与药物性脂肪性肝病的鉴别

	非酒精性脂肪性肝病	药物性脂肪性肝病
病因	不明,可能与代谢异常有关	激素、抗生素、降脂药、非甾体消炎镇痛剂、抗结核药、抗肿瘤药、抗糖尿病药、抗高血压药、抗甲状腺药、胺碘酮等
服药史	无	有
流行率	10%~39%,平均20%	低,具体不详
发病机制	胰岛素抵抗,脂肪储存失调,脂肪分泌抑制,氧化应激	直接肝损伤,过敏反应,代谢特异质肝损伤,氧化应激损伤
病理特征	肝细胞变性,气球样变,灶状肝细胞变性,肝细胞内铁颗粒沉积,肝内胆汁淤积,窦状间隙扩张,肝细胞坏死,肝纤维化和肝硬化	肝细胞脂肪变性,气球样细胞,大泡与小泡混合性,肝炎,肝细胞坏死,肝细胞周围及小静脉周围纤维化,有或无桥状坏死
临床特征		
胰岛素抵抗	常有 IR 患者中76%伴有代谢综合征	无

续表

	非酒精性脂肪性肝病	药物性脂肪性肝病
肥胖	常有,占70%~80%患者	无
高血压	可有	无
高脂血症	常有	无
糖尿病	常有	无
肝性脑病	可有,多在晚期发生	一般无
肝炎	见于NASH	见于NASH,可有重症肝炎、急性肝炎、胆汁淤积性肝炎
肝硬化	少见,NASH10年内肝硬化发生率15%,20%~25%的NASH患者可进展到肝硬化	极少见
肝细胞癌	少见,发生率为2.3%,肝纤维化F3~F4患者5年累计发生率为20%	罕见
慢性胆汁淤积	一般无	可有
消化道出血	86	42
DIC	64	56
肾损害	70	76
胰腺炎	33	27
预后	单纯性脂肪肝预后良好,NASH患者可发生肝纤维化、肝硬化、肝癌	一般预后良好,停药后大多数患者可恢复

五、早期肝硬化

病程发展多隐袭、缓慢,症状多较轻,可有肝脾大,脾功能亢进,肝功能损害轻重不一,黄疸多为轻度。

六、原发性胆汁性胆管炎

中年女性多见,黄疸持续显著,皮肤瘙痒,常有黄色瘤,肝脾大明显,ALP显著升高,大多数抗线粒体抗体阳性,肝功能损害较轻。

七、妊娠期急性脂肪肝

多发生于妊娠后期,发病初期有急性剧烈上腹痛,淀粉酶升高,虽然黄疸很重,血清直接胆红素增高,但尿胆红素常阴性。

第六节　药物性肝病治疗

一、避免和立即停用肝损伤药物

药物性肝病一旦确诊应立即停药,并防止重新给予引起肝损伤的药物和同属的药物,避免同时使用多种药物,因为药物之间常常有相互作用,易于引起毒副作用发生。特别应慎用那些因对药物代谢酶有诱导或抑制作用的药物,如苯巴比妥、水合氯醛、卡马西平、利福平、螺内酯等可增加药物酶的合成或活性。奥美拉唑选择性诱导CYP1A1和1A2。单胺氧化酶抑制剂、口服避孕药、阿司匹林、泼尼松龙、别嘌呤醇、华法林、异烟肼、对氨水杨酸、双香豆素、乙醇对代谢酶有抑制作用。近年来随着中药的广泛应用，因用中药及其制品引起不良反应的报道不少。已发现一些植物药具有潜在的肝毒性，并可涉及许多不同的损伤机制，如影响 P4503A4 的生物活性、氧化应激、线粒体及细胞凋亡等。一些中草药如何首乌、金不换、黄药子、苍耳子、雷公藤等，一些复方药如壮骨关节丸、小柴胡汤、青黛丸、白癜风胶囊等均可引起肝损伤，应当避免使用。对营养不良和对药物解毒能力下降的患者和嗜酒者应控制给药。美国 FDA 停药标准可供参考：①血清 ALTAK AST >8 正常值上限（ULN）；②ALT 或 AST >5 ULN，持续 2 周；③ALT 或 AST >3 ULN，且总胆红（TBil）>2 ULN 或国际标准化比值（INR）>1.5；④ALT 或 AST >3 ULN，伴疲劳或消化道症状等逐渐加重。和/或嗜酸性细胞增多（ >%）。

对一些临床上无法避免使用可能导致肝损伤的药物，如大剂量使用抗肿瘤化疗药物、抗结核药，尤其多种药物联合使用、器官移植后抗排异药物的使用、长期使用降糖药等时，可给予预防性使用“保肝”药，并监测血清 ALT，如果其水平始终保持正常，基本可以确定药物的肝脏安全性；如果 ALT 升高明显，应严密加强观察，目前临床上以 ALT 升高 >3 倍正常值上限作为停止用药标准。

二、支持疗法

1. 卧床休息　卧床休息可增加肝脏血流量，有助于肝细胞修复和再生。重症患者应绝对卧床，避免任何体力活动；恢复期患者可适当活动，以不感觉疲劳为度。

2. 营养　摄入足量热卡和蛋白质，维持水电解质平衡，有助于肝细胞修复和再生。成人每日总热量不少于 2 000 kcal。除肝性脑病外，每日应供给蛋白质 1.0～1.5 g/kg，以富含必需氨基酸的动物蛋白质如奶制品、鱼、肉、蛋应占相当比例。如不能进食，应予静脉补充。并注意维持电解质平衡。

3. 补充多种维生素　有助于肝细胞修复和再生，有助于肝脏功能的改善。

（1）维生素 E：在体内保护其他易被氧化的物质如不饱和脂肪酸，防止肝细胞膜的脂质过氧化，维护膜的完整性。常用剂量：每次 10～100 mg，2 次/d；或肌注，一次 5～10 mg。

（2）维生素 C：与维生素 E 合用能加强抗肝细胞膜脂质过氧化作用。一般每次 100～200 mg，3 次/d：或 1～3 g 加入葡萄糖溶液中静脉点滴，1 次/d。

（3）维生素 K_1：有助于纠正出血倾向，并且对肝细胞有保护作用，能对受损的肝细胞产生“激饲作用”。一般用维生素 K_1 10 mg 肌注，2 次/d；或 30 mg/d 静注；或 40 mg/d 稀释后静脉滴注。

（4）维生素 B_{12}：对中毒性肝炎有保护作用。50～100 μg/d，肌注。

（5）其他 B 族维生素：也应适当补充。长期胆汁淤积的患者还应补充脂溶性维生素 A、D 等。

三、早期处理

大部分药物不良反应可快速完全自愈，即在停用相关药物后的很短时间内肝功能恢复到正常，但半衰期长的药物对肝脏作用时间也长，因此，肝脏损伤的恢复也慢，应及时依情况适时给予处理。严重病例应住院观察。并强调卧床休息，给予高热量、高蛋白饮食（肝性脑病禁用），补充各种维生素。胃纳欠佳者可静脉补充葡萄糖，同时注意维持水、电和酸碱平衡，以加强药物排泄。当出现反复、黄疸加深等表现及出现凝血时间延长，应严密观察患者有可能发生肝性脑病，并给予相应的救治。

早期清除和排泄体内药物是成功处理大多数药物性肝损伤的另一重要措施。服药 1～2 小时内可服用吐根糖浆 15～30 ml 进行催吐，并饮水 200 ml，通常 15～30 分钟后可呕吐，以减少毒物或药物吸收。经口摄入药物者服药 6 小时内，可用温水或 0.45% 氯化钠反复洗胃，直至洗出的液体与洗胃液相同为止。洗胃毕用硫酸镁 30 g（小儿 0.25 g/kg）口服，也可用甘露醇 100 ml 导泻，常与活性炭合用治疗药物中毒。肾功能不全者禁用硫酸镁。对孕妇则尽量不用，以免引起流产或早产。

促进体内毒物或药物清除，是治疗的重要步骤。可用血液透析的方法使药物从血浆中排出。常用人工肾透析器进行透析，利用半透膜两侧血浆与透析液之间化学物浓度梯度，使血浆中浓度高的化合物向透析液中移动。

血液灌流能消除一些血液透析不能清除的毒物，特别是分子量大、脂溶性强、蛋白结合率较高的化合物。采用与血液相容性良好的材料包裹活性炭微囊,可防止血液有形成分破坏和活性炭微粒脱落进入血流。血液灌流对下列毒物或药物有较好疗效:甲醇、乙醇、异丙醇和乙二醇等醇类,铊和砷等金属,有机磷和有机氯,卤化物和苯酚类,镇静、催眠和安定药,抗生素、水杨酸类、异烟肼和茶碱等药物。

血浆置换(plasma exchange,PE)目前多采用血浆分离技术将患者血液中的细胞成分与血浆成分分离开来,用正常人血浆或血浆替代品加一置换的治疗方法。一日1次,1~3天。PE可引起超氧歧化酶(SOD)产生,可直接解除ROS(活性氧簇)对细胞的损伤,具有氧化还原活性,从而抑制丙二醛的产生和恢复线粒体膜电位。当服用极过量的药物,特别是与血浆蛋白结合率高(>60%)的药物时,很难用血液透析和灌注方法清除,而血浆置换可明显降低血浆药物浓度,主要用于急性药物中毒的治疗。

四、解毒药物的应用

(一)特殊解毒剂

N-乙酰半胱氨酸作为特殊解毒剂可用于治疗对乙酰氨基酚肝中毒。N-乙酰半胱氨酸可作为肝内还原型谷胱甘肽的前体,促进谷胱甘肽在肝细胞的生物合成,并可以通过干扰凋亡过程中的信号传递而抑制肝细胞的凋亡,并直接抑制星状细胞的激活,此外还有促进肝内微循环的作用。治疗应尽早进行,10小时内给药可获最大的保护性效果。用法为初次140 mg/kg,口服,以后每4小时口服70 mg/kg,共72小时;或首次静脉滴注150 mg/kg(加在10%葡萄糖液200 ml内静脉滴注15分钟),以后静脉滴注50 mg/kg(500 ml/4小时),最后100 mg/kg(1000 ml/16小时)。凡24小时内接受N-乙酰半胱氨酸治疗者,效果最佳。副作用主要有荨麻疹、支气管痉挛、低血压等。

奥扎格雷抑制对乙基氨基酚(APAP)引起细胞死亡相关mRNA的肝表达,如像c-Jun肿瘤基因、FBJ骨肉瘤肿瘤基因(fos)和C/EBF同源蛋白(chop)表达。新近报道用盐酸奥扎格雷(ozagrel hydrochloride)治疗过量APAP引起严重的肝损伤。奥扎格雷是一种选择性血栓素A2(TAX2)合成酶抑制剂,鼠的实验证明,同时也减少NAPQ1(对乙酰苯醌亚胺)引起的肝细胞损伤。因此,为了治疗APAP引起的肝细胞损伤,奥扎格雷是一个主要的治疗选择。

近年在动物中研究用TAT-ARC融合蛋白治疗被APAP过量引起损伤所致的肝衰竭。TAT为人类免疫缺陷病毒(HIV)的非传染性片段,ARC(半胱天冬酶募集域的凋亡抑制因子)抑制死亡受体和线粒体凋亡信号,可抑制JNK(c-Jun氨基末端激酶)分子的活性。JNK激活肝脏的免疫细胞,并导致异常病变,同时释放INF-α,继而导致肝细胞死亡,而ARC则可保护肝细胞免受破坏。研究称TAT-ARC融合蛋白注射后在短短几分钟内到达肝脏。ARC可阻止肝细胞凋亡,使肝衰竭得到逆转,并降低死亡率。研究认为,TAT-ARC不仅在小鼠试验中得到证明,也为人类逆转APAP毒性提出它的治疗潜力。

(二)非特异性解毒剂

1. 水飞蓟素　具有稳定细胞膜、改善肝功能作用,其药理作用机理主要是:①抗自由基活性:水飞蓟素对于由CCL4、半乳糖胺、醇类和其他毒素造成的肝损害有保护作用,能减少CCL4代谢物引起的体外脂质过氧化及由还原型辅酶Ⅱ(NADPH)单独引起的过氧化作用。水飞蓟素能使CCL4对脂质的共价结合明显减少,提示水飞蓟素是一抗氧化剂。②抑制NO的产生。③增加还原型甘肽水平:说明水飞蓟素能增加氨基酸的内脏通透性,这使还原型谷型谷胱甘肽合成增加,并且抑制由胆汁释放还原型谷胱甘肽。④保护肝细胞膜:水飞蓟素可通过抗脂质氧化反应维持细胞膜的流动性、保护肝细胞膜,还能阻断真菌毒素鬼笔碱和α-鹅膏菌碱等与肝细胞膜上特异受体的结合,抑制其对肝细胞膜的攻击及跨膜转运,中断其肠肝循环。⑤促进肝细胞修复、再生:水飞蓟素进入肝细胞后可与雌二醇受体结合并使之激活,活化的受体则可增强肝细胞核内RNA聚合酶Ⅰ的活性,使核糖体RNA(rRNA)转录增强,胞质内核糖体数目增多,促进酶及结合蛋白等的合成,并间接促进细胞DNA的合成,有利于肝细胞的修复、再生。

临床应用利肝隆(每丸含水飞蓟素35 mg)3次/d,每次2~4丸,连服5~6周,待见效后,改用维持量,3次/d,每次1~2丸。益肝灵(38.5 mg),3次/d,每次2片,口服。

水飞蓟片剂100 mg,3/d,口服。

2. 还原型谷胱甘肽(reduced glutathione,GSH)　谷胱甘肽是由谷氨酸、胱氨酸及甘氨酸组成的一种三肽，它是甘草醛磷酸脱氢酶的辅基，又是乙二醛酶及磷酸丙糖脱氢酶的辅酶，参与体内三羧酸循环及糖代谢，使人体获得高能量，并能激活多种酶，从而促进糖、脂肪、蛋白质代谢，并能影响细胞的代谢过程，可以减轻组织损伤，促进修复。谷胱甘肽主要存在于细胞内，对细胞具有多种生化作用。谷胱甘肽的半胱氨酸部分之硫氢基团有很强的亲和力，故可作为电亲和靶而与化学物质及其代谢反应产物结合，从而使细胞免受损害，当与多种有机氧化代谢产物反应时，谷胱甘肽产生减毒结合物使之易于进一步代谢而作为硫醇尿酸排泄。谷胱甘肽对抗多种物质对细胞的毒性，如水杨酸盐、扑热息痛、抗结核药、利尿酸、苯巴比妥、有机磷农药、抗肿瘤药物等，从而起到保护作用。常用剂量轻症 300～600 mg 加入 10% 葡萄糖液中，静滴，重症 1.2～1.8 g，静滴，1 次/d。

3. *硫普罗宁*(tiopronin)　商品名凯西莱，是含游离巯基的甘氨酸衍生物，主要有促进肝细胞再生，清除氧自由基作用。其作用主要有：①改善肝功能及降酶：硫普罗宁是含游离巯基的甘氨酸衍生物，可提供巯基，并活化超氧歧化酶，能有效对抗各种生物、化学毒物对肝细胞尤其膜系统的损伤。实验证明，本药能防止四氯化碳、乙巯氨酸、毒蕈及对乙酰氨基酚对肝脏的损害，并可预防由于四氯化碳而导致的肝坏死。同时本药可加快乙醇和乙醛的降解、排泄，防止三酰甘油的堆积，抑制成纤维细胞增生，对酒精性肝损伤有较好的修复作用。②保护肝线粒体：硫普罗宁可使肝细胞线粒体中 ATP 酶活性降低，升高细胞内 ATP 含量，从而改善肝细胞功能，对抗多种肝损伤。③促进肝细胞再生：硫普罗宁在体内通过酰胺酶水解，生成的甘氨酸系脂肪族氨基酸，带有一个碳单位，主要参与嘌呤类核苷酸的合成，故具有肝细胞再生的作用。④清除自由基：硫普罗宁含有巯基，能与自由基可逆性结合成二硫化物，是一种自由基的清除剂。⑤促进重金属排出：硫普罗宁通过提供巯基，保护酶的活性，从而增加肝脏的解毒功能。实验证明，硫普罗宁可促进重金属汞、铅从胆汁、尿、粪便中排出，降低其肝、肾蓄积量，保护肝功能和多种物质代谢酶。常用量 0.2 g，3 次/d，口服，不良反应可能有皮疹，一般无其他不良反应。

五、对以肝细胞损害为主的药物性肝病治疗

1. *甘草酸类药物*　目前甘草酸类药物应用于药物性肝病已取得了较好疗效。甘草酸有 α 和 β 两个立体异构体，α 甘草分子结构与泼尼松相似，易与糖皮质激素受体结合，因而其抗炎作用也强于 β 甘草酸。主要的作用机制为：①阻止半乳糖胺、四氯化碳及硫代乙酰胺引起的血清 ALT 增高，改善肝脏受损组织。对抗半乳糖胺所致肝细胞线粒体及核仁的损害，并使肝糖原和核酸含量增加，减轻肝细胞坏死，加速肝细胞恢复。②由于本药在结构上与醛固酮的类固醇环相似，因此可阻碍可的松和醛固酮的灭活，从而发挥类固醇样作用。③本药能明显抑制肝组织中花生四烯酸代谢产物、白细胞三烯酸及前列腺素 E_2，并呈剂量依赖性，故本药可能通过控制炎性因子和免疫力性因子而发挥抗肝损害作用。④刺激单核、巨噬细胞功能，诱生 γ 干扰素并增强自然杀伤细胞活性，从而发挥免疫调节功能。尚有抗过敏、抑制钙离子内流等作用。还可使外周血单核细胞(PBMC)产生 IL－6 和 TNF－α 能力减弱，并可能有诱生 PBMB 细胞可溶性 IL－6 受体的作用，从而降低消耗患者异常升高的 IL－6 及 TNF－α 水平，减轻肝脏的炎症反应和免疫损伤。

目前常用的制剂有：

(1)甘利欣(Gan Lixin，diammonium glycyrrhizinate，甘草酸二铵)：甘利欣的主要成分是 18α 甘草酸二铵。本品具有较强的抗炎、保护肝细胞膜及改善肝功能的作用。适用于急、慢性药物性肝病。本品 30 ml 用 10% 葡萄糖 250 ml 稀释后缓慢静脉滴注。或 150 mg，3 次/d，口服。无明显不良反应。严重低钾血症、高钠血症、心力衰竭、肾衰竭的患者忌用。在治疗过程中，应定期测血压和血清钾、钠浓度。

(2)天晴甘平：是一种脂质复合物，由甘草酸二铵和磷脂酰胆碱组合而成，比甘利欣作用更强。具有抗炎、抗氧化、修复肝细胞膜等作用。适用于伴有转氨酶升高的各种肝病。3 次/d，每次 3 粒，口服。不良反应主要有纳差、恶心、呕吐、腹胀、皮肤瘙痒、荨麻疹、头痛、头晕、血压升高、口干和水肿。

(3)异甘草酸镁(magnesium isoglycyrrhizinate)：本品主要成分为异甘草酸镁，也有抗炎、保护肝细胞膜及改善肝功能作用。1 次/d，每次 0.1～0.2 g，用 10% 葡萄糖液液稀释后静脉滴注，一般 4 周为一疗程。不良反应少，个别患者可有心悸、眼睑水肿、头晕和皮疹。

2. *易善力*(*易善复*，essentiale，*肝得健*)　易善力是重要磷脂的生化学名(EPL)。易善力由于含有大量亚

油酰胺磷脂酰胆碱，对肝细胞有如下作用：①构成所有生物膜结构的最重要成分，保持和促进多种膜蛋白的生物活性；②激活膜蛋白酶，包括β－羟丁酸脱氢酶、腺苷环化酶、$Na^+ - K^+$ －ATP酶、琥珀酸氧化酶、糖基转移酶、磷酸化酶等，对分子跨膜通道起重要作用，还调节细胞内外的膜依赖性代谢过程；③不饱和脂肪酸如亚油酸是合成PG前体，使PGE合成增加；④重要磷脂是胆汁的重要乳化剂，促进胆汁代谢；⑤重要磷脂为脂蛋白的结构和功能成分，从而达到保护肝窦内皮细胞和细胞生物膜免受损伤，修复膜损伤、促进膜再生、促进肝细胞再生；通过抑制胶原生成，降低胶原/DNA比率和肝脏羟脯氨酸生成而降低结缔组织形成，减少纤维化发生。

易善力胶囊含重要磷脂（70%为亚油酸）300 mg，维生素B_1、B_2、B_6各6 mg，维生素B_{12}6 μg，烟酰胺30 mg，维生素E 6 mg。针剂每剂含EPL250 mg，维生素$B_6$2.5 mg，维生素B_{12}10 μg，烟酰胺25 mg，泛酸钠1.5 mg。单剂口服后6小时达到最高血药浓度，高浓度的EPL主要出现在肝脏、肾脏和肠黏膜。

本品主要用于急性或慢性肝炎、肝硬化、肝性脑病、中毒性肝病，由各种原因引起的肝脏脂肪变性、胆汁淤积。

口服胶囊1～2粒，3次/d。可用少量开水整粒吞服。针剂通常每日1～2安瓿，在严重病例每日可注射2～4安瓿，两安瓿之内溶液可同时作一次缓慢注射。此药液应作缓慢静脉注射。不可与电解质溶液（生理盐水、林格液等）合并使用。

3. 葡萄糖醛酸内酯（肝泰乐）　许多毒物、药物与本品结合为无毒的葡萄糖醛酸结合物后，由尿排出。口服0.1～0.2 g，3次/d；或0.1～0.2 g肌注；或0.2～0.4 g加入5%～10%葡萄糖溶液中静点，1次/d。

4. 水飞蓟素（益肝灵）　见前。

5. 谷胱甘肽　见前。

6. 巯基乙胺　是谷胱甘肽的前身，可以直接进入肝细胞转变为谷胱甘肽，成为第一个临床应用于治疗和预防醋氨酚所致肝功能衰竭的药物。必须在超量服用醋氨酚10小时内给予。临床首剂用量2 g，10分钟以上静注完毕，以后间隔4小时、8小时各用0.4 g于500 ml葡萄糖中静滴。总量为3.2 g，于20小时以上用完。缺点是有明显的胃肠道反应。

7. 甲硫氨酸　在体内转变为半胱氨酸，作为谷胱甘肽的前身，促进体内谷胱甘肽的合成。甲硫氨酸口服或静注均有效。一般口服剂量为2.5 g，每4小时一次，疗程16小时。但应注意甲硫氨酸与肝性脑病的发生有关。

8. 维丙胺　为维生素C的衍生物。可降低转氨酶，促进肝细胞再生，减少肝内脂肪沉积。用法：肌注80 mg/d，14～30天为1个疗程。

9. 联苯双脂　保护肝细胞的结构和功能。其近期降转氨酶的作用肯定，并随疗程的延长而提高，但其远期疗效较差。一般用于慢性肝病的治疗。用法：75～150 mg，一般分3次口服。

10. 葫芦素片　葫芦素B、E。动物实验表明，本药有明显降酶和退黄作用。能改善蛋白代谢，防止肝细胞坏死，增加肝糖原，抗肝细胞脂肪变性，抑制纤维组织增生等。用法：0.6～1.2 mg/d，分3次口服。

六、对以胆汁淤积为主的药物性肝病治疗方法

1. 苯巴比妥　肝微粒体酶诱导剂，可诱导肝微粒体葡萄糖醛酸转移酶，促进胆红素与葡萄糖醛酸相结合，加速其排泄，降低血清胆红素浓度。常用120～180 mg/d，分2～3次，口服。服用2周后如见效，可减量继续服用4～8周。

2. 门冬氨酸钾镁　L－门冬氨酸与氧化镁、氢氧化钾的混合制剂。在人体内门冬氨酸是草酰乙酸的前体，在三羧循环中起重要作用，同时也参加鸟氨酸循环，使体内的氨（NH_3）与CO_2结合生成尿素，这对稳定增长人体的内环境起一定作用。镁离子是多种形式酶的激活剂，防止肝坏死，促进肝再生，对肝昏迷有清醒作用。用法：成人20～40 ml/d，加于5%～10%葡萄糖溶液250～500 ml中，缓慢静脉滴注，1次/d。

3. 熊去氧胆酸（UDCA）　UDCA是鹅脱氧胆酸（正常胆汁中的初级胆汁酸）的7－β异构体，可通过亲水性胆汁酸的排泄以及竞争性抑制回肠对内源性疏水性胆汁酸盐的吸收，从而阻止毒性胆汁酸对肝细胞和胆管细胞的损害，增加肝脏过氧化氢酶的活性，促进肝糖原的蓄积，提高肝脏抗毒、解毒能力。增加胆汁酸分

泌，导致胆汁酸成分的变化，有利胆作用。近年来报道 UDCA 具有免疫调节作用，能通过抑制星状细胞表达肝细胞Ⅰ型人类白细胞组织相容性抗原（HLA）分子，而抑制其抗原递呈作用，进而抑制 T 淋巴细胞的激活，阻止药物介导的肝脏免疫病理损伤。常用量成人口服每日 8～10 mg/kg，早晚进餐时分次给予。

4. 皮质激素　由于激素具抗炎、抗过敏、抑制免疫反应等作用，可用于治疗药物性胆汁淤积。用法：泼尼松 30～45 mg/d，有学者主张用短程疗法，用药 3～5 天后，如效果明显，即血清胆红素比用药前下降 40%～50%，则可将剂量减半；然后按每天减量 5 mg，直至停药；总疗程控制在 12 周左右。对无效的病例，最多用药 7 天即停用之。

5. S－腺苷－L－蛋氨酸　又称腺苷蛋氨酸（ademetionine，SAMe）或思美泰。是在腺苷蛋氨酸合成酶的催化下，由蛋氨酸和 ATP 合成而得的化合物。在转甲基和转硫基作用中起重要作用。通过转甲基作用，提高肝脏细胞膜磷脂的甲基化，增加膜磷脂的生物合成，由于磷脂/胆固醇比例增加，使膜流动性增加并增加 K^+－Na^+－ATP 酶活性，从而恢复胆酸的转运；同时通过转硫基作用，增加肝细胞内主要解毒剂谷胱甘肽和半胱氨酸的生成，增强肝细胞的解毒作用。用药方法：1～2 g/d，静滴 2 周，以后改为 1.6 g/d，分 2 次口服，到症状及生化指标改善，一般为 4～8 周。

七、其他疗法

1. 中医中药　急性药物性肝病多见湿热、阳黄症候，茵陈蒿汤、茵陈五苓散加减有良好疗效。中药茵栀黄注射液静脉滴注治疗效果明显，用法为每次 10～20 ml，用 10% 葡萄糖 250 ml 或 500 ml 稀释后静脉滴注，1 次/d，症状缓解后可改为肌注，疗程据病情决定。

2. 暴发性肝衰竭　应加强支持治疗，适当补充新鲜血浆或人体白蛋白促进肝细胞的修复和再生，促进肝细胞再生也可选用促肝细胞生成素。用法为每次 80～120 mg 加入 10% 葡萄糖液中静脉滴注，1/d，疗程据病情决定，一般为 1 个月。控制出血可用维生素 K_1 30～40 mg 加入液中静脉点滴或补充凝血酶原复合物；纠正氨基酸代谢紊乱，补充支链氨基酸，使其与芳香族氨基酸的比例恢复正常；同时给予必需的能量及生理代谢物质如 ATP、辅酶 A 帮助肝细胞修复；必要时应用人工肝支持系统及血液透析加速毒性药物的清除；伴肾衰竭者应用人工肾。

3. 肝移植　重症患者导致肝功能衰竭或重度胆汁淤积，进展到肝硬化时，应考虑作肝移植。

（池肇春）

参考文献

[1] 中华医学会肝病学分会. 药物性肝损伤诊治指南[J]. 临床肝胆病杂志，2015；31：1752－1769.

[2] Zhou Y, Yang L, Liao Z, et al. Epidemiology of drug－induced liver injury in China：a systematic analysis of the Chinese literature inclus[J]. Eur J Gastroenterol Hepatol，2013；25：825－829.

[3] An J, Mehrhof F, Harms C, et al. ARC is a novel therapeutic approach against acetaminophen－induced hepatocellular necrosis[J]. J Hepatol, 2013；58；297－305.

[4] Janneshwari S, Hemshekhar M，Santhosh MS, et al. Crocin，a dietary colorant, mitigates cyclophosphamide－induced organ toxicity by modulating antioxidant status and inflammatory cytokines [J]. J Pharmacol, 2013；65：604－614.

[5] Chen DF, Sun WJ. The application of the anti－inflammatory and hepatoprotective drugs on drug－induced liver disease [J]. Chin J Hepatol，2011；19；232－233.

[6] Chalasni N, Benkovsky HL, Fontana R, et al. Features and outcomes of 899 patients with drug－induced liver injury：the DILIN prospective study [J]. Gastroenterology, 2015；148：1340－1352. e7.

[7] Weich MA, KöCK k, Urban TJ, et al. Toward predicting drug－induced liver injury：parallel computational approaches to identify multidrug resistance protein 4 and bile salt pump inhibitors [J]. Drug Metab Dispos，2015；43：725－734.

[8] Rodrigues GB, Rocha SW，Dos Santos LA, et al. Diethylcarbazine；possible therapeutic alternative in the treatment of alcoholic liver disease in C57BL/6 mice [J]. Clin Exp Pharmacol Physiol, 2015； 42：369－379.

[9] Bhushan B, Chander R，Kajal NC, et al. Profile of adverse drug reactions in drug resistant tuberculosis from Punjab [J]. Indian

J Tuberc,2014; 61:318 -324.

[10] Hao K, Yu Y, He C, et al. RUCAM scale - based diagnosis, clinical features and prognosis of 140 cases of drug - induced liver injury [J]. Zhonghua Gan Zang Bing Za Zhi, 2014; 22:938 -941.

[11] Teong R, Lee YS, Sohn C, et al. Model for end - stage liver disease score as a predictor of short - term outcome in patients with drug - induced liver injury [J]. Scand J Gastroenterol, 2015; 50:439 -446.

第十一篇

内分泌代谢与消化系疾病

第六十五章　甲状腺与肝病的临床联系

甲状腺分泌的甲状腺素广泛参与机体生长发育及物质代谢，肝脏是物质代谢及能量储存的重要器官，同时，肝细胞还表达甲状腺激素受体及促甲状腺激素受体，也是甲状腺激素作用的靶器官。甲状腺激素包括四碘甲状腺原氨酸（T4）和少量三碘甲状腺原氨酸（T3），大部分与甲状腺结合球蛋白（TBG）、甲状腺激素结合前白蛋白和白蛋白结合，这些蛋白均由肝脏合成。甲状腺激素在体内的代谢部分是由 T4 经 5 - 脱碘酶作用从外环脱去 1 个碘或在内环脱去 1 个碘分别生成 T3 和反 T3（rT3），该降解过程主要在肝脏。因此，二者之间存在生理及功能上的密切联系。

一、甲状腺功能亢进症导致的肝损害

甲状腺功能亢进症（甲亢）是由于甲状腺合成与分泌甲状腺激素过多，作用于全身组织，引起的一系列高代谢症候群。部分甲亢患者可出现肝功能异常。初发甲亢患者血清转氨酶升高的发生率达 37%，鲜有症状严重的病例报道。近年来有 Grave 甲亢与自身免疫性肝病同时发病的个例报道。

（一）临床表现

甲亢性肝损害多无明显特征症状，临床症状较轻，多表现为轻度的消化障碍，如厌油、纳差、腹泻、乏力、肝区不适或隐痛、肝大，查体发现肝区压痛或叩击痛，在甲亢控制后的短期内即能恢复；也可以无肝损害症状，只表现为甲亢症状。合并胆汁淤积性病变（PBC），经抗甲亢治疗后，肝功能也有不同程度的好转。严重者可出现黄疸，肝脾大，肝功明显异常，血清转氨酶、ALP、GGT 及胆红素升高等。很多学者认为甲亢性肝损害多见于甲亢病程长、年龄大而病情较重又长期未得到合理治疗的病例。

（二）诊断

1. 甲亢诊断明确。

2. 肝功能检查具备下列一项或以上者：①ALT 及 AST 升高；②ALP 升高；③GGT 升高；④总胆红素或直接胆红素升高；⑤总蛋白或白蛋白下降；白蛋白/球蛋白（A/G）小于 1.15；⑥肝大；⑦黄疸。

3. 除外其他原因所致的肝病（酒精性、药物性、病毒性、代谢性及自身免疫性肝病）。

4. 甲亢控制后，肝功能及肝大恢复正常。

具备以上 4 项者甲亢性肝病诊断即可成立。

（三）鉴别诊断

甲亢性肝损害需与甲亢合并病毒性肝炎及甲亢合并药物性肝损害相鉴别。

1. 甲亢伴肝炎与甲亢所致肝损害的区别

（1）病史：前者可出现在甲亢病程的任何时期，多有与肝炎患者密切接触史等，与甲亢轻重程度无关，后者多见于长期未经正规抗甲状腺药物治疗或甲亢严重的患者。

（2）症状：前者除有甲亢表现外，食欲不振、厌油腻食物等症状明显，而后者即使有肝损害，食欲多无减弱甚而亢进。

（3）实验室检查：前者肝炎病毒标志物多为阳性，而后者多为阴性，可作为重要的鉴别依据。

（4）治疗：经积极抗甲状腺治疗，甲亢性肝损害的肝功能会逐渐好转，而甲亢伴肝炎者无明显好转。

2. 甲亢伴抗甲状腺药物性肝损害与甲亢所致肝损害的区别

(1)病史:前者发生在甲亢治疗过程中,有明确的服药史,而后者多发生在甲亢治疗前或治疗不彻底情况下。

(2)症状:前者临床症状和体征多轻微,常合并有皮疹、皮肤瘙痒等过敏现象,停药后很快恢复,而后者需经抗甲状腺药物治疗后肝功能才会好转。

(3)实验室检查:前者肝功能异常表现在ALT升高,多在服药后第1个月发生,外周血嗜酸粒细胞升高,而后者表现是多方面的。

(4)肝功能恢复正常后,前者一旦再次给予同种药物治疗,肝损害可重复出现,而后者无此现象。

(四)治疗

1. 针对甲亢进行治疗　单纯甲亢伴随的轻度肝功能异常不影响抗甲状腺药物的使用。

(1)抗甲状腺药物治疗:常用的抗甲亢药物有丙基硫氧嘧啶和甲巯咪唑,也可导致肝功能异常。丙基硫氧嘧啶导致的肝损害主要表现为血清转氨酶升高,发生率约为30%,罕见导致暴发性肝衰竭乃至死亡。甲巯咪唑引起的肝损害较少见,发生率约为7%,一般表现为原发性胆汁性肝硬化。肝损害多发生于应用抗甲亢药物治疗的最初几个月,大多数在抗甲亢药物减量或停用后可逐渐恢复正常。甲巯咪唑导致的PBC可持续数月。对暂不宜用硫脲类药物治疗的患者,可用β受体阻滞剂普萘洛尔(心得安)等,阻抑T4转化为T3,减少耗氧量与负氮平衡。

(2)^{131}I治疗:对硫脲类药物有禁忌证的患者可选用^{131}I放射疗法及手术疗法。对抗甲亢药物所致肝损害患者可考虑应用^{131}I治疗甲亢。由于^{131}I在体内主要蓄积在甲状腺内,而其他脏器的吸收剂量很小;^{131}I引起急性甲状腺炎的阈剂量约为200 Gy,而^{131}I治疗甲亢时,甲状腺的吸收剂量一般都不超过200 Gy。因此,^{131}I治疗是比较安全有效的,针对不适合应用抗甲状腺药物和手术治疗的重度甲亢、甲亢性心脏病、甲亢伴有肝功能明显异常和(或)黄疸、甲亢伴有重度血细胞减少等难治性重度甲亢患者,^{131}I治疗是一种有效、安全、经济的方法。

2. 针对肝损害进行治疗　包括充分休息、营养支持和应用护肝降酶药物。若为抗甲状腺药物所致,应立即减量或停用。

(1)一般治疗:卧床休息,给予高热量、高蛋白饮食,补充维生素C、维生素B及维生素E,食欲差者可由静脉补充葡萄糖,同时注意维持水、电解质及酸碱平衡,加强药物排泄。

(2)支持疗法:由ATP、辅酶A、门冬氨酸钾镁(或10%氯化钾溶液)、肌苷及维生素C等组成的能量合剂,有助于肝细胞的修复,促进GSH的合成,增强肝细胞对肝毒物的解毒作用。重症不能进食者可静脉输液,输注血浆、清蛋白以加强支持治疗等。

(3)保肝治疗:①硫普罗宁(凯西莱):为含有活性巯基的甘氨酸衍生物,能稳定肝细胞膜、线粒体膜,对药物所致的ALT增高及蛋白倒置等有明显的纠正作用。每支注射用硫普罗宁(0.1 g)先用5%的碳酸氢钠溶液2 ml溶解,加入5%~10%的葡萄糖溶液或生理盐水250~500 ml中稀释后静脉滴注。一次0.2 g/次,1次/d,连续4周。②双环醇片:适用于轻、中度慢性病毒性肝炎以及非病毒性慢性肝炎的转氨酶升高。对于其他肝病,如代偿期肝硬化和肝纤维化、药物性肝炎等,双环醇在相关基础研究中显示出良好的降酶作用。但有肝功能失代偿者如胆红素明显升高、低白蛋白血症、肝硬化腹水、食管静脉曲张出血、肝性脑病及肝肾综合征慎用。成人常用剂量25 mg/次,必要时可增至50 mg/次,3次/d,最少服用6个月后逐渐减量。③甘草酸类药物:是临床常用的保肝约物,有复方甘草酸苷(40~60 ml/d)、甘草酸二铵(50~150 mg/d)及异甘草酸镁(100~200 mg/d)等,作用机制均为在体内经葡萄糖醛酸酶作用而生成的甘草次酸,具有保护肝细胞膜、抗炎、调节免疫、调节细胞色素P450酶系、解毒等作用。治疗期间注意监测血压和血清钾、钠浓度,如出现高血压、钠潴留和低血钾等,应减量或停药。④多烯磷脂酰胆碱:多烯磷脂酰胆碱可以加速膜的再生和稳定,抑制脂质过氧化,抑制胶原合成。起始剂量456 mg/次,3次/d。每日服用量最大不能超过1368 mg。⑤复方丹参注射液:该药能增加肝内血液供应,防止并减轻肝细胞变性、坏死,促进肝细胞再生;清除药物代谢过程中的氧自由基,从而减轻对肝脏的损害;调节体液和细胞免疫,可消除药物引起的变态反应性肝损害。⑥还原型谷胱甘肽:GSH具有抗自由基、保护肝细胞膜和细胞内含巯基酶的活性及重要蛋白质的功能,作为一种护肝解毒药，可用于各种肝病的辅助治疗。一般可给予静脉滴注 600～1200 mg/d，2～4 周为 1 个疗程。

(4)退黄治疗：①考来烯胺(消胆胺)：服用考来烯胺(阴离子的交换树酯)，以置换胆酸而阻断“肝肠循环”，减少胆酸的再吸收，能明显降低血中胆酸盐浓度，有良好的消除瘙痒作用。常用剂量 30 mg/次，2 次/d。②s－腺苷蛋氨酸(思美泰)：腺苷蛋氨酸一方面通过转甲基化作用改善细胞膜流动性、增强 $Na^{+}-K^{+}-ATP$ 酶活性、直接增加胆汁酸的运输，从而消除胆汁淤积；另一方面通过转硫化作用生成胱氨酸、生磺酸、谷胱甘肽(GSH)和硫酸盐而抗自由基和解毒。用法：初始治疗 1000～2000 mg/d，静脉滴注、静脉推注或肌内注射，共 2～4 周；维持治疗每次 500 mg/次，500～1000 mg/d。③熊去氧胆酸：有稳定细胞膜、免疫抑制及保护线粒体的作用，同时有明显的利胆作用，可用于药物性肝病。④门冬氨酸钾镁：参与体内三羧酸循环及鸟氨酸循环，促进氨的代谢，对于高胆红素血症有较好的退黄作用。10～20 ml 加入 5% 或 10% 葡萄糖注射液 250～500 ml 中缓慢静脉滴注 1 次/d，重症黄疸患者可 2 次/d。⑤苯巴比妥：苯巴比妥有利于肝细胞内运载蛋白 Y 和 Z 的生成，使间接胆红素转变为直接胆红素，改善胆汁代谢，用于有淤胆的患者。

(5)肝功能衰竭的治疗：出现急性肝功能衰竭时，治疗原则基本同急性重型肝炎。可用人工肝装置，必要时行肝移植手术。

二、甲状腺功能减低对肝脏的影响

甲状腺激素及促甲状腺激素可以通过多个途径参与肝脏的脂代谢及胆红素的排泄。甲状腺功能减低(甲减)时，常导致高胆固醇血症及高甘油三酯血症，血清 ALT 及 GGT 水平升高，血清结合胆红素的比例升高。近年研究显示，甲状腺功能减低还与肥胖、胰岛素抵抗和非酒精性脂肪肝(NAFLD)等相关，临床甲减和亚临床甲减均与 NAFLD 的发生呈显著正相关，甲减的程度与 NAFLD 的发生呈剂量效应关系；前瞻性研究也显示，亚临床甲减是 NAFLD 发生的独立危险因素，均提示甲减是 NAFLD 发生的危险因素之一。基础研究显示，甲状腺激素可作用于肝癌细胞多个分子靶点及信号通路，通过影响肝癌细胞增生、代谢、凋亡、转移，以及使处于癌前病变状态的肝脏结节进入分化程序等，发挥抗癌作用，提示甲减可能与肝癌的发生密切相关，两者的关系需要更深入的研究证实。

甲状腺激素对肝脏的影响：①甲减时肝脏谷胱甘肽的生物合成减低，不能维持谷胱甘肽的稳定性而造成肝脏组织学或肝功能的变化；②甲减使脂蛋白酶活性减低，胆固醇的合成大于分解，血脂升高使肝细胞内脂滴增多。③甲减时 T3 降低，刺激胶原的合成，抑制基质金属蛋白酶 2 (MMP－2)的分泌致肝纤维化。④甲减激活细胞毒 T 淋巴细胞，致肝细胞凋亡和坏死。⑤甲减性心脏病导致心脏扩大、肝淤血，肝细胞肿胀缺氧。

甲减引起的肝损害是可逆的，只要诊断治疗及时，预后良好。可采用以下几点治疗：

1. 甲状腺素替代治疗　甲状腺素替代治疗可以使血清转氨酶恢复正常。

2. 保肝治疗和对症治疗　参考前文。

3. 甲状腺激素类似物或拟甲状腺素药物　甲状腺激素与甲状腺激素 β 亚型受体结合后可促进胆固醇代谢，而不增加心率、肌肉消耗、骨质丢失等不良反应，据此开发的多种选择性激动 β 亚型受体的甲状腺激素类似物或拟甲状腺素药物，显示出降低胆固醇及甘油三酯、减轻体重等作用。动物研究显示，此类药物能增强肝脏的脂肪酸氧化能力、减少肝脏脂肪含量，因此有望成为治疗 NAFLD 的新型药物。

三、甲状腺疾病与原发性胆汁性胆管炎

原发性胆汁性胆管炎(PBC)是一种慢性胆汁淤积性肝脏疾病。研究显示，多种甲状腺疾病，包括桥本甲状腺炎、甲状腺功能减低、甲状腺结节、Grave 病等，均与 PBC 的发生密切相关。PBC 患者的甲状腺自身抗体的阳性率升高，自身免疫性甲状腺疾病的发生率为 8.4%～13%，高于普通人群。其发病机制尚不明确，自身免疫功能异常及遗传易感性可能是重要的发病机制。

四、丙型肝炎病毒感染与甲状腺疾病

丙型肝炎病毒(HCV)感染可诱发全身免疫反应。流行病学研究显示，HCV 感染患者发生甲状腺自身免

疫反应的风险不但高于健康对照者,而且高于乙型肝炎患者,提示 HCV 本身能诱发甲状腺自身免疫反应。由于甲状腺自身免疫反应的结局多为甲状腺功能减低,因此 HCV 感染者发生甲状腺功能减低的风险亦显著高于健康者及乙型病毒性肝炎者。接受干扰素 α 治疗的 HCV 患者更易发生甲状腺疾病,提示 HCV 和干扰素 α 在导致甲状腺疾病发生方面具有协同作用。

其他研究显示,HCV 与甲状腺癌的发生风险增加亦显著相关,但二者间的关系尚有待于进一步研究证实。对于 HCV 合并自身免疫性甲状腺疾病及甲状腺结节者,有必要行甲状腺超声检查动态观察甲状腺形态变化或甲状腺组织穿刺活体组织检查,以及时发现潜在的甲状腺癌。发病机制尚不清楚,可能的机制包括:①丙型肝炎病毒感染甲状腺滤泡细胞,导致后者表达干扰素 Y 及 HLA - DR,诱发甲状腺自身免疫反应;②HCV 与甲状腺组织自身抗原具有相同的氨基酸片段,因此可通过分子模拟的方式诱发甲状腺自身免疫反应。

总之,甲状腺疾病与肝脏疾病关系密切,互相影响。临床上应需注意观察,一旦出现不良影响及时给予诊治。

(徐延光)

参考文献

[1] Yue - Ye H, Aaron MG, Shen Q. Cross - talk between the thyroid and liver: A new target for nonalcoholic fatty liver disease treatment[J]. World J Gastroenterol, 2013;19:8238 - 8246.

[2] Ahad E, Alireza HJ. Non - alcoholic fatty liver disease and thyroid dysfunction: A systematic review[J]. World J Gastroenterol, 2014;20:8102 - 8109.

[3] Maria C, Daniela G, Maria M, et al. Thyroid hormone analogues and derivatives: Actions in fatty liver[J]. World J Hepatol, 2014; 6:114 - 129.

[4] Barbara F, Stefania G, Angela M, et al. Nonalcoholic fatty liver: A possible new target for type 2 diabetes prevention and treatment[J]. Int J Mol Sci, 2013;14:22933 - 22966.

[5] Katherine JP S, Johane PA. Clinical approaches to non - alcoholic fatty liver disease[J]. World J Gastroenterol, 2014;20:1712 - 1723.

[6] Mishra A, Younossi ZM. Epidemiology and natural history of non - alcoholic fatty liver disease[J]. J Clin Exp Hepatol, 2012;2:135 - 144.

[7] Tannaz E, Sareh E, Hossein P, et al. Recent advances in dietary supplementation, in treating non - alcoholic fatty liver disease [J]. World J Hepatol, 2015;7:204 - 212.

[8] Dyson JK, Anstee QM, McPherson S. Non - alcoholic fatty liver disease: a practical approach to treatment[J]. Postgrad Med J, 2015;91:92 - 101.

第六十六章　糖尿病与胃肠病的临床联系

有糖尿病时可由于微血管病变、糖基化终末产物增多、多元醇途径活性增强、肌醇及其磷脂衍生物代谢紊乱、氧化应激，以及神经生长因子合成减少等导致神经病变。当神经病变累及到内脏自主神经时，则可引起整个消化道的功能紊乱，表现为吞咽困难、恶心呕吐、胃部灼热感、早饱、腹胀、腹痛、腹泻、大小便失禁、便秘等，统称为糖尿病胃肠病变。

第一节　糖尿病性胃轻瘫诊断与治疗

一、概述

糖尿病性胃轻瘫（diabetic gastroparesis，DGP）系指继发于糖尿病基础上，以胃动力下降、胃排空延迟、胃节律紊乱为特点的临床综合征，表现为厌食、恶心、早饱、呕吐、腹胀等。自从1958年Kassander明确提出了糖尿病胃轻瘫概念后，观察报道越来越多，糖尿病患者约50%有消化不良症状，50%~76%可见胃排空延迟，大约30%有DGP。糖尿病控制较差的1型糖尿病患者易于发生DGP，其发病率高达50%，2型糖尿病患者大约30%发生胃排空延迟，1型糖尿病患者发生胃轻瘫的风险比2型糖尿病患者高出约4倍。近年的研究显示，糖尿病患者胃轻瘫的风险率为：总体2.6%，其中1型糖尿病5.2%，2型糖尿病1.0%，低于传统意义的估计。女性与男性发病比例为4:1。

糖尿病性胃轻瘫主要与神经病变、Cajal间质细胞（ICC）病变、激素、高血糖、微血管病变等因素有关，但确切发生机制尚不清楚。

二、诊断

1. *病史*　根据糖尿病史10年以上，典型的临床表现，排除胃幽门及其他胃肠道阻塞疾病（胃癌、胃溃疡、神经性厌食、周期性呕吐综合征、肠系膜上动脉综合征等），以及明确胃排空延迟即可确诊。

2. *临床表现*　大多数糖尿病胃轻瘫患者的症状不明显，也可有轻重不一的症状。早期可以很轻，随着病情进展，症状逐渐加重。典型的胃潴留时，出现厌食、早饱、胃部胀满、胀气、餐后不适、恶心、呕吐、胃食管反流、便秘等。典型的呕吐是早晨呕吐隔夜宿食。病程较久以后，通常会发生体重减轻和营养不良。部分患者可以表现为周期性发作或偶尔的急性发作，发作期与缓解期交替，持续数周或数月。个别病例可持续呕吐不能进食。糖尿病胃轻瘫腹痛通常对一般的药物治疗敏感性差。糖尿病胃轻瘫还可与由于胃排空发生的不确定性、呕吐以及肠道神经病变导致的难治性腹泻等并存，难以控制，发生低血糖的概率也较高。

3. *胃动力检查*　血糖需要控制在至少15 mmol/L以下，停用影响胃排空药物48~72小时，检查当天禁烟。

（1）核素显像技术：闪烁扫描术（Scintigraphy）是评估胃排空功能的“金标准”。进食核素^{99}Tc标记的标准餐，分别记录0，1，2，4小时胃内残留量。正常参考值：残留量1小时（37%~90%），2小时（30%~60%），4小时（0~10%）。餐后4小时胃残留量>10%可诊断胃排空延迟，并可根据残留量进行分级：1级（轻度）11%~20%；2级（中度）21%~35%；3级（重度）36%~50%；4级（极重度）>50%。但目前认为这种方法尚存争议，同时由于该检查的辐射风险，禁用于孕妇及儿童。

（2）胃排空呼气试验（GEBT）：该方法为目前推荐的方法之一，具有无放射性暴露、简单易行、廉价的优点。用非放射性^{13}C标记的螺旋藻、青绿藻加入标准固体或液体食物，食物进入到十二指肠分解吸收后，在肝脏代谢、氧化形成$^{13}CO_2$，由呼吸道排出。从进食^{13}C到呼气样本出现$^{13}CO_2$的过程中，吸收、氧化、转运、代谢基本恒定,胃排空是其限速步骤。与胃闪烁扫描术相比,该检查敏感性89%,特异性80%。该方法在胃动力检查中有广泛的前景,但不适用于对吸收不良、活动性肝病、呼吸系统疾病以及全身高代谢状态的患者。

(3)核磁共振成像(MRI):运用钆络合物化合物为造影剂,摄入后行多层横断面扫描,根据MRI显示的胃主体影像的变化,可计算胃排空时间、评估胃运动功能。MRI检查不仅无创、无电离辐射风险,而且不受胃内气体、胃分泌的影响。但使用MRI进行胃排空检查时,一般要求患者右侧半卧位,身体侧倾30°~45°,与生理状态的立位不符合,且检查成本较高、检查时间长,难以在基层医院开展。

(4)超声检查:超声检查是通过间接测量胃窦容积的变化来反映胃排空。将胃窦部面积达最大面积的1/2时所用的时间定义为胃半排空时间。二维超声测出的胃半排空时间,与胃闪烁扫描术具有较高的一致性。目前经腹超声是唯一可同时检查胃窦收缩、幽门开闭、经幽门流量及胃排空的一项检查技术,但不适用于肥胖、胃窦位置较高而位于胸廓内以及检测时胃内气体较多的患者。

(5)胶囊内镜:胶囊内镜可检测消化道内的pH值、胃肠道压力、温度等指标。当它由胃腔进入十二指肠时,传感器可感知周围环境从酸性到碱性骤然变化,由此来判断胃排空时间。胶囊胃镜判断胃轻瘫的准确性为83%,敏感性为65%,特异性为87%;闪烁扫描术则分别为82%、44%和93%,胶囊胃镜与闪烁扫描术具有较高的一致性而且无放射性。但从口服胶囊内镜到经肛门排出一般需要5天,对于存在假性肠梗阻、肠闭塞、胃肠结石的患者,可能会发生胶囊内镜的滞留。

(6)胃肠测压技术:用于胃收缩活动发生的时间、收缩强度、收缩频率以及收缩的协调性的功能检测。常用胃窦幽门十二指肠测压,有助于区分肌源性还是内源性或是外源性神经病变。肌源性者收缩波明显减低,糖尿病神经源性损害于餐后持续出现MMC Ⅳ期。糖尿病胃轻瘫患者胃窦动力低下,胃窦部不出现MMC Ⅲ期,常见餐后胃动力低下,胃窦的收缩波幅和频率均减低。

(7)胃电图描记技术:糖尿病自主神经病变时常有胃电节律紊乱,胃电图检查是确诊的唯一方法。胃动过速时慢波电位频率一般高于3/分,甚至6~13/分。常见于胃轻瘫、假性肠梗阻、妊娠恶心、妊娠呕吐、功能性消化不良、胃溃疡、神经性厌食、药物以及回肠、胆囊、R－Y吻合术后。胃动过缓时慢波电位频率小于3/分,常见于糖尿病、假性肠梗阻、妊娠呕吐、特发性胃轻瘫、消化不良运动障碍型等疾病。快速节律失常时慢波频率为3.7~9.9/分,节律不规则,是空腹节律与胃动过缓混合的一种表现。无节律表现为慢波频率为0,持续40秒以上。常见于妊娠呕吐、和毕Ⅰ式、毕Ⅱ式术后胃轻瘫以及全胃切除术后。

(8)阻抗测定:由于上腹部的电阻受胃内容物的影响,所以当摄入低传导性液体后,在上腹体表测定电阻抗的变化能准确地判断液体的排空情况。因此,也是测定胃液体排空的方法之一。

(9)X线检测:通过测定胃内不消化且不透X线的固体物质排空情况间接了解胃消化期间的运动情况。胃轻瘫的胃收缩频率和幅度均减低。

4. *难治性胃轻瘫的诊断标准*　①糖尿病胃轻瘫病史1年以上;②止吐药、促动力药规范治疗半年以上无效或不耐受;③每周7次以上呕吐或每天均出现恶心症状;④胃排空延迟(固体或液体餐闪烁扫描2小时残余>60%或4小时>10%)。

三、治疗

一经确诊即应从饮食调整和药物治疗方面给予治疗,治疗的目标是控制症状,改善胃排空。但目前尚无胃轻瘫的特效药,对药物无效的病例可考虑神经刺激法或空肠补充营养。

1. *原发病的治疗*　糖尿病患者血糖水平及血糖波动可直接影响胃排空。因此,应将血糖控制在理想水平。

2. *饮食治疗*　容易消化的低脂、低纤维素、低残渣食物可减轻症状,宜少量多餐。糖尿病患者伴有胃消化功能异常和胃移行复合运动Ⅲ相(MMC)异常,宜调整饮食中的纤维素和粗糙成分。对于进食困难或呕吐严重的患者,含有营养素的液体饮食既可以减少胃部的机械运动,又利于控制热量摄入、预测餐后血糖峰值,最终改善胰岛素疗效。

3. *促胃动力药*　促动力药可以帮助改善胃排空和胃轻瘫的症状。

(1)抗多巴胺促动力药:多潘立酮和甲氧氯普胺是常用的多巴胺D2受体阻滞剂,二者均可减轻恶心症状,均有延长 QT 间期和致命性心律失常的风险。甲氧氯普胺可通过血脑屏障引发锥体外系副作用,偶有甲氧氯普胺可引起持久性迟发性运动障碍的报道。因此,对于老年、女性、肝硬化、尿毒症、酗酒、精神分裂症患者、预期运动障碍患者以及同时应用精神镇静药物的高危患者需谨慎使用。多潘立酮的副作用发生相对较少,常用剂量为多潘立酮 10 mg,3 次/d。

(2)5 - HT4 受体激动剂:5 - HT4 受体广泛表达于 ENS,对胃肠道的蠕动起重要调节作用。西沙必利是全胃肠道促动力的 5 - HT4 受体激动剂,可以增强胃收缩力和频率,增强胃窦十二指肠的运动协调性,促进固体及液体食物排空。但可与心肌 hERG 离子通道相互作用,导致 QT 间期延长和致命性心律失常。常用剂量为 5 ~ 10 mg,3 次/d,饭前 30 分钟。强效选择性 5 - HT 受体激动剂莫沙必利通过兴奋肌间神经丛的 5 - HT4 受体,刺激乙酰胆碱释放增强胃肠运动,还能显著促进胆囊排空而不影响胃酸分泌,并且无心血管不良反应和锥体外系反应。何继东等荟萃了国内莫沙必利应用于糖尿病胃轻瘫患者的 12 篇共 840 例患者的研究,其中 3 篇与安慰剂对比,莫沙必利有效率(84.0% vs 30.0%)和对胃排空时间的改善程度优于安慰剂,且均无明显治疗相关不良反应。但由于各研究纳入试验的样本量较小等原因,影响荟萃结论,仍需进一步研究印证。莫沙必利常用剂量为 5 mg,3 次/d,饭前 30 分钟。

新的高选择性 5 - HT4 受体激动剂主要包括:①普卢卡必利(Prucalopride)能有效促进胃排空及结肠运动,心血管安全性高于传统的 5 - HT4 受体激动剂。②Velusetrag(TD - 5108)是一种具有高度内源活性的 5 - HT4 受体激动剂,与 5 - HT4 受体的亲和力约是其他 5 - HT 受体的 500 倍。口服 5 mg TD - 5108 即可出现结肠运动及升结肠排空加速,而口服 15 mg 及以上剂量同时可加速胃排空。因此,TD - 5108 是一种有潜力的胃肠促动力药物。③ATI - 7505 是一种苯甲酰胺类 5 - HT4 受体激动剂,是对西沙必利进行结构改造而成的药物,具有与西沙比利类似的效果,且不延长 QT 间期。口服 lO mg ATI - 7505 可加速升结肠排空,口服 20 mg 时可同时加速胃排空。尽管这些新的药物在治疗胃轻瘫上有广阔的前景,但安全性与有效性仍需要进一步观察。

(3)脑肠肽受体激动剂:脑肠肽可以刺激消化期间及餐后的胃动力活性并改善食欲。新的脑肠肽受体激动剂 TZP - 101,TZP - 102 和 RM - 131 正在分别通过静脉、口服、皮下给药方式试用于治疗胃轻瘫和术后肠梗阻。治疗糖尿病胃轻瘫的早期试验显示可以显著改善胃排空率并减少餐后症状,是一种直接用于治疗糖尿病胃轻瘫而且很有前景的药物。

4. 止吐药

(1)多巴胺 D2 受体拮抗剂:包括吩噻嗪类及丁酰苯类抗精神病药物,其兼有镇静和止吐作用。吩噻嗪类代表药物有氯丙嗪、丙氯拉嗪;丁酰苯类代表药物有氟哌啶醇、氟哌利多。使用时需注意锥体外系反应。

(2)5 - HT3 受体拮抗剂:如昂丹司琼、格雷司琼、阿扎司琼等,可高选择性地阻断 5 - HT3 受体而发挥止吐作用。此类药物止吐效果较好,但价格昂贵,目前仍主要用于化疗患者的呕吐,尚不作为糖尿病胃轻瘫呕吐的一线用药。

(3)组胺受体 H_1 拮抗剂:以苯海拉明、异丙嗪的止吐作用最强,可能与其中枢抗胆碱作用有关。不良反应主要有困倦、嗜睡、口干等。

(4)其他止吐药物:①东莨菪碱皮贴治疗手术后恶心、呕吐具有良好的效果。②神经激肽 - 1 受体拮抗剂如阿瑞匹坦,具有抗抑郁、抗焦虑的作用,并对化疗引起的恶心和呕吐具有良好的治疗效果;与其他止吐药合用能够更好地控制延迟性呕吐和术后呕吐。③米氮平:Kim 等报道了 1 例对传统药物及内镜下肉毒杆菌毒素注射均无效的顽固性糖尿病胃轻瘫患者,在使用抗抑郁药物米氮平后,其恶心、呕吐症状消失,胃排空恢复正常,提示米氮平对顽固性胃轻瘫具有良好的疗效,当传统药物无效时可供选择。但是,该类药物最终都是形成抗胆碱效应,会抵消促胃动力药的作用。

5. 中医中药　中医将糖尿病胃轻瘫主要分为肝胃气滞型、痰湿内阻型、脾胃虚弱型、胃阴虚型等证型。根据辨证施治原理,使用四君子汤加味、丹参饮合二陈汤、半夏泻心汤合四逆散加味等治疗,均取得一定疗效。针灸疗法主要选取针刺足三里、肝俞、脾俞、胃俞等,可缩短胃排空时间,增加胃排空率,对胃轻瘫患者有一定治疗效果。

6. 胃电起搏　FDA 已于 2000 年批准使用胃电起搏治疗胃轻瘫所致的顽固性呕吐。研究表明,胃电起搏可明显缓解胃轻瘫的恶心、呕吐症状，从而提高患者生活质量，改善患者营养状态。但使用过程中存在相关的外科并发症风险。因此，该治疗方法仅适用于药物治疗无效的顽固性恶心、呕吐。

7. 干细胞移植　糖尿病胃轻瘫患者常伴有 Cajal 间质细胞减少。2005 年 Micci 等首次报道了神经元型一氧化氮合酶基因敲除小鼠接受神经干细胞移植后，其胃排空得到明显改善。尽管干细胞移植可能成为糖尿病胃轻瘫最有效的治疗手段，但目前尚局限于动物实验。

8. 外科治疗　对药物、饮食等治疗失败的难治性胃轻瘫患者，可考虑进行幽门成形术、胃空肠吻合术、胃窦部切除术等手术治疗，但疗效有限。

第二节　糖尿病性腹泻诊断与治疗

一、概述

糖尿病性腹泻是中、晚期糖尿病胃肠道并发症的重要表现，但有少数患者腹泻可能是糖尿病的首发症状。多发生于病程长、长期控制不佳的中年 1 型糖尿病，据报道其总的发生率为 10%~22%，多见于男性，男女之比为 3:2。

糖尿病性腹泻的病因及发病机制尚未完全阐明，可能与糖尿病患者不同程度的全身及胃肠道的自主神经病变、肠腔内菌群异常、胰腺外分泌功能不全、胆汁酸吸收不良以及电解质紊乱和肠道激素生成异常等因素有关，尤其与自主神经病变关系密切。

糖尿病自主神经病变可致肠道动力下降或运动混乱，小肠蠕动缓慢，食物滞留小肠时间延长，肠腔内细菌过度生长，致微胶粒形成不良，出现脂肪泻。此外，肠道 Cajal 细胞减少也可导致肠道运动障碍。结肠动力兴奋性增加，小肠传输时间明显缩短，肠内容物与黏膜的接触时间过短，影响消化和吸收，也是导致或加剧腹泻的重要原因之一。糖尿病自主神经病变导致支配直肠肛门括约肌的交感、迷走神经张力失衡而致肛门括约肌张力减退，可使患者直肠肛门括约肌功能障碍及肠感觉功能下降，导致大便次数增加、大便失禁及腹泻。

肠道菌群失调在胰岛素抵抗和肥胖的发生、发展中具有重要作用。此外，糖尿病患者由于 T 细胞亚群比例失调，白细胞介素 -6(IL -6) 等细胞因子水平升高等，常伴有包括胃肠道的全身性的免疫力下降和慢性低水平炎性反应，加之胃肠道动力障碍、食物在胃肠道停留时间过长、肠道细菌过度生长等，导致肠道菌群的改变、脂质消化吸收障碍，引起腹泻。糖尿病时胃肠激素如胃动素、CCK、血管活性肠肽、生长抑素等异常与糖尿病腹泻密切相关。

糖尿病患者胰腺外分泌功能常出现不同程度的障碍，可引起脂肪吸收不良，导致胰源性腹泻。糖尿病时胰腺外分泌障碍导致胰酶缺乏、胆汁排出受阻以及小肠内细菌过度生长都可导致小肠吸收不良，从而产生腹泻。

二、诊断

1. 根据临床表现　糖尿病性腹泻多发生于糖尿病病程长、长期血糖控制不佳的 1 型糖尿病患者，患者多同时伴有周围神经病变和自主神经功能紊乱表现，如体位性低血压、阳痿、逆行射精、膀胱泌尿功能失调、无汗、瞳孔调节功能不良等。

糖尿病性腹泻呈顽固性或阵发性发作，可与正常大便或便秘交替出现，两次腹泻发作间隔数天或数周甚至数月不等；常为棕褐色水样便，量多，每日次数少的为 3~5 次，多者可达 20~30 次，可为无痛性，有时伴里急后重或肛门失禁，夜间仰卧位或清晨时多见，多为脂肪泻。在糖尿病性腹泻患者中，脂肪泻的发生率可高达 75%，但是与其他原因导致的脂肪泻患者不同的是，糖尿病性脂肪泻患者往往一般营养状况较好，体重正常，很少出现消瘦、恶病质或生化异常等。常规使用静脉补液、抗菌和止泻等处理只能暂时缓解症状，而腹泻仍反复发作。

2. 本病的诊断依据　病情未能良好控制的糖尿病患者；上述非感染性腹泻、消化吸收不良及胃肠道自主神经功能紊乱的临床症状；大便常规检查及细菌培养均为阴性；结肠镜检查多见肠黏膜正常或肠黏膜充血水肿；消化道钡餐显示小肠形态正常，钡剂通过时间加快或延长。

3. 排除其他原因导致的腹泻　包括：①反复做粪便培养，以排除肠道细菌感染引起腹泻；②做胰腺外分泌功能试验及腹部X线、B超、CT等检查以除外胰腺疾病如慢性胰腺炎所致腹泻；③胃肠道X线检查（如钡餐、钡灌肠）及胃肠内镜检查以除外胃肠道本身特殊病变，如慢性结肠炎、克罗恩病、肠道肿瘤等所致的慢性腹泻；④对于同时表现为糖尿病和腹泻的患者，还应注意排除三种胰岛细胞肿瘤，即高血糖素瘤、生长激素释放因子肿瘤和舒血管肠肽瘤，与它们的鉴别除了分析其各自较特异的伴发的临床特征外，实验室测定其各自特异增高的激素水平是很重要的。

三、治疗

1. 治疗和控制糖尿病及其并发症　控制血糖等代谢指标达标是关键。低糖、低脂、高纤维素饮食，少量多餐、控制体重、严格限制脂肪摄入，忌刺激性强的食物，戒烟、戒酒，加强血糖监测，合理使用口服降糖药。胰岛素不仅可有效控制糖尿病延缓胃肠病变的进一步发展，多项研究还发现胰岛素能够使胃肠道的自主神经病变发生逆转，恢复β-肾上腺素能受体的数量，酌情放宽使用胰岛素。

2. 营养神经　应用B族维生素如维生素B_1 100 mg、B_{12} 500 mg，1次/d，肌内注射，2周为1个疗程。

3. 抗菌药物　酌情使用黄连素、四环素类、甲硝唑或喹诺酮类药物，以减轻近端小肠的细菌过度生长，改善腹泻症状。

4. 胃肠动力药物及其他促进消化功能药物　针对糖尿病性腹泻患者胃肠道运动功能障碍，可予胃肠动力药物如甲氧氯普胺、多潘立酮或西沙比利等促进胃肠蠕动。应用消胆胺改善胆汁酸代谢，减轻脂肪泻；补充胰酶制剂如多酶片或胰酶片等促进营养吸收。

5. 抗胆碱能药物　如山莨菪碱、复方苯乙哌啶及可待因等药对部分患者有减少大便次数、改善临床症状的作用。

6. 止泻药　可乐定为拟A_2肾上腺素类药物，可直接兴奋肠黏膜A_2肾上腺素能受体，增强水、电解质吸收，调节胃肠神经及直肠和肛门内外括约肌功能，因其对患者症状改善明显不良反应小而受到欢迎，开始剂量为每12小时0.1 mg，3天后改为每12小时0.5 mg，持续使用3周后停药。

7. 生长抑素类似物　能增强胃肠道吸收功能及抑制有强烈致腹泻作用的胃肠道激素的作用，能有效减少腹泻次数及量，改善营养吸收。开始剂量为50 mg皮下注射，2次/d，3天后改为75 mg皮下注射，2次/d，长期应用症状可明显减轻。不良反应有嗜睡、恶心、呕吐等，但较轻微，患者均能耐受。

8. 5-羟色胺3(5-HT3)受体拮抗剂　最新的5-HT3受体拮抗剂如雷莫司琼通过影响患者小肠运输时间，可有效治疗糖尿病腹泻。

9. 微生态制剂　目前微生态制剂已越来越广泛用于许多临床疾病的防治，对肠道疾病如急、慢性肠炎，腹泻等疗效确切，有助于缓解腹泻的症状。主要有培菲康、贝飞达、金双歧、乳酸菌素片等。

10. 中医中药　祖国医学对糖尿病性腹泻早就有“五更泻”的描述，按照中医辨证可分脾胃虚弱和肾阳不足型，分别可用参苓白术散及四神丸加减治疗。中医针灸对本病也有一定疗效，穴位为肺俞、肝俞、肾俞、胰俞、公孙、天枢及足三里等。

第三节　糖尿病性便秘诊断与治疗

一、概述

便秘是糖尿病患者常见的症状之一。便秘是指在不使用通便药的情况下，1周自发性排便不超过2次，且1/4以上的时间至少有粪便较少、排便困难或排便不尽3个条件中的1个，可伴有腹胀、腹痛或肛门周围疼痛等症状。糖尿病慢性便秘对于其他并发症的发生具有重要影响，女性慢性便秘患者乳腺疾病发生率多于无排便障碍者；对于老年人和患有心、脑血管疾病的患者便秘是猝死的重要诱因之一。此外，慢性便秘患者常有多种心理障碍，表现为失眠、烦躁、多梦、抑郁、易怒、强迫观念及行为等，使糖尿病患者精神痛苦和生活质量下降。糖尿病患者便秘发病率约在50%，女性多见。

糖尿病患者可能由于肠道自主神经及肠道肌间神经丛病变，致乙状结肠收缩活动减少而引起便秘。16%~40%便秘患者有结肠通过时间延迟，根据结肠通过缓慢的肠段不同分为升结肠通过缓慢、左结肠通过缓慢及全结肠通过缓慢，其中大部分患者为全结肠通过缓慢，称为慢通过便秘。慢通过便秘的原因通常分为无盆底功能障碍和有盆底功能障碍。糖尿病性便秘一般属于无盆底功能障碍者，常有直肠肛管动力降低，直肠排便收缩反射减弱，肛门直肠抑制反射阈值增高，肛门内括约肌最大程度舒张所需的直肠黏膜电刺激强度增大，部分患者存在直肠对排便刺激的敏感性降低，测定直肠黏膜感觉阈值显著增高，排便时耻骨、直肠肌痉挛、肛门外括约肌异常收缩，造成排便出口舒缩困难而致便秘。

二、诊断

1. 病史　患病多年后无其他原因出现便秘。每周排便次数少于3次，排便较困难而且排便时间较长，一般在15分钟以上，排出的粪便干结呈羊粪状、球丸状等。硬便的机械刺激引起直肠黏膜分泌的黏液常覆于粪块的表面和缝隙间。排便后有排不尽感及左下腹胀感，部分患者有中上腹饱胀、恶心、嗳气等胃部症状。

2. 结肠、直肠、肛门、盆底功能检查　目前采用的检查方法有以下几种：

（1）结肠传输功能试验：口服一定数量不透X线标志物，对标志物在不同时间在结肠内的分布和排出数量进行量化分析，以此评价结肠有无传输功能障碍及其发生传输功能障碍的部位。正常值为72小时排出标志物总数>80%。

（2）肛门、直肠压力测定：主要方法有气压法、导管灌注法和腔内微型模式压力传感器测压法。检测肛管静息压、肛门最大缩窄压、直肠最低敏感性、最大耐受性和直肠最大顺应性，可评估有无直肠、盆底功能异常或直肠感觉阈值异常，从而评估肛管直肠的维持自制和排便的运动功能。通过病史采集、肛门直肠检查、全胃肠道通过检查（GIT）和肛门直肠测压（ARM）将慢性便秘的动力障碍分为3型：①出口梗阻型便秘（OOC）：肛门直肠指检力排时括约肌有反相收缩或不能松弛或直肠压力不升高，可能由感觉或动力异常所致。见于直肠前膨出症、直肠内套叠、直断黏膜内脱垂、盆底疝、盆底痉挛综合征、耻骨直肠肌肥厚、内括约肌失弛缓症和会阴下垂综合征。②慢通过型便秘（STC）：GIT检查50%以上标志物在乙状结肠以上，排便次数少于3/周，粪便坚硬和无便意等症状可作参考，临床上见于特发性慢通过便秘、假性肠梗阻、伴有自主神经病（糖尿病、卟啉病、多发性系统萎缩、类癌综合征）、帕金森病、盆底功能障碍等。③混合型（MC）：肛门指检和AMR提示有出口梗阻，GIT提示有慢通过，并有排便费力等相关症状。OOC，STC和MC发病率分别为10.2%，50.8%和39.0%。

（3）排粪造影：是通过模拟排粪过程研究直肠、盆底有关排粪动静态变化的影像学方法。对诊断直肠排空障碍型慢性便秘有重要诊断价值，如直肠前膨出、直肠内套叠、直肠黏膜脱垂、盆底疝、盆底痉挛、耻骨直肠肌肥厚等均可做出诊断。国内主要采用含有黏附剂CMC 0.25%，约为75%（W/V）的硫酸钡悬液为造影剂，有助于诊断内套叠和黏膜脱垂等半固态造影剂难以显示的病变。

（4）盆底肌肌电图：盆底肌肌电图检查内容包括静息状态肌电活动、排便时肌电活动、肌肉不同程度收缩时电活动、单根肌纤维肌电活动、肛门反射、诱发肌电图，用于诊断盆底肌功能障碍。

（5）球囊逼出试验：将球囊置于受试验者直肠壶腹部，注入37℃汽水50 ml，嘱受试者取习惯的排便姿势尽快将球囊排出，正常在5分钟内排出。本试验有助于判断直肠及盆底肌的功能有无异常。

3. 罗马Ⅲ诊断标准

（1）慢性便秘患者达到以下标准：诊断前症状出现至少6个月，近3个月症状符合以下标准2项或2项以上：①至少25%的排便感到费力；②至少25%的排便为块状便或硬便；③至少25%的排便有不尽感；④至少25%的排便有肛门直肠梗阻感或阻塞感；⑤至少25%的排便需以手法帮助；⑥每周排便<3次。

（2）不使用轻泻药时几乎无松软便。

（3）没有足够的证据诊断IBS。

三、治疗

1. 治疗原发病　积极治疗糖尿病使血糖等代谢控制达标,减少各种并发症发生。

2. 改善循环营养神经病变　改善循环药物贝前列素钠通过血小板和血管平滑肌的前列环素受体,激活腺苷酸环化酶使细胞内 cAMP 升高,抑制 Ca^{2+} 流入及血栓素 A_2 生成等,从而抗血小板和扩张血管。用法 40 μg,3 次/d。营养神经药物甲钴胺更容易转移至神经细胞的细胞器,促进核酸和蛋白质的合成,促进轴索内输送和轴索再生及促进髓鞘形成,恢复神经结传导延迟和神经传导物质减少。用法500 μg,3 次/d。醛糖还原酶抑制剂依帕司他可逆地抑制与糖尿病并发症相关的多元醇途径中醛糖还原酶,减少山梨醇产生。用法50 mg,3 次/d。

3. 慢性便秘内科治疗　对慢性便秘的治疗,首先应判断便秘的病因、便秘的类型和便秘的程度以及有无便秘的合并症。注意有无心理障碍及其和便秘的因果关系。先尝试增加饮水量、增加膳食纤维及增加活动量后看便秘有无改善;如无改善,可用药物治疗,选用肠道容积药物;如仍无效,可选用促动力药;如无效则可能是结肠无力,可考虑行外科手术治疗。

(1)心理与行为疗法:做好心理咨询,了解有关的精神因素和心理障碍,建立良好的医患关系,增强患者治疗疾病的信心,解除患者的精神负担。尽可能免除各种抑郁和焦虑。

健康教育的目的是调整生活方式。行为疗法是指定时排便锻炼,借此养成良好的排便习惯。训练前宜先灌肠以彻底排出淤滞在肠道内的粪便。灌肠后可给轻泻药,使便次至少达到 1 次/d。鼓励患者晨起或早餐后 30 分钟排便,排便时避免过度用力,如仍不排便,可鼓励患者晚餐后再次排便,可适当延长时间直至排便。一旦餐后排便有规律发生,则维持 2～3 个月以上,逐渐停用泻药。通过行为疗法养成按时排便习惯,对出口梗阻型便秘和结肠通过时间正常型便秘治疗有一定效果。

(2)饮食治疗:热量摄取缺乏可引起或加剧便秘,故对热量不足的患者适当增加热量。原则上蛋白质占总热量的 15%～20%,糖类占总热量的 50%～60%,脂肪占总热量不能超过 30%。主张晨起 1 次大量饮水,多吃含纤维的蔬菜、水果。如各种有茎叶的蔬菜、笋、玉麸、麦麸等。纤维素能吸收水分使粪便膨胀,刺激结肠蠕动,还可延缓糖尿病患者肠道糖的吸收,有利于血糖控制。

(3)灌肠:对于粪便嵌塞的患者,可用温盐水 2～3L 或温水 500～1 000 ml,加肥皂水 75 ml 灌肠,或 50% 硫酸镁 30 ml,甘油 60 ml,水 90 ml(1,2,3 灌肠液)灌肠。栓剂有甘油栓、开塞露等。

(4)泻药:①容积性轻泻药:纤维素不仅可吸收水分增加粪便量,还由于细菌能完全消化这些纤维,使得粪便中细菌聚集在纤维素中。可用甲基纤维素,1.5～5 g/d,分次口服。②滑润性泻剂:用甘油或液状石蜡,每次 10～30 ml,睡前服用。适用于粪便特别干结,或老年体弱、排便动力减弱的患者。③高渗性泻剂:主要是使粪便松软且含有更多的水分,增加内容量以引起排便。可用硫酸镁 10～20 g,氧化镁 1～3 g,山梨醇 5～10 g,3 次/d,口服。乳果糖在肠内分解乳酸和醋酸等有机酸,促进肠道有益菌(如双歧杆菌)生长。本药分解产物刺激大肠蠕动,加快粪便移动,因此可用于治疗便秘。但乳果糖会促进糖分解菌繁殖,糖尿病性便秘时慎用。聚乙二醇为渗透性缓泻药,便秘患者使用 17 g/d,治疗 8 周可增加大便次数和加速左结肠通过,适用于高血压、心脏病、肾功能不全、糖尿病合并便秘的患者,为近年在国内新上市的治疗慢性便秘的新药。聚乙二醇既不在肠内降解,也不产生有机酸或气体,不影响肠道 pH,亦不改变肠道正常菌群,安全性很高。服药 24～48 小时即可起效,并在治疗后 1 周可以保持每天 1 次大便,比乳果糖起效快,改善大便性状和缓解排便困难的作用更明显,有效率为 88.73%。④刺激性泻药:可刺激肠蠕动,减少吸收,促进肠动力,适用于排便动力减弱者。常用制剂有酚酞 0.1～0.2 g,番泻叶 3～6 g 或蓖麻油 10～30 ml,1 次/d,也可用番泻叶 10～20 g 冲水服。这些药物多半在肝内代谢,长期服用可引起结肠黑病变,反而加重便秘。因番泻叶长期使用可对结肠肌间神经丛有损害作用,要加以限制。此外,也可用大黄、芦荟等。果导曾在我国广为应用,其主要成分为酚酞,不良反应大,有过敏反应(表现腹绞痛、心前区不适和呼吸异常、皮疹以至发生水疱和糜烂),引起维生素 D 和钙的吸收障碍导致骨软化。此外,酚酞有耐药性,现已逐渐被淘汰。⑤比沙可啶:是一种安全、有效的轻泻剂,可用于所有需要泻药或灌肠剂的患者,对血象、血沉、尿道、肝或肾功能均无影响,可安全地使用于儿童、老人、孕妇或哺乳妇女、身体虚弱、心脏病、肾病和肝病患者。比沙可啶与结肠黏膜接触后刺激感觉神经末梢，产生副交感反射，导致结肠蠕动收缩增加而引起排便。在治疗慢性便秘方面，特别对年龄较大的患者极为有效。随着结肠紧张度的改善，通过加长两次给药间隔，对重新建立排便习惯有显效而无反复。对急性便秘患者早餐前服用，通常6小时起效。如使用栓剂，于15分钟至1小时即可起效。用法为5～10 mg于睡前服用；栓剂为10 mg，用水润湿，将大头一端缓缓插入直肠即可。⑥秋水仙碱：可增加大便次数，减轻腹痛、恶心和腹胀症状，促进结肠通过，对正常通过便秘患者疗效较好。对结肠通过迟缓患者疗效差。用法0.6 mg，3次/d。⑦米索前列醇：1.2 mg/d，用药3周也有增加大便次数和促进结肠通过作用。以上药物适用于排便障碍混合慢通过型便秘患者，而单纯排便障碍的患者疗效不佳。

(5)肠促动力药：西沙必利作用于肠神经系统肌间神经丛的运动神经元和中间神经元5－HT4受体，刺激产生乙酰胆碱，进而治疗便秘。常规剂量为5 mg，3次/d，也可加至10～20 mg，3次/d。普卡必利不仅刺激肠肌间神经运动神经元的5－HT4受体，释放乙酰胆碱，还刺激非胆碱能非肾上腺能神经递质，促使结肠出现高振幅的蠕动收缩，促使排便通畅。肠促动力药主要用于结肠通过缓慢型和出口梗阻型便秘患者。双向动力调节药主要用于治疗IBS和功能性便秘，近年也用于治疗慢性便秘患者，其疗效尚在观察中。

(6)中医中药：热秘及气秘者可选用大承气汤。方用大黄、枳实各9 g，厚朴6 g。对肠内积滞、胸脘痞闷，或大便秘结，可用枳实导滞丸。方用大黄、枳实、黄芩、白术各9 g，神曲、茯苓、泽泻各12 g，黄连4 g。积滞内停，脘腹痞胀，大便秘结可用木香槟榔丸。方用木香、青皮、陈皮、香附、莪术、黄柏、大黄、牵牛子各9 g，黄连4 g，槟榔12 g。对体弱或老年气虚便秘者应给予益气润肠之品，常用黄芪汤加减。方用黄芪、火麻仁、白蜜、党参各15 g，陈皮9 g，当归12 g。中成药麻仁丸2～3 g，2次/d，对便秘也有效。

近年有报道六味安消胶囊治疗功能性便秘收到较好疗效。本品由木香、大黄、山奈、诃子、碱花、寒水石(煅)组成的中成药。具有促进肠动力、胃肠黏膜保护、抗菌和镇痛作用。主治胃痛胀满、消化不良、食欲缺乏、饭后饱胀、胃灼热感、打嗝、腹胀、腹痛、便秘。常用量开始为2粒，2次/d，逐渐增加至4～6粒，2～3次/d，孕妇忌服，儿童用量酌减，过敏体质者慎用。一般无不良反应。

(7)生物反馈：对慢性便秘的患者，经以上治疗疗效不佳时，可考虑配合生物反馈治疗。以神经肌肉改善为目标，纠正不当的排便动作和降低感觉阈值，恢复正常的排便方式。方法为用压力或肌电生物反馈训练系统，将传感器固定在肛管内及腹壁上，传感器选择肛门括约肌和腹肌的压力或电信号显示在监视器上。患者模拟排便的动作可直观自己肌肉运动的压力曲线，然后纠正不协调的肌肉运动，包括排便时增加腹压，放松肛门括约肌。感觉功能调整是将一个气囊放入直肠内，先将气囊充气至患者产生急迫的便意。然后充气的容积逐渐减少，患者通过显示器显示的曲线变化体会气囊内容积的改变，经过反复充气、放气刺激使新的感觉阈值建立。可用orion PC/4EMG电生物反馈训练治疗系统，每周训练3～4次，每次45～60分钟，10～15次为1个疗程，同时每天在家中进行同步训练，练习次数因人而异。生物反馈治疗病情的改善主要依靠患者的主观体会，因此，需要细致、耐心地指导反馈训练，做好全程心理治疗，及时鼓励患者的进步，增强信心，经常与患者进行交流和沟通，以提高训练疗效。

4.外科治疗　近年来由于结肠传输功能试验在临床上的应用，提出了对结肠传输障碍型慢性便秘、用药物治疗或生物反馈治疗疗效不佳的患者，用手术治疗并取得了满意的疗效。

结肠切除术手术指征：①确定存在直肠无张力；②无出口处梗阻；③肛管有足够的张力；④临床上无明显的焦虑、抑郁及精神异常；⑤无弥漫性肠道运动失调的临床证据，如肠易激综合征；⑥对进展或刺激试验如用新斯的明或便塞停表现结肠收缩反应损害者也倾向于手术治疗。需注意，对病史较短的患者先进行系统的非手术治疗观察疗效，不轻易行结肠次全切除术。此外，糖尿病并发便秘进行手术时术后容易并发感染，且伤口不易愈合。因此，术前均应慎重考虑，术中、术后加强密切观察。

结肠切除的术式有部分结肠切除术和结肠次全切除术。目前应用较多的是结肠次全切除术，其次为结肠部分切除术，但是后者一般疗效不佳。手术虽然可以治愈一些难治性便秘，但也有可能引起一些并发症，因此，应严格掌握手术适应证。

第四节　糖尿病性脂肪肝与肝硬化诊断与治疗

一、概述

脂肪肝是一组包括从没有生化和组织学上炎症或纤维化证据的单纯性肝细胞脂肪变性到肝纤维化或肝硬化的疾病。糖尿病可引起脂肪肝、肝硬化甚至肝癌等肝损害，糖尿病肝损害的最主要形式是非酒精性脂肪肝（NAFLD）。研究显示，糖尿病患者 NAFLD 和肝癌的发病风险是非糖尿病者的 2 倍，2 型糖尿病本身又是肝癌发生的危险因子。临床统计显示，2 型糖尿病患者 NAFLD 的发生率高达 50%，在糖尿病伴肥胖症的患者发生率则高达 100%。

NAFLD 是包括单纯性脂肪肝（simple steatosis）、脂肪性肝炎（non - alcoholic steatohepatitis，NASH）、肝纤维化（fibrosis）和肝硬化（cirrhosis）的一系列肝脏改变。单纯性脂肪肝可能是机体一种适应性反应机制的表现，是一种良性病变，而 NASH 是 NAFLD 严重的表现，不仅有脂肪变，还有组织炎症、细胞损伤，还可以出现肝纤维化，这种肝纤维化主要发生于 2 型糖尿病患者，其发生率在 2%~3%，被认为是能够进展为肝硬化、肝功能衰竭的病变，近期也被认为是隐匿性肝硬化的主要原因。

当糖尿病合并有肝硬化（包括 2 型糖尿病和肝源性糖尿病）时，糖尿病能加重肝纤维化和炎症，二者可再引起更严重的肝功能衰竭；糖尿病还能增加肝硬化患者细菌感染的概率，增加肝硬化患者死亡率。死亡原因中最常见的是肝功能衰竭。因此，在考虑肝硬化患者的预后评判标准时应当加入糖尿病因素。

糖尿病肝损害的机制非常复杂，常常有多种其他致病因素参与，如脂肪肝、肥胖、胰岛素抵抗（IR）、代谢综合征、血色素沉着症、病毒感染、遗传因素等，需排除其他致病因素的干扰。近年来的研究热点是 2 型糖尿病是作为独立因素还是需与协同其他因素配合才能导致 NAFLD。研究显示，2 型糖尿病与丙肝病毒感染在 NAFLD 的形成过程中有协同作用。

二、诊断

1. 糖尿病史。

2. 脂肪肝的临床诊断标准：凡具备下列第 1 ~ 4 项和第 5 或第 6 项中任何一项者即可诊断为 NAFLD：①无饮酒史或饮酒折合乙醇量男性每周 <40 g，女性每周 <20 g；②除外病毒性肝炎、全胃肠外营养、肝豆状核病变等可导致脂肪肝的疾病；③除原发病临床表现外，可出现乏力、腹胀、肝区隐痛等症状，可伴肝脾肿大；④血清转氨酶可升高，并以 ALT 升高为主，常伴有 γ - GGT、TG 等增高；⑤肝脏影像学表现符合弥漫性脂肪肝的影像学诊断标准；⑥肝脏组织学改变符合脂肪性肝病的病理学诊断标准。

3. 临床分型标准：①NAFLD：凡具备下列第 1 ~ 2 项和第 3 或第 4 项任一项者即可诊断：ⅰ）具备临床诊断标准 1 ~ 3 项；ⅱ）肝功能检查基本正常；ⅲ）影像学表现符合脂肪肝诊断标准；ⅳ）肝脏组织学表现符合单纯性脂肪肝诊断标准。②NASH：凡具备下列第 1 ~ 2 项和第 3 或第 4 项任一项者即可诊断：ⅰ）具备临床诊断标准 1 ~ 3 项；ⅱ）血清 ALT 水平高于正常值上限的 2 倍，持续时间大于 4 周；ⅲ）影像学表现符合脂肪肝诊断标准；ⅳ）肝脏组织学表现符合脂肪性肝炎诊断标准。③非酒精性脂肪性肝硬化：凡具备下列第 1 项和第 2 或第 3 项任何一项者即可诊断：ⅰ）具备临床诊断标准 1 ~ 3 项；ⅱ）影像学提示脂肪肝伴肝硬化；ⅲ）肝脏组织学表现符合脂肪性肝硬化诊断标准。

4. 影像学诊断

（1）脂肪肝

B 超：①肝区近场弥漫性点状高回声，回声强度高于脾脏和肾脏，少数表现为灶性高回声；②远场回声衰减，光点稀疏；③肝内管道结构显示不清；④肝脏轻度或中度肿大，肝前缘变钝。

CT：肝密度普遍低于脾脏或肝/脾 CT 比值≤1。①轻度：肝/脾 CT 比值≤1；②中度：肝/脾 CT 比值≤0.7，肝内血管显示不清；③重度：肝/脾 CT 比值≤0.5，肝内血管清晰可见。

（2）肝硬化：影像学诊断依据为肝裂增宽，肝包膜厚度增加，肝表面不规则，肝内回声/密度/信号不均匀，各肝叶比例失常，门脉主干管径增粗，门静脉每分钟血流量参数增加，脾脏体积指数增大，胆囊壁增厚或胆囊形态改变等。

5. 组织学诊断　NAFLD 的病理改变主要为大泡性或大泡性为主伴小泡性的混合性肝细胞脂肪变性。组织学诊断可分为单纯性脂肪肝、脂肪性肝炎、脂肪性肝纤维化和肝硬化。

三、治疗

由于胰岛素对抗是糖尿病性 NAFLD 轻度到中度高血糖患者的主要因素，所以，治疗方案主要是减轻体重、运动锻炼、改变生活方式、控制代谢危险因素等。临床上尚无针对 NAFLD 的特效药物。运动治疗虽可改善胰岛素抵抗，但不适合活动性肝病的患者。晚期肝性糖尿病确诊时，即需要口服降糖药，但大多数口服药需在肝脏代谢及胃肠道刺激，故治疗期间需严格监控血糖水平以及消化道损伤，必要时需及时应用胰岛素。

患有肝硬化的糖尿病患者治疗与无肝病的 2 型糖尿病的治疗有不同的特点：①约半数患者有营养不良；②肝病晚期才确诊临床糖尿病；③大多数口服降糖药需要经过肝脏代谢；④经常会发生低血糖。

1. 降糖药物治疗

（1）胰岛素促泌剂：通过促进胰岛 β 细胞分泌胰岛素来改善血糖，本身没有直接的肝脏毒性作用，但有报道其能引起肝酶升高和胆汁淤积性黄疸，故在严重肝功能不全时禁用。因在肝脏代谢，当肝脏代谢功能不全时其半衰期延长，容易诱发低血糖。但由于不能改善胰岛素敏感性而且肝硬化患者通常可能会有 β 细胞损伤，故不适合肝硬化患者使用。

（2）双胍类：能促进周围组织细胞摄取葡萄糖、抑制肝糖输出、抑制肠壁细胞摄取葡萄糖，从而达到降糖作用，与胰岛素联合使用时能减少胰岛素的用量。研究显示，糖尿病患者二甲双胍治疗能降低发生肝癌的风险。双胍类由于可能引发乳酸酸中毒，在严重肝功能不全时禁用。常用剂量 0.5 g，3 次/d。

（3）α 糖苷酶抑制剂：可以减少碳水化合物在肠道的吸收，从而降低餐后血糖，因此适用于 NAFLD 和肝硬化患者。在一项代偿期肝硬化且接受胰岛素治疗患者的随机双盲试验，应用 α 糖苷酶抑制剂阿卡波糖使餐后血糖和空腹血糖得到显著控制。另一项包括肝性脑病患者的安慰剂交叉对照研究，阿卡波糖除显著改善餐后血糖外，患者的血氨水平也降低，肠道运动频率增加。血氨降低可能是肠道运动引起肠道内有蛋白水解作用的细菌增殖的结果。α 糖苷酶抑制剂还可改善肠道菌群、肠道蠕动，抑制有害物质经肠吸收及增强肠道抵抗力。

（4）TZD 类：由于增加胰岛素敏感性，尤其适用于肝硬化糖尿病的患者。罗格列酮和吡格列酮相对比较安全，但如果有活动性肝病或转氨酶高于正常值高限 2.5 倍以上时，不建议使用。

（5）胰岛素：肝硬化糖尿病患者胰岛素应用差异很大。代偿性肝硬化患者由于胰岛素抵抗占优，失代偿患者肝脏胰岛素代谢大大减少，所以，前者需要量大而后者需要量可能偏小，需要密切监控血糖。

2. 肝移植　近年来，肝移植和消化道外科手术越来越多地用于治疗糖尿病性 NAFLD，尤其是肝移植的疗效已得到明确肯定。肝移植由于使肝脏清除率改善、纠正高胰岛素血症并使周围组织葡萄糖储备好转，可以使糖耐量和胰岛素敏感性迅速得到改善。肝移植使 67% 的肝硬化糖尿病患者的肝源性糖尿病得到治愈，另外 33% 的患者由于 β 细胞功能持续降低而不能得到纠正，此时需要结合胰岛移植更合适。

第五节　糖尿病与胆结石诊断与治疗

一、概述

糖尿病患者易于发生胆结石，发生率是 14%～30%，女性发病率高于男性。在我国约有 31.5% 的糖尿病患者合并有胆结石，发病率明显高于非糖尿病者，并且糖尿病控制不佳是胆结石发病的重要危险因素之一。结石成分与非糖尿病人群的相同，为胆固醇和胆红素。

传统观点认为由糖尿病是胆囊收缩功能减退、Oddi 括约肌功能紊乱所致，近年的动物实验发现，胆固醇分泌增加与胰岛素抵抗也是糖尿病胆结石发生的重要机制。

糖尿病时 CCK、生长抑素、胃泌素等胃肠激素分泌减少或释放延迟，导致胆囊收缩功能减弱。内脏自主神经功能紊乱和微血管病变可使胆囊收缩功能低下以及充盈功能异常，胆囊排空延迟，胆汁流出不畅，从而容易发生胆汁郁积，造成胆结石。糖尿病患者 VIP 神经分布受损，导致 Oddi 括约肌失弛缓，引起胆汁排空延迟，促进胆结石发生。IR 可以导致 HDL 降低，甘油三酯和 LDL 升高，过多的胆固醇出现在胆囊内，与胆汁酸、磷脂的比例失调，胆固醇处于过饱和状态，胆红素钙形成增多，加之胆囊运动功能障碍，从而促进胆固醇结晶形成。此外，IR 还可以增加鼠的 HMG－COA 还原酶活性，刺激不依赖于胆酸的胆汁灌注到肝脏内。因此，有学者推测糖尿病的胆结石主要是胆固醇结石。

二、诊断

1. 有糖尿病史与症状。

2. 消化道症状　取决于结石的大小、部位、有无梗阻及感染等。有半数左右的患者无任何症状，仅在腹部 B 超检查时发现；也可症状较轻而且不典型，如右上腹闷胀不适感、隐痛、消化不良等；有些较严重的患者因结石堵塞胆囊管和胆管出现右上腹剧烈疼痛、恶心、呕吐、发热等胆绞痛和急性胆囊炎表现，甚至引起胆囊坏死、穿孔；少数患者可形成胆囊积液。可间隔数周或数月加重，常伴急性复发性胰腺炎。

3. 腹部 B 超　检查显示胆囊结石回声伴声影。

4. 腹部 CT　显示为高密度影像，CT 值常 >60 Hu，可有靶征或双月征，胆管壁增厚及强化，胆管扩张。

5. MRI 影像　T1WI 可显示低信号强度的结石影。T2WI 显示高信号强度的胆汁与低信号强度的圆形、不规则形结石影，胆囊水肿时 T1WI 信号强度，T2WI 高信号强度，囊壁增厚。

根据临床表现，胰胆管解剖结构正常，无肠易激惹综合征的典型表现可考虑 Oddi 括约肌运动功能障碍。对抗酸药、H_2受体阻滞剂、促动力药物和抗胆碱能药物无反应，提示胆道和胰管排空受阻诊断基本成立。核素闪烁扫描、ECRP 及脂肪超声检查可提高确诊率。

三、治疗

1. 有效控制血糖　有效控制血糖以改善胰岛素抵抗是预防的重点。

2. 控制饮食　严格限制脂肪摄入，禁食含胆固醇高的食物，忌刺激性强的食物，多饮水。

3. 药物治疗　对于血脂增高者要积极调脂治疗。

4. 体外震波碎石　适用于胆囊内胆固醇结石直径不超过 3 cm 并且胆囊具有收缩功能者。

5. 手术　如果结石很小，无不适感，可不手术，但在胆结石基础上频繁发作急性胆囊炎，甚至引起患者发热、胆绞痛时，则必须手术。腹腔镜手术是具有创伤小、痛苦轻、恢复快等特点的安全方法。围手术期采用胰岛素治疗，加强血糖监测。

6. 松弛胆道平滑肌药物　①硝酸盐制剂：硝酸甘油、异山梨醇酯、长效硝酸甘油。②钙离子拮抗剂：硝苯地平、硫氮草酮。

7. 中医中药治疗

(1) 中药：可改善胆道功能、控制感染、利胆排石等多种疗效。根据辨证结果，采用舒肝理气、清热利胆、通里排石等。方剂组成多以金钱草、茵陈、木香、枳壳、大黄为主。

(2) 总攻疗法：其原理为先利胆，促使 Oddi 括约肌收缩，引发暂时性“胆道内高压”，然后再使 Oddi 括约肌松弛，胆囊收缩，借胆汁将胆管内结石冲出。适应证为：①胆总管结石，直径 ≤ 1 cm；②胆管下端无狭窄；③肝管及肝内胆管多发性小结石；④手术后肝胆管内残余结石；⑤直径 <0.5 cm 的胆囊结石，胆囊排空功能良好者。

主要分 3 个步骤：第一步以中药增加胆汁排出。根据中医辨证，肝郁气滞型以疏肝理气为主，以排石汤 5 号或柴胡疏肝汤加减；肝胆湿热型以清热、化湿、利胆为主，以排石汤 6 号或茵陈利胆汤加减；肝胃不和型以疏肝和胃为主，以疏肝和胃汤加减，气阴两虚型以益气养阴生津利胆为主，以生脉散加减。第二步在第一步治疗基础上应用药物使胆管下端 Oddi 括约肌收缩，使胆汁暂时滞留胆囊内，胆囊内压增加。在患者能耐受情况下（一般40分钟）进行第三步利胆药物、电针等开放括约肌，收缩胆囊，在胆管压力突然下降、胆汁大量排出过程中将胆管内结石排出。

四、预防

1. 控制血糖　血糖必须控制在正常或理想范围内，有效控制血糖是预防胆结石发生的关键因素。

2. 低脂饮食　有效控制饮食，防止血脂紊乱，是防止胆石形成的具体措施。

3. 控制体重　减轻肥胖和胰岛素抵抗引起的胆固醇代谢异常。

4. 纠正血脂异常　积极纠正血脂异常。

5. 定期检查　糖尿病病程长、血糖控制不良者及高龄糖尿病患者应当警惕胆结石的存在，最好每年做一次肝胆B超，以早期发现和治疗胆结石。

（徐延光）

参考文献

[1] 池肇春. 糖尿病与消化道疾病[M]见：刘新民. 内分泌疾病鉴别诊断与治疗学. 北京：人民军医出版社，2009：576－604.

[2] 周亮成，金罗. 糖尿病胃轻瘫的诊断及治疗进展[J]. 国际内分泌代谢杂志，2012；32：379－382.

[3] 向旭. 糖尿病便秘的发病机制及治疗进展[J]. 临床消化杂志，2013；25：251－252.

[4] 李承霞，谭建，张桂芝，等. 回顾性研究：甲状腺机能亢进症伴肝功能损害危险因素分析[J]. 中华内分泌代谢杂志，2015；31：501－505.

[5] Shin AS1, Camilleri M. Diagnostic assessment of diabetic gastroparesis[J]. Diabetes, 2013; 62: 2667－2673.

[6] Vanormelingen C1, Tack J, Andrews CN. Diabetic gastroparesis[J]. Br Med Bull, 2013; 105: 213－230.

[7] Tian JX, Li M, Liao JQ, et al. Xiangshaliujunzi Decoction for the treatment of diabetic gastroparesis: a systematic review[J]. World J Gastroenterol, 2014; 20: 561－568.

[8] Pang B, Zhou Q, Li JL, et al. Treatment of refractory diabetic gastroparesis: Western medicine and traditional Chinese medicine therapies[J]. World J Gastroenterol, 2014; 20: 6504－6514.

[9] Ueno N, Inui A, Satoh Y. The effect of mosapride citrate on constipation in patients with diabetes[J]. Diabetes Res Clin Pract, 2010; 87: 27－32.

[10] Cornelia W, Steffen W, Matthias B. Presence of Gallstones or Kidney Stones and Risk of Type 2 Diabetes[J]. Am J Epidemiol, 2010; 171: 447－454

[11] Chi－Ming Liu, Chung－Te Hsu, Chung－Yi Li. A population－based cohort study of symptomatic gallstone disease in diabetic patients[J]. World J Gastroenterol, 2012; 18: 1652－1659.

[12] Ahad E, Alireza HJ. Non－alcoholic fatty liver disease and thyroid dysfunction: A systematic review[J]. World J Gastroenterol, 2014; 20: 8102－8109.

[13] Takumi K, Eitaro T, Minoru I. Insulin resistance and chronic liver disease[J]. World J Hepatol, 2011; 3: 99－107.

[14] Yue－Ye H, Aaron MG, Shen Q. Cross－talk between the thyroid and liver: A new target for nonalcoholic fatty liver disease treatment[J]. World J Gastroenterol, 2013; 19: 8238－8246.

[15] Ahad E, Alireza HJ. Non－alcoholic fatty liver disease and thyroid dysfunction: A systematic review[J]. World J Gastroenterol, 2014; 20: 8102－8109.

[16] Gábor F. Non－alcoholic fatty liver disease and type 2 diabetes mellitus: The liver disease of our age? [J]. World J Gastroenterol, 2014; 20: 9072－9089.